U0301035

小儿肿瘤外科学

Pediatric Oncology Surgery

第2版

主　编　董　蒨

副主编　董岿然　舒　强　王焕民

人民卫生出版社

·北京·

图书在版编目（CIP）数据

小儿肿瘤外科学 / 董蒨主编. — 2版. — 北京：
人民卫生出版社，2024.3
　　ISBN 978-7-117-36184-2

　　Ⅰ.①小…　Ⅱ.①董…　Ⅲ.①小儿疾病 – 肿瘤学 – 外
科学　Ⅳ.①R730.56

中国国家版本馆 CIP 数据核字（2024）第 065354 号

| 人卫智网 | www.ipmph.com | 医学教育、学术、考试、健康，购书智慧智能综合服务平台 |
| 人卫官网 | www.pmph.com | 人卫官方资讯发布平台 |

小儿肿瘤外科学
Xiao'er Zhongliu Waikexue
第 2 版

主　　编：董　蒨
出版发行：人民卫生出版社（中继线 010-59780011）
地　　址：北京市朝阳区潘家园南里 19 号
邮　　编：100021
E - mail：pmph @ pmph.com
购书热线：010-59787592　010-59787584　010-65264830
印　　刷：三河市宏达印刷有限公司
经　　销：新华书店
开　　本：889 × 1194　1/16　　印张：57
字　　数：1726 千字
版　　次：2009 年 6 月第 1 版　　2024 年 3 月第 2 版
印　　次：2024 年 3 月第 1 次印刷
标准书号：ISBN 978-7-117-36184-2
定　　价：399.00 元

打击盗版举报电话：010-59787491　E-mail：WQ @ pmph.com
质量问题联系电话：010-59787234　E-mail：zhiliang @ pmph.com
数字融合服务电话：4001118166　E-mail：zengzhi @ pmph.com

编　者（以姓氏笔画为序）

于　壮	青岛大学附属医院	
马立霜	首都儿科研究所附属儿童医院	
马瑞雪	复旦大学附属儿科医院	
王　珊	重庆医科大学附属儿童医院	
王　健	山东大学齐鲁医院	
王东披	浙江大学医学院附属儿童医院	
王生才	首都医科大学附属北京儿童医院	
王作鹏	复旦大学附属儿科医院	
王英明	青岛妇女儿童医院	
王金湖	浙江大学医学院附属儿童医院	
王玲珍	青岛大学附属医院	
王宪强	中国人民解放军总医院第七医学中心	
王焕民	首都医科大学附属北京儿童医院	
王筱茜	青岛大学附属医院	
牛海涛	青岛大学附属医院	
宁　波	复旦大学附属儿科医院	
吕丹尼	浙江大学医学院附属儿童医院	
朱　健	山东省肿瘤医院	
朱呈瞻	青岛大学附属医院	
刘　洁	皖南医学院第一附属医院	
	（弋矶山医院）	
刘　强	广西医科大学第一附属医院	
刘　瑶	青岛大学附属医院	
刘　鑫	中国医科大学附属盛京医院	
刘文英	电子科技大学附属医院	
	（四川省人民医院）	
刘志勇	首都医科大学附属北京儿童医院	
刘钧澄	中山大学附属第一医院	
孙立荣	青岛大学附属医院	
孙莉颖	浙江大学医学院附属儿童医院	
李　凯	复旦大学附属儿科医院	
李　品	中国人民解放军总医院第七医学中心	
李　晓	山东大学齐鲁医院	
李长春	重庆医科大学附属儿童医院	
李玉军	青岛大学附属医院	
李忠元	天津医科大学肿瘤医院	

李昭铸	哈尔滨医科大学附属第二医院
李爱武	山东大学齐鲁医院
杨　屹	中国医科大学附属盛京医院
杨　波	上海交通大学医学院附属上海儿童医学中心
杨传民	青岛妇女儿童医院
杨体泉	广西医科大学第一附属医院
步晓洁	青岛大学附属医院
汪　健	苏州大学附属儿童医院
宋宏程	首都医科大学附属北京儿童医院
宋爱琴	青岛大学附属医院
张　娟	青岛大学附属医院
张　楠	首都医科大学附属北京儿童医院
张潍平	首都医科大学附属北京儿童医院
张警丽	青岛大学附属医院
陈　鑫	青岛大学附属医院
陈永健	青岛大学数字医学与计算机辅助手术研究院
陈迪祥	北京和睦家医院
武玉睿	首都儿科研究所附属儿童医院
茅君卿	浙江大学医学院附属儿童医院
林　红	青岛大学附属医院
林　青	浙江大学医学院附属儿童医院
金惠明	上海交通大学医学院附属上海儿童医学中心
周　娜	青岛大学附属医院
周显军	青岛大学附属医院
周辉霞	中国人民解放军总医院第七医学中心
周德凯	重庆医科大学附属儿童医院
单若冰	青岛妇女儿童医院
房　丹	青岛大学附属医院
赵　扬	中国人民解放军总医院第七医学中心
赵　强	天津医科大学肿瘤医院
赵珍珍	重庆医科大学附属儿童医院
赵艳霞	青岛大学附属医院
赵桂秋	青岛大学附属医院

郝希伟　青岛大学附属医院

胡瑶琴　浙江大学医学院附属儿童医院

修文丽　青岛大学附属医院

俞　建　复旦大学附属儿科医院

施鹏越　山东省肿瘤医院

姜　忠　青岛大学附属医院

姜　健　青岛大学附属医院

袁晓军　上海交通大学医学院附属新华医院

莫绪明　南京医科大学附属儿童医院

夏　楠　青岛大学数字医学与计算机辅助手术
　　　　研究院

倪　鑫　首都医科大学附属北京儿童医院

徐　冰　电子科技大学附属医院
　　　　（四川省人民医院）

徐　波　哈尔滨医科大学附属第二医院

高解春　复旦大学附属儿科医院

郭　磊　山东大学附属儿童医院

唐维兵　南京医科大学附属儿童医院

常晓峰　首都医科大学附属北京儿童医院

鹿洪亭　青岛妇女儿童医院

董　昆　广西医科大学第一附属医院

董　蒨　青岛大学附属医院

董文科　复旦大学附属儿科医院

董冰子　青岛大学附属医院

董岿然　复旦大学附属儿科医院

董娇娇　青岛妇女儿童医院

蒋　宏　中山大学附属第一医院

覃道锐　电子科技大学附属医院
　　　　（四川省人民医院）

舒　强　浙江大学医学院附属儿童医院

温　哲　广州市妇女儿童医疗中心

游辅宇　广州市妇女儿童医疗中心

赖　灿　浙江大学医学院附属儿童医院

翟晓文　复旦大学附属儿科医院

熊洁妮　浙江大学医学院附属儿童医院

鞠秀丽　山东大学齐鲁医院

魏　宾　青岛大学附属医院

魏延栋　首都儿科研究所附属儿童医院

编写秘书

修文丽　青岛大学附属医院

王静淼　青岛大学附属医院

主编简介

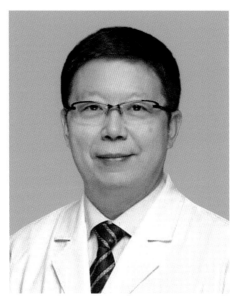

董 蒨

  青岛大学附属医院小儿外科教授,"泰山学者"特聘教授,青岛大学附属医院原院长,主任医师,博士研究生导师,山东省数字医学与计算机辅助手术重点实验室主任,青岛大学数字医学与计算机辅助手术研究院院长。中国工程院院士有效候选人(2021、2023)。

  1984年毕业于青岛医学院(现青岛大学青岛医学院)儿科学系;1991年获上海医科大学(现复旦大学上海医学院)与日本德岛大学联合培养小儿外科学博士学位。历任青岛大学医学院附属医院副院长、院长;获"全国百名优秀医生""卫生部有突出贡献中青年专家"称号;享受国务院政府特殊津贴。任中华医学会小儿外科学分会第七、八届委员会常务委员兼小儿肝胆外科学组组长,中国抗癌协会儿童肿瘤整合康复专业委员会主任委员,《精准医学杂志》总编辑,《中华小儿外科杂志》编委,《临床小儿外科杂志》常务编委,国家自然科学基金学科评审专家,亚洲小儿外科学会终身会员,*World Journal of Pediatrics*编委。

  毕业40年来一直从事小儿外科医、教、研一线工作,对于小儿普通外科特别是小儿肝胆外科与肿瘤外科的医疗与研究有较深的造诣,成功治疗了大量小儿肿瘤与小儿肝胆外科疑难疾病。积极推进小儿肿瘤精准外科与计算机科学的医工结合跨学科交叉前沿研究,构建小儿肝脏肿瘤精准手术体系,并拓展应用于神经母细胞瘤等小儿恶性实体肿瘤。是中国小儿肿瘤外科数字诊疗领域的开拓者和医工结合的成功实践者。在小儿肿瘤与小儿肝胆疾病研究领域,均以第一完成人获"国家科学技术进步奖"二等奖(2019)、"中国专利奖"优秀奖(2022)、"山东省科学技术进步奖"一等奖(2017)等奖项。主持"十二五"国家科技支撑计划、国家科技重大专项、国家自然科学基金、省重大科研项目等20余项。主编《小儿肿瘤外科学》《小儿肝胆外科学》(第1、2版)等学术专著5部,参编中、英、日文学术专著13部,发表SCI论文90余篇,中文核心期刊论文180余篇。

副主编简介

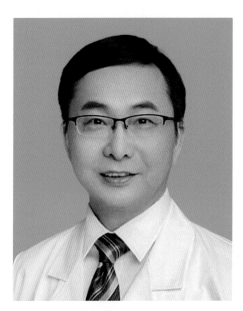

董岿然

主任医师,教授,博士研究生导师。复旦大学附属儿科医院党委副书记,肿瘤外科主任。1999年毕业于上海医科大学研究生院,博士学位。曾先后于香港中文大学威尔斯亲王医院、美国约翰斯·霍普金斯医院(Johns Hopkins Hospital)、美国辛辛那提儿童医院医疗中心(Cincinnati Children's Hospital Medical Center)进修。

现任国家卫生健康委儿童恶性实体肿瘤外科专业委员会副主任委员,中华医学会小儿外科学分会常务委员、内镜外科学组组长,上海市医学会小儿外科专科分会第九届委员会候任主任委员,中国抗癌协会小儿肿瘤专业委员会常务委员,太平洋小儿外科医师协会(Pacific Association of Pediatric Surgeons,PAPS)会员,国家卫生健康委内镜诊疗技术规范化应用小儿外科项目专家组成员,上海市级医院肉瘤临床诊治中心(Shanghai Sarcoma Clinical Center,SSCC)专家委员会委员,《中华小儿外科杂志》编委,《临床小儿外科杂志》副主编。

主攻儿童胚胎性恶性肿瘤的规范化综合治疗和手术,擅长神经母细胞瘤、肝母细胞瘤、肾母细胞瘤和各类软组织肿瘤的诊治。开展小儿外科各类腹腔镜手术,对于胆总管囊肿、腹部肿瘤、食管闭锁和重症膈疝等的微创手术治疗有丰富经验。

研究成果"小儿胚胎性肿瘤的病因探索、流行病调查和治疗策略研究"获国家"妇幼健康科学技术进步奖"三等奖,"上海市医学科技进步奖"二等奖,"中华医学科技奖"三等奖。作为主要参加者完成的课题"基于小儿肝胆胰计算机辅助手术系统研发、临床应用及产业化"项目,获得2019年度"国家科学技术进步奖"二等奖。

近10年来发表50余篇论文,其中SCI论文16篇。获国家自然科学基金、上海市自然科学基金、上海市卫生健康委员会课题等多项研究资助,参与国家"十二五"科研项目等国家级研究,是教育部重点学科建设和上海市疑难重症诊治中心建设等多项学科建设项目的主要成员。

副主编简介

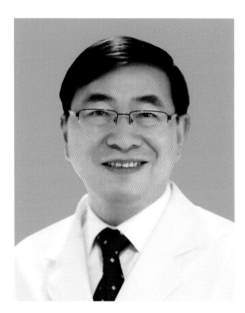

舒　强

主任医师，教授，博士研究生导师，浙江大学医学院附属儿童医院党委书记、儿科学院院长，浙江省特级专家，浙江大学求是特聘教授，享受国务院政府特殊津贴。国家卫生健康突出贡献中青年专家，浙江省有突出贡献中青年专家，浙江省卫生领军人才和浙江省"万人计划"杰出人才。担任国家儿童健康与疾病临床研究中心主任、国家儿童区域医疗中心主任、中华医学会小儿外科学分会副主任委员、教育部高等学校儿科学专业教学指导分委员会副主任委员、浙江省医学会小儿外科学分会主任委员、中国抗癌协会小儿肿瘤专业委员会委员、中国研究型医院学会儿童肿瘤专业委员会副主任委员、浙江省抗癌协会小儿肿瘤专业委员会主任委员、国际儿科肿瘤学会（International Society of Paediatric Oncology，SIOP）会员等学术职务。

主要从事小儿心胸外科等领域研究，并取得了重要创新成果：在无血外科技术、体外膜肺氧合技术创新方面提高了婴幼儿危重和复杂先天性心脏病外科治疗疗效；在小儿心胸外科机器人辅助微创手术方面，开展了机器人辅助儿童纵隔肿瘤、肺囊腺瘤、隔离肺和动脉导管未闭等手术，推动了中国儿童机器人辅助微创手术快速发展。

承担国家重点研发计划、国家科技支撑计划、国家自然科学基金等国家级、省级重大项目 20 余项。发表 SCI 论文 200 余篇，获得发明专利 10 项。主编 Springer 出版的英文专著 *Pediatric Robotic Surgery*，共出版专著 10 部。作为副主编参与出版全国高等学校五年制本科儿科专业（方向）第六轮国家规划教材《小儿外科学》（第 6 版）、国家卫生健康委员会住院医师规范化培训规划教材《小儿外科学》（第 2 版）。担任 *World Journal of Pediatrics*（SCI）主编、*World Journal of Pediatric Surgery*（ESCI）主编、《中华小儿外科杂志》副总编、《临床小儿外科杂志》副主编、*Chinese Medical Journal*（SCI）编委、《中华医院管理杂志》编委等。以第一完成人获 2012 年度和 2016 年度"浙江省科学技术进步奖"一等奖，"2018 年浙江省标准创新贡献奖"重大贡献奖；以第二完成人获 2019 年度"国家科技进步奖"二等奖，获 2017 年度"浙江省科学技术奖"二等奖。

副主编简介

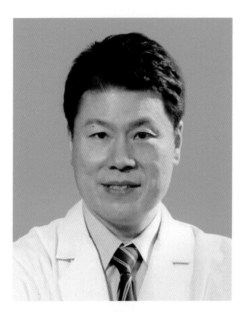

王焕民

主任医师，教授，博士研究生导师，国家儿童医学中心、首都医科大学附属北京儿童医院肿瘤外科名誉主任。1999年毕业于首都医科大学儿科学系，获得医学博士学位。现为国际小儿肿瘤外科学会（International Society of Paediatric Surgical Oncology, IPSO）会员、亚洲小儿肿瘤协作组（Asian Pediatric Hematology and Oncology Group, APHOG）核心组成员。现任国家卫生健康委儿童恶性实体肿瘤外科专业委员会副主任委员、国家卫生健康委能力建设和继续教育儿科学专家委员会血液肿瘤学组组长，中华医学会小儿外科学分会委员及肿瘤学组组长、中国抗癌协会小儿肿瘤专业委员会（Chinese Children Cancer Group, CCCG）主任委员、中国研究型医院学会儿童肿瘤专业委员会（Chinese Research Hospital Association-Children's Oncology Committee, CRHA-COC）主任委员、北京抗癌协会小儿肿瘤专业委员会主任委员等，并担任《世界小儿外科杂志》（World Journal of Pediatric Surgery）编委、《临床小儿外科杂志》副主编、《中华肝胆外科杂志》编委、《中华小儿外科杂志》编委、《中国小儿血液和肿瘤杂志》编委、《中国研究型医院》杂志编委。承担国家级和省部级课题十余项，发表中文核心期刊和SCI论文百余篇，主要研究领域为小儿外科和小儿肿瘤。

序 一

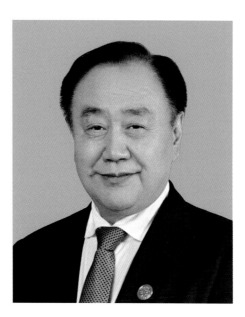

樊代明　院士

　　肿瘤是严重威胁人类健康的重大疾病，其中，儿童肿瘤占有重要且不可忽视的位置。随着人类经济和社会的发展，医学已进入由大数据和人工智能信息革命引领的整合医学新时代。中国抗癌协会近年来提倡整合肿瘤学，正是这一时代的鲜明标志，其核心思想和相关理论也已深入小儿肿瘤学的各个领域，本书便是这一理念的典型代表。

　　在过去的一个世纪中，随着新药物和放射技术的系统研究、快速遗传分析的广泛应用以及对特定肿瘤患者个体化诊疗的推广，儿童肿瘤的治疗模式已从单一手术发展到包括化疗和放疗在内的多学科整合诊疗模式[从多学科综合治疗（multidisciplinary treatment，MDT）向整合医学（holistic integrative medicine，HIM）转变，MDT to HIM]，治疗效果从而显著提高。小儿肿瘤外科学作为儿童肿瘤诊疗领域的重要分支，扮演着不可或缺的角色。外科诊疗作为明确诊断和根治肿瘤的关键手段，只有与其他治疗方法相整合，共同制订个体化诊疗方案，才能达到最佳的整合治疗效果。

　　本书涵盖小儿肿瘤外科的各个方面，从微观到宏观，从基础理论到临床实践，从医疗到护理，实现了从西医到中医的广泛整合。内容包括早期诊断、适时治疗以及长期随访，贯穿了疾病诊断和治疗的全过程。本书重点不仅限于手术治疗，还包括多学科合作、精准医疗，特别是整合医学的关键要素；其追求目标不只是治疗疾病，还包括保护和提升患儿的生活质量，这更深切符合整合医学的理念。

　　董蒨教授长期致力于推动小儿肿瘤精准外科、数字医学及医工整合的跨学科前沿实践，专注于具有中国特色的原创性研究。其代表性成果，即"基于小儿肝胆胰计算机辅助手术系统研发、临床应用及产业化"项目，荣获"国家科学技术进步奖"二等奖，并被世界临床机器人外科协会创始主席 Pier Cristoforo Giulianotti 教授评价为"最先进的虚拟手术训练及规划系统"，该系统已被引入美国芝加哥外科创新培训实验室（Surgical Innovation Training Laboratory，SITL）。这些成就不仅体现了整合医学的理念，也开辟了小儿肿瘤外科与医工整合这一新兴交叉学科的新领域,使本书形成了独有的特色。

《小儿肿瘤外科学》(第2版),在讨论小儿肿瘤的诊断、治疗和康复过程方面更加全面,依据整合医学的原则,提供了最佳的医疗护理,以提高整合治疗效果,最大程度地优化了患儿的生长发育及生活质量,形成了一个完整的整合医学新知识体系。其在具备独有特色的同时,也具有很高的实用价值。我热忱地向专业同仁和医学界的学者们推荐此书。

是为序。

中国工程院院士
美国医学科学院外籍院士
法国医学科学院外籍院士
中国抗癌协会理事长
世界整合医学会终身名誉会长

2023 年 12 月 20 日

序 二

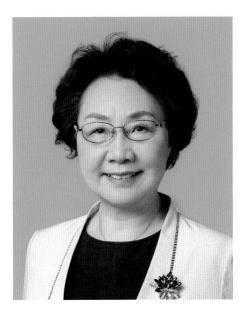

王红阳 院士

金秋飘香的收获季节，欣然命笔完成为《小儿肿瘤外科学》（第2版）写序的邀约。

近年来，小儿肿瘤发病率明显增高，小儿恶性肿瘤已经成为威胁我国儿童健康的重要疾病之一。小儿肿瘤外科学是小儿外科学及肿瘤学领域的重要组成部分。随着医学科学和技术的巨大进步，小儿肿瘤的基础研究已融入多基因、多模型、多组学、多学科整合交叉的模式，临床治疗也更趋向精准化和个体化，及时精准的外科手术作为核心手段仍具有重要意义。

小儿肿瘤因遗传性或先天性因素、发生及分化特性以及儿童生长发育特点等，与成人肿瘤相比具有很大差异，加上其在诊断、手术、放化疗以及基因、免疫治疗等的每一个环节上都会受到的一定限制，导致小儿肿瘤的研究相对滞缓。在过去的一个世纪里，经过中国小儿肿瘤攻坚者的不懈努力，以发病机制和干预策略为目标的基础研究、临床研究和以外科手术为核心的精准个体化综合诊疗均取得了长足的发展。

本书作者董蒨教授近40年来一直从事小儿外科的医、教、研一线工作，对小儿肿瘤及小儿肝胆疾病等有较深入的研究，尤其是对小儿肝脏肿瘤、神经母细胞瘤及先天性胆管扩张症胆道癌变机制的临床研究和精准诊疗有较高造诣，他对小儿肿瘤的深入了解和长期在此领域耕耘的丰富经验，都为本书注入了力量。

本书在2009年第1版的基础上进行更新，从小儿肿瘤外科的基础性问题入手，介绍了历史的沿袭与变革过程中的新理论、新技术和新经验。针对小儿各类良、恶性肿瘤，整合病因、发病机制、临床诊疗以及最新的研究进展；聚焦小儿肿瘤的外科治疗，对重要疾病的外科手术学进行详细的介绍，并强调治疗复杂及疑难危重患儿所需的多学科方法。本书图文并茂、内容丰富，附有大量的线条图、影像学图片、多媒体视频等资料,与临床密切结合,并且提供了许多诊疗经验,具有很高的实用价值。

我热忱地向各位小儿外科、儿科学、肿瘤学及普通外科的医师和研究生们推荐此书。

中国工程院院士
发展中国家科学院院士
国家肝癌科学中心始创主任
2022 年 11 月 4 日

序 三

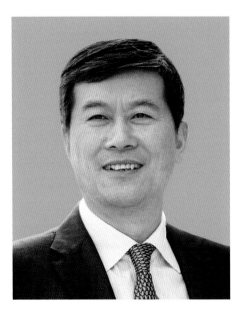

董家鸿　院士

儿童是祖国的未来和发展的希望，儿童的健康在祖国的发展、建设中占有重要的地位。在儿童感染性疾病和营养性疾病得到非常好的控制的今天，肿瘤性疾病的诊治就显得愈发重要。近年来，小儿肿瘤发病率越来越高，小儿恶性肿瘤已经成为威胁我国儿童健康的重要疾病之一。但相比成人肿瘤，小儿肿瘤的相关研究明显滞后。

儿童的特殊性和小儿肿瘤的复杂性决定了需要采取与成人不同的治疗模式，这给小儿肿瘤临床医疗救治带来了挑战，小儿肿瘤的诊断、治疗和研究也成为众多学者关注的焦点。由于实体瘤治疗中手术切除的重要作用，外科医生往往成为治疗诸多环节的主导者，但在小儿肿瘤的病因与发病机制、临床表现、病理改变、综合治疗等方面均异常复杂。因此多学科协同合作、共同努力、提高诊疗技术就显得尤为重要。近年来，精准小儿肿瘤外科的提出及新技术的临床应用，使得儿童肿瘤治疗已变得越来越个性化、精准化。这一趋势也推动了小儿肿瘤临床研究、诊断和治疗范式的进步。

本书在第 1 版的基础上，更新介绍了小儿肿瘤流行病学与病因学研究新进展、小儿肿瘤的病理学检查原则、诊断学方法与手段的进步、相关的分子生物学研究进展等。同时，全面、详细地介绍了小儿肿瘤外科各种疾病的病因、发病机制、先进的诊断治疗手段和重要疾病的外科手术学内容和技巧。另外，对目前部分热点的小儿肿瘤外科新进展、新理论以及基础性研究予以介绍，适应时代的新发展，迎接治疗的新挑战，为从事小儿肿瘤治疗的医师和正在学习的医学生们提供了指导帮助。

董蒨教授一直从事小儿外科的医疗、教学、科研工作，对小儿肿瘤进行了全面深入的研究，尤其是对小儿恶性实体肿瘤主要是小儿肝脏肿瘤的治疗研究有很深的造诣，成功治疗了大量患有疑难肿瘤疾病的患儿。董蒨教授领衔的创新团队完成的"基于小儿肝胆胰计算机辅助手术系统研发、临床应用及产业化"成果，荣获"国家科学技术进步奖"二等奖，打造三维数字肝脏系统，建立了新一代小儿肝脏肿瘤三维重建手术评估系统,开发了小儿肝脏肿瘤模拟手术导航系统,并建成了人类肝脏数据库系统。这些诊疗和科研经历,为小儿肿瘤外科学注入了更多临床思维和技术结晶,帮助寻找最适合患儿的治疗方法,确定更精准的手术方案。

《小儿肿瘤外科学》(第2版)在继承前人思想的同时,更注重于体现本领域近年来的新理论、新技术和新经验,并对临床实际操作与相关交叉学科知识做了详尽的阐述,使其适合各类读者阅读使用,具有很高的实用价值。我热忱地向各位小儿外科、肿瘤学以及普通外科的医师和研究生们推荐此书。

中国工程院院士
清华大学临床医学院院长
北京清华长庚医院院长
2023 年 12 月 30 日

前　言

在小儿感染性疾病与营养性疾病得到切实控制的当今，小儿的肿瘤性疾病已成为危害我国儿童身体健康的严重问题。因此，小儿肿瘤外科学的发展对于我国儿童的健康、医疗非常重要，对于我国该领域的学术研究也具有极为重要的意义。

随着世界科学技术的巨大进步，医学科学的发展也日新月异。作为小儿外科重要组成部分的小儿肿瘤外科，在小儿肿瘤的临床流行病学、病因学研究、分子生物学、解剖生理、发病机制、诊断治疗手段、预防保健等诸方面都取得了可喜的成果，也极大推动了小儿外科和肿瘤科学自身的发展。

为了更系统、更全面地介绍小儿肿瘤外科的新理论、新技术和新经验，我们继续遵循基础与临床、理论与实践、普及与提高、国际高新理论技术与我国医疗实践相结合的原则，参阅大量现今的国内外文献资料，结合国内主要医疗单位自己的临床资料和研究成果，在 2009 年《小儿肿瘤外科学》（第 1 版）的基础上，编写、再版了这部《小儿肿瘤外科学》（第 2 版）。上篇部分主要介绍小儿肿瘤外科的一些基础性或共性问题，如流行病学与病因学研究进展、小儿肿瘤的病理学检查原则、诊断学方法与手段的进步、相关的分子生物学研究进展等。同时对目前部分热点的小儿肿瘤外科新进展、新理论以及基础性研究予以介绍，如恶性肿瘤多药耐药研究、转移机制研究、分子生物学和基因芯片技术进展等。下篇部分全面、详细介绍小儿肿瘤外科的各种疾病的病因、发病机制、先进的诊断治疗手段、预防保健方法等。对重要疾病的外科手术学也予以详细介绍。附录部分详细介绍小儿肿瘤治疗常用的化疗药物、目前国际上各种实体肿瘤所采用的化疗方案，小儿肿瘤外科的各种常用辅助治疗方法。

本书再版沿袭第 1 版的编写思路，保留经典内容，更新最新进展。近年来，我国在小儿肿瘤外科相关疾病的诊断、治疗和临床学术研究等方面均取得了新的进展，尤其是在多单位合作标准模式和医工结合新领域背景下的大数据优势，为国际小儿外科事业的整体发展作出了很大的贡献。本书编者主要来自青岛大学附属医院、复旦大学附属儿科医院、首都医科大学附属北京儿童医院、浙江大学医学院附属儿童医院、广州市妇女儿童医疗中心等机构，均为在小儿肿瘤外科、小儿内科、影像学和成人肿瘤外科方面从事过多年工作、具有丰富临床经验的高级职称医师和医学博士，其中有相当一部分的医师有在欧美、日本等发达国家和地区工作、学习的经验。能够保证在充分介绍国外诊疗、研究进展的同时，也着重介绍我们自己的研究和经验，尤其是总结介绍我国自己的临床医疗经验和许多已经被国际认可的研究成果。依据小儿肿瘤外科的发展方向，本书补充了微创手术、计算机辅助手术及机器人辅助手术等领域的进展介绍，突出多学科综合、个体化精准的诊疗新模式，并对部分疾病的认知演变、最新诊疗进展等进行回顾、更新，结合国内外主流观点进行梳理、总结，以便于读者理解。本书在第 1 版大量的线条图、影像学图片的基础上，增加了特色的二维码多媒体视频资料。希望能继续为小儿外科与小儿内科同道提供更多的参考，更期望伴广大儿科医师、肿瘤科医师、外科医师和医学本科生、研究生一同成长。

在此次再版撰写、修改过程中，诸位编者们不辞辛苦，于百忙之中认真负责地按期完成撰写任务。部分章节反复多次修改、校对，体现了严谨、认真、刻苦的科学精神。尽管如此，由于编者学术水平与经验有限，缺点、不足甚至错误在所难免，恳切希望获得同道们的批评与斧正。

董蒨

2023 年 10 月 16 日

目 录

上 篇

下　篇

上　篇

第 一 章

小儿肿瘤的发生学研究进展

肿瘤形成的病因学认为，肿瘤主要由致癌因素作用于有遗传先决条件的个体导致，是多因素参与和多阶段发展的疾病。其病因主要包括环境致病因素和遗传因素，某一种肿瘤可有不同的作用因素，而某一种作用因素又可引起不同肿瘤。当外界致病因素的质和量均达到一定水平，又恰逢机体处于一个易感的状态，最终才能形成肿瘤。

癌的危险因素中由显性遗传基因缺陷导致的占 5%，其他的致癌因素包括外界致癌物和体内易感性因素。经过几十年的研究专家们认为外界的各种因素导致癌症所占的百分比如下：烟草 30%、酒 3%、饮食因素 35%、生殖和性行为 7%、职业因素 4%、各种污染 2%、工业生产环境 1%、医疗因素 1%、地理因素 3%、传染性疾病 14%。一般认为，儿童肿瘤多为环境与遗传因素交互作用的结果，婴幼儿较成人少受到环境致瘤因素的影响，如一些诱变剂和病毒，因此儿童肿瘤更容易受到遗传因素的控制。此外，儿童出生前（子宫内）接触环境致癌因素、父母的职业暴露、行为均可能对子代肿瘤的发生产生影响。

将环境致癌因素细分，可将其分为物理因素、化学因素和生物因素，下面对小儿肿瘤发生学中环境因素、遗传因素和免疫因素的研究分别进行阐述。

第一节　环境因素与小儿肿瘤

环境因素的致癌作用包括 2 个方面：①环境中的致癌物与宿主之间的交互作用；②环境中的多个致癌物之间的交互作用。传统的流行病学是研究暴露因素与疾病发病或死亡之间的关系，不涉及这个过程的中间步骤。分子流行病学是研究环境中的致癌物与宿主基因 DNA 上的核苷酸结合形成的 DNA 加合物，或者是与某些蛋白结合形成蛋白加合物，导致 DNA 损伤，如果损伤的 DNA 在进入细胞增殖前不能修复，则会发生基因突变，增加癌发生的危险性。这种加合物是衡量宿主暴露于某危险因素的生物学指标。

一、物理因素

引起儿童肿瘤的主要物理因素包括电离辐射和非电离辐射 2 大类，它们均属于电磁辐射。辐射致癌的细胞和分子机制的研究近年来取得了重大突破，包括辐射导致 DNA 集簇性损伤与基因突变的启动事件、基因组不稳定性、细胞增殖调控的信号转导机制、辐射旁效应引申出的辐射非靶效应等。辐射导致癌相关基因的分离鉴定和功能研究，也取得了重要进展。

（一）电离辐射

电离辐射是已知环境致突变、致癌的因素之一，主要来自自然界的宇宙射线及地壳岩石层的铀、钍、镭等，也可来自各种人工的辐射源。它能直接穿透组织、细胞，并将能量以随机的方式沉积在细胞中，因此对机体的基因毒性作用又不同于化学基因毒剂。机体的任何组织、细胞都可受到电离辐射的攻击，其造成损伤的严重程度和引发的生物学后果除与受照射剂量大小有关外，与辐射源的物理参数也密切相关。当量子能量水平达到 12eV 以上时，能引起物质电离的辐射称为电离辐射，包括属于电磁波谱的 X 射线和 γ 射线、属于粒子型辐射的 α 粒子、β 粒子、质子、中子等。

目前报道的在人群中与电离辐射有关的肿瘤包括白血病、甲状腺癌、肺癌、乳腺癌、骨肉瘤、皮肤癌、恶性淋巴瘤和多发性骨髓瘤等。电离辐射的致癌作用与小儿白血病的发生之间的关系已被确定。在日本长崎、广岛原子弹爆炸中受电离辐射影响的小儿急性白血病的发病率是未辐射地区的10～20倍，显示照射剂量和白血病发病频率呈直线关系。接受 X 线治疗的强直性脊柱炎患儿，其患白血病的危险性比正常儿童增加10倍。应用放射治疗的其他一些非肿瘤性疾病，如胸腺肥大、早期扁桃体肥大、头癣等，或者用放射性核素治疗血管瘤等，也有可能在以后增加癌症发生的相对危险度，特别是甲状腺癌。有报道显示辐射诱发儿童甲状腺癌有部分原因是 RET 癌基因激活的结果。生后射线的暴露可增加中枢神经系统肿瘤发生的危险。应用头部放射治疗小儿脑瘤或防止脑膜白血病，有可能增加患儿今后发生"二次肿瘤"的危险。

为了评估辐射暴露和儿童罹患肿瘤风险，美国一项回顾性研究分析1996—2010年，15岁以下儿童的 CT 使用情况，共4 857 736人年。结果提示每次扫描的有效剂量为0.03～69.2mSv。有效剂量在20mSv 或以上的检查，分别为14%～25% 腹部或骨盆 CT、6%～14% 脊柱 CT 及3%～8% 胸部 CT。接受腹部、骨盆或脊柱 CT 的患儿引发实体瘤的风险高于接受其他部位 CT 的患儿。对于女孩来说，每300～390次腹部或骨盆 CT、每330～480次胸部 CT 和每270～800次脊柱 CT 都可能诱发实体瘤的发生。5岁以下儿童，接受头部 CT 患白血病的风险最高，每10 000次头部 CT 可诱发1.9例的儿童白血病。将最高辐射剂量降低25%，可以将患癌风险降低至43%。荷兰一项回顾性研究分析1979—2012年接受过一次或多次 CT 的168 394例儿童，发现累积脑剂量平均为38.5mGy，与大脑恶性和非恶性颅内肿瘤的风险相关，且具有统计学意义（95% 可信区间0.20～2.22，P=0.002 84），即 CT 辐射会增加患颅内肿瘤的风险。另一组来自日本的资料表明，产前子宫内受到原子弹辐射的1 630例胎儿，出生后肿瘤的发病率比对照组增加38%。这一发病率的增高与当时0～9岁的小儿暴露组的发病率增高相似，证明在宫内暴露的严重程度与出生后暴露相似。另外，母亲有过 X 射线大量暴露史与小儿视网膜母细胞瘤的发生可能有关。胎儿宫内 X 射线暴露可能对骨肉瘤的发病有影响。

（二）非电离辐射

非电离辐射包括射频辐射、红外线辐射、紫外线辐射和激光。射频辐射是指频率在100kHz 至300MHz 的电磁辐射，也又称无线电波，包括高频电磁场和微波。

非电离辐射和肿瘤发生的关系尚无定论。与紫外线有关的皮肤肿瘤包括基底细胞癌、鳞状细胞癌及黑色素瘤，儿童期过度接触日光，可能在成年后引起皮肤肿瘤。但由于单纯紫外线照射不易在动物身上诱导出黑色素瘤，一般认为黑色素瘤的产生是紫外线照射与其他因素共同作用的结果。紫外线辐射可诱发特异性 DNA 损伤，即形成嘧啶二聚体，正常情况下嘧啶二聚体可经酶促光复活及核苷酸切除机制修复后阻止细胞恶变。如果儿童有先天性遗传倾向，如着色性干皮病、发育不良痣综合征、白化病或有先天性 DNA 修复功能缺陷的疾病（如共济失调毛细血管扩张症）等，更容易在紫外线照射下增加肿瘤的发病风险。通常认为紫外线增加黑色素瘤发生的生物学原理是太阳的紫外线照射和氯化副产物相结合。已被证实有致突变作用的氯化副产物包括氯丙酮、三卤代甲烷、二卤代乙腈、卤代呋喃等。

弱电磁场和低频率电磁波诱发肿瘤至今尚存争论。世界卫生组织所属的国际癌症研究署（International Agency for Research on Cancer, IARC）提出，电磁波有致癌的可能性。世界卫生组织从1996年起就开始了为期10年的"国际电磁波项目"研究，其中对于是否有导致癌变的可能性评价则由国际癌症研究组织担任。调查表明，儿童生活在低于0.4μT 磁场环境，白血病患儿的数量无增加趋势；但是居住环境的电磁波辐射超过0.4μT 时，白血病患儿的数量就增加2倍。国际癌症研究组织将电磁波致癌分为有致癌性，可能性高和可致癌等级别。从统计学分析来看，电磁波有致癌可能的证据是清楚的，但目前动物实验的证据尚不足。

全世界的很多相关机构在对手机电磁波的影响进行研究，初步成果显示不能排除手机电磁波可能会对人体造成危害。但目前仍缺乏确切证据证明手机电磁波会对人体健康产生危害。

二、化学因素

（一）化学致癌物及其分类

接触化学物质与发生癌症的关系已比较明确。

早在 1775 年，英国医师 Pott 就发现童年从事清扫烟囱的工作者，他们在成年后阴囊癌发病率高，并认为致癌物质是煤燃烧后产生的煤焦油。这是人类报道的第一个化学致癌物。一般说来，95% 的化学致癌物质进入人体后必须经过代谢活化或生物转化后才能够起致癌作用。不需要经过代谢活化就能致癌的称为直接致癌物，较易发现，但为数很少；现已了解到代谢活化是绝大多数致癌物的必经过程，由此发现和肯定了许多间接致癌物。化学致癌物有明显的种属、品系、家庭、个体差异，以及器官与细胞特异性。表 1-1 列举了常见的致癌物质的化学类别。

表 1-1　常见化学致癌物的化学类别

间接致癌物	直接致癌物
卤代脂肪烃和烯烃	环氧化物
多环芳烃	内酯
芳胺	硫芥和氮芥
亚硝胺	卤醚
黄曲霉毒素	酰化剂
吡咯二烷类生物碱	

近年来，IARC 汇集了各国的流行病学资料和动物实验资料，从中选出上千种经实验室研究确定的致癌物质，这些致癌物质污染大气、土壤、水源、食品甚至药物，通过呼吸、饮食、饮水、接触、经皮肤或治疗等方式作用于人体。IARC 依据证据的权重，将致癌物分为：①对人类致癌物；②可能人类致癌物，或许人类致癌物；③未分类的人类致癌物；④可能对人类无致癌性的物质。表 1-2 列举了目前已确定的 24 种对人类有致癌作用的化学致癌物以及其存在的环境、暴露途径和受害的靶器官。

另外，化学致癌物按其作用的阶段和机制可分为：①启动剂，能启动正常细胞转变为肿瘤细胞的化学物；②促癌剂，能引起启动的细胞或细胞群增殖的化学物；③恶变剂，能引起启动的细胞或在促癌过程中的细胞转变为潜在恶变细胞的化学物。如果能诱导正常细胞转变为肿瘤细胞，兼具启动、促癌和恶变 3 种作用的化学致癌剂，则称为完全致癌物。

（二）化学致癌过程

化学致癌是化学致癌物质使正常细胞转化为癌细胞的过程，细胞里的 DNA 异常是癌产生的内

表 1-2　已经确定的化学和工业过程中对人类有致癌作用的物质

化学致癌物	主要暴露类型	主要受损部位	侵入途径
黄曲霉毒素	环境、职业	肝	吸入、食入
砷化物	职业、医药、环境	皮肤、肺、肝	吸入、皮肤、食入
石棉	职业	肺、胸腔	吸入、食入
金胺	职业	膀胱	吸入、皮肤、食入
苯	职业	血液系统	吸入、皮肤
联苯胺	职业	膀胱	吸入、皮肤
氯甲基甲醚	职业	肺	吸入、食入
镉	职业	前列腺、肺	吸入、食入
氯霉素	医药	血液系统	食入、注射
铬	职业	肺、鼻腔	吸入
环磷酰胺	医药	膀胱	食入、注射
己烯雌酚	医药	子宫、阴道	食入
异丙醇油	职业	鼻腔、喉	吸入
芥子气	职业	肺、喉	吸入
2,2-二萘胺	职业	膀胱	吸入、皮肤、食入
镍（氧化物）	职业	鼻腔、肺	吸入
苯乙尿酸	医药	肾	食入
乙烯基氧化物	职业、环境	大脑、肝、肺	吸入、皮肤
赤铁矿	职业	肺	吸入
美法仑	医药	血液系统	食入、注射
非那西丁	医药	肾	食入
羟甲烯龙	医药	肝	食入、注射
苯妥英	医药	淋巴系统	食入、注射
烟、煤焦油	职业、环境	肺、皮肤、阴囊	吸入、皮肤

在根据。化学致癌物是通过细胞内 DNA 等大分子的作用致癌的，从进入机体以后到引发最初的肿瘤，需要经过一系列的代谢过程才能发挥其致癌作用（图 1-1）。

化学致癌的多阶段过程可分为：①启动阶段。细胞癌变的启动阶段，是由外源性或内源性致癌物诱发基因不可逆损伤，导致细胞具有恶性生长的潜

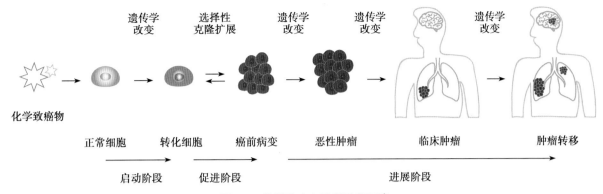

图 1-1 化学致癌多阶段进程示意

力。目前认为致癌物与 DNA 反应引起的体细胞突变是启动癌变的最主要原因。其原因有以下几点。a. 最终致癌物具有强烈的亲电子性质,可在体内外与 DNA 形成共价结合;b. 许多化学致癌物与 DNA 形成加合物的能力与该致癌物的致癌强度高度相关,致癌物 -DNA 加合物的存留或错误修复可导致突变;c. 在细菌和哺乳类致突变检测系统中,大多数致癌物都具有致突变性。动物实验证明,化学致癌物诱导的肿瘤与人类肿瘤类似,常在控制细胞生长的基因上存在点突变,而这种突变又经细胞分裂增殖被固定并能传代。②促进阶段。基因表达异常和细胞增殖,使已启动的细胞克隆扩展形成癌前病变。这一阶段主要与促癌剂的概念提出有关,促癌剂本身没有致癌性,但一旦与致癌物联合能极大增加肿瘤发生率。促癌剂本身不与 DNA 相互作用,但它们具有特别强的能力促使细胞增殖和促使调控细胞生长的基因表达发生显著改变。促癌剂的作用机制多种多样,包括激活细胞表面受体、激活或抑制胞质酶和核转录因子、促进细胞分裂、抑制细胞凋亡和细胞毒性。促进阶段是癌变的限速步骤,它可能是一个漫长的过程,决定恶性肿瘤形成的潜伏期。③进展阶段。经启动和促进的癌前细胞群进一步生长和扩展,从局灶性损伤转变成具有侵袭性的肿瘤。在这个阶段,细胞 DNA 损伤更加广泛而且程度更加严重,常见的包括多发染色体缺失、断裂、杂合性丢失和异倍体等现象。经过启动和促进阶段的转化细胞可自发地进入发展阶段,这可能是由转化细胞的基因组不稳定性引起其自主生长导致的。然而,继续暴露于致癌物包括一些肿瘤化学药物,可加速这一过程。研究发现,并非所有癌前细胞都进入这个阶段,在癌前病灶中可能存在高危险状态的细胞亚群,进展阶段仍然涉及细胞生长的选择。因此,与进展有关的进一步 DNA 损伤,必须能够导致所涉及的细胞具有生长优势。进展的最终结果是肿瘤细胞向周围组织侵袭和向身体的其他部位扩散或转移。在这一过程中,发现有一系列与细胞周期调节有关的基因扩增和高表达,基因剪接改变、细胞黏附分子表达改变以及血管新生等,这些改变均有利于癌细胞向周围组织侵袭和向远处转移。

(三)化学致癌机制

1. 化学致癌机制研究的学派 化学致癌机制的研究已有多年的历史,并形成了一些学派,主要包括遗传机制学派和表观遗传机制学派。

(1)遗传机制学派:认为外来致癌因素引起细胞基因的改变或外来基因整合到细胞基因中,从而导致癌变。

(2)表观遗传机制学派:认为癌症的发生是由非基因改变机制引起的。随着分子生物学,生物化学及遗传学等基础学科的迅速发展,目前对致癌作用机制的研究逐步深入,鉴于致癌物的多样性和致癌过程的复杂性,遗传机制和表观遗传机制可能是相辅相成的,在致癌作用的不同阶段中起作用。

2. 化学致癌的理论学说 包括以下几种。

(1)亲电子代谢产物学说:绝大多数化学致癌物都是经过生物转化后成为缺电子对的亲电子反应物,这些亲电子反应物通过与细胞大分子共价结合而发挥其致癌作用,其作用的关键靶分子主要是 DNA。亲电子的最终致癌物可自发地与 DNA 反应导致 DNA 结构的改变。

(2)自由基代谢产物学说:具有高度反应活性的中间产物是化学致癌物衍生的缺乏单电子的自由基,自由基不带电荷但具有非配对的单电子,这种结构在正常体温条件下具有高度的反应性。该学说主要依据以下事实。①在动物致癌实验中发现，与致癌物同时或随后给予抗氧化剂，可抑制致癌作用；②通过检测与大分子的最终反应，直接证明化学致癌物可在体内产生自由基。

（3）DNA甲基化学说：正常的DNA甲基化是维持基因正常表达或不表达以及基因组稳定性的重要机制。许多人类肿瘤均有DNA甲基化异常，即全基因组的低甲基化和特定区域的过甲基化，而去甲基化药物如地西他滨可激活一些沉默基因，提示甲基化可能在肿瘤发生中起重要作用。许多化学致癌物，包括亚硝酸类，已被证明可抑制甲基转移酶催化的脱氧胞嘧啶的甲基化。可能机制如下。①形成致癌物-DNA加合物或导致DNA单链断裂；②直接灭活或抑制DNA甲基转移酶活性。

（4）其他学说：还有许多有关化学致癌的理论，如化学致癌物与致癌性病毒协同致癌；最终致癌物和RNA共价结合或引起RNA损伤，后者经反转录导致基因突变或基因表达改变等，金属和有机金属化合物很可能也是通过上述代谢反应导致DNA结构改变。激素诱发肿瘤则是另一种机制，被认为与驱动细胞增殖从而增加随机的遗传错误有关。因细胞分裂期间DNA复制错误而产生突变，当突变累积到一定程度即发生癌变。

（四）化学致癌剂与小儿肿瘤

小儿肿瘤的发生与环境污染也有密切的关系。1976年意大利发生二噁英工业污染，暴露的20 000例小儿中，甲状腺肿瘤的危险度为4.6（95%可信区间0.6～32.7）；急性粒细胞性白血病的危险度为2.8（95%可信区间0.7～11.4）；霍奇金淋巴瘤的危险度为2.0（95%可信区间0.5～7.6）。杀虫剂的不同化学成分经实验室证明具有致癌和致畸作用，临床上也有脑瘫发病率比对照组高的报道，也有报道称曾暴露于杀虫剂的小儿恶性横纹肌肉瘤患病率较高。美国麻省曾有报道，相较于未暴露于的小儿，暴露于三氯乙胺的小儿发生白血病的危险率要高1倍，暴露于家用杀虫剂的小儿肾母细胞瘤的发病率也有提高。有一母亲曾用包装过石棉的布做婴儿的尿布，结果导致婴儿发生间皮瘤。流行病学调查及实验室研究均发现环境雌激素对人类健康可产生不良影响，破坏正常内分泌系统的功能，导致早熟、不育、尿道下裂、隐睾等生殖器官的发育异常和肿瘤的发生。环境内分泌干扰物双酚A正被广泛应用于医疗器械、罐头内衬、食品包装材料等的生产

和作为牙科填充剂的原料之一。双酚A在体外可以促进多种肿瘤的生长包括白血病、淋巴瘤、睾丸间质瘤等。复旦大学附属儿科医院外科研究发现双酚A还能促进人神经母细胞瘤细胞株（SK-N-SH细胞）的体外增殖和人神经母细胞瘤裸鼠皮下移植瘤的生长。

父母由于工作性质会接触到一些工作环境的致癌物，从而影响子女。暴露于氯化溶剂的父亲，其子女发生白血病的概率要比正常小儿高3倍，其优势比为3.5（95%可信区间1.1～14.6）。父母暴露于溶剂、汽油、杀虫剂和油漆的，其子女发生白血病的危险度增加，其中母亲妊娠期暴露于杀虫剂还可增加儿童睾丸肿瘤的发病率。子女发生脑瘤与父母从事印刷、航天和化学工业制造工作经常接触三氯乙烷、甲烷-乙烷基酮、氟利昂等密切相关。母亲妊娠期的生活环境暴露也是肿瘤发病的危险因素。加拿大一项研究表明，总共2 044例癌症儿童被纳入研究，在妊娠前3个月暴露于PM2.5与星形细胞瘤的患病风险增加相关，风险比每$3.9\mu g/m^3$为1.38（95%可信区间1.01～1.88），每$4.0\mu g/m^3$为1.40（95%可信区间1.05～1.86）。还发现妊娠早期NO_2暴露与急性淋巴细胞白血病发病呈正相关，风险比为1.20（95%可信区间1.02～1.41）。母亲在妊娠期间接触到苯，其后代发生急性淋巴细胞白血病的危险度显著增高，优势比为4.0；母亲妊娠期酒精和咖啡的摄入也可以增加其后代的急性淋巴细胞白血病的发病率。接触汽油的孕妇，其后代患急性淋巴细胞白血病及急性非淋巴细胞白血病的危险度也有增高，其优势比分别为1.7及2.1。父母吸烟对小儿肿瘤发病率的影响也引起了研究者的注意。研究发现妊娠母亲主动或被动吸烟可以使其小儿出生后白血病和淋巴瘤的发病增加，并且与肾母细胞瘤、神经母细胞瘤、视网膜母细胞瘤等多种儿童肿瘤的发病可能相关。胎儿宫内对亚硝基化合物的暴露及父亲职业涉及对碳氢化合物的高度暴露与胎儿生后患神经系统肿瘤有关。母亲使用过抗惊厥药的孩子发生神经母细胞瘤的危险性是母亲用过神经激活药的孩子的2.83倍，结果有显著性差异。神经母细胞瘤的高发危险因素还包括妊娠期对酒精、各种染发产品、性激素及利尿剂的使用。非家族遗传性视网膜母细胞瘤患儿的母亲在妊娠前3个月常有维生素A的缺乏。母亲在妊娠期涉及加工工业与骨肉瘤的发病可能有关。以色列一

项 10 年的研究入组 242 187 例儿童,研究提示应用人工授精或输卵管治疗等辅助生殖技术的患儿与正常受孕患儿相比,前者儿童肿瘤发病率提高,可能与治疗过程中雌激素的暴露相关。

三、生物因素

生物性致癌因素主要是指肿瘤病毒,一般认为凡能引起人或动物发生肿瘤或体外能使细胞转化为恶性表型的病毒均可称为肿瘤病毒。病毒在肿瘤病因学方面的作用已有 100 多年的历史。确定为肿瘤病毒必须符合以下 6 条标准:①先有病毒感染,后发生癌变;②新分离的肿瘤组织内存在病毒的核酸和蛋白质;③体外组织培养中能转化细胞;④分类学上同属的病毒可引起动物肿瘤;⑤存在流行病学证据;⑥用病毒或病毒的组织成分免疫高危动物或人群,其肿瘤发病率下降。

自然界存在多种病毒,病毒可以引起很多种疾病,也可以致癌。研究表明,两栖类、禽类、啮齿类和灵长类动物的白血病、肉瘤、乳腺癌、皮肤癌和肾癌等都与病毒有关。近年来的研究还发现,人的伯基特淋巴瘤、鼻咽癌、子宫颈癌、肝癌及成人的 T 细胞白血病与病毒有关。随着医学科学的发展,电镜、免疫学、分子生物学技术等的应用极大促进了对病毒致癌机制的研究。在肿瘤细胞内发现病毒颗粒、病毒抗原、病毒核酸是病毒致癌的重要依据。病毒核酸探针和聚合酶链反应技术的应用可以发现肿瘤组织细胞中所整合的病毒基因,并达到定量的水平。

(一)肿瘤病毒分类

肿瘤病毒按其含核酸的不同,分为 RNA 肿瘤病毒和 DNA 肿瘤病毒。

1. RNA 肿瘤病毒　是 14 个 RNA 病毒科中的一个亚科,其病毒颗粒均含有反转录酶,故又称反转录病毒。它可感染从低等爬虫类到高等灵长类动物,引发白血病、肉瘤、淋巴瘤和乳腺肿瘤等,如鸡白血病、鸡肉瘤病毒(Rouse 肉瘤病毒)、牛白血病病毒、小鼠乳腺癌病毒等。在人类疾病中,日本和美国学者分别从成人 T 细胞白血病和皮肤型 T 细胞白血病外周血建立细胞株中发现 C 型病毒颗粒,称为人类 T 细胞白血病病毒(human T cell leukemia virus,HTCV),而且还发现其与艾滋病有关。

2. DNA 肿瘤病毒　与 RNA 肿瘤病毒不同,

DNA 肿瘤病毒的正常复制常导致细胞溶解与死亡,只有当流产感染时才使细胞转化。DNA 肿瘤病毒分为乳 - 多 - 空病毒科、乳头瘤病毒科、腺病毒科、疱疹病毒科、嗜肝 DNA 病毒科,它们又各自分为许多亚型,广泛存在于人和动物中,其致瘤作用强弱不等。

(1)乳 - 多 - 空病毒科:包括乳头状瘤病毒和多瘤病毒。乳头状瘤病毒可诱发乳头状瘤、纤维乳头状瘤、子宫颈癌等。有实验发现可从人肾移植患者尿液和进行性多发性脑白质病患者脑组织中分离出人多瘤病毒 BKV 和 JCV,但它们引起人类肿瘤的证据尚不足。

(2)腺病毒科:可以引起呼吸道、咽喉、肺部感染,但目前尚缺乏对人类致癌性的证据。

(3)疱疹病毒科:分布广泛,目前已分离出 8 种人疱疹病毒。单纯疱疹病毒 2 型、EB 病毒和人类疱疹病毒 8 型可能与人宫颈癌、鼻咽癌、伯基特淋巴瘤和卡波西肉瘤有关。

(4)嗜肝 DNA 病毒科:有共同的特性,如对肝细胞有亲嗜性;被感染的肝细胞可以产生大量的无感染性病毒包膜颗粒和完整的感染病毒,在血液中浓度甚高;肝细胞和血液持续感染可维持多年。人乙型肝炎病毒与肝细胞肝癌有关。

(二)病毒致癌机制

癌基因由细胞本身携带,是一类能使人体细胞发生癌变的 DNA 序列,存在于正常细胞基因组中的癌基因称为原癌基因,又称细胞癌基因。在人体免疫功能正常时,癌基因处于静止状态。人体的免疫监视是控制细胞突变的最主要方式。当人体免疫功能由于某种原因下降时,又受到致肿瘤病毒感染,激活了癌基因,使其高效表达,产生大量转化蛋白,使正常细胞转化为肿瘤细胞。所有肿瘤病毒引起肿瘤或细胞转化都是经过癌基因实现的。病毒的致癌作用,只发生在癌症发展的早期,原癌基因的表达和激活并不需要病毒的持续作用。人类肿瘤病毒致癌需要很长潜伏期,需要感染很多细胞,而且只有少数感染细胞才能变成肿瘤细胞。肿瘤病毒致癌还需遗传、环境多种因素的互相作用和促进。了解肿瘤病毒与肿瘤发生、发展的关系及致癌的分子机制有助于阐明肿瘤发生的分子病毒病因,为更好地利用病毒 DNA 作为载体 DNA 进行基因水平的肿瘤治疗和利用病毒制备肿瘤疫苗提供科学依据。

DNA 肿瘤病毒与细胞 DNA 相互作用可以引起细胞染色体改变，DNA 病毒感染人体细胞后，病毒的 DNA 与人体细胞的 DNA 整合，使细胞转化为肿瘤细胞。DNA 肿瘤病毒一般为水平传播。病毒感染机体，进入细胞后可产生生产性感染和非生产性感染。生产性感染，又称溶解性感染，病毒大量繁殖，复制出有感染性的病毒，同时被感染的细胞溶解死亡。非生产性感染，又称中断性感染，DNA 肿瘤病毒进入细胞后不能增殖或增殖很差，被感染的细胞继续存活，病毒以某种形式继续存在，发生整合，并可以使细胞转化恶变。

DNA 肿瘤病毒因基因组结构和生物学特性不同，其致癌机制也有差异。DNA 肿瘤病毒具有双链 DNA 结构，一般认为可以通过酶的作用直接整合到细胞基因中去。肿瘤病毒整合后发挥致癌作用的序列即为转化基因，由此编码转化蛋白，直接使细胞发生癌变。DNA 肿瘤病毒转化基因有以下特点：①DNA 肿瘤病毒基因组有早期复制和晚期复制 2 个区域，转化基因则位于早期复制区域；②DNA 肿瘤病毒的转化基因均为核癌基因，编码产物都是核致癌蛋白；③DNA 肿瘤病毒编码的致癌蛋白有相似的氨基酸序列；④DNA 肿瘤病毒可以编码与一些抑癌蛋白结合，使之失去抑癌活性的蛋白；⑤DNA 肿瘤病毒的转化基因可以编码反式激活蛋白，继而使被感染的细胞分化抑制和出现恶性增殖。

RNA 肿瘤病毒以水平传播方式感染宿主细胞，并有病毒的复制和颗粒的形成，但不引起宿主细胞的死亡。RNA 病毒含有依赖 RNA 的 DNA 多聚酶（反转录酶），能将病毒的 RNA 作为模板，合成具有病毒遗传信息的 DNA，即为前病毒。前病毒与人体细胞 DNA 整合，使细胞转化为肿瘤细胞。反转录病毒中的癌基因原本来源于原癌基因。当反转录病毒的基因整合到细胞基因组，通过重排或重组，将细胞的原癌基因组转导至病毒的基因组，使原来的野生型病毒转变为携带转化癌基因病毒，从而获得了致癌性质。

外源性 RNA 肿瘤病依据基因结构和致癌特征可以分为转导性、顺式激活和反式激活 3 种。①转导性 RNA 肿瘤病毒携带有癌基因，可编码不同的转化蛋白，转化蛋白作用于细胞不同部位（如细胞膜、跨膜信号传递、细胞质、细胞核），使细胞发生转化；②顺式激活 RNA 肿瘤病毒在复制过程中，其 DNA 中间体（前病毒 DNA）整合在宿主 DNA 链上原癌基因邻近时，这段特异性核苷酸序列可激活相邻的癌基因，启动癌基因的转录；③反式激活 RNA 肿瘤病毒可以通过其编码产物激活同基因组的细胞基因而致癌；④RNA 肿瘤病毒可以通过机体免疫功能缺陷机制而间接致癌。其代表是引起艾滋病的人类免疫缺陷病毒（human immunodeficiency virus，HIV），艾滋病患者常伴发卡波西肉瘤、B 细胞淋巴瘤、口腔或肛门附近的鳞状细胞癌。

（三）病毒感染与小儿肿瘤

伯基特淋巴瘤（Burkitt lymphoma）是常见于非洲小儿的一种恶性肿瘤，在伯基特淋巴瘤细胞中和伯基特淋巴瘤患儿的血清中可检测到 EB 病毒抗体，其肿瘤细胞中也能找到该病毒的基因片段，甚至在发病 2 年前就可检出高滴度的 EB 病毒抗体。推测该疾病可能部分地与 EB 病毒感染有密切关系。其作用机制可能包括染色体异位引起 *c-MYC* 表达失控、细胞分化被阻滞和 EB 病毒持久刺激细胞生长等。*c-MYC* 表达失控是伯基特淋巴瘤最主要的恶性决定因子，在所有类别的伯基特淋巴瘤中存在 *c-MYC* 基因的转位及基因表达失调。另外，还发现 EB 病毒与儿童鼻咽癌、淋巴上皮瘤癌、霍奇金淋巴瘤有关。

儿童时期潜在的乙肝病毒感染可能与几十年后原发性肝细胞肝癌有关。其作用机制可能与 HBV DNA 整合、HBx 蛋白的多种作用等都可能影响病毒本身和宿主细胞的生物功能，从而导致宿主细胞的直接转化或增加其对多种致癌因素的敏感性，进而发生转化和癌变。

有病毒感染与儿童患急性淋巴细胞白血病相关性的报道。一些研究也显示，流感暴发时，儿童急性淋巴细胞白血病发病有所增加。水痘 - 带状疱疹病毒及其他病毒感染也有相似的报道。尽管儿童急性淋巴细胞白血病峰值出现时间与儿童病毒感染存在一个推测的因果关系，但儿童急性淋巴细胞白血病与儿童早期病毒感染间的关系尚无统一认识。相反，也有学者认为在一定程度上儿童病毒感染对其患急性淋巴细胞白血病有保护作用。动物传播病毒也曾被证实是可能的致病因素，包括猫白血病毒病毒、牛白血病病毒，还有待进一步研究。

弓形虫感染可能成为脑肿瘤发生的激发因素。

第二节　遗传因素与小儿肿瘤

恶性肿瘤的种族分布差异、癌的家族聚集现象、遗传缺陷易致肿瘤形成都提示遗传因素在肿瘤发生中起重要作用。而肿瘤流行病学调查、家系分析、细胞遗传学与分子遗传学研究进展为人们了解肿瘤的遗传机制提供了新的证据。特别是癌基因和抑癌基因的相继发现，使肿瘤发生的遗传机制从染色体水平进入分子水平。

20 世纪 70 年代初，Knudson 就以几种儿童肿瘤为模型对肿瘤的遗传性提出了二次突变假说。以视网膜母细胞瘤为代表，该假说认为遗传性肿瘤第一次突变发生于生殖细胞，第二次突变发生于体细胞，因此解释了遗传性肿瘤发病年龄早，肿瘤表现为多发性和双侧性；散发性肿瘤的两次突变均发生于体细胞，故肿瘤发病迟，并且多是单发或单侧性的。二次突变假说不仅可以解释罕见的遗传性肿瘤，而且也为常见肿瘤的遗传易感性研究提供了很好的模型。到 20 世纪 80 年代后期，视网膜母细胞瘤基因（*RB* 基因）克隆成功进一步从分子水平支持了 Knudson 的二次突变假说。采用聚合酶链反应（polymerase chain reaction，PCR）、限制性内切酶片段长度多态性分析或微卫星 DNA 探针可以评估视网膜母细胞瘤家族成员发生肿瘤的危险性，如果该家族成员已携带了一个突变的 *RB* 基因，则癌症发生的危险性将大大增加。

（一）肿瘤遗传易感性

虽然大多数肿瘤与环境致癌因素有关，但是有同样暴露的一群人，仅有少数人罹患肿瘤，这种生物效应的差异与个人的遗传因素、免疫状态、营养状态等密切相关。目前认为，环境致癌因素是肿瘤发生的始动因素，而个人的内在因素则是恶性肿瘤发生的基础，环境因素必须通过基因组因素或与基因组因素相互作用才能引起细胞癌变。恶性肿瘤发生存在一定程度的种族差异及家族聚集现象，提示肿瘤的发生与遗传因素有关。

个人的遗传特性在肿瘤的发生发展过程中起重要作用，因此是决定肿瘤易感性的重要因素。就遗传因素而言，目前认为至少有 3 种机制导致某些个体对肿瘤易感：一是通过遗传获得突变基因，而这种突变基因是癌变通路的关键基因包括抑癌基因和癌基因；二是通过遗传获得的突变基因使携带者对环境因素作用的敏感性增高，从而导致和加速癌变通路事件的发生和累积，如致癌物代谢和 DNA 修复基因；三是通过遗传获得突变基因有利于癌变克隆的选择和生长，如一些生长因子基因和免疫监视系统相关基因。这 3 种机制都能促使遗传易感组织更快发生突变，导致易感个体发生肿瘤的风险高和发病早；而非遗传易感组织的癌变则需要长时间和更多的突变累积。概括而言，目前认为与肿瘤易感性有关的遗传因素主要包括一些"癌变通路"关键基因的种系突变和一些影响个体对环境致癌因素作用的遗传多态性或遗传变异。癌变通路关键基因的先天缺陷常导致受累个人出现某种遗传综合征，而遗传多态性则一般不显现疾病表型，但常导致携带者对环境因素致癌作用的敏感性升高，使发生肿瘤的风险增加。种系突变与遗传多态性实质都是先天性的基因突变，其主要区别在于前者的 DNA 突变发生在基因编码区，常引起蛋白质功能改变，而后者主要是指单核苷酸多态性（single nucleotide polymorphism，SNP），是基因组中最丰富的遗传变异，常不在编码区而发生在基因表达的调控区，不影响蛋白质活性而影响表达水平。此外，所谓种系突变是指人群中出现的频率低于 1%，而遗传多态性在人群中出现的频率大于 1%。

肿瘤遗传易感性的研究，为制订更有效和针对性更强的肿瘤防治措施提供了理论依据。在患癌高危险性的遗传性肿瘤综合征家族中，在知情同意和有恰当遗传咨询的条件下，可进行遗传学测试，检出突变基因携带者，根据各种基因型个体患癌危险性的大小可分别做预防性手术切除、随访监测或化学预防等。确诊的非突变基因携带者，则可避免终身生活在癌的阴影下。具有中、低肿瘤遗传易感性的遗传多态性，与特定的环境因子相互作用决定了大部分肿瘤的发生，因此可通过下述途径提高肿瘤的防治效果：①在易感基因型中鉴定癌的危险因素，可做到有目的预防；②保护易感人群避免接触相应的危险因素；③在不可避免的、已接触致癌因子的人群中，重点保护易感人群；④检测肿瘤患者与药物相关的联合等位基因型，可指导选用个体敏感的药物，慎用不敏感的药物，以提高疗效，减少毒副作用。

近年来肿瘤表观遗传学研究表明,没有 DNA 序列改变的、可遗传的表观遗传学如 DNA 甲基化等改变,与遗传学改变一样在肿瘤发生中起重要作用,一些影响基因组 DNA 甲基化状态的遗传多态性和营养状况也影响个体肿瘤易感性。另外,一些重要基因产物蛋白质被其他蛋白质结合如 TP53 蛋白和 DNA 病毒的癌蛋白结合而丧失功能,也可导致对肿瘤的高度易感性。此外,随着对肿瘤信号通路的深入研究,发现很多肿瘤的经典信号通路在儿童肿瘤的发生发展中发挥重要作用,通过影响通路中重要基因分子及蛋白层面的磷酸化水平或表达水平来调控肿瘤细胞的增殖凋亡、新陈代谢、分裂周期及肿瘤血管的生长,进而影响肿瘤的发病及进展。一些信号通路的异常激活或抑制也可提高患儿肿瘤易感性,如 PI3K/AKT/mTOR 通路和 MAPK/ERK 通路的异常激活与神经母细胞瘤发病密切相关;Wnt/β-catenin 通路过表达在肾母细胞瘤、神经母细胞瘤、肝母细胞瘤等多种小儿实体瘤中都有重要调控作用;Hippo/YAP 通路在横纹肌肉瘤、骨肉瘤、肝母细胞瘤、神经母细胞瘤等多种肿瘤中表达上调与肿瘤发病及预后相关。肿瘤信号通路中核心基因的表达水平或磷酸化水平与肿瘤的易感性具有一定的相关性。最新研究发现一些非编码 RNA,如微 RNA(microRNA,miRNA)、长链非编码 RNA(long noncoding RNA,lncRNA)、环状 RNA(circular RNA,circRNA)等基因也通过调控癌基因或结合癌蛋白等方式来提高肿瘤的易感性。如复旦大学附属儿科医院课题组研究发现 *miR-21* 的高表达可能是儿童神经母细胞瘤的肿瘤易感因素。人类基因组计划的完成和基因组学的发展,要求将基因组作为一个整体,探讨基因改变对人群健康和疾病危险度的影响,研究基因间及其产物与环境间的互作关系。相信肿瘤遗传易感性的进展,将为个体医学发展带来美好的前景。

(二)肿瘤遗传标记

遗传标记指任何一种蛋白质、酶或表型在遗传分析中作为一种标志,借以确定或定位某一基因或某个体的特定性状。肿瘤遗传标记可分为免疫遗传标记、细胞遗传标记和生化遗传标记。

1. 免疫遗传标记 包括各种血型、Rh 因子等,如仅知 A 型血者比 O 型血者更易患胃癌、肠癌、子宫癌等,但尚无明确结论。免疫球蛋白(immunoglobulin,Ig),如 IgA 缺陷与肿瘤形成有关。在免疫遗传标记中意义较为广泛的是人类白细胞抗原(human leukocyte antigen,HLA),其与肿瘤关系的研究尚难定论,其原因之一是对 HLA-DR 的研究方法尚不充分,加以研究方法只限于群体方法,未涉及家系研究方法。

2. 细胞遗传标记 主要指染色体某位点的可检测的异常。迄今为止肯定的费城染色体(Ph 染色体)与慢性髓细胞性白血病特异性相关,出现频率高达 95%。此外,在视网膜母细胞瘤患者外周淋巴细胞中出现 13q⁻,也是细胞遗传标记。脆性位点是染色体上一个易发生断裂的特殊点,或是沿着染色体纵径的一段缩窄、缢缝或断裂。迄今为止,国际上已在人类基因组中定位出 75 个脆性位点,大都坐落在吉姆萨染色(Giemsa 染色)阳性和阴性交接处,或在交接处的阴性侧。脆性位点中除 fra(X)(q27)与人的巨睾症有关外,其他的都不含足够的具有遗传活性的 DNA。在已定位的 75 个脆性位点中只有 16 个是可遗传的。1986 年 Yunis 报道,在 41 个与肿瘤有关的特定的染色体结构改变中和 38 个断裂点附近显示出 33 个不同的脆性位点。同时也发现 35 个已定位的癌基因中有 24 个与脆性位点有关。此外,有报道称化学致癌因子及辐射都在脆性位点处使染色体断裂,表明脆性位点似乎与肿瘤的发生有关,脆性位点可能关系人类肿瘤的遗传易感性。期望应用检查血中某种细胞的染色体遗传脆性位点以确定对某些特定肿瘤的遗传易感性。但是,染色体脆性位点与肿瘤的特异性联系尚不密切,即不同部位的肿瘤可以有同一部位的脆性位点,而一种肿瘤可以有好几个不同的脆性位点,以致一些专家对脆性位点与肿瘤的关系持怀疑甚至否定态度。

3. 生化遗传标记 主要包括以下几种。①16-α-羟基雌酮(16-α-OHE1):由同一位点的 2 个等位基因所决定,乳腺癌患者该酶活性降低。②葡萄糖-6-磷酸脱氢酶(glucose-6-phosphate dehydrogenase,G-6-PD):该酶的缺乏可降低患癌的危险,而其本身的缺乏是一种 X 伴性遗传缺陷。③芳烃羟化酶(aryl hydrocarbon hydroxylase,AHH):是一具有混合功能的氧化酶,即对某些致癌物有去毒作用,而对更多的致癌物却有激活作用。许多研究发现高 AHH 诱导力与肺癌的发生有显著关系,而 AHH 诱导力符合常染色体显性遗传。④酯酶 D:与视网膜母细胞瘤的发生密切相关。当酯酶 D 基因缺失,或其活性下降 50%，有助于诊断视网膜母细胞瘤。⑤药物代谢酶。

（三）小儿肿瘤与遗传因素

遗传因素在小儿肿瘤的发生中起重要作用。视网膜母细胞瘤和肾母细胞瘤是具有肿瘤遗传易感性的小儿实体肿瘤的典范。遗传性视网膜母细胞瘤和肾母细胞瘤遵循 Knudson 提出的"二次突变"理论，即上述肿瘤在胚胎期发生了生殖细胞突变，生后在外界环境因素诱导下，发生体细胞突变，导致肿瘤形成。该类型的肿瘤通常为家族性发病，且为双侧发病，发病年龄早，常形成遗传综合征，有第二原发性肿瘤（主要是肉瘤）发病的倾向等。在亲属中各种肿瘤发生的概率较高。近年来，随着分子生物学研究的进展，人们已经认识到视网膜母细胞瘤和第 13 对染色体长臂缺失间的相关性，肾母细胞瘤和染色体 11p13 片段的 *WT-1* 基因缺失有关。肾母细胞瘤通常与一些先天性异常相关联而形成遗传综合征，10%～15% 的肾母细胞瘤有无虹膜、智力退化、泌尿生殖系统畸形、偏身肥大、皮肤错构瘤及贝 - 维综合征（Beckwith-Wiedemann 综合征）。也有报道肾母细胞瘤与布卢姆综合征（Bloom 综合征）及德尼 - 德拉什综合征（Denys-Drash 综合征）有关。

白血病家族性发病已被多次报道。在这些家族中，脑肿瘤患儿患白血病的概率也有所增加。有关双胞胎的研究显示，两小儿在白血病发病率上呈高度一致性。双胞胎患病率的相同是否是环境因素、遗传因素、循环因素，或是这些因素的结合导致的，尚不清楚。单卵双胞胎的发病与年龄有关。对白血病的患儿来说，其同胞再患白血病的可能性是正常人的 4 倍。其他患急性淋巴细胞白血病的高危人群包括唐氏综合征（21 染色体三体）、节细胞神经瘤、神经纤维瘤病（17q11.2，*NF-1* 基因）、Schwachman 综合征（7q11，*SBDS* 基因）、Bloom 综合征（15q26.1，*BLM* 基因）及共济失调毛细血管扩张症（11q22～23，*ATM* 基因）。儿童急性非淋巴细胞性白血病与许多综合征有关，约 2% 的急性非淋巴细胞白血病伴有唐氏综合征，唐氏综合征患者发生急性非淋巴细胞白血病的危险性几乎是正常儿童的 12 倍。唐氏综合征患儿的发病年龄明显比非唐氏综合征患儿小。其他遗传病[神经纤维瘤病、Schwachman 综合征、克兰费尔特综合征（Klinefelter 综合征，47，XXY）、Bloom 综合征等]的患儿有急性非淋巴细胞白血病的高发倾向。

家族性霍奇金淋巴瘤最可能是遗传和环境双重因素下的结果。有研究表明，他们的子代患病的危险性是正常人的 3 倍，同胞在年轻时的发病率是正常人的 7 倍，而且男女发病率相似。恶性淋巴瘤染色体的分析显示了各种细胞遗传学上的异常。单克隆恶性 B 细胞增生的伯基特淋巴瘤是由 3 种细胞遗传异常导致，即 t(8；14)(q24.1；32.3)；t(2；8)(p12；q24)；t(8；22)(q24；q11)。

儿童中枢神经系统肿瘤发病有家族性。原发性中枢神经系统肿瘤患儿的亲属，白血病和其他脑肿瘤的发病率也有所增高。另外，中枢神经系统肿瘤患儿的同胞易患癫痫，其他疾病如神经纤维瘤病、结节性硬化症及原发性免疫缺陷病等的患儿也易患中枢神经系统肿瘤。

骨肉瘤常与其他几种病有关，包括佩吉特病、外生骨疣及骨纤维结构不良。骨肉瘤是常染色体显性遗传病。除软骨瘤和纤维肉瘤外，骨肉瘤与放射线的关系已明确。有关不同人群对各种离子射线暴露的复合研究表明，骨肉瘤的发病风险明显增高。视网膜母细胞瘤的患者可再发骨肉瘤，这种关系使人们发现，在第 13 对染色体上的视网膜母细胞瘤基因对骨肉瘤也很重要。一组研究发现，尤因肉瘤伴发先天性尿道缺陷较多，是对照组 2.4 倍。尤因肉瘤家族常有染色体易位 t(11；22)(q24；q12)。

儿童平滑肌肉瘤是肿瘤家族综合征中的一员。Li 和 Fraumeni 在 1969 年首先报道了 4 例具有肿瘤家族发病的患者，其首发者是软组织肉瘤患儿；随后，发现伴有软组织肉瘤的乳腺癌、骨肉瘤、白血病、脑肿瘤和肾上腺皮质癌的，都称为 Li-Fraumeni 综合征（利 - 弗劳梅尼综合征）。美国曼彻斯特肿瘤登记处的资料显示，169 例患软组织肉瘤家庭的所有肿瘤组织学记录发现患软组织肉瘤的儿童，其母亲乳腺癌的发病率显著增高。患软组织肉瘤儿童的母亲易患乳腺癌，一般具有以下特征：确诊时小儿小于 2 岁，男性，原发性肿瘤在盆腔，组织类型为胚胎性软组织肿瘤。该综合征主要与位于 17q13 的 *TP53* 基因相关，在个体正常组织中 *TP53* 基因呈现杂合突变型，即一个等位基因正常发生了突变。但在大多数肿瘤组织中 *TP53* 位点呈杂合性丢失，即肿瘤细胞的基因型为 *TP53* 纯合突变型。体外试

验证实转染野生型 *TP53* 基因的肿瘤细胞,其形态和致癌性均发生改变,证明 *TP53* 具有肿瘤抑制功能。携带杂合型 *TP53* 种系突变的个体患肿瘤的风险非常高。

第三节 免疫因素与小儿肿瘤

免疫缺陷病的患儿对某种特定肿瘤的敏感性明显增加,提示肿瘤的发生可能与机体的免疫功能异常密切相关。Burnet 免疫监视学说认为,健康的个体,在体内外因素的作用下大量的恶变细胞和癌前病变细胞会自发地产生,这些细胞带有新的抗原决定簇。当新抗原达到一定数量时,诱发胸腺依赖性免疫反应,癌变细胞就像同种异体移植物一样被排斥。但是在各种因素影响下肿瘤细胞避免了机体免疫系统的攻击,可能存在 3 种机制,一是肿瘤细胞的生长可能会超出免疫监视能力,造成肿瘤细胞逃逸;二是肿瘤细胞在宿主内长期存在和不断增多的过程中,幼稚阶段的淋巴细胞发生免疫耐受;三是在免疫监视下对免疫系统敏感的肿瘤细胞被消灭,少数不敏感的细胞存活下来,经过免疫选择的肿瘤细胞形成肿瘤,免疫缺陷的个体患恶性肿瘤的概率比正常人群高 200 倍。而肿瘤形成后又反过来破坏机体的免疫系统,进一步削弱机体免疫监视能力,使机体处于免疫耐受状态,从而更有利于肿瘤的形成和生长,进入一个恶性循环。

在儿童中,具有肿瘤高危性的严重免疫缺陷病主要分为 2 类,即遗传性免疫缺陷病和获得性免疫缺陷病。这 2 种类型的免疫缺陷病患者发生的肿瘤多在淋巴组织,如霍奇金淋巴瘤和非霍奇金淋巴瘤,这可能与致癌病毒易感(如 EB 病毒对机体的持续感染)或缺乏对慢性抗原刺激反应的正常反馈机制有关。遗传性免疫缺陷病主要包括重症联合免疫缺陷病、伴血小板减少和湿疹的免疫缺陷病、X 连锁淋巴组织增殖性疾病、毛细血管扩张性共济失调综合征、选择性 IgA 缺陷、普通变异型免疫缺陷病和 X 连锁无丙种球蛋白血症等。这些患儿通常存在与免疫系统相关的基因遗传学改变,不仅严重损伤了患者的免疫功能,而且这些遗传学的改变可能与肿瘤形成的基因位点有潜在联系,导致这些患儿的肿瘤发生率明显升高。获得性免疫缺陷病主要包括慢性病毒感染如 EB 病毒感染、乙型肝炎病毒感染、疱疹病毒感染等;人类免疫缺陷病毒感染(HIV 感染);同种异体器官移植的受者由于长期使用免疫抑制剂,可损害淋巴系统免疫监视功能,减少机体对肿瘤细胞或突变细胞的监视而导致肿瘤的发生;大量化疗、放疗引起的免疫抑制可能在原有肿瘤被有效治疗的同时产生另一种肿瘤。

(王作鹏　李凯　高解春)

参 考 文 献

[1] 汤钊猷. 现代肿瘤学[M]. 3 版. 上海:复旦大学出版社, 2011:36-64.

[2] 张金哲. 现代小儿肿瘤外科学[M]. 2 版. 北京:科学出版社, 2009:18-27.

[3] 曾益新. 肿瘤学[M]. 4 版. 北京:人民卫生出版社, 2014:9-29.

[4] LAVIGNE É, BÉLAIR M A, DO M T, et al. Maternal exposure to ambient air pollution and risk of early childhood cancers: a population-based study in Ontario[J]. Environ Int, 2017, 100:139-147.

[5] KARALEXI M A, DESSYPRIS N, CLAVEL J, et al. Coffee and tea consumption during pregnancy and risk of childhood acute myeloid leukemia: a Childhood Leukemia International Consortium(CLIC) study[J]. Cancer Epidemiol, 2019, 62:101581.

[6] VAN MAELE-FABRY G, GAMET-PAYRASTRE L, LISON D, et al. Residential exposure to pesticides as risk factor for childhood and young adult brain tumors: a systematic review and meta-analysis[J]. Environ Int, 2017, 106:69-90.

[7] SCHÜZ J, ERDMANN F. Environmental exposure and risk of childhood leukemia: an overview[J]. Arch Med Res, 2016, 47(8):607-614.

[8] RAFIEEMEHR H, CALHOR F, ESFAHANI H, et al. Risk of Acute lymphoblastic leukemia: results of a case-control study[J]. Asian Pac J Cancer Prev, 2019, 20(8):2477-2483.

[9] MIGLIORETTI D L, JOHNSON E, WILLIAMS A, et al. The use of computed tomography in pediatrics and the associated radiation exposure and estimated cancer risk[J]. JAMA Pediatr, 2013, 167(8):700-707.

[10] DROZD V M, BRANOVAN I, SHIGLIK N, et al. Thyroid cancer induction: nitrates as independent risk factors or risk modulators after radiation exposure, with a focus on the Chernobyl accident[J]. Eur Thyroid J, 2018, 7(2):67-74.

[11] FUCIC A, GUSZAK V, MANTOVANI A. Transplacental exposure to environmental carcinogens: association with childhood cancer risks and the role of modulating factors [J]. Reprod Toxicol, 2017, 72: 182-190.

[12] JIN M W, XU S M, AN Q, et al. A review of risk factors for childhood leukemia[J]. Eur Rev Med Pharmacol Sci, 2016, 20(18): 3760-3764.

[13] JIŘÍK V, MACHACZKA O, MITUROVÁ H, et al. Air pollution and potential health risk in Ostrava region-a review[J]. Cent Eur J Public Health, 2016, 24 Suppl: S4-S17.

[14] NELSON L, VALLE J, KING G, et al. Estimating the proportion of childhood cancer cases and costs attributable to the environment in California[J]. Am J Public Health, 2017, 107(5): 756-762.

[15] SPECTOR L G, PANKRATZ N, MARCOTTE E L, et al. Genetic and nongenetic risk factors for childhood cancer[J]. Pediatr Clin North Am, 2015, 62(1)11-25.

[16] VIDART D'EGURBIDE BAGAZGOÏTIA N, BAILEY H D, ORSI L, et al. Family history of cancer and the risk of childhood brain tumors: a pooled analysis of the ESCALE and ESTELLE studies(SFCE)[J]. Cancer Causes Control, 2019, 30(10): 1075-1085.

[17] VIENNE-JUMEAU A, TAFANI C, RICARD D. Environmental risk factors of primary brain tumors: a review[J]. Rev Neurol, 2019, 175(10): 664-678.

[18] ROMÁN J, VILLAIZÁN C J, GARCÍA-FONCILLAS J, et al. Chemotherapy-induced growth hormone deficiency in children with cancer[J]. Med Pediatr Oncol, 1995, 25(2): 90-95.

[19] VARAN A, BÜYÜKPAMUKÇU M, ERSOY F, et al. Malignant solid tumors associated with congenital immunodeficiency disorders[J]. Pediatr Hematol Oncol, 2004, 21(5): 441-451.

[20] ORTEGA J J, OLIVÉ T, D E HEREDIA C D, et al. Secondary malignancies and quality of life after stem cell transplantation[J]. Bone Marrow Transplant, 2005, 35 Suppl: S83-S87.

第二章

小儿肿瘤的流行病学研究进展

近年来,随着社会的进步和医疗技术的发展,过去严重威胁小儿生命的急性传染病、严重感染性疾病、先天性结构畸形等病死率显著下降。恶性肿瘤逐步成为继意外伤害之后儿童的第二大死亡原因,成为威胁小儿生命的主要疾病之一。

第一节　小儿恶性肿瘤的流行病学特点

一、小儿恶性肿瘤的发生率

统计表明,世界上约 2/3 的人口生活在没有完整的出生/死亡登记体系区域,而约 3/4 的人口生活在没有完整的癌症登记系统的国家,要想准确统计全球或各地区的癌症发生率是非常有挑战的工作。小儿恶性肿瘤由于起病隐匿、诊断困难等,监测和统计更加困难,尽管危害重大,但发生率总体较低,容易被忽视,目前全球范围内多数国家都无法提供准确的统计数据。

以美国为例,目前美国拥有相对比较完善的儿童癌症登记和监测系统,著名的项目包括 SEER（Surveillance, Epidemiology, and End Results）以及 NAACCR（The North American Association of Central Cancer Registries）等都包含了对儿童恶性肿瘤的登记和监测数据并且持续更新,但这些项目仍然没有完全覆盖美国的所有人群,所以仍然没有办法提供准确的统计数据。国际儿童癌症发病率研究项目第 3 卷（International Incidence of Childhood Cancer study Volume 3, IICC-3）综合了全球 81 个国家和地区的 500 个高质量的儿童癌症登记系统数据,提供了相对比较客观和全面的儿童恶性肿瘤发生率的数据。研究报告显示,儿童癌症登记系统的完善程度与经济发展水平基本一致,高收入国家体系相对比较完善,西欧、北美是目前儿童癌症监测覆盖人群比例最高的地区,但出人意料的是南非地区（博茨瓦纳共和国和南非共和国）儿童癌症登记覆盖人群比例达到了 80%,居全球第三,覆盖率最低的地区是东非、中非和西非,覆盖率都在 1.5% 以下,东亚地区处于中等水平,但覆盖率不足 10%。

IICC-3 研究报告显示,0～14 岁人群儿童恶性肿瘤的发生率约为 140.6/100 万人年,在 0～19 岁人群发生率约为 155.8/100 万人年。男孩发生率略高于女孩,男女发病率之比在 0～14 岁人群和 0～19 岁人群分别为 1.17：1.00 和 1.14：1.00,但在不同的肿瘤当中差异较大,如在肾肿瘤和上皮性肿瘤中,女孩发生率明显高于男孩,在 0～14 岁人群当中生殖细胞肿瘤和性腺肿瘤也是女孩明显高于男孩。分年龄段计算的发病率显示,0～4 岁和 15～19 岁是 2 个高峰年龄段,发病率分别为 187.9/100 万人年和 185.3/100 万人年。不同地区的发病率略有差异,发病率最低的是南亚地区（数据来源于印度）的发病率约为 87.5/100 万人年,最高的是欧洲,其中南欧达到了 170.8/100 万人年为全球最高,东亚地区约为 135.8/100 万人年,当然发病率的这种地域差异可能与肿瘤的诊断水平、登记和监测系统的完善程度等密切相关。Zachary 等报道预测在 2015 年全球约有 40 万新发恶性肿瘤患儿,其中约 43% 未能被正确诊断。

不同年龄段的疾病谱构成差异明显。如在 0～4 岁人群白血病占比约为 36.1%,而在 15～19 岁人群白血病占比下降至 15.4%;淋巴瘤在 0～4 岁人群占比约为 5.3%，而在 15～19 岁人群占比上升至 22.5%；脑瘤在 0～4 岁人群占比约为 17.2%，5～9 岁人群约为 26.3%，10～14 岁人群约为 20.0%；神经母细胞瘤在 0～4 岁人群占比约为 12.5%，但在 15～19 岁人群占比仅为 0.2%。

中国由于缺乏全国性儿童肿瘤登记资料，儿童肿瘤的全面发病情况尚难做出明确的统计和分析，较为有限的资料来源于几篇在期刊公开发表论文。上海市疾病预防控制中心的资料显示，2002—2004 年上海全市共新诊断儿童恶性肿瘤病例 447 例，发病率为 120.3/100 万人年。男女儿童恶性肿瘤发病率接近，分别为 118.2/100 万人年和 122.6/100 万人年。不同年龄组发病率不同，0～4 岁组发病率最高，发病率达 148.7/100 万人年。白血病是最常见的儿童恶性肿瘤，约占全部病例的 30.9%。中枢神经系统肿瘤为第二位占总数的 21.9%，淋巴瘤约占 9.6%。不同性别和不同年龄发病率不同，且肿瘤分布也不同。统计天津市 1981—1992 年儿童肿瘤的发病率，发现此期间儿童肿瘤的总发病率 107.0/100 万人年，其中白血病、脑瘤和非霍奇金淋巴瘤位居前三位。北京城区儿童肿瘤 0～14 岁儿童恶性肿瘤发病率，男孩 85.0/100 万人年，女孩 69.0/100 万人年，总计 77.0/100 万人年。

二、小儿恶性肿瘤的疾病负担

在过去半个世纪，随着社会的进步和经济的发展，小儿恶性肿瘤在诊疗方案和诊治技术方面都有巨大进步，总体的远期生存率有显著提高，报道在高收入国家小儿恶性肿瘤总体的 5 年无事件生存率（event free survival rate，EFS）已经超过 80%，总体而言，白血病治愈率显著提高，低危组的肝母细胞瘤、肾母细胞瘤、神经母细胞瘤等小儿常见恶性实体肿瘤的 5 年 EFS 也都已经超过 90%。近年来，中国小儿恶性肿瘤的诊治水平快速提高，在部分规模较大的儿童医疗中心，总体的治愈率已达到或接近高收入国家水平。

但是恶性肿瘤对儿童健康的危害客观存在，仍然是目前全球儿科同道面临的最大挑战，也是对人类健康威胁最大的重大挑战之一。Johnston 等报道，以伤残调整生命年（disability-adjusted life year，DALY）计算，小儿恶性肿瘤是继肺癌、肝癌、胃癌、结肠癌、乳腺癌之后的人类第六大癌症疾病负担，其危害超过了胰腺癌、宫颈癌、前列腺癌、卵巢癌等疾病。在疾病负担的国家分布当中，中国由于巨大的人口基数，处在全球小儿癌症疾病负担最重的 20% 区间。

同时需要关注的是，多数小儿恶性肿瘤对传统的细胞毒性化疗药物的反应较好，为提高儿童肿瘤患儿的生存率创造了良好的条件，但超过 70% 的幸存患儿会因为这些药物的损害导致远期并发症，其中 20% 可能是严重的并发症，这些远期并发症造成的疾病负担不应忽视，期待更多针对小儿恶性肿瘤的精准医学疗法，在争取更好的远期生存率的同时争取更好的生活质量。

第二节 小儿恶性肿瘤的分子流行病学特点

小儿恶性肿瘤的疾病谱与成人显著不同，胚胎性肿瘤在其组成中占有很大的比例。传统的观念认为癌症是在一定的遗传背景下随着环境危险因素的暴露逐步累积而发生的，这个理论显然不能解释小儿恶性肿瘤在 0～4 岁人群的发病高峰。多项研究表明小儿恶性肿瘤不仅疾病谱构成与成人不同，其发生和恶性进展的驱动机制也与成人有显著不同。

Zhang 等 2015 年在《新英格兰医学杂志》（*The New England Journal of Medicine*）报道约 8.5% 的小儿恶性肿瘤存在致病或者可能致病的胚系突变。Gröbner 等 2018 年在《自然》（*Nature*）报道了约 7.6% 的患儿存在致病性胚系突变，两项研究结果基本一致，*TP53*、*APC*、*BRCA2*、*NF1*、*PMS2*、*RB1*、*RUNX1*、*LZTR1*、*TSC2*、*CHEK2* 等基因在研究中被检出。Kentsis 等将儿童肿瘤的易感基因分为细胞分化调控相关基因突变（*RET*、*ALK*、*NF1*、*NF2*、*TSC1*、*TSC2*、*PTEN*、*STK11/LKB1*、*PTCH1*、*WT1*、*DICER1*、*SMAD4*、*SMARCB1*、*VHL* 等）、细胞周期调控相关基因突变（*RB1*、*APC*、*TP53* 等）和 DNA 损伤修复相关基因（*MLH1*、*MSH2*、*MSH6*、*PMS2*、*MUTYH*、*BRCA1*、*BRCA2*、*RAD51C*、*RAD51D*、*PALB2*、*ATM*、*ATR* 等）三大类，这些基因突变临床常常以综合征的形式表现，被称为癌症易感综合征（cancer predisposition syndrome，CPS）。

TP53 基因备受关注。Kratz 等报道针对高危

人群的 *TP53* 基因筛查和人群监测可以有效降低病死率,并提出了对 *TP53* 基因相关的 Li-Fraumeni 综合征及其他肿瘤的监测和管理策略。2020 年欧洲罕见遗传肿瘤风险综合征网(European Reference Network for Genetic Tumour Risk Syndrome, ERN GENTURIS)也提出了 *TP53* 相关肿瘤的筛查及监测指南。Kunst 等发布的一项模型推演研究结果指出在美国开展大规模新生儿 *TP53* 基因筛查能有效降低 *TP53* 相关 CPS 患儿的病死率,并且具备良好的卫生经济学效率。此外,有多项关于 *PTEN*、*DICER1*、*FH* 等相关 CPS 的筛查和临床监测的研究也表明 CPS 筛查及监测是降低相关儿童癌症病死率的重要途径。

2016 年美国癌症研究协会(American Association of Cancer Research, AACR)成立儿童癌症易感性协作组,提出遗传背景在神经母细胞瘤发病过程中可能有重要作用,并重点关注了 *ALK*、*PHOX2B*、*HRAS*、*PTPN11*、*SOS1*、*KRAS*、*NRAS*、*RAF1*、*BRAF*、*MEK1*、*RIT1*、*NF1*、*TP53* 等基因与神经母细胞瘤发生之间的关系。2021 年 Yeh 等发表了开展包括 *ALK*、*PHOX2B* 等基因在内的 11 项基因新生儿筛查的模拟研究报道,结果显示这项筛查预期能够将相关 CPS 人群 20 岁以前的病死率下降 53.5%,相当于将 20 岁以前的病死率 7.8%,并且具有良好的卫生经济学效益。

Gröbner 在研究中还发现,小儿恶性肿瘤体细胞突变频率低,仅为成人癌症的 1/13,并且突变与成人癌症的重合率不高,在儿童癌症中有近 50% 可能存在潜在的的可药靶点。Zhang 也在报道中提出儿童癌症的突变包括单核苷酸变异、小插入或缺失、结构变异、拷贝数改变、基因融合和内部串联重复等方面与成人癌症存在显著性差异,这些结果不仅再次证明了小儿恶性肿瘤的发生机制与成人癌症是不同的,并且证明了针对儿童癌症进行特异性药物或治疗手段开发的必要性。

一般认为,小儿恶性肿瘤的发生,除与遗传因素相关外,与免疫及环境因素也可能存在关联,如选择性 IgM 缺陷(selective IgM deficiency)、Wislott-Aldrich 综合征、普通变异型免疫缺陷病(common variable immunodeficiency, CVID)患儿发生肿瘤的机会比普通患儿可能高 1 000 倍,环境中的甲醛等有害物质也被证实与癌症发生有关,但归根到底免疫异常综合征都是源于基因突变,而环境有害物质可能也与引发基因突变的机制相关。

第三节　小儿恶性肿瘤的流行病学研究方法

恶性肿瘤流行病学主要研究在人群中的分布及其影响,探索病因制订相应的防治措施并对这些措施进行评价。其中包括对恶性肿瘤发生的认定、描述、发生模式的解释以及肿瘤发生、预防、监控、结局的影响因素两方面的研究。肿瘤流行病学的研究可以有助于了解人群中恶性肿瘤的发病人数、发病率、病种分布、病死率和不同地区、不同时期发病分布的差异。从而来评价肿瘤对人群危害的严重程度,探索发病原因,制订恶性肿瘤的防治策略。肿瘤资料搜集、登记,然后加以核实、统计、分析、比较,均需要流行病学的各种研究和分析方法。

一、描述流行病学

描述性流行病学(descriptive epidemiology)又称描述性研究,是指根据日常记录资料或通过特殊调查所获得的资料,包括实验室检查结果,按照不同地区、不同时间及不同人群特征分组,将此社区人群疾病或健康状态分布情况加以简单描述,通常是流行病学调查的第一步,也是分析流行病学的基础。它的描述分布包括地区特征、时间特征和人群特征三大特征。描述性流行病学无须设计对照,不能分析暴露与效应之间的关系。

二、分析流行病学

分析流行病学(analytical epidemiology)又称分析性研究,是指选择一个特定的人群,对描述性流行病学提出的病因或流行病因素通过分析进一步验证。分析流行病学包括很多不同的方法。

1. 病例对照研究(case-control study)　是分析流行病学最基本最重要的研究类型。其选择现在确诊的、患有拟研究疾病的个体作为病例,选择不患有该病但具有病例可比性的个体作为对照,通过询问、实验室检查等搜集各种可能的危险因素暴露史。在控制各种偏倚对研究结果的影响之后,比较病例组和对照组中各种因素的暴露比例,进行统计学检验,从而达到探索和检验疾病病因假说的目的。这是一种回顾性从果查因的研究方法。主要应用于探索疾病危险因素,特别适用于潜伏期长的罕见病。近年来,病例对照研究有较大进展,Mantel-Haenszel 分层分析、1∶M 配比研究方法和多因素 logistic 回归分析的应用,提高了分析危险因素的联合效应、混杂效应,并能为多个危险因素与疾病关系提供平稳和定量的主要特征的描述,因此得以广泛应用。如美国儿童肿瘤协作组在母乳喂养和急性淋巴细胞白血病之间关系的研究中,采用电话询问的方式进行调查,并比较了 1 774 例急性淋巴细胞白血病患儿和 1 879 例正常儿童,以及 456 例急性髓系白血病患儿和 539 例正常儿童,结果发现母乳喂养可以降低儿童患急性淋巴细胞白血病(OR=0.80)和急性髓系白血病(OR=0.77)的风险。

2. 队列研究(cohort study) 又称群组研究,是一种前瞻性的研究方法,是将特定的人群按期暴露于某因素或者按不同暴露水平分为 n 个群组或队列,追踪观察一段时间,比较多个组的病死率或死亡率的差异,以检验该因素与某疾病有无因果关系及关联强度大小的一种观察性研究方法。此方法优点在于样本量大,结果稳定,不适用于罕见病。如在一项关于肾移植患者使用免疫抑制剂防止移植物排斥反应的研究中发现,结果此组患者淋巴瘤的发生率比正常人群要高,两组比例 17.00∶0.53,相对危险度(RR=32.1);同样此组发生单核吞噬细胞系统肿瘤的 RR 更明显升高男性 280,女性 270,说明长期免疫抑制与肿瘤发生有关。研究的族群,可以进行临床试验(clinical trial)、筛查研究(screening study)和家庭研究(family study),并在这些研究基础上,进一步开展试验和干预性流行病学研究,采用双盲对照试验等方法,以探明各种肿瘤病因和预防肿瘤的方法。

三、聚类分析

聚类分析(cluster analysis)是物以类聚的一种统计方法,包括 K-Means 聚类、双边联合聚类等,实质上是寻找一种客观反映元素之间亲疏关系的统计量,然后将元素分成若干类。儿童恶性肿瘤较少发生此类现象,但是假设如果某一地区某段时间某种肿瘤的发生率突然上升,可以使用此类分析进行调查。

四、分子流行病学

分子流行病学(molecular epidemiology)是阐明疾病和健康状态相关的生物标志在人群中分布及其影响因素,并研究防治疾病、促进健康的策略与措施的科学,是由传统的流行病学和分子生物学交叉而成的学科。主要研究内容包括生物学标志的探讨,暴露测量、易感性测量、效应测量和干预评价等方面。研究方法主要包括流行病学指标分析、遗传关系分析、遗传多肽性分析等。

(舒强 翟晓文 王金湖)

参 考 文 献

[1] 高解春,王耀平. 现代小儿肿瘤学[M]. 上海:复旦大学出版社,2003:11-35.

[2] 董蒨. 小儿肿瘤外科学[M]. 北京:人民卫生出版社,2009:13-17.

[3] WARD Z J, YEH J M, BHAKTA N, et al. Estimating the total incidence of global childhood cancer:a simulation-based analysis[J]. Lancet Oncol, 2019, 20(4):483-493.

[4] STELIAROVA-FOUCHER E, COLOMBET M, RIES L A G, et al. International incidence of childhood cancer, 2001-10:a population-based registry study[J]. Lancet Oncol, 2017, 18(6):719-731.

[5] JOHNSTON W T, ERDMANN F, NEWTON R, et al. Childhood cancer:estimating regional and global incidence[J]. Cancer Epidemiol, 2021, 71(Pt B):101662.

[6] GBD 2017 Childhood Cancer Collaborators. The global burden of childhood and adolescent cancer in 2017:an analysis of the Global Burden of Disease Study 2017[J]. Lancet Oncol, 2019, 20(9):1211-1225.

[7] GRÖBNER S N, WORST B C, WEISCHENFELDT J, et al. The landscape of genomic alterations across childhood cancers[J]. Nature, 2018, 555(7696):321-327.

[8] ZHANG J H, WALSH M F, WU G, et al. Germline mutations in predisposition genes in pediatric cancer[J]. N Engl J Med, 2015, 373(24):2336-2346.

[9] FREBOURG T, BAJALICA-LAGERCRANTZ S, OLIVEIRA C, et al. Guidelines for the Li-Fraumeni and heritable *TP53*-related cancer syndromes[J]. Eur J Hum Genet, 2020, 28(10):1379-1386.

[10] KUNST N, STOUT N K, O'BRIEN G, et al. Population-based newborn screening for germline *TP53* variants:clinical benefits, cost-effectiveness, and value of further research[J]. J Natl Cancer Inst, 2022, 114(5):722-731.

[11] SCHULTZ K A P, REDNAM S P, KAMIHARA J, et al. *PTEN, DICER1, FH*, and their associated tumor

susceptibility syndromes: clinical features, genetics, and surveillance recommendations in childhood[J]. Clin Cancer Res, 2017, 23(12): e76-e82.

[12] KIM J, FIELD A, SCHULTZ K A P, et al. The prevalence of *DICER1* pathogenic variation in population databases [J]. Int J Cancer, 2017, 141(10): 2030-2036.

[13] BUENO M T, MARTÍNEZ-RÍOS C, LA PUENTE GREGORIO A, et al. Pediatric imaging in *DICER1* syndrome[J]. Pediatr Radiol, 2017, 47(10): 1292-1301.

[14] RIPPERGER T, BIELACK S S, BORKHARDT A, et al. Childhood cancer predisposition syndromes-a concise review and recommendations by the Cancer Predisposition Working Group of the Society for *Pediatric Oncology and Hematology*[J]. Am J Med Genet A, 2017, 173(4): 1017-1037.

第 三 章

小儿肿瘤的遗传学研究进展与临床应用

第一节　小儿肿瘤与遗传学理论

科学家对恶性肿瘤的发病机制、病因及治疗的研究已持续了一个多世纪。随着遗传学、分子生物学等相关技术的发展，研究者们从细胞癌变的起源、细胞分裂异常、染色体异常改变到基因突变、融合基因的发现、再到遗传、进化、发育、代谢信号网络的阐述，以及表观遗传学的研究和人类基因组计划的开展，提出了许多肿瘤发生、发展的假说，也取得了多项重大发现。近年来，基于基因组测序、表观遗传学等研究的开展，儿童肿瘤的遗传基础有了更深一步的认识。与成人相比，儿童有着完全不同的肿瘤谱，在肿瘤细胞起源、流行病学特征、遗传复杂性等，均有自身的特征。

一、肿瘤是体细胞遗传病

就本质而论，肿瘤（tumor）是一种遗传学疾病或体细胞遗传性疾病，可简称为遗传病（genetic disease）。肿瘤是由一群异质性的非正常细胞组成，分为良性和恶性两种类型。恶性肿瘤（malignant tumor）又称癌症（cancer），其细胞增殖不受机体调控，并能侵入相邻组织器官甚至扩散或转移至其他部位。癌变的过程可以概括为细胞增殖出现异常，正常细胞转变为肿瘤细胞时，在细胞结构、生化等方面均发生了本质的改变。肿瘤细胞中，从细胞核的遗传物质，到细胞质、细胞膜的受体，每个主要成分都发生了变化。肿瘤细胞的核型具有明显的异常和不稳定性。目前已知肿瘤细胞发生的遗传学常见变异包括基因内的碱基替代、缺失、插入和基因扩增，以及染色体的数量和结构的改变，如非整倍体、易位等。此外，亦有表观遗传学改变，包括 DNA 甲基化形式改变、组蛋白修饰和染色质改

型等。这些改变引起了抑癌基因灭活和原癌基因的活化，它们所产生的恶性表型通过有丝分裂能在细胞间世代传递。

目前人类已发现的恶性肿瘤中，约 85% 起源于上皮组织，称为癌（carcinoma）；5% 起源于免疫系统，为淋巴瘤（lymphoma）；3% 起源于骨髓造血细胞，称为白血病（leukemia）；还有 2% 起源于间叶组织，称为肉瘤（sarcoma）。在成人中，癌是最常见的类型；而在儿童中，40% 来源于造血和免疫系统（白血病/淋巴瘤），25% 为中枢神经系统肿瘤，而其他类型主要是早期生命的胚胎性肿瘤和一些特定类型的肉瘤和生殖细胞肿瘤。肿瘤的发生发展是遗传和环境因素共同作用的结果，不同肿瘤中 2 种因素作用存在差异，而同一种肿瘤不同个体，两者的作用也不同。在 20 世纪初，研究者认为癌症是由一系列渐进的遗传畸变引起的，一些基因突变，主要为癌基因和抑癌基因，是癌症发生发展的主要原因。导致细胞发生癌变的突变主要包括以下几种。①种系突变：该突变可由生殖细胞传递，发病有家族聚集性，占 5%～10% 的肿瘤为此类遗传方式，称为遗传性肿瘤，其后代所有体细胞和生殖细胞总均携带该种突变。②散发突变：占全部肿瘤的 90%～95%，不是由父母遗传而来，可发生在生命的任何阶段，可由多种原因如病毒感染、放射线、烟草、年龄或其他因素诱发，导致单个的体细胞发生新的突变，该突变导致细胞的分裂增殖，最终发展为肿瘤。虽不同个体突变类型不同，但可导致同一类型的肿瘤。这种被称为散发性肿瘤。现有的全基因组扩增（whole genome amplification，WGA）等数据显示，成人肿瘤存在大量体细胞突变，而儿

童中这种体细胞突变较少存在,对儿童肿瘤的遗传特性仍在进一步研究中。

二、肿瘤细胞的生物学特征

一系列肿瘤相关基因的遗传学和表观遗传学改变,使肿瘤细胞失去了正常细胞具有的许多自稳调控功能,而获得了恶性特征,主要表现在以下几方面。

1. 失去了对终止细胞增殖信号和细胞分化信号的反应,并可传出自主的细胞生长、增殖信号。

2. 逃避了细胞凋亡和衰老,使细胞永生。当正常细胞受到严重损伤和营养缺乏时,就发生凋亡并自动解体;而癌细胞并不一定会发生凋亡。体外培养的正常细胞,即使没有受到损伤,分裂约 50 次后也会自动停止分裂,最终细胞死亡(细胞衰老);而癌细胞能无限制地增殖,获得了永生化。这可能与调控细胞凋亡基因的缺陷和端粒酶恢复活性相关;有些学者认为,细胞增殖的失控与必须的凋亡抑制相结合,构成了进一步恶性演进的最小平台。

3. 失去细胞的区域性限制,具有了侵袭和转移能力。如在体外培养的正常细胞中增殖至彼此接触时,就停止生长和分裂(接触抑制),故细胞呈单层生长;而癌细胞失去了接触抑制,继续分裂而呈多层重叠生长;同时癌细胞表面的识别能力和黏着性发生了改变,使癌细胞不能像不同的正常组织细胞间那样保持彼此分开,而能侵袭邻近组织。

4. 自主的血管生成能力,这保证了肿瘤体积增大后和新形成转移肿瘤的血液供应,以维持癌细胞生长和增殖。

上述这些肿瘤细胞的恶性特性,使它们能在没有增殖信号的情况下,自主地无限制增殖,当达到一定的体积时就可能侵袭邻近组织,肿瘤细胞还可能脱落进入血液和淋巴液,发生远端转移并扩增,最终导致宿主死亡。最近研究者又补充了肿瘤细胞的 4 个新的特征,即基因组不稳定性、逃避免疫监视的能力、肿瘤介导的炎症、癌细胞能量代谢失调。从多个方面更好地解释了肿瘤发生发展的过程。

三、肿瘤发生的遗传学理论

(一)肿瘤起源

肿瘤被认为是一种体细胞遗传病。而早期学者认为肿瘤起源于胚胎期残留的细胞,该类细胞由于一些刺激因素导致细胞过度增殖而发生肿瘤。研究发现,胚胎与肿瘤有相似的生长过程,如基因表达、蛋白谱、表观调节、蛋白表达谱等。胚胎细胞有自我更新和分化能力,同时存在促生长信号、促血管生长和逃脱凋亡等特征,这些均为肿瘤细胞的特征。因此,胚胎细胞比成熟细胞更具有癌变潜能。此外,胚胎发生与肿瘤转化有相似的调节机制和信号通路。如核磷蛋白在保持胚胎发育基因组稳定中起重要作用,而它的失活与癌变有关。在一定微环境等因素影响下,如病毒感染、放射性、化学物质、表观改变和分子损伤,都可以导致胚胎细胞转化为肿瘤细胞。人类早期胚胎发育时的基因组不稳定性是促进胚胎细胞肿瘤形成的重要因素。因此,部分肿瘤可能起源于胚胎细胞。

肿瘤干细胞(cancer stem cell,CSC)是指具有干细胞(stem cell)性质的肿瘤细胞。肿瘤干细胞理论认为肿瘤干细胞起源于正常组织干细胞的突变,该类细胞群具有自我更新和分化潜能,并被认为是导致癌变,促进肿瘤进展、转移和复发的原因。有研究者发现一种表达 Nkx3.1 基因的上皮干细胞是前列腺癌的起源细胞;还有研究者证明结肠癌的起源细胞为腺上皮干细胞。但另有研究者报道,前列腺癌起源于干细胞样细胞,而不是正常干细胞。近年来研究提示,正常细胞与肿瘤非干细胞均有自发转变而获得干细胞特性的能力。同时,人体的多能干细胞和胚胎干细胞分化过程中可转化为肿瘤细胞,而正常干细胞在异常的环境因素影响下亦可作为肿瘤起始细胞而促进肿瘤发生。但在同一实体肿瘤中有相同的染色体异常,因此也有研究者认为肿瘤来源于转化的体细胞。最近研究发现,结肠上皮细胞和巨噬细胞的融合可能改变细胞核型而导致肿瘤的发生。因此,肿瘤的起源仍不能明确。

肿瘤起始细胞的研究是探索肿瘤发生的起始阶段和理解肿瘤生物学的关键。通过研究肿瘤起始细胞,不但可以了解肿瘤的发生发展,也可以为肿瘤预防提供关键依据。然而,肿瘤起源细胞的概念本身也较模糊。除肿瘤干细胞外,人们还提出肿瘤前期细胞(preneoplastic cell)、祖细胞(progenitor cell)、癌前干细胞(precancerous stem cell)和肿瘤启动细胞(tumor initiating cell)等,它们是同一类细胞还是不同细胞,其发展机制仍需大量研究。

（二）肿瘤细胞的克隆进化与遗传异质性

研究认为，多数的人类肿瘤起源于一个单个细胞，是一个单个细胞遗传和表观变化的积累。因此，在一个肿瘤的细胞群体中，通常由单克隆构成，该理论为单克隆学说。现有研究发现，作为增生的癌前病变是单克隆的，而实体瘤细胞具有相同的染色体异常，因此支持肿瘤发生的单克隆起源。

随着肿瘤的生长演变，以及细胞内外环境等因素的变化，单克隆起源的细胞核型出现异质性，即出现细胞核型的多样性，演变为多克隆性，导致不同克隆中染色体的异常不一致。其中，占据主导地位的克隆称为肿瘤干系，非主导地位的克隆称为肿瘤旁系。而在不同环境的条件因素下，干系和旁系地位可以相互转化，单克隆肿瘤细胞群亦可发展为多克隆肿瘤细胞群，此现象被称为肿瘤细胞克隆进化。肿瘤克隆进化的主要观点包括：①细胞被看成一个特殊的"物种"，细胞克隆相当于物种的无性繁殖；②细胞克隆过程中基因组复制的随机错误（变异），导致细胞获得去分化、抗凋亡、耐药等表型；③这些变异发生于不同的肿瘤细胞中导致肿瘤群体的遗传异质性，不同肿瘤亚群由于遗传变异各异而具有不同的表型，也由此获得了适应不同环境的能力；④当环境发生改变时，适宜在新环境中生存的肿瘤亚群获得扩张，不适宜的则被淘汰。这一理论揭示了肿瘤细胞具有不断进化的能力，这种能力可使子代细胞获得亲代细胞没有的表型，是肿瘤发展、转移和耐药的根本原因。而有些学者认为，肿瘤的进化可能是克隆进化和随机突变的交替。因此肿瘤克隆进化可能存在 4 种情况：①肿瘤发生发展的整个过程都是单克隆，表现为单一核型；②初始为单克隆，继之累积突变导致克隆分散（clonal divergence）形成多克隆；③肿瘤起源于多克隆，在选择过程中因克隆会聚（clonal convergence）最终形成单克隆；④肿瘤起源于多克隆。

基于肿瘤克隆进化理论，在肿瘤细胞分裂中发生突变，因此产生了肿瘤细胞在连续分裂过程中的遗传多样性。晚期肿瘤细胞是原始祖细胞的后代，在细胞分裂过程中，与祖细胞分离，并发生突变，这些突变部分来自祖细胞，而多数是在克隆进化过程中产生，表现为显著的遗传异质性。该理论，是肿瘤个体化治疗遗传学基础，可以解释晚期和转移瘤具有很高的遗传异质性导致的治疗困难。

（三）染色体异常与肿瘤

研究发现，染色体的稳定性与肿瘤发生密切相关。肿瘤细胞中存在染色体数目、结构的改变，而该异常可导致基因的活化或失活、转录调节异常、扩增和缺失，并引起基因及相关区域的结构改变。而此类变化不但可能涉及癌基因或抑癌基因，还可能影响与细胞生长代谢、组织分化和细胞相互作用的基因，通过改变细胞的生长和分化方式而发生癌变。细胞融合实验证明，保留大量肿瘤染色体的杂种细胞，具有转化和肿瘤特性。而在肾母细胞瘤的细胞中通过微细胞融合导入正常 11 号染色体，可以抑制细胞增殖。因此部分正常染色体对恶性细胞增殖有抑制作用。

累积的染色体异常可能对肿瘤克隆的进化起促进作用。不同时期或转移性肿瘤中可见到不同的染色体异常。早期神经母细胞瘤的特征为染色体多数在三倍体范围，结构异常少见，如双微体或均质染色区缺如等较少见。而进展期或复发的神经母细胞瘤中染色体多数在二倍体或亚四倍体范围，并可见到复杂的结构变化，还有大量与 *MYCN* 基因扩增有关的双微体和均质染色区。这种异常可能与肿瘤的治疗抵抗有关。

（四）多步骤遗传损伤与肿瘤发生

肿瘤的发生发展是一个复杂的过程。多步骤致癌（multistep carcinogenesis）假说，又称多步骤损伤学说，被普遍认同为肿瘤发生的主要机制。Vogelstein 的结肠癌模型很好地说明了恶性肿瘤是多个遗传事件组合的结果。在该模型中，早期由于 *APC* 基因（抑癌基因）在生殖系或体细胞中发生突变，导致细胞增殖，而基因突变又导致 *KRAS* 癌基因的激活，以及 *DCC* 和 *TP53* 抑癌基因的缺失引发肿瘤，而后又引起其他基因改变导致肿瘤转移。在不同的肿瘤中，基因改变的确切顺序可能有所不同，但主要的是遗传事件的积累。因此，肿瘤的发生是多步骤的，涉及多种相关基因包括癌基因和抑癌基因的变异。一种肿瘤会有多种不同基因的变化，不同类型的肿瘤也存在同一基因异常。而基因的突变可来自种系变，或来自环境等因素导致的体细胞自发突变。在发展中肿瘤发生克隆进化，增殖更快或具有更强侵袭和转移特性的细胞在肿瘤细胞群中占据优势，可能最终导致肿瘤耐药和转移。

第二节 小儿肿瘤与表观遗传学

表观遗传学（epigenetics）又称表遗传学，其概念由 1942 年英国科学家 Waddington 首次提出，在早期被用来解释生长发育相关机制，随着研究深入，目前研究者们普遍认为，表观遗传学是一种不改变 DNA 序列而参数可引起基因表达变化的调控机制，被广泛应用于生长发育及疾病发生机制研究中。近年来，癌症基因组图谱（The Cancer Genome Atlas，TCGA）的研究发现了许多肿瘤的基因组突变，研究亦发现肿瘤表观遗传修饰的动态变化性和可逆性，为肿瘤的诊断、治疗和预防，提供了思路。因此，表观遗传学研究在肿瘤中的应用将有助于人们解析肿瘤患者基因组、环境暴露和生活方式等多因素之间的相互关系，进而更好地预防、诊治肿瘤性疾病，促进人类健康。

一、表观遗传学研究内容

表观遗传的现象很多，目前已知的包括 DNA 甲基化（DNA methylation）、基因沉默（gene silencing）、母体效应（maternal effect）、核仁显性、基因组印记（genomic imprinting）、休眠转座子激活和 RNA 编辑（RNA editing）等。表观遗传学是研究 DNA 序列之外可遗传的变化特征。生命个体的所有细胞具有基本相同的 DNA，但不同的器官和组织具有不同的功能，而且随着多次细胞分裂仍能维持其特定的细胞身份，这在很大程度上被认为是由表观遗传信息介导的。表观遗传信息如组蛋白修饰、DNA 甲基化和染色质三维结构等受基因组序列、环境暴露、饮食习惯和其他随机因素等共同调控，代表基因和环境等因素之间的相互作用。表观遗传信息对维持基因特定的表达模式和生命个体的正常发育至关重要，表观遗传修饰紊乱可能改变基因表达，导致疾病发生。目前表观遗传学研究的主要调控机制包括 DNA/RNA 甲基化、组蛋白修饰和非编码 RNA（non-coding RNA，ncRNA）调控。此外，核小体、染色质三维结构，表观基因组，以及表观遗传相关药物的研究也取得了一定的成绩。

（一）DNA/RNA 甲基化

DNA 甲基化是研究较多的重要表观遗传修饰之一，它是在 DNA 甲基化酶（DNA methylase，DNMT）的催化下，将甲基共价结合到 DNA 序列特

定碱基上的化学修饰过程。DNA 甲基化在多数真核生物中广泛存在。DNA 甲基化的形式包括 5- 甲基胞嘧啶（5mC）、5- 羟甲基胞嘧啶（5hmC）、N6- 甲基腺嘌呤（6mA）和 7- 甲基鸟嘌呤（7mG）等形式。在真核生物中，DNA 甲基化主要发生在 CpG 区胞嘧啶的第 5 位碳原子上，形成 5mC。哺乳动物基因组中的 CpG 部分是散在分布；另一部分为高度富含 CpG 区域，长度多为 500～2 000bp，称为 CpG 岛（CpG island），常位于基因的转录调控区附近。哺乳动物中 60%～90%CpG 岛被甲基化修饰。基因启动子区的甲基化可导致转录沉默，然而有资料表明，在哺乳动物编码区的甲基化并不妨碍转录的延伸，所以 CpG 岛的重新甲基化并不一定引起基因的灭活。DNA 甲基化是一个动态而又受到严密调控的过程。CpG 岛甲基化的形式和量不仅具有种特异性，而且具有组织特异性。哺乳动物细胞整体的 DNA 甲基化形式，至少有 3 种 DNA 甲基化酶复杂地相互作用后形成。它们可分为重新甲基化的 DNA 甲基化酶 DNMT3A 和 DNMT3B 2 种类型，在没有甲基化的 DNA 双链上进行甲基化，这主要发生在受精后去甲基化直至植入后需重新甲基化的胚胎细胞中。它们也参与了抑癌基因等的启动子区的 DNA 异常甲基化；维持甲基化的 DNA 甲基化酶 DNMT1，主要与复制后形成的半甲基化 DNA 子链发生反应，根据亲本链的甲基位点，在复制链对称回文结构相应的胞嘧啶上进行甲基化，这样就获得了与亲本 DNA 完全相同的甲基化形式，这就构成了表观遗传学信息在细胞和个体世代间传递的机制。

研究表明提示 DNA 甲基化在 X 染色体失活、基因沉默、异染色质形成、基因印记、基因组稳定性和胚胎发育等生物过程中广泛存在。最新发现的一种 DNA 甲基化是 6mA，该修饰表达丰度很低，在基因组特别是线粒体基因组存在，但其减少对肿瘤的发生有促进作用。

RNA 甲基化占全部 RNA 修饰的 60%。真核生物中最常见 mRNA 转录后修饰是 N6- 甲基腺嘌呤（m^6A），是近几年研究热点。m^6A 修饰是腺嘌呤（A）6 号 C 原子上相连的氨基中一个 H 原子被甲基所取代。研究提示，m^6A 修饰具有高度特异性，在 DNA 损伤应答、干细胞自我更新与组织发育分化

等，m⁶A 修饰均发挥重要作用，如果出现异常，会导致胚胎发育延迟、神经系统疾病及肿瘤的疾病。

（二）组蛋白修饰

组蛋白是一种碱性蛋白，它有构成核小体的球形结构域和暴露在核小体表面的 N 端尾区，其中特定的氨基酸残基经受各种酶促翻译后修饰，这包括赖氨酸的乙酰化、丝氨酸的磷酸化和赖氨酸、精氨酸的甲基化等。组蛋白修饰（histone modification）属于翻译后修饰的一种。组蛋白乙酰化指在组蛋白乙酰转移酶（histone acetyltransferase，HAT）催化作用下，将乙酰基从乙酰辅酶 A 上转移到组蛋白 N 端尾部较为保守的赖氨酸 ε 位氨基上的修饰过程。组蛋白乙酰修饰可以激活基因转录、参与染色质二级结构形成，同时可以增进组蛋白和 DNA 结合促进核小体组装。此外，乙酰化还可以抑制异染色质的形成。组蛋白乙酰化状态的形成与维持依赖于组蛋白乙酰转移酶和脱乙酰酶的动态相互作用。现已发现近 30 种不同物种组蛋白乙酰转移酶，已鉴定的脱乙酰酶有 18 种。脱乙酰化主要发生在组蛋白 N 端的赖氨酸残基，脱乙酰化的组蛋白与 DNA 的结合将会更紧密，从而导致基因表达的活性程度降低。

除组蛋白乙酰化和脱乙酰化外，也在组蛋白 H3 尾发现赖氨酸残基 Lys4 和 Lys9 的甲基化。有趣的是在转录活性染色质 H3-Lys9 被乙酰化，而在基因沉默区则是被甲基化；当 H3-Lys4 甲基化时，则与活跃的基因表达相关。H3-Lys9 的甲基化还见于基因沉默的异染色质区。转录抑制因子如异染色质蛋白 1（heterochromatin protein 1，HP1）的布罗莫结构域（bromodomain）能与甲基化 H3-Lys9 结合，并参与异染色质的组装。可见，组蛋白尾修饰的功能不仅取决于修饰的种类，还与被修饰的氨基酸残基和它在 N 端多肽链上所处的位置密切相关。近年来发现组蛋白 H3 的第 4、9、27、36、79 位和 H4 第 20 位的赖氨酸的甲基化，在基因表达和染色质功能调节中起重要作用。还有资料表明，组蛋白甲基化与基因的长期沉默有关。组蛋白修饰对依赖染色质的基因调控至关重要。然而，在当时组蛋白赖氨酸甲基化是否像组蛋白乙酰化一样是可逆的仍然是一个关键问题，有待更深入的研究。

（三）非编码 RNA

非编码 RNA（non-coding RNA，ncRNA）是不作为翻译蛋白质模板的 RNA 的统称。人类基因组中仅有 2% 的区域编码 mRNA，约 95%DNA 序列不翻译形成蛋白质，这些非编码 RNA 并不是无用的转录副产物，它们具有特定的生物学功能，并在生物学过程中有重要的调控作用。细胞中存在大量 RNA 分子，如转运 RNA（transfer RNA，tRNA）、核糖体 RNA（ribosomal RNA，rRNA），它们主要是由管家基因编码的经典 RNA 分子。而细胞内还大量存在一些具有基因转录调控作用的非编码 RNA，随着功能基因组学研究进展和高通量测序的发展，已有多种非编码 RNA 被发现，包括干扰小 RNA（small interfereing RNA，siRNA）、微 RNA（microRNA，miRNA）、核仁小 RNA（small nucleolar RNA，snoRNA）、Piwi 相互作用 RNA（Piwi-interacting RNA，piRNA）、长链非编码 RNA（long noncoding RNA，lncRNA）以及环状 RNA（circular RNA，circRNA）等。近年来大量研究表明，非编码 RNA 在表观遗传学调控中发挥重要的作用，被认为是表观遗传调控的"主要分子"之一。此类非编码 RNA 参与 RNA 加工修饰、保持 mRNA 稳定、调控细胞翻译水平、蛋白质运输、维持染色质结构等，从而参与早期胚胎发育、生殖细胞生成、干细胞增殖生长、癌症发生等。

随着研究发现，部分 ncRNA 如 miRNA、lncRNA 等也可以编码具有一定生理功能的多肽，参与细胞功能调控或在肿瘤形成中发挥作用。这些多肽的发现，刷新了对传统 RNA 分类和功能的认知，具有重要的科学研究和应用价值。

除上述研究外，随着全因组染色质图谱、高通量测序等技术的发展，目前进入表观遗传学现代研究。世界范围内对表观遗传控制机制研究进入新的时代，除美国癌症研究协会（American Association of Cancer Research，AACR）、冷泉港实验室（The Cold Spring Harbor Laboratory，CSHL）等机构致力于表观遗传学研究外，还成立了多个联盟，如欧洲"表观基因组"和"表观基因系统"网络、美国国立卫生研究院（National Institutes of Health，NIH）的表观基因组计划，以及国际人类表观基因组联盟（International Human Epigenome Consortium，IHEC），使表观遗传学在全球有了更深入研究。

二、肿瘤的表观遗传学改变

基因组抑癌基因失活和原癌基因激活引起的细胞增殖、凋亡失控和基因组不稳性是癌变的中心事件。大量研究表明，表观遗传学异常对染色质结构、基因表达及细胞基本生命活动具有重要影响，是诱导癌症等疾病的关键因素。目前已有报道的、常见的表观学异常相关的肿瘤疾病见表3-1。

表 3-1　表观遗传学异常与肿瘤性疾病

表观遗传学		异常表征	异常表征导致结果	相关肿瘤
DNA 甲基化修饰		DNA 重复序列低甲基化	基因不稳定性增加	乳腺癌、肺癌、膀胱癌、肝癌
		启动子低甲基化	原癌基因激活	乳腺癌、黑色素瘤、涎腺腺样囊性癌
		CpG 岛高甲基化	抑癌基因失活	乳腺癌、结直肠癌、胃癌
			DNA 损伤修复基因受抑	乳腺癌、神经胶质瘤、结直肠癌
RNA 甲基化修饰		去甲基化酶 FTO 高表达	癌基因受抑	急性髓系白血病
		去甲基化酶 FTO 低表达	抑制肿瘤干细胞生长、分化和更新	胶质母细胞瘤
		去甲基化酶 ALKBH5 高表达	促进肿瘤干细胞的自我更新和增殖	胶质母细胞瘤、乳腺癌
		甲基化酶 METTL3 高表达	增强肿瘤细胞的生长、生存和侵袭	肺癌
组蛋白修饰		H4K16ac/H3K4me3/H4K20me3 缺失，H4K16ac/H3K27me3 增加	抑制转录	结直肠癌、前列腺癌、乳腺癌、胃癌
		H3K4me3 宽峰缩短	转录延长和增强子活性受抑	肝癌、肺癌、乳腺癌
非编码 RNA	miRNA	miR-218，miR-21，miR-15b，miR-515-5p 过表达	抑制肿瘤细胞迁移、侵袭和增殖	神经胶质瘤、乳腺癌、肺癌
		miR-483 过表达	基因印记缺失，促肿瘤生长	胰腺癌、结直肠癌、鼻咽癌
		miR-125b，miR-346 过表达	促进肿瘤细胞转移和侵袭	肝癌、乳腺癌、宫颈癌
		miR-582-3p，miR-199 过表达	维持肿瘤干细胞活性	非小细胞癌、乳腺癌
		miR-200a，miR-200b 编码多肽	抑制肿瘤细胞转移	前列腺癌
	lncRNA	MALAT1 过表达	促进肿瘤细胞转移	肺癌、乳腺癌、口腔鳞状细胞癌
		lncTCF7，lnc-β-Catm，lncBRM 过表达	促进肿瘤干细胞自我更新	肝癌
		lncRNA，GNG12-AS1 低表达	抑制癌细胞转移	乳腺癌
		lncRNA，HOXB-AS3 编码多肽	抑制癌基因表达	结直肠癌
	circRNA	f-circRNA，circ-Amotl1 过表达	促进肿瘤细胞转化增殖	早幼粒细胞白血病、乳腺癌
		circITCH 低表达	促进肿瘤细胞增殖	食管鳞状细胞癌、肺癌、结直肠癌、肝癌
		LINC-PINT，circ-FBXW7，circ-SHPRH 编码多肽	抑制癌基因表达	神经胶质瘤
染色质三维结构		新的 TAD 形成	基因异常表达	前列腺癌、骨髓瘤
		染色质环被破坏	原癌基因激活	急性 T 淋巴细胞白血病、神经胶质瘤

注：FTO. 肥胖相关蛋白；ALKBH5. alkB 同源物 5 RNA 去甲基化酶；METTL3. 甲基转移酶样蛋白 3；miRNA. 微 RNA；lncRNA. 长链非编码 RNA；circRNA. 环状 RNA；MALAT1. 肺腺癌转移相关转录物 1；f-circRNA. 融合环状 RNA；TAD. 拓扑关联结构域。

（一）肿瘤与 DNA/RNA

肿瘤细胞的甲基化形式发生了异常改变，主要表现在基因组的整体的低甲基化和特殊部位的高甲基化，并认为这种正常甲基化形式的破坏是癌细胞的重要特征，这些异常甲基化改变通过抑癌基因（tumor suppressor gene，TSG）的沉默和原癌基因（proto-oncogene，POG）的活化，参与细胞的癌变过程。在许多不同类型的癌症中报道了异常的 DNA 高甲基化和低甲基化模式，包括前列腺癌、乳腺癌、胃癌、肝癌、肺癌、胶质母细胞瘤和白血病等。DNA 甲基化模式的靶向药物已在尝试应用，现美国食品药品监督管理局（Food and Drug Administration，FDA）已批准两种胞苷类似物，已批准胞苷类似物阿扎胞苷和地西他滨用于治疗骨髓增生异常综合征（myelodysplastic syndrome，MDS）。癌细胞在整体低甲基化的基础上，存在一些局部的特定区域表现为高甲基化，如 CpG 岛。癌细胞中受高甲基化影响的基因主要包括抑癌基因（如 TP53 和 TP73）和 DNA 损伤修复基因（如 BRCA1 和 MGMT）等，抑癌基因低表达和 DNA 损伤修复基因的沉默是癌症发生的重要机制。基因组整体的低甲基化可能通过以下 3 种途径参与癌变过程：①增加染色体的不稳定性，DNA 低甲基化有利于有丝分裂重组，产生杂合性丢失（loss of heterozygosity，LOH）和染色体重排；着丝粒区的低甲基化，可能与非整倍体发生相关；②重复序列、寄生序列和转座子失去甲基化后被重新复活，导致基因表达失控、基因转位，使基因组稳定性下降；原癌基因的低甲基化，直接参与细胞的癌变过程；③印记基因中甲基的丢失，即所谓印记丢失，研究得较明确是位于染色体 11p15 的 H19/IGF2 基因座，在某些儿童肿瘤中当甲基化异常时，使抗凋亡生长因子如胰岛素样生长因子 2（insulin-like growth factor 2，IGF2）过表达并失去转化抑制的 RNA（H19）。

RNA 甲基化修饰失调被发现与包括急性髓系白血病、胶质母细胞瘤、乳腺癌、肝癌和肺癌等疾病有关。相关酶的异常与 RNA 甲基化修饰失调密切相关。研究人员发现，急性髓系白血病患者中去甲基化酶肥胖相关蛋白（fat mass and obesity associated protein，FTO）高表达，使抑癌基因 ASB2 和 RARA 的 m^6A 水平降低，表达被抑制，促进白血病原癌基因介导的白血病细胞转化；而在胶质母细胞瘤干细胞中，去甲基化酶 FTO 低表达时，会抑制癌干细胞的生长、分化和自我更新。但另一种去甲基化酶 alkB 同源物 5 RNA 去甲基化酶（alkB homolog 5 RNA demethylase，ALKBH5）在胶质母细胞瘤和乳腺癌中发挥致癌作用，会促进肿瘤干细胞的自我更新和增殖。此外，m^6A 甲基转移酶复合体的两个主要组件甲基转移酶样蛋白（methyltransferase like protein，METTL）14 和 METTL3 被发现在同一种癌症中具有致癌和抑癌双重功能。METTL3 在肺癌中过表达，通过促进含 m^6A 的靶转录本的翻译，增强肺癌细胞的生长、生存和侵袭。在肝癌中，METTL14 一方面能促进癌细胞增殖分化，另一方面能抑制癌细胞转移；在胶质母细胞瘤中，METTL3 一方面促进胶质母细胞瘤干细胞的维持和辐射抵抗能力，另一方面能抑制其自我更新和增殖。这些研究结果为 m^6A 甲基化修饰与肿瘤的关系提供了坚实的证据。

（二）肿瘤与组蛋白修饰

据报道，异常的组蛋白赖氨酸乙酰化模式，尤其是组蛋白 H4 赖氨酸（K）16 乙酰化的丧失，是人类癌症的常见标志。有许多报道显示 HAT 突变或功能丧失涉及肿瘤在内的许多疾病。已经在几种不同的癌症中鉴定了 EP300 的截断突变和框内插入突变。此外，据报道，EP300、CBP、MOZ 和 MORF 的基因在复发性白血病相关染色体异常中重新排列。虽然失调的 HAT 在许多疾病中的作用已经确定有一定进展，但 HAT 抑制剂的临床应用并不成功。

除组蛋白脱乙酰化外，组蛋白脱乙酰酶（histone deacetylase，HDAC）还具有与几种转录因子、肿瘤抑制因子和癌基因相关的其他作用。例如，HDAC1 与 RB 和 E2F 转录因子形成复合物并调节细胞周期的基因表达。此外，在许多癌症中观察到 HDAC 家族蛋白的表达增加，如研究发现表明组蛋白乙酰化在 B 细胞和急性 T 淋巴细胞白血病中发挥作用。虽然 HAT 抑制剂在临床上没有成功，但 HDAC 已成为抗癌药物的重要靶点。5 类化合物抑制剂目前被开发为抗癌试剂，它们是同种型选择性或泛抑制剂。已被批准的如罗米地辛（romidepsin）是一种环肽 HDAC 抑制剂，用于皮肤 T 细胞淋巴瘤（cutaneous T-cell lymphoma，CTCL）和外周 T 细胞淋巴瘤（peripheral T-cell lymphoma，PTCL）。

（三）肿瘤与非编码 RNA

lncRNA 的异常表达与恶性肿瘤细胞的生长、增殖、侵袭、转移等生物学行为密切相关。如 lncRNA 浆细胞瘤可变易位基因通过调节 $p15$ 和 $p16$ 的表达抑制结直肠癌细胞凋亡，促进细胞增殖，是胃癌预后不良的指标。lncRNA 肌动蛋白纤维相关蛋白 1 反义 RNA1 通过刺激应激纤维的形成，促进鼻咽癌细胞的侵袭和迁移；下调 lncRNA 尿路上皮癌相关基因 1（urothelial carcinoma associated 1，$UCA1$）的表达能诱导癌细胞的放疗敏感性，并降低其增殖能力等。

DNA 甲基化、组蛋白修饰、非编码 RNA 等表观遗传修饰并非是彼此独立的，通常存在协同作用，而且都能在一定程度上影响染色质三维结构。可以说，表观遗传学影响染色质的组织结构，而染色质组织结构的改变与很多人类疾病有着密切的关系。因此，揭示染色质三维结构背后的分子机制，将帮助人们更好地理解和操纵表观遗传学体系，为人类疾病防治研究提供崭新的视野。

目前，很多制药公司正在积极参与"表观遗传学药物"的开发，主要是分析各种化合物对表观遗传学机制的影响，但这些工作的随机性很大。要想更有目的性地寻找表观遗传学药物，人们就必须理解控制基因转录的表观遗传学机制。总之，表观遗传学研究考虑了个体基因组、所处环境及生活方式等诸多因素的影响，将有助于人们利用表观遗传修饰手段预防、诊治癌症，加速精准医疗新时代的到来。

三、小儿肿瘤表观遗传学研究进展

儿童肿瘤的一个显著特征是表观遗传失调，而不像许多成年肿瘤的特征性肿瘤发生的多个基因组事件，其恶性归因于基因表达的广泛失调。在 2 项针对儿童肿瘤的大型研究中，通过全基因组测序（whole genome sequencing，WGS）分析了 2 500 例病例约 23 种儿童肿瘤患者，发现其中有 10% 患儿没有任何潜在的突变、结构 / 拷贝数变异。这提示有一个额外的非遗传层面的表观遗传学异常的存在。

研究发现，儿童肿瘤中发现组蛋白基因中的点突变，这些突变会导致组蛋白翻译后修饰失调，从而调节基因表达。这一点体现在儿童时期的弥漫性内生型脑桥胶质瘤（diffuse intrinsic pontine glioma，DIPG）和丘脑和脊髓神经胶质瘤中，此

类患儿存在弥漫性中线神经胶质瘤中发生的 $H3$-K27M 突变。在约 80% 儿童 DIPG 中，$H3$-K27M（很少有 $H3$-K27I）在编码 H3.3 和 H3.1 的 $H3$ 基因中突变发生。尽管突变总是杂合的，因此影响的细胞不到组蛋白总库的 15%，但是通过突变可以观察到总体 $H3$-K27 甲基化的显著减少。$H3$-K27M 突变可能导致 $H3$-K27 甲基化的整体减少，并可以防止野生型 $H3$ 在第 27 位残基甲基化。由此导致的基因表达抑制促进神经胶质瘤的形成。该突变仅当发生在易感转录状态的细胞（如早期神经或神经胶质前体细胞）中时才导致癌变。尽管发生频率较低，$H3$-K27 甲基化的异常模式也出现在小儿室管膜瘤和髓母细胞瘤的患儿中。后脑肿瘤 $H3$-K27 突变体的遗传和表观遗传变化，可能表明 $H3$-K27 在后脑的正常发育和肿瘤发生均发挥作用。在青少年和成人的急性髓系白血病中也偶尔发现致癌的组蛋白突变 $H3$-K27M 和 $H3$-K27L23。其他组蛋白突变的发现，进一步说明了这种变异年龄和肿瘤类型的特异性：H3.3-G34R 和 H3.3-G34V 突变发生在半球小儿胶质母细胞瘤中，而 $H3$-K36M 突变发生在青年人的成软骨细胞瘤和老年人乳头状瘤病毒阴性的头颈鳞状细胞癌中，以及 $H3$-G34W 和 $H3$-G34L 突变发生在骨骼的巨细胞瘤中并主要影响年轻人。

在儿童高级别神经胶质瘤（high-grade glioma，HGG），急性 T 淋巴细胞白血病和髓母细胞瘤（medulloblastoma，MB）中经常发现表观遗传异常。但在低级别神经胶质瘤（low-grade glioma，LGG）、视网膜母细胞瘤和白血病 [混合谱系白血病（mixed lineage leukemia，MLL）除外] 的患儿中很少观察到表观遗传调控基因突变。此外，经常突变的基因富含多种关键功能表观遗传调控复合物。这些发现表明，表观遗传调控子的突变可能是儿童期特定癌症亚型的表观遗传途径，对细胞转化和癌症发展有重要作用。

研究发现儿童中很多肿瘤存在表观遗传学异常。如视网膜母细胞瘤是一种罕见的眼部肿瘤，除 $RB1$ 基因外，在视网膜母细胞瘤中很少观察到突变。$RB1$ 抑癌基因的双等位基因突变导致视网膜母细胞瘤。在视网膜母细胞瘤患者中经常发现关键的发育调节因子（developmental regulator，DR）的异常 DNA 甲基化，提示视网膜母细胞瘤的发生可以通过关键癌症途径的表观遗传学调控解释。神经母细胞瘤（neuroblastoma，NB）由胎儿和出生

后未成熟神经细胞发展而来。小儿神经母细胞瘤中常见编码 CREBBP，Polycomb 组蛋白（ASXL1）和染色质重塑（ARID1A、ARID1B 和 SMARCA4）的基因突变。而在儿童 NB 患者中已观察到表观遗传调控因子 EZH2 和 LSD1 的异常表达。组蛋白甲基转移酶 EZH2 的过表达与未分化的 NB 患者预后差有关。EZH2 表达与 H3-K27 甲基化有关，并介导抑癌基因（包括 CASZ1、CLU、RUNX3 和 NGFR）的表观遗传沉默。LSD1 的表达与整体 H3K4 脱甲基有关，并且与分化较差 NB 的不良结果相关。并且研究发现，在儿童期 NB 中，关键基因也被异常甲基化。CHD5 抑癌基因被 DNA 甲基化所沉默，而高 CHD5 表达与 NB 患者的良好预后相关。在临床不良的儿童 NB 患者的 HIC1、抑癌基因（PRKCDBP、RASSF1A）、分化基因（HOXA9）和细胞凋亡基因（APAF1、CASP8、TMS1）中也发现了异常的 DNA 高甲基化。尤其是对 DNA 甲基化的全基因组分析确定了位于端粒区域的大规模超甲基化启动子 CpG 岛，这表明异常的表观遗传改变是以系统的方式发生的。

虽然很多儿童肿瘤中发生了 DNA 或 RNA 去甲基化，但在儿童第三大常见肿瘤的淋巴瘤中，迄今为止，未发现表观遗传调节物的复发性体细胞突变，且目前尚无儿童淋巴瘤的全基因组表观遗传学分析的报道，因此，表观遗传机制在小儿淋巴瘤中作用仍需进一步研究。

最近的研究表明，室管膜瘤中染色质的改变和超级增强剂激活了肿瘤细胞赖以增殖的相关基因，并强调了针对这些分子改变的新型表观遗传药物的需求。在大多数室管膜瘤病例中都没有基因组改变，这也说明了在诊断和分层这些小儿脑肿瘤的亚型方面需要利用新型分子平台，如 DNA 甲基化阵列检测。DNA 甲基化阵列也可用于精确分类未分化的肿瘤，尤其是儿童未分化肉瘤。

此外，发育过程、环境变化（包括宫内胚胎期发育环境及免疫微环境）均与表观遗传学有密切关系，在儿童肿瘤发生发展中也有显著影响，也可能是儿童肿瘤与成人肿瘤不同的原因之一。

总之，近年来儿童肿瘤的表观遗传研究取得了一定进展。目前表观遗传全基因组研究主要集中在 DNA 甲基化分析上。表观遗传调控因子经常发生突变，因此利用染色质免疫沉淀和 RNA 测序技术对儿童癌症表观基因组的研究，将成为未来研究的重点之一。此外，表观基因组范围的研究还需扩展到其他儿童期癌症类型，并探索新的亚型分类。而对其他表观遗传机制的整合，如组蛋白修饰和 miRNA 表达，以及该疾病的基因组特征的研究，将有助于发现生物标志物和癌症驱动靶标，以进行早期检测和靶向治疗。公开可用的数据存储库（如 TCGA）为研究提供了巨大的表观遗传数据集。但是儿童期癌症与成人期癌症不同，由于低发生率和少量可用临床样品，儿童癌症数据远低于成人，迫切需要扩展当前的数据集，通过儿童肿瘤学组或国际儿童癌症协会等组织进行的国家或国际研究合作，将会促进儿童癌症表观遗传学研究的进一步发展。

第三节　遗传性肿瘤综合征

遗传性肿瘤/癌症综合征是某些类型的癌症的遗传易感性，通常是由一种或多种基因的遗传致病变异引起的，这种疾病通常在年轻时就发病。大多数遗传性肿瘤综合征表现为常染色体显性遗传。目前研究提示，遗传性肿瘤综合征在所有儿童肿瘤中占 5%～10%，其中以家族性视网膜母细胞瘤最为常见，该病为 13q14 上 RB1 基因的双等位突变，为常染色体显性遗传，外显率为 90%，后代有 45% 的发病风险。家族性神经母细胞瘤为常染色体显性遗传，是 2p23 上原癌基因 ALK 的激活。下文从遗传方式上介绍部分在儿童期发病为主的遗传性肿瘤综合征。

一、常染色体显性遗传肿瘤综合征

1. 家族性视网膜母细胞瘤　视网膜母细胞瘤（retinoblastoma，RB）的发病率为 1/20 000～1/13 500，家族性 RB 约占全部 RB 的 40%，为常染色体显性遗传，其相关基因为位于 13q14 的 RB1 基因。RB 是起源于胚胎视网膜细胞的恶性肿瘤。单侧 RB 患者平均诊断年龄为 24 个月，双侧 RB 患者的平均诊断年龄为 15 个月。RB 多见于 3 岁以下，5 岁以后确诊为 RB 的儿童比较罕见。该病发病无种族、性别和地域差异，具有家族遗传倾向，可单眼、双眼先后或同时罹患，是婴幼儿最常见的眼内恶性肿瘤,成人罕见。RB患儿的首要临床表现可能为"猫眼样反光"即瞳孔白斑(白瞳孔),或者视力出现问题,如斜视。至少90%的遗传性RB儿童会发生单侧或双侧视网膜母细胞瘤,并可以监测到*RB1*基因。*RB1*基因突变类型包括大片段缺失、碱基的插入或缺失、点突变(包括错义和无义突变)。据估计,60%的RB患者是单侧非遗传性的,15%为单侧遗传性,25%为双侧遗传性。无家族史的RB患儿并不罕见,因为多达1/3的病例是由新生突变引起的。家族性视网膜母细胞瘤中约5%为体细胞染色体变异导致。这类患者除视网膜母细胞瘤外,根据染色体缺失节段大小的不同,常伴有轻重不等的全身异常。主要表现为智力低下和发育迟滞,还可出现小头畸形、多指畸形及先天性心脏病。

家族性RB诊断依据包括双侧RB;单侧RB并有家族史;RB(单侧或双侧)并二次原发癌。根据家族史的研究可对儿童患RB的风险进行评估,如儿童家族中其父母一方患有双侧RB,无论家系中其他人是否患有RB,或者其兄弟姐妹患有RB,且有家系中其他患病者,则该儿童发病的可能性为40%。

家族性RB患者约26%可能性发生第二原发性肿瘤,而接受放疗者则有50%以上的可能性患第二原发性肿瘤。第二原发性肿瘤中最常见的是骨肉瘤。其他肉瘤包括软骨肉瘤、纤维肉瘤、横纹肌肉瘤和平滑肌肉瘤。遗传性RB患者易患癌症包括白血病、淋巴瘤、黑色素瘤、脑肿瘤、眼睑皮脂腺癌和恶性叶状肿瘤等。吸烟可能会增加遗传性RB患者患肺癌和膀胱癌的风险。相关良性肿瘤包括其他良性视网膜良性肿瘤和脂肪瘤。

2. 家族性肾母细胞瘤 肾母细胞瘤又称Wilms瘤(Wilms tumor,WT),该肿瘤起源于肾脏的胚胎干细胞。家族性肾母细胞瘤的遗传方式是具有不同外显率和表现度的常染色体显性遗传。遗传性肾母细胞瘤年发病率:年发病率1/10 000,只有不到5%患者有家族史。家族性肾母细胞瘤的发生具有遗传异质性,在不同的肾母细胞瘤家系或不同的肾母细胞瘤患者中,常分别涉及*WT1*基因(位于11p13),*WT2*(*BWS*)基因(位于11p15.5),*WT3*(位于16q),*FWT1*(位于17q12-q21),*FWT2*(位于19q),*WT5*(位于7p11.2-p15)。肾母细胞瘤发生机制有二次突变学说和肾源性剩余(nephrogenic rest)学说。二次突变学说同视网膜母细胞瘤。肾源性剩余学说是指某些个体肾脏组织中存在胚胎期肾组织,并

认为其是肾母细胞瘤的瘤前病变。这两个学说都具有自身适用的局限性。

家族性肾母细胞瘤约占全部患者的8%。双侧性肾母细胞瘤无论是散发性或家族性,均为遗传基因异常;而单侧性发病的患者中约10%是遗传性,其余属散发性。家族性肾母细胞瘤再发原发性肿瘤很罕见,再发原发性肿瘤可能是由于化疗和放疗导致的;并不是由于基因型引起的。在良性损伤中,家族性肾母细胞瘤患儿可能有肾源性停滞(胚胎肾细胞良性病灶),它被认为是肾母细胞瘤的前体细胞。

家族性肾母细胞瘤亦包含几种亚型。①德尼 - 德拉什综合征(Denys-Drash综合征):表现为染色体为46,XX的女性患儿外生殖器有雄性化特性。②WAGR综合征:患儿多有下列临床表现肾母细胞瘤、无虹膜、泌尿生殖系统畸形以及智力低下。WAGR综合征是相邻基因缺失综合征的例子,它是由11p上大范围缺失引起的(包括上述11p13区域)。11p13缺失的儿童有40%～50%的风险发展为肾母细胞瘤。由于肾源性停滞更多,WAGR综合征双侧肾脏受累高于家族性肾母细胞瘤。③弗雷泽综合征(Frasier综合征):表现为染色体为46,XY的男性患儿外生殖器有雌性化特性。受累儿童可能有假两性畸形和局灶性节段性肾小球硬化。有Frasier综合征患儿伴发肾母细胞瘤和性腺母细胞瘤的报道。

单侧肾母细胞瘤患儿如果有家族史或存在上述综合征要考虑家族性。如果患儿有双侧或多发性病变,或者患儿在小年龄时即1～4岁时被诊断,则*WT*基因突变检测阳性率可高达30%,多数为新发突变。

3. 家族性神经母细胞瘤综合征 家族性神经母细胞瘤是在童年发病的中枢神经系统的恶性肿瘤,该病占神经细胞瘤病例的1%～3%,为常染色体显性遗传。*ALK*位于2p23,*PHOX2B*位于4p12。大多数家族性神经母细胞瘤病例是由*ALK*基因中的突变引起的。迄今为止,报道所有的生殖系*ALK*突变位于基因的酪氨酸激酶结构域(外显子21～28)。家族性神经母细胞瘤较散发病例发病年龄早,平均年龄为9个月,而散发性神经母细胞瘤是2～3岁。大多数神经母细胞瘤的诊断年龄低于7岁。在大多数情况下,家族性神经母细胞瘤是一个部位特异的遗传性肿瘤综合征。

在家族性神经母细胞瘤成员中,患神经母细胞

瘤的风险为 55%～65%，可能有一些家庭外显率比较低。携带 *ALK* 突变的患者也有患节细胞神经瘤的报道。目前没有家族性神经母细胞瘤的诊断标准。家族中有 3 例神经母细胞瘤患者携带 *ALK* 基因突变的可能性最高。建议有神经母细胞瘤、神经节瘤或神经瘤家族史的儿童进行基因检测。诊断为多发性神经母细胞瘤或小于 1 岁确诊的患儿携带 *ALK* 基因生殖系突变的可能性较高。

伴有其他神经嵴疾病的神经母细胞瘤患儿可能携带 *PHOX2B* 基因生殖系突变。*PHOX2B* 突变亚型，携带 *PHOX2B* 突变的患儿通常表现为家族性神经母细胞瘤以及相关的神经嵴发育异常疾病。这些疾病包括先天性中枢性换气不足综合征和先天性巨结肠。

4. 利-弗劳梅尼综合征（Li-Fraumeni syndrome，LFS）　该综合征为常染色显性遗传，发病率可高达 1/20 000。该病发生与 *TP53*（位于 17p13）基因异常有关。LFS 个体在童年和成年期患各种恶性肿瘤的风险都非常高。发病年龄偏年轻化，50% 的病例发生在 30 岁之前，终身有患癌症的风险，特别是女性可高达 90%。

LFS 相关的最常见的恶性肿瘤是：骨与软组织肉瘤，乳腺癌，脑瘤，以及肾上腺皮质癌。据估计，这些核心癌症在 LFS 的诊断中占大多数。一种罕见的小儿脑肿瘤，称为脉络丛癌，与基因 *TP53* 突变高度相关。在 LFS 和类似 LFS（Li-Fraumeni-like syndrome，LFL）的家系中多原发癌的风险也有所增加。据估计，LFS 的癌症患者有 57% 的可能罹患第二种癌症，以及 38% 的可能罹患第三种癌症。其他一些恶性肿瘤在 LFS 和 LFL 家系中也有报道，包括结直肠癌、子宫内膜癌、食管癌、性腺生殖细胞肿瘤、白血病、淋巴瘤、肺癌、黑色素瘤、非黑色素瘤皮肤癌、神经母细胞瘤、卵巢癌、胰腺癌、前列腺癌、胃癌、甲状腺癌、肾母细胞瘤及其他肾脏癌症。恶性叶状乳腺肿瘤和恶性蝾螈瘤（一种罕见的脑肿瘤）曾在 LFS 家系中被报道过。迄今为止，在携带 *TP53* 突变的 LFS 家系中没有尤因肉瘤的病例报道。男性乳腺癌并不常见。除尤因肉瘤这一不相关特征外，各种骨和软组织肉瘤都可见于 LFS 家族中。射线照射可增加 LFS 患者患其他恶性肿瘤的风险，LFS 患者应该尽可能地避免过多的射线照射。

家族性 LFS 表现出遗传早现的证据，子代癌症发病率高且偏年轻化。在 LFS 家系中发现了一些遗传修饰因素，包括端粒长度的缩短以及 *MDM2* 基因上与 *TP53* 基因共同起作用的一个特定标记。LFS 诊断是基于回顾家系中肿瘤发生的形式。*TP53* 突变或 *TP53* 缺失都可被确诊。尽管一小部分 LFS 家系被发现携带有 *CHK2* 基因突变，*CHK2* 被认为不是 LFS 的主要致病基因。

有肾上腺皮质癌（adrenocortical carcinoma，ACC）个人史的任意个体，无论有无家族史。儿童时期患 ACC 的个体 *TP53* 检测结果阳性的可能性约 80%。在成年后患 ACC 的个体 *TP53* 基因突变的风险增加，尤其是 50 岁前被诊断为 ACC 的个体。因为有新生突变病例的报道，即使家族中没有癌症患者所有的 ACC 患者均建议进行 *TP53* 检测。被诊断为脉络丛癌的儿童 *TP53* 突变的可能性很大。因为有新生突变病例的报道，即使家族史阴性，所有患脉络丛癌的儿童建议进行 *TP53* 检测。

二、常染色体隐性遗传肿瘤综合征

1. 范科尼贫血　1927 年瑞士儿科医师 Fanconi 发现一种罕见的常染色体隐性遗传病，表现为贫血、先天畸形及骨髓脂肪化。1931 年该病被正式命名为范科尼贫血（Fanconi anemia，FA）。FA 贫血是一种先天性家族性再生障碍性贫血，又称先天性全血细胞减少症，发病率为 1/160 000。FA 患者罹患再生障碍性贫血、骨骼异常、器官缺陷和癌症发病风险增高。约 90% 的 FA 患者骨髓造血功能受损，导致再生障碍性贫血。

FA 患者出现血液系统、头颈部、皮肤、消化系统或生殖系统肿瘤的风险增高。患者儿童期患白血病的发病风险明显增高，尤其易患急性髓系白血病。患鳞状细胞癌、肝细胞癌和脑肿瘤的风险也有明显增高。女性 FA 患者患外阴和子宫颈癌症的风险也高。患良性肝腺瘤也有报道。

FA 通常在患者中位发病年龄 7.6 岁，因为再生障碍性贫血和骨髓衰竭被诊断。临床表现各种各样，差异很大。患者有典型的面容（小头、小眼、小口），以及生长发育迟缓、皮肤色素沉着、咖啡牛奶斑、拇指缺失或异常、耳异常、骨骼畸形、心脏畸形和肾畸形。FA 患者也有高胰岛素血症和糖尿病。FA 患者也可有性腺功能低下，并且生育率低。FA 的根本问题是渐进的全血细胞减少和染色体断裂，患者暴露于烷化剂下会使病情恶化。患者的平均寿命约为 30 岁。

FA 的分子基础是 DNA 修复基因发生突变。遗传性 FA 致病基因具有遗传异质性，目前已经确定 17 个相关基因突变可以导致 FA，其中 16 个基因位于常染色体，仅 *FANCB* 定位于 X 染色体上，表现为隐性遗传。这 17 个 FA 相关基因均参与 DNA 损伤的识别和修复，如果其中一个基因发生突变则会使损伤的 DNA 无法修复而导致肿瘤发生。80%～90% 的 FA 患者是由 *FANCA*、*FANCC* 和 *FANCG* 3 个基因中的一个突变引起的。

FANCD1 型约占 FA 的 2%，带有 2 个突变的 *BRCA2* 等位基因。此种亚型的孩子症状更严重，并且由于先天性异常，生长迟滞和重度贫血，一般在婴儿期或幼儿期就可诊断出。患癌症的风险大于 95%，典型发病年龄为 5 岁。

FA 杂合子亚型携带一个 *FANCD1*（*BRCA2*）突变等位基因的女性患者，患乳腺癌和卵巢癌的风险明显增加，男性携带者患癌症的风险也会增加。携带一个 *FANCN*（*PALB2*）突变等位基因的女性患乳腺癌的风险也可能会增加。目前尚不清楚 FA 其他亚型携带者的患癌症风险是否会增加。

2. 共济失调毛细血管扩张症（ataxia telangiectasia，AT） 新生儿发病率为 1/100 000～1/30 000，杂合子携带者 1/500～1/100。是一种常染色体隐性遗传病，主要是 *ATM*（位于 11q22.3）基因异常。

AT 患者一生中有 30%～40% 的患癌风险，15% 患者死于癌症。80% 以上是非霍奇金淋巴瘤（通常为 B 细胞）和白血病（急性或慢性）。其他相关的肿瘤包括髓母细胞瘤、神经胶质瘤、胃癌、子宫癌、基底细胞癌，也可能是卵巢未分化胚细胞瘤。女性 AT 突变携带者患乳腺癌的风险增加。辐射可使细胞染色体断裂的概率增加，故需慎重采取放射治疗。但很少患者能活过 45 岁，主要死于感染。女性 AT 杂合子携带者表现为高于正常人群 2 倍的乳腺癌相对患病风险。核辐射引起的 DNA 损伤会增加 AT 杂合子（男性和女性）人群患白血病、胃癌和结肠癌的风险。

除以上几种外，临床中还可碰到其他类型的肿瘤综合征，临床医师应当了解这些疾病，并与遗传咨询医师共同做好遗传咨询，其中遗传信息可以从在线人类孟德尔遗传（Online Mendelian Inheritance in Man，OMIM）数据库中获得，此外，还可在中国国家罕见病注册系统中获得部分疾病遗传信息。而在小儿肿瘤治疗中，医师亦需要注意是否存在肿瘤遗传易感性，提高患儿生活质量。

第四节　小儿肿瘤的遗传学干预

儿童期肿瘤与成人有明显区别，随着遗传学、表观遗传学的发展，以及癌症基因组学的研究进展，肿瘤的诊治均进入了一个高速发展的时代，针对遗传和表观遗传学异常，肿瘤的诊断、监测和靶向治疗均取得了大量进展，主要体现在以下几个方面。

1. 高危个体的监测　许多恶性肿瘤的演进过程中存在癌前病变，如能从中检出具有恶变倾向的个体，及早诊治，将会改善临床结果。结合基因组学和蛋白质组学对患者的基因和蛋白表达情况进行分析，发现高危患儿，寻找预后不良因素，从而为精准医疗提供大量有效数据。在成人肿瘤及儿童白血病中这种监测方案取得了良好的临床指导意义，在儿童实体瘤中缺失特异的监测靶标。虽然对神经母细胞瘤患儿表观遗传研究发现，临床预后不良的神经母细胞瘤患儿中发现了多个相关基因异常的 DNA 高甲基化。但应用于临床监测仍需大量研究。

2. 早期诊断　早期发现肿瘤是提高癌症患者生存率的重要措施之一。应用遗传及表观遗传异常，作为生物学标志，检测早期肿瘤有不少研究。对占所有恶性肿瘤约 10% 的遗传性癌症综合征患者，以及家族中具有患癌遗传倾向的个体的识别，可以指导癌症预防和早期发现，包括预防性手术的使用。虽然，这种预防治疗的方法仍有一定争议，但早期发现规避可能的危险因素，仍有重要的临床意义。

3. 分子亚型分类　虽然肿瘤的病理分型和临床分期目前仍然是肿瘤处理中最有用的一组参数，但临床实践也表明，同一病理类型和同一分期的肿瘤患者，对相似的化学、放射线和手术治疗，却有截然不同的治疗反应和预后，这可能是不同个体肿瘤发生的遗传学途径有所差异的结果。如果能应用细胞、分子生物学等技术，在同一病理分类和临床分期的患者中，可靠区分更接近本身遗传学特质的分子亚型，使治疗方案个体化，有望进一步提高疗效和减轻毒性反应。尤其是在儿童一些未分类的肉瘤中，利用遗传和表观遗传以及基因组技术，能更好地认识其生物学特性，可能发现新的亚型，指导临床治疗。

4. 遗传咨询与预后评估　虽然随着多学科协作治疗、免疫靶向及精准治疗等开展，儿童科肿瘤学的生存结果比历史上的任何时候都要好，但一些检测和诊断预示不良的预后。许多复发性和高风险的小儿实体瘤的病死率达到75%或更高，而且部分患儿亦存在治疗后第二原发性肿瘤的发生。存在遗传性肿瘤综合征的患儿，这种风险将更高。利用癌症基因谱进行预后、治疗风险评估及遗传性评价，在成人中越来越受到重视。但由于技术和理论上的限制，这种解读约30%存在错误。在儿童患者中，早期基因分子谱评估，能更好地判断预后和指导靶向治疗，但目前基因谱的检测花费仍然较高，如何更好地利用这一工具并进行解读，为患儿和其父母提供有价值的信息，且不增加过多的经济负担，亦需要临床医师、遗传咨询师及其他科学研究者的共同协作。

5. 遗传学与表观遗传药物治疗　针对肿瘤融合基因、表观遗传异常的靶向药物治疗已在很多肿瘤中取得了飞速进展，如伊马替尼和曲妥珠单抗等。但针对小儿癌症中特定肿瘤遗传及表观遗传靶点的化合物数量仍然很少。大多数可操作的靶点出现在生长因子信号通路中，以及在MYCN，PAX3或PAX7-FOXO1或EWSR1-ETS这样的失控转录因子网络中。但针对解除管制的转录因子网络的治疗方案在儿童肿瘤中也非常有限，目前研究认为最有效的干预措施与融合的激酶有关，如神经营养因子受体络氨酸激酶（neurotrophin receptor kinase，NTRK）抑制剂和间变性淋巴瘤激酶（anaplastic lymphoma kinase，ALK）抑制剂，但总体来说携带这类基因变异的患儿仍属于少数。开发针对儿童癌症的特定化合物，并将靶向化合物与其他治疗选择（如免疫干预）结合起来，可能是很好的方法。此外，围绕"谱系靶向"概念的研究也在进行中，以识别源于肿瘤细胞的特定染色体脆性，也可能是未来的方向。通过这些有针对性的策略可以减少肿瘤患儿对标准细胞毒素（尤其是放射疗法）的暴露，从而有可能减少传统放化疗在儿童中肿瘤中引起的副作用。

6. 大数据时代的精准治疗　近年来，随着科技发展大数据时代的到来，人们对肿瘤的认识提高到了新的水平。儿童肿瘤的治疗需要多学科合作，而在治疗中除需要考虑肿瘤本身的遗传和表观遗传特性外，还需要考虑采用方案对患儿生活质量的影响，并根据蛋白质组学、药代动力学等研究数据网络筛选靶向治疗或免疫治疗方案，即是在大数据支持下的精准治疗。如何利用儿童肿瘤存在的遗传及表观遗传等的特性，采取精准治疗方案，从而提高肿瘤患儿生存率和生存质量，仍是人们面临的巨大挑战。

（赵艳霞　王玲珍）

参 考 文 献

[1] 陈竺. 医学遗传学[M]. 3版. 北京：人民卫生出版社，2015：69-280.

[2] 魏于全，赫捷. 肿瘤学[M]. 2版. 北京：人民卫生出版社，2015：44-59.

[3] MA X T, LIU Y, LIU Y L, et al. Pan-cancer genome and transcriptome analyses of 1 699 paediatric leukaemias and solid tumours[J]. Nature, 2018, 555(7696): 371-376.

[4] STONE W L, KLOPFENSTEIN K J, HAJIANPOUR M J, et al. Childhood cancers and systems medicine[J]. Front Biosci(Landmark Ed), 2017, 22(7): 1148-1161.

[5] WILLIAMS L A, RICHARDSON M, MARCOTTE E L, et al. Sex ratio among childhood cancers by single year of age[J]. Pediatr Blood Cancer, 2019, 66(6): e27620.

[6] LANDIER W, ARMENIAN S, BHATIA S. Late effects of childhood cancer and its treatment[J]. Pediatr Clin North Am, 2015, 62(1): 275-300.

[7] KONSTANTINOUDIS G, KREIS C, AMMANN R A, et al. Spatial clustering of childhood cancers in Switzerland: a nationwide study[J]. Cancer Causes Control, 2018, 29(3): 353-362.

[8] MURPHY M F, BITHELL J F, STILLER C A, et al. Childhood and adult cancers: contrasts and commonalities[J]. Maturitas, 2013, 76(1): 95-98.

[9] 吕敏，田国祥，郭晓娟，等. TARGET数据库的介绍及数据提取[J]. 中国循证心血管医学杂志，2019，11(4)：387-390.

[10] GRÖBNER S N, WORST B C, WEISCHENFELDT J, et al. Author correction: the landscape of genomic alterations across childhood cancers[J]. Nature, 2018, 559(7714): E10.

[11] ALLIS C D, JENUWEIN T. The molecular hallmarks of epigenetic control[J]. Nat Rev Genet, 2016, 17(8): 487-500.

[12] LAWRENCE M S, STOJANOV P, POLAK P, et al. Mutational heterogeneity in cancer and the search for new cancer-associated genes[J]. Nature, 2013, 499(7457): 214-218.

[13] ZIMMERMAN R, SCHIMMENTI L, SPECTOR L. A catalog of genetic syndromes in childhood cancer[J]. Pediatr Blood Cancer, 2015, 62(12): 2071-2075.

[14] URQUHART T, COLLIN J. Understanding the endocrinopathies associated with the treatment of childhood cancer: part 1[J]. Nurs Child Young People, 2016, 28(8): 37-44.

[15] ENGEL A, LAMM S H. Arsenic exposure and childhood cancer-a systematic review of the literature[J]. J Environ Health, 2008, 71(3): 12-16.

[16] YIU T T, LI W. Pediatric cancer epigenome and the influence of folate[J]. Epigenomics, 2015, 7(6): 961-973.

[17] SWEET-CORDERO E A, BIEGEL J A. The genomic landscape of pediatric cancers: implications for diagnosis and treatment[J]. Science, 2019, 363(6432): 1170-1175.

[18] WU D, LUO X, FEURSTEIN S, et al. How I curate: applying American society of hematology-clinical genome resource myeloid malignancy variant curation expert panel rules for *RUNX1* variant curation for germline predisposition to myeloid malignancies[J]. Haematologica, 2020, 105(4): 870-887.

[19] MIRABELLO L, ZHU B, KOSTER R, et al. Frequency of pathogenic germline variants in cancer-susceptibility genes in patients with osteosarcoma[J]. JAMA Oncol, 2020, 6(5): 724-734.

[20] SYLVESTER D E, CHEN Y, JAMIESON R V, et al. Investigation of clinically relevant germline variants detected by next-generation sequencing in patients with childhood cancer: a review of the literature[J]. J Med Genet, 2018, 55(12): 785-793.

[21] ZHANG J H, WALSH M F, WU G, et al. Germline mutations in predisposition genes in pediatric cancer[J]. N Engl J Med, 2015, 373(24): 2336-2346.

[22] BARDAI A, OVERWATER E, AALFS C M. Germline mutations in predisposition genes in pediatric cancer[J]. N Engl J Med, 2016, 374(14): 1390-1391.

[23] KEBUDI R, AMAYIRI N, ABEDALTHAGAFI M, et al. Position paper: challenges and specific strategies for constitutional mismatch repair deficiency syndrome in low-resource settings[J]. Pediatr Blood Cancer, 2020, 67(8): e28309.

[24] FILBIN M, MONJE M. Developmental origins and emerging therapeutic opportunities for childhood cancer[J]. Nat Med, 2019, 25(3): 367-376.

第四章

小儿肿瘤的分子生物学研究进展

第一节 恶性肿瘤基因概述

基因是指携带有遗传信息的 DNA 序列,是控制性状的基本遗传单位。癌基因(oncogene)是基因的一类,是指人类或其他动物细胞(以及致癌病毒)固有的基因,又称转化基因,激活后可促使正常细胞癌变、侵袭及转移。

癌基因可以分成两大类:一类是病毒癌基因,是指反转录病毒的基因组里带有可使受病毒感染的宿主细胞发生癌变的基因;另一类是细胞癌基因(cellular oncogene, C-ONC),又称原癌基因(proto-oncogene),是指在正常细胞基因组中,一旦发生突变或被异常激活后可使细胞发生恶性转化的基因。换言之,在每一个正常细胞基因组里都带有原癌基因,但它不出现致癌活性,只有在发生突变或被异常激活后才变成具有致癌能力的癌基因。在正常细胞中,原癌基因并不是完全没有活性的,原癌基因的蛋白质产物参与正常细胞的生长、分化和增殖。因此,确切地说,原癌基因是具有正常的生理功能,只有在一定条件下才会引起细胞癌变的一类基因。

抑癌基因(tumor suppressor gene)的功能是抑制细胞周期,抑制细胞数目增多以及促使细胞死亡。通常是一对等位基因都缺失或因突变而失去活性,细胞发生癌变,此时缺失或突变的基因一般就是抑癌基因。因此,抑癌基因反映了基因的功能丢失(loss of function)。抑癌基因原先有对细胞分裂周期或细胞生长设置限制的功能,当抑癌基因的一对等位基因都缺失或失去活性时,这种限制功能也就随之丢失,出现细胞癌变。人和动物肿瘤的发生发展就细胞本身而言是由原癌基因的激活和抑癌基因的失活导致的。因此,癌基因与抑癌基因的研究对探索肿瘤发病机制、寻找预防肿瘤和治疗肿瘤的新措施都具有重要的意义。

第二节 原癌基因及编码产物

一般来说,原癌基因是指一大类促进细胞分裂的基因群,当某些原癌基因在环境因子作用下发生突变、DNA 重排、DNA 扩增或调控序列改变,就会被"激活"成为癌基因。在动物和人类细胞中已发现的原癌基因有 60 个以上。它们对维持细胞正常功能、调节细胞生长分化起重要作用。当它们被激活时,细胞生长分化就会偏离正常轨道,向恶性细胞转化。按照原癌基因产物的功能,它们可分为以下几类。

(一)生长因子与生长因子受体

在肿瘤发生过程中,生长因子及其受体起重要作用,许多种类的肿瘤细胞表面均表达较高水平的生长因子受体。生长因子受体在肿瘤的诊断、预后判定及治疗中均有一定的意义。

1. 表皮生长因子受体 人表皮生长因子受体(human epidermal growth factor receptor, HER)家族属于酪氨酸激酶 I 亚族的跨膜蛋白受体,包括 4 个成员,分别是 HER1(EGFR/ErbB1)、HER2(ErbB2)、HER3(ErbB3)、HER4(ErbB4),由原癌基因 *HER1-4* 编码。HER 家族成员结构相似,由胞外结构域(extracellular domain, ECD)、跨膜结构域(transmembrane domain, TMD)以及含有酪氨酸激

酶活性的胞内结构域(cytoplasmic domain, CPD)组成。胞外结构域提供与配体结合的位点,跨膜结构域对激酶激活和信号转导起推动作用,具有高度同源性。许多人类癌症中可见 HER 受体家族过表达和活化,且与乳腺癌、肺癌、胃癌及黑色素瘤等众多肿瘤的临床病理特征及预后密切相关。

2. 成纤维细胞生长因子受体 成纤维细胞生长因子受体(fibroblast growth factor receptor, FGFR)是一种典型的受体酪氨酸蛋白激酶(receptor protein tyrosine kinase, RTK),其家族主要包括 FGFR1b、FGFR1c、FGFR2b、FGFR2c、FGFR3b、FGFR3c、FGFR4 亚型,各亚型均由能与配体结合的细胞外免疫球蛋白样结构域通过跨膜 α 螺旋连接至胞内段酪氨酸激酶残基结构域上。与配体结合后,FGFR 胞内段的酪氨酸残基有序磷酸化,并诱导激活 PLC、MAPK、JAK/STAT、PI3K/AKT/mTOR 等下游的信号转导途径,从而参与调节发育、平衡体内稳态等诸多生命过程。FGFR 基因在多种癌症中异常表达,主要存在以下 4 种变异机制:①由基因扩增导致 FGFR 过表达,从而使细胞内信号转导增强;②通过自身释放高亲和力的成纤维细胞生长因子(fibroblast growth factor, FGF)进行自分泌刺激;③激活激酶结构域的点突变,从而导致 FGFR 过度活化;④通过蛋白融合(如 FGFR3 激酶结构域融合到转化酸性卷曲螺旋结构域 TACC3 上导致激酶组成性活化)等使 FGFR 蛋白功能失常,FGF/FGFR 信号途径异常活化,最终导致癌变的发生。

3. 神经生长因子和 NTRK 癌基因 神经生长因子(nerve growth factor, NGF)是人类发现的第一个生长因子。正是 NGF,才使人类步入一个崭新的生长因子"王国"。

神经生长因子在恶性肿瘤的发生和发展过程中起重要作用,神经生长因子在胆管癌和骨肿瘤等恶性肿瘤组织中的表达显著升高,抗神经生长因子治疗能够有效缓解患者临床症状、促进癌细胞凋亡,抗神经生长因子信号通路维持霍奇金淋巴瘤细胞的生存,神经生长因子沉默的霍奇金淋巴瘤细胞凋亡比例显著升高。Netrin-1 是 Netrin 家族成员之一,在神经生长、血管生成和免疫反应中均发挥强大的调控功能。脑源性神经生长因子主要位于中枢神经系统,能够维持神经元的存活和生长,并在一些恶性肿瘤的增殖和侵袭中发挥促进作用。

4. SIS 和血小板衍生生长因子受体 v-SIS 基因编码的是一个分子量为 28kD 的蛋白质。血小板衍生生长因子(platelet derived growth factor, PDGF)是从血小板中分离纯化,并且存在于小牛血清中,是细胞培养中维持纤维细胞和其他几种细胞生长最主要的生长因子。分子量为 28～35kD。PDGF 的 B 链和 v-SIS 几乎一模一样,这一发现提示 v-SIS 导致细胞转化的机制是通过激活细胞正常增殖的途径。

PDGF 有不同的 A 链和 B 链两个亚基,它们氨基酸序列的同源性约为 40%。具有生物活性的 PDGF 必须是二聚体。它可以是 AA、BB 或 AB。SIS 基因是通过与 PDGF 受体相互作用后才发挥其功能的。PDGF 受体与 PDGF 相似,也有 a 和 p 2 种类型:a 受体约 170kD,p 受体约 180kD。受体可分为胞外结构域、跨膜结构域和胞内结构域 3 部分。胞外结构域(即与 PDGF 接合的部分)与免疫球蛋白的结构相似,有 5 个二硫键连接的结构域,接着是穿透细胞膜的跨膜结构域,最后是胞内部分,它有 2 个酪氨酸激酶的结构域,中间被一段非激酶序列分开。PDGF 与受体结合后,导致受体同样也双聚化。但是不同二聚体的 PDGF 引起不同亚型受体的聚合:AA 导致 aa 聚合;AB 引起 aa 或 ap 聚合;BB 能导致任意 2 个亚型受体的聚合,即 aa、ap 或 pp。人类肿瘤细胞的研究还表明,PDGF 和 PDGF 受体的异常表达很可能与肿瘤细胞的生长有关。例如,在神经母细胞瘤、成骨肉瘤、纤维肉瘤、黑色素瘤,以及卵巢、乳腺、肺、消化道的一些上皮细胞恶性肿瘤的细胞中都能发现 PDGF A 链和 / 或 B 链的表达。PDGF 及其受体表达越高,肿瘤细胞的恶性程度亦越高,反之亦然。PDGF(SIS 基因)异常表达所形成的自体分泌环路与某些人类肿瘤发生发展有密切相关。

5. 肝细胞生长因子和 MET 癌基因 与 TRK 癌基因相似,MET 癌基因也是上游区被位于 1 号染色体的 TPR 序列替换,连接到 7 号染色体的 MET 基因的下游区成为一个融合癌基因而被发现的。正常的 MET 基因编码一个 190kD 的肽链.然后剪切加工成为 a(50kD)和 b(145kD)的两个亚单位。a 和 p 组成的二聚体形成一个有活性的受体。肝细胞生长因子(hepatocyte growth factor, HGF)主要刺激正常肝细胞、上皮细胞、内皮细胞分裂,但不能刺激纤维细胞。更重要的是发现 HGF 受体就是 c-MET 基因。HGF 在体内最主要的生理功能是促进肝细胞再生。

6. 巨噬细胞集落刺激因子和 *FMS* 癌基因 巨噬细胞集落刺激因子（macrophage colony-stimulating factor, M-CSF），又称集落刺激因子 -1（colony-stimulating factor 1, CSF-1）。是众多血液细胞生长因子之一。它的主要功能是刺激造血前细胞形成单核细胞系集落，并刺激骨髓原单核细胞分裂和分化，维持外周血巨噬细胞和组织间单核细胞生存等。M-CSF 受体是 c-*FMS* 原癌基因。c-*FMS* 编码的是一个 150kD 的受体酪氨酸激酶，属于 PDGF 受体一类。在人类肿瘤中，约 3% 的急性粒细胞白血病患者的未成熟细胞可发现 c-*FMS* 的表达。至今，尚未发现 c-*FMS* 基因在肿瘤细胞中有重排的现象。

7. 其他生长因子和受体

（1）c-*ROS* 基因：经 DNA 转染试验发现并与鸟 UR2 肉瘤病毒 v-*ROS* 癌基因同源的 c-*ROS* 原癌基因，编码一个 280kD 糖蛋白的酪氨酸激酶受体。

（2）c-*KIT* 基因：哺乳类原癌基因 c-*KIT* 编码一个 145kD 的受体酪氨酸激酶。c-*KIT* 是小鼠显性白点突变位点的等位基因。它的配体是干细胞因子（stem cell factor, SCF）产物，一个 31～33kD 的分泌蛋白。

（3）*MAS* 癌基因：*MAS* 癌基因也是在 DNA 转染试验中发现的。c-*MAS* 原癌基因编码 325 个氨基酸的受体蛋白。有 7 个跨膜结构域、3 个膜外半环区和 3 个膜内半环区外加氨基端的头和羧基端的尾，这是一个典型的连接 G 蛋白的受体结构。尽管尚未确定配体，但可以肯定的是它能作为血管紧张素受体而激活磷脂酶 C（phospholipase C, PLC）。

（4）胰岛素样生长因子（insulin-like growth factor, IGF）：有 2 个不同的亚型，即 *IGF-1* 和 *IGF-2*。这 2 个基因在某些人类肿瘤中都可发现一些异常改变，如高表达、低甲基化、缺失等。值得注意的是，*IGF-2* 属于基因组印记的基因，但在某些肾母细胞瘤的细胞，*IGF-2* 的印记失活或松懈了，提示又有一种新型的遗传方式参与某些肿瘤的发生。

（5）粒细胞 - 巨噬细胞集落刺激因子（granulocyte-macrophage colony stimulating factor, GM-CSF）和 *FES* 癌基因：v-*FES* 癌基因是猫 Gardner-Arnstein 肉瘤病毒中的 gag 序列和原癌基因 c-*FES* 融合形成的。c-*FES* 基因编码一个分子量为 92kD 的非受体酪氨酸激酶蛋白，中间有一段 *SRC* 基因同源序列区 -2（*SH*2）。最近研究表明，GM-CSF 和白介素 -3（interleukin-3, IL-3）能够激活 c-*FES* 的酪氨酸激酶活性。另外，GM-CSF 还可以诱导 c-FES 蛋白与 GM-CSF 受体的 p 链直接相连。这些结果提示，在髓样细胞中 c-FES 蛋白与 GM-CSF 和 IL-3 的信号转导有关。

（二）蛋白激酶

1992 年，诺贝尔委员会授予当年诺贝尔生理学或医学奖时的评语：现在估计在整个基因组中，仅约 1% 的基因是编码蛋白激酶的。在细胞内，正是这些蛋白激酶调节数以万计的其他蛋白质的功能。荣获这年诺贝尔生理学或医学奖的是美国 2 位生物化学科学家，Edwin Krebs 和 Edmond Fischer。

20 世纪 50 年代初，他们在研究糖代谢与肌肉收缩之间的关系时发现，分解糖原的磷酸化酶有 2 种完全不同的状态，即活化和静止。而且，这种区别仅取决于磷酸化酶是否含有磷酸。含有磷酸（即称为磷酸化）时具有活性；没有磷酸（即去磷酸化）时就没有活性。这一过程又是由其他酶调节的。催化加磷酸的酶称为激酶（kinase）；催化去磷酸的酶称为磷酸酶（phosphatase）。

但是随着人们研究的深入和癌基因的发现（约 50% 蛋白激酶是原癌基因或癌基因的产物），蛋白激酶的重要性与日俱增。它们的作用犹如"生命开关"；有数以百计的各种各样的酶，调节细胞几乎所有的生命活动，从肌肉收缩、免疫反应，一直到细胞生长和分裂；而这些酶本身的活性却是由蛋白激酶控制的。恰好肿瘤的形成和发展又是由细胞生长和分裂失去正常调控导致的。

1. 受体类酪氨酸激酶 正常的酪氨酸激酶通常受到非常严格的负调控，而且大多数人们所已知的生长因子的受体都是通过酪氨酸磷酸化传递信息的，这就说明酪氨酸激酶在细胞生命活动中具有重要作用。

表皮生长因子受体（epidermal growth factor receptor, EGFR）是人们确定的第三个酪氨酸激酶。许多生长因子的受体都是通过酪氨酸磷酸化传递信号的。这些受体都具有相似的结构：一个糖基化的，与配体结合的胞外结构域；单一的疏水的跨膜结构域；含有酪氨酸激酶序列的胞内结构域。根据序列的相似性和其他一些结构的特点。人们现在又把这些受体分成几大类。第一类以 EGFR 为代表；第二类是胰岛素受体；第三类是血小板衍生生长因子受体(platelet derived growth factor receptor,PDGFR);第四类是成纤维细胞生长因子受体(FGFR);第五类是胞外结构域有类似纤维连接蛋白(fibronectin)III型重复顺序,它们包括 EPH(促红细胞生成素诱导的人肝癌中分离出来的受体)、ECK(海拉细胞里分离的受体)、ELK(在大鼠脑内检测到的受体)、EEK(同 ELK),还有 ERK 和 HEK;第六类则是著名 Trk 家族,Trk、TrkC、TrkB 膜外有 2 个类似免疫球蛋白的区,2 个半胱氨酸富集区,还有 1 个亮氨酸富集区。最近还有一些不成家族的"孤零"受体(orphan receptor)。

这些生长因子的受体作用方式也基本一致,首先生长因子(配体)结合受体,使受体形成二聚体并活化,随之信号通过跨膜结构域传到膜内,激活酪氨酸激酶使受体本身的酪氨酸和受体之外底物的酪氨酸一样被磷酸化,最后是受体将信号传给效应子或传递子,然后受体恢复至静止状态,等待下一个信号的来临。这类受体的底物通常有磷脂酶 C(PLC)。磷脂酰肌醇 3 激酶(phosphoino sitide 3-kinase,PI3K)的 85kD 调节亚单位,与 RAS 功能密切相关的 GAP,以及 c-RAF 的基因产物等。

无论何种变化都是直接或间接改变酪氨酸激酶的活性,而酪氨酸激酶活性改变又常与细胞恶性转化有关。

2. 非受体类酪氨酸激酶 这一类酪氨酸激酶的共同特点是,缺乏跨膜结构域和胞外结构域;分子量约为 60kD(氨基酸 505～543 个),氨基端第二位都是甘氨酸,提示所有家族成员都被豆蔻酸化而转运到质膜内表面;接着是约 80 个氨基酸使每个成员保持各处顺序的特异区,剩下的约 420 个氨基酸相互之间有 75% 的相同性,它们是 2 个调节区,SRC 同源区 3 和同源区 2,酪氨酸激酶区(约 250 个氨基酸)和 15 个氨基酸的羧基尾。另外一个共同特点是,靠近羧基端的酪氨酸磷酸化后会抑制酪氨酸激酶的活性。这就提示这一家族基因产物的功能同时受磷酸化和去磷酸化的调节,SRC 最著名,因此这一类激酶又称 SRC 类酪氨酸激酶。

c-SRC 家族的正常原癌基因转化活性很低或没有转化活性。但是基因结构改变(如缺失、点突变等)后都能成为癌基因。而这些改变大部分是激活了酪氨酸激酶,最典型的例子就是 c-SRC。比较 v-SRC 和 c-SRC 的结构,需注意的是 v-SRC 缺失了正常 c-SRC 编码的羧基端 7 个氨基酸结构,c-SRC

第 527 位酪氨酸(v-SRC 中已缺失)磷酸化后的作用是抑制 c-SRC 的激酶活性,但是如果仅将正常 c-SRC 第 527 位的酪氨酸改换成不能被磷酸化的苯丙氨酸,那么这个突变的 c-SRC 就和 v-SRC 癌基因一样具有转化活性了。值得注意的是,酪氨酸激酶活性升高尽管是 SRC 类原癌基因变成癌基因的必要前提,但不是唯一的原因。

3. 丝氨酸和苏氨酸激酶 虽然人类发现的蛋白激酶大部分是丝氨酸和苏氨酸激酶,但是只有很少的癌基因编码这一类激酶。它们主要包括 v-RAF、v-MOS 和 PIM-1,还有原癌基因 BCR 亦被证明是丝氨酸激酶,它与 c-ABL 的重组在某些白血病的发生及发展中起重要作用。

(三)G 蛋白

鸟苷酸结合蛋白是指与鸟苷三磷酸(guanosine triphosphate,GTP)结合后具有活性的蛋白,简称 G 蛋白。不能被水解的 GTP 类似物,GMP-P(NH)P 可以直接激活腺苷酸环化酶(adenylyl cyclase,AC)而不需要激素。

1. RAS 家族 RAS 基因具有高度的保守性,除人、鼠等哺乳动物外,在鸡、果蝇、软体动物、一些植物甚至酵母基因组中都可发现 RAS 的同源基因,RAS 基因这种高度的进化保守性说明它具有重要功能。现在发现哺乳动物的 RAS 以及 RAB 相关基因共有 20 多个。根据序列同源性和其他特性,又分为 3 类,即 RAS 家族,RHO 家族和 RAB 家族。RAS 家族包括 HRAS、KRAS(KRASA、KRASB)、NRAS、RAP1A(KREV-1)、RAP1B、RAP2、RRAS、RALA、RALB、TC21;RHO 家族包括 RHOA、RHOB、RHOC、RACL(TC25)、RAC2、TC10;RAB 家族包括 RAB1A、RAB1B、RAB2、RAB3A(SMG25A)、RAB4、RAB5、RAB6、BRL-RAS、SMG25B。RAS 基因的信号传递:人们发现 RAS 基因后,很快就知道它的蛋白能结合 GTP 和鸟苷二磷酸(guanosine diphosphate,GDP),提示 RAS 蛋白和典型的 G 蛋白一样,结合 GTP 后才具有活性。体外致癌剂诱发动物肿瘤的实验还表明,有些致癌剂能特异地诱发 RAS 基因的点突变。进一步提示 RAS 基因的点突变与肿瘤形成有密切关系。RAS 基因在肿瘤中的改变以点突变为主。随着检测方法的灵敏度增加,特别是 PCR 的引进,人们在许多肿瘤细胞株和肿瘤标本中都能发现 RAS 基因的点突变。

2. RAS 基因的调节 RAS 蛋白属于 G 蛋白,

体外实验表明，纯化的原癌基因 c-*RAS* 的编码蛋白具有内源的 GTP 酶活性，但很弱，而且释放 GDP 的能力亦很弱.这与细胞水平的实际情况明显不相符合。这就提示，至少 2 类因子参与 RAS 蛋白的调节，一类激活 GTP 酶活性［这就是 GTP 酶激活蛋白（GTPase-activating protein，GAP）］，另一类激活释放 GDP（这就是 GTP/GDP 交换因子或称 GDP 释放因子）。第三类调节因子是近来发现的一些修饰酶，加工修饰 RAS 蛋白羧基端的 CAAX 序列，使蛋白能结合质膜内表面。

（1）负调节因子：GAP 蛋白。2 种蛋白的酶活性是一样，GAP 与 RAS 蛋白结合后，能提高 GTP 酶的活性至少 100 倍，因此使 RAS 蛋白很快地回到 GDP 结合的静止状态。GAP 可以催化 3 种 RAS 蛋白（HRAS，KRAS 和 NRAS），甚至 RRAS，但不能催化其他的 *RAS* 相关基因的蛋白。

神经纤维瘤病（neurofibromatosis，NF）是一种常见的人类神经系统的遗传病，包括 2 种类型，即 NF1 和 NF2。NF1 与 17 号染色体缺失有关。因此 *NF1* 基因又是一个与 *RB* 基因相类似的隐性致癌基因。20 世纪 90 年代初，人们克隆出这个 *NF1* 基因，令人惊讶的是，这个基因也含有与 *RAS* GAP 相似的序列。表达这一段酶活性区的 RAS 蛋白作用，与 GAP 一样，它能催化 RAS 蛋白的 GTP 酶活性。在有些 NF1 患者的施万细胞里，的确可以检测出高 GTP 活性状态的 RAS 蛋白，这很可能与 NF1 蛋白缺失有关。更重要的是，近年来还发现，*NF1* 基因除在 NF 中有缺失外，在恶性黑色素瘤和神经母细胞瘤中都能发现 *NF1* 基因的点突变。具有点突变的 NF1 蛋白虽然和 RAS 蛋白结合活性不变，但 GTP 酶催化活性是正常 NF1 蛋白的 1/400～1/200。提示由 NF1 的调节失控引起的 RAS 蛋白活性增高很可能与许多肿瘤均有关系。

（2）正调节因子：GTP/GDP 交换因子，这类因子的作用是使 RAS 蛋白释放 GDP，从而能和 GTP 结合进入活性状态，所以是正调节作用。T 细胞受体和 CD3 的复合体接受外部信号后，能激活非受体酪氨酸激酶的 LCK 蛋白，LCK 蛋白通过原癌基因 c-*VAV* 的蛋白去激活 RAS 蛋白释放 GDP，连接 GTP 进入活化状态再进一步传递信息。

（3）蛋白的异戊烯基化（prenylation）：蛋白的异戊烯基化又分为 2 类，一类是 15 个碳链的法尼基化（farnesyl），另一类是 20 个碳链的牻牛儿基化（geranylegeranyl）。

（4）经典 G 蛋白：经典 G 蛋白是指由 3 个不同亚单位，a、p、7 所组成的 G 蛋白。其中 a 亚单位为活性单位，分子量为 42kD。p、7 一般是起调节作用，但近年来的研究表明，在某些特定的环境下，也能成为活性单位传递信息，G 蛋白都是从膜受体接收信号的，因此人们称这类受体为 G 蛋白耦联受体。这类受体的结构亦很典型，与 *MAS* 癌基因的产物一样，有 1 个氨基端的头，中间是 7 个跨膜结构域，从而形成膜外 3 个半环区，膜内 3 个半环区（100p），接一个羧基端的尾。

第三节　抑癌基因

抑癌基因（tumor suppressor gene），又称肿瘤抑制基因，俗称抗癌基因，是一类存在于正常细胞内可抑制细胞生长并具有潜在抑癌作用的基因。抑癌基因在控制细胞生长、增殖及分化过程中起十分重要的负调节作用，它与原癌基因相互制约，维持正负调节信号的相对稳定。当这类基因在发生突变、缺失或失活时可引起细胞恶性转化而导致肿瘤的发生。

1. 抑癌基因标准

（1）正常组织中存在并表达。

（2）恶性组织中突变或失活。

（3）将该基因的野生型导入缺乏该基因的恶性组织中，能够部分或全部抑制其恶性表型。

2. 分类

（1）根据是否有突变，分为突变型和野生型 2 种。

（2）根据作用器官不同，分为广谱性和特异性。

（3）根据功能分类，分为：①细胞信号转导和表观遗传学调控，如 *APC* 参与信号转导，*NF1* 催化 RNA 失活等；②细胞周期负调控，如 *RB*、*TP53*、*CDKN2A* 基因参与细胞周期调节；③负调控转录因子，如 *WT*、*DCC* 等基因；④与发育和干细胞增生相关调控，如 *APC*、*AXIN*、*VHL*、*WT1* 等基因；⑤DNA 错配修复，如 *MSH*、*MLH* 等基因。

3. 常见的几种抑癌基因　迄今科学家已从细

胞中分离鉴定出 100 余种抑癌基因，最常见的如 *RB*、*TP53*、*NF1*、*APC*、*NM23* 等基因。

（1）*TP53* 基因：*TP53* 基因是最先发现的抑癌基因，为野生型属抑癌基因，约 50% 的肿瘤发生与 *TP53* 的突变有关。*TP53* 最主要的作用是调控细胞分裂与增殖活动。*TP53* 主要由 2 个串联的氨基末端转录激活结构域（transactivation domain，TAD）、1 个 DNA 结合结构域和 1 个羧基末端结构域（carboxyl-terminal domain，CTD）组成。其中 2 个 TAD 对细胞增殖调控至关重要，其富含的脯氨酸结构域能够诱导转录激活，进而限制细胞生长。DNA 结合结构域则与多种癌症的致病基因调控密切相关，能通过二聚体相互结合进而形成四聚体以稳定 *TP53* 的整体结构。

（2）视网膜母细胞瘤（retinoblastoma，*RB*）基因：*RB* 基因是第一个分离获得的抑癌基因。正常人都有完整的 *RB* 基因，*RB* 基因的部分缺失，可引起视网膜母细胞瘤及结肠癌等多种癌症。它的表达及磷酸化水平与细胞周期密切相关：在 G_1/S 期表达增高，并从低磷酸化状态转为磷酸化状态。前者有阻断细胞进入 S 期的功能，后者则失去这种活性。低磷酸化状态的 *RB* 可与 *SV40T*、*EIA* 及 *HPVE7* 结合。*RB* 可阻断 c-*FOS* 表达（通过其促进子）及抑制 c-*MYC* 表达。转化生长因子 -α（transforming growth factor-α，TGF-α）可阻断 p110RB 在 G_1 期磷酸化。*RB* 在视网膜母细胞瘤中存在基因片段缺失（20%～30%）、点突变 mRNA 表达下降及蛋白产物缺失，在部分骨肉瘤、小细胞肺癌、乳腺癌、膀胱癌中也有缺陷。

（3）神经纤维瘤病 1 型（neurofibromatosis type 1，*NF1*）基因：*NF1* 基因定位于 11q11.2，产物位于胞质。基因全长 60kb，其 mRNA 11～13kb 编码区 7.5kb，蛋白产物为 2 485aa，其中 350aa 与 RASGAP 及酵母 IRA 同源，并有 GTP 酶激活蛋白（GTPase-activating protein，GAP）的活性，但仅对 RASP21 专一，而对 RAS 类似物（RAP1，SEC-4）无效。NF1 与 RASGAP 通过共同的效应区起作用，但 NF1 不同于 RASGAP 在于可抑制酵母 RASP21，而对 RASP21 则作用强于 RASGAP。*NF1* 在神经纤维瘤及部分肉瘤中存在基因丢失、插入、终止密码形成、mRNA 表达下降及 LOH 等。

（4）肾母细胞瘤（Wilms tumor，WT）1 基因：*WT1* 基因位于 11p。其中不同类型肾母细胞瘤的位点不同，WAGR 综合征体质型双侧性为 13p13；散发型多发灶为 11p15；家族性肾母细胞瘤位点不明。已克隆的 11p13 *WT1* 基因，长 345kb，转录单位为 50～60kb，产物含 4 个锌指（zinc finger，ZF）结构，可能为核内反式因子。在 WT 中可发现一个 *WT1* 等位基因的突变，部分缺失，部分伴有 11p15 的 LOH。

（5）家族性腺瘤性息肉病（familial adenomatous polyposis，*FAP*）基因：*FAP* 基因位于 5q15～22。已克隆 *FAP* 基因长达 60kb，性质尚不明。结肠腺瘤中常有一个等位基因的缺失，在腺癌则可有 2 个缺失。此外，小细胞腺癌中 3p21 缺失，可能与一种受体蛋白磷酸酯酶基因有关。至于 k-*REV1*（*Rap-1A*），s-*MYE* 尚不了解与何种人体恶性肿瘤有关，是否属抑癌基因均有待进一步证实。

第四节 恶性肿瘤的基因表达与调控

一、基因表达调控的基本概念

基因表达调控（gene expression and its regulation）是生物体内基因表达的调节控制，使细胞中基因表达的过程在时间、空间上处于有序状态，并对环境条件的变化作出反应的复杂过程。基因表达调控可在多个层次上进行，包括基因水平、转录水平、转录后水平、翻译水平和翻译后水平的调控。基因表达调控是生物体内细胞分化、形态发生和个体发育的分子基础。

转录后基因调控包括多种生物学进程，如RNA 剪接、RNA 多聚腺苷酸加尾（polyA 加尾）、RNA 降解及 mRNA 翻译等。尽管不同进程的具体作用分子机制各有不同，但总体而言，它们的调控都是由位于 RNA 上的顺式作用元件（cis-acting element）和以 RNA 结合蛋白为代表的反式作用因子（trans-acting element）相互作用完成。

二、基因表达调控的顺式作用元件及反式作用因子

（一）顺式作用元件（cis-acting element）

顺式作用元件又称顺式元件子，是存在于基因

旁侧序列中能影响基因表达的序列。顺式作用元件包括启动子、增强子、沉默子等，它们的作用是参与基因表达的调控。顺式作用元件本身不编码蛋白质，其作用是提供一个结合位点，反式作用因子通过结合在该位点上改变结合处的特性，进而调控受此顺式作用元件影响的基因。调控方式包括对基因转录可变剪切的调控、转录起始位点的调控及转录效率的调控。

1. 启动子　启动子是指 RNA 聚合酶结合并启动转录的 DNA 序列。但真核生物同启动子间不像原核生物那样有明显共同一致的序列，而且单靠 RNA 聚合酶难以结合 DNA 而启动转录，而是需要多种蛋白质因子的相互协调作用，不同蛋白质因子又能与不同 DNA 序列相互作用，不同基因转录起始及其调控所需的蛋白因子也不完全相同，因此不同启动子序列也很不相同，要比原核生物更复杂、序列也更长。

2. 增强子　一种能够提高转录效率的顺式作用元件。

3. 沉默子　沉默子能够同反式作用因子结合从而阻断增强子及反式激活因子的作用，并最终抑制该基因的转录活性，还有些 DNA 序列既可以作为正性，也可以作为负性调节元件发挥顺式调节作用，这取决于 DNA 结合因子的性质。

（二）反式作用因子（trans-acting factor）

反式作用因子是指通过直接结合或间接作用于 DNA、RNA 等核酸分子，对基因表达发挥不同调节作用（激活或抑制）的各类蛋白质，其自身对基因表达没有调控作用，只是阻断来自上、下游的调控效应。反式作用因子主要指能结合在基因序列上的特异性蛋白质——转录因子，然而随着表观遗传学的发展，研究发现除蛋白外，某些 DNA、RNA 片段也具有类似的调控功能，因此现在将它们也算作反式作用因子。

三、基因表达的正调控

（一）序列特异性 DNA 结合蛋白

真核细胞的启动子或增强子序列，它的转录功能必须通过与序列特异性的结合蛋白相作用后才能实现。因此这些蛋白对基因的表达及其调控起着关键性作用。上述蛋白，根据它们的结构特征可主要归纳为以下几类。

1. 螺旋 - 转角 - 螺旋（helix-turn-helix）　有

2 个螺旋。螺旋 2 是识别和 DNA 结合，一般结合于大沟；螺旋 1 与蛋白质结合。2 个螺旋由 1 个转角链接。

2. 锌指结构　锌指（zinc finger）这个名称来源于它的结构，它由一小组保守的氨基酸和锌离子结合，在蛋白质中形成了相对独立的功能域，像一根根手指伸向 DNA 的大沟。2 种类型的 DNA 结合蛋白具有这种结构，一类是锌指蛋白，另一类是甾类受体。

3. 亮氨酸拉链（leucine zipper）　2 个蛋白之间相互作用共同建立 1 个转录复合体，在一系列转录因子中发现的 1 种模体涉及 2 个相同和不同的部分构成。亮氨酸拉链是一种富含亮氨酸的蛋白链形成的二聚体模体。它本身形成二聚体同时还可以识到特殊的 DNA 序列。1 个亲水的 α- 螺旋在其表面的一侧有疏水基因（包括亮氨酸），另一侧表面带有电荷。

4. 螺旋 - 环 - 螺旋（helix-loop-helix，HLH）　一个 HLH 结构是由一个短的 α- 螺旋通过一个环与另一个长的 α- 螺旋组成的。它可与相应的基因片段结合，对基因的转录发挥调控作用。

5. 同源异形域（homeodomain，HD）　同源异形盒（hoomeobox）是一种编码 60aa 的序列，长 180bp，几乎存在于所有真核生物中。

（二）通过蛋白与蛋白结合的调控蛋白

DNA 结合蛋白无疑是调控蛋白的一个重要部分，但目前已有很多证据提示，除通过与 DNA 结合发挥调控活性外，有些调控蛋白可通过蛋白 / 蛋白结合的方式，影响 DNA 结合蛋白的活性，具有重要的作用。

但由于技术上的限制，它们的作用远不如 DNA 结合蛋白明确。这种蛋白 / 蛋白结合，抑制调控蛋白的活性。如热激蛋白（如 HSP90）与甾体激素受体结合，阻遏其活性并滞留于细胞质。抗癌基因 RB 的产物 p110RB 已证明同样是通过蛋白 / 蛋白结合的重要调控蛋白。

四、基因表达的负调控

过去对细菌基因表达的负调控了解较多；反之，对真核细胞的基因表达，却对正调控了解较多，而对负控制了解甚少。目前认为对真核细胞负调控可能有以下三种机制。

1. 通过与 DNA 结合，阻断反式正调控因子对 DNA 结合　可能包括 2 种模式。

（1）DNA 顺式作用元件：被一种无活化区的

蛋白或另一个反式作用因子结合而失去作用,典型的例子是 SV4T 对 SV40 本身促进子的结合从而抑制转录起始复合体(transcription initiation complex,TIC)与 DNA 结合。海胆精细胞组蛋白 H2B-1 与 CCAAT 结合从而阻断反式作用因子与 CCAAT 的结合及转录起始。人成体红细胞中 NF-E 因子与 α-珠蛋白基因上游区结合,阻断反式作用因子 CP1 的结合,从而使成体红细胞的 α-珠蛋白基因表达终止。最近发现与 GC 盒结合的蛋白可阻断 SP1 或其他反式作用因子与富 GC 顺序元件的结合。SP1 和 GC 区都是与生长有关的基因(包括不少癌基因)的重要元件,因此极为重要。

(2)多聚体型反式作用因子:其中部分亚单位为另一个蛋白所取代而失活。如 AP1 是原癌基因 c-FOS 及 c-JUN 产物的双聚体,可与不少基因的促进子和增强子结合而起正调控作用。当 c-JUN 与 JUNB 同时表达时,JUNB 可取代 c-FOS 形成无功能的 JUN-JUNB,与功能性双体(JUN-FOS)竞争,从而阻断转录。

2. 反式因子与 DNA 元件结合 反式因子与 DNA 元件结合后,应将"信号"传递给 TIC,这一过程可能是通过另一种蛋白中间体完成,可被以下几种机制阻断。

(1)反式负调控因子:与 DNA 结合,而其位点正好处于正调控因子结合位点的下游。如 c-MYC 的转录需与正调控因子 CF-1 结合,负调控因子 MYC-PRF 正好结合于 MYC-CF1 的下游。

(2)正调控因子:活化区与另一蛋白结合区作用而失活,如酵母 GAL180 与 GAL4 的活化区结合而使 GAL4 失活。c-FOS 的表达,由反式作用因子 P67SRF 结合于其上游区,FOS-JUN(AP1)可抑制 P67SRF 的活化,但它并不和 P67SRF 的 DNA 元件结合。

另一个重要例子是原癌基因 c-REL,它的同源物之一是正调控因子核因子 κB(nuclear factor-κB,NF-κB)。NF-κB 可与不少基因的促进子与增强子结合,其活性形式是 2 个 65kD 的双聚体。但 NF-κB 在多效细胞中位于胞质,并与 1 个抑制因子核因子

κB 抑制因子(inhibitor of NF-κB,IKB)结合成为无活性状态。当细胞因子诱导后,IKB 与 NF-κB 解聚,NF-κB 从胞质移入核内发生正调控作用。同样,一些甾体激素受体位于胞质与热激蛋白(如 HSP90)结合而形成无活性复合物。当激素与受体结合后,后者与 HSP90 解聚而进入核内而起正调控作用。

(3)信号传递中间体(从 TAF 至 TIC)的阻断:是另一种阻断,并不作用于正调控因子,也不作用于 DNA 水平,推测可能作用于从 TBP 结合因子(TBP-associated factor,TAF)向 TIC 传递信号的中间体(可能也是一种蛋白)。例如,某种激素受体过量表达时,可抑制另一种激素对其相应受体的诱导。如孕酮受体过量表达可抑制糖皮质激素对其受体的诱导;又如腺病毒 EIA 可阻断 AP1、疱疹病毒 VP16、GAL-4、糖皮质激素及雌激素受体的作用。但 EIA 并不与上述蛋白因子结合,可能是作用于一种中间体蛋白,从而阻断 TAF 至 TIC 的信号传递。

3. 静止子及静止效应(silencer and silence)这是一种类似增强子但起负调控作用的顺式作用元件,和它相应的反式作用因子,可使正调控系统失去作用。最早的例子是酵母中交配类型位点的 2 个静止子 HMR 和 HML,通常由 1 个反式作用因子结合于 2 个静止子或结合于 1 个静止子和 1 个促进子,从而使中间的 DNA 形成袢状结构,使 TAF 或 TIC 封闭。HIV 中负效应元件及反式作用因子 SP50 对 HIV 转录的抑制属于这一类效应。果蝇中 eve 基因产物[具有同源盒编码 60 个氨基酸的同源域(homeodomain,HD)]对 ubx 促进子的封闭也认为属于上述范畴。又如 c-ErbA(甲状腺素受体)在三碘甲腺原氨酸(triiodothyronine,T₃)诱导活化后,可诱导一群基因的表达。最近发现某些基因(如生长激素、α 肌蛋白、MULV 的 LTR)存在 c-ErbA 的结合位点,将这些结合位点与上述基因重组后,T₃ 作用后的 c-ErbA 可诱导上述基因表达,但 c-ErbA 若缺失配体结合区但保留 DNA 结合区,将抑制上述基因的表达,而且这种抑制并不是属于蛋白 DNA 水平的竞争作用。它如何实现静止效应的机制仍不清楚。

第五节　基因芯片技术在小儿肿瘤研究中的应用

1995 年,美国斯坦福大学 Schena 等首次发表了关于应用二维玻璃载体 DNA 微阵列探针的论文,开创了基因芯片应用的先河。通过基因芯片技术可以同时进行许多基因的检测,克服了传统分子

生物学方法只能对某一个或某几个基因进行研究的局限性,可以从疾病和药物两个角度对生物体多个参量同时进行研究,以发掘药物潜在靶点并获取大量相关信息。

一、基因芯片的原理

基因芯片的最基本原理是 Southern 提出的核酸杂交理论,即被标记的核酸分子能与固定的、与之互补配对的核酸分子杂交。基于此理论将探针分子按一定的二维结构固定于固相载体上,与标记样品分子进行杂交反应,反应结果用放射性核素法、化学荧光法、化学发光法显示,然后用精密的扫描仪或激光共轭聚焦摄像技术记录,由计算机进行分析、综合,即可获取样品分子的数量和序列信息。

二、基因芯片的制备

常用的基因芯片制备方法包括接触点样法、原位合成法、喷墨点样法、分子印章合成法等。近年来,随着基因芯片技术的不断成熟,基因芯片制备技术发展迅速,已研发出以各种结构微阵列为基础的第 2 代生物芯片,包括:①元件型微阵列芯片,如生物电子芯片、凝胶元件微列芯片、药物控释芯片等;②通道型微阵列芯片,如毛细管电层析芯片、基因扩增芯片、集成 DNA 芯片等;③生物传感芯片,如光学纤维阵列芯片、白光干涉谱传感芯片等。目前应用最多和成熟的芯片制备方法主要包括 2 种:①喷墨点样法,首先是探针库的制备,根据基因芯片的分析目标从相关的基因数据库中选取特异序列进行 PCR 扩增或直接人工合成寡核苷酸序列;然后通过计算机控制的三坐标工作平台用特殊的针头和微喷头分别将不同的探针溶液逐点分配在玻璃、尼龙及其他固相基片表面的不同位点上,通过物理和化学的方法使之固定。该方法各技术环节均较成熟,且灵活性大,适用于研究单位根据需要自行制备点阵规模适中的基因芯片。②原位合成法,该法是在玻璃等硬质表面上直接用光化学方法合成寡核苷酸探针阵列,适用于制作大规模 DNA 探针芯片。这种方法适用于制作大规模 DNA 探针芯片,实现高通量芯片的标准化和规模化生产。

三、基因芯片使用流程

1. 样品的获得与标记　由于目前的检测　样品

在杂交前一般都要进行 PCR。体系还不能检测出未扩增的标记样品,因此待测通常包括 3 种,即酶标记、在扩增过程中对靶基因进行标记、荧光标记和同位素标记,其中最主要的是荧光标记。常用的荧光物质包括荧光素、罗丹明、HEX、TMR、FAM、CY3 和 CY5 等。

2. 杂交反应　寡核苷酸杂交反应是一个复杂的过程,受到很多因素的影响,这些影响因素包括:①间隔序列长度的影响;②支持介质与杂交序列;③杂交序列长度;④GC 含量的影响;⑤探针密度的影响。

3. 信号检测　最常用的荧光标记法使用激光共聚焦荧光扫描仪进行信号检测。目前荧光检测主要包括 2 种,即激光共聚焦荧光显微扫描和荧光显微照相检测。前者检测灵敏度、分辨率均较高,但扫描时间长;后者扫描时间短,但灵敏度和分辨率不如前者。

4. 基因及基因表达质和量的分析测定　质的检测包括 DNA 测序、基因突变和基因多态性检测等;量的检测包括检测 mRNA 水平、肿瘤具有的基因组中基因的拷贝数等,DNA 芯片可以同时对多个基因进行检测和分析,并且可以直接检测 mRNA 的种类及丰度。

四、基因芯片技术在儿童肿瘤领域的应用

肿瘤细胞的增殖、转移及药物耐受等生物学行为与其基因异常表达密切相关。定量监测大范围基因表达水平在阐述基因功能、探索疾病原因及机制、发现可能的诊断及治疗的靶基因等方面具有重要价值。芯片技术利用很少的组织就可以高通量地检测肿瘤和正常组织之间基因表达在 mRNA 水平的差别,其主要工具表达谱芯片是指将几千个基因特异的探针或其 cDNA 片段固定在一块基因芯片上。

(一)利用芯片研究肿瘤细胞基因的表达谱

儿童毛细血管瘤是一种可以自行消退的肿瘤,但其机制尚不清楚,国内研究者利用基因表达谱芯片技术寻找血管瘤增生期至消退期之间差异表达的基因,初步探索了血管瘤增生与自然消退的分子机制。结果发现差异表达的基因有 194 个,其中 115 个基因上调,79 个基因下调。从这些基因中有可能筛选出更关键的调控基因,最终可以通过筛选出关键的靶点抑制细胞增殖、诱导细胞凋亡,从而

为探索血管瘤和其他相关的血管形成性疾病的本质与特异治疗奠定基础。

Yanlin 等利用表达谱芯片对 19 株具有不同转移能力的横纹肌肉瘤的细胞株进行异常表达基因的比较筛选，他们发现的细胞骨架组织者埃兹蛋白（ezrin）和属于眼发育基因家族之一的正弦眼同源盒（sine oculis box，SIX），可能是调控横纹肌肉瘤转移的关键因子。

在恶性实体肿瘤研究中 Daniel 等使用一张肿瘤相关基因芯片对 3 种不同的儿科实体肿瘤细胞株（神经母细胞瘤、尤因肉瘤及黑色素瘤实体部分细胞，共计 11 株细胞）进行研究，使用的芯片含有 1 700 个肿瘤相关基因，通过聚类分析的方法发现 3 种肿瘤具有不同的基因表达谱，尤因肉瘤 *PPPIR1A*、*NEK2*、*cyclinD1*、*IGFI*、*MYC*、*GRP* 等 64 个基因表达增加，而神经母细胞瘤出现 *MYCN*、*IGF2*、*WNT11*、*FZD2* 及 *APC* 等 93 个基因表达增加，在实验中作者还利用比较基因组杂交（comparative genomic hybridization，CGH）找出上述部分基因在染色体的位置。

神经母细胞瘤癌基因 *N-MYC* 的高拷贝被认为是恶性程度高，预后差的指标之一，但也有一些研究认为该基因的表达与其临床特点无关。虽然意见不完全统一，但这些研究表明，*N-MYC* 对肿瘤细胞恶性生物学行为的调控是一个非常复杂的过程。Roetz 等利用一块包含 4 608 种基因的芯片对表达不同 *N-MYC* 的神经母细胞瘤细胞株的研究表明，*N-MYC* 表达的细胞株相对不表达的细胞株有 121 个基因表达上调，而有 9 个基因表达下调，他们认

为这些基因里可能包含新的提示预后的指标以及通过调控其中某些基因表达为治疗该类肿瘤提供新的治疗途径。

肿瘤基因表达图谱还可用于药物试验，具有转移倾向表达谱的肿瘤若用药后表达谱恢复至良性状态的表达谱则表示治疗成功。美国国家癌症研究所（National Cancer Institute，NCI）观察了 65 000 种以上化合物对 9 种肿瘤组织来源的 60 个肿瘤细胞系的作用效应，所得数据为癌症药物的开发和研究提供了很有价值的参考作用。

（二）检测基因突变和基因单碱基多态性

将基因的全长序列和已知突变的序列制成探针集成在芯片上，与相对应的探针结合时便可以了解研究对象的突变情况。当研究对象的基因突变结果显示所有基因芯片识别的突变和不同于传统的 DNA 测序的突变，都能被人工分析和双脱氧 DNA 测序证实。实验结果显示，基因芯片准确率为 94%，灵敏度为 92%，特异度为 100%；而传统的 DNA 测序的准确率为 87%、灵敏度为 92%，特异度为 100%。小范围 DNA 单个碱基的变异称为单核苷酸多态性（single nucleotide polymorphism，SNP），通过基因能够区分不同的个体。将包含 SNP 的寡核苷酸序列固定到表面，每个序列含有 1 个特定的 SNP。为了确定个体基因组中是否存在 SNP，将从个体中得到的 DNA 同芯片杂交。如果 1 个特定的 SNP 存在，则荧光标记的基因组探针在相应位置上显示阳性信号。如果不存在，则不显示信号。随着大量疾病相关基因的发现，芯片技术对变异与多态性的分析在疾病的诊断与治疗方面的价值将越来越重要。

第六节　小儿恶性肿瘤的细胞生长与凋亡

一、肿瘤细胞的增殖与凋亡的基本概念

人体内的细胞注定是要死亡的，有些死亡是生理性的，有些死亡是病理性的，有关细胞死亡过程的研究，已成为生物学、医学研究的一个热点。人们已经知道细胞的死亡起码包括 2 种方式，即细胞坏死（necrosis）与细胞凋亡（apoptosis）。细胞坏死是细胞受到强烈理化或生物因素作用引起细胞无序变化的死亡过程，表现为细胞胀大，胞膜破裂，细胞内容物外溢，核变化较慢，DNA 降解不充分，引起局部严重的炎症反应。细胞凋亡是细胞的一

种基本生物学现象，在多细胞生物去除不需要的或异常的细胞中起必要作用，它在生物体的进化、内环境的稳定以及多个系统的发育中起重要作用。细胞凋亡不仅是一种特殊的细胞死亡类型，而且具有重要的生物学意义及复杂的分子生物学机制。

二、细胞凋亡的形态特征

观察细胞凋亡的变化是多阶段的，细胞凋亡通常涉及单个细胞，即便是一小部分细胞也是非同步发生的。首先出现的是细胞体积缩小，连接消失，与周围的细胞脱离，然后是细胞质密度增加，线粒

体膜电位消失，通透性改变，释放细胞色素 C 到胞质，核质浓缩，核膜核仁破碎，DNA 降解成 180～200bp 片段；胞膜有小泡状形成，膜内侧磷脂酰丝氨酸外翻到膜表面，胞膜结构仍然完整，最终可将凋亡细胞遗骸分割包裹为几个凋亡小体，无内容物外溢，因此不引起周围炎症反应，凋亡小体可迅速被周围专职或非专职吞噬细胞吞噬。

三、细胞凋亡检测方法及意义

1. 光散射法　在流式细胞仪（flow cytometry, FCM）系统中，被检细胞在液流中通过仪器测量区时，经激光照射，细胞向空间 360° 立体角的所有方向散射光线，其中前向散射（forward scatter, FSC）光的强度与细胞大小有关，而侧向散射（side-scattered, SSC）光的强度与质膜和细胞内部的折射率有关。细胞凋亡时，细胞固缩，体积变小，核碎裂形成，细胞内颗粒常增多，故凋亡细胞 FSC 降低而 SSC 增高。根据光散射特性检测凋亡细胞最主要的优点是可以将光散射特性与细胞表面免疫荧光分析结合，用以区别辨认经这些特殊处理发生选择凋亡的淋巴细胞亚型，也可用于活细胞分类。值得注意的是，根据 FSC 和 SSC 判断凋亡细胞的可靠性受被测细胞形态均一性和核质比影响很大，因此在某些淋巴细胞凋亡中，用光散射特性检测凋亡的可靠性较好而在肿瘤细胞凋亡中其可靠性较差。

2. 细胞 DNA 含量的测定　细胞凋亡时，核酸内切酶激活，导致 DNA 断裂，这是凋亡的特征性表现，也为 FCM 鉴别凋亡细胞奠定了基础。而检测细胞凋亡 DNA 断裂的方法中，最常用、最简便的就是细胞 DNA 含量分析。据研究，将高浓度的磷酸盐——枸橼酸盐缓冲液加入漂洗液中，可增加降解 DNA 的逸出量，从而提高鉴别凋亡细胞与正常细胞的能力。

3. 吖啶橙（acridine orange, AO）染色法　AO 可将细胞或细胞核中的双链 DNA 和变性 DNA 染成不同颜色的荧光。通过 FCM 检测不同的荧光，可判断凋亡的发生。在测定被标准化后，绿色和红色荧光强度的量与总 DNA 含量成比例，红色荧光与总体细胞（红色加绿色）荧光的比例表示细胞中变性 DNA 的比例，因此，这种方法可用于评价 DNA 对原位变性的敏感性。

4. 罗丹明 123（Rh123）染色法　细胞生活状态下，胞膜上的钠 - 钾泵、钙泵等的作用，使细胞膜内外维持着不同离子的浓度梯度，包括 Na^+、K^+、Cl^-、Ca^{2+} 等，形成细胞膜电位。FCM 可以检测亲脂性离子荧光染料在胞膜内外的分布，测量膜电位的高低，以评价细胞的活力。在凋亡的早期阶段，由于胞膜尚完整，大多数细胞器和细胞功能相对较好，因此，罗丹明 123 染色法对于早期凋亡细胞和活细胞的鉴别比较困难。

5. 原位末端标记技术　细胞凋亡时，DNA 断裂早于形态学改变及 DNA 含量减少，原位末端标记（in situ end-labeling, ISEL）是将渗入到凋亡细胞中的外源性核苷酸在酶和 DNA 的催化下与凋亡细胞因内源性核酸酶的激活而产生的单股或双股断裂结合，较前述方面具更高灵敏度。

6. 膜联蛋白 V（annexin V）/碘化丙啶（pro-pidium iodide, PI）法　膜联蛋白 V 是一种具有很强的抗凝血特性的血管蛋白，与磷脂有高亲合力，尤其是与带负电荷的磷脂如磷脂酰丝氨酸（phosphatidylserine, PS）具极强的结合力，利用其特性可以检测细胞凋亡。但坏死细胞 PS 亦暴露于外表使膜联蛋白 V 结合阳性，因此使用膜联蛋白 V 这一参数不能区分坏死或凋亡，必须同时采用 PI 这一参数将坏死细胞区分开来。

四、细胞凋亡的信号转导

参与细胞凋亡信号转导的分子及物质主要包括蛋白酶、蛋白激酶、核酸内切酶、Ca^{2+}、环磷酸腺苷（cyclic adenosine monophosphate, cAMP）及神经酰胺等。但凋亡信号转导的机制复杂多样。有研究表明，不同诱导细胞凋亡的因素在不同种类的细胞通过不同的信号转导诱导细胞凋亡。

细胞凋亡路径主要包括内源性线粒体途径、外源性死亡受体途径和内质网途径 3 种，其中，内源性线粒体途径是最主要的细胞凋亡路径。相关研究表明这 3 条细胞凋亡途径是相互关联的，且都由同一种蛋白酶——半胱氨酸蛋白酶家族调控。

1. 内源性线粒体途径　线粒体在凋亡机制中承担调控者的地位，其中细胞色素 c 也起关键作用。研究结果发现，通过各种促凋亡刺激均可引起线粒体膜通透性转运孔的结构发生变化而开放，进而使线粒体膜的通透性增高，最终细胞色素 c 和凋亡诱导因子等蛋白从线粒体释放到细胞质中。细胞色素 c 自线粒体释放后，在腺苷三磷酸（adenosine triphosphate, ATP）或脱氧腺苷三磷酸

(deoxyadenosine triphosphate，dATP）的共同作用下形成多聚复合物，从而启动胱天蛋白酶（caspase）级联反应，最终引发细胞凋亡。

2. 外源性死亡受体途径　死亡受体途径是指细胞膜表面的特定蛋白质能与携带凋亡信号的专一性配基结合，并将凋亡信号转导至细胞内从而诱导细胞凋亡。死亡信号的传导在此通路中依赖于死亡配体与受体的特异性结合以及受体死亡结构域与信号转导分子结合。其中死亡结构域是指死亡受体家族的胞内部分所含的约 80 个氨基酸残组成的介导凋亡区域。该结构域可将胞外信号传递到胞内，进而引发细胞凋亡。

3. 内质网通路　内质网是细胞内的蛋白质合成、修饰场所，同时也是细胞内 Ca^{2+} 的主要储存库，同时也包含凋亡蛋白。内质网通路是内质网对 Ca^{2+} 的调控，或者是凋亡蛋白酶在内质网上的激活死亡受体，进而诱导内质网 Ca^{2+} 的释放，从而使线粒体分裂，诱导引发细胞凋亡。

在细胞凋亡的信号转导过程中，Ca^{2+}、cAMP 和神经酰胺等是重要的第二信使，它们在细胞凋亡的信号转导过程中起重要作用。Ca^{2+} 与细胞凋亡的关系，早在 1977 年首先提出细胞质 Ca^{2+} 浓度升高与细胞凋亡相关。细胞凋亡时，最常见的特征性变化是胞质内 Ca^{2+} 浓度升高，激活 Ca^{2+}/Mg^{2+} 依赖性蛋白酶，如内源性核酸内切酶，该酶将 DNA 切断，形成寡核苷酸片段，导致细胞凋亡。Ca^{2+} 也可激活 γ- 谷氨酰转移酶，该酶参与凋亡小体的形成。如果采取措施抑制细胞内 Ca^{2+} 浓度，可以有效地抑制细胞凋亡的发生。

五、细胞凋亡的基因调控

细胞凋亡是多基因严格控制的过程。这些基因在种属之间非常保守，如 BCL-2 家族、caspase 家族、癌基因如 c-MYC、抑癌基因 TP53 等，随着分子生物学技术的发展对多种细胞凋亡的过程有了相当的认识，但是迄今为止凋亡过程的确切机制尚未完全明确。凋亡过程的紊乱可能与许多疾病的发生有直接或间接的关系。如肿瘤、自身免疫性疾病等，能够诱发细胞凋亡的因素很多，如射线、药物等。

诱导凋亡的因素主要包括肿瘤坏死因子、转化生长因子、细胞毒性 T 细胞、糖皮质激素、病毒、细菌、自由基、化疗药物及射线等。抑制凋亡的因素主要包括雌激素、雄激素、生长因子、细胞外基质及病毒基因（如腺病毒 EB、牛痘病毒 CrmA、杆状病毒 P35、E1B 病毒 BHRF1、LMP1 等）等。目前已发现一些原癌基因、抑癌基因和其他基因如细胞受体基因等与细胞凋亡有关，参与凋亡的过程。按其对凋亡的作用，一般可分为抑制细胞凋亡和促进细胞凋亡的 2 类凋亡调节基因。

（一）BCL-2

B 细胞淋巴瘤 / 白血病 -2（B-cell lymphoma/leukemia-2, BCL-2）基因是一种原癌基因。整个细胞凋亡过程受到基因家族 BCL-2 家族蛋白的调控。BCL-2 家族分为抗凋亡蛋白和促凋亡蛋白 2 种功能性蛋白。抗凋亡蛋白，包括 BCL-2、B 细胞淋巴瘤 / 白血病 -XL（BCL-XL）。促凋亡蛋白，包括 B 细胞淋巴瘤 / 白血病 -2 相关 X 蛋白（B-cell lymphoma/leukemia-2-associated X protein, BAX）、BH3 结构域凋亡诱导蛋白（BH3 interacting domain death agonist, BID）、B 淋巴细胞瘤 / 白血病 -2 拮抗 / 杀伤因子（BCL-2 homologous antagonist/killer, BAK）。研究表明，BCL-2 可通过抑制线粒体膜通透性转换孔（mitochondrial permeability transition pore, MPTP）的形成，维持线粒体跨膜电位，进而抑制细胞色素 c 的释放，也可防止其他促凋亡因子从孔道释放，且已释放到细胞质中的细胞色素 c 也能够被 BCL-2 抑制激活细胞凋亡酶系统。BCL-XL 可与凋亡蛋白酶激活因子 1（apoptosis protease-activating factor-1, APAF-1）结合，使之不能与细胞色素 c 形成凋亡复合体，从而阻止下游 caspase 活化。而过表达的 BAX 可直接插入线粒体膜上增加线粒体的通透性，增加细胞色素 c 的释放，激活 caspase 家族，促进细胞凋亡发生。BID 可被 caspase-8 水解，其水解产物可以触发线粒体释放细胞色素 c；此外，BAX 可与 BCL-2 和 BCL-XL 结合形成同源二聚体以加速细胞凋亡，由此可知，细胞凋亡的发生及发展程度主要由 BCL-2 家族蛋白调控。

（二）TP53

TP53 基因分为 2 种，即野生型 TP53 和突变型 TP53。

1. 野生型 TP53　野生型 TP53 是正常存在于细胞核内的蛋白，是一种抗癌基因。在细胞周期中，它作为"分子警察"，负责 DNA 合成前的检查，检查 DNA 是否损伤。如果细胞 DNA 受损伤，TP53 蛋白使细胞周期暂停于 G_1 期，先进行修复，以免遗传信息出错。如果修复成功，则进入 S 期；如果无法修复，TP53 蛋白诱导细胞凋亡清除损伤的 DNA。因此野生型 *TP53* 的作用是抑制细胞增殖，诱导细胞凋亡。野生型 *TP53* 可诱导 BAX 的合成，而促使 DNA 受损的细胞凋亡。

2. 突变型 *TP53*　突变型 *TP53* 的作用是促进细胞增殖，抑制细胞凋亡。当 *TP53* 发生突变，包括点突变或缺失。突变的 *TP53* 不能引起细胞增殖的停滞或凋亡，细胞内受损伤的 DNA 或错配的 DNA 就不能被修复，也不能引起细胞凋亡，从而导致突变的细胞增多，以后发展为肿瘤细胞。

已发现 50% 以上的人类肿瘤有 *TP53* 基因突变，在结肠癌、肺癌、乳腺癌、胰腺癌中 *TP53* 基因突变更为多见。由于野生型 *TP53* 具有诱导细胞凋亡，抑制细胞增殖的作用。通过将野生型 *TP53* 导入基因缺乏或突变的肿瘤细胞株中，野生型 *TP53* 能明显抑制肿瘤细胞的增殖，诱导细胞凋亡。

（三）c-*MYC*

原癌基因 c-*MYC* 是一种转录因子，能结合 DNA，c-*MYC* 与人类许多肿瘤有关，c-*MYC* 的表达几乎在所有肿瘤细胞中均异常。目前认为 c-*MYC* 在肿瘤细胞中高表达具有促进细胞增殖和促进细胞凋亡的双重作用。c-*MYC* 对细胞凋亡的影响取决于一定的条件（即生长因子是否存在）。c-*MYC* 高表达，生长因子存在，则抑制细胞凋亡，促进细胞增殖；如去除或缺乏生长因子，则促进细胞凋亡。

（四）白介素 -1β 转化酶和白介素 -1β 转化酶家族

白介素 -1β 转化酶（interleukin-1β converting enzyme，ICE）存在于哺乳动物细胞内，属半胱氨酸蛋白酶。ICE 能将 31kD 的 IL-1β 前体切断，形成 17.5kD 具有活性的 IL-1β。IL-1β 作为一种细胞因子在炎症和其他生理及病理过程起作用。人的具有活性的 ICE 来源于 404 个氨基酸的前体物 P45，P45 被蛋白酶在 Asp103，Asp19，Asp297 和 Asp316 位点切开，成为具有活性的 ICE，它由 2 个亚单位 P20 和 P10 组成，其催化活性是由 2 个 P20-P10 形成的四聚体实现。

ICE 的氨基酸序列与线虫 Ced3 有 28% 是同源的。ICE 和 Ced3 一样，可以导致细胞凋亡。将 ICE 转染大鼠的成纤维细胞，可使成纤维细胞凋亡。

根据 caspase 在细胞凋亡中的作用，可分为启动者（initiator）和效应者（effector）2 类。启动者包括 caspase-2，caspase-8，caspase-9，caspase-10 等。效应者包括 caspase-3，caspase-6，caspase-7 等。启动者和效应者构成了一个 caspase 级联放大反应系统，导致细胞凋亡。

六、细胞凋亡与肿瘤的发生、发展和干预

（一）肿瘤细胞的异常凋亡机制

一般认为恶性转化的肿瘤细胞是因为失控生长，过度增殖，从细胞凋亡的角度看则认为是肿瘤的凋亡机制受到抑制不能正常进行细胞清除的结果。肿瘤细胞中有一系列的癌基因被激活，并呈过表达状态。这些基因的激活和肿瘤的发生发展之间密切相关。癌基因中一大类属于生长因子家族，也有一大类属于生长因子受体家族，这些基因的激活与表达，直接刺激肿瘤细胞的生长，这些癌基因及其表达产物也是细胞凋亡的重要调节因子。许多种类的癌基因表达以后，即阻断了肿瘤细胞的凋亡过程，使肿瘤细胞数目增加，因此，从细胞凋亡角度来理解肿瘤的发生机制，是由肿瘤细胞的凋亡机制，肿瘤细胞减少受阻导致的。因此，从细胞凋亡角度和机制设计肿瘤的治疗方法就是重建肿瘤细胞的凋亡信号转导系统，即抑制肿瘤细胞的生存基因的表达，激活死亡基因的表达。

（二）细胞凋亡与肿瘤的生长

在正常情况下，细胞增殖和细胞凋亡并存，两者相互协调，维持动态平衡。在肿瘤生长过程中，肿瘤细胞的增殖和凋亡关系失调，可表现为 3 种情况：①细胞增殖增强，细胞凋亡减弱；②细胞增殖暂时不明显，细胞凋亡明显减弱；③细胞增殖和凋亡都增强，前者明显大于后者。从肿瘤本身瘤细胞总数来看，瘤细胞总数不断增加。因瘤细胞具有无限的增殖能力，并将该特征一代一代地传下去。从细胞凋亡角度来看，与细胞增殖比较，细胞凋亡是减弱的。其最终结果是肿瘤本身瘤细胞总数不断增加，故肿瘤体积不断增大。在肿瘤组织中，特别是在恶性肿瘤组织中，一般可出现 2 种方式的瘤细胞死亡，一种是瘤细胞凋亡，在肿瘤实质中呈单个、散在的分布；另一种是瘤细胞坏死，在肿瘤实质中呈大片或团块状分布。在多数良性肿瘤组织中仅见瘤细胞凋亡。Wyllie 等在他们研究的肿瘤中，发现所有瘤组织中可见到或多或少的瘤细胞存在凋

亡小体，凋亡小体是细胞凋亡的形态特征之一，表明瘤细胞发生凋亡是一种普遍现象。

影响肿瘤细胞自然凋亡的因素较多，其主要因素可能有以下几种。①肿瘤坏死因子-α(tumor necrosis factor-α，TNF-α)：在体外诱导肿瘤细胞株凋亡，故体内肿瘤细胞凋亡与巨噬细胞释放的 TNF-α 有关。②细胞毒性 T 细胞(cytotoxic T lymphocyte，CTL)：肿瘤细胞发生凋亡可能是受 CTL 攻击的结果。CTL 分泌的颗粒酶(granzyme)使肿瘤细胞凋亡，而分泌的穿孔素(perforin)使肿瘤细胞坏死。③局部轻度缺血：肿瘤细胞凋亡在肿瘤坏死灶的周围特别明显，推测可能与局部轻度缺血有关。

据报道，肝癌、前列腺癌等肿瘤细胞的凋亡指数(apoptotic index，AI)比正常周围组织高。一般认为生长迅速的肿瘤比生长缓慢的肿瘤的凋亡指数要高，具有侵袭力的肿瘤细胞的凋亡指数明显增高。在某些肿瘤，肿瘤细胞的凋亡指数增高与核分裂象增多一样，能反映肿瘤的侵袭力，并与预后有关。有学者对该肿瘤进行细胞凋亡现象观察，结果显示该癌组织中细胞凋亡明显。推测细胞凋亡使癌组织中具有高侵袭力的癌细胞凋亡，以减弱肿瘤的转移能力。细胞凋亡在肿瘤转移过程中所起的作用，目前尚缺乏直接的实验依据和动物模型证明。

（三）细胞凋亡与肿瘤的治疗

1. 细胞凋亡与化学治疗 化学治疗是治疗肿瘤的一个重要手段。大多数抗癌药物如拓扑异构酶抑制剂、烷化剂、抗代谢药物和激素拮抗剂等都可在不同类型肿瘤细胞中诱导肿瘤细胞凋亡。据大量的研究表明，抗癌药物的疗效不仅取决于瘤细胞与药物的相互作用，也取决于药物诱导肿瘤细胞凋亡的数量。抗癌药物诱导肿瘤细胞凋亡的数量越多，其疗效越好。因此，化学治疗效果关键取决于肿瘤细胞凋亡的数量。

2. 细胞凋亡与放射治疗 放射治疗亦是治疗肿瘤的重要手段之一。放射治疗是通过放射线引起瘤细胞凋亡，以达到杀灭肿瘤细胞的目的。小到中等剂量的离子辐射在一些正常组织中可以大大增加细胞凋亡的发生，而不导致坏死。如肠隐窝处的细胞、处于分化状态的精原细胞、胚胎细胞和淋巴细胞等生长迅速的细胞对放射特别敏感，容易导致细胞凋亡。有学者用不同剂量的射线照射鼠的

卵巢癌细胞，观察到癌细胞凋亡小体的数量是未照射的5～6倍。

（董娇娇 鹿洪亭）

参 考 文 献

[1] 李汉杰,葛鹏,景瑞军,等. TGF-β 通过激活 smad2 信号通路上调 CXCR4 表达促进非小细胞肺癌 A549 细胞迁移和侵袭[J]. 现代医学, 2019, 47(5): 555-560.

[2] 董蒨,智立柱. 术前化疗对小儿进展期神经母细胞瘤血管形成状态的影响及其临床意义[J]. 中华小儿外科杂志, 2000, 21(3): 24-26.

[3] 辛铭,高奇,徐娟娟,等. 成纤维细胞生长因子受体抑制剂在肿瘤耐药中的研究进展[J]. 中国新药与临床杂志, 2022, 41(2): 65-70.

[4] LI P, HUANG T T, ZOU Q, et al. FGFR2 promotes expression of PD-L1 in colorectal cancer via the JAK/STAT3 signaling pathway[J]. J Immunol, 2019, 202(10): 3065-3075.

[5] DIECI M V, ARNEDOS M, ANDRE F, et al. Fibroblast growth factor receptor inhibitors as a cancer treatment: from a biologic rationale to medical perspectives[J]. Cancer Discov, 2013, 3(3): 264-279.

[6] 杨伟斌,刘志毅,曹宽,等. 表皮生长因子受体家族特点及与肿瘤关系的研究进展[J]. 现代肿瘤医学, 2019, 27(2): 346-351.

[7] 杨雪琴,邹长武. 表皮生长因子受体在非小细胞肺癌的研究进展[J]. 河北医药, 2021, 43(20): 3157-3163.

[8] KOJIMA M, ISHII C, SANO Y, et al. Journey of brain-derived neurotrophic factor: from intracellular trafficking to secretion[J]. Cell Tissue Res, 2020, 382(1): 125-134.

[9] JOBLING P, PUNDAVELA J, OLIVEIRA S M, et al. Nerve cancer cell cross-talk: a novel promoter of tumor progression[J]. Cancer Res, 2015, 75(9): 1777-1781.

[10] 喻晓路,傅慧. BDNF 对缺糖缺氧小鼠 mPFC 脑区神经元突触形成的影响[J]. 医学信息, 2020, 33(17): 63-66.

[11] 林道锐,徐璐,陈瑜,等. 弥漫大 B 细胞淋巴瘤患者神经生长因子、Netrin-1、脑源性神经生长因子的表达及相关性分析[J]. 河北医药, 2022, 44(12): 1765-1768.

[12] 刘锦,杨童,李博,等. 癌基因和抑癌基因在肺癌中的研究进展[J]. 现代医学, 2022, 50(4): 517-522.

[13] 张莉,王炜,祁佐良,等. 用基因芯片研究同一血管瘤增生和消退期差异表达基因[J]. 中华整形外科杂志, 2003, 19(6): 452-455.

[14] YU Y L, KHAN J, KHANNA C, et al. Expression profiling identifies the cytoskeletal organizer ezrin and the developmental homeoprotein Six-1 as key metastatic regulators[J]. Nat Medicine, 2004, 10(2): 175-181.

［15］李巍松,施诚仁. 基因芯片在儿童实体肿瘤的研究进展［J］.中华小儿外科杂志,2006,27(2):98-101.

［16］赖铭裕. 基因芯片及其在肿瘤研究中的应用［J］.医学综述,2009,15(13):1960-1962.

［17］曹明楠,崔俊,李卫东. 基因芯片技术在抗肿瘤药物研究和肿瘤诊断中的应用［J］.中国药理学与毒理学杂志,2014,28(6):932-938.

［18］TAKITA J, ISHII M, TSUTSUMI S, et al. Gene expression profiling and identification of novel prognostic marker genes in neuroblastoma［J］. Genes Chromosomes Cancer, 2004, 40(2): 120-132.

［19］DUMUR C I, DECHSUKHUM C, WARE J L, et al. Genome-wide detection of LOH in prostate cancer using human SNP microarray technology［J］. Genomics, 2003, 81(3): 260-269.

［20］徐丽媛,窦露,靳烨,等. 细胞凋亡及其与肌纤维的关联机制研究进展［J］.动物营养学报,2022,34(5): 2847-2855.

［21］THORNTON C, LEAW B, MALLARD C, et al. Cell death in the developing brain after hypoxia-ischemia［J］. Front Cell Neurosci, 2017, 11: 248.

［22］李敏,林俊. 细胞凋亡途径及其机制［J］.国际妇产科学杂志,2014,41(2):103-107.

［23］吉木斯,李存保. Bcl-2 家族在线粒体细胞凋亡途径中的作用［J］.内蒙古医科大学学报,2013,35(2):152-157.

［24］PATWARDHAN G A, BEVERLY L J, SISKIND L J. Sphingolipids and mitochondrial apoptosis［J］. J Bioenerg Biomembr, 2016, 48(2): 153-168.

［25］YANG S P, ZHANG Y G, LUO Y, et al. Hinokiflavone induces apoptosis in melanoma cells through the ROS-mitochondrial apoptotic pathway and impairs cell migration and invasion［J］. Biomed Pharmacother, 2018, 103: 101-110.

第 五 章

小儿肿瘤的病理学

第一节 小儿肿瘤病理学概述

小儿肿瘤与成人肿瘤相比有明显的区别。良性肿瘤中以软组织肿瘤最常见，其次为胚胎残余组织肿瘤，两者几乎占良性肿瘤的70%以上，而上皮来源的肿瘤仅占极少数。赵强等对2 456例住院小儿实体肿瘤的特点进行分析发现，软组织肿瘤以血管瘤、淋巴管瘤、纤维瘤、脂肪瘤等为主要类型，占52.6%；胚胎残余组织肿瘤主要包括畸胎瘤、皮样囊肿、先天性囊肿等，占20.2%。

小儿恶性肿瘤尽管仅占所有肿瘤的0.6%～0.8%，但却以每5年5%的发病率增长。据不完全统计，中国每年约3万的儿童被诊断为恶性肿瘤。在病理类型上，小儿恶性肿瘤多来源于胚胎残余组织的中胚层，从未成熟的细胞发生，故以胚胎性肿瘤和肉瘤为主。神经母细胞瘤、肾母细胞瘤、肝母细胞瘤等胚胎性肿瘤占儿童恶性肿瘤的43.5%。赵强等报道在496例小儿恶性肿瘤中，恶性淋巴瘤最常见，包括霍奇金淋巴瘤32例和非霍奇金淋巴瘤92例，占25.00%；其次为神经母细胞瘤109例，占21.98%；肾母细胞瘤53例，占10.69%；横纹肌肉瘤51例，占10.28%。首都医科大学附属北京儿童医院（简称"北京儿童医院"）2 705例儿童恶性肿瘤中，恶性淋巴瘤521例，占19.26%，居第一位。其余依次为肾母细胞瘤420例，占15.53%；神经母细胞瘤325例，占12.01%；生殖细胞肿瘤314例，包括内胚窦瘤和不成熟畸胎瘤，占11.61%；横纹肌肉瘤176例，占6.51%；肝母细胞瘤108例，占3.99%。

小儿肿瘤常表现为细胞增生活跃，或为胚胎型、细胞分化差或未分化形态。肿瘤的生物学行为常表现为高度恶性、病情进展迅速，预后较差。也有些肿瘤虽然细胞增生非常活跃，细胞轻度异型、核大、染色质丰富、核分裂象较多，但其临床经过表现良好，如婴幼儿毛细血管瘤、幼年型黑色素瘤、婴儿型血管周细胞瘤、幼年型颗粒细胞瘤和先天性中胚叶肾瘤等。少数甚至可发生奇迹般的自发性消退。小儿恶性肿瘤多表现为母细胞的特点，如神经母细胞瘤、肝母细胞瘤、肾母细胞瘤、肺母细胞瘤、胰母细胞瘤、视网膜母细胞瘤和畸胎瘤等，多属于胚胎残余组织肿瘤，来自神经嵴、后肾嵴和卵黄囊壁全能的生殖细胞。很多肿瘤呈现出胚胎发育过程的重演，表现为组织器官胚胎发育不同分化阶段的形态特点，在这些肿瘤中可见到从良性病变到分化差或未分化的病变，变化范围很广。例如，在肾母细胞肿瘤中，可见良性多囊肾瘤，囊性肾母细胞瘤，胚芽型、上皮型、间叶型、混合型和间变型肾母细胞瘤等不同分化的形态谱。肝母细胞瘤也有胎儿型、胚胎型和未分化型等组织学类型，其中胎儿型肝母细胞瘤与胎儿肝细胞相似，分化较高，患儿预后较好。在神经母细胞性肿瘤中可以看到从节细胞神经瘤、节细胞神经母细胞瘤到神经母细胞瘤的不同分化，少数神经母细胞瘤可以分化成熟，肿瘤可自发消退。这些儿童母细胞肿瘤反映胚胎残余组织发生肿瘤以后，可能受某些调控因素的诱导，出现不同的分化过程。

第二节 小儿常见肿瘤的病理学

一、母细胞肿瘤

（一）肝母细胞瘤

肝母细胞瘤（hepatoblastoma，HB）是一种具有多种分化方式的恶性胚胎肿瘤，由类似于胚胎性或胎儿性肝细胞及分化的间叶成分组成，在组织学上表现为肝发育阶段的重演。

1. 病理学特征

（1）大体观察：肿瘤常见于肝右叶，为孤立的圆形或结节状肿块。多数肿瘤重量为400～500g，直径为5～25cm。切面呈结节状，灰棕色或灰白色、绿色，边界清楚，常见出血及灶状或地图样坏死。周围肝组织基本正常。

（2）镜下所见：肿瘤表现多种形态，依据肿瘤细胞的分化程度及是否含有肿瘤性间叶组织可分为上皮型、混合性上皮和间叶型，上皮型又包括胎儿型、胚胎型和小细胞未分化型等。

1）胎儿型：是最常见的类型，约占49.1%。肿瘤细胞分化比较成熟，与胎儿肝细胞类似，常排列成不规则的2层肝细胞厚度的小梁状。瘤细胞核轻度异型性，核仁小而清晰，核分裂象很少见，胞质透明或细颗粒状，在低倍镜下形成明暗区域。常可见到髓外造血灶。

2）胚胎型：约占13.4%。肿瘤细胞分化较低，细胞核比胎儿型大，异型性明显，核仁较大，核分裂象较多，形成片块状、假菊形团、腺样或腺泡状结构。胎儿型和胚胎型之间常有某些过渡。伴有异位激素产生的肿瘤组织中可以见到多核巨细胞。

3）小细胞未分化型：非常少见。肿瘤主要由间变的小细胞组成，类似于神经母细胞瘤、尤因肉瘤或淋巴母细胞淋巴瘤，胞质少，核为小圆形或卵圆形，常见坏死和核分裂象。细胞间无黏附性，呈片状排列。

4）混合性上皮和间叶型：最常见，占37.5%。除胎儿型和胚胎型上皮成分外，还伴有原始间叶组织，可见骨或软骨样组织、平滑肌组织等。这些表现支持肝母细胞瘤起源于多潜能分化的胚芽。有时肝母细胞瘤可类似于畸胎瘤样表现，可有横纹肌、黏液上皮、鳞状上皮和黑色素等成分。有时从概念及实际工作中区分伴有畸胎瘤样表现的肝母细胞瘤与肝畸胎瘤很困难。

2. 免疫组织化学特征 肝母细胞瘤上皮成分表达低分子量的细胞角蛋白（cytokeratin，CK）、上皮膜抗原（epithelial membrane antigen，EMA）；间叶组织表达波形蛋白（vimentin）。肝母细胞瘤伴有局灶性的神经内分泌分化，神经元特异性烯醇化酶（neuron specific enolase，NSE）、嗜铬粒蛋白A（chromogranin A，CGA）、生长抑素及5-羟色胺（5-hydroxytryptamin，5-HT）呈阳性表达；有些肿瘤也可含有黑色素，表达HMB-45。另外，多克隆癌胚抗原（carcinoembryonic antigen，CEA），Hep-par-1、甲胎蛋白（alpha-fetoprotein，AFP）、人绒毛膜促性腺激素（human chorionic gonadotropin，HCG）及转铁蛋白受体呈阳性。

3. 超微结构特征 电镜下肝母细胞瘤的上皮性肿瘤细胞出现不成熟肝细胞表现。胎儿型上皮细胞质内可见核糖体、粗面内质网、糖原和脂滴。胚胎型上皮含细胞器很少。未分化型上皮细胞，核边缘凹凸不平，核仁突出，胞质内细胞器更少，含丰富的中间丝。化学治疗后瘤细胞异染色质边集、核固缩、碎裂，出现大量黑色溶酶体及大片坏死组织。

4. 细胞遗传学特征 肝母细胞瘤遗传学最常见的改变为2、8和20号染色体三体。Kraus等对32例肝母细胞瘤患者进行研究发现，7例具有1号染色体短臂等位基因杂合性缺失，7例有1号染色体长臂等位因杂合性缺失，3例既有短臂又有长臂缺失。提示位于1号染色体抑癌基因的缺失和失活可能与肝母细胞瘤的发生有关。

DNA倍体分析发现，胎儿型多为二倍体，但约50%的胚胎型和小细胞未分化型为非整倍体。CGH分析显示高频X染色体增益，说明肿瘤的上皮和间质成分在遗传学上类似。

（二）肾母细胞瘤

肾母细胞瘤（nephroblastoma）是来源于肾胚芽组织的恶性肿瘤，又称Wilms瘤（Wilms tumor）。

1. 病理学特征

（1）大体观察：肾母细胞瘤体积较大，边界清楚，可占据肾脏一极或全部。平均直径为12cm，重量为200～800g，平均为550g。切面呈鱼肉状，与周围肾实质的边界较清楚,质地柔软,可有出血、坏死及囊性变。

（2）镜下所见:肾母细胞瘤是一种复合的胚胎性肿瘤。多数肿瘤镜下均可见到 3 种类型的细胞成分,即未分化胚芽组织、间叶和上皮成分。根据构成肿瘤的 3 种组织成分所占比例不同,可以分为以下 5 种组织学类型。

1）胚芽为主型:胚芽成分占 65% 以上。肿瘤细胞为小圆形,大小基本一致,胞质稀少,染色质粗糙,核仁不明显,核分裂活跃,呈圆形或椭圆形,呈簇状、弥漫性、结节状、缎带状分布。

2）间叶为主型:间胚叶性间质成分占 65% 以上。一般由幼稚的梭形成纤维细胞样细胞和黏液样细胞组成,但也可向其他类型细胞分化,如平滑肌细胞、横纹肌细胞、脂肪细胞、神经节细胞、神经胶质细胞、软骨细胞、骨细胞及造血细胞成分等,它们的分化程度差别可以很大。有时肾母细胞瘤以间胚叶细胞成分为主,此时要充分取材寻找胚芽成分。

3）上皮为主型:上皮样成分占 65% 以上。包括各种不同分化程度的腺管、腺腔构成的胚胎期肾小管样结构,以及由上皮细胞团构成的肾小球样结构。肾小管样上皮细胞为小圆形,呈菊形团样、小管状或乳头状排列,类似肾形成过程中不同阶段的改变。也可见黏液上皮和鳞状上皮分化。

4）混合型:最多见。3 种组织中的任何一种占肿瘤的比例不到 65%。

5）间变型:约 5% 的肾母细胞瘤可发生间变,肿瘤细胞异型性明显,核分裂象多见,预后差。以下 3 项指标可以判断肿瘤的间变。①细胞核增大,直径超过相同类型肿瘤细胞的 3 倍;②增大的肿瘤细胞核染色质增多、增粗、浓染;③核分裂象,尤其是多极核分裂象增多。2 岁以下的肾母细胞瘤患儿极少见间变现象,可能是这一年龄组患儿预后较好的原因之一。有时间变现象仅见于转移灶,而原发性肿瘤却没有。

2. 免疫组织化学特征　胚芽组织呈波形蛋白阳性,上皮成分 CK、EMA 和植物凝集素表达阳性;间叶成分显示与其形态表现一致的染色结果,如横纹肌成分显示肌红蛋白(myoglobin)和结蛋白(desmin)阳性,神经成分显示 NSE、胶质纤维酸性蛋白(glial fibrillary acidic protein, GFAP)和 S100 蛋白阳性。

3. 超微结构特征　电镜下可见后肾组织不同发育阶段的特点。其中,有发育较好的细胞连接、微绒毛的分化、细胞表面的絮状物凝聚等超微结构特点,这些超微结构的特点均有利于确诊低分化的肾母细胞瘤,其中凝聚于细胞表面的絮状物是神经细胞黏附因子。

4. 细胞遗传学特征　*WT1* 和 *WT2* 基因与肾母细胞瘤相关。*WT1* 基因位于 11 号染色体短臂 13 区(11p13),编码具有锌指结构(zinc finger peptide)的转录因子,此转录因子对泌尿生殖系统胚胎发育过程中的细胞生长起特异性调节作用。*WT2* 基因位于 11 号染色体短臂 15.5 区(11p15.5),可引起肿瘤发生和遗传性肾母细胞瘤。

仅有 5% 病例有 *TP53* 突变和蛋白过表达,并局限于间变型病灶,提示预后差。

（三）外周神经母细胞性肿瘤

神经母细胞瘤、节细胞神经母细胞瘤和节细胞神经瘤是一组来源于神经嵴的肿瘤,来自交感神经元细胞。神经母细胞瘤是由神经母细胞及其衍变的细胞构成,当肿瘤组织中见到神经节细胞和施万细胞提示肿瘤分化。神经母细胞瘤是最不成熟、最恶性的肿瘤;节细胞神经瘤是分化成熟的良性肿瘤;节细胞神经母细胞瘤分为结节型和混杂型,结节型与神经母细胞瘤具有相同生物学行为,混杂型是神经母细胞瘤向神经节瘤分化过程中的中间阶段。通常临床上所指的神经母细胞瘤,实际包含神经母细胞瘤和节细胞神经母细胞瘤(结节型)。

1. 病理学特征

（1）大体观察:肿瘤结节或分叶状,神经母细胞瘤成分常呈灰红色至灰粉色,质软,鱼肉状,节细胞神经瘤成分常呈灰粉色,质中,略呈编织状。

（2）镜下所见

1）神经母细胞瘤:肿瘤细胞小而不规则,略大于淋巴细胞,核为圆形或卵圆形,染色质丰富,斑点状分布,核深染,胞质少,部分病例核分裂象多见;排列成条索状、巢状或弥漫排列。肿瘤因被不完整的纤细的纤维分隔,呈模糊的结节状生长。常见出血、坏死,有时会导致假血管样或腺泡状结构的形成。片状或点状钙化容易见到。30% 的病例可见 Homer-Wright 菊形团,中央为纤细的神经纤维丝。这些纤维性物质由缠结的轴突团块组成,可通过银染色、免疫组织化学或电镜显示。根据分化性神经母细胞数量的多少可分为未分化型、分化差型和分化型。①未分化型，肿瘤细胞全部由未分化的小圆细胞构成，弥漫密集排列，很难找到 Homer-Wright 菊形团；②分化差型，肿瘤细胞小圆形，染色质呈"胡椒盐"样，巢状或片状分布，巢状肿瘤细胞间可见神经纤维丝，部分病例可见 Homer-Wright 菊形团；③分化型，大于 5% 的肿瘤细胞呈分化型神经母细胞。细胞核增大，核仁出现，胞质增多并呈嗜酸性，界限清楚。分化型细胞弥漫或局灶分布。

2）结节型节细胞神经母细胞瘤：节细胞神经瘤背景中一个或多个肉眼可见的神经母细胞结节，结节内包含未分化、分化差或分化的神经母细胞，同时不伴有施万细胞。当结节生长较大时，周围可仅存少量节细胞神经瘤成分。按国际神经母细胞瘤病理学分类（International Neuroblastoma Pathology Classification, INPC）标准，结节型神经母细胞瘤针对结节内肿瘤成分可分为预后良好和不良两种，同神经母细胞瘤。

3）混杂型节细胞神经母细胞瘤：施万细胞基质丰富的肿瘤，其内随机散在分布以神经纤维丝和成熟神经母细胞为主的母细胞灶，母细胞灶周围为节细胞神经瘤样成分，其比例＞50%。

4）节细胞神经瘤：肿瘤内丰富的施万细胞（＞50% 肿瘤成分）编织状或片状分布，其内可见散在或簇状分布的即将成熟和/或成熟的神经节细胞，淋巴细胞增殖灶常见。

2. 免疫组织化学特征　神经母细胞瘤细胞表达 PHOX2B、TH、NSE、神经纤丝蛋白（neurofilament protein, NFP）、CGA、突触生长蛋白（synaptophsin, SYN）、S100、神经细胞黏附分子（neural cell adhesion molecule, NCAM）、分泌粒蛋白 2、血管活性肠肽、血管相关蛋白、NB-84、神经生长因子受体（nerve growth factor receptor, NGFR）及其他神经相关性抗原，包括细胞表面的双唾液酸神经节苷脂（disialoganglioside, GD2）抗原。这些特点结合分子生物学技术，对鉴别诊断神经母细胞瘤与婴儿其他小细胞肿瘤，如横纹肌肉瘤，尤因肉瘤/原始神经外胚叶肿瘤（primitive neuroectodermal tumor, PNET）及恶性淋巴瘤十分有用。

3. 超微结构特征　电镜下神经母细胞瘤细胞器极少，存在轴突、神经分泌颗粒和突触末梢。神经分泌颗粒小的直径为 90～160nm，大的为 250～550nm。轴突在 Homer-Wright 菊形团的中央形成一个复杂交错的网眼状结构。

4. 细胞遗传学特征　神经母细胞瘤的 2 个遗传学特征，即 1 号染色体短臂远端的一个关键性区域缺失和 N-MYC 癌基因扩增。两者是相关的，染色体 1p 的杂合性丢失（loss of heterozygosity, LOH）发生在扩增之前。其他遗传学异常包括 17 号染色体获得、超倍体或接近三倍体以及神经生长因子受体表达或功能缺陷。大多数神经母细胞瘤系表达 ALK 转录子和 ALK 蛋白。近来，通过 Northern 印迹分析和免疫组织化学等技术，在神经母细胞瘤（特别是具有较好组织学形态者）发现了 Trk 受体蛋白。

（四）髓母细胞瘤

髓母细胞瘤（medulloblastoma）是发生于后颅窝的胚胎性神经上皮肿瘤，相当于世界卫生组织（World Health Organization, WHO）中枢神经系统（Central Nervous System, CNS）分类 CNS WHO 4 级。

1. 病理学特征

（1）大体观察：肿瘤组织呈灰红色，质软，有些如黏冻状，边界不清；有些呈质硬结节状，界线清楚；部分病例可见大片出血。

（2）镜下所见：为未分化小圆细胞肿瘤，肿瘤细胞核质比高，核分裂象易见，组织学亚型分 4 型。

1）经典型髓母细胞瘤：肿瘤细胞小，胞质少，核圆形到卵圆形或雪茄烟样，染色质多，核深染，核分裂象多见，间质成分少。间变或多形性细胞表现为空泡状核，核仁明显。小于 40% 的病例可见到 Homer-Wright 菊形团，常伴有明显的核多形性和高核分裂象。凋亡细胞多见，可见假栅栏状坏死。偶见巨核、多核瘤细胞和非典型核分裂象。少数可见血管增生、钙化和出血。

2）促纤维增生/结节型髓母细胞瘤：肿瘤组织多在小脑半球内，侵袭表面软脑膜，伴有纤维组织增生。肿瘤细胞成串状排列在丰富的胶原纤维间，或形成结节状的"苍白岛"，结节内细胞核大小一致，结节内无网织纤维沉积，结节周围可见大量网织纤维沉积。

3）伴广泛结节形成的髓母细胞瘤：肿瘤具有小叶状结构，结节内细胞量少，核大小一致，圆形细胞像中枢神经细胞瘤的神经细胞，有时类似少突胶质细胞，可见核周空晕，细胞可呈流水样排列，结节内细胞可向神经元细胞分化；结节之间的细胞核大，密集，核分裂多见。

4）大细胞/间变型髓母细胞瘤：占髓母细胞瘤的 4%，大细胞表现为弥漫大圆形细胞核和突出的核仁,缺乏细胞之间大小和形状的异质性;间变细胞指肿瘤细胞核具有多形性,同时伴有高分裂活性及多量凋亡细胞。核包裹及细胞质内假包含体形成具有特征性。

在极少数的情况下,髓母细胞瘤任何组织学亚型均可见到骨骼肌和/或黑色素分化,髓肌母细胞瘤和黑色素细胞髓母细胞瘤分别用于描述这些特征。

2. 免疫组织化学特征 髓母细胞瘤 SYN 和神经上皮干细胞蛋白(nestin)标记阳性,尤其是在结节和 Homer-Wright 菊形团中阳性反应更加明显;波形蛋白标记强阳性;大部分髓母细胞瘤含 GFAP 阳性的星形细胞,可能是成熟星形细胞,也可能是分化成的肿瘤性星形细胞;NFP 表达用于确定髓母细胞瘤出现神经元分化;当髓母细胞瘤出现光感受器分化,视紫红质和视网膜-S 蛋白就会灶性表达。髓母细胞瘤 Ki-67 标记指数>20%。

3. 超微结构特征 在神经母细胞分化区,如菊形团和"白岛",细胞有纤细的神经样细胞质突起,有特化的黏着斑连接在一起,排列呈微管状;胚胎性神经元中的致密芯小泡和突触亦可见到;胶质分化区有丰富的中丝。

4. 细胞遗传学特征 50% 的髓母细胞瘤出现 17q 的等臂染色体[i(17q)],大部分病例断裂点位于断臂的近端,造成双着丝粒的结构。尽管 i(17q)是髓母细胞瘤 17p 缺失最常见的分子机制,部分或全部 17p 缺失也可以通过 17 单体的中间缺失、非平衡易位实现。WHO 中枢神经系统肿瘤中将髓母细胞瘤的分子分型归为 4 大类[WNT(Wnt/β-catenin 信号通路)活化型;SHH(Sonic Hedgehog 信号通路)活化同时 TP53 野生型;SHH 活化同时 TP53 突变型;非 WNT/SHH 活化型]。

(五)视网膜母细胞瘤

视网膜母细胞瘤(retinoblastoma,RB)是婴幼儿时期最常见的眼部恶性肿瘤,占 15 岁以下儿童恶性肿瘤的 3%。约 60% 病例是散发的,其余病例有家族史。约 30% 病例是双侧发病,其中 90% 以上有家族史。一般无明显种族、地域及性别差异。根据视网膜母细胞瘤的发展过程,可将其分为 4 期,即眼内生长期、青光眼期、眼外期、远处转移期。由于肿瘤的部位、生长速度及分化程度不同,临床表现不尽相同,如生长在视盘及巩膜导水管附近的肿瘤,早期可侵袭视神经并向颅内及眶内蔓延,直接进入眼外期。

1. 病理学特征

(1)大体观察:视网膜母细胞瘤可呈结节状或弥漫平坦或隆起,也可有多中心起源的特点。通常呈奶油样外观,伴有钙化灶及黄色坏死区。

(2)镜下所见:肿瘤细胞呈圆形或椭圆形,胞质少,核致密深染,核仁不清。肿瘤细胞排列紧密,间质很少。分化型视网膜母细胞瘤可见>50% 肿瘤细胞具有真菊形团(Flexner-Wintersteiner rosette),少数情况下,可与神经母细胞瘤和髓母细胞瘤一样,形成无清晰腔的花环(Homer-Wright 菊形团)。未分化的视网膜母细胞瘤中常见肿瘤细胞排列呈梁状和巢状结构,甚至密集成片。视网膜母细胞瘤中常见坏死,其中心为环绕血管存活的肿瘤细胞,坏死区内可见明显的钙化,也常见苏木精小体沉积在血管壁内或血管周。

2. 免疫组织化学特征 在视网膜母细胞瘤中,NSE、SYN、S100、GFAP、髓磷脂相关蛋白和 Leu7 均呈阳性,说明肿瘤起源于多潜能的神经外胚层细胞,并保持神经元和胶质细胞特点。此外,肿瘤中还发现了称为视网膜分化特异性的标志物,如视网膜结合蛋白、锥体视蛋白、视网膜视杆蛋白等。Ki-67 增殖活性的标记非常高。50% 以上的肿瘤 TP53 阳性。

3. 超微结构特征 电镜可见大量粗细相近、平行排列的细胞突起,互相交叉,像光感受器;细胞突起有微管、微丝及突触小泡结构。

4. 细胞遗传学特征 视网膜母细胞瘤的相关基因定位于 13q14 染色体,并命名为 RB 基因。只有等位基因均发生突变,才能使 RB 蛋白失活,而 RB 基因的失活对细胞生长有负性调节作用,为抑癌基因。遗传性视网膜母细胞瘤是一侧等位基因发生了胚系突变,并在出生后另一侧等位基因又发生了体细胞突变;而散发性视网膜母细胞瘤的 2 个 RB 基因的突变均发生于体细胞。

完整的 RB 基因的编码产物分布于细胞核内,在人体各种组织中均有表达,RB 蛋白参与细胞周期的调控。非磷酸化的 RB 蛋白能阻止细胞进入 S 期,从而抑制或限制细胞增殖,诱导细胞分化。

二、骨及软组织肿瘤

(一)骨肉瘤

骨肉瘤(osteosarcoma)为儿童时期最常见的骨

原发性恶性肿瘤。发病率占恶性骨肿瘤的 35.1%。骨肉瘤分原发性骨肉瘤和继发性骨肉瘤。继发性骨肉瘤是由其他骨肿瘤或骨病变转化而来,如骨佩吉特病、动脉瘤样骨囊肿、骨纤维结构不良、其他肿瘤放疗后等。原发性骨肉瘤来自成骨性间叶组织,根据发生位置不同又可分为髓内(中心性)骨肉瘤和骨表面骨肉瘤。

1. 病理学特征

(1)大体观察:中心性骨肉瘤起始于干骺端,沿髓腔纵向蔓延累及骨干和骨骺,横向浸润破坏骨皮质,形成骨旁软组织肿块。因瘤细胞多少、成骨及成软骨的比例及出血、囊变程度的不同而形态不一。切面大多为实性、软硬不均、灰红色有砂粒感,软骨较多处呈灰白色半透明状。少数病变以囊性为主,与动脉瘤样骨囊肿相似。骨表面骨肉瘤由骨外膜发生向骨外生长,形成结节状肿块。

(2)镜下所见:在 2002 年 WHO 骨肿瘤分类中,将骨肉瘤分为普通型、毛细血管扩张型、小细胞、低级别中心性、继发性、骨旁、骨膜和高级别表面骨肉瘤等 8 个组织学类型。

1)普通型骨肉瘤:是发生在髓内的一种高级别的恶性肿瘤,约占骨肉瘤的 75%。肿瘤细胞异型性明显,形态结构多样,可以是上皮样、浆细胞样、椭圆形、三角形、梭形、透明、单核或多核细胞混合构成。胞质较宽,嗜酸性,核分裂象多见,在肿瘤细胞间常产生数量不等的花边状骨样基质即肿瘤成骨,这是诊断成骨肉瘤的重要依据。普通型骨肉瘤可出现多少不一的软骨肉瘤或纤维肉瘤样成分,并据此将普通骨肉瘤又分为成骨型、成软骨型和成纤维型 3 个亚型。无论在别处有多少肿瘤性软骨或纤维组织存在,只要见到从瘤细胞直接产生的且与软骨不相连的骨样基质,该恶性肿瘤就应诊断为骨肉瘤。

2)毛细血管扩张型骨肉瘤:Mstsuno 报道,仅占骨肉瘤的 2.5%。肿瘤组织中可见许多空或充满血的囊腔,有薄的间隔,类似动脉瘤样骨囊肿,血腔内常见游离的肿瘤细胞和坏死组织。骨小梁和间隔内可见丰富的高度间变的肿瘤细胞,异型性明显,细胞核呈炭块状,异常核分裂多见。骨样基质形成的较少,呈团块状或细的彩带状。常见散在的无异型性的多核巨细胞,可能是反应性的。

3)小细胞骨肉瘤:约占骨肉瘤的 1.5%。由间变的小圆形细胞和短梭形肿瘤细胞及产生的骨样

基质构成。瘤细胞体积较小,核仁不明显,弥漫分布,坏死和核分裂象不显著。

4)低级别中心性骨肉瘤:占骨肉瘤 1%～2%。肿瘤细胞在大多数病例是分化好的梭形纤维母细胞样细胞,类似侵袭性纤维瘤病,核异型性轻,核分裂象不多见。瘤细胞间有大量胶原纤维和骨小梁,梭形细胞与骨小梁移行。15%～20% 的病例可发展为高度恶性的梭形细胞肉瘤,尤其多见于复发性肿瘤。

5)继发性骨肉瘤:是指先前就存在有异常的能进展为骨肉瘤的病变,其中以骨佩吉特病和放射线导致的骨肉瘤最为常见,其他情况罕见。

骨佩吉特病恶变导致的骨肉瘤大部分为成骨型或成纤维型骨肉瘤的组织学特点,常见大量的破骨细胞样巨细胞。

放疗后骨肉瘤占骨肉瘤的 3.4%～5.5%,随着对肿瘤放射治疗的增加,辐射后骨肉瘤也在相应增多,尤其是儿童。以低分化骨肉瘤为主,多以某种瘤细胞成分为主,常能见到放射性骨炎的改变。

6)骨旁骨肉瘤:约占骨肉瘤的 4%,是骨表面骨肉瘤中较常见的一种。多见于 20～30 岁,儿童罕见。镜下见形态良好的与正常骨平行排列的骨小梁位于呈轻至中度不典型的梭形细胞性间质中,骨小梁表面有时见骨母细胞黏附。间质的梭形细胞多数不丰富。约 50% 的骨旁骨肉瘤可见高分化软骨肉瘤,常见分化好的软骨灶,也可呈帽状软骨覆盖在肿瘤表面。如果梭形细胞分化差,可诊断为去分化骨旁骨肉瘤,可以表现为骨肉瘤、纤维肉瘤或恶性纤维组织细胞瘤的形态。

7)骨膜骨肉瘤:占骨肉瘤的 2%。在组织学上,表现为中度分化的以成软骨型骨肉瘤成分为主。可见大小不一的软骨岛,周边细胞丰富,可见核分裂象,中心细胞稀少,部分区域可见梭形肿瘤细胞,其间有纤细的花边状骨样组织。

8)高级别表面骨肉瘤:占骨肉瘤的 1% 以下。与普通骨肉瘤具有相似的形态特点,可以见到成骨、成软骨及成纤维分化等多种瘤细胞成分,但瘤细胞呈高度异型性,并出现花边样骨样基质。一般没有低级别骨肉瘤的区域是特点之一。

2. 免疫组织化学特征　骨肉瘤成骨区中成骨细胞及骨样基质表达骨钙素、骨形态发生蛋白和骨粘连蛋白。另外,骨肉瘤可以显示 CK、平滑肌肌动

蛋白（smooth muscle actin, SMA）阳性，CD99 在瘤细胞质呈弥漫性表达。

3. **超微结构特征** 电镜下，分化好的骨肉瘤细胞类似正常的成骨细胞，胞质中见丰富的颗粒性内质网及稀疏的线粒体。另外，可见骨细胞、成软骨细胞、未分化细胞和肌纤维细胞。间质形成不平行的原纤维、零星的胶原纤维与羟基磷灰石的局灶钙沉积。

4. **细胞遗传学特征** 大多数骨肉瘤有复杂的克隆性染色体数目和结构异常，最常见 1p21-p23、3q26、8q21-q23、12q13-q15 和 17p11-p12。最常涉及的基因包括 *MYC*、*MDM2*、*CDK4*、*MET* 和 *FOS* 等过表达。近年来的研究发现，在骨肉瘤中均有抑癌基因的改变，如 *RB*、*TP53*、*P16*、*P21* 基因等。*RB* 基因在骨肉瘤中的改变率可达 60%～75%；45% 的骨肉瘤出现 *TP53* 基因突变，改变方式包括基因缺失、重排和点突变，*TP53* 失活导致 *P21* 基因低表达可能是骨肉瘤发病机制之一。

（二）尤因肉瘤

尤因肉瘤（Ewing sarcoma）是一种小圆细胞肉瘤，涉及 FET 家族基因（通常为 *EWSR1*）和 ETS 转录因子家族成员的基因融合。

1. **病理学特征**

（1）大体观察：呈灰白色，鱼肉状，质软，可存在出血和坏死。

（2）镜下所见：常呈片状或分叶状结构，由密集的、大小一致的小圆细胞构成，细胞核圆形，伴颗粒样染色质，核仁不明显，胞质透明至淡染嗜酸性。部分区域见瘤细胞绕血管分布呈假花环状，间质血管丰富，网状纤维很少，常见出血、坏死，部分肿瘤存在神经外胚层分化，表现为肿瘤细胞围绕神经纤维丝形成 Homer-Wright 菊形团。

2. **免疫组织化学特征** 肿瘤细胞 CD99 弥漫膜强阳性，NKX2.2 弥漫核阳性表达，其他阳性免疫组织化学抗体包括 SYN、CD56、CK 等。

3. **超微结构特征** 电镜下，细胞内细胞器稀少，可见明显的糖原颗粒，缺乏向神经分化的证据。部分肿瘤细胞有丰富的、互相交织的长胞质突起，可见致密的 50～250μm 的核心颗粒，还有中间丝和微管等。

4. **细胞遗传学特征** 显示相同的染色体组异常。90% 的尤因肉瘤/原始神经外胚叶肿瘤存在 11 号和 22 号染色体易位 t（21；22）（q24；q12），导致 22q12 的 *EWS* 基因 5′ 氨基末端与 11q24 的转录因子基因 *FLI-1* 的 3′ 羧基末端融合，*EWS* 基因的 RNA 结合域缺失并由 *FLI-1* 的 DNA 结合域取代，形成 *EWS∷FLI-1* 融合基因。

（三）横纹肌肉瘤

横纹肌肉瘤（rhabdomyosarcoma, RMS）是一种由不同分化阶段横纹肌母细胞组成的恶性肿瘤，占儿童软组织恶性肿瘤的 45%～70%。

1. **病理学特征**

（1）大体观察：肿瘤界限欠清，呈浸润性生长，质地坚实或软，灰白色至粉红色，常有出血、坏死、囊变。梭形细胞横纹肌肉瘤质地较硬，切面呈黄褐色。葡萄状肉瘤外表像葡萄，肿瘤由黏膜下向黏膜表面突起呈息肉样。

（2）镜下所见：横纹肌肉瘤形态学表现差别很大，从细胞丰富的未分化肿瘤到细胞稀疏、富含黏液样基质的形态。根据临床特点、组织形态学、免疫组织化学染色及分子学改变，可将横纹肌肉瘤分为胚胎性、腺泡状、梭形细胞/硬化性和多形性 4 种组织学类型。

1）胚胎性横纹肌肉瘤：占横纹肌肉瘤的 50%～60%。肿瘤细胞形态多样，从原始间充质细胞到高分化的横纹肌细胞均可见到。未分化区域，瘤细胞主要为星形或圆形，核深染，胞质少，核分裂象较少见；随着细胞分化，胞质增多、嗜酸性增强，细胞形状变长，可出现"蝌蚪状""带状""蜘蛛状"细胞；少量瘤细胞内有横纹。瘤细胞常围绕血管致密排列，间质含数量不等的黏液样基质，胶原纤维很少。

葡萄状横纹肌肉瘤是其中一个特殊亚型，表面被覆完整的黏膜上皮，黏膜下为数层线性排列的肿瘤细胞，即生发层，是该肿瘤的典型结构。此外，含有数量不等的息肉样结节，常含有丰富的疏松黏液样间质。

2）腺泡状横纹肌肉瘤：占横纹肌肉瘤的 20%。包括经典型、实性型及胚胎性/腺泡状混合型 3 种组织学形态。①经典型腺泡状横纹肌肉瘤，表现为互相交织、吻合的纤维结缔组织分隔肿瘤细胞形成腺泡状结构，附着在纤维间隔的瘤细胞呈小圆形，空腔或腺泡中的瘤细胞较大，排列松散，呈无黏附性的"飘浮细胞"。较大瘤细胞呈圆形或多角形，胞质丰富，边缘清晰，嗜酸性，染色质粗糙，有时核仁显著较大，嗜碱性。还可见到单核巨细胞、带状细胞。②实性型腺泡状横纹肌肉瘤,缺乏纤维血管间隔,圆形细胞呈片状结构,并有数量不等的横纹肌母细胞分化,细胞学特点和经典型腺泡状横纹肌肉瘤没有差异。③胚胎性/腺泡状混合型横纹肌肉瘤,含有灶状胚胎性结构,即除腺泡状结构外,还有黏液样间质和梭形细胞性肌母细胞。少部分横纹肌肉瘤可出现间变,在胚胎性/腺泡状中亚型中均可见到,表现为间变肿瘤细胞体积是周围肿瘤细胞的3倍或以上,出现多极核分裂象。

3)梭形细胞/硬化性横纹肌肉瘤:占所有横纹肌肉瘤的5%~10%,主要发生在儿童,1/3发生在睾丸旁,此部分预后良好。梭形细胞胞质嗜酸性,边界清楚,可呈束状"鱼骨"样排列,硬化性显示肿瘤细胞分布于广泛均质硬化间质内,间质占40%~70%。80%以上肿瘤出现特征性生长及组织形态时方可诊断此亚型。

4)多形性横纹肌肉瘤:约占横纹肌肉瘤的5%。此型常见于成人,儿童罕见。Newton等报道1 626例儿童横纹肌肉瘤中,只发现有5例多形性横纹肌肉瘤,且常伴有灶状胚胎性组织结构。由未分化圆形至梭形细胞及胞质明显嗜酸性的梭形、蝌蚪形和球拍样多边形细胞混合构成。常规苏木精-伊红染色切片中存在多形性多边形横纹肌母细胞,并且免疫组织化学至少一项显示骨骼肌的特异性标志物阳性,才能作出诊断。

2. 免疫组织化学特征 横纹肌肉瘤最好标志物是结蛋白、成肌分化蛋白1(myogenic differentiation 1,MyoD1)和肌细胞生成蛋白,建议3种抗体联合使用,有时可表达CD99。

3. 超微结构特征 电镜下,有特征性的粗微丝和细微丝束,并点缀有流产型Z带。有丰富的线粒体、肌质网和糖原颗粒。

4. 细胞遗传学特征 研究表明,大多数横纹肌肉瘤有染色体11p15区(该区存在抑癌基因)等位基因丢失。胚胎性横纹肌肉瘤有复杂的染色体结构和数目改变(常有2、8、13染色体重排,TP53和CDKN2A基因失活突变,RAS家族基因突变等),是多种因素相互作用的结果。大部分腺泡状横纹肌肉瘤具有t(2;13)(q35;q14),少部分有t(1;13)(q36;q14)。

(四)婴儿型纤维肉瘤

婴儿型纤维肉瘤(infantile fibrosarcoma,IFS)约占婴幼儿软组织肉瘤的12%,36%~80%为先天性,36%~100%发生在1岁内。

1. 病理学特征

(1)大体观察:肿瘤边界欠清,分叶状,切面质地软硬不均,灰红色或灰褐色,常伴有黏液变性、囊性变、出血及坏死。

(2)镜下所见:肿瘤细胞丰富,椭圆形或短梭形,大小形态一致,核分裂象易见,瘤细胞呈束状交叉排列形成"鲱鱼骨"结构,网状纤维丰富,包绕每个瘤细胞。常见出血和带状坏死灶。间质见多少不一的胶原、炎症细胞浸润、灶状髓外造血。局部可有不规则血窦和裂隙状血管,血管扩张并有纤维素血栓形成、局灶黏液样变性。复发性婴儿型纤维肉瘤可表现为高级别多形性肉瘤的结构。

2. 免疫组织化学特征 肿瘤细胞100%阳性表达波形蛋白,其他标志物如NSE、SMA、HHF35、肌特异性肌动蛋白(muscle special actin,MSA)、CD34等免疫染色部分阳性。

3. 超微结构特征 电镜下,肿瘤细胞具有成纤维细胞和成肌纤维细胞的超微结构。细胞核大、1个或多个核仁、伴有电子致密物扩张的粗面内质网、大量溶酶体、局灶基底膜样物质和胞质微丝。

4. 细胞遗传学特征 多数婴儿型纤维肉瘤出现t(12;15)(p13;q26)染色体易位,导致12p和15q的遗传物质发生交换,激活NTRK3基因。染色体8、11、17和20三体也是婴儿型纤维肉瘤的特征。

三、生殖细胞肿瘤

(一)畸胎瘤

畸胎瘤(teratoma)是指来源于生殖细胞具有内、中及外胚层分化的肿瘤,是小儿较常见肿瘤。

1. 病理学特征

(1)大体观察:肿瘤表现为结节状肿物,大小不一,边界清楚。切面呈囊性、囊实性或实性。囊内含皮脂、毛发或黏液,实性部分可见脂肪组织、牙齿、骨及软骨等组织。卵巢囊性畸胎瘤常继发扭转和出血坏死。

(2)镜下所见:100%的肿瘤具有外胚层组织,93%具有中胚层结构,71%有内胚层分化的组织。外胚层最常见的是鳞状上皮和神经组织;中胚层以骨、软骨、平滑肌、纤维和脂肪组织为主;内胚层常见消化道上皮、呼吸道上皮、黏液腺及其他类型腺体。畸胎瘤分为未成熟性、成熟性和单胚层3种组织学类型。

1）未成熟性畸胎瘤：常见于腹膜后、卵巢、睾丸和骶尾部。占所有畸胎瘤的3%。肿瘤含有数量不等的未成熟的胚胎性成分（通常为神经外胚层菊形团或原始神经管），并常可出现未成熟的间叶组织和内胚层结构（包括肝组织、细胞基底部呈空泡状的小肠上皮以及类似肾母细胞瘤的胚胎性肾组织等）。通常按不成熟神经上皮面积进行组织学分级：<1个40倍视野为Ⅰ级，具有恶性潜能；占1～3个40倍视野为Ⅱ级，低度恶性；>3个40倍视野为Ⅲ级，恶性。

2）成熟性畸胎瘤：最常见的畸胎瘤类型，多发生于骶尾部、卵巢、腹膜后、睾丸和纵隔。肿瘤由完全成熟的2～3个胚层组织构成。成熟性畸胎瘤中的任何成分可发生恶变，但很少见。

3）单胚层畸胎瘤：完全或主要由来源于一个胚层（外胚层或内胚层）的一种组织构成的肿瘤或者为来源于皮样囊肿的成年型组织构成的肿瘤，主要包括卵巢甲状腺肿，类癌（岛状型、小梁型、黏液性和甲状腺肿类癌），神经外胚层肿瘤（室管膜瘤、PNET、髓上皮瘤和多形性胶质母细胞瘤等），皮脂腺肿瘤和黑色素细胞肿瘤等。

2. 免疫组织化学特征 畸胎瘤中上皮组织阳性表达广谱 CK、EMA；间叶组织表达波形蛋白和各种间叶组织的特异性标志物；神经组织 GFAP、SYN 和 NSE 均呈阳性表达。

3. 细胞遗传学特征 Ⅰ～Ⅱ级未成熟畸胎瘤90% 为双倍体，Ⅲ级未成熟畸胎瘤66% 为非整倍体。Ⅲ级未成熟畸胎瘤核型异常更常见。

（二）卵黄囊瘤

卵黄囊瘤（yolk sac tumor）是小儿生殖细胞来源的恶性肿瘤中最常见的一种，北京儿童医院793例生殖细胞来源的肿瘤中，卵黄囊瘤150例，占恶性生殖细胞肿瘤的46.4%。最常见于性腺和骶尾部。

1. 病理学特征

（1）大体观察：肿瘤体积较大，平均直径为15cm，有明显包膜。切面质软、灰黄色，常有出血、坏死和液化区。囊性变可产生蜂窝样外观，极少数呈单囊性结构。

（2）镜下所见：卵黄囊瘤组织学形态多样，瘤细胞较大，胞质丰富，染色较浅，常呈空泡状，核圆形或椭圆形，染色质丰富，空泡状或块状，可见1个或数个核仁，核膜清晰。常见由疏松的嗜碱性的黏液样基质、筛网状的微囊和迷宫样的裂隙构成

特征性的网状结构。微囊和裂隙内衬透明或扁平上皮细胞，上皮细胞有不同程度的非典型性。此外，细胞质含过碘酸希夫染色（periodic acid-Schiff staining, PAS）阳性的透明小体也有助于肿瘤确诊。透明小体和不规则基底膜样物质是卵黄囊瘤组织学特征之一。13%～20% 的病例可见表面被覆上皮细胞的纤维血管乳头状结构，即所谓的 Schiller-Duval 小体。

2. 免疫组织化学特征 卵黄囊瘤 AFP、CK、胎盘碱性磷酸酶（placental alkane phosphatase, PLAP）、人类婆罗双树样基因4（spalt-like transcription factor 4, SALL4）、CD117 呈阳性表达，CD30 阴性。

3. 超微结构特征 电镜下，在肿瘤细胞外可见大量电子致密的沉着物，即基底膜样物质，与光镜下见到的 PAS 阳性的透明小体一致，本质上为甲胎蛋白。

四、脑肿瘤

（一）胶质瘤

胶质瘤（glioma）是儿童颅内最常见的肿瘤。2021 年 WHO 中枢神经系统肿瘤组织学分类中将胶质瘤分为局限性星形细胞瘤、儿童型弥漫性低级别胶质瘤、儿童型弥漫性高级别胶质瘤、成人型弥漫性高级别胶质瘤。其中儿童最常见的局限性星形细胞瘤是毛细胞型星形细胞瘤，最常见的弥漫性胶质瘤是伴 *H3*-K27 变异的弥漫性高级别胶质瘤。

首都医科大学宣武医院报道儿童星形细胞瘤占颅内肿瘤的15.9%，占所有星形细胞瘤的17.1%。儿童星形细胞瘤多见于小脑、丘脑下部、脑干和视神经，少数发生于大脑半球。

1. 病理学特征

（1）毛细胞型星形细胞瘤：占大脑星形细胞瘤的10% 和小脑星形细胞瘤的85%。

1）大体观察：肿瘤边界清楚，外观呈结节状，质地软，灰色，相当疏松，常形成较大的囊肿并向囊内突出；可见钙化及陈旧出血。

2）镜下所见：相当于 CNS WHO 1 级。典型肿瘤形态为双相肿瘤模式，即致密区和疏松或黏液样区，由含罗森塔尔（Rosenthal）纤维的梭形细胞致密区和多极细胞疏松区构成，伴微囊和嗜酸性颗粒小体（eosinophilic granular body, EGB）形成；可见微血管增生和脑膜浸润，通常核分裂象罕见，少数病例局部见可见少量核分裂象。致密区的双极

毛状细胞表现为长的毛发样突起,核长梭形、淡染;疏松微囊区细胞为原浆型星形细胞,排列在微囊周围或漂浮于嗜碱性的黏液样物质池内,核圆或卵圆形,胞突相对短,蜘蛛网状,细胞纤维少,核淡染,常与嗜伊红颗粒状透明小体伴随存在;还可见一些像少突胶质细胞样的细胞存在。间质常见透明变性和肾小球样血管。常可见到退行性变,如血管透明变性扩张、含铁血黄素沉着、囊肿、钙化、坏死及淋巴细胞浸润。

毛细胞黏液样型星形细胞瘤,多见于3岁以内的儿童。细胞形态与毛细胞星形细胞瘤相似,伴广泛黏液背景,可见肿瘤细胞围绕血管排列,缺乏双相组织形态,可见罗森塔尔纤维和EGB,属于毛细胞型星形细胞瘤的一个亚型。

毛细胞型星形细胞瘤具有MAPK通路基因异常,最常见是*BRAF∷KIAA1549*基因融合。

（2）伴有*H3-K27*变异的弥漫性中线胶质瘤

1）大体观察:肿瘤浸润处脑组织肿胀,变性,肿瘤内可有出血、坏死及软化。

2）镜下所见:相当于CNS WHO 4级。发生在中线,呈浸润性生长的胶质瘤。肿瘤细胞形态大多数体积小,单形性,但也可以表现为多形性,呈星形细胞、毛细胞样、少突胶质细胞样、巨细胞、未分化或上皮样形态,尽管可以存在核分裂象,微血管增生和/或坏死,但不是诊断该肿瘤所必需的。

肿瘤伴有*H3-K27Me3*缺失,通常*H3.3-K27*突变,也可以是*H3.1*、*H3.2-K27*突变。此外还可以是*H3*野生型*EZHIP*过表达或*EGFR*突变。

（3）多形性黄色星形细胞瘤

1）大体观察:肿瘤灰白色、灰黄色,与脑膜相连常伴囊腔形成,有时在囊壁形成附壁结节。

2）镜下所见:相当于CNS WHO 2级。属局限性星形细胞瘤的一种,肿瘤内可见梭形细胞、和巨大、多核的肿瘤细胞及泡沫样胞质的肿瘤细胞混合构成,肿瘤细胞被致密的网状纤维围绕,可见灶状聚集的反应性淋巴细胞。

部分肿瘤可存在*BRAF V600E*突变及*CDKN2A*或*CDKN2B*纯合性缺失。

2. 免疫组织化学特征 肿瘤性星形细胞GFAP免疫染色阳性,但染色强弱不一;毛细胞星形细胞瘤少突胶质细胞转录因子2（oligodendrocyte transcription factor 2,Olig2）和SYN可呈阳性表达;伴*H3-K27*变异的弥漫中线胶质瘤存在*H3-K27Me3*

缺失表达,部分病例H3-K27M阳性表达,EZH抑制蛋白（EZH inhibitory protein,EZHIP）阳性表达;多形性黄色星形细胞瘤可存在S100和CD34阳性表达。

3. 超微结构特征 电镜下,肿瘤细胞细长的突起内富含胶质原纤维,罗森塔尔纤维位于星形胞细胞突内,内含由中间丝（胶质）纤维围绕的无定形电子密度团块,颗粒体为膜包绕的聚集的无定形嗜锇物质,含有脂滴、髓鞘结构和颗粒残体。

4. 细胞遗传学特征 弥漫性星形细胞瘤向胶质母细胞瘤进展的过程中发生*TP53*基因突变的频率>60%。80%以上的肥胖细胞型星形细胞瘤包含*TP53*基因突变,但在低级别星形细胞瘤的恶性进展过程中*TP53*基因突变的频率没有增加。间变性星形细胞瘤还存在p16缺失,染色体19q、22q的杂合性缺失。偶尔,散发性毛细胞型星形细胞瘤可出现17q的缺失。

（二）室管膜瘤

室管膜瘤（ependymoma）占儿童颅内肿瘤的6%～12%,占3岁以下儿童颅内肿瘤的30%。最常见于颅后窝和脊髓,其次为侧脑室和第三脑室。

1. 病理学特征

（1）大体观察:肿瘤因部位和大小不同,可有不同的大体形态。颅后窝底部或第四脑室顶部的肿瘤进入脑室腔,沿蛛网膜下腔延伸到小脑脑桥角,突入小脑延髓池,并通过第四脑室正中孔沿脑干表面扩展。室管膜瘤与脑实质分界清楚,呈结节状或分叶状,灰色或灰红色,质软,可见囊变、出血及坏死。

（2）镜下所见:相当于CNS WHO 2级或3级。肿瘤细胞形态一致,具有形成血管周围假菊形团和室管膜菊形团的特征,部分肿瘤细胞可实性排列或呈透明细胞样,乳头状排列,间质可见黏液变性、出血、钙化和血管透明变性,偶尔出现灶性软骨和骨组织。根据肿瘤细胞形态,室管膜瘤可分为以下常见亚型。

1）细胞型室管膜瘤:细胞丰富、密度较高,排列紧密,常有弥漫散在分布的血管周围无细胞区;真、假菊形团不明显。

2）透明细胞型室管膜瘤:肿瘤细胞像少突胶质细胞,可见核周空晕。局部区域出现透明细胞,胞核大小一致,可出现鹿角状毛细血管。

3）乳头状室管膜瘤:较少见,以形成乳头状结构为特点,血管周围绕一层肿瘤细胞。靠近血管的瘤细胞 GFAP 阳性。

4)伸长型细胞型室管膜瘤:肿瘤细胞密度不均,排列成宽窄不一的栅栏状,细胞细长,双极。真、假菊形团不明显。

2021 年 WHO 中枢神经系统肿瘤分类中按肿瘤发生部位及不同的分子事件将室管膜做了最新的分类,包括:①幕上室管膜瘤,*ZFTA* 融合阳性;②幕上室管膜瘤,*YAP1* 融合阳性;③颅后窝室管膜瘤,后颅窝 A 型(PFA 亚型,H3-K27Me3 蛋白表达缺失);④颅后窝室管膜瘤,后颅窝 B 型(PFB 亚型,H3-K27Me3 蛋白表达正常);⑤脊髓室管膜瘤,*MYCN* 扩增。

3 级室管膜瘤组织学特征包括高核分裂象及微血管增生,较坏死或肿瘤细胞多形性更具预后意义。

2. 免疫组织化学特征 肿瘤细胞表达 GFAP,但在菊形团、室管膜腔隙和乳头的阳性染色强弱不一。此外,肿瘤细胞 EMA、D2-40、S100、波形蛋白及神经上皮干细胞蛋白呈阳性表达。

3. 超微结构特征 室管膜瘤具有室管膜细胞的超微结构,如 9+2 方式排列的纤毛,位于腔面基体鞭毛小体和微绒毛,细胞侧面有连接复合体,无基底膜。可见微菊形团形成,纤毛和微绒毛向腔面突出。细胞间可见连接复合体、不规则的紧密连接或缝隙连接和充满中间丝的细胞突起。细胞质内有基体、中间丝和小泡结构,无神经内分泌颗粒。中间丝成分主要由波形蛋白和 GFAP 构成,是室管膜瘤的细胞突起中重要的细胞骨架成分。

4. 细胞遗传学特征 室管膜瘤最常见 22 号染色体的改变,如 22 号染色体单体、22q 缺失和转位。13 号染色体改变在儿童中相对多见。有学者研究表明,发生于脊髓的室管膜瘤是具有 22 号染色体 *NF2* 基因改变的独特分子亚型。有报道在 18 例儿童室管膜瘤中有 50% 发生 17 号染色体短臂等位缺失。

(张楠 李玉军)

参 考 文 献

[1] 李佩娟. 小儿肿瘤病理学[M]. 北京:北京出版社,2001:1-7,79-80,169-172.

[2] 赵强,曹嫣娜,李润田,等. 2456 例住院儿童实体肿瘤特点分析[J]. 天津医科大学学报,2004,10(1):114-116.

[3] 何乐健,王琳,孙宁,等. 儿童横纹肌肉瘤的临床病理研究[J]. 中华病理学杂志,2004,33(3):225-227.

[4] 刘彤华. 诊断病理学[M]. 2 版. 北京:人民卫生出版社,2006:283-284,430-431,555-557,738-740,766-768,912-923.

[5] 周小鸽,陈辉树. 造血与淋巴组织肿瘤病理学和遗传学[M]. 北京:人民卫生出版社,2006:113-119,200-203,259-265.

[6] 冯晓莉,何群,陆敏,等. 泌尿系统及男性生殖器官肿瘤病理学和遗传学[M]. 北京:人民卫生出版社,2006:204-212.

[7] 程虹,金木兰,李增山,等. 软组织与骨肿瘤病理学和遗传学[M]. 北京:人民卫生出版社,2006:106-108,165-174,311-338.

[8] 李青,徐庆中. 神经系统肿瘤病理学和遗传学[M]. 北京:人民卫生出版社,2006:6-25,47-55,80-86,149-162.

[9] 程虹,戴林,郭双平,等. 乳腺及女性生殖器官肿瘤病理学和遗传学[M]. 北京:人民卫生出版社,2006:202-218.

[10] NEWTON W A Jr, GEHAN E A, WEBBER B L, et al. Classification of rhabdomyosarcomas and related sarcomas. Pathologic aspects and proposal for a new classification-an Intergroup Rhabdomyosarcoma Study[J]. Cancer, 1995, 76(6):1073-1085.

[11] HABER D A, ENGLERT C, MAHESWARAN S. Functional properties of WT1[J]. Med Pediatr Oncol, 1996, 27(5):453-455.

[12] KRAUS J A, ALBRECHT S, WIESTLER D D, et al. Loss of heterozygosity on chromosome 1 in human hepatoblastoma[J]. Int J Cancer, 1996, 67(4):467-471.

[13] ANDRASSY R J, HANS D M. General principles of surgery[M]//PIZZO P A, POPLACK D G. Principles and practice of pediatric oncology. 3rd ed. Philadelphia:Lippincott, 1997:273-288.

[14] VON SCHWEINITZ D, KRAUS J A, ALBRECHT S, et al. Prognostic impact of molecular genetic alterations in hepatoblastoma[J]. Med Pediatr Oncol, 2002, 38(2):104-108.

[15] ZATKOVA A, ROUILLARD J M, HARTMANN W, et al. Amplification and overexpression of the IGF2 regular PLAG1 in hepatoblastoma[J]. Genes Chromosomes & Cancer, 2004, 39(2):126-137.

[16] PERILONGO G, SHAFFORD E, MAIBACH R, et al. Risk-adapted treatment for childhood hepatoblastoma. final report of the second study of the International Society of Pediatric Oncology[J]. Eur J Cancer, 2004, 40(3):411-421.

［17］何乐健. 新近认识的几种儿童罕见肿瘤或疾病的病理诊断［J］. 中华病理学杂志，2018，47（11）：817-821.

［18］中华医学会病理学分会儿科病理学组，福棠儿童医学发展研究中心病理专业委员会. 肝母细胞瘤病理诊断专家共识［J］. 中华病理学杂志，2019，48（3）：176-181.

［19］中华医学会病理学分会儿科病理学组，中国抗癌协会小儿肿瘤专员会病理学组，福棠儿童医学发展研究中心病理专业委员会. 儿童横纹肌肉瘤病理诊断规范化专家共识［J］. 中华病理学杂志，2021，50（10）：1110-1115.

［20］杨文萍，武海燕，张文，等. 儿童肾母细胞瘤病理诊断共识［J］. 中华病理学杂志，2017，46（3）：149-154.

［21］中华医学会病理学分会儿科病理学组，福棠儿童医学发展研究中心病理专业委员会. 儿童视网膜母细胞瘤规范化病理诊断共识［J］. 中华病理学杂志，2021，50（8）：859-864.

［22］宋建明，陈卫坚，张文，等. 外周神经母细胞性肿瘤病理诊断共识［J］. 中华病理学杂志，2017，46（7）：459-464.

第六章

小儿肿瘤的影像学诊断

近年来随着影像学日新月异地迅猛发展，该领域新理论和新技术层出不穷，小儿各系统疾病的诊断水平不断提高，尤其是小儿肿瘤的早期发现和诊断水平不断提高，极大地提高了小儿恶性肿瘤的生存率。通过各种影像学检查，人们能清楚地了解肿瘤大小、肿瘤与周围组织的关系、肿瘤有无转移等情况，这些信息对肿瘤治疗方案的选择、疗效的观察有重要的指导意义。然而，影像学检查方法众多，应根据每种影像学检查方法的特点、小儿疾病性质、病变部位和患儿情况合理选择影像学检查方法，以达到快速准确的诊断目的，同时使患儿减少辐射、减轻痛苦、减少花费。

第一节　影像学检查方法

一、X线片与其他X线检查

（一）X线片

虽然医学影像技术有了快速发展，CT、超声检查、MRI及核医学检查已在儿童各系统疾病的影像诊断中发挥重要的作用，但常规X线片由于具有较高空间分辨率，对许多疾病能提供有价值的诊断信息，而且方法简便、成本较低，X线辐射量小，患儿不需要应用镇静药或麻醉药等优点，因此仍是影像检查方法中重要的，甚至有时是首选检查方法。

1. 胸部X线片　简便、价廉、能永久记录，是儿童胸部疾病的首选检查方法。虽然胸部X线片在密度分辨率方面不如胸部CT，但是胸部X线片空间分辨率高，且胸部有很好的自然对比，如胸部原发性肿瘤、转移性肿瘤、化疗或放疗患者的药物反应及肺炎。它常被用作身体其他部位恶性肿瘤治疗前临床分期的依据及治疗后的随访指标。

2. 腹部X线片　主要用于观察肝胆系统的异常充气、胃肠道穿孔产生的气腹、结石和各种原因引起的肠梗阻，对腹部肿瘤的钙化和骨化以及腹部肿瘤术后的金属夹也可较好地显示。由于超声、CT和MRI在腹部疾病中的广泛应用，目前腹部X线片在临床中已不再作为首选的常规检查方法。

3. 骨骼X线片　骨骼含钙较高，有很好的自然对比，对骨骼系统疾病如骨肿瘤、骨炎症等显示较为敏感，不少骨骼疾病X线表现很具特征性，X线片在骨骼疾病的定位、定性诊断中起重要作用，故X线片仍然是分析骨关节系统疾病最基本和首选的检查方法。但复杂解剖部位的骨骼，由于重叠，X线片不如CT或MRI显示得清楚。骨髓腔发生的早期病变X线片易漏诊，不如MRI检查灵敏度高。软组织对比度X线片不如MRI。

（二）腹部胃肠道钡剂造影

胃肠道钡剂造影检查是一种简单方便而且灵敏度较高的用来显示胃肠道病变的检查方法，它侧重于观察胃肠道管腔和管腔内壁的形态学改变，仅能观察对比剂充盈和通过时的胃肠道功能性变化，存在一定的局限性。由于儿童除淋巴瘤外，其他胃肠道起源的肿瘤较少见，而淋巴瘤主要累及黏膜下淋巴组织，因此，有时单凭胃肠道钡剂造影检查可能会导致误诊。超声、CT和MRI除能直接显示肿瘤本身情况外，还同时能观察有无肿瘤的邻近转移及淋巴结转移等。因此，现在儿童胃肠道钡剂造影检查在儿童胃肠道肿瘤诊断中的地位已有所下降。

（三）静脉尿路造影、血管造影和淋巴管造影

静脉尿路造影因超声、CT、MRI的应用，已不再是儿童腹膜后肿瘤的最主要的诊断方法，而成为与超声、CT、MRI相互补充的影像诊断方法，

用于显示肾脏的形状、位置和肾盂、肾盏有无破坏等。

因无创性的磁共振血管造影和 CT 血管造影日益广泛用于临床诊断，创伤性的血管造影术已较少单纯作为诊断方法，仅在怀疑血管性病变时才作为诊断方法。血管造影术作为介入治疗的一个步骤日益广泛用于临床。采用淋巴管造影显示淋巴结是否被肿瘤浸润目前已很少应用，偶尔淋巴管造影可用来观察淋巴管瘘。

二、超声检查

超声检查是一种非侵入性影像技术，它是应用一定频率超声波导入体内，在不同声阻抗组织界面上反射回来取得图像，从而得到各器官大小、形态、边界、内部结构和病理改变信息。超声检查无辐射、无创伤、无痛苦、无须使用对比剂和麻醉药、可在床边和暖箱内进行，检查费用相对较低，因此适用于胎儿和儿童。可作为腹部、盆腔和一些小器官等病变的首选检查方法。近年来彩色多普勒超声的发展，使超声检查对血管和血流也能较好地显示。腔内超声、术中超声和超声引导下穿刺活检的发展，进一步扩大了超声检查应用领域。但是，超声不能穿透骨骼、不能通过气体，检查质量不仅取决于机器的性能，也依赖于操作者的知识技术水平。

三、计算机体层成像

计算机体层成像（computed tomography，CT）自 20 世纪 70 年代初期应用以来，成像技术取得了迅猛发展，滑环技术的应用大大提高了扫描速度。除常规 CT 平扫和 CT 增强扫描外，螺旋 CT、高分辨率 CT、低剂量 CT，尤其是螺旋 CT 后处理重建技术的发展和应用，可提供多角度、多层面、高清晰度的二维、三维立体图像，从而显著提高了 CT 诊断能力，扩大了 CT 应用范围。螺旋 CT 是 CT 技术重大发展的标志，意味着进入了 CT 容积扫描时代。多层螺旋 CT，尤其是 64 层螺旋 CT 的问世，已成为 CT 技术发展的热点。多层螺旋 CT 用于儿童具有以下优势：①由于扫描速度快，可放宽对小儿的屏气要求，有利于消除运动伪影，更有利于婴幼儿的临床应用；②可开展普通 CT 难以开展的工作，获得普通 CT 难以达到的诊断水平，甚至可替代或减少某些创伤性检查；③可减少辐射剂量。

四、磁共振成像

磁共振成像（magnetic resonance imaging，MRI）是利用原子核在磁场内共振所产生的信号进行成像的成像技术。它具有无创伤性、无辐射、软组织分辨率高和直接行冠状位、矢状位、横断位和各种斜位成像的优点，同时可以进行功能测量，空间分辨率也比较高。磁共振功能成像和频谱分析技术已应用于临床，从而进一步扩大了 MRI 的应用范围，使影像学从器官水平发展进入分子影像学水平。MRI 能多方位显示肿瘤病变的范围、大小及与周围组织的比邻关系；能为肿瘤病变提供不同扫描序列的多参数诊断信息，对肿瘤定位和定性诊断以及肿瘤放化疗后疗效判定均有重要作用。MRI 无创伤性血管造影技术、各种水成像技术也越来越成熟，如磁共振血管成像（magnetic resonance angiography，MRA）、磁共振胰胆管成像（agnetic resonance cholangiopancreatography，MRCP）、磁共振尿路成像（magnetic resonance urography，MRU）、磁共振脊髓成像（magnetic resonance myelography，MRM）等，已逐步替代了有创性造影检查。MRI 不足之处是对于含有钙化的病变显示不如 CT。另外，装有心脏起搏器和有动脉瘤夹者禁忌使用 MRI。MRI 检查时间长，噪声大，对儿童镇静要求很高，一般监护与抢救设备不能进入机房，因此 MRI 检查，对危重患儿检查的应用受到一定的限制。

五、核医学显像

核医学显像是将放射性核素显像剂引入体内，在体外利用显像设备探测由体内放射性显像剂发出的射线，从而获得在体内的空间分布或时间变化情况，由于放射性核素显像剂在正常组织和器官与病变组织或器官内分布存在差异，根据这种差异以达到诊断疾病的目的。核医学显像在小儿肿瘤的诊断中主要应用于对肿瘤的探查和分期，可以评价肿瘤组织对放化疗的反应。骨显像虽然在鉴别原发性骨肿瘤及转移性骨肿瘤方面的作用不及 CT 或 MRI，但是放射性核素可在细胞功能受损而形态改变不明显时显示病变，故它对大多数骨肿瘤的早期表现灵敏度较高，有资料表明骨显像可较 X 线片提前 3～6 个月或更长时间发现转移性骨肿瘤，其缺点是特异度较差。用肝脏放射性核素扫描来检测肝脏转移瘤的方法目前已被超声、CT和MRI代替。

近年来，随着核医学的快速发展，特别是单光子发射计算机断层显像（single photon emission computed tomography，SPECT）和正电子发射计算机体层显像（positron emission tomography and computed tomography，PET/CT）的应用，使评价病变部位的生理和代谢活动成为可能。SPECT和PET/CT除对肿瘤进行诊断和分期外，还可明确恶性肿瘤患儿放、化疗后肿瘤病灶处残留的肿块的性质，是组织坏死还是肿瘤残留或复发病灶，这对临床医师制订下一步的治疗方案非常重要，而常规的影像学检查方法很难鉴别肿瘤治疗后局部残留的病灶是组织坏死还是肿瘤残留或者复发。由于PET/CT价格昂贵，其应用受到限制。

第二节　小儿常见肿瘤的影像学诊断

一、中枢神经系统肿瘤

头部CT是诊断儿童头部肿瘤的最常用的影像学检查方法之一，其扫描速度快，噪声小，对患儿镇静要求相对低于MRI，因此非常适合儿童。其次，由于不少儿童颅内肿瘤伴有钙化，这些钙化可能对肿瘤定性很有帮助，且CT对钙化的显示灵敏度非常高，因此，CT是儿童肿瘤首选的检查方法。缺点是受颅后窝伪影的影响，有时小的颅后窝肿瘤显示差，可能引起误诊或漏诊。MRI对于儿童颅内肿瘤的显示总体上要优于CT。这是由于MRI不存在颅骨伪影，同时它还能做到沿任意方向扫描和成像。MRI能清楚地显示肿瘤与周围组织的关系，对手术帮助很大。缺点是对钙化不敏感、机器噪声大、扫描时间长，对患儿镇静要求高。脊髓及其他椎管内病变的显示，MRI无可争议地作为首选的检查方法。在MRI问世之前，CT脊髓造影对诊断儿童椎管内肿瘤有一定的帮助，但目前很少使用。常见的中枢神经系统肿瘤影像学表现详见第三十七章。

二、胸部肿瘤

儿童原发性肺及支气管的肿瘤很少，其发生率、致病因素尚未完全清楚。肺内肿瘤主要是转移性肿瘤。儿童最常发生肺部转移的肿瘤包括肾母细胞瘤、尤因肉瘤、骨母细胞瘤、恶性淋巴瘤等。儿童胸部原发性肿瘤以纵隔肿瘤为主，胸部X线片是发现和诊断肺转移性肿瘤最经济、最简便的方法，对纵隔内较大肿瘤的定位有一定的帮助。CT检查是胸部肿瘤最重要的必不可缺的影像学检查方法。尤其是高分辨率CT在发现肺内结节方面较胸部X线片灵敏度高，同时能显示肺门纵隔淋巴结转移及胸膜受累的范围。但纵隔肿瘤需要增强扫描，以区分肿瘤、淋巴结与正常纵隔结构之间的关系。MRI具有多方位成像和软组织分辨率高的特点，能较好地显示肿瘤与周围组织的关系，尤其是后纵隔神经源性肿瘤，能清楚显示肿瘤与椎管的关系，有利于定性诊断和制订手术方案。但是由于受到呼吸、心跳等影响，有较多的运动性伪影。常见的胸部肿瘤影像学表现详见第四十四章、第四十五章。

三、腹部肿瘤

超声检查常作为儿童，尤其是新生儿腹部疾病的首选检查方法。由于85%新生儿腹部包块为良性，如巨大肾积水、肾上腺出血、胆总管囊肿、自盆腔卵巢上升至腹腔的巨大囊肿等，超声检查能作出正确诊断。但当超声检查发现腹腔或后腹膜实质性肿瘤时，必须进一步行CT或MRI检查，它们绝大多数可能是恶性肿瘤。腹部肿瘤中常见的肝母细胞瘤、肾母细胞瘤、神经母细胞瘤等影像学表现详见第五十章、第五十六章和第五十七章。

四、盆腔肿瘤

盆腔肿瘤起自盆腔内不同的组织器官，其前部的肿瘤起源于内生殖器、淋巴结或膀胱或者尿道；盆腔后部的肿瘤位于骶骨前区，通常为神经性或胚胎性起源。超声仍是小儿盆腔肿瘤首选的检查方法，CT和MRI能进一步显示肿瘤的范围和特点并有助于明确肿瘤的来源。CT在明确骨骼是否受累，以及钙化和气泡方面灵敏度较高；而MRI在显示软组织是否受侵袭和骨髓腔的早期改变以及显示骶前区肿瘤的范围方面较CT有优势。常见的盆腔肿瘤如卵巢肿瘤、盆腔横纹肌肉瘤等影像学表现详见第五十九章、第六十章。

五、骨肿瘤

儿童骨肿瘤中良性肿瘤多于恶性肿瘤,好发年龄为10～14岁,男性多于女性。良性肿瘤中以骨软骨瘤最多见。原发性恶性骨肿瘤中以骨肉瘤最常见,其次是尤因肉瘤。在骨肿瘤的影像学诊断中,普通X线片具有非常重要的不可被替代的作用,尤其是对肿瘤的骨膜反应显示最为清楚,它对肿瘤定性有一定的帮助。CT对观察肿瘤的骨皮质破坏,肿瘤有无钙化或骨化方面优势明显。MRI软组织分辨率高,对肿瘤侵袭软组织显示清楚,同时MRI灵敏度高,通常比X线片或CT显示的肿瘤范围大,更能反映肿瘤的真正范围。详见第六十二章。

六、软组织肿瘤

血管瘤和淋巴管性肿瘤(vascular and lymphatic tumor)是儿童最常见的软组织肿瘤。儿童软组织肿瘤,超声检查是首选的检查方法,能明确肿块的大小及囊实性;MRI具有良好的软组织对比度,可用以对肿瘤进行定位,甚至定性诊断。CT在显示较小的钙化或骨化及静脉石时优于MRI。详见第二十八章、第二十九章。

第三节　小儿肿瘤的影像学检查临床意义

(一)肿瘤的临床分期

良恶性肿瘤在小儿各个年龄组均有发生,其中恶性肿瘤是小儿死亡的三大原因之一。目前小儿肿瘤的发病率和病死率有较其他疾病上升的趋势。小儿肿瘤早期手术治疗效果良好,大多数恶性肿瘤对放化疗敏感,疗效优于成人,因此早期诊断对于小儿肿瘤的预后非常重要。影像学检查对小儿肿瘤的诊断及临床分期有极其重要的价值。骨肿瘤,X线片结合CT和MRI,可以很好地评价肿瘤的范围和软组织侵袭情况,放射性核素骨显像常用来寻找骨骼上的转移灶,PET又可用来对各脏器、组织转移灶进行诊断。胸部X线片和CT可以了解肺转移情况。中枢系统地肿瘤,MRI是最佳的检查方法,MRI对于钙化和骨化的显示不如CT灵敏度高,因此有时需要结合CT。纵隔、腹部及盆腔肿瘤,CT平扫结合增强扫描是最重要的检查方法,如观察肿瘤的包膜是否完整,是否侵袭邻近组织,周围淋巴结是否肿大,有无远处转移等。MRI能多方位显示肿瘤本身的情况以及与周围组织的关系。CT和MRI两者结合对判断肿瘤的临床分期起非常重要的作用。由于超声检查无须使用镇静药,安全且价格低廉,对于儿童腹部及软组织肿瘤的诊断仍不失为一种有用的检查方法。

(二)指导肿瘤治疗,观察疗效

影像学检查对肿瘤的生长部位和所累及范围的准确评价,对外科手术方案的制订以及放射治疗照射视野大小的决定是非常重要的,它直接影响肿瘤的治疗效果。

临床常用的影像学检查在观察肿瘤的治疗效果中,必须注意,最好先用与治疗前相同的检查方法,最常用的是CT或MRI,这样有利于比较治疗前后肿瘤的变化情况。儿童常见的淋巴瘤,PET对于放射治疗和化学治疗的疗效观察尤为重要,如果在治疗后数小时、数天后的显像中发现呈高摄取的病灶表现为放射性降低,甚至降低至正常摄取水平,说明治疗方案有效。

(三)观察肿瘤复发和治疗中的并发症

肿瘤复发意味着在原发性肿瘤发生的部位再次出现同样性质的病灶,远处转移则为原发性肿瘤出现在远处。复发者应用原先使用的影像学检查方法容易发现,而转移性肿瘤则需了解肿瘤的特性,选择合适的检查手段,如为了排除骨肉瘤转移,需摄胸部X线片或CT检查以观察肺部有无结节转移病灶或行放射性核素骨扫描以了解有无远处的骨转移灶。当肿瘤经治疗缓解后,何时复查,间隔多久随访,目前略有分歧。目前,多数学者建议非霍奇金淋巴瘤在缓解后每6个月需进行影像学检查1次,连续2年,以后每年复查1次。肾母细胞瘤治疗后需每月复查胸部X线片1次,化学治疗结束后1年仍需每月复查胸部X线片1次,以后每6个月复查1次,腹部超声每3个月复查1次,化学治疗结束后开始2年每年复查2次,以后每年复查1次。肿瘤残留和复发或组织坏死的鉴别,PET比其他形态学影像学检查手段具有优势,这对于制订下一步治疗方案非常重要。

放射治疗和化学治疗引起的并发症,影像学检查也有一定的帮助,如MRI能显示颅内肿瘤放疗后引起的放射性脑病。脊柱X线片即能反映脊柱肿瘤放射治疗后导致的脊柱椎体压缩及脊柱侧凸。MRI 可显示脊柱放疗后的骨髓改变。MRI 能清楚显示放射区域中软组织和筋膜的坏死，T_1 加权像呈低信号，T_2 加权像呈高信号。

总之，各种影像学检查方法在儿童肿瘤的诊断、分期、治疗、疗效观察、肿瘤复发及并发症的诊断等方面起互为补充、各有侧重的重要作用。

（赖灿　林青　舒强）

参 考 文 献

［1］梁长虹，李欣. 儿科放射诊断学［M］. 北京：人民卫生出版社，2018.

［2］张靖，单鸿，欧阳强. 儿科介入放射学［M］. 北京：中华医学电子音像出版社，2016.

［3］彭芸. 实用儿童磁共振诊断学［M］. 北京：人民卫生出版社，2019.

［4］ADAM A, DIXON A K, GILLARD J H, et al. 格 - 艾放射诊断学［M］. 6 版. 张敏鸣，译. 北京：人民卫生出版社，2018.

［5］孙国强. 实用儿科放射诊断学［M］. 2 版. 北京：人民军医出版社，2011.

［6］SPICER P J, BEAMAN F, MONTGOMERY J R, et al. 骨骼肌肉影像学核心复习［M］. 张联合，邵国良，张建勇，译. 北京：人民军医出版社，2015.

［7］贾绚，赖灿，潘海鹏，等. 儿童中晚期肾母细胞瘤术前经肾动脉栓塞化疗的疗效对比评价［J］. 中华医学杂志，2019, 99(15): 1147-1151.

［8］WANG J H, LI M J, TANG D X, et al. Neoadjuvant transcatheter arterial chemoembolization and systemic chemotherapy for treatment of clear cell sarcoma of the kidney in children［J］. J Pediatr Surg, 2019, 54(3): 550-556.

［9］AHMED A A, ZHANG L, REDDIVALLA N, et al. Neuroblastoma in children: update on clinicopathologic and genetic prognostic factors［J］. Pediatr Hematol Oncol, 2017, 34(3): 165-185.

第七章

小儿肿瘤外科手术的麻醉

我国是小儿肿瘤发病大国，每年约有近 4 万小儿新患恶性肿瘤。由于小儿恶性肿瘤生长快，临床诊断较晚，瘤体大，血管丰富，与周围脏器及大血管关系密切，分离时容易出血以及术前进行过放、化疗等，加上小儿自身生理特点，对手术打击、血容量变化、温度和湿度等环境变化的耐受能力和代偿能力均差等特点，给小儿肿瘤麻醉的实施与管理带来困难。

因此，必须全面了解患儿的生理和病理特点，做好充分的麻醉前准备，选择恰当的麻醉药物和方法，才能使患儿安全、顺利通过麻醉和手术，加速患儿术后康复。

第一节 麻醉前准备

麻醉前对患儿身体情况进行正确评估和充分准备，不仅可以保证麻醉和手术的顺利施行，而且有利于患儿的早日康复。因此，麻醉前准备是围手术期管理的重要部分。麻醉前准备主要包括以下几个方面的内容：①全面了解患儿的全身状况和特殊情况；②明确全身情况和重要器官功能存在的问题和不足，麻醉前需要做的准备；③预测系统疾病和特殊病情的危险所在，术中可能发生的意外和并发症，以及需采取的预防措施；④评估患儿对麻醉、手术的耐受能力；⑤综合上述情况选择合适的麻醉前用药、麻醉药物和麻醉方法，以及术中所需的监测项目，制订具体麻醉方案。

一、麻醉前访视与检查

患儿能否顺利接受麻醉和耐受手术，受诸多因素的影响，麻醉前访视是临床麻醉诸多环节中的第一关。麻醉前访视要求麻醉医师在术前 1～3 天访视患儿，访视时态度和蔼，以取得患儿的信任和合作，并使其父母或亲属了解麻醉相关问题，消除他们对麻醉和手术的紧张心理，并使其配合医务人员做好术前准备工作。更重要的是通过麻醉前访视，获得有关病史、查体和精神状态等相关资料，与手术医师和患儿家长取得一致的处理意见，为选择合适的麻醉方法打下良好的基础。具体工作主要包括以下几方面。

（一）详细阅读病历

详细阅读病历，包括病程记录和病例讨论内容、辅助检查结果等。核实患儿的姓名、性别、年龄、体重等，并注意患儿的年龄、体重与营养发育是否相符，为术前和麻醉中用药提供参考。

（二）询问病史

询问病史，包括患儿的既往史，与其疾病有关的家族史，麻醉和手术史，既往用药和药物过敏史等。通过询问病史，了解患儿有无发热、咳嗽、咳痰、肺炎、气管炎、哮喘、先天性心脏病、抽搐、癫痫、黄疸、肝炎、肾病、脊柱疾病、变态反应性疾病、出血性疾病等。有针对性地做好必要的术前准备，以减少和避免麻醉中或麻醉后出现一系列突发情况，给患儿带来不利影响，从而提高麻醉的安全性。择期手术，要严格按照麻醉前准备要求常规做好各项准备工作。限期和急诊手术，应抓紧时间尽可能完善麻醉前准备，但不宜拖延时间，以免延误手术治疗时机。

（三）详细了解手术方案

详细了解手术目的、部位、切口大小、手术范围、肿瘤大小、所累及脏器、手术难易程度、术中预计出血量及手术时间等,以确定合适的麻醉方法及是否需要特殊的麻醉技术(有创压力监测、深静脉置管容量监测、控制性降压等)。

(四)体格检查

体格检查是麻醉前准备的重要内容之一,既要顾及全身又要突出重点(与麻醉有关的脏器和部位)。

1. 全身状况　观察有无牙齿松动、缺失等情况。观察患儿的全身发育有无缺陷,有无营养障碍、贫血、脱水、水肿、发绀、发热、消瘦、过度肥胖等,并了解最近的体重变化。体格健壮的患儿对麻醉药耐受一般较好,可按实际体重计算给药剂量;体质较弱的患儿对麻醉药耐受较差,用药剂量可视情况适当减小。

2. 呼吸系统　观察患儿的呼吸频率、深度、呼吸形式(胸式或腹式呼吸),有无胸廓畸形及呼吸道不畅;观察有无咳嗽、咳痰、鼻塞、咽充血及卡他症状、急性上呼吸道感染等症状。存在上呼吸道感染(upper respiratory tract infection,URTI)的患儿是否进行择期手术目前存在争议。①有 URTI 症状而无其他并发症的患儿,可视情况进行择期手术。②严重感染症状的患儿,如伴有疲乏无力、咳痰、脓涕、体温高于 38℃ 及其他肺部感染征象,推迟手术至少 2 周,先行抗感染治疗;有近期感染史或症状不严重,无须实施气管内插管全身麻醉的情况下可视情况择期手术。③有近期感染史或症状不严重,需实施全身麻醉并伴有以下高危因素者,应权衡风险和利益后再做决策。需要气管内插管、涉及气道的手术,大量流鼻涕、鼻黏膜充血,曾有哮喘发作史或父母吸烟、早产儿,参考因素包括手术的迫切性和必要性、居住地的远近、是否曾被取消手术、麻醉医师和手术医师的技术水平等。如果风险远大于实施手术的好处,则应至少延期 2 周进行手术。有支气管炎、肺炎、肺水肿、肺不张等呼吸系统疾病的患儿应给予积极治疗,待病情好转后再考虑手术,但因肺部肿瘤导致的肺炎、肺不张等应尽早手术。近期有过呼吸道感染的患儿,麻醉中禁用对呼吸系统有刺激的药物。合并扁桃体(或腺样体)肥大、声带或颈部肿物压迫气管、颈短或过度肥胖等可能导致气管内插管困难的患儿,应采用保留自主呼吸的慢诱导插管,并做好应对困难气道的抢救准备。

3. 心血管系统　除检查脉搏强弱、频率、节律外,还应注意观察黏膜的颜色(苍白、发绀程度)、呼吸频率及有无呼吸困难、有无水肿及杵状指、有无颈静脉怒张等,并听诊心音的强弱、有无心脏杂音等。怀疑心血管功能异常者,应结合心电图、心功能及心脏超声等检查明确诊断,择期手术应暂缓,必要时请儿内科医师协助诊断和治疗。

4. 中枢神经系统　神经系统的检查目的主要是评估畸形的严重程度以及对麻醉的影响,可进行脑神经检查,感觉系统、运动系统、自主神经病变检查,注意生长发育中的重要事件。

5. 消化系统　麻醉医师首先要评估胃排空能力和食管括约肌的完整性,评估麻醉诱导时的误吸风险。

6. 泌尿系统　术前肾脏疾病的评估包括持续监测血压判断抗高血压治疗效果,血管容量,血细胞比容,肌酐、尿素氮及电解质的测定。电解质需要保持在正常范围,如存在严重电解质紊乱,术前需要纠正或进行透析治疗。儿童的液体管理尤为重要,预期有血液丢失或液体转移的大手术需要监测中心静脉压。

7. 血液系统　在术前访视时,要详细询问家庭成员中有无异常出血,儿童是否有遗传性凝血病。

(五)实验室检查

入院后患儿应常规行血常规(包括红细胞计数、血红蛋白含量、白细胞计数及分类、血小板计数),尿常规,凝血功能,血生化及肝肾功能,胸部 X 线片,心电图等检查。常规检查有异常发现时,应做进一步检查。

二、麻醉前病情评估

根据麻醉前访视结果,即所得的病史、体格检查及实验室检查资料,结合手术的情况,进行综合性分析,对患儿的全身情况和麻醉耐受力作出全面评估。按照美国麻醉医师协会(American Society of Anesthesiologists,ASA)的分级标准将患者的全身健康情况分为 6 级,见表 7-1。也可以根据患儿对麻醉和手术的耐受能力,将其全身情况归纳为 2 类 4 级,见表 7-2。

按 ASA 病情评估分级法,Ⅰ、Ⅱ级患儿麻醉耐受力良好,麻醉经过平稳。ASA Ⅲ级患儿对接受麻醉存在一定的危险,麻醉前应尽可能做好充分准备,对围麻醉期可能发生的并发症,应采取有效措施,积极预防。ASA Ⅳ、Ⅴ级患儿,麻醉风险极大,应充分做好抢救的准备工作,并告知患儿的家属风险及预后。

表 7-1　ASA 病情分级

分级	标准
Ⅰ级	无生理或功能限制的患儿
Ⅱ级	不严重损害功能的轻度全身性疾病,如良好控制的哮喘、2 型糖尿病、小型限制性室间隔缺损
Ⅲ级	合并其他严重影响功能的疾病,如显著降低峰流量的哮喘、难以控制的癫痫、合并充血症状并降低运动能力的大型室间隔缺损
Ⅳ级	合并威胁生命的疾病,如休克、心源性或低血压性休克、呼吸衰竭、合并意识改变的颅脑损伤
Ⅴ级	无论手术与否,均难以挽救生命的患儿
Ⅵ级	器官将用于移植的脑死亡患儿

注:急症手术患儿则在 ASA 分级后加"急"或"E"。

表 7-2　手术患儿全身情况分级

类别		全身情况	外科病变	重要生命器官	麻醉耐受力估计
Ⅰ类	1 级	好	局限,不或轻微影响全身	无器质性疾病	好
	2 级	良好	对全身有一定影响,但易纠正	有早期病变,但功能处于代偿状态	良好
Ⅱ类	1 级	较差	对全身已有明显影响	有明显器质性病变,功能接近失代偿或已有早期失代偿	差
	2 级	很差	对全身已有严重影响	有明显器质性病变,功能失代偿,需采用内科支持疗法	劣

按患儿全身情况分级法,Ⅰ类即相当于 ASA Ⅰ～Ⅱ级的患儿,无须特殊准备,仅做一般麻醉前准备即可接受任何类型的麻醉和手术。Ⅱ类即相当于 ASA Ⅲ级及以上患儿,必须对其营养状况,中枢神经系统、心血管系统、呼吸系统、血液系统、凝血功能、代谢(水电解质平衡)及肝脏、肾脏功能等做好全面特殊准备后,方可实施麻醉和手术。

三、麻醉前的一般准备

ASA 分级Ⅰ～Ⅱ级,或全身情况分级Ⅰ类的患儿,麻醉前给予常规准备即可保证麻醉和手术经过顺利。常规准备的内容包括。

(一)精神方面

因患儿感情和理智均未发育成熟,心理状态不稳定,对麻醉和手术常有恐惧、紧张、哭闹不合作,可致中枢神经系统和交感神经系统过度紧张,给麻醉的实施与管理带来困难。麻醉前访视时态度要和蔼,取得患儿的信任与合作,对高度紧张又不合作的患儿,可在术前晚间给予少量的镇静药。

(二)胃肠道准备

鉴于小儿食管短、食管下段括约肌发育不健全、胃内压力高、胃液酸度大等解剖和生理特点,加之患儿情绪不稳定,哭闹不合作等因素,无论手术大小及何种麻醉方式,为避免造成误吸,术前禁食十分重要。婴幼儿因其液体转换率高,禁食时间超过 12 小时,会导致低血容量、脱水及低血糖和代谢性酸中毒倾向,故小儿禁食时间以不超过 8 小时为宜。近年来研究小儿胃内液体排空快,进液体后 1/2 在 11 分钟内自胃排出,2 小时内其余液体可自胃排出。故主张适当缩短麻醉前禁食、禁饮时间,可以提高患儿舒适度、减少水分丢失,这对婴幼儿来说十分重要。目前对择期手术的术前禁食时间的指导,如表 7-3 所示。术前禁食禁水旨在最大限度地减少胃容积,降低误吸的风险。禁食期间可以 4 : 1 液维持其生理需要量。目前学术界普遍认可的禁食指南为:手术前 2 小时可给予清流质;手术前 4 小时可给予母乳;配方奶、牛奶和清淡食物可以在手术前 6 小时给予;固体实物(淀粉类)可以在术前 6 小时给予。而在欧洲麻醉学与重症监护协会(European Society of Anaesthesiology and Intensive Care, ESAIC)2022 年发表的最新儿科术前禁食指南中建议,将清流质禁食减少到术前 1 小时,将母乳禁食减少到术前 3 小时,并允许术后早期喂养,建议使用超声检查胃内容物和胃容量评估未按禁食标准行择期手术或急诊手术的儿童。ASA 认为目前清流质禁食到术前 1 小时的证据支持(特别是随机对照试

表7-3　小儿术前禁食时间

食物类型	2022 ESAIC 指南	2023 ASA 实践指南
含糖或不含糖的水、无浆果汁和无奶的茶或咖啡	1h	2h
母乳	3h	4h
配方奶粉	6h	6h
液体类乳制品	6h	6h
固体食物(淀粉类)	6h	6h
脂肪、油炸类及肉类食物	8h	8h

验研究)不足,2023年ASA术前禁食实践指南仍然将清流质禁食放到术前2小时。存在肿瘤侵袭消化道,导致胃排空时间延迟、中枢神经系统受损的患儿,应针对其具体情况进行个体化考虑。

(三)麻醉器械物品及药品准备

麻醉前对各种麻醉器械及物品进行全面检查,保证其随手可取,且性能完好。麻醉器械的准备包括麻醉机(性能、气源、电源、连接管道有无漏气、钠石灰性能以及是否准备T形管装置、Bain环路等),监护设备(监护仪性能、特殊监护功能和插件等),吸引设备(吸引器或中心吸引、吸引管道等)等。麻醉物品准备包括喉镜及相应型号的镜片、气管导管,导丝、面罩、通气道、听诊器、注气针管、不同型号的吸痰管及注射器等。

药品准备包括麻醉药品和抢救药品,药品要适当稀释,贴好标签,标明剂量,以备急用。

四、小儿肿瘤外科手术麻醉前的特殊准备

小儿肿瘤的特点为生长快,临床症状出现晚,诊断较晚。通常瘤体大,血管丰富,与周围脏器及大血管关系密切,分离时出血量大,手术范围广,损伤大。多数母细胞瘤对放、化疗敏感,术前进行过不同疗程的放、化疗治疗。因此,小儿肿瘤手术患者除一般准备外,还应该做进一步准备。

(一)心理准备

恶性肿瘤在人们看来是最可怕的疾病,很多人认为得了恶性肿瘤就等于死亡。家长对孩子罹患肿瘤更是难以接受,心理上受到严重打击。麻醉前访视时态度要和蔼,要主动与家长沟通,签署麻醉知情同意书时要有足够的耐心,争取家长的理解和配合。大龄患儿应避免当面交代病情,以免患儿受到心理损害而影响其术后康复。

(二)改善营养状况

小儿肿瘤细胞分裂繁殖速度较正常细胞快,所需能量即蛋白质较正常组织细胞多,容易造成患者体重减轻、低蛋白血症、免疫功能低下及营养不良。某些肿瘤的发病可能与一些微量营养素的缺乏有关,肿瘤的生物学特性可能大量消耗某些微量营养素,导致微量营养素缺乏。应用化疗或放疗常引起恶心、呕吐、腹泻、食欲减退、吸收不良等,这些都容易造成营养缺乏。低蛋白血症和某些微量营养素缺乏,不仅能明显降低患儿对麻醉和手术的耐受能力,而且还可降低其术后的抗感染力,影响伤口愈合。维生素缺乏还可导致凝血功能障碍,加重术中失血和循环功能失衡。因此,营养不良的患儿,术前应积极改善其营养状态。但也有报道称加强营养会使肿瘤细胞增长加快。

(三)术前放、化疗

小儿的恶性肿瘤无论是早期还是晚期,都可以给予一定剂量的放、化疗,其目的是使肿瘤坏死、缩小,增加手术完整切除率,减少术后复发和转移的机会。已发生转移的肿瘤,术前放、化疗还可能最大限度地控制转移瘤的发展,争取较好的疗效。但放、化疗都有其毒副作用,包括疲劳、不适、食欲减退、恶心、呕吐、血三系减少、骨髓抑制等,引起这些症状可能与肿瘤破坏后的代谢产物刺激及骨髓抑制有关,或与患儿紧张、焦虑有关。脑部肿瘤放疗后还可能出现脑组织水肿、颅内压增高,从而导致头痛、恶心、呕吐、疲劳及"嗜睡综合征"等症状,偶有"脑膜炎"症状。麻醉前对病情要有充分的了解和认识,并做相应的治疗和处理,以免影响麻醉后苏醒和恢复。放化疗也可能导致患儿出现骨髓抑制,导致血红蛋白减少,术前应关注患儿血红蛋白含量,及时纠正严重贫血。

(四)调节电解质及输血、输液准备

凡中等以上手术,术前应查患儿血型,准备血浆和浓缩红细胞;瘤体大、部位深、与周围脏器和大血管关系密切者,应充分估计术中可能出现的问题,如大出血、重要脏器功能受损等,做好术中出现意外时的应对措施,如开放能够及时输血输液的静脉、必要时进行深静脉穿刺置管、应用变温毯及监测尿量等。存在脱水、电解质、酸碱失衡的患儿,术前应尽可能补充纠正。

五、麻醉前用药

（一）麻醉前用药的目的

使患儿充分镇静，减少紧张和恐惧的心理，减少患儿由饥饿导致的烦躁不安，使患儿安静、合作。

1. 减轻麻醉药的副作用，预防局部麻醉药中毒，增强麻醉效果，减少麻醉药用量。

2. 调整自主神经功能状态，减轻和避免手术产生的不良反射，预防术中循环和呼吸系统等意外发生。

3. 抑制自主神经反应性，抑制唾液腺、气管支气管腺体分泌作用，保持呼吸道通畅。

（二）常用药物

常用麻醉前用药主要包括以下几类。

1. 苯二氮䓬类　常用咪达唑仑 0.25～0.5mg/kg（最大剂量 15mg）加适量糖浆或含糖饮料口服，用药后 10～15 分钟产生镇静作用，20～30 分钟作用达峰值。口服咪达唑仑后不影响术后苏醒时间，故小手术也可应用。不能配合口服用药的小儿，可采用咪达唑仑 0.05～0.1mg/kg 肌内注射，1 分钟起效，10～15 分钟作用达峰值，产生良好的镇静及抗焦虑作用。

2. 抗胆碱药　主要作用是抑制腺体分泌和消除手术产生的不良反射。阿托品的剂量范围较大，常用剂量为 0.01～0.02mg/kg。阿托品可使心率增快，持续 2 小时以上。东莨菪碱的镇静作用比阿托品大 8～9 倍，与地西泮合用可产生一定遗忘作用，但有导致中枢神经毒性等副作用，常用剂量为 0.015mg/kg。东莨菪碱不引起基础代谢、体温和心率增高，可用于心率快或高热患儿的麻醉前用药。小于 3 个月的婴儿，尤其是新生儿，迷走神经张力

高，麻醉后很容易引起呼吸道和心血管不良反应，术前使用阿托品是有效的预防方法。

3. 麻醉性镇痛药　临床常用药物包括吗啡、哌替啶等，哌替啶 1mg/kg 或吗啡 0.08～0.1mg/kg 肌内注射，其镇静镇痛作用常很满意。但哌替啶和吗啡可产生呼吸抑制，近年来已较少应用。芬太尼是可用于小儿口服的阿片类麻醉前用药，常用剂量为 10～15μg/kg。如能在 10 分钟内到达手术室，则发生缺氧的可能性较小。

4. α_2-肾上腺素受体激动药　小儿口服可乐定能产生剂量依赖性的镇静作用，可乐定还具有镇痛作用，可减少麻醉药使用量，提供术后镇痛或超前镇痛。右美托咪定滴鼻吸收效果较好，患儿术前 30～50 分钟 1～2μg/kg 滴鼻后，具有良好的镇静作用。

5. 其他　临床上常以咪达唑仑 0.05～0.1mg/kg、阿托品 0.02mg/kg 及氯胺酮 3～4mg/kg 混合后肌内注射作为小儿术前用药，可获得满意镇静效果。口服氯胺酮 4～6mg/kg 及阿托品 0.02～0.04mg/kg，用药后 10～15 分钟可使小儿保持安静。氯胺酮大剂量（8～10mg/kg）口服，镇静效果好，但不良反应如呕吐发生率增高，不宜应用，氯胺酮（4～6mg/kg）与咪达唑仑 0.25～0.5mg/kg 配伍使用，可增加镇静深度。应用氯胺酮时必须合用阿托品（0.02mg/kg），以降低由于分泌物增多引起喉痉挛的潜在危险性。

总之，目前术前用药以口服、滴鼻为主，肌内注射已很少采用。病情重的患儿，尽量减少在病房使用术前镇静镇痛药物，以保证患儿的安全。特别是有呼吸、循环压迫的肿瘤患儿，少用或不用术前用药，同时任何麻醉相关药物都需要在麻醉医师监护下使用。

第二节　麻　醉　方　法

小儿肿瘤外科手术应根据不同的手术部位选择不同的麻醉方法。全身麻醉是小儿手术应用最多的麻醉方法，椎管内麻醉和神经阻滞麻醉既可单独用于小儿肿瘤外科手术，又可作为全身麻醉的辅助手段，或用于术后镇痛。

一、全身麻醉

基础麻醉被广泛地应用于小儿手术。一方面，基础麻醉可以使患儿很快入睡，消除精神创伤，减轻痛苦，并为区域阻滞等麻醉操作创造条件；另一

方面，部分浅表良性肿瘤切除术也可以在基础麻醉或基础麻醉加局部麻醉下完成。

部分肿瘤患儿或因手术部位特殊，或因肿瘤部位深、显露困难、需要良好的肌肉松弛，以及手术时间长、创伤大等，为使患儿能够耐受较长时间手术，并维持呼吸道通畅，为手术创造良好的条件，一般采用气管内插管全身麻醉。

（一）常用全身麻醉药物

1. 常用静脉麻醉药物

（1）丙泊酚：丙泊酚是一新型速效、短效静脉

麻醉药,镇痛作用弱。其优点是起效快、作用时间短、苏醒快、苏醒质量高,适用于 3 岁以上患儿。由于小儿中央室分布容积大,且清除率快,故小儿丙泊酚剂量按照每千克体重计比成人大,临床常用诱导剂量为 2.5～3.5mg/kg。丙泊酚诱导剂量个体差异明显,且患儿年龄越小,按体重计算的用药剂量相对越大。丙泊酚存在肝内和肝外 2 条代谢途径,肝肾功能受损和胆汁淤积的患儿对丙泊酚的清除,与正常儿童无显著性差异。丙泊酚的诱导缺点是注射部位疼痛,在药液中加入 0.2mg/kg 利多卡因可以消除或减轻注射痛;丙泊酚有呼吸抑制作用,同时可以不同程度地降低血压、减少心输出量,因此联合使用抗胆碱药可以减轻心动过缓及低血压。另外,与芬太尼、咪达唑仑等药物有协同作用,联合用药时应注意减量。

（2）依托咪酯:依托咪酯是一种作用强、短效的非巴比妥类静脉麻醉药,无镇痛作用。麻醉诱导常用剂量为 0.3～0.4mg/kg。其优点是对患儿的呼吸和循环系统影响小,可用于体质较弱和合并心血管疾病的患儿。缺点是肌阵挛的发生率可高达 30%～70%,并对肾上腺皮质有抑制作用,对无基础疾病的择期手术患者,单次使用引起的肾上腺皮质功能抑制并不具有临床意义。麻醉医生应该权衡利弊、精准判断,为患儿制定个体化麻醉策略。依托咪酯主要在肝脏代谢,肝脏功能受损者,应用时应慎重。

（3）咪达唑仑:咪达唑仑是一种新的水溶性短效苯二氮䓬类药物,既可作为麻醉前用药,又可以静脉注射、肌内注射、口服、直肠或鼻腔内等途径给药进行麻醉诱导。静脉诱导常用剂量为 0.05～0.15mg/kg。其优点是具有镇静、抗焦虑、遗忘和抗惊厥作用,且对健康小儿心血管作用影响较小。缺点是单用咪达唑仑静脉诱导时,即使用较大剂量也难以达到理想的麻醉深度,且常因用药剂量过大,引起呼吸和循环系统的抑制。目前多用咪达唑仑作为全身麻醉诱导和维持的辅助用药。咪达唑仑经肝脏代谢,小儿肝胆外科患儿多有不同程度的肝功能受损,用药时应注意减量。咪达唑仑与芬太尼、丙泊酚等复合用药时,应注意其协同作用,避免用药过量。

（4）氯胺酮:氯胺酮属于非巴比妥类静脉麻醉药,其作用特点是选择性地阻断大脑的联络径路和丘脑向新皮层的投射,临床出现痛觉消失而意识可

能部分存在的感觉和意识分离的"分离麻醉"状态。氯胺酮麻醉诱导的优点是起效快,作用时间短,对呼吸抑制作用轻微,对循环几乎无抑制作用,常表现出轻度的兴奋作用,尤其适用于体质较弱和循环功能较差患儿的麻醉诱导和维持。小儿常用静脉诱导量为 1～3mg/kg,肌内注射剂量为 4～8mg/kg。氯胺酮麻醉诱导的缺点是可使咽喉部兴奋性增高,唾液分泌增加,使围麻醉期呼吸道痉挛、呕吐误吸和呼吸道梗阻的危险性增加。氯胺酮的另一缺点是可以引起幻觉和噩梦,尤其多见于年龄较大的患儿,因此主张氯胺酮与咪达唑仑、丙泊酚等药物复合应用,可减少此副作用,同时各种药物用量也应相应减少。氯胺酮可增高颅内压、眼内压,合并颅内压、眼内压增高疾病的患儿禁用。

艾司氯胺酮是氯胺酮的右旋体,其麻醉镇痛催眠强度是消旋氯胺酮的 2 倍,具有改善分离麻醉 / 镇痛的作用,比氯胺酮消除更快,副作用更少,安全性更高。目前临床上静脉给予 0.5～1mg/kg 的剂量进行麻醉诱导。

2. 常用吸入麻醉药物

（1）异氟烷:异氟烷是临床上常用的吸入麻醉药物,对心脏抑制作用轻,对 6 个月以下婴儿有扩张外周血管作用,可引起血压下降但心率可无变化,尤其是对容量不足患儿的血压影响较大,常有反射性心率增快以代偿由于血压下降引起的心输出量减少。异氟烷的优点是肝脏内的生物转化反应较少,引起肝功能异常的概率相对较低,因此适用于肝胆外科患儿。异氟烷具有神经肌肉传递的阻滞作用,可减少肌肉松弛药的用量。异氟烷的缺点是增加呼吸道分泌物和易发生喉痉挛,因此也限制了其在小儿吸入麻醉诱导中的应用。异氟烷有可能触发恶性高热,怀疑有此病易感性的患儿应尽可能避免使用。

（2）地氟烷:地氟烷的优点是血 / 气分配系数仅 0.42,诱导和苏醒快,可控性强,对循环系统抑制轻微,因此在婴幼儿麻醉中应用逐渐增多。但地氟烷是对呼吸道刺激最强的吸入麻醉药,用地氟烷麻醉诱导时引起呼吸抑制和喉痉挛的发生率高（可达 48%）,但术后谵妄的发生率明显低于七氟烷。因此,一般建议用静脉麻醉药或用七氟烷吸入诱导,地氟烷可用于维持麻醉。

（3）七氟烷:七氟烷在小儿麻醉中应用广泛。其血 / 气分配系数为 0.66,其诱导和苏醒也较快。

其优点是对呼吸道没有刺激,很少导致喉痉挛,气味也易被小儿接受,因此是目前可用于麻醉诱导的唯一较理想的吸入麻醉药物。但苏醒过程中谵妄、躁动发生率高于氟烷、恩氟烷及异氟烷麻醉。七氟烷对循环的影响很小,不影响心率、心指数及心肌收缩力。七氟烷对呼吸道反射具有很强抑制作用,对呼吸有剂量依赖性抑制反应,使潮气量减少,呼吸频率减慢,如用高浓度七氟烷吸入麻醉诱导时患儿常出现呼吸暂停现象,故需做好辅助通气的准备,必要时进行辅助通气。

3. 常用麻醉性镇痛药

(1)吗啡:吗啡是一种长效、水溶性镇痛药。婴儿血脑屏障对吗啡的通透性较高,血清清除率较低,消除半衰期较长。吗啡是儿童心脏手术及某些其他手术术前和术中的常用药物,也是儿童术后镇痛的常用药物。常规首剂量是 0.1～0.2mg/kg,在危重患儿或接受其他镇痛药治疗的患儿使用时应减少用药剂量。婴儿用药后药物较集中在中枢神经系统,又有较长的药效,因此用量应减少,给药间隔应延长。吗啡的清除率主要由肝血流决定,其代谢产物主要通过肾脏排出。吗啡的副作用主要有呼吸抑制、心动过缓、血管扩张、血压下降等,多与较大剂量用药有关。其他副作用包括荨麻疹、支气管痉挛、术后恶心呕吐等。吗啡在婴幼儿中还存在个体间的药代动力学差异、个体间吗啡对呼吸影响大小的差异、脑血流平衡改变的差异以及呼吸中枢对吗啡敏感性的差异,因此早产儿和新生儿应用吗啡时应格外小心。

(2)芬太尼:芬太尼是一种合成的阿片类药物,属于强效麻醉性镇痛药,药理作用与吗啡类似,临床效能为吗啡的 50～100 倍。芬太尼对血流动力学影响较小,常作为静脉复合麻醉或静吸复合麻醉镇痛用药以及作为其他麻醉方式的辅助用药,也是小儿术后镇痛的常用药物。临床上芬太尼的常用负荷剂量是 1～3µg/kg。呼吸抑制与静脉诱导剂量具有相关性,3µg/kg 以下缓慢注药一般不会发生呼吸抑制,大于 3µg/kg 给药时要注意可能出现呼吸抑制,必要时给予气管内插管。芬太尼剂量较小时,主要通过药物的分布和肝脏代谢使药物作用消除,剂量过大时可在肌肉和脂肪中发生蓄积,以后再缓慢释放,故用量过大时容易引起术后呼吸抑制,尤其是新生儿应用芬太尼麻醉在术后应注意呼吸支持。

芬太尼的副作用主要包括心动过缓、呼吸抑制和胸壁肌肉强直。心动过缓可能会造成婴幼儿心输出量严重减少,呼吸抑制和胸壁肌肉强直可导致自主呼吸的婴幼儿出现通气不足。因此,应用较大剂量芬太尼麻醉时,应注意给予足量迷走神经抑制药及肌肉松弛药,并加强术中与术后的呼吸监测和管理。如在麻醉诱导时遇到胸壁肌肉强直、声门紧闭,面罩加压供氧难以进行有效的通气,应立即减慢注射速度或停止注射,并同时给予肌松药和/或纳洛酮,可避免和缓解上述不良反应。

(3)舒芬太尼:舒芬太尼是一种强效的阿片类镇痛药,其作用强度是芬太尼的 5～10 倍,而且有良好的血流动力学稳定性。舒芬太尼用于 2 岁以内儿童的有效性和安全性的资料非常有限,临床上用于 2 岁以上小儿常按芬太尼的 1/7～1/5 剂量给药。当临床出现镇痛效应减弱时,可参考成人追加 0.15～0.7µg/kg 给药。舒芬太尼的清除主要依赖于肝血流,所有影响肝血流的因素均可影响其清除。主要代谢产物是去甲舒芬太尼具有芬太尼 10% 的活性。当静脉给予舒芬太尼的剂量过大、速度过快时,可能引起肌肉强直、缩瞳、欣快感、心动过缓、血压下降甚至心脏停搏等。同时应用抗迷走张力的药物如阿托品,有一定的预防作用。

(4)瑞芬太尼:瑞芬太尼是新合成的超短时强效的阿片受体激动药,它具有起效快、作用时间短、恢复迅速、无蓄积作用等优点。瑞芬太尼经静脉途径给药,一般先给 0.5～1µg/kg 的负荷剂量,然后以 0.25～0.5µg/(kg·min)的速度输注。在静脉输注的速度大于 0.5µg/(kg·min)时可能发生低血压和心动过缓。当同时应用吸入麻醉药时,推荐泵注瑞芬太尼的开始速度为 0.25µg/(kg·min)。在小儿麻醉中,瑞芬太尼已用于:①麻醉诱导及维持;②全凭静脉麻醉;③小儿心脏手术麻醉;④小儿重症监护病房(intensive care unit, ICU)镇静和术后镇痛。但瑞芬太尼的作用时间短,单独使用时更适用于术后疼痛较轻的门诊及小手术的麻醉。

4. 常用肌肉松弛药 临床常用肌肉松弛药(简称肌松药)包括去极化肌松药和非去极化肌松药 2 类。

(1)琥珀胆碱:琥珀胆碱是目前临床上应用的唯一去极化肌松药,其优点是起效快,恢复快,肌松效果好。主要用于快速诱导插管和喉痉挛等应激状况的处理。琥珀胆碱的小儿用药特点为按每千克体重计算用量相对比成人大，按体表面积计算与成人相同。常用剂量为小儿静脉注射 1～2mg/kg，1 分钟内可产生满意的肌松作用，完成气管内插管。在使用琥珀胆碱之前给予阿托品 0.02mg/kg，可防止引起心动过缓。恶性高热是琥珀胆碱罕见但不可预料的可威胁生命的并发症，限制了其在常规手术中的临床应用。琥珀胆碱的其他副作用主要包括心律失常（一般为轻度、短时的加快，偶尔出现心动过缓）、血钾升高、胃内压增加、双向阻滞等。

（2）阿曲库铵和顺式阿曲库铵：是中效非去极化肌松药，其特点是在体温 37℃ 和 pH7.4 的生理状态下能在体内自行降解（Hofmann 效应），其消除不依赖肝肾功能，主要由血浆胆碱酯酶水解。阿曲库铵静脉注射 0.3～0.6mg/kg，1～2 分钟即可进行气管内插管，作用维持 15～30 分钟。阿曲库铵的优点是不引起心血管不良反应。而大剂量可使组胺释放，但组胺的释放量仅为箭毒的 1/3。肝肾功能不全及心脏病儿应用阿曲库铵较适宜。顺式阿曲库铵的效能是阿曲库铵的 3 倍，但起效时间延长，需要相对高的剂量 0.15mg/kg（约 3 倍 ED_{95}），才能在 2 分钟内取得满意的插管效果。

（3）维库溴铵：是泮库溴铵的衍生物，肌松强度是泮库溴铵的 1.5 倍，时效仅为泮库溴铵的 1/3～1/2，维库溴铵无明显心血管作用。本药自肝脏摄取自胆汁排出，肾脏消除维库溴铵的作用较小，肾功能不全患儿仍可应用。剂量 0.08mg/kg，维持 25～30 分钟。按照等效剂量计算，维库溴铵对婴儿的药效持续时间（73 分钟）较儿童（35 分钟）及成人（53 分钟）明显延长，因此对这个年龄段的患儿维库溴铵不能作为中效肌松药使用。维库溴铵的用量随年龄变化，1 岁以下的婴儿对维库溴铵的敏感性较大儿童更为明显。

（4）罗库溴铵：在维库溴铵基础上研发的新一代氨基甾类肌松药，药理特性更接近临床麻醉所需的理想肌松药。用于常规诱导麻醉期间气管插管及术中维持骨骼肌松弛。标准插管剂量为 0.6mg/kg，在几乎所有病人中，60 秒内可提供满意的插管条件。根据给药剂量不同（0.3～0.9mg/kg，即 1～3 倍的 90% 有效剂量）起效时间与维持时间也明显不同，麻醉医师可以根据患儿个体差异及手术时长选择合适的剂量进行诱导及术中追加，在儿科麻醉中应用广泛。

其他非去极化肌松药还有泮库溴铵、罗库溴铵、哌库溴铵等，长效非去极化肌松药有导致拔管后呼吸抑制的风险，临床上较少用于小儿麻醉。

非去极化肌松药可用胆碱酯酶抑制药新斯的明拮抗，可根据临床情况及神经刺激器监测 4 个成串刺激后根据 T_4/T_1 比值决定是否需用拮抗药。对于婴儿，即使临床上呼吸已恢复也要用拮抗药，因任何呼吸动作增加均可导致呼吸肌疲劳及呼吸衰竭。应用剂量是新斯的明 0.02～0.04mg/kg 加阿托品 0.01～0.02mg/kg 同时静脉注射。舒更葡糖钠是 γ- 环糊精衍生物，能与罗库溴铵结合并形成紧密包裹，使其失去药物活性，结合物经肾排出体外，可以选择性地逆转中度或深度肌松状态。笔者所在中心以舒更葡糖钠静脉推注 2～4mg/kg 的剂量进行罗库溴铵肌松拮抗，绝大部分患儿可在 2～3 分钟内恢复呼吸。对于深度肌松状态，舒更葡糖钠最大剂量可以用到 16mg/kg。对于极深度肌松状态的患者，可给予舒更葡糖钠静脉推注 16mg/kg，2 分钟内可以逆转罗库溴铵的肌松状态。肌松药作用恢复的征象是小儿能抬腿举臂，4 个成串刺激时手指均有反应。

（二）全身麻醉诱导

麻醉诱导是气管内插管全身麻醉的重要环节。诱导方法选择得当、药物及剂量准确合理，患儿可舒适、平顺、安全通过诱导期。否则，会对患儿的心理、精神及呼吸循环等生理功能带来严重影响，甚至危及患儿生命。常用诱导方法有静脉诱导、吸入诱导、肌内注射、直肠给药诱导等。

1. 静脉诱导　静脉诱导是小儿插管全身麻醉最常用的诱导方法，尤其适用于已建立静脉输液通路和年龄较大的患儿。其优点是操作简单，诱导迅速、平稳，患儿较舒适。缺点是需先行静脉穿刺，有穿刺困难及因穿刺给患儿带来创伤和恐惧的风险。静脉诱导又可根据诱导速度不同分为快诱导法和慢诱导法。

（1）快诱导法：常用药物为静脉注射氯胺酮 1～2mg/kg，患儿入睡后依次缓慢静脉注射咪达唑仑 0.1～0.2mg/kg 或羟丁酸钠 60～80mg/kg，3 岁以上的患儿也可用丙泊酚 2～3mg/kg，并辅用芬太尼 1～3μg/kg，加用肌肉松弛药琥珀胆碱 2mg/kg 或维库溴铵 0.08～0.1mg/kg 或阿曲库铵 0.4～0.5mg/kg，呼吸减弱后开始辅助呼吸，出现明显呼吸抑制后面罩加压供氧，轻度过度通气，2 分钟后可行气管内插管。不合作难以建立静脉通路的患儿，可先肌内注射氯胺酮 4～6mg/kg，或复合咪达唑仑 0.1～0.2mg/kg。较小患儿或受经验、技术、设备等条件限制时，一般采用保留自主呼吸的慢诱导法。

（2）慢诱导法：常用药物为羟丁酸钠 80～100mg/kg，注射速度以无明显呼吸抑制和心率减慢为原则，患儿保留自主呼吸，不拒绝面罩后行面罩供氧，5 分钟后用 2% 利多卡因（小儿慎用丁卡因）喷雾对患儿咽喉部施行表面麻醉，可重复 2～3 次，每次喷雾后将多余的局部麻醉药吸除，以防止药物过量导致局部麻醉药中毒。注药后 10～15 分钟用麻醉喉镜观察声门，无明显喉头及声门反射后可行经口腔明视气管内插管。完成气管内插管后，再根据手术需要决定是否加用肌肉松弛药。

2. 吸入诱导　通过面罩吸入诱导是小儿麻醉常用的方法。其优点是患儿无静脉穿刺的创伤和痛苦，更易被小儿所接受。目前国际上最常用的吸入诱导药物是氟烷，国内以七氟烷为最常用吸入诱导药物。一般不推荐使用麻醉前药物，如必须使用可采用肌内注射阿托品（0.01～0.02mg/kg）或咪达唑仑（0.1～0.15mg/kg）作为麻醉前用药。麻醉诱导采用面罩下吸入七氟烷，浓度从小剂量开始，每 2～3 次呼吸增量 1.5%～2.0% 的方法逐步升高七氟烷的吸入浓度，至患儿不躲避面罩时，立即将面罩扣紧，迅速将挥发罐浓度提高到最大（7% 七氟烷）后维持，使患儿意识迅速消失，同时开放静脉通道，未用麻醉前用药者静脉注射阿托品 0.01mg/kg，确认达到足够麻醉深度后，降低挥发罐的吸入浓度至 2.5%～3.5%，辅用或不辅用肌肉松弛药可完成气管内插管。七氟烷用于小儿麻醉诱导的效果显著，其具有麻醉快、苏醒快、刺激性小等优点，值得临床积极推广。

吸入诱导时常见的副作用有：①咳嗽、屏气；②喉痉挛、支气管痉挛；③分泌物增加；④躁动、挣扎；⑤呕吐。因此，在吸入高浓度麻醉药时尽量采用自主呼吸，诱导到一定程度时尽快建立静脉通路。

（三）全身麻醉维持

单一的麻醉药物和方法，难以达到理想的麻醉效果。临床上为了扬长避短，常采用平衡麻醉或复合麻醉作为全身麻醉维持。

1. 平衡麻醉　同时联合应用几种不同的药物，使患者的意识消失、痛觉消失、肌肉松弛和自主神经稳定，减少各药物的用量和毒副作用，同时又恰

当地满足手术的要求，较少干扰患儿的生理状态，提高麻醉的安全性及舒适性，这种麻醉方法被称为平衡麻醉。小儿常用的平衡麻醉方案主要包括阿片类 / 静脉麻醉药组合、氯胺酮 / 静脉麻醉药组合、吸入麻醉药 / 静脉麻醉药组合、阿片类 / 静脉麻醉药 / 吸入麻醉药组合等。

2. 复合麻醉　联合应用 2 种或 2 种以上的麻醉方法达到取长补短的效果。小儿常用复合麻醉方案包括静吸复合全身麻醉、静脉复合全身麻醉复合区域阻滞、静吸复合全身麻醉复合椎管内阻滞等。

二、椎管内麻醉

椎管内麻醉可单独应用于小儿肿瘤外科手术的麻醉，也可作为全身麻醉的辅助手段，或主要用于术中和术后镇痛。但有凝血功能异常、严重感染症状、神经退行性变、椎管及脊髓畸形、穿刺部位感染灶及严重血容量不足的患儿，禁用椎管内麻醉。

（一）腰段硬膜外阻滞

腰段硬膜外阻滞是小儿外科手术常用的麻醉方法，既可单独应用，更多见于复合浅全身麻醉，作为术中和术后镇痛的主要手段。

1. 操作步骤　患儿连接基本监护后侧卧于手术台上，屈髋、屈膝、低头、弓背，尽可能使椎间隙显露清楚，不合作的患儿可先给予静脉或肌内注射基础麻醉。选择 L$_3$～L$_4$、L$_4$～L$_5$ 或 L$_5$～S$_1$ 椎间隙中最清楚、估计最容易穿刺的间隙，穿刺成功后头向置入硬膜外导管，硬膜外腔内留管 2～3cm，固定好导管后将患儿改为平卧位，并将低阻力注射器与硬膜外导管连接，观察有无自发性血液或脑脊液流出。

2. 药物选择及用量　注药前做回抽实验以进一步验证是否有血液和脑脊液流出。为防止空气栓塞的发生，进入硬膜外腔的标志应为韧带阻力消失，注射生理盐水无阻力感，而不是以空气阻力消失作为试验方法。确定无误后，缓慢注入试验量 1%～2% 利多卡因 1～2ml，同时观察循环、呼吸和下肢肌张力变化 3～5 分钟，确定导管无误入血管和蛛网膜下腔后，一次性或分 2～3 次注入计算好的诱导剂量。常用局部麻醉药包括 0.7%～1.5% 利多卡因，按 8～10mg/kg 计算剂量，0.1%～0.2% 布比卡因或罗哌卡因，按 1.5～2mg/kg 用药，0.1%～0.2% 的丁卡因，按 1.2～1.5mg/kg 给药。4 种局部

麻醉药既可单独使用,也可将利多卡因与其他药物混合使用。维持量可采用间断推注法,也可采用连续输注法。间断推注法是将诱导量的 $1/2\sim2/3$ 量,每间隔 $30\sim60$ 分钟推注 1 次,直至手术结束。连续输注法是诱导平面稳定后用布比卡因最大量不超过 $0.4mg/(kg\cdot h)$,6 个月以下婴儿减量 30%。所用局部麻醉药浓度可根据手术时间、阻滞范围、患儿年龄及手术刺激大小等因素调整。

3. 注意事项 新生儿与婴儿的脊髓终止于 L_3 椎体,1 岁时达 $L_1\sim L_2$ 位置,因此穿刺点应尽可能选择 $L_3\sim L_4$ 以下间隙。小儿的韧带薄弱、硬膜外腔窄,操作时稍有不慎,即有可能发生穿破血管、穿破硬膜、损伤脊髓和神经根等意外和并发症。在麻醉诱导过程中更需反复验证是否导管误入血管或蛛网膜下腔,以防止全脊髓麻醉、局部麻醉药中毒和严重低血压等严重全身并发症发生。应严格无菌操作,防止将病原微生物和化学性污染物带入硬膜外腔导致脑膜炎和硬膜外脓肿。严格掌握用药剂量,防止用药过量引起局部麻醉药毒性反应。硬膜外腔注药前,开放静脉通路,及时纠正容量不足并备好抢救用药。硬膜外置管后感染罕见,在一个研究中发现 5 713 个硬膜外置管患儿,21 例出现了局部皮肤感染,1 例硬膜外脓肿。

(二)骶管阻滞

骶管阻滞多数被推荐作为下腹部以下部位手术的麻醉方法,但也有一些学者建议在上腹部手术时也采用骶管阻滞。近几年来,笔者所在医院对 7 岁以下小儿实施腹部手术时,采用骶管阻滞加全身麻醉的方法,可以取得良好的效果。

1. 操作步骤 患儿采取侧卧位或俯卧位,侧卧位时髋膝关节尽量向腹部屈曲;俯卧位时在髋关节下垫一厚枕,使骶部突出。穿刺者位于患儿一侧,先以中指触及尾骨尖,拇指从尾骨沿中线向上摸,可触及骶骨末端呈 V 形或 U 形的凹陷,此凹陷即骶管裂孔。在骶管裂孔两侧可触及豆大的结节即骶角。骶管裂孔中心与双侧髂后上棘连线呈一等边三角形,可作为寻找骶管裂孔的参考标志。另外,双侧髂后上棘连线相当于第二骶椎水平,系硬脊膜囊终止部位,骶管穿刺时进针深度不得超过此连线,否则有误入蛛网膜下腔发生全脊髓麻醉的危险。

常规消毒铺无菌单后,选择骶管裂孔中心部位,可选用 7 号短针或套管针(20 号或 22 号)或头皮针(6 号或 7 号),先将皮肤和皮下组织做局部浸润麻醉,然后将穿刺针与皮肤垂直或以大于 60° 的角度进针,当针尖抵达骶尾韧带时有弹性阻力感,穿透骶尾韧带时有阻力消失感,此时将穿刺针放平,使其与皮肤夹角小于 30°,并与骶骨轴线一致,继续进针 $0.5\sim1cm$,若未遇到骨质阻挡感,回抽无血液和脑脊液,注水无阻力及局部皮肤隆起,即可表明穿刺针已入骶管。

2. 药物选择及用量 可用于小儿骶管阻滞的局部麻醉药包括 $0.5\%\sim1\%$ 利多卡因及 $0.125\%\sim0.25\%$ 布比卡因(临床常用 0.175% 的浓度,能提供完善的镇痛且恢复较快不良反应少)或 $0.1\%\sim0.25\%$ 罗哌卡因。应根据患儿的年龄和身体状况、需阻滞的神经范围以及麻醉医师的经验选择合适的局部麻醉药及其浓度。

阻滞平面取决于药物容积,计算容积时要同时兼顾阻滞平面和药物毒性反应 2 个方面。小儿腹部手术因有气管内插管全身麻醉和机械通气作保障,局部麻醉药容积可用至 $1\sim1.2ml/kg$。

3. 注意事项 虽然小儿骶管阻滞是较安全、有效的麻醉方法,若操作不当或观察、处理不及时,同样可发生致命的意外和并发症。因此穿刺时应避免应用长穿刺针和避免进针过深而误入蛛网膜下腔;穿刺时不主张采用以往的进针抵达骶管前壁再改变进针方向的方法,因此法明显增加穿刺时损伤出血的机会。骶管出血一方面使局部麻醉药吸收入血的发生率明显增加,另一方面限制了局部麻醉药的用药容积,难以达到理想的阻滞平面。实施骶管阻滞的患儿应常规给予丙泊酚或苯二氮䓬类麻醉前用药,或先实施全身麻醉后再行骶管阻滞以避免局部麻醉药毒性反应和全脊髓麻醉导致的呼吸抑制及抽搐引起的严重脑缺氧。

三、神经阻滞

小儿不易合作,常需在基础麻醉下施行神经阻滞,由于超声引导下对外周神经阻滞技术的广泛临床应用,使小儿神经阻滞的安全性和成功率明显提高,可用于大多数类型的小儿神经阻滞。

小儿神经阻滞常用局部麻醉药主要包括 $0.5\%\sim1\%$ 利多卡因、$0.1\%\sim0.25\%$ 布比卡因和 $0.1\%\sim0.25\%$ 罗哌卡因。所需局部麻醉药的准确剂量尚未得到充分的研究,大部分小儿阻滞的实施都依据成人的经验,剂量以不超过局部麻醉药剂量的上限为原则。

第三节　常见小儿肿瘤外科手术的麻醉

一、颅脑肿瘤

1. 疾病特点　颅腔内的 3 个主要内容物为脑组织占 84%，脑血流占 3%～5%，脑脊液占 11%～13%，总体积与颅腔容积相适应。颅腔内容物对颅腔壁产生的压力称为颅内压。颅腔内的任何一个内容物体积增大时，均可导致颅内压增高，但在一定范围内可通过其他内容物的体积缩小调整，并维持颅内压不变，此即颅内顺应性。当颅内压增高超出其自行调整的范围或颅内顺应性降低时，颅腔内容物稍有增加，即可引起颅内压的大幅增高，临床上出现颅内压增高的症状和体征，如头痛、恶心、呕吐、眩晕，严重时意识消失、角弓反张等，并造成神经组织损伤。严重的恶心、呕吐及进食困难又可引起脱水和电解质紊乱。

小儿常见的颅脑肿瘤主要有颅后窝肿瘤、脑膜瘤和颅内动脉瘤等。颅后窝肿瘤的特点为颅后窝容积小，又是脑脊液循环的重要通路，容易引起梗阻性脑积水，因此颅内压增高症状出现早且程度重。婴幼儿因颅缝裂开，可只表现为进行性头颅增大，常由某些外因而诱发，因此，临床常表现为病史短，肿瘤却相当大，手术和麻醉均难度大。当小脑和脑干的呼吸中枢和循环中枢受累时可出现共济失调、生命体征不稳定，甚至危及生命。而脑膜瘤的特点为除颅内压增高外，脑膜瘤接受来自脑膜动脉和脑动脉的双重血供，因此血供十分丰富，加之患儿头皮和颅骨血管也较丰富，术中易发生大量失血。颅内动脉瘤的特点是由于动脉管壁的局部缺陷和颅内压力增高形成动脉向外膨出的瘤体，位置不同症状也不尽相同，主要危险是肿瘤的突然破裂导致大出血。

2. 麻醉管理　颅脑肿瘤手术的麻醉关键是控制和降低颅内压，控制脑水肿和防止脑组织的进一步损伤。常用降低颅内压的方法包括以下几种。①减少脑脊液量：可通过脑室穿刺、腰穿、脑脊液分流术来分流脑脊液；②减轻脑水肿：常用的办法包括脱水、利尿可减轻脑水肿；应用肾上腺皮质激素，改善、纠正血脑屏障的功能，降低毛细血管通透性，控制脑水肿；冬眠疗法，以药物和物理的方法使体温下降，可降低脑代谢，缩小脑组织体积，减轻或预防脑水肿；药物处理，给予利多卡因、硫贲妥钠、丙泊酚等，减少脑氧耗量，减轻脑水肿；③减少脑血流：过度通气维持动脉血二氧化碳分压（arterial partial pressure of carbon dioxide，$PaCO_2$）3.3～3.9kPa（25～30mmHg），可使脑血流量减少，但 $PaCO_2$ 不可低于 2.9kPa（22mmHg），否则可能导致脑缺血；控制性降压，降低血压可以减少脑血流，也可以减少术中出血，但血压不宜控制过低，以免影响脑灌注；调整体位，头高位可增加脑静脉血回流，减少脑血流。

除颅内动脉瘤和术前经常癫痫发作的颅内肿瘤患儿应在麻醉前给予镇静和防止癫痫发作的药物外，颅内肿瘤患儿一般不需要麻醉前用药。因为轻度的呼吸抑制虽然只引起脑血流的轻微增加，但却能导致颅内压的严重增高。免使用镇痛药及过度镇静抑制呼吸的药物。

麻醉方法应选择气管内插管全身麻醉，麻醉维持可以用吸入麻醉、静脉麻醉或静吸复合麻醉，但吸入麻醉剂均能增高颅内压，并表现为呈剂量 - 效应关系，故不宜单独采用较大剂量的吸入麻醉，可以吸入小剂量的异氟烷、七氟烷复合静脉麻醉药物作为麻醉诱导和维持，并通过过度通气减少或抵消其增高颅内压的副作用。小儿颅脑手术用控制呼吸还是自主呼吸曾有不同观点，自主呼吸可作为脑干功能的指标，但它有通气不足及增加发生气栓可能性等缺点。控制呼吸可以实施过度通气，防止缺氧和二氧化碳蓄积，配合应用肌肉松弛药维持麻醉浅而平稳，有利于术后及时苏醒。

二、颈部肿瘤

1. 疾病特点　小儿颈部肿瘤主要包括甲状腺瘤、甲状腺癌、甲状旁腺腺瘤及颈部先天性囊肿（如甲状舌骨囊肿和腮源性囊肿等），少见的肿瘤有颈部神经母细胞瘤等。颈部肿瘤的共同特点是离气管较近，肿瘤增大时可使气管受压或移位，严重者影响患儿的通气。

2. 麻醉管理　麻醉关键是保持呼吸道通畅。可根据肿瘤大小和位置深浅选择不同的麻醉方法。肿瘤较小、位置较浅者可选择基础麻醉加局部麻醉或颈丛神经阻滞；肿瘤较大，位置较深者，应选择气管内插管，静脉麻醉或吸入麻醉。麻醉前应行颈部 X 线等检查，以明确有无气管受压及移位等改变，并请耳鼻咽喉科医师会诊以了解患儿是否有咽喉腔及声带受累情况。麻醉诱导前充分做好物品和药品以及紧急情况下气管切开的准备，必要时采用保留自主呼吸的慢诱导气管内插管法，或使用可视喉镜或纤维支气管镜等协助插管，避免因插管困难造成患儿缺氧性损害。

三、胸部肿瘤

1. 疾病特点　胸部肿瘤主要包括纵隔肿瘤与囊肿及肺与气管内肿瘤两部分。位于前上纵隔的多为胸腺瘤及胸骨后甲状腺瘤，位于前下纵隔的多为畸胎瘤，位于后纵隔的多为神经源性肿瘤。患儿的临床症状与肿瘤压迫周围组织和器官有关，如压迫气道可出现咳喘、呼吸困难，长时间肿瘤压迫还可导致气管软化；压迫喉返神经可引起声带麻痹；压迫上腔静脉可出现端坐呼吸、水肿、晕厥等。当肿瘤包绕和压迫大气道及心脏和大血管，可出现严重的心肺功能损害，患儿依赖直立位和跨胸壁压维持呼吸道通畅，随着体位的改变，胸膜腔内负压消失，出现呼吸道梗阻。患儿常无法用语言表述其不适，因此，当患儿表现为躺下后哭闹明显或拒绝躺下，应警惕是否存在呼吸道和心脏的压迫，此类患儿应避免麻醉前用药和麻醉诱导时过度镇静及使用肌肉松弛药，否则会因为严重的呼吸道梗阻和腔静脉回流受阻而导致心搏骤停和死亡。

2. 麻醉管理　胸部肿瘤患儿麻醉的关键是麻醉前对其危险性进行详尽的评估，结合病史、体格检查、辅助检查结果，了解病变的位置和特性，重点了解有无声带麻痹、呼吸道梗阻及心脏和腔静脉受压情况及程度，做好充分的麻醉前准备。存在明显压迫症状的患儿，一般不使用麻醉前用药。麻醉前应准备各种型号的气管导管、可视喉镜、纤维支气管镜、血管活性药物等。

如果患儿术前在某一特殊体位时可以维持呼吸道通畅和有效的通气，很少出现低血压，则应尽量使患儿处于该体位。可采用静脉慢诱导或吸入诱导的方式，使其达到气管内插管的深度，又不抑制自主呼吸，诱导期间谨慎使用肌肉松弛药。应在麻醉前确认气管导管置入的最佳深度及位置，若在全身麻醉后出现气管受压，应考虑将气管导管穿过受压段气管，进行正压通气麻醉诱导时必须有

心电图、血压和脉搏血氧饱和度等监测，在外科医师在场的情况下，开始麻醉诱导，以备紧急情况下开胸抬起肿块，解除压迫从而维持充足的通气和静脉回流。当呼吸和心血管功能同时衰竭时，可考虑使用体外膜肺氧合（extracorporeal membrane oxygenation，ECMO）支持患儿的呼吸和循环功能。

四、腹部肿瘤

小儿腹部肿瘤常为恶性，肾母细胞瘤和神经母细胞瘤是最常见的腹部实体瘤，其次为肝母细胞瘤和肝癌，少见肿瘤有肾上腺皮质和髓质肿瘤等。

（一）肾母细胞瘤

1. 疾病特点　肾母细胞瘤又称 Wilms 瘤，是婴幼儿期最常见的恶性肿瘤，通常在 6 个月到 5 岁发病，早期无症状。婴幼儿腹部巨大包块是本病的特点。肿瘤生长迅速，局部浸润至下腔静脉、肾静脉，并常伴有泌尿生殖道的异常。肺是常见的转移灶。

2. 麻醉管理　麻醉的关键是维持血容量和保护肾脏功能。肿瘤可侵袭下腔静脉和肾静脉，术中可能发生难以控制的出血。故应开放 2 条上肢或颈部静脉通路，必要时建立中心静脉通路，并监测中心静脉压和有创动脉血压。双肾受累时，可能存在肾功能减退，尤其是当肿瘤侵袭大部分肾脏时，术前应对肾功能进行评估，术中监测尿量，及时输血输液，避免长时间严重低血压加重肾功能损伤。术中注意保温，长时间、大范围的腹腔内手术加上大量输血输液，可造成患儿体温下降，可应用变温毯和液体加温，避免体温过低造成的损害。

部分肾母细胞瘤患儿由于肾素的作用术前可能有高血压，术前应适当降压。手术操作刺激亦可导致血压剧增，肾切除后可能出现血压下降。应合理运用抗高血压药及血管活性药物，维持血压稳定。肾母细胞瘤伴有肾静脉瘤栓时，肾切除的同时应行静脉瘤栓取出术，术中由于下腔静脉阻断，导致回心血量急剧减少，故应提前补充血容量。部分肾切除手术术中出血较多，应提前备血，准确估计失血量，及时适量输血。

（二）神经母细胞瘤

1. 疾病特点　神经母细胞瘤是儿童期最常见的恶性肿瘤之一，是源于神经嵴的胚胎性肿瘤。可发生在有交感神经的任何部位，最常见部位为肾上腺髓质，其他部位包括腹膜后和胸部等。有报道约

26% 找不到原发性肿瘤。临床症状和体征取决于肿瘤的部位和病期，如腹部包块巨大可造成呼吸困难等。此病高度恶性，多数伴有扩散和转移。肿瘤生长快，可压迫肾脏使肾脏移位或浸润肾脏。包膜破裂后可沿腹膜后大血管迅速生长，越过中线，包绕下腔静脉或腹主动脉。约 75% 的肿瘤分泌儿茶酚胺、血管活性肽及其他物质，虽然分泌的儿茶酚胺在进入血液循环前已大部分被代谢，临床上高血压并不多见，如果存在持续性高血压，需要进行多学科会诊，控制血压在合理范围，同时评估心功能、及时调整抗高血压药，尽量在循环稳定期进行手术。同时分泌型患儿手术切除肿瘤后可能发生激素依赖性低血压，在补充血容量的基础上积极使用血管活性药物。

2. 麻醉管理　麻醉管理面临的主要问题是患儿年龄小，肿瘤向周围组织浸润，手术游离范围广，术中出血多，常发生低血压。分泌型患儿手术切除肿瘤后也可能发生低血压。因此，麻醉方法仍以气管内插管全身麻醉为首选。开放 2 条以上静脉通路，最好在中心静脉压监测指导下，及时输血、输液。必要时应用血管活性药物，维持循环稳定。术前已存在贫血者应输血纠正贫血，并充分备血。部分患儿术前可能出现严重水样腹泻导致严重低钾血症，术前、术中均应检测血钾，并根据检测结果适量补钾。术中持续心电图监测，并避免使用影响心肌传导和抑制心肌的药物。大量输血输液时要注意保温并监测尿量。

神经母细胞瘤患儿多伴有贫血等全身症状，加之部分患儿接受了术前化疗，化疗药物的作用亦可造成贫血。严重贫血导致低氧血症引起脏器缺氧性损害及功能低下，使其对麻醉耐受力降低，为提高这些患儿的麻醉耐受力，麻醉前应输血。此种情况宜采用成分输血，合并血小板减少的患儿应输血小板。术前化疗药物有一定的心脏毒性，注意关注患儿心功能。

由于神经母细胞瘤儿茶酚胺代谢异常，尤其是位于肾上腺的神经母细胞瘤患儿手术时，手术操作对肿瘤的刺激、挤压时可引起血压突然升高，肿瘤切除后由于去甲肾上腺素分泌减少及切除肿瘤时的失血作用，容易引起低血压。位于上颈部交感神经来源的肿瘤手术时，由于位置深，手术操作时除上述原因会引起血压变化外，还可能由于颈部压力及化学感受器受刺激导致血压突然变化及心搏骤停。麻醉时应预见到这些变化，及时针对血压变化进行补充血容量、给予舒血管及收缩血管等措施。

（三）肝母细胞瘤和肝癌

1. 疾病特点　肝母细胞瘤是最常见的原发性肝脏恶性肿瘤，85%～90% 发生在 3 岁以内儿童，肿瘤生长迅速，绝大多数患儿表现为腹部包块、腹胀、贫血，约 50% 的患儿有腹壁静脉曲张，可能有骨质疏松和病理性骨折，病情发展快，早期手术预后较好。肝癌多发生于 5 岁以后，很少合并肝硬化，肿瘤以结节型和巨块型较多，易侵袭静脉，导致门静脉高压，晚期可有腹水，很少出现黄疸，仅在肝脏被广泛破坏或肿瘤压迫胆管时出现。肝功能基本正常。两者的共同表现为腹部进行性膨胀，偶然发现上腹部无痛性包块，发展迅速，逐渐出现食欲减退，精神萎靡，很快出现恶病质。治疗需要放疗、化疗和早期手术切除肿瘤结合。大剂量的多柔比星化疗（超过 $300ng/m^2$）可导致不可逆的心肌损害。

2. 麻醉管理　麻醉的关键是维持呼吸道通畅，充分供氧和及时补充失血，维持血流动力学稳定。麻醉药及麻醉方法的选择以不加重肝脏负担和原有黄疸为原则，麻醉方法可选用全身麻醉快速诱导气管内插管加硬膜外或骶管阻滞。但应特别强调：①肿瘤晚期和放疗后患儿通常体质衰弱，伴有贫血，组织携氧能力低下，对麻醉用药和操作耐受力差，术前应根据患儿情况给予全血、血浆或白蛋白等，使血红蛋白大于 85g/L。术前充分备血，凝血障碍者应备新鲜血，并连续 3 天肌内注射维生素 K，以提高患儿对麻醉和手术的耐受力，减少术中出血。无明显肝损伤者，麻醉前用药无特殊。②诱导前充分吸氧，诱导后迅速气管内插管，尽量一次成功，避免缺氧时间过长。③机械通气压力适中，特别是肿瘤巨大的患儿，避免胸膜腔内压过大影响回心血量。④开放静脉通路，术中失血较多，应开放 2 条上肢静脉，其中一条静脉通路应选择上腔静脉穿刺置管，以利于中心静脉压监测和快速输血。大量输血时，适量补充钙和碳酸氢钠，维持酸碱和电解质平衡，同时监测尿量和注意保温。⑤建立有创动脉测压，进行肝脏操作或肝门阻断发生血压剧烈波动时，要及时提醒手术医师，必要时暂停手术操作，防止长时间低血压加重肝损伤。⑥术后带气管导管送 ICU 或麻醉后监测治疗室（postanesthesia care unit, PACU），完全苏醒后拔除气管导管，待生命体征稳定后方可转入普通病房。

（四）肾上腺皮质肿瘤

肾上腺包括皮质和髓质两部分，外层皮质占90%，中央髓质占10%。肾上腺皮质按解剖结构从外层到内层分别为球状带、束状带和网状带，依次分泌盐皮质激素、糖皮质激素及性激素。①盐皮质激素：以醛固酮为代表，在维持体内钠和钾离子平衡方面起主要作用；②糖皮质激素：主要是皮质醇（氢化可的松）和少量皮质酮，其作用极其广泛，主要调节糖、蛋白质、脂肪和水盐代谢，从而维持内环境稳定。发生在小儿肾上腺皮质的肿瘤主要包括肾上腺皮质癌和原发性醛固酮增多症。

1. 肾上腺皮质癌

（1）疾病特点：据北京儿童医院报道，1956—1979年共收治4例肾上腺皮质癌，女性3例、男性1例，年龄均在4岁以内。文献上肾上腺皮质癌也多见于女性，发病年龄小，主要在幼儿和儿童。由于肾上腺皮质癌以分泌糖皮质类激素及雄激素为多见，患儿常有皮质醇增多症（库欣综合征）及肾上腺性征异常症（男孩的性早熟及女孩的男性化）的混合表现。肥胖主要表现在面部及躯干，而四肢并无过多脂肪。面部圆润紫红，由于下颌及锁骨上有大量脂肪，颈部显得粗短。合并盐皮质激素升高者，醛固酮的保钠排钾作用可导致低钾血症，其中高血钠可导致水钠潴留、高血压。肺是肾上腺皮质癌的常见转移部位。

（2）麻醉管理：麻醉的管理要注意以下几个方面。

1）完善术前准备：术前纠正高血钠、低血钾、高血压，并补充皮质激素以免术中发生肾上腺皮质功能不全。

2）麻醉用药应减量：此类患儿对麻醉药物和缺氧的耐受性差，加之患儿多肥胖，入睡后易发生呼吸道梗阻，麻醉前用药量不宜过大，并慎用吗啡、哌替啶等对呼吸有抑制作用的药物。麻醉药、肌肉松弛药和麻醉辅助药用量也应较一般患儿少。

3）麻醉方法选择：由于患儿肥胖、肌张力差、低钾血症、呼吸储备差、应激能力和代偿功能降低等特点，在麻醉过程中易出现呼吸道梗阻等危重状况，气管内插管全身麻醉能确保呼吸道通畅，有利于呼吸道管理和危重状况下的抢救，应作为首选。同时，患儿肥胖，颈短，常有咽喉黏膜充血、毛细血管丰富且脆性大等特点，插管困难者易发生喉头损

伤、水肿，插管前必须做好充分的准备，术后掌握好拔管指征，切忌拔管过早。基础麻醉加完善的椎管内麻醉也可以满足手术需要。全身麻醉复合椎管内麻醉则可减少麻醉药、肌肉松弛药和镇痛药的应用，有利于麻醉后苏醒。但此病患儿一方面体胖，并有脊柱骨质疏松，椎间隙定位比较困难；另一方面椎管内血管丰富，有出血倾向，反复穿刺易损伤软组织和骨质，引起局部出血或椎管内血肿。因此，选用椎管内麻醉时也应谨慎操作，并注意用药量应相对减少。

4）麻醉中监测与管理：应常规监测心电图、血压、心率、脉搏血氧饱和度、体温和尿量，全身麻醉患儿还应行呼气末二氧化碳监测。根据监测结果调整麻醉用药，并指导术中输血补液。术中适量补充肾上腺皮质激素，防止术中和术后出现肾上腺皮质功能不全。

2. 原发性醛固酮增多症

（1）疾病特点：肾上腺皮质肿瘤引起醛固酮分泌增多，醛固酮的保钠排钾作用导致体内水钠潴留，血容量增加，心排血量增加，血压升高。由于肾小管排钾增加，导致低钾血症。低钾血症可引起心律失常，肌无力，肾小管变性及酸中毒等。

（2）麻醉管理：充分的麻醉前准备非常必要，主要目的是纠正电解质紊乱，使血钾恢复正常。由于细胞内严重缺钾，补钾同时应静脉补充葡萄糖和胰岛素，促进钾的细胞内转移。同时应用螺内酯抗醛固酮治疗，并应用抗高血压药控制血压。应使高血压、低钾血症、酸中毒症状好转或消失后再施行手术。尽管基础麻醉加完善的椎管内麻醉也可以满足手术需要，但病情较危重的患儿仍以气管内插管全身麻醉为首选方法。麻醉中必须加强心电图和血压等监测，必要时检测血气和血钾指导术中治疗。低钾、低钙、肌力差等可使麻醉恢复期延长，应加强监测与管理，防止恢复期并发症的发生。

（五）嗜铬细胞瘤

1. 疾病特点　是发生于肾上腺髓质、交感神经节、旁交感神经节或其他部位的嗜铬组织中的肿瘤。临床表现是由于肿瘤持续或间断地释放大量儿茶酚胺（去甲肾上腺素、肾上腺素、多巴胺）引起持续性或发作性高血压，同时伴有头痛、心悸、出汗、苍白、恶心、呕吐、上腹部疼痛、视物模糊、气急、感觉异常、便秘和濒临死亡感等交感神经兴奋的症状和体征，严重发作可引起心脑血管意外而危

及患者生命。肾上腺嗜铬细胞瘤主要分泌肾上腺素。肾上腺外部位的嗜铬细胞瘤主要分泌去甲肾上腺素。嗜铬细胞瘤分泌儿茶酚胺可以是间歇性的也可以是持续性的，从而出现了多变的临床症状。可因触及肿瘤、体位改变、腹部压迫或按摩、诱导麻醉、情绪波动、β受体拮抗剂等诱发阵发性发作。神经母细胞瘤、节细胞神经瘤也可以分泌儿茶酚胺，出现类似嗜铬细胞瘤的临床症状和体征。

2. 麻醉管理 麻醉的关键是防止高血压危象、严重低血压、严重的心律失常和急性肺水肿。麻醉方法可选择气管内插管全身麻醉复合椎管内麻醉。完善的椎管内神经阻滞有利于术中实施控制性降压，但也要注意由于椎管内麻醉导致术后低血压的发生。麻醉管理应重视以下几个方面。①麻醉前准备，充分的麻醉前准备是确保麻醉和手术安全的前提。控制高血压，术前应用α受体拮抗剂（酚苄明等），使血压降至正常或接近正常后再进行手术。心率快者加用普萘洛尔等控制心率，术前补充足够血容量。②麻醉中除常规监测外还应行动、静脉穿刺置管，监测动、静脉压，指导血管活性药物的应用和输血、输液。③术中探查和挤压肿瘤时可引起血压升高，加深麻醉及应用酚苄明等药物控制血压。肿瘤切除后可发生严重低血压，应减浅麻醉，并应用去甲肾上腺素等药物升高血压，同时快速补液维持血容量。④严密监测，防治严重的心律失常和急性肺水肿等并发症。

五、骶尾部肿瘤

1. 疾病特点 骶尾部是小儿肿瘤的好发部位之一，最常见的是骶尾部畸胎瘤，其次为胚胎性癌。根据肿瘤成熟及未成熟程度，畸胎瘤又分为良性畸胎瘤及恶性畸胎瘤2种。良性畸胎瘤有恶变倾向，且随着小儿年龄增长，恶性变率也随之增高。因此，骶尾部肿瘤大多数发生于新生儿期，男女比例为1∶4，多数肿瘤以骶骨为中心并向骶骨内外生长。手术完整切除肿瘤是治疗本病的唯一方法。

2. 麻醉管理 麻醉的关键是保持呼吸道通畅和维持有效循环血容量。应采用气管内插管全身麻醉。因为患者多为6个月内的婴儿，而手术又多采取俯卧位，有时需要前后联合切口时甚至还要术中变换体位，气管内插管全身麻醉可以使患儿长时间耐受俯卧位及确保呼吸道通畅。当肿瘤巨大时，因剥离面较大，且常受骶骨的限制止血较困难，分

离肿瘤过程中渗血常较多，术中应及时适量输血，维持有效循环血容量。除常规监测外，还应监测体温和尿量，大量输血输液时应注意保温，维持术中尿量大于1ml/(kg·h)。

（胡瑶琴 舒强）

参 考 文 献

[1] 胡同增，陈知进，金熊元，等. 实用小儿麻醉学[M]. 北京：人民卫生出版社，1995.

[2] 邓小明，姚尚龙，于布为. 现代麻醉学[M]. 北京：人民卫生出版社，2020.

[3] DAVIS P J，CLADIS F P. Smith's Anesthesia for Infants and Children[M]. 10th ed. Philadelphia：Elsevier，2021.

[4] 雅各布. 小儿麻醉学[M]. 2版. 熊利泽，董海龙，侯丽宏，译. 西安：第四军医大学出版社，2012.

[5] 王世泉，王世端. 麻醉意外[M]. 北京：人民卫生出版社，2001.

[6] 苏岚. 小儿口服麻醉前用药[J]. 国外医学（麻醉学与复苏分册），2001，22（4）：207-209.

[7] 王肇云，阴津民，胡笑勃，等. 小儿骶管麻醉的应用[J]. 山西医药杂志，2001，30（1）：54-55.

[8] 盛娅仪，徐振邦. 瑞芬太尼的药理学和临床运用[J]. 中国新药与临床杂志，2001，2（2）：142-146.

[9] 安刚. 婴幼儿麻醉学[M]. 北京：人民卫生出版社，2002.

[10] 汲玮，黄悦，张马忠. 压力和容量控制通气对患儿呼吸力学的影响[J]. 临床麻醉学杂志，2015，31（11）：1045-1047.

[11] 杭燕南. 当代麻醉学[M]. 北京：人民卫生出版社，2002.

[12] 李凯. 全麻复合骶管阻滞对小儿上腹部手术应激反应的影响[D]. 沈阳：中国医科大学，2002.

[13] 李军，刘敬臣，曾邦雄. 罗哌卡因与丁哌卡因骶管注入对小儿术后镇痛作用的比较[J]. 中华麻醉学杂志，2002，22（7）：51-52.

[14] 韩新生，乔万海，赵亚芹，等. 罗比卡因用于小儿骶管阻滞时的药代动力学特征[J]. 临床麻醉学杂志，2003，19（11）：655-657.

[15] 张金哲. 现代小儿肿瘤外科学[M]. 2版. 北京：科学出版社，2009.

[16] 张锦，韩盛，丁平田，等. 复方氯胺酮口服液用于小儿术前的药效观察[J]. 中华麻醉学杂志，2003，23（6）：412-415.

[17] 张大志，王铁军，冯磊，等. 不同浓度罗哌卡因用于婴幼儿臂丛神经阻滞的临床观察[J]. 临床麻醉学杂志，2007，23（10）：852-853.

[18] FUNK W，JAKOB W，RIEDL T，et al. Oral preanaesthetic medication for children：double-blind randomized study of a combination of midazolam and ketamine vs

midazolam or ketamine alone[J]. Br J Anaesth, 2000, 84(3): 335-340.

[19] KAIN Z N, HOFSTADTER M B, MAYES L C, et al. Midazolam: effects on amnesia and anxiety in children [J]. Anesthesiology, 2000, 93(3): 676-684.

[20] VENKATESH B G, MEHTA Y, KUMAR A, et al. Comparison of sevoflurane and isoflurane in OPAB surgery[J]. Ann Card Anaesth, 2007, 10(1): 46-50.

[21] WALKER B J, LONG J B, SATHYAMOORTHY M, et al. Complications in pediatric regional anesthesia: an analysis of more than 100,000 blocks from the pediatric regional anesthesia network[J]. Anesthesiology, 2018, 129(4): 721-732.

[22] 陈煜, 连庆泉. 当代小儿麻醉学[M]. 北京: 人民卫生出版社, 2011.

[23] 阿斯图托, 英格尔莫. 小儿麻醉与围术期医学[M]. 张马忠, 王炫, 张建敏, 译. 上海: 世界图书出版公司, 2018.

[24] 李锦成, 王大柱. 肿瘤外科麻醉[M]. 天津: 天津科学技术出版社, 2006.

[25] NEW H, STANWORTH S, GOTTSTEIN R, et al. British Society for Haematology Guidelines on transfusion for fetuses, neonates and older children(Br J Haematol. 2016; 175: 784-828). Addendum August 2020[J]. Br J Haematol, 2020, 191(5): 725-727.

[26] CAMPBELL N, TSAI A, READING B, et al. Risk factors for anesthetic-related complications in pediatric patients with a newly diagnosed mediastinal mass[J]. Paediatr Anaesth, 2021, 31(11): 1234-1240.

[27] TAN A, NOLAN J A. Anesthesia for children with anterior mediastinal masses[J]. Paediatr Anaesth, 2022, 32(1): 4-9.

[28] PIO L, AVANZINI S, MATTIOLI G, et al. Perioperative management of hypertensive neuroblastoma: a study from the Italian Group of Pediatric Surgical Oncologists (GICOP)[J]. J Pediatr Surg, 2017, 52(10): 1633-1636.

[29] WISEMAN D, MCDONALD J D, PATEL D, et al. Epidural anesthesia and hypotension in pheochromocytoma and paraganglioma[J]. Endocr Relat Cancer, 2020, 27(9): 519-527.

[30] FELD L G, NEUSPIEL D R, FOSTER B A, et al. Clinical practice guideline: maintenance intravenous fluids in children[J]. Pediatrics, 2018, 142(6): e20183083.

[31] SURESH S, ECOFFEY C, BOSENBERG A, et al. The European Society of Regional Anaesthesia and Pain Therapy/American Society of Regional Anesthesia and Pain Medicine recommendations on local anesthetics and adjuvants dosage in pediatric regional anesthesia[J]. Reg Anesth Pain Med, 2018, 43(2): 211-216.

[32] AMERICAN SOCIETY OF ANESTHESIOLOGISTS TASK FORCE. Practice guidelines for preoperative fasting and the use of pharmacologic agents to reduce the risk of pulmonary aspiration: application to healthy patients undergoing elective procedures: an updated report by the American Society of Anesthesiologists Task Force on preoperative fasting and the use of pharmacologic agents to reduce the risk of pulmonary aspiration[J]. Anesthesiology, 2017, 126(3): 376-393.

[33] FRYKHOLM P, DISMA N, ANDERSSON H, et al. Pre-operative fasting in children: a guideline from the European Society of Anaesthesiology and Intensive Care[J]. Eur J Anaesthesiol, 2022, 39(1): 4-25.

[34] JOSHI G P, ABDELMALAK B B, WEIGEL W A, et al. 2023 American Society of Anesthesiologists practice guidelines for preoperative fasting: carbohydrate-containing clear liquids with or without protein, chewing gum, and pediatric fasting duration-a modular update of the 2017 American Society of Anesthesiologists practice guidelines for preoperative fasting[J]. Anesthesiology, 2023, 138(2): 132-151.

[35] VARGAS A, SAWARDEKAR A, SURESH S. Updates on pediatric regional anesthesia safety data[J]. Curr Opin Anaesthesiol, 2019, 32(5): 649-652.

[36] LIN Y Q, ZHANG R, SHEN W H, et al. Dexmedetomidine versus other sedatives for non-painful pediatric examinations: a systematic review and meta-analysis of randomized controlled trials[J]. J Clin Anesth, 2020, 62: 109736.

[37] FRIEDRICH K PÜHRINGER, CHRISTOPHER REX, ANDREAS W SIELENKÄMPER, et al. Reversal of profound high-dose rocuronium-induced neuromuscular blockade by sugammadex at two different time points: an international, multicenter, randomized, dose-finding, safety assessor-blinded, phase Ⅱ trial[J]. Anesthesiology, 2008, 109(2): 188-197.

第八章

小儿肿瘤外科疾病患儿的术前准备

小儿实体肿瘤是危及儿童健康的主要病因之一，且近几年有增长趋势。现代小儿肿瘤外科治疗主要为多学科联合治疗。所谓多学科联合治疗是指手术、放疗、化疗、生物免疫疗法及其他治疗方法的联合应用。联合治疗以手术切除为主，其他疗法主要目的为儿童肿瘤手术前创造条件及术后消灭残存肿瘤细胞及引起复发的其他因素，从而最终达到治愈的目的。儿童是一个特殊的群体，他们的机体耐受能力差，特别是处于疾病状态下的患儿，较之健康时各组织器官的功能都有不同程度的下降，对麻醉和手术等外界刺激的抵抗能力也进一步降低。为了使肿瘤患儿顺利度过手术及术后的恢复过程，要在术前做好充分准备，提高患儿的抵抗力，稳定患儿的情绪，为提高肿瘤特别是恶性肿瘤患儿的预后做好充分的准备。

一、心理准备

恶性肿瘤在人们看来是极可怕的疾病，许多患者认为患有肿瘤就等于死亡。家长对孩子罹患肿瘤更是难以接受，心理上受到严重打击。目前的医学模式已经不是仅限于单纯去除疾病，而是要以患者为中心，从心理治疗开始，直至解除整个身体上的疾病。对患儿家长而言，如何让家长了解肿瘤治疗的意义与价值，建立治疗疾病的信心，并积极配合医护人员治疗是很重要的问题。术前医师应针对家长的心理状态进行解释，并要不厌其烦地仔细讲解有关疾病的全部知识，使家长了解患儿的病情。患儿有比较特殊的一点，就是不同年龄的患儿心理及思维方式存在很大的差别，因此应根据不同年龄患儿的特点采取有针对性的心理沟通。对于年龄较小的患儿而言，初次入院，对病房有陌生感，对接触的医护人员会产生恐惧心理，医护人员应热

情地关心和主动接近患儿，以获取患儿的信任，使其能配合并安心接受治疗。年长的患儿，应尽量避免当面交代病情，以免患儿受到心理损害而影响治疗。

二、术前全面检查

肿瘤患儿特别是恶性肿瘤患儿由于肿瘤细胞对机体的消耗，通常病情较重，一般情况差，而且手术的创伤较大，术前应全面了解患儿的全身情况。首先要详细询问病史，包括肿瘤发现的时间、生长速度的快慢以及是否有腹痛、腹胀、恶心、呕吐、发热等伴随症状等。其次仔细进行体格检查，包括肿瘤的位置、大小、质地、活动度、表面皮肤有无变化及肿瘤与周围组织的关系，如有无粘连、有无邻近淋巴结或其他部位的转移等，都需要进行认真细致的检查，对手术切除范围、手术方式选择十分重要。同时还要了解患儿的全身状态，如营养情况，心、肺、肝、肾的功能等，以尽早发现一些可能存在的隐患。同时，还需要完善各种必要的影像学检查及实验室检查等。X线、B超、CT等是目前主要的诊断方法，B超可以比较准确地分辨肿瘤是实质性还是囊性，CT可明确原发性肿瘤与周围组织器官的关系，近年来兴起的计算机辅助手术等手段可更加直观地进行术前评估，判断肿瘤体积及肿瘤与周围器官、血管的关系，对肿瘤的术前精准评估具有重要意义。PET/CT在肿瘤的诊断和治疗中发挥了巨大的作用。它适用于许多肿瘤，对肿瘤的早期发现、转移情况、恶性程度等的判断具有重要的价值。

除影像学检查外，肿瘤标志物检测对肿瘤的早期诊断也起重要的作用。小儿因为机体体重和体表面积小，肿瘤重量与体重的比例比成人大，一些

肿瘤标志物的诊断阳性率也明显高于成人，检测更具临床意义。近年来，随着对肿瘤发病机制的认识越来越深入，肿瘤标志物的研究也越来越多。目前常用于临床疗效监测的标志物包括 AFP、NSE、乳酸脱氢酶（lactic acid dehydrogenase，LDH）、CEA 等。如肝母细胞瘤的患儿，其血液中 AFP 含量常有明显增高。临床上一旦发现这些标志物值升高，就要提高警惕，进行进一步检查。而且这些标志物除用于早期诊断外，对术后的判断预后及是否复发也起重要的作用。

一般通过以上各项检查，能对肿瘤性质有一个大体判断，良性肿瘤或早期恶性肿瘤患者全身情况好，肿瘤局限，可选择局部切除。中期肿瘤患者，可能已存在区域性淋巴结转移，除比早期肿瘤患者切除范围要广泛外，还应考虑区域淋巴结的处理问题。而晚期肿瘤患者通常有明显的全身症状，甚至有远处组织或淋巴转移，可能已经失去最佳手术时机，只能姑息性切除甚至放弃手术。因此术前应全面了解患儿的情况，作出确切的诊断，制订切实可行的手术治疗方案。

三、术前备血

肿瘤患儿因为身体荷瘤的原因，机体组织器官的功能常存在诸多问题，为了保证手术的安全，一旦发现问题一定要尽早解决。如贫血的患儿术前要纠正贫血，一般输入红细胞 10ml/（kg·d）。估计手术较复杂，术中可能出血较多时，术前应备血。特殊患者如血友病、血小板减少症等，术前需要备好相应的凝血因子、血小板等。

四、术前消化道准备

1. 术前禁饮食　婴儿的新陈代谢旺盛，术前过长时间的禁饮食，不但可以引起病儿饥饿和不必要的吵闹，且能降低体内能量的储备，术前、术中甚至术后出现低血糖反应等。但肿瘤手术通常时间长，需防止术中、术后发生呕吐和误吸，引起肺部感染或窒息等。因此，术前禁饮食需要明确规定。新生儿及婴幼儿因胃排空时间较快，禁饮食时间不必过长，术前 4 小时开始禁饮食。这样可以减少婴儿因饥饿引起的哭闹，胃内吞入气体减少，改善胃扩张，减少术中呕吐、误吸的发生，以及促进术后胃肠道功能的早期恢复。同时能维持血容量正常，降低术中低血糖发生的可能性。年龄较大

的儿童饮食组成与成人接近，应在术前 8 小时禁饮食。同时为防止可能出现的低血糖，术前可输注葡萄糖盐水注射液等。若肿瘤巨大，对消化道有压迫症状，需根据情况适当延长禁饮食时间，以保证胃排空，必要时可行胃肠减压。结肠手术，可于术前 2～3 天给予无渣饮食，以保证肠道相对清洁。

2. 术前胃肠减压　消化道肿瘤患儿，一般术前常规放置胃管。若肿瘤对机体有压迫，也要采取相应的措施。压迫消化道可以出现完全性或不完全性肠梗阻症状，患儿可能存在恶心、呕吐、腹胀等表现，应行胃肠减压，便秘时给予开塞露或灌肠等，尽量保证肠道通畅清洁，同时监测水、电解质的平衡，保证机体液体容量、电解质、酸碱度的相对恒定。

五、营养支持

恶性肿瘤患儿通常有明显的食欲减退或食欲缺乏，加上肿瘤的消耗，以及肿瘤压迫导致不能正常进食，而产生明显营养不良，甚至导致恶病质。机体各组织器官消耗萎缩，水电解质紊乱，全身营养代谢失常，生理功能进行性减退，因此对手术的耐受大大降低，导致术后吻合口瘘、切口裂开、感染等并发症的发生率增加。术前进行营养支持可以改善一般状况，减少术中、术后并发症的发生，促进器官功能恢复，进而降低病死率。营养支持包括肠内营养（enteral nutrition，EN）和肠外营养（parenteral nutrition，PN）。在正常消化功能存在且能正常进食的时候，肠内营养是首选，因其最符合生理而且比肠外营养的并发症少。若厌食或经口摄入不足，可选择鼻饲加强营养。肠内营养摄入不足，可联合肠外营养，通过静脉补充各种营养素。若不能经胃肠道喂养或有肠内营养禁忌时，只能采用全肠外营养（total parenteral nutrition，TPN）。

肠内营养应用方便，营养给予方式更符合机体的生理要求：①有益于保持肠道自身的机械和免疫屏障，降低感染发生率；②摄入营养的同时促进消化液和胃肠道激素的分泌，促进胃肠蠕动，使胃肠功能恢复早，腹部并发症少。许多恶性肿瘤患儿在经过手术这一关之后，还需要面对下一步的放疗、化疗等的治疗。肠内营养有助于提高化疗的疗效，还可以减少化疗药物的毒性。通过肠道这一正常的生理途径获得营养，营养物质利用程度高，蛋白质的摄入与合成得到改善，有助于降低化疗药物的

毒性。放疗常造成肠黏膜受损、变薄，发生放射性肠炎，表现为消化吸收不良、恶心、呕吐、腹泻、出血等。目前有许多专门用于肠内营养的配方，这些营养配方中的各营养成分已在人体外经过"预消化"，能最大程度地适应受损的肠黏膜，减少肠黏膜的工作负担，能防止因无法正常进食使肠道萎缩而引起肠黏膜的进一步损害，在改善营养吸收的同时也保护肠功能，减轻放射性肠炎的肠黏膜损伤，促进肠黏膜的恢复。肠道营养符合人体的生理，保护肠黏膜屏障，预防肠黏膜萎缩和细菌异位，维持胃肠道完整的免疫功能，因此在临床肿瘤患者的治疗过程中，肠内营养是极其重要的一个环节，它是一种廉价、简便、安全且有效的治疗方法，同时适用于肿瘤患者的家庭内营养支持(home nutritional support, HNS)。对进一步改善患者的营养和生活质量，减少治疗费用，具有重要的作用。

肠内营养的应用受患者胃肠功能的限制，当有弥漫性腹膜炎、肠梗阻、胰腺炎、胃肠道缺血及严重腹泻时，不宜应用。此时需要进行肠外营养或全肠外营养。全肠外营养的目的是提供足够热量，减少蛋白分解，促进蛋白合成，但与肠内营养相比不利于肠道正常屏障的维持，肠黏膜受损，细菌移位率增高，从而增加机体感染机会。全肠外营养作用时间越长，肠黏膜损伤越重，肠内菌群可趁机通过遭到破坏的肠道屏障移位到身体的其他组织器官，引起严重感染。长期全肠外营养，使胃肠道功能低下，与缺乏进食刺激有关。肿瘤患儿体内蛋白质分解多，因此蛋白质的需要量增加，至少 $1.5\sim 2.0g/(kg\cdot d)$，其中必需氨基酸应占 40%。热量应由葡萄糖和脂肪提供。葡萄糖可直接提供能量，被机体直接利用，但输注过快可引起高血糖、尿糖，因此速度应控制在 $4\sim 5mg/(kg\cdot min)$。肿瘤患儿脂肪氧化增加，分解加速，过多脂肪摄入可损害脏器功能，故应限制在 $2.5g/(kg\cdot d)$ 以内，需要补充必需脂肪酸，其中中链脂肪酸(medium-chain fatty acid, MCFA)应占 50%，它可在全肠外营养中迅速供能，并减少血脂和胆红素的升高。另外，还需补充足量的维生素、矿物质等。维生素的缺乏可降低患儿的抵抗力，引起各种不良反应。如维生素 A、维生素 D 的缺乏，可产生术后喉痉挛及惊厥；维生素 B_1 缺乏时消化道功能的恢复减慢；维生素 C 不足会影响切口的愈合，易发生切口愈合不良甚至裂开。维生素 K 不足则易出血，因此新生儿或肝功能不良的患

儿术前均应给予维生素 K，以减少术中出血。

六、辅助治疗

传统的肿瘤治疗方法主要包括手术治疗、放射治疗、化学治疗 3 种。良性肿瘤的治疗主要依靠外科手术切除，绝大多数都可以完全切除，术后效果良好。而恶性肿瘤则需要综合考虑。恶性实体瘤开始仅局限于特定的组织和器官，此时多可通过外科手术将其完整切除。但是许多恶性肿瘤在临床上出现明显的自觉症状时通常已有转移，当临床确诊时，可能已经错过外科手术的最佳时机。如果在这种情况下，治疗上判断错误，认为肿瘤仍限于局部而单纯行手术治疗，则在外科手术治疗后肿瘤极易复发。为了提高实体瘤患儿的生存率，必须对治疗方案进行全面设计，选用最佳方案，进行综合治疗。对于恶性肿瘤来说，术前化疗是非常重要的治疗原则。无论肿瘤是早期还是晚期，术前都可给予一定剂量的化疗。其目的是使肿瘤坏死、缩小，减少手术打击，增加手术完整切除率，降低术后复发和转移的机会。已经发生转移的肿瘤，术前的化疗还可以最大限度地控制转移瘤的发展，争取更好的疗效。

近年来，随着人们对肿瘤发生机制的深入研究，以及生物工程技术的发展。一种新的治疗肿瘤的方法——生物治疗已经成为肿瘤治疗的第四种治疗模式。生物治疗(biotherapy)是应用现代生物技术预防和治疗肿瘤的一种新疗法，它通过调动机体的天然防卫机制取得对抗并杀灭肿瘤细胞的效应。

随着科学技术的不断发展，各个学科研究的不断深入，人们已越来越清楚地意识到，没有哪一种单纯的治疗手段是最有效的，只有手术治疗、放射治疗、化学治疗及生物治疗相互配合，取长补短，才能最有效地提高治疗效果，延长生存时间。实践证明，综合治疗是目前恶性肿瘤的最佳治疗方法。

七、其他

1. 抗生素的应用　一般情况下，术前不需要应用抗生素，但如果术前血常规示白细胞增多及中性粒细胞百分比升高或存在明显感染性疾病，需对症处理，给予抗生素消除感染灶。若手术较复杂，手术暴露时间较长，可于术前半小时预防性给予抗生素，以保证手术过程中体内维持较高的血药浓

度。下消化道手术的患儿，术前 2～3 天开始行肠道准备，给予甲硝唑、庆大霉素等保留灌肠，以抑制肠道内细菌。

2. 麻醉前用药　麻醉前用药一般有 2 个目的：一是镇静；二是抑制呼吸道分泌物和唾液分泌，减少麻醉及术中所引起的不良反应。目前应用的主要的镇静药为复方氯丙嗪或苯巴比妥，婴儿多用复方氯丙嗪，含氯丙嗪和异丙嗪 2 种成分，1mg/kg，肌内注射。幼儿及儿童可用苯巴比妥 3～4mg/kg，肌内注射。抑制腺体分泌主要用阿托品或东莨菪碱，阿托品 0.01～0.03mg/kg，东莨菪碱 0.01mg/kg。术前用药一般提前 30 分钟给予，若时间过短，手术过程中药物不能充分发挥作用。术前用药肌内注射时产生的疼痛通常会使患儿产生恐惧以及哭闹不安，目前许多学者提出改用口服法给药，可以减少对患儿的不良刺激。同时术前向麻醉科递交会诊单，使麻醉医师对患儿的情况有比较准确的评估，特别是心肺功能的情况，以便充分估计术中术后可能出现的意外情况，提前准备，及时处理，保证手术的顺利进行。

3. 皮肤准备　术前 1 天应洗澡或擦洗，以保持手术区清洁。一般不必剃毛，小儿皮肤细嫩，汗毛较少，且不合作，易造成损伤，颅脑肿瘤手术需将部分或全部头发剃净。

4. 其他准备　术前一晚，应尽量创造温馨、安静的环境，使患儿能够充分休息。注意检测患儿体温、脉搏、呼吸等基本生命体征。急症手术还应注意积极迅速纠正水、电解质、酸碱平衡紊乱后再手术。若有休克，应在积极抗休克同时进行术前准备，并注意保暖和 / 或降温，以防并发症发生。

（王英明　董蒨　王筱茜）

参 考 文 献

[1] 张金哲. 现代小儿肿瘤外科学 [M]. 2 版. 北京：科学出版社，2009.

[2] 吴泰璜，吴亚光. 恶性肿瘤患者围手术期的营养支持 [J]. 肿瘤防治杂志，2000, 1 (17)：77-79.

[3] 董蒨. 小儿肿瘤外科学 [M]. 北京：人民卫生出版社，2009.

[4] MELETTI D P, MELETTI J F A, CAMARGO R P S, et al. Psychological preparation reduces preoperative anxiety in children. Randomized and double-blind trial [J]. J Pediatr (Rio J), 2019, 95 (5)：545-551.

[5] BASEL A, BAJIC D. Preoperative evaluation of the pediatric patient [J]. Anesthesiol Clin, 2018, 36 (4)：689-700.

[6] KHALILI T M, NAVARRO R A, MIDDLETON P R, et al. Early postoperative en-teral feeding increases anastomotic strength in a peritonitis model [J]. Am J Surg, 2001, 182 (6)：621-624.

[7] TAPPENDEN K A. Provision of phosphorylatable substrate during hypoxia decreases jejunal barrier function [J]. Nutrition, 2002, 18 (2)：168-172.

[8] JIANG X H, LI N, LI J S. Intestinal permeability in patients after surgical trauma and effect of enteral nutrition versus parenteral nutrition [J]. World J Gastroenterol, 2003, 9 (8)：1878-1880.

[9] ROKYTA R Jr, MATEJOVIC M, KROUZECKY A, et al. Enteral nutrition and hepatosplanchnic region in critically ill patients-friends of fose? [J]. Phys-iol Res, 2003, 52 (1)：31-37.

[10] WU G H, ZHANG Y H, WU H Z. Inflammatory response by immune-en-hancing enteral diet in gastrointestinal cancer patients [J]. World J Gas-troenterol, 2003, 7 (3)：357-362.

第九章

微创手术在小儿肿瘤外科中的应用

微创外科（minimally invasive surgery, MIS）这个新的名称是由腹腔镜外科的创建引导出来的。广义的微创理念涵盖了一切对机体创伤较小的手术或操作，它是指用尽量小的创伤，达到或保持局部或全身最佳的内环境稳定。从最早的传统手术中的小切口、轻柔操作、爱护健康组织等理念，到现代的胸腔镜、腹腔镜、脑室镜、关节镜、支气管镜、胃镜、结肠镜、膀胱镜等内镜手术，还有介入、射频消融等治疗，都属于微创手术的范畴。本章讨论的微创外科特指胸腔镜、腹腔镜技术，需要说明的是，胸腔镜通常没有专门的产品，常是腹腔镜应用到了胸腔就成为了胸腔镜。

1987年，法国Mouret医师成功实施了世界首例电视腹腔镜胆囊切除术，开启了现代腹腔镜手术的新时代。1991年，Lewis和Landreneu分别报道了电视胸腔镜手术（video-assisted thoracic surgery, VATS），宣告了胸腔镜微创手术时代来临。

微创腔镜手术并没有从根本上改变传统手术指征和原则，甚至从手术原理上也几乎没有新的突破，但它具有视野大、探查范围广、创伤小、恢复快、并发症少、切口美观等优点，尤其适用于体质弱、耐受力差的肿瘤患儿。随着成人外科微创腔镜技术的发展和普及，小儿腔镜微创技术也在迅猛发展，目前已经囊括了小儿外科的大部分病种。腔镜微创手术适用于各个部位、各种类型的许多肿瘤，广泛应用于胸腔、纵隔、腹腔、腹膜后及膀胱、皮下等肿瘤的探查、活检、姑息性切除、根治性切除等。随着术者的经验积累和学习曲线的完成，应用范围不断扩大，手术禁忌证也被不断突破。

一、小儿微创外科的特点

小儿外科收治患儿年龄0～18岁，体重从不到

1kg到100kg以上，年龄体重跨度大，各年龄段均有不同的生理特点。相对成人和大年龄组患儿来讲，小年龄组患儿尤其是新生儿具有以下特点：胸壁、腹壁较薄，Trocar容易脱出或移位至皮下导致皮下气肿，而且影响手术操作，因此常需外套胶皮管等与皮肤缝合固定Trocar防止脱出；胸腔、腹腔操作空间小，对扶镜助手和术者的稳定性要求较高，稍有位移，视野就会发生很大变化；血容量少，对失血的耐受度较小，应尽量仔细操作，预防出血并能够及时控制出血，以避免失血性休克。

二、应用方式和范围

目前微创外科在儿童肿瘤外科的应用主要有以下方面。

1. 活检、探查和评估　许多肿瘤，由于自身性状（含有固体成分太少）或无安全穿刺路径（肺、骨、胃肠、肝脾阻挡）等原因，不适合穿刺活检，而单靠B超、CT、MRI及PET等检查又不足以明确诊断，就需要考虑微创手术取活检；另外，有些肿瘤虽不以手术为主要治疗手段，但微创手术是不可或缺的评估手段，如淋巴瘤化疗后包块持续存在，通常需要再取活检或切除病灶以评估是否还存在活性肿瘤细胞，指导下一步治疗方案。

2. 部分切除或姑息性切除　有些肿瘤不适合一期根治术，据情况可以部分切除或姑息性切除。

3. 根治术　大部分肿瘤适合根治术，需要尽量完整切除肿瘤。暂时不适合根治的肿瘤，可以通过化疗等使肿瘤缩小，创造根治机会。

根据应用部位可分为胸腔镜手术、前入路腹腔镜手术、后入路（腹膜后入路）腹腔镜手术、腹腔镜气膀胱手术和皮下入路腹腔镜手术等手术方式。

三、手术禁忌证和中转开放手术指征

手术禁忌证是相对的，随着麻醉、设备的进步和术者经验的积累和技能提高，肿瘤的大小、范围等限制被不断突破，微创手术禁忌证不断缩小，手术适应证不断扩大。但以下几条不应被突破：术者未完成学习曲线，水平和经验严重不足；腹腔镜设备不清楚，严重影响视野；器械保养和维护不到位，器械严重影响正常操作；有远处转移、非局限性的进展期肿瘤；胸腹腔脏器膨胀明显，无有效手段创造操作空间；患儿一般情况极差，无法耐受人工气胸、气腹。

1. 相对禁忌证　包块血供极为丰富，大概率要中转开放手术的，如有的腹膜后富血供嗜铬细胞瘤，分离极易出血而又无法有效止血，做后腹腔镜手术中转开放需要再从前入路开放手术者。

2. 中转开放指征　患儿不能耐受 CO_2 气腹或气胸，危及生命；肿瘤与周围重要脏器、血管粘连紧密，腔镜下难以继续操作；致命性大出血，腔镜下难以处理。

四、麻醉要求

儿童肿瘤患儿进行微创手术，除要克服年龄小、血容量小、水电解质容易失衡等困难外，还对麻醉有更高的要求。小儿对突然大量失血的耐受度较成人差，一旦出现难以控制的大出血，通常造成致命性伤害；在微创手术中如果出现这种情况，中转开放则需要更长时间才可能有效控制出血。因此，有大出血风险的患儿，术前应建立足够多和有效的静脉通道以备紧急之用，动脉血压监测也是必不可少的。

胸腔肿瘤常占据一定空间，加之小儿胸腔空间本身就小，操作空间受限，有能力的单位可予以单肺通气麻醉，常用的方法包括健侧气管内插管、患侧支气管封堵、喉罩联合患侧支气管封堵等，年龄较大的患儿可以用双腔气管内插管。采用单纯健侧插管单肺通气时，因无气囊封堵，患侧肺破裂时血液和渗液可以通过气管流入健侧造成结痂，堵塞健侧气管内插管。术中应仔细观察，必要时及时换管。采用患侧支气管封堵时，偶有封堵气囊插入太深而被术者与气管一起夹闭的情况发生，若未及时发现，可造成球囊退出困难。CO_2 人工气胸或气腹可造成 CO_2 吸收、血 CO_2 分压明显升高，有时会危及生命，术中应进行 CO_2 分压检测，一旦超过允许的高碳酸血症范围（70mmHg 左右，1mmHg=0.133kPa），可以采取小潮气量、增加呼吸频率的模式进行缓解，必要时应要求术者暂时中止手术、解除人工气胸或气腹，CO_2 分压降低后再继续手术。

胸腹腔尤其是腹腔的微创手术，对肌肉松弛的要求很高，一旦肌肉松弛不到位，即使人工气腹或气胸的压力已达预设目标，也会因肌肉收缩造成空间不足、视野受限，要求麻醉医师术中及时追加足量的肌肉松弛药。术前压迫或瘤栓阻塞静脉影响血液回流的患儿，应注意控制液体摄入量，以防梗阻解除后突然大量血液回流引起心脏负荷加重，有条件者可以采用食管超声实时监测心脏的充盈度等指标。虽然腹腔镜肝肿瘤切除技术在小儿还没有完全普及，但近 10 年来已有不少成功的尝试。成人目前普遍采用的低中心静脉压技术被证明是微创肝肿瘤切除术中控制肝静脉出血的关键技术之一，该技术也可以推广到小儿。

五、临床医师要求

儿童肿瘤多种多样，从胸腔到腹腔、腹膜后、膀胱内等，发病部位多，发病形式多样，又各有特点，而儿童肿瘤专科不如成人医院分科那么细，这就要求儿童肿瘤外科医师具有广博的知识，扎实的正常解剖和病理解剖的综合知识和丰富的多脏器手术经验，不仅要求手术思路清晰、操作轻柔细致，更要熟练掌握血管骨骼化、血管外科技术等技术。

术者需要经过足够的培训和模拟训练，能熟练掌握腔镜技术，尤其是分离、缝合、打结等；配备高清腹腔镜系统及合适的手术器械；熟练而默契的手术团队。复杂肿瘤尤其是恶性肿瘤，术前要参考最新的指南，积极完善各项检查和全身评估，最好采用多学科综合治疗（multidisciplinary treatment，MDT）模式，科学规范地制订诊治方案，选择合理的手术时机，科学规划手术入路和方式，制订严谨完善的手术预案，决不能为了手术而手术，为了微创而微创。

六、微创肿瘤切除术的原则

最主要的是无瘤原则和无血原则。

1. 无瘤原则　无瘤原则是肿瘤切除术的最根本、最重要的原则，甚至比无菌原则都重要，是需要时时刻刻都要牢记和实施的原则。在现实工作中，常有些医护人员分不清哪些手术器械是污染的，哪些是清洁的，需要大力培训和严格管理。术中操作器械要分开放置和管理，清洁的和被瘤体污染的不能混用。不能排除恶性肿瘤的，操作器械要避免接触切口；在肿瘤切除过程中尽量避免肿瘤破裂，一旦破裂不可避免，要及时吸净，同时做好周围保护。遵循"整块（en-block）切除"原则，能完整切除尽量不要分块切除，但已化疗控制的包绕重要血管的神经母细胞瘤通常需要分块切除；即使是良性肿瘤如脂肪瘤，破裂后脂肪颗粒也会四处飘散，完全清理干净会很耗时，良性卵巢畸胎瘤术中破裂也可增加复发概率，都需要尽量整块切除。遵循"无接触（no touch）"原则，尽量减少对肿瘤的挤压和翻动，以防止肿瘤播散和转移。在避免严重副损伤的前提下，病灶尽量切除彻底，需要清扫淋巴结时应按规范分区清扫，不能因为微创手术而"打折扣"。常规应用成品或自制的取物袋，取出时避免暴力撕扯或剪破取物袋从而造成伤口污染。

2. 无血原则　无血原则是微创肿瘤切除得以顺利进行和保障生命安全的基本原则。手术要尽可能按解剖层次精细操作，每一步都要处理牢靠，小步快走，不能心急，时刻都要保持视野清晰、预防出血。一旦出血或渗血较多，即使出血量不足以影响循环血量，也会造成视野模糊或变暗，通常无法继续微创手术而被迫中转开放手术；如果在混乱中误伤重要组织或管道，将造成不可挽回的巨大损失，甚至危及生命。

七、手术具体注意事项

1. 手术体位　合适的手术体位是手术成功的关键之一，要充分利用重力原理，选择合适的体位。如胸部手术常采取侧卧位，将腋下或健侧胸壁垫高，使肋间隙微微张开，有利于 Trocar 的置入和术中多角度操作；肝脾、肾或腹膜后肿瘤有时需要采取 70° 侧卧位以免胃肠遮挡视野；腹膜后入路常采取侧卧位或斜俯卧位，垫高腰部以避免髂骨影响器械下压操作。

2. 布孔原则　一般采用多孔法，遵循三角形原则或菱形原则，观察孔在中央、操作孔分居两侧，术者与助手同轴同向观察通常是最符合生理和习惯的，但有些特殊情况可以视情况灵活改变。观察孔和操作孔要尽量离开病变适当距离。胸腔镜手术对布孔要求更高，因为肋骨的阻挡，操作器械大范围活动时胸壁顺应性远比腹壁要差，术前需要更用心地设计布孔位置。除常见的多孔法外，也可采用单孔法或单部位多操作孔法，或者采用两部位三孔杂交布孔法等。

3. 操作空间　一般来讲，小儿都需要 CO_2 建立操作空间。在肌肉松弛有效的前提下，CO_2 人工气胸压力在 $4\sim6cmH_2O$（$1cmH_2O=0.098\ 1kPa$）、腹腔手术压力在 $6\sim10cmH_2O$，腹膜后入路或气膀胱手术在 $12cmH_2O$ 即能基本满足暴露要求。为了扩大操作空间，术前留置胃管、导尿管、洗肠等都可有效排空胃肠和膀胱。另外，术中严重胀气的无肠梗阻肠管，也可以采用细针抽气增大手术空间。有些囊性良性包块，可以先穿刺抽取液体或气体，纯含气囊腔也可以电钩等能量设备灼烧使其瘪陷。在没有自然空腔的部位，如腹膜后和皮下，需要先人工分离建立一腔隙才能注入 CO_2 创造手术空间。皮下要镜头、操作器械先朝向病变在皮下分别分离，到达切口和病变之间的某一部位汇合，然后再分离创造操作空间；而腹膜后入路腹腔镜手术需要先做小切口分离肌肉深层间隙，再置入手套或球囊，注入空气或水创造空间，最后建立 CO_2 气压。个别也有不需要 CO_2，而单纯用悬吊法建立操作空间的，也可借鉴。

4. 避免副损伤　熟悉解剖，除将手术图谱牢记于心外，更重要的是要有空间转换能力。置入 Trocar 时，要避免暴力，三分刺入、七分旋转用力，操作孔置入时要注意观察 Trocar 前方以避免损伤。不论是腹腔镜、胸腔镜还是腹膜后入路腹腔镜，尤其是后两者，初学者通常很难分清楚方向，从而容易造成误伤。胸腔镜下切除颈胸交界的肿瘤，应仔细操作，避免损伤血管、神经等，此处一旦损伤，由于空间狭小，通常很难补救，被迫中转开放手术。下后纵隔或上腹部腹膜后手术时要注意 Adamkiewicz 动脉的保护，以免引起脊髓截瘫。后入路微创手术要注意避免损伤腹膜、膈肌和前方的胰腺。腹腔镜气膀胱手术要先从尿道向膀胱内注入空气或水，再置入 Trocar，Trocar 的合理置入和牢靠固定是手术成功的关键，男性患儿要注意避免输精管损伤。

5. 丝线悬吊技术　小儿胸腹壁通常较薄，适用于经胸壁或腹壁多次缝入牵引线悬吊牵引，这样可以少设计一个或多个 Trocar，用皮影戏一样的悬吊线就可以起充分暴露和对抗牵引的作用,但应注意避免悬吊线的切割作用和有可能造成的肝淤血。

6. 吸引器的应用 吸引器是救命的,术前术中一定要确保吸引器连接可靠有效。吸引器可以及时吸走积血、渗液和烟雾,有助于保持视野清晰;同时也可以作为拉钩或钝性剥离工具,安全地分离、暴露组织或管道。但小儿操作空间小,一旦吸力过大或吸引持续时间过长,就会立即造成人工气胸气腹消失、肺膨胀或肠管膨起,严重影响手术视野。因此,必要时需要选用按键式吸引器或更换管径更细、侧孔更少的吸引器。

7. 操作技巧 视野要清晰,暴露要充分,分离时要保持对抗和张力,注意避免能量器械热损伤和操作器械锐性损伤,尤其是肝脾等脆性组织和器官。手术路径可以从外周无血管区按解剖层次逐层分离,向病变中心靠拢。血管等管道,缝扎是最可靠的,也可丝线结扎或结扎夹夹闭。粗大的管道如气管、肝静脉、Glisson 管道等,可以用切割闭合器闭合离断。包裹血管的肿瘤,越是害怕血管损伤、远离血管操作,越容易误伤重要血管。从外周无肿瘤区开始沿重要血管分离、暴露,顺次裸化血管反而是最安全的。肿瘤包裹重要神经时,可以采用钝性分离加远离神经的能量分离。神经母细胞瘤通常会侵袭肋间隙或钻入椎孔,一般在靠近椎孔处平行离断即可,如切除过深,容易造成难以愈合的脑脊液漏。如后纵隔或腹膜后肿瘤同时侵袭脊髓,需要与神经外科一起讨论。可以分期手术,也可一期联合手术,如果就诊时已经出现明显的脊髓压迫症状,要优先考虑椎管手术。在乳糜管走行区操作,要关注有无大的乳糜管损伤或明显增多的渗液,尽量预防性地结扎这些部位的组织或可疑管道,避免术后长时间的乳糜漏从而导致营养不良、延误术后及时化疗。必要时可以在术前 4~6 小时口服适量橄榄油,术中在腹腔镜的放大下,怒张的淋巴管会更易于识别,以避免误伤。出血风险高的肿瘤,或者需要镜下切开血管取瘤栓的肿瘤,可以在远近端预置血管阻断带,关键时刻可以收紧血管阻断带控制大出血;在肝肾脾等手术也可主动间歇性收紧血管阻断带达到临时阻断血流、控制创面出血的目的。

八、新进展

术前薄层高分辨率 CT 的应用,大大提高了对肿瘤解剖定位的认识,尤其是基于 CT 影像后处理的三维影像辅助手术决策系统和三维打印,可以更精准、更直观地显示肿瘤的部位和毗邻关系,在术前科学规划手术方案和术中实时导航中起关键作用。中国董蒨教授等发明的三维影像辅助手术决策系统在各种肿瘤中有广泛成功应用。在小年龄组,由于 CT 原始图像质量通常较模糊,重建效果可能会稍差,需要对 CT 的扫描时机、剂量等参数加强质控。

吲哚菁绿(indocyanine green,ICG)荧光显像技术的应用也大大提高了微创手术的精准度。吲哚菁绿是一种染料,在近红外光谱范围内有较强吸收,而且在生物组织中具有较强的穿透力,因此可以采用荧光显像的方式对比显像。它很早就应用于眼底疾病的诊断,近年来由于腹腔镜荧光显像技术的进步,使这一技术广泛应用于各科各部位的微创手术。可以通过正染或反染的方式,更精准地确定肿瘤边界或肝段、肺段的确切边界。除具有指示作用外,ICG 荧光显像技术还可以用于术前肝功能评估。一般认为,ICG 15 分钟滞留率<25% 可耐受各种手术,>40% 则肿瘤不可切除,25%~40% 提示患儿可耐受肝段或局部肝切除。吲哚菁绿毒性小,它不参与体内的生物转化而且排泄迅速,相对安全,但在小儿的具体用量和注射时机尚无统一标准。ICG 也可与三维影像系统联合应用。

术中 B 超可以实时、多角度观察肿瘤的界限、范围和毗邻血管等,与 ICG 荧光显像技术协同应用可以更精准地显示肝段、肺段的边界,在成人的应用范围越来越广,在小儿也在逐步普及。但目前镜下专用 B 超比较粗大,尚无儿童专用设备。

过去曾经广泛应用的钛夹,由于比较锐利、容易游走,现在已经很少应用。但对一些无关紧要的部位或远端离体组织,还有一定应用价值。另外,需要术后放疗的患者,也可用钛夹代替银夹来标记瘤床范围,方便放疗定位。目前闭合管道的设备主要包括结扎夹、可吸收夹、各种钉高的切割闭合器等。但后两者没有小儿专用的,相对较粗大,尤其是切割闭合器,在狭小的操作空间内很难旋转或打开钉舱,不仅需要做更大的切口,还需要设计操作孔尽量远离病变。

新的分离、止血设备也大幅提高了手术安全性和视野洁净度。新款超声刀、结扎速血管闭合系统(Ligasure 能量平台)均可安全离断≤7mm 的非中心性血管；微波刀可以安全离断≤3mm 的血管，用于组织的精细分离，尤其适用于广泛的创面渗血；镜下双极也可用于创面止血；超声外科吸引器（cavitron ultrasonic surgical aspirator，CUSA）在肝手术中可以击碎肝组织而不伤及正常管道。后三者切割能力有限，离断组织速度较慢，但近年来一些新理念的应用明显加快了手术速度。双主刀概念的提出，CUSA、微波刀、双极分别可以和超声刀组合应用，术者和一助交替操作，各自担任主刀的角色，充分利用不同器械分离、凝闭和切割的特长，大大缩短了手术时间。

三维腹腔镜有一定的立体感，初学者容易上手，学习曲线短，对高级操作者也有一定帮助。但目前三维腹腔镜镜头粗大，对儿童并不友好，而且其 2 个镜头有 1 个污染后就会造成视野不清，需要特别注意避免污染。

腹腔镜机器人辅助手术的应用。普通腹腔镜放大 4～6 倍，而腹腔镜机器人可以放大 10～15 倍，超高的放大倍数可以让术者看清更细微的管道和结构，从而更精细操作，避免副损伤。机器人辅助手术具有真正的三维视野，它的能量设备功率大、效率高，机械臂具有多个关节，操作起来比人的手腕还要灵活，它可以过滤人手的颤抖，使手术稳定性大大提高，更适用于复杂角度的操作和精细吻合。术者可以坐在远离患者的地方操作，甚至可以远程操作，中途可以休息，这大大降低了术者的劳动强度、提高了舒适性。但机器人设备投入巨大，购买有限额，手术费用高，更换器械不方便，手术步骤有时需要前后颠倒，没有专门为儿童设计的器械，镜头和操作器械粗大，而且操作孔之间需要拉开一定距离才能正常操作，目前这些都限制了其在儿童手术中的应用。

精准切除概念的提出和多学科协作。近年来，精准肿瘤切除，解剖性肺段、亚肺段和肝段、亚肝段切除术的提出，血管骨骼化清扫，肝门静脉流域切除，Glisson 鞘外解剖法等概念的提出，都进一步提高了肿瘤切除的精准度、安全度，并最大限度地保留了健康组织。多学科讨论、联合手术，双镜联合或多镜联合（胸腔镜与支气管镜，腹腔镜与胃镜结肠镜，腔镜与介入、射频消融等）也越来越普及。

加速康复外科（enhanced recovery after surgery，ERAS）理念的提出。基于 ERAS 理念的术前禁食管理，"tubeless"（无气管内插管、无胃管、无尿管、无胸腹引流管）理念，疼痛管理等，加之腔镜微创技术的普及，进一步减轻了患儿痛苦，加速了康复进程。

九、目前争议

腔镜微创手术切除儿童肿瘤，如果手术适应证合适，已经得到业内广泛认可，但还有争议。病理科要求标本尽量完整，而且最好保持原始状态以观察切缘有无病变，而小儿肿瘤通常较大，按照比例来讲在成人可以用巨大来形容，如果要完整取出，就需要在切除后再做一个大切口方可取出，这就使微创手术的意义"大打折扣"，有时很难权衡，不同学者有着不同的倾向。总之，要保证无瘤原则，分块取出标本时应避免取物袋破裂污染，方便完整取出时尽量完整取出。胸腔肿瘤，可以设计 2 个邻近的 Trocar，取出标本时可以连通 2 个邻近 Trocar 的切口，通过 1 个肋间隙将标本完整取出。腹部小的肿瘤可以扩大脐部切口取出，巨大肿瘤可以通过另做一下腹横纹切口取出，但小儿操作较成人会更困难。另外，微创手术一定微创吗？答案是否定的。微创的概念是相对的，腔镜手术不一定就创伤小，如果术者操作不熟练，一旦造成严重并发症，创伤会更大。关于微创手术造成气体栓塞、气腹造成转移的质疑越来越少，但镜下气雾导致腹膜种植的可能性还是存在的。肿瘤广泛严重粘连包裹重要血管、需要大范围清扫的病例，是否适合微创手术，还存在一定争议。

MIS 是在成人结肠癌中首次用于肿瘤切除，在过去的 20 年中，MIS 用于成人恶性肿瘤切除术的应用范围迅速扩大，越来越多的腹腔内恶性肿瘤正在使用 MIS 治疗，包括复杂的胰腺癌等。但是也有不同意见。如 2018 年《新英格兰医学杂志》（*The New England Journal of Medicine*）发表了两项比较早期宫颈癌微创手术和开腹手术患者生存结局的临床研究，最终结果显示相对于开腹手术患者，微创手术患者的复发和死亡风险均明显升高。该研究发表后也引起广大学者的质疑，目前仍有很多的临床研究正在开展，以期待能为宫颈癌的治疗提供最佳的手术指导。MIS 对于儿童恶性肿瘤的处理在理论上和良性肿瘤具有同样的优点，包括减轻术后疼痛、降低术后肠梗阻发生率、缩短住院时间、可以更早恢复活动等。有研究表明，儿童癌症的 MIS 与缩短住院时间、减少出血量和缩短腹腔镜活检后开始化疗的时间有关。但是学者也指出是否能更快地恢复严格的化疗时间表，这个问题需要更大的样本量的多中心研究进一步阐明。随着 MIS 在儿童恶性肿瘤中的应用越来越多，该技术的局限性也逐渐显现。首先，体积巨大的肿瘤，由于腹腔或胸腔容积的限制，需要在狭小的空间内完成肿瘤的切除，有时 MIS 可能不一定是最佳选择。其次，对于肿瘤包绕重要血管的情况，在解剖血管时，开放手术可能更具优势。实际上医源性气腹或气胸对肿瘤扩散的影响仍然存在争议。有研究显示，在一种小鼠神经母细胞瘤模型中，与开腹手术小鼠相比，二氧化碳气腹手术后小鼠肝转移率明显增加，但未出现局部腹膜扩散。还有研究发现，二氧化碳可能会促进某些原癌基因的蛋白表达增加，包括 c-*MYC* 及其靶点 *HGMB-1*。但是二氧化碳气腹的这种不良影响尚未在人类研究中被发现，可能需要后续的研究证实。

十、发展与展望

随着人民生活水平的提高和健康意识的普及，越来越多肿瘤的早期发现，不论从肿瘤大小还是手术难度方面，都给微创手术在肿瘤的诊治带来更多的机会。

腹腔镜机器人是以后发展的潮流和方向，国外已经开始研发更细的镜头和器械，国产化机器人也已研制多年，大量国产化后可以大幅减少手术费用。操作器械、术中 B 超、耗材等也将会不断地小型化，这都将给儿童肿瘤的微创手术带来福音。不久的将来，单孔机器人设备的应用将会进一步减少创伤，使伤口更加美观。5G 的普及，将会大大加快远程机器人辅助手术会诊的普及，广大患儿在当地就有可能享受顶尖专家的技术服务。

真正的实时三维导航软件也已研发多年，但在肺、肝等活动脏器，很难即时追踪指示和导航，但随着计算机的发展，相信在不远的将来，会克服困难，达到临床应用水平。

（武玉睿　刘洁　牛海涛）

参 考 文 献

［1］SELBY L V, DEMATTEO R P, THOLEY R M, et al. Evolving application of minimally invasive cancer operations at a tertiary cancer center[J]. J Surg Oncol, 2017, 115(4): 365-370.

［2］RAOOF M, NOTA C, MELSTROM L G, et al. Oncologic outcomes after robot-assisted versus laparoscopic distal pancreatectomy: analysis of the national cancer database [J]. J Surg Oncol, 2018, 118(4): 651-656.

［3］RAMIREZ P T, FRUMOVITZ M, PAREJA R, et al. Minimally invasive versus abdominal radical hysterectomy for cervical cancer[J]. N Engl J Med, 2018, 379(20): 1895-1904.

［4］MELAMED A, MARGUL D J, CHEN L, et al. Survival after minimally invasive radical hysterectomy for early-stage cervical cancer[J]. N Engl J Med, 2018, 379(20): 1905-1914.

［5］PHELPS H M, LOVVORN H R 3rd. Minimally invasive surgery in pediatric surgical oncology[J]. Children (Basel), 2018, 5(12): 158.

第十章

小儿恶性实体瘤的化学治疗

恶性实体瘤约占儿童期所有恶性肿瘤的 60%，常见有脑肿瘤、神经母细胞瘤、肾母细胞瘤、肝母细胞瘤、视网膜母细胞瘤、横纹肌肉瘤、尤因肉瘤、生殖细胞肿瘤和骨肉瘤等。小儿恶性实体肿瘤绝大多数为胚胎源性肿瘤，通常发病早、起病隐匿，患儿就诊时肿瘤多已无法完整手术切除，或已发生远处转移，因此儿童恶性实体瘤是一种全身性疾病，需要联合内科化疗、外科手术切除、局部放疗、造血干细胞移植，以及近年来涌现出的靶向药物和免疫治疗等多种手段联合治疗。在治疗前、治疗过程中及治疗结束的不同阶段，尚需要病理科、医学影像科和核医学科及时提供病理学及影像学依据，以尽早明确诊断、精准划分肿瘤的分期和危险度分组，动态评估疗效，适时调整治疗方案，从而最终达到提高患儿长期无病生存率的目的。MDT 模式已成为小儿恶性实体肿瘤公认有效的治疗模式，其中化疗的作用早已从姑息性治疗的地位，上升到对许多肿瘤可达到根治的效果而转变为根治性治疗，并成为治疗恶性肿瘤最常用的手段之一。

第一节　化疗方案的设计及类型

一、化疗方案的设计

一旦被确诊为恶性肿瘤，大多数患儿均需要接受化疗或联合手术、放疗等综合治疗，所选择的化疗方案主要根据患儿的诊断、肿瘤分期和危险度分组而接受不同的治疗方案。对于大多数肿瘤儿童来讲，化疗可直接影响患者的整体治疗效果。因此化疗方案的设计要依据肿瘤细胞动力学、药代动力学和生化药理学等，化疗药物的选择既要发挥其药物效应动力学，也要充分考虑药物对儿童生长发育以及脏器功能的影响，力争将化疗对患儿生活质量及心理健康的影响降至最低。

肿瘤细胞的增殖是呈指数增长，化疗药物对肿瘤细胞的杀伤作用为一级动力学模式。例如体内肿瘤细胞数目为 10^{10}，当作用至 3 个对数杀伤时，仍有 10^7 的肿瘤细胞在体内生长，加之可能有耐药或不敏感肿瘤细胞的存在，单纯依靠增加化疗强度达到杀灭肿瘤细胞的效果并不理想，要根除肿瘤细胞，尚需考虑化疗药物的作用时间。化疗药物在杀伤肿瘤细胞的同时，也会干扰正常细胞的代谢动力过程，因此化疗方案的设计还应给予机体正常细胞生长恢复的机会，使机体尽可能保持良好的状态和相对正常的免疫功能，以利用机体自身的力量清除残留的肿瘤细胞。

肿瘤化疗方案的设计应遵从以下原则：①周期特异性药应单次、大剂量、间歇应用；②除外半衰期较长者，周期特异性药一般采用分段给药或连续输注，以维持较长时间的有效浓度；③联合 2 种或更多作用于不同细胞周期的药物，可使每个疗程杀灭肿瘤细胞的比例最大化；④毒性相同或相似的药物不能联合化疗，以免造成严重的脏器功能损伤；⑤肿瘤负荷较大或恶性程度较高的肿瘤，需要连续、反复给予多个化疗疗程；⑥各疗程之间需要有一定的化疗间歇期，以保证正常组织功能（主要是骨髓造血功能等）的适当恢复，间歇期的长短主要根据肿瘤细胞的生物学特点、化疗药物作用机制及毒副作用、患者的耐受性等多个因素综合制订，一般为 2～6 周。

二、化疗方案的类型

（一）根据治疗时机分类

化疗可分为新辅助化疗和辅助化疗。新辅助化疗又称术前化疗，是指患儿确诊后立即接受化疗，目的是通过化疗减少肿瘤血供，使肿瘤体积缩小，以利于肿瘤的完整切除并减少术中并发症；辅助化疗又称术后化疗，是指在手术或放疗后继续接受化疗，因为在手术或放疗后仍可能残留有部分具有活性的肿瘤细胞，辅助化疗的目的是进一步消灭残留的肿瘤组织和潜在的转移病灶。

（二）根据治疗目的分类

化疗可分为根治性化疗和姑息性化疗，近年来又出现了节拍化疗的模式。根治性化疗旨在杀灭患儿体内所有的恶性肿瘤细胞，以期达到无论从体格检查、还是实验室和影像学检查皆无法找到肿瘤细胞的存在；姑息性化疗是指在现有医疗水平条件下，无法完全消除患儿体内的肿瘤细胞，利用化疗缓解由肿瘤引起的临床症状如消化道梗阻、发热、疼痛等，仅可达到部分改善患儿生活质量的目的。

肿瘤的生长依赖于血管系统，特别是依赖于持续的新生血管生成。但血管内皮细胞的增殖频率低于肿瘤细胞本身，这些内皮细胞的修复仅受到间歇性给药的标准化疗方案的轻微破坏，因此肿瘤的血管系统成为癌症治疗的另一个合理靶点。一些细胞毒性化疗药物以低剂量、短间歇或持续给药的方式，可以选择性地抑制肿瘤组织内新生血管内皮细胞的生长，使肿瘤细胞因为血供不足而生长受抑，从而抑制肿瘤细胞的生长和转移，这种低剂量、节律性的化疗，称为节拍化疗（metronomic chemotherapy）。与最大耐受剂量的标准化疗相比，节拍化疗具有以下优势：①可减少耐药的发生。最大耐受剂量的作用靶点是快速分裂的、具有遗传不稳定变异的肿瘤细胞，但肿瘤细胞变异容易产生耐药；节拍化疗则靶向肿瘤血管中激活的、遗传稳定的血管内皮细胞，即使肿瘤细胞已经发生耐药，血管内皮细胞也可在肿瘤细胞凋亡坏死前发生凋亡。②肿瘤血管与全身血液循环相通，化疗药物可以直接运送到靶病灶。③节拍化疗的药物剂量低，通常为常规化疗剂量的 1/10～1/3，对骨髓造血功能的抑制作用较轻。④剂量限制性的毒副作用低，患者耐受性好。⑤口服给药方便，费用低。大多数节拍化疗采用的是不同口服药物组合的方案，因此可大大减少患者的治疗费用。⑥节拍化疗可以将传统化疗药物与靶向药物长期联合应用。节拍化疗的持续性、高频次、低剂量给药方式，可以与其他治疗方法结合使用，以期达到多种途径共同治疗肿瘤的目的。

小剂量节拍化疗在儿童实体肿瘤方面取得了较显著的疗效。加拿大一项多中心、开放标签、非随机的旨在评估塞来昔布联合小剂量长春碱或环磷酰胺治疗儿童复发、难治性实体肿瘤的安全性和药代动力学的临床研究，共纳入 33 例经标准疗法治疗后复发或肿瘤进展的实体瘤患儿，均接受塞来昔布（250mg/m²，每天 2 次，口服）治疗，同时联合长春碱（1mg/m² 静脉注射，每周 3 次）或环磷酰胺［30mg/（m²·d），口服］。结果显示塞来昔布和小剂量的化疗耐受性良好，尽管没有观察到有完全缓解或部分缓解的病例，但 13% 患者获得了疾病的持久稳定状态（28～78 周）。在一项针对复发脑肿瘤儿童的替莫唑胺剂量递增和节拍化疗的安全性和药代动力学研究中，按照患者前期接受治疗的强度分为重度治疗组和非重度治疗组，其中重度治疗组患者替莫唑胺的起始剂量为 50mg/m²、非重度治疗组患者为 75mg/m²。在纳入的 28 例患者中，20 例可评估毒性反应，19 例监测了药代动力学。非重度治疗组 3 例出现 3～4 级血液毒性，2 例出现 100mg/m² 的剂量限制毒性（血小板减少症），20 例中有 9 例出现 3 级淋巴细胞减少症。两组的最大耐受剂量均为 85mg/m²。疗效评估：分别有 2 例髓母细胞瘤和幕上原始神经外胚层瘤患者获得完全缓解，2 例高级别胶质瘤获得部分缓解。替莫唑胺的总体累积暴露量比常规剂量 5 天给药的方案至少高 1.5 倍。因此替莫唑胺推荐的节拍化疗剂量为 85mg/（m²·d），连用 42 天。该疗法的剂量限制性毒性为血小板减少症和淋巴细胞减少症。儿童软组织肉瘤的预后在过去几十年得到显著改善，但在中低收入国家，因面临就诊时患者多为疾病晚期和经济因素导致的治疗依从性较差的双重问题，仍有相当数量的患者死于该病。因此，Kumard 等为印度患者设计了一种低成本的口服节拍化疗方案，并研究了在三级转诊医院治疗的反应和毒性。这是一项回顾性、单中心的观察性研究，分析了复发、难治性或转移性软组织肉瘤患者接受口服他莫昔芬、依托泊苷和环磷酰胺的节拍化疗治疗横纹肌肉瘤或尤因肉瘤。共纳入 49 例患者，其中尤因肉瘤 32 例，横纹肌肉瘤 13 例，其他软组织肉瘤 4 例；包括全身多处复发病例 24 例，初诊时转移性病例 15 例和局部复发或难治性 10 例。所有患者均未输注血制品，也未因毒副作用入院接受支持治疗。整个队列的有效率为 59%，临床获益率为 79%。无进展生存期在多处复发组为 16.8 个月、转移性病例为 12.5 个月、局部复发组 126.7 个月。各组病例与相应的历史群体相比明显获益。该研究为节拍化疗对常规标准剂量化疗方案治疗预后不佳的尤因肉瘤和横纹肌肉瘤患

者的有效性和耐受性提供了初步证据。同时表明这种低成本、低风险的治疗方法，可使肿瘤负荷较大的患者能够获得长期缓解。

由于大部分小儿恶性肿瘤患者对常规化疗比较敏感，加之手术、放疗、靶向药物及免疫治疗的普及，因此目前节拍化疗仅用于对传统化疗产生耐药、对常规治疗效果不佳，且病灶相对稳定的患儿。关于节拍化疗最佳的给药剂量、给药时间、给药周期以及如何联合用药等问题上需要进一步研究探索。

第二节　常见小儿恶性实体瘤的化疗原则

恶性肿瘤是一种全身性疾病，化疗是其综合治疗的重要组成部分，但并不是所有恶性肿瘤患儿均需化疗，需要依据其临床特征和病理诊断决定。由于儿童恶性实体肿瘤常具有较强的异质性，同种肿瘤在不同个体、同一个体在肿瘤发生的不同阶段，其肿瘤细胞的生物学特点导致的患者临床特征及治疗效果差异性极大。在儿童患者中，通常低度恶性的实体肿瘤或上皮来源的肿瘤对化疗不太敏感，而胚胎源性肿瘤如神经母细胞瘤、肝母细胞瘤、肾母细胞瘤，以及骨肉瘤、生殖细胞肿瘤、软组织肉瘤等对化疗较为敏感；少数预后极好的 I 期病例如肝母细胞瘤或神经母细胞瘤术后可以密切随访，不需要化疗，但部分初诊时为局限性肿瘤的患者，其潜在的微小病灶可能已经超越了原发解剖部位，因此化疗前应仔细权衡利弊。通常小儿恶性肿瘤的化疗原则是根据肿瘤的病理亚型、肿瘤分期和危险度分组选择敏感的化疗药物，应争取做到早期、联合、规范化疗，在化疗过程中还应该根据治疗反应的评估结果适时调整治疗方案，努力实现在规范化治疗基础上的个体化精准化疗。

一、病理亚型与化疗

与白血病不同，恶性实体肿瘤的诊断高度依赖于组织病理学诊断，而病理亚型的准确性直接决定化疗方案选择恰当与否。尽管随着临床检验技术和影像医学的发展，有部分肿瘤经过相关检查后可快速作出临床诊断，但组织病理学诊断仍然是无法取代的、最可靠的确诊方法。组织病理学可为恶性肿瘤的诊断提供诸多形态学参考信息，如肿瘤的组织学类型、浸润程度、有无转移等，均可作为判定

疾病程度和预后的指标。临床初步诊断为 I 期和 II 期的肿瘤患者可直接手术完整切除肿块送病理检查；临床初步判断为 III 期或 IV 期的患者，如肾母细胞瘤、肝母细胞瘤、横纹肌肉瘤等，可通过超声引导下穿刺活检进行常规病理学检查明确诊断；IV 期淋巴瘤和神经母细胞瘤极易通过骨髓血行转移或沿淋巴结转移，因此通过骨髓穿刺和骨髓或淋巴结活检也可明确诊断。

但由于儿童恶性实体肿瘤多为胚胎源性肿瘤，极其复杂的肿瘤细胞生物学特征导致的异质性大大增加了其准确诊断的难度。这对病理亚专科医师和检测技术都提出了较高要求，少数疑难病例甚至需要将同一病理活检样本送至少 2 个的三级甲等医院的病理专科进行复核，部分诊断有困难的病例，可通过单克隆抗体标记、融合基因检测、基因芯片等进行诊断，以期最终获得准确的病理诊断，为化疗方案的制订提供精准指导。同时临床医师除做到正确取材、固定和及时送达外，还必须重视填写病理检查申请单，应逐项认真填写，必要时应与病理医师相互沟通，提供必要的临床信息，以减少病理诊断的局限性，提高诊断率。

二、肿瘤分期、分组与化疗

根据病理学检查结果获得明确诊断后，还需要结合患儿的发病年龄、病史特点、实验室检查、影像学检查及肿瘤的 WHO 分级等进行肿瘤分期，综合肿瘤的病理亚型、分期和危险度分组选择合适的化疗方案。原则上除少数预后极好且手术完整切除的 I 期患者及极少数可能发生自发性消退的 IVs 期神经母细胞瘤患者外，其他恶性肿瘤患儿均

应接受化疗。目前国内外对神经母细胞瘤、肾母细胞瘤、肝母细胞瘤、横纹肌肉瘤、骨肉瘤、尤因肉瘤、淋巴瘤和生殖细胞肿瘤等已形成较为统一的诊断程序和初步规范的化疗方案。如"儿童癌王"神经母细胞瘤（neuroblastoma, NB）是一组临床特征及预后差异极大的恶性肿瘤，既可表现为肿瘤的播散、转移和死亡，又可表现为肿瘤自发消退或发展成熟为良性的节细胞神经瘤等不同临床转归。NB是儿童期最常见的颅外实体肿瘤，其发病比例占儿童恶性肿瘤的 8%～10%，但病死率却高达儿童期肿瘤相关性死亡的 15%。国际神经母细胞瘤危险度分级协作组（International Neuroblastoma Risk Group, INRG）组织制订的基于影像学定义的危险因子（image-defined risk factor, IDRF）的治疗前分期（即 INRG 分期，表 10-1）和危险度分组方案（表 10-2），充分考虑治疗前评估及手术策略的相关因素，有利于各分组间进行临床比较，因此目前被越来越多的医疗机构及研究机构采用。

极低危组 NB 患儿大部分可选择术后密切随访观察，低危组可采用美国儿童肿瘤协作组（Children's

表 10-1　国际神经母细胞瘤危险度分级协作组（INRG）分期

分期	定义
L_1	局限性肿瘤，限于一个间室内，具有影像学定义的危险因子
L_2	局限区域性病变，具有一项或多项影像学定义的危险因子
M	任何原发性肿瘤伴有远处淋巴结、骨髓、肝、皮肤和/或其他器官播散（除 Ms 期）
Ms	转移仅限于皮肤、肝和/或骨髓转移（限于年龄小于 18 个月的婴幼儿），原发性肿瘤可以是 I、II 或 III 期

表 10-2　国际神经母细胞瘤危险度分组

INRG 分期	诊断年龄 /m	组织学类型	肿瘤分化	MYCN 基因	11q 畸变	DNA 倍体	治疗前危险度
L_1/L_2	任何	GN-成熟中型；GNB-混合型	任何	任何	任何	任何	极低危
L_1	任何	除 GN-成熟中型和 GNB-混合型外	任何	不扩增	任何	任何	极低危
				扩增	任何	任何	中危
L_2	<18	除 GN-成熟中型和 GNB-混合型外	任何	不扩增	无	任何	低危
	≥18	GNB-结节型；NB	分化型	不扩增	无	任何	低危
					有	任何	中危
			分化差和未分化型	不扩增	任何	任何	中危
			任何	扩增	任何	任何	高危
M	<18	任何	任何	不扩增	任何	超二倍体	低危
	<12	任何	任何	不扩增	任何	二倍体	中危
	12～18	任何	任何	不扩增	任何	二倍体	中危
	<18	任何	任何	扩增	任何	任何	高危
	≥18	任何	任何	任何	任何	任何	高危
Ms	<18	任何	任何	不扩增	无	任何	极低危
				不扩增	有	任何	高危
				扩增	任何	任何	高危

注：NB. neuroblastoma，神经母细胞瘤；GNB. ganglioneuroblastoma，节细胞神经母细胞瘤；GN. ganglioneuroma，节细胞神经瘤。

Oncology Group,COG)的标准低危组治疗策略,中危组则沿用中国抗癌协会小儿肿瘤专业委员会和中华医学会小儿外科学分会推荐的 8 个疗程的化疗方案。综合治疗是高危组 NB 患者的治疗策略,随着造血干细胞移植、放疗、免疫治疗等治疗手段的不断成熟,参考 COG ANBL0532 等相关临床试验结果,中国国内儿童神经母细胞瘤协作组同样将高危组诱导化疗疗程从 8 个疗程减至 6 个疗程,包括先化疗 2 个疗程后,进行自体外周血干细胞采集,序贯化疗 2 个疗程后择期手术,术后再化疗 2 个疗程,总疗程不超过 6 个。常规化疗结束后推荐行序贯自体干细胞移植,瘤床放疗在两次自体干细胞移植之间进行,而后接受抗 GD2 单抗免疫治疗联合 GM-CSF 和 13- 顺式维 A 酸治疗。

三、早期化疗

根据肿瘤细胞的增殖规律,随着肿瘤细胞的倍增,病程越晚、肿瘤分期越高,机体的肿瘤负荷越大,后续治疗就越困难。因此规范性化疗开始的早晚直接影响着恶性肿瘤患儿的预后。一项针对成人早期乳腺癌的随机临床试验结果显示,在临床实践中,早期三阴性乳腺癌(triple-negative breast cancer,TNBC)和 HER2 阳性乳腺癌患者,新辅助化疗已成为首选的治疗策略,早期化疗能够有效改善乳腺癌患者根治术后的预后。因此具有化疗指征的恶性肿瘤患儿在诊断、分期与危险度分组明确后,亦应尽早开始化疗。一项针对 95 例神经母细胞瘤多学科综合治疗的临床研究显示,Ⅰ期、Ⅱ期 NB 患儿的 5 年总体生存率为 100%,Ⅲ期为 63.6%±14.5%,Ⅳ期仅为 46.9%±8.3%。

四、联合化疗

联合化疗是指使用多种化疗药物共同治疗恶性肿瘤,其核心目的是提高疗效,但同时应注意减少不良反应,提高治疗的便利性和依从性。

1. 联合化疗的优势　与单一用药相比,联合化疗有以下优势:①联合不同作用机制的化疗药物,对杀灭肿瘤细胞具有增效作用,可减少复发。②化疗药物的抗肿瘤作用在一定剂量范围内具有很好的剂量依赖性,超过这个范围,可达平台效应,即剂量增加,疗效不增加,毒副作用大大增加。联合化疗可使化疗药物使用较小剂量,而实现较好的疗效,同时可以避免单独使用一种药物剂量过大、

时间过长导致的毒副作用增加,保障化疗方案的顺利执行。③联合化疗可避免因反复使用同一种药物导致的肿瘤耐药,提高缓解率和长期存活率。

2. 联合化疗的常用药物的抗肿瘤机制　联合化疗一般选择至少 2 种作用机制不同的药物,目前多主张联合 3~4 种药物应用。常用化疗药物的抗肿瘤机制可概括为:①直接影响 DNA 的结构与功能,如烷化剂环磷酰胺等、拓扑异构酶抑制剂喜树碱等、铂类药物;②干扰转录过程、阻止 RNA 合成,如蒽环类药物和放线菌素 D;③干扰核酸的生物合成,包括阿糖胞苷、甲氨蝶呤、巯嘌呤、氟尿嘧啶等;④干扰蛋白质合成与功能,如长春碱类、门冬酰胺酶等;⑤调节体内激素平衡的药物,如泼尼松、地塞米松等。

3. 联合化疗的原则　临床上联合化疗通常遵循下列原则。

(1)最佳药物原则:即组成方案的每种药物均应能够发挥最大的治疗效果。

(2)组成药物的作用机制不同:针对肿瘤的发病机制,联合应用作用于不同生化环节的药物,可提高疗效。如甲氨蝶呤和巯基嘌呤均可抑制嘌呤合成的代谢过程,但 2 种药物的作用靶点不同,可使肿瘤细胞受到序贯抑制,常用于淋巴母细胞性淋巴瘤的维持治疗阶段。

(3)周期非特异性药物与周期特异性药物联合使用:异质性是儿童恶性肿瘤的突出特点,造成对化疗药物的敏感性差异极大,因此应根据化疗药物对肿瘤细胞周期的影响不同而设计联合用药。通常肿瘤细胞群中仅有部分细胞处于增殖周期,且仅少部分细胞处于增殖活跃状态,大多数细胞处于休眠静止期(G_0),G_0 期细胞对各类化疗药物均不敏感,是导致化疗失败的重要原因之一。增殖周期可分为合成前期(G_1)、DNA 合成期(S)、合成后期(G_2)和有丝分裂期(M)。不同药物的作用时相不尽相同,通常将对整个细胞周期的肿瘤细胞均有杀灭作用的药物称为周期非特异性药物,其对 G_0 期和增殖各期的肿瘤细胞均有杀灭能力,特点是作用强、起效快,但选择性低,药效呈剂量依赖性,因此在毒性可耐受的前提下,大剂量冲击治疗效果较好,如直接作用于 DNA 的烷化剂(如环磷酰胺)和抗肿瘤抗生素(如多柔比星)等。将只针对某一增殖周期产生作用的药物称为周期特异性药物,只杀灭增殖周期中某一期细胞,对 G_0 期细胞不敏感,其

特点是作用较慢,药效呈时间依赖性,宜小剂量持续给药,或总剂量分次给药,如抗代谢药物主要作用于 S 期、植物类药物作用于 M 期等。增长相对缓慢的实体肿瘤,通常先使用周期非特异性药物大量杀灭肿瘤细胞后,促使更多细胞(包括 G_0 期细胞)进入增殖周期而被后续的周期特异性药物杀灭;而急性白血病等增长快速的恶性肿瘤,宜先选用细胞周期特异性药物,再序贯细胞周期非特异性药物治疗,因此联合周期非特异性药物与周期特异性药物可起最佳的抗肿瘤效果。

(4)毒性作用不重叠:应避免选择具有相同器官毒性的药物联合应用,以减少对正常组织、器官的治疗相关性损害。大多数抗肿瘤药物有骨髓抑制作用,而泼尼松和长春新碱等无明显抑制骨髓作用,将它们与其他药物合用,以提高疗效并减少骨髓毒性发生。

(5)设置合理的化疗间歇期:由于肿瘤细胞的倍增时间不同于正常组织细胞,因此联合化疗的 2 个疗程之间应有一定的休息间隙,以利于受损的骨髓等敏感的正常细胞和宿主的免疫功能得以恢复,并使第一疗程后处于静止期的肿瘤细胞进入增殖期,在下一疗程化疗中更容易被周期特异性药物杀灭。但同时也要注意掌握合理的间隔时间,既要避免过于频繁化疗,又要尽可能缩短化疗的周期时间,因为延长药物化疗的周期间隔时间,可能会减弱药物的治疗效果。病程进展快、病情较重者,适当缩短化疗间隔,病情较轻或基本缓解者可适当延长化疗间隔。

五、化疗剂量

与成人肿瘤患者相比,大多数儿童恶性肿瘤对常规化疗药物敏感,体现药理效应与药物剂量关系的剂量 - 效应曲线呈显著的线性关系,通常剂量 - 效应曲线越陡峭,提示药物越敏感,即仅增加少量的化疗药物剂量,就可获得显著增强的疗效。多数敏感的化疗药物剂量增加 1 倍,对肿瘤细胞的杀伤作用可增加数倍,这些特点为临床实施大剂量冲击治疗提供了有力的数据支持。

在实际临床工作中,化疗药物剂量的选择多根据肿瘤的分期、危险度分组、药物的毒副作用和机体的耐受能力等因素综合考虑。此外,由于儿童肿瘤对化疗相对敏感,当体内肿瘤负荷较大时,为降低肿瘤溶解综合征的发生风险,初始化疗的剂量和强度选择会低于常规剂量。另外,随着化疗疗程的增加,大量敏感的肿瘤细胞被杀死,使常规剂量化疗药物无法杀伤的"肿瘤干细胞"在残留病灶中的比例明显增加,恶性生物学行为增强,继而发展为复发和难治性肿瘤患者。早年的观点认为对这些患者应考虑在其可耐受的范围内,应用最大的剂量强度和最短的化疗间歇进行化疗。然而大剂量冲击化疗可造成严重骨髓抑制,且复发、难治性患者既往已接受过多疗程化疗,机体对化疗药物的耐受性明显下降,尤其是骨髓造血功能的恢复时间明显延长,少数患者甚至发展为继发性再生障碍性贫血,导致发生治疗相关性死亡的风险增高,需要予以自体造血干细胞挽救支持或预防性应用集落刺激因子,以加速造血及免疫功能的恢复,减轻患者化疗后的骨髓抑制程度,保证化疗的顺利实施。近年来倾向于对部分复发难治性实体肿瘤患儿,在没有条件使用靶向药物和免疫治疗的情况下,可选择节拍化疗模式(详见本章第一节)以有效抑制肿瘤细胞生长,增加患者的耐受性和依从性。Sun 等回顾性分析了节拍化疗对没有条件接受自体造血干细胞移植或抗 GD2 单抗免疫治疗的高危神经母细胞瘤患者的获益。217 例新诊断的高危 NB 患者纳入该研究,其中 185 例(85%)Ⅳ期患者在完成常规化疗后,分别获得了完全缓解(complete remission, CR)、非常好的部分缓解(very good partial remission, VGPR)和部分缓解(partial remission, PR)。这些患者中的 106 例接受了口服节拍化疗治疗 1 年,61 例未接受节拍化疗,3 年无病生存率分别为 42.5%±5.1% 和 29.6%±6%(P=0.017),3 年总生存率分别是 71.1%±4.7% 和 59.4%±6.4%(P=0.022)。117 例高危 NB 口服节拍化疗患者的 3 年无病生存率为 42.7%±4.8%,且毒副作用较轻。未接受自体造血干细胞移植或抗 GD2 单抗治疗的高危 NB 患者、Ⅳ期、*MYCN* 扩增以及Ⅳ期获得 CR、VGPR 或 PR 后但未接受口服节拍化疗均是独立的不良预后因素。而口服节拍化疗可提高获得 CR、VGPR 或 PR、却未接受自体造血干细胞移植或抗 GD2 单抗治疗的高危 NB 患者的生存率。

六、基于多学科综合治疗模式的规范化疗

包括脑肿瘤在内的儿童恶性实体肿瘤约占儿童期所有恶性肿瘤的 60%,其中绝大多数为胚胎源

性肿瘤,起病隐匿,早期多无症状,患儿就诊时肿瘤多已为中晚期并已向远处转移。虽然手术切除是儿童实体肿瘤治疗的重要手段,可否完整切除肿瘤是影响预后的关键因素,但若诊断明确后直接手术,肿瘤完全切除的比例仅为50%左右,而术前辅助化疗对提高外科手术的完整切除率、减少术中或术后并发症发挥了重要作用。临床实践表明,即使肿瘤通过手术切除或局部放疗达到无肉眼可见的肿瘤组织,甚至无镜下残留时,若无后续巩固化疗,则约60%的患者仍可能复发。外科手术切除肿瘤后,机体内肿瘤负荷减少更有利于化疗药物作用的发挥,因此此后辅助化疗不仅必要,而且疗效显著,可进一步消除原位残留以及肺、骨髓、骨、淋巴结等部位的转移病灶或微转移肿瘤。

但是与大多数儿童急性白血病患者仅需要内科化疗就可以达到治愈目的所不同的是,人们对恶性实体肿瘤治疗的认识从最初的单纯激进性手术,到近20多年来逐步意识到儿童恶性实体肿瘤必须内科化疗、外科手术切除、局部放疗、自体造血干细胞移植、靶向和免疫治疗等多种手段联合应用,在治疗前、治疗过程中及治疗结束的不同阶段,尚需要病理科、放射科和核医学科及时提供病理学及影像学依据,以尽早明确诊断、精准划分肿瘤的分期和危险度分组、动态评估疗效、适时调整治疗方案,最终达到提高患儿的长期无病生存率的目的。目前这种MDT联合施治的模式已成为儿童恶性实体肿瘤治疗的标准模式。近些年国外著名的儿童肿瘤协作组,如美国儿童肿瘤协作组、欧洲国际儿科肿瘤学会(International Society of Paediatric Oncology,SIOP)、德国儿童肿瘤协作组(Geman Society for Pediatric Oncology and Hematology,GPOH)和日本儿童癌症协作组(Japan Children's Cancer Group,JCCG)均采用MDT模式治疗儿童恶性实体肿瘤,极大地改善了恶性实体肿瘤患儿的预后。隶属于中国抗癌协会的小儿肿瘤专业委员会[对外交流称为中国儿童肿瘤协作组(Chinese Children's Cancer Group,CCCG)]自1997年成立以来,积极倡导开展全国范围的多中心、多学科合作及规范化诊治儿童恶性实体肿瘤,针对神经母细胞瘤、肾母细胞瘤、横纹肌肉瘤、淋巴瘤、肝母细胞瘤和恶性生殖细胞肿瘤等儿童常见的恶性肿瘤制定了规范的CCCG多学科诊疗常规,极大推动了各国儿童肿瘤的规范化治疗,进一步提高了恶性肿瘤

儿童的长期生存率。如纳入全国23家医院399例肝母细胞瘤患儿的前瞻性、多中心临床研究结果显示:4年总体生存率达到93.5%,4年无病生存率为76.9%,接近西方发达国家的治疗水平。具有"儿童癌王"之称的神经母细胞瘤,发病率为儿童期恶性肿瘤的7%~8%,但因恶性程度高,进展快,易早期发生骨髓、骨及肺、脑等其他脏器转移,其病死率竟占所有儿童恶性肿瘤相关性死亡的15%。目前国内外不同协作组之间神经母细胞瘤的诊疗常规相类似,即在神经母细胞瘤明确诊断后,通过影像学分期检查、基因分子检测以及各脏器功能测定,划分为低危、中危和高危等不同的危险度分组予以治疗。低危组患者接受手术和总疗程<8个疗程的化疗,少数低危患者甚至术后可以密切随访,无须化疗。中危组患者在化疗前或化疗中择期手术,术后化疗至非常好的部分缓解后4个疗程,总疗程不超过8个,必要时行二次手术;化疗结束后给予维持治疗,口服13-顺式维A酸,每月连用14天,连续6个月。高危组神经母细胞瘤患者的治疗分为诱导治疗、巩固治疗和维持治疗3个阶段。①诱导治疗阶段:包括5~8个周期的加强化疗;其间需进行自体干细胞采集,为下一阶段的自体造血干细胞移植(autologous stem cell transplantation,ASCT)做准备;在化疗4~6疗程后进行原发灶手术切除,以最大限度缩小肿瘤体积,减少手术并发症;②巩固治疗阶段:是为了杀灭剩余的小病灶,治疗分为2部分,即大剂量化疗联合ASCT和放疗,ASCT本质上是先用一种亚致死剂量的清髓性化疗,再辅以自体造血干细胞回输,既可达到进一步清除残留病灶,又可降低治疗相关性死亡风险,以提高生存率;放疗通常在患者从ASCT恢复后进行,但如进行串联移植则局部放疗时间在2次移植中间;③维持治疗阶段:尽管接受了诱导、巩固治疗,但体内仍然存在一定的残留病灶,因此维持治疗的目的是进一步清除残留病灶,目前维持治疗阶段的主要用药包括13-顺式维A酸和抗GD2单抗。经过诱导化疗、手术切除、自体干细胞挽救下的大剂量化疗、局部放疗和免疫治疗后,目前高危组NB患者的3年生存率已超过60%,而早年这些患者的生存率仅波动在10%~15%。

七、个体化治疗

肿瘤的标准化治疗方案是根据患者的临床表现、病理、影像、实验室检查等资料进行肿瘤分期

和危险度分组,同时开展大量的流行病学队列研究,观察比较不同治疗方案对患者疗效和预后的影响而确立的。标准化治疗方案对大多数肿瘤患者显示出良好的治疗效果,但也具有一定的局限性,由于未考虑肿瘤的异质性及个体差异对治疗的影响,对部分患者可能存在过度治疗或治疗不足。

肿瘤的个体化特征,不仅表现在不同个体、不同部位、不同病理类型和不同疾病分期的肿瘤生物学行为不同,即使是同一部位、同一病理类型和相同的疾病分期,其肿瘤生物学行为也有很大的差异,导致患者的临床表现、治疗敏感性、不良反应及预后均存在显著性差异。异质性是儿童恶性实体肿瘤最显著的特征,因此在标准化治疗基础上实施个体化治疗和精准治疗成为可能,这也是当代肿瘤治疗学领域的研究热点。个体化治疗是指根据患者的具体情况(包括患者的预期寿命、治疗耐受性、期望生活质量和肿瘤异质性等),通过检测某些药物遗传学和药物基因组学数据,筛选出针对患者个体的某些特点,采用基于特异性和有效性最佳的化疗药物组合设计的多学科综合治疗方案。如儿童肿瘤患者中常用的巯嘌呤(mercaptopurine, MP)按照标准剂量给药后,不同个体出现的疗效和毒副作用差异极大,主要是由于其关键代谢酶——硫代嘌呤甲基转移酶(thiopurine methyltransferase, TPMT)的基因多态性,导致酶活性在不同人群中存在显著性差异,携带 TPMT 多态性且具有遗传性 TPMT 功能缺陷的患者,服用 MP 后可出现严重的血液学毒性。美国 FDA 已将 TPMT 基因型作为接受 MP 治疗之前的常规检测,以减少 MP 毒性的发生,中国也已经开展此项检测项目,但尚未作为临床常规应用。目前个体化治疗已成为规范化治疗的有力补充,可以帮助患者选择合适的化疗药物,提高治疗的针对性,获得更好的临床疗效。近年来随着分子诊断技术、基因组学、蛋白组学、药物遗传学、药物基因组学、表观遗传学、代谢组学、生物信息学的发展,对肿瘤患者进行基因突变检测,使传统意义上的个体化治疗进一步实现更精准的靶向治疗成为可能。

八、分子靶向治疗

肿瘤分子靶向治疗是在分子生物学的基础上,利用肿瘤组织或肿瘤细胞所具有的特异性结构分子作为靶点,通过使用某些能与这些靶分子特异结合的抗体、配体或小分子等,达到直接或导向杀灭肿瘤细胞的一种疗法。与传统细胞毒化疗不同,分子靶向疗法可同时有效杀伤增殖中的肿瘤细胞和静息期的肿瘤细胞,因此具有治疗特异性强、用药量低、对正常组织细胞损伤小、不良反应轻的特点。分子靶向治疗主要针对细胞信号转导通路、原癌基因和抑癌基因、细胞因子及受体、抗肿瘤血管形成、自杀基因等可能导致细胞癌变的环节,在分子水平逆转肿瘤细胞恶性生物学行为,从而抑制其生长,使其完全消退。自 1997 年利妥昔单抗作为首个获美国 FDA 批准上市的肿瘤分子靶向药物进入临床以来,分子靶向药物家族不断发展壮大。目前主要的分子靶向治疗药物按照化学结构可分为单克隆抗体和小分子酪氨酸激酶抑制剂;按照作用靶点,可分为细胞信号转导抑制剂、抗血管生成剂、凋亡激动剂和细胞周期抑制剂等;按照药物分子大小,可分为大分子和小分子化合物;依据作用靶点的多少,又可分为单靶点和多靶点药物。目前常用的治疗实体肿瘤的靶向药物包括以下几种。

1. 抗白细胞表面分化抗原单抗　利妥昔单抗(rituximab)是一种特异性针对 B 细胞的人 - 鼠嵌合型单克隆抗体,其作用靶点是 CD20 抗原,在前体 B 细胞和成熟 B 细胞以及 95% 以上的非霍奇金淋巴瘤细胞上均有表达。利妥昔单抗通过与 CD20 抗原结合,经抗体依赖细胞介导的细胞毒性和补体依赖的细胞毒性等途径,高效、定向地产生细胞毒作用、抗增殖效应及诱导凋亡,从而发挥抗肿瘤作用。因 CD20 不在造血干细胞、正常浆细胞和其他正常组织中出现,故利妥昔单抗可有效避免广泛的免疫抑制,安全性较高。目前利妥昔单抗的适应证已拓展至:CD20 阳性的非霍奇金淋巴瘤、慢性淋巴细胞白血病、类风湿关节炎以及韦格纳肉芽肿病(Wegener 肉芽肿病)。利妥昔单抗联合化疗已成为包括伯基特淋巴瘤、弥漫大 B 细胞淋巴瘤、高级别 B 细胞淋巴瘤及滤泡性淋巴瘤在内的儿童成熟 B 细胞非霍奇金淋巴瘤的标准化疗方案。

2. 抗表皮生长因子受体单抗　西妥昔单抗(cetuximab)则是与细胞表面的表皮生长因子受体特异性结合后,阻断下游酪氨酸激酶信号转导通路,从而抑制癌细胞的增殖,诱导癌细胞的凋亡,减少基质金属蛋白酶和血管内皮生长因子的产生。临床研究显示西妥昔单抗提高了氟尿嘧啶和伊立替康治疗后失败的成人结肠癌患者的获益率。美国纪念斯隆 - 凯特琳癌症中心曾开展了西妥昔单抗联合伊立替康治疗 46 例儿童和青少年难治性实体肿瘤的 I 期临床研究，提示西妥昔单抗联合伊立替康治疗儿童和青少年恶性肿瘤是安全的，特别是在中枢神经系统肿瘤中，值得对该方案进行 II 期评估。进一步的 II 期临床研究结果显示配合颅脑放疗，西妥昔单抗联合伊立替康可改善高级别星形细胞瘤儿童的预后。

3. 抗血管内皮生长因子受体单抗　肿瘤血管生成是肿瘤的特征之一，阻断血管内皮生长因子信号通路抑制肿瘤血管生成已成为近年来被逐渐推广的靶向治疗方法。

（1）贝伐珠单抗（bevacizumab）：是美国 FDA 批准上市的第一个人源化抗血管内皮生长因子受体单克隆抗体，可与血管内皮生长因子（vascular endothelial growth factor，VEGF）结合并阻断其生物学活性，包括内皮细胞促有丝分裂活性、血管通透性增高活性和促血管生成活性，达到抗肿瘤作用的目的。在临床上常与标准化疗方案联用，其适应证是晚期结直肠癌、晚期肺癌、肾细胞癌及胶质母细胞瘤。近年来儿童复发难治性神经母细胞瘤及视路胶质瘤患者有临床应用案例，但值得注意的是贝伐珠单抗除可导致高血压和蛋白尿等不良反应外，少数情况下可引发胃肠穿孔和伤口裂开、出血等并发症，因此准备近期手术的患者不宜使用。

（2）甲磺酸阿帕替尼：是一种新型的抗血管生成药物，与血管内皮生长因子 -2（VEGF-2）发生高度选择性结合，可抑制肿瘤血管生成和肿瘤生长。阿帕替尼同时也是一种多靶点抗血管的抗癌药物，可通过降低下游细胞外信号调节激酶的磷酸化水平抑制血管内皮生长因子受体（vascular endothelial growth factor receptor，VEGFR），血小板衍生生长因子受体（platelet derived growth factor receptor，PDGFR）、c-KIT、c-SRC 的活性，从而抑制肿瘤血管生成。因此，阿帕替尼既有抗血管生成作用又有抗肿瘤作用。在成人胃癌、非小细胞肺癌、肝癌、乳腺癌等的初步临床应用显示阿帕替尼联合化疗可使这些晚期实体瘤患者临床获益，尤其是在晚期胃癌中效果明显，但仍需要多中心、前瞻性、随机对照试验确定阿帕替尼的疗效和安全性。目前尚无儿童肿瘤患者的应用报道。

4. 抗双唾液酸神经节苷脂 2（disialoganglioside，GD2）抗体　GD2 是一种在神经母细胞瘤、视网膜母细胞瘤等神经外胚层肿瘤，以及骨肉瘤、横纹肌肉瘤、尤因肉瘤等肉瘤细胞表面高度表达的抗原，

其中以神经母细胞瘤细胞表面的 GD2 表达最高；而在正常组织中 GD2 的表达仅限于中枢神经系统和部分周围神经及黑色素细胞，因此 GD2 成为高危神经母细胞瘤患者最理想的治疗靶点。GD2 可激活 RTK 介导的信号转导通路，导致 c-MET 活化，并参与 MEK/ERK 和 PI3K/AKT 信号通路，进而促进肿瘤细胞增殖和迁移增加。抗 GD2 单抗与 NB 细胞表面的 GD2 结合后，形成抗原 - 抗体免疫复合物，继而通过抗体依赖性和补体依赖性 2 条途径，启动包括直接诱导肿瘤细胞凋亡在内的一系列免疫反应。由于约 90% 的神经母细胞瘤发生在 5 岁以下儿童，抗 GD2 单抗也成为第一个专门针对儿童恶性实体肿瘤的靶向药物。目前被多个国家和地区批准上市的抗 GD2 单抗包括 3 种产品，即达妥昔单抗（dinutuximab）、达妥昔单抗 β（dinutuximab β）和那西妥单抗（naxitamab），其中达妥昔单抗 β 于 2021 年 8 月被中国国家药品监督管理局批准在中国上市。一系列临床研究结果显示，抗 GD2 单抗可使高危和复发 / 难治性 NB 患者的长期生存率提高 15%～20%，但也应妥善处理抗 GD2 单抗产生的神经病理性疼痛、发热、超敏反应和毛细血管渗漏综合征等不良反应。

5. 酪氨酸激酶抑制剂

（1）伊马替尼（imatinib）：是一种酪氨酸激酶抑制剂，可在细胞水平上抑制 BCR-ABL 酪氨酸激酶，能选择性抑制费城染色体（Ph 染色体）阳性的慢性髓系白血病和急性淋巴细胞白血病患者的肿瘤细胞增殖并诱导其凋亡。对既往干扰素（interferon，IFN）治疗失败的慢性髓系白血病慢性期患者有效率达 100%，对 Ph 染色体阳性的急性淋巴细胞白血病缓解率也高达 70%，也被美国 FDA 批准治疗复发难治性的胃肠间质瘤。达沙替尼则属于多靶点酪氨酸激酶抑制剂，可抑制 BCR-ABL 酪氨酸激酶和 SRC 家族激酶以及干细胞因子受体 c-KIT（CD117）、EPH 受体激酶和血小板生长因子受体 β 激酶的活性，其活性优于伊马替尼，对甲磺酸伊马替尼耐药或不耐受的患者可替换为达沙替尼治疗。

（2）克唑替尼（crizotinib）：是一种口服的小分子多靶点酪氨酸激酶抑制剂，可靶向间变性淋巴瘤激酶（anaplastic lymphoma kinase，ALK）、肝细胞生长因子受体 c-MET 和原癌基因蛋白酪氨酸激酶 ROS1。2011 年美国 FDA 批准其在美国上市用于治疗 *EML4∷ALK* 融合基因阳性晚期或转

移性非小细胞肺癌患者。2013 年美国国家综合癌症网络（National Comprehensive Cancer Network，NCCN）与欧洲肿瘤内科学会（European Society for Medical Oncology，ESMO）都已推荐克唑替尼作为 ALK 阳性非小细胞肺癌一线治疗，同年也在中国获批上市。间变性大细胞淋巴瘤（anaplastic large cell lymphoma，ALCL）占儿童及青少年非霍奇金淋巴瘤的 10%～15%，其 5 年总体生存率达 70%～90%，但复发/难治性患者通常预后不佳。研究发现 70%～80% 的 ALCL 患者肿瘤细胞表达 NPM::ALK 融合蛋白，克唑替尼对这部分 ALK 阳性的患者表现出良好的抗肿瘤活性。美国 NCCN 在 2018 年第 1 版的 T 细胞淋巴瘤临床实践指南中推荐采用克唑替尼治疗复发/难治性 ALK 阳性 ALCL。克唑替尼作为 ALK 基因的靶向抑制剂，对 ALK 阳性 ALCL 患者疗效显著，并可作为造血干细胞移植的桥接治疗或移植后维持治疗。但近年来在治疗过程中逐渐出现的肿瘤细胞耐药问题制约了其临床应用，目前认为克唑替尼的耐药机制可分为原发性和继发性 2 种，原发性耐药可由 ALK 融合基因扩增引起，ALK 基因下游信号通路可能在旁信号通路的作用下重新被激活，使得药物治疗失败；而 ALK 基因二次突变可能是引起继发性耐药的主要原因。如何优化克唑替尼或联合其他药物治疗以提高疗效、克服耐药，还需要进一步开展临床研究进行探索。

（3）阿来替尼（alectinib）：是具有高度选择性的第二代 ALK 酪氨酸激酶抑制剂，2015 年获美国 FDA 批准，用于克唑替尼治疗后失败或因不能耐受而出现复发的 ALK 基因突变的转移性非小细胞肺癌患者。2018 年美国 NCCN 指南推荐阿来替尼可作为 ALK 基因重排阳性的晚期转移性肺癌的首选。阿来替尼具有较好的血脑屏障穿透性，在有效性及不良反应发生率上均优于克唑替尼。但 ALK 酪氨酸激酶域的二次突变也可导致阿来替尼产生耐药，不过因激酶域突变导致耐药的患者，仍可能对第三代 ALK 酪氨酸激酶抑制剂洛拉替尼敏感，它几乎全覆盖了阿来替尼耐药的靶点。此外，洛拉替尼穿透血脑屏障的能力更强。

（4）安罗替尼（anlotinib）：是中国自主研发的新型小分子多靶点酪氨酸激酶抑制剂，可强效抑制 VEGFR、PDGFR、FGFR 和 c-KIT 等多个靶点，既可作用于肿瘤微环境，又能作用于肿瘤本身。神经母细胞瘤小鼠肿瘤模型的研究显示，与对照组相比，安罗替尼治疗组能显著抑制肿瘤生长并延长生存期，且显著上调适应性免疫（包括 T 细胞激活，淋巴细胞趋化、迁移、黏附，细胞因子及受体活性等免疫相关途径），显著抑制血管生成，并使剩余血管正常化，但安罗替尼诱导神经母细胞瘤血管正常化存在"窗口期"。研究同时发现安罗替尼显著改变了神经母细胞瘤肿瘤微环境中程序性死亡受体 1（programmed death-1，PD-1）和程序性死亡受体配体 1（programmed death-ligand 1，PD-L1）的表达水平，安罗替尼联合抗 PD-1 抗体治疗，逆转了 T 细胞的早期耗竭，增强了 CD4+T 细胞的激活，形成了血管正常化和肿瘤免疫微环境重塑的正反馈回路，扩大了血管正常化的"窗口期"，进而改善机体全身免疫系统的抑制状态，使神经母细胞瘤小鼠肿瘤的完全缓解率达到 50%。这些发现对于在神经母细胞瘤和其他肿瘤患者中测试相关药物具有非常重要的临床指导价值。

此外，酪氨酸激酶抑制剂与标准化疗联用，可显著提高急性髓系白血病患儿的生存率。近期 COG 公布了 AAML1031 临床试验的结果。研究显示，索拉非尼联合标准化疗治疗有 FLT::ITD 突变的儿童急性髓系白血病，可显著提高儿童高等位基因比值（high allelic ratio，HAR）FLT3::ITD 阳性急性髓系白血病患儿的无事件和无疾病生存率，并且降低复发风险，且药代动力学研究也显示出索拉非尼对 FLT3 的显著抑制作用。

6. 丝裂原活化蛋白激酶信号通路抑制剂　丝裂原活化蛋白激酶（mitogen-activated protein kinase，MAPK）通路是真核细胞介导细胞外信号到细胞内反应的重要信号转导系统，调节机体细胞的生长、分化、分裂、死亡以及细胞间的功能同步化等多种过程。已经发现在多种恶性肿瘤细胞内存在有 MAPK 持续激活，提示 MAPK 在细胞恶性转化过程中发挥重要作用。经典的 MAPK 信号转导通路传递过程包括细胞外信号→细胞受体→细胞内酪氨酸激酶和适配蛋白→RAS→RAF→MEK1→ERK1/2→转录因子→细胞增生、恶性转化。司美替尼（selumetinib）是一种口服、强效和选择性的非三磷酸腺苷竞争性 MEK1/2 抑制剂，可抑制位于 RAS 下游的 MEK 进而阻断 MAPK 通路中不适当的信号转导，抑制肿瘤细胞增殖和生长。神经纤维瘤病 1 型（neurofibromatosis type 1，NF1）是一种由 NF1 抑癌基因突变引起的常染色体显性遗传病,其特点是出现多种进展性皮肤、神经、骨骼和肿瘤的临床表现,20%~50% NF1患者表现为丛状神经纤维瘤。2018年分别被美国FDA和欧洲药品管理局(European Medicines Agency,EMA)授予治疗神经纤维瘤病的罕用药。基于SPRINT研究结果,50例2~18岁NF1并无法手术切除的丛状神经纤维瘤患儿,接受司美替尼治疗后缓解率达70%,且长期缓解率为56%。2020年司美替尼获美国FDA批准上市用于治疗2岁及以上的患有NF1且患有症状性、不能手术的丛状神经纤维瘤患者。2023年获中国国家药品监督管理局批准上市,用于3岁及3岁以上伴有症状、无法手术的丛状神经纤维瘤的NF1儿童患者。

7. 泛靶向药物　靶向治疗需要特定的靶点,因此只有部分肿瘤患者可从目前的靶向治疗中获益。不过近年来又研发出一些广谱抗癌靶向新药,其中具有儿童肿瘤适应证的代表是NTRK/ROS1/ALK的抑制剂——拉罗替尼(larotrectinib)和恩曲替尼(entrectinib)。

(1)拉罗替尼:是全世界首个上市的口服TRK抑制剂,于2018年和2019年分别在美国与欧盟被批准上市,用于治疗携带 NTRK 基因融合的局部晚期或转移性的17种成人和儿童实体瘤患者,尤其适用于婴儿纤维肉瘤和儿童骨肉瘤。有研究显示,拉罗替尼的客观缓解率75%,完全缓解率22%,部分缓解率为53%。值得注意的是,拉罗替尼还专门在儿童肿瘤中做了临床试验,证实该药对部分儿童肿瘤患者达到了93%的治疗应答。2022年拉罗替尼在中国被批准上市,用于符合以下标准的肿瘤患者治疗。①确定为携带 NTRK 融合基因且不包括已知获得性耐药突变;②局部晚期、转移性疾病或手术切除可能导致严重并发症的患者,以及无满意替代治疗或既往治疗失败的患者。拉罗替尼属于泛癌种药物,在中国获得批准将造福更多儿童肿瘤患者,如超过80%的婴儿纤维肉瘤患者以及超过40%的儿童非脑干位置的胶质瘤患者都携带 NTRK 融合基因。在拉罗替尼的关键Ⅲ期临床试验中,招募了32例婴儿纤维肉瘤患者,客观缓解率高达97%。由于可以有效透过血脑屏障,拉罗替尼对中枢神经系统肿瘤也有效,在临床试验中这类肿瘤患者的客观缓解率达到了71%。

(2)恩曲替尼:有研究报道恩曲替尼治疗婴儿半球胶质瘤的病例取得了良好效果。婴儿型半

球高级别胶质瘤是儿科高级别胶质瘤的一种特殊亚型,对传统化疗无效。其存在有 ALK、ROS1、NTRK1/2/3 等基因重排。恩曲替尼可以透过血脑屏障,初步应用发现患儿的临床稳定并无其他神经系统异常。ROS1 重排在多种儿童恶性肿瘤中都有发现,包括高级别胶质瘤、神经胶质混合肿瘤、非典型脑膜瘤、炎性肌纤维肿瘤和胸膜肺母细胞瘤,因此未来这些患者的预后可望得到极大改善。

8. 肿瘤疫苗　利用疫苗治疗恶性肿瘤是通过将相关抗原注射到人体内,通过刺激机体产生特异性免疫反应,从而有效地阻止和杀灭肿瘤细胞的过程。相比单克隆抗体药物,疫苗能够持续诱导抗体产生,并促进记忆淋巴B细胞生成,在疾病复发时可以迅速发挥作用。此外,肿瘤疫苗还可通过剪切、耐受等机制尽可能减少自身免疫表位,避免攻击正常器官。

Cheung 等研发了一种治疗神经母细胞瘤的GD2/GD3 二价疫苗,招募了102例处于缓解期,但既往发生过疾病进展的高危神经母细胞瘤患者,其中7%患者年龄小于18个月,93%患者存在骨髓或骨转移,5%患者有中枢神经系统转移。入组的受试者既往接受过诱导化疗、二线治疗、造血干细胞移植的清髓治疗、抗GD2单抗免疫治疗以及一些其他的挽救治疗。63%、21%、16%的患者分别有1次、2次或3~6次的既往疾病进展史,其中82%的患者在最后一次进展前接受了抗GD2单抗治疗。所有受试者需要在1年时间内接种7次GD2/GD3疫苗,从第6周开始同时口服β-葡聚糖,并接受为期6年的随访。中位随访时间为3.4年时的研究报告显示,使用联合疫苗6个月时的无进展生存率为76.5%±4.2%,总体生存率为99%±1.0%;2年的无进展生存率为45.3%±5.0%,总体生存率为88.4%±3.3%;5年的无进展生存率为32.2%±6.4%,总体生存率为70.7%±6.7%。抗GD2-IgM和抗GD3-IgG1出现较早,效价在第6周口服β-葡聚糖后显著增加;抗GD2-IgG1效价在第6~7剂疫苗后增长到峰值;停止接种疫苗和β-葡聚糖后,IgG能够长期存在,但62例完成全部7剂疫苗接种的患者体内IgG含量在几个月内逐渐减弱。患者第8周的抗GD2-IgG1含量(150ng/ml)可以作为生存期的预后因素。结果提示GD2和GD3抗原表位存在免疫原性,不仅可以诱导IgM产生,还可以诱导IgG产生,因强烈化疗导致免疫系统受损且功能尚未恢复的儿童肿瘤患者,依然能产生有效的抗体反应。

联合疫苗的不良反应均低于 3 级，突出的不良反应主要是注射部位疼痛。β- 葡聚糖作为疫苗佐剂，能够激活免疫细胞上的多个受体。Ⅱ期临床研究表明，有疾病进展史的高危神经母细胞瘤患者，GD2/GD3 疫苗加 β- 葡聚糖联合治疗能诱导患者产生持久有效的抗体反应，进而提高其长期存活率，且安全性良好。GD2/GD3 在其他儿童及成人肿瘤中也有表达，这也意味着疫苗抗体的治疗策略值得进一步关注和研究。

分子靶向药物的研发与应用，对传统的肿瘤治疗观念与模式产生了巨大影响，但也存在一些问题有待解决：如何预测靶向治疗的疗效、如何克服分子靶向药物的耐药性、怎样联合传统治疗方法以达到提高疗效的目的等。

第三节　化疗的常见并发症及防治

与成人相比，儿童恶性肿瘤的整体预后较好，其中一个重要原因是大部分儿童肿瘤对传统化疗药物较敏感，但不可忽视的是，由较强的细胞毒性导致的化疗药物相关的并发症也较常见。按照累及部位，可分为局部反应和全身反应；按照并发症出现的时间，可分为急性 / 亚急性和远期并发症。这些毒性反应若未予充分重视和及时处理，可导致化疗中断甚至治疗失败，或引发一系列不可逆的远期并发症。

一、急性 / 亚急性并发症

（一）局部反应

1. 药物渗出、静脉炎　化疗药物外渗是肿瘤患者常见的安全问题之一，由于静脉较细小且儿童天性好动，如果从外周静脉予以化疗药物，儿童患者更容易引起药物外渗。一旦发生外渗，多表现为红肿、局部疼痛、局部坏死或更严重症状，可在数小时、数天甚至数月内导致静脉炎甚至局部组织坏死。若发生此类情况，应迅速停止输注，确保静脉通路末端在血管内，用空针筒尽量回抽漏于皮下的药液，既可阻止药液的扩散又可起到镇痛作用，拔出针头，根据外渗药物的种类，局部予以冷敷或热敷。若疼痛剧烈，可给予利多卡因乳膏外涂或利多卡因局部封闭等疼痛护理，保持外渗患肢抬高 24～48 小时，测量并记录外渗范围。外渗局部症状严重者可用 50% 硫酸镁温敷，出现静脉炎应给予热敷、金黄散外敷，皮肤破溃者应进行外科换药处理。选用经外周静脉穿刺的中心静脉导管或植入式静脉输液港（又称化疗泵）的给药方式可有效预防和减少药物外渗及静脉炎的发生。

2. 口腔溃疡、黏膜炎　化疗药物在杀伤快速增殖的肿瘤细胞的同时，既可通过抑制 DNA 合成而影响口腔黏膜细胞的再生、成熟和修复过程，直接导致化疗相关性的口腔黏膜炎和口腔溃疡，又可通过化疗引发的菌群失调和口腔黏膜屏障破坏的间接损伤机制导致口腔溃疡。至少 30% 的患者可发生轻重不等的口腔黏膜炎，表现为口腔疼痛、张口受限，进食、饮水和说话困难等症状，严重者可继发感染，甚至中断化疗。口腔黏膜炎常发生于化疗后的第 4～5 天，7～10 天达到高峰。强调要做好口腔护理，保持口腔卫生，可用具有消毒、收敛作用的含漱剂漱口；避免食用对黏膜有刺激性的食物。2014 年癌症支持疗法多国学会和国际口腔肿瘤学会发布的肿瘤治疗继发黏膜炎管理的临床实践指南中，以Ⅱ级证据推荐使用 GM-CSF 和白介素 -2 等细胞因子改善黏膜炎症，以Ⅰ级证据推荐非甾体抗炎药治疗黏膜炎症。必要时可减少化疗药物的剂量，以提高肿瘤患者的生活质量及对化疗的耐受性和依从性。

3. 脱发、皮肤色素沉着　在常用的细胞毒性药物中，除与剂量和用药方案有关外，常见容易引起完全脱发的药物包括烷化剂（环磷酰胺、异环磷酰胺、白消安、塞替派等），抗肿瘤抗生素（放线菌素 D、多柔比星、表柔比星等），抗微管药物（紫杉醇、多西他赛）和拓扑异构酶抑制剂（依托泊苷、伊立替康）等，铂类、博来霉素、甲氨蝶呤、托泊替康和长春碱类药物较少引起脱发。化疗引起的脱发通常可再生，一般无须停药或特殊处理。在化疗停止后几周内，毛囊会恢复正常的生长周期，3～6 个月可明显观察到再生的毛发，新生毛发可变灰、变卷，可能是化疗对毛囊黑色素细胞和内毛根鞘上皮的影响导致，但随着时间变化会逐渐消退，皮肤色素沉着也会逐渐减退。

（二）全身反应

1. 相关输液反应　几乎所有化疗药均可能

引起输液反应,容易引起输液反应的细胞毒性药物包括铂类、紫杉烷类、聚乙二醇化多柔比星脂质体、门冬酰胺酶、依托泊苷、博来霉素、阿糖胞苷等。输液反应可累及身体的任何系统,但多数反应轻微,少数可发生严重甚至致命的反应。最常见的症状和体征(又称标准输液反应)包括面色潮红、皮疹、皮肤瘙痒、心率及血压改变、发热、腹痛等胃肠道反应、喉头发紧、呼吸困难、抽搐、头晕和/或晕厥。铂类及紫杉烷类可引发全身性过敏反应,其临床表现与标准输液反应有重叠之处,如果出现荨麻疹、反复咳嗽、喘息、喉头发紧或声音改变、低血压时,高度提示为全身性过敏反应,是由肥大细胞和嗜碱性粒细胞释放介质引起的,需要进行即刻治疗。对于大多数药物来说,在急性反应消退后,给予糖皮质激素、抗组胺药或减慢输液速率可帮助预防或减轻标准输液反应,通常可再次用药,但不能避免全身性过敏反应。尤其是使用铂类药物的患者,即使增加预处理用药,也不建议尝试再次给药,目前其脱敏治疗的经验尚不成熟。

2. 胃肠道反应 由于胃肠道黏膜细胞增殖较快,化疗药物的胃肠道毒性成为肿瘤患者接受化疗后最常见的并发症,包括恶心、呕吐、食欲减退、腹泻、便秘和肠穿孔等。化疗导致的恶心、呕吐一般分为急性呕吐(常在化疗1~2小时内开始,通常在4~6小时达到高峰)、迟发性呕吐(出现于化疗后24小时之后)和预期性呕吐(发生于化疗前,是既往化疗周期中出现过严重恶心、呕吐患者的一种条件反射,多见于年长儿童,以女性多见)。根据呕吐的风险,化疗药物分为高度致吐(呕吐风险大于90%)、中度致吐(呕吐风险大于30%~90%)、低度致吐(呕吐风险为10%~30%)和极低度致吐(呕吐风险小于10%)。联合用药可加重致吐的程度。目前中度及以上的化疗,通常提前进行镇吐预防用药,针对化疗最常用的3类镇吐药是3型5-羟色胺受体拮抗剂、神经激肽-1受体拮抗剂和糖皮质激素(尤其是地塞米松)。根据所用化疗方案的致吐性及其产生急性呕吐和迟发性呕吐的倾向,镇吐药可单独使用,也可联合使用。少数镇吐效果不佳的患者,可酌情加用镇静药。食欲减退者给予开胃药物,化疗期间给予高蛋白、富含维生素、易消化的食物;必要时经肠道内或肠道外补充营养,营养不良的患者应适当减少化疗剂量。

发生腹泻者,避免食用对胃肠道有刺激性的食物,同步给予止泻药、收敛剂,以及肠道消毒剂如铋剂等。伊立替康是最容易引起儿童肿瘤患者发生急性化疗相关性腹泻的药物,研究显示代谢关键酶为 UGT1A1*28 等位基因纯合子的患者,发生腹泻的风险较高。伊立替康导致的迟发性腹泻不可预测、非累积性,并且可发生于所有剂量水平,2 岁以上儿童可在治疗早期加用洛哌丁胺,静脉补充电解质液体,必要时起始剂量减少 25%,腹泻严重者应立即停药。此外,氟尿嘧啶与亚叶酸联用时,虽疗效增强,但腹泻发生率也明显增高,尤其是每周静脉注射给药的方式腹泻发生率最高。有学者建议进行氟嘧啶分解代谢的限速酶二氢嘧啶脱氢酶(dihydropyrimidine dehydrogenase, DPD)活性检测,因 DPD 活性部分或完全缺乏的患者发生重度(有时致命)毒性的风险增加,包括腹泻、骨髓抑制和黏膜炎,尚未被广泛采用。

长春碱类药物,尤其是长春新碱可引起明确的便秘,且呈剂量限制性毒性。其他化疗药物引起的便秘并不常见,可在初次出现便秘迹象时即开始应用轻泻药,应强调治疗重于预防,合理饮食及饮水。肠穿孔似乎是与抗血管生成药物有关的一种少见并发症,特别是靶向血管内皮生长因子的单克隆抗体贝伐珠单抗。

3. 肝毒性 大多数化疗药物诱导的肝毒性反应为异质性,通常为非剂量依赖性,也无法预期。既可为肝细胞损伤、炎症和/或胆汁淤积,也能导致内皮损伤或血栓形成,进而引发血管并发症如肝窦阻塞综合征。化疗相关肝毒性的临床表现可从无症状的实验室生化检查异常到伴有黄疸、肝大的急性发病。部分化疗药物导致的肝毒性是可逆的,但某些药物则导致进行性病程,即使停用后也可进展为肝纤维化。环磷酰胺、异环磷酰胺和替莫唑胺等烷化剂类较少引起肝毒性,但阿糖胞苷、巯嘌呤和甲氨蝶呤主要在肝脏解毒,因此严重肝功能障碍患者应用这几类药物时需要减少剂量。长春碱类和紫杉烷类同属于作用于微管蛋白的化疗药物,在肝功能受损时需要减量,尤其是长春新碱同步放疗的患者会出现更严重的肝毒性。大肠埃希菌衍生的门冬酰胺酶引起的肝毒性多为可逆性,可引起氨基转移酶、胆红素或碱性磷酸酶中度增高,培门冬酶相关的肝毒性发生率报道不一,通常无须调整剂量。大多数肿瘤患者接受的是多药联合治疗,在无法立即明确是哪种药物导致较严重肝毒性时,可暂停用所有化疗药物,直到肝毒性被逆转或改善,必要时应在下一个疗程对所有可能导致肝毒性的药物进行剂量调整。

4. 泌尿系统毒性 肾脏是许多抗肿瘤药及其代谢产物的主要消除器官,肾脏损害可引起药物排泄和化疗药物代谢延迟,导致全身毒性增加。化疗药物可通过多种机制引起肾毒性,血管内容量不足,同时使用影像学离子型对比剂或肾毒性非化疗药物(如质子泵抑制剂、氨基糖苷类抗生素),肿瘤导致的尿路梗阻和其他肾性肾脏疾病等因素可加重肾功能障碍,并促成抗肿瘤药物的潜在肾毒性。化疗相关性肾毒性的临床表现可为无症状的血肌酐升高和电解质紊乱,也可能为需要透析的急性肾损伤。①烷化剂,环磷酰胺主要的泌尿系统毒性是出血性膀胱炎和低钠血症,后者是由抗利尿激素分泌异常导致的,常呈急性发作,并在停药后约24小时内消退,但需警惕严重低钠血症导致的惊厥。异环磷酰胺也可导致出血性膀胱炎,其肾毒性主要累及近端肾小管。虽然美法仑主要经肝脏代谢,但10%~30%以原型经尿排泄,也可引起肾毒性,同时可导致低钠血症,各专家组关于肾功能不全患者的减量推荐意见不一。②脑肿瘤患者长期使用亚硝脲类药物如卡莫司汀、洛莫司汀等可导致缓慢进展的慢性间质性肾炎,这些药物可能通过肾小管细胞蛋白质的烷基化而引起肾毒性,通常不可逆转,因此应密切监测这部分患者的肾功能。③静脉输注大剂量甲氨蝶呤($1\sim15\text{g/m}^2$)可导致显著的肾毒性,主要为肾小管损伤。容量不足或排泄酸性尿的患者风险尤高,因此保持充足的水化和碱化尿液,可降低甲氨蝶呤沉积的风险。④顺铂是肾毒性最强的抗肿瘤药物之一,可引起急性肾损害、血栓性微血管病、低镁血症、近端肾小管功能障碍以及与药物导致骨髓抑制程度不成比例的贫血。同步足量水化、碱化、补充镁和钙剂对预防顺铂诱发的肾毒性至关重要,顺铂还同时具有耳毒性和神经毒性,故经验性指南建议对肾功能不全的患者减量给予顺铂。卡铂的肾毒性显著小于顺铂,肾功能损害者,推荐按照药物浓度-时间曲线下面积和肾小球滤过率计算给药剂量。

5. 心脏毒性 儿童肿瘤幸存者的长期随访发现,心脏毒性的病死率居第一位,蒽环类药物和放疗是肿瘤儿童发生心脏毒性最常见的因素。目前认为蒽环类药物主要通过参与活性氧形成、诱导细胞凋亡、与Ⅱ型DNA拓扑异构酶相互作用导致DNA损伤以及抑制蛋白合成等机制影响心功能。临床实践显示蒽环类药物相关的心脏毒性可呈进展性和不可逆性,即使初次使用也可能造成心脏损伤,因此早期监测和积极预防非常重要。按照出现时间,蒽环类药物导致的心脏毒性可分为急性(指给药后数小时或数天内发生)、慢性(多在化疗后1年内发生)和迟发性(治疗后数年发生)3类。急性毒性可表现为室上性心律失常、短暂性心功能异常和心电图改变,一般可逆,但也可最终进展为早期慢性和迟发性心脏毒性。慢性心脏毒性的临床表现为心力衰竭、心功能减退或亚临床心功能减退,病情呈进展性改变。而迟发性心脏毒性多表现为心力衰竭、心肌病和心律失常,平均发病时间在化疗后7年,病程不可逆。心脏毒性与以下因素有关:①蒽环类药物的积累量和峰浓度,采用多次、低剂量而总剂量强度不变,或者持续静脉滴注,可达到不减疗效、降低心脏毒性的效果;②纵隔放射可增加心脏毒性;③有心脏病及高血压病史者,心脏毒性增加;④年龄,幼儿与老年人易致充血性心力衰竭;⑤联合用药,与环磷酰胺、依托泊苷、放线菌素D、长春新碱、博来霉素等联合应用,可增加心脏毒性。中国临床肿瘤学会发布的《蒽环类药物心脏毒性防治指南(2020)》,推荐采用心电图,超声心电图,放射性核素显像,心脏磁共振成像,生化标志物(如肌钙蛋白Ⅰ、超敏肌钙蛋白Ⅰ、脑钠肽、N末端脑钠肽)和心内膜心肌活检(创伤性较大,不建议常规使用)进行心脏毒性的监测。常用的预防策略包括限制或减少蒽环类药物的最大累积剂量、改变给药方式(持续泵注)、改变剂型(采用脂质体包裹)和应用心脏保护药物(右雷佐生为1A类证据)。指南指出右雷佐生是唯一能预防蒽环类心脏毒性的药物,可以减少心力衰竭的发生。此外,可引起心脏毒性的常见非蒽环类药物包括阿糖胞苷、长春碱类、环磷酰胺、异环磷酰胺、顺铂等,所有接受可能有心脏毒性药物治疗的患者,应根据患者的具体情况,考虑评估和监测左室射血分数或其他生物标志物,并进行动态随访。

6. 血液学毒性 大多数化疗药都可不同程度地引起骨髓抑制,通常首先表现为中性粒细胞减少,继而血小板减少,甚至出现全血细胞减少,骨髓抑制严重者可并发感染而导致化疗中断。烷化剂对骨髓、胃肠道上皮和生殖系统等增生较快的正常细胞有较大的毒性,对体液或细胞免疫功能的抑制也较明显,因此骨髓抑制和胃肠道反应为该类药物最常见的不良反应。司莫司汀等亚硝脲类物因抑制 CD34[+] 多能干细胞,故能抑制骨髓各系细胞,对骨髓抑制时间亦比周期特异性药物长,粒细胞减少恢复最慢。此外,蒽环类药物、阿糖胞苷以及巯嘌呤均可引起严重的骨髓抑制如白细胞减少、血小板减少和贫血。可给予重组人粒细胞或粒细胞 - 巨噬细胞集落刺激因子促进粒细胞增殖;重组人血小板生成素、重组人白介素 -11 和血小板生成素受体激动剂可刺激造血干细胞和造血祖细胞增殖及巨核细胞增殖,使血小板计数增多;贫血严重者可输注红细胞悬液,但频繁输注红细胞,可导致体内铁过载。化疗相关的血液学毒性所导致的多种血细胞的下降通常在给药后 10～14 天达到最低,多在第 21 天左右恢复正常。根据化疗药物的骨髓抑制强度及患者接受的化疗周期,必要时调整化疗药物的剂量甚至停药,并及时予以上述多种处理措施,尽量缩短骨髓抑制周期,保障化疗按时进行。化疗后中性粒细胞减少伴发热的患者,在抽取血培养标本后,应立即开始经验性广谱抗感染治疗,目标是覆盖引发严重或危及生命的感染最有可能且毒力最强的病原体。有条件者,可快速进行宏基因组测序以快速、准确地确定病原体,指导抗感染治疗的调整。

7. 肺毒性 抗肿瘤药物引发的肺毒性发生率为 10%～20%,肺毒性通常发生在治疗开始后的数周至数月内,其临床表现不具有特异性,包括咳嗽、呼吸困难、低热和低氧血症。目前尚无可作为确定化疗药物相关肺毒性诊断的特定检查,在排除感染或原发性肿瘤的肺部侵袭,停用一段时间后再次给予该药物,又出现类似的呼吸道症状和低氧血症等,则通常可作出诊断。博来霉素是最常引起肺毒性的化疗药物,文献显示约 10% 接受该药治疗的患者可能发生危及生命的肺间质纤维化,可能与氧化损伤、炎症因子作用、遗传易感性,以及可使该药失活的博来霉素水解酶水平较低等因素有关。博来霉素主要引起 4 种肺毒性,即快速输注期间的急性胸痛综合征、亚急性进行性肺纤维化、过敏性肺炎和机化性肺炎。肾功能不全患者发生博来霉素相关肺毒性的风险似乎更高。接受含博来霉素化疗方案的恶性肿瘤患者,建议在治疗前做肺功能基线评估,在治疗期间定期评估肺功能。确诊或高度怀疑博来霉素相关肺损伤的患者,是否选择

停药,应仔细权衡停药的利弊和是否有替代治疗。除停用疑似造成肺损伤的药物外,没有公认有效的特异性疗法,支持治疗包括低浓度供氧、吸入性支气管扩张药和通气支持等。急性或亚急性起病的严重肺毒性患者,可给予全身性糖皮质激素治疗。

8. 神经毒性 化疗相关的神经毒性可由化疗药物及其代谢产物对神经系统的直接毒性作用导致,也可由药物诱发的代谢紊乱和脑血管病变间接导致,或者由自身免疫性机制损害导致。其中最常见的间接神经系统并发症是化疗相关的周围神经病变。在儿童恶性肿瘤常用的化疗药物中,最容易引起神经毒性的药物包括以下几种。

(1)甲氨蝶呤(methotrexate, MTX):可引起急性、亚急性或长期神经毒性,可表现为无菌性脑膜炎、横贯性脊髓炎、急性或亚急性脑病以及白质脑病,其症状主要取决于剂量和给药途径。大剂量全身性 MTX 治疗可导致急性、亚急性或慢性神经毒性,正常的肾功能、水化和充分碱化、使用亚叶酸解救可减轻其神经毒性的风险。MTX 鞘内注射可引发无菌性脑膜炎,通常为自限性,若头痛和颈强直严重,可短期使用糖皮质激素;少数情况下可导致可逆性后部白质脑病综合征、亚急性局灶性神经功能障碍和横贯性脊髓炎病,后者常于鞘内注射后 30 分钟到 48 小时发作,表现为单纯性脊髓功能障碍但无压迫性病变,多见于同时接受全脑全脊髓放疗或频繁 MTX 鞘内注射的患者,可出现背痛或腿痛,继而出现截瘫、感觉丧失及括约肌功能障碍;而脑白质病变属于迟发性并发症,通常发生在治疗 6 个月后和 MTX 的累积鞘内剂量超过 140mg 时。

(2)长春新碱:其作用机制是抗微管活性,因此轴突内微管破坏及轴突运输受干扰引起的轴突性神经病变成为其剂量限制性毒性。病变可累及感觉纤维和运动纤维,早期症状为指尖和足部出现感觉异常伴或不伴疼痛,逐渐出现远端肌无力、便秘、排尿困难,严重者可出现明显的肌无力,伴双侧垂足、垂腕及所有感觉模式均消失,甚至出现麻痹性肠梗阻、无张力性膀胱。部分患者可能在治疗期间出现下颌和腮腺疼痛。长春新碱导致的神经病变通常是可逆的,但严重程度与剂量相关,轻症可继续接受全剂量长春新碱治疗,若症状加重并影响神经系统功能,则需要减量或停药。为了降低长春新碱的潜在神经毒性,常规推荐剂量为单次 1.5mg/m^2,且单次剂量上限为 2mg。长春地辛和长

春瑞滨的神经毒性明显小于长春新碱。

（3）顺铂：当累积剂量＞300mg/m² 后，以感觉为主的对称性周围神经病变是顺铂治疗的常见并发症，确诊后只能对症处理，多数患者可逐渐改善，但通常不能完全恢复。耳毒性是第二常见的顺铂相关神经毒性，其特征为不可逆的剂量依赖性高频感音神经性聋，通常累及双侧，常伴有耳鸣。给予常规剂量的卡铂治疗，周围神经病变和中枢神经系统毒性并不常见，但高剂量卡铂可导致重度神经病变。因此，接受铂类药物治疗的儿童，监测并及早发现听力损失就有机会调整治疗，有研究推荐使用硫代硫酸钠以降低耳毒性发生率且不影响化疗药物的疗效。

二、远期并发症

（一）生殖系统毒性

来自美国多中心的最新研究报告显示，针对 1970—1999 年白血病、脑肿瘤、淋巴瘤、肾脏肿瘤、神经母细胞瘤、软组织肉瘤和骨肿瘤的 10 938 例幸存者及其 3 949 例兄弟姐妹长期随访的调查发现，同时应用大剂量烷化剂和顺铂可显著降低男性幸存者的授孕概率，研究者指出初次诊断的肿瘤患儿，在治疗前应最大限度地考虑保护这些肿瘤患儿的生育能力。细胞毒性药物导致的不孕、不育，可能是暂时性的，也可以是永久性的，与肿瘤的类型和分期、化疗药物的种类和累积剂量、接受化疗的年龄、性别及遗传因素等有关。

（二）继发性肿瘤

随着肿瘤患儿总体生存率的提高，人们逐渐重视化疗导致的治疗相关性白血病的潜在风险。可引起继发性白血病的化疗药物包括烷化剂、Ⅱ型 DNA 拓扑异构酶抑制剂和蒽环类药物。烷化剂引起的继发性急性髓系白血病的潜伏期为 5～7 年，多以前期骨髓增生异常为特征，发病风险主要取决于烷化剂的累积剂量，其易感因素为伴有 NF1 和 TP53 基因胚系突变及 GSTT1 等位基因缺失。研究发现 2%～12% 接受过依托泊苷治疗的非霍奇金淋巴瘤、神经母细胞瘤、急性淋巴细胞白血病、肾母细胞瘤、横纹肌肉瘤患者可发生继发性白血病，以急性髓系白血病多见。依托泊苷等Ⅱ型 DNA 拓扑异构酶抑制剂可引起 11q23 染色体上的混合谱系白血病基因重排，导致混合谱系白血病基因重排相关的白血病，预后极差，多发生在用药后 3 年内。Pui 等报道 21 例依托泊苷相关的继发性白血病患者中，

只有 2 例达到完全缓解。Sandler 等研究结果显示即使采用包括骨髓移植在内的治疗，依托泊苷等表鬼白毒素相关的继发性白血病患儿的 2 年无病生存率仍仅为 17.6%，减少药物的累积剂量至关重要。

（袁晓军）

参 考 文 献

［1］STANKOVÁ K, BROWN J S, DALTON W S, et al. Optimizing cancer treatment using game theory: a review［J］. JAMA Oncol, 2019, 5（1）: 96-103.

［2］HANAHAN D, BERGERS G, BERGSLAND E. Less is more, regularly: metronomic dosing of cytotoxic drugs can target tumor angiogenesis in mice［J］. J Clin Invest, 2000, 105（8）: 1045-1047.

［3］TOURNIGAND C, CERVANTES A, FIGER A, et al. OPTIMOX1: a randomized study of FOLFOX4 or FOLFOX7 with oxaliplatin in a stop-and-go fashion in advanced colorectal cancer—a GERCOR study［J］.J Clin Oncol, 2006, 24（3）: 394-400.

［4］BERTOLINI F, PAUL S, MANCUSO P, et al. Maximum tolerable dose and low-dose metronomic chemotherapy have opposite effects on the mobilization and viability of circulating endothelial progenitor cells［J］. Cancer Res, 2003, 63（15）: 4342-4346.

［5］STEMPAK D, GAMMON J, HALTON J, et al. A pilot pharmacokinetic and antiangiogenic biomarker study of celecoxib and low-dose metronomic vinblastine or cyclophosphamide in pediatric recurrent solid tumors［J］. J Pediatr Hematol Oncol, 2006, 28（11）: 720-728.

［6］BARUCHEL S, DIEZI M, HARGRAVE D, et al. Safety and pharmacokinetics of temozolomide using a dose-escalation, metronomic schedule in recurrent paediatric brain tumours［J］. Eur J Cancer, 2006, 42（14）: 2335-2342.

［7］KUMAR S, BANAVALI S. Retrospective analysis of outcomes of patients with relapsed, refractory and metastatic sarcomas who have received metronomic chemotherapy［J］. Gulf J Oncolog, 2019, 1（30）: 22-28.

［8］UEMURA S, ISHIDA T, THWIN K K M, et al. Dynamics of minimal residual disease in neuroblastoma patients［J］. Front Oncol, 2019, 9: 455.

［9］中国抗癌协会小儿肿瘤专业委员会, 中华医学会小儿外科学分会肿瘤外科学组. 儿童神经母细胞瘤诊疗专家共识［J］. 中华小儿外科杂志, 2015, 36（1）: 3-7.

［10］MONTEMURRO F, NUZZOLESE I, PONZONE R. Neoadjuvant or adjuvant chemotherapy in early breast cancer? ［J］. Expert Opin Pharmacother, 2020, 21（9）: 1071-1082.

［11］SWIFT C C, EKLUND M J, KRAVEKA J M, et al.

Updates in diagnosis, management, and treatment of neuroblastoma[J]. Radiographics, 2018, 38(2): 566-580.

[12] 安霞, 袁晓军, 蒋马伟, 等. 多学科综合治疗儿童神经母细胞瘤的临床特征及疗效评估[J]. 中华小儿外科杂志, 2015, 36(1): 8-12.

[13] SUN X F, ZHEN Z J, GUO Y, et al. Oral metronomic maintenance therapy can improve survival in high-risk neuroblastoma patients not treated with ASCT or anti-GD2 antibodies[J]. Cancers(Basel), 2021, 13(14): 3494.

[14] COUGHLAN D, GIANFERANTE M, LYNCH C F, et al.Treatment and survival of childhood neuroblastoma: evidence from a population-based study in the United States[J]. Pediatr Hematol Oncol, 2017, 34(5): 320-330.

[15] TANG M J, MA X L, HE X L, et al. A multicenter prospective study on the management of hepatoblastoma in children: a report from the Chinese Children's Cancer Group[J]. World J Pediatr, 2023.

[16] VALTEAU-COUANET D, SCHLEIERMACHER G, SARNACKI S, et al. High-risk neuroblastoma treatment strategy: the experience of the SIOPEN group[J]. Bull Cancer, 2018, 105(10): 918-924.

[17] SMITH V, FOSTER J. High-risk neuroblastoma treatment review[J]. Children(Basel), 2018, 5(9): 114.

[18] CHUNG C, BOTERBERG T, LUCAS J, et al. Neuroblastoma[J]. Pediatr Blood Cancer, 2021, 68 Suppl 2(Suppl 2): e28473.

[19] TRIPPETT T M, HERZOG C, WHITLOCK J A, et al. Phase I and pharmacokinetic study of cetuximab and irinotecan in children with refractory solid tumors: a study of the pediatric oncology experimental therapeutic investigators' consortium[J]. J Clin Oncol, 2009, 27(30): 5102-5108.

[20] MACY M E, KIERAN M W, CHI S N, et al. A pediatric trial of radiation/cetuximab followed by irinotecan/cetuximab in newly diagnosed diffuse pontine gliomas and high-grade astrocytomas: a pediatric oncology experimental therapeutics investigators' consortium study[J]. Pediatr Blood Cancer, 2017, 64(11): 10.1002/pbc.26621.

[21] KHOLODENKO I V, KALINOVSKY D V, DORONIN I I, et al. Neuroblastoma origin and therapeutic targets for immunotherapy[J]. J Immunol Res, 2018, 2018: 7394268.

[22] YU A L, GILMAN A L, OZKAYNAK M F, et al. Anti-GD2 antibody with GM-CSF, interleukin-2, and isotretinoin for neuroblastoma[J]. N Engl J Med. 2010, 363(14): 1324-1334.

[23] LADENSTEIN R, POTSCHGER U, VALTEAU-COUANET D, et al. Interleukin 2 with anti-GD2 antibody ch14.18/CHO(dinutuximab beta) in patients with high-risk neuroblastoma(HR-NBL1/SIOPEN): a multicentre, randomised, phase 3 trial[J]. Lancet Oncol, 2018, 19(12): 1617-1629.

[24] SU Y D, LUO B Y, LU Y, et al. Anlotinib induces at cell-inflamed tumor microenvironment by facilitating vessel normalization and enhances the efficacy of PD-1 checkpoint blockade in neuroblastoma[J]. Clin Cancer Res, 2022, 28(4): 793-809.

[25] POLLARD J A, ALONZO T A, GERBING R, et al. Sorafenib in combination with standard chemotherapy for children with high allelic ratio FLT3/ITD+acute myeloid leukemia: a report from the Children's Oncology Group protocol AAML1031[J]. J Clin Oncol, 2022, 40(18): 2023-2035.

[26] GROSS A M, WOLTERS P L, DOMBI E, et al. Selumetinib in children with inoperable plexiform neurofibromas[J]. N Engl J Med, 2020, 382(15): 1430-1442.

[27] PAPUSHA L, ZAYTSEVA M, PANFEROVA A, et al. Two clinically distinct casesof infant hemispheric glioma carrying ZCCHC8: ROS1 fusion and responding to entrectinib[J]. Neuro Oncol, 2022, 24(6): 1029-1031.

[28] CHEUNG I Y, CHEUNG N V, MODAK S, et al. Survival impact of anti-GD2 antibody response in a Phase II ganglioside vaccine trial among patients with high-risk neuroblastoma with prior disease progression[J]. J Clin Oncol, 2021, 39(3): 215-226.

[29] 中国临床肿瘤学会指南工作委员会组织编写. 中国临床肿瘤学会(CSCO)蒽环类药物心脏毒性防治指南[M]. 北京: 人民卫生出版社, 2020.

[30] DHOKARH R, LI G X, SCHMICKL C N, et al. Drug-associated acute lung injury: a population-based cohort study[J]. Chest, 2012, 142(4): 845-850.

[31] VAHID B, MARIK P E. Pulmonary complications of novel antineoplastic agents for solid tumors[J]. Chest, 2008, 133(2): 528-538.

[32] O'SULLIVAN J M, HUDDART R A, NORMAN A R, et al. Predicting the risk of bleomycin lung toxicity in patients with germ-cell tumours[J]. Ann Oncol, 2003, 14(1): 91-96.

[33] BROCK P R, MAIBACH R, CHILDS M, et al. Sodium thiosulfate for protection from cisplatin-induced hearing loss[J]. N Engl J Med, 2018, 378(25): 2376-2385.

[34] PUI C H. Epipodophyllotoxin-related acute myeloid leukaemia[J]. Lancet, 1991, 338(8780): 1468.

[35] SANDLER E S, FRIEDMAN D J, MUSTAFA M M, et al. Treatment of children with epipodophyllotoxin-induced secondary acute myeloid leukemia[J]. Cancer, 1997, 79(5): 1049-1054.

第十一章

小儿恶性实体瘤的免疫治疗

随着分子生物学和免疫学理论及实验技术的发展，恶性实体肿瘤治疗逐步形成了手术、放疗、化疗和免疫治疗的综合治疗模式。传统医疗方法通常聚焦于肿瘤病灶局部，在物理和化学层面上杀灭肿瘤细胞，而免疫治疗是直接作用于人的免疫系统，通过增强人的免疫系统达到控制和杀灭肿瘤的目的。相较于传统治疗方法，肿瘤免疫治疗具有副作用小、特异性强、杀瘤谱广等优点。免疫系统是机体内对肿瘤细胞实施监视的最庞大的系统。免疫系统具有识别"自我"和"非我"的鉴别功能，可以对外界的刺激产生有效的识别并产生非特异性的防御反应（固有免疫，innate immunity）和特异性的防御反应（适应性免疫，adaptive immunity）。然而，肿瘤细胞具有多种"手段"迷惑或抵御机体的免疫监视系统，发生肿瘤免疫逃逸（tumor escape），如逃脱免疫监视或产生免疫抑制，导致肿瘤的最终形成。凡是能够打破肿瘤的免疫逃逸使机体再度对肿瘤细胞产生有效的免疫反应的方法均可以称为肿瘤免疫治疗。随着人们对肿瘤免疫逃避机制认识的逐渐深入，通过特异性或非特异性改变机体对肿瘤的无应答状态，增强机体免疫细胞对肿瘤抗原的识别和提呈，改善免疫效应细胞的功能状态的方法和策略，越来越多地应用于恶性肿瘤的临床治疗。根据免疫治疗的特异性和诱导机体抗肿瘤免疫反应的方式，本章将恶性实体肿瘤的免疫治疗分为主动免疫治疗、细胞因子免疫治疗、被动免疫治疗（过继性免疫治疗）、单克隆抗体和肿瘤疫苗治疗，并分别进行论述。

第一节 主动免疫治疗

恶性肿瘤的主动免疫治疗包括非特异性和特异性2种。非特异性免疫治疗用得最多的是卡介苗、左旋咪唑、短小棒状杆菌、扶正固本的中药等；特异性主动免疫是利用肿瘤细胞抗原促进机体的特异性免疫反应，该法应用的前提是肿瘤抗原能刺激机体产生免疫反应，一般认为，此种方法对术后清除微小的转移瘤灶和隐匿癌、预防肿瘤转移和复发有较好的效果。2种免疫方式密切相关，临床及实验证明两者协同应用疗效更好。

一、非特异性主动免疫治疗

许多物质可以刺激单核巨噬细胞系统活性，并能增强非特异性的免疫功能，激活机体的抗肿瘤免疫应答，以达到治疗肿瘤的目的。例如，微生物制剂卡介苗、左旋咪唑、短小棒状杆菌、酵母多糖、香菇多糖，以及一些细胞因子如IL-2等均属于此类。

1. 非特异性刺激因子　目前常用的非特异性刺激因子包括卡介苗、左旋咪唑、多糖类及中草药等。临床研究发现，这类刺激因子结合其他抗肿瘤疗法，具有促进适应性免疫、增强被动免疫疗效、提高杀伤肿瘤细胞作用。

（1）卡介苗（Bacillus Calmette-Guérin，BCG）：BCG是减毒的结核分枝杆菌，它能活化巨噬细胞，增强其吞噬杀菌能力，促进IL-1、IL-2、IL-4、TNF等细胞因子的释放，增强自然杀伤细胞杀伤活性，使肿瘤细胞坏死并阻止其转移，并可通过处理癌细胞抗原使淋巴细胞产生适应性免疫。

BCG自20世纪60年代Mathe用于治疗小儿急性白血病获得良效后已引起广泛重视，相继研究不断增多，其抗癌机制也得到更深入的阐明。用该制剂治疗的主要是黑色素瘤和白血病，其次亦有膀胱癌、肺癌、乳腺癌和肠癌等。现有的结论是 BCG 在动物中的抗肿瘤作用较确切，但对人类肿瘤的治疗效果尚未得到最后的确认，目前文献报道较多的主要用于膀胱癌的治疗。有研究表明应用基因工程构建重组 IFN-α-2b-BCG 发挥了 BCG 的免疫原性和 IFN-α-2b 的同步生物效应，相对于野生 BCG 可增强人外周血单个核细胞（peripheral blood mononuclear cell，PBMC）上 Toll 样受体 4（Toll-like receptor，TLR4）表达的调节，以及表达 TLR4 的免疫细胞的肿瘤杀伤效应，揭示了重组 IFN-α-2b-BCG 抗肿瘤生物学效应优于野生 BCG 的可能性，表明重组 BCG 的前景较好，需要更加深入的研究。有些研究者认为 BCG 作为一种免疫治疗方法，虽有有利的一面，但也有不利的一面，不适当的 BCG 治疗可能产生对宿主有害的封闭性抗体，肿瘤细胞得以庇护免遭破坏，这种免疫活性抑制与 BCG 菌株及肿瘤种类有关。研究者将 BCG 试用于部分消化道肿瘤并无明显效果，尤其是当肿瘤已长至相当大时，注射卡介苗促进免疫功能，可能产生过多的封闭抗体，对肿瘤细胞起封闭作用，不易发挥细胞免疫的功能，反而使肿瘤加速生长。但有研究者发现卡介苗结合细胞骨架（Bacillus Calmette-Guérin cell wall skeleton，BCG-CWS）对晚期胃癌疗效较好，此时卡介苗可能起佐剂作用。卡介苗中成分复杂，使用时有一定的毒副作用，尤其是注射用时。随着 BCG 在治疗肿瘤方面的广泛应用，有报道在使用 BCG 治疗膀胱癌后，可引起脉管严重感染、睾丸附睾炎及莱特尔综合征（Reiter syndrome）。目前，研究者倾向于提纯卡介苗有效成分用于临床实践。

（2）左旋咪唑（levamisole，LMS）：LMS 是一种广谱的驱肠蠕虫药，是第一个化学结构明确的免疫增强药，它结构中的咪唑环与含硫部分为主要活性基团。LMS 对免疫功能正常的人或动物的抗体形成无影响，但可使免疫功能低下的细胞恢复正常的免疫功能，如增强或恢复免疫缺陷患者的迟发型超敏反应，提高 T 细胞的 E 花环形成率，促进植物凝集素（phytohemagglutinin，PHA）诱导淋巴细胞的增殖反应，还能增强巨噬细胞和中性粒细胞的趋化与吞噬功能等。其机制可能与激活环核苷酸磷酸二酯酶，从而降低淋巴细胞和巨噬细胞内环腺苷酸（cyclic adenylic acid，cAMP）的含量有关。

临床上大量试用 LMS 后得到的结论包括：①应用剂量 2.5mg/kg 对肿瘤有抑制作用；②对生长慢的肿瘤比对生长快的疗效好；③可作为手术及化疗的辅助治疗；④抑制肿瘤播散。在人的肿瘤中，曾试用于乳腺癌、白血病、消化道肿瘤，有的与对照组有显著性差异，有的差异无统计学意义。抗肿瘤作用虽不明确，但可改善患者的免疫状态。LMS 长期使用较应用细胞性调节剂的不良反应轻，但也可以引起发热、头痛及粒细胞减少等。

（3）多糖类及中草药：多糖类是治疗肿瘤常用的非特异性免疫增强剂，包括香菇多糖、茯苓多糖、云芝多糖、猪苓多糖、酵母多糖等；中药主要是人参、黄芪。这些药物都有增强机体免疫功能的作用。在动物实验中，对肿瘤的抑制率可达 80%～90%，用量 0.1～10mg/kg。用于人体内，一般并无直接杀死肿瘤的作用，因此效果不十分突出。

2. 细胞因子　目前在抗肿瘤免疫治疗中常用的细胞因子有 IL-2/IFN 和 TNF 等，其抗肿瘤机制及应用详见本章第二节。

二、特异性主动免疫治疗——肿瘤疫苗

应用肿瘤疫苗，或基因工程疫苗进行免疫接种，可激发或增强患者的特异性抗肿瘤免疫应答，阻止肿瘤生长、扩散和复发，称为肿瘤特异性主动免疫治疗。采用独特型疫苗可提高肿瘤特异性免疫原性，从而诱导针对肿瘤特异性抗原的免疫应答。这些肿瘤疫苗包括肿瘤细胞、肿瘤细胞裂解物、肿瘤细胞 DNA 和 RNA、肿瘤细胞来源的蛋白或多肽等携带肿瘤免疫学信息的物质。肿瘤疫苗来源于自体或异体肿瘤细胞或其粗提取物，但其存在免疫原性弱、有致瘤性等缺点。制备肿瘤疫苗时降低、消除肿瘤疫苗致瘤性，尽量保存其抗原性是研究的重点。肿瘤疫苗通过激发机体特异性免疫功能攻击肿瘤细胞，克服肿瘤产物引起的免疫抑制，增强肿瘤相关抗原的免疫原性，提高自身免疫力消灭肿瘤，此疗法只能清除少量的、播散的肿瘤细胞，故要强调肿瘤早期诊断，早期应用肿瘤疫苗，对晚期实体瘤疗效有限。肿瘤疫苗的出现有近百年的历史，目前已有很多肿瘤疫苗成功治疗肿瘤的动物模型，而且应用于人体的临床肿瘤早期试验也取得了肯定的疗效。肿瘤疫苗的作用机制及种类详见本章第五节。

三、病毒介导的主动免疫治疗

可被细胞毒性 T 细胞识别的肿瘤细胞表面肽基因的发现,提供了另一种肿瘤主动免疫治疗的方法,加强了肿瘤相关抗原的抗原性。病毒基因治疗的目的是使肿瘤细胞共同表达 2 种抗原,如肿瘤相关抗原(tumor associated antigen, TAA)和另一种强的免疫原性的病毒蛋白以便刺激机体免疫反应。共同表达 TAA 和高免疫原性的病毒抗原如痘苗病毒或禽白血病病毒(avian leukosis virus, ALV)A/K 亚组(ALV-A/K),是导致抗 TAA 反应的一种方法。痘苗病毒有强的免疫原性,动物实验已证明可以产生有效的体液和细胞免疫,而 ALV-A/K 在哺乳动物细胞中则是间断性复制,感染细胞,表达转基因产物 14~20 天,然后则不能感染其他细胞。在有免疫能力的小鼠实验中 ALV-A/K CEA 疫苗的抗肿瘤作用已被证实。此种治疗方法在人的试验中也证实安全、有效。

四、抗血管生成的肿瘤治疗

肿瘤血管生成是指在肿瘤生长过程中新血管的形成,包括从恶性肿瘤的生长与转移必须依靠新生血管提供足够的营养。近年来,抗血管生成的肿瘤治疗已经取得较大进展,特别是抗肿瘤血管生成主动免疫治疗,已经成为抗肿瘤研究的热点。

以肿瘤抗原为基础的疫苗能主动特异性地激发机体对肿瘤的免疫应答,但一般情况下机体免疫系统对自身分子呈免疫耐受,难以诱导有效的免疫反应,以肿瘤血管为靶点的主动免疫治疗的主要任务就是打破自身免疫耐受。根据疫苗作用机制的不同可将抗肿瘤血管生成主动免疫治疗分为 2 类:一是以异种同源分子免疫交叉反应为基础的抗肿瘤血管生成主动免疫治疗;二是非异种同源分子免疫交叉反应机制破坏肿瘤血管生成相关分子免疫耐受的抗血管生成免疫治疗,即以血管内皮生长因子、成纤维细胞生长因子、表皮生长因子等肿瘤血管生成调控因子为靶点的主动免疫治疗。2004 年贝伐珠单抗(第一个血管靶向药物)上市,为基于抗血管生成的肿瘤靶向治疗研究提供了方向,其可以竞争性结合血管内皮生长因子,阻止其与受体结合,用于结直肠癌、乳腺癌、卵巢癌的治疗,贝伐珠单抗联合卡铂、紫杉醇用于局部晚期非小细胞肺癌治疗。抗肿瘤血管生成治疗策略的主要优点为:①不易产生耐药性;②药物最易达到作用部位,即血管的表面;③对具有新生血管的肿瘤均有效;④新生血管内皮细胞的有限损害可抑制或削减大量的肿瘤细胞等。由于肿瘤的发生和发展是一个非常复杂的过程,受诸多因素调控,单纯的抗血管生成不能彻底根除肿瘤。虽然目前抗血管生成主动免疫治疗选用的靶点较特异,但仍有潜在的副作用,如影响伤口愈合、影响女性月经周期等,并且其在儿童肿瘤的应用上有局限性。因此,随着分子生物学和免疫学的发展,通过多种方法发现更多的肿瘤特异性内皮细胞标志,并以该内皮标志为抗肿瘤血管生成主动免疫治疗的特异性靶点,将成为今后的研究重点。

第二节　细胞因子免疫疗法

细胞因子是一大类调节细胞功能的蛋白质,它是一类化学信使,以自分泌方式作用于分泌它们的细胞,或以旁分泌方式作用于附近细胞,它首先和细胞表面的受体结合,然后将信号传递至细胞核,触发一些基因转录,或者抑制另一些基因转录,最终改变了细胞中蛋白质合成的模式。细胞因子治疗是非特异性的免疫治疗方法,通过全身或局部给予细胞因子以发挥其直接抗肿瘤作用或抗肿瘤免疫调节作用。目前所知的细胞因子主要包括干扰素(包括 IFN-α、IFN-β、IFN-γ),白介素(interleukin, IL),肿瘤坏死因子(包括 TNF-α、TNF-β),集落刺激因子[包括粒细胞-巨噬细胞集落刺激因子(granulocyte-macrophage colony stimulating factor, GM-CSF)、粒细胞集落刺激因子(granulocyte colony-stimulating factor, G-CSF)、多集落刺激因子(multi-colony stimulating factor, multi-CSF)、巨噬细胞集落刺激因子(macrophage colony-stimulating factor, M-CSF)]等。这些生长因子在介导机体多种免疫反应中,发挥重要作用。

一、细胞因子特点及抗肿瘤作用机制

目前发现并正式命名的细胞因子有数十种,每种细胞因子均有其独特的、起主要作用的生物学活性。细胞因子尽管种类繁多,作用于多种细胞,其

生物学活性广泛,而且发挥作用的机制不同,但其有共同的特性。

1. 细胞因子为低分子量的分泌型蛋白质,分子量大小不等,大多数为 15～30kD,小者仅 8～10kD,一般不超过 80kD,此类蛋白质分子常被糖基化。

2. 天然细胞因子是由细胞产生的,正常的静息或休止状态的细胞经过激活后才能合成和分泌细胞因子。通常是由抗原、丝裂原或其他刺激物激活免疫细胞和相关细胞,6～8 小时后细胞培养上清中即可检测出细胞因子,24～72 小时细胞因子水平最高。但是有些细胞株无须外源性刺激就可以自发地分泌某些细胞因子。

3. 细胞因子的产生和作用具有多向性,即单一刺激如抗原、丝裂原、病毒感染等可使同一种细胞分泌多种细胞因子,而同一种细胞因子由多种不同类型的细胞产生,可作用于多种不同类型的靶细胞。

4. 细胞因子的合成和分泌过程是一种自我调控的过程。通常情况下,细胞因子极少储存,即不以前体形式贮存于细胞内,而是经过适当刺激后迅速合成,一旦合成后便分泌至细胞外发挥生物学作用,刺激消失后合成亦较快地停止并被迅速降解。天然细胞因子大多于近距离发挥局部作用,多通过自分泌(autocrine,即作用于自身产生细胞因子)和旁分泌(paracrine,即作用于邻近的靶细胞)方式短暂性地产生并在局部发挥作用。

5. 细胞因子需与靶细胞上的高亲和力受体特异结合后才发挥生物学效应。细胞因子生物学效应极强,其 pM 为 10～12mol/L 水平即能发挥显著的生物学效应,这与细胞因子与靶细胞表面特异性受体之间亲和力极高有关,其解离常数在 10^{-12}mol/L～10^{-10}mol/L。

6. 单一细胞因子可具有多种生物学活性,但多种细胞因子也常具有某些相同或相似的生物学活性。

7. 细胞因子主要参与免疫反应和炎症反应,并对反应的强度和持续时间的长短产生影响。其作用涉及感染免疫、肿瘤免疫、自身免疫、移植免疫等诸多方面,并且以非特异性方式发挥生物学作用且不受主要组织相容性复合体(major histocompatibility complex,MHC)限制。

8. 某些细胞因子对细胞作用的强弱取决于细胞因子的局部浓度、靶细胞本身的类型等因素,短暂性地产生并在局部发挥作用。

9. 细胞因子的作用并不是孤立存在的,它们之间通过合成分泌的相互调节,受体表达的相互调控、生物学效应的相互影响而组成细胞因子网络,也可以产生协同效应(synergy),甚至取得 2 种细胞因子单用时不具有的新的独特的效应。

临床已较广泛用于肿瘤治疗的细胞因子包括干扰素、IL-2、IL-6、集落刺激因子和肿瘤坏死因子等。主要通过以下机制发挥杀瘤作用:①上调免疫细胞的表面分子和受体的表达和分泌;②增强机体的免疫监视,促进 T 细胞的增殖分化和细胞毒性 T 细胞(lytotoxic T lymphocyte,CTL)的成熟,刺激 B 细胞产生抗体,提高自然杀伤细胞(natural killer cell,NK cell)活性,激发巨噬细胞产生抗肿瘤免疫应答;③促进免疫效应细胞释放淋巴毒素和效应分子杀伤肿瘤;④促进肿瘤细胞表达 MHC,增强肿瘤细胞的免疫原性和对效应细胞的敏感性;⑤某些细胞因子具有直接破坏肿瘤细胞和促使其发生凋亡的作用,如肿瘤坏死因子。

二、细胞因子与肿瘤治疗

目前,应用于肿瘤治疗的细胞因子包括干扰素、白介素(如 IL-2、IL-6)、集落刺激因子和肿瘤坏死因子等,以下介绍临床应用较广泛的几种细胞因子。

1. 干扰素(interferon,IFN) IFN 最初是作为一种病毒感染的细胞产物为人们所了解的,是一类具有高活性、多功能的蛋白质。IFN 在肿瘤免疫中的主要作用包括:①增强肿瘤细胞表面 MHC 和 TAA 的表达,对机体免疫系统产生新的抗原刺激,加强肿瘤免疫;②提高自然杀伤细胞活性和抗体依赖性细胞介导的细胞毒作用;③直接的抗细胞增殖作用;④抑制血管内皮细胞形成,减少瘤细胞扩散和转移等。目前,研究较多的包括 IFN-α、IFN-β和 IFN-γ。3 种 IFN 的作用有所不同,IFN-α、IFN-β具有较强的抗病毒作用,但是免疫调节作用明显比 IFN-γ弱;IFN-γ的抗病毒作用较弱,但是可作用于免疫系统的多个环节,是调节免疫系统的主要细胞因子,其主要的作用为上调 MHC 的表达和激活巨噬细胞。体内外试验研究表明 IFN-α、IFN-β和 IFN-γ对瘤细胞生长均有抑制作用。毒副作用主要表现为骨髓抑制如粒细胞减少、发热、倦怠、无力及体重减轻等。

大量临床试验显示 IFN-α 治疗毛细胞白血病、慢性髓系白血病，IFN-γ 治疗非霍奇金淋巴瘤、黑色素瘤、肾细胞癌等有一定的疗效。相比于化疗，对毛细胞白血病或慢性髓系白血病患者给予 IFN 治疗，能够明显改善生存率。伊马替尼作为靶向 BCR-ABL 酪氨酸激酶抑制剂，已成功用于慢性髓系白血病的一线治疗，但耐药现象极大地影响了伊马替尼的长期治疗效果。而将伊马替尼和 I 型 IFN 联合使用 12 个月后，其完全细胞遗传学缓解（complete cytogenetic remission, CCgR）率和主要分子遗传学缓解（major molecular remission, MMR）率均明显优于伊马替尼单药治疗组［CCgR（74% *vs.* 68%）、MMR（66% *vs.* 47%）］，提示 IFN 能够通过靶向肿瘤干细胞发挥更加持久的治疗效果。IFN-γ 治疗转移性黑色素瘤及肾细胞癌的有效率多为 10%～20%，高危黑色素瘤患者在手术后较长期使用 IFN-γ 可延长生存期。目前，在临床上干扰素对毛细胞白血病、骨髓瘤等血液系统肿瘤，T 细胞淋巴瘤、非霍奇金及霍奇金淋巴瘤等淋巴系统肿瘤，肝癌、喉癌、卵巢癌、直肠癌等实体瘤都有明显作用，其中对血液系统恶性肿瘤的疗效最为显著。

2. 肿瘤坏死因子（tumor necrosis factor, TNF）早期研究发现，接种卡介苗的儿童白血病的发病率要比没有接种过卡介苗的儿童发病率低，而且死于白血病的儿童中，接种过卡介苗的病死率是没接种过的儿童的 1/7～1/2。1975 年，研究者将卡介苗和大肠埃希菌内毒素注射给大鼠，发现在大鼠体内可以诱发一种细胞因子，这种因子可使动物的一些肿瘤发生出血性坏死，这种诱生的因子称为 TNF。研究发现，TNF 是一种具有多样性生物活性的重要细胞因子，特别是它与内毒素的生物作用有关，而坏死作用仅是 TNF 众多生物学活性中的一种。TNF 的生物活性因为 TNF 受体分为高亲和力和低亲和力 2 种类型而产生在低浓度与高浓度时不同的表现形式。

（1）TNF 的体外抗肿瘤作用：TNF 对敏感的肿瘤细胞具有直接毒杀作用。毒杀作用与肿瘤细胞本身的生物学特征、培养温度、细胞代谢状态与生长周期，以及其他环境因素有关。TNF 作用机制包括通过激活机体免疫系统发挥间接杀伤肿瘤细胞的作用；激活巨噬细胞，分泌产生活性细胞因子，促进细胞吞噬及细胞毒作用；促进自然杀伤细胞的细胞毒作用。

（2）TNF 的体内抗肿瘤作用：在肿瘤局部注射 TNF 具有直接杀伤肿瘤细胞作用。TNF 作用于肿瘤血液循环，激活内皮细胞，损伤内皮细胞产生凝血作用并抑制纤溶作用、引起肿瘤组织出血坏死。TNF 激活机体免疫防护机制，引起中性粒细胞、单核细胞、淋巴细胞对肿瘤的浸润，增强巨噬细胞、自然杀伤细胞、细胞毒性 T 细胞活性，发挥抗肿瘤作用。TNF 体内抗肿瘤作用与体外不同，更多地受机体内环境特征的影响，如机体糖皮质激素对 TNF 有拮抗作用。

TNF 的细胞毒作用较强，通过深入研究发现，TNF 家族的部分成员能够选择性攻击癌细胞，而不伤害正常细胞，具有潜在的治疗价值，其中新成员肿瘤坏死因子相关凋亡诱导配体（TNF-related apoptosis-inducing ligand, TRAIL），可通过激活死亡受体 1（death receptor 1, DR1）和 DR2 诱导凋亡，且重组溶解 TRAIL 衍生物能诱导多种细胞凋亡，但很少诱导非转化细胞，并对 T 细胞和自然杀伤细胞介导的肿瘤免疫监视和肿瘤转移抑制起作用。TRAIL 的抗肿瘤作用越来越引起人们的关注。

TNF 对肺癌、肾癌、黑色素瘤、乳腺癌、直肠癌、胃癌及宫颈癌等产生治疗作用。其毒副作用包括严重的发热、寒战、厌食、头痛、疲劳、恶心及低血压等。

3. 白介素（interleukin, IL） 最早被称为 T 细胞生长因子，因为首先是在有丝分裂原存在的培养淋巴细胞的上清液中发现的，它可以维持 T 细胞在体外长期生长。后来发现它还可以增强自然杀伤细胞、巨噬细胞等多种免疫细胞的免疫活性，尤其是可通过诱导细胞毒性 T 细胞（cytotoxic T lymphocyte, CTL），淋巴因子激活的杀伤细胞（lymphokine-activated killer cell, LAK cell）和肿瘤浸润淋巴细胞（tumor infiltrating lymphocyte, TIL）等细胞的活性而发挥抗肿瘤作用。临床可全身或局部应用（包括瘤内注射或胸腹腔内注射）。

早期应用于肿瘤治疗的是 IL-2，它能有效地恢复机体的免疫功能，减轻放疗、化疗的副作用。IL-2 可引起 T 细胞及大颗粒淋巴细胞增殖并产生肿瘤溶解活性，产生 IFN-γ，TNF-α 及 IL-2 受体 α（IL-2Rα）。对 IL-2 治疗最敏感的肿瘤是黑色素瘤及肾细胞癌。美国国家癌症研究所（National Cancer Institute, NCI）1985—1993 年采用大剂量

IL-2 治疗了 283 例标准治疗失败的转移性黑色素瘤及肾细胞癌患者，其中治疗 134 例黑色素瘤的有效率（完全缓解＋部分缓解）为 17%，完全缓解期可维持 9～91 个月；转移性肾细胞癌的有效率为 19%。其他的临床试验疗效与之相似。IL-2 治疗有反应的其他肿瘤包括乳腺癌、卵巢癌、结肠癌、小细胞肺癌、淋巴瘤、急性髓系白血病等，但缓解期一般不持久。IL-2 在腹腔、胸腔、颅内、肝动脉、膀胱内局部应用对结肠癌、卵巢癌、恶性胸腔积液、膀胱癌、间皮瘤、头颈部癌有一定疗效。而膀胱癌、肝癌、肉瘤、胰腺癌、神经母细胞瘤、慢性淋巴细胞白血病通常对全身性的 IL-2 治疗反应差。关于 IL-2 的初期研究以及临床前的数据都暗示了其潜在的抗肿瘤功效，但是明显的临床效果仅限于有限的几例肾细胞癌和恶性黑色素瘤患者。除缺乏功效外，另一个限制 IL-2 应用的主要因素是全身性的毒性反应，这些毒性反应包括低血压、血管渗漏、呼吸功能不全，不太严重但限制其应用的毒性反应包括恶心、呕吐、腹泻、肌痛、关节痛、皮肤红斑、瘙痒症等。此外，不常见的毒性反应包括心肌梗死、心肌炎、感染、肾衰竭、肠胃梗死、死亡。虽然高剂量的 IL-2 使用会对身体各个器官产生很大的影响，但当患者和医师冒着不可避免的毒性反应和小于 1% 病死率的危险进行高剂量 IL-2 治疗时，高剂量 IL-2 治疗转移性肾细胞癌也将是一种治疗选择。他们认为，为避免药物的毒性反应而降低治疗剂量的做法是不可取的，减轻 IL-2 毒性反应的治疗方法应以不影响治疗效果为前提。

其他类型的 IL，如 IL-3、IL-7、IL-6、IL-11、IL-12、IL-21、IL-23 等，也被发现对某些肿瘤治疗有效，其机制和治疗价值正在研究中。

4. 集落刺激因子（colony stimulating factor，CSF）　骨髓抑制是放化疗的常见不良反应，也是影响肿瘤患者疗效的重要因素。CSF 作为造血生长因子的一种，是一类能促进粒细胞、单核细胞、红细胞、巨核细胞等增殖、分化的细胞因子。主要包括 G-CSF、M-CSF、GM-CSF、multi-CSF、红细胞生成素（erythropoietin，EPO）、干细胞因子（stem cell factor，SCF）。研究表明，化疗时辅助使用 CSF 可促进造血干细胞的分化和造血细胞的增殖，减轻化疗引起的造血细胞减少程度及缩短持续时间，已成为恶性肿瘤化疗的重要辅助治疗手段。

GM-CSF 是研究较多的一种，其主要由 T 细胞和巨噬细胞产生。GM-CSF 具有多种生物活性，可以促进抗原提呈细胞（antigen presenting cell，APC）分化、成熟和活化以激发对肿瘤的免疫应答；可以促进髓样祖细胞增殖，增强中性粒细胞、单核巨噬细胞、嗜酸性粒细胞对肿瘤细胞的吞噬作用和抗体依赖细胞介导的细胞毒作用；可以促进辅助性 T 细胞、自然杀伤细胞等细胞在肿瘤局部浸润。实验表明，直接使用 GM-CSF 重组质粒治疗小鼠骨髓瘤、脑转移瘤疗效显著。GM-CSF 还可以与多种肿瘤抗原和细胞因子共同使用，提高转移性黑色素瘤、脑肿瘤及胸腺淋巴瘤等多种肿瘤的疗效。自 20 世纪 90 年代应用于临床以来，GM-CSF 在对肿瘤放疗、化疗导致的白细胞减少、骨髓抑制的治疗上，取得了很好的效果。此外，GM-CSF 是体外刺激培养树突状细胞（dendritic cell，DC）的重要细胞因子，在肿瘤治疗性疫苗研制中发挥重要作用。

三、细胞因子的基因治疗

细胞因子直接应用于治疗临床肿瘤时，会产生一些严重的毒副作用，影响其临床应用。此外，全身性注射细胞因子抗肿瘤疗法存在很多的问题。如在肿瘤治疗中起治疗效果，需注射大剂量细胞因子，人为导致较系统水平高几个数量级的高浓度，在大多数情况下，造成不必要的毒副作用，甚至致死问题；而虽然全身性的细胞因子浓度是机体正常情况的若干数量级倍，但在免疫系统需要激活的部位如肿瘤组织，细胞因子浓度远低于所需浓度。此外，大剂量注射细胞因子通常只引起浓度短时的升高，然后迅速被机体的肝脏或肾脏清除，而没有足够的时间调动免疫系统对抗肿瘤细胞。由于局部持续高浓度的细胞因子是激活免疫系统所需的，全身性注射甚至是对宿主有致命毒性的浓度，也很难获得局部所需的高浓度细胞因子。因此，细胞因子的直接应用受到限制。随着基因治疗的研究进展，研究者应用细胞因子进行肿瘤的基因治疗，解决了上述部分问题，取得了一定疗效。当然，还可以应用聚乙二醇（polyethylene glycol，PEG）修饰及载体递送等方法递送细胞因子，也可部分解决细胞因子半衰期较短、生物活性极易被破坏、全身给药毒副作用大等问题。

细胞因子基因治疗是应用分子生物学方法，将与免疫有关的细胞因子编码基因转导入肿瘤或其他免疫效应细胞，使其在机体表达分泌细胞因子或利用其基因增强肿瘤细胞的免疫原性和/或机体的免疫系统功能，进而发挥抗肿瘤作用。较单纯给予外源性细胞因子治疗的毒副作用小，而且表达持久，浓度高，能更好地达到治疗肿瘤的目的，并且可以克服细胞因子直接注射疗法需反复、多次、大剂量用药带来的毒副作用及多次注射导致的耐药性的产生，还取得了细胞因子注射疗法所不具备的治疗效果。因此，细胞因子基因治疗作为基因治疗的重要策略之一，受到重视，成为研究热点。

（一）细胞因子基因治疗的基本方法

1. 细胞因子基因直接体内注射　是指向肌肉、瘤体内或腹腔内直接注射携带细胞因子基因的质粒或裸基因，携带细胞因子基因的腺病毒或痘苗病毒等。这种方法可以使细胞因子基因直接到达肿瘤内部或肿瘤周围，作用效果直接，相对廉价，容易制造，目前研究比较普遍。许多研究证实，这种方法可以使目的基因在体内得到有效表达，并且产生肿瘤治疗作用。

2. 细胞因子基因导入肿瘤细胞　其实际是以主动免疫治疗为基础，将细胞因子如 *IL-2*、*IFN*、*TNF*、*G-CSF* 等基因导入肿瘤细胞中，一方面制备出免疫原性更强的新型瘤苗，另一方面新型瘤苗在接种部位持续表达细胞因子，激活免疫效应细胞，从而起到主动免疫作用，发挥抗肿瘤效应。因此，用这种方法制备肿瘤细胞疫苗，可增强肿瘤细胞抗原性和机体对肿瘤抗原的识别和提呈能力，增强机体抗肿瘤免疫功能。

3. 细胞因子基因导入免疫效应细胞　该方法实为一种过继性细胞免疫治疗方法。将细胞因子基因导入 TIL 或肿瘤特异性杀伤细胞如 LAK 细胞、CTL、巨噬细胞等，再将这些转基因免疫活性细胞回输入荷瘤宿主，就能选择性聚集在肿瘤组织中，产生细胞因子，提高局部细胞因子水平，使转基因免疫活性细胞发挥较强的抗肿瘤效应。现已开展了将 TNF、IL、IFN 等基因导入 TIL 的研究，其中，TNF 基因导入 TIL 的研究比较深入，且已在临床应用，取得了一定疗效。但是整体效果欠佳，肿瘤局部 TNF 分泌不如预期高，而且其体内的肿瘤靶细胞的特异性一直存在争议。近年来，有研究发现，将 IL-12 基因导入自然杀伤细胞，在大剂量应用顺铂化疗的同时，可以减轻自然杀伤细胞减少的程度，这样不仅增加了化疗效果，而且还提高了机体对肿瘤的免疫反应，具有一定的临床应用前景。

4. 细胞因子基因导入非肿瘤的载体细胞　常用非肿瘤的载体细胞有树突状细胞、成纤维细胞或间充质干细胞等。树突状细胞是体内最强的抗原提呈细胞，具有很强的捕获和加工抗原的能力，而且含有高水平的 MHC、共刺激分子和吸附分子等。将细胞因子基因导入树突状细胞制备成树突状细胞疫苗诱导抗肿瘤免疫引起人们极大的关注，近年来国内外的研究也较多。有研究表明，通过腺病毒载体进行小鼠 *IL-12* 基因转导同源树突状细胞后，可以增强树突状细胞的免疫功能，使固有免疫细胞和适应性免疫细胞均活化。

（二）细胞因子基因治疗的问题和展望

1. 载体的选择　细胞因子基因治疗为肿瘤基因治疗的一种，而肿瘤基因治疗的可行性主要取决于基因转染技术，而其中转染效率和靶向治疗尤为关键。载体的选择是细胞因子基因治疗的前提和基础。目前常用的载体可分为病毒载体和非病毒载体 2 类。病毒载体能够自然转染细胞并把外源的遗传物质转入宿主细胞。用于基因治疗的病毒应经过实验室改良以除去其病原性，同时保留其高基因转染性。然而病毒载体可能存在的插入突变、严重的免疫反应等潜在的安全性问题，以及有限的携带遗传物质能力等缺点，使其广泛临床运用受到极大限制。非病毒载体大多制作简单，免疫反应低，不易与宿主基因组整合，可重复应用，克隆能力不受限，其独具的优点受到研究重视。

2. 基因的导入　进行肿瘤的靶向—病毒治疗，即将有抗癌作用的细胞因子插入肿瘤特异性增殖病毒细胞因子基因治疗的另一关键问题是如何提高载体的靶向性和转染效率。近年来，有研究者将细胞因子基因治疗与病毒治疗结合（又称溶瘤病毒）的载体中特异性导向肿瘤。其原理是用相应的抗体-配体或抗原-抗体相互作用的特异性，可将目的基因特异性导入靶细胞中，实现载体的主动靶向。也有研究者借助超声、磁性、pH 等物理手段和载体本身的理化性质，将携带目的基因的载体导入靶组织或细胞中。此外，电离辐射和热休克技术应用为基因导入技术提供了新的方法。

3. 基因表达的调控　基因导入后需保证外源基因在体内的表达调控和有效性，常应用组织特异性的基因启动子。该启动子只有与靶细胞中存在的特异反式作用因子结合后，才能激活外源基因的转录，因此与此类基因联合可以很好地提高治疗的靶向性。目前常用的肿瘤基因启动子包括甲胎蛋白启动子、前列腺特异性抗原启动子、酪氨酸启动子及癌胚抗原启动子等。只有构建安全、靶向、高效、可控的载体才能使细胞因子基因治疗在内的肿瘤免疫基因治疗获得迅速进展。

4. 联合治疗　由于肿瘤细胞抗原性弱，抗原呈递多个环节的缺陷，单一基因导入难以达到抗肿瘤目的，通常需多基因联合治疗。联合基因治疗已成为肿瘤基因治疗的研究热点和发展方向。此外，细胞因子基因治疗只是肿瘤治疗的一种方法，联合放化疗，可能会进一步提高肿瘤的长期缓解率、治愈率。而采用何种方法联合，可以使治疗肿瘤的效果最好且毒副作用最小，还需要更加深入地研究。

5. 抗体 - 细胞因子融合蛋白治疗肿瘤的方法　随着现代基因工程和表达系统的发展，使具有肿瘤特异性的抗体和免疫刺激性的细胞因子的融合技术得到很快的发展，如 IL-2、GM-CSF、IL-12，这些抗体 - 细胞因子的融合体，具有抗体的靶向功能，同时具有细胞因子的活性。这项方法主要是使细胞因子能够聚集在肿瘤的微环境中，提高直接破坏肿瘤的效果，也可以提高宿主的免疫性，以此来抑制肿瘤。

细胞因子基因治疗是一种新兴的但极具前景的肿瘤治疗方式。随着对肿瘤细胞因子的关注和基因工程技术、细胞分子生物技术的日趋成熟，传统的治疗方式如手术、化疗、放疗联合细胞因子单基因或多基因治疗将是肿瘤治疗的有效措施。

第三节　被动免疫治疗

将各种免疫效应细胞、细胞因子或单克隆抗体输入机体，直接介导抗肿瘤反应称为被动免疫治疗，又称过继性免疫治疗。可根据输入成分的不同而分为被动细胞免疫治疗和输注其他成分的被动免疫治疗，也可分为特异性和非特异性被动免疫治疗（表 11-1）。前者是通过基因工程的手段使淋巴细胞对已知抗原致敏，后者则是对自然产生的淋巴细胞注入受体。

表 11-1　特异性和非特异性被动免疫治疗

特征	细胞毒性 T 细胞	淋巴因子激活的杀伤细胞	肿瘤浸润淋巴细胞
来源	外周血或淋巴细胞提取物	外周血或淋巴器官	肿瘤
肿瘤刺激	需要反复滋养	不需要	已存在
白介素 -2	低剂量	高剂量	高剂量
滋养细胞	B 细胞系	不需要	不需要
培养时间	>4 周	3～5 天	>4 周
特异性	受抗原和主要组织相容性复合体限制	无	受限制
效应细胞表型	CD3$^+$、CD8$^+$、CD4$^+$	CD11b$^+$、CD16$^+$、CD56$^+$、CD3$^+$	CD3$^+$、CD8$^+$、CD4$^+$

特异性被动免疫治疗主要包括输注具有高度特异性的单克隆抗体、较强特异性的肿瘤浸润淋巴细胞和细胞毒性 T 细胞，特异性地杀伤肿瘤细胞。

非特异性过继免疫治疗主要包括输注淋巴因子激活的杀伤细胞、激活的巨噬细胞以及具有直接杀伤活性的细胞因子，如 TNF、IFN 等，发挥非特异性的广谱抗肿瘤作用。

一、淋巴因子激活的杀伤细胞

LAK 细胞是一群由 IL-2 激活的具有高度抗肿瘤活性的异质细胞群。应用 LAK 细胞进行抗

肿瘤治疗属于非特异性被动免疫治疗，自 1985 年 Rosenberg 首次报道应用 LAK/IL-2 治疗晚期恶性肿瘤患者以来，此方法成为肿瘤被动免疫治疗的研究热点，也是目前应用最广、疗效最为明确的治疗方法。LAK 细胞对新鲜或培养的肿瘤细胞具有细胞毒作用。利用鼠的同源淋巴进行临床的前期研究显示，当给鼠输注 LAK 细胞后，鼠的肺转移可以减轻，特别是与 IL-2 同时应用效果更好。而在人类，单独应用 LAK 细胞治疗肿瘤没有观察到明显的疗效，与 IL-2 合用后才获得抗肿瘤作用。合用后对不同肿瘤的有效率分别为肾细胞癌为

16%，恶性黑色素瘤为 19%，结肠直肠癌为 16%，其中包括完全或部分缓解，约 33% 的效果是完全缓解。

LAK 细胞抗肿瘤效应的特点是：①LAK 细胞的前体细胞具有异质性，既包括自然杀伤细胞也有 T 细胞；②LAK 细胞的杀伤活性不需要抗原的致敏；③杀伤作用无组织相容性抗原的限制；④可杀伤对自然杀伤细胞不敏感的肿瘤细胞；⑤对健康正常细胞无杀伤作用；⑥杀伤活性有赖于细胞因子的激活，其中以 IL-2 的激活作用最强。

LAK 细胞治疗的主要毒性作用为脑病和毛细血管渗漏综合征（如体液潴留、肺水肿和心包积液），因此许多患者需要心肺支持。IL-2 和 LAK 细胞疗法已应用于成人，但应用于小儿的临床试验尚少。

LAK 细胞的制备：首先用 IL-2 预处理患者 3～5 天（方法为静脉滴注 IL-2 72 万 U/kg，持续 8 小时），然后收集患者外周血淋巴细胞，并在体外与 IL-2 共同孵育 3～4 天，孵育后的淋巴细胞为所制备的 LAK 细胞。应注意应用 LAK 细胞治疗时应与 IL-2 同时输注；持续的 IL-2 输注可减轻毒性作用，但并不能增加疗效。另外，具有定位于肿瘤部位能力的 LAK 细胞占输入细胞的比例非常低，因此有学者尝试瘤内注射 IL-2，但尚未获得确切的结果。

但 LAK 细胞对某些肿瘤的疗效并不理想，且 IL-2 的大剂量使用可引起毛细血管渗漏综合征，因此当前的研究主要集中在提高 LAK 细胞的活性方面。①黏附性 LAK（A-LAK）细胞：在 LAK 细胞的培养过程中能吸附、黏附于塑料培养器皿表面的一种以大颗粒淋巴细胞为主的 LAK 细胞。研究表明，无论在增殖能力还是在杀伤活性方面，A-LAK 细胞均显著优于普通的 LAK 细胞。②应用细胞因子：LAK 细胞的同时联合使用 IFN、TNF 及 CM-CSF 等细胞因子，可明显增强 LAK 细胞的抗肿瘤活性。③应用单克隆抗体：抗肿瘤单克隆抗体可引导 LAK 细胞产生抗体依赖细胞介导的细胞毒作用而增强细胞增殖，刺激 LAK 细胞产生 CTL 的细胞毒活性增强 LAK 细胞的抗肿瘤活性。也有学者将上述两种抗体交联制备成双功能抗体以增强 LAK 细胞的抗瘤活性。④其他：植物凝集素、雌激素抗体、分化诱导剂（苯乙酸）及冷冻保存都可在一定程度上增强 LAK 细胞的活性。

二、肿瘤浸润淋巴细胞

TIL 是继 LAK 细胞之后的又一类抗肿瘤杀伤细胞。TIL 是从肿瘤组织中分离出的 CD4[+]、CD8[+]T 细胞，在体外经 IL-2 的刺激、活化、扩增后应用于临床肿瘤患者的细胞回输治疗。IL 来源于肿瘤组织区域，经刺激后回输体内，可产生针对自体肿瘤的特异性效应，具有以下特点：①前体细胞也为一群异质性细胞，但相对 LAK 细胞而言，自然杀伤细胞比例较低；②可特异性识别自体肿瘤；③杀伤活性具有 MHC 限制性；④活性的激发需 IL-2，但依赖程度小于 LAK 细胞；⑤主要通过 CTL 杀伤肿瘤细胞，既具有直接的特异性细胞毒作用，又可介导其他的细胞免疫反应，还可破坏肿瘤血管；⑥抗肿瘤活性较 LAK 细胞强 50～100 倍。

体内原位的 TIL 呈功能抑制状态，需经体外刺激，研究主要集中在对 TIL 体外激活过程的改进。

1. 刺激剂　TIL 的刺激剂以 IL-2 的作用最为重要。但单纯的 IL-2 体外培养所需时间较长，操作困难。近年来发现添加 IL-4、TNF、自身肿瘤细胞或自身淋巴细胞可促进 TIL 的活化和扩增。

2. 基因修饰　TIL 回输体内后，其作用的维持依赖于细胞因子的持续刺激。为减轻持续使用大剂量细胞因子而带来的不良反应，可采用在体外转染外源性细胞因子基因的方法，通过表达产生细胞因子维持 TIL 的活性。

3. 单克隆抗体　通过将能识别肿瘤细胞的单克隆抗体和能识别细胞毒细胞的单克隆抗体交联成双特异性抗体，可显著增强 TIL 的抗肿瘤活性。

三、巨噬细胞

巨噬细胞是体内重要的免疫细胞，参与免疫应答的多个环节。目前有关巨噬细胞在细胞免疫治疗中的应用研究主要集中于将巨噬细胞作为一种免疫效应细胞，经体外激活后回输体内，发挥非特异性被动免疫治疗作用。

转输巨噬细胞的被动免疫治疗具有以下的优点：①巨噬细胞经充分刺激后只杀伤肿瘤细胞，而对正常细胞无作用；②其杀伤过程中不会诱导靶细胞产生耐受；③巨噬细胞的免疫原性较弱，副作用较小；④半衰期较长，为 71 小时；⑤可分泌多种细胞毒效应分子，既可辅助巨噬细胞的杀瘤效应，又可提高机体的免疫力；⑥巨噬细胞的抗瘤活性中还具有抗肿瘤转移的潜能。

作为一种用于肿瘤被动免疫治疗的免疫效应细胞，巨噬细胞也具有一些缺陷。巨噬细胞具有异质性，既可杀瘤，又可助瘤，影响了其治疗效果。同时巨噬细胞易于滞留在血供良好的组织内，无法在其他组织的肿瘤中进行浓聚。针对这些现象，可采用激活剂提高激活效率，或者将一种或多种激活剂与巨噬细胞一起用脂质体包裹，提高激活效率。有关巨噬细胞用于肿瘤免疫治疗的研究相对较少，目前还处于探索阶段。

四、细胞毒性 T 细胞

由于 CTL 在抗肿瘤免疫中所处的主导地位，使其成为进行被动细胞免疫治疗的一种重要备选细胞，可通过输注 CTL 发挥特异性被动细胞免疫治疗作用。体外淋巴细胞 - 肿瘤细胞混合培养法是目前最常用的诱生 CTL 的方案。CTL 在体外的培养依赖于肿瘤细胞作为特异性的抗原刺激以及 IL-2 的作用。目前关于被动输入 CTL 进行肿瘤免疫治疗的研究主要集中在对抗原的改进及刺激剂的选择。

1. 抗原　通常特异性 CTL 的体外诱导均采用自身肿瘤细胞作为抗原。但因自身肿瘤细胞有时来源困难，因此也可选用 MHC Ⅰ类分子匹配的同种异体肿瘤细胞，也可利用人工合成的肿瘤抗原肽与 MHC Ⅰ类分子结合作为提呈的抗原复合物激发特异性 CTL。

2. 刺激剂　研究发现，在特异性 CTL 的体外刺激过程中，有多种活性物质可作为刺激剂加入，以促进 CTL 的产生。这些刺激剂包括 IL-4、IL-7 和 IL-13 等细胞因子。2- 巯基乙醇、磺胺醋酰及某些药物，如吲哚美辛。

五、细胞因子诱导的杀伤细胞

细胞因子诱导的杀伤细胞（cytokine-induced killer cell，CIK cell）是继 LAK 细胞、TIL 之后，具有增殖速度快、杀瘤活性高、杀瘤谱广及选择性高等优势的新一代抗肿瘤被动免疫细胞。该种细胞同时表达 CD3 和 CD56 两种膜蛋白分子，故又称自然杀伤细胞样 T 细胞，兼具 T 细胞强大的抑瘤活性和自然杀伤细胞非 MHC 限制性杀瘤优点。

CIK 细胞对多种肿瘤细胞系均表现出强大的杀伤活性，也可提高肿瘤患者的自身免疫功能，被认为是抗肿瘤过继细胞免疫治疗的首选方案。

CIK 细胞的优势在于其杀伤活性明显较 LAK 细胞强，具有非 MHC 限制性，且不似 TIL 需与肿瘤细胞直接接触才能增殖，易于大量获得，杀瘤谱广，杀瘤活性不受环孢素、他克莫司等免疫抑制药的影响，对多重耐药肿瘤细胞同样敏感，且对正常骨髓造血前体细胞毒性很小，可以保存 75% 以上的粒 - 巨噬细胞集落形成单位（colony-forming unit-granulocyte/macrophage，CFU-GM），充分弥补了因放化疗引起肿瘤患者骨髓抑制的不足。因此，CIK 细胞比 LAK 细胞、TIL 更适合肿瘤的生物免疫治疗。

CIK 细胞制备：从人外周血分离制备的单个核细胞，用 IFN-γ 100U/ml 培养 24 小时后加入重组白介素 2（recombinant interleukin-2，rIL-2）300U/ml、重组白介素 1（recombinant interleukin-1，rIL-1）100U/ml、抗 CD3 单抗 50ng/ml，细胞开始迅速增殖，以后每 3 天更换新鲜培养液和 rIL-2，即可制备出 CIK 细胞，在培养的第 21～28 天细胞数可增长 1 000 倍以上，达到高峰，解决了体外扩增效应细胞所获细胞数量少的难题。刺激细胞增殖的主要原因是抗 CD3 单抗的作用，IFN-γ、rIL-2、rIL-1 有增加 CIK 细胞毒力的作用，IFN-γ 比 rIL-2 早 24 小时加入培养体系，联合应用 rIL-1 可提高细胞毒性。

CIK 细胞抗肿瘤效应的特点：①增殖速度快。CIK 细胞在加入 IL-2、抗 CD3 单抗、IL-1、IFN-γ 等后细胞增殖速度迅速加快，远超过 LAK 细胞等。②杀瘤活性高。大量体内外试验证实 CIK 细胞较以自然杀伤细胞为主的细胞具备更强大的杀瘤活性，而且其体内杀瘤细胞毒性的维持不必依赖大剂量外源性 IL-2 的持续给予。③杀瘤谱广。CIK 细胞虽然以 CD3$^+$T 细胞、CD56$^+$ 细胞为主要效应细胞，但却没有 T 细胞杀伤时的 MHC 限制性，故对于多种肿瘤细胞系和新鲜肿瘤组织均表现出强大的杀瘤活性。④对多重耐药肿瘤细胞同样敏感。⑤杀瘤活性不受环孢素、他克莫司等免疫抑制剂的影响。⑥对正常骨髓造血前体细胞毒性很小。⑦能抵抗肿瘤细胞引发的效应细胞 Fas-FasL 凋亡。

CIK 细胞对各种实体肿瘤均有不同程度的疗效，尤其对肾癌、恶性淋巴瘤及宫颈癌的疗效更明显。研究证明 CIK 细胞虽然杀伤癌细胞，却对骨髓造血干细胞无细胞毒作用，且在正常情况下，CIK 细胞不会损害正常组织。用患者自体的 CIK 细胞经体外扩增回输，安全性得到进一步提高，而且避免了由于交叉感染引发的其他疾病。此外，细胞免疫功能低下的患者，如大剂量化疗后、放疗后、骨髓移植后、病毒感染损伤免疫细胞数量及功能的患者更为合适。

总体上看，肿瘤患者自体外周血 CIK 细胞治疗技术已广泛用于临床，并且取得了一定疗效。但自体 CIK 细胞治疗效果仍不尽如人意，有效率约为 30%。因此，进一步研究 CIK 细胞抗肿瘤作用的机制，获得足够数量、高效的 CIK 细胞以满足临床需要，以及寻找与手术、放疗、化疗联合应用的最佳组合等是今后需要解决的问题。

T 细胞受体嵌合型 T 细胞（T cell receptor T cell, TCR-T cell）和嵌合抗原受体 T 细胞（chimeric antigen receptor T cell, CAR-T cell）治疗肿瘤抗原特异性被动免疫治疗是当前国内外研究的热点，其成功的关键在于选择肿瘤细胞上合适的免疫原性的靶点，从而使输注的免疫细胞只攻击肿瘤细胞而不损伤正常组织。随着基因工程技术的进步，基因修饰的方法能够将识别肿瘤抗原的 T 细胞受体（T cell receptor, TCR）或嵌合抗原受体（chimeric antigen receptor, CAR）基因导入淋巴细胞，使之成为 TCR 基因修饰 T 细胞或 CAR-T 细胞，从而人工赋予这些淋巴细胞对肿瘤抗原的靶向识别能力。TCR-T 细胞治疗：分离鉴定肿瘤特异性 TCR 基因，通过整合载体转移到新的 T 细胞中，赋予受体细胞与供者 T 细胞同样的抗原特异性。近年来一些临床试验已经表明，NY-ESO-1 特异性 TCR 用于转移性实体肿瘤将是一种很有希望的治疗方法。CAR-T 细胞治疗：一些免疫原性较弱的肿瘤，很难收集到肿瘤特异性较强的 T 细胞。可以从患者自身血液中采集 T 细胞，收集之后对 T 细胞进行基因工程处理，从而在其表面表达能够识别特异性肿瘤抗原

的特殊受体，这种受体被称为 CAR，同时在受体的胞内段加上引起 T 细胞活化的信号传递区域，便可使表达 CAR 的 T 细胞识别并结合肿瘤抗原，进而攻击肿瘤细胞。CAR-T 相比于未经改造的 T 细胞具有 3 大优势：①识别肿瘤抗原不受 MHC 的限制，解决肿瘤细胞由 MHC 表达下调产生的免疫逃逸问题；②由于具有免疫受体酪氨酸激活模体和共刺激分子的胞内段，CAR-T 细胞识别肿瘤抗原后增殖和产生细胞因子的能力更强；③既能识别蛋白类抗原，也能识别糖脂类抗原，能更加广谱地杀伤肿瘤细胞。迄今为止这种方法仅限于小规模临床试验，这些经过设计的免疫细胞治疗晚期血液系统肿瘤已产生显著疗效，如靶向 CD19 的 CAR-T 细胞治疗儿童及成人复发难治性急性淋巴细胞白血病的完全缓解率可达 90% 以上。2017—2018 年美国 FDA 和 EMA 先后批准了 CAR-T 细胞药物司利弗明（tisagenlecleucel）和阿基仑赛（axicabtagene ciloleucel）上市，用于治疗复发或难治性 B 细胞急性淋巴细胞白血病和大 B 细胞淋巴瘤。

经过多年的努力，肿瘤的细胞免疫治疗已经取得了长足的进步，但由于至今尚无法确认肿瘤特异性抗原的存在，因此无法诱导出足够强烈的特异性抗肿瘤免疫应答用于肿瘤治疗。被动免疫治疗虽然前景广阔，但由于肿瘤免疫逃逸机制多样，单一靶点治疗作用局限，不易杀灭全部肿瘤细胞，还可能导致细胞因子释放综合征（cytokine release syndrome, CRS），肿瘤溶解综合征（tumor lysis syndrome, TLS）等毒副作用。因此，临床用药应谨慎。同时，联合免疫治疗可以起协同抗肿瘤的作用，具有更大的发展潜力。当前肿瘤的免疫治疗，更多的是作为肿瘤综合治疗的一部分，配合手术、化疗和放疗。通过清除散在的或残存的肿瘤细胞防止肿瘤的复发与扩散，从而达到提高肿瘤疗效的目的。

第四节　单克隆抗体的治疗作用

单克隆抗体（简称单抗）是一种人造物质，类似于人体自己的抗体，可以识别细胞表面特定目标，每种单克隆抗体只识别一个靶向，可用于单一疗法，也可以与化疗联合治疗。单克隆抗体可以使肿瘤细胞更加敏感，提高化疗效果。

单抗曾以多种方式用来治疗肿瘤，包括单独应用和与其他因子结合应用。随着分子生物学的进

展，还生产了新的基因工程重组的多种单抗构件可供应用。每一种策略有不同的作用方式和不同的优缺点。

治疗恶性肿瘤单抗的研制进入了繁荣阶段。目前，临床用于治疗恶性肿瘤的单抗按作用机制，主要包括 2 类。

1. 独立单抗　这些单抗可以直接启动生长抑

制信号或诱导凋亡,或者间接激活宿主防御机制发挥抗肿瘤的活性。

2. 靶向抗体 即单抗偶联物或连接物,单抗不具有诱导或激活作用,仅作为其他活性药物的肿瘤组织靶向定位载体工具,其中又可分为3类。

(1)单抗偶联物:药物连接在单抗上,单抗起将细胞毒性药物运送到肿瘤的作用,提高了药物的靶向性,减少了细胞毒性药物常规治疗的全身毒性反应。

(2)放射标记的单抗:亦即放射免疫疗法,单抗连接放射性核素,通过单抗将致死量的放射性物质运送到肿瘤组织中,以近距离杀灭肿瘤细胞。

(3)单抗-酶复合物:将单抗连接药物代谢酶,通过单抗的靶向定位,在局部发挥活化前体药物的作用从而达到抗肿瘤的作用。

随着对功能性受体在肿瘤生长、死亡中作用的深入研究,可研制出针对新的功能性受体的靶抗体,以增加治疗的选择性和有效性。随着对机体防御系统中抗体激活机制的研究,可以对抗体加以修饰,以提高激活作用并增强其特异性,或者减弱机体对单抗药物的免疫反应。随着对单抗如何在体内代谢、在肿瘤内定位聚集的进一步研究,将研制出具有理想生物分布特征的抗体。

一、单克隆抗体的单独应用

迄今为止大多数抗肿瘤的单抗是采用杂交瘤技术融合骨髓瘤细胞株细胞与经肿瘤细胞抗原免疫的小鼠脾细胞产生的。它们借2种细胞毒性机制,即补体依赖的细胞毒性(complement dependent cytotoxicity,CDC)和抗体依赖细胞介导的细胞毒作用(antibody-dependent cell-mediated cytotoxicity,ADCC)来消除肿瘤细胞;也可能通过抑制生长因子与肿瘤细胞表达的生长因子受体相互作用而产生直接抗增生的效应,最初的临床试验是在白血病患者中进行的。此后,单抗越来越多地用于实体瘤的治疗,但是单抗在肿瘤部位的浓聚是其应用中的一个问题。一般地说,在静脉注射抗体后,通过Fc部位的作用非特异地结合于肝脏,然后通过降解而被清除或经肾脏排泄免疫复合物,估计0.001%~0.01%注射量的单抗可特异地积聚于每克肿瘤组织。影响肿瘤摄取单抗剂量的因素包括抗原的密度、结合常数的免疫球蛋白亚型和稳定性,与正常组织的交叉反应,被单核吞噬细胞系统的非特异性

摄取,被循环中存在的肿瘤抗原干扰,及肿瘤的血管分布和血管壁通透性等。此外,抗体的免疫原性也是临床应用小鼠单克隆抗体的一个障碍,它会引起人抗鼠抗体(human antimouse antibody,HAMA)反应,使鼠源性抗体迅速从血液中清除,导致其剂量在肿瘤中减少。这种反应限制了患者多次应用单克隆抗体治疗的可能,并可引起发热、寒战、荨麻疹、呼吸困难、腹泻、恶心、呕吐、腹绞痛和低血压等。HAMA反应不但会降低单克隆抗体的效价,削弱疗效,还会给患者带来严重的不良反应。单抗人源化程度发展经历了鼠源性、人鼠嵌合性、人源化和全人源4个阶段。随着人源化研究的不断深入,单抗进入全人源阶段。全人源筛选采用噬菌体抗体库、核糖体展示、转基因小鼠等方法,是抗体发展的新方向。

二、治疗单克隆抗体的联合应用

在治疗血液恶性肿瘤方面,随着正式批准抗体药物的不断上市,临床上联合几种抗体药物以提高整体治疗效果已经成为现实。抗体联合应用与抗体-化疗或抗体-放疗联合应用相比的主要优势是单抗的低毒性,而这一优势在合用时也不至于变化太大。联合治疗时选择抗体的标准随肿瘤种类、抗体生物学特性而变化,例如,同一肿瘤类型有不同靶标抗原表达,有针对性地选用以增加抗体对细胞靶向的百分率;或者增加每一肿瘤细胞表面单抗的数量。因此,单抗介导不同肿瘤杀灭机制时,治疗单抗合用可以相互协同。利妥昔单抗与抗CD80单抗IDEC114或抗CD23单抗IDEC152在人淋巴瘤合并严重免疫低下的鼠模型中显示出协同治疗作用,每一种单抗在体外都能激活ADCC或CDC肿瘤细胞杀灭机制,都能与抗人单抗交联后激活细胞凋亡。这2种单抗单独使用在人淋巴瘤合并严重免疫低下的鼠模型上均能显示出抗肿瘤活性。每一抗体抗肿瘤活性都是相似的,与未治疗组相比,存活率大大增加,但是大多数实验动物仍然死于原发病。而当与利妥昔单抗合用,完全恢复的动物数量有显著增加。

单抗与其他因子结合应用:在20世纪早期Paul Ehrlich就已提出利用抗体携带细胞毒性因子作为"魔弹"治疗癌症的设想。随着单抗的发明和化学结合技术的改进,已设计并生产了结合各种放射性核素、毒素、化疗药物或酶的单抗,有些已经过实验研究或临床试验(表11-2)。

表 11-2　与单克隆抗体结合的细胞毒性因子及其应用情况

与单克隆抗体结合的因子	细胞毒性作用	应用情况
①放射性核素 碘-131、钇-90、碘-134、铜-67、镓-67、碘-125、铼-186、铼-188、砹-212、碘-123、铟-111	破坏 DNA 杀死癌细胞	淋巴瘤、神经母细胞瘤、结直肠癌、恶性黑色素瘤、卵巢癌、肺癌、肾癌、乳腺癌、神经胶质瘤、头颈部癌
②免疫毒素 蓖麻毒蛋白、红豆碱、皂角苷、白喉毒素、假单胞菌外毒素	抑制蛋白合成终止肿瘤生长	乳腺癌、卵巢癌、恶性黑色素瘤、淋巴瘤、白血病等
③化疗药物 甲氨蝶呤、长春碱、柔红霉素、丝裂霉素、多柔比星等	以更大的致死剂量到达肿瘤	结肠癌、非小细胞肺癌等多种恶性肿瘤
④光敏剂 血卟啉、二氢叶酸、苯卟啉衍生物单环酸 A（BPD-MA）、含酞菁的脂质体	被特殊波长的光线激活产生自由基	卵巢癌、膀胱癌、进展型慢性移植物抗宿主病等
⑤酶类： 天冬酰胺酶、氧化酶、羧肽酶、碱性磷酸酶、青霉素 V 酰胺酶、胞嘧啶脱氨酶	催化化疗药物或前体药物的细胞毒性作用	肺癌、结直肠癌等

　　虽然经过不懈努力，但是单抗作为治疗癌症"魔弹"的目标尚未实现。单抗结合的化学方法，提高抗体的穿透力，增强其廓清能力，减少其免疫原性和毒性反应等均有待进一步改进。近年来采用基因工程重组 DNA 的技术修饰和优化抗体的措施正在使单抗治疗癌症所遇到的问题逐步得到解决（表 11-3）。

表 11-3　用单克隆抗体治癌遇到的问题及其可能的解决方法

遇到的问题	解决方法
①免疫原性	
抗小鼠抗体恒定区抗体	嵌合性抗体
抗小鼠抗体可变区抗体	人化的抗体
②效应能力太弱	抗体/毒素等的结合
③肿瘤穿透不良	单链 Fv，双链 Fv 的片段，结合放射性核素
④清除过快	人化的抗体
⑤不能征集细胞免疫	双特异性抗体
⑥亲和力太低	用部分特异或随机致突变来提高，从噬菌体展示文库中选择
⑦特异性不足	从噬菌体展示文库中选择

三、临床中应用的单克隆抗体

　　1. 利妥昔单抗（rituximab）　1997 年上市的利妥昔单抗是一个重组的嵌合抗 CD20 单抗，利妥昔单抗是全球第一个被批准用于临床治疗非霍奇金淋巴瘤的单抗，用于难治性的低分化或滤泡性 B 细胞非霍奇金淋巴瘤，标志着单抗进入临床治疗阶段，开创了治疗血液系统恶性肿瘤新途径的先河。利妥昔单抗的药理作用：利妥昔单抗是一种嵌合鼠/人的单克隆抗体，该抗体与纵贯细胞膜的 CD20 抗原特异性结合。此抗原位于前 B 细胞和成熟 B 细胞，但在造血干细胞、正常血细胞或其他正常组织中不存在。该抗原表达于 95% 以上的 B 细胞非霍奇金淋巴瘤。在与抗体结合后，CD20 不被内化（internalization）或从细胞膜上脱落。CD20 不以游离抗原形式在血浆中循环，因此，也就不会与抗体竞争性结合。利妥昔单抗与 B 细胞上的 CD20 结合，并引发 B 细胞溶解的免疫反应。细胞溶解的可能机制包括 CDC 和 ADCC。此外，体外试验研究证明，利妥昔单抗可使药物抵抗性的人体淋巴细胞对一些化疗药的细胞毒性敏感。

　　2. 曲妥珠单抗（trastuzumab）　1998 年上市的曲妥珠单抗是一个重组人源化小鼠 HER2 受体单抗，用于治疗 HER2 蛋白表达阳性的转移性乳腺癌。

3. 阿仑单抗（alemtuzumab） 2001 年上市的阿仑单抗是一个重组人源化大鼠 CD52 抗体，用于治疗难治性慢性淋巴细胞白血病。

4. 吉妥珠单抗 - 奥唑米星（gemtuzumab ozogamicin） 它是一个重组人源化小鼠抗 CD33 的单抗连接了细胞毒性药物卡奇霉素（calicheamicin），用于治疗急性髓系白血病。

5. 钇 -90 标记的放射性鼠源抗 2002 年初上市的替伊莫单抗（ibritumomab tiuxetan）是一个抗 CD20 单抗，主要用于治疗利妥昔单抗以及其他化疗药物治疗无效的非霍奇金淋巴瘤。

6. 碘 -131 标记的放射性鼠源抗 CD20 2003 年上市的 ^{131}I- 托西莫单抗（iodine-131 tositumomab），治疗非霍奇金 B 细胞淋巴瘤。

7. 贝林妥欧单抗（blinatumomab） 2014 年上市的贝林妥欧单抗是针对 CD19/CD3 双靶点制备的双特异性抗体（bispecific antibody，BsAb），其利用基因工程技术将 2 种靶向不同抗原的抗体片段重组在一起，具有 2 种抗原结合位点，从而协同发挥作用，耐药性低。

8. 靶向细胞毒性 T 淋巴细胞相关抗原 4（cytotoxic T lymphocyte-associated antigen-4，CTLA-4） CTLA-4 是 T 细胞表面负性调控因子，通过与 APC 表面的 CD80/CD86 复合物结合启动免疫抑制信号。作为第 1 个获批上市的免疫检验点抑制剂伊匹木单抗（ipilimumab）于 2011 年上市，是一种全人源单抗，可用于治疗转移性黑色素瘤。

9. 抗 PD-1 单抗 目前临床上最热门的靶点是 PD-1/PD-L1，抗 PD-1 单抗是肿瘤治疗领域中最广谱的抗肿瘤药物，PD-1 结合 PD-L1/PD-L2 后，向 T 细胞传递抑制信号，抑制 T 细胞的活化，导致肿瘤抗原特异性 T 细胞的诱导凋亡和免疫逃逸，因此，靶向 PD-1/PD-L1 药物能增强 T 细胞免疫应答，促进抗肿瘤的免疫反应。2014 年，首个抗 PD-1 单抗帕博利珠单抗（pembrolizumab）上市，可用于局部晚期或转移性黑色素瘤和转移性鳞癌。2018 年，国产抗 PD-1 单抗已上市。

单抗药物给肿瘤尤其是血液系统恶性肿瘤的治疗带来深远影响。基于单抗疗法与常规细胞毒疗法相比有不同作用机制，或激活机体防御分子，或启动凋亡或增殖抑制信号。利妥昔单抗和曲妥珠单抗可能部分地通过这种方式发挥作用。单抗作为单独治疗药物已经被证明是有效的，多数情况下与常规药物或其他单抗联合应用具有协同作用。随着蛋白组学和基因组学的发展，许多新的免疫抑制分子靶点即免疫检查点不断出现，如 CTLA-4，PD-1/PD-L1 等。

放射性核素或细胞毒性药物的偶联物与独立单抗相比，提供了新的治疗途径，增强了细胞毒性药物对肿瘤的靶向性，提高了临床疗效。放射免疫治疗的临床反应性高而毒性低，可用于独立单抗治疗反应率低的人群。由于不存在不良反应的叠加问题，可以与独立单抗联合应用以提高临床疗效。放射免疫治疗与利妥昔单抗联合应用疗效优于单独使用利妥昔单抗。靶向抗体 - 酶复合物和催化抗体为肿瘤靶向治疗提供了新的思路。

近年来，治疗性单抗药物在临床上应用越来越广泛，其安全性、功效性等问题也引起了人们的关注。糖基化修饰不仅能促进药物的稳定性和可溶性，还能减缓其形成聚体，因此糖基化修饰是单抗药物的一个关键的质量属性。

基因工程技术的发展可以有效地降低单抗药物的免疫原性、改善半衰期、提高疗效、增强肿瘤靶向性。随着新肿瘤特征蛋白的发现，新的单抗靶位被鉴定，新的单抗药物将不断问世。

第五节　肿瘤疫苗的治疗作用

肿瘤疫苗作为肿瘤免疫治疗的一种重要手段，已成为抗肿瘤研究的热点之一。肿瘤疫苗通过接种引起细胞免疫，激发人体自身的天然抗肿瘤反应达到防治肿瘤的目的。疫苗所产生的主动性免疫可以产生长期免疫记忆，这是其他被动免疫不能相比的。它可增强肿瘤治疗的靶向性，要求肿瘤疫苗应最大限度地诱导针对肿瘤的特异性免疫应答，在应用中需要克服的关键环节是肿瘤免疫逃逸。

目前根据肿瘤疫苗的表现形式和供给途径，主要分为肿瘤细胞疫苗、肿瘤多肽疫苗、肿瘤基因疫苗、肿瘤树突状细胞疫苗、病毒疫苗和其他肿瘤疫苗。

一、肿瘤细胞疫苗

肿瘤细胞疫苗的机制是在机体肿瘤组织中提

取肿瘤细胞，经灭活处理后使肿瘤细胞丧失致瘤性，但仍保持其免疫原性和抗原性。从理论上讲，其可提供肿瘤细胞的所有抗原，包括特异性抗原和广谱性抗原，以期产生抗肿瘤免疫应答。但肿瘤细胞特异性抗原表达低，并缺乏一些免疫辅助因子的表达，常无法诱导有效的抗肿瘤免疫应答。因此，通常采用在疫苗中加入诱导免疫的细胞因子，或导入细胞因子的编码基因，或导入协同共刺激分子的编码基因，借此达到增强疫苗免疫的免疫原性的目的。这些细胞因子包括 IL-2、IL-4 和 GM-CSF 等；协同共刺激分子如 B7.1。这种加入诱导免疫的细胞因子的肿瘤疫苗已在一些肿瘤治疗中发挥作用，如非小细胞肺癌、转移性肾癌等。

二、肿瘤多肽疫苗

肿瘤多肽疫苗是通过提取高纯度的肿瘤细胞特异性抗原多肽，即所谓的优势表位，激发特异性更强的针对肿瘤的 T 细胞免疫，它克服了肿瘤细胞疫苗中的弱势表位或抑制性表位对免疫系统的负性作用。但它的不足之处是稳定性较差，在缺乏有效保护时易被降解，并且作为抗原表位的多肽是 MHC 限制性的，只有与相应的 MHC 结合并被 APC 提呈才能起效。

通过对多肽进行分子修饰，可提高其对 MHC 的亲和力，增加 T 细胞受体的触发或结合位点，无论肽序列怎么改变，必须使修饰后的表位能被 T 细胞识别，否则就会失去意义。相对于分子修饰，添加免疫佐剂则更为直接，包括热激蛋白、GM-CSF 和鸟苷 - 寡脱氧核苷酸等。

三、肿瘤基因疫苗

肿瘤基因疫苗是利用基因工程技术将编码肿瘤特异性抗原的基因结合于表达载体上（重组病毒或质粒 DNA），再将疫苗直接注入机体，借助载体本身和机体内的基因表达系统表达期望的抗原，从而诱导特异性的细胞免疫应答。

四、肿瘤树突状细胞疫苗

树突状细胞（dendritic cell，DC）是专职的抗原提呈细胞，它是目前公认的未致敏 T 细胞中最强的诱导刺激细胞。在肿瘤患者中，DC 的成熟和功能均有缺陷，因此需在活体外制备 DC 疫苗。DC 疫苗的原理是将肿瘤特异性抗原（tumor specific antigen，TSA）或肿瘤相关抗原（tumor associated antigen，TAA）导入 DC，经 DC 提呈给肿瘤特异性 T 细胞并使之活化。之后将结合肿瘤抗原的疫苗接种于体内。这样，DC 将诱导特异性 T 细胞的免疫应答，杀伤肿瘤细胞，随后还能激发免疫记忆，对肿瘤的复发有明显的免疫抑制作用，并能持续较长时间。此负载肿瘤抗原的 DC 疫苗被认为是最具潜力的肿瘤免疫治疗方法。荟萃分析显示，接受 DC 疫苗治疗的前列腺癌和肾细胞癌患者的临床获益率分别为 54% 和 48%。目前，用肿瘤抗原致敏的 DC 疫苗免疫治疗已广泛应用于 B 细胞淋巴瘤、前列腺癌、多发性骨髓瘤等恶性肿瘤的治疗。

五、病毒疫苗

病毒疫苗主要包括 2 种。一种是目标肿瘤为与病毒感染具有高相关性的肿瘤。2006 年四价人乳头状瘤病毒（human papilloma virus，HPV）疫苗获批上市，成为人类历史上第一个用于预防肿瘤发生的疫苗，可有效降低宫颈癌的发病率。另一种是重组的病毒疫苗，它用病毒作为载体，将目的基因转入病毒中制备而成。可用的病毒载体包括腺病毒、腺相关病毒、反转录病毒等，其中腺病毒因其安全、高滴度而被广泛应用。腺病毒介导的细胞因子或免疫辅助因子疫苗、腺病毒介导的抑癌基因疫苗和腺病毒介导的化学基因疫苗均有报道显示具有相关治疗作用。

六、其他肿瘤疫苗

除上述 5 类肿瘤疫苗外，还有一些设计独特的类型，如颗粒性肽 -DNA 复合疫苗、超抗原疫苗、抗独特型抗体疫苗等，目前正在临床研究阶段。由于肿瘤发生发展的复杂性和多样性，肿瘤疫苗的理论研究与实际应用目前仍存在一定差距。但不管如何，其设计理念与研究成果已显示出强大的生命力，有望在抑制肿瘤生长、转移和复发等方面取得突破。近年来提出了新抗原与个体化肿瘤疫苗精准治疗的概念，新抗原即突变蛋白产生的或致瘤病毒整合至基因组产生的抗原，属于肿瘤特异性抗原范畴，因未经胸腺阴性筛选，与 T 细胞受体亲和力高，免疫原性强；相较于肿瘤相关抗原，不在正常组织中表达，因此不会引起中枢免疫耐受，也不会引起自身免疫性疾病，具有独特优势。基于新抗原的个体化肿瘤疫苗目前可以用于局部晚期或转移性肿瘤患者。尽管目前新抗原使肿瘤疫苗的研究取得了一定突破，但它目前还仅处于临床试验阶段。想要将基于新抗原的个体化肿瘤疫苗实际应用到肿瘤患者身上还需要克服很多困难。首先是疫苗的制备周期长。以目前的技术条件，肿瘤患者至少要等 3 个月才能使用个体化疫苗。其次是针对肿瘤新抗原的识别和筛选技术还需要提高。但是精准医学时代的到来，为患者提供个体化的治疗方案将成为一大趋势，肿瘤疫苗已经成为一个发展迅速的研究领域。

（宋爱琴　孙立荣）

参 考 文 献

［1］李忠明.肿瘤疫苗的肿瘤的免疫治疗：当代新疫苗［M］.北京：高等教育出版社，2001：639-666.

［2］刘宏利，赵建平，倪兵，等.新型颗粒性肽-DNA 复合疫苗有效激发肿瘤抗原特异性 CTL 反应［J］.免疫学杂志，2004，20（4）：247-250.

［3］王贵怀，刘慧凤，李储忠，等.肿瘤坏死因子-α 基因治疗联合放疗抗大鼠胶质瘤 C6 细胞作用的实验研究［J］.中国神经肿瘤杂志，2006，4（2）：118-124.

［4］彭枫，魏于全.肿瘤疫苗的研究进展［J］.癌症，2006，25（8）：1059-1062.

［5］谢晓原，陈俊辉.肿瘤疫苗研究进展及应用综述［J］.医学综述，2007，13（12）：896-898.

［6］KREITMAN R J, WANG Q C, FITZGERALD D J, et al. Complete regression of human B-cell lymphoma xenografts in mice treated with recombinant anti-CD22 immunotoxin RFB4（dsFv）-PE38 at doses tolerated by cynomolgus monkeys［J］. Int J Cancer, 1999, 81（1）：148-155.

［7］ROSENBERG S A. Progress in human tumor immunology and immunotherapy［J］. Nature, 2001, 411（17）：380-384.

［8］MATHÉ G, AMIEL J L. The roles of adoptive and active forms of immunotherapy in the cure of children suffering from acute lymphoid leukemia：a）underestimation of active immunotherapy benefit, b）its immunogenetic indications to select sensitive patients, hence prevent chemotherapy's late effects［J］. Biomed Pharmacother, 2001, 55（9/10）：531-542.

［9］LI D Q, RONSON B, GUO M, et al. Interleukin 2 gene transfer prevents NKG2D suppression and enhances antitumor efficacy in combination with cisplatin for head and neck squamous cell cancer［J］. Cancer Res, 2002, 62（14）：4023-4028.

［10］LU Y, WEI Y Q, TIAN L, et al. Immunogene theraphy of tumors with vaccine based on xenogeneic epidermal growth factor receptor［J］. J Immunol, 2003, 70（6）：3162-3170.

［11］SCAPPATICCI F A. The therapeutic potential of novel antiangiogenic therapies［J］. Expert Opin Investig Drugs, 2003, 12（6）：923-932.

［12］BERZOFSKY J A, TERABE M, OH S K, et al. Progress on new vaccine strategies for the immunotherapy and prevention of cancer［J］. J Clin Invest, 2004, 113（11）：1515-1525.

［13］DUMMER R, HASSEL J C, FELLENBERG F, et al. Adenovirus-mediated intralesional interferon-gamma gene transfer induces tumor regressions in cutaneous lymphomas［J］. Blood, 2004, 104（6）：1631-1638.

［14］HU J W, YUAN X P, BELLADONNA M L, et al. Induction of potent antitumor immunity by intratumoral injection of interleukin 23-transduced dendritic cells［J］. Cancer Res, 2006, 66（17）：8887-8896.

［15］SUN A, WANG J T, CHIA J S, et al. Levamisole can modulate the serum tumor necrosis factor-alpha level in patients with recurrent aphthous ulcerations［J］. J Oral Pathol Med, 2006, 35（2）：111-116.

［16］NEMUNAITIS J, DILLMAN R O, SCHWARZENBER-GER P O, et al. Phase Ⅱ study of belagenpumatucel-L, a transforming growth factor beta-2 antisense gene-modified allogeneic tumor cell vaccine in non-small-cell lung cancer［J］. J Clin Oncol, 2006, 24（29）：4721-4730.

［17］FAKHRAI H, MANTIL J C, LIU L, et al. Phase Ⅰ clinical trial of a TGF-beta antisense-modified tumor cell vaccine in patients with advanced glioma［J］. Cancer Gene Ther, 2006, 13（12）：1052-1060.

［18］REN S P, WU C T, HUANG W R, et al. Adenoviral-mediated transfer of human wild-type p53, GM-CSF and B7-1 genes results in growth suppression and autologous anti-tumor cytotoxicity of multiple myeloma cells in vitro［J］. Cancer Immunol Immunother, 2006, 55（4）：375-385.

［19］VERES G, BALDASSANO R N, MAMULA P. Infliximab therapy for pediatric Crohn's disease［J］. Expert Opin Biol Ther, 2007, 7（12）：1869-1880.

［20］SIMONS M P, NAUSEEF W M, GRIFFITH T S. Neutrophils and TRAIL：insights into BCG immunotherapy for bladder cancer［J］. Immunol Res, 2007, 39（1/2/3）：79-93.

［21］CHANG C Y, LEE J, KIM E Y, et al. Intratumoral delivery of IL-18 naked DNA induces T-cell activation and Th1 response in a mouse hepatic cancer model［J］. BMC Cancer, 2007, 7：87.

[22] WEI M Q, MENGESHA A, GOOD D, et al. Bacterial targeted tumour therapy-dawn of a new era[J]. Cancer Lett, 2008, 259(1): 16-27.

[23] TAKAOKA A, TAMURA T, TANIGUCHI T. Interferon regulatory factor family of transcription factors and regulation of oncogenesis[J]. Cancer Sci, 2008, 99(3): 467-478.

[24] MOCELLIN S, NITTI D. TNF and cancer: the two sides of the coin[J]. Front Biosci, 2008, 13: 2774-2783.

[25] KIMURA H, IIZASA T, ISHIKAWA A, et al. Prospective phase II study of post-surgical adjuvant chemo-immunotherapy using autologous dendritic cells and activated killer cells from tissue culture of tumor-draining lymph nodes in primary lung cancer patients[J]. Anticancer Res, 2008, 28(2B): 1229-1238.

[26] KAUFMANN J K, NETTELBECK D M. Virus chimeras for gene therapy, vaccination, and oncolysis: adenoviruses and beyond[J]. Trends Mol Med, 2012, 18(7): 365-376.

[27] YUAN S Z, SU H. Latent membrane protein-specific cytotoxic T lymphocytes: new hope for patients with natural killer/T-cell lymphoma? [J]. J Clin Oncol, 2014, 32(25): 2819-2820.

[28] RIBAS A, PUZANOV I, DUMMER R, et al. Pembrolizumab versus investigator-choice chemotherapy for ipilimumab-refractory melanoma(KEYNOTE-002): a randomised, controlled, phase 2 trial[J]. Lancet Oncol, 2015, 16(8): 908-918.

[29] VIARDOT A, GOEBELER M E, HESS G, et al. Phase 2 study of the bispecific T-cell engager(BiTE) antibody blinatumomab in relapsed/refractory diffuse large B-cell lymphoma[J]. Blood, 2016, 127(11): 1410-1416.

[30] KHAN K A, KERBEL R S. Improving immunotherapy outcomes with anti-angiogenic treatments and vice versa [J]. Nat Rev Clin Oncol, 2018, 15(5): 310-324.

[31] ZHANG E H, GU J Y, XU H M. Prospects for chimeric antigen receptor-modified T cell therapy for solid tumors [J]. Mol Cancer, 2018, 17(1): 7.

[32] STONE L. Pembrolizumab effective in PD-L1-positive disease[J]. Nat Rev Urol, 2018, 15(11): 656.

[33] HARARI A, GRACIOTTI M, BASSANI-STERNBERG M, et al. Antitumour dendritic cell vaccination in a priming and boosting approach[J]. Nat Rev Drug Discov, 2020, 19(9): 635-652.

[34] HUANG R H, LI X P, HE Y D, et al. Recent advances in CAR-T cell engineering[J]. J Hematol Oncol, 2020, 13(1): 86.

[35] HE J J, XIONG X X, YANG H, et al. Defined tumor antigen-specific T cells potentiate personalized TCR-T cell therapy and prediction of immunotherapy response [J]. Cell Res, 2022, 32(6): 530-542.

第十二章

小儿恶性实体肿瘤多药耐药问题及对策

随着医学进步、社会发展，曾经严重威胁儿童生命健康的重大传染性疾病逐步得到控制及严重先天性畸形治疗疗效的显著提高，病死率明显降低。然而，人类经济活动大规模开展，以及自然界的某些变化，污染严重，导致人类生存环境质量下降。这些变化在近 20 年明显加剧，给人类健康带来很大影响。恶性肿瘤是美国 1～14 岁儿童第二死亡原因。2019 年，美国出生至 14 岁儿童诊断恶性肿瘤 11 060 例，死亡 1 190 例。在儿童和青少年中恶性肿瘤发病率每年新增 0.7%。恶性肿瘤越来越成为严重威胁人类健康的疾病，在发达国家及中国部分地区已成为疾病死亡的首位原因。多年来，临床医学专家在恶性肿瘤的发生、发展、转归及诊断治疗等方面进行不懈的努力和探索，肿瘤病因、诊断、治疗都有了巨大的突破。研究表明，恶性肿瘤是一种全身性、异质性疾病。全身性表现为在恶性肿瘤发生早期，肿瘤细胞就向全身转移并形成微小转移灶，成为恶性肿瘤转移和复发的根源。异质性表现为同一肿瘤在不同病例或同一病例不同临床阶段的表现不完全相同，甚至完全不相同，对治疗的反应也有显著性差异。因此恶性肿瘤有早期转移、容易复发的特点。从严格意义上讲，外科手术仅能切除肉眼可见的原发性肿瘤、转移灶及相关淋巴结，并不能消灭微小转移病灶。恶性肿瘤的治疗应强调综合治疗及个体化治疗。综合治疗包括外科手术、化疗、放疗、生物治疗、免疫治疗及基因治疗等。个体化治疗主要涉及针对具体肿瘤病例，临床上采用针对个体的手术治疗，选择针对性的敏感化疗药物、靶向治疗、免疫治疗等。

在临床化疗实施过程中，部分病例疗效并不令人满意，化疗导致的肿瘤细胞耐药及化疗药物引起的骨髓抑制是化疗成功的两大障碍。肿瘤细胞对某些化疗药物发生耐药的同时，对多种作用机制不同的化疗药物也产生耐受，肿瘤细胞不能被有效地杀灭直接导致化疗失败，肿瘤患者病情恶化。现认为肿瘤细胞耐药是普遍现象，且耐药机制复杂，临床恶性肿瘤的治疗在化疗的基础上应体现个体化治疗。

第一节 多药耐药发生机制

一、肿瘤多药耐药机制

肿瘤耐药是一个多因素、多层次、多基因参与的复杂过程。肿瘤耐药性可分为原药耐药（primary drug resistance，PDR）和多药耐药（multiple drug resistance，MDR）。PDR 只对诱导药物产生耐药，对其他结构不同，作用机制不同的药物不产生交叉耐药；MDR 则是由一种药物诱发耐药，而同时对其他多种结构和作用机制完全不同的抗肿瘤药物产生交叉耐药。肿瘤耐药可表现为肿瘤细胞对抗癌药物的天然不敏感，即内源性耐药（intrinsic drug resistance），也可在化疗过程中由抗癌药物诱导或其他因素激活而产生，即获得性耐药（acquired drug resistance）。肿瘤多药耐药机制十分复杂，是临床化疗中经常发生的问题。

随着科研的发展，肿瘤多药耐药基因的研究取得了较大的进展，越来越多的研究表明，肿瘤多药耐药与诸多因素有关，如 ATP 结合盒蛋白（ATP-binding cassette protein，简称 ABC 蛋白）超家族、谷胱甘肽及相关酶系统、DNA 拓扑异构酶、蛋白激酶

C、热激蛋白、肿瘤干细胞、肿瘤周期等，它们在肿瘤耐药机制中单独或协同发挥作用，其中 ATP 结合盒蛋白超家族被认为是介导肿瘤多药耐药的最主要机制。

（一）ATP 结合盒蛋白

1. **MDR 基因** 1976 年，Juliano 等最先在耐药的中国仓鼠卵巢细胞中发现 MDR1 基因。MDR1 和细胞膜上糖蛋白的增加有关，被命名为 P 糖蛋白（P-glycoprotein, P-gp）。P-gp 是由 MDR1 基因编码的一种跨膜转运蛋白，MDR1 基因定位于 7 号染色体（7q21.1），分子量为 170kD，属于 ABC 蛋白超家族成员，其分子上具有药物结合点和水解腺苷三磷酸（adenosine triphosphate, ATP）活性及能量偶合位点，是一种能量依赖性药物排除泵。P-gp 主要位于细胞膜，也可见于细胞质高尔基体和溶酶体形成的小泡。P-gp 除在大多数肿瘤组织中表达外，还广泛分布于正常人体组织和细胞，特别是具有一定分泌功能的上皮细胞，如小肠、肝脏、肾脏、胰腺、血脑屏障、血睾屏障及胎盘屏障等。当药物进入细胞后，P-gp 结合药物分子，同时其 ATP 位点结合 ATP 后释放能量，使药物转运到胞外，也可直接从胞膜排出药物，使胞内药物浓度始终维持在低水平，导致肿瘤细胞耐药。它能够运输多种结构不同的底物，与多种药物相互作用，影响其吸收、分布和代谢。具有分泌功能的上皮细胞细胞膜中，P-gp 具有防御外源性毒物的侵害、分泌代谢产物、转运激素、分泌多肽类细胞因子、转运离子及调节细胞体积等多种生理功能，因此可认为肿瘤细胞 P-gp 表达量增加是肿瘤细胞受到抗肿瘤药物攻击时的一种保护性防御机制。P-gp 是一系列复杂的疏水化合物底物和很多常用化疗药物的转运者，可介导植物碱类、多柔比星、柔红霉素、长春新碱、放线菌素 D、依托泊苷、紫杉醇、多西他赛等抗癌药物的耐药。另有研究发现 P-gp 能抑制 caspase-3 和 caspase-8 信号通路途径从而抑制肿瘤细胞 caspase 依赖性凋亡，导致肿瘤细胞免于抗肿瘤药物诱导的凋亡。P-gp 是多药耐药机制的标志，由它介导的耐药称为经典耐药途径。

2. **MRP 基因** 多药耐药相关蛋白（multidrug resistance-associated protein, MRP）亦属于 ABC 蛋白超家族，包括 MRP1～MRP9，它们在体内的分布作用底物有一定差别，其中 MRP1、MRP2、MRP3 具有较强的耐药功能。经氨基酸序列同源性分析发现，其中 MRP1 二级结构同 P-gp 及该家族其他成员相似，与耐药机制关系最为密切。MRP1 基因定位于 16 染色体（16p13.1），分子量 190kD。在有些肿瘤细胞中主要位于细胞膜，而在有些细胞中主要位于内质网或高尔基体上。MRP1 能识别和转运与谷胱甘肽（glutathione, GSH）偶联的底物，细胞毒性药物可与 GSH-S- 偶联物结合形成能被 MRP1 转运的三重复合物，导致细胞内药物积聚减少或分布改变，有些药物局限于核周囊泡内，而不能进入细胞核内，从而使药物呈房室分布。同时 MRP1 也是一种 ATP 依赖泵，能将带负电荷的药物分子逆浓度泵出细胞外，还可通过改变细胞质及细胞器的 pH，使药物到达作用部位的靶位点时浓度降低，从而导致肿瘤细胞耐药。MRP1 与 P-gp 之间存在交叉耐药，MRP1 广泛分布于各种组织，作用底物包括谷胱甘肽、化疗药物如多柔比星、依托泊苷、长春新碱、依托泊苷及甲氨蝶呤；MRP2 主要分布于肝脏、肾脏及小肠，作用底物与 MRP1 类似，包括谷胱甘肽、葡萄糖醛酸苷和硫酸盐偶联物。化疗药物主要包括甲氨蝶呤、依托泊苷、多柔比星、顺铂、长春新碱、米托蒽醌等；MRP3 主要位于胰腺、肾脏、小肠及肾上腺，作用底物包括葡萄糖醛酸盐、谷胱甘肽及胆碱，化疗药物如依托泊苷、替尼泊苷、甲氨蝶呤、长春新碱、多柔比星等。主要介导长春碱类、多柔比星、依托泊苷等能与 GSH 共轭结合的药物，是经典耐药途径的补充。MRP 不能直接转运其接到耐药的未经修饰的药物，需要 GSH 的参与，MRP 也参加体内生理功能如细胞内解毒、炎症反应等，对机体起保护作用。

3. **LRP 基因** LRP 基因定位于 16 号染色体（16p13.1-16p11.2），分子量 104kD。1993 年 Scheper 在研究 P-gp 阴性的人非小细胞肺癌多药耐药细胞株 SW1573/2R120 时发现，遂命名为肺耐药相关蛋白（lung resistance-related protein, LRP）。LRP 不属于 ABC 蛋白超家族成员，是一种位于细胞质和核膜上的主要穹窿蛋白（major vault protein, MVP），可以使较多以细胞核为靶点的药物不能通过核孔进入细胞核，有些药物即使进入核内也会很快被转运到胞质中，并将进入胞质的药物转运到运输囊泡中，以胞吐的方式排出体外，从而影响药物的胞内转运与分布，导致靶点药物有效浓度降低产生耐药。LRP 在正常组织和肿瘤中广泛分布，与 P-gp 不同的是 LRP 主要分布于机体与外界相通的体腔上皮、血脑屏障、巨噬细胞、分泌性器官、肝内胆管上皮等，在细胞质内以粗颗粒形式存在。LRP 主要介导多柔比星、铂类、柔红霉素、米托蒽醌、烷化剂等的耐药。有体外试验研究药物诱导细胞耐药发现，LRP 经低浓度的化疗药物处理后就会出现表达，参与早期耐药的形成。

4. BCRP 基因　乳腺癌耐药蛋白（breast cancer resistance protein, BCRP）是 1998 年 Doyle 等首次用一种 RNA 指纹图谱技术（即 mRNA 差异显示技术）比较 MCF-7/AdrVp 细胞系与原始 MCF-7 人乳腺癌细胞和部分可逆亚系（MCF-7/AdrVpPR）的 mRNA 序列，发现 MCF-7/AdrVp 细胞中有一种 2.4kb 大小的 mRNA 过表达。该基因编码一种含 655 个氨基酸残基、72.6kD 大小的跨膜转运蛋白，并带有一 ABC 半转运蛋白的"特定结构域"，将其命名为 BCRP。BCRP 与 P-gp 和 MRP 同属 ABC 蛋白超家族的成员，具有 ATP 依赖性药物外排功能。其基因定位于人染色体 4q22，相对分子量为 72.0kD，是一半转运蛋白，最大特点是只有 1 个 ATP/GFP 结合区域和 1 个疏水结合区域。主要分布于细胞膜表面，可能主要参与膜内外药物转运，而不是改变药物在胞内细胞器间的分布。其 mRNA 的表达水平在胎盘及部分中脑区最高，而在成人及胎儿脑、前列腺、小肠、睾丸、卵巢、结肠、肝等相对较低，在心、肺、骨骼、肾、胰、脾、胸腺及外周血白细胞则很低。转染 BCRP cDNA 的细胞系可造成对米托蒽醌、柔红霉素、多柔比星耐药，但对长春新碱、紫杉醇和顺铂不耐药。研究发现，BCRP 过表达亚系与 P-gp，MRP 介导的耐药细胞株相比，对米托蒽醌、多柔比星、依托泊苷、托泊替康存在交叉耐药。减少米托蒽醌用量，高表达 BCRP 的 2 种细胞亚系中除了减少米托蒽醌的细胞内聚集，也均可见多柔比星、依托泊苷、托泊替康、罗丹明 123 和盐酸哌唑嗪的外排，但不外排 P-gp 底物长春新碱、紫杉醇、维拉帕米及 MRP 底物钙黄绿素。因此，认为 BCRP 是介导多药耐药新的有效机制，其介导的多药耐药既与 P-gp 有重叠，又有区别。

（二）谷胱甘肽及谷胱甘肽硫转移酶

谷胱甘肽（glutathione, GSH）及谷胱甘肽硫转移酶（glutathione S-transferase, GST）是一组具有多种生理功能的蛋白质超基因家族，在多种解毒过程中均可以酶和结合蛋白 2 种形式发挥作用。GST 主要分为 α、μ、θ、π 及膜结合微粒体 5 种类型，GST 能催化还原型 GSH 攻击亲电子物质，如抗肿瘤药物烷化剂、铂类化合物等，使其水溶性增加，毒性减低，易于分泌和排泄。研究发现 GST 的同工酶中 GST-π 与恶性肿瘤多药耐药关系最密切。GST-π 基因定位于 11 号染色体（11q13），分子量 24kD。GST-π 不仅可催化亲电物质与 GSH 结合，本身可与亲脂性细胞毒性药物结合，增加其水溶性促进代谢，最终将毒性物质从尿液中排出或降解为无毒性的醇类物质，从而减弱抗肿瘤药物的细胞毒作用。此外，还可清除蒽环类药物等产生的自由基，减轻自由基对细胞损伤，导致耐药。近年来研究报道显示，GSH 及其合成酶 γ- 谷氨酰半胱氨酸合成酶（γ-glutamylcysteine synthetase, γ-GCS）、GST-π 与 MRP1 一同构成了一个连续的系统：γ-GCS 作为 GSH 合成的限速酶，其表达水平的升高必将导致细胞内 GSH 含量的增多；GSH 可以与抗肿瘤药物结合，降低药物的毒性，增加药物的水溶性；GST-π 催化药物与 GSH 的结合，使细胞内 GST 水平升高或活性增强，可大大增加细胞对药物的解毒功能；MRP1 又可将药物与 GSH 的偶联物主动排出细胞外，完成细胞发生 MDR 的过程。GST-π 分布很广泛，可分布于肺、消化系统、胎盘等，许多肿瘤组织也过表达 GST-π。研究发现卵巢并不是 P-gp 的富集器官，但 GST-π 却是优势亚型，肿瘤高表达也正反映了其胚胎特征，而且在 P-gp 含量最高的肝脏只是微量存在。GST-π 主要介导顺铂、氮芥类、烷化剂、蒽环类药物等的耐药。

（三）DNA 拓扑异构酶

DNA 拓扑异构酶（DNA topoisomerase）是一种能调节核酸空间结构动态变化并调节核酸生理功能的酶，其广泛存在于生物体中。是真核细胞和原核细胞中能催化 DNA 超螺旋结构局部构型改变的基本核酶，分为 I 型、II 型，其中 II 型 DNA 拓扑异构酶与细胞耐药关系密切。II 型 DNA 拓扑异构酶有两种同工酶 IIα 和 IIβ，IIα 基因定位于 17 号染色体（17q21-q22），分子量 170kD，存在于增殖细胞的核浆中，蛋白水平存在明显的细胞周期特异性，表现为 G_1 期较低，S 期开始升高，G_2/M 期达顶峰；IIβ 定位于 3 号染色体（3p24），分子量 180kD，广泛存在于几乎所有细胞的核仁中，在整个细胞周期保持相对恒定，无明显细胞周期特异性。推测 IIα 可能与 DNA 的复制有关，IIβ 则与 DNA 的转录有关。由于肿瘤细胞具有快速增殖特性，II 型 DNA 拓扑异构酶含量及活性远高于正常体细胞,因此抑制Ⅱ型DNA拓扑异构酶活性能起阻止肿瘤细胞快速生长增殖,进而杀死肿瘤细胞的作用。真核生物Ⅱ型DNA拓扑异构酶已成为特异性抗肿瘤药物靶酶,以其为靶点的药物统称为Ⅱ型DNA拓扑异构酶抑制剂。化疗药物通过该酶与DNA偶联形成共价复合物,即可分割复合物引起DNA断裂,导致肿瘤细胞死亡。Ⅱ型DNA拓扑异构酶同时又是许多化疗药物重要的攻击靶点,导致该酶减少或活性下降,使可分割的复合物减少,肿瘤细胞DNA损害减少,并具有修复力,使肿瘤细胞不因DNA断裂而死亡,从而产生耐药。Ⅱ型DNA拓扑异构酶所介导的耐药和细胞内药物靶酶活性改变或DNA修复机制有关,无MDR基因扩增和过表达,被称为非典型多药耐药(atypical MDR, at-MDR)。主要特征包括:①对许多天然药物呈现抗药性;②膜活性药物不能提高抗肿瘤药物的细胞毒作用;③药物在细胞内积聚与保留没有变化;④P-gp表达未见增加;⑤Ⅱα型DNA拓扑异构酶Ⅱ含量及活性均有所下降。细胞内Ⅱ型DNA拓扑异构酶表达水平越高则对抗肿瘤药敏感性越高,又因其与肿瘤细胞的增殖活性密切相关,成为反映肿瘤细胞生物学行为和预后的重要标志物。Ⅱα型DNA拓扑异构酶含量降低、活性下降是Ⅱ型DNA拓扑异构酶介导MDR的基础,以Ⅱ型DNA拓扑异构酶为靶点的药物主要为蒽环类、表鬼白霉素、蒽二酮类等。

(四)蛋白激酶C

蛋白激酶C(protein kinase C, PKC)是一组结构相近,由Ca^{2+}、磷脂、二酰甘油组成的同工酶,包括11个亚型,由10个不同的基因编码。PKC可分为经典PKC(cPKC,包括α、β1、β2、γ亚型),新型PKC(nPKC,包括δ、ε、η、θ和μ亚型)和非典型PKC(aPKC,包括ζ和λ亚型),各亚型均有异质性。PKC广泛分布于哺乳动物和其他生物的器官与组织中,以脑组织中含量最高。PKC主要通过激活某些癌基因、蛋白质磷酸化及细胞对生长因子应答等参与细胞信号转导、细胞增殖与分化调节等多种生理、生化功能及病理过程,与肿瘤发生发展关系密切。研究发现,P-gp可能是PKC的作用底物。PKC参与产生MDR的机制如下:①耐药基因通过编码的膜糖蛋白是PKC作用的底物,PKC可通过使P-gp或MDR1磷酸化调节其转运功能;②P-gp的药物外排泵作用与容量依赖性Cl^-通道有关,而该通道的活化受PKC调节;③PKC可能独立于P-gp而通过减少药物进入细胞调节耐药;④PKC的作用可能与核内基因转录有关,即促进MDR1基因的表达;⑤引起MDR的外因可能是通过影响PKC-α结构基因上游启动子或改变PKC-α基因序列、提高同工酶表达而引起MDR。有研究报道,在P-gp过表达的耐药卵巢癌细胞中,PKC活性高于相应的敏感细胞,当上调PKC时可增加P-gp磷酸化,减少细胞内药物聚集,产生耐药性;下调PKC时可部分逆转肿瘤细胞耐药性。

(五)细胞凋亡相关基因

细胞凋亡是细胞程序性死亡(programmed cell death, PCD)的一种现象,抗肿瘤药物可以通过多种途径诱导细胞凋亡杀伤肿瘤细胞,肿瘤细胞对凋亡的耐受也是MDR的机制之一。激活caspase的途径包括死亡受体途径和线粒体途径,参与这些途径的TNF家族相关分子,BCL-2家族分子,caspase家族分子等都参与肿瘤的多药耐药。抑癌基因TP53突变,可促进凋亡基因BAX表达水平下降,抑制凋亡基因BCL-2过表达,从而抑制肿瘤细胞凋亡导致耐药。此外,突变型TP53能刺激细胞内MDR1启动子,随后可出现P-gp的过表达。BCL-2的过表达不仅参与恶性肿瘤的发生,与肿瘤的耐药性也密切相关。BCL-2分为凋亡抑制基因及凋亡诱导基因,髓系白血病MCL-1基因是BCL-2凋亡抑制基因家族成员之一,该基因在临床全反式维A酸耐药的急性早幼粒细胞白血病患者外周血单个核细胞中表达明显上调,提示MCL-1基因可能参与了全反式维A酸耐药的形成。缺乏FAS受体表达的肿瘤细胞则可通过阻断FAS/FASL系统的信号转导,导致对凋亡的耐受。Johnstone等研究发现白血病耐药细胞系对各种caspase依赖的凋亡刺激可以产生耐受,而对颗粒酶B等非caspase依赖的凋亡刺激敏感,同时P-gp逆转剂能够恢复对caspase依赖凋亡的耐受,表明P-gp介导耐药可能还与对caspase依赖的凋亡途径具有保护作用有关。

(六)DNA甲基化

肿瘤的耐药不仅与肿瘤基因的扩增、易位、缺失或突变有关,而且与表观遗传也密切相关,其最主要表现之一是一些基因启动子中CpG岛的甲基化状态。研究发现,基因启动子中甲基化程度和其转录活性间呈负性关系,即基因启动子区高甲基化状态引起转录失活导致基因表达降低,其低甲基化状态引起转录活跃导致基因表达增高。肿瘤细胞中基因甲基化的状态与正常细胞有所改变，表现为基因组整体甲基化程度的降低和局部甲基化程度的增高。①高甲基化：凋亡促进基因、细胞周期调控基因、药物转运相关基因、DNA 错误配对修复基因、Ⅱ型 DNA 拓扑异构酶等基因启动子的甲基化导致基因表达封闭，从而阻碍药物发挥诱导凋亡作用，降低肿瘤细胞内药物浓度等，导致耐药性的产生；②低甲基化：促进细胞药物外排相关基因，如 MDR1 低甲基化状态导致 P-gp 蛋白表达增多，使胞内药物泵出增多。Qichao 等研究发现，多柔比星耐药 HL60 细胞株 MRP1 基因 5′ 端调控区存在一个高度 GC 丰富区域，去甲基化可使 MRP1 基因转录活性增加。Natsume 等发现 DNA 修复蛋白 O6-甲基鸟嘌呤 -DNA- 甲基转移酶（O6-methylguanine-DNA-methyltransferase，MGMT）低甲基化状态在恶性神经胶质瘤对烷化剂的耐药中可能起重要作用。Ishii 等转染甲基化寡核苷酸以诱导 A549 肺腺癌细胞株中 GST-π 基因启动子的甲基化，证实 GST-π 的表达减少。

（七）肿瘤干细胞

干细胞是指具有自我更新能力和多向分化潜能的一类未分化的细胞群体。近年来提出的肿瘤干细胞（cancer stem cell，CSC）是指肿瘤中具有自我更新能力并能产生异质性肿瘤细胞的细胞。研究提示肿瘤干细胞是肿瘤生长、侵袭、转移、复发的根源，可能是肿瘤耐药的主要原因。研究发现 ATP 结合盒蛋白在肿瘤干细胞中的表达增加，肿瘤干细胞多处于 G_0 期，对细胞周期药物不敏感。肿瘤干细胞可能通过自我更新和 DNA 修复减少细胞凋亡或产生基因突变对化疗药物产生耐药，肿瘤干细胞还可以通过表达抗凋亡基因减少细胞凋亡和维持低活性氧环境而产生多药耐药。

二、肿瘤靶向治疗与肿瘤耐药

近年来肿瘤分子靶向治疗发展迅速，肿瘤分子靶向治疗就是利用肿瘤组织或细胞所具有的特异性结构分子为靶点，使用能与这些靶分子特异性结合的药物，特异性地杀伤肿瘤细胞。临床使用靶向治疗较多的包括淋巴瘤、乳腺癌、非小细胞肺癌等。靶向药物也会出现耐药现象。除与 ABC 蛋白表达、肿瘤微环境改变等相关外，可能还与靶基因突变、基因旁路激活等因素相关。表皮生长因子受体 - 酪氨酸激酶抑制剂（epidermal growth factor receptor-tyrosine kinase inhibitor，EGFR-TKI）可以与 ATP 竞争 EGFR 上的结合位点，阻止 EGFR 自身磷酸化及下游信号转导通路的激活，从而抑制肿瘤细胞的增殖及转移，在非小细胞肺癌的靶向治疗中发挥重要作用。吉非替尼是一种 EGFR-TKI，最早用于治疗肺癌的靶向药物。Kobayashi 报道 EGFR 基因 19 号外显子突变的非小细胞肺癌患者在服用吉非替尼后症状明显改善，完全缓解 2 年，其后疾病恶化，研究发现 delL747-S752 突变导致 EGFR 二次突变，导致非小细胞肺癌患者 EGFR-TKI 耐药的原因可能是 20 号外显子 790 位点突变，发生甲硫氨酸与苏氨酸的氨基酸替换（T790M 突变）导致表达产物出现了空间上的位阻效应；减弱了 EGFR-TKI 与 ATP 竞争结合 EGFR 位点的能力。非小细胞肺癌靶向治疗耐药也可能与 TP53 基因缺失或突变以及 NF-κb 激活相关。

在乳腺癌患者中，约 1/5 患者呈现出人表皮生长因子受体 -2（human epidermal growth factor receptor-2，HER2）的过表达。曲妥珠单抗是抗 HER2 抗体的靶向药物，有明显疗效。但曲妥珠单抗耐药严重影响临床使用。研究发现 HER2 结构改变导致药物无法结合，其改变成 p95HER2，导致曲妥珠单抗无法与其结合，p95HER2 仍可激活下游通路，高表达 p95HER2 的患者具有更短的无进展生存期和总生存期。HER2 结构改变为 HER2Δ16，其过表达可活化上调 SRC 信号通路，磷酸化抑癌基因 PTEN，导致该药物耐药。另外，也有研究提示激活胰岛素样生长因子 I 受体信号通路会导致曲妥珠单抗耐药。

三、肿瘤免疫治疗与肿瘤耐药

肿瘤免疫治疗是通过激活自体免疫系统，恢复机体正常的抗肿瘤免疫反应，从而控制与清除肿瘤的治疗方法。包括免疫检查点抑制剂（immune checkpoint inhibitor，ICI），细胞免疫治疗，肿瘤疫苗等。目前研究比较热门的是 ICI。其中已应用于临床的包括 PD-1/PD-L1 抑制剂剂和 CTLA-4 抑制剂。

临床发现仅部分患者对肿瘤免疫治疗有应答，且使用肿瘤免疫治疗后会出现耐药现象。Padmanee Sharma 等报道肿瘤免疫治疗耐药的原因包括原发性耐药、适应性耐药和获得性耐药。肿瘤细胞内在因素导致原发性、适应性耐药的原因包括缺乏抗原蛋白，缺乏抗原提呈，人类白细胞抗原（human leukocyte antigen，HLA）表达减少，抗原提呈机制改变，MAPK、PI3K、WNT、IFN等信号通路改变，PD-L1表达改变等。细胞外在因素导致原发性、适应性耐药的原因包括肿瘤微环境中细胞因子及代谢产物的释放，免疫抑制细胞群（调节性T细胞、髓系抑制性细胞、巨噬细胞2）改变，CTLA-4、PD-1在内的免疫检查点抑制等。获得性耐药原因包括靶抗原丢失，肿瘤抗原下调或突变导致T细胞功能丧失，缺乏T细胞识别，β2微球蛋白（β2-microglobulin，β2M）基因突变导致缺乏HLA-Ⅰ表达、JAK1/JAK2杂合型丢失突变，肿瘤微环境改变等。基因突变导致抗原提呈机制改变和γ干扰素信号改变，在PD-1抑制剂治疗和过继细胞输注（adoptive cell transfer，ACT）中产生获得性耐药。

此外，肿瘤多药耐药还与细胞周期，BIRC5基因，热激蛋白（heat shock protein，HSP），肿瘤细胞环境如温度、局部氧浓度、细胞基质与营养条件，胞内pH升高及神经酰胺含量减少等多种因素有关。

第二节　肿瘤多药耐药的常用检测方法

实体恶性肿瘤化疗药物敏感试验已逐渐应用于临床工作。恶性肿瘤化疗传统模式是在严格的药物临床研究以及长期经验的积累下制订的，其优点毋庸置疑。恶性肿瘤临床生物学行为有显著的异质性，即同一肿瘤在不同个体表现不完全相同，甚至完全不相同，在临床应用时统一化疗模式也有其自身不足，因此有必要进行恶性肿瘤的耐药检测。恶性肿瘤耐药检测在临床应用中有明显的优点。其一，根据临床经验用药忽视了肿瘤患者的个体差异。化疗药物敏感试验不但测试单一化疗药物，还可以根据临床需要做联合用药试验。其二，敏感药物使用2~3个疗程，多数病例出现耐药现象影响疗效，化疗药物敏感试验可在更换化疗药物时，作为提供优选敏感药物的依据。此外，化疗药物敏感试验可直接筛选化疗药物，使新药应用周期明显缩短，为临床医师选择敏感药物提供更大自由度。同时帮助科研人员不断完善改进相关检测技术，针对肿瘤耐药开发新的药物及探索新的治疗方法。

一、肿瘤组织耐药检测

免疫组织化学检测技术是一种临床最普及最常用的方法。该技术应用抗原抗体反应，通过标记抗体的显色剂显色来检测抗原，可以对肿瘤组织中耐药相关蛋白进行定性、定位及定量的检测分析，其常见显色剂有酶及荧光素。

二、肿瘤细胞耐药检测

肿瘤细胞增殖检测，将单个肿瘤细胞接种于培养皿中，其后计数克隆形成的个数，可对比加用化疗药物处理的肿瘤细胞克隆数目。可以判断肿瘤细胞对化疗药物的敏感性。

1. 四唑盐比色法　活细胞中线粒体脱氢酶能将二甲基噻唑二苯基四唑溴盐（MTT）还原成不溶于水的蓝紫色的甲臜（formazan），二甲基亚砜（dimethyl sulfoxide，DMSO）能溶解甲臜，用酶标仪测定其吸光度（OD值）。用于一些生物活性因子的活性检测、抗肿瘤药物筛选、细胞毒性试验及肿瘤放疗敏感性测定等。

2. CCK-8（cell counting kit-8）法　是一种基于WST-8的快速的检查细胞增殖的方法。与四唑盐比色法类似，可用于检测细胞活性和细胞毒性。WST-8［2-（2-甲氧基-4-硝苯基）-3-（4-硝苯基）-5-（2,4-二磺基苯）-2H-四唑单钠盐］可以被活细胞线粒体内的脱氢酶还原生成高度水溶性的甲臜产物，颜色的深浅和活细胞数量成正比。通过测定其吸光度可进行细胞增殖、细胞毒性分析、药敏试验和药物筛选等。

3. ATP生物发光法　当抗肿瘤药物作用于细胞的某一增殖周期导致死亡时，ATP迅速减少，ATP数量与活细胞数量呈正相关，可检测细胞代谢活跃度，间接判断存活细胞数量。

4. 流式细胞术　可以检测肿瘤耐药相关基因及细胞凋亡相关基因的表达；可以通过药物蓄积排出检测判断肿瘤细胞对药物的泵出情况，从而了解细胞耐药情况；可以通过碘化丙啶等判断存活细胞数量；可以检测细胞周期等判断肿瘤细胞活性。

三、耐药蛋白、基因检测

1. 免疫印迹法　通过特异性抗体对聚丙烯凝胶电泳中的蛋白质抗原结合并着色，可对肿瘤组织中耐药相关蛋白的表达进行定量检测。

2. 聚合酶链反应（polymerase chain reaction，PCR）　通过扩增特定的 DNA 片段可检测肿瘤耐药相关基因，可检测基因突变位点。

3. 基因芯片　具有高通量，快速准确等特点，可筛选肿瘤耐药基因。

四、外周血动态检测肿瘤患者耐药

研究发现在临床化疗中，抗肿瘤药物在进入外周血达到肿瘤细胞之前，化疗药物对外周血细胞成分也有相应的毒性及杀伤作用。采用流式细胞术检测恶性肿瘤患者肿瘤组织、外周血单个核细胞、$CD4^+$ 和 $CD8^+$ T 细胞的 P-gp 含量，发现各种细胞 P-gp 阳性表达率呈显著正相关。提示对恶性肿瘤患者动态检测外周血单个核细胞、$CD4^+$ 及 $CD8^+$ T 细胞 P-gp 含量可以动态反映肿瘤患者体内肿瘤细胞的耐药变化。

第三节　肿瘤多药耐药的逆转

一、肿瘤多药耐药相关抑制剂

经过多年的研究，研究者已发现针对肿瘤多药耐药不同作用机制有关的逆转剂。

（一）P糖蛋白抑制剂

目前研究较多的逆转耐药的方法主要是针对 *MDR1* 基因编码的 P-gp。P-gp 上存在 ATP 结合部位、底物转运部位和活性调节部位。多种逆转剂可能作用于底物转运部位和活性调节部位，通过竞争性、非竞争性或变构性地阻滞 P-gp 结合位点发挥逆转作用。

1. 第一代P糖蛋白抑制剂　包括钙通道阻滞剂（如维拉帕米、奎尼丁），免疫抑制剂（如环孢素）等，它们是 P-gp 底物，为 P-gp 底物转运部位的竞争性配体，与抗肿瘤药物竞争性结合 P-gp，可被 P-gp 泵到细胞外，达到逆转耐药目的。此外，Zaman 发现维拉帕米既能逆转 P-gp，又能逆转 MRP1 耐药。Kusakabe 等发现环孢素还可以逆转上皮样肉瘤中 LRP 引起的 MDR。

2. 第二代P糖蛋白抑制剂　包括钙通道阻滞剂如右维拉帕米，右尼古地平，环孢菌素 D 衍生物伐司朴达，以及比立考达等。与第一代 P 糖蛋白抑制剂比较，这些药物半衰期长，不良反应相对较小。第一、二代 P 糖蛋白抑制剂不良反应均较大，如钙通道阻滞剂有心血管副作用，有些药物会抑制 ABC 蛋白超家族其他成员，作用于正常组织器官会导致重要脏器解毒功能降低。

3. 第三代P糖蛋白抑制剂　包括苯甲酰亚胺衍生物、环丙基二苯并环庚烷类物质等。这些药物直接与 P-gp 结合，抑制 P-gp 药物外排功能，增加细胞内药物聚集，且特异性强，不良反应较前两代 P 糖蛋白抑制剂少。

4. 第四代P糖蛋白抑制剂　包括天然产物、编码活性剂、多靶点药物等。

（二）其他 ATP 结合盒蛋白抑制剂

有研究发现胆固醇能逆转 MRP1 介导的肿瘤耐药，它可以竞争性抑制白三烯 4 的转运从而抑制 MRP1。有研究发现免疫抑制剂（如环孢素、西罗莫司等）和抗艾滋病药物（如洛匹那韦、齐多夫定等）可以抑制 BCRP 的作用。

（三）谷胱甘肽及谷胱甘肽硫转移酶抑制剂

丁硫氨酸亚砜胺［L-Buthionine-（S，R）-sulfoximine，L-BSO］是 GSH 合成酶的抑制剂，作用相似的还有硝基咪唑类、维生素 K_3、对乙酰氨基酚、硒酸钠等，它们通过抑制 GSH 合成逆转肿瘤耐药。此外，依他尼酸还可通过作用于 GST 底物结合位点，抑制 GST 活性，从而对 GST-π 介导的肿瘤耐药起逆转作用。研究发现若将多柔比星（doxorubicin，DXR）与 GSH 交联，GSH-DXR 非竞争性抑制 GST，可显著增加细胞毒性，从而达到逆转耐药的目的。小分子 GSH 类似物可以特异性抑制 GST，可增强抗肿瘤药物毒性。

（四）DNA 拓扑异构酶抑制剂

喜树碱类衍生物能稳定 Ⅱ 型 DNA 拓扑异构酶和 DNA 形成的复合物，抑制 DNA 复制，导致细胞凋亡。阿非迪霉素是 DNA 聚合酶抑制剂，可阻止受损 DNA 的修复，链佐星是 DNA 修复蛋白 MGMT 抑制剂，可逆转亚硝基脲类药物的耐药。

（五）蛋白激酶C抑制剂

蛋白激酶 C 抑制剂有 ATP 竞争性抑制剂和非 ATP 竞争性抑制剂。吲哚咔唑类是 ATP 竞争性抑制剂，可有效抑制蛋白激酶 C，从而逆转肿瘤细胞耐药。研究发现，抗肿瘤药苔藓虫素可调节蛋白激酶 C 活性，苔藓虫素可明显增加其胞质内 P-gp 作用底物罗丹明 123 的浓度,其机制为苔藓虫素可完全耗竭 PKCα,部分耗竭 PKCδ。

(六)其他抑制剂

地西他滨是脱氧胞嘧啶类似物,可通过抑制 DNA 甲基转移酶以逆转细胞调控基因、促凋亡基因、DNA 修复基因等启动子的高甲基化状态而逆转耐药。体外细胞株试验已证实地西他滨可以逆转促凋亡基因 *BNIP3* 启动子的甲基化导致胰腺癌细胞株对吉西他滨的耐药性,也可逆转 *hMLH1* 基因启动子甲基化导致的卵巢癌细胞株 A2780/cp70 细胞株对顺铂的耐药性。环氧合酶抑制剂有抗肿瘤作用,诱导肿瘤细胞发生凋亡,下调环氧合酶活性,提高对抗肿瘤药物的敏感性。

二、中药逆转肿瘤多药耐药

国内外学者发现中药成分里有很多高效、低毒、多靶点的耐药逆转剂。其中有效组分包括黄酮类、生物碱类、萜类、苯丙素类、皂苷、醌类等。汉防己甲素、蝙蝠葛碱、蝙蝠葛苏林碱、丹皮酚、人参皂苷等可与化疗药物竞争结合 P-gp 的药物结合位点,从而使化疗药物在细胞内保持高浓度。川芎嗪有钙通道阻滞活性,能使 K562/ADM 对多柔比星的半数抑制率降低。苦参碱能下调 P-gp 表达从而增加白血病耐药株 K562/A02 对柔红霉素的敏感性。槲皮素是一种 ATP 酶抑制剂,在试验中被证实可竞争性抑制 P-gp 的 ATP 结合域部分 ATP 酶活性,研究还发现槲皮素可抑制 *MDR1* 基因启动子中热激蛋白磷酸化,阻止热激蛋白与热激蛋白反式作用因子结合,影响 *MDR1* 基因转录。从阿蒂莫耶植物种子中分离出的番荔枝总内酯特异地抑制线粒体还原型烟酰胺腺嘌呤二核苷酸(reduced nicotinamide adenine dinucleotide,NADH)的氧化还原酶,能抑制呼吸链电子的传递,使 ATP 生成迅速减少,从而影响 P-gp 的外排功能。

三、反义核酸技术

反义核酸通过碱基互补配对与靶基因的 mRNA 结合,激活核糖核苷酶,酶解靶 RNA 分子断裂而失去功能;干扰 mRNA 前体的拼接;结合于翻译起始区域的 5′ 端,使翻译停止。Chan 等从人 *MDR1* cDNA 中,在限制性内切核酸酶 I 位点酶切取包含编码区域长 1 384bp 的序列,反向插入哺乳动物表达载体后转染 MDR 肝癌细胞(HepG2-DR)发现,

MDR1 mRNA 和 P-gp 的表达明显下降,转染后细胞膜的泵流受到抑制,胞内浓度增加,恢复了对多柔比星的敏感性。利用互补于 *MDR* 基因 5′ 末端转录起始部位的反义寡聚脱氧核糖核酸(antisense oligodeoxynucleotide,AOD)转染表达 *MDR* 基因的 KB-8-5 细胞株后,细胞内 P-gp 表达水平也明显下降。

四、核酶

表达核酶的反转录病毒载体转染耐药肿瘤细胞后,具有内切核酸酶活性的核酶能序列地切割靶 RNA,有效地抑制 *MDR* 基因的表达,使已产生耐药的肿瘤细胞的 *MDR* 表型发生逆转。有学者设计出特异性裂解 *MDR1* 基因外显子 1b 及邻近内含子 1 的特异性锤头状核酶,能降低 *MDR1* 基因和 P-gp 的表达水平,恢复对长春新碱的敏感性;另有学者将 *MDR1* 核酶基因和启动子基因(*CEA*)偶联,通过反转录病毒载体转染 CEA 阳性的 MDR 结肠癌细胞株 SW1116R,体内外试验均发现,*MDR1* mRNA 和 P-gp 表达水平明显下降,对多柔比星的耐药性降低。

五、RNA 干扰

RNA 干扰(RNA interference,RNAi)是在生物细胞内由特异性内源或外源双链 RNA 诱发并由干扰小 RNA(small interfering RNA,siRNA)介导识别靶向切割降解同源性靶 mRNA 的基因沉默过程。基于上述原理可设计特异性 siRNA 促使负向调节基因 *BCR-ABL*、*BCL-2*、*BCL-XL* 等沉默,而正向调节基因 c-*MYC*、*TP53*、*BCL-XS*、*BAX*、*BAK*、*BID*、*ICE* 和 *FAS/APO-1* 等表达,以达到促进细胞凋亡的目的,从而提高药物毒性。有研究显示,以 *BIRC5* 基因为靶向的 RNAi 可有效抑制卵巢癌耐药细胞株 SKOV3/ADM 中 *BIRC5* 基因的表达,明显增加了 SKOV3/ADM 细胞对紫杉醇的敏感性,显著上调了 SKOV3/ADM 细胞的凋亡活性。

六、单克隆抗体

单克隆抗体是采用耐药细胞或耐药细胞膜蛋白作为抗原而制备的,可特异性识别、结合 P-gp 的胞膜外部分,从而逆转 *MDR* 表型。将药物与单抗相连,借助抗原 - 抗体的生物特异识别机制,可实现药物的主动靶向。脂质体表面交联单克隆抗

体制成的免疫脂质体可满足多种实际需要。抗 P 糖蛋白单抗能够抑制 MDR 细胞对 P-gp 底物的外排，增加 P-gp 运输药物的细胞毒性。实验证明，抗 CD19 单抗可以抑制 CD19 和 P-gp 的相互作用，逆转淋巴瘤的 MDR。应用抗 P 糖蛋白单抗（MRK-16）可以封闭 P-gp 的离子通道，从而阻止细胞化疗药物的外流，充分发挥化疗药物细胞毒性作用。

七、抗耐药基因的转染

基因转染可以将具生物功能的核酸转移或运送到细胞内并使该核酸在细胞内维持其生物功能。研究发现用脂质体技术将野生型 TP53 蛋白表达序列的真核表达载体 pCR3.1-TP53 转染入肝癌细胞 BEL-7402 中，可明显降低 MDR1/P-gp 和上调 Ⅱα 型 DNA 拓扑异构酶的表达。此外，转染甲基化正义寡核苷酸可特异性地使基因启动子甲基化从而抑制耐药基因的表达。

八、纳米技术抗肿瘤耐药

纳米载药微粒粒径小，表面修饰后可以进行靶向特异性定位，达到药物靶向输送的目的；可以缓释药物，延长药物在体内的循环时间，从而延长药物作用时间；保护药物分子，提高其稳定性；目前的纳米载药微粒包括脂质体、聚合物胶团、树状聚合物、炭纳米粒、纳米金或其纳米磁等。可以单独转运化疗药物，也可以联合递送化疗药、耐药逆转剂、siRNA、抗体等。

九、高强度聚焦超声疗法抗肿瘤耐药

高强度聚焦超声疗法（high intensity focused ultrasound therapy, HIFU therapy）是一种高效、微创、定位准确的非侵入肿瘤消融术，该技术在妇科肿瘤、骨肉瘤、肝癌、乳腺癌、肾癌、前列腺癌等肿瘤治疗中具有确切疗效。研究发现，使用 HIFU 疗法治疗肿瘤后，治疗区边缘肿瘤组织，由于受到辐照的能量较低，即使肿瘤组织没有发生坏死，但在随后进行的化疗过程中其对化疗药物的敏感性明显提高。提示较低剂量的超声辐射可以逆转肿瘤的 MDR。研究发现原因是定位于肿瘤细胞膜的 P-gp 的表达有赖于细胞膜内环境的稳定。超声辐照使细胞膜破裂，结构损害，导致 P-gp 表达下降。而且超声辐射导致细胞微管损害，抑制微管蛋白的聚合影响纺锤丝微管的形成，导致肿瘤耐药性降低，从而表现出对化疗药物的敏感。

肿瘤多药耐药的机制逐渐被人们发现并深入研究，通过这些研究临床上可以及时监测肿瘤耐药的发生，为临床选择敏感化疗药物提供依据，可指导临床用药并逆转肿瘤多药耐药，在提高化疗效和肿瘤患者生存率上具有重要意义。但是肿瘤多药耐药是多个因素之间的复杂作用机制共同作用的结果，单一抑制某一耐药机制不能达到理想的临床效果，临床上并没有强有效且不良反应少的多药耐药逆转方案，因此深入研究肿瘤耐药机制和逆转肿瘤多药耐药仍是现在临床亟待解决的问题。

（赵珍珍 王珊）

参 考 文 献

[1] SIEGEL R L, MILLER K D, JEMAL. Cancer statistics, 2019[J]. CA Cancer J Clin, 2019, 69(1): 7-34.

[2] SCHINKEL A H, JONKER J W. Mammalian drug efflux transporters of the ATP binding cassette(ABC) family: an overview[J]. Adv Drug Deliv Rev, 2003, 55(1): 3-29.

[3] CHEN Z L, SHI T L, ZHANG L, et al. Mammalian drug efflux transporters of the ATP binding cassette(ABC) family in multidrug resistance: a review of the past decade[J]. Cancer Lett, 2016, 370(1): 153-164.

[4] SARKADI B, HOMOLYA L, SZAKÁCS G, et al. Human multidrug resistance ABCB and ABCG transporters: participation in a chemoimmunity defense system[J]. Physiol Rev, 2006, 86(4): 1179-1236.

[5] HUANG Y, SADÉE W. Membrane transporters and channels in chemoresistance and-sensitivity of tumor cells[J]. Cancer Lett, 2006, 239(2): 168-182.

[6] TURNER J G, GUMP J L, ZHANG C C, et al. ABCG2 expression, function, and promoter methylation in human multiple myeloma[J]. Blood, 2006, 108(12): 3881-3889.

[7] 肖江卫，金先庆，王珊，等. 小儿颅内肿瘤多药耐药相关因素的表达及临床意义[J]. 中华小儿外科杂志，2004, 25(1): 13-17.

[8] 金先庆，李英存. 睾丸恶性肿瘤 P-糖蛋白定位检测及临床意义[J]. 重庆医学，2000, 29(5): 412.

[9] 金先庆，张喜平. 恶性肿瘤患者外周血细 P-糖蛋白表达与肿瘤多药耐药相关性研究[J]. 重庆医科大学学报，2002, 27(4): 376-378.

[10] 王城，金先庆，王佚，等. P-gp、MRP1、LRP 和 GST-π 在卵黄囊瘤不同组织结构中的表达及临床意义[J]. 中华小儿外科杂志，2004, 25(3): 223-226.

[11] 罗小辑，金先庆，陈瑾. LRP、GST-π 在睾丸生殖细胞肿瘤中的表达及其意义[J]. 重庆医科大学学报，2006,

31（3）：296-298.

［12］TOWNSEND D M, TEW K D. The role of glutathione-S-transferase in anti-cancer drug resistance［J］. Oncogene, 2003, 22（47）：7369-7375.

［13］李映良,金先庆. 谷胱甘肽 -S- 转移酶与肿瘤多药耐药［J］. 儿科药学杂志, 2007, 13（4）：70-73.

［14］SHEEHAN D, MEADE G, FOLEY V M, et al. Structure, function and evolution of glutathione transferases: implications for classification of non-mammalian members of an ancient enzyme superfamily［J］. Biochem J, 2001, 360（Pt 1）：1-16.

［15］LIU D G, HUANG C L, KAMEYAMA K, et al. Topoisomerase IIalpha gene expression is regulated by the p53 tumor suppressor gene in nonsmall cell lung carcinoma patients［J］. Cancer, 2002, 94（8）：2239-2247.

［16］REBUCCI M, MICHIELS C. Molecular aspects of cancer cell resistance to chemotherapy［J］. Biochem Pharmacol, 2013, 85（9）：1219-1226.

［17］LEE P C, FANG Y F, YAMAGUCHI H, et al. Targeting PKCδ as a therapeutic strategy against heterogeneous mechanisms of EGFR inhibitor resistance in EGFR-mutant lung cancer［J］. Cancer Cell, 2018, 34（6）：954-969.

［18］MAYATI A, MOREAU A, LE VÉE M, et al. Protein kinases C-mediated regulations of drug transporter activity, localization and expression［J］. Int J Mol Sci, 2017, 18（4）：764.

［19］YAGÜE E, ARANCE A, KUBITZA L, et al. Ability to acquire drug resistance arises early during the tumorigenesis process［J］. Cancer Res, 2007, 67（3）：1130-1137.

［20］MOHAMMAD R M, MUQBIL I, LOWE L, et al. Broad targeting of resistance to apoptosis in cancer［J］. Semin Cancer Biol, 2015, 35 Suppl（0）：S78-S103.

［21］MANI J, VALLO S, RAKEL S, et al. Chemoresistance is associated with increased cytoprotective autophagy and diminished apoptosis in bladder cancer cells treated with the BH3 mimetic（-）-Gossypol（AT-101）［J］. BMC Cancer, 2015, 15：224.

［22］TCHÉNIO T, HAVARD M, MARTINEZ L A, et al. Heat shock-independent induction of multidrug resistance by heat shock factor 1［J］. Mol Cell Biol, 2006, 26（2）：580-591.

［23］KARTAL-YANDIM M, ADAN-GOKBULUT A, BARAN Y. Molecular mechanisms of drug resistance and its reversal in cancer［J］. Crit Rev Biotechnol, 2016, 36（4）：716-726.

［24］YU C J, OU J H, WANG M L, et al. Elevated survivin mediated multidrug resistance and reduced apoptosis in breast cancer stem cells［J］. J BUON, 2015, 20（5）：

1287-1294.

［25］ATHANASOULA K C H, GOGAS H, POLONIFI K, et al. Survivin beyond physiology: orchestration of multistep carcinogenesis and therapeutic potentials［J］. Cancer Lett, 2014, 347（2）：175-182.

［26］LUND R J, HUHTINEN K, SALMI J, et al. DNA methylation and transcriptome changes associated with cisplatin resistance in ovarian cancer［J］. Sci Rep, 2017, 7（1）：1469.

［27］ZELLER C, DAI W, STEELE N L, et al. Candidate DNA methylation drivers of acquired cisplatin resistance in ovarian cancer identified by methylome and expression profiling［J］. Oncogene, 2012, 31（42）：4567-4576.

［28］STEELE N, FINN P, BROWN R, et al. Combined inhibition of DNA methylation and histone acetylation enhances gene re-expression and drug sensitivity in vivo［J］. Br J Cancer, 2009, 100（5）：758-763.

［29］CLARKE M F. Clinical and therapeutic implications of cancer stem cells［J］. N Engl J Med, 2019, 380（23）：2237-2245.

［30］DAWOOD S, AUSTIN L, CRISTOFANILLI M. Cancer stem cells: implications for cancer therapy［J］. Oncology（Williston Park）, 2014, 28（12）：1101-1107.

［31］KOBAYASHI S, BOGGON T J, DAYARAM T, et al. EGFR mutation and resistance of non-small-cell lung cancer to gefitinib［J］. N Engl J Med, 2005, 352（8）：786-792.

［32］YASUDA H, PARK E, YUN C H, et al. Structural, biochemical, and clinical characterization of epidermal growth factor receptor（EGFR）exon 20 insertion mutations in lung cancer［J］. Sci Transl Med, 2013, 5（216）：216ra177.

［33］YAMAGUCHI F, KUGAWA S, TATENO H, et al. Analysis of EGFR, KRAS and P53 mutations in lung cancer using cells in the curette lavage fluid obtained by bronchoscopy［J］. Lung Cancer, 2012, 78（3）：201-206.

［34］GALVANI E, SUN J, LEON L G, et al. NF-κB drives acquired resistance to a novel mutant-selective EGFR inhibitor［J］. Oncotarget, 2015, 6（40）：42717-42732.

［35］CHUMSRI S, SPERINDE J, LIU H S, et al. High p95HER2/HER2 ratio associated with poor outcome in trastuzumab-treated HER2-positive metastatic breast cancer NCCTG N0337 and NCCTG 98-32-52（alliance）［J］. Clin Cancer Res, 2018, 24（13）：3053-3058.

［36］MITRA D, BRUMLIK M J, OKAMGBA S U, et al. An oncogenic isoform of HER2 associated with locally disseminated breast cancer and trastuzumab resistance［J］. Mol Cancer Ther, 2009, 8（8）：2152-2162.

［37］LU Y, ZI X, ZHAO Y, et al. Insulin-like growth

factor- I receptor signaling and resistance to trastuzumab (Herceptin) [J]. J Natl Cancer Inst, 2001, 93(24): 1852-1857.

[38] SHARMA P, HU-LIESKOVAN S, WARGO J A, et al. Primary, adaptive, and acquired resistance to cancer immunotherapy[J]. Cell, 2017, 168(4): 707-723.

[39] BENCI J L, XU B H, QIU Y, et al. Tumor interferon signaling regulates a multigenic resistance program to immune checkpoint blockade[J]. Cell, 2016, 167(6): 1540-1554.

[40] CHEN P L, ROH W, REUBEN A, et al. Analysis of immune signatures in longitudinal tumor samples yields insight into biomarkers of response and mechanisms of resistance to immune checkpoint blockade[J]. Cancer discovery, 2016, 6(8): 827-837.

[41] DE HENAU O, RAUSCH M, WINKLER D, et al. Overcoming resistance to checkpoint blockade therapy by targeting PI3Kγ in myeloid cells[J]. Nature, 2016, 539(7629): 443-447.

[42] 李斯文, 王珊, 杨超, 等. 药物相关性分子靶标检测在儿童恶性实体肿瘤个体化治疗中的初步研究[J]. 临床小儿外科杂志, 2017, 16(4): 341-346.

[43] PALMEIRA A, SOUSA E, VASCONCELOS M H, et al. Three decades of P-gp inhibitors: skimming through several generations and scaffolds[J]. Curr Med Chem, 2012, 19(13): 1946-2025.

[44] NOBILI S, LANDINI I, GIGLIONI B, et al. Pharmacological strategies for overcoming multidrug resistance[J]. Curr Drug Targets, 2006, 7(7): 861-879.

[45] TEODORI E, DEI S, MARTELLI C, et al. The functions and structure of ABC transporters: implications for the design of new inhibitors of Pgp and MRP1 to control multidrug resistance(MDR) [J]. Curr Drug Targets, 2006, 7(7): 893-909.

[46] MA X D, HU M Q, WANG H, et al. Discovery of traditional Chinese medicine monomers and their synthetic intermediates, analogs or derivatives for battling P-gp-mediated multi-drug resistance[J]. Eur J Med Chem, 2018, 159: 381-392.

[47] 蒋且英, 汤涛, 廖正根, 等. 中药有效组分与逆转肿瘤细胞多药耐药功能关联规律探讨[J]. 江西中医药大学学报, 2017, 29(6): 69-74.

[48] 李旭辉, 惠雪枫, 王艳梅, 等. 中药单体逆转肿瘤细胞多药耐药的作用机制[J]. 延安大学学报(医学科学版), 2019, 17(2): 96-99.

[49] MARKMAN J L, REKECHENETSKIY A, HOLLER E, et al. Nanomedicine therapeutic approaches to overcome cancer drug resistance[J]. Adv Drug Deliv Rev, 2013, 65(13/14): 1866-1879.

[50] TEKCHANDANI P, KURMI B D, PALIWAL S R. Nanomedicine to deal with cancer cell biology in multi-drug resistance[J]. Mini Rev Med Chem, 2017, 17(18): 1793-1810.

[51] FRIBERG S, NYSTRÖM A M. Nanomedicine: will it offer possibilities to overcome multiple drug resistance in cancer? [J]. J Nanobiotechnology, 2016, 14: 17.

[52] STEGE A, KRÜHN A, LAGE H. Overcoming multidrug resistance by RNA interference[J]. Methods Mol Biol, 2010, 596: 447-465.

[53] KASZUBIAK A, HOLM P S, LAGE H. Overcoming the classical multidrug resistance phenotype by adenoviral delivery of anti-MDR1 short hairpin RNAs and ribozymes[J]. Int J Oncol, 2007, 31(2): 419-430.

[54] SCHAMBACH A, MORGAN M. Retroviral vectors for cancer gene therapy[J]. Recent Results Cancer Res, 2016, 209: 17-35.

[55] HA J S, BYUN J, AHN D R. Overcoming doxorubicin resistance of cancer cells by Cas9-mediated gene disruption [J]. Sci Rep, 2016, 6: 22847.

[56] LI W, ZHANG H, ASSARAF Y G, et al. Overcoming ABC transporter-mediated multidrug resistance: Molecular mechanisms and novel therapeutic drug strategies[J]. Drug Resist Updat, 2016, 27: 14-29.

[57] RELPH K L, HARRINGTON K J, PANDHA H. Adenoviral strategies for the gene therapy of cancer[J]. Semin Oncol, 2005, 32(6): 573-582.

[58] GUO C B, JIN X Q. Chemoprotection effect of multidrug resistance 1(MDR1) gene transfer to hematopoietic progenitor cells and engrafted in mice with cancer allows intensified chemotherapy[J]. Cancer Invest, 2006, 24 (7): 659-668.

[59] 李勤, 汪洋, 金先庆, 等. 超声辐照对神经母细胞瘤株化疗敏感性的影响[J]. 中华小儿外科杂志, 2008, 29 (8): 467-470.

第十三章

小儿恶性实体瘤的放射治疗

放射治疗与手术、内科治疗并称为儿童肿瘤治疗的三大手段，约 50% 恶性肿瘤儿童患者需要放疗。放疗后出现远期后遗症的严重性，一部分是不可避免的，另一部分随着技术的改善是可能避免的。随着化疗的进展，放疗的适应证、放疗剂量和范围逐渐减少。大部分儿童治疗对放疗比成人肿瘤更敏感，获得局部治愈所需要的剂量取决于组织类型和细胞数目（即瘤体大小）。在儿童肿瘤学范畴，常采用化疗为首选治疗，而放疗则用于治疗多为亚临床病灶的残存肿瘤。儿童恶性肿瘤的放疗应用，目前多作为外科手术和化疗的辅助手段。放疗具有敏感、有效、疗程短、作用局部、对全身毒副作用较小的优点，但通常有很多近远期并发症。

第一节　放射治疗方案的设计及类型

近年来由于放射设备（电子线、加速器、^{60}Co 等）的改善、放射生物学、肿瘤学及其他学科的发展，使放射治疗在小儿恶性实体肿瘤治疗中不再是可有可无的姑息性治疗工具，而是在一些肿瘤治疗中成为提高疗效的重要手段。

一、放射治疗方案的设计原则

放疗方案的设计原则，要求给予足够的肿瘤剂量，尽可能地减少全身积分剂量，以及对敏感的正常组织的保护，因此，对肿瘤体积和剂量的确定是关键问题。婴幼儿若手术切除彻底，可不做放疗，密切观察，采用放化疗综合治疗时，应适当减少放疗剂量。

1. 儿童肿瘤放疗的个体差异性特征比成人肿瘤明显。儿童肿瘤的每个病例对放疗的作用各有不同，不能强求一致，必须分别对待。

2. 儿童肿瘤总体来讲，对放疗比较敏感，即使较晚期病例，也能获得较好的疗效。多数小儿恶性肿瘤对放射线敏感，根据肿瘤病理类型和患儿年龄决定放疗总量，10 岁以上患儿可按成人剂量给予，随年龄降低剂量适当减少，一般采用常规放疗，每周 5 次，每次 100～180cGy。

3. 由于年龄的差异，正常组织的耐受量与成人有别，必须注意到日后成年后发生迟发性放射损伤的问题。

4. 放疗能成功的关键在于正常组织的耐受量与肿瘤致死量之间差别的扩大，即具有较大的治疗比，但儿童肿瘤的这种治疗比较成人小。

5. 儿童肿瘤患者在放疗时的体位固定十分重要，一般均要采用支架、绷带、特殊固定装置，有时还必须使用药物，使儿童进入睡眠状态后再进行放疗，常用的药物包括水合氯醛口服或灌肠，或者氯丙嗪、异丙嗪、地西泮、氯胺酮等静脉应用。成功的放疗必须对肿瘤最大杀伤，对周围组织最少伤害，特别是生长组织，如骺板。因此，体位固定对小儿放疗是非常重要的。

6. 放疗中的注意事项。放疗过程中的一个重要问题是每次照射的重复性要好，即摆位和照射要准确，儿童摆位要比成人困难，需睡眠中进行或采用固定器械，稍大的儿童要做好思想工作，帮助患儿克服恐惧心理。特殊情况下可辅以镇静药物。另外，要注意增加营养，保持照射区域皮肤的清洁干燥，注意观察症状的变化，及时处理。

7. 能量及照射方法的选择一般采用高能射线

或电子线照射,禁用低能 X 线照射,避免骨吸收过多,小儿常采用外照射,很少采用组织间和腔内照射。

8. 确定照射范围。小儿肿瘤多生长快,与周围正常组织边界不清,照射野应相对较大,但这样将造成正常组织损伤加大,且晚期损伤较成人严重,因此在制订放疗计划时应精心设计,治疗期间注意观察肿瘤缩小情况,及时修订治疗计划,避免发生严重的和不必要的放射损伤。

9. 一个放疗计划的设计,需用一套平面剂量分布图描述剂量空间分布情况,但从临床实际要求,只需选取有限足够代表性的截面、厚度表示,如膀胱癌位置简单,只需 1 个截面;而鼻咽癌要考虑肿瘤侵袭规律及不同部位淋巴结区,则需要多至 5 个截面组成。

10. 必须掌握影响治疗的决定因素,衡量放疗的风险和益处。放疗获益不仅随肿瘤位置、侵袭范围不同而异,而且随年龄、性别不同而异。如 35Gy 放疗适用于颅后窝脑瘤完全切除的 12 岁患儿,但 3 岁的同样患儿,放疗后可导致严重的神经心理后遗症,若减少剂量,会导致复发率升高。2 岁以下的小儿,应以化疗取代放疗。邻近骨骺的尤因肉瘤,15 岁患儿适合原发部位放疗,5 岁的患儿则行保肢手术或截肢手术更合适。

二、放射治疗方案的类型及选择

每天 200cGy,每周 5 次的放疗标准方案被认为是剂量分割的一种好的模式。时间 - 剂量的安排可有以下几种改变方法,包括增加或减少分割次数或剂量,延长或缩短治疗时间等。①增加分次剂量:大量临床实践和动物实验均显示大的分次剂量常伴有正常晚期组织反应增加,而且急性期的反应可与标准治疗方案相同。②增加总治疗时间:肿瘤都有再增殖反应,而且不论它在增殖期间有无再增殖反应,肿瘤都不会再生长,因此除将正常早期组织反应限制在一定程度所必须延长的治疗时间外,再有任何延长都不合适。③超分割治疗:增加照射次数、减少每次照射剂量而总的治疗时间不变称为超分割治疗,以每天 2 次,每周 5 天的方法常用。超分割治疗通过增加照射次数,使增殖的肿瘤细胞由于细胞周期的变化而提高了敏感性,对正常组织细胞则影响较小。放疗剂量每天分 2~3 次应用,能用较少的剂量达到相同的疗效,或用较大剂

量达到相同的疗效和较少的晚期组织反应。超分割治疗并非在任何临床情况下都是有利的,它对治疗增殖较快的肿瘤有好处,但在治疗淋巴瘤和精原细胞瘤、亚临床病灶或姑息性治疗时,治疗量不会超过晚反应组织的耐受量,则没有必要进行超分割治疗。④加速治疗:加速治疗是缩短总治疗时间,其目的是在放疗期间减少潜在的肿瘤生长或增殖。提高每周总剂量的程度决定于照射野内早反应组织的耐受性,可以用缩小照射野的方法将要增加的剂量补上,以便将照射野内早反应组织因加速治疗而受到的影响降至最低,临床上可对主要的治疗范围每次 200cGy,每周 5 次,而外加的提高量可通过给一个缩小野以每次 150~200cGy,每周分为 1 或 2 次补给。⑤加速超分割:通过用标准分次量较小的剂量,并用短于标准总疗程的时间,采用每天 2 次或 3 次的照射方法,这样可获得超分割和加速治疗的 2 个方面的好处,在临床实践中,这种方法所造成的急性不良反应常需要暂时中断治疗,在中断治疗时,正常组织的增殖更快,仍有可能达到缩短总疗程的目的。

由于放射线对儿童的生长发育有严重的影响,放疗在儿童肿瘤中的作用越来越小,即使需要放疗的患儿,也要求缩小照射范围和减少照射剂量。三维适形放射治疗是放射治疗学中一种较为先进的技术,是提高治疗效果的较为有效的物理措施。三维适形放射治疗使高剂量分布与肿瘤靶区形状在三维方向上适合度较常规放疗大有提高,从而进一步减少周围正常组织器官进入照射野。目前在成人恶性肿瘤中前列腺癌、肺癌等已取得很多成功的经验,但在儿童实体瘤的治疗中尚未广泛应用。

直线加速器 4~8MV X 线最适合儿童放疗(剂量分布均匀,每次照射时间短),使用不同方法应能获得治疗的可重复性,治疗前对治疗体积剂量学精确计算是非常重要的,有利于了解正常组织所接受的剂量。短距离放射治疗用于某些特殊部位。

从放疗的方式上,可分为远距离放射治疗与近距离放射治疗。远距离放射治疗也称为外照射治疗,一般包括固定照射、多野照射、旋转照射等方式,其基本原理在于给予足够的肿瘤致死剂量,同时保护正常组织,即扩大治疗比。近距离放射治疗也称为内照射治疗,包括后装治疗和间质治疗等。后装技术的使用解决了密闭线源治疗的防护问题,近距离放射治疗有其物理特性,即局部给予高剂

量,在 0.5～1.0cm 处剂量急速下降的优点,与远距离放射治疗配合使用有其优点,能使肿瘤靶区达到满意的治疗量,而正常组织则得到保护免受过高剂量照射。

（一）放疗与化疗结合

儿童肿瘤与成人肿瘤相反,放疗极少作为单一的治疗方法。与化疗结合应用,减少放疗的剂量可达到相同的疗效,但可获得较低的组织反应。例如,霍奇金淋巴瘤和肾母细胞瘤均是通过减低放疗剂量、联合化疗来获得相似的局部控制率和较小的组织损伤。但尤因肉瘤和横纹肌肉瘤减少放疗剂量则会导致肿瘤复发。应根据个体肿瘤对化疗的反应决定放疗剂量。化疗不能获得缓解的患者,放疗应采用较大剂量。

化疗负责全身转移灶或可能的转移灶的杀灭,放疗则重点针对主要的肿瘤靶区的杀灭,敏感性高的肿瘤,如小细胞肺癌、恶性淋巴瘤等,采用放疗与化疗交替进行能获得满意效果。如何安排化疗与放疗的顺序和控制各自的剂量是关系疗效的关键。

（二）放疗与手术配合

1. 放疗要求手术配合 放疗后残存不敏感部分肿瘤的摘除;放疗后复发肿瘤的手术;为放疗创造条件的手术,如造瘘、转流、减压手术。

2. 手术要求放疗配合 手术残留肿瘤的放疗;手术时易播散与种植,通过放疗无害化;浸润范围较广泛、切除困难者,通过放疗增加切除度。

3. 手术、放疗分区负责 精原细胞瘤睾丸切除术后引流区淋巴结放疗;头颈部肿瘤原发灶放疗,颈淋巴结清扫,如舌癌。

4. 术前照射 低剂量短疗程治疗用于减少术中癌细胞的播散与种植的危害;中等剂量照射目的在于缩小肿瘤,一般肿瘤周边部位细胞充氧较好,易于杀灭,使原有癌性粘连易于解脱,有助于提高切除度和切除率;长程常规放疗后手术,一般用于上颌窦癌、鼻腔癌等放疗敏感性差的肿瘤,足量放射也可望使淋巴结内肿瘤一并杀灭,但剂量越高,等待手术的时间越长,手术并发症也越高,且术前

放疗的目标区不如术后明确,手术时间因此有所推迟,花费也大。

5. 术后照射 其历史早于术前放疗,可分为 2 类,即已知残存肿瘤照射（手术区域或非手术区）和预防性照射。术后放疗多在手术估计不足,手术未能完全切除肿瘤的情况下进行,称为"被动性",而在某些肿瘤中,术后放疗和化疗是有计划提高疗效的综合治疗方案中的一部分,称为"主动性"术后放疗。术后放疗可巩固手术疗效,减少手术导致的组织损毁并提高疗效。手术区残留应标记范围、区分肉眼残留和显微镜残留,且安全边界不足等情况。目标区比较确定,残留程度明确,因此照射剂量和范围的制订也比较合理。但手术干扰血供,降低放疗敏感性。无残留的病例不应滥用常规术后放疗,大块残留不能依靠术后放疗,应靠术前放疗降低肿瘤分期。

6. 术中照射 在手术直视下对不能切除部位的肿瘤进行一次性照射,多半使用电子束,具有目标区明确、直接照射靶区、对周围组织损伤小等优点。

肿瘤对放疗的敏感性取决于肿瘤性质及肿瘤细胞所处细胞周期,M 期、S 期早期细胞对放疗最敏感,S 期后期细胞对化疗不敏感。单独采用放疗对部分儿童实体瘤有一定疗效。放疗与手术治疗、化疗联合治疗,对原发性肿瘤和残留肿瘤及转移灶的治疗均有重要作用。放疗和手术治疗结合的理论基础是 2 种方法治疗失败的机制不同,且有互补性。放疗后肿瘤复发通常不在肿瘤周围而在原发灶中心,因为原发灶中心有大量未被射线杀死的乏氧肿瘤细胞。相反,是手术范围受到限制导致手术切缘残留肿瘤细胞。因此 2 种方法结合是必然的。放疗和化疗的作用机制不同,联合治疗的目的并不是为了减少化疗和放疗的治疗剂量,而是期望取得更好的治疗效果。放疗对化疗药物无法通过血脑屏障的颅内肿瘤有较强的针对性。化疗提高放疗疗效的机制是化疗药物可以影响肿瘤细胞的放疗敏感性,特别是可以作为乏氧肿瘤细胞的增敏剂。某些化疗药物与放疗有叠加效应,这些作用均可提高放疗的生存率。

第二节 常见小儿恶性肿瘤的放射治疗原则

一、神经母细胞瘤

1. 放疗原则 Ⅰ期患者切除原发性肿瘤后,一

般无须放化疗。Ⅱ期患者尽量切除原发性肿瘤＋术后／术前化疗,年龄较大、具有预后不良因素,应予加强化疗。Ⅲ期患者先行术前化疗,术中在残留

病灶或可疑处放置银夹，指导放疗，术后继续化疗并加用放疗。Ⅳ期患者主要采用放疗、化疗和免疫治疗，采用必要的姑息性治疗，积极创造手术条件。

2. 放疗适应证

（1）1 岁以内的患儿一般不做术后放疗，1 岁以上术后有局部残留的患儿可补充放疗。

（2）Ⅲ～Ⅳ期及Ⅳs期患者可行术前、术后化疗和术后针对瘤床和残留部位的放疗，对转移灶可行姑息性放疗。

（3）原发于鼻咽、眶后的患者，可行根治性放疗，同时给予适当的化疗。

3. 放疗方法

（1）照射野：原发于腹膜后或纵隔的患者，可于术后在模拟定位机下参照术中留置银夹设前后两对穿野照射；原发于颈部者，还可以使用切线野照射；原发于鼻咽及眶后者，应使用较小野照射，精确定位，注意保护晶体、脊髓等重要器官。照射野包括全部肿瘤，边界至少扩大 2cm，或包括已知亚临床病灶。

（2）照射剂量：放射性敏感性肿瘤，单纯放疗 2 岁以上 30～40Gy，2 岁以下 8～12Gy。术前放疗 14～20Gy，术后放疗 20～40Gy。嗅神经母细胞瘤 60Gy。骨转移引起疼痛者，可局部每次 500～800cGy 照射 1～2 次，一般可缓解疼痛，以后正常照射。病灶引起脊髓压迫症状者，局部每次 300cGy，共 5 次，以后按正常剂量照射，总量 3 000～3 500cGy。巨大腹块引起呼吸困难者，可行全腹照射，待症状缓解后计算肿瘤及正常组织耐受剂量，再制订详细的治疗计划，但通常情况下不主张全腹照射，原因是单纯放疗不能治愈，且副作用大，影响化疗剂量。

二、髓母细胞瘤

髓母细胞瘤是常见的儿童颅后窝肿瘤，恶性程度高，好发于 3～10 岁。单纯手术疗效不佳，但肿瘤切除情况对预后有明显影响，故术中应尽可能多地切除肿瘤，争取较好的预后。

髓母细胞瘤对放疗敏感，放疗疗效肯定。目前多采用术后放疗。先全脑全脊髓照射 3 000cGy，再对瘤床局部追加照射以 2 000～2 500cGy 为宜。高能射线的照射，易导致椎体发育抑制，使用电子线或混合线照射可减轻这方面的影响。尽管髓母

细胞瘤易随脑脊液播散，但放疗失败的主要原因仍是局部复发，故立体定向放射外科（stereotactic radiosurgery，SRS）可作为重要的补充手段。

三、肾母细胞瘤

肾母细胞瘤是小儿常见的腹部恶性肿瘤，若有病理依据，放疗原则如下：病理预后良好组，Ⅰ期、Ⅱ期患者不做术后放疗；Ⅲ期患者全腹照射 1 000cGy，残余病灶增加 1 000cGy；Ⅳ期患者局部放疗。病理预后不良组，不论分期均予全腹放疗。

1. 治疗原则　肾母细胞瘤的治疗通过长期摸索目前公认应该采用综合治疗。首选手术治疗，凡能够进行手术切除者，应尽快手术，肝脏、对侧肾周围或腹主动脉旁淋巴结无转移，且包膜完整切除者，可不做术后放疗，尤其是 1 岁以下患儿更不应做术后放疗。肿瘤巨大手术困难者可行术前放疗，使肿瘤缩小，以便于手术，同时可减少术中血性播散。术后证实为Ⅱ～Ⅳ期肿瘤，病变已侵袭至肾包膜外者，必须进行术后放疗。可同时或放疗后进行化疗。双侧肾母细胞瘤，若肿瘤较小，可仅行肿瘤摘除术，然后化疗；若肿瘤较大，可先化疗，待肿瘤缩小后再手术。术前放疗剂量为 15～20Gy，肿瘤缩小至可以手术时停止放疗。Ⅰ期肿瘤，2 岁以下患儿术后是否放疗看法不同，2 岁以上患儿放疗可使复发率明显下降。Ⅱ期肿瘤，术后放疗肾窝及淋巴引流区。Ⅲ期肿瘤，术后照射全腹。Ⅳ期肿瘤，应尽可能切除肿瘤，术后放化疗。所有术后放疗均应在术后 48 小时内开始，术后超过 10 天未放疗，复发率明显增加，尤其是分化差的肿瘤。

2. 放疗方法　全腹照射 1 050cGy 分 7 次。注意对侧肾<1 500cGy，肝≤3 000cGy。全肺预防或肺转移，全肺照射 1 200cGy 分 8 次。

3. 放疗适应证

（1）Ⅰ、Ⅱ期良好组织学类型的患儿可不进行术后放疗，Ⅲ、Ⅳ期需术后放疗；所有不良组织学类型的患儿均需要术后放疗。

（2）肿瘤已侵袭腹腔脏器或术中肿瘤破裂污染腹腔者应进行全腹照射。

（3）巨大肿瘤难以切除者，可行术前放疗。

（4）无论有无肺转移，都应行肺预防性或治疗性照射。

四、视网膜母细胞瘤

视网膜母细胞瘤是小儿尤其是婴幼儿最常见的眼内恶性肿瘤。

1. 治疗原则 肿瘤局限于眼内者行眼球摘除术,视神经断端无瘤者不做放疗,视神经断端残留肿瘤者应立即对眼眶-视交叉部放疗。视网膜侵袭50%以下者应争取保存视力。肿瘤侵袭眼球外者,应行眼球摘除术+术后放疗及全身化疗。双侧肿瘤者摘除病重一侧,另一侧行放疗。转移灶姑息性放疗+全身化疗。有颅内进展者进行全脑放疗+全身化疗。早期患者90%可保存视力,局部进展期患者70%可控制肿瘤,保存视力。

2. 放疗适应证

(1)早期患者可行单纯放疗,保存视力。

(2)单侧肿瘤的患者可先行眼球摘除术,术后视神经断端无浸润者不做放疗;视神经断端浸润或眼外受侵者应行术后放疗。

(3)双侧肿瘤的患者,若双眼均已失明,可先行双眼球摘除术,术后放疗;若有一眼有视力,可行保守治疗,即放疗,而另一侧行手术加术后放疗。

3. 放疗方法 多使用4~6MeV电子线照射。单纯放疗采用单一颞侧野,照射剂量为4 500cGy/4~5周,Ⅱ期、Ⅲ期患者可增加到5 000~5 500cGy。术后放疗可采用眼前-颞侧两野,剂量4 500~5 000cGy/5周。进展期照射野应包括眼眶-视交叉区。

五、横纹肌肉瘤

横纹肌肉瘤是小儿软组织肉瘤中最常见的一种。

1. 治疗原则 现多采用以手术和放疗控制原发灶,化疗消灭微小转移灶的综合治疗方法,而放疗主要照射瘤床和明显转移病灶。首选手术治疗,术后给予持续较长时间化疗。肿瘤完全切除、边缘阴性,不必术后放疗。术后有肿瘤残余,头颈(包括眼眶)、泌尿生殖系(盆腔)肿瘤,术后给予广泛野放疗及化疗。胸(肺)、腹腔及腹膜后转移,均应放疗。软组织、头颈、盆腔肿瘤,均可做间质治疗。

单纯放疗一般适用于肿瘤较小、拒绝手术、多次手术复发者;肿瘤巨大、有局限性淋巴结转移者可行姑息性放疗。根治性放疗剂量、姑息性放疗剂量及邻近淋巴区的预防照射剂量分别为

6 000~7 000cGy/6~7周、5 000cGy/5周和4 000~5 000cGy/4~6周。照射中应注意:不包括肢体全周;颈胸腹尽量切线照射;关节区剂量尽量减少;照射范围一般要超过肿瘤边缘5cm,较大肿瘤应达到10~15cm,完成5 000cGy后缩野,最后集中在肿瘤区。术前放疗适用于肿瘤生长快、体积较大、估计手术完全切除有困难者,或复发性病变。肿瘤量4 000~5 000cGy/4~5周,2周后手术。照射范围包括受侵肌肉的全部和邻近淋巴引流区。术后放疗应在伤口愈合后立即进行放疗,使用^{60}Co或8MeV X线照射,照射范围应超过手术范围5cm。适用于手术范围过小、估计切除不彻底者;广泛切除后仍有残留者;多次手术后复发者。肿瘤量5 000~7 000cGy/5~7周。

2. 放疗方法

(1)照射野:采用广泛野,肿瘤边缘向外2cm。颅内有明显浸润,或脑脊液中有肿瘤细胞,给予全颅+全脊髓放疗。四肢病灶应照射局部扩大范围。盆腔照射采用多野照射方法。

(2)照射剂量:镜下亚临床病灶4 500~5 000cGy/5~5.5周,残余肉眼病灶5 000~5 500cGy/5.5~6周。每天150~180cGy,每周750~900cGy。全肺照射1 400~1 800cGy,全腹照射1 800cGy,腹膜后病灶3 060cGy。超分割治疗可增加局部控制率和降低并发症发生率。

六、尤因肉瘤

尤因肉瘤是骨肿瘤的一种,是起源于骨髓间充质干细胞的原发性恶性肿瘤。

1. 治疗原则 化疗为主要治疗,辅以局部治疗。根据病情予以全肺照射及全脑预防照射。外科手术仅为局部姑息性手术,术后放疗消灭亚临床病灶。进展期可做骨髓移植(bone marrow transplantation, BMT)。典型治疗方案:术前化疗+手术+术后放化疗。

2. 治疗方法 全骨照射2 500cGy,原发性肿瘤区再加量500~1 500cGy。照射野先包括整个受累骨及软组织,4 500~5 000cGy/4~5周,缩小放疗野到肿瘤外5cm,照射500~1 000cGy,再缩小放疗野到肿瘤瘤床照射500~1 000cGy。总剂量6 000cGy。有肺转移者,不论病灶多少,均应全肺照射,1 800~2 000cGy/2.5~3周。术后放疗亚临床病灶或残存病灶3 000cGy+化疗2周期。

七、骨肉瘤

骨肉瘤是最常见的儿童恶性骨肿瘤,绝大多数发生于骨内,少数发生于骨表面。肿瘤起源于成骨性中胚叶。治疗以化疗与手术的综合治疗疗效最好。不能手术或拒绝手术的患者,可使用放化疗等方法。先化疗 2 个疗程再放疗或同步进行,首先对受侵骨全骨照射 5 000cGy 以后,缩小放疗野至肿瘤原发部位,追加剂量至 6 000～7 000cGy,但生存率仅为 20%。

八、非霍奇金淋巴瘤

恶性淋巴瘤是来自造血系统的恶性实体肿瘤。化疗是该病的主要治疗手段,有高度播散可能的儿童非霍奇金淋巴瘤,无论其分期或组织类型如何,均应接受全身化疗。手术无价值。骨髓移植和脐血干细胞移植的实施,提高了该病的治愈率。化放疗结合可明显改善生存率。

中枢神经系统外的病灶放疗指征:①纵隔或脊髓压迫而需要急诊放疗,超分割治疗常被应用;②在诱导化疗后未能得到完全消退;③为了镇痛或缓解肿瘤的压迫症状;④复发的患儿在骨髓移植前或移植后,为了巩固局部病灶的疗效。

急诊放疗对上腔静脉综合征、急性气道压迫或脊髓压迫能给予快速的症状减轻,有时对淋巴母细胞性淋巴瘤疗效显著。症状可在 48 小时内缓解。

大多数非霍奇金淋巴瘤的患儿,中枢神经系统的预防性治疗是必须的,以期降低中枢神经系统转移危险。以全身化疗和鞘内化疗组成,全颅照射 18～24Gy 的方法仅限于在诊断时即有明显中枢神经系统淋巴瘤的患者。在明确诊断时有脑神经瘫痪的患者应给予颅底或全颅照射,这将能改善其生存率,改善瘫痪症状。

化疗后未能获得完全缓解或由于局部病灶复发的患儿可以对局部残留病灶进行放疗。儿童期难治性或复发的非霍奇金淋巴瘤,进行大剂量化疗或大剂量放化疗后给予同种或异体骨髓移植后可以延长生存期。

放疗方法与普通恶性淋巴瘤相似,但应注意:①放疗以不影响化疗为前提;②严格把握放疗适应症,避免不必要的放疗,以免影响发育;③患儿出现呼吸窘迫等危险时,可急诊放疗,缓解症状;④化疗后可对中枢神经系统进行预防性照射,对个别残留肿块,或反复复发者,行区域性照射。除全身放疗后进行骨髓移植的患者外,一般不做大面积照射。

第三节　放射治疗的常见并发症及防治

放疗在恶性肿瘤治疗中的应用,主要取决于肿瘤的放疗敏感性和对放疗损害的估计。小儿恶性肿瘤大多对放疗敏感,因此放疗一直被公认为小儿恶性肿瘤综合治疗的三大常用手段之一,但由于儿童处于生长发育的特殊阶段,放疗对儿童生长发育,尤其是骨骼生长、性腺功能、智力发育的损害作用,使其在儿童恶性肿瘤治疗中的应用一直受到限制和争议。远期并发症与患儿接受治疗时的年龄有关,而且在儿童生长终止后约 18 岁时才表现出来。因此,对癌症患儿治疗后必须长期随访。

一、放射治疗常见并发症

目前儿童肿瘤的各种治疗手段都有一定的副作用,长期生存的儿童因并发症而降低了生活质量,因此在治疗中应尽量避免放射损伤。小儿放疗易损伤的器官包括造血组织、骨骺、性腺、眼、肾等。从放射性损伤的角度来看,与儿童肿瘤放疗有

关的主要包括 3 个问题,即骨生长迟缓、内分泌功能障碍、神经精神性损害。

1. 骨生长迟缓　生长期骨照射后造成生长障碍的问题,经多年经验总结表明与总剂量、分割方法、疗程长短和年龄大小等因素有关。这些因素包括:①骨端生长点区域的照射影响成骨过程和骨生长;②骨骺受照射后可能引起钙化不足;③骨干受照射后影响骨膜的生长。儿童髓母细胞瘤脊髓照射时可能造成脊柱骨生长停滞,并随着剂量的增加影响也会增大。

2. 内分泌功能障碍　常规放射剂量照射垂体区域,较少引起被照射区域内的内分泌腺的变化,但有可能在延迟一段时间后再发生,当放射剂量高达 10 000～20 000cGy 时才会破坏垂体功能,如此高的剂量在临床上是很少使用的。但是有文献报道,儿童期照射垂体的患儿,后来有发生生长激素分泌不足等的情况,垂体被照射多年,有证据表明

微循环发生变化的,也有报道嗜酸性粒细胞减少的。这些资料很难断定放射与内分泌功能紊乱之间的关系。除剂量因素外,可能还有放疗技术不当等因素。对儿童放疗后发生内分泌功能障碍的可能性必须予以充分的重视。垂体放疗可损伤生长激素分泌,导致生长迟缓。

3. 精神损害 有关精神发育迟缓问题尽管十分重要,但目前尚难有定论。成人脑部照射后脑组织可发生萎缩坏死,亦有痴呆发生,与照射野的大小和剂量有关。全脑照射后发生上述远期并发症的比例比局部照射高。儿童脑部照射远期并发症在髓母细胞瘤脑部照射后有报道不影响智力发育,但尚需进一步研究。5 岁以下儿童,颅脑放疗 24Gy,联合甲氨蝶呤鞘内注射,可引起智商下降。接受放疗年龄越小,引起智商下降的并发症就越明显。如 18Gy 头部放疗联合鞘内注射甲氨蝶呤,智商下降的发生率比 24Gy 明显降低。

二、放射治疗的防护

由于放射线引起正常组织损伤,尤其是远期损伤会影响患者生活质量。除与成人相仿有各种器官组织损伤,如皮肤软组织萎缩、肺纤维化等外,由于儿童正处于生长发育期,放疗可导致内分泌功能紊乱(垂体、甲状腺、性腺等),生长发育阻滞(尤其是骨骼受照射后),甚至在以后生存过程中发生第二原发性恶性肿瘤的风险较成人高。年龄越小损害越明显,故对低龄儿童更应予以重视,尤其是在当前肿瘤患者治愈率、存活率不断得到提高的情况下,上述问题在临床显得更为突出。因此,在有可能治愈儿童恶性肿瘤时,应高度重视和考虑如何尽可能减少正常组织损伤问题,使患儿的生活质量获得最大程度的提高。从目前放疗角度来讲,应在强有力的化疗配合下,在临床上力求达到缩小放射野范围及减少放射剂量的目的。在实施时更要求放射治疗计划合理,操作正确,特别在有近距离放射新设备时更应注意内外照射的合理安排,尽量减少对正常组织的损伤。此外,不少化疗药物具有增加放疗敏感性的作用,联合应用时应密切注意正常组织受损的问题。

正常组织的保护除成人在放疗中应重点保护的晶体、脊髓和生殖腺外,还要格外注意保护骨骼,尤其是长骨和脊椎。四肢肿瘤的照射要尽量避开骨骺,以免引起肢体缩短,脊椎照射应包括双侧横突在内,以防引起脊柱侧凸、前凸等畸形。

为了避免放射性损伤,一般采用低于成人剂量 10% 的量和较小的照射野,尽量避免过高的放射剂量和过大的照射野。即使霍奇金淋巴瘤,也尽量不用斗篷野,而采用原发灶照射加全身化疗。肾母细胞瘤和神经母细胞瘤照射时,尽量不用全腹照射。若照射野累及脊椎,一定要包括整个椎体,宽度要包括横突,放射剂量必须掌握在脊髓的耐受量以内,一般不能超过 4 000~4 500cGy,以免今后发生脊椎变形。骨肿瘤的放疗,在不影响原发性肿瘤的治疗前提下,应注意保护骨骺。临床上,常按年龄划分采用不同放射剂量,如新生儿、1 岁以下、2 岁以下、5 岁以下、10 岁以下和 10~14 岁。10 岁以上的儿童除骨组织外,其他部位照射时可考虑与成人采用同样剂量。10 岁以下幼小儿童每次分割剂量以 120cGy/d 开始,至 180cGy/d 为妥。

三、质子放疗在儿童肿瘤治疗中的应用

质子是氢原子去掉一个电子所形成的一个带正电荷且本身有重量的粒子。而质子射线在到达人体后,只释放很少一部分剂量,需要到达一定深度之后,瞬间爆发出全部能量,然后瞬间消失。这样就形成一个峰,称为布拉格峰(Bragg peak)(图 13-1)。如果一群这样的带电带重量的粒子,以不同的能量进入人体,就可以在不同的深度上爆发出布拉格峰,从而形成一个布拉格高原。物理学家们精准地把布拉格高原"搬到"肿瘤所在的区域,这样,肿瘤周围的器官就得到了很好的保护,而肿瘤得到最高的辐射剂量(图 13-2)。相比传统的放疗,质子放疗在控制肿瘤的同时,会更好地保护周围正常组织。这一特点,正适合肿瘤患儿的放疗。

Journy 等(*RADIOTHER ONCOL*, 2018)主持

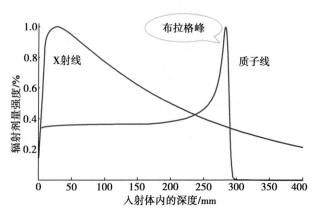

图 13-1 X 射线(光子)与质子射线在人体内分布对照

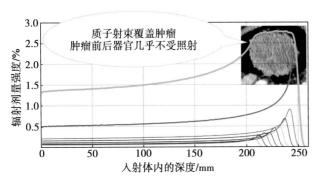

图 13-2　质子放疗

质子射线通过调整布拉格峰位置覆盖肿瘤区域而在入射方向肿瘤前后几乎无剂量分布。

的一项研究调查了 2016 年全球 <22 岁人群肿瘤质子放疗的现状,调查涵盖 11 个国家 54 家质子放疗中心。调查结果显示:2016 年,预计全球接受质子放疗的儿童为 2 000~2 500 例,年龄分布 <5 岁占 24%,<10 岁占 50%;治疗 7 大类 39 种肿瘤,70% 以上为髓母细胞瘤、横纹肌肉瘤、霍奇金淋巴瘤、神经母细胞瘤、室管膜瘤和尤因肉瘤;2012—2016 年,全球质子放疗中心数量由 34 家增加到 61 家;

到 2025 年,全球有计划开展质子放疗的中心将达到 132 家,遍及 31 个国家,有机会接受质子放疗的肿瘤患儿也将快速增多;在所有接受放疗的肿瘤患儿中,质子放疗的使用率各国差异显著,法国和日本 10%,美国 15%,瑞典 33%,其中在美国对于恶性程度高的肿瘤(如横纹肌肉瘤、髓母细胞瘤和室管膜瘤)有 50%~70% 的儿童放疗是通过质子实施的;从物理角度,质子放疗对于儿童肿瘤特别是邻近颅脑、头颈部危及器官的肿瘤,其辐射剂量学优势明显,具体表现在对周围正常组织有更好的保护(图 13-3)。

Yock(*J CLIN ONCOL*,2014)主持的一项儿童横纹肌肉瘤质子放疗前瞻性 II 期临床试验结果显示:低风险组 5 年无事件生存率和总生存率分别为 93% 和 100%。Yock 等(*RADIOTHER ONCOL*,2014)报道了"对照质子是否能提高脑肿瘤儿童患者放疗后生活质量"的研究结果,前瞻入组 57 例接受质子放疗的脑肿瘤儿童患者(2~18 岁),以健康相关生活质量(health related quality of life,HRQoL)量表评价放疗后生活质量,与接受 X 射线放疗的另

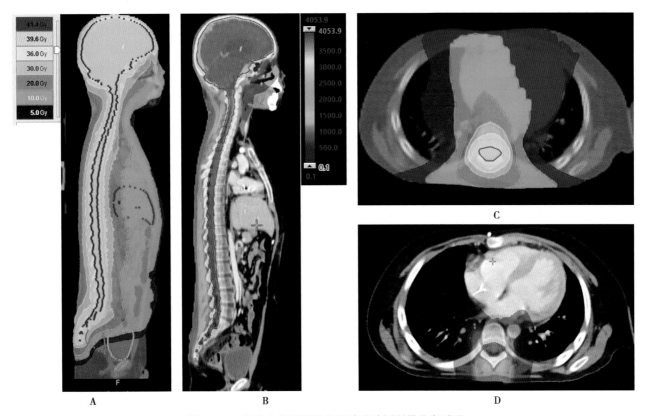

图 13-3　1 例全中枢照射的儿童放疗计划剂量分布对照

A. X 射线放疗剂量分布矢状位;B. 质子射线放疗剂量分布矢状位;C. X 射线放疗剂量分布横断位;D. 质子射线放疗剂量分布横断位。

一组患儿（63例，2～18岁）进行对照，HRQoL量表于疗前、疗中和疗后每年填写一次。结果显示，质子放疗组在5项评估内容中4项（生理、心理、情绪、社交）得分与健康对照组相近，仅在学校表现方面略低。瑞士的一项研究也得到类似的结果（仅社交有显著性差异）。

质子辐射的剂量学优势之一——更窄的侧向散射半影区，对质子放疗中靶区勾画、器官运动管理和体位固定的准确性，都提出了更高的要求。这也解释了为何2016年Journy主持的调查数据显示，国际上所有地区质子放疗中心对于收治10岁以下儿童表现出更加严谨的态度。因此，儿童肿瘤的质子治疗，一定要建立在严格的质控体系和丰富的临床经验基础之上。

（朱健 于壮 施鹏越）

参 考 文 献

[1] 吴国华,陆冬青,吴旭东. 精确放射治疗技术在小儿肿瘤中的应用[J]. 中国肿瘤, 2001, 10(10): 572-573.

[2] 李峰,陈丽容. 儿童恶性肿瘤放疗最新动向[J]. 日本医学介绍, 2000, 21(3): 133-135.

[3] 武莉萍,杨留勤,张如楠. 儿童肿瘤74例的放射治疗[J]. 实用儿科临床杂志, 2001, 16(1): 31-33.

[4] 申文江. 儿童肿瘤的放射治疗[J]. 中华放射肿瘤学杂志, 1997, 21(2): 25-27.

[5] 王国民. 儿童肿瘤放射治疗学[M]. 上海: 上海医科大学出版社, 2000: 42-68.

[6] 仇文龙,施鹏越,王景福,等. 儿童肿瘤放疗剂量相关远期并发症研究进展[J]. 中华放射肿瘤学杂志, 2021, 30(4): 413-418.

[7] MODHA A, VASSILYADI M, GEORGE A, et al. Medulloblastoma in children: the Ottawa experience[J]. Childs Nerv Syst, 2000, 16(6): 341-350.

[8] PACKER R J, COGEN P, VEZINA G, et al. Medulloblastoma: clinical and bio logic aspects[J]. Neuro Oncol, 1999, 1(3): 232-250.

[9] ROOD B R, M ACDONALD T J, PACKER R J. Current treatment of medulloblastoma: recent advances and future challenges[J]. Semin Oncol, 2004, 31(5): 666-675.

[10] SHEIKH B Y, SIQUEIRA E, DAYEL F. Meningioma in children: a report of nine cases and a review of the literature[J]. Surg Neurol, 1996, 45(4): 328-335.

[11] PACKER R J, GOLDWEIN J, NICHOLSON H S, et al. Treatment of children with medulloblastomas with reduced-dose craniospinal radiation therapy and adjuvant chemo therapy: a children's cancer group study[J]. J Clin Oncol, 1999, 17(7): 2127-2136.

[12] ABD EL-AAL H H, MOKHTAR M M, HABIB E, et al. Medulloblastoma: conventional radiation therapy in comparison to chemo radiation therapy in the postoperative treatment of high-risk patients[J]. J Egypt Natl Canc Inst, 2005, 17(4): 301-307.

[13] LI J, THOMPSON T D, MILLER J W, et al. Cancer incidence among children and adolescents in the United States, 2001-2003[J]. Pediatrics, 2008, 121(6): e1470-e1477.

[14] ARNDT C A, STONER J A, HAWKINS D S, et al. Vincristine, actinomycin, and cyclophosphamide compared with vincristine, actinomycin, and cyclophosphamide alternating with vincristine, topotecan, and cyclophosphamide for intermediate-risk rhabdomyosarcoma: children's oncology group study D9803[J]. J Clin Oncol, 2009, 27(31): 5182-5188.

[15] EATON B R, MCDONALD M W, KIM S, et al. Radiation therapy target volume reduction in pediatric rhabdomyosarcoma: implications for patterns of disease recurrence and overall survival[J]. Cancer, 2013, 119(8): 1578-1585.

[16] COHN S L, PEARSON A D, LONDON W B, et al. The International Neuroblastoma Risk Group(INRG) classification system: an INRG task force report[J]. J Clin Oncol, 2009, 27(2): 289-297.

[17] PAULINO A C, FOWLER B Z. Risk factors for scoliosis in children with neuroblastoma[J]. Int J Radiat Oncol Biol Phys, 2005, 61(3): 865-869.

[18] WOLDEN S L, BARKER C A, KUSHNER B H, et al. Brain-sparing radiotherapy for neuroblastoma skull metastases[J]. Pediatr Blood Cancer, 2008, 50(6): 1163-1168.

[19] D'ANGIO G J. Pre-or postoperative therapy for Wilms' tumor?[J]. J Clin Oncol, 2008, 26(25): 4055-4057.

[20] DIX D B, SEIBEL N L, CHI Y Y, et al. Treatment of stage IV favorable histology wilms tumor with lung metastases: a report from the Children's Oncology Group AREN0533 study[J]. J Clin Oncol, 2018, 36(16): 1564-1570.

[21] HARISIADIS L, CHANG C H. Medulloblastoma in children: a correlation between staging and results of treatment[J]. Int J Radiat Oncol Biol Phys, 1977, 2(9/10): 833-841.

[22] MICHALSKI J M, JANSS A, VEZINA G, et al. Results of COG ACNS0331: a Phase III trial of involved-field radiotherapy(IFRT) and low dose craniospinal irradiation(LD-CSI) with chemotherapy in average-risk medulloblastoma: a report from the Children's Oncology

Group[J]. Int J Radiat Oncol Biol Phys, 2016, 96(5): 937-938.

[23] CARBONE A, SPINA M, GLOGHINI A, et al. Classical Hodgkin's lymphoma arising in different host's conditions: pathobiology parameters, therapeutic options, and outcome[J]. Am J Hematol, 2011, 86(2): 170-179.

[24] DHARMARAJAN K V, FRIEDMAN D L, SCHWARTZ C L, et al. Patterns of relapse from a phase 3 Study of response-based therapy for intermediate-risk Hodgkin lymphoma(AHOD0031): a report from the Children's Oncology Group[J]. Int J Radiat Oncol Biol Phys, 2015, 92(1): 60-66.

[25] WEKSBERG D C, SHIBAMOTO Y, PAULINO A C. Bifocal intracranial germinoma: a retrospective analysis of treatment outcomes in 20 patients and review of the literature[J]. Int J Radiat Oncol Biol Phys, 2012, 82(4): 1341-1351.

[26] HOFFMAN H J, OTSUBO H, HENDRICK E B, et al. Intracranial germ-cell tumors in children[J]. J Neurosurg, 1991, 74(4): 545-551.

[27] AFZAL S, WHERRETT D, BARTELS U, et al. Challenges in management of patients with intracranial germ cell tumor and diabetes insipidus treated with cisplatin and/or ifosfamide based chemotherapy[J]. J Neurooncol, 2010, 97(3): 393-399.

[28] RAO A D, LADRA M, DUNN E, et al. A road map for important centers of growth in the pediatric skeleton to consider during radiation therapy and associated clinical correlates of radiation-induced growth toxicity[J]. Int J Radiat Oncol Biol Phys, 2019, 103(3): 669-679.

[29] QIU W L, ZHANG W, MA X M, et al. Auto-segmentation of important centers of growth in the pediatric skeleton to consider during radiation therapy based on deep learning[J]. Med Phys, 2023, 50(1): 284-296.

第十四章

小儿恶性肿瘤的介入诊断和治疗

第一节 概 述

一、我国儿科肿瘤介入放射学现状

小儿恶性实体肿瘤近年来发病率越来越高，且治疗方式较成人肿瘤明显滞后。由于恶性实体肿瘤进展迅速，大多数患者就诊时已进展至临床Ⅲ、Ⅳ期，单纯外科手术切除困难。介入治疗能够有效抑制肿瘤的生长，为不能接受手术治疗的患儿提供新的治疗思路，在影像设备引导下经导管局部血管内药物灌注和栓塞可提高小儿恶性肿瘤的手术切除率和治愈率。目前，介入治疗在小儿恶性肿瘤的应用中仍有许多问题有待在临床工作中继续努力克服。儿童肿瘤介入起步较晚，其应用面较窄，应用领域有待进一步拓宽，目前主要应用于肝脏恶性肿瘤和肿瘤破裂出血的治疗，且无前瞻性临床研究、基础性分子机制研究，导致推广困难；介入器材的研制和开发相对滞后，专业技术不完善阻碍了学科发展和技术普及。

二、儿童解剖、生理、病理特点对肿瘤介入治疗的影响

1. 血管解剖特点 包括：①儿童动脉血管壁柔软，粗暴操作易损伤血管内皮并导致血管痉挛，导致靶血管栓塞不彻底；②儿童血管再生能力强，主干栓塞后瘤体易导致新生血管形成，应尽可能选择终末端栓塞；③儿童巨大肿瘤易推移血管导致供血动脉迂曲造成超选困难。

2. 生理、病理特点 包括：①儿童肝脏代偿能力强，肝脏再生迅速，对肝脏栓塞耐受性很好，且肿瘤控制后，正常肝脏组织可迅速增长至正常大小；②儿童肾功能发育不全，介入治疗后水化治疗

易出现水、电解质紊乱。

三、儿童肿瘤介入治疗的特殊性

1. 麻醉 由于小儿在不同的发育阶段中各种生理功能都发生迅速而急剧的变化，术中麻醉有其明显的个体差异；由于患儿配合性差，要求更高且需全程专人监护。术前准备、术中麻醉、术后护理也有其特殊性，应及时与家属沟通病情，安慰患儿，消除其紧张情绪以便手术顺利进行。术后穿刺点出血、血肿也是儿童介入治疗后的一个突出问题，要特别注意患儿肢体的制动以及穿刺点的加压包扎固定，并争取家属的充分配合。

2. 穿刺插管技术 建立股动脉通路是儿童血管内介入治疗的前提，应根据患儿年龄选择适宜的穿刺点，目前6个月以上患儿选择腹股沟韧带下方约2cm，6个月以下患儿建议选择腹股沟韧带股动脉搏动点下方2.5~3.5cm为穿刺点，便于配合小角度进针（进针角度与皮肤成10°~15°角），增加穿刺成功率，但需注意穿刺针进入腹腔风险。山东大学附属儿童医院（济南市儿童医院）完成的4 917例儿童血管介入治疗中，穿刺成功率达到了99.8%（部分穿刺困难者在超声引导下完成），最小患儿9天。

3. 儿童肿瘤介入材料及辅助药物的选择 儿童血管纤细，易损伤、痉挛，造成严重并发症，应尽量选择较小的导管及血管鞘，一般体重大于5kg，3个月以上发育正常儿童可使用4F小儿鞘。儿童血管管径小，预成形导管在狭小空间内难以成形，因此导管应选择单弯或Cobra导管。4F的导管适用于儿童一级分支的选择性插管。更细分支挑选时建议选择微导管。儿童易发生电解质失衡和血流

动力学改变，应注意对比剂选择（优先选择等渗性对比剂）和使用剂量，以碘克沙醇为例，其最大特点是与血浆等渗、无体内代谢，是目前安全性较高的对比剂，动脉内使用剂量应根据年龄、体重和患儿一般情况确定，推荐最大总剂量为 10ml/kg，浓度为 270mg/ml 或 320mg/ml。在介入治疗过程中，使用一定剂量的肝素防止导管内外或导丝表面形成血凝块称为肝素化。儿科肝素化时肝素剂量需根据体重计算。体重＜10kg 时患儿肝素使用剂量为75U/kg，体重≥10kg 时剂量为 100U/kg，1 小时追加半量肝素。此外，需使用生理盐水配制 6U/ml 的肝素水用于术中导管、导丝冲洗。

4. 儿童介入治疗放射防护　儿童的细胞增殖率高，细胞分化种类多、形态变化大、功能差异大，对辐射敏感性更高。需加强医护人员辐射防护教育、技术培训，优化数字减影血管造影（digital subtraction angiography, DSA）设备，优化术者操作技术、减少术中操作时间，使任何辐射照射都保持在可以合理做到的尽可能低的水平，即"ALARA（as low as reasonably achievable）"原则。

5. 儿童介入治疗血液制品应用原则　儿童肿瘤介入治疗中因病情需要可能需输注血液制品，如肿瘤破裂导致的急性失血、化疗后骨髓抑制导致的严重贫血等，因小儿循环系统发育不成熟，输血应遵循基本原则，即无明确输血指征者不输，输血以成分输注为宜，避免增加循环负荷，且更有针对性。

第二节　经皮肿瘤穿刺活检

经皮肿瘤穿刺活检是指在影像设备引导下通过穿刺针对目标组织进行穿刺、取材后用于病理诊断的一种技术。为提高穿刺活检的安全性，对重要器官进行活检时尽量采用细针及选择安全的路径，并应在穿刺前做好实验室检查、体格检查，并取得患儿及家长配合。

一、适应证

1. 影像学检查有恶性征象的占位性病变（包括原发、复发或转移病变），需明确肿块性质。

2. 确定恶性肿瘤患者的临床分期，是否存在周围或远处转移。

二、禁忌证

1. 凝血功能异常。所有胸、腹部及深部病变穿刺活检均需行凝血功能检查，具有易出血倾向是穿刺活检的禁忌证，特别是肝脏恶性肿瘤患儿常伴随凝血功能差、血小板计数减低，必须纠正达到正常后才能行穿刺活检。若术前口服非甾体抗炎药如阿司匹林，穿刺术前需停止用药 10 天以上。

2. 肿瘤已侵袭所在器官包膜，穿刺导致肿瘤破溃播散风险极大者。

3. 腹水。患儿伴随大量腹水被认为是穿刺活检术后出血的危险因素之一，但非绝对禁忌证。有研究表明凝血功能正常的患儿行穿刺活检术后出现出血并发症的概率与是否伴有腹水无相关性。

4. 先天性单肾是肾脏穿刺活检的绝对禁忌证。

5. 穿刺路径必须经过重要正常脏器者，为安全进针的禁忌证。若仅为肠道覆盖目标病灶，可利用超声探头挤压肠道，但操作需轻柔。

三、术前准备

穿刺活检术对组织器官损伤较小，但仍存在一定风险，特别是病变血供丰富、毗邻重要血管及空腔脏器、病灶有破裂倾向，需特别做好术前准备，避免出现大出血或感染等严重并发症，必要时可先行动脉栓塞术后再活检。

1. 术前检查及知情同意　详细了解病史，全面体格检查及影像学检查，明确适应证，制订穿刺方案。完成血、尿、粪便三大常规检查；心、肝、肾功能和凝血功能检查；签署知情同意书。穿刺活检需告知患儿家长穿刺活检的目的及必要性，所采用的器械、穿刺方法及可能出现的各种并发症，取得家长及患儿配合。

2. 器材准备

（1）一次性弹枪切割式活检针：在临床工作中所用活检针类型多种多样，使用须严格按照产品说明书操作。例如，山东大学附属儿童医院（济南市儿童医院）血管瘤与介入血管外科所使用的穿刺针为 16G、18G 一次性弹枪切割式活检针（Precisa 公司），此类针的外套针形态多样，以便切割组织块，通过旋转或推送外套管切割组织块。适用于肝、肺、肾、腹腔、盆腔等较大肿块的活检。

（2）针吸细胞学活检针：此类针的特点为薄

壁，附带针芯，以防在进针过程中进入非靶细胞和增加针的硬度。其针尖多为平头或斜坡状，针的直径多为 19.5～23G。通常认为针的直径在 20G 以下为安全针，其创伤可忽略不计，因此可用其穿过胃肠道、血管等行针吸活检，Chiba 针（千叶针）、Tumer 针、Zavala 针等均为此类。儿童肿瘤病变组织活检时若未能取得成形组织条，可采用 22G Chiba 针抽吸涂片行细胞学检查。

（3）其他器械和药物：包括 5ml、10ml、20ml 注射器，装有 10% 甲醛溶液小试管或标本袋、载玻片等。明胶海绵用于血供丰富病变的穿刺，降低出血的风险。将消毒的明胶海绵剪成小块小条状放入盛有盐水的注射器嘴内，再接穿刺针或导管，用力推压注射器，明胶海绵即可进入穿刺靶点。儿童穿刺活检术多在手术室或 CT 检查室全身麻醉下进行，术前常规备血，穿刺房间还应常备急救药物。

四、导引技术

穿刺活检技术需在影像学引导下进行，临床上常用的导引方法包括 X 线透视、B 超、CT 和 MRI 等。随着影像学技术的快速发展，临床上多技术组合应用越来越广泛。

1. X 线透视导向具有简便易行、费用低、定位快速等优势，尤其适用于胸部与四肢骨骼的穿刺活检。但 X 线透视不能准确反映病变与周围组织关系，组织密度分辨率差、定位能力较差，特别是靠近大血管等重要组织或隐蔽性病变不建议使用。

2. B 超可显示肿瘤的位置、深度、形状、血供及与周围组织关系，引导下活检具有实时图像优点，能准确掌握进针的方向和深度，且可避免射线照射，但易受气体、骨骼等干扰，因此超声多用于较浅表病灶。深部病灶由于穿刺路径长，需更准确定位，多在 CT 引导下完成。

3. CT 为横断面扫描，具有极高的密度分辨率，定位准确，可准确显示病灶位置、坏死情况及与周围组织的解剖关系，亦可准确地确定进针部位、角度和深度，具有较高诊断准确率，常用于胸、腹部、骨骼或其他复杂部位的穿刺活检，尤其适用于小病灶。缺点为无法实时监测进针过程，具有辐射，无增强扫描时较难评估进针是否穿越血管，操作时间长。

4. MRI 与其他影像设备相比，具有较高的组织分辨率和多平面成像能力，近实时成像，无辐射，使用呼吸门控技术可以在较短的扫描时间内采集图像，在明确胸部血管和引导纵隔、肺门及胸壁肿物活检中有其独特优势，已有 MRI 引导下胸部肿瘤经皮活检的文献报道。但术中相关耗材及设备需磁兼容处理，成本费用较高，操作耗时较长。MRI 引导下穿刺活检可在有条件开展的单位进行。

五、穿刺技术和方法

所有经皮活检术应在影像设备的监视下进行。术前应仔细阅读相关病史及影像学资料，确定活检方式。儿童肿瘤病灶多采用切割组织学活检，未能取得理想组织条者、较小病变和可能引起并发症的部位可采用针吸细胞活检。以 CT 导引活检为例，全身麻醉后根据患儿病变的位置，患儿取仰卧位、俯卧位或侧卧位行 CT 检查，根据病灶部位、大小、穿刺入路、体位等选择穿刺的最佳平面、进针点及进针角度。沿穿刺路径用光标测出皮肤进针点与病灶边缘的直线距离、允许进针的最大深度和进针角度。将 CT 激光灯按选定层面投照于体表（横断面定位），用记号笔标记并将标志物贴于标记线上，再行 CT。核实准确后选好穿刺点，皮肤常规消毒，由医师使用活检针进行穿刺，获取病变组织，将组织块标本粘贴于吸水棉纸上，放入甲醛溶液固定后送病理检查。每个病例需取 2～3 条满意组织，若不能取得成形组织条，改用 22G Chiba 针抽吸涂片行细胞学检查。随呼吸移动部位，可行多时相扫描定位，确保穿刺时不损伤重要组织器官。

针刺抽吸细胞学检查是当针尖到达活检部位后，将针芯取出，将注射针管与针连接，使抽吸针管呈负压状态，然后做数次（一般 3 次）快速上下穿刺，针尖移动范围为 0.5～1.0cm，针尖呈扇形移动，达到多点穿刺目的，使较多的细胞组织吸入针管内，将针管内的细胞组织制成涂片，然后将涂片放到无水乙醇的器皿内进行固定。

六、穿刺活检术注意事项

1. 穿刺层面和穿刺点的选择　CT 检查应以病变为中心，做 5mm 层厚扫描。穿刺点选择为皮肤到病变的最短距离，应避开重要脏器、血管、特殊组织（如叶间裂），以垂直方向为好，小病灶垂直方向穿刺容易成功。

2. 多点多向穿刺　为防止恶性肿瘤的穿刺针道种植转移，尽可能减少穿刺次数。建议采用同轴的方式,即只用一个针道多向穿刺。针尖做扇形移动,并配合快速上下穿刺。在穿刺抽吸过程中抽吸针管需持续负压吸引以保证取得足量的组织标本。

3. 穿刺时应避免损伤邻近的血管、神经和内脏器官　穿刺前增强扫描是非常重要的,它可清楚地显示病变形态、范围及其与周围组织关系等情况,以协助制订合理的穿刺方案,尽可能地减少或避免并发症发生。

4. 选择合适穿刺针的型号　选择适合的穿刺针型号,可以提高穿刺活检的安全性和阳性率。儿童患者建议选择 18G 或 20G 穿刺活检针。

七、影响穿刺活检正确率的因素

1. 操作者的熟练程度　病理细胞学的诊断水平和放射科与病理科的密切配合是保证高阳性率的重要因素。

2. 穿刺部位　若穿刺点定位不准,未取到病变组织,或取样于病变坏死区,则会出现假阴性。

3. 穿刺针的选择　若穿刺针选择不当,如实质性病变选择穿刺针太细(24G 针),则可能出现取样标本不够,难以作出准确诊断。不易抽取标本的硬癌可采用切割法,以得到准确诊断的标本。

4. 标本处理不当　如涂片不均匀,没有及时固定涂片标本等,这样使涂片无法观察。

5. 标本检查项目　包括癌细胞、细菌和真菌等,可依具体病例的临床情况而定,避免出现假阴性。

八、临床应用

1. 肝脏　儿童肝脏占位性病变是穿刺活检术的主要适应证。通常于麻醉后在超声或 CT 引导下进行穿刺,依据患儿年龄大小,可应用 18G 穿刺针。穿刺点通常选择患儿腋下线,同侧肋膈角下方,肋间隙中间,避免经过胸腔。在实际临床工作中,首先使用最短路径穿刺,但若病灶体积较大或位于肝脏边缘,建议穿刺路径经过一部分正常肝脏后进入病灶,这样有助于降低肿瘤破裂出血的风险。

若患儿存在大量腹水、不能纠正的凝血功能障碍或血小板计数低于 $100×10^9/L$,可行经颈静脉肝脏穿刺活检。由右侧颈总静脉入路,将导管引入肝静脉,根据肝静脉与肝实质的解剖关系,选择合适的肝静脉进行活检,导管前端至肝静脉壁,在引导

下引入穿刺针进行活检。此方法的成功率约 98%,罕见出现严重并发症,2%～5% 病例可出现较轻的并发症。

2. 肾脏　肾脏占位通常采用超声引导下穿刺活检,穿刺点选择腰大肌旁,注意避开腹膜腔,降低出血或种植转移风险。肾脏穿刺应避免穿入肾盂,以免增加术后出血概率,穿刺靶区位于肾皮质或肿瘤位置。

3. 肺　肺内占位通常采用 CT 引导下穿刺活检(图 14-1)。术前通过胸部 CT 确定肺内病变的位置,避开骨骼,并且选择距离肺部病灶的位置最近的穿刺点。患者采取仰卧位或俯卧位,在此过程中需多次扫描,调整穿刺针的方向、深度,直至达到穿刺要求为止。穿刺针到达病变位置时,进行穿刺活检。在穿刺过程中应在屏气状态下进行,以保持穿刺路径准确性,防止因呼吸波动造成穿刺误差,引起肺及血管损伤。

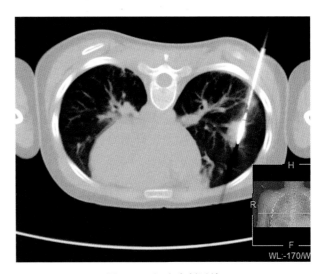

图 14-1　经皮穿刺活检
患儿,女性,8 岁。右肺占位,CT 引导下 18G 活检针穿刺活检,病理学检查结果显示炎性结节。

4. 骨骼肌肉系统　术前需依据局部解剖结构结合影像学检查资料初步判断毗邻组织结构的情况,避免损伤重要神经、血管及其他重要组织结构;骨骼的病变通常采用 CT 引导下穿刺,肌肉软组织病变可采用超声引导下穿刺。

九、术后处理及常见并发症

1. 术后处理　术后常规使用止血药,深部脏器(尤其是巨大肝、肾肿瘤)的穿刺活检,术后需复查超声或 CT,明确是否存在穿刺部位出血。若无

明显出血征象，穿刺部位采用简单包扎即可；若存在出血需立即采取止血措施，如介入栓塞等。

2. 常见并发症 穿刺活检术后并发症主要包括麻醉后疼痛、出血、气胸、感染、意外正常组织器官的损伤或肿瘤种植转移等。并发症的发生率与穿刺针的大小、穿刺的部位、操作者穿刺技术及所选用的穿刺路径等有密切关系。

（1）气胸：气胸是胸部穿刺活检最常见的并发症之一，一般发生于术后 4 小时，其中大多于 1 小时内发生。气胸发生率高低与病灶部位、穿刺针型号、穿刺技术熟练程度等因素有关。当病灶位于肺内而不与胸壁紧相连时，气胸发生率较穿刺紧贴胸膜的病变高；应用粗针或切割针时，气胸发生率较细抽吸针高；穿刺技术不熟练，反复穿刺气胸发生率增高。关于儿童气胸发生率尚无统一结论，成人

CT 引导下肺穿刺活检气胸的发生率平均为 37%。少量气胸，无须外科处理，严密观察保守处理，大量气胸时需行胸腔抽吸或引流。

（2）出血：胸膜腔出血是胸部穿刺活检较为严重的并发症，主要表现为患儿出现面色苍白、烦躁不安、血压持续下降、咯血、血胸及心包积血等，应行紧急手术止血。严重的出血可引起咯血，10% 的患儿表现为中度咯血，应预防窒息发生。肺内进针路径周围亦可有少量出血，一般可自行吸收。

（3）感染：穿刺术后感染，多与术中无菌原则执行不严格有关，或本身所穿刺的病灶为感染性病变，继而引发穿刺道或其他脏器的感染，一旦出现感染症状，及时使用抗生素治疗。

（4）肿瘤播散和种植：发生率较低，约 0.1% 以下。

第三节　经导管动脉化疗栓塞

一、肝脏恶性肿瘤动脉内化疗栓塞

经导管动脉化疗栓塞（transcatheter arterial chemoembolization, TACE）在成人肝癌治疗中已得到广泛应用。正常肝脏有肝动脉和门静脉双重供血系统，其中 20%～30% 来自肝动脉，70%～80% 来自门静脉。而肿瘤的血供 70%～95% 来自肝动脉，因此选择性肝动脉化疗栓塞可以阻断肿瘤的血供，控制肿瘤生长，使肿瘤坏死缩小，而对正常肝组织血供影响较小。此外，相较于全身化疗，TACE 可以明显提高肿瘤组织中化疗药物浓度，肝肿瘤组织与正常组织浓度比可达（5～20）:1，而全身体循环浓度明显减低，使肿瘤在阻断血供以及高浓度化疗药物的双重作用下消退。

自 1998 年日本医师 Osaka 首次报道 8 例 TACE 治疗巨大肝母细胞瘤患儿以来，国内外文献均对 TACE 在儿童肝母细胞瘤治疗中的临床价值及安全性进行了报道，认为 TACE 能够提高不可切除型肝母细胞瘤手术完整切除率，改善预后。2004 年日本医师 Yasuhiro Ohtsuka 提出对不能一期手术切除且未发生转移的肝母细胞瘤患儿应首选 TACE。

（一）适应证

1. 术前或术后化学减容治疗。

2. 不能手术切除的中晚期恶性肿瘤，中期肝

恶性肿瘤患者也可将介入治疗作为首选治疗方法，待介入治疗后酌情行外科手术切除。

3. 肝功能为 Child-Pugh 评分 A、B 级者。

4. 肝母细胞瘤破裂出血者。

5. 肝移植术前等待供肝者，可考虑化疗栓塞以期控制肝母细胞瘤进展。

（二）禁忌证

1. 肝、肾功能严重障碍，肝功能 Child-Pugh 评分 C 级。

2. 凝血机制严重减退有严重出血倾向者。

3. 门静脉主干被瘤栓阻塞（若肝功能基本正常可使用超选择导管技术对肿瘤靶血管进行分次栓塞）。

4. 广泛肝外转移，外科或介入等有创治疗不能改善预后者。

5. 大量腹水、全身状况差或恶病质者。

6. 碘对比剂过敏者。

（三）常规准备

1. 体格检查。

2. 完成常规及特殊检查，包括术前超声检查、胸腹部增强 CT、胸部 CT 平扫、头部 MRI 平扫、骨髓穿刺、骨显像、肝肾功能、血凝、甲胎蛋白、心脏彩超、心功能及听力监测等。

3. 纠正贫血、术前护肝治疗等术前准备治疗。

4. 穿刺部位备皮。

5. 向家长解释介入治疗的方法及目的，术中、术后可能并发症及对症处理，签署手术知情同意书。

6. 术前备血。

7. 化学治疗药和栓塞剂。

（四）常用介入器械

小儿穿刺鞘组件，推荐 4F；4F Pig 导管、4F Cobra 导管；微导管可选择 2.6F 或 2.2F 等。

（五）化学治疗药物

多柔比星（或表柔比星）30mg/m²、顺铂 60mg/m²。每一药物的剂量应尽可能与常用有效剂量相似，若患者一般情况较差，应减量，甚至仅用半量；不用单用无效的药物。

（六）常用栓塞材料

1. 碘化油　液体栓塞剂，具有亲肿瘤性，属末梢性栓塞剂，为肝脏肿瘤最常用栓塞剂。常与化疗药物如多柔比星（或表柔比星）混悬使用，这样可增加栓塞部位的药物浓度并延迟药物释放，形成化学性栓塞。常用剂量为 10～20ml，间隔注射以使碘化油有足够的时间进入肿瘤组织。

2. 聚乙烯醇（polyvinyl alcohol，PVA）颗粒　一般使用直径 300～500μm，可作为永久性末梢栓塞材料，主要栓塞较大供血动脉。

3. 明胶海绵颗粒　为高分子网状海绵材料，安全、无毒、价廉，为可吸收性中短期栓塞剂，具有良好的伸缩性和输送能力，能有效避免堵管的发生。于碘化油化疗栓塞后经动脉缓慢注射，栓塞供血动脉主干，延长碘化油化学药物与肿瘤的接触时间以增加疗效。

4. 载药微球　由特定材料制成与药物混合的微球或包裹药物的微囊，一般选择直径 100～150μm，能使药物缓慢释放，具有局部化学治疗和栓塞治疗双重作用。可分为生物可降解及非生物降解微球，前者如甲氨蝶呤明胶微球，肝内降解时间为 1 个月，后者如顺铂微球，肝内降解时间在半年以上。

5. 弹簧圈　属于机械栓塞材料，由特殊金属材料呈弹簧状盘曲并附带织状物制成。临床上多用于肿瘤合并肝动脉 - 门静脉瘘的栓塞，也用于栓塞胃十二指肠动脉、胃右动脉以防止栓塞剂进入。

（七）经动脉介入治疗方法

常规静脉复合麻醉后采用 Seldinger 技术经皮穿刺股动脉，成功后置入 4F 小儿鞘管，进行腹主动脉及肝总动脉造影，明确肿瘤供血动脉后选用合适的导管（微导管）超选择插管至靶血管，进行肝动脉化疗药碘化油乳剂栓塞。肿瘤的供血血管血流异常丰富，在瘤体边缘形成血管网，呈"抱球征"。术中应尽可能找到所有肿瘤供血动脉，依次进行化疗栓塞。肿瘤常见供血动脉包括肝左动脉、肝右动脉、肠系膜上动脉分支、肾动脉分支、膈下动脉及腰动脉分支等。将碘化油与化疗药物、少量对比剂充分混合后制成乳剂行肿瘤供血动脉化疗栓塞，必要时可选择载药微球。灌注化疗后，可根据情况使用明胶海绵、聚乙烯醇颗粒及弹簧圈等行供血动脉主干栓塞。

（八）术后处理及并发症

1. 术后处理　TACE 术后化疗药物毒性和肿瘤组织坏死会导致代谢产物淤积，术后患儿应常规给予全身水化、碱化尿液，水化总液体量为 1 500～3 000ml/m²，采用 24 小时均匀泵入。同时可应用 5% 碳酸氢钠 3～5ml/kg，碱化尿液，必要时可给予呋塞米 1～2mg/kg 静脉注射促进排尿，降低心脏负荷，注意检测患儿出入量、肝功能及电解质变化，及时调整液体张力。

2. 并发症　TACE 术后最常见的不良反应为发热、恶心、呕吐、腹痛、肝损伤等，主要原因为化疗栓塞后导致肿瘤组织坏死和器官缺血、水肿及迷走神经反射等。

（1）发热：术后发热多为肿瘤组织坏死引起的吸收热，可持续 1～2 周，高热时可给予冰袋物理降温、口服布洛芬混悬液综合方案降温，避免患儿出现高热惊厥，必要时可给予糖皮质激素以减轻机体的炎性反应。

（2）恶心、呕吐和腹胀：TACE 术后恶心、呕吐和腹胀等消化道症状可给予镇吐药，症状严重者可给予高选择性 5-HT3 受体拮抗剂镇吐药如昂丹司琼、促进消化道动力药如多潘立酮等，同时常规应用胃黏膜保护剂及抑酸药，如奥美拉唑等，避免胃十二指肠病变发生。

（3）腹痛：主要因为靠近肝包膜的肿瘤缺血坏死导致局部反应性炎症渗出产生包膜刺激症状，较重患儿在明确由肿瘤缺血引起的肝区疼痛可给予布洛芬等非甾体抗炎药治疗，注意警惕胆囊动脉异位栓塞等情况，必要时使用吗啡。

（4）肝损伤：TACE 术后出现肝损伤多为一过

性,表现为转氨酶及总胆红素升高,可在术后 24 小时内检出,主要由化学药物毒性及栓塞后缺血引起。因此,术后应积极加强保肝治疗及对症处理。保肝药物可选用非特异性抗炎保肝药(如异甘草酸镁 3mg/kg)、解毒类保肝药(如还原型谷胱甘肽 50mg/kg)、腺苷甲硫氨酸 30~60mg/kg 等,不宜采用多种同一类别的保肝药避免加重肝脏负担,应用过程中应逐渐减量、缓慢停药,可采用静脉滴注后改用口服的序贯疗法。

(5)骨髓造血功能抑制:TACE 术后骨髓造血功能可受到抑制,主要表现为白细胞减少,中性粒细胞、血小板和血红蛋白也可受到不同程度影响,应每周检查一次血常规,及时对症处理。同时应警惕应用蒽环类药物引起的心肌病变以及铂类药物引起的耳毒性。

(6)恶性肿瘤破裂出血:是一种严重而致命的常见并发症,其发病突然、急剧,且常伴休克,故治疗困难,预后较差。肝肿瘤破裂主要见于肿瘤体积较大的肝母细胞瘤发生自发性破裂,也可发生于同时行穿刺活检术后的患儿,多发生于活检术后 1 周内,表现为突发腹痛、腹胀,接着出现急腹症、缺血、缺氧。若怀疑肿瘤破裂可行腹部超声或腹穿,如超声下见活动性出血或抽出不凝血即可确诊。一旦确诊应立即行肝动脉造影及栓塞治疗或剖腹探查。

(7)肝脓肿:TACE 术后出现肝脓肿可能性较低。肿瘤液化坏死是脓肿形成的基础,在此基础上由肠道回流至肝或介入操作带入的细菌在坏死的癌组织中生长繁殖可形成脓肿。主要临床表现为长期持续高热,呈弛张热,峰值可达 39.5~41℃,时间超过 2 周,同时伴有不同程度肝区疼痛。因此,TACE 术后如持续出现高热且伴肝区疼痛,应考虑肝脓肿可能,需立即行肝脏 CT 或超声检查,一旦证实脓肿形成,应行经皮肝穿脓肿引流、抗生素冲洗脓腔,并根据细菌培养结果及时全身应用敏感抗生素。

(8)其他并发症:如异位栓塞、肝肺综合征、胆囊炎、消化道出血如食管 - 胃底静脉破裂出血、腹水形成、油脂性肺炎等较为少见。

(九)疗效判断及手术时机选择

TACE 是肝母细胞瘤非手术切除中一种重要的治疗方式,其疗效判断可参考以下几点:①患儿生活质量提高;②肿瘤的大小及血供状态的变化,可通过超声、CT 等影像学方法监测;③AFP 水平是判断肝母细胞瘤患儿预后情况和治疗效果的重要客观观察指标;④肿瘤坏死程度是判断疗效的最客观指标,肿瘤坏死越彻底,正常肝组织受累越小,则治疗效果越好。

不能一期手术的患儿,TACE 术后评估为 POST-TEXT Ⅰ期、Ⅱ期或没有重要血管(门静脉、下腔静脉)累及的 POST-TEXT Ⅲ期患儿,可行肝叶切除或分段切除;若 TACE 术后仍未达到切除指征且评估未出现肝内转移、远处转移、血管受累可再次行介入治疗(图 14-2、图 14-3)。

二、肾脏恶性肿瘤动脉内化疗栓塞

儿童肾脏恶性肿瘤以肾母细胞瘤多见,其发病率在小儿腹部肿瘤中占首位。发病年龄多见于 2~4 岁,男女发病无差异。经肾动脉化疗栓塞术阻断肿瘤血供,造成肿瘤缺血坏死萎缩,肿瘤血管塌陷,更易完整切除肿瘤,缩短外科手术时间,降低手术风险,提高患儿无瘤生存率。同时,动脉化疗栓塞能有效地抑制肿瘤细胞核分裂,降低肿瘤细胞增殖活性,术中肿瘤细胞不易播散入血,降低了远处转移的概率,并可限制体内潜在的继发灶在原发灶切除后迅速生长。有研究显示术前经肾动脉栓塞化疗较全身静脉化疗有效缩短了术前治疗周期,提高了术中肿瘤完整切除率。对于不易切除的巨大肿瘤,或者伴有严重并发症的患者,亦是良好的姑息性治疗方法。同时,经肾动脉化疗栓塞可激活机体免疫机制对抗肿瘤从而提高疗效。

(一)适应证

1. 诊断为肾恶性肿瘤较晚期(Ⅲ~Ⅳ期),估计一期手术切除困难。

2. 肿瘤巨大,内侧边界达到或超过腹中线,不能确定有无肾外浸润或肾门淋巴结转移者。

3. 患儿全身情况较差,近期不能耐受较大手术者。

4. 肾肿瘤伴有大量血尿者。

5. 无手术指征的患者姑息性治疗。

(二)禁忌证

1. 碘剂过敏者。

2. 严重心、肝、肾功能不全者。

3. 严重凝血功能障碍者。

4. 穿刺部位感染者。

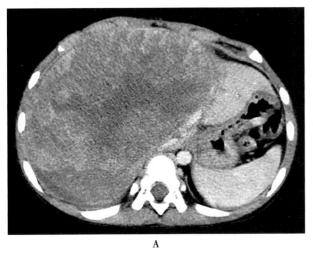

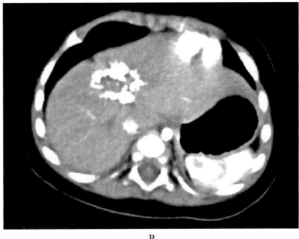

A

B

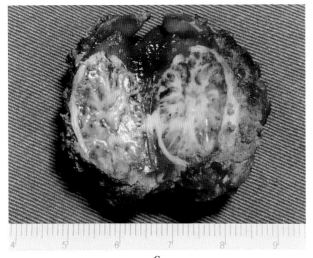

C

图 14-2　肝右叶巨大肿物（患儿，女性，28 天）
A. 增强 CT 提示肝右叶巨大肿物（肝母细胞瘤）；B. 介入
术后瘤体明显缩小、碘化油沉积；C. 外科切除后显示瘤
体明显坏死。

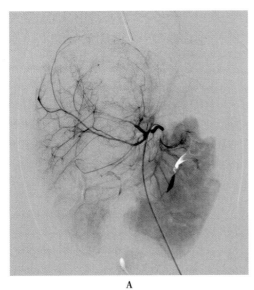

A

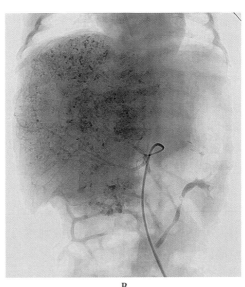

B

图 14-3　肝右叶巨大占位性病变
A. 肝动脉数字减影血管造影，肝右叶巨大富血供瘤体，呈典型"抱球征"；B. 经导管动脉化疗栓塞
术后，肿瘤血管及肿瘤染色大部消失，碘化油与化疗药物混合乳剂均匀沉积。

（三）术前准备

1. 患者准备 详细了解病史及全面体格检查，确定诊断，制订治疗方案。完成血、尿、粪便三大常规检查；心、肝、肾功能和凝血功能检查。胸部X线片了解有无肺转移。向患者及家属解释介入手术的方法及目的，操作中可能发生的并发症、不良反应，以取得合作。穿刺部位做皮肤准备。术前禁食6小时。

2. 器械准备 小儿穿刺套针、Pig导管、4F Cobra导管、微导管、导丝。栓塞物质，如碘化油、明胶海绵颗粒、PVA颗粒等。

3. 药物准备 对比剂、肝素、生理盐水；化疗药物（常用顺铂、多柔比星、长春新碱）等。

（四）经导管动脉化疗栓塞

术前化疗栓塞的优点主要在于减少术中出血，减少经静脉转移的可能。肾动脉栓塞后，血流停止静脉瘀缩形成血栓；肾动脉栓塞24～72小时，被栓塞肿瘤和肾发生水肿，同侧肾床的界面显示清楚有利于肿瘤的彻底切除。姑息性治疗时使肿瘤坏死，控制或缓解肿瘤所产生的严重症状，并使肿瘤缩小、稳定和改善全身状况，延缓肿瘤生长速度。TACE能明显降低中晚期患儿的病死率，减少复发和转移，提高术后长期生存率。

1. 操作方法及注意事项 常规静脉复合麻醉后采用Seldinger技术经皮穿刺股动脉，成功后置入4F小儿血管鞘，使用4F Cobra导管行双肾动脉造影，明确肿瘤供血动脉及影像学特点，大多数肿瘤表现为动脉增粗，血管呈"抱球征"或杂乱扭曲、粗细不均、血管湖形成，实质期肿瘤染色。然后将导管送至靶血管（儿童最好使用微导管超选择靶血管），经导管注入栓塞剂。常用化疗方案为多柔比星10～15mg/m^2，顺铂10～20mg/m^2，长春新碱75μg/kg，二联或三联使用，也可将碘化油与化疗药物、少量对比剂充分混合后制成乳剂行肿瘤供血动脉灌注栓塞，碘化油常用剂量为0.5ml/kg，最大不超过20ml。若需使用载药微球应将药物与微球充分混合。灌注化疗后，可根据情况使用明胶海绵、聚乙烯醇颗粒等行供血动脉主干栓塞。

由于儿童疾病本身及生理特点，导管操作技术要求较高，在行肾动脉化疗栓塞时，需在全身麻醉下进行。肾母细胞瘤患儿就诊时瘤体一般较大，腹部膨隆明显且伴有血管压迫移位、狭窄，因此术中动作需轻柔。在肾动脉超选困难时，可用Pigtail导管增加侧位及斜位造影，充分暴露肾动脉开口部位及角度。有腹腔播散或转移者经导管动脉化疗栓塞后加用长春新碱、放线菌素D等静脉给药行全身化疗，2～3周后手术切除瘤肾。

2. 栓塞材料的选择及应用

（1）PVA颗粒：为非水溶性，遇水性液体可膨胀，体积将增加20%，生物相容性好，在体内不被吸收。优点为注射时相对不受时间的限制，在微导管不能完全到位的情况下仍能进行栓塞治疗，注射过程相对简单，易于控制。术中可将PVA颗粒与对比剂混合成悬浮剂，经微导管注入靶血管。注射过程应在DSA下谨慎操作，避免栓塞剂反流入正常血管。

（2）明胶海绵颗粒：属蛋白基质海绵，能被组织吸收，明胶海绵堵塞血管后，起网架作用，能快速形成血栓，为非永久性闭塞。优点为无抗原性、易得、廉价、能消毒，可按需要制成不同大小和形状，摩擦系数低，用一般的血管造影导管即可快速注射，闭塞血管安全有效。

（3）载药微球：为应用于肿瘤动脉灌注化疗的可控释性剂型，使病变局部高药物浓度、延长作用时间，且全身不良反应小。用组织相容性和降解作用良好的聚乳酸作载体与多柔比星合成可控释性微球。然后将载药微球与对比剂混合悬浮液经肾动脉插管注入，可提高药效5～25倍，并有缓释作用。微球到达瘤体的血管床和终末小动脉，造成病变局部的高浓度和延长作用时间以杀伤癌细胞，微球在各级动脉内停留，机械性阻断血流，起化疗和栓塞的双重作用。

3. 造影征象

（1）动脉期：肿瘤较大时可有肾动脉主干增粗，肿瘤附近的肾内动脉分支可被肿瘤推移、撑开或拉直。少数肾内动脉包绕肿瘤，呈"抱球征"。肾内动脉分支被肿瘤包裹和侵蚀，表现为局限性变细或粗细不均，可见肿瘤血管显影。肿瘤血管常粗细不均、迂曲，并多密集成团。有时还可见特征性较强的不规则湖状肿瘤血管。

（2）实质期：特征性表现为肿瘤区不均匀和不规则密度增高，即肿瘤染色。也可仅表现为密度不均匀。多数肿瘤和正常肾组织分界不清，少数肿瘤和正常肾组织之间可见到一狭窄逆光带，即假包膜。

（3）静脉期：肾静脉发生瘤栓或继发血栓后，可见到肾静脉主干或其分支内充盈缺损或突然中断,阻塞以前的肾静脉排空延迟,常可观察到侧支静脉显影。

（五）术后常规处理

1. 术后患儿常规给予补液利尿,存在血尿的患儿可给予碱化尿液。

2. 预防感染可少量使用抗生素抗感染治疗。

3. 其他症状如恶心、呕吐、发热等对症处理。

4. 术后 3 天复查肝、肾功能。

5. 注意有无异位栓塞的症状和体征,并及时处理。

（六）并发症及处理

1. 栓塞后综合征　表现为腹痛、腰痛、发热、恶心、呕吐,由肾脏缺血、机体对栓塞剂的异物反应和肿瘤变性坏死导致。术后前几天疼痛较重,可予镇痛药。发热常于术后 2～3 天出现,若为低热可不予处理,高热或患者感到不适时可使用非甾体抗炎药或激素如吲哚美辛、地塞米松,效果较好。恶心、呕吐可予镇吐药对症处理。

2. 非靶器官栓塞　栓塞剂反流至肾外如肠系膜上下动脉、下肢动脉,可引起严重的并发症,应尽量避免。若使用明胶海绵或不锈钢圈栓塞,症状较轻;若为碘化油反流,可引起内脏器官坏死。预防的方法是导管头位置应较深,压力适当,注射时用力均匀。必要时使用球囊导管暂时阻断肾动脉血流后注入栓塞剂,以避免栓塞剂反流引起异位栓塞。此外,如肿瘤内有动静脉瘘,碘化油可通过瘘口进入肺部,引起肺栓塞。预防的方法是先用少量明胶海绵颗粒栓塞,再注入碘化油栓塞。经肾动脉注入碘化油栓塞后加用明胶海绵颗粒或 PVA 颗粒,完全阻断患侧肿瘤的血流。

3. 肾脓肿　一旦发生需加强抗生素联合应用,必要时考虑经皮穿刺肾脓肿放置引流管进行引流。

（七）疗效判断

1. 肿瘤减积率　根据影像学检查计算肿瘤体积较前缩小程度,有研究表明术前 TACE 能使肿瘤缩小程度较全身化疗更明显,肿瘤越小,手术切除难度越低。

2. 肿瘤坏死率　根据增强后肿瘤最大层面的坏死面积占瘤体总面积百分率计算坏死率。动脉化疗栓塞治疗后肿瘤均有不同程度坏死,与静脉化疗相比肿瘤坏死率更高,表明经动脉介入化疗肿瘤局部药物浓度高、疗效好,肿瘤坏死更明显。

3. 包膜完整率　术中可见肿瘤表面蔓状怒张血管萎瘪,分离时出血较少。虽然肿瘤内部坏死液化区扩大,但肿瘤假包膜增厚和纤维化,不易破裂,较易分离和切除,降低术中破溃和种植转移的概率。

4. 肿瘤细胞活性　肾动脉化疗栓塞后肿瘤的组织类型不会发生改变,但可使肿瘤细胞增殖活性明显降低,加速其凋亡。

5. 生存期随访　有研究表明经动脉化疗栓塞治疗患儿中位随访时间长达 5 年,无瘤生存率明显高于静脉化疗患儿,说明介入治疗能明显降低中晚期患儿的病死率,减少复发和转移,提高术后长期生存率(图 14-4)。

三、视网膜母细胞瘤动脉内化疗

视网膜母细胞瘤是来源于视网膜胚基的恶性肿瘤,发病率 1/28 000～1/15 000,约 2/3 的患儿在 3 岁前发病,无性别及种族差异。此瘤被认为是可遗传的眼球恶性肿瘤,因为约 50% 的视网膜母细胞瘤患儿具有患病及遗传倾向的 *RB1* 基因突变。

（一）适应证

1. 初发眼内期视网膜母细胞瘤且未行任何治疗的眼内期视网膜母细胞瘤。

2. 难治性眼内期视网膜母细胞瘤。

3. 复发性眼内期视网膜母细胞瘤。

（二）禁忌证

1. 不可纠正的凝血功能障碍及血常规严重异常的血液病者。

2. 活动性感染者。

3. 眼外转移的视网膜母细胞瘤患者。

4. 先天性颅脑血管异常、先天性脑发育异常等而不能实施血管性介入手术者。

（三）术前准备

1. 患者准备　详细了解病史及全面体格检查,确定诊断,制订治疗方案。完成血、尿、粪三大常规检查;心、肝、肾功能和凝血功能检查。眼眶增强 MRI 了解有无眶周组织、视神经受累;胸部 X 线片了解有无肺转移;头部 MRI 了解有无脑转移。向患者及家属解释介入手术方法及目的,操作中可能发生的并发症、不良反应,以取得合作。穿刺部位做皮肤准备。术前禁食 6 小时,术前 30 分钟肌内注射地西泮 10mg。

2. 器械准备　造影导管如 Cobra 导管,单弯导管,1.7/1.5F 神经微导管,无须栓塞物质。

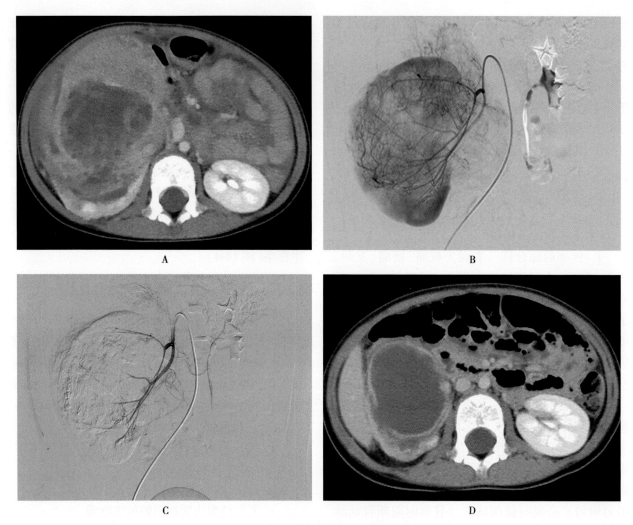

图 14-4　肾母细胞瘤（患儿，女性，2 岁）

A. 增强 CT 显示右肾巨大不均匀强化肿块（肾母细胞瘤）；B. 肾动脉数字减影血管造影显示肿瘤血供丰富、染色明显，供血血管增多、杂乱；C. 动脉化疗栓塞术后，肿瘤分支血管及肿瘤染色大部分消失；D. 术后 1 个月复查 CT 显示瘤体较前明显缩小，部分坏死。

3. 药物准备　对比剂；抗凝剂、等渗氯化钠注射液和肝素；化疗药物（美法仑、卡铂及托泊替康等）。

（四）术中操作

动脉内化疗（intra-arterial chemotherapy，IAC）需在全身麻醉下进行，患儿去枕平卧，肩部稍垫高，头后仰，臀部稍垫高。消毒双侧腹股沟区后采用 Seldinger 技术经皮穿刺股动脉，置入 4F 小儿血管鞘，并行全身肝素化（肝素 75U/kg）。用 4F 超滑 Cobra 导管选择性插入患侧颈总动脉。C 臂转至 90°，人工手推对比剂碘克沙醇（320mgI/ml）行颈总动脉侧位造影。眼动脉显影后予以路标，用微导管行眼动脉超选择性插管。进行稀释造影（生理盐水与对比剂 1∶1）显示微导管在眼动脉内且脉络膜显影清晰后，将化疗药物滤过后进行眼动脉灌注化疗。灌注速度控制为 2ml/min，在灌注过程中，按时透视观察是否有微导管脱出眼动脉，如发现脱管，立即停止灌注，造影证实后重新进行眼动脉超选择性插管。灌注完成后撤管并拔出血管鞘，压迫穿刺点 10 分钟至止血，并用弹力绷带进行加压包扎。术后穿刺侧肢体伸直制动 6 小时，观察记录患儿生命体征、消化道反应以及患眼局部症状，并于第 3、7、14、21 天常规监测血常规。

由于眼动脉解剖结构的变化，一些血管非常难以超选。眼动脉尺寸小或血管痉挛而无法识别视动脉，或由于分支的解剖学变异导致选择性插管困难时，可采用替代途径。即使在既往 IAC 成功的患儿中，由于局部血流暂时性不平衡导致再次行 IAC

时无法获得满意的脉络膜显影。当然也存在血管痉挛等未知因素。眼动脉插管也可因血流动力学障碍激活相关的侧支循环。前期的化疗可能导致眼动脉直径变细，导致颈外动脉分支血流增加。眼动脉和颈外动脉之间的吻合被认为是影响 IAC 有效性的一个变量。

（五）眼动脉替代入路

行 IAC 时，若微导管无法稳定于眼动脉开口，主要是由眼动脉开口与颈内动脉成角导致的，可通过球囊阻断颈内动脉远端进行灌注化疗。在颈内动脉球囊栓塞灌注化疗中，化疗药物被稀释在 6ml 生理盐水中，并在 4 分钟内迅速注入，然后将球囊放气，以防止发生脑缺血并发症。

眼眶内外组织的供血动脉主要为眼动脉，上颌动脉发出的眶下动脉和脑膜中动脉也参与供血，且三者互有吻合。眼动脉造影显示眼动脉造影反流（脉络膜显影不好，对比剂没有沿眼动脉前进，而是反流入颈内动脉），可能是由颈外动脉与眼动脉存在吻合导致，脉络膜血流可能来源于颈外动脉。IAC 过程中，约 80% 的患儿可经眼动脉直接灌注药物，其余 20% 可通过球囊暂时阻断远段颈内动脉灌注和颈外分支灌注。在颈外动脉分支进行 IAC 时，最常用的分支为脑膜中动脉。脑膜中动脉 94% 起自上颌动脉，其前支即脑膜泪腺支与眼动脉的泪腺支吻合或直接与眼动脉吻合形成。既往研究中，189 次 IAC 过程中有 184 次为经眼动脉灌注，5 次经过脑膜中动脉灌注。

Pham 等首先报道在 2 例病例中通过后交通动脉逆行入眼动脉行动脉化疗。2014 年，Saglam 等报道应用后交通动脉逆行眼动脉入路完成动脉化疗 15 次，并通过前交通动脉逆行入对侧眼动脉完成动脉化疗 4 次，认为经后交通动脉逆行入路行动脉内化疗是治疗视网膜母细胞瘤安全有效的方法，并可缩短术中透视时间。后交通动脉起自颈内动脉床突上段的后内侧壁，与大脑后动脉相连，构成大脑动脉环（Willis 环）的外侧面，实现颈内动脉与椎 - 基底动脉的沟通。当眼动脉与颈内动脉成锐角时，插管较为困难，但通过后交通动脉逆行至眼动脉后则成钝角，使眼动脉插管变得容易。有报道称 1 例患儿进行了 3 次 IAC，由于眼动脉与颈内动脉成明显锐角，前 2 次虽眼动脉插管成功，但存在对比剂少量反流情况，第 3 次经过椎动脉 - 后交通动脉逆行眼动脉插管过程顺利，术中未见对比剂反

流。在逆行眼动脉插管路径中除后交通动脉外，还可经前交通动脉实现。前交通动脉连接两侧大脑前动脉，与后交通动脉、大脑前动脉、大脑后动脉、颈内动脉末端一起构成大脑动脉环，对脑部的血液供应起调节和代偿作用，在 IAC 过程中可于对侧颈内动脉经前交通动脉逆行插管至眼动脉。

除脑膜中动脉外，在上颌动脉中还有经颞深前动脉化疗的报道。Amans 对 1 例 12 个月的既往接受过包含 IAC 在内的多重治疗的双眼视网膜母细胞瘤患儿，进行双眼 IAC 治疗时，左眼顺利通过眼动脉进行药物灌注，但右眼动脉插管困难，通过造影可见颞深前动脉与眼动脉存在明显吻合，经颞深前动脉造影可见脉络膜显影后，进行药物灌注治疗。此外，Quinn 报道曾有 1 例患儿患眼没有颈内动脉供血，而采用颞浅动脉为 IAC 提供通路。

（六）术中注意事项

1. 术中动态监测患儿生命体征，由于视网膜母细胞瘤患儿一般年龄较小，术中应实时动态监测患儿生命体征的变化。针对术中可能出现的气道高反应实时关注二氧化碳分压、血氧饱和度，早期发现早处理。

2. 患儿头位固定于正位，术中超选及灌药过程避免移动患儿体位。

3. 灌药过程中需仔细谨慎，避免微导管脱出导致手术失败，术中多次透视证实微导管位置。

（七）术后常规处理

1. 术后常规水合氯醛镇静避免患儿哭闹引起穿刺点出血。

2. 其他症状对症处理。

3. 术后第 3、7、14、21 天复查血常规。

4. 注意有无异位栓塞的症状和体征，并及时处理。

（八）并发症与处理

1. 骨髓抑制　为术后较常见并发症，表现为术后白细胞、红细胞、血小板中一种或多种血细胞减少。目前临床观察认为多数骨髓抑制可自行恢复或给予对症处理后好转。术中严格控制化疗药物剂量是预防严重骨髓抑制的重要方法。

2. 胃肠道反应　术后厌食、恶心、呕吐是比较常见的并发症，一般症状较轻。术后可预防性予以镇吐药，减少术后胃肠道反应。

3. 眼底出血或眼底血管栓塞　眼底出血或眼底血管栓塞的发生率较低，低于 2%。具体原因

不明,可能与灌注压力、灌注时间有关。适当降低灌注压力及控制灌注时间有利于减少眼底出血的发生。

4. 眶周局部反应　眼睑水肿、额部皮肤红斑、多泪、结膜充血等为化疗药物沿眼动脉分支(即非靶血管如眶上动脉、眼睑动脉、泪腺动脉)到达正常组织引起的,可给予外用多磺酸黏多糖乳膏、妥布霉素地塞米松滴眼液对症治疗(图14-5)。

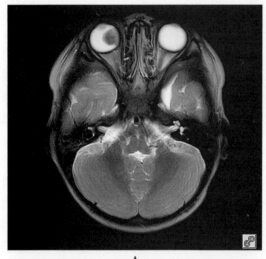

A

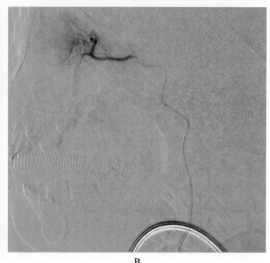

B

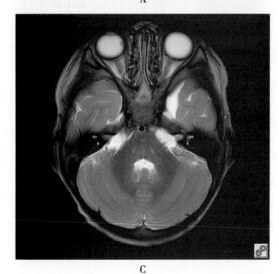

C

图14-5　视网膜母细胞瘤(患儿,女性,1岁)
A. 眼眶增强 MRI 提示右眼不规则肿块(视网膜母细胞瘤);B. 微导管超选进入眼动脉后造影,可见明显眼环显影,行动脉灌注术;C. 介入术后,肿瘤明显缩小、钙化稳定。

第四节　肿瘤消融治疗

　　肿瘤消融治疗是指在影像设备的引导下用物理方法或化学方法直接破坏异常病变组织从而达到治疗目的。物理消融包括射频、冷冻、激光、微波、高强度聚焦超声等办法。化学消融主要包括无水乙醇、乙酸、细胞毒性药物等。近年来,这项技术已被广泛应用于不适合手术、放化疗的或肿瘤孤立性、直径小的成人患者。儿童肿瘤的消融治疗开展明显滞后,临床工作中以肝母细胞瘤、肺转移性肿瘤、术后残余与复发病灶、肾母细胞瘤、骨肿瘤等物理消融多见。

一、消融治疗适应证、禁忌证

(一)肝脏恶性肿瘤

1. 适应证

(1)单发肿瘤,最大直径≤5cm;或肿瘤数目≤3个,最大直径≤3cm。

(2)无门静脉癌栓及邻近器官侵袭。

(3)肝功能 Child-Pugh 评分 A、B 级。

（4）不能手术切除的巨大肝肿瘤或多发肿瘤的姑息性治疗。

2. 禁忌证

（1）原发性弥漫肝肿瘤或弥漫转移性肝癌者。

（2）伴癌栓或邻近器官侵袭者。

（3）经护肝治疗后肝功能不能改善者。

（4）难以纠正的凝血功能障碍或有严重出血倾向者。

（5）严重贫血者需先纠正贫血。

（6）肝性脑病、大量腹水、恶病质者。

（7）肿瘤位于第一肝门者为相对禁忌，术中需谨慎操作。

（二）肺恶性肿瘤

1. 适应证

（1）不能手术治疗的肺多发性原发性或转移性肿瘤。

（2）现有治疗不能控制者，或复发癌灶的姑息性治疗。

（3）肺功能差或合并全身其他疾病不能耐受手术者。

（4）单一病灶（体积小于5cm）的非手术治疗。

2. 禁忌证

（1）相对禁忌证

1）严重肺气肿、肺纤维化者。

2）病灶靠近肺门或纵隔大血管者。

3）肺内多发转移者局限单一肺叶可手术切除者。

4）重要脏器（如心脏、肝脏、肺脏及肾脏等）功能严重衰竭者。

（2）绝对禁忌证

1）有严重出血倾向者、血小板低于$50×10^9$/L和不能纠正的凝血功能障碍者。

2）术前7天应用抗凝及抗血小板药物者。

（三）肾及肾上腺恶性肿瘤

1. 适应证

（1）肿瘤位于肾皮质内，直径小于5cm者。

（2）全身状况差不能耐受手术者。

（3）病变侵及双肾或先天性单肾无法手术者；或肾移植前姑息性治疗。

（4）巨大肿瘤的减容治疗。

（5）联合化疗等治疗的辅助治疗。

（6）不愿接受外科手术治疗患者，或术后复发者。

2. 禁忌证

（1）有严重出血倾向者、血小板低于$50×10^9$/L和不能纠正的凝血功能障碍者。

（2）病灶靠近肾门，预计消融后出现肾盂输尿管损伤者。

（3）病变侵袭周围脏器，无法安全消融者。

二、术前准备

1. **患者准备**　术前了解患儿病史及临床症状，仔细阅读影像学资料并制订手术计划。术前检查患者血常规、凝血功能、血生化及心电图等；签署知情同意书，取得患儿及家属配合。术前禁饮食6～8小时，必要时可术前1小时口服对比剂水溶液使胃肠道、输尿管等显影，避免上述结构损伤。使用生命监护仪，严密监测患者生命体征。

2. **器械准备**　射频治疗仪（包括冷却循环仪）、射频治疗针；微波治疗仪、微波治疗针；或者5ml或10ml注射器、2%利多卡因、碘伏、消毒碗、胶带、无菌手套。必要时备血浆或血小板。手术室应有吸氧仪、吸痰仪、心电监护仪和除颤仪，备好抢救药品。

三、消融治疗机制及操作

1. **经皮局部热消融治疗**

（1）原理：①肿瘤组织一般血供较丰富，其耐热能力比正常组织差；②肿瘤组织局部加温至39～40℃可致癌细胞停止分裂，41～42℃后可引起DNA损伤而杀死癌细胞。以射频消融术（radiofrequency ablation，RFA）为例，在超声、CT等引导下，将一特制带鞘射频针准确穿刺至瘤体，射频针发出460kHz频率的频率波，激发被烧灼组织细胞进行等离子振荡，离子循着交流电方向的改变而运动，离子间相互撞击摩擦发热，局部达到80～100℃的高温，能快速有效地使局部组织脱水，癌组织凝固坏死，同时可使肿瘤组织与周围正常组织间形成0.5～1.0cm厚的凝固带，切断肿瘤血供并防止肿瘤转移。

（2）治疗方法：患者术前空腹6小时，取适当体位，在B超或CT下探测肿瘤位置大小，选择穿刺点及进针方向、角度，以甲紫标记皮肤穿刺点。穿刺时应避开周围重要脏器及大血管。常规消毒铺巾，在局部麻醉下以刀尖切开穿刺点皮肤2～3mm，将射频针穿过皮肤，在B超引导下快速、准确进入肿瘤内部，打开射频针。将射频针与由计算机控制的射频发生器连接，开始射频治疗。

2. 经皮穿刺氩氦刀消融治疗

（1）原理：通过先后输入高压常温氩气（冷媒）和高压常温氦气（热媒），使刀尖在60秒内冷冻病变组织至-140℃，然后在热媒作用下使刀尖升温将冰球解冻并加热组织至40～45℃，达到摧毁肿瘤的目的。

（2）治疗方法：根据病灶位置选取合适体位，设计穿刺点、穿刺路径。按照肿瘤体积、位置及与周围组织关系进行布针，探针间距1cm，在CT监测下，根据冰球形成情况进行增减。儿童常用氩气压力2.4×10^4kPa，氦气压力1.7×10^4kPa。冷冻消融模式为冷冻10～15分钟，复温3～5分钟。

3. 高强度聚焦超声消融术治疗

（1）原理：利用超声波的可视性、软组织穿透性和聚焦等物理特点，将体外低能量超声在体内病灶处聚焦，通过焦点区高能量超声产生瞬态高温的热效应、空化效应和机械效应杀死肿瘤细胞。

（2）治疗方法：在全身麻醉下使用高强度聚焦超声的诊断性超声探头将肿瘤位置显像于超声成像设备上，根据消融的肿瘤深度及范围，调好治疗参数，在脱气水袋上移动传感器，在距肿瘤组织外周1cm处开始逐一向内消融，治疗频率为0.8MHz，部分较深的肿瘤中心区域重复消融。采用多循环模式，间隔时间为6分钟。复温3～5分钟后拔出冷冻针，穿刺针道内注入生物蛋白胶。

四、术后处理及注意事项

1. 熟悉并严格执行各消融治疗仪的操作说明进行消融治疗，逐点进行。一般情况下，应先消融较深部位肿瘤，再消融较浅部位肿瘤。

2. 为确保消融治疗的效果，消融范围应该力求达到0.5cm的安全边界，重叠消融方式可以保证消融范围和减少漏空的发生；治疗结束前再次超声/CT全面扫描肝脏，确定消融范围已经完全覆盖肿瘤。

3. 消融完成后，常规禁饮食4小时、监测生命体征4小时，卧床6小时以上。加强患儿护理巡视，注意监测血常规、肝肾功能等。

五、并发症

消融治疗是一种安全有效的方法，并发症发生率较低，常见的并发症如下。

1. 发热　主要是因为机体对射频发出高温的反应性发热和坏死组织的吸收热，一般约为38.5℃，少数超过39℃，持续3～7天，对症治疗即可消退。

2. 疼痛　患者在接受射频消融治疗时可出现局部的胀痛，术后3～5天痛感最明显。为减轻疼痛，可在术前、术中或术后适当加用一些镇静药、镇痛药。

3. 局部并发症　出血、气胸、胸腔积液、少量腹水、周围脏器损伤等。手术时应尽量避开大血管、重要脏器及胸膜腔等。

4. 心律失常　良好的麻醉可以避免由疼痛迷走神经张力升高导致的心律失常，有冠心病的患者在治疗过程中应进行心电监护并准备除颤设备。

5. 肿瘤种植　肿瘤种植率与肿瘤的病理分级、术中出血情况及治疗过程中是否行活检有关，应尽量避免（图14-6）。

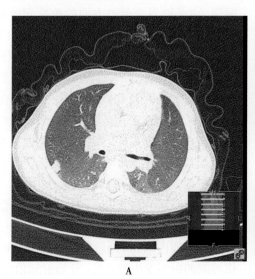

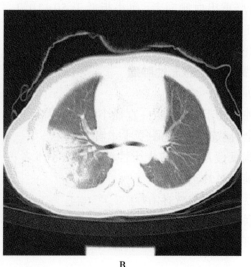

A　　　　　　　　　　　　　　　　　B

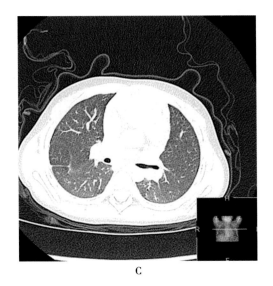

C

图 14-6　肝母细胞瘤(患儿, 男性, 1 岁 2 个月)
A. 肝母细胞瘤术后, CT 示肺转移灶; B. 穿刺活检及射频消融术后 3 天, CT 示局部片絮状渗出改变; C. 射频消融术后 1 个月, 复查 CT 示转移灶消失。

（郭　磊）

参 考 文 献

[1] 李民驹. 小儿恶性肿瘤介入治疗进展[J]. 中华实用儿科临床杂志, 2012, 27(23): 1779-1781.

[2] 赵成如, 史文红, 金刚. 医用介入栓塞材料[J]. 中国医疗器械信息, 2007, 13(8): 1-6.

[3] 张靖, 单鸿, 欧阳强. 儿科介入放射学[M]. 北京: 中华医学电子音像出版社, 2016.

[4] 贾绚, 赖灿, 潘海鹏, 等. 儿童中晚期肾母细胞瘤术前经肾动脉栓塞化疗的疗效对比评价[J]. 中华医学杂志, 2019, 99(15): 1147-1151.

[5] 陈加平, 郭春宝, 张明满. 儿童Ⅲ、Ⅳ期肝母细胞瘤化疗联合高强度聚焦超声消融术与化疗的疗效对比[J]. 中华小儿外科杂志, 2015, 36(1): 26-31.

[6] 李冬瑞, 于杰, 梁萍. 微波消融在肿瘤治疗中的应用与进展[J]. 中华医学杂志, 2018, 98(7): 555-557.

[7] 张靖, 何小兵, 邹炎, 等. 经导管动脉化疗栓塞联合手术治疗儿童肝母细胞瘤[J]. 中华小儿外科杂志, 2008, 29(11): 651-653.

[8] SHARMA D, SUBBARAO G, SAXENA R. Hepatoblastoma[J]. Semin Diagn Pathol, 2017, 34(2): 192-200.

[9] VOGL T J, SCHELLER A, JAKOB U, et al. Transarterial chemoembolization in the treatment of hepatoblastoma in children[J]. Eur Radiol, 2006, 16(6): 1393-1396.

[10] HIRAKAWA M, NISHIE A, ASAYAMA Y, et al. Efficacy of preoperative transcatheter arterial chemo-embolization combined with systemic chemotherapy for treatment of unresectable hepatoblastoma in children[J]. Jpn J Radiol, 2014, 32(9): 529-536.

[11] LIU W G, GU W Z, ZHOU Y B, et al. The prognostic relevance of preoperative transcatheter arterial chemoembolization(TACE) and PCNA/VEGF expression in patients with Wilms' tumour[J]. Eur J Clin Invest, 2008, 38(12): 931-938.

[12] LI M J, TANG D X, XU S, et al. Neoadjuvant transcatheter arterial chemoembolization and systemic chemotherapy for the treatment of wilms tumor[A]. // Marry M. HEUVEL-EIBRINK. Wilm Tumor[M]. Brisbane(AU): Codon Publications, 2016: 95-112.

[13] WANG L, HAN M L, ZHAO J Y, et al. Intra-arterial chemotherapy for unilateral advanced intraocular retinoblastoma: results and short-term complications[J]. Medicine(Baltimore), 2018, 97(42): e12676.

第十五章

造血干细胞移植在小儿恶性肿瘤治疗中的临床应用

第一节 概 述

一、造血干细胞移植定义

造血干细胞是一群具有一定自我更新能力和全能性的细胞，可分化为各种类型的造血祖细胞，进而分化产生不同谱系的骨髓和淋巴样血细胞，如粒细胞、B 细胞、T 细胞、自然杀伤细胞、树突状细胞、红细胞及血小板等。造血干细胞移植（hematopoietic stem cell transplantation, HSCT）曾称骨髓移植术，以后发现造血干细胞不仅存在于骨髓，还存在于胚胎肝脏、脐血、外周血，因此，目前 HSCT 泛指将各种来源的正常造血干细胞在患者接受超剂量放化疗后，通过静脉输注移植入受者内，以替代原有的病理性造血干细胞或缓解强放化疗导致的严重骨髓抑制，从而使患者正常的造血及免疫功能重建。造血干细胞移植是一项系统工程，涉及移植免疫学、血液学和放射医学等诸多学科。

小儿恶性肿瘤具有恶性程度高、转移速度快和起病隐匿的特点，通常发病时已达到晚期，尽管目前治疗的进展已给一部分恶性肿瘤患儿带来了生存希望，但由于常规剂量达不到最大的肿瘤杀灭，长期的疗程又极大地影响患儿的生活质量，HSCT 支持下的大剂量放化疗为小儿恶性肿瘤的治疗提供了有效的方法。

二、造血干细胞移植分类

（一）按供者的不同分类

1. 同基因移植 是指供、受者人类白细胞抗原（human leucocyte antigen, HLA）基本相同，见于同卵双胎之间的移植，即 HLA 全相合同胞供者造血干细胞移植。这种移植是治疗重症再生障碍性

贫血的最理想方法，也可用于自身免疫病的治疗，但存在同基因供者的机会极少，且不适用于遗传性疾病的治疗，故临床应用受到很大限制，本章不做详述。

2. 同种异体（异基因移植） 移植供、受者为同一种族，供、受者虽然基因不完全相同，但要求主要组织相容性抗原一致，主要包括 HLA 全相合或不全相合的无血缘供者和单倍体相合的亲缘供者造血干细胞移植。在无 HLA 全相合同胞供者时可考虑，尤其是单倍体相合造血干细胞移植具有供者易获得且依从性好等优点，疗效接近全相合移植，已成为一种重要的替代移植选择。这种移植适用于治疗各种类型的自身免疫病、造血系统恶性肿瘤、重症遗传性免疫缺陷病，以及各种原因引起的骨髓功能衰竭等，是目前应用最广泛、疗效最好的造血干细胞移植。

3. 自体移植 采集患者自己的一部分造血干细胞，分离并深低温保存。待超剂量放、化疗后再回输给患者，以此重建造血功能。由于干细胞来源于自身，移植后并发症相对较少，对尚未侵袭骨髓的实体瘤，是一种安全有效的方法。适用于对放、化疗敏感的高危实体瘤，如复发淋巴瘤、晚期横纹肌肉瘤和神经母细胞瘤等，经治疗已获得完全缓解的急性白血病患者，若无合适的同种异体供者，可考虑自体造血干细胞移植。

（二）按造血干细胞来源分类

1. 骨髓移植 包括异体骨髓移植和自体骨髓移植。异体骨髓移植又分为同基因骨髓移植（同卵双胎之间）和异基因骨髓移植。异基因骨髓移植又可分为血缘关系骨髓（父母、同胞兄弟姐妹）移植与

非血缘关系骨髓(志愿捐髓者)移植。20世纪90年代以前,骨髓移植是造血干细胞移植的主要类型,临床上用于治疗自身免疫病、免疫缺陷病、再生障碍性贫血和白血病等。供者捐献骨髓时,所抽纯骨髓仅占人体骨髓总量的很小一部分,经1~2周后骨髓完全恢复,不会留下任何后遗症状。然而由于麻醉和抽取大量骨髓带来的痛苦及风险,以及操作复杂、获取干细胞数量不稳定、移植后造血恢复较慢等问题促使人们不断寻找更合适的移植物。20世纪90年代后期,用血细胞分离机即可以从供者外周血中获取足量的造血干细胞,且植入较快,近年来已逐步代替骨髓移植。异体骨髓移植HLA配型及供者来源困难,移植物抗宿主病(graft versus host disease, GVHD)发生率高;自体骨髓移植需处理后再回输,但难以除尽残余的异常克隆细胞,影响疗效。因此,临床上骨髓移植治疗受到一定限制。

2. 外周血干细胞移植(peripheral blood stem cell transplantation, PBSCT)　包括自体外周血干细胞移植和异基因外周血干细胞移植。外周血中干细胞数量很少,CD34$^+$细胞仅占外周血单个核细胞的0.01%~0.1%,而造血干细胞移植物中CD34$^+$细胞数≥$2×10^6$/kg是普遍认为较为安全有效的界限。因此采集前应使用粒细胞集落刺激因子(granulocyte colony-stimulating factor, G-CSF)等细胞因子将干细胞从骨髓动员到外周血。通过采集经过动员后的外周血中的造血干/祖细胞作为移植物移植给受者,使其重建正常的造血与免疫功能。这种移植具有采集方便,对供者影响小,供、受者耐受性好,移植后植入快,造血和免疫功能恢复快,移植物抗肿瘤效应强等优点,应用较为广泛。外周血干细胞移植缺点为会引起供者发热、骨痛、白细胞增多等不良反应,同样存在HLA配型困难问题。

3. 脐血干细胞移植　脐血中干细胞含量与骨髓相似(CD34$^+$细胞仅占2.4%),其增殖能力强,HLA表达较低,免疫原性弱,容易达到免疫重建,且来源方便丰富、配型成功率高,可以部分代替同种异体骨髓移植。受脐血干细胞数量限制,脐血移植的治疗对象主要为儿童,并且随着脐血移植的发展,其治疗的病种也越来越多,目前脐血干细胞移植的适应证较骨髓移植和外周血干细胞移植更广。

4. 其他　如胚胎干细胞移植、人诱导多潜能干细胞及混合干细胞移植(包括联合间充质干细胞移植等),除恶性疾病及血液系统疾病外,还广泛应用于神经系统疾病、心脏病及内分泌疾病等,但多数尚处于研究阶段。

三、造血干细胞移植的适应证

早期HSCT的主要适应证是各种原因的造血系统疾病,目前已广泛应用于多种恶性疾病和非恶性疾病的治疗,同时可望在基因治疗中将发挥更大的作用。由于小儿的疾病种类和类型、生理发育特点、疾病类型、药动学及医疗价值等多方面因素,小儿HSCT存在与成人不同的特点,如小儿中遗传性疾病多见,如珠蛋白生成障碍性贫血(地中海贫血)、范科尼贫血、代谢性疾病及免疫缺陷病等,目前HSCT是这些疾病的唯一根治方法;但小儿中发病率较高的恶性血液系统疾病(包括白血病、恶性淋巴瘤)等大部分可经正规化学治疗得到治愈,仅20%左右的患儿需要行HSCT。目前研究认为儿童行HSCT的效果优于成人。在移植中,小儿中造血干细胞来源于同胞供者及脐血供者的情况均较成人多见;GVHD的发生率、程度均低于成人;儿童的胸腺未完全消退,造血、免疫重建快;但同时HSCT前行放疗及化疗的预处理对小儿的生长发育、内分泌的影响均明显;并且在移植过程中存在一定的风险,如移植相关性病死率10%~20%,并且有些患者移植后复发。因此,采用何种方式、何时移植,应在对患者的病情、机体情况等综合评估后作出全面的评价。接受造血干细胞移植患者应对放化疗敏感,心肝肺等主要脏器功能正常。目前HSCT主要适应证如下。

1. 遗传性疾病　包括重症珠蛋白生成障碍性贫血、重症遗传性免疫缺陷等。

2. 血液系统恶性肿瘤　包括慢性髓细胞性白血病慢性期、急性髓系白血病、急性淋巴细胞白血病、非霍奇金淋巴瘤、霍奇金淋巴瘤、多发性骨髓瘤、骨髓增生异常综合征等。

3. 血液系统非恶性肿瘤　包括再生障碍性贫血、范科尼贫血、珠蛋白生成障碍性贫血、镰状细胞贫血、骨髓纤维化、重症阵发性睡眠性血红蛋白尿、先天性无巨核细胞血小板减少症等。

4. 实体瘤　包括神经母细胞瘤、乳腺癌、睾丸癌、小细胞肺癌、卵巢癌、儿童肉瘤等,对放、化疗敏感者也可考虑行自体造血干细胞移植。

5. 其他　重症自身免疫性疾病如系统性红斑

狼疮、多发性硬化、硬皮病等；糖尿病足和下肢动脉狭窄性疾病；脊髓神经损伤；急性放射病；联合

器官移植，诱导免疫耐受；冠状动脉内注入，改善心肌功能；转染携带基因等。

第二节　异基因造血干细胞移植

异基因造血干细胞移植（allogeneic hematopoietic stem cell transplantation, allo-HSCT），由于造血干细胞来源于供者，具有良好的造血重建能力，并可通过移植物抗肿瘤（graft versus tumor, GVT）作用，杀伤残留肿瘤细胞，已成为治愈血液系统恶性肿瘤、骨髓衰竭性疾病、某些先天性及代谢性疾病等的重要方法。

一、分类

（一）按造血干细胞来源分类

可分为骨髓移植、外周血造血干细胞移植、胎肝造血细胞移植和脐血造血干细胞移植等。异基因造血干细胞移植仍以骨髓移植为首选，但由于配型及来源限制，近年来，外周血干细胞移植和脐血干细胞移植比例上升，逐渐占据主导地位。

（二）按造血干细胞供者与宿主的关系分类

可分为相关供者移植（同胞兄弟姐妹间或亲子间移植）和无关供者移植（HLA 表型相同或大部分相同的随意人群中寻得的供者）。

（三）按 HLA 配合分类

1. HLA 相合　HLA 相合是指 HLA-A、HLA-B、HLA-DR 等 6 个主要位点全相合的移植。

2. HLA 不相合　HLA 不相合指供受者间 HLA 配型，常用 6 个位点中，1 个以上不合的移植。

（四）按预处理方案的不同分类

分为清髓性造血干细胞移植、减低毒性清髓性造血干细胞移植和非清髓性造血干细胞移植。其中清髓性造血干细胞移植又分为有全身照射（total body irradiation, TBI）方案和无 TBI 方案。

（五）按体外细胞处理分类

1. 去除 T 细胞移植　骨髓采集后，用单克隆等方法，将 T 细胞去除，可降低 GVHD 的发生率和严重程度。

2. 非体外去除 T 细胞移植　目前主流方案为北京方案和 PT-Cy 方案。北京方案是北京大学团队基于 G-CSF 和抗胸腺细胞球蛋白（antithymocyte globulin, ATG）诱导免疫耐受建立的非体外去除 T 细胞的单倍型相合骨髓和外周血混合移植体系。

PT-Cy（post-cyclophosphamide）方案，又称"巴尔的摩方案"，是约翰斯·霍普金斯大学建立的移植后应用环磷酰胺诱导免疫耐受的单倍型相合移植方案。这两个方案业已成为国际主流的单倍型造血干细胞移植模式。

3. 活化造血干细胞移植　将供者单个核细胞（mononuclear cell, MNC）在体外加 IL-2 或抗 CD3 单抗等将其活化，然后再行移植，可增强杀瘤活性，减少白血病复发。

4. 基因修饰造血干细胞移植　造血干细胞（hemopoietic stem cell, HSC）经离体基因修饰后再进行移植，可治疗某些遗传性疾病，或增强杀瘤能力。目前已经有多个结合基因编辑和病毒载体导入造血干细胞的基因治疗临床试验，应用于 X 连锁重症联合免疫缺陷病、腺苷脱氨酶缺乏性重症联合免疫缺陷病、戈谢病、范科尼贫血和获得性免疫缺陷综合征等。拓展了造血干细胞移植的范围，具有巨大潜力，但依然存在 HSC 数量稀少、归巢及分化功能容易在培养中受损和安全性等挑战。

5. 扩增造血干细胞移植　采集较少量造血细胞，在体外加入有助于 HSC 培养体系及添加物，如细胞因子［SCF、血小板生成素（thrombopoietin, TPO）、IL-3、IL-6、G-CSF 等］，小分子物质（前列腺素 E_2 等），以及与基质细胞共培养等方法，但目前获得的 HSC 多数仍不能满足临床需要。

6. 体外产生的造血干细胞移植　目前体外产生 HSC 的主要来源为人多能干细胞（包括人胚胎干细胞和人诱导多能干细胞），通过形成拟胚体和 / 或与基质细胞共培养、转录因子过表达、形成畸胎瘤，以及利用 CRISPR/Cas9 或其他基因编辑技术等方法获得可用于移植的造血干祖细胞。有望成为 HSCT 的新来源。目前尚处于研究阶段，仍存在巨大挑战。

二、适应证

可用以治疗多种血液系统恶性疾病、实体瘤、再生障碍性贫血、先天性及各种自身免疫病等（表 15-1），但无论国内还是国外，allo-HSCT 的主要适

应证仍然是血液系统恶性疾病,其中白血病占绝大多数。

表 15-1　异基因造血干细胞移植适应证

血液病	遗传学疾病
急性非淋巴细胞白血病	骨髓纤维化
急性淋巴细胞白血病	先天性免疫缺陷病
慢性髓细胞性白血病	Ⅰ型戈谢病
多发性骨髓瘤	先天性角化不良
骨髓增生异常综合征	黏多糖贮积症
霍奇金淋巴瘤	自身免疫病
非霍奇金淋巴瘤	系统性硬化症
恶性组织细胞病	类风湿关节炎
再生障碍性贫血	多发性硬化
阵发性睡眠性血红蛋白尿	系统性红斑狼疮
原发性红细胞增多症	淀粉样变性
原发性血小板增多症	其他
珠蛋白生成障碍性贫血	事故性急性放射病
范科尼贫血	

三、移植方法

(一)供者选择

异基因造血干细胞移植供者大多数是患者的同胞兄弟姐妹、父母,近 20 年来,配型技术及移植方案的进步已经将供者的选择扩展至 HLA 全相合或不全相合的无关供者。18～50 岁的健康人,HLA 相合或 1～2 个位点不合均可作为造血细胞供者。体重 30kg 以下的患儿应首选脐带血。

(二)造血细胞的采集和保存

1. **骨髓采集和处理**　在手术室无菌环境中进行,小儿多用全身麻醉,也可采用硬膜外麻醉。选择双侧髂前上棘至髂后上棘沿髂嵴做多点穿刺,每点不同深度共抽髓血混合液 10～20ml,多用肝素抗凝,要最大限度地防止血液稀释骨髓。采集量为 10～15ml/kg(受者体重)或有核细胞达 $(1～3)×10^8$/kg(受者体重)。采集后骨髓应经 200～300μm 滤网过滤。

2. **外周血造血细胞动员和采集**　鉴于骨髓采集需要硬膜外阻滞或全身麻醉,在无菌环境中抽取,程序复杂,牵涉人员多,供者痛苦大,20 世纪 80 年代初开始探索外周血造血干细胞代替骨髓的

可能性。以后随着动员剂的应用,外周血造血干细胞移植渐趋成熟,20 世纪 90 年代迅速发展,大有取代异基因骨髓移植的趋势。PBSCT 多采用 G-CSF 或 GM-GSF 为动员剂,常用剂量为 G-CSF 5～10μg/(kg·d),或 G-CSF 及 G-CSF/GM-CSF 各 2.5μg/(kg·d),连续使用 4～7 天,第 4～7 天(多为第 5 天)开始采集干细胞,一般采集 1～3 次。目前主要是利用血细胞离心机通过密度梯度离心原理将血细胞分层后聚集目标细胞,通常循环血量为 10 000～12 000ml,一般采集 MNC $(2～6)×10^8$/kg。采集前给予补充钙剂以防抗凝剂复方枸橼酸钠引起的低钙反应,采集过程中严密观察供者神志、精神及生命体征变化,及时对症处理。

采集完成后,留取适量采集物,提取 MNC 应用流式细胞术检测 $CD34^+$ 细胞比例,并通常通过免疫磁珠分离和富集 $CD34^+$ 细胞群。根据 Mayo Clinic 标准和意大利骨髓移植工作组标准评价造血干细胞采集效果,获得的 $CD34^+$ 细胞数≥$2×10^6$/kg(受者体重)视为采集成功。采集物充分与干细胞冻存液进行混合后,经过一定程序保存至液氮或 −80℃低温冰箱。

3. **受者准备**　骨髓根治性化疗是造血干细胞移植的重要组成部分。因此,预先必须顾及强力放/化疗时期及以后可能遇到的问题。全面、合理和充分的术前准备对移植术的成功具有非常重要的作用,一般包括以下几个方面。

(1)一般准备:患者即将经历一次强烈损伤性的治疗,术前尽可能改善体质,提高营养,全面细致查体,记录体重和三大常规,寻找和清除感染灶,给予全环境保护(total environmental protection,TEP)。TEP 包括皮肤、眼、耳、口、鼻、脐和会阴等部位的清洁消毒,无菌饮食,入住空气层流病房等。

(2)心理准备:向患者和家属解释移植术的必要性、安全性和技术过程,说明可能出现的情况和对策,增强患者战胜疾病的信心,最大限度地取得患者和家属的全面合作,并书面签字同意接受此项手术。

(3)血型和 HLA 测定:需常规测定 ABO 血型和 Rh 血型。预先测知患者血型对供者选择、全血细胞抑制期成分输血及植入检测有重要参考价值。HLA 是移植免疫的主体。

HLA 可分成三大类即 HLA Ⅰ、Ⅱ、Ⅲ类分子,每一类均含有多个座位,其中 HLA Ⅰ类有 A、B、

C、HLA II 类有 DP、DQ、DR，不同人类个体之间的 HLA 具有多态性，I、II 类分子是触发移植排斥反应的首要抗原。因此造血干细胞移植前必须检测 HLA-A、HLA-B、HLA-D。若供受者间 HLA 不配合，则会发生移植物抗宿主病（graft versus host disease, GVHD）或宿主抗移植物反应（host versus graft reaction, HVGR）。在同胞供者造血干细胞移植时，A、B、D 位点其中之一不合时，GVHD 发生率可达 60%，两位点不合时达 70%。当无关供者间移植，HLA-A、HLA-B 或 HLA-D 不合时，II～IV 度 GVHD 发生率高达 94%。由此可见，HLA 相合是异体造血干细胞移植成功的关键。传统的血清学及细胞学分型技术主要侧重于分析 HLA 产物特异性，现已被基于 DNA 序列的基因分型方法代替，后者主要包括聚合酶链反应 - 限制性片段长度多态性（PCR-restriction fragment length polymorphism, PCR-RFLP），聚合酶链反应 - 序列特异的寡核苷酸探针（PCR-sequence-specific oligonucleotide probe, PCR-SSOP），聚合酶链反应 - 序列特异性引物（PCR-sequence specific primer, PCR-SSP），高通量测序（high-throughput sequencing, HTS）和聚合酶链反应 - 基于序列的基因分型（PCR-sequence based genotyping, PCR-SBT）等。其中 PCR-SBT 测序方法是现在世界卫生组织（World Health Organization, WHO）推荐的 HLA 分型方法的"金标准"。

（4）静脉导管建立：大部分造血干细胞移植患者，从术前水化、碱化，以及随后的强力化疗、造血细胞输注、药物毒性反应期的静脉高营养、骨髓抑制期的成分输血、感染期的抗生素疗法等，均需要通过静脉途径实施，可能持续数周。目前常用以下置管方法减轻患者的痛苦和减少护士的工作量。①颈静脉插管术：可保留导管 1 周。②锁骨下静脉插管术：用 Hickman 或 Broviac 导管在胸前皮下潜行约 5cm 再插入锁骨下静脉，可保留数周至数月。③经外周静脉穿刺的中心静脉导管（peripherally inserted central venous catheter, PICC）置管术，由外周静脉（贵要静脉、肘正中静脉、头静脉）穿刺插管，经腋静脉、锁骨下静脉汇入上腔静脉，其尖端位于上腔静脉下约 1/3。该方法置管成功率高，操作简单，痛苦少，安全性及稳定性好，感染发生率较低，且可保留长达 1 年，较为推荐。置管后应高度重视导管护理，避免导管相关并发症如感染及血栓形成。

（5）主要脏器功能测定：术前常规做心电图、肝功能、肾功能、淀粉酶和血生化等检查，以作为选择强烈化疗药物种类和剂量的参考，监测毒性反应和移植物抗宿主病。

（6）细菌培养和药物敏感试验：一般应做眼、耳、鼻、咽、血、尿液、粪便、腋窝、外阴部细菌培养加药物敏感试验，隔天 1 次，每部位 3 次。目的在于了解体内、体表潜在的细菌寄生情况，有利于全血细胞减少期合并感染时病原体的估测和抗菌药物的选择。

（7）预防感染：粒细胞缺乏时应预防性抗感染治疗，主要包括：①细菌感染，预防性应用抗生素多在插管后开始，通常联用对 G^+ 菌及 G^- 菌敏感的抗生素；②真菌感染，抗真菌药物如制霉菌素、伊曲康唑、氟康唑等；③病毒感染，抗病毒药物如阿昔洛韦或更昔洛韦；④卡氏肺孢子菌感染，可用复方磺胺甲噁唑或其他磺胺类药物进行预防治疗；⑤结核感染，既往感染或存在不活动结核病者还应预防性给予抗结核药物。此外，应高度重视肠道消毒，全血细胞减少期患者处于免疫抑制和高度易感染状态，此时，尽管患者被安置在无菌环境中，体表每天应由护士做清洁护理，但正常存在的肠道菌群仍可能作为病原体移位致病或进入血流引起败血症。因此，术前需进行肠道消毒，可降低感染的风险，减轻移植物抗宿主反应。常用方法为移植前 7～14 天开始口服肠道消毒药（复方磺胺甲噁唑、小檗碱、制霉菌素或伊曲康唑），必要时还应服用抗病毒药物。

（8）水化和碱化体液：水化和碱化体液是指在大剂量化 / 放疗前和期间，每天入液量应 >3L/m^2，口服或静脉滴注 5% 碳酸氢钠，使尿液 pH≥6.5。通常对能正常进食的患者，除鼓励多饮水外，可从静脉途径补充液体每天 60ml/kg（糖：盐 =5：1），5% 碳酸氢钠每天 5ml/kg，可以达到体液水化碱化的程度。

4. 预处理方案　这是造血干细胞移植术前患者准备的最后一个步骤，也是最为重要的一个环节，其目的在于：①抑制患者自身免疫系统，使移植物免遭排斥；②为异体造血干细胞植入留出髓腔；③进一步根治原发性疾病，如白血病、肿瘤、免疫病等。在增强预处理抗肿瘤作用与减轻毒副作用、抑制 GVHD 与保留 GVT 间取得平衡，以提高移植后长期生存率，是改进预处理方案的终极目标。目前预处理分为清髓性预处理（myeloablative conditioning，MAC）、减低强度预处理（reduced-intensity conditioning，RIC）和非清髓性预处理（nonmyeloablative conditioning，NMAC）3 种，然而他们又是相对的，并无绝对界限。随着新的化疗药物的出现，以及更多组合的尝试，预处理方案正不断细化完善。最佳方案是相对的，应针对不同的疾病类型及分期、不同的供者类型和 HLA 相合程度等，结合个体情况在预处理程度与毒副作用之间进行权衡。

（1）MAC：是经典的预处理方案，以超致死剂量的放 / 化疗完全摧毁患者原有的造血及免疫系统并最大限度杀灭肿瘤细胞。在中国占主要地位。这种预处理强度会在 1～3 周导致重度、持久、不可逆的全血细胞减少，若无供者 HSCT，绝大多数患者将死于造血功能衰竭。以经典的有 TBI 的环磷酰胺方案和无 TBI 的白消安 - 环磷酰胺方案为代表。

常用预处理方案和方法（表 15-2、表 15-3）。

表 15-2　CY+TBI 与其他药物组合预处理方案

药物	总剂量	CY	TBI	移植
阿糖胞苷	$3g/m^2×（1～2）$次	60～120mg/kg	5～12Gy	Allo/Auto
白消安	7mg/kg	50mg/kg	12Gy	Allo/Auto
依托泊苷	40～60mg/kg	80～100mg/kg	12Gy	Auto

注：CY. 环磷酰胺；TBI. 全身照射；Allo. 同种异体移植；Auto. 自体移植。

表 15-3　非 TBI 预处理方案

方案	药物	总剂量	移植类型	方案	药物	总剂量	移植类型
BUCY	白消安	14～16mg/kg	Allo/Auto	TC	塞替派	$800mg/m^2$	Auto
	环磷酰胺	120～200mg/kg			环磷酰胺	$6g/m^2$	
BCV	卡莫司汀	$300～600mg/m^2$	Allo/Auto	BCC	卡莫司汀	$600mg/m^2$	Auto
	环磷酰胺	$6～7.2g/m^2$			顺铂	$165mg/m^2$	
	依托泊苷	$600～2\ 400mg/m^2$			环磷酰胺	$6g/m^2$	
BEAM	卡莫司汀	$300mg/m^2$	Auto	MVT	甲氨蝶呤	$30mg/m^2$	Auto
	依托泊苷	$400～800mg/m^2$			依托泊苷	$1\ 200mg/m^2$	
	阿糖胞苷	$800～1\ 600mg/m^2$			塞替派	$750mg/m^2$	
	美法仑	$140mg/m^2$		ICE	异环磷酰胺	$1\ 500mg/m^2$	Auto
TCC	塞替派	$500mg/m^2$	Auto		卡铂	$1\ 000mg/m^2$	
	环磷酰胺	$6g/m^2$			依托泊苷	$1\ 250mg/m^2$	
	卡铂	$800mg/m^2$					

注：Allo. 同种异体移植；Auto. 自体移植。

（2）NMAC：有些患者由于年龄、合并症及其他自身因素难以承受极量放化疗，于是有了对上述经典方案的改良方案，称为非清髓性预处理，通常采用减少使用细胞毒性药物的数量和剂量，不加或减少全身照射剂量。此种预处理对骨髓的抑制很轻，血细胞减少的持续时间有限，一般短于 28 天，即使无 HSCT 也能维持长期造血功能；但可清除宿主的异基因免疫反应细胞，对患者相对比较安全，可有效降低移植相关死亡率。预处理方案各研究组间有所差别，一般都包含免疫抑制剂，如氟达拉滨、克拉屈滨、曲奥舒凡（treosulfan）、ATG、抗 CD3 单抗等。通常联合应用一种嘌呤类似物、一种烷化剂，或小剂量 TBI 等组成，如氟达拉滨（$90mg/m^2$）-TBI（2Gy）方案，全淋巴照射（total lymphatic irradiation，TLI，8Gy）-ATG 方案。但 NMAC 移植后复发率较高，不适合疾病进展较快和未获完全缓解的急性白血病患者。

（3）RIC：所有未满足上述 MAC 或 NMAC 的

预处理方案均归入此类,是年龄较大或体质较弱、合并症较多的患者的首选方案。可产生中等强度的骨髓抑制,若无 HSCT 支持,部分患者会出现持久的造血功能衰竭。如氟达拉滨(120~150mg/m²)+白消安(8~10mg/m²)或环磷酰胺(140mg/m²)或美法仑(140mg/m²)等。

(4)方案相关性毒性(regimen-related toxicity,RRT)及分级:根据 WHO 有关癌症治疗的毒副作用评估标准,全部接受移植的患者都将伴有IV级血液学毒性及其他脏器的III级毒副作用。

1984 年,RRT 作为区别于其他移植相关性病死率的范畴得到明确界定。随后,根据对特殊脏器的影响对预处理毒副作用进行分级描述。I 级:轻微异常症状,无须治疗可以逆转。II 级:中等严重程度的异常症状,伴有器官功能损害客观指标,需要医学处理。III 级:毒副作用为危及生命的主要临床征象。III 级毒性需要强有力的临床支持治疗和护理,如肾衰竭时血液透析或呼吸衰竭时采用人工呼吸机维持通气。IV 级:致死性的、不可逆预处理毒副作用,可能导致脏器功能损害,甚至患者死亡。

在移植当天,第 7、14、28 及 100 天,可以分别确定 RRT 分级。移植后的前 100 天患者存活的可能性不仅取决于 RRT 的严重性,也取决于多脏器的复合毒副作用。

四、观察预处理对各脏器的相关毒性表现及防治

自预处理方案的第 1 天即开始评价预处理相关毒性及预后,目前多根据美国国家癌症研究所常规毒性评定标准(National Cancer Institute-common toxicity criteria,NCI-CTC)进行。

(一)心脏毒性

1. 临床表现 多见于接受环磷酰胺的预处理方案后。环磷酰胺剂量是发生心脏毒性的关键因素。卡莫司汀现已越来越多地应用于移植前预处理,该药也有心脏毒性。此外,某些肿瘤移植前治疗时应用的化疗药物,如伊马替尼、达沙替尼及蒽环类药物也存在不可忽视的心脏毒性,预处理时应严格注意环磷酰胺剂量及出入量平衡。严重的心脏毒性表现为心律失常、传导阻滞、心肌病、心力衰竭等。

2. 处理

(1)减慢药物注入速度及避免医源性液体入量过多。

(2)给予环磷酰胺前和大剂量环磷酰胺治疗后 1 小时内给予美司钠。

(3)泼尼松 10~20mg,每天 3 次。

(4)心肌营养药物,如辅酶 A、辅酶 Q10、维生素 E、维生素 C 等静脉注射。

(5)心力衰竭时可给予地高辛或毛花苷 C 等强心药物及利尿药。

(二)泌尿系毒性

1. 临床表现

(1)出血性膀胱炎:最常见于接受环磷酰胺治疗,特别是大剂量应用时,发生率可高达 40%。如患者同时接受白消安治疗,则出血性膀胱炎可能更重。表现为镜下或肉眼血尿、尿频、尿痛、排尿困难。

(2)肾功能不全:TBI 和化疗均可引起肾脏毒性。化疗药物包括环磷酰胺、顺铂和异环磷酰胺。此外,肿瘤细胞溶解、血容量减少及合用其他肾毒性药物均能引起肾功能不全。

2. 处理

(1)出血性膀胱炎的预防和治疗:包括大量饮水,碱化尿液,强化利尿,膀胱灌洗,静脉给予美司钠,手术取出膀胱内血凝块。基本可治愈,不影响移植疗效。

(2)肾衰竭的治疗:控制水、电解质平衡,必要时进行血液透析。

(三)肺毒性

1. 临床表现 肺部毒性见于 8%~18% 患者。表现为非感染性肺炎,典型临床表现为呼吸困难、弥漫性肺部浸润、干咳及低氧血症。多见于预处理后前 4 周,与弥漫性肺泡损害和肺部静脉闭塞综合征有关。

2. 处理

(1)吸氧,改善肺通气及使用呼吸机。

(2)应用大剂量肾上腺皮质激素以及 TNF-α 拮抗剂。

(四)消化道毒性

1. 临床表现 由于消化道黏膜细胞和骨髓细胞一样,属于继续增殖细胞,对周期依赖性化疗药物,如长春新碱、阿糖胞苷、环磷酰胺、甲氨蝶呤等较敏感,用药数小时内即可出现毒性反应。患者常表现为腹痛、腹部不适、恶心、呕吐、腹泻,严重时可导致脱水酸中毒,口腔或肛门黏膜糜烂,甚至败

血症。

2. 处理

（1）继续水化、碱化体液，促进化疗药物代谢产物的排泄。

（2）尽量减少进食，改为全静脉营养支持。

（3）应用镇吐药，如氯丙嗪、甲氧氯普胺等，呕吐较重者可用 5- 羟色胺受体拮抗剂，如昂丹司琼每次 4～8mg 口服或静脉注射。高度呕吐患者，2016 年癌症支持治疗多国协会（Multinational Association of Supportive Care in Cancer, MASCC）/ 欧洲肿瘤内科学会（European Society for Medical Oncology, ESMO）指南推荐三联用药，常用 5- 羟色胺受体拮抗剂 + 地塞米松 + 阿瑞匹坦。

（4）局部治疗：加强日常口腔护理十分重要。移植前给予长效维生素 B_2 150mg 深部肌内注射，可有效预防口腔炎及溃疡形成。近年来，角质细胞生长因子（keratinocyte growth factor, KGF）已被美国 FDA 批准用于骨髓移植相关口腔黏膜炎的预防。口腔黏膜糜烂时可用多种漱口液交替漱口；碘甘油、冰硼散或西瓜霜涂抹；伴剧痛时使用 1% 达克罗宁涂抹或漱口液中加用利多卡因。低能量激光治疗也能通过调节活性氧和促炎性细胞因子起治疗作用。

（五）皮肤毒性

1. 临床表现　常见于接受柔红霉素、长春新碱、卡莫司汀、依托泊苷、安吖啶、甲氨蝶呤等药物治疗，多由注射时药物外渗或静脉炎导致。表现为局部疼痛、红斑、水疱，甚至坏死、糜烂。

2. 处理　湿敷或紫金锭外敷可减轻药物的细胞毒作用。

（六）神经系统毒性

1. 临床表现　表现为癫痫样发作、幻觉等，多与应用白消安有关。

2. 处理　目前尚无特效治疗方法，主要在于预防。苯妥英钠 4～6mg/（kg·d）口服预防癫痫样发作；出现幻觉时可应用苯妥英钠、地西泮、奥氮平治疗控制。

五、造血干细胞移植及移植后观察

完成预处理后，取出冻存的造血干细胞，经迅速复苏解冻后通过静脉迅速回输。回输之前，给予盐酸异丙嗪及地塞米松等预防输血反应。在回输过程中，严密监测生命指标及尿液情况。回输后需给予适量的动员剂促使骨髓造血功能恢复，具体使用时间各研究组不尽相同，一般开始于回输 24 小时后至第 5 天，通常应用 G-CSF 10μg/（kg·d）直至外周血白细胞 $\geq$（1.0～4.0）$\times 10^9$/L 停用。移植期间，每天监测尿液 pH，测量体重、腹围，记录出入量及各项生命体征，并动态监测凝血功能、血常规、血生化及肝肾功能等，及时对症处理。如有出血倾向或血小板 $< 20 \times 10^9$/L 时输注血小板，血红蛋白 < 60g/L 或贫血引起的症状时输注红细胞悬液。另外，移植后需从以下各方面动态观察移植效果。

（一）动态观察血常规改变

造血重建标准包括粒系和巨核系均达重建：中性粒细胞植入定义为没有集落因子刺激下中性粒细胞 $\geq 0.5 \times 10^9$/L 连续 3 天以上的第 1 天，血小板植入定义为未予血小板输注时血小板 $\geq 20 \times 10^9$/L 连续 3 天以上的第 1 天。造血干细胞移植后，观察病情改变的同时，每天 1 次测血常规（包括网织红细胞计数），直到白细胞回升至 1×10^9/L 以上，然后每周 1 次，到血常规正常为止。

（二）原发疾病的观察和记录

预处理后，医师应每天检查患者至少 1 次，详细测量记录瘤体、淋巴结、肝、脾和其他包块的改变，酌情复查某些生化指标。待血细胞回升后，常规做骨髓检查并监测微量残留病（minimal residual disease, MRD）及相关基因改变，并进一步用放射线、B 超、CT、ECT、MRI 等影像技术复查病灶，以准确评价疗效。

（三）检测植入证据

造血干细胞移植就是供者的造血干细胞部分或全部暂时或永久地取代受者的骨髓造血细胞。临床植入以后，在患者的骨髓或外周血中仍可用一些方法检测到原来的造血细胞，即供者细胞占受者骨髓或外周血比例 5%～95%，称为混合嵌合状态或部分植入。如果患者的骨髓或外周血中不能检出其自身的干细胞或供者细胞占比 > 95%，称为完全植入，又称完全嵌合状态。相反，如果患者体内不能检出供者来源的干细胞或供者细胞占比 < 5%，表明供者细胞未能成功植入即移植失败。动态监测受者嵌合状态可初步判断植入情况；若发现受者细胞的比例增加或持续存在常预示原发病即将复发或移植物被排斥。因此，检测植入的标志是移植后病情观察中的一项重要内容。

目前常用的检测方法包括以下几种。

1. 红细胞血型的转换　移植后如果受者的血型转变为供者的血型，表明植入成功。但是，这种方法对检测干细胞移植的早期植入不适用，因为血型转换一般发生于移植后 4～6 个月。另外，如果移植前后有输血，结果也不准确。

2. 性染色体的转换　可用于不同性别之间的移植，用常规核型分析或荧光原位杂交（fluorescence in situ hybridization, FISH）检测受者有核细胞的 X 或 Y 染色体，如果发现供者核型的干细胞后则证实植入，但此法对性别相同的移植不能检测。

3. HLA 分型　如果移植后发现受者的某一 HLA 位点，转换为与供者相同的位点，这是成功的标志，但如果供、受者间 HLA 全相合，则这种方法也不适用。

4. DNA 分析　利用 PCR 扩增基因组中的串联重复序列，或者应用限制性片段长度多态性分析检测 DNA 多态性位点，使植入判断变得灵敏度增加，应用范围扩大，临床意义更明确。

5. 微卫星检测移植后嵌合状态　用 PCR 扩增微卫星位点来检测植入。临床常采用四核苷酸微卫星检测。此方法检测嵌合体的灵敏度为 0.01%～5%。

六、并发症

（一）感染

患者接受造血干细胞移植治疗后，由于免疫功能抑制，黏膜屏障受到损害，再加上长期留置中心静脉置管，发生感染的机会明显增加，既有与正常人一样的普通感染，又有机会性感染，发生率为 50%～80%。感染可能发生在身体的任何部位，可能来自移植操作的并发症、潜在的感染病原体激活、环境中接触的新的病原体。患者移植前所接受的各种治疗，尤其是强烈的放、化疗预处理引起的免疫功能抑制，是发生感染的主要原因。

1. 感染的病原体种类及特点

（1）移植后早期（1 个月内）：患者外周血白细胞极低，因此是最容易发生感染的时期。常见的包括败血症、蜂窝织炎、细菌性心内膜炎等严重感染。侵入的门户常为破坏的皮肤和黏膜，静脉导管穿刺皮肤处。致病菌谱具有地域差异，且随着近年来抗生素的预防应用不断变化，多以表皮葡萄球菌、大肠埃希菌、金黄色葡萄球菌、铜绿假单胞菌、肺炎克雷伯菌、溶血性链球菌等为主。真菌感染

常见病原体为念珠菌及曲霉。病毒感染多为单纯疱疹病毒（herpes simplex virus, HSV）、巨细胞病毒（cytomegalovirus, CMV）感染，感染率高达 60%～80%，表现为单纯疱疹性口炎、食管炎、肺炎等。

（2）移植后中期（2～3 个月）：造血干细胞已植入骨髓，白细胞数量正常，但免疫细胞功能较差，同时可能伴发 GVHD，感染仍常见。主要为病毒和寄生虫感染，如 CMV，HSV，水痘 - 带状疱疹病毒（varicella-zoster virus, VZV），腺病毒、卡氏肺孢子菌等，临床主要表现为间质性肺炎。

（3）移植后期（3 个月至 2 年）：免疫功能缺损逐渐恢复，感染逐渐减少，但并发慢性移植物抗宿主病（chronic graft versus host disease, cGVHD）的患者，免疫功能低下持续存在，可反复发生感染。

2. 感染的预防

（1）细菌感染的预防：细菌感染的病原体主要是宿主体内及体表定居的菌群。预防包括清除感染病灶，全环境保护性隔离、无菌操作及护理、药物预防、给予 G-CSF 及免疫球蛋白等生物制品促进造血和免疫功能恢复、监测性细菌培养等。

（2）病毒感染的预防：供者血清学检查 CMV 或 HSV 抗体等阳性，受者要预防性应用更昔洛韦或阿昔洛韦。2017 年欧洲白血病感染会议发布的《血液肿瘤及造血干细胞移植患者巨细胞病毒感染指南》中，将阿昔洛韦、伐昔洛韦、更昔洛韦、缬更昔洛韦、膦甲酸钠及来特莫韦均推荐用于 CMV 感染预防。但 2019 年更新的美国 NCCN《癌症相关感染的预防和治疗指南》，仅推荐使用来特莫韦进行 CMV 感染的预防。注意监测病毒载量及抗原抗体含量。

（3）真菌及寄生虫感染的预防：预防真菌感染，用氟康唑口服或静脉滴注，必要时序贯米卡芬净。口服复方磺胺甲噁唑能有效地预防卡氏肺孢子菌（12.5mg/kg，每天 2 次，每周 3 天）。注意监测血清 1，3-β-D 葡聚糖及半乳甘露聚糖水平，有助于早期快速诊断侵袭性真菌病（invasive fungal disease, IFD），且灵敏度及特异度高，在欧洲及美国均已将其作为真菌感染的诊断标准之一，中国的最新《侵袭性真菌病真菌学检查指南》也将其作为 IFD 分级诊断的微生物学指标。

3. 细菌感染的治疗

（1）经验性治疗：移植的早期出现发热，感染的可能性极大，而且不易判断感染的部位及病原

体,极可能发生败血症和感染性休克。临床经验认为,移植后中性粒细胞缺乏伴有发热时,选择抗生素不按传统阶梯用药,而是直接用最强的广谱抗生素,如碳青霉烯类加万古霉素、替考拉宁或利奈唑胺,或加氨基糖苷类争取尽快杀灭病原体,控制病情。

（2）针对性治疗:确定病原体后选用敏感的抗感染药物。抗生素要足量广谱,各抗生素之间有协同作用,无交叉耐药。由于预处理使肠道黏膜损伤,不利于药物吸收,应静脉给药,尽快达到有效血药浓度。

（3）耐药菌感染及治疗:耐药菌多为条件致病菌,特别是耐甲氧西林金黄色葡萄球菌（methicillin resistant *Staphylococcus aureus*, MRSA）,耐甲氧西林表皮葡萄球菌（methicillin resistant *Staphylococcus epidermidis*, MRSE）,青霉素耐药的肺炎链球菌和肺炎克雷伯菌等感染发生率逐年增加,应根据药敏结果选择强有力的抗生素,足量足疗程应用,并及时根据治疗效果调整治疗方案。

4. 真菌感染的治疗　抗生素治疗 1 周仍无效的中性粒细胞减少的发热患者,其中 1/3 为全身真菌感染,主要病原为念珠菌和曲霉。中性粒细胞减少期延长、或中性粒细胞减少期接受高剂量糖皮质激素及侵袭性真菌可能性大的患者,应给予经验性抗真菌治疗。常用药物为两性霉素 B。当前根据宿主因素、临床表现、病原学及影像学不同,真菌诊断按照《血液病 / 恶性肿瘤患者侵袭性真菌感染的诊断标准与治疗原则（修订版）》的诊断标准分为 4 组:①确诊;②临床诊断;③拟诊;④排除侵袭性真菌感染。已经确诊的真菌感染病例,需根据患者感染的类型及禁忌证,尽快使用高效、广谱抗真菌药物,主要包括三唑类（如伊曲康唑、伏立康唑）,多烯类（如两性霉素 B）、棘白菌素类（如卡泊芬净）等。

5. 病毒感染的治疗　移植后 CMV 感染是最常见的病毒感染,发生时间多在移植后 28～72 天,主要疾病类型是间质性肺炎,病死率极高。CMV 感染可以是外源性的,也可能是内源性的。2019 年美国 NCCN 肿瘤相关感染预防和治疗实践指南提示,当出现 CMV 血症后,立刻使用更昔洛韦及膦甲酸钠进行抢先治疗,更昔洛韦耐药时的首选膦甲酸钠。在中国更昔洛韦仍然是一线 CMV 预防及治疗药物,但其骨髓抑制的毒性反应不容忽视。

此外,还应注意 EB 病毒（Epstein-Barr virus, EBV）感染,可发展成移植后淋巴细胞增殖性疾病（post-transplant lymphoproliferative disorder, PTLD）。该病为由于免疫抑制而发生的一组由良性到恶性增殖的淋巴系统增殖性疾病,在 HSCT 中其发生几乎均与 EBV 相关。既往 EBV-PTLD 的病死率高达 85%,利妥昔单抗等新治疗方案的应用明显降低了该病的病死率。为预防进展至 PTLD,应对 EBV 血症者进行抢先治疗。目前推荐情况允许时减量免疫抑制剂、利妥昔单抗和 EBV-CTL（供者或第三方 EBV 特异性 T 细胞）输注,其中利妥昔单抗抢先治疗的有效率为 90%;EBV-CTL 输注为 74%;单独减量免疫抑制剂为 86%,但存在发生重度 GVHD 的风险。

（二）移植失败

移植失败是造血干细胞移植的严重并发症之一。发生率在各移植中心的报道之间差异甚大,在 allo-HSCT 中,发生率为 1%～30%。由于患者经大剂量放、化疗预处理导致骨髓空虚后,移植物未能成功植入,造血干细胞归巢及造血重建失败,临床表现为全血细胞严重减低,感染、出血等并发症常见,处理困难,病死率高。随着 HLA 不相合或半相合移植及 RIC 应用越来越广泛,植入失败的发生率也随之增加。MAC 植入失败发生率为 1%～5%,RIC 植入失败发生率为 5%～30%。HLA 全相合无关供者 PBSCT 植入失败的发生率为 4%,脐血造血干细胞移植植入失败的发生率最高,达 10%～30%。

1. 分类　植入失败分为原发性植入失败和继发性植入失败 2 种。①原发性植入失败:是指以外周血或骨髓干细胞作为移植物来源移植后 28 天未达植入状态,或以脐血干细胞来源移植后 42 天未达者;②继发性植入失败:是指达到成功植入标准后再次出现三系中至少两系的血细胞减少或丢失供、受者嵌合状态。

2. 原因　包括:①主因是供、受者间未能成功建立免疫耐受;②严重感染,尤其是巨细胞病毒感染;③细胞毒性药物的毒副作用;④严重的急、慢性移植物抗宿主病,累及骨髓基质细胞;⑤植入细胞数量不足;⑥移植中后期,原有疾病复发,病变克隆增殖、扩展、排斥并最终取代移植物。移植失败的影响因素众多,主要包括移植前原发病状态,供、受者年龄,供、受者 HLA 及 ABO 血型相合度,预处理方式,移植物来源及植入细胞数量,病毒感染、抗病毒药物的应用及 GVHD 等方面。

3. 诊断　利用分子探针分析移植后不同时期供者和 / 或受者 DNA 多态性，可以早期检出不可逆性植入失败病例以及 GVHD。诊断标准：移植后 28 天全血细胞减少，骨髓空虚或增生减低，中性粒细胞 $<(0.1\sim0.5)\times10^9/L$。临床需根据移植类型具体分析诊断。

4. 预防　有关发生机制仍在研究探索中，体外实验和动物体内实验的研究资料能够帮助了解临床移植的有关情况，但与实际植入情况仍有差距。植入失败应强调预防，主要包括以下几点。

（1）寻找供、受者 ABO 血型及 HLA 配型完全相合或尽可能相合的供者。

（2）移植前有多次输血史的患者移植时需增加预处理强度，如增加氟达拉滨及 TBI 处理；应给予大剂量丙种球蛋白（400mg/kg）每天 1 次或隔天 1 次以进行抗原封闭，或移植前做血浆交换以去除有害抗体，可能有利于植入。

（3）提高移植细胞数量，达到 MNC $>3.7\times10^8/kg$，CD34$^+$ 细胞 $>5\times10^6/kg$。包括使用双份脐带血、混合移植，以及体外扩增脐血干细胞（如应用 Notch 配体 HDLR 蛋白、芳烃受体抑制剂 SR-1 等）。

（4）重视 GVHD 的防治，减少由严重 GVHD 导致的继发性植入失败。

（5）采取积极有效措施防治感染，如细菌、真菌及病毒感染，尤其是 CMV 感染。

（6）预处理方式的选择。MAC 植入失败发生率显著低于 RIC，后者植入失败发生率显著低于 NMAC，但应注意根据患儿病情综合考虑。

（7）药物预防，如应用环孢素、环磷酰胺、ATG、抗 CD52 单抗等有效抑制受者免疫并预防植入失败。

5. 处理

（1）造血生长因子治疗：常用试剂为 G-CSF 和 GM-CSF，其作用机制为促进 HSC 向髓系分化；促进粒细胞进入血液循环；延长粒系、单核细胞寿命；GM-CSF 同时具有促进 HSC 多系分化作用。常用剂量 G-CSF 或 GM-CSF $3\sim5\mu g/(kg\cdot d)$，直至外周血白细胞 $>2\times10^9/L$ 停药。

（2）供者白细胞输注：主要涉及供者淋巴细胞输注（donor lymphocyte infusion，DLI）。一些植入失败的患者即使给予足量、长疗程的造血生长因子治疗，最终也不可避免地出现骨髓空虚，治疗无反

应。提示植入的造血干细胞数量绝对不足，此时可选择供者动员后外周血细胞输注法或二次移植以达到造血完全重建的目的。输注淋巴细胞的时机尚无明确定论，目前推荐受者来源的造血细胞快速增长或怀疑移植物排斥反应且无 GVHD 时予以及时输注。DLI 首先作为获得性免疫治疗应用于移植后白血病复发，尤其是分子复发。以后应用于移植后 EBV 引起的移植后淋巴细胞增生性疾病获得良效。近年来，应用经 G-CSF 动员的供者白细胞治疗植入失败的经验提示免疫活性细胞在辅助造血重建中起重要作用。DLI 可抑制受者来源细胞的增长，提高宿主的嵌合率。近年来研究显示针对免疫细胞的基因改造可能是增强移植物抗肿瘤、减少植入失败的研究新方向。如 T 细胞的 CTLA4-CD28 嵌合基因修饰可增强 DLI 抗复发效果；应用供者来源嵌合抗原受体 T 细胞治疗（chimeric antigen receptor T cell therapy，CAR-T cell therapy）移植后复发或 MRD 阳性且 DLI 无效的患者安全有效。此外，也有研究发现，供者来源的自然杀伤细胞输注可提高移植患者的无病生存率，降低 cGVHD 发生率和移植相关病死率。

（3）第二次移植：植入失败在 HLA 不完全相合亲属移植和无关供者骨髓移植（unrelated donor-bone marrow transplantation，UD-BMT）中较为常见。一旦发生，不管是原发性或继发性，最有效的治疗措施是接受挽救性的二次移植，是目前公认的主要解决方案。美国西雅图资料显示，1990—1994 年共有 12 例 UD-BMT 接受 T 细胞去除骨髓移植后发生植入失败，12 例中大多是白血病患者，年龄中位数为 8.5 岁。2/3 的供和 / 或受者为 HLA-A、HLA-B、HLA-DR 和 HLA-DQ 分子水平检测相合，4 例单一抗原位点不相合。12 例植入失败者中，5 例为早期植入失败，7 例为继发性植入失败。患者均接受二次移植，5 例二次移植物来源于同一个供者，7 例来自与第一次移植不同供者。2 例在二次移植后 10 天内死于移植相关性毒性。其余 10 例中 9 例在二次移植后中位数 17 天造血重建，植入成功。1 例发生继发性植入失败。移植相关性并发症多见，植入成功的 9 例中 6 例发生急性移植物抗宿主病（acute graft versus host disease，aGVHD），5 例出现严重感染，5 例出现 3~4 级髓外毒性。5 例二次移植后获长期存活，中位生存时间为 38 个月，2 例获持续完全缓解。但选择二次移植方案也

面临着诸多挑战，包括相同供者或其他供者、预处理方式、干细胞来源及二次移植前合并活动性感染等。近年来，学者们不断努力优化二次移植方案以提高再次移植后生存率。虽然目前尚无明确证据证明新供者有助于二次移植的成功，但鉴于首次移植受者免疫介导的移植物排斥，现推荐优先选择相对合适的另一供者作为移植供者，且外周血较脐血干细胞来源更具优势。建议接受二次移植的患者接受低剂量高度免疫抑制预处理方案以清除宿主淋巴细胞，如氟达拉滨、环磷酰胺、ATG 及必要的TBI 等。

（4）间充质干细胞输注：间充质干细胞（mesenchymal stem cell，MSC）是一类来源于中胚层的多能干细胞，可来源于多种组织，如骨髓、脐带、脐带血、脂肪及胚胎组织等。MSC 是骨髓基质细胞的前体细胞，为造血提供支架，可分泌多种细胞因子及通过多条信号通路相互作用促进造血干细胞植入，在调控造血与免疫功能方面担任重要的角色，且免疫原性低。大量研究报道输注 MSC 具有良好的安全性，不仅有助于造血干细胞植入，还可预防移植物排斥，减轻 GVHD。

近年来，随着骨髓造血微环境异常（如免疫异常、MSC 损伤、内皮损伤及氧代谢失衡等）在植入不良发病中的作用越来越受到重视，除输注 MSC、造血生长因子外，学者们还提出了一些新的治疗方法，如输注内皮细胞祖细胞、应用 TPO 受体激动剂（如艾曲泊帕）及抗氧化药物（如阿托伐他汀、N- 乙酰 -L- 半胱氨酸等），目前已取得了一定疗效，但仍需更多研究以证实。

（三）移植物抗宿主病

见本章第六节。

（四）肝窦阻塞综合征

肝窦阻塞综合征（hepatic sinusoidal obstruction syndrome）是预处理毒性最严重的并发症之一。大多在移植预处理之后 3 周内出现，临床以肝大、黄疸、水液潴留为主要表现，发生率为 0～70%，病理基础是由放、化疗造成肝脏内肝小叶三区的血窦内皮细胞以及肝细胞损害导致的。肝小叶三区位于终末肝静脉周围，损害发生的主要原因是预处理毒性。肝脏的组织学改变是终末肝静脉阻塞，血管扩张，血窦扩大以及肝细胞坏死。肝窦阻塞综合征严重程度差异甚大，可以从轻微到致死性疾病，后者经常是多器官功能衰竭的一部分。

1. 发病机制 预处理毒性作用使终末肝静脉内皮细胞损伤，激活血管内凝血机制，凝血复合物阻塞血窦与终末肝静脉之间的孔隙，从而阻塞血窦至肝静脉的血流，导致局部血管内皮进一步损伤，局部血管内凝血加重。活检样本证实肝窦阻塞综合征组织损害局部有凝血因子（纤维蛋白原和凝血因子Ⅷ）存在。损害的血管内皮细胞释放细胞因子进一步活化凝血过程。其中 TNF-α 通过下调抗凝血因子，上调血小板活化因子、凝血因子Ⅴ和凝血因子Ⅷ参与促凝血机制。预处理中后期抗凝血因子水平，如蛋白 C、蛋白 S、抗凝血酶Ⅲ活性均有降低。相反，促凝血因子如纤维蛋白原、血管性血友病因子（von Willebrand facto，vWF）等水平均有增高。此外，血管内皮损伤可引起微血管收缩和血小板聚集的多肽类释放，加重静脉狭窄和血管内凝血。

2. 相关因素 肝窦阻塞综合征并非发生在所有预处理患者，说明其发病有很大的个体差异性。与个人的肝脏代谢情况以及自身保护机制是否完备有关。预处理方案中，有 TBI 的环磷酰胺方案发生肝窦阻塞综合征较高，尤其是 TBI 剂量 >10～12Gy 的条件下。预处理方案含白消安也有较高的肝窦阻塞综合征发生率，尤其是剂量 >16mg/kg。白消安的药动学与年龄呈相关性，与成人比较，儿童的稳定期血药浓度较低而药物清除率较高，白消安的药动学差异是肝窦阻塞综合征发生率不同的一个原因。在包含多种药物的预处理方案中，首先给予白消安也会提高肝窦阻塞综合征的发生率。肝细胞和内皮细胞内的谷胱甘肽可以保护细胞避免化疗药物毒性。谷胱甘肽来源于氧自由基，TBI、白消安和卡莫司汀可以去除氧自由基故而引起细胞损伤。除预处理外，其他高危因素还包括移植前存在肝炎、肝大、发热，移植时有恶性肿瘤转移，预处理过程中出现感染、炎症反应及 HLA 不完全相合。

3. 临床表现和诊断

（1）诊断：美国西雅图移植中心的临床诊断标准，以下 3 项中具备 2 项。①高胆红素血症（总胆红素 >2mg/dl 或 34.2μmol/L）；②肝大或肝区疼痛；③体重在短期内迅速增加，与基础体重比较多 2%，排除其他病因。

（2）临床表现：临床表现主要为肝大、体重增加、黄疸。最初征象是肝大、充实感，多在细胞毒性药物使用后 8～10 天发生。水钠潴留和体重增加，与肝内血流阻塞，血窦内高压的发生发展有关，是发生肝窦阻塞综合征的早期征象，高胆红素血症发生较晚。一般在 12 天以前，60% 患者发生肢端水肿，20% 出现腹水。在 20 天内确诊大多数无须做肝脏活检。鉴别诊断包括早期真菌感染、超急性 GVHD、其他药物导致的肝损伤、慢性感染性胆管炎。

4. 预防和治疗

（1）改良预处理方案：可采用卡莫司汀分次给药而不是单次给予；TBI 剂量 2～3cGy/min 可降低肝窦阻塞综合征的发生率，但剂量过低会增加白血病复发率；根据白消安和环磷酰胺血药浓度测定调整药量，可能有助于预防肝窦阻塞综合征；采用 TBI 时进行肝区屏蔽可能有助于防止肝窦阻塞综合征发生。

（2）支持治疗：应用保肝药物，严密监测体重、尿量和血容量负荷改变，必要时可使用利尿药。有器官功能衰竭者可使用血液透析和机械通气。

（3）肝素：移植最初 2 周每天持续静脉滴注肝素，剂量 150U/（kg·d），在血小板减少但部分凝血活酶时间不延长的移植患者均能够耐受。

（4）前列地尔：9 例肝窦阻塞综合征患者在确诊后 1～10 天接受前列地尔持续静脉滴注，治疗后血胆红素水平降低，体重纠正，血小板悬液输注需要量减少。此药有扩张血管和抗血栓形成作用。

（5）己酮可可碱：是一种黄嘌呤衍生物，可减少 TNF-α 的产生。由于预处理毒性与 TNF-α 释放有关，己酮可可碱减少 TNF 的产生将降低肝窦阻塞综合征的发生率和严重程度。

（6）组织型纤溶酶原激活物（tissue-type plasminogen activator, t-PA）的应用：肝窦阻塞综合征患者，一些凝血因子沉积在受损的静脉内皮下间隙内，因此在严重肝窦阻塞综合征需要溶栓治疗。

（7）外科治疗：严重肝窦阻塞综合征患者可行经门脉分流术，发生器官功能衰竭者可行肝移植。

第三节　自体造血干细胞移植

自体造血干细胞移植（autologous hematopoietic stem cell transplantation, auto-HSCT）始于 1957 年，当时美国医师 Kurnick 等鉴于异基因骨髓移植有严重的免疫反应（移植物抗宿主或宿主抗移植物），创用了自体骨髓移植（autologous bone marrow transplantation, ABMT），有效地治疗了 2 例晚期癌症患者。以后的 20 年间，移植方法虽有不断改进，但由于存在残留癌细胞回输和缺乏移植物抗白血病（graft versus leukemia, GVL）效应，移植后复发率较异基因骨髓移植高，疗效欠持久，治疗例数非常有限。20 世纪 80 年代以来，随着整个造血干细胞移植术的完善，以及自体造血干细胞的净化技术的发展，加上不受 HLA 配型和患者年龄限制，操作简易成本低，移植后并发症少，造血及免疫恢复快，患者生活质量高等优点，auto-HSCT 迅速发展。现在每年接受 auto-HSCT 治疗的患者数量，已远超接受 allo-HSCT 治疗的患者数量，尤其是在淋巴瘤及各种实体瘤领域，极大提高了患者的存活率。

自体移植的原理是药物剂量和肿瘤细胞杀伤之间具有对数线性关系，药物剂量增加 1 倍，肿瘤细胞的死亡增加 1 个对数级。但大剂量治疗的同时对机体毒性也增加，特别是经常处在增殖分裂状态中的骨髓细胞。为了保护骨髓细胞，在预处理放 / 化疗前采集一定量患者造血细胞，冷冻保存，完全避开放 / 化疗作用。然后，给予大剂量甚至致死量放 / 化疗，最大限度地杀灭体内肿瘤细胞，即骨髓根除性预处理方案。最后一次化疗后 48～72 小时，回输冷冻保存的自体造血细胞，解救预处理导致的严重骨髓抑制。约 1 个月后，骨髓象可完全恢复。此时，体内肿瘤细胞经受了一次彻底的清扫，对放 / 化疗敏感的肿瘤将获得较常规治疗更长时间的缓解甚至治愈。由此可见，自体造血干细胞移植并非治疗的目的，而是强烈治疗的支持治疗，为患者提供造血系统的备份，是保证强烈治疗成功的手段。

一、适应证

1. 对化疗或放疗敏感的恶性肿瘤。

2. 经治疗后完全缓解者，预计常规化疗不易长期生存的恶性肿瘤患者。

3. 常规治疗未缓解，强烈治疗有可能获得缓解，或可能大幅度减少肿瘤负荷。

4. 慢性白血病缓解期取造血细胞冻存，急变早期移植或慢性期移植。

5. 类风湿关节炎、系统性红斑狼疮等自身免疫性疾病，经常规治疗无效或合并再生障碍性贫血、骨髓增生异常综合征、慢性髓系白血病时，可用自体造血干细胞移植进行治疗。

二、自体造血细胞的采集和冻存

（一）自体骨髓采集

一般在全身麻醉下，常规消毒后，用骨髓穿刺针或活检针，在双侧髂嵴（从髂前上棘至髂后上棘）做多点穿刺抽吸，每次吸取髓液 2～5ml，每穿刺点累计可抽 20ml，注入含肝素和组织培养液的容器内，成人一次抽吸总量 700～1 000ml，儿童 300～500ml（3×10^8MNC/kg）。在手术同时给患者输注等量或适量提前抽取备用的自体血或同型血。

（二）自体外周血造血细胞采集

人外周血中造血干细胞约为骨髓的 1%，如果使用适当的方法，可使其数量大幅提高。目前常用的动员剂为 G-CSF，可使外周血干细胞增加 50 倍以上。常用的方法包括单纯 G-CSF 和化疗 +G-CSF，一般采集 1～3 次即可获得足够的MNC。在通常情况下，给予化疗后在白细胞减少至最低点并逐渐开始回升时，皮下注射 G-CSF 5～10μg/（kg·d），直至采集结束的前 1 天。采集开始的标志通常为：外周血白细胞数达到（4～10）×10^9/L；外周血 CD34$^+$ 细胞数量≥1%；血小板数 >50×10^9/L；单核细胞数 >30%。自体外周血造血干细胞采集方便，无须麻醉，有骨髓转移或接受放疗造成损害的患者也可采集，且造血重建比骨髓移植快，总体疗效与骨髓移植无显著性差异，正逐渐取代骨髓移植。

（三）冷冻保存

被采集的造血干细胞按一定程序放入 –196℃液氮或 –80℃保存，回输前进行复温，回输时机一般为预处理方案结束后 24～48 小时。

三、自体造血干细胞的净化

自体造血干细胞的净化就是利用正常造血细胞与白血病或肿瘤细胞的生物学差异，在体外尽可能多地消灭或去除病理细胞而保留正常造血细胞的方法，常用的方法包括以下几种。

（一）免疫学方法

体外用免疫学方法消除移植中残留肿瘤细胞的措施称为免疫净化，与其他净化方法相比，它具有特异性高、杀伤力强、费时短等优点，在自体造血干细胞移植的体外净化中占有重要地位，目前常用方法包括以下几种。

1. 免疫正净化　免疫正净化是指利用免疫学方法将正常造血干细胞从移植物中纯化。目前从移植物中分离造血干细胞和祖细胞主要依靠其表面的 CD34 抗原，基本原理都是以抗 CD34 单克隆抗体为探针，利用免疫吸附柱、免疫磁珠、免疫荧光及间接免疫包被的方法分离得到高纯度的 CD34$^+$ 细胞，这一过程能清除 3 个对数级的肿瘤细胞。

2. 免疫负净化　利用免疫学方法将肿瘤细胞从自体移植物中清除称为免疫负净化。

（1）补体依赖的细胞毒性：补体依赖的细胞毒作用即将单克隆抗体与肿瘤细胞结合后再加入补体，从而杀死肿瘤细胞，达到净化造血干细胞移植物的目的，又称单克隆抗体法。

（2）免疫磁珠：用抗肿瘤单克隆抗体与磁性颗粒结合，在磁场作用下，可使与免疫磁珠相连的肿瘤细胞从移植中分离。可清除 4～6 个对数级的肿瘤细胞，已成为目前临床研究中最常用的体外净化方法之一。

（3）免疫毒素：单克隆抗体作特异性运载工具，毒素可攻击靶细胞，如蓖麻毒素、红豆碱、白喉毒素、假单胞菌外毒素等。两者偶联结合，形成针对肿瘤细胞的免疫毒素，可杀伤 3 个对数级靶细胞。

（4）双特异抗体：最近已有学者采用双特异抗体开展自体骨髓体外净化的临床前研究。双特异抗体能够同时识别肿瘤靶细胞和免疫效应细胞，因此兼有抗体特异性和介导效应细胞的细胞毒作用的双重功能，经过合理设计的双特异抗体能结合和聚集效应细胞于肿瘤部位，激活效应细胞的活性，诱导肿瘤细胞溶解。

（5）自身的免疫效应细胞：IL-2 联用 IFN-γ 或 TNF-α 与骨髓在体外共同孵育，不仅能激活骨髓中自然杀伤细胞产生 LAK 细胞活性，而且能使 CD3$^+$、CD8$^+$、CD25$^+$ 和 CD56$^+$ 细胞数量明显增多，这些被激活的免疫效应细胞共同发挥杀伤肿瘤细胞的作用，使细胞毒作用显著增强。

3. 免疫双净化　将免疫正、负净化法结合进行移植物体外净化被称为免疫双净化。1996 年 Nimgaonker 等报道了用 CD34$^+$ 正净化联合单克隆抗体负净化对急性髓系白血病患者移植物进行双净化，证实此法能使净化效果明显提高，使白血病细胞减少 7 个对数级，CD15$^+$ 细胞减少 1~4 个对数级，而造血细胞无明显损失。

（二）物理学方法

1. 密度梯度离心法　根据白血病细胞比正常造血细胞轻的原理，可将两者部分地分开。

2. 热处理法　利用肿瘤细胞对高热比较敏感的原理，将骨髓或外周血 MNC 悬液置于 42~43℃ 水浴 1~3 小时，可杀伤 2~4 个对数级的白血病细胞，而仍保留正常造血功能。

3. 光敏法　用光敏剂（如血卟啉衍生物等）选择性地结合肿瘤或白血病细胞，在一定波长光照后所产生的光效应，可杀灭 4~5 个对数级病理细胞，而对正常造血细胞损伤较轻，具有特异性强、毒性小等优点。

（三）药物学方法

体外净化选择药物的原则是：①该药物原型对肿瘤细胞有杀伤作用，无须经体内活化或变化；②肿瘤细胞对该药物比正常造血细胞敏感；③净化后易消除；④无致癌作用。目前常用的药物包括 4-氢过氧环磷酰胺（4-hydroperoxycyclophosphamide，4HC）和磺乙硫环磷酰胺（mafostamide，MFD），疗效较肯定。其他药物如依托泊苷、长春新碱、白消安和糖皮质激素等在一定条件下对肿瘤细胞亦有相对选择杀伤作用。但药物净化也可不同程度地损伤正常干细胞，进而影响植入。

（四）基因净化方法

目前基因净化方法主要包括：①反义寡核苷酸法；②转染基因法，如自杀基因、抑癌基因及细胞毒素基因修饰；③核酶法等。其中反义寡核苷酸法及自杀基因法最受关注，前者用顺序特异的 DNA 或 RNA 片段与肿瘤细胞内相应的 DNA 或 RNA 结合阻断其转录、翻译及表达；后者利用病毒载体等将自杀基因导入肿瘤细胞，编码的酶可将无毒的药物前体转变为具有毒性的代谢物，进而选择性杀伤肿瘤细胞。但尚存在许多不足，需更多研究进行探索。

每种净化方法都有其优缺点，针对不同疾病，可选择不同方法，如淋巴系统疾病可选免疫净化，慢性髓系白血病患者可考虑反义寡核苷酸法，而药物净化适用于大多数患者。同时，还可联合不同的净化方法以达到更好的净化效果。

四、移植方法

自体造血干细胞移植就治疗恶性疾病而言，是一种根治性强化巩固治疗，主要起治疗作用的仍是强力化 / 放疗，输注自体造血细胞仅起解救被抑制骨髓的作用。因此整体计划应包括：①诱导缓解和巩固治疗（一般不少于半年）；②造血细胞采集和保存；③移植前患者准备和根治性化 / 放疗（预处理）；④自体造血细胞回输以恢复正常骨髓造血；⑤移植后治疗和护理。具体方法与异基因造血干细胞移植类似，详见本章第二节。

五、临床应用

（一）急性白血病

有关 auto-HSCT 治疗急性白血病的作用和地位以及骨髓净化的意义至今仍有争议，但多数倾向于肯定，认为其疗效虽稍逊于 allo-HSCT，但明显优于常规化疗。尤其对缺乏异基因供者或老年患者，仍然是一种可供选择的治疗方法。

（二）慢性髓系白血病

小儿慢性髓系白血病预后较差，其中 1/3 发生急变，2/3 死于感染或出血。因此，慢性髓系白血病患儿如有 HLA 相合供者，异体移植应是最佳选择，无合适供者的患儿，自体造血干细胞移植也可延长生存期。

（三）恶性淋巴瘤

恶性淋巴瘤因病理分型不同而采取不同的治疗策略：低度恶性淋巴瘤，采用自体移植并不能治愈，有报道异基因移植尤其是非骨髓清除性移植可治愈部分患者；恶性程度较高者，可在化疗 3~6 个疗程取得完全缓解时进行外周血干细胞的动员和采集行自体移植。有不良预后因素的恶性淋巴瘤患者，多数报道认为自体移植可延长无病生存期，疗效优于常规化疗。复发性非霍奇金淋巴瘤患儿，经 ABMT 治疗后，仍可有 30% 的患者无病生存，其中 2/3 可存活 2 年以上。2008 版美国 NCCN 指南建议 auto-HSCT 作为初治侵袭性淋巴瘤的一线巩固治疗，2010 版建议复发患者经化疗后达到部分缓解以上的均可使用 auto-HSCT 巩固治疗。文钦等报道了 121 例施行以自体外周血造血干细胞移植为中心的序贯疗法（即移植前大剂量化疗—自体外周血造血干细胞移植—生物治疗—移植后巩固化疗）的淋巴瘤患者，结果显示非霍奇金淋巴瘤、霍奇金淋巴瘤的总生存率分别为 78.9%、96.2%，总无病存活率分别为 65.3%、84.6%，高于多数行单纯移植患者的报道数据。最近大量研究报道 auto-HSCT 较传统化疗可显著提高多发性骨髓瘤缓解率，且研究发现自体联合降低预处理强度异体移植治疗多发性骨髓瘤患者可明显提高 1 年总生存率，降低移植相关病死率，预期 5 年无进展生存率和总生存率为 14%、29%。

（四）实体瘤

可采用 auto-HSCT 的实体瘤包括神经母细胞瘤、横纹肌肉瘤、肾母细胞瘤、脑瘤、尤因肉瘤、黑色素瘤、视网膜母细胞瘤等，未骨髓转移的中、晚期患者。常规化疗达到完全缓解后，ABMT 作为巩固疗法的一部分，35% 的患者可达到 2.5 年以上无病生存期。其中诊断时无转移病灶者为 50%，有转移者为 20%；尤因肉瘤为 50%，其他类型肉瘤为 25%。现有的报道显示神经母细胞瘤患儿，若经化疗后在完全缓解或大部分缓解基础上进行 ABMT，则 2 年无病生存率可达 50%～60%，并能改善大于 1 岁的晚期患儿的预后，因此晚期神经母细胞瘤已成为自体移植治疗儿童高危实体肿瘤的首选病种。此外，在儿童发病率较高的神经母细胞瘤中，于第一次完全缓解期进行自体骨髓移植治疗，可以明显提高 2 年和 5 年生存率，优于一般治疗。近年来，随着自体外周血干细胞移植的不断发展完善，目前在儿童实体恶性肿瘤的治疗中，该方法已取得了较广泛的应用，并取得不亚于骨髓移植的效果。

（五）自身免疫性疾病

严重自身免疫病包括多发性硬化（multiple sclerosis，MS）、系统性硬化病（systemic sclerosis，SS）、系统性红斑狼疮（systemic lupus erythematosus，SLE）、类风湿关节炎（rheumatoid arthritis，RA）及克罗恩病（Crohn disease，CD）等，当常规治疗失败时可考虑行 HSCT 以消除自身免疫性细胞，获得自我耐受的免疫重建。MS 是较早进行干细胞移植治疗的自身免疫病，通常采用自体外周血干细胞移植。欧洲血液和骨髓移植协会（European Group for Blood and Marrow Transplantation，EBMT）及欧洲抗风湿病联盟（European League Against Rheumatism，EULAR）从 1995 年 3 月开始对严重自身免疫病行自体干细胞移植的患者进行了观察，并提出选择患者的原则：疾病严重威胁生命或脏器功能而用传统治疗无效；有理由认定免疫学介导的疾病控制后，生活质量能获得改善。从已有的资料分析，50% 以上患者 auto-HSCT 后有改善，其中有一些是临床和免疫学的完全缓解，4 年无复发生存率可达 80%。此外，HSCT 目前在其他自身免疫病包括 MS 和 CD 的治疗中也显示了良好的有效性，但对 SLE、RA 等却具有较高的风险。总之，外周血干细胞移植治疗自身免疫病是可行的，某些严重的患者还有可能会取得完全持续的缓解，但仍需更多的研究以不断完善 HSCT，从而获得更好的效果。

第四节　脐血造血干细胞移植

20 世纪 70 年代初 Knudtzon 发现脐血中含有丰富的造血细胞，其数量和质量可与骨髓媲美。20 世纪 80 年代末法国的 Gluckman 等首先成功开展脐血造血干细胞移植（cord blood stem cell transplantation，CBSCT）治疗范科尼贫血取得成功，世界各地相继开展这方面的工作，各国纷纷筹建血库，加强了脐血造血细胞的基础和临床研究工作。由于脐血来源广，采集容易，操作省时，对供者无影响，细胞可冷冻长期保存，寻找供者时间短，对 HLA 相容性要求低，较容易找到 HLA 相合者且多数脐血的细胞数量可以达到移植所需的标准，病毒感染机会较少，涉及社会伦理及法律争论亦很少，因此，受到临床工作者的瞩目。脐血所含造血干/祖细胞较多，具有很强的增殖分化和自我更新及体外形成集落的能力，受调节进入细胞周期的速度较骨髓和外周血中相应细胞快。脐血免疫细胞发育相对不完善，对异基因抗原的刺激反应弱，移植后发生移植排斥及 GVHD 频率及程度较低，能使受者全面地重建造血及免疫功能。由于脐血细胞有较原始的免疫能力，可进行 HLA 配型 1～3 个位点不完全相合的同胞及无关供者和患者间的移植。近年来，CBSCT 越来越多地用于儿童恶性血液病的治疗，普遍认为疗效与骨髓移植等相当，且急慢性 GVHD 发生率较低，无复发生存率较高。但 CBSCT 仍然存在供者家族病史不详，脐血量及造血干细胞数量较低，移植程序技术还需完善，植入较慢，脐血库投资巨大，以及脐血细胞有效保存的最长时间标准等问题，需进一步研究并完善。

一、脐血的生物学特征

（一）脐血造血细胞的数量

已证明，脐血中富含造血细胞，其在 MNC 中的含量和造血特性可与骨髓媲美。但单个胎盘中所含脐血究竟含有多少造血细胞，特别是决定维持长期造血的干细胞至今缺乏令人信服的研究。目前，借以推测的基础，如 MNC、CFU-GM，髓系多向造血祖细胞（multipotential myeloid stem cell，CFU-GEMM），CD34$^+$ 细胞测定等，由于脐血量多少不一，实验方法不同，各家报道差异甚大。

脐血容积 15～360ml，均值 99ml。有核细胞总数为（1.3～58）×10^8，均值 10.8×10^8。总 CD34$^+$ 细胞均值（3.8～4.5）×10^6，CFU-GM 均值（2.9～4.1）×10^5，红系爆式集落形成单位（burst-forming unit-erythroid，BFU-E）均值（1.0～5.7）×10^9，混合细胞集落形成单位（colony-forming unit-mix，CFU-mix）均值 0.11×10^5。

（二）脐血造血细胞的增殖分化特性

脐血造血干 / 祖细胞具有很强的增殖、分化、形成集落的能力，受到刺激调节进入细胞周期的速度，以及对各种造血调控因子作用的反应能力，高于骨髓及外周血细胞。其端粒较长，端粒酶活性也高于骨髓及外周血细胞，且不表达 CD95/Fas，故不易发生凋亡。目前认为 CD34$^+$ 细胞代表造血系统内向各系列分化的原始祖细胞，脐血中含 1%～2%，由不同分化阶段的 CD34$^+$ 细胞组成。体外培养在不同细胞因子作用下增殖扩增，很短时间即可获得大量细胞，还可用作基因转导的靶细胞。脐血造血干细胞分化阶段不同，34.9% CD34$^+$ 细胞不表达 CD38，77.9% 不表达 CD45RA，其中 CD34$^+$CD38$^-$ 细胞为更原始的造血细胞。实验观察细胞因子对 CD34$^+$ 细胞的作用，发现脐血造血干 / 祖细胞在细胞因子作用下表现有限的增殖分化，推测细胞因子的作用仅动员了一部分造血干 / 祖细胞，其意义在于进行移植后仍可能有造血细胞不断进入增殖周期重建造血，降低移植初期出血及感染的风险。

（三）脐血的免疫学特征

免疫细胞发育相对不成熟。单核 / 巨噬细胞抗原提呈能力较低，B 细胞多是与外界无接触的幼稚 B 细胞，其免疫表型为 CD5$^+$、CD9$^+$、分泌型 IgM$^+$，可产生多向高反应性、亲和力低的 IgM。T 细胞可能发育为成熟的 Th1 细胞，几乎不产生 TNF-α、IL-2、IL-4、IL-6、IL-10 及 IFN-γ。T 细胞表达较低水平的 IL-2 受体，能形成极少的 IL-2 与 IL-2 受体复合物，对抗原刺激反应弱。细胞毒性 T 细胞的活性很低，脐血混合淋巴细胞反应较低。

（四）脐血中的细胞因子

研究表明脐血中含有丰富的细胞因子，大多数来自胎盘滋养层细胞和蜕膜基质细胞。主要包括 IL-3、IL-6、SCF、EPO、M-CSF、GM-CSF、G-CSF 等，与成人血比较，脐血中 IL-3、GM-CSF、G-CSF 明显增高。脐血浆能有效地扩增脐血中造血祖细胞，提高 CFU-GEMM 再植能力，与这些细胞因子密切相关。

二、脐血的采集和保存

（一）脐血的采集

目前多采用封闭式采集法。通常选取健康产妇和胎儿，待婴儿娩出结扎脐带后，于胎盘端行脐静脉穿刺，利用血袋真空和位差的重力作用，将脐血引入装有抗凝保养液的采血袋内。胎盘娩出后，再从胎盘表面怒张静脉多点穿刺抽吸，平均可采集 100ml。

（二）脐血的分离与保存

脐血采集后最好在 12 小时内应用，亦可用淋巴细胞分层液提取 MNC，然后按（2～5）×10^7/ml 细胞浓度，加等量 20% 二甲基亚砜和 AB 血浆，用程控降温机降至 –80℃，移至液氮（–196℃）中长期保存备用。

三、临床脐血造血干细胞移植的方法和步骤

（一）临床适应证

脐血造血干细胞作为临床移植治疗的一个重要选择，适用于各种恶性血液病、实体肿瘤、重度放射病、重症联合免疫缺陷病及多种遗传病等。故凡适用于进行骨髓及外周血造血干细胞移植的疾病，均可以进行，且适应证可能更广，但由于受脐血干细胞数量限制，脐血造血干细胞移植的治疗对象主要为儿童。HLA 配型≥4/6 相合以上者可行脐血造血干细胞移植。

（二）移植时机的选择

急性白血病应在初次缓解或第二次缓解期，慢性白血病一般在慢性期，进展或急性变期也可以

进行,恶性实体肿瘤及遗传免疫缺陷疾病应选择在一般状态良好时进行。重型再生障碍性贫血只有在 HLA 全相合同胞或无关供者以及单倍体相合造血干细胞移植均无法进行且第 1 个疗程免疫抑制治疗失败后才应考虑非血缘脐血造血干细胞移植。

(三)预处理方案

基本与骨髓及外周血造血干细胞移植相似,目的是最大限度地消灭残留的白血病细胞或肿瘤细胞;抑制受体的免疫反应,防止移植造血干细胞被排斥;空出骨髓利于移植的造血干细胞及基质细胞归巢增殖。范科尼贫血可用环磷酰胺 200mg/(kg·d)×4 天 + 放疗 400cGy;再生障碍性贫血可用环磷酰胺 50mg/(kg·d)×4 天 + 抗淋巴细胞球蛋白 12.5mg/(kg·d)×3 天;恶性肿瘤和白血病可用大剂量或致死量化/放疗。

(四)移植的细胞数量

脐血所含的有核细胞数受脐血量的限制,较骨髓细胞数相差较多,使部分体重较大的儿童及成年人的移植受到限制,因此 CBSCT 多用于儿童的治疗。Gluck man 于 1999 年提出 CBSCT 成功的最低安全有核细胞数为 $2×10^7/kg$。随着脐血移植技术的不断完善,年龄及体重限制逐渐被打破,越来越多的大体重儿及成年人因脐血造血干细胞移植挽救了生命。不过原则上细胞数量越多越利于植入,为减少原发性植入失败的发生,中国 2016 年制订的《儿童恶性血液病脐带血移植专家共识》建议:原则上冷冻前脐带血 CD34[+] 细胞数 $>1.7×10^5/kg$(受

者体重),移植前脐带血小管复苏回收率 $≥85\%$;当供、受者 HLA 配型 6/6 位点相合时,冷冻前脐带血总有核细胞数(total nucleated cell,TNC)$>3.0×10^7/kg$(受者体重);供、受者 HLA 配型 5/6 位点相合时,冷冻前 TNC$>4.0×10^7/kg$(受者体重);供、受者 HLA 配型 4/6 位点相合时,冷冻前 TNC$>5.0×10^7/kg$(受者体重)。体重比较大的年长儿,单份脐带血细胞数量不能满足以上的标准时,可以选择双份脐带血,参考标准为:①每份脐带血冻融前 TNC$≥1.5×10^7/kg$;②双份脐带血冻融前 TNC 总数至少达到单份脐带血移植标准;③脐带血与受者的 HLA 配型至少为 4 个位点相合。为了解决脐血细胞数量少的矛盾,还可进行体外扩增及多份脐血混合移植等。

(五)移植后植入和免疫重建的观察

约 90% 的患者能被植入。中性粒细胞 $>0.5×10^9/L$ 时所需中位天数为 28(12~120)天。其中血小板数目 $>50×10^9/L$ 时所需中位天数为 90(16~250)天。网织红细胞达到 2% 时,需 18~67 天。造血恢复的早晚与患者的年龄大小、脐血有核细胞数目、疾病类型、移植后是否有感染、GVHD、HLA 相合程度相关。

免疫重建总体上恢复较迟,移植后 30~90 天 B 细胞数目增加,IgA、IgG、IgM 正常;T 细胞 CD4[+]、CD8[+] 亚群仍处于较低的水平,对 PHA 及美洲商陆丝裂原(poke weed mitogen,PWM)的刺激反应弱;自然杀伤细胞保持在正常水平;中性粒细胞恢复产生过氧化物及趋化性和杀菌的功能。

第五节 造血干细胞移植后免疫重建

造血干细胞移植是有效治疗恶性疾病的方法之一,但造血干细胞移植后受者的免疫功能受到严重损害,其原因主要是移植前超剂量放/化疗对受者免疫系统的抑制,患者的基础疾病及移植后为防止 GVHD 应用免疫抑制剂也对免疫功能有一定的影响。一般来讲,造血干细胞移植后骨髓功能的全面重建主要包括 2 个方面,即骨髓细胞数量和功能的恢复及细胞之间相互作用功能的完善,后者主要指免疫功能。免疫重建受多种因素的影响,如基础疾病、遗传学差异、移植物来源组分、预处理方式、移植后事件及移植后免疫治疗等。免疫重建主要包括固有免疫重建和适应性免疫重建。前者主要

包括免疫屏障、中性粒细胞、自然杀伤细胞、APC及单核/吞噬细胞功能恢复等,其中单核细胞重建最快,其次是中性粒细胞及自然杀伤细胞。后者主要包括 B 细胞及 T 细胞功能恢复,其中 B 细胞在移植后至少 1~2 年完全恢复,后者不同类型差异较大。现就较重要的 T 细胞、自然杀伤细胞及 DC 功能重建进行阐述。

一、T 细胞功能的重建

(一)T 细胞的功能

T 细胞表达 TCR,以此识别抗原和介导免疫应答。TCR 在同一个体内组成极为丰富的 TCR 谱。

根据 T 细胞表面表达的受体不同,T 细胞可分为 2 类。大多数 T 细胞表达由 α 链和 β 链组成的 TCR,小部分 T 细胞表达 γ 链和 δ 链组成的受体。在 α/β 细胞中包括 2 个亚系:表达 CD4 受体分子的 T 细胞(CD4$^+$T 细胞)和表达 CD8 的 T 细胞(CD8$^+$T 细胞)。CD4$^+$T 细胞识别多肽 -MHC II 类分子复合物,CD8$^+$T 细胞识别多肽 -MHC I 类分子复合物。根据 CD45 异构型表达的不同,可以将 CD4$^+$ 和 CD8$^+$ 的 T 细胞分为两组功能性亚群,即 CD45RO$^+$T 细胞和 CD45RA$^+$T 细胞,前者为记忆 T 细胞,后者为刚从胸腺释出的初始细胞。CD3 是成熟 T 细胞又一特征性表面标志,和 TCR 共同表达在 T 细胞表面,形成 TCR-CD3 复合体,参与信号传递,激活 T 细胞。

(二)移植后 T 细胞功能重建及其意义

移植后 T 细胞免疫重建通过非胸腺依赖途径或胸腺依赖途径 2 种机制进行,前者为输注的供者 T 细胞(记忆 T 细胞)存活及扩增,后者为供者的造血前体细胞在受者胸腺内发育成新的 T 细胞并存活扩增。研究表明,造血干细胞移植后 CD3$^+$T 细胞恢复缓慢;CD4$^+$ 细胞数量非常低(低于 $2×10^5$/L)并且依赖胸腺途径再生,恢复缓慢,部分移植后 20～30 年才可恢复正常;而非依赖胸腺途径的 CD8$^+$T 细胞数量迅速升高,恢复较快,移植后 3～6 个月即可恢复,1 年时可达到或超过正常,因此 CD4/CD8 严重降低。一般认为 CD34 分选法能去除移植物中 2～4 个对数级的 T 细胞,其中包括 CD3$^+$、CD8$^+$、CD4$^+$ 和 CD45RA$^+$ 细胞,但这并不是移植后晚期 CD4$^+$T 细胞恢复滞后的主要原因。造血干细胞移植后,T 细胞数量和亚群分布能在 1 年内恢复,但是 T 细胞对 PHA、伴刀豆球蛋白 A(concanavalin A, Con A)和 MLR 中的同种抗原刺激反应能力下降,说明 T 细胞功能受损。研究发现,尽管移植物中去除了 T 细胞,但成熟 T 细胞和 CD34$^+$ 造血干细胞共同促进了 T 细胞的恢复,尽管造血干细胞移植后免疫重建滞后,但 CD34$^+$ 细胞富集与感染引起的并发症增多无关。在造血干细胞移植后早期有 T 细胞库的变化。移植后早期,在记忆 T 细胞中发现 TCR 谱不对称,主要表现为 CD4$^+$ 和 CD8$^+$T 细胞亚群的 CDR3 克隆分布不同,而 CDR3 直接决定了 TCR 的抗原结合特异性;初始 T 细胞则表达正常的谱系对称性,这对纠正不对称的 TCR 谱有重要作用。目前被广泛研究的还

有 CD4$^+$CD25$^+$ 调节性 T 细胞(regulatory T cell, Tr cell)细胞亚群,其恢复较快于 CD4$^+$T 细胞。调节性 T 细胞可抑制效应 T 细胞的活化和增殖,下调机体对外来抗原或自身抗原的免疫应答水平,在防控自身免疫病、移植排斥反应等方面起重要作用,是维持自身免疫耐受的关键。因此调节性 T 细胞与效应 T 细胞之间的平衡失调可能是 GVHD 发生的重要环节。

二、自然杀伤细胞功能重建

(一)自然杀伤细胞的功能

自然杀伤细胞(natural killer cell, NK cell)可产生大量的促炎性细胞因子,如 TNF-α 及 INF-γ。NK 细胞可通过与表达于不同细胞上的大量受体结合而激活,从而启动细胞毒性杀伤机制,构成抗微生物的第一道防线。现已发现人及小鼠 NK 细胞均表达能识别特异性 MHC I 类分子的表面受体,称为杀伤细胞免疫球蛋白样受体(killer cell immunoglobulin-like receptor, KIR)。这些受体呈克隆性分布,在小鼠中即为小鼠 II 型凝集素(Ly-49 家族),在人体中由免疫球蛋白超家族成员(p58/p70)以及 NKG2 凝集素与 CD94 形成的二聚体组成。KIR 与 MHC I 类分子结合,进一步通过免疫受体酪氨酸抑制基序(immunoreceptor tyrosine-based inhibitory motif, ITIM)与酪氨酸磷酸酶作用,拮抗其他细胞表面分子传递的活化信号,从而向 NK 细胞内传递抑制性信号。NK 细胞通过 KIR 识别自身 MHC I 类分子,获得自身免疫耐受,在防止 NK 细胞杀伤自身细胞中发挥了重要作用。

1986 年 Karre 提出"丧失自我"(missing self)假说,认为 NK 细胞搜寻、攻击缺乏"自我"的细胞。此处的自我,主要指自身 MHC I 类分子。由于后者在体内绝大多数细胞表达及 KIR 的存在,有效地阻止了 NK 细胞对正常自身组织细胞的攻击。而对同种异型或异种细胞(KIR 具有个体特异性和种族特异性)的 MHC I 类分子、病毒感染细胞的 MHC I 类分子 - 病毒多肽复合物或缺乏 MHC I 类分子的细胞(如肿瘤细胞),KIR 均不能识别,无法转导负调节信号,导致 NK 细胞处于激活状态而杀伤上述靶细胞。

(二)移植后自然杀伤细胞功能重建及其意义

NK 细胞在移植后抗肿瘤和防御感染中均发挥重要的作用,可影响移植后并发症转归,目

前被广泛研究。在造血干细胞移植后其恢复较快，一般于移植后 1 个月即可达正常水平，不受GVHD 影响。但早期重建以不成熟亚群 CD56^{bright} NKG2A-KIR-NK 细胞为主，受者 NK 细胞杀伤功能在移植后 3 个月才达到供者水平。在异基因移植后受者 KIR 来源于高度纯化的、HLA 完全不相合的 CD34$^+$ 细胞，在 3 个月内重新具有了供者特异性的特点，但与供者或受者的配体谱无明显相关性。在异基因造血干细胞移植中，移植物成功生长率高，供者来源的 NK 细胞能诱导移植物抗宿主反应（graft versus host reaction，GVHR）或移植物抗白血病反应（graft versusleukemia reaction，GVLR）。而且，NK 细胞与 GVLR 的联系可能比与 GVHR 的联系更紧密。造血干细胞移植最理想的效果是达到 GVLR，而非移植物抗宿主正常组织。这样诱导移植耐受就显得非常重要。早在 50 年前，Owen 等就发现造血干细胞嵌合体可造成供者特异性的免疫耐受。最理想的状态是获得造血干细胞的混合嵌合体。有关 NK 细胞在混合嵌合体中的作用目前尚有争论。一般认为供者来源的 NK 细胞并不耐受宿主抗原，宿主来源的 NK 细胞也不耐受供者抗原。移植后 NK 细胞表面受体重建情况也可作为临床预后评估指标，也有临床研究应用 NK 细胞移植在加强移植物抗肿瘤反应（graft-versustumor reaction，GVTR）的同时减少GVHR。

三、树突状细胞的功能重建

（一）树突状细胞的功能

DC 是一个异质性细胞群，是目前发现的功能最强的 APC，也是唯一能激活初始 T 细胞的 APC，按来源 DC 可分为髓样树突状细胞（myeloid dendritic cell，MDC）和淋巴样树突状细胞（lymphoid dendritic cell，LDC），又可分别称为 DC1 和 DC2。髓源性途径产生的子代细胞负责免疫应答，而淋巴源性途径产生的 DC 则负责耐受。

（二）移植后树突状细胞功能重建及其意义

根据对 103 名健康成人的分析结果表明，外周血单个核细胞中 DC 百分比的中位值为 0.42%，绝对计数的中位值为 10×10^6/L。造血干细胞移植后血 DC 数量减少，但 MDC 数量的恢复超过 LDC，在任何检测时点上均发现有 DC 从外周血造血祖细胞中产生。而且 CD34$^+$ 细胞分选并不影响移植后血 DC 的恢复。在 auto-HSCT 中，DC 的数量在移植后 20 天时就达到移植前水平，180 天时接近正常水平，此后保持稳定。在异基因移植后 2 个月 MDC 和 LDC 恢复至移植前水平，第 1 年 MDC/LDC 比值高于正常，虽然早期大部分血 DC 来源于供者，但是 DC 功能的恢复似乎并不理想。研究发现，在异基因移植后 DC 表面共刺激分子的表达水平有降低趋势，异基因间刺激能力下降，提示 DC 功能受损。DC 在发生 GVHD 的患者体内的变化亦值得进一步研究。在发生 aGVHD 的患者中，血 MDC 和 LDC 数量显著减少；而在发生 cGVHD 的患者中，血 LDC 数量显著增多，DC 的亚群分布改变。DC 重建不良可能是移植后复发的原因之一。

四、不同移植方法免疫重建的比较

免疫重建与移植的方法、预处理方案以及输入的单个核细胞数有关。通常未做任何处理的移植要比在体内或体外去 T 细胞的移植免疫重建快。PBSCT 免疫重建较骨髓移植早，可能是 PBSCT 混悬液中含较多的成熟淋巴细胞，但 GVHD 的发生率更高。脐血中淋巴细胞数少且免疫细胞发育不成熟，因此脐血移植免疫重建恢复较迟。HLA 单倍体相合移植或无关供者移植免疫重建时间和程度明显落后于 HLA 全相合者。输注的单个核细胞数越多，CD3$^+$、CD8$^+$ 细胞以及 NK 细胞的恢复越早，但与 CD4$^+$ 细胞的恢复关系不大。移植的预处理方案含白消安、环磷酰胺时，CD3$^+$、CD8$^+$ 细胞恢复较晚；接受 TBI 的情况下，CD8$^+$ 细胞的恢复也较晚；含 ATG 或阿伦单抗的预处理影响 T 和 B 细胞重建；非清髓或减毒预处理对胸腺及骨髓抑制小，可缩短免疫重建时间。

自 20 世纪 90 年代以来，造血干细胞移植得到了迅速发展和广泛应用，出现了非清髓性及减低毒性造血干细胞移植、供者淋巴细胞输注、去NK 细胞或去 DC 造血干细胞移植及联合间充质干细胞移植等新技术，并且在血液病、实体瘤及非恶性免疫性疾病的治疗中逐步开展。如何迅速重建受者免疫功能成为被关注的焦点。根据移植后受者体内各淋巴细胞系细胞数量和功能的变化，如何进行治疗以促进移植物成功生长、预防感染、诱导嵌合和避免 GVHD 等值得进一步探讨。

第六节　移植物抗宿主病

移植物抗宿主病（graft versus host disease, GVHD）是影响 allo-HSCT 成功的主要并发症。采用目前的预防和治疗 GVHD 措施，同胞 HLA 相合 allo-HSCT，GVHD 发生率仍高达 30%～60%，HLA 不完全相合的无关供者 allo-HSCT，发生率高达 90%。预防和治疗 GVHD 一直是移植领域面临的重要课题。

GVHD 是临床移植学和移植免疫学的重要研究领域。GVHD 的防与治是决定 allo-HSCT 是否成功，移植个体是否长期存活的主要因素之一。1955 年，Barnes 和 Loutit 描述了移植动物的 GVHD，当时称为移植继发性疾病或 runt 病（runt disease）。到 20 世纪 50 年代末期，对 GVHD 的临床表现已有十分详细的描述。人类 GVHD，最早由免疫缺陷患儿接受输血后发现。患儿出现与动物移植后 GVHD 类似的临床征象故称为人类 runt 病。基于此征象是将免疫活性细胞植入免疫抗原不相合的宿主体内而发生的这一事实，开始使用 GVHD 这一术语进行界定。

接受 allo-HSCT 移植后 100 天内出现的皮炎、肝炎、肠炎等一组临床征象定义为急性移植物抗宿主病（acute graft versus host disease, aGVHD）；而慢性移植物抗宿主病（chronic graft versus host disease, cGVHD）是指移植 100 天后发生的更为复杂的综合征。近 10 年，美国 NIH 专家共识工作组推荐使用临床症状对疾病进行分类：aGVHD 多为免疫炎症反应，是移植物对宿主各器官、组织产生的快速免疫应答，导致全身炎症和多脏器损伤，临床表现为典型的皮肤、胃肠道和肝脏的病变，同时不具有任何慢性病变特征；而 cGVHD 多为炎症和纤维化的混合反应，类似自身免疫性状态，临床表现为眼部干燥和疼痛、口腔干燥或溃疡、皮肤硬化等，与传统定义的时间界限并不完全符合。

一、急性移植物抗宿主病

（一）发病机制

1966 年 Billingham 将 GVHD 标准定义为：①移植物必须含有免疫活性细胞成分；②宿主必须具备供者移植物不存在的异体移植抗原，这些移植抗原被移植物中的免疫活性细胞视为异体抗原而发生反应；③宿主必须是对移植物缺乏有效的免疫反应能力，导致移植物有足够的时间组织其免疫反应，并放大、扩展此反应。

1. HLA 不相合　HLA 不相合或 HLA 虽相合而供受者间次要组织相容性系统有差异，以及 T 细胞的存在是 aGVHD 发生的病理基础。进入宿主体内的 HLA Ⅰ类或Ⅱ类抗原不相合的供者淋巴细胞，识别 HLA 不相合的宿主细胞。这种识别在供、受者 HLA-A、HLA-B、HLA-DR 主要抗原不合或次要抗原不相合的情况下均会发生。GVHD 的启动需要供者成熟淋巴细胞活化。1978 年 Korngold、Sprent 经过动物实验证实了 T 细胞在启动 GVHD 中的关键性作用。此后，Prentice 等于 1982—1983 年分别证实在人类去除移植物中 T 细胞能够降低严重 GVHD 的发生率和严重度。Cobbold 等于 1986 年将供者小鼠骨髓和脾脏细胞中淋巴细胞亚群选择性去除，发现辅助性 T 细胞（helper T cell, Th cell）和抑制性 T 细胞（suppressor T cell, Ts cell）均可启动 GVHD。T 细胞在细胞免疫中起主导作用，能识别异己抗原，在 HSCT 后，供者的 T 细胞识别受者组织相容性抗原而被激活，进行分化增殖而产生各种淋巴因子，这些淋巴因子激活巨噬细胞、B 细胞、NK 细胞等，其中主要的是 IL-2 和 APC 共同激活细胞毒性 T 细胞前体分化成细胞毒性 T 细胞，直接攻击杀伤靶细胞，一些淋巴因子（细胞毒因子、转移因子、化学趋化因子等）也参与攻击破坏靶细胞。

2. 细胞因子风暴　细胞因子风暴是 GVHD 启动细胞活化克隆增殖放大，同时使内源性细胞因子激增而引起宿主组织效应。始发因子如 TNF-α 和 IL-1 通过正反馈机制激活自体或同种异基因的炎症细胞；细胞因子引起效应细胞增殖从而引起更多的效应细胞损伤，并进一步释放细胞因子 IL-1、IL-2、IL-3、IL-4、IL-6、IL-11、IL-18、TNF-α、TNF-β、IFN-α、IFN-γ、内毒素等。Dickinson 等用体外皮肤移植模型证明 TNF-α 能直接引起 GVHD。Piguet 等用 TNF-α 抗血清注入接受组织配型不合骨髓移植受者的小鼠体内以中和内源性 TNF-α，可有效地预防皮肤与胃肠道的 aGVHD，在不加用任何免疫抑制剂的条件下，移植后 80 天内病死率由>90%降至<30%。表明 TNF-α 与 GVHD 之间存在密切关系。BMT 预处理前患者 TNF-α 水平可估测 BMT 后 GVHD 的发生情况。也有研究表明，辅助性 T 细胞产生的 IL-2 是放大 GVHR 的主要因子。

3. 自身抗原的不适当识别　同基因移植或自体移植偶尔也会有皮肤 GVHD 表现。此种 GVHD 不是由供、受者移植抗原不相合导致的。实验大鼠的此征象可以通过给予抗 DR 抗体所阻抑，提示 HLA-Ⅱ类抗原识别的参与。供、受者组织相容性抗原不合并非必然产生 GVHD，而对自我抗原的不适当的自我识别则有可能产生类 GVHD 综合征。上述移植出现的 GVHD 常为轻度，自限性的皮肤 GVHD。据报道 96 例自体移植患者中 7 例和 19 例同基因移植患者中 2 例发生 GVHD，伴有肝脏和胃肠病变的也有报道。不同意见则认为类 GVHD 征象与化疗后感染、药物相关性皮损等难以鉴别。

（二）危险因素

1. 受者特征　年龄因素，年龄越大危险性越高；输血史，某些疾病移植前反复输血会增加 aGVHD 的危险性；某些疾病，如联合免疫缺陷病比其他疾病发生 aGVHD 的危险性低；DNA 病毒，如巨细胞病毒、单纯疱疹病毒、水痘-带状疱疹病毒等均可增加 aGVHD 的危险性；也有报道脾切除患者 aGVHD 发生率增高。

2. 供者特征　供者年龄越大发生 aGVHD 危险性越高。供者 DNA 病毒感染、高的 NK 细胞活性、有妊娠史，均可增加 aGVHD 的危险性。

3. 供、受者配型　供、受者性别，女性供者（H-Y 抗原不相合）；HLA-A、HLA-B、HLA-DR 不相合，位点不相合数目越多 aGVHD 的危险性越高，无关供者移植时 aGVHD 的危险性高。

4. 预处理方案　预处理方案的强度可能影响 GVHD，过强的预处理方案可损伤宿主胃肠道、肝脏等组织，激活宿主细胞分泌高水平的炎性分子如 TNF-α、IL-1、IL-6 等，导致组织炎症反应。细菌内毒素经受损的胃肠黏膜进入血液循环，激活脾脏和循环血中的巨噬细胞产生 IL-2，加速 GVHD 的进程。

5. 移植后因素　细菌感染、病毒感染均增加 aGVHD 的危险性。感染可激活单核巨噬细胞系统使 TNF-α 产生增加。而 TNF-α 可能是 GVHD 发病过程中的主要环节。

（三）临床表现

aGVHD 临床征象可以从轻度自限性无须治疗到严重致死性病变。主要是皮肤、肝脏和胃肠道三大靶器官受损后的临床表现。

1. 皮肤表现　典型的皮疹表现为广泛分布在四肢、面部、颈部、手足掌心的红色或紫色皮疹。严重者皮疹遍及全身，呈进行性，反复扩展性皮疹。更严重的皮疹转变为融合成片，发展为表皮松解伴有水疱形成，然后表面剥脱。

2. 胃肠道表现　胃肠道 GVHD 大多于皮肤 GVHD 后数周出现。最常见的表现是腹泻伴腹部痛性痉挛、恶心、呕吐、厌食。严重者可进展至整个消化道受累，伴严重水液和血容量丧失，出现衰竭状态。钡剂 X 线检查显示正常肠黏膜皱襞消失。

3. 肝脏表现　肝脏 GVHD 较晚发生，且常作为 GVHD 扩展的征象。个别情况下，也可独立存在或在皮肤和胃肠 GVHD 控制后出现，常表现为黄疸，严重者可出现肝衰竭。

4. 其他表现　已报道在 aGVHD 可出现血小板减少和贫血、毛细血管渗漏综合征、溶血征象。在 aGVHD 时也可见眼部溃疡综合征，畏光、出血性结膜炎，假膜形成，以及眼睑闭合不全（俗称兔眼）等。多在骨髓移植后 50 天内出现。aGVHD 伴有眼结膜受累者预后差。

（四）分级标准

aGVHD 分级标准见表 15-4、表 15-5。

（五）预防

1. 供、受者因素　供、受者之间 HLA 相合程度是决定 GVHD 动力学的关键，HLA Ⅰ类、Ⅱ类抗

表 15-4　aGVHD 时器官损伤程度

程度	皮肤	肝脏	肠道
+	斑丘疹<25%体表面积	胆红素 34～50μmol/L	腹泻量 500～1 000ml/d
++	斑丘疹 25%～50%体表面积	胆红素 51～102μmol/L	腹泻量 1 000～1 500ml/d
+++	全身性红皮病	胆红素 103～255μmol/L	腹泻量 1 500～2 000ml/d
++++	红皮病伴水疱、脱皮	胆红素>255μmol/L	>2 000ml/d 或严重腹痛/肠梗阻

表 15-5　GVHD 的临床分级

程度	皮肤	肝脏	肠道	生活能力
Ⅰ级	+～++	－	－	正常
Ⅱ级	+～+++	+	+	轻度降低
Ⅲ级	++～+++	++～+++	++～+++	明显降低
Ⅳ级	++～++++	++～++++	++～++++	极度降低

原分子水平检测协助选择最佳无关供者或最佳亲属供者。供、受者巨细胞病毒血清学检测均（－），移植后巨细胞病毒感染和 GVHD 的危险性均降低。

2. 全环境保护　层流病房和肠道无菌处理可降低 aGVHD 发生率，提高移植生存率。有学者报道，21 例儿童在无菌隔离条件下无 1 例发生Ⅱ级及Ⅱ级以上 GVHD，而 42 例无菌隔离不完备条件下 19% 发生 GVHD。

3. T 细胞去除　T 细胞是引起 GVHD 的重要因素。成人骨髓移植物中，在体外预先去除 T 细胞，可大大减少或减轻 GVHD 的发生，常用植物凝集素分离法、梯度离心法、单克隆抗体法等。移植物去 T 细胞处理，主要担心移植后 GVLR 减低或丧失。一些患者在去 T 细胞处理后，可能因免疫功能重建延迟而导致感染并发症、植入失败或继发性移植物排斥。HLA 不完全相合的移植，需更高的造血干 / 祖细胞回输数量，移植物含一定数量 T 细胞（$10^4～10^5$/kg）可降低植入失败危险性，正在摸索部分去 T 细胞或移植后施行 T 细胞回输以期保持移植物的 GVLR，同时维持其降低 GVHD 发生率及严重程度的效果。

4. 受者使用免疫抑制剂　免疫抑制剂可阻止移植物中 T 细胞的增殖分化，从而减少 GVHD，常用以下几种药物。

（1）甲氨蝶呤：较早应用于预防 GVHD。用法为移植后第 1 天缓慢静脉注射 15mg/m²，第 3、11、17 天给予 10mg/m²，然后每周 1 次，持续应用 100 天停药。主要不良反应为骨髓抑制和肾损伤，有学者报道甲氨蝶呤可延缓造血细胞植入。

（2）环孢素：目前是异基因造血干细胞移植预防 GVHD 的首选药物。主要作用是抑制 T 细胞的活化。用法为移植前 1 天开始，每天用药，共用 3～6 个月，剂量 3mg/（kg·d），静脉滴注；或 10mg/（kg·d），口服 40 天，以后每 2 周减 1mg/kg，连用 6 个月。常见不良反应为恶心、呕吐、多毛、高血压、肾损伤等。

（3）糖皮质激素：单独应用效果差，常与其他药物联用。泼尼松，每天 2mg/kg，口服，移植后 1 周开始，连用 2 周。也可使用甲泼尼龙，10mg/kg 静脉滴注，每 12 小时 1 次。

（4）抗胸腺细胞球蛋白：抗胸腺细胞球蛋白常与甲氨蝶呤、泼尼松联用。研究发现兔抗胸腺细胞球蛋白 4.5mg/kg［1.5mg/（kg·d），连用 3 天］，或者 5mg/kg（2.5mg/d），连用 2 天，效果较好，7.5～10.0mg/kg 则复发率较高。不良反应为发热、寒战、皮疹、低血压及其他血清病样反应。

（5）他克莫司：可用于防治 GVHD，作用机制是通过药物 - 免疫亲和复合物，抑制钙调磷酸酶磷酸化酶活性，抑制 *IL-2* 基因表达。初始静脉给药，然后改口服。静脉滴注剂量为每天 0.05～0.15mg/kg，持续静脉滴注。口服剂量为每天 0.3mg/kg，分 2 次口服，12 小时 1 次。

（6）吗替麦考酚酯：新型免疫抑制剂，可与泼尼松和环孢素合用，也可应用于不能耐受环孢素和他克莫司的患者。作用机制为抑制淋巴细胞增殖。现有静脉及口服剂型，用法为儿童 10～15mg/kg，12 小时 1 次，持续使用至移植后 30～50 天停用。静脉用药效果优于口服。

目前 aGVHD 标准预防方案为环孢素 / 他克莫司联合短疗程的甲氨蝶呤，但如何平衡 aGVHD 与急性移植物抗肿瘤作用仍为 allo-HSCT 治疗的难题。

（六）治疗

aGVHD 一线治疗方案以糖皮质激素为主，但激素耐药（steroid resistance，SR）的患者（SR-aGVHD）尚无统一的二线治疗方案。

1. 一线治疗　细胞毒性药物和甲泼尼龙是治疗 aGVHD 的常用药物。

（1）大剂量甲氨蝶呤疗法：预先水化、碱化体液后给予甲氨蝶呤，总剂量 1～3g/m²，1/5 量静脉注射，4/5 量在 10 小时内静脉滴注。间隔 6～8 小时后，用四氢叶酸钙 12～15mg/m²，肌内注射或静脉注射，每 8 小时 1 次，共 6～9 次。

（2）大剂量甲泼尼龙疗法：甲泼尼龙治疗剂量从 1～60mg/（kg·d）均有使用。由于大剂量时可并发致死性感染，因此目前临床多采用甲泼尼龙 20mg/kg 静脉滴注，每 12 小时 1 次。

2. 二线治疗 一线治疗失败即甲泼尼龙治疗 3 天后 GVHD 仍进展，7 天后临床征象无改善，或 14 天治疗后仅见部分反应，需要二线治疗。

（1）抗 CD3 抗体：无致有丝分裂作用的抗 CD3 抗体，能较安全地调节 T 细胞功能，减轻 GVHD。抗 CD3 抗体用于肾上腺皮质激素耐药的 aGVHD。

（2）抗 IL-2 受体抗体：代表药物为巴利昔单抗、达利珠单抗及伊诺莫单抗。Miano 等研究达利珠单抗治疗儿童 SR-aGVHD，1 个月总有效率 92%（46% 完全缓解，46% 部分缓解）。巴利昔单抗治疗 SR-aGVHD 有效率 82%，伊诺莫单抗治疗 SR-aGVHD 有效率 58%（38% 完全缓解，20% 部分缓解）。

（3）抗 TNF-α 抗体：代表药物为英夫利西单抗、依那西普。英夫利西单抗治疗 SR-aGVHD，4 周总有效率 40%（17% 完全缓解，23% 部分缓解），6 个月总生存率 17%，复发率 3%。有研究应用依那西普治疗 14 例 SR-aGVHD，总有效率 53%。国内多中心应用依那西普联合巴利昔单抗治疗 Ⅲ～Ⅳ 级 SR-aGVHD，4 周总有效率 90%（75% 完全缓解），2 年总生存率 54%。

（4）JAK 抑制剂：可通过抑制 T 细胞 IFN-γ 的产生，下调 CXCR3，阻止 T 细胞向靶器官归巢进而治疗 GVHD。代表药物为芦可替尼，5～10mg 口服，每天 2 次，治疗 SR-aGVHD 完全反应 46%，aGVHD 总有效率 81%，cGVHD 总有效率 85%。

（5）抗 CD52 抗体：代表药物为阿伦单抗，靶向 T 细胞、NK 细胞和 B 细胞等。可用于预防及治疗 GVHD。研究发现，应用中等剂量 0.9mg/kg 治疗儿童 SR-aGVHD，4 周总有效率达 73%（47% 完全缓解，26% 部分缓解）。

（6）喷司他丁：该药为嘌呤类似物，通过抑制腺苷脱氨酶导致淋巴细胞凋亡。治疗 SR-aGVHD，4 周有效率 33%（18% 完全缓解，15% 部分缓解）。

（7）MSC 治疗：MSC 具有免疫抑制功能，可抑制 T 细胞增殖，促进耐受性 NK 细胞及调节性 T 细胞产生。目前国内外均有大量 MSC 治疗 SR-aGVHD 的研究，但各研究中心的应用剂量及方法各不相同，但多数显示了良好的效果，MSC 治疗后

4 周有效率约 60%，6 个月存活率为 63%。

二、慢性移植物抗宿主病

cGVHD 是指移植 100 天以后出现的组织、器官排异反应。其发病机制和临床病程并非简单的 aGVHD 的延续，既有相关性又有较为复杂的病理基础和临床表现。cGVHD 是 allo-HSCT 后最为常见的晚期并发症，国内资料显示移植后 2 年的累计发生率为 40%～70%，临床表现及严重程度多样。

（一）发病机制

cGVHD 的发生是同种异基因反应性与自体反应性共同作用的结果。一些学者考虑 cGVHD 是 aGVHD 的后期表现，是由次要组织相容性抗原识别导致。也有学者认为，是一种类似自身免疫性病理过程。cGVHD 的实验室及临床研究提示，cGVHD 早期阶段主要是组织损伤引起的先天免疫细胞和非造血细胞（如内皮细胞和成纤维细胞）的快速激活，继而出现适应性免疫（T 细胞、B 细胞）的活化，伴有胸腺损伤、淋巴细胞缺陷及胸腺上皮细胞分泌功能丧失，进而引起靶器官组织的纤维化。随着 cGVHD 损伤而出现的胸腺功能衰退是自身免疫反应增高的病理基础，自体移植后出现的 cGVHD 也有类似的发生机制。实验证明，发生 cGVHD 的动物，T 细胞对宿主 HLA Ⅱ类抗原决定簇具有特异的反应性，cGVHD 与自身免疫病的临床特征相似。cGVHD 实验模型证明有自身抗体形成，11%～62% 的 cGVHD 患者抗核抗体、抗双链 DNA 抗体、抗平滑肌抗体阳性。并且，在 cGVHD 患者体内发现抗细胞骨架抗体和抗核仁抗体的存在。

（二）相关因素

1. 干细胞来源和 HLA 相合程度 异体移植后 100 天 cGVHD 的发生率在 HLA 完全相合的同胞移植为 33%，HLA 不完全相合的亲属移植为 49%，HLA 相合的无关供者移植为 64%。外周血造血干细胞移植及不同性别之间移植发生率较高。

2. 有无 aGVHD 有 aGVHD 的患者 cGVHD 的发生率明显高于无 cGVHD 者，cGVHD 常由 aGVHD 发展而来。

3. 受者年龄 年龄<10 岁的儿童，cGVHD 的发生率为 13%，10～19 岁青少年为 28%，>20 岁成人为 42%～46%。

4. 其他不确定因素 如延长环孢素预防给药

时间可减轻 cGVHD；移植前短期内红细胞输注可降低 cGVHD 发生率；未经照射的供者白细胞层或回输骨髓增加 cGVHD 的发生率；脾切除术后增加 cGVHD 的发生率；感染与随后发生的 cGVHD 的关系尚不明确。

（三）临床表现

cGVHD 病理改变类似于自体免疫病，最常受损组织为皮肤、外分泌腺、胸腺、肝脏和骨髓等。

1. 皮肤表现　早期为扁平苔藓皮损。皮损可以是稀疏分布或短暂存在继之消失的，可以从多边形皮疹至较为典型的广泛的、突出于皮肤表面的皮疹。在晚期，可见皮肤异色病，患者表现为局限性病灶，上皮萎缩，致密的病灶皮肤纤维化而无明显的炎症反应。临床征象有时呈硬皮病样改变，是皮肤 GVHD 的晚期表现。一些患者表现为广泛性改变，外分泌腺管炎症，毛囊炎症反应导致纤维化，病变遍布真皮和皮肤附件。系统性硬化症可以导致关节挛缩或残疾。

2. 肝脏表现　与 aGVHD 不同，cGVHD 的肝功能异常主要表现是胆红素异常，高胆红素血症的严重度与患者的临床转归并无密切关联。一些病例尽管肝功异常可持续多年但罕有出现门静脉高压、肝硬化、肝衰竭死亡者。

3. 眼部表现　呈干燥性角膜结膜炎的眼部症状，包括烧灼感、刺激性疼痛、畏光等。

4. 口腔表现　口腔干燥，对酸或辛辣食物刺激敏感，移植后 100 天，口腔出现疼痛感是 cGVHD 的有力证据。

5. 肺部表现　支气管扩张功能丧失的阻塞性肺疾病，是 cGVHD 的临床征象。

6. 其他表现　肠道吸收不良、生长发育停滞。cGVHD 可以累及周围神经，造成神经肌肉病变。cGVHD 时出现类似自身免疫性血小板减少并伴有血小板功能异常。cGVHD 常伴有多种免疫缺陷，引发移植后期的反复感染。

（四）诊断和分级

诊断分级有赖于临床医师对口腔黏膜、皮肤活检的组织学改变的判定。aGVHD 的分级与 cGVHD 的分级无关。临床分级如下。

1. 局限性 cGVHD　具备以下 1 项或 2 项者：①局限性皮肤、黏膜损害；②由 cGVHD 导致的肝功异常。

2. 广泛型 cGVHD　需具备以下条件：①全身性皮肤；②局限性皮肤受累和由 cGVHD 导致的肝功能异常；③肝脏组织学检查证实慢性进展性肝炎，胆小管坏死，或肝硬化；或眼部受累；或次级唾液腺受累或口腔黏膜受累经口唇活检证实，或其他靶器官受累。

（五）预防

1. 胸腺因子　根据胸腺调节功能损害的学说，有学者认为自身免疫性 T 细胞参与 cGVHD 的免疫病理机制。因此采用胸腺移植或给予胸腺因子，但临床应用结果并未降低 cGVHD 的发生率和严重程度。

2. 去除 T 细胞　去除 T 细胞后 cGVHD 发生危险性降低 50%，然而总体生存率并未改善。在无关供者接受 T 细胞去除的受者中，85% 的长期存活者仍发生 cGVHD。

3. 去除 B 细胞　B 细胞在 cGVHD 的发病机制中发挥重要作用，利妥昔单抗靶向杀伤 B 细胞可预防严重 cGVHD。研究表明，移植后第 56、63、70和 77 天各输注 1 次利妥昔单抗（$375mg/m^2$），可有效降低 cGVHD 发生率及严重程度。

4. 静脉注射免疫球蛋白　移植患者移植后前 90 天每周给予静脉注射免疫球蛋白每次 250～500mg/kg，移植后 90～360 天每月给予静脉注射免疫球蛋白每次 500mg/kg，可降低 cGVHD 的发生率和病死率。

5. 延长免疫抑制剂的使用时间　延长移植后环孢素预防给药的时间可以降低 cGVHD 发生率。

6. 抗胸腺细胞球蛋白　采用含抗胸腺细胞球蛋白的预处理方案处理可预防 aGVHD，也可减少 cGVHD 发生。

（六）治疗

病变限于皮肤或肝脏的局限型 cGVHD，在治疗条件下预后良好。相反，累及多系统多脏器的广泛型 cGVHD 自然病程和预后差。目前糖皮质激素仍是一线治疗的基础，常与环孢素 / 他克莫司联用作为一线标准用药，有效率约为 50%。二线药物疗效有限，其有效率约为 30%，晚期 cGVHD 尚无标准的二线治疗方法。

1. 泼尼松　1mg/kg，隔天 1 次口服。

2. 硫唑嘌呤　1.5mg/（kg·d），口服。肾上腺皮质激素无效者，仍可取得较好疗效。

3. 环孢素　5～10mg/（kg·d），口服，与糖皮质激素联用不会增强治疗效果，但可减少激素用量。

4. 他克莫司 除治疗 aGVHD 外,他克莫司常与糖皮质激素联用治疗 cGVHD。

5. 青霉胺 用于泼尼松和硫唑嘌呤耐药的硬皮病,1g/(m²·d),分次口服。

6. 全淋巴照射 自 1990 年全淋巴照射已应用于一些难治性 cGVHD 病例。多采用小剂量(100cGy)胸腹腔照射,治疗泼尼松 + 环孢素治疗无效的 cGVHD 病例。

7. 利妥昔单抗 除预防外,利妥昔单抗也用于治疗激素难治性 cGVHD,显示有效。

8. JAK 抑制剂 代表药物为芦可替尼,除治疗 aGVHD 外,临床发现也可有效治疗 cGVHD。

9. IL-2 低剂量 IL-2 可促进调节性 T 细胞的产生,防治 cGVHD,目前尚处于研究阶段。

10. 体外光化学疗法 该方法先分离出患儿外周血中的白细胞,在体外采用补骨脂素长波紫外线处理后再回输患者体内。可用于激素耐药的 cGVHD,安全性良好,可明显改善皮肤黏膜受累的 cGVHD 症状。

11. MSC 治疗 除治疗 aGVHD 外,研究显示,输注 MSC 也可有效预防 cGVHD,改善难治性 cGVHD 症状。

(鞠秀丽)

参 考 文 献

[1] GUO Z P, WANG T, XU L P, et al. Factors affecting the CD34(+)cell yields from the second donations of healthy donors: the steady-state lymphocyte count is a good predictive factor[J]. Transfus Apher Sci, 2016, 55(3): 311-317.

[2] PORNPRASERTSUD N, NIPARUCK P, KIDKARN R, et al. The use of hematocrit level for predicting the efficiency of peripheral blood CD34(+) cell collection after G-CSF Mobilization in healthy donors[J]. J Clin Apher, 2015, 30(6): 329-334.

[3] KARAFIN M S, GRAMINSKE S, ERICKSON P, et al. Evaluation of the Spectra Optia apheresis system for mononuclear cell(MNC) collection in G-CSF mobilized and nonmobilized healthy donors: results of a multicenter study[J]. J Clin Apher, 2014, 29(5): 273-280.

[4] PAHNKE S, LARFORS G, AXDORPH-NYGELL U, et al. Short-term side effects and attitudes towards second donation: a comparison of related and unrelated haematopoietic stem cell donors[J]. Journal of Clinical Apheresis, 2018, 33(3): 226-235.

[5] 黄晓军. 细胞免疫治疗在血液系统恶性肿瘤的应用进展[J]. 山东大学学报(医学版), 2019, 57(7): 1-5.

[6] 田晓玲, 杨菲, 吴宇轩. 造血干细胞及其应用研究进展[J]. 中国细胞生物学学报, 2019, 41(6): 1003-1011.

[7] HAGEDORN E J, DURAND E M, FAST E M, et al. Getting more for your marrow: boosting hematopoietic stem cell numbers with PGE 2[J]. Exp Cell Res, 2014, 329(2): 220-226.

[8] SUMIDE K, MATSUOKA Y, KAWAMURA H, et al. A revised road map for the commitment of human cord blood CD34-negative hematopoietic stem cells[J]. Nat Commun, 2018, 9(1): 2202.

[9] 张庆云, 董芳, EMA H. 体外产生可移植的人造血干细胞的研究进展[J]. 中国实验血液学杂志, 2020, 28(1): 320-324.

[10] 王健民. 异基因造血干细胞移植预处理方案选择[J]. 中国实用内科杂志, 2014, 34(2): 106-110.

[11] RINGDEN O, LABOPIN M, EHNINGER G, et al. Reduced intensity conditioning compared with myeloablative conditioning using unrelated donor transplants in patients with acute myeloid leukemia[J]. Clin Oncol, 2009, 27(27): 4570-4577.

[12] BORNHUSER M, KIENAST J, TRENSCHEL R, et al. Reduced-intensity conditioning versus standard conditioning before allogeneic haemopoietic cell transplantation in patients with acute myeloid leukaemia in first complete remission: a prospective, open-label randomized phase 3 trial[J]. Lancet Oncol, 2012, 13(10): 1035-1044.

[13] EINHORN L H, RAPOPORT B, NAVARI R M, et al. 2016 updated MASCC/ESMO consensus recommendations: prevention of nausea and vomiting following multiple-day chemotherapy, high-dose chemotherapy, and breakthrough nausea and vomiting[J]. Support Care Cancer, 2017, 25(1): 303-308.

[14] BOWEN J M, WARDILL H R. Advances in the understanding and management of mucositis during stem cell transplantation[J]. Curr Opin Support Palliat Care, 2017, 11(4): 341-346.

[15] BASSO F G, PANSANI T N, SOARES D G, et al. Biomodulation of inflammatory cytokines related to oral mucositis by low-level laser therapy[J]. Photochem Photobiol, 2015, 91(4): 952-956.

[16] AKIYAMA K, KUME T, FUKAYA M, et al. Comparison of levetiracetam with phenytoin for the prevention of intravenous busulfan-induced seizures in hematopoietic cell transplantation recipients[J]. Cancer Chemother Pharmaco, 2018, 82(4): 717-721.

[17] 孙艳, 郭莉, 胡欣, 等. 大剂量化疗联合自体造血干细

胞移植治疗 68 例淋巴瘤临床疗效分析[J]. 中华肿瘤防治杂志, 2019, 26(13): 963-968.

[18] LJUNGMAN P, DE LA CAMARA R, ROBIN C, et al. Guidelines for the management of cytomegalovirus infection in patients with haematological malignancies and after stem cell transplantation from the 2017 European Conference on Infections in Leukaemia(ECIL 7)[J]. Lancet Infect Dis, 2019, 19(8): e260-e272.

[19] THE NATIONAL COMPREHENSIVE CANCER NETWORK(NCCN). Prevention and treatment of cancer-related infections[M]. Bethesda: NCCN, 2019: 35-38.

[20] 中国侵袭性真菌感染工作组. 血液病 / 恶性肿瘤患者侵袭性真菌病的诊断标准与治疗原则（第五次修订版）[J]. 中华内科杂志, 2017, 56(6): 453-459.

[21] 刘启发, 林韧. 造血干细胞移植后 EB 病毒相关 PTLD 的诊疗进展[J]. 临床血液学杂志, 2019, 32(5): 656-659.

[22] STYCZYNSKI J, VAN DER VELDEN W, FOX C P, et al. Management of Epstein-Barr Virus infections and post-transplant lymphoproliferative disorders in patients after allogeneic hematopoietic stem cell transplantation: Sixth European Conference on Infections in Leukemia (ECIL-6) guidelineds[J]. Haematologica, 2016, 101 (7): 803-811.

[23] 尹光丽, 李建勇, 缪扣荣. 造血干细胞移植植入失败的研究进展[J]. 南京医科大学学报（自然科学版）, 2020, 40(1): 141-146.

[24] CLUZEAU T, LAMBERT J, RAUS N, et al. Risk factors and outcome of graft failure after HLA matched and mismatched unrelated donor hematopoietic stem cell transplantation: a study on behalf of SFGM-TC and SFHI[J]. Bone Marrow Transplant, 2016, 51(5): 687-691.

[25] LOCATELLI F, LUCARELLI B, MERLI P. Current and future approaches to treat graft failure after allogeneic hematopoietic stem cell transplantation[J]. Expert Opin Pharmacother, 2014, 15(1): 23-36.

[26] KONGTIM P, CAO K, CIUREA S O. Donor specific anti HLA antibody and risk of graft failure in haploidentical stem cell transplantation[J]. Adv Hematol, 2016, 2016: 4025073.

[27] TIAN D M, LIANG Y M, ZHANG Y Q. Endothelium-targeted human Delta-like 1 enhances the regeneration and homing of human cord blood stem and progenitor cells[J]. J Transl Med, 2016, 14(1): 5.

[28] WAGNER J E Jr, BRUNSTEIN C G, BOITANO A E, et al. Phase I / II trial of stemregenin-1 expanded umbilical cord blood hematopoietic stem cells supports testing as a stand-alone graft[J]. Cell Stem Cell, 2016, 18(1): 144-155.

[29] SERVAIS S, BEGUIN Y, BARON F. Emerging drugs for prevention of graft failure after allogeneic hematopoietic stem cell transplantation[J]. Expert Opin Emerg Drugs, 2013, 18(2): 173-192.

[30] BRUDNO J N, SOMERVILLE R P, SHI V, et al. Allogeneic T Cells that express an anti-CD19 chimeric antigen receptor induce remissions of B-cell malignancies that progress after allogeneic hematopoietic STEM-cell transplantation without causing graft-versus-host disease [J]. J Clin Oncol, 2016, 34(10): 1112-1121.

[31] CHEN Y H, CHENG Y F, SUO P, et al. Donor-derived CD19-targeted T cell infusion induces minimal residual disease-negative remission in relapsed B-cell acute lymphoblastic leukaemia with no response to donor lymphocyte infusions after haploidentical haematopoietic stem cell transplantation[J]. Br J Haematol, 2017, 179 (4): 598-605.

[32] CHENG Y F, YAN C H, WANG Y, et al. Donor-derived CD19-targeted T cell infusion eliminates B cell acute lymphoblastic leukemia minimal residual disease with no response to donor lymphocytes after allogeneic hematopoietic stem cell transplantation[J]. Engineering, 2019, 5(1): 150-155.

[33] 韩明哲. 异基因造血干细胞移植后植入功能不良研究进展[J]. 临床血液学杂志, 2019, 32(5): 660-664.

[34] MÜLLER I, KORDOWICH S, HOLZWARTH C, et al. Application of multipotent mesenchymal stromal cells in pediatric patients following allogeneic stem cell transplantation[J]. Blood Cells Mol Dis, 2008, 40(1): 25-32.

[35] 金斐斐, 付仲霞, 杨月东. 自体造血干细胞移植在儿童肿瘤中的应用[J]. 临床医药文献电子杂志, 2019, 6 (86): 196.

[36] 张德杰, 黄世林, 杨佩满. 自体造血干细胞的体外净化[J]. 中国组织工程研究与临床康复, 2007, 11(3): 542-545.

[37] 文钦, 李忠俊, 张曦, 等. 以自体造血干细胞移植为中心的序贯疗法在恶性淋巴瘤治疗中的应用[J]. 中国输血杂志, 2011, 24(1): 21-22.

[38] 何蓉会, 刘林. 自体造血干细胞移植治疗多发性骨髓瘤的新进展[J]. 中国组织工程研究, 2013, 17(40): 7125-7131.

[39] 白浩成, 王三斌. 造血干细胞移植治疗自身免疫性疾病的研究进展[J]. 世界临床药物, 2019, 40(7): 508-513.

[40] BURT R K, BALABANOV R, HAN X, et al. Association of nonmyeloablative hematopoietic stem cell transplantation with neurological disability in patients with relapsing-

remitting multiple sclerosis[J]. J Am Med Assoc, 2015, 313(3): 275-284.

[41] 丁宇斌, 唐玉凤, 唐旭东. 干细胞移植治疗重型再生障碍性贫血: 研究应用与进展[J]. 中国组织工程研究, 2020, 24(19): 3084-3092.

[42] BACIGALUPO A. Alternative donor transplants for severe aplastic anemia[J]. Hematology Am Soc Hematol Educ Program, 2018, 2018(1): 467-473.

[43] 王利, 张超, 刘承军, 等. 脐血移植在血液系统疾病中的临床应用研究进展[J]. 中国实验血液学杂志, 2020, 28(3): 1049-1053.

[44] 栾佐, 肖佩芳. 儿童恶性血液病脐带血移植专家共识[J]. 中华儿科杂志, 2016, 54(11): 804-807.

[45] 陈凯. 异基因造血干细胞移植后免疫重建的研究进展[J]. 国际儿科学杂志, 2020, 47(2): 96-99.

[46] HASHIMOTO D, MERAD M. Harnessing dendritic cells to improve allogeneic hematopoietic cell transplantation outcome[J]. Semin Immunol, 2011, 23(1): 50-57.

[47] JIANG S, TSANG J, TAM P. Regulatory T cell immunotherapy for transplantation tolerance: step into clinic[J]. Int Immunopharmacol, 2010, 10(12): 1486-1490.

[48] 王乾英, 张玉明. 异基因造血干细胞移植后 T 淋巴细胞免疫重建研究进展[J]. 中国小儿血液与肿瘤杂志, 2019, 24(2): 100-104.

[49] 曹勋红, 余星星, 胡利娟, 等. 异基因造血干细胞移植后 NK 细胞免疫重建的研究进展[J]. 现代免疫学, 2019, 39(1): 64-67.

[50] 谢媚, 陈伟红, 杜新. 急性移植物抗宿主病治疗最新进展[J]. 中华器官移植杂志, 2019, 40(3): 186-188.

[51] FILIPOVICH A H, WEISDORF D, PAVLETIC S, et al. National institutes of health consensus development project on criteria for clinical trials in chronic graft-versus-host disease: I. diagnosis and staging working

group report[J]. Biol Blood Marrow Transplant, 2005, 11(12): 945-956.

[52] DEVILLIER R, CROCCHIOLO R, CASTAGNA L, et al. The increase from 2.5 to 5 mg/kg of rabbit anti-thymocyte-globulin dose in reduced intensity conditioning reduces acute and chronic GVHD for patients with myeloid malignancies undergoing allo-HSCT[J]. Bone Marrow Transplant, 2012, 47(5): 639-645.

[53] SOIFFER R J, LERADEMACHER J, HO V, et al. Impact of immune modulation with anti-T-cell antibodies on the outcome of reduced-intensity allogeneic hematopoietic stem cell transplantation for hematologicmalignancies [J]. Blood, 2011, 117(25): 6963-6970.

[54] 杨晶, 张蒙蒙, 徐雅靖. 慢性移植物抗宿主病的发病机制及治疗进展[J]. 中南大学学报(医学版), 2019, 44(5): 579-587.

[55] MARTIN P J, LEE S J, PRZEPIORKA D, et al. National institutes of health consensus development project on criteria for clinical trials in chronic graft-versus-host disease: VI. the 2014 clinical trial design working group report[J]. Biol Blood Marrow Transplant, 2015, 21(8): 1343-1359.

[56] MACDONALD K P A, HILL G R, BLAZAR B R. Chronic graft-versus-host disease: biological insights from preclinical and clinical studies[J]. Blood, 2017, 129(1): 13-21.

[57] 王利, 马得勋, 刘书锋, 等. 间充质干细胞防治移植物抗宿主病的研究进展[J]. 中国实验血液学杂志, 2019, 27(1): 283-287.

[58] HASHMI S, AHMED M, MURAD M H, et al. Survival after mesenchymal stromal cell therapy in steroid-refractory acute graft-versus-host disease: systematic review and meta-analysis[J]. Lancet Haematol, 2016, 3(1): e45-e52.

第十六章

小儿肿瘤的中医和中西医结合治疗

第一节 概 述

随着社会进步和科学技术的发展，人类的生活发生了翻天覆地的变化，但是人类活动造成的环境影响如全球变暖等因素，导致各种新发的传染病不时在局部甚至全球流行，仍然严重威胁人类的健康，同时，生活水平和医疗条件的不断提高，使儿童的疾病谱发生了不小的变化。其中，恶性肿瘤在整个小儿病死原因中逐步上升到重要位置，成为严重威胁小儿生命的主要疾病之一。世界卫生组织国际癌症研究机构的数据显示：2020 年，27 170 名中国儿童（0～14 岁）和 9 481 名青少年（15～19 岁）诊断为肿瘤，10 553 名儿童和 3 574 名青少年死于癌症。2020 年，中国 0～14 岁儿童和 15～19 岁青少年 5 年癌症患病例数分别为 92 388 例和 27 640 例，最常见的恶性肿瘤是白血病、中枢神经系统肿瘤、淋巴瘤、肾癌和肝癌。

手术治疗、放疗和化疗作为治疗肿瘤的三大手段被广泛用于临床，免疫治疗、基因治疗也逐渐应用于肿瘤治疗，生物制剂靶点治疗的应用也不断发展。此外，中医药抗肿瘤临床和基础研究也不断深入，恶性肿瘤的生存率和患者生活质量也有了大幅度的提高。

恶性肿瘤在古代中医典籍中，散见于"石疽""瘰疬""恶核""失荣""痰核"等描述中。中医理论认为肿瘤的发生与先天及后天因素相关，是内外因相互作用的结果，儿童恶性肿瘤的发生与先天禀赋不足、后天环境饮食生活起居均有重要关系，是各种因素引起的脏腑虚损、功能失调导致的。

中医理论认为小儿先天禀赋不足、正气虚弱、腠理疏松、卫外不固，易受邪气内侵，使人体内环境稳定及机体内外相对平衡遭到破坏，使肿瘤因子起主导作用导致肿瘤形成，并导致肿瘤浸润、扩散和转移。小儿脾胃功能尚未发育成熟，手术治疗及

化疗在原有的基础上加重了正气虚损的程度，表现出各种虚损证候，气血亏虚、脾胃不和是该类患儿的常见表现，故临床中医治疗肿瘤患者非常重视扶正培本，常用方法包括健脾益气法、益气养阴法、健脾益肾法等。肿瘤是发生在人体正气不足时感受外邪日久，导致体内病理产物积聚日久而成痰、瘀、毒，最终形成肿瘤。即使经手术切除，但这种内环境失衡状态并没有纠正，产生肿瘤的基础没有消除。中医根据肿瘤的病因病机，采用辨证论治方法，分别施以理气行滞、活血化瘀、化痰利湿、清热解毒、软坚散结等不同方法，用于抗癌祛邪。

扶正祛邪是中医治疗肿瘤疾病的基本原则，它贯穿于肿瘤防治的全过程。扶正即是扶助正气，根据患者的体质调整其失调和不足之处。祛邪即是祛除邪气，是针对痰、瘀、毒等而设，通过祛邪，补偏救弊，从而达到恢复阴阳相对平衡，治疗肿瘤的目的。中医学强调辨证施治，施治是针对病症，采取相应的治疗手段和方法，它以辨证为前提和依据。中医治疗肿瘤的主要方法包括药物疗法、针灸推拿疗法、饮食疗法、心理疗法和气功疗法。药物疗法分为内服与外用；针灸推拿疗法包括针刺法、灸法、推拿等。

恶性肿瘤的早期诊断对提高生存率有重大的意义，借助现代医学科学的不断发展，肿瘤的预防与早期诊断，是降低恶性肿瘤发病率和病死率的重要措施。中医学的"天人相应""治未病"理论与"天人相应"生活方式结合中医内外治手段对预防与减少肿瘤的发病有一定的作用。同时，中医药应用于肿瘤治疗有其独到之处，一方面可以作为手术治疗、放疗和化疗的辅助治疗，扶助正气，使患儿能够耐受抗肿瘤治疗的不良反应，调整免疫力，恢复

健康;另一方面现代研究部分抗肿瘤药物来自传统的中草药的组分,直接发挥抗肿瘤作用,已经成为儿童肿瘤综合治疗中的治疗手段之一。但是,相对于成人肿瘤专业及儿科医学其他领域,中医药对于儿童抗恶性肿瘤的临床和基础研究,还是非常落后的,需要进一步研究与探索。

第二节　中医学关于肿瘤的病因病机

一、病因

中医认为,肿瘤的病因不外乎内因与外因2个方面。外因包括环境影响如四时不正之气(风、寒、暑、湿、燥、火六淫之邪)和不良生活习惯因素(饮食不节、不洁、偏嗜,生活起居习惯不良等)。内因包括先天禀赋缺陷、情志因素和脏腑亏虚。这些因素通常不是单独致病,而是多种因素综合作用于机体导致发病,尤其是脏腑虚亏,是肿瘤发病的先决条件。

1. 脏腑失调,气血亏损　肿瘤类疾病属于中医学"癥瘕""积聚"范畴。《医宗必读·积聚》云:"积之成也,正气不足,而后邪气踞之。"提示该类疾病的产生与正虚有关。儿童为"稚阴稚阳"之体,具有"肺常不足,脾常不足,肾常虚","肝常有余,心常有余"的生理病理特点,如先天肾气不足,后天脾胃之气调补失宜,或大病久病之后,肺气虚弱,脾肾亏虚,元气大伤,免疫功能低下,即容易遭受外邪侵袭,对各种致癌因素产生易感性而发生肿瘤。

2. 热毒侵袭　外感六淫(风、寒、暑、湿、燥、火)之邪及流行的疫疠邪毒,乘虚内侵,渐成气血凝结,阻滞经络。因小儿为"纯阳"之体,邪易化热,热极生风,且互相转化,郁结不散而成毒热,导致机体经络、气血、脏腑发生各种病变;邪热化火,易耗伤津液,易火扰神明,易迫血妄行。毒热之邪致病,与天时、天气、地理及周围环境有关,包括空气污染、电离辐射、X线照射、药物、病毒感染、被动吸烟等。

3. 痰湿不化　痰和饮是机体水液代谢局部障碍引起的病理产物,但同时又是直接或间接作用于机体的某些脏腑组织,引起各种疾病的致病因素。痰湿不化临床上常见儿童痰盛、咳喘、体腔肿块积液或良恶性、浅表性肿瘤,以及原发性、继发性恶性淋巴系统肿瘤或晚期昏迷患者。

4. 情志变化　怒气伤肝、思虑伤脾、惊恐伤肾等情态变化在儿童发病中较成人为少。气行则血行,气为血之帅。情志变化过度,可以影响五脏功能,使之亏损,易招外邪入侵,也可以使气机不畅,脉络受阻,气滞血瘀而成肿瘤。

二、病机

肿瘤的病机是阐明病因作用于机体之后引起病理变化的机制。中医学病机的特点不仅是器质性改变而产生的形态学变化,而且重点反映功能变化对机体的影响。肿瘤的基本病理变化为正虚邪实、脏腑失调、毒热蕴结、痰结湿聚、气滞血瘀等几个方面,相互纠结,日久积滞而成。病理属性总属本虚标实,多是因虚而得病,因虚而致实,是一种全身属虚,局部属实的疾病。

1. 脏腑失调,气血亏损　小儿为稚阴稚阳之体,脾胃功能尚未发育成熟,正气虚弱,不能抵御外邪侵犯机体而引发疾病丛生。如《医宗必读·积聚》云:"积之成者,正气不足,而后邪气踞之。"张景岳曰:"脾肾不足及虚弱失调的人,多有积聚之病。"提示脏腑失调,气血亏损是肿瘤发生的重要环节。并且在肿瘤手术及化疗后,原有虚损的基础上加重了正气虚损的程度,表现为各种虚损证候,属于中医"虚劳"范畴。该类患儿常见表现为气短乏力、不思饮食、面色不华、大便不调;舌质淡、有齿痕、脉沉弱或弦细、沉细等症状。其中,气短乏力、面色不华为气虚表现,不思饮食为脾气虚表现,舌质淡为气血不足之象,脉弱为气不足,脉细为血不足,脉沉提示病位在里。由此可见,气血亏虚、脾胃不和是该类患儿的常见病机。

2. 气滞血瘀　气的功能活动称为气机,表现为升降出入,运行全身,增强和调节各组织器官的功能和补充各组织器官所需要的营养物质。气为血之帅,气行则血行。从生理上看,气与人体脏腑功能活动的关系非常密切,如情志抑郁、寒温失调,以及痰饮、湿浊、瘀血等均可影响气的正常运行,造成气的功能失调,引起气滞、气郁、气逆或气陷等病理现象。正如《黄帝内经》所云:"百病皆生于气,……喜怒不适……寒温不时,邪气胜之,积聚成瘤。"因环境因素或情感因素,引起气的功能失调,日久必然导致血瘀，积久则成块。

3. 痰凝毒聚　脾主湿，脾胃虚弱，水湿运化失司，水聚于内，水湿不化，津液不布，湿蕴于内，久成湿毒，湿毒与邪火熬灼，凝结为痰，痰之为物，随气升降，无处不到，所谓"凡人身上、中、下有块者多是"，痰湿凝聚，易留着于脏腑经络，结于体表则为瘰疬，结于内脏则为癥瘕。

4. 毒热蕴结　毒邪（六淫之邪）入侵，日久化热化火，内伤情志亦能化火，火热伤气、灼烧脏腑，即时行邪热火毒。若热毒内蕴机体脏腑、经络，郁久不散，从而导致营卫不和、经络不通、气血瘀滞等病理变化。毒蕴日久，血遇火热则凝，津液遇火则灼为痰，气血痰浊壅阻经络、脏腑，凝结为恶性肿瘤。

上述病机在临床上通常是两种或几种兼夹或互相交叉出现，初期邪盛而正虚不显，故以气滞、血瘀、痰结、湿聚、热毒等实证为主。中晚期或手术治疗、放化疗之后耗伤人体气血津液，故多出现气血亏虚、阴阳两虚等病机转变。因此肿瘤的中医治疗，着重从整体出发调整脏腑、经络的功能。

第三节　常见小儿恶性肿瘤的中医治疗

一、小儿白血病的中医治疗

（一）小儿白血病的病因病机

小儿急性白血病是儿童血液系统最常见的恶性肿瘤，包括急性淋巴细胞白血病和急性非淋巴细胞白血病。急性白血病属于中医学"温毒""热劳""急劳""血证""虚损"之范畴。

小儿急性白血病的发病机制：①因虚致病。由小儿正气虚损复感外邪热毒内侵而发病，常表现有气血不足、消瘦衰竭、低热、出血等症状，类似"虚劳"，其病位在肝、肾而以肾为主。②因病致虚。本病为实证，邪热不除，内外夹攻，邪毒深伏骨髓，发于血分，伤耗阴血，阴损及阳，最终造成阴阳两竭。③病机为虚实夹杂。本病致病前提是正不胜邪，本虚标实，邪正相争贯穿疾病全过程，正盛邪却为病退，邪盛正衰为病进。本病的发生有"邪"与"虚"的同时存在，病机为邪毒入血伤髓，正气亏虚。

（二）小儿白血病的辨证论治

本病在治疗上要注意邪与正的消长，辨病与辨证的结合。早期患者虚象不显，应以祛邪为主，佐以扶正；缓解期患者虚象明显，应以扶正为主，祛邪为辅；恶化期患者邪实正虚，宜祛邪扶正并重。

中医治疗白血病采用辨病与辨证结合。辨病是指有针对性地选用一些目前已比较肯定有抗癌作用的中草药；辨证是根据病情与临床表现，按理法方药进行辨证施治。临床比较常见的证型如下。

（1）毒热炽盛型：起病急暴，壮热，渴喜冷饮，汗出不解，鼻齿出血，便血，皮下瘀斑，胸骨叩痛，或有头痛、腰背酸痛、咽喉肿痛，口舌糜烂，便干溲赤，舌绛苔黄，脉洪大、弦滑而数。治以泻火解毒、清营凉血为主。方用白虎汤、清瘟败毒饮化裁，常用药物包括水牛角、生地黄、元参、麦冬、生石膏、丹皮、大青叶、栀子、银花、连翘、青黛、黄连、半枝莲、白花蛇舌草、丹参等。鼻出血加茅根炭、荆芥炭，齿出血加茅根炭、阿胶；咽喉溃烂加马勃、大青叶。六神丸，皮下瘀斑加三七、紫草，尿血加茅根炭、大小蓟、槐花炭；神志昏迷加紫雪丹、至宝丹；高热不退加安宫牛黄丸；大便秘结加大黄、元明粉。

（2）肝火痰热型：肝脾或淋巴结肿大，发热不为汗解，但出血不重，头昏头痛，骨节疼痛，胸骨叩痛，口苦咽痛，便结溲赤，舌红、苔黄厚或黄腻，脉弦滑数。治以清泻肝火、化痰散结为主。方用当归龙荟丸加减，常用药物包括当归、芦荟、夏枯草、昆布、海藻、制半夏、川贝、黄连、黄芩、龙胆草、青黛、紫草、半枝莲、白花蛇舌草、三七等。发热重时加水牛角、生石膏、生地黄、知母。其他症状加减同毒热炽盛型。

（3）瘀血停滞型：周身骨痛，肝脾大，胸腹胀痛，皮下瘀斑，鼻齿出血，尿血便血，舌质紫暗或舌边尖有瘀斑，舌苔黄腻或白腻，脉弦数。治以活血通络、化瘀消斑为主。方用桃红四物汤加味，常用药物包括桃仁、红花、当归、赤芍、生地黄、川芎、丹参、没药、乳香、三棱、莪术、血竭、香附、鸡血藤等。

（4）阴虚血热型：低热不退或午后潮热，五心烦热，颊部潮红，遗精盗汗，心悸气短，耳鸣眩晕，腰膝酸软，消瘦无力，鼻齿出血，肌肤发斑，舌红无苔或少苔，脉细数或虚大。治以养阴清热、凉血止血为主。方用玉女煎、青蒿鳖甲汤化裁，常用药物包括生石膏、知母、生地黄、丹皮、白芍、地骨皮、银柴胡、胡黄连、元参、石斛、太子参、青蒿、鳖甲等。

（5）瘀血内结型：肝脾大尤以脾大为著，伴有胸胁痞闷或痛不可耐，面色晦暗无泽，肌肤瘀斑，时有黑便，舌体色紫或有瘀斑，脉涩或弦数。治以活血破瘀，消积散结为主。方用膈下逐瘀汤加减，常用药物有桃仁、红花、灵脂、当归、川芎、千金子、延胡索、赤芍、三棱、莪术、牡蛎、鳖甲、丹参、青黛、鸡血藤。

（6）气血双虚型：面色萎黄，气弱懒言，心悸气短，动则尤甚，常自汗出，四肢不温，食少便溏，唇舌色淡，舌体胖大，周边有牙痕，舌苔薄白，脉沉弱或细数。治以补气养血、益气健脾为主。方用八珍汤加味，常用药物包括人参、熟地黄、当归、白芍、茯苓、白术、黄芪、菟丝子、枸杞子、补骨脂、黄精、淫羊藿、首乌等。腹泻不止加诃子、赤石脂、山药，自汗不止加浮小麦、五味子、煅龙牡。

（7）肝肾阴虚型：耳鸣目眩，腰膝酸软，五心烦热，胁下隐痛，潮热盗汗，出血不甚/少量出血，舌淡红，无津、少苔，脉细数。治以滋补肝肾为主。方用六味地黄丸、一贯煎化裁，常用药物包括生地黄、熟地黄、山萸肉、丹皮、沙参、麦冬、当归、首乌、丹参、元参、白芍、五味子、女贞子、旱莲草等。

（8）脾肾阳虚型：面色苍白，畏寒肢冷，气弱懒言，少食纳呆，脘腹胀满，大便溏薄，舌淡苔白，脉沉弱无力。治以温肾健脾为主。方用四君子汤、右归饮化裁，常用药物包括人参、黄芪、茯苓、白术、熟地黄、山萸肉、山药、枸杞子、巴戟天、仙茅、首乌、丹参等。

（三）中西医结合治疗白血病的探讨

由于目前化疗等现代医学手段的不断发展，小儿白血病的临床缓解率不断提高，治疗小儿白血病单用中药在临床上已经很少见。目前，中西医结合治疗白血病最常见的方式是西医化疗加中药辨证施治。

小儿急性白血病初期，实热证表现明显，应以清热解毒、清营凉血为主；在化疗的诱导缓解阶段，常表现为热邪伤津，宜加养阴之品；而至维持巩固阶段则宜着重扶正以冀进一步巩固疗效。

由于本病属本虚标实之证，故在治疗过程中，应始终注意扶正。实践证明，在化疗的诱导阶段，结合扶正中药的使用，可以减轻或消除化疗药物的不良反应，在化疗间歇阶段，应用扶正中药可减轻化疗对正常造血系统的损害；病至缓解期，给予扶正药可增加机体的免疫功能，并能巩固治疗效果。

中药可减轻或消除化疗的不良反应，有利于化疗的顺利进行。化疗后所出现的消化道反应，一般为"肝气犯胃""脾虚胃弱"之证，可分别采用疏肝理气健脾或健脾和胃法治疗，常用方剂包括柴胡疏肝散、逍遥散、参苓白术散、香砂六君子汤等。化疗导致的肝损伤多表现为"肝胆湿热""肝脾不和"等证，治宜清利湿热、疏肝和胃，方用茵陈蒿汤或逍遥散加减。化疗期间，特别是长期应用大量抗生素、激素的患者极易发生霉菌感染，病损可累及口腔、肺、肠道等，其中以口腔感染为多，辨证常为"脾胃湿热"，当用清热燥湿，方用平胃散加减，外用抗霉菌方（珍珠母、牛黄、青黛、黄连、硼砂、儿茶、冰片）或外涂养阴生肌散、锡类散等，亦可用白鲜皮、五倍子、黄精、黄芩、板蓝根等煎汤含漱。

中药砷剂作为抗肿瘤药在我国至少已有百年的历史，也有一部分报道，如应用牛黄解毒片（含雄黄）及雄黄（含砒霜）治疗慢性髓系白血病。最初人们应用砷剂治疗肿瘤并不清楚它的作用机制，只是用中医"以毒攻毒"的理论。1971年哈尔滨医科大学根据民间以毒攻毒验法治疗白血病制成含砷中药癌灵一号治疗各型白血病有效，癌灵一号主要成分为三氧化二砷（As_2O_3）或亚砷酸注射液。该药尤其对急性早幼粒细胞白血病疗效好，完全缓解率达91%，而且优点是不引起明显的骨髓抑制，不加重出血倾向，可通过血脑屏障。近年来的研究揭示了砷剂治疗白血病的机制与砷剂能够诱导白血病细胞凋亡有关。

二、小儿淋巴瘤的中医治疗

（一）小儿淋巴瘤的病因病机

恶性淋巴瘤包括霍奇金淋巴瘤和非霍奇金淋巴瘤，也是小儿时期常见的恶性肿瘤之一。属于中医学的"石疽""瘰疬""恶核""失荣""痰核"等范畴。

中医学认为恶性淋巴瘤与外邪侵袭，七情内伤、正气内虚有关。恶性淋巴瘤的病因以正气虚、脏腑功能失调为本，外感四时不正之气、六淫之邪为诱因，其发病以脾肾亏虚为本，痰毒郁结为标。《阴疽治法篇》指出："夫色之不明而散漫者，乃气血两虚也，患之不痛而平塌者，毒痰凝结也。"说明此病之发生与脏腑亏损、气血虚弱、阳气衰耗、痰毒凝结、气滞血瘀等有密切关系。其演变规律为肺脾气化失调或先天禀赋不足，以致风寒邪毒乘虚侵入，由表入里；或饮食不节，日久损伤脾胃，以致寒凝气滞，水液失于输布，聚湿为痰，寒痰之气凝结，外阻肌肤脉络，内伤脏腑或因忧思恼怒，日久不解，肝郁血结，化火灼津生痰，痰火热毒痹阻于少阳、阳明之脉络。本病初期多见颈侧、腋下等部位浅表淋巴结进行性肿大，无痛，质硬，乃为风寒痰毒痹阻脉络之证候，或逐渐见淋巴结融合、粘连等痰毒化火之证候，若邪毒深入脏腑则见咳喘气逆、腹痛、腹块等痰瘀热毒入里，损及肺脾肝胃之证候，或兼见骨痛、肢肿、肌肤结块等邪毒侵犯肌肤、骨骼之证候。亦有壮热不退，甚则神昏谵语，鼻齿出血及内脏出血等热毒燔灼营血，内陷心包，耗乏气血之危候。晚期多为痰火邪毒浸淫脏腑，或湿热蕴毒伤伐脾肾，气血亏损或肝肾不足，气阴两亏，并常为虚实夹杂，寒热并见。

（二）小儿淋巴瘤的辨证论治

恶性淋巴瘤的辨证治疗早期多为寒痰凝滞型、痰热互结型，以祛邪抗癌为主，中期气滞血瘀型多见以扶正固本与祛邪抑瘤相结合，晚期多为肝肾两虚型、气血两虚型，以扶正调补为主，佐以祛邪抗癌。但是临床分型应灵活掌握，可以是虚实夹杂，也可两型表现并存。

（1）寒痰凝滞型：症见颈项耳下肿核或腋下硬结，不痛不痒，皮色无变，坚硬如石，推之可动，不伴发热，或形寒肢冷，神疲乏力，面色少华，小便清冷，舌淡苔白，脉沉细。治以温阳化痰，软坚散结为主。方用阳和汤合消瘰丸加减，常用药物包括熟地黄、肉桂、麻黄、鹿角胶、白芥子、炮姜、玄参、土贝母、生牡蛎、猫爪草、夏枯草等。

（2）痰热互结型：症见时有寒热，颈部可触及肿结，无红痛，质硬，大便干，小便黄，舌红苔黄，脉滑而数。治以清热化痰，软坚散结为主。方用清气化痰丸加减，常用药物包括胆南星、生半夏、瓜蒌仁、陈皮、黄芩、杏仁、枳实、半枝莲、土茯苓、夏枯草、生牡蛎、猫爪草等。

（3）气滞血瘀型：症见心烦口渴，颈、腋及腹股沟等部位痰核累累，皮下硬结，腹部积块，局部固定性疼痛，或肝脾大，舌质紫；边有瘀点，苔薄黄，脉弦而略数。治以活血行气，软坚散结为主。方用失笑散合逐瘀汤加减，常用药物包括蒲黄、五灵脂、桃仁、红花、当归、生地黄、川芎、赤芍、枳壳、鳖甲、山慈菇等。

（4）肝肾两虚型：症见潮热盗汗，腰酸胁痛，痰核累累，质地坚硬，舌红苔薄黄，脉弦细或细数。治以补益肝肾，滋阴解毒为主。方用杞菊地黄汤加味，常用药物包括生地黄、山茱萸、茯苓、牡丹皮、泽泻、山药、枸杞子、菊花、鳖甲、生牡蛎、地骨皮、夏枯草等。

（5）气血两虚型：症见面色少华，心悸气短，神疲乏力，人渐消瘦，痰核累累，坚硬如石，舌淡苔薄白，脉沉细无力。治以益气养血，佐以软坚为主。方用十全大补汤加减，常用药物包括黄芪、党参、白术、茯苓、当归、熟地黄、白芍、川芎、山楂、夏枯草、海藻等。

（三）小儿恶性淋巴瘤的中西医结合研究

由于现代医学技术的发展，小儿恶性淋巴瘤既往在诊断方面的难点现已大多得到解决。在治疗方面，恶性淋巴瘤现已属于可治愈的恶性肿瘤之一，单纯以中医药治疗的恶性淋巴瘤所占比例较低。中医药在恶性淋巴瘤的综合治疗中多起辅助作用。具体应用时应根据恶性淋巴瘤的分期和其他治疗方法的使用情况确立中医药在治疗中的目的和方法。

在恶性淋巴瘤的综合治疗过程中，由于手术治疗、放疗、化疗等属于中医的"攻法"范畴，在杀灭与消除肿瘤细胞的同时，常引起一些毒副作用和正气受损。在这些方法的应用过程中，祛邪的中医药应少用或不用，所用中医药应以减轻毒副作用和防护患者正气受损为主；在放疗、化疗的间歇期，中医药治疗则应以帮助机体恢复气血虚损为主要目的；一些经放疗、化疗等取得完全缓解的患者，长期服用一些中成药或经辨证论治可能有助于延长缓解期或预防恶性淋巴瘤的复发，有手术治疗、放疗、化疗禁忌证的恶性淋巴瘤患者应用中医药已不仅是以辅助治疗为目的，辨证论治时还应以祛邪抑瘤为主。

手术治疗、放疗、化疗对恶性淋巴瘤虽有较好的疗效，但化疗药物的耐药常是恶性淋巴瘤治疗失败的一个难点。另外，恶性淋巴瘤经治疗获得缓解后通常易于复发，如何延长其缓解时间是临床处理恶性淋巴瘤的又一难点。而中医药在这两点上，有自己的独特优势。中医药提高恶性淋巴瘤综合治疗水平及减少放疗、化疗的毒副作用，临床可从以下几方面入手。

（1）治疗增效与协同抗癌：①淋巴瘤气阴两虚为主型，选用贞芪扶正颗粒，有益气养阴、补肾的功效，能通过提高机体免疫力达到抗肿瘤与协同抗肿瘤的作用；②淋巴瘤以痰凝血瘀为主型，选用二陈汤加川芎、黄药子、生大黄、桃仁等，能通过祛痰活血起协同抗癌作用。

（2）减轻放疗、化疗引起的毒副作用，使治疗计划顺利完成：①骨髓造血抑制，选用十全大补汤加减，可协同抗癌并有增加血红蛋白的作用；②伴发热贫血，选用小柴胡汤加减，有解热、抗癌、增加血红蛋白的作用；③化疗后肾损伤，选用白芍、甘草、茯苓，水煎服，有减轻肾损伤，减轻血尿素氮与肌酐的作用；④放疗、化疗后体弱，肌肉酸痛，身热无汗等，选用葛根、麻黄、桂枝、生姜、炙甘草、白芍、大枣、生地黄等，水煎服。

三、小儿常见恶性实体瘤的中医治疗

（一）神经母细胞瘤

本病属于中医"癥瘕""积聚"等范畴，其主要病因病机为禀赋不足，肝肾亏虚，感受外邪，气滞血瘀，母体受邪，气血逆乱，瘀毒内结，导致局部气滞血瘀，痰凝互结，胎儿体内瘤变。病位主在肺脾肾三脏，症状呈进行性加重，后期多以虚证为主——本虚标实。

1. 辨证论治 小儿神经母细胞瘤临床分为中焦气滞、瘀毒内结、肝肾阴虚3种类型。

（1）中焦气滞型：症见腹部胀大、疼痛，触及包块、推之可移，纳呆、恶心呕吐、大便秘结，舌淡暗、苔薄黄、脉细弦。治以行气导滞，解毒散结为主。方用木香顺气散加减，常用药物包括木香、青皮、陈皮、乌药、川楝子、厚朴、半夏、郁金、红花、桃仁、龙葵、白毛藤、蛇莓等。

（2）瘀毒内结型：症见腹部肿块疼痛，拒按，掣及少腹，肿块质硬，推之不移，纳差、疲乏，或二便不通，舌焦、舌质紫暗、苔厚，脉弦数。治以活血化瘀，解毒软坚为主。选用膈下逐瘀汤加减，常用药物包括当归、桃仁、红花、赤芍、乌药、延胡索、香附、枳壳、三棱、莪术、半枝莲、重楼、三七粉（冲服）等。

（3）肝肾阴虚型：症见长期低热，或不规则高热，腹痛，肿块固定，易哭泣，神疲乏力，形体消瘦，下肢麻木，手足心热，口燥咽干，舌暗少苔，脉沉细而数。治以滋肾养肝，化瘀解毒为主。选用六味地黄汤加味，常用药物包括熟地黄、山茱萸、山药、茯苓、泽泻、丹皮、白芍、当归、木香、半枝莲、白花蛇

舌草、银柴胡、丹参、鳖甲（先煎）等。

2. 药物外治

（1）外用止痛散：生川乌30g、生草乌30g、川椒30g、石菖蒲30g、荜茇30g、生南星30g、细辛30g、白芷30g、甘松30g、生半夏30g、陈皮20g、莪术2g、香附20g。上药共研细末，纱布包成20～50g一袋，每次1袋，放置疼痛部位，用绷带或胶布固定，3～6天换1次。

（2）消积止痛膏：樟脑、阿丁粉（阿魏、丁香、山奈、重楼）、藤黄各等量，共研细末，撒胶布上贴敷，每天3次，有消肿止痛作用。

（二）肾母细胞瘤

本病属于中医"腰痛""癥瘕""积聚""血尿"等范畴，其主要病机为先天不足、脾肾亏虚、湿聚生热、湿热蕴结、气滞血瘀，从而形成本病。

（1）湿热蕴结型：症见腰腹部包块疼痛，伴坠胀不适，时有低热，疲乏，纳差，口苦，小便短赤或尿血，舌质红，舌苔白腻或黄腻，脉细滑数或濡数。治以清热利湿，活血散结为主。方用八正散加减，常用药物包括木通、车前子（布包）、萹蓄、瞿麦、滑石（布包）、甘草梢、栀子、黄柏、赤芍、生地黄、生黄芪、土茯苓、海金沙（布包）、白茅根、马鞭草、白花蛇舌草、牛膝、薏苡仁、桃仁等。

（2）瘀血内阻型：症见腹部或腰部包块日见增大，疼痛较甚，痛处固定，拒按，血尿不止，或兼发热，口渴，纳食减，面色晦暗，舌质紫暗，有瘀点或瘀斑，苔黄白，脉弦或涩或结代。治以活血化瘀，行气散结为主。方用桃红四物汤加减，常用药物包括桃仁、红花、赤芍、当归、丹参、川芎、延胡索、香附、木香、枳壳、马鞭草、白花蛇舌草、白茅根、紫河车、莪术、昆布、海藻等。加减，兼肾虚者，加杜仲、续断、牛膝；高热者，加生石膏（先煎）、柴胡、知母。

（3）脾肾两虚型：症见腰腹部包块，腰酸痛，腹坠胀，或尿血色淡，低热不退，纳呆，恶心，眩晕，心悸，神疲乏力，形体消瘦，面色苍白，舌质淡，苔薄白，脉沉细无力。治以健脾益肾，软坚散结为主。方用右归饮加减，常用药物包括熟地黄、淮山药、山茱萸、枸杞子、杜仲、肉桂、党参、补骨脂、黄芪、黄精、牛膝、马鞭草、白花蛇舌草、生牡蛎（先煎）、薏苡仁、甘草等。

（三）横纹肌肉瘤

本病属于中医"缓疽""肉瘤"等范畴，其主要病因病机为素体虚弱，气滞湿阻，痰凝血瘀，从而导

致本病。中医主要分瘀血阻滞、湿热蕴结、痰凝湿聚、气血双亏4种类型。

（1）瘀血阻滞型：症见四肢、肩背或胸腹等部位可见包块，痛或不痛，舌质紫黯或有瘀斑、瘀点，脉弦或细涩。治以活血化瘀，软坚散结为主。方用桃红四物汤加减，常用药物包括桃仁、红花、赤芍、当归、川芎、乳香、没药、海藻、昆布、皂角刺、猪苓、茯苓等。

（2）湿热蕴结型：症见身体各部可有单发或多发性包块，局部灼热或发热，或身目发黄，大便干结，小便短赤，舌质红，苔黄腻，脉弦数或滑数。治以清热解毒，消肿散结为主。方用仙方活命饮加减，常用药物包括金银花、白芷、天花粉、皂角刺、当归尾、赤芍、乳香、没药、防风、土贝母、陈皮、山慈菇等。

（3）痰凝湿聚型：症见身体各部可有单发或多发性包块，逐渐增大，不痛，面足虚浮，倦怠疲乏，胸闷胁痛，恶心呕吐或咳吐痰涎，胸腔积液、腹水，舌质淡，苔薄白，脉滑或濡。治以健脾化湿，消痰散结为主。方用海藻玉壶汤加减，常用药物包括海藻、昆布、海带、姜半夏、青皮、陈皮、贝母、制南星、炒白术、白芥子、薏苡仁、木通、生牡蛎（先煎）、土茯苓等。

（4）气血双亏型：症见局部包块日益增大，倦怠乏力，心悸怔忡，消瘦低热，面色少华，舌质淡，苔薄白，脉细沉。治以补气养血，活血软坚为主，方用八珍汤加减，常用药物包括党参、生黄芪、白术、茯苓、生地黄、熟地黄、当归、白芍、川芎、鸡血藤、刺猬皮、鳖甲（先煎）、丹皮、知母、山慈菇等。

（四）肝母细胞瘤

本病属于中医"肝积""黄疸""积聚"等范畴，其主要病因病机为脾虚湿阻，湿热内蕴；或肝郁气滞、瘀血阻络，从而导致本病。中医临床分为湿热蕴结、脾虚湿阻、脾肾阳虚、肝肾阴虚4种类型。

（1）湿热蕴结型：症见腹大坚满，右上腹包块，纳呆呕吐，烦热口苦，面目皮肤发黄，小便赤涩，大便秘结或薄溏，舌边尖红，苔黄腻或兼灰黑，脉弦数。治以清热利湿，软坚散结为主。方用茵陈蒿汤加味，常用药物包括茵陈、栀子、大黄、黄芩、黄连、半夏、厚朴、陈皮、砂仁、茯苓、干姜、白术、鳖甲（先煎）、白花蛇舌草、生牡蛎（包煎）、车前子（布包）、甘草等。

（2）脾虚湿阻型：症见腹胀，按之不坚，胁下痞块，食少恶心，嗳气不适，倦怠乏力，小便短少，舌苔白腻，舌质淡，舌体胖，脉弦滑。治以健脾理气，除湿散满为主。方用胃苓汤加减，常用药物包括苍术、姜厚朴、白术、桂枝、泽泻、陈皮、大腹皮、茯苓、法半夏、郁金、青皮、砂仁、半枝莲、重楼、沉香粉（冲服）、生姜、炙甘草等。

（3）脾肾阳虚型：症见胁下包块，腹部胀满，脘闷纳呆，神倦怯寒，或下肢水肿，小便短少，面色苍黄或㿠白，舌胖淡紫，脉沉细而弦。治以温补脾肾，行水消肿为主。方用附子理中丸合五苓散加减，常用药物包括制附片、党参、白术、干姜、泽泻、茯苓、桂枝、生牡蛎（先煎）、郁金、赤芍、半枝莲、甘草等。

（4）肝肾阴虚型：症见腹大胀满，胁下扪及肿块，或见青筋暴露，神疲乏力，纳少口燥，心烦，失眠，牙龈出血，鼻出血，或身目发黄，或面色苍白，形体消瘦，小便短少，舌质红绛少津，脉弦细数。治以滋养肝肾，凉血化瘀为主。方用一贯煎合膈下逐瘀汤加减，常用药物包括生地黄、沙参、枸杞子、麦冬、当归、川楝子、五灵脂（布包煎）、桃仁、丹皮、赤芍、延胡索、红花、枳壳、香附、乌药、川芎、旱莲草、鳖甲（先煎）、全蝎、甘草等。

（五）睾丸卵黄囊瘤

本病属于中医"子肿""石疝""子痰"等范畴，其主要病因病机为肝经湿热下注，气郁痰凝，痰毒内结，从而导致本病。中医辨证主要分肝郁气滞、瘀血内结、肝经湿热3种类型。

（1）肝郁气滞型：症见睾丸肿大，沉重坠胀，患儿烦躁不安，不欲饮食，舌质暗红，舌苔白，脉弦细。治以行气止痛，软坚散结为主。方用橘核丸加减，常用药物包括橘核、海藻、昆布、川楝子、桃仁、厚朴、木通、枳实、延胡索、桂心、赤芍、小茴香、荔枝核、莪术、夏枯草等。

（2）瘀血内结型：症见睾丸肿大，或有肿块，或重坠疼痛，舌质紫暗或有瘀斑瘀点，苔薄白，脉涩。治以活血化瘀，软坚散结为主。方用散肿溃坚汤加减，常用药物包括柴胡、昆布、三棱、莪术、当归、赤芍、海藻、桃仁、夏枯草、鳖甲（先煎）、甘草等。

（3）肝经湿热型，利湿解毒：症见睾丸肿大，灼热疼痛，头痛胁痛，目赤口苦，烦躁不安，小便淋浊，舌质红，苔黄腻，脉细数。治以清肝泻火，利湿解毒为主。方用龙胆泻肝汤加味，常用药物包括龙胆草、黄芩、炒栀子、泽泻、木通、车前子（包煎）、当归、生地黄、柴胡、生甘草、炒麦芽、石见穿、白花蛇舌草、半枝莲等。

（六）淋巴管瘤

本病属于中医"痰核""痰包""水瘤""筋瘤""软瘤"等范畴，其主要病因病机为脾胃虚弱，痰湿内凝，从而导致本病。

1. 辨证论治　小儿淋巴管瘤临床主要分脾胃虚弱、痰湿内凝2种类型。

（1）脾胃虚弱型：症见皮肤或舌小疱成群，显淡红色、淡黄色或紫红色，或皮下肿块质软，无触痛，语声低微，四肢无力，食少或便溏，面色萎黄，舌质淡，苔薄白，脉细缓。治以益气健脾，化痰散结为主。方用六君子汤加减，常用药物包括明党参、白术、茯苓、炙甘草、黄芪、陈皮、法半夏、当归、生牡蛎（先煎）、昆布、海藻等。

（2）痰湿内凝型：症见颈或腋下囊性肿块质软，无触痛，周围皮肤无异常，倦怠乏力，脘腹痞满，身重嗜睡，舌胖大，苔白腻，脉濡缓或弦滑。治以燥湿化痰，软坚散结为主。方用二陈汤加减，常用药物包括法半夏、陈皮、茯苓、枳壳、风化朴硝、海藻、生牡蛎（先煎）、橘红、甘草等。

2. 其他疗法

（1）手术后治疗药物组成：党参、白术、茯苓、甘草、法半夏、陈皮、炒麦芽、昆布、海藻、生牡蛎（先煎）、薏苡仁、夏枯草。

（2）化疗后治疗药物组成：党参、太子参、白术、生地黄、黄芪、法半夏、陈皮、鸡内金、生牡蛎（先煎）、夏枯草。

（3）淋巴管瘤术后创口不愈者药物组成：生地黄12g，木香15g，米糊、白酒各适量。用法为生地黄蒸软捣烂，木香研粉，加米糊、白酒适量，调成饼状，贴于患部。每天滴入少许白酒保持湿润，覆盖一层塑料纸，绷带固定，3天换1次。

总之，在儿童恶性肿瘤临床治疗中，始终坚持"扶正祛邪"为原则，在辨病的同时，针对患者潜在的病变特点"论"治，攻补并重。正如《医宗必读·积聚》指出："初者，病邪初起，正气尚强，邪气尚浅，则任攻伐；中者，受病渐久，邪气较深，正气较弱，任受且攻且补；末者，病魔经久，邪气侵凌，正气消残，则任受补。"提出了积证分初、中、末3个阶段的治疗原则。即积证初期属邪实，应予消散；中期

邪实正虚，予消补兼施；后期以正虚为主，应予养正除积。肿瘤初期，正气的防癌、抗癌能力尚强，此时应以祛除邪气为主，扶助正气为辅。随着疾病的进展，肿瘤出现侵袭和转移，正气耗散严重，机体处于邪实正虚的状态。此时正气亏虚为主要矛盾，应以扶助正气为主要治疗，根据不同的肿瘤类型、疾病不同的阶段，灵活采用不同的中医内外治手段，扶正祛邪，调整患儿的整体状况，减少不良反应，改善生活质量，提高综合治疗的疗效。

（俞建　董文科）

参 考 文 献

[1] 唐慧,郭鸿,曹芳,等. 2005—2015 年中国 0～14 岁儿童恶性肿瘤流行特征研究[J]. 中国全科医学,2022,25（8）:984-989.

[2] 高解春,王耀平. 现代小儿肿瘤学[M]. 上海:复旦大学出版社,2003.

[3] 张奇文,朱锦善. 实用中医儿科学[M]. 北京:中国中医药出版社,2016.

[4] 何伟. 恶性肿瘤现代中医病因病机研究现状及问题分析[J]. 中国中医基础医学杂志,2015,25（6）:848-850.

[5] 刘彦权,周华蓉,付海英,等. 白血病的传统中医临床诊疗研究进展[J]. 中国医药指南,2020,18（12）:30-32.

[6] 张亭栋. 中医对白血病的认识和治疗[J]. 中医杂志,1983,24（3）:71-74.

[7] 蔡循,陈国强,陈竺,等. 三氧化二砷治疗肿瘤的机制研究[J]. 肿瘤,2001,21（2）:142-144.

[8] ZHU H H, HU J, LO-COCO F, et al. The simpler, the better: oral arsenic for acute promyelocytic leukemia[J]. Blood, 2019, 134（7）:597-605.

[9] 夏小军,段赟. 中医药治疗恶性淋巴瘤的思路与方法[J]. 中医研究,2016,29（8）:53-56.

[10] PENG F, XIE X F, PENG C. Chinese herbal medicine-based cancer therapy: novel anticancer agents targeting MicroRNAs to regulate tumor growth and metastasis[J]. Am J Chin Med, 2019, 47（8）:1711-1735.

[11] 黄静,路璐,刘畅,等. 史学教授治疗儿童恶性肿瘤用药经验的数据挖掘分析[J]. 光明中医,2021,36（22）:3786-3789.

[12] 刘克舜,赵传琳,任秦有,等. 中医药在肿瘤免疫治疗及相关不良反应中应用的研究进展[J]. 现代肿瘤医学,2021,29（16）:2902-2907.

[13] 周岱翰. 论中医肿瘤学的治疗特色与疗效优势[J]. 中医肿瘤学杂志,2022,4（3）:76-82.

第十七章

小儿恶性肿瘤的转移及治疗原则

肿瘤细胞脱离其原发部位，通过血管、淋巴管、种植播散等渠道，到不连续的组织继续增殖生长，形成同样性质的肿瘤过程，称为肿瘤的转移。而原发部位的肿瘤称为原发性肿瘤，新形成的肿瘤被称为转移性肿瘤，又称继发性肿瘤。小儿转移性恶性肿瘤虽然因来源不同、部位各异，症状和治疗有很大的区别，但其仍有一定规律可循。掌握儿童转移性恶性肿瘤的发病特点、生物特性、临床表现和诊治原则，对其预后有很大影响。近年来随着术前新辅助化疗、介入治疗、分化诱导、免疫治疗、自体造血干细胞移植、分次手术等临床技术的广泛应用，儿童转移性恶性肿瘤的治疗取得较大进展。

第一节 小儿恶性肿瘤转移的发生概述

儿童恶性肿瘤，一直被认为是转移概率高、转移时间早的肿瘤。复旦大学儿科医院统计的919例小儿恶性肿瘤中，已有淋巴结、骨、肝、肺、脑等部位转移的肿瘤有405例，达44.1%，明显高于成人恶性肿瘤的转移发生率。158例神经母细胞瘤的临床分期统计，Ⅲ、Ⅳ期患儿达82.3%，最常见为区域及远处淋巴结转移，其次为骨转移、骨髓转移及皮下、肝等部位转移。根据162例肾母细胞瘤统计，58例在就诊时或经手术证实已有转移，占35.8%，其中淋巴结转移40例，肺转移9例，腹膜种植5例，静脉瘤栓8例，肝转移1例。而恶性生殖细胞瘤、肝母细胞瘤、横纹肌肉瘤在就诊时已发生转移的概率相对较低，为6%～12%，但在治疗过程中，通常会发生肺、脑、远处淋巴结的转移。

儿童恶性肿瘤的转移途径，以淋巴转移最常见，其次为血行转移。但血行转移的概率明显高于成人，占转移性恶性肿瘤的35%～40%。各种儿童恶性肿瘤的转移途径和常见转移部位有所不同，如肾母细胞瘤除淋巴结转移外，血行转移多发生于肺，肝转移相对较少，发生骨髓、骨及其他部位转移的概率也极低；神经母细胞瘤的血行转移多发生于肝、骨髓、骨、皮下结节等部位，肺转移的概率仅2%左右；横纹肌肉瘤早期常以局部浸润为主，血行转移多见于肺、骨髓，个别病例出现脑、脊髓转移；胸、腹腔胚胎性癌、卵黄囊瘤、恶性畸胎瘤等恶性生殖细胞瘤，较易发生种植转移而引起胸腔积液、腹水，血行转移多发生于肺。

关于儿童肿瘤的发生时间，过去由于临床就诊时大部分已发生转移而认为儿童恶性肿瘤的恶性程度高，发生转移早。近年来随着恶性肿瘤自然病程概念的提出和早期诊断技术的完善，发现对儿童肿瘤的忽视和误诊是导致许多儿童恶性肿瘤就诊时已发生远处转移的一个重要原因。近年来肾母细胞瘤的Ⅰ、Ⅱ期比例已明显上升，横纹肌肉瘤、肝母细胞瘤、肝细胞癌、骨肉瘤等均可在未发生转移的Ⅰ、Ⅱ期即得到早期诊断和及时治疗。但神经母细胞瘤，由于发病部位隐匿，转移时间较早，导致相当部分的患儿在就诊时已有骨髓、远处淋巴结转移，甚至以皮下结节、眼球突出、骨骼疼痛等转移症状就诊。

第二节　小儿恶性肿瘤转移的生物学特性

既然肿瘤转移是其脱离原发部位、通过转移到不连续的组织中继续生长的过程，其必然有一个转移的过程，转移性肿瘤也必然有一些与原发性肿瘤不同的生物学特性。其转移途径和影响转移的因素对转移性恶性肿瘤的发生、发展、预后都有重要的意义。

一、肿瘤转移的过程

（一）肿瘤的侵袭和脱离

恶性肿瘤的转移包括脱离、转移和生长3个主要环节，这也必然是一个受到各种因素影响的复杂过程，在这个过程中，肿瘤的转移必定包含肿瘤侵袭和浸润的过程，但肿瘤侵袭、浸润不等于一定会发生肿瘤转移。肿瘤细胞不断的增生是其侵袭发生的前提之一。一般认为，肿瘤细胞缺乏产生生长抑制因子的能力，就可使腺苷酸环化酶活化形成环腺苷酸。环腺苷酸的增多影响细胞接触抑制，接触抑制的丧失使集堆生长的肿瘤细胞增生旺盛、内部压力升高，细胞即趋向向周围扩展。

在恶性肿瘤细胞增生基础上，即产生分离倾向。这种分离倾向的产生与细胞膜结构的变化和黏附力的下降有密切关系。一般认为，肿瘤细胞表面的微绒毛和足突决定细胞的相互接触。而糖蛋白的唾液酸化、糖基化，肿瘤细胞表面负电荷的增高等，均可促使细胞的相互排斥和分离，并使肿瘤细胞脱落。

（二）肿瘤细胞的浸润和转运

恶性肿瘤细胞在增生、脱落后，必然通过一定的途径进行转运，才能完成转移。肿瘤主要的转运方式有淋巴管渗透、血管渗透和浆膜及黏膜蔓延，最后形成淋巴转移、血行转移和种植转移。

1. 淋巴管渗透　肿瘤细胞侵入局部淋巴管，沿淋巴管连续生长、蔓延。尤其是局部肿瘤生长形成淋巴回流受限，扩张的淋巴管中充满肿瘤细胞，形成白色条状的"淋巴管瘤病"的网状组织，其进一步发展，将导致淋巴转移。

2. 血管渗透　血管渗透指肿瘤细胞侵入局部毛细血管或小静脉后沿血管管壁生长蔓延，并可形成由肿瘤细胞和血栓混合而成的瘤栓。瘤栓脱落可导致肿瘤的血行转移。肿瘤的动脉渗透极少见，但肺动脉由于具有静脉的结构特点，肺肿瘤患者可发生肺动脉渗透的现象。

3. 浆膜及黏膜蔓延　肿瘤可通过浆膜或黏膜下间隙或黏膜面生长，如宫颈癌向宫腔扩展、儿童恶性畸胎瘤或胚胎性癌向腹腔的浆膜蔓延。这种局部蔓延进一步发展，很可能发生种植转移。另外，除局部蔓延外，还有肿瘤的多中心发生，最后蔓延成一片，再发生种植转移。

（三）转移性肿瘤的生长

肿瘤细胞通过脱离、转运，然后在新的地点着落，最后生长，才能形成转移性肿瘤。肿瘤细胞与局部毛细血管或毛细淋巴管内皮细胞密切接触，穿透其管壁，或突入浆膜层，在血管、淋巴管或通过浆膜层而发生转移，到达新的地点，肿瘤细胞与血管或淋巴管的内皮细胞和基膜粘连，穿透局部的毛细血管或毛细淋巴管壁，向周围间质浸润，在基质中不断增生，形成新的肿瘤，即转移性肿瘤。在恶性肿瘤细胞的浸润、脱落、转运，形成转移性肿瘤的过程中，会受到肿瘤细胞本身和宿主环境等多种因素的影响。

二、转移性肿瘤的生物特性

转移性肿瘤具有许多固有的特性，认识不同肿瘤的转移特性，转移性肿瘤的特点及不同转移性肿瘤的特征，对了解转移性肿瘤的发展规律和治疗有重要的临床意义。

（一）不同肿瘤的转移特性

尽管均是恶性肿瘤，不同肿瘤的转移概率、转移时间、转移途径、常见转移部位有很大的差异。大多数肿瘤，如横纹肌肉瘤、软骨肉瘤、皮肤基底细胞癌，常造成明显的局部浸润和破坏，很少有转移。颅内的恶性胶质细胞瘤很少向颅外器官转移。相反，某些肿瘤，如神经母细胞瘤、甲状腺滤泡状癌在早期病变，甚至浸润尚不明显时即可发生远处转移。

不同类型肿瘤的转移途径也不尽相同。如肾母细胞瘤常见于肺部转移、神经母细胞瘤常见于骨髓或骨转移等，这些转移特性与肿瘤细胞本身的生物学特性有关。一般来说，上皮癌多发生淋巴转移，肉瘤多发生血行转移。有时即使同为一种肿瘤,如胚胎性癌,一部分易从血行转移,另一部分倾向于淋巴转移和种植转移。有些肿瘤尚有一定的器官转移定向性,如神经母细胞瘤的肝转移、黑色素瘤的多器官广泛转移等。这种器官转移倾向可能与肿瘤的细胞生物学特性、转移器官的组织结构、血流、生化环境、受压和损伤情况及宿主局部防御功能有关。

(二)转移性肿瘤的一般特征

转移性肿瘤与原发性肿瘤的浸润蔓延不同,它不是连续的,与原发性肿瘤相隔一定距离。转移性肿瘤很容易呈多个。淋巴转移所累及的淋巴结通常由近及远顺序转移,血行转移的肿瘤常表现为分散的、近器官包膜处的球形结节。

多数转移性肿瘤保留其原发性肿瘤的生物学特性,如神经母细胞瘤的分泌颗粒、菊花团样特性;黏液性囊腺瘤的黏液成分;肝细胞癌的胆汁分泌,必要时可借助组化染色,常可明确转移性肿瘤的病理性质,如中性脂肪的苏丹红Ⅲ染色、纤维性肿瘤的胶原纤维染色、肌纤维的肌纤维染色等。免疫组织化学还可显示肝母细胞瘤、肝细胞癌的甲胎蛋白;胚胎性癌、精原细胞瘤的绒毛膜促性腺激素阳性。

当然,转移性肿瘤发生变异者也不少,一般转移性肿瘤分化更差,使某些特殊结构丧失,也有转移性肿瘤较原发性肿瘤分化程度高。这些会给病理诊断带来一些困难。在转移性肿瘤的病理诊断时,要进行识别和追踪,常应用组织化学、免疫组织化学、电镜鉴别等技术。

三、肿瘤转移的途径

(一)淋巴转移

淋巴转移是小儿肿瘤最常见的转移途径。其一般都是肿瘤细胞浸润毛细淋巴管的内皮细胞,穿过毛细淋巴管内皮细胞间的间隙,通过淋巴管转运,到达淋巴结后停留增生。也可通过淋巴渗透到新的组织或器官,形成转移性肿瘤。不少小儿肿瘤生长迅速,破坏严重但并不转移,局部淋巴结可有明显肿大,但仅为炎症或淋巴结反应性增生。神经母细胞瘤、胚胎性癌等以淋巴转移为主;而淋巴瘤除淋巴转移外,还需要与多中心发生进行区别。

肿瘤淋巴转移除取决于肿瘤细胞本身的生物学特性外,还与淋巴结的局部屏障作用有关,包括淋巴管的机械性屏障和淋巴组织的生物性屏障(生

化环境、免疫等)。转移灶还可以再转移,形成由近到远的"瀑布式"转移,偶有呈跨淋巴结的"跳跃性"转移。有的淋巴结可发生钙化、囊性变,并可伴有肿瘤细胞的坏死和纤维化,反映转移性肿瘤的退行性变。

(二)血行转移

血行转移是肿瘤细胞浸润生长,穿过毛细血管的内皮细胞间隙,在血管内形成瘤栓,并不断有肿瘤细胞进入血液循环,最后停留在某一组织的毛细血管内,再通过血管壁,进入周围间质,继续增殖,形成转移性肿瘤。

肿瘤在转运、着床过程中都有血小板和纤维蛋白等的作用及参与。肿瘤细胞的不少代谢产物,如蛋白酶、乳酸等均具有溶解血管基膜、促进肿瘤转移的作用。一般认为间质中含有较多薄壁血管或血窦,容易发生血行转移。儿童常见的肝母细胞瘤、肾母细胞瘤、肾癌、胚胎性癌等均容易发生血行转移。肺和肝是人体门静脉和腔静脉血回流的路径,因此是转移性肿瘤血行转移的常见部位。血行转移多在被转移的器官中形成多个、体积大致相仿、球形的结节,并倾向在器官的边缘部生长。位于器官被膜下的转移性肿瘤可因中心部位缺血坏死而塌陷,形成"脐凹",这是转移性肿瘤的特点之一。但某些器官局部生化环境可导致肿瘤不易转移,如脾、甲状腺、胰、心脏等,其机制尚不清楚。

(三)种植转移

种植转移是肿瘤细胞由浆膜破口或黏膜面脱落进入腔道,导致浆膜面、黏膜面或其他部位转移性肿瘤的生长。腹膜是儿童恶性肿瘤最常见的浆膜面种植转移的场所。儿童较常见的盆腔胚胎性癌、恶性畸胎瘤多容易发生种植转移。这种腹膜浆膜面种植转移多引起浆膜渗液与粘连,这种渗液常呈血性,脱落细胞检查常呈阳性。

儿童恶性肿瘤的黏膜面种植转移相对较少见。肠道淋巴瘤可见到周边黏膜面多发病灶,但多数被认为是肿瘤多中心生长或淋巴道转移,而非黏膜面种植转移。

四、影响儿童肿瘤转移的可能因素

同样的儿童恶性肿瘤,某些肿瘤倾向于转移,如神经母细胞瘤、胚胎性癌;有些恶性肿瘤则不然,如横纹肌肉瘤等。某些组织器官易发生转移,如

肺、肝、骨；有些很少转移，如脾、胰等。这证实儿童肿瘤转移的机制较为复杂，一般认为宿主组织的亲和特性、肿瘤细胞的生物特性及其他微环境等因素，均可影响儿童肿瘤的转移。

1889 年 Paget 提出关于肿瘤转移的"种子和土壤"学说。1929 年 Ewing 的"机械和解剖"学说。随着分子生物技术和肿瘤转移因素深入研究，使其转移机制形成了更为明确的概念，可能与如下因素有关。

（一）肿瘤细胞本身的生物学特性

同一种儿童恶性肿瘤包含转移潜能高低不同的细胞，也包含对不同器官具有不同亲和力的细胞。如淋巴瘤的肝高转移系和肺高转移系的细胞株，肾母细胞瘤细胞株培养中也有高转移细胞株和低转移细胞株之分。这种转移潜能的区别，被认为与肿瘤本身的生物学特性密切相关。

（二）肿瘤细胞的粘连性

肿瘤细胞的粘连性在肿瘤的转移中起极为重要的作用。这种肿瘤细胞的粘连，包括肿瘤细胞与肿瘤细胞的粘连、肿瘤细胞与血小板的粘连、肿瘤细胞与毛细血管内皮细胞及其基膜的粘连等。一般认为，转移率高的肿瘤细胞，与其他肿瘤细胞、血小板、内皮细胞的粘连率也高，这种粘连多与肿瘤细胞表面具有某些特异性蛋白受体有关，导致在毛细血管内肿瘤细胞停滞，进一步破坏血管壁而发生转移。儿童肿瘤细胞与各种细胞及器官成分的粘连是其侵袭和转移的关键。

（三）肿瘤转移的相关基因

儿童肿瘤转移的特性近年研究、与一些肿瘤的基因相关，如 *RAS*、*NM23*、*WDNM2* 基因等。这些基因的变化常与转移特性有关，*RAS* 基因可导致肿瘤细胞的抗原性下降，影响肿瘤细胞与基膜接触。*NM23* 基因与二磷酸核苷酸酶高度同源，通过与 G 蛋白的结合而调节 G 蛋白的活性，影响细胞内信号转导，而促使肿瘤生长和转移。

（四）宿主免疫状态和激素水平

儿童肿瘤的转移特性，肾上腺皮质激素和性激素对传递某些肿瘤转移，尤其是乳腺、卵巢等性腺的转移密切相关。同时，这些激素对异类性腺及有关组织肿瘤又具有抑制转移的作用。

儿童的宿主免疫的抑制，更是肿瘤发生、发展、转移的重要影响因素，无论是适应性免疫刺激还是固有免疫刺激，均可导致宿主免疫力的增高而抑制肿瘤的转移。反之，儿童免疫状态的低下，通常可促使肿瘤转移。

（五）宿主局部组织的某些特性

宿主局部组织的结构、功能、局部间质作用、局部免疫功能等均可影响肿瘤的转移。一般认为，儿童恶性肿瘤较易侵袭结缔组织和骨组织，而软骨、主动脉、心肌、眼结膜等组织转移较少，脾、甲状腺、胰腺等器官对抗侵袭转移的功能也较强。另外，儿童肿瘤也较容易在被损伤的组织或器官中转移，也有研究表明单侧肾母细胞瘤作肾切除后，其对侧健肾更易被肿瘤细胞侵袭、转移。

组织中的一些化学物质，如纤溶酶原激活物抑制物、丝氨酸蛋白酶抑制物等，对肿瘤细胞侵袭基膜也有一定影响。另外，某些局部组织免疫的影响因素，如自然杀伤细胞、淋巴因子激活的杀伤细胞、肿瘤浸润淋巴细胞等，对肿瘤转移的抑制均有重要作用。近年来已有不少此类化学物质或免疫制剂在临床应用，作为阻止肿瘤侵袭和转移的治疗手段。

第三节　小儿恶性肿瘤转移机制研究

肿瘤细胞的转移是一个多阶段的过程，涉及肿瘤细胞架构的重排、变形，从原发灶脱落，侵入周围细胞外基质，并使其降解，侵入血管和淋巴管从而进入循环系统，并与血小板和靶点处内皮细胞黏附，相互作用而穿出脉管系统，通过肿瘤细胞增殖和血管生成，形成一个新的癌巢，然后又再次转移，如此恶性循环。在上述每一步骤中，肿瘤细胞有效地逃避机体免疫清除而生存下来。下面主要从细胞和分子水平对肿瘤转移机制研究进行介绍。

一、转移的起始信号

目前，主要有 3 个理论解释肿瘤转移的起始信号，但这三者并不相互排斥。①肿瘤转移潜能是由肿瘤形成早期的基因突变引起的；②与淋巴细胞的迁移机制类似，肿瘤的环境因素（如趋化因子、神经递质等）是肿瘤转移的起始因素；③肿瘤细胞通过与髓系干细胞进行细胞融合获得转移潜能。然而，不论是单独的细胞融合、单纯的基因突变，还是两者兼有，都是肿瘤获得转移表型的基础。肿瘤所处的环境才是决定其转移的最终起始因素。

二、细胞外基质及其在肿瘤转移中的作用

细胞外基质（extracellular matrix，ECM）的主要成分包括：①纤维类，包括胶原蛋白、弹性蛋白和微纤维蛋白等；②黏附糖蛋白类，包括层粘连蛋白、纤维粘连蛋白、透明黏附蛋白和基膜等；③蛋白多糖类，包括硫酸软骨素、皮肤素、肝素、硫酸肝素、硫酸角质素、透明质酸、基膜蛋白多糖、集聚蛋白和富含亮氨酸的小分子蛋白多糖等。

ECM 在肿瘤发生发展中的作用：①ECM 可作为机体防御肿瘤转移的天然屏障。②ECM 是细胞生长的重要微环境。一方面控制肿瘤细胞增殖、分化和迁移；另一方面为肿瘤细胞提供适宜的"土壤"。③ECM 可抑制细胞融合。细胞融合假说的一个突出特征是强调自发性细胞融合在肿瘤浸润和转移中发挥重要作用，而细胞脱离 ECM 是其前提，初始状态的 ECM 抑制突变细胞的融合，从而控制肿瘤的增殖、分化和迁移，但被肿瘤细胞重塑后的 ECM 反而引起肿瘤细胞高增殖、低分化，导致细胞凋亡、肿瘤浸润和转移受阻。

三、酶类及其在肿瘤转移中的作用

参与肿瘤转移的蛋白酶属于不同的家族，包括基质金属蛋白酶（matrix metalloproteinase，MMP）、丝氨酸蛋白酶、苏氨酸蛋白酶、半胱氨酸蛋白酶和天冬氨酸蛋白酶家族。这些酶是肿瘤细胞降解 ECM、清除其转移障碍的工具。

MMP 是一组至少含有 25 个成员的锌离子依赖的内源性蛋白酶超家族，均以酶原形式分泌至 ECM 中，在纤溶酶等多种外源性酶的作用下激活，可在中性 pH 环境下发挥作用；大多数 MMP 主要是由基质细胞如成纤维细胞、巨噬细胞、上皮细胞等分泌，一些肿瘤细胞也有少量分泌。这些酶类在肿瘤转移方面的作用机制是：①被激活后酶解 ECM 成分，以利于肿瘤细胞等进入血管或淋巴管；②通过酶解 ECM 成分，间接释放与 ECM 结合的生长因子，如 VEGF 或通过诱导血管生成，促进原发性肿瘤生长；③对 ECM 进行重塑，改善肿瘤细胞的生存空间。

四、血管生成及其在肿瘤转移中的作用

血管生成能力被认为是肿瘤侵袭性的标志，因为丰富的血管网为肿瘤细胞提供充足的氧气、营养成分和肿瘤生长因子等，而且也是肿瘤转移的通道，肿瘤细胞及肿瘤基质中的肿瘤相关巨噬细胞（tumor associated macrophage，TAM）、淋巴细胞和成纤维细胞等都能产生血管生长因子，促进肿瘤生长。

血管生成的过程是：①血管生长因子被血小板、炎性细胞和裂解的细胞释放后，与附近内皮细胞表面的特异性受体结合，导致受体酪氨酸激酶磷酸化而启动信号转导；②活化的内皮细胞增殖，并通过出芽方式穿出血管基膜；③血管生长因子如 VEGF、PDGF 等募集外周内皮祖细胞至血管形成部位；④原有毛细血管的延伸，主要通过活化内皮细胞表面的整合素与 ECM 的黏附作用实现；⑤新的血管腔和血管祥的形成，主要通过细胞与细胞间、细胞与基质间的相互作用来实现；⑥血管成熟是通过募集平滑肌细胞和周细胞，进而形成血管壁。总之，血管形成过程是一系列细胞和分子如各种血管生长因子及其受体、内皮细胞、间质细胞和 ECM 等相互作用的结果。

从信号转导的角度看，血管生成过程是细胞外血管生成刺激因子通过不同信号转导途径构成的网络传导至细胞内，进而启动相关基因表达的过程，其中 Wnt25a 途径是一个比较经典的信号转导途径，对 Wnt25a 途径的研究几乎涉及人体各个系统的常见肿瘤，但目前的研究尚无法明确解释 Wnt25a 在肿瘤中的作用途径。

五、免疫逃逸及其在肿瘤转移中的作用

目前认为，肿瘤细胞免疫逃逸的主要机制：①呈递抗原机制的变化，主要是肿瘤细胞膜表面 MHC I 类分子的表达下调或不表达，这是病毒逃避宿主细胞毒性 T 细胞识别清除的机制。近年来的研究表明，人类肿瘤细胞中也有 MHC I 类分子的表达下调或不表达。②释放可溶性抑制因子，如 IL-10、转化生长因子 -β（transforming growth factor-β，TGF-β）等。③肿瘤细胞膜表面产生肿瘤相关抗原（tumor associated antigen，TAA）、Fas 配体（CD95 配体）。④肿瘤细胞与髓系干细胞融合获得

转移能力。⑤肿瘤细胞攻击免疫系统。研究发现，人体内各种起源肿瘤几乎都有 Fas 配体表达上调，通过与免疫细胞表面上 Fas 结合而杀伤免疫细胞。⑥肿瘤细胞离开原发灶，并播散至其他组织（即肿瘤转移）而逃避被杀伤。⑦肿瘤细胞抑制髓系祖细胞分化，成为成熟抗原提呈细胞，其机制为抑制淋巴器官中针对肿瘤的固有免疫；在肿瘤内分化成熟为对肿瘤高度耐受的肿瘤相关巨噬细胞，被认为利用不同的 JAK/STAT 信号通路和机制，控制 T 细胞反应，包括上调 TGF-β、活性氧分子及促进代谢。

一方面少数肿瘤细胞的突变体可通过抵抗免疫杀伤或伪装而存活下来，经过长期积累，最终引发转移，此过程被称为免疫编辑（immune editing）；另一方面这些长期积累的突变体作为慢性免疫刺激，导致特异免疫细胞耗竭或失活，同时 T 细胞由于缺少共刺激分子等辅助分子，也可导致对相应肿瘤抗原的耐受，此过程被称为肿瘤编辑（tumour editing）。在基因水平上，国内外大量病理和临床资料表明，DNA 异倍体是恶性肿瘤的重要标志物，其检出率通常与肿瘤恶性程度关系十分密切。夏欣一等利用多点取材检测的方法对 163 例诊断为恶性肿瘤患者的病理标本进行研究发现，DNA 倍体异质体检出率为 69.3%，肿瘤转移者的检出率显著高于未转移者。

六、多药耐药及其在肿瘤转移中的作用

经典的多药耐药（multiple drug resistance，MDR）形成机制与耐药肿瘤细胞膜表面一类能把抗肿瘤药物泵出细胞的跨膜蛋白密切相关。此外，细胞凋亡和细胞本身的一些酶类如 γ- 谷氨酰转移酶（gamma glutamyl transferase，GGT）和 γ- 谷氨酰水解酶（gamma glutamyl hydrolase，GGH）等也参与细胞耐药。ATP 结合盒蛋白（ATP-binding cassette protein，简称 ABC 蛋白）就是这样一种蛋白，属于 ABC 蛋白超家族，通过 ATP 水解供能将药物从细胞内泵至细胞外，使细胞内难以形成有效的杀瘤浓度；但并不是所有的 ABC 蛋白都与耐药有关，只有不超过 10 个 ABC 蛋白能产生抗药表型；虽同属于 ABC 蛋白超家族，这些 ABC 蛋白在染色体定位、氨基酸序列、结构及底物方面迥异。在人类，已有 48 个 ABC 基因被鉴定，分为 7 个亚家族（A～G）。目前，P 糖蛋白（P-glycoprotein，P-gp）和乳腺癌耐药蛋白（breast cancer resistance protein，BCRP）是 2 个研究较多的 ABC 蛋白超家族成员。

P 糖蛋白是 ABCB1（MDR1）基因的编码产物，相对分子质量为 170 000 的糖蛋白，能将各种外源化学物质（不仅限于抗肿瘤药物）泵出细胞外；在大多数肿瘤中都有过表达，尤其是来源于生理情况下就少量表达该蛋白组织的肿瘤，有的肿瘤该蛋白也出现低表达，但在化疗药物刺激后通常表达上调。

GGT 在体内主要参与调节细胞内和细胞外谷胱甘肽的平衡，被认为与肿瘤耐药相关，其耐药机制目前尚存在争议，一种观点认为，可能通过促进谷胱甘肽与细胞内各种亲电子分子如顺铂等药物结合而促进其排出。人类 GGH 是一个由 318 个氨基酸残基组成的相对分子质量为 35 983 的蛋白质，编码基因定位于 8 号染色体，跨度为 24 000，有 9 个外显子，其耐药机制主要体现在肿瘤对甲氨蝶呤（methotrexate，MTX）的耐药，细胞内甲氨蝶呤在叶酰聚 -γ- 谷氨酸合成酶（folylpoly γ-glutamate synthetase，FPGS）的催化下，转化为甲氨蝶呤多聚谷氨酸盐（MTX polygluta mate，MTXPG），通过干扰肿瘤细胞叶酸代谢起抗肿瘤作用，FPGS 的水解主要在溶酶体内进行，主要由 GGH 完成，从而促进肿瘤耐药。

七、循环肿瘤细胞的聚集、归巢及其在肿瘤转移中的作用

无论是直接通过原发性肿瘤的静脉系统进入循环，还是通过淋巴系统传播，大多数转移性肿瘤都是最终通过动脉循环进入次级器官的细胞发展而来的。在某种程度上，形成转移的癌细胞克隆以循环肿瘤细胞（circulating tumor cell，CTC）的形式存在。一些主要来自模型系统的数据表明，肿瘤细胞可能在癌症发展的早期阶段离开原发性肿瘤。然而，来自多种不同肿瘤类型的基因证据表明，转移通常是由晚期癌症形成的，任何可能的早期转移者都不太可能形成临床相关的转移性肿瘤。绝大多数 CTC，即使是来自最具攻击性的克隆体，在能够定植于遥远的器官之前就已经死亡，但是决定单个 CTC 命运的分子机制仍不明确。近年来有研究报道，CTC 可能聚集成 CTC 簇，与单个癌细胞相比，CTC 簇具有更高的肿瘤启动和转移生长潜能。一项关于乳腺癌癌细胞聚集及肺定植的研究表明，CD44 介导癌细胞聚集，导致在不同环境下增加肿瘤发生适应度，即 CD44 表达与 CTC 转移能力的增加有关。

循环肿瘤细胞归巢是指肿瘤细胞并非随机播散到其他器官，而是有一定偏好，如肺癌、前列腺癌、乳腺癌和多发性骨髓瘤等易发生骨转移，胃肠道肿瘤易发生肝转移。肿瘤这种靶向转移的机制，目前尚不清楚，以下几种观点能在一定程度上解释肿瘤特定靶向转移。①原发灶与靶器官间的解剖结构：如前列腺与下部腰椎间有丰富的静脉丛，从而使前列腺癌容易转移至下部腰椎；其次是高位椎体、肋骨、长骨和颅骨；②靶器官固有的解剖结构：如 CTC 或微转移瘤，由于不能通过肝或肺的微循环，常被阻滞在肝血窦或肺毛细血管内而发生这些器官的转移；③经典的种子土壤理论：认为靶器官如骨的微环境为 CTC 的生长提供了"肥沃的土壤"，MMP 通过调节骨髓基质降解和肿瘤细胞生长的循环而不断改造肿瘤生长的微环境；④CTC 与靶器官表面的受体 2 配体特异结合：CTC 可能像淋巴细胞归巢一样，通过自身黏附分子和靶器官 ECM 中特异配体结合介导归巢。另外，靶器官基质细胞分泌趋化因子 C-X-C 基序趋化因子配体 12（C-X-C motif chemokine ligand 12，CXCL12），又称基质细胞衍生因子 -1（stromal cell derived factor 1，SDF-1），而 CTC 表面高水平表达其特异受体 CXCR4。

八、肿瘤干细胞及其在肿瘤转移中的作用

肿瘤干细胞（cancer stem cell，CSC）是近几年肿瘤研究领域的一个热点。严格地讲，肿瘤干细胞应该能以单个细胞水平在受者动物体内形成一个与人体肿瘤完全一样的肿瘤，而且能行无限制的异种移植。但按照上述观点，现已分离出的所谓 CSC 都不是真正意义上的 CSC。Dean 等推荐的 CSC 标准是：①这种细胞应能被鉴定和纯化；②能用成

瘤实验验证，而且这种细胞能在新生肿瘤中富集；③最重要的是这种细胞应有与相应正常干细胞相关的特定生物属性。肿瘤干细胞的来源：①DNA 突变后的异常干细胞 / 祖细胞的异常产物；②重新获得自我更新能力的终末分化细胞；③骨髓衍生细胞（bone marrow derived cell，BMDC）。按照上述理论，CSC 是肿瘤发生的根源，同时也与肿瘤复发、转移密切相关。由于传统的非靶向治疗，如化疗、放疗，要么不能识别肿瘤干细胞，要么根本对大部分时间处于静息期的 CSC 无能为力，而使其成为复发、转移的根源，而且肿瘤干细胞有可能在接触抗肿瘤药物后产生耐药，并通过自我更新机制长期保留耐药性状，使肿瘤难以治愈。

综上所述，肿瘤转移是一个有众多转移相关分子参与的、由量变到质变的过程，这就决定了单药治疗不可能根治肿瘤，从而为多药联合治疗提供了理论基础。转移相关分子可作为肿瘤临床分级、分期、选择临床治疗方案、判断预后的重要指标，也为肿瘤疫苗及抗肿瘤药物的研发提供了丰富的靶点，还促进了以抗肿瘤血管生成药物为代表的肿瘤靶向治疗的临床应用，此类药物从功能上主要分为 3 类：①拮抗肿瘤血管生长因子，如奥兰替尼（orantinib/SU6668）、凡德他尼（vandetanib/ZD6474）等；②抑制内皮细胞增殖和迁移，如甲硫氨酸氨肽酶 -2 抑制剂 TNP-470、重组人血管内皮抑制素注射液等；③针对血管基膜和 ECM，如巴马司他（batimastat）、马立马司他（marimastat）等。肿瘤干细胞学说为研究肿瘤病因和发病机制提供了新的思路，并能解释肿瘤发生、发展和转移等过程中的一些现象。但到目前为止，肿瘤干细胞只是在为数不多的实体瘤中被鉴定，学者们甚至还未确定一个能被普遍接受的肿瘤干细胞定义。

第四节　恶性实体瘤器官特异性转移

一、肿瘤细胞器官特异性转移的发现

1889 年，Paget 在对 700 例乳腺癌转移情况进行分析后即发现肿瘤细胞具有明显的器官转移倾向性。随后，肿瘤细胞器官特异性转移现象被许多实验证实。Fidler 等发现将人肾癌细胞移植于裸鼠肾内后发生肺转移，而将人结直肠癌细胞移植于裸小鼠的脾或盲肠后发生肝和淋巴转移，指出肿瘤转

移形成依赖于转移性肿瘤细胞和不同器官环境的相互作用；该作者还观察到将 RAW117 瘤细胞注射到尾静脉内，可迅速通过肺到达肝脏，瘤细胞无论移植到尾静脉还是门静脉内，均可转移到肝内中央静脉区的肝血窦内，形成多发性淋巴结转移灶，小鼠网织细胞肉瘤和淋巴肉瘤转移到肝的瘤细胞均可结合到肝组织上。Baestselier 等指出，BW 淋巴瘤（鼠类 T 细胞淋巴瘤）模型为器官特异性转移的独

特模型,脾的微环境可控制其转移。BW 淋巴瘤的不同克隆细胞株侵袭脾内与脾内巨噬细胞相互作用后可发生不同的转移情况,如高转移的克隆细胞株侵袭并在脾内增殖后可很快转移到肝脏,而低转移的克隆细胞株在脾内不增殖,则可转移到肾、卵巢和肝。临床观察发现,在肿瘤转移的早期,常表现出瘤细胞的特异性脏器亲和性,如皮肤黑色素瘤易转移至肺,结肠癌和眼部黑色素瘤易转移至肝,肺癌易转移至脑,前列腺癌最常发生骨转移。

二、肿瘤细胞器官特异性转移发生的相关因素

肿瘤细胞可因不同器官来源、不同组织类型、不同分化程度而有不同的性质,且同一种肿瘤群体中又含有多种细胞亚群,这些肿瘤细胞亚群具有不同的遗传、生化、免疫和分子生物学特性,故其转移倾向亦迥然不同。肿瘤细胞与宿主细胞间相互复杂的生物学作用是决定肿瘤特异性转移的重要因素之一。

(一)组织器官微环境因素

肿瘤细胞的转移具有一定的器官和组织选择性,而肿瘤转移的器官特异性取决于器官本身的微环境对肿瘤细胞增殖性生长所具备的条件和器官细胞产生的调节能力,即瘤细胞在靶器官毛细血管着床、转移性肿瘤细胞对靶器官中内皮细胞特异性黏附、器官内产生的调节瘤细胞生长因子。在瘤细胞到达第一个淋巴结或首先到达毛细血管着床的这一过程中,器官内皮细胞识别或器官产生的调节因子可能起决定性作用。转移常有利于原发性肿瘤中预先存在的细胞亚群的存活和生长,且转移的最终结果有赖于转移性肿瘤细胞与体内平衡机制的多种相互作用。

但在肿瘤进展到晚期阶段时常转移至多个器官组织,而失去亲器官性,最终肿瘤的生长可完全不受生长因子和生长抑制因子的调节。各种肿瘤的转移性肿瘤细胞产生的远处器官转移确立了各自转移部位的特异性。近年来的研究资料表明,肿瘤转移灶要顺利地形成,则肿瘤细胞须成功地形成新生血管、具有运动性和浸润性、在循环中存活、形成瘤栓、在远处毛细血管着床滞留和外侵器官实质并在其内增殖生长,这一系列复杂的生物学过程均与组织器官的微环境密切相关。

肿瘤细胞在特定器官的转移不依赖于血流率、血管分布或到达器官的肿瘤细胞数目,肿瘤细胞可到达许多器官的微血管系统,但只侵入某些器官的实质内并生长。器官微环境对肿瘤细胞的定位转移和增殖有重要作用,如小鼠肺微血管内皮细胞的基质对定向肺转移性的鼠大细胞型淋巴瘤 RAW117 系有趋化活性,这种趋化活性由鼠 JE[相当于人单核细胞趋化蛋白 1(monocyte chemoattractant protein-1,MCP-1)]介导。生长在裸鼠原位组织的原发性肝癌细胞的转移能力直接与Ⅳ型胶原酶活性相关。

器官微环境可直接促进碱性成纤维细胞生长因子(basic fibroblast growth factor,BFGF)和 IL-8 的诱导和维持。mRNA 和蛋白水平 BFGF 的表达受器官微环境的影响,如将人原发性肾癌细胞植入裸鼠的不同器官,则转移潜能亦不同,植入肾脏者易发生肺转移,而植入皮下者无肺转移,生长在裸鼠皮下的肿瘤很少有血管,而在肾脏生长的肿瘤则有许多血管。IL-8 的表达与人黑色素瘤的转移潜能直接相关,且 IL-8 可促进内皮细胞的增殖、迁移和浸润、新生血管形成,特异性器官的微环境可影响黑色素瘤细胞 IL-8 的表达。黑色素瘤细胞与皮肤角化细胞共同培养时,IL-8 表达上调,而与肝细胞共同培养时其表达受到抑制。长期每天给予小剂量的 IFN-α 可使婴儿致死性血管瘤和具有丰富血管的卡波西肉瘤消退。

(二)肿瘤细胞自身特性

肿瘤器官特异性转移还取决于肿瘤自身生长特性。有学者应用遗传背景相同的 3 个人结肠癌细胞系在裸鼠体内建立转移模型,通过三维球体培养、末端脱氧核苷酸转移酶介导的脱氧尿苷三磷酸(deoxyuridine triphosphate,dUTP)缺口末端标记凋亡细胞和免疫组织化学等技术,比较分析了不同肿瘤细胞间同种细胞凝集力、靶器官定植力、细胞增殖和细胞凋亡、癌基因及肿瘤相关抗原表达等生物学特征。结果显示,高转移潜能细胞具有高靶器官定植力和低同种细胞凝集力,高转移细胞较低转移细胞有更高的细胞增殖指数和更低的凋亡指数;高转移细胞表皮生长因子受体和突变型 TP53 的表达高于低转移细胞,而肿瘤相关抗原黏蛋白、CA19-9 和 CEA 的表达无显著性差异。

三、肿瘤细胞与器官的特异性黏附

实验研究及临床观察表明,许多特定器官定位

转移不能单纯用解剖学和血液流体力学来解释，如胃肠道肿瘤有双侧卵巢转移的倾向，而当卵巢发生转移时则有 50% 的肝脏出现转移；来源于皮肤的黑色素瘤转移灶 90% 以上定位于肺，而眼脉络膜黑色素瘤完整切除后患者发生转移无 1 例外定位于肝，即使手术切除 20 年后发生转移时亦遵循此规律。血液循环中的肿瘤细胞在一定器官停留并形成转移灶不是随机的，但亦非完全由局部解剖位置决定的，而是以细胞识别与黏附为基础的；而担任细胞识别与黏附的分子是存在于细胞表面的糖蛋白或糖脂。观察发现，当具有转移潜能的肿瘤细胞分别与来自不同器官的毛细血管内皮细胞或实质细胞在体外温育时，肿瘤细胞总是与其自发转移时所选择的器官的细胞黏附性较强，而与其不转移的器官的细胞黏附较差或不黏附。肿瘤转移的亲器官性是通过器官内皮细胞表达特异性的黏附分子与肿瘤细胞产生这些黏附分子的特异性配体结合实现的。

四、参与肿瘤细胞器官特异性转移的因子

肿瘤细胞脱离原发性肿瘤后，常不再严格地依赖于原发部位提供的生长微环境，转而对某些靶器官所提供的旁分泌生长因子反应性增强。研究发现，当肿瘤转移细胞与继发脏器细胞接触时，可反应性地通过自分泌、旁分泌或内分泌方式产生多种信号因子，影响肿瘤细胞的器官定向转移。在许多人类和动物肿瘤模型系统中均证明，从肺组织条件培养液中分离的主要旁分泌生长因子属于转铁蛋白样糖蛋白，可特异性刺激具有肺或脑转移能力的瘤细胞亚群的生长；转铁蛋白抗体可抵消肺组织条件培养液对这些肿瘤细胞的生长促进作用；转移至脑或肺的肿瘤细胞与转移到肝的肿瘤细胞比较，前者表达更多的转铁蛋白受体。

骨髓起源的生长因子可促进具有骨转移能力的前列腺癌细胞的生长，肾脏组织的条件培养液可抑制许多具有肾转移潜能的肿瘤细胞的生长，其中最有效的成分是 TGF-β。肿瘤转移的器官特异性与该器官血管内皮细胞选择性地表达黏附分子有关，如血管细胞黏附分子 -1（vascular cell adhesion molecule-1，VCAM-1）在肺血管内皮细胞上有过量表达，而表达其相应配体整合素类蛋白迟现抗原 -4（very late appearing antigen-4，VLA-4）的皮肤黑色素瘤和一些淋巴瘤倾向转移至肺。各脏器血管内皮细胞表达的黏附分子有明显的差异，如肺血管内皮常表达 VCAM-1，脾脏血管内皮则多表达 E 选择素。人黑色素瘤细胞的条件培养液中含有足以使内皮细胞激活的 IL-1，并能在体外培养环境下刺激内皮细胞产生 VCAM-1，细胞间黏附分子（intercellular adhesion molecule，ICAM），E 选择素。

肺衍生生长因子（lung-derived growth factor-1，LDGF-1）是从肺组织培养液和肺间质细胞中分离的一种肿瘤生长刺激因子，对多种肺转移性肿瘤细胞均有刺激作用，而对无转移能力的肿瘤细胞或正常肾脏细胞则无刺激作用。肺特异性内皮细胞黏附因子（lung-endothelial cell adhesion molecule-1，Lu-ECAM-1）是一种从肺中提取的多肽，可促进肿瘤细胞与细胞外基质的结合。转移性肿瘤细胞产生的粒细胞 - 巨噬细胞集落刺激因子可促进肺转移性肿瘤、淋巴结转移的形成。IL-6 与多种肿瘤发生、发展有密切关系，通过干预细胞的黏附性和活动力、血栓形成、肿瘤特异性抗原的表达及肿瘤细胞的增殖而影响肿瘤的进展，如 IL-6 可增加卵巢癌细胞的黏附性、趋化性及侵袭力。TGF-β、HGF 在促进结肠上皮细胞和肝细胞修复和更新的同时，亦能刺激转移性肿瘤细胞的增殖和生长。成纤维细胞生长因子、机械生长因子（mechano-growth factor，MGF）、表皮生长因子受体等在转移器官选择性方面发挥相应的作用。

五、趋化因子与肿瘤细胞定向转移

（一）趋化因子的生物学功能

肿瘤转移是一个具有高度组织性和器官选择性的复杂连续过程，组织来源的肿瘤细胞迁移、侵袭至特定部位的分子机制目前尚不十分清楚。但研究表明，趋化因子受体及其配体与肿瘤细胞的定向迁移、侵袭和转移有密切关系。许多研究证明，在肿瘤发生发展过程中，趋化因子参与生理性、病理性淋巴管的形成和调节，并参与肿瘤细胞的移动、归巢和转移的控制。趋化因子为可溶性蛋白，许多细胞活化后均可产生趋化因子。当趋化因子与特异性的受体结合后，则可调节 T 细胞分化和归巢、血管形成、细胞外基质成分产生、造血和器官形成。趋化因子受体属于 G 蛋白偶联受体家族，有 7 个跨膜结构域。观察发现，肿瘤的转移常表现出高度的组织特异性，并非随意性，能转移至特定器官的恶性肿瘤细胞均具有多种机制促进它们侵袭

组织、增强其生长繁殖能力,包括增强它们黏附到器官微血管内皮细胞的能力、对靶器官释放趋化因子等,而靶器官必须拥有适当的趋化因子才能使转移性肿瘤细胞成功地进入并生长繁殖。在肿瘤细胞定向转移的过程中,趋化因子通过与肿瘤细胞表面相应的受体结合,能诱导肿瘤细胞骨架重排,促使肿瘤细胞紧密贴附于淋巴管内皮细胞,实现定向转移。

(二)CXCL12-CXCR4 生物学轴

CXCL12-CXCR4 生物学轴是指趋化因子 CXCL12 与其特异性受体 CXCR4 相互作用而构成的一个与细胞间信号转导、细胞迁移有密切关系的偶联分子对,其实质在于 CXCR4 对其配体 CXCL12 的高度亲和力和绝对特异性。CXCL12 又称基质细胞衍生因子 -1(stromal cell-derived factor-1,SDF-1)或前 B 细胞刺激因子(pre-B cell stimulatory factor,PBSF),人 CXCL12 对 T 细胞、单核细胞、中性粒细胞、树突状细胞等均具有趋化作用。CXCR4 与其配体 CXCL12 结合后可导致乳腺癌细胞内骨架蛋白的聚合与再分布,随后调节细胞的运动和迁移;在非小细胞肺癌(non-small cell lung cancer,NSCLC)细胞系,CXCL12-CXCR4 生物学轴的活动表现为细胞内储备钙的调动及丝裂原活化蛋白激酶的活化,并伴其下游信号分子的磷酸化,而不改变肿瘤细胞的增殖或凋亡;在表达 CXCR4 的口腔鳞状细胞癌中,CXCL12 可激活胞外信号调节激酶 1/2、小鼠癌基因 *AKT* 编码的蛋白或蛋白激酶 B 及肉瘤基因编码的激酶家族,引起肿瘤细胞的趋化反应。研究表明,CXCL12-CXCR4 生物学轴还参与前列腺癌、神经母细胞瘤、胰腺癌、口腔鳞状细胞癌、结肠癌等肿瘤的器官特异性肿瘤转移。

董蒨领导的课题组建立了中国人同一神经母细胞瘤患者的原发性肿瘤及骨髓转移灶的神经母细胞瘤的二株细胞系,即神经母细胞瘤患者的原发性肿瘤细胞系(A1)、同一神经母细胞瘤患者骨髓转移灶细胞系(A2),现已传到第 90 代,并进行了相关研究,为进行不同转移潜能细胞株建立及肿瘤转移研究奠定了细胞基础(图 17-1、图 17-2)。在动物实验中发现,制作的荷瘤动物模型中,部分模型的肿瘤局部生长,肿瘤体积很大,甚至达到鼠自身体重的 1/2,但没有发生转移,部分接种部位没有肿瘤生长,但却发生全身转移,部分既有局部肿瘤生长,又发生转移,由此推测该课题组的细胞系中可能存

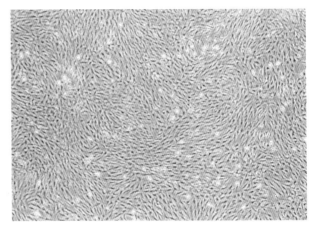

图 17-1　神经母细胞瘤的原发性肿瘤细胞系

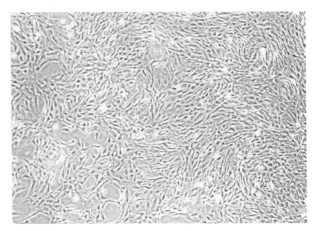

图 17-2　神经母细胞瘤患者骨髓转移灶细胞系

在具有高转移能力的瘤细胞克隆株。理想的人类肿瘤动物移植转移模型的建立是研究肿瘤转移生物学和抗转移实验治疗的重要工具,裸鼠的广泛应用使人们能够进行肿瘤转移的实验研究。该课题组进行了裸鼠致瘤实验,建立神经母细胞瘤裸鼠移植瘤及转移性肿瘤模型(图 17-3~图 17-5),为探讨神经母细胞瘤的转移机制制备了动物模型。

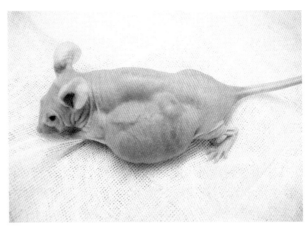

图 17-3　神经母细胞瘤裸鼠原位巨大荷瘤模型

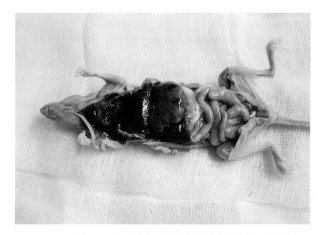

图 17-4　神经母细胞瘤裸鼠转移性肿瘤模型（肝转移）

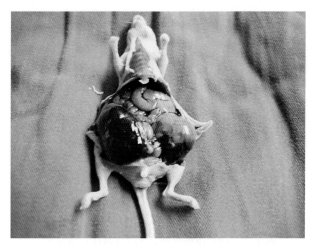

图 17-5　神经母细胞瘤裸鼠转移性肿瘤模型（肝、肺、腹膜后转移）

董蒨领导的课题组前期的动物荷瘤实验中发现部分模型局部长成巨大肿瘤，但没有发生转移——原发性肿瘤；部分接种部位没有肿瘤生长，但却发生全身转移——转移性肿瘤。针对这一极具意义的现象课题组进行肿瘤转移基因芯片的研究。共检测 113 个与肿瘤转移相关的基因，包括生长因子及其受体基因、粘连分子基因、蛋白酶及其蛋白酶抑制物基因、原癌基因及抑癌基因，以及其他相关基因，转移性肿瘤与原发性肿瘤相比，筛选出 25 个显著性差异表达基因，包括上调基因和下调基因（基因芯片扫描结果见图 17-6、图 17-7）。值得提出的是，该课题组前期的动物荷瘤实验中发现，所有的转移性肿瘤荷瘤鼠模型均有肝脏侵袭，而临床上神经母细胞瘤转移亦大多好发于骨髓、肝脏，考虑此即为神经母细胞瘤的器官特异性转移。从课题组所做的基因芯片研究结果来看，CXCL12、CXCR4 在神经母细胞瘤转移性肿瘤中均有表达上

调，且 CXCL12 呈显著趋势。该课题组前期研究工作也显示骨髓内趋化因子水平高低与神经母细胞瘤器官特异性转移有一定关系，也就是骨髓内 CXCL12 表达高，骨髓转移发生的概率就高。神经母细胞瘤器官特异性转移的基因和 CXCR4 表达对神经母细胞瘤转移产生的影响，以及两者之间的关系，仍需要进一步研究探索。

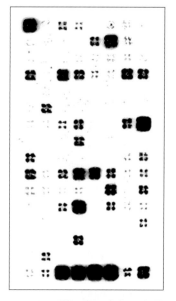

图 17-6　神经母细胞瘤原发性肿瘤基因芯片杂交扫描结果

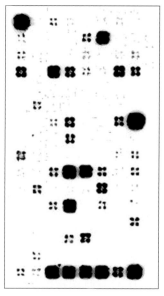

图 17-7　神经母细胞瘤转移性肿瘤基因芯片杂交扫描结果

（三）肿瘤细胞分泌趋化因子与其定向转移

趋化因子受体与配体的结合可导致肿瘤细胞的定向运动，使其向靶器官转移。如黑色素瘤细胞常表达 CCR7、CCR10，而在其转移的最佳部位如皮肤和淋巴结中则可发现大量配体的表达；若将含有 CCR7 的逆转录载体转染入 B16（小鼠黑色素瘤细胞），可加速 B16 向淋巴结转移。在胃癌细胞中，66% 是 CCR7 阳性的肿瘤细胞，出现转移的淋巴结 CCR7 呈强阳性，无转移灶的淋巴结 CCR7 则呈阴性。肿瘤细胞通过分泌趋化因子募集单核巨噬细胞或刺激内皮细胞，上调蛋白酶活性，使肿瘤局部环境中 MMP 增多，降解细胞外基质，间接促进肿瘤细胞侵袭与转移。Azenshtein 等报道乳腺癌细胞能分泌趋化因子配体 5（CCL5/RANTES），募集单核细胞进入肿瘤组织，促进单核细胞表达 MMP-9。Perissinotto 等报道，CXCL12 可显著上调骨肉瘤细胞 MMP-9 的表达和活性。

（四）靶器官趋化因子配体与肿瘤细胞定向转移

靶器官的血管内皮细胞表达特异性黏附分子，可捕获循环中的肿瘤细胞，靶器官具有特异性趋化因子，吸引特定肿瘤细胞归巢。肿瘤转移好发部位的组织分泌趋化因子，与特定肿瘤细胞上特异性的细胞膜表面的趋化因子受体结合，再通过 G 蛋白偶联受体转导信号，使肿瘤细胞在特定组织中循趋化因子浓度梯度分布，引导不同的肿瘤细胞归巢入特定部位。

静脉注入的淋巴细胞在趋化因子的作用下，可直接归巢于淋巴结，并通过毛细血管后内皮小静脉进入副皮质区；表达 CXCR5 的 B 细胞，CXCL13 可进入富含 B 细胞的滤泡区。特定的器官通过趋化因子可特异性地吸引表达相应受体的肿瘤细胞。如在 14 种趋化因子受体中，只有 CXCR4 表达于卵巢癌细胞，并在卵巢癌腹水中发现其配体 CXCL12；黑色素瘤细胞株表达 CCR7 和 CCR10，皮肤、淋巴结等黑色素瘤常扩散的组织则可合成 CCR7、CCR10 的配体，恶性黑色素瘤细胞系除高表达 CXCR4 和 CCR7 外，还表达高水平的 CCR10 mRNA，而 CCR10 配体皮肤 T 细胞吸引趋化因子（cutaneous T-cell-attracting chemokine，CTACK，即 CCL27）正是皮肤所含的特异性趋化因子；多种前列腺癌细胞表达 CXCR4，与 CXCL12 结合可促进破骨细胞的黏附，形成溶骨性转移灶；骨髓瘤、B 细胞淋巴瘤、神经母细胞瘤、星形胶质细胞瘤和胰腺癌的细胞可表达 CXCR4，它们的转移扩散可能取决于与特异性的趋化因子结合，后者由肿瘤转移好发部位的组织产生。

第五节　常见小儿恶性肿瘤的转移及处理

肿瘤转移的外科治疗近 20 年来发展迅速。以前外科治疗一直限于对局灶性原发性肿瘤的治疗，而不作为转移性肿瘤的治疗手段。事实上转移、扩散一直被作为肿瘤外科根治性切除的禁忌证，甚至姑息性手术也仅用于极少数有选择的病例。近年来随着肿瘤转移的基础和临床研究的进展，治疗观念已发生了实质性的变化。外科手术已广泛地用于转移性肿瘤的治疗。对外科指征的掌握和"肿瘤复发""转移"概念的理解，需依据如下 3 种情况：①局部肿瘤的复发可源于残留局部的癌细胞，在空腔脏器如大肠，复发常发生于吻合口，如能早期诊断并再次手术，其预后较好；②区域性复发常见于根治性切除不够，癌细胞散落术野，或源于浸润的区域淋巴结；③远处转移可发生在全身任何部位，常由癌细胞通过血流或淋巴液播散导致。现在认为外科治疗对局部肿瘤复发效果最佳，对远处转移效果最差，区域性复发效果居中。

尽管儿童转移性恶性肿瘤的治疗是小儿肿瘤科医师面临的棘手问题之一，但随着治疗概念的改变和治疗手段的不断提高，转移性恶性肿瘤的治疗，甚至治愈已成为可能。儿童转移性恶性肿瘤的治疗原则要根据其性质和病程而定。一般认为局部和发展缓慢的转移性肿瘤应以手术治疗为主，辅以全身化疗和 / 或局部放疗；广泛转移者多以全身化疗为主，控制后再行手术治疗。转移性肿瘤的治疗还应考虑到患儿全身情况、是否产生耐药、再次手术有无困难等情况，权衡利弊，争取最佳治疗效果。

随着科学技术的高速发展，医学影像设备 CT、MRI 等的分辨率大大提高，目前可以说基本达到解剖学成像的极限。正电子发射体层成像（positron emission tomography，PET）从分子水平反映肿瘤组织中的生化变化和代谢状态，对肿瘤的诊断、肿瘤治疗评价、复发肿瘤的监测及淋巴转移灶的诊断治疗具有重要作用。PET 寻找转移性肿瘤是一种简便、快速、无创、灵敏的方法，其准确度达 90% 以上，可作为解决此类问题的首选方法。

一、肺转移性肿瘤及其治疗

肺是儿童恶性肿瘤转移的常见部位，可能原因：①肺是体循环血流必须通过的滤过器；②肺循环是低压系统，血流较缓慢；③肺循环内血流的凝固纤维溶解活性高，有利于肿瘤细胞停滞和着床；④肺接受肺动脉和支气管动脉的双重血液供应，血行转移的概率相对较高。

（一）病理

肺转移性肿瘤在两肺出现的机会相等，多发性转移常双肺均有。约 92% 的肺转移性肿瘤位于胸膜、胸膜下及肺外周的 1/3，多数累及胸膜。肺转移性肿瘤常有自消现象，其中儿童的神经母细胞瘤在转移性肿瘤自消中最常见。这种自消，既不是瘤细胞全部消失，也未必是永久性消退，一般认为与宿主的免疫作用有关。肺转移性肿瘤在原发性肿瘤切除后，仍具有再转移的特性。肺转移性肿瘤绝大多数的病理形态与原发性肿瘤相同。Cohen 报道 78 例儿童恶性肿瘤，其中肾母细胞瘤 24 例，发生肺转移 10 例、良性结节 1 例；横纹肌肉瘤 20 例，肺转移 1 例，良性结节 4 例；骨肉瘤 24 例，肺转移 13 例，良性结节 3 例；恶性淋巴瘤 10 例，无转移性肿瘤发生，良性结节 2 例。这 78 例儿童恶性肿瘤中，肺转移性肿瘤 24 例，但有 10 例良性结节，这称为肺的假性转移。另外，肺转移性肿瘤常有钙化。研究表明，肺转移性肿瘤的肺内巨核细胞增多，可能与肺循环内存在瘤细胞或肺内转移性肿瘤有关。肺内瘤栓的持续存在可能刺激巨核细胞游走至肺，导致更多 N 血小板释放进入肺循环。另外，周围血中血小板计数增多，也可能促使肿瘤细胞聚集，有利于肺转移的发生。

（二）临床表现

儿童恶性肿瘤肺转移初期均无症状，约 85% 以上患儿在肿瘤术后随访胸 X 线片、胸部 CT 或确诊原发性肿瘤后的常规检查时才发现有肺转移。

部分病例可有干咳症状，多为转移性肿瘤位于肺中央，刺激支气管而引起咳嗽反射。病灶广泛或侵袭肺实质者可有呼吸不畅及咯血。儿童恶性肿瘤肺转移发生咯血的概率极低，因转移性肿瘤多位于胸膜下，引起胸腔积液的概率较高，个别患儿可发生气胸，严重侵袭胸膜者可有胸痛症状。

（三）诊断

儿童肺转移性肿瘤的诊断以胸部 X 线片、CT 检查为基本手段，其中 CT 检查较常规胸部 X 线片更为优越，因为结构重叠阴影少，胸膜下、心影后等隐蔽区的病灶亦容易被发现。MRI 诊断儿童肺转移性肿瘤和 CT 有同样价值，并且具有使患儿免受 X 线辐射的优点，增强 MRI 灵敏度更高。

儿童肺转移性肿瘤的支气管镜应用很少，痰检查阳性率也甚低，儿童痰标本的获取也较为困难。近年来有应用胸腔镜对儿童胸腔积液和肺转移进行诊断的报道，并已由诊断手段发展到治疗，能切除肺表浅的病灶及脏胸膜的病变。

（四）治疗

1. 手术治疗　一般认为儿童肺转移性肿瘤均可手术切除，但关键是手术切除对患儿预后的影响，即是否对延长生存时间和提高生存率有临床价值，因此对儿童恶性肿瘤肺转移的手术治疗应有明确的指征要求：①原发性肿瘤的完全控制；②除肺转移灶外，身体其他部位无不能切除的转移灶；③肺内转移灶可以完全切除，并且手术危险性不大、不影响正常呼吸功能。

儿童肺转移灶的切除应注意防止切除过多的肺组织，更应考虑对患儿肺功能的影响及余肺再转移的可能。强调在保证有一定边缘切除下争取肺段或肺叶切除。影响肺转移性肿瘤切除预后的因素包括原发性肿瘤的性质、转移灶的位置、转移灶的数目、无瘤间隔期、肿瘤的倍增时间和淋巴结转移数目。近年来，已有学者尝试多次肺转移性肿瘤切除，结果显示能获得理想的疗效。

2. 放射治疗　儿童肺转移性肿瘤不适宜手术而对放疗有一定的敏感性者，均可进行放疗，多应用于原发灶未控制、肺外尚有其他转移，肺转性肿瘤数目较多或身体条件不适宜手术者。儿童较常见的胚胎性癌、恶性淋巴瘤、神经母细胞瘤、肾母细胞瘤、视网膜母细胞瘤、尤因肉瘤等均对放疗敏感。

但儿童肺脏对放疗耐受性普遍较差，放疗时必须注意放疗照射野不宜过大，照射剂量以中等剂量为宜，避免大面积高剂量照射对儿童肺功能的影响。同时要注意照射中肺部感染的预防，尤其是采用博来霉素、多柔比星、放线菌素 D 进行化疗者，更应慎重控制药物剂量，预防肺衰竭的发生。

3. 化学治疗　儿童肺转移性肿瘤的化疗，主要应用于除肺转移外，还有多处转移或肺内多发性转移而不适宜手术者。其中以神经母细胞瘤、肝母细胞瘤、肾母细胞瘤、恶性生殖细胞肿瘤、横纹肌肉瘤、恶性淋巴瘤、尤因肉瘤化学治疗较多。近年来除化疗药物外，也有应用干扰素、白介素-2等辅助药物，但疗效尚不像化疗药物那么确定。某些化疗药物对肺功能的影响应当引起重视，其中以卡莫司汀和博来霉素引起的肺间质纤维化最为显著，复旦大学附属儿科医院应用博来霉素治疗2例恶性畸胎瘤肺转移，均在累积量达 $150\sim200mg/m^2$ 时即发生肺间质纤维化。近年来该院采用在博来霉素累积量达 $100mg/m^2$ 时即以其他不含博来霉素的化疗方案进行替代治疗，尚未见肺间质纤维化的发生。

4. 射频消融术　射频消融术的原理是应用频率<30MHz（通常为460~480kHz）的交变高频电流使肿瘤组织内离子发生高速震荡，互相摩擦，将射频能转化为热能，局部温度达到60~100℃时，肿瘤细胞发生凝固性坏死。不能切除的肺转移灶或外科手术创伤太大的患儿可以采用肿瘤射频消融术治疗。适应证：原发灶得到有效控制，同时单侧肺部转移瘤总数≤3个，双侧肺转移瘤总数≤5个，肿瘤最大径≤3cm者。它具有微创、恢复快、安全、并发症少、可重复、费用低等优点。但是肺部射频消融术也有其局限性：①肺存在自主呼吸运动；②肺属于含气器官，同时肺组织血供丰富，存在热沉降效应和阻抗高等特点；③含气肺组织包绕肿瘤，存在烤箱效应；④消融后肿瘤周围存在磨玻璃影改变，与肿瘤实际凝固性坏死区不一致。以上局限性导致肺部肿瘤射频消融术具有穿刺定位困难、局部进展率高、疗效评价特殊和操作并发症多等缺点。

二、肝转移性肿瘤及其治疗

儿童恶性肿瘤发生肝转移，通常是在原发性肿瘤确诊后常规肝脏B超或其他形态检查时才发现恶性肿瘤已转移至肝脏。不少患儿是在原发性肿瘤切除后数月或1~2年发生肝转移。个别病例，如神经母细胞瘤，可因肝脏巨大肿瘤就诊，直到剖腹探查，才证实原发性肿瘤位于肾上腺，而肝肿瘤为转移性肿瘤。

肝转移性肿瘤多为结节型、大小不一、数目不

等。大多为弥漫型，也可有孤立结节病灶。肿瘤结节外观呈灰白色，质较硬，与周围肝脏组织之间有明显分界。病理形态与原发性肿瘤相似。肝转移性肿瘤的血供主要来自门静脉，而不是由肝动脉提供，因此动脉造影不能清晰显示转移性肿瘤的血管异常，结扎肝动脉对转移性肿瘤控制效果不佳。

肝转移性肿瘤的生物特性研究表明，恶性肿瘤的染色体不稳定性和异质性在肝转移性肿瘤中表现更为明显。肝转移性肿瘤具有许多转移潜能的细胞特征，如桥连和细胞黏附分子的减少或黏附能力丧失、某些细胞因子的变化等。

（一）临床表现

儿童恶性肿瘤肝转移的症状和体征与原发性肝恶性肿瘤相似，但症状通常较轻，大龄患儿可有上腹部、肝区不适或轻微疼痛的主诉，一般到晚期才有乏力、食欲减退、体重减轻、发热等全身症状。不少患儿，体格检查可触及肿大肝脏或肝脏高低不平、坚硬结节，但临床上并无不适症状。

儿童肝转移性肿瘤的晚期发生腹水的概率较高，并常有腹膜种植而使腹水呈凶险性发展，但发生黄疸相对较少。

（二）诊断

影像学检查，如B超、CT、MRI是儿童肝转移性肿瘤的主要诊断方法，对了解转移瘤的广泛程度、部位、大小有临床价值。超声检查无创伤、简便容易，对鉴别实质性或囊性肿块十分有效，还能引导经皮穿刺明确病理性质。CT和MRI能诊断肝实质中直径>1cm的转移病灶。增强CT的阳性率可以从70%上升到94%。

儿童肝转移性肿瘤患儿的肝功能检查多正常，晚期患儿血清胆红素、碱性磷酸酶、乳酸脱氢酶和γ-谷氨酰转肽酶升高，AFP常为阴性。

（三）治疗

1. 手术治疗　儿童肝转移性肿瘤的手术治疗应当十分慎重，只有在通过手术治疗能达到最佳疗效时才能进行。一般用于横纹肌肉瘤孤立、发展缓慢的肝转移性肿瘤和肾母细胞瘤、神经母细胞瘤肝转移已进行化疗，在已完全控制的情况下才考虑转移瘤的切除。

影响儿童肝转移性肿瘤切除的主要因素包括原发性肿瘤的恶性程度、转移瘤的数目、肝外转移灶的存在、原发性肿瘤与转移灶发生的间隔时间。

多数均为对孤立于肝脏一叶的肿瘤做切除，个别2个以上转移灶集中于某一肝叶或肝段者也可一并切除。不能切除者，也可应用肝动脉结扎、药物微球栓塞、微波固化、激光或冷冻治疗、乙醇注射等局部治疗。

2. 化学治疗　儿童恶性肿瘤的肝转移通常预示曾有全身多处转移，因此全身化疗应用机会通常多于手术切除。针对原发性肿瘤，应用较为敏感的化疗药物，若有原发性肿瘤切除时的药物敏感试验报告，以此为依据应用多个方案滚动化疗，通常可以达到控制肝转移性肿瘤的目的，甚至经化疗后肝转移灶消失。

除全身静脉用药外，近年来还采用肝动脉灌注、化疗栓塞、经门静脉化疗的局部用药，使肝中药物浓度大大提高，对肝转移性肿瘤的控制和全身其他部位的肿瘤（包括原发性和转移性肿瘤）的治疗均有良好疗效，整体毒副作用明显减少。

3. 其他治疗

（1）放射治疗：儿童肝转移性肿瘤的放疗虽能达到缩小肿瘤、解除压迫的作用，但有引起肝衰竭的危险性，仅用于消退阻塞性黄疸、减轻疼痛等姑息性治疗，平时应用较少。

（2）免疫治疗：主要是白介素-2、肿瘤坏死因子、干扰素等细胞因子和 LAK 细胞和 TIL 等细胞免疫治疗，虽已有应用的报道，但在肝转移性肿瘤治疗中的作用尚待进一步深入研究。

（3）导向治疗和基因治疗：均尚在基础和实验阶段。

（4）中医中药治疗：中医中药治疗在肝转移性肿瘤的治疗中主要起扶正祛邪、调理机体等作用，只能作为综合治疗的一种辅助治疗。

三、骨转移性肿瘤的症状与诊断

儿童骨转移性肿瘤的发生率甚高，尤其是神经母细胞瘤，其骨转移率可达40%以上。其治疗仍以化疗为主，化疗方案与神经母细胞瘤原发性肿瘤的治疗方案相同，但应考虑前面已应用的化疗药物可能耐药，需给予二线药物或其他方案滚动治疗，并经常做转移部位的长骨 X 线片、CT、MRI、放射性核素显像等进行定期随访，评估疗效。

（一）临床表现

儿童恶性肿瘤骨转移的概率较高，以神经母细胞瘤、白血病发生骨转移最为多见。

儿童恶性肿瘤骨转移多见于中轴骨和下肢，以股骨、颅骨、脊柱、骨盆最常见。骨转移性肿瘤多由血行播散导致，仍保留造血功能的红骨髓是肿瘤细胞生长的合适条件。因此，红骨髓丰富的骨干髓端通常是骨转移性肿瘤的好发部位。脊柱好发，原因是脊柱静脉系统无静脉瓣，与上下腔静脉有直接关系，当胸腹腔压力增高时，就会出现脊髓静脉系统血流缓慢、停滞，甚至逆流，有利于肿瘤细胞停留、繁殖。

儿童骨转移性肿瘤的临床特点是局部疼痛，患儿常有腹部或腰部疼痛的主诉，多为间歇性疼痛、日益加剧，与活动关系不密切，休息和制动不能减轻疼痛。

也有个别患儿以病理性骨折为骨转移性肿瘤的首发症状，此前并无其他症状。晚期骨转移性肿瘤的患儿可有消瘦、乏力、贫血和发热等全身症状。

（二）诊断

X 线片及骨组织活检是儿童骨转移性肿瘤的主要诊断方法。儿童骨转移性肿瘤的 X 线所见多为溶骨性、成骨性及混合性。临床以溶骨性多见，表现为虫蚀样、弥漫浸润性和膨胀性。儿童常见的神经母细胞瘤、恶性淋巴瘤和尤因肉瘤的骨转移，常表现为弥漫浸润性虫蚀样改变。瘤骨区内可见残留的骨小梁、骨皮质等，但多无骨膜反应。成骨性骨转移性肿瘤相对较少，表现为皮质膨胀、片状密度增高。

近年来，放射性核素骨显像在儿童骨转移性肿瘤诊断中的应用已日益增多，以 ^{99m}Tc 骨显像最常用，对神经母细胞瘤、肾母细胞瘤等小儿常见恶性肿瘤的骨转移十分敏感，一般认为可比 X 线早 3 个月发现病变。

其他影像学检查方法，如 CT，MRI 均可显示病灶范围及与周围组织器官的关系，但清晰度和应用频度都不及上述 2 种方法。

病理活检是病理性质确定的最可靠手段，对骨转移灶出现，尤其是原发病灶尚不清楚或怀疑转移性恶性肿瘤的患儿，更为必要。

（三）治疗

儿童骨转移性肿瘤的治疗除抑制肿瘤生长、减少骨吸收促进骨生成、减轻肢体疼痛外，还应注意病理性骨折的预防。长骨转移灶如破坏一段骨髓结构和附近的骨皮质，皮质缺损削弱了骨负重能力可导致骨折。一般认为缺损长度小于骨直径时承重力减少 70%，大于骨直径时减少 90%。病理性骨折风险较高时，可进行预防性内固定。一旦发生骨折可通过姑息性放疗、石膏或支具固定等方式治疗。孤立的骨转移灶，根治性手术可取得长期疗效，能预防病理性骨折，并能迅速减轻肢体疼痛，恢复患儿行走。

放疗被认为对骨转移灶有良好疗效，常可达到减轻症状、控制病变的目的。但处于生长发育期儿童，要注意射线对骨的损害而影响肢体生长。

最近也有学者采用微创技术治疗疼痛转移病灶，包括乙醇注射、激光、冷冻消融、微波消融和射频消融。

四、脑转移性肿瘤的症状与诊断

脑转移性肿瘤以脑实质内多见，少数可转移至硬脑膜及软脑膜。儿童脑转移性肿瘤最常见的为淋巴瘤、神经母细胞瘤，其次有骨肉瘤、恶性生殖细胞肿瘤、黑色素瘤、肾癌等。脑转移性肿瘤约 50% 为多发性，肉眼可见大小不等、边界清楚、圆形结节状病灶，易与周围脑组织分离，附近间质水肿严重。切面呈灰红色，较大肿瘤中央常有坏死、液化。镜检可见肿瘤细胞围绕血管腔，呈假乳头状增殖。肿瘤细胞常向周围脑组织浸润，肿瘤细胞形态大致与原发性肿瘤相似。

（一）临床表现

儿童恶性肿瘤脑转移以神经母细胞瘤、骨肉瘤较常见，占儿童恶性肿瘤转移的 5%～8%，大龄患儿较婴幼儿常见原发性肿瘤发现与脑转移发生的时间间隔因肿瘤类型和临床分期有所不同，一般间隔时间在 1 年左右。儿童脑转移性肿瘤的临床表现与脑原发性肿瘤相似，但转移性肿瘤生长较迅速，某些肿瘤尽管体积并不大，但可伴有严重脑水肿，病情进展较快，通常仅几天或几周即可导致死亡。

常见临床症状为：①颅内压增高，绝大多数儿童脑转移性肿瘤以头痛为首发症状，由于儿童恶性肿瘤脑转移多为多发性转移且常转移至幕下部位，头痛更为常见，可伴有恶心、呕吐，其中约 30% 的患儿就诊时已有视盘水肿；②精神障碍，并不常见，某些多发性脑转移性肿瘤或转移性肿瘤累及额颞叶的患儿，由于有广泛脑水肿，可出现反应迟钝、情绪淡漠、定向力缺失等精神障碍；③运动障碍，幕上转移性肿瘤的患儿可出现偏瘫、肢体麻木、偏

盲、失语等症状；幕下转移性肿瘤的患儿可有眼球震颤、共济失调等表现；④癫痫发作，儿童脑转移性肿瘤患儿发生癫痫发作的机会较成人多，可能与儿童脑发育尚不成熟有关，可表现为局限性癫痫、颞叶癫痫，甚至癫痫大发作。

（二）诊断

除原发性肿瘤的确诊外，CT 检查是目前诊断脑转移性肿瘤的主要方法，可显示肿瘤是单发性或多发性，肿瘤部位、大小、周围脑组织水肿及脑室变化。典型的 CT 表现为病变较小时强化均匀，较大病变中央常有坏死、液化，呈不规则环状高密度灶。MRI 对儿童脑转移性肿瘤的检出阳性率更高。另外，部分脑转移性肿瘤患儿可伴有颅骨转移，头部 X 线片可显示溶骨性变化。除严重颅内压增高的患儿外，均应做腰椎穿刺进行脑脊液检查，约 90% 以上脑转移性肿瘤患儿的脑脊液可见多核细胞和淋巴细胞增多、蛋白增高、糖降低，个别还可检出肿瘤脱落细胞，尤其是对脑炎等疾病有鉴别诊断意义。

儿童脑转移性肿瘤应与原发性恶性胶质细胞瘤、脑脓肿及先天性血管畸形引起的脑卒中（脑血管意外）鉴别。更要警惕恶性肿瘤患儿化疗期间并发的其他肿瘤、脑炎等。必要时可做脑血管造影、立体定向穿刺活检及手术探查以确诊。

（三）治疗

儿童脑转移性肿瘤有神经症状者较为危急，需要急诊治疗，其目的是最大限度地保留患者的神经功能、控制颅内肿瘤、降低颅内压和避免致命性结果的发生。儿童脑转移性肿瘤的治疗方法选择，以急救和抢救神经功能为主，同时也要考虑治疗效果和并发症的问题。

1. **手术治疗**　孤立的脑转移性肿瘤可采用手术治疗。术前一定要注意全身状况的调整，炎症病灶、脑水肿的处理。术前 24～48 小时即给予抗脑水肿措施，如脱水等。手术切口选择可根据 CT 或 MRI 提示进行。一般认为 80% 儿童单个脑转移灶可以手术切除，但预后还与术后综合治疗情况相关，根据肿瘤性质、发展而有很大差异，生存期为 8～10 个月。

近年来强调精确定位、导航辅助、显微外科手术、转移灶附近微循环保持，对减少术后并发症、维持神经功能有重要作用。

2. **放射治疗**　一般认为所有脑转移性肿瘤

患者通过放疗均可有所缓解，近年来趋向于短疗程、低剂量的照射。目前多采用快速大分割（每次 10Gy）姑息性放疗替代过去的大分割短疗程放疗，可以减少神经损伤等并发症，达到神经症状改善、缓解时间延长的目的。儿童脑转移性肿瘤放疗的耐受问题一直是此疗法的一个敏感问题。正常儿童脑组织放射耐受量约为 50Gy，常规外照射约 50% 就会出现脑后遗症。立体定向放射外科（stereotactic radiosurgery，SRS）主要包括 X 刀、γ 刀和射波刀。因其靶区剂量高，定位准确，并且照射野边缘剂量跌落快，可减少对肿瘤周围脑组织的损伤，较好地保留认知功能，减少毒副作用。SRS 可以治疗手术无法达到的地方，是治疗一般状况差且不能耐受手术的脑转移性肿瘤患者的理想方法。通常 1~3 个脑转移瘤病灶、病灶最大直径≤3cm 的患者从 SRS 中获益更大。

3. 化学治疗　儿童脑转移性肿瘤的早期，除积极降低颅内压外，主要应用糖皮质类激素，60%~80% 的患者可在用药后 6~24 小时症状缓解，常用地塞米松每次 2~5mg，每天 10~15mg，低剂量无效时可达每天 30mg。利尿药和高渗溶液注射可降低急性脑水肿的发生率。

关于儿童脑转移性肿瘤化疗的药物通过血脑屏障问题，近年来发现静脉注射化疗药物仍能使不少脑转移性肿瘤有明显缩小，不少儿童恶性肿瘤常用化疗药物，如依托泊苷、替尼泊苷、长春新碱等均可在脑转移性肿瘤中达到足够浓度而使肿瘤坏死、缩小。

但由于儿童脑转移性肿瘤都是在原发性肿瘤的基础上转移的，发生耐药的比例甚高，使其化疗疗效明显受影响，总有效率约为 20%。

五、恶性胸腔积液、腹水

恶性胸腔积液、腹水，又称癌性胸腔积液、腹水，由恶性肿瘤胸膜或腹膜转移，或胸、腹腔本身恶性肿瘤导致。儿童恶性胸腔积液、腹水主要由胸、腹腔肿瘤转移导致，在胚胎性癌、恶性淋巴瘤、恶性畸胎瘤、神经母细胞瘤、横纹肌肉瘤、尤因肉瘤、肝细胞癌中发生率较高。

（一）发生机制

正常胸、腹腔内有微量液体，多由毛细血管血浆滤出生成，经淋巴管吸收而处于动态平衡状态。恶性肿瘤如损伤浆膜，引起浆膜层毛细血管内压、胶体渗透压、毛细血管通透性和浆膜腔压力改变，均可引起恶性胸腔积液、腹水。

一般认为，恶性胸腔积液、腹水的产生可能与下列机制有关：①肿瘤细胞侵袭引起的反应，使毛细血管通透性增高；②肿瘤阻塞浆膜层毛细血管和淋巴管，或转移到纵隔或腹腔淋巴结，使胸腔积液、腹水回流吸收受阻；③因蛋白溢出使胸腔积液、腹水蛋白浓度增加，妨碍胸、腹膜再吸收；④肿瘤引起胸、腹腔内压变化；⑤恶性肿瘤导致的严重低蛋白血症，损害吸收过程；⑥恶性肿瘤晚期心力衰竭引起毛细血管内压增高。

（二）临床表现

儿童恶性胸腔积液患儿常表现为呼吸困难、胸痛、胸闷，胸部叩诊呈浊音，严重者可出现杵状指、发绀；恶性腹水者表现为腹胀如鼓、消瘦、腹部移动性浊音。

恶性胸腔积液、腹水患儿常有严重的恶病质，下肢、阴囊水肿，并有食欲减退、表情淡漠等全身症状。约 80% 以上恶性胸腔积液、腹水均为血性，这是恶性胸腔积液、腹水较为特征性的表现。

（三）诊断

1. 影像学诊断　恶性胸腔积液的正侧位 X 线片，恶性胸腔积液、腹水的 CT、MRI 检查均可明确胸腔积液、腹水的存在，显示胸膜或腹膜有无占位病变，胸腔或腹腔内其他脏器的受压和移位情况。

2. 胸腔积液、腹水穿刺及细胞学检查　是证实为恶性胸腔积液、腹水的最为简单实用的诊断方法，典型的血性胸腔积液、腹水，进行肿瘤细胞检查，阳性率约为 25%，离心沉淀后涂片检查阳性率更高。

3. 胸腔积液、腹水中肿瘤及其他标志物测定　根据肿瘤类型，可进行许多肿瘤标志物测定，如神经母细胞瘤的神经元特异性烯醇化酶、胚胎性癌和恶性畸胎瘤的甲胎蛋白、恶性消化道肿瘤的癌胚抗原、卵巢癌的 CA125，其他如胸腔积液和腹水的 T 细胞亚群，组织多肽抗原（tissue peptide antigen，TPA），免疫抑制酸性蛋白（immunosuppressive acidic protein，IAP），β2 微球蛋白（β2-microglobulin，β2M），乳酸脱氢酶，纤维连接蛋白等，均对恶性胸腔积液、腹水的确定及鉴别有临床意义。

4. 组织活检　某些胸膜或腹膜原发性肿瘤或原发性肿瘤尚不明确、病理性质不确定的转移性肿瘤，可通过胸、腹腔镜，纤维支气管镜等内镜活检，也可开胸、剖腹活检，以病理确诊和指导治疗。

（四）治疗

1. 治疗原则　确诊为由恶性肿瘤导致的恶性胸腔积液、腹水，即应针对不同肿瘤类型，进行全身或局部治疗。淋巴瘤、恶性生殖细胞肿瘤等均应首选全身化疗，而神经母细胞瘤、肾母细胞瘤、恶性畸胎瘤等有条件者可以在控制全身情况后予手术切除原发性肿瘤后继续化疗。有明显症状并影响呼吸者，均应进行胸、腹腔的局部治疗，同时考虑原发性肿瘤的及时治疗，阻止肿瘤继续生长。恶性胸腔积液、腹水行单纯抽液，仅能短暂缓解症状，但其在诊断中的作用极其重要。在胸、腹腔抽液后注入抗肿瘤药物，是目前治疗恶性胸腔积液、腹水的主要方法。

2. 胸、腹腔抽液　恶性胸腔积液、腹水的单纯抽液仅能短暂缓解症状，但其在诊断中的作用极其重要，对呼吸急促、循环衰竭的缓解也有益处。但应注意胸、腹腔抽液后的蛋白质大量丢失，感染和肿瘤种植机会的增加，每次抽液量应根据身体状况灵活掌握。

3. 胸、腹腔抗肿瘤药物注射　在胸、腹腔抽液后注入抗肿瘤药物，是目前治疗恶性胸腔积液、腹水的主要方法，其治疗机制为：①胸腔积液、腹水的抽液，能有效缓解胸腔积液、腹水压迫导致的呼吸循环障碍；②在胸腔积液、腹水消失的情况下，注入抗肿瘤药物，使药物直接作用于胸膜或腹膜，控制恶性胸腔积液、腹水生长及肿瘤种植；③简便安全，毒副作用相对较少。

恶性胸腔积液、腹水的抗肿瘤药物应用，常以氮芥、氟尿嘧啶、放线菌素 D、多柔比星、顺铂等为主，但对儿童恶性胸腔积液、腹水，以多柔比星和顺铂疗效较好。多柔比星用量多为 $40\sim60\text{mg/m}^2$，总剂量不超过 300mg/m^2；顺铂 $40\sim60\text{mg/m}^2$，间歇用药，一般每 3 周 1 次，$3\sim5$ 次为 1 个疗程。一般都以生理盐水稀释，也可加用地塞米松 5mg。用药时均应注意监测血常规、不良反应等。

4. 其他治疗方法　除上述治疗方法外，硬化剂、放射性核素制剂、生物反应调节剂、LAK 细胞治疗、放疗、胸膜剥脱术等方法也被应用于恶性胸腔积液、腹水的治疗。

近年来应用较多的免疫活性药物、生物反应调节剂以注射用 A 群链球菌、平阳霉素、短小棒状杆菌等为主，LAK 细胞治疗费用较高，疗效不确定，使其应用受到限制。

（舒强　鹿洪亭　茅君卿）

参考文献

［1］鹿洪亭，董蒨，杨传民，等. ATRA 诱导神经母细胞瘤细胞分化及 TrkA 表达的研究［J］. 中华小儿外科杂志，2004，25（1）：71-74.

［2］郝希伟，董蒨，鹿洪亭，等. 神经母细胞瘤荷瘤鼠模型建立的实验研究［J］. 中华小儿外科杂志，2005，26（7）：372-375.

［3］程瑜，董蒨，孙立荣，等. 基质金属蛋白酶及其抑制因子与神经母细胞瘤侵袭转移的关系［J］. 中华肿瘤杂志，2005，27（3）：164-166.

［4］刘宝东，叶欣，范卫君，等. 影像引导射频消融治疗肺部肿瘤专家共识（2018 年版）［J］. 中国肺癌杂志，2018，21（2）：76-88.

［5］王又君，张兴旭，郭静，等. 肺癌脑转移治疗的新进展［J］. 中华老年多器官疾病杂志，2020，19（6）：477-480.

［6］MURPHY P M. Chemokines and the molecular basis of cancer metastasis［J］. N Engl J Med，2001，345（11）：833-835.

［7］ZLOTNIK A，YOSHIE O. Chemokines：a new classification system and their role in immunity［J］. Immunity，2000，12（2）：121-127.

［8］QIAN C，DROZDZIK M，CASELMANN W H，et al. The potential of gene therapy in the treatment of hepatocellular carcinoma［J］. J Hepatol，2000，32（2）：344-351.

［9］HARVEY J R，MELLOR P，ELDALY H. Inhibition of CXCR4-mediated breast cancer metastasis：a potential role for heparinoids［J］. Clin Cancer Res，2007，13（5）：1562-1570.

［10］OURA H，WATANABE Y，SAWADA T. Surgical approach for histopathological determination of anterior mediastinal malignant lymphoma［J］. Kyobu Geka，2008，61（9）：754-757.

［11］KUMAR R，SIDHU H，MISTRY R. Primary pulmonary Hodgkin's lymphoma：a rare pitfall in transthoracic fine needle aspiration cytology［J］. Diagn Cytopathol，2008，36（9）：666-669.

［12］OLIVARES CAMACHO J L，CABRERA V，CABRERA J I. Hodgkin's lymphoma with thoracic column metastasis：a case report［J］. Acta Ortop Mex，2008，22（1）：62-66.

［13］BOULAADAS M，BENAZZOU S，SEFIANI S. Primary extranodal non-Hodgkin lymphoma of the oral cavity［J］. J Craniofac Surg，2008，19（4）：1183-1185.

［14］UNAL B，KARABEYOGLU M，EREL S. Primary rectal

lymphoma: an unusual treatment for a rare case[J]. Postgrad Med J, 2008, 84(992): 333-335.

[15] ERIK W T, DONALD F N. Carcinoma invasion and metastasis: a role for ep ithelial2mesenchymal transition? [J]. Cancer Res, 2005, 65(14): 5591-5595.

[16] CHAN L, HARDWICK N R, GUINN B A, et al. An immune edited tumour versus a tumour edited immune system: prospects for immune therapy of acute myeloid leukaemia[J]. Cancer Immunol Immunother, 2006, 55(8): 1017-1024.

[17] VANHARANTA S, MASSAGUE J. Origins of metastatic traits[J]. Cancer Cell, 2013, 24(4): 410-421.

[18] BACCELLI I, SCHNEEWEISS A, RIETHDORF S, et al. Identification of a population of blood circulating tumor cells from breast cancer patients that initiates metastasis in a xenograft assay[J]. Nat Biotechnol, 2013, 31(6): 539-544.

[19] XIU W L, LIU J, ZHANG J L, et al. Computer-assisted rescue of the inferior mesenteric artery in a child with a giant ganglioneuroblastoma: a case report. World J Gastrointest Surg, 2023, 15(5): 984-991.

[20] ACETO N, BARDIA A, MIYAMOTO D T, et al. Circulating tumor cell clusters are oligoclonal precursors of breast cancer metastasis[J]. Cell, 2014, 158(5): 1110-1122.

[21] RODRIGUES P, VANHARANTA S. Circulating tumor cells: come together, right now, over metastasis[J]. Cancer Discov, 2019, 9(1): 22-24.

[22] 夏欣一, 吴永明, 潘连军, 等. 恶性肿瘤 DNA 倍体异质性和临床生物学行为的关系[J]. 医学研究生学报, 2007, 20(3): 272-274.

第十八章

小儿肿瘤外科患儿的综合治疗

第一节 概 述

目前,恶性肿瘤年发病率在 14 岁以下儿童中为(110~144)/100 万,在 15~19 岁青少年中约为 200/100 万,是 15 岁以下儿童的主要死因之一,仅次于意外事故,为目前儿童第二位常见死因,已成为儿科临床常见病、多发病。近半个世纪以来,发达国家儿童恶性实体肿瘤的预后有很大改善,5 年生存率已达约 80%。恶性肿瘤的临床治疗已经从单一的手术治疗时代发展到了多学科综合治疗及个体化治疗的时代,包括手术治疗、放疗、化疗、生物治疗、介入治疗和姑息性治疗等。传统治疗以手术治疗、放疗、化疗为主,随着对肿瘤本质认识的加深,介入治疗、生物治疗等治疗方法逐步增多,特别是循证医学理念的介入,人们逐渐认识到经验医学主导下的恶性肿瘤治疗存在不足,甚至不合理的叠加多手段治疗反而导致患者生存期缩短或生活质量降低。合理利用多种治疗方法,通过多学科的协作和补充,在循证医学的基础上肿瘤的治疗效果会显著提高。因此,在肿瘤的治疗中,应当掌握一个基本理念,就是多学科综合治疗理念。

一、恶性肿瘤综合治疗的定义

20 世纪 60 年代开始出现肿瘤多学科综合治疗(multidisciplinary treatment, MDT)模式,20 世纪 90 年代美国最先提出"MDT"的概念。肿瘤学很早就发现肿瘤治疗失败的原因,一是局部治疗不彻底,或在不成功的治疗后局部复发;二是远处播散;三是机体免疫功能降低给肿瘤复发播散提供了有利条件。充分认识到单一治疗手段局限性较大,肿瘤治疗需要全方位、多学科的综合治疗。随着对肿瘤认识的深入及时代的发展,尤其是生物 - 心理 - 社会医学模式的出现,学者们普遍认识到综合治疗除达到提高治愈率,延长患者生存时间外,还应重视改善患者生活质量,因此肿瘤综合治疗的概念也在不断发展,目前肿瘤综合治疗的概念为:根据患者的身心状况以及肿瘤的具体部位、病理类型、侵犯范围(病期)和发展趋向,结合肿瘤细胞分子生物学的改变,有计划地、合理地应用现有的多学科各种有效的治疗手段,以最适当的经济费用取得最好的治疗效果,同时最大限度地改善患者生活质量。肿瘤综合治疗新概念的形成与发展,充分体现了肿瘤治疗的多学科协作与补充。值得注意的是,所有的多学科综合治疗模式,需建立在循证医学的基础上。

二、恶性肿瘤多学科综合治疗团队人员组成

成功的治疗,需要配有多学科的一组专业人员,MDT 模式是实现肿瘤综合治疗有效形式。组成肿瘤多学科诊疗的团队主要由肿瘤专科医师、与肿瘤治疗相关专业的医师和其他的健康服务工作者三大类人员组成。

1. 肿瘤专科医师 包括小儿肿瘤外科、小儿肿瘤内科、血液内科、放射治疗科和介入科等医师,为多学科诊疗团队的主要成员。

2. 与肿瘤治疗相关专业的医师 包括病理科、影像科、检验科、营养科、麻醉科、儿童心理科等医师,他们在肿瘤的诊断方面发挥重要作用,同时也为患儿和家庭提供身体、精神方面的支持。

3. 其他的健康服务工作者 包括护士、社会工作者、药剂师、营养师及支持服务部门的专业人

员等。所有这些工作者都在不同程度上参与恶性肿瘤的治疗。

三、恶性肿瘤实施综合治疗的必要性

恶性肿瘤是一个多因素、多步骤发展的疾病。目前,其发生、发展的机制远未完全阐明,尚不能像感染性疾病、营养缺乏性疾病和内分泌失调性疾病等一样,进行有效的病因治疗。因此,只能针对其发病的不同环节、不同阶段,采取不同的干预措施。

肿瘤学领域认为,肿瘤综合治疗不但强调各种治疗手段并用,更强调这些治疗手段要有机结合,如治疗手段、患者的机体状况、病变的具体类型、发展趋势及治疗后所要达到的目的等因素,都要认真分析,综合考虑。因此,当医师面对患者时,医师要考虑的治疗手段及预期的治疗目标应当是非常明确的。早期病例,通过综合治疗可以提高患者的治愈率和改善患者的生活质量;中晚期患者,通过综合治疗,包括姑息性治疗和支持治疗,也有一部分可临床治愈,而更重要的是缓解患者的临床症状、延长生存期和改善生活质量。

肿瘤的治疗方法很多,包括药物治疗(包括化学药物、激素类药物、抗生素等治疗)、放疗、热疗、激光治疗、冷冻治疗、手术治疗等。恶性肿瘤的治疗不能靠单一手术或者放、化疗就使病变得到较好的控制,需要采取多种策略的综合治疗。另外,新型的治疗方法,如免疫疗法和靶向疗法,也为控制恶性肿瘤提供了新的可能。在不断的实践中,医师们逐渐发现,多种手段联合治疗肿瘤的效果强于采用单一的方法治疗,也就是主张综合治疗,不能单纯地用一个观点和方法解决问题,要充分做好术前的准备治疗和术后的继续治疗。在术前进行一段时间的放射治疗,手术后再追加放疗,然后配合化疗、内分泌治疗,会提高治疗效果,提高5年生存率。白血病、恶性淋巴瘤等全身性恶性肿瘤,应以化疗或放疗为优先治疗选择,手术治疗只作为一种辅助治疗手段。

四、恶性肿瘤多学科综合治疗的实施原则

多学科综合治疗是包括多种治疗手段(手术治疗、药物治疗、放射治疗、激光治疗、介入治疗、生物治疗等)的有机结合,但绝非这些手段的简单叠加或轮番使用。使用不当不仅疗效不佳,甚至还会造成严重后果。在实施综合治疗的过程中需考虑以下原则。

1. 局部治疗和全身治疗并重的原则 在制订恶性肿瘤的治疗方案时,应兼顾局部治疗和全身治疗2个方面。早期病变通常以局部治疗为主,辅以全身治疗可提高长期生存率。除个别肿瘤早期通过局部根治性切除可治愈外,多数肿瘤需局部治疗与全身治疗并重。有些肿瘤不需要一开始就积极全身治疗,如低度恶性淋巴瘤,需要等待、观察疾病的进展情况后再制订治疗方案。有效化疗对肿瘤细胞的全身性控制,使手术范围不必强求将所有肿瘤细胞杀灭而不断扩大;术前化疗和二次手术的全身化疗常使肿瘤缩小局限,辅以局部根治性手术常可达到保存肢体或器官,维持生理功能的目的;多方案交替式滚动应用在预防肿瘤耐药性和提高化疗疗效的同时,亦可预防单一化疗药物的累积副作用影响。每一种治疗方式都有其副作用,如化疗是一把"双刃剑",它既可以杀伤肿瘤又会对人体造成伤害。如果患者身体很虚弱,在根本不能承受化疗的情况下进行强行化疗,恐怕化疗还没产生疗效,副作用却已先对患者造成了很大伤害。

2. 分期治疗的原则 国际抗癌联盟(Union for International Cancer Control,UICC)制订的恶性肿瘤 TNM 分期是依据原发性肿瘤(T)、淋巴结转移(N)和远处转移(M)3项指标而建立的,是目前制订肿瘤综合治疗方案的最主要依据,也是评估治疗效果和预后预测的重要指标。开展肿瘤的综合治疗,要根据具体肿瘤类型和肿瘤的发展程度而定。在确定病理的同时,还需要进行准确的临床分期及危险度分组,以指导制订合理的治疗方案。早期肿瘤患儿,治疗目的是根治;中、晚期肿瘤患儿,治疗目的则是控制肿瘤的发展,尽量减轻症状,延长生存时间,提高生存质量。

3. 个体化治疗原则 根据患者的个体异常基因结构和功能差异,尤其是发生变异的遗传基因信息,因人制宜优化诊疗措施,提高分子诊断特异性、疗效和预后预测的准确性,确定最合适的治疗时机、治疗强度、治疗过程,从而提高治疗效果,延长患者生存时间,减少不必要的治疗,降低不良反应的发生率,减轻患儿的痛苦和经济负担。肿瘤分子生物学的研究提示,这种情况同肿瘤的异

质性相关。另外,也与每个患者的具体情况、状态不同有关。因此,恶性肿瘤的个体化治疗,是指根据具体患者的治疗耐受性、期望的生活质量、患者自己及家庭的意愿和肿瘤的异质性制订的多学科综合治疗方案。综合治疗的安排要合理,治疗方案的制订要依据患者的机体状况、肿瘤的病理类型、侵袭范围与分期等。经过多学科医师的全面综合分析和充分讨论协商,共同制订一个周密的、科学的安排计划,特别是各种治疗手段的先后顺序,要使患者的整个治疗过程有机地联系在一起。

4. 生存期和生活质量并重的原则　通过多学科综合治疗既要延长患者生存期,又要使患者生活质量明显改善。治疗理念已由过去的安全、根治变迁为肿瘤根治、功能维持、心理健康的三者有机结合。以往的治疗多片面追求将患者体内的肿瘤细胞全部清除,经常导致一边治疗、一边转移的情况出现。提高生存率是肿瘤治疗的主要目标,但是不能以牺牲生活质量为代价。在争取长期生存的前提下,避免器官、肢体的切除或致残,减少不必要和过度的治疗,将肿瘤治疗中的副作用和后遗症控制在尽可能小的范围内,提高患儿生活质量已成为儿童肿瘤治疗的宗旨和要求。目前对于许多晚期肿瘤患者,要完全清除体内肿瘤细胞是很难的。因此,一种新的"与瘤共存"理念正在得到广泛的接受,通过科学有效的治疗控制肿瘤的发展,将其转化为可以长期管理的慢性疾病,同时最大限度地保证患者的生活质量。

5. 基于循证医学证据更新治疗的原则　在循证医学证据基础上,不断求证、更新综合治疗方案。循证医学强调医师应认真地将目前所得到的最佳证据,用于对每一个患者进行健康服务时的决策,使提供的医疗服务建立在目前所能获得的证据基础上。高可信度的证据确实让临床医师的临床决策有章可循、有据可依。肿瘤综合治疗应该清楚每一种方法的客观疗效、优势和局限性,要寻找和获取最佳的研究证据。治疗方案必须建立在循证医学研究的证据支持上,有针对性地合理组合,优势互补,形成最佳治疗方案,最终达到真正的安全有效,提高肿瘤治愈率和改善患者生活质量的目的。临床医学已逐步完成由经验医学向循证医学的转变,肿瘤治疗也越来越规范化。

6. 成本和效果并重的原则　在实施综合治疗

过程中应符合成本-效果原则,以最小的代价取得最大的效果,遵循成本和效果并重的原则。成本和效果并重的原则,关键在于对各种治疗方法、治疗手段效果的充分了解。实施合理的医疗行为,避免医疗资源浪费,使更多患者受益。

7. 重视儿童身体、心理生长发育的原则　肿瘤患儿正处于生长发育阶段,制订治疗方案时必须考虑治疗对其正常生长和发育能力的影响。放疗造成肿瘤患儿的骨骼畸形、性腺损害、放射性肺功能损伤和智力损害等,已使其在儿童肿瘤的治疗中受到严格限制和慎重对待。长期大剂量的化疗对儿童肾功能、心功能、内分泌等方面的影响已日益受到关注和警觉。儿童肿瘤的综合治疗,应根据患儿的机体状况、肿瘤的病理学分类、组织学亚型、临床分期和进展趋势,合理地、有计划地应用有效、安全、可靠的治疗手段进行综合治疗。

近年来,儿童肿瘤存活者的健康评价已日益引起重视。这种健康评估内容不仅包括肿瘤治疗给患儿带来的生长滞后、性功能受损、放射性或药物性心肺功能损害和智力损害等生理健康状况,还包括这类儿童或青少年的自身感觉、心理效应,对复发的担忧,重新返回社会的困难和对学业的忧虑等心理健康状况。资料统计,儿童肿瘤患儿50%～70%常有社会孤立感,重新返回同龄儿童社会困难,其原因部分是手术、化疗造成生长停滞,身体形象破坏,而更多原因是长期治疗引起学业荒废或耽搁,运动减少,精力不足,对自己健康、生殖能力的担忧等心理、情感方面的社会问题。因此,儿童社会心理学家要求儿童肿瘤医师,首先在不降低疗效的前提下选择治疗方法时应考虑远期生理健康,其次是在治疗中发现心理、教育问题时,宜适当干预,以期减少远期危害。

综上所述,多学科综合治疗的方案目的要明确、安排要合理、处理顺序要符合肿瘤细胞生物学规律。现代肿瘤治疗手段丰富多样,关键在于如何有计划地、合理地选择。并不是所有患者都需要综合治疗,有些播散趋向很低的肿瘤采用局限期单一治疗即可达到治愈,无须再加其他治疗手段。因此,患者的机体状况、肿瘤的病理类型、侵袭范围与发展趋势是决定是否采取综合治疗的关键因素,也是决定综合治疗具体内容的重要依据。

第二节 小儿实体肿瘤外科治疗与综合治疗的配合

小儿实体肿瘤综合治疗目前在世界范围已为广大学术界所接受，也是临床重点研究课题之一。外科手术是治疗肿瘤最古老、最有效的办法之一，尤其是以局部病变表现为主的实体肿瘤，多数情况下外科手术能彻底切除局部病灶。内镜、激光、射频、冷冻、显微外科及器官移植等先进技术广泛应用，使肿瘤外科进入了精准治疗时代。但并不是单纯手术就能达到好的治疗效果，手术治疗配合多种其他治疗手段，即综合治疗，对于大多数病例是必需的，效果优于采用单一手术治疗。因此，肿瘤的治疗要充分做好术前准备治疗和术后的继续治疗，以提高肿瘤的治疗效果。外科手术与其他治疗手段相结合的多学科综合治疗已成为肿瘤治疗的标准化模式。

近年来随着分子生物学研究不断深入，发现肿瘤发生的多因素内在联系主要包括以下方面。①外界因素：物理因素、化学因素和感染等都可以作为外界原因导致肿瘤的发生。例如，长期接触放射性物质或某些有毒化学物质，或者受到某些病毒的感染（如 HPV、HBV 等）都可能引起 DNA 损伤，触发基因突变，从而导致肿瘤。②内在因素：包括关键基因功能片段变化，DNA 损伤与修复的失衡，以及遗传因素等。比如某些基因突变可以使细胞对生长信号过度敏感，促使细胞过度增殖，形成肿瘤。③分子生物学机制：包括肿瘤的细胞周期失控、细胞凋亡出现障碍、肿瘤血管生长和微转移等。这些都是导致正常细胞转化为癌细胞，并且使肿瘤进一步扩展和侵袭的重要因素。④抑癌基因与癌基因相互作用：抑癌基因和癌基因是两类关键的基因，它们在细胞中起着平衡作用。如果抑癌基因功能丧失，或者癌基因被过度激活，都可能使细胞失去正常的生长控制，形成肿瘤。因此，我们可以看到，肿瘤的发生是一个涉及多因素、多环节的复杂过程，需要采取"综合治疗"的策略进行干预和治疗，包括局部治疗（如手术切除、放疗等）和全身治疗（如化疗、靶向治疗、免疫治疗等）。只有全方位、多角度地对待肿瘤，才能更有效地控制疾病，提高患者的生活质量和延长生存期。

肿瘤的形成和发展是一个复杂的系统过程，涉及多种细胞类型和多种生物学机制。除了癌细胞本身，其他一些非癌细胞，如血管内皮细胞、淋巴内皮细胞、间质细胞以及免疫系统中的各种细胞（如巨噬细胞）等都在肿瘤的形成和发展中起着关键作用。例如，血管新生是肿瘤生长和转移的必要条件，肿瘤细胞会诱导周边的正常血管内皮细胞增殖，形成新的血管供给肿瘤的需求。同时，免疫环境对于肿瘤的发展也有着重要影响。免疫系统中的细胞可以通过分泌细胞因子，对肿瘤细胞进行监视和清除。但在某些情况下，肿瘤细胞可能会逃避免疫系统的监视，或者改变免疫环境使其对自身有利，这就需要我们更深入地研究肿瘤微环境以及免疫治疗的可能性。因此，肿瘤治疗需要综合运用多种治疗手段，考虑到肿瘤的生物学特性、病人的个体差异、治疗的时机和阶段等因素，才能达到最佳的治疗效果。

从临床来讲小儿实体肿瘤综合治疗除手术治疗外，还更多地涉及内科常规治疗。采用单一手术治疗方法治疗肿瘤，有时很难达到理想根治效果。各种治疗方法都有利弊，手术治疗、放射治疗、化学治疗、内分泌治疗和生物治疗，乃至中西医结合治疗等的要求与效果也存在很大差异。除少数早期肿瘤患者外，大部分患者常存在局部或远处转移，即使行根治性切除术，也可能术前已经有部分癌细胞通过血液或淋巴系统转移到其他地方，形成了微小的转移灶。这些微小转移灶很难被检测出来，因此在手术中无法全部去除，导致术后复发、转移。同时施行手术有其一定的条件，也有一定的不良反应，有些患者即使使用了"超根治手术"，也不能取得根治性疗效，相反却加重了机体的伤残。放射治疗是一种局部的治疗手段，随着治疗设计更趋合理，治疗效果也不断提高，但仍有一定的局限性和不良反应。化学治疗可达到消灭术后难以察觉到的亚临床病灶，并对播散性肿瘤进行全身治疗，已成为肿瘤治疗的重要方法。化疗药物各有特色，但其不良反应和癌细胞耐药性成为提高疗效的最大障碍。中医中药治疗在调动机体的抗病能力，减轻其他治疗方法的不良反应方面有独特的长处。因此，要想取得最理想的治疗效果，就必须按照不同癌症的不同需要，将上述治疗方法有机地、完整地组合在一起，并随时吸纳现代新方法和新技术，同时配合功能锻炼、营养调节和心理治疗,才能真正提高肿瘤的诊疗水平。

就目前来说,外科手术是比较好的治疗方法,这主要针对以局部表现为主的肿瘤,不包括如白血病等全身性肿瘤,良性肿瘤是外科手术的主要适应证。在临床上确定肿瘤是良性还是恶性的,有时并不那么容易,即使经验丰富的医师甚至病理科医师也有可能鉴别不清。早期发现体内实体瘤,且无禁忌证,应尽早手术。小儿实体肿瘤,手术治疗的最佳时机是疾病早期,早诊断手术治愈率可大大提高,中期以后的手术治疗效果较差。外科手术是肿瘤主要优先考虑的治疗方法,但并不是唯一方法,针对患者的病情,考虑配合应用放射治疗、化学治疗、内分泌治疗、生物治疗乃至中西医结合治疗等治疗方法,以期获得最好的治疗效果。目前,综合治疗已使传统的手术治疗范围由大变小,由严重致残发展为保存器官功能和外观容貌性手术,手术操作更为精细彻底,且注重术前对肿瘤可切除性的估计,有效避免和减少了不必要的剖腹探查。目前有相当一部分手术还可以配合介入、内镜、放疗和其他物理治疗(如射频、激光、微波、电化学、冷冻、超声)等方法进行。

一、外科治疗与其相配合的综合治疗措施

(一)手术治疗

手术治疗属于一种局部治疗手段,它在肿瘤的综合治疗中占有重要的地位,是针对实体恶性肿瘤最有效的治疗手段,可用于肿瘤诊断和治疗的各阶段,包括预防、诊断、根治性手术、姑息性手术、重建或康复性手术等。任何有手术条件和适应证的肿瘤病灶原则上都要争取手术切除。某些早期或局限性肿瘤,单纯手术切除即可治愈。但多数患者手术时肿瘤已经有区域性或远处的微转移,单靠手术难以获得根治效果。单一手术从物理方法上减除肿瘤瘤体,并且能在技术许可状态下有效干预瘤体,优点是在最短时间内去除瘤负荷并达到减轻症状目的,特别是早期肿瘤由于其生物特性可使尚无微转移灶的患者获得根治。但手术治疗仍存在不足,包括术前对疾病、对患者的全面系统认识的不足,手术技术本身局限性等等。因此,更为理想的治疗策略是"综合治疗"。一部分患者需要行术前放疗或化疗(新辅助化疗),另一部分患者则需

要通过术后放、化疗进行巩固性治疗。因此,进一步提高肿瘤治疗的效果,有赖于外科治疗与其他手段的联合。随着人们对肿瘤更加深入的研究,以及技术、材料和设备等方面进步,肿瘤外科的发展更规范化、个体化、精细化和微创化。外科治疗方法在循证医学证据的支持下,将更加规范合理。检查设备和手术器械的不断更新,先进的外科技术如内镜、腔镜和机器人辅助手术的临床应用,使外科治疗更加精细微创,患者在经受最小手术创伤的同时,最大程度切除了肿瘤,同时还使器官功能得以最大限度地恢复或保留,最终达到延长生存期和提高生活质量的目的。

(二)化学治疗

化学治疗,简称化疗,是指通过化学药物治疗使癌细胞分裂和繁殖的速度减慢,抑制癌细胞的生长,甚至可以杀死癌细胞。化疗的适应证非常广泛,几乎所有的恶性肿瘤都可以用化学药物进行治疗。化疗是一种全身性治疗手段,是目前恶性肿瘤全身治疗最重要的手段,在肿瘤综合治疗中发挥重要作用。一般来说,低度恶性实体瘤或上皮性癌症常对化疗敏感性有限,化疗前应仔细分析利弊。颅外实体瘤如神经母细胞瘤、肾母细胞瘤、软组织肉瘤、生殖性肿瘤、骨肉瘤、尤因肉瘤、肝母细胞瘤,除手术治疗外,几乎均需要化疗作为综合治疗一部分。临床上根据实施化疗的不同目的及其在综合治疗中发挥作用的时机,将化疗分为以下几种。

1. 根治性化疗　有些肿瘤积极化疗后可治愈,一旦确诊,应尽早给予正规化疗,强调足剂量、足疗程的标准化疗,其预期目标是通过全身化疗以达到杀灭体内的全部肿瘤细胞,即"完全杀灭",同时应积极给予集落刺激因子等对症支持治疗,保证治疗的安全性、患者的耐受性及依从性。主要用于可能治愈的对化疗药物敏感的肿瘤,如急性淋巴细胞白血病、恶性淋巴瘤、骨髓瘤等。

2. 辅助化疗　辅助化疗是指根治性手术或放射治疗后给予的辅助性药物治疗,其预期目标是控制残留癌灶和消灭微小癌灶,以延缓或控制肿瘤的复发与转移。辅助化疗的优势在于,手术可以有效地减少体内肿瘤负荷,从而可能降低细胞耐药发生率,提高化疗敏感性,减少肿瘤复发。辅助化疗实质上是根治性治疗的一个组成部分或延续,其临床应用最为广泛,临床上不乏有辅助化疗合理应用获得临床治愈的成功病例,也不乏有忽略应用辅助化

疗而造成肿瘤早期播散、复发的惨痛教训,应该正视正反2个方面的经验。

3. 新辅助化疗　其预期目标是控制或杀灭可能存在的微小转移灶及使原发癌灶缩小,它是指用于肿瘤手术切除之前或放射治疗之前施行的化疗。新辅助化疗的目的在于追求肿瘤体积缩小、降期,因此在选择药物时强调高效药物的联合使用,针对可能发生的不良反应,提早预防积极处理,避免影响疗效;在确定治疗方案和时限时既要考虑疗效又要兼顾安全性,不能增加围手术期合并症。新辅助化疗具有可以避免体内潜伏的继发灶在原发灶切除后由于体内肿瘤总量减少而加速生长;可以避免体内残留的肿瘤在手术后因血凝机制加强及免疫抑制而容易转移;可以使手术时肿瘤细胞活力降低,不易播散入血;可以使肿瘤体积缩小有利于手术切除;可以早期防止远处转移;可以早期消灭肿瘤避免产生抗药性;还可以从切除的肿瘤标本了解化疗的敏感性,以指导手术后治疗用药等优点。

4. 姑息性化疗　其预期目标主要是暂时性缓解病情,减轻痛苦,提高生活质量和争取延长生存期。它是指对晚期无手术和放射治疗指征的肿瘤患者实施的化疗。过去人们一直对化疗存有偏见,甚至怀疑化疗的作用效果。近年来,随着不同机制的抗肿瘤新药的大量涌现和化疗方法的不断改进与创新,化疗正在从姑息性治疗向根治性治疗过渡,使许多肿瘤的治愈率明显提高,在肿瘤综合治疗中的作用也越来越重要。

(三)放射治疗

放射治疗,简称放疗,即采用放射线直接照射肿瘤部位,杀死癌细胞,达到治疗癌症的目的。放疗也是肿瘤综合治疗的重要手段之一,它同手术治疗一样,也属于一种局部治疗手段。近年来,由于电子计算机技术在放疗中的应用,三维治疗计划系统、定向放疗、超分割放疗、适形调强放疗等新技术,使放疗又有了长足进步,在充分保护人体正常组织的基础上,最大限度地提高肿瘤组织的放射剂量。放疗除用于肿瘤的根治性治疗外,还应用于辅助治疗、姑息性治疗等。特别是放化疗的有机结合形成了一种局部加整体的立体空间联合治疗模式,利用放疗根除局部病灶,利用化疗有效杀灭照射野外的亚临床病灶,从而实现根治的效果。同时,放化疗的结合可以提高肿瘤细胞对治疗的敏感性,可以使照射剂量减少和照射野缩小,起协同、相加、

增强疗效和保护作用。

(四)生物治疗

生物治疗也称为生物靶向治疗,是指应用生物学物质或生物制剂对人体进行治疗的一种治疗方式,包括细胞因子、单克隆抗体及其交联物、免疫活性细胞、肿瘤疫苗、基因治疗等。生物治疗与手术治疗、放疗、化疗并列为肿瘤治疗的四大手段,具有杀瘤特异性强,毒副作用小等优势。随着分子生物学、细胞生物学和免疫生物学的发展,肿瘤生物治疗应运而生。目前生物治疗还属于一种肿瘤的辅助性治疗手段,它可以在一定程度上增强或提高其他治疗手段的疗效,改善预后。目前生物治疗的前沿技术包括免疫检查点抑制剂治疗、生物细胞免疫治疗、基因治疗和肿瘤干细胞靶向治疗等。由于各种生物治疗方法的作用机制不同,生物治疗在支持治疗中所起的作用也不相同。如粒细胞集落刺激因子和自体造血干细胞移植,能为肿瘤放化疗引起的骨髓抑制效应提供有效的预防和治疗方法。免疫功能低下的晚期肿瘤患者应用免疫治疗作为支持治疗,有助于免疫功能的恢复、防治各种病原体感染及帮助其他治疗手段顺利实施。就其发展潜力来看,随着现代分子生物学和基因工程技术的飞速发展,生物治疗作为肿瘤的第四大治疗手段的地位已经确立,并有难以限量的良好前景,因此,生物和基因工程新技术的临床应用,必将开创肿瘤治疗的新纪元。

(五)介入治疗

介入治疗是指借助影像技术引导(血管造影、超声、CT、MRI、腔镜等),将物理能量(射频、微波、超声等)或化学物质聚集到肿瘤部位杀灭肿瘤的一种方法。介入治疗在影像设备引导下,利用穿刺针、导管、导丝等器材对肿瘤进行药物灌注、局部栓塞、减压引流及结构功能重建等治疗,以达到控制肿瘤、缓解症状、提高生活质量的目的。介入治疗靶向作用强并有利于保护周围组织或器官。应用结果表明其可缩小局部病灶,减少肿瘤负荷,降低肿瘤分期,消灭亚临床转移灶,并为根治性手术创造有利条件。介入治疗是肿瘤综合治疗中的一种,但不能完全替代其他模式的治疗。如肿瘤在动脉单纯栓塞后很快就会形成侧支循环而继续增生,因此不能忽视化疗药物的作用。介入治疗与静脉用药全身化疗的交替应用和多种药物联合应用可更好地发挥治疗作用,减少药物不良反应,既有利

于控制原发病灶,又可以有效地治疗微小的或明显的转移病灶,提高治愈率。国内应用最多的儿童肿瘤为肝母细胞瘤和晚期肾母细胞瘤。

(六)中医中药治疗

中医中药治疗属于肿瘤综合治疗的一种辅助性手段。随着现代科学技术的发现,越来越多的技术被应用于中医药防治肿瘤机制的研究中,使中医药防治肿瘤作用的机制得到进一步阐明。目前大量实验研究结果表明,中药通过多个环节起抑制恶性肿瘤的作用,包括:①直接杀灭和抑制肿瘤细胞;②诱导肿瘤细胞凋亡;③抑制多药耐药;④抑制肿瘤新生血管;⑤调节机体免疫功能;⑥促进肿瘤细胞分化。中医中药治疗对肿瘤的局部控制作用较差,目前尚没有中医中药治疗能在人体直接杀灭癌细胞并被公认的研究成果。但是,中医中药治疗的合理应用,对提高患者的免疫功能,增加对常规治疗的顺应能力,减轻其毒副作用,改善病情与症状,提高生活质量和延长生存期等方面有一定的作用和效果。

二、外科治疗与综合治疗相配合的方法

(一)术后配合放化疗

属于传统模式,对较局限的肿瘤先行手术切除,然后根据手术及术后病理情况甚至分子病理等情况个体化加用放疗和/或化疗。目的是控制局部复发,消灭可能存在的微转移病灶,降低发生远处转移的风险,提高生存率。如神经母细胞瘤有淋巴结转移者,应早期发现,早期行手术治疗,术后辅助化疗。即使无淋巴结转移的患者,若有播散倾向,如病理检查低分化、淋巴管或血管有瘤栓及癌周细胞反应不佳等,均应进行术后化疗。各期神经母细胞瘤术后加用化疗,均可提高治愈率。除神经母细胞瘤外,恶性畸胎瘤、肾母细胞瘤和软组织肉瘤也常采用传统模式治疗,并取得良好疗效,尤其是肾母细胞瘤,及时手术配合术后放化疗,可以达到临床治愈效果。

(二)术前配合放化疗

局部肿块较大或已有区域性转移的患者可先行化疗或放疗,以后再进行手术治疗,就是通过化疗和/或放疗使不能手术者变为可手术者,如肿瘤局部病灶较晚期、已有区域性转移或瘤体巨大包绕主要血管、神经无法先期手术者,可先行化疗或放疗,待瘤体缩小具备手术指征以后再行手术治疗,

可提高手术成功率及治疗效果,同时还可检验药物敏感性,为术后辅助治疗提供用药指导。有些局部较晚期但尚无远处转移的肿瘤患者,施行较小的手术和放疗可取得良好疗效和较好生活质量。晚期小儿实体肿瘤患者先行化疗,局限以后再行手术治疗,术后再根据病情行放疗和/或化疗,可在相当程度上提高治愈率。此类患儿常具有更高的复发转移风险,故进行辅助治疗非常必要,如骨肉瘤尽管可通过截肢局部切除,但多数学者发现术前化疗后再行手术治疗,可使治愈率明显提高。

(三)术中配合放化疗

术中放化疗是指为了保护肿瘤周围敏感的脏器,通过手术将肿瘤与周围脏器隔开,再局部使用放疗或化疗的方法。如神经母细胞瘤或肾母细胞瘤,在手术过程中,待肿瘤完全切除或部分切除后,在手术区域与可疑区域局部应用化疗药物,可以杀灭区域中残存的肿瘤细胞,明显降低肿瘤区域种植转移复发的概率,提高手术的成功率和治疗效果。

(四)同时放化疗

同时放化疗又称尤因肉瘤模式。不能手术者因放疗后纤维化引起血管闭塞使化疗药物难以进入,多主张先化疗,或化疗与放疗同时进行;但在上腔静脉受压、颅内转移和骨转移等情况下,为了缓解病情也可先放疗。

(五)外科治疗与生物治疗的配合

在生物治疗过程中,用一些生物反应调节剂(biological response modifier, BRM)增强或调整机体抗病能力,或刺激免疫活性细胞产生生物活性物质,改变宿主的生物反应状态,与外科治疗配合,可以起协同作用,从而提高治疗效果。研究表明,手术治疗与生物治疗结合可在一定程度上提高恶性肿瘤的治愈率。目前生物治疗多作为外科治疗的辅助措施在临床应用。

(六)外科治疗配合中医中药治疗

目前虽然没有公认的研究成果能证明中医中药治疗能在人体直接杀灭癌细胞,但中医中药治疗的合理应用能够提高患者的免疫功能和对常规治疗的顺应能力的理论,已得到很多医师的认可。外科治疗配合中医中药治疗,在减少术后并发症、减轻药物毒副作用、改善病情与症状、促进患者机体恢复、提高生活质量等方面有一定的作用和效果。

实施综合治疗应该注意不是所有的肿瘤都需

要综合治疗，有些播散倾向很低的肿瘤在局限期，如皮肤癌，单一治疗如手术、放疗甚至局部用药都可达到治愈，没必要再加其他治疗手段；有些早期癌单一手术治愈率超过90%，也没必要加用放疗或药物治疗。综合治疗不是几种治疗方法的简单叠加，对一个具体的肿瘤患者而言，在各种治疗方法中选什么、不选什么，先选什么、后选什么，应该由有关专家事先多商量讨论，充分估计患者最大的危险是局部复发还是远处扩散，辨证论治，精心计划，最大限度地做到合理安排，给患者带来益处。

首先，肿瘤本身的情况，要根据肿瘤的病理学或生物学特性，特别是局限或播散倾向，确定治疗方法的选择。比较局限的肿瘤，如皮肤癌，局部治疗即可治愈，就没有必要再加用其他治疗，扩大切除或预防照射都没有必要。多数早期癌，单独手术即可治愈，过分的放疗或化疗反而有害。一些以局部复发为主要问题的肿瘤，如中枢神经系统肿瘤、头颈部癌，辅助放疗可在一定程度上提高手术治疗的治愈率。

其次，在另一些情况下，如骨肉瘤等，虽尽量扩大切除或照射，都不能消除远处播散的风险。因此，必须采取必要的手术配合放化疗全身综合治疗措施，才能达到根治的目的。还有一些肿瘤，如白血病和某些恶性淋巴瘤，多数在诊断时即属全身性，确诊通常需要进行骨髓活检，淋巴结活检或其他类型的活检，明确诊断后化疗是首选的治疗方法。即使是同一种肿瘤，也需要根据不同发展阶段和趋向，采取适当有效的治疗措施。例如，巨大肝母细胞瘤不宜贸然手术，可先行放疗或化疗，待肿瘤相对稳定后再行手术治疗。

小儿部分实体瘤如先配合其他治疗措施，待肿瘤稳定后再行手术治疗，播散机会将大大减少，手术成功率将大大提高。有些晚期实体瘤经化疗或放疗取得一定程度的控制后，再行手术切除可提高治愈率。此外，还要考虑肿瘤的潜在播散和隐性播散，都是影响治疗选择和预后的重要因素，前者是由肿瘤的生物学行为决定的，是指即使现在尚未播散将来可能发生播散；后者则是指已发生微小转移，只是通过肉眼和常规病理检查尚不能发现而已，应考虑手术和其他治疗相配合的综合治疗。

回顾近半个世纪肿瘤治疗的历史可以发现，最初被治愈的肿瘤是相对来说比较局限、分化较好、较少转移的肿瘤，肿瘤播散，甚至区域性淋巴结转移在以往都被认为是难以治疗的；多处转移则意味着不治；恶性程度高、未分化或低分化的肿瘤如神经母细胞瘤和一些在明确诊断时就属于全身性的肿瘤如淋巴瘤、多发性骨髓瘤及白血病等一概认为是预后险恶的"不治之症"。近40年来，在对肿瘤生物学特别是其播散规律和微小转移等的认识不断深化的基础上，综合治疗方法的日益进步，手术配合放化疗等其他治疗措施，使肿瘤治愈的概率大大增加。

近年来，儿童肿瘤的诊断和治疗方法有了显著的进步，多学科综合治疗在确保治疗效果、提高患者生活质量等方面起到至关重要的作用。在循证医学的指导下，随着分子生物学的发展，对肿瘤本质认识更加深入，肿瘤靶点治疗药物治疗会更加安全有效。同时外科手术的精细化、微创化，将进一步提高患者的治疗效果和生活质量。随着基础医学和临床医学的不断发展，肿瘤的多学科综合治疗将更加成熟、规范。

（魏延栋 马立霜）

参 考 文 献

[1] 孙燕. 内科肿瘤学[M]. 北京：人民卫生出版社，2001.
[2] 董蒨. 小儿肿瘤外科学[M]. 北京：人民卫生出版社，2009.
[3] 郝捷. 临床肿瘤学[M]. 北京：人民卫生出版社，2014：271-287.
[4] 李少林，周琦. 实用临床肿瘤学[M]. 北京：科学出版社，2014：219-223.
[5] 金先庆，施诚仁. 儿童实体肿瘤诊疗指南[M]. 北京：人民卫生出版社，2011：7-11.
[6] 张金哲. 现代小儿肿瘤外科学[M]. 2版. 北京：科学出版社，2009：159-165.
[7] 郝捷. 肿瘤学概论[M]. 北京：人民卫生出版社，2018：128-133.
[8] 王忠荣. 小儿恶性肿瘤多学科综合治疗模式的现状与思考[J]. 临床小儿外科杂志，2014，13（2）：89-90.
[9] 董蒨，周显军. 计算机辅助手术系统在小儿精准肝胆胰外科手术中的意义[J]. 中华小儿外科杂志，2016，37（11）：801-803.
[10] 叶颖江，王杉. 多学科专家组诊疗模式的组织和规范实施[J]. 中国实用外科杂志，2011，31（1）：22-24.
[11] 蔡建强. 肿瘤个体化综合治疗时代外科的重新定位[J]. 癌症进展，2014，12（6）：515-517.
[12] 崔楷悦，董蒨，苏南，等. Hisense CAS 计算机辅助手术系统在儿童第二肝门区肿瘤手术切除中的应用[J]. 中华小儿外科杂志，2018，39（5）：329-334.

［13］吴晔明. MDT 与儿童恶性肿瘤［C］//上海交通大学医学院附属新华医院. 2016 年儿童恶性肿瘤上海论坛论文集.［出版地不详：出版者不详］，2016：20-25.

［14］范煦，鹿洪亭，周显军，等. Hisense 计算机辅助系统辅助腹腔镜精准手术治疗儿童肾上腺区巨大肿瘤［J］. 临床小儿外科杂志，2020，19（1）：50-53.

［15］LIU Y S，LU H T，DONG Q，et al. Maslinic acid induces anticancer effects in human neuroblastoma cells mediated via apoptosis induction and caspase activation，inhibition of cell migration and invasion and targeting MAPK/ERK signaling pathway［J］. AMB Express，2020，10（1）：104.

［16］ATKINS S R，CUNNINGHAM S. Multidisciplinary views towards the clinical pharmacist：a hospital palliative cancer care team perspective in Malta［J］. J Pharm Health Serv Res，2018，9（4）：327-333.

［17］董蒨，王宝磊. 小儿肝脏肿瘤的诊治挑战和计算机辅助肝切除手术［J］. 临床外科杂志，2013，21（8）：585-587.

［18］KOPETZ S，CHANG G J，OVERMAN M J，et al. Improved survival in metastatic colorectal cancer is associated with adoption of hepatic resection and improved chemotherapy［J］. J Clin Oncol，2009，27（22）：3677-3683.

［19］RICADAT É，SCHWERING K L，FRADKIN S，et al. Adolescents and young adults with cancer：how multidisciplinary health care teams adapt their practices to better meet their specific needs［J］. Psychooncology，2019，28（7）：1576-1582.

［20］JENKINS V A，FAREWELL D，FAREWELL V，et al. Teams talking trials：results of an RCT to improve the communication of cancer teams about treatment trials［J］. Contemp Clin Trials，2013，35（1）：43-51.

［21］李民驹. 小儿恶性肿瘤介入治疗进展［J］. 中华实用儿科临床杂志，2012，27（23）：1779-1781.

［22］汤静燕. 中国儿童恶性实体瘤诊断与治疗现状［J］. 中华儿科杂志，2017，55（10）：721-723.

［23］胡嘉健，王焕民. 儿童实体瘤的外科治疗［J］. 中国实用儿科杂志，2018，33（10）：784-787.

第十九章

小儿肿瘤外科的抗感染药物应用

第一节 肿瘤患儿免疫功能与感染特点

一、儿童正常免疫系统及功能

人体的免疫具有识别自身、排斥异己以维持机体生理平衡的能力，它的主要功能是清除自身突变细胞和外源性异质性细胞。若一个人的免疫功能失调，可导致反复感染、免疫缺陷病、变态反应、自身免疫病及恶性肿瘤等。

儿童处于生长发育阶段，因此他们的免疫系统也处在一个由不成熟逐渐发育完善的过程。儿童期的免疫系统的发育也不是完全同步，免疫功能尚不健全，因此也形成了各个年龄段儿童与自身年龄相适应的免疫功能特点。

（一）固有免疫

固有免疫是指先天即存在的免疫，它不需要先接触病原体或不需要免疫记忆，就能够提供即时的、非特异性的免疫。

1. 黏膜屏障 皮肤、胃肠道和呼吸道的上皮细胞具有独特的抵御外部病原体入侵的功能，因此也属于免疫系统，但不参与免疫应答的调节。

2. 单核巨噬细胞系统 具有吞噬功能的细胞主要为单核细胞以及循环和组织中由单核细胞分化而来的巨噬细胞。单核巨噬细胞系统被激活后，它们摄入有活性或无活性的颗粒，并通过一系列的分解代谢的噬胞反应，消化这些颗粒。同时，单核巨噬细胞系统的吞噬和消化功能，对激活细胞免疫也发挥了重要作用。

3. 补体系统 补体系统可通过 3 条既相对独立又相互联系的途径被激活，从而发挥调理吞噬、裂解细胞、介导炎症、免疫调节和清除免疫复合物等多种生物学效应。母体的补体成分不能通过胎盘传递给胎儿，足月新生儿的 C3 含量仅为成人的 62.8%，脐血总补体溶血活性仅为成人的 53%，早产儿和足月小样儿补体水平更低。生后 6~8 个月时 C3 水平接近成人。

（二）适应性免疫

适应性免疫系统分为细胞免疫和体液免疫。这 2 个免疫系统之间通常存在交叉和协作，以产生适当的免疫反应。

1. 细胞免疫 细胞免疫是由 T 细胞介导的。T 细胞在骨髓中产生，在胸腺中成熟，并且只有具有功能性受体的 T 细胞才能存活。需要注意的是胸腺随着儿童年龄的增长而退化，导致幼稚 T 细胞数量减少，从而可能增加感染和免疫失调的风险。

T 细胞的亚群主要包括：①CD4$^+$ 或辅助性 T 细胞，它们通过细胞因子信号直接刺激免疫系统；②CD8$^+$ 或细胞毒性 T 细胞，它们破坏其他经历了内部转化的异常细胞，如病毒感染或恶性变的细胞。CD8$^+$T 细胞，类似于 NK 细胞，通过将穿孔素复合物插入细胞壁并分泌颗粒酶杀死异常细胞，从而引发程序性细胞死亡。CD4$^+$T 细胞或调节性 T 细胞在监测自身反应性免疫细胞和预防自身免疫方面很重要。

2. 体液免疫 成熟的 B 细胞能够在膜表面表达与抗原结合的膜受体，即免疫球蛋白（immunoglobulin，Ig）。免疫球蛋白能够识别蛋白、糖蛋白和糖类抗原，并与所识别的抗原有效地结合，以激发细胞和分子反应。

胎儿和新生儿有产生 IgM 的 B 细胞，但没有产生 IgG 和 IgA 的 B 细胞。分泌 IgG 的 B 细胞于 2 岁时、分泌 IgA 的 B 细胞于 5 岁时达成人水平。

B 细胞至 5 岁才发育成熟，婴幼儿体内的 B 细胞多为不成熟的 B 细胞，不能有效产生抗多糖抗原的抗体，因此婴幼儿容易感染含有非胸腺依赖抗原 -2（具有许多重复性抗原决定簇的抗原，如细菌荚膜多糖和聚合鞭毛素等）的病原体。

3. NK 细胞　NK 细胞可以对抗体包被的靶细胞产生杀伤作用，即参与抗体依赖细胞介导的细胞毒作用。NK 细胞表面还表达另外 2 种分子，即 CD2 和 CD56。CD2 是一种黏附分子，可以和淋巴细胞功能相关抗原 -1 复合物结合，是 NK 细胞活化性膜分子。CD56 也属于黏附分子，在 NK 细胞激活后其表达量被上调。

NK 细胞的 CD56 于出生时几乎不表达，整个新生儿期亦很低。NK 细胞活性于生后 1～5 个月时达成人水平。抗体依赖细胞介导的细胞毒作用仅为成人的 50%，于 1 岁时达到成人水平。

二、肿瘤初诊时的免疫功能变化

尽管存在免疫缺陷的患儿发生恶性肿瘤的危险性极高，但是存在免疫缺陷发生肿瘤的患儿只占所有恶性肿瘤患儿的极少部分。绝大部分的恶性肿瘤患儿在确诊时并不存在免疫缺陷病，但是通过与正常人群比较之后，还是可以发现肿瘤患儿的免疫功能存在某种程度的变化，并且这种变化与肿瘤的类型存在相关性。暂时性免疫功能的缺陷或损害可能与恶性肿瘤的发生有关，或者恶性肿瘤本身引起的机体变化，也会反映出免疫功能的异常。目前，免疫功能损伤与肿瘤发生或发展是否有直接关系，或者肿瘤本身的进展是否对免疫系统有负效应尚未明确。

多数恶性肿瘤患儿在初次诊断时体液免疫功能并无严重缺陷，特别是实体肿瘤患儿的血清总免疫球蛋白浓度和针对某些特定病原微生物的特异性抗体滴度通常是正常的。针对神经母细胞瘤患儿免疫功能变化的研究发现该类患儿的 IgG、IgA、IgM 及 IgE 均在正常范围。与此不同的是血液系统恶性肿瘤，特别是急性白血病的细胞恶性克隆增殖和分化异常通常会影响体液免疫功能，抑制疫苗接种后特异性抗体的产生和导致抗体滴度水平的下降。但也有部分研究表明，急性淋巴细胞白血病患儿在诊断时检查疫苗特异性抗体滴度与健康儿童相比，无明显异常。另外，儿童恶性肿瘤初诊时的年龄也是影响体液免疫功能的重要因素。婴幼儿

患恶性肿瘤由于初诊时机体的免疫功能尚未发育完善，并且预防接种没有完全，因此既往预防接种后产生的特异性抗体滴度水平偏低，还达不到预期的保护性免疫作用，化疗期感染风险更高，化疗结束后体液免疫功能的恢复也慢。

在恶性肿瘤患儿中，细胞免疫功能明显衰退，是发生条件致病菌、病毒和真菌感染最为重要的原因。一般认为初诊为恶性肿瘤的患儿，特别是血液系统肿瘤的患儿，肿瘤细胞的骨髓浸润会影响免疫细胞的生成和功能。在容易侵袭骨髓的神经母细胞瘤也发现类似现象，可以看到总 T 细胞、辅助性 T 细胞、抑制性 T 细胞和 NK 细胞都明显低于正常水平。除在初诊恶性肿瘤的患儿中发现 B 细胞和 T 细胞数量减少外，也观察到 CD4 和 CD8 的分布发生了变化，即 CD4$^+$T 细胞 /CD8$^+$T 细胞的比值会明显高于正常值。

三、肿瘤治疗后免疫功能的重建

儿童恶性肿瘤治疗后的免疫功能的恢复与不同疾病的治疗持续时间、给药方式（连续与周期性）、药物类型和治疗手段（化疗、放疗等）密切相关。在恶性实体瘤长期生存的患儿中，几乎没有反映其化疗对体液免疫功能长期影响的相关数据。目前，恶性肿瘤患儿治疗后免疫功能的数据大部分来自对急性淋巴细胞白血病的研究。但需要注意的是，急性淋巴细胞白血病的治疗周期（2.5～3.5 年）通常长于其他肿瘤，特别是实体肿瘤（治疗时间仅 1 年或更短）。另外，急性淋巴细胞白血病在治疗过程中会使用长时间的皮质类固醇进行诱导和维持治疗，而皮质类固醇会导致胸腺功能损伤和淋巴细胞耗竭，也会影响患儿的免疫功能。因此，不能单纯地将急性淋巴细胞白血病治疗后的免疫功能结果推测到其他长期生存的儿童恶性肿瘤患者身上。目前，对恶性肿瘤患儿治疗后免疫恢复的研究还存在一些争议，甚至是矛盾的结果。虽然一些学者描述了急性淋巴细胞白血病患者在完成治疗后 6 个月的总淋巴细胞计数正常化，但另一项研究表明过渡 B 细胞、幼稚 B 细胞和 T 细胞的恢复较早，记忆 B 细胞和 T 细胞的恢复较慢。其他研究也表明 B 细胞重建可能在治疗完成后 2～5 年进行，T 细胞群恢复更快。

化疗会严重影响急性淋巴细胞白血病患儿的体液免疫功能。例如，在治疗前完成疫苗接种的急

性淋巴细胞白血病的长期生存患儿中，其疫苗滴度降低到血清保护水平以下就证明了这一点。有研究表明，急性白血病和其他肿瘤患儿在化疗期间免疫球蛋白水平低于健康儿童，化疗结束时 IgA 和 IgM 水平仍显著降低，而 IgG 水平大多能恢复到正常水平，总免疫球蛋白水平一般会在化疗结束后 3~6 个月开始逐渐恢复正常。更重要的是，化疗对既往主动免疫产生的各种特异性抗体滴度的影响差异很大。化疗期间和化疗后急性淋巴细胞白血病患儿体内破伤风抗毒素、白喉抗毒素、脊髓灰质炎病毒抗体和肺炎链球菌抗体滴度几乎不受影响，而水痘-带状疱疹病毒抗体、麻疹病毒抗体、乙肝病毒抗体和流感病毒抗体滴度则显著降低。也有研究发现，治疗时年龄较小（＜7岁）与化疗引起的麻疹、腮腺炎和风疹治疗前血清保护作用的丧失有关，而可能与恶性肿瘤的本身影响无关。在化疗期间各种疫苗接种产生的免疫反应强度差异也很大，如破伤风疫苗和白喉疫苗初种和强化接种产生的免疫反应几乎与正常儿童相当，其他疫苗接种后免疫反应受到相当程度的抑制，尤其是急性白血病患儿接种肺炎链球菌疫苗和乙肝疫苗。需要注意的是免疫功能一旦在完成治疗后恢复，对疫苗接种后的反应会更加强烈，因此需要更多的研究更好地了解不同化疗方案对儿童恶性肿瘤治疗后抗体滴度的影响。

细胞毒性药物化疗和放疗是导致细胞免疫功能缺陷的最主要的原因，尤其对 $CD4^+T$ 细胞的数量和功能影响最为显著。大量临床观察也发现，无论是急性淋巴细胞白血病还是急性髓系白血病，在强烈诱导化疗后的骨髓抑制期，感染的发生率和严重程度均显著高于化疗前和维持化疗期。化疗药物的种类以及化疗强度也是影响细胞免疫功能的重要因素，尤其是清髓性化疗、大剂量烷化剂、嘌呤核苷类似物和糖皮质激素。例如，巯嘌呤能有效杀伤 $CD4^+T$ 细胞，而糖皮质激素则导致淋巴细胞溶解，均显著抑制细胞免疫功能。一般认为，恶性肿瘤患儿化疗结束后细胞免疫功能恢复较体液免疫更慢，但关于 B 细胞、T 细胞和 NK 细胞功能的恢复时间尚无一致意见。B 细胞总数一般在化疗结束后 6~12 个月恢复正常，而 $CD4^+T$ 细胞通常于化疗结束后 1 年才开始恢复，而且有赖于胸腺功能状况。$CD8^+T$ 细胞多于化疗结束后 3~12 个月开始恢复，化疗结束 1 年甚至更长才能完全恢复正常。

NK 细胞数量一般于化疗结束后 6 个月内恢复正常，但也有研究表明，化疗结束后 NK 细胞数很快恢复正常。

恶性肿瘤患儿在化疗期间，通常还存在适应性免疫功能障碍，如强化疗、严重感染和出血等，可损害皮肤黏膜屏障功能，也会增加机会性微生物感染的风险。

四、肿瘤患儿的感染特点

目前儿童恶性肿瘤的治愈率有明显提高，而肿瘤治疗后出现的各种并发症，特别是各种感染是影响儿童恶性肿瘤总体预后的一项重要因素。恶性肿瘤患儿因疾病本身，以及放射治疗、化学治疗、使用糖皮质激素、免疫抑制剂治疗等原因，破坏了自身免疫系统，使感染的发生率明显升高，条件性致病感染源也很广，包括革兰氏阳性菌和革兰氏阴性菌、真菌、病毒和原虫等。另外，各种病原体感染发生率随环境和病程不同而不同。在临床中，引起恶性肿瘤患儿感染单个最重要的原因是中性粒细胞减少。当中性粒细胞数量低于 $0.5×10^9/L$ 时，严重感染的发生率明显升高，可达 20% 以上。因此，充分认识中性粒细胞缺乏伴发热患儿的感染特点，对降低中性粒细胞缺乏伴发热患儿的发生率和死亡风险至关重要。

（一）恶性肿瘤伴发感染的临床特点

存在感染时，临床表现主要取决于宿主对病原微生物的反应。正常儿童发生感染时，可出现发热和急性炎症的应答反应，表现为粒细胞浸润、充血和毛细血管通透性增高。存在免疫缺陷的儿童，一些低毒力的微生物或条件致病菌，甚至是皮肤和黏膜正常菌群也可以引起严重的感染。

恶性肿瘤患儿合并感染时，由于免疫功能低下，炎症相关的局部临床症状和体征常不明显，也不典型，病原体及感染灶也不明确，发热可能是感染的唯一征象。同时，感染发生时全身症状很明显，甚至出现感染性休克，临床出现高热、中毒面容、肢端发凉、血压下降等表现，因此及早地识别及干预至关重要。恶性肿瘤患者中性粒细胞缺乏伴发热常有较高的死亡率，其血流感染（bloodstream infection，BSI）的相关病死率达 7.1%~42%。恶性肿瘤患儿伴发感染时，病原体培养阳性率低，能明确感染部位者约占 50%，最常见的感染部位是肺，其后依次为上呼吸道、肛周和

BSI 等。局部感染时，尽管也会出现相关部位的症状，如肛周感染时局部出现红、肿、热、痛；尿路感染时出现尿频、尿急和尿痛，但这些感染症状通常不如正常儿童典型，也不容易形成脓肿。一些特殊类型的病原体感染，也会出现相应的特征临床表现，如肺孢子菌肺炎、白念珠菌引起的鹅口疮等。

（二）恶性肿瘤伴发感染的病原学特点

1. 恶性肿瘤伴发感染的病原学流行病学特点　中国中性粒细胞缺乏伴发热的病原学流行病学资料大多来源于 BSI 数据，与国外调查结果基本一致。致病菌以革兰氏阴性杆菌为主，占 50% 以上。常见的革兰氏阴性杆菌包括大肠埃希菌、肺炎克雷伯菌、铜绿假单胞菌、嗜麦芽窄食单胞菌和鲍曼不动杆菌；常见的革兰氏阳性球菌包括肠球菌、链球菌属、金黄色葡萄球菌和凝固酶阴性葡萄球菌。病原体谱因感染部位和危险因素不同存在差异。有学者调查了 2014—2018 年某院血液肿瘤患儿医院感染情况，发现白血病、实体肿瘤、淋巴瘤的医院感染的现患率分别为 13.53%、9.84% 和 2.27%。在这些患儿中，无明确感染定位的占 31%，下呼吸道感染占 21%。在送检的病原体中，条件致病菌占 72.73%，革兰氏阴性菌占 56.22%。总体而言，不同地区中性粒细胞缺乏伴发热患者的 BSI 病原体谱基本相同，但与医院其他科室存在差异。值得注意的是，甲型溶血性链球菌从免疫功能正常群体血液分离时可能被作为污染菌，但该菌在中性粒细胞缺乏患者中可引起临床脓毒症的风险，因此在中性粒细胞缺乏患者中，分离到的甲型溶血性链球菌不应被认为是一种污染菌，而提示可能存在真正的感染。

2. 恶性肿瘤伴发耐药菌感染的病原学流行病学特点　儿童恶性肿瘤合并感染中耐药菌感染常见，且多重耐药菌的感染率高。有研究发现，超过 50% 的耐药菌从 BSI 中检出，而呼吸道感染的耐药菌检出率较低。近 5 年 BSI 患者产超广谱 β- 内酰胺酶大肠埃希菌、产超广谱 β- 内酰胺酶肺炎克雷伯菌、耐碳青霉烯类肺炎克雷伯菌、耐碳青霉烯类铜绿假单胞菌、耐碳青霉烯类鲍曼不动杆菌感染的发生率分别为 39.1%～68.3%、7.3%～41.2%、0.5%～11.4%、0～3.2%、5.7%～7.8%。与欧美国家相比，中国整体人群耐碳青霉烯类肠杆菌科细菌感染的发生率相对高且逐年增加，是目前中性粒细胞缺乏伴发热面临的挑战。中国细菌耐药监测网（China Antimicrobial Surveillance Network，CHINET）资料显示，耐碳青霉烯类肠杆菌科细菌检出率 2014 年为 12.5%，2016 年为 22.9%，2019 年则升至 26.8%。在分离菌株中，最常见的为肺炎克雷伯菌，其次为大肠埃希菌、阴沟肠杆菌和产气肠杆菌。

目前认为儿童恶性肿瘤合并多重耐药菌感染的高危因素主要包括：①中性粒细胞缺乏时间大于 1 周。中性粒细胞属于非特异性免疫细胞，具有趋化、吞噬、分泌细胞因子等多种功能。当中性粒细胞缺乏时，容易继发感染，如果中性粒细胞缺乏持续超过 1 周，认为是恶性肿瘤患儿合并多重耐药菌感染的独立危险因素。②患儿入住重症监护病房。重症监护病房的恶性肿瘤患儿，由于病情危重、免疫功能下降、较多的侵入性操作等原因，易发生院内感染，特别是多重耐药菌感染。③抗菌药物的使用。细菌耐药的本质是细菌在抗菌药物的选择性压力下、受多种调控因子调控、多种耐药机制并存的适应性反应。抗菌药物的使用可以促进细菌耐药性的产生，尤其是广谱抗生素的应用更会加速细菌耐药性的产生。④既往有多重耐药菌定植或感染。多重耐药菌定植不一定会发生感染，但其是感染的重要耐药和高危因素。⑤有创性操作。机械通气、中心静脉置管、留置导尿管等有创性操作都是多重耐药菌感染的高危因素。

3. 恶性肿瘤伴发感染的病原体变化趋势　恶性肿瘤患儿伴发感染的病原体变化趋势表现为：①革兰氏阳性球菌（如凝固酶阴性葡萄球菌、链球菌和肠球菌）感染增多；②大肠埃希菌减少而其他肠道细菌和真菌（如克雷伯菌、肠杆菌、沙雷菌、念珠菌和曲霉）感染增加；③多重耐药菌感染逐渐增多。

恶性肿瘤患儿伴发感染时，其病原体随疾病的不同时期和治疗的不同阶段存在差异。恶性肿瘤治疗初期的患儿仅 1/3 能够找到发热原因，其中 1/3 是细菌感染，2/3 是病毒感染。在诱导化疗期间，发热通常是由细菌感染导致。在治疗缓解期，发热绝大多数是由病毒感染导致。肿瘤复发时，间歇性发热的最常见原因为病毒、细菌和真菌感染。其中，发生细菌性和真菌性败血症的患儿，最终会出现严重的中性粒细胞减少。肺孢子菌肺炎通常发生在儿童恶性肿瘤疾病缓解期和复发期，在治疗初期很少发生。

第二节 小儿肿瘤外科的抗感染药物应用原则

儿童恶性肿瘤治疗后易出现中性粒细胞缺乏伴发热。其中，中性粒细胞缺乏是指外周血中性粒细胞绝对计数<$0.5×10^9$/L，或预计48小时后中性粒细胞绝对计数<$0.5×10^9$/L；严重中性粒细胞缺乏是指中性粒细胞绝对计数<$0.1×10^9$/L。发热是指单次口腔温度≥38.3℃（腋温≥38.0℃），或口腔温度≥38.0℃（腋温≥37.7℃）持续超过1小时。在实体肿瘤患儿中，由于肿瘤侵袭骨髓较少，化疗强度也不如血液系统肿瘤，但患儿同样在化疗后容易出现免疫功能低下，炎症相关临床症状和体征不明显，病原体及感染灶也不明确，而发热可能是感染的唯一征象。此类患儿，如未及时给予合适的抗感染药物治疗，感染相关病死率高。因此，充分认识中性粒细胞缺乏伴发热患者的相关风险、掌握抗感染药物使用原则并合理使用抗感染药物，对降低中性粒细胞缺乏伴发热的发生率和死亡风险至关重要。

一、儿童肿瘤患儿中性粒细胞缺乏伴感染的危险度分组和耐药评估

危险度分组是中性粒细胞缺乏伴发热患儿治疗开始前的必要工作，对后续经验性选择抗菌药物至关重要。高危患儿必须住院进行治疗，不符合低危标准的患者均应按照高危患儿进行处理。但需要注意的是，与成人患者相比，儿童目前还没有经过国际验证且普遍适用的风险预测模型和精准分组方法，大多数危险度分组的敏感性存在不足，并不能识别具有临床意义的低风险患儿。另外，儿童的危险度分组方式在青少年中也不完全准确和合适。因此，在风险预测模型的开发和危险度分组的实施上，还需要更多高质量的研究提高准确度，并允许对中性粒细胞缺乏伴感染的儿童和青少年进行个体化的管理。

（一）危险度分组

1. 高危组 符合以下任意一项。

（1）预计严重中性粒细胞缺乏（<$0.1×10^9$/L）持续>7天。

（2）有以下任一种临床合并症（包括但不限于）：①血流动力学不稳定；②口腔或胃肠道黏膜炎，吞咽困难；③胃肠道症状（腹痛、恶心、呕吐和腹泻）；④新发的神经系统改变或精神症状；⑤血管内导管感染，尤其是导管腔道感染；⑥新发的肺部浸润或低氧血症，或有潜在的慢性肺部疾病。

（3）肝功能不全（转氨酶水平>5倍正常上限）或肾功能不全（肌酐清除率<30ml/min）。

（4）合并免疫缺陷病。

（5）接受分子靶向药物或免疫调节药物治疗。

2. 低危组 预计中性粒细胞缺乏时间≤7天，无进行性合并症，肝肾功能正常或损害较轻并且生命体征稳定。

（二）耐药危险因素评估

随着抗菌药物耐药问题日趋严重，中性粒细胞缺乏伴发热患者在经验性治疗前，还应进行耐药危险因素评估。

1. 患者有耐药病原体定植或感染病史，尤其是：①产超广谱β-内酰胺酶或碳青霉烯酶的肠杆菌；②耐药非发酵菌，包括铜绿假单胞菌、鲍曼不动杆菌、嗜麦芽窄食单胞菌；③耐甲氧西林金黄色葡萄球菌，尤其是万古霉素最低抑菌浓度≥2mg/L；④耐万古霉素肠球菌。

2. 接触过广谱抗菌药物（尤其是第三代头孢菌素类、喹诺酮类）。

3. 重症疾病，如晚期肿瘤、脓毒血症、肺炎。

4. 院内感染。

5. 长期和/或反复住院。

6. 留置导尿管。

7. 入住重症监护病房患者。

二、初始经验性抗感染药物的应用原则

在危险度分组和耐药危险因素评估后，尽快使用抗菌药物进行初始经验性治疗，而不必等待病原学的检查结果。抗生素的使用原则是覆盖可迅速引起严重并发症或对生命威胁较大的最常见和毒力较强的病原体，同时必须考虑本区域、本院及本科室感染的流行病学覆盖耐药菌，直至获得准确的病原学结果。选择恰当的经验性抗菌药物治疗具有重要临床意义。接受不恰当的初始经验性抗菌药物治疗（inappropriate initial antimicrobial therapy，IIAT：抗菌药物对致病病原体的体外药敏试验为耐药和/或中介）可导致感染相关病死率增高。近期

2项中国血液病中性粒细胞缺乏合并革兰氏阴性杆菌 BSI 病例研究均证实接受 IIAT 7 天内病死率可高达 29.9%～37.7%。因此，制订合理的经验性抗菌药物治疗方案至关重要。制订经验性抗菌药物治疗方案需要综合评估患者（危险度分组、感染部位、脏器功能、耐药危险因素），细菌（当地及本单位、科室的流行病学和耐药监测数据），抗菌药物（广谱、药物代谢/效应动力学、不良反应等）等多方面的因素，选择具有杀菌活性、抗假单胞菌活性和安全性良好的广谱抗菌药物，且需注意与治疗原发性疾病的药物（化疗药物、免疫抑制剂等）之间是否存在毒副作用的叠加。

（一）高危病例的抗感染药物应用原则

高危患者静脉应用的抗菌药物必须是能覆盖铜绿假单胞菌和其他严重革兰氏阴性杆菌的广谱抗菌药物。鉴于目前国内流行病学数据，尤其是耐药菌比例和耐药谱的变化，在经验性用药时，还应参照本地区、本院和本科室最新的耐药菌流行病数据、感染部位、药物在目标人群的药物代谢/效应动力学等情况，尽可能做到准确的经验用药。既往发生过广泛耐药细菌定植或感染的患者，初始经验用药更应慎重。

目前 2017 年最新的针对中性粒细胞缺乏伴发热儿童抗生素使用指南中，建议初始用抗假单胞菌 β- 内酰胺类、第四代头孢菌素类或碳青霉烯类抗生素单药治疗高危组中性粒细胞缺乏伴发热的患儿。怀疑耐药菌感染的患儿、耐药病原体发生率高的中心以及临床不稳定的儿童，可以考虑增加针对革兰氏阴性菌的药物或氨基糖苷类抗生素。最近，在儿童中性粒细胞缺乏伴发热单药治疗与含氨基糖苷类抗生素联合治疗的随机试验的系统评价研究中，并未发现单药使用和联合用药在治疗失败率、感染相关病死率或总病死率方面存在显著性差异。欧洲儿科传染病学会最近的一份报告反映了恶性肿瘤患儿中抗生素耐药性革兰氏阴性菌血流感染的急剧增加，这可能成为治疗中性粒细胞缺乏伴发热病患的主要挑战。值得注意的是，中性粒细胞伴发热的患者对经验性使用抗生素有疗效，并且没有找到需要继续联合用药治疗的病原体，儿科用药指南则建议在 72 小时后停止对革兰氏阴性菌感染或经验性氨基糖苷类抗生素的使用。

（二）低危病例的抗感染药物应用原则

在中性粒细胞缺乏伴发热的患儿中，低危儿童所占的比例较少，初始治疗可以在门诊或住院接受口服或静脉注射经验性抗菌药物治疗，但需有完善的评估和监测体系。如患儿病情加重，应尽快安排其住院治疗。

（三）抗感染药物选择原则

根据危险度分组、耐药危险因素、当地病原体和耐药流行病学数据及临床表现复杂性对患者进行个体化评估。抗菌药物升阶梯和降阶梯策略的适应证及经验性抗菌药物选择的建议见表 19-1。

（四）抗感染药物调整

在接受经验性抗菌药物治疗后，应根据危险度分组、确诊的病原体和患者对初始治疗的反应等综合判断，决定后续如何调整抗菌药物治疗。临床上，在应用初始经验性抗菌药物时，如果出现病情加重，如血流动力学不稳定，宜及时调整抗菌药物。

表 19-1　中性粒细胞缺乏伴发热患者升阶梯和降阶梯策略的适应证和经验性抗菌药物选择的建议

治疗策略	适应证	初始抗菌药物选择建议
升阶梯策略	1. 无腹胀临床表现 2. 不确定有无耐药菌定植 3. 此前无耐药菌感染 4. 本中心中性粒细胞缺乏伴发热因耐药菌导致感染罕见	1. 抗假单胞菌头孢菌素类（如头孢吡肟、头孢他啶） 2. β- 内酰胺酶抑制剂复合制剂（如哌拉西林/他唑巴坦、头孢哌酮/舒巴坦） 3. 哌拉西林＋阿米卡星
降阶梯策略	1. 复杂临床表现* 2. 存在耐药菌定植 3. 发生过耐药菌感染 4. 本中心中性粒细胞缺乏伴发热常见因耐药菌导致感染	1. 碳青霉烯类单药 2. 抗假单胞菌 β- 内酰胺类联合氨基糖苷类或喹诺酮类（重症患者选择 β- 内酰胺类中的碳青霉烯类） 3. 早期覆盖革兰氏阳性耐药菌（如果存在革兰氏阳性球菌风险）：糖肽类、利奈唑胺或新型抗菌药物

注：* 包括血流动力学不稳定，局灶性感染（如肺炎、肠炎、中心静脉导管相关感染），长期和严重营养不良，并发症（出血、脱水、器官衰竭）。

明确病原体的患者,可根据所识别细菌和药敏结果采用窄谱抗生素治疗,检出细菌如属于耐药菌,应根据病原体及其最低抑菌浓度(minimum inhibitory concentration,MIC)选择针对性抗菌药物,有条件的医院可行耐药表型、耐药基因检测。一般推荐联合抗菌药物治疗耐药菌感染。在抗菌药物治疗无效时,需考虑真菌、病毒和其他病原体感染的可能,可尽早开始抗真菌和抗其他病原体的治疗。

三、抗感染药物治疗疗程

不明原因发热的中性粒细胞缺乏患者抗菌药物经验性治疗后若中性粒细胞绝对计数≥$0.5×10^9$/L、稳定退热 48 小时,并且 48 小时未分离出病原体,可考虑停用抗菌药物。若中性粒细胞绝对计数持续<$0.5×10^9$/L,抗菌药物可用至退热 7 天后停药。此外,有研究报道经验性治疗后退热 72 小时,血流动力学稳定,感染的症状和体征消失,但中性粒细胞绝对计数仍<$0.5×10^9$/L,可考虑停止抗菌药物经验治疗,但宜严密观察 24～48 小时,如果再出现发热尽早加用抗菌药物治疗。中性粒细胞绝对计数仍<$0.5×10^9$/L 者,如果已停用经验性抗菌药物,可考虑加用氟喹诺酮类药物预防治疗。没有微生物学或临床证明感染的低风险患者,无论中性粒细胞缺乏是否恢复,《中国中性粒细胞缺乏伴发热患者抗菌药物临床应用指南(2020 年版)》建议退热至少 24 小时的患儿考虑在经验性抗菌药物治疗 72 小时后停用。微生物学证实及临床证实的感染治疗疗程取决于特定的微生物和感染部位(表 19-2)。

表 19-2　中性粒细胞缺乏伴发热患者微生物证实及临床证实的感染治疗疗程

感染类型	用药疗程
细菌性肺炎	7～14 天
细菌性鼻窦炎	7～14 天
皮肤软组织感染	7～14 天
腹部复杂感染	感染证据完全消失,中性粒细胞绝对计数≥$0.5×10^9$/L
存在深部组织感染、心内膜炎、化脓性血栓性静脉炎或接受适当抗菌药物治疗拔除导管后仍有持续性(>72 小时)血流感染	>4 周或至病灶愈合、症状消失
革兰氏阴性杆菌血症	10～14 天
革兰氏阳性球菌血症	7～14 天(复杂感染及特殊病原体需治疗较长时间)
耐甲氧西林金黄色葡萄球菌血流感染	糖肽类药物、达托霉素等治疗至少 14 天,合并迁徙性病灶者适当延长
耐甲氧西林凝固酶阴性葡萄球菌或肠球菌引起的血流感染	体温正常后持续治疗 5～7 天
导管相关性血流感染	建议拔除导管,未拔除导管者适当延长疗程

四、抗真菌药物的应用原则

当中性粒细胞缺乏伴发热在 96 小时内对广谱抗生素没有反应时,当前的中性粒细胞缺乏伴发热患儿指南建议对高危患者开始经验性抗真菌治疗。侵袭性真菌病(invasive fungal disease,IFD)的高危患者包括急性髓系白血病患者、接受强化化疗的高危急性淋巴细胞白血病患者、复发性急性白血病患者和接受异基因造血干细胞移植的患者。具有其他危险因素(如高剂量类固醇暴露或年龄较大)的患者也可能面临更高的 IFD 风险,尽管迄今为止

尚未确定类固醇暴露和年龄的阈值。也有报道称,IFD 的个体风险受遗传多态性等其他因素的影响。

(一)经验性抗真菌治疗

由于较早和准确地诊断或排除 IFD 较困难,中性粒细胞缺乏伴持续发热的患儿对初始抗菌治疗无效时,经验性使用抗真菌治疗成为标准的治疗方案。尽管这一治疗策略会导致患儿出现过度治疗的情况,但近期一项针对成人的荟萃分析研究结果表明,经验性抗真菌治疗显著降低了 IFD 发生率。儿童和青少年,目前推荐使用卡泊芬净[第 1 天 50mg/(m^2·d),之后 70mg/(m^2·d);最大 70mg/(m^2·d)]和

两性霉素 B 脂质体[1～3mg/（kg·d）]作为经验性抗真菌治疗的药物。三项基于儿童用药的临床研究表明，卡泊芬净与两性霉素 B 脂质体一样有效，并且两性霉素 B 脂质体的肾毒性低于两性霉素 B 脱氧胆酸盐。在没有明确的 IFD 的情况下，还是建议继续进行经验性抗真菌治疗，直至中性粒细胞恢复正常。尽管尚无前瞻性的研究，但以往的回顾性研究结果表明在已经接受过抗真菌预防的患者中，改用不同类别抗霉菌活性的抗真菌药物似乎是合理的。

与存在 IFD 高危风险的儿童相比，IFD 低风险患儿（如实体瘤、脑肿瘤或霍奇金淋巴瘤的患儿）并不需要采用经验性抗真菌治疗。这项建议尽管是基于一项患儿样本量较少的研究临床研究所得出的结论，但目前已作为低质量证据和较弱的建议增加到最新版的中性粒细胞缺乏伴发热患儿的治疗指南中。在落实这项建议时也需注意，IFD 的低风险并不等同于没有风险，因此经验性抗真菌治疗对特定的具有其他危险因素的低风险患者可能有益。

（二）提前性抗真菌治疗

经验性抗真菌治疗策略可能导致许多患者接受了过度治疗，从而容易出现不良事件增多、住院时间延长和医药成本增加，因此人们对于提前性抗真菌治疗的评估和研究具有很高热情。经验性抗真菌治疗是对所有持续发热的 IFD 高风险中性粒细胞缺乏患者进行抗真菌治疗。与经验性抗真菌治疗相反，提前性抗真菌治疗则采用了包括生物学和影像学检查在内的完整筛查项目。通过这种方法的筛选，只有筛查结果表明可能存在 IFD 的患者才接受抗真菌治疗。与经验性抗真菌治疗相比，提前性抗真菌治疗策略减少了治疗的患者数量。然而，一项针对成人提前性抗真菌治疗的研究显示，尽管提前性抗真菌治疗不增加患者的死亡率，同时

还能降低抗真菌药物的总体成本，但却增加了 IFD 的发病率。在最近一项前瞻性随机临床试验中，对 IFD 高风险持续发热的中性粒细胞缺乏患儿进行了经验性抗真菌治疗（n=73）与提前性抗真菌治疗（n=76）研究，提出了从临床表现，实验室检查结果（包括绝对中性粒细胞和单核细胞计数、C 反应蛋白质、血培养、半乳甘露聚糖），影像学表现（包括胸部和鼻窦 CT、腹部超声）提示存在 IFD 的标准。在这项研究中，接受伏立康唑或泊沙康唑抗真菌治疗预防的儿童和接受 HSCT 的儿童被排除在外。在经验性和提前性抗真菌治疗的两组中，发生 IFD 的概率和 IFD 相关病死率相同（分别为 12% 和 3%），但与提前性治疗组相比（6 天），经验性治疗组的中位持续时间（11 天）显著延长。因此得出结论，在持续发热的中性粒细胞缺乏患儿中，提前性与经验性抗真菌治疗的疗效相似，但显著缩短了抗真菌药物的使用时间。然而，在之后改版指南中推荐提前性抗真菌治疗策略之前，最好能在国际多中心研究中进一步验证该结果。此外，存在 IFD 高风险儿童进行抗真菌治疗已经在许多儿童医学中心作为标准处理流程，但提前性抗真菌治疗对这部分患儿的价值有多大目前仍不清楚。

尽管住院后立即静脉使用广谱抗生素仍然是治疗大多数中性粒细胞缺乏伴发热患儿的主要方法，但目前正在进行的一些研究正在优化此类患儿的治疗策略。例如，正在重新设计和评估的风险预测模型，希望允许对低风险患者进行不太密集的监测和管理。此外，通过临床试验可以安全地尽早停止抗菌治疗的适应证（例如，在骨髓恢复之前）或如何更好地对需要抗菌治疗的患者进行分层管理，有望减少使用抗菌药物，并且不会对患者的预后产生不利影响。与此同时，细菌和真菌病原体也在不断变化，对病原体耐药性的研究也将是一个持续的挑战。

第三节　小儿肿瘤外科常用抗感染药物种类

一、青霉素类抗生素

本类药物可分为：①主要作用于革兰氏阳性菌的青霉素类，如青霉素、普鲁卡因青霉素、苄星青霉素、青霉素 V；②耐青霉素酶青霉素类，如甲氧西林（现仅用于药敏试验）、苯唑西林、氯唑西林等；③广谱

青霉素，抗菌谱除革兰氏阳性菌外，还包括对部分肠杆菌科细菌有抗菌活性的药物，如氨苄西林、阿莫西林；对多数革兰氏阴性杆菌包括铜绿假单胞菌具抗菌活性的药物，如哌拉西林、阿洛西林、美洛西林。

常用药物及抗菌谱如下。

1. 主要作用于革兰氏阳性菌的青霉素类

（1）青霉素：适用于溶血性链球菌、肺炎链球菌、对青霉素敏感（不产青霉素酶）金黄色葡萄球菌等革兰氏阳性球菌导致的感染，包括败血症、猩红热、丹毒等，也可用于治疗甲型溶血性链球菌和肠球菌心内膜炎，以及破伤风、气性坏疽、炭疽、白喉、流行性脑脊髓膜炎、回归热、钩端螺旋体病、樊尚咽峡炎、放线菌病等。

（2）普鲁卡因青霉素：其抗菌谱与青霉素基本相同，采用肌内注射，对敏感细菌的有效浓度可持续24小时。适用于敏感细菌导致的轻症感染。

（3）苄星青霉素：其抗菌谱与青霉素相似，本药为长效制剂，肌内注射120万U后血中低浓度可维持4周。本药用于治疗溶血性链球菌咽炎及扁桃体炎，预防溶血性链球菌感染引起的风湿热。

（4）青霉素V：对酸稳定，可口服。抗菌作用较青霉素差，适用于敏感革兰氏阳性球菌引起的轻症感染。

2. 耐青霉素酶青霉素类　本类药物抗菌谱与青霉素相似，但抗菌作用较差，对青霉素酶稳定；因产酶而对青霉素耐药的葡萄球菌对本类药物敏感，但耐甲氧西林金黄色葡萄球菌对本类药物耐药。主要适用于产青霉素酶的葡萄球菌（甲氧西林耐药者除外）感染，如败血症、脑膜炎、呼吸道感染、软组织感染等；也可用于溶血性链球菌或肺炎链球菌与耐青霉素葡萄球菌的混合感染。

3. 广谱青霉素

（1）氨苄西林与阿莫西林：抗菌谱较青霉素为广，对部分革兰氏阴性杆菌（如流感嗜血杆菌、大肠埃希菌、奇异变形杆菌）亦具有抗菌活性。对革兰氏阳性球菌的作用与青霉素相似。本类药物适用于敏感细菌导致的呼吸道感染、尿路感染、胃肠道感染、皮肤软组织感染等。氨苄西林为肠球菌感染的首选用药。

（2）哌拉西林、阿洛西林和美洛西林：对革兰氏阴性杆菌的抗菌谱较氨苄西林为广，抗菌作用也增强。除对部分肠杆菌科细菌有抗菌作用外，对铜绿假单胞菌亦有良好抗菌作用；适用于肠杆菌科细菌及铜绿假单胞菌导致的呼吸道感染、尿路感染、胆道感染、腹腔感染、皮肤软组织感染等。

本类药物均可为细菌产生的青霉素酶水解失活。

二、头孢菌素类抗生素

头孢菌素类抗生素根据其抗菌谱、抗菌活性、对β-内酰胺酶的稳定性及肾毒性的不同，目前分为五代。①第一代头孢菌素类：主要作用于需氧革兰氏阳性球菌，仅对少数革兰氏阴性杆菌有一定抗菌活性。常用的注射剂包括头孢唑林、头孢噻吩、头孢拉定等；口服制剂包括头孢拉定、头孢氨苄和头孢羟氨苄等。②第二代头孢菌素类：对革兰氏阳性球菌的活性与第一代头孢菌素类相似或略差，对部分革兰阴性杆菌亦具有抗菌活性。常用的注射剂包括头孢呋辛、头孢替安等；口服制剂包括头孢克洛、头孢呋辛酯和头孢丙烯等。③第三代头孢菌素类：对肠杆菌科细菌等革兰氏阴性杆菌具有强大抗菌作用，头孢他啶和头孢哌酮除肠杆菌科细菌外对铜绿假单胞菌亦具高度抗菌活性。注射剂包括头孢噻肟、头孢曲松、头孢他啶、头孢哌酮等；口服制剂包括头孢克肟、头孢泊肟酯等，口服品种对铜绿假单胞菌均无作用。④第四代头孢菌素类：常用药物为头孢吡肟，它对肠杆菌科细菌的作用与第三代头孢菌素类大致相似，其中对阴沟肠杆菌、产气肠杆菌、柠檬酸杆菌属等的部分菌株作用优于第三代头孢菌素类，对铜绿假单胞菌的作用与头孢他啶相似，对金黄色葡萄球菌等的作用较第三代头孢菌素类略强。⑤第五代头孢菌素类：代表药物包括头孢洛林酯和头孢吡普（又称头孢托罗），它们针对多种具有耐药性的细菌，包括耐甲氧西林金黄色葡萄球菌、耐甲氧西林表皮葡萄球菌、万古霉素中度耐药金黄色葡萄球菌和万古霉素全耐药金黄色葡萄球菌等革兰氏阳性菌，以及广泛的革兰氏阴性菌和厌氧菌，展示了其独特的治疗价值。同时它们的副作用相对较小，这使得它们在处理复杂的细菌感染中尤为重要。这些特点使第五代头孢菌素在现代抗菌治疗中占有重要地位，尤其是在面对越来越多的耐药性的挑战时。

常用药物及抗菌谱如下。

1. 第一代头孢菌素类　注射剂主要适用于甲氧西林敏感葡萄球菌、溶血性链球菌和肺炎链球菌导致的呼吸道感染、皮肤软组织感染、尿路感染、败血症、心内膜炎等；亦可用于流感嗜血杆菌、奇异变形杆菌、大肠埃希菌敏感株导致的尿路感染、肺炎等。头孢唑林常用于预防术后切口感染。头孢拉定、头孢氨苄等口服制剂的抗菌作用较头孢唑林差，主要适用于治疗敏感菌导致的轻症感染。

2. 第二代头孢菌素类　主要用于治疗甲氧西林敏感葡萄球菌、链球菌属、肺炎链球菌等革兰氏阳性球菌,以及流感嗜血杆菌、大肠埃希菌、奇异变形杆菌等中的敏感株导致的呼吸道感染、尿路感染、皮肤软组织感染、败血症、骨与关节感染、腹腔感染、盆腔感染。用于腹腔感染和盆腔感染时需与抗厌氧菌药合用。头孢呋辛尚可用于对磺胺类药物、青霉素或氨苄西林耐药的脑膜炎球菌、流感嗜血杆菌导致脑膜炎的治疗,也用于术前预防用药。头孢克洛、头孢呋辛酯、头孢丙烯等口服制剂,主要适用于上述感染中的轻症感染。头孢呋辛酯口服尚可用于淋病奈瑟球菌(包括产青霉素酶及非产青霉素酶菌株)导致的单纯性淋菌性尿道炎、宫颈炎、直肠肛门感染。

3. 第三代头孢菌素类　适用于敏感肠杆菌科细菌等革兰氏阴性杆菌导致的严重感染,如下呼吸道感染、败血症、腹腔感染、肾盂肾炎和复杂性尿路感染、盆腔炎性疾病、骨与关节感染、复杂性皮肤软组织感染、中枢神经系统感染等。治疗腹腔、盆腔感染时需与抗厌氧菌药如甲硝唑合用。本类药物对化脓性链球菌、肺炎链球菌、甲氧西林敏感葡萄球菌导致的各种感染亦有效,但并非首选用药。头孢他啶、头孢哌酮尚可用于铜绿假单胞菌导致的各种感染。第三代头孢菌素类口服制剂主要用于治疗敏感菌导致的轻、中度感染,也可用于经第三代头孢菌素类注射剂治疗病情已基本好转后的病例;但需注意第三代头孢菌素类口服制剂均不宜用于铜绿假单胞菌和其他非发酵菌的感染。

4. 第四代头孢菌素类　目前国内应用者为头孢吡肟。本药的抗菌谱和适应证与第三代头孢菌素类相似,尚可用于对第三代头孢菌素类耐药而对其敏感的产气肠杆菌、阴沟肠杆菌、沙雷菌属等细菌感染,亦可用于中性粒细胞缺乏伴发热患者的经验治疗。

所有头孢菌素类对耐甲氧西林金黄色葡萄球菌和肠球菌属抗菌作用均差,故不宜选用于治疗上述细菌导致的感染。

三、碳青霉烯类抗生素

目前在国内儿童应用的碳青霉烯类抗生素包括亚胺培南-西司他丁、美罗培南和帕尼培南-倍他米隆。碳青霉烯类抗生素对各种革兰氏阳性球菌、革兰氏阴性杆菌(包括铜绿假单胞菌)和多数厌氧菌具强大抗菌活性,对多数β-内酰胺酶高度稳定,但对耐甲氧西林金黄色葡萄球菌和嗜麦芽窄食单胞菌等抗菌作用差。

抗菌谱如下。

1. 多重耐药但对本类药物敏感的需氧革兰氏阴性杆菌导致的严重感染,包括肺炎克雷伯菌、大肠埃希菌、阴沟肠杆菌、柠檬酸杆菌属、黏质沙雷菌等肠杆菌科细菌、铜绿假单胞菌、不动杆菌属等细菌导致的败血症、下呼吸道感染、肾盂肾炎和复杂性尿路感染、腹腔感染、盆腔感染等;用于铜绿假单胞菌导致的感染时,需注意在疗程中某些菌株可出现耐药。

2. 脆弱拟杆菌等厌氧菌与需氧菌混合感染的重症患者。

3. 病原体尚未查明的免疫缺陷患者中重症感染的经验治疗。

亚胺培南-西司他丁可能引起癫痫、肌阵挛、意识障碍等严重中枢神经系统不良反应,故不适用于治疗中枢神经系统感染。美罗培南、帕尼培南/倍他米隆则除上述适应证外,尚可用于年龄在3个月以上的细菌性脑膜炎患者。

四、β-内酰胺类和β-内酰胺酶抑制剂的复方制剂

目前临床应用者有阿莫西林-克拉维酸、替卡西林-克拉维酸、氨苄西林-舒巴坦、头孢哌酮-舒巴坦和哌拉西林-三唑巴坦。本类药物适用于因产β-内酰胺酶而对β-内酰胺类药物耐药的细菌感染,但不推荐用于对复方制剂中抗生素敏感的细菌感染和非产β-内酰胺酶的耐药菌感染。

常用药物及抗菌谱如下。

1. 阿莫西林-克拉维酸适用于产β-内酰胺酶的流感嗜血杆菌、卡他莫拉菌、大肠埃希菌等肠杆菌科细菌、甲氧西林敏感金黄色葡萄球菌导致的下呼吸道感染、泌尿生殖系统感染、皮肤与软组织感染、骨与关节感染、腹腔感染及败血症等。重症感染者或不能口服者应用本药的注射剂,轻症感染或经静脉给药后病情好转的患者可予口服给药。

2. 氨苄西林-舒巴坦静脉给药及其口服制剂舒他西林的适应证与阿莫西林-克拉维酸相同。

3. 头孢哌酮-舒巴坦、替卡西林-克拉维酸和哌拉西林-三唑巴坦仅供静脉使用,适用于产β-内酰胺酶的大肠埃希菌、肺炎克雷伯菌、铜绿假单胞菌和拟杆菌属等厌氧菌导致的各种严重感染。

五、大环内酯类抗生素

目前沿用的大环内酯类抗生素包括红霉素(琥

乙红霉素、依托红霉素、乳糖酸红霉素）、麦迪霉素、螺旋霉素、乙酰螺旋霉素、交沙霉素、吉他霉素等。大环内酯类抗生素新品种（新大环内酯类）包括阿奇霉素、克拉霉素、罗红霉素等，对流感嗜血杆菌、肺炎支原体或肺炎衣原体等的抗微生物活性增强、口服生物利用度提高、给药剂量减小、不良反应亦较少、临床适应证有所扩大。

常用药物及抗菌谱如下。

1. 沿用大环内酯类抗生素

（1）作为青霉素过敏患者的替代药物，用于以下感染：①乙型溶血性链球菌、肺炎链球菌中的敏感菌株导致的呼吸道感染；②敏感乙型溶血性链球菌引起的猩红热及蜂窝织炎；③白喉及白喉带菌者。

（2）军团病。

（3）衣原体属、支原体属等导致的呼吸道及泌尿生殖系统感染。

（4）其他：口腔感染、空肠弯曲菌肠炎、百日咳等。

2. 大环内酯类新品种　除上述适应证外，阿奇霉素可用于军团病，阿奇霉素、克拉霉素尚可用于流感嗜血杆菌、卡他莫拉菌导致的社区获得性呼吸道感染，与其他抗菌药物联合用于鸟分枝杆菌复合群感染的治疗及预防。克拉霉素与其他药物联合，可用于幽门螺杆菌感染。

六、林可霉素类抗生素

林可霉素类抗生素包括林可霉素、克林霉素等，克林霉素的体外抗菌活性优于林可霉素。

常用药物及抗菌谱如下。

1. 林可霉素适用于敏感肺炎链球菌、其他链球菌属（肠球菌属除外）及甲氧西林敏感金黄色葡萄球菌导致的各种感染。

2. 克林霉素适用于厌氧菌、肺炎链球菌、其他链球菌属（肠球菌属除外）及敏感金黄色葡萄球菌导致的下呼吸道感染和皮肤软组织感染；并常与其他抗菌药物联合用于腹腔感染及盆腔感染。

两者的静脉制剂可用于上述感染中的较重患者。

七、糖肽类抗生素

糖肽类抗生素包括万古霉素、去甲万古霉素等。去甲万古霉素的化学结构与万古霉素相近，抗菌谱和抗菌作用与万古霉素相仿。

常用药物及抗菌谱如下。

1. 万古霉素及去甲万古霉素适用于耐药革兰氏阳性菌导致的严重感染，特别是耐甲氧西林金黄色葡萄球菌或耐甲氧西林凝固酶阴性葡萄球菌、肠球菌属及耐青霉素肺炎链球菌导致的感染；也可用于对青霉素类过敏患者的严重革兰氏阳性菌感染。

2. 粒细胞缺乏症高度怀疑革兰阳性菌感染的患者。

3. 去甲万古霉素或万古霉素口服，可用于经甲硝唑治疗无效的艰难梭菌导致的假膜性肠炎患者。

八、硝基咪唑类抗菌药

本类药物包括对厌氧菌、滴虫、阿米巴和蓝氏贾第鞭毛虫具强大抗微生物活性。

常用药物及抗菌谱如下。

1. 甲硝唑和替硝唑可用于各种需氧菌与厌氧菌的混合感染，包括腹腔感染、盆腔感染、肺脓肿、脑脓肿等，但通常需与抗需氧菌抗菌药物联合应用。

2. 甲硝唑和替硝唑口服可用于艰难梭菌导致的假膜性肠炎，幽门螺杆菌导致的胃窦炎、牙周感染，以及加德纳菌导致的阴道炎等。

3. 甲硝唑和替硝唑可用于肠道及肠外阿米巴病、滴虫性阴道炎、贾第虫病、结肠小袋纤毛虫等寄生虫病的治疗。

4. 甲硝唑和替硝唑与其他抗菌药物联合，可用于某些盆腔、肠道及腹腔等手术的预防用药。

九、多烯类抗真菌药

常用药物及抗菌谱如下。

1. 两性霉素 B 适用于下列真菌导致侵袭性真菌感染的治疗，包括隐球菌病、芽生菌病、播散性念珠菌病、球孢子菌病、组织胞浆菌病，由毛霉属、根霉属、犁头霉属、内孢霉属和蛙粪霉属等导致的毛霉病，由申克孢子丝菌引起的孢子丝菌病、曲霉导致的曲霉病，着色真菌病等。本药尚可作为美洲利什曼原虫病的替代治疗药物。

2. 两性霉素 B 含脂制剂包括两性霉素 B 脂质复合体、两性霉素 B 胆固醇复合体和两性霉素 B 脂质体，主要适用于不能耐受两性霉素 B 脱氧胆酸盐，或经两性霉素 B 脱氧胆酸盐治疗无效的患者。两性霉素 B 脂质体还可用于怀疑真菌感染的中性粒细胞缺乏伴发热患者的经验治疗。

十、唑类抗真菌药

唑类抗真菌药包括咪唑类和三唑类。咪唑类常用药物包括酮康唑、咪康唑、克霉唑等，后两者主要为局部用药。三唑类常用药物包括氟康唑、伊曲康唑等，主要用于治疗深部真菌病。

常用药物及抗菌谱如下。

1. 氟康唑适用于以下疾病的治疗。①念珠菌病：用于治疗口咽部和食管念珠菌感染；播散性念珠菌病，包括血流感染、腹膜炎、肺炎、尿路感染等；念珠菌阴道炎；②隐球菌病：用于脑膜以外的隐球菌病；隐球菌脑膜炎患者经两性霉素 B 联合氟胞嘧啶治疗病情好转后可选用本药作为维持治疗药物；③球孢子菌病；④芽生菌病、组织胞浆菌病。

2. 酮康唑适用于念珠菌病、芽生菌病、球孢子菌病、组织胞浆菌病、着色真菌病和副球孢子菌病，本药难以到达脑脊液中，故不用于上述真菌感染累及脑膜者。由于本药的肝毒性，近年来全身应用较前减少。

3. 伊曲康唑注射剂适用于治疗芽生菌病、组织胞浆菌病，以及不能耐受两性霉素 B 或经两性霉素 B 治疗无效的曲霉病。口服制剂适用于芽生菌病、组织胞浆菌病，以及不能耐受两性霉素 B 或两性霉素 B 治疗无效的曲霉病，亦可用于皮肤癣菌导致的足趾和 / 或手指甲癣。因胶囊制剂口服吸收差，现较少用于深部真菌感染的治疗。本药口服液适用于中性粒细胞缺乏怀疑真菌感染患者的经验治疗和口咽部、食管念珠菌感染。伊曲康唑注射及口服后，尿液及脑脊液中均无原形药，故本药不宜用于尿路感染和中枢神经系统感染的治疗。

十一、磺胺类抗菌药

根据药代动力学特点和临床用途，本类药物可分

为：①口服易吸收可全身应用者，如磺胺甲噁唑、磺胺嘧啶、磺胺林、磺胺多辛、复方磺胺甲噁唑（磺胺甲噁唑与甲氧苄啶）、复方磺胺嘧啶（磺胺嘧啶与甲氧苄啶）等；②口服不易吸收者如柳氮磺吡啶；③局部应用者，如磺胺嘧啶银、醋酸磺胺米隆、磺胺醋酰钠等。

常用药物及抗菌谱如下。

1. 全身应用的磺胺类抗菌药 本类药物适用于大肠埃希菌等敏感肠杆菌科细菌引起的急性单纯性尿路感染；敏感流感嗜血杆菌、肺炎链球菌和其他链球菌导致的中耳炎，脑膜炎球菌导致的脑膜炎。

（1）复方磺胺甲噁唑可治疗肺炎链球菌、流感嗜血杆菌、卡他莫拉菌导致的呼吸道感染，流感嗜血杆菌、肺炎链球菌和其他链球菌导致的急性中耳炎，大肠埃希菌等敏感株引起的反复发作性、复杂性尿路感染，伤寒和其他沙门菌属感染，肺孢子菌肺炎，以及星形诺卡菌导致的感染。

（2）复方磺胺嘧啶亦可作为脑膜炎球菌导致的脑膜炎的预防用药。

（3）磺胺林与甲氧苄啶合用对间日疟及恶性疟（包括对氯喹耐药者）有效。

（4）磺胺多辛与乙胺嘧啶等抗疟药联合可用于氯喹耐药虫株导致疟疾的治疗和预防。

2. 局部应用磺胺类抗菌药

（1）磺胺嘧啶银主要用于预防或治疗Ⅱ、Ⅲ度烧伤继发创面细菌感染，如肠杆菌科细菌、铜绿假单胞菌、金黄色葡萄球菌、肠球菌属等引起的创面感染。

（2）醋酸磺胺米隆适用于烧伤或大面积创伤后的铜绿假单胞菌感染。

（3）磺胺醋酰钠则用于治疗结膜炎、沙眼等。

（4）柳氮磺吡啶口服不易吸收，主要用于治疗溃疡性结肠炎。

第四节 抗肿瘤抗生素的临床应用

化疗是目前儿童恶性肿瘤综合治疗的重要组成部分。近年来，人们对儿童肿瘤的特性、化疗药物的作用机制、化疗药物的种类及应用方式有了更深入的研究和认识，使得儿童恶性肿瘤患者的生存率有了明显的提高。常用化疗药物种类包括烷化剂类药物、抗代谢药物类药物、抗肿瘤抗生素类药物、植物来源性药物等主要类型，它们通过不同的作用机制、药代动力学、药效动力学、分布特点及

药物在肿瘤组织内的相互作用，而发挥不同的抗肿瘤特性。

从抗生素首次发现和应用至今几十年的研究发展过程中，人们逐渐发现部分抗生素也具有抗肿瘤的活性，这些抗生素称为抗肿瘤抗生素。根据抗肿瘤抗生素结构的不同，可将之分为烯二炔类、糖肽类、蒽环类、大环内酯类、苯并二吡咯类、喹喔啉类等，其中很多已应用于临床实践中。在儿童恶性

肿瘤中,常用的抗肿瘤抗生素主要包括放线菌素D、多柔比星、博来霉素、柔红霉素等药物。这些药物通过插入作用,使药物的多环结构插入DNA双螺旋的碱基对之间,紧密与DNA结合在一起,从而干扰DNA拓扑异构酶,以及干扰复制、转录、修复及重组过程中的DNA降解和重新连接,从而发挥抗肿瘤的作用。

一、蒽环类抗生素

蒽环类抗生素在结构上均具有蒽并一个六元环为基础的侧链与一个氨基糖,其品种繁多,主要包括柔红霉素、多柔比星、去甲氧柔红霉素、表柔比星和米托蒽醌等。蒽环类抗肿瘤抗生素结构相似,作用机制相仿,在体内、体外都具有抗肿瘤作用,因具有抗瘤谱广、临床疗效高、对乏氧细胞有效的显著特点,在临床上发挥了不可替代的作用,尤其是对造血系统肿瘤和实体瘤具有高效的治疗作用。

(一)作用机制

蒽环类抗生素是嵌入型Ⅱ型DNA拓扑异构酶抑制剂,蒽环类抗生素通过插入DNA相邻的碱基对之间,以嵌入的形式与DNA双螺旋形成可逆的结合。使DNA与Ⅱ型DNA拓扑异构酶形成的复合物僵化,最终导致DNA的断裂使肿瘤细胞死亡。作用机制包括下列几个方面:①与DNA发生交叉联结,部分断开DNA的双螺旋结构,抑制DNA复制合成。②通过酶分解或铁分解通路,发生化学性还原作用,产生反应性游离质的中间产物。③与金属离子结合。④从这些不稳定的基团中,将一个电子转给分子氧,从而产生超氧基团,后者可产生过氧化氢及氢氧根。这些复合物对细胞内大分子可引起氧化性损伤,在低氧条件下,游离根中间产物可再次重组形成能使DNA烷化的中间代谢产物。⑤通过直接与细胞膜结合,引起细胞膜损伤而发挥细胞毒作用。⑥抑制Ⅱ型DNA拓扑异构酶的活性,引起DNA断裂。

(二)生物转化作用

蒽环类抗生素的主要代谢物是多柔比星醇、柔红霉素醇及去甲柔红霉素醇,前两者保留细胞毒性,但活性较原型为低,而去甲柔红霉素醇,其细胞毒性与去甲柔红霉素相同。蒽环类抗生素可通过以下几种反应产生蒽环类游离基:①含黄素的氧化还原酶,包括还原型烟酰胺腺嘌呤二核苷酸磷酸(reduced nicotinamide adenine dinucleotide phosphate,NADPH)细胞色素P450还原酶、NADPH脱氢酶及黄嘌呤氧化酶,将一个电子还原而酶解成半醌自由基。如果在半醌内的这个额外电子交给分子氧,则可再生成原代药物。②在低氧条件下,此半醌可转变为脱氧甘油栓代谢产物,虽然从分子中去除糖后形成的代谢中间体,但这种反应可灭活药物的活性。③蒽环类抗生素可紧密地与铁螯合,所形成的复合物可发生还原作用,通过细胞还原系统(即谷胱甘肽,NADH细胞色素P450还原酶)而产生自由基。蒽环类抗生素可通过在还原的羟基醇部位与硫酸盐或葡萄糖醛酸结合,或在去甲基化作用后失去活性。

(三)药代动力学

多柔比星及柔红霉素在酸性环境中不稳定,故不能口服使用,但去甲氧柔红霉素则可以口服使用,其生物利用率为20%～30%。此外,蒽环类抗生素具有严重的发疱作用,故不能肌内注射或皮下注射。蒽环类抗生素在静脉注射后,初期血浆浓度迅速下降,分布到组织内,其分布半衰期约10分钟。组织中的蒽环类药物浓度较血浆中高达100倍,且持续时间长。分布期后即为长的终末清除期。多柔比星的半衰期为30小时,而柔红霉素为15～20小时,去甲氧柔红霉素亦为15～20小时。若静脉长期持续按每天$4mg/m^2$剂量静脉滴注,则多柔比星平均血浆浓度为$6.0ng/ml$,而血浆浓度与白细胞数量减少程度密切相关。

蒽环类抗生素可通过肝脏清除及胆道排出,肾脏排出率仅占5%～15%,总的清除率＞500ml/$(min \cdot m^2)$。因此,存在肾功能异常的患者,通常无须改变多柔比星及柔红霉素的剂量,但去甲氧柔红霉素清除率与肌酐清除率密切相关,故肾损伤者应减量使用。在肝损伤的成人及儿童中,多柔比星的清除期延长可导致骨髓抑制及黏膜炎加重,故有多项肝功能异常或直接胆红素＞200mg/dl者应减量使用。此外,肥胖患者多柔比星的清除缓慢,故使用剂量也应减少。

(四)药物毒性

蒽环类抗生素的毒性反应包括骨髓抑制、黏膜炎(柔红霉素较轻)、恶心、呕吐、腹泻及脱发,药物外渗可导致局部组织损失及深部溃疡,这种溃疡愈合缓慢,很难进行植皮手术治疗。近年来,发现二甲基亚砜(dimethyl sulfoxide,DMSO)能减轻蒽环类抗生素引起的皮肤溃疡,有效降低皮肤坏死的发生率。此外,蒽环类抗生素可增强放射线对组织的损伤作用,如皮肤、肝脏、食管、肺及心脏的反应,故应避免与放疗同时使用。

蒽环类抗肿瘤抗生素在临床化疗方案中也呈现出明显的剂量-效应线性关系,随着剂量的增加,其骨髓抑制、心脏毒性、肾脏毒性、脱发等副作用越显著。尤其是心脏毒性的积累,限制了它的长期使用。蒽环类抗生素产生心脏毒性通常表现为心律失常、传导异常,也可引起急性左心室功能减退,在用药24小时后达到最低点,随后逐步恢复。部分病例也可表现为心肌炎-心包炎综合征,严重时可迅速发生充血性心力衰竭伴心包炎。通常这种急性无症状性心脏改变是暂时性的,不影响蒽环类抗生素的应用。但是,慢性心肌损害与蒽环类抗生素的累积剂量有关。当多柔比星累积剂量>450mg/m²,柔红霉素累积剂量>700mg/m²时,临床上明显的充血性心力衰竭发生率开始增加。造成心肌损伤的原因除生成自由基外,刺激肌质网状组织中Ca^{2+}的释放、神经鞘脂类物质代谢的改变和基因表达调控亦能够损伤心脏。

目前,防止蒽环类抗生素心脏毒性的方法包括:①改变用药方案;②与可防止蒽环类抗生素心肌毒性的药物同时应用;③进一步研究生产心脏毒性较轻的蒽环类抗生素,如去甲氧柔红霉素、表柔比星及新的衍生物。另外,为了改善药物不足,结构改造(如肽-蒽环类药物结合物),靶向性给药(如脂质体包封药物、聚乳酸-聚羟乙酸载体药物)及低毒类似物的筛选成为研究的热点。

(五)临床应用

多柔比星对儿童肿瘤有广谱的临床活性,广泛应用于急性白血病、恶性淋巴瘤、软组织肉瘤、骨肉瘤、肾母细胞瘤、神经母细胞瘤和肝母细胞瘤中。而柔红霉素及去甲氧柔红霉素目前使用主要局限于急性白血病中。蒽环类抗生素应用方案多样,可每周1次静脉注射或每3~4周1次,短时静脉滴注或持续静脉滴注24~96小时,及长期低剂量在数周到数月内给药,其抗肿瘤作用不受这种用药方案差异的影响,但用药方案可明显影响其毒性反应。每周用药及静脉滴注方式,可减轻毒性反应(特别是心脏毒性及恶心、呕吐),但会提高黏膜炎的发生率。

二、糖肽类抗生素

糖肽类抗肿瘤抗生素主要指博来霉素族抗生素,包括博来霉素(bleomycin,BLM,主要成分BLMA₂和BLMB₂)、博安霉素、平阳霉素、博宁霉素、培洛霉素等。临床上使用最多的博来霉素应用已经有40多年历史。博来霉素族抗生素是10多种组分组成的混合物,依据纸层析阈值不同分为A、B两族,再经柱层析进一步分离得到A_1~A_6及B_1~B_6等组分。由5个氨基酸、6个六碳糖和1个氨基侧链共同构成了该类药物的主要结构,各组分仅在氨基取代侧链存在差异。在天然产生的轮枝链霉菌发酵培养基中可分离得到博来霉素含铜复合物,为减轻注射部位的疼痛感,临床应用的是去铜化合物。

(一)作用机制

博来霉素是一种低分子量糖肽的混合物,它可以与二价金属离子,如铁、铜螯合,但只有二价铁形式才有活性,博来霉素-铁的复合物通过部分插入鸟嘌呤-胞嘧啶碱基对间的双噻唑环,而紧密与DNA结合,然后这种复合物通过Fe^{2+}-O_2催化的自由基反应,使单股及双股DNA断裂。博来霉素细胞的毒性主要取决于细胞的摄入率、DNA的修复活性及博来霉素水解酶的活性水平。博来霉素水解酶在正常组织及肿瘤细胞内均存在,为一种半胱氨酸蛋白酶,可使终末端的羧酰胺基团水解成无活性的代谢产物。对博来霉素损伤最敏感的组织为肺及皮肤,因这些部位这种酶的活性最低,而骨髓、肝、脾、肠道这种酶活性高,故对博来霉素毒性的敏感性减弱。

(二)药代动力学

由于肠道内存在水解酶,故博来霉素不能口服使用,肌内注射或皮下注射后几乎可完全吸收。采用持续皮下注射方法测得的血浆浓度与静脉滴注后极其相似。儿童静脉注射本药后,药物呈血浆双相消失曲线,终末半衰期为3小时左右,总清除率为41mg/(min·m²),肾清除率占总清除率的65%。肾衰竭者终末半衰期延长,血浆浓度增高,清除期延长。若患儿既往接受过顺铂治疗,则博来霉素清除率会降低。若同时应用其他肾毒性药物亦可影响博来霉素的清除率并加重其毒性。肌酐清除率<30mg/(min·m²)的患者,本药剂量应减少到45%~65%。

（三）药物毒性

博来霉素并无骨髓抑制作用，其最主要的剂量限制性毒性是间质性肺炎，后者可导致肺纤维化。若累积剂量在 $450\mu g/m^2$ 以下，肺部毒性的发生率为 3%～5%，但若累积剂量超过 $450\mu g/m^2$，则随剂量的增加，肺毒性发生率亦明显增加。肺损伤的临床表现主要为持续性干咳、吸气性呼吸困难，逐步进展到呼吸加快及缺氧，严重时可致死。许多病例可见到亚临床性肺功能变化，一氧化碳单次呼吸弥散能力降低是许多病例可见到的亚临床性肺功能变化。一氧化氮单次呼吸弥散能力降低是亚临床性损伤最敏感的指标，但不能区分一些病例是高危发生临床有肺毒性症状者。以前已接受过博来霉素治疗者，若接受肺部放疗或补充氧可提高肺毒性的发生率。同时，应用粒细胞集落刺激因子不会提高博来霉素的肺毒性。肺部的病理变化主要包括水肿、血管周围间质腔隙内有细胞浸润，随后为肺泡壁细胞的损伤、肺透明膜形成及纤维化，甚至在停药后，这些改变还会进展。因此，在应用博来霉素时，应密切监视肺功能，若一旦出现肺损伤的体征，即应停药。大剂量肾上腺皮质激素在降低成纤维细胞的活性方面可能有一定价值。

博来霉素常有皮肤毒性，最常见的临床表现为皮肤呈线状高度色素沉着，其他皮肤黏膜反应包括红斑、硬结、脱屑及硬化、脱发、指甲高度色素沉着、变形及黏膜炎。其他少见的不良反应包括发热、变态反应及雷诺现象。

（四）临床应用

博来霉素类抗肿瘤抗生素临床上主要与其他药物联合应用，主要用于霍奇金淋巴瘤、非霍奇金淋巴瘤、生殖细胞肿瘤的治疗，也可用于淋巴管瘤、胸膜内、腹腔内及膀胱内的局部使用，治疗淋巴管瘤或肿瘤性的腔隙渗液。博来霉素可以静脉注射或静脉滴注、肌内注射及皮下注射，剂量为 10～20U。1U 是药物的细胞毒性的测量单位，约等于 1mg 肽。

三、烯二炔类抗生素

烯二炔类抗肿瘤抗生素由放线菌产生，具有独特的分子结构、新颖的作用机制和强的生物学活性，有九元环烯二炔和十元环烯二炔 2 种类型。九元环烯二炔抗生素由一个蛋白质和发色团以非共价键结合而成，呈水溶性，对热、碱和紫外线敏感。其基本结构类似，蛋白质部分都由 110 个左右常见氨基酸组成，含有 2 个分子内二硫键，对发色团有稳定和保护作用，并携带发色团到达肿瘤部位，有的蛋白质具有氨肽酶功能。发色团结构除 1 个烯二炔中心外，还由 1 个萘甲酸（或氮氧萘甲酸）和 1 个氨基糖组成。十元环烯二炔类抗生素无蛋白质部分，其稳定性较九元环烯二炔类好，呈脂溶性。是多组分物质。如 esperamicin 家族与 calicheamicin 在化学结构、生物活性和作用等方面相似，dynemicin 家族除像 calicheamicin 一样有 1，5- 二烯 -3- 炔的十元环结构外，独特之处在于其是由蒽环类抗肿瘤抗生素的蒽醌发色团结合一个烯二炔部分而成。

目前已发现并确定的烯二炔类抗生素有 calicheamicin（CLM）、esperamicin、dynemicin、新制癌菌素、kedarcidin、C1027 等。

多数烯二炔类抗肿瘤抗生素对肿瘤细胞的杀伤作用浓度均在 pg/ml 水平。对于一些小鼠移植性肿瘤如白血病细胞 P388、黑色素瘤细胞 B16 等，calicheamicin 在 0.5～1.5μg/kg、esperamicin 在 0.1μg/kg、kedarcidin 在 2.0～3.3μg/kg 剂量范围内均有较好的抑制效果。calicheamicin（CLM）50μg/kg 剂量，对小鼠移植性肿瘤如白血病细胞 L1210、P388，肉瘤细胞 S180，黑色素瘤 HP 有明显的疗效。C1027 静脉注射（剂量为 0.1mg/kg）对小鼠皮下移植结肠癌 C26 抑制率可达 76%，3 次静脉注射抑制率可达 94%。

该类抗生素的作用机制不是直接引起 DNA 的断裂，而是经过一个激活过程，使其分子结构转变成活性自由基中间体，再裂解 DNA。与 DNA 作用过程大体可分为 3 步，即药物与 DNA 的结合、药物的活化和 DNA 链的断裂。

烯二炔类抗肿瘤抗生素对肿瘤细胞具有高效的杀伤力，使其极有可能成为新型高效抗肿瘤药物。calicheamicin 和 C1027 在 C102 临床前肿瘤导向治疗方面显示出很好的疗效，但是由于 calicheamicin 毒性太强（$ED_{50}/LD_{50}<10$），有效剂量范围太窄，C1027 缺乏肿瘤特异性等原因，限制了其临床应用。而以单克隆抗体为载体携带 C1027、C1027CLM 等药物。提高其到达肿瘤部位药量则可以改善此不足。

曾有将 CD33 分子的单抗与 CD33CLM 连接，用于治疗急性髓系白血病，该药物对移植于裸鼠的人乳腺癌、骨髓瘤和卵巢癌均有显著疗效，尤其是对卵巢癌，其可使肿瘤完全消退。奥加伊妥珠单抗是 Calich DMH 与人源化抗 CD22 抗体 G544 通过不稳定的 4-（4-乙酰苯氧）丁酸共价连接形成。

四、放线菌素 D

放线菌素 D 是人类首先发现的具有明显抗肿瘤作用的药物。在儿童中，目前用于肾母细胞瘤、尤因肉瘤、横纹肌肉瘤及其他软组织肿瘤的治疗。放线菌素 D 的作用机制是利用其插入 DNA 碱基间，优先于 ATGCAT 碱基序列结合，从而引起 DNA 拓扑异构酶介导的单股及双股 DNA 断裂，也可阻滞 DNA 模板的复制及转录。传统的应用方法是每天 15μg/kg，静脉应用，共 5 天，而一次性静脉使用 45～60μg/kg 也可有效，且骨髓抑制作用较轻。放线菌素 D 的药物半衰期约 36 小时，药物主要通过肾脏及胆管排出而被清除，仅少量通过代谢而被清除。

放线菌素 D 的主要毒副作用是骨髓抑制、口腔及肠道黏膜炎及严重恶心、呕吐。如果药物不慎外渗到血管外可导致严重的组织损伤及溃疡形成。一次性静脉使用放线菌素 D 可能会导致严重的肝毒性（即肝静脉闭塞），其发生率与使用剂量相关。如果按一次剂量 60μg/kg（1.8mg/m²）静脉注射后，肝毒性的发生率可达 13%。但若减少使用剂量至 45μg/kg（1.35mg/m²），则肝毒性的发生率与标准 5 天方案应用者相同。放线菌素 D 也是放疗的增敏剂，若与放疗同时进行，可增加放疗的局部毒性，尤其是放射性肺炎和放射性肝病。

五、大环内酯类抗生素

随着大环内酯类抗生素非抗感染作用研究的日趋活跃，显示其在抗肿瘤作用方面也可发挥很好的疗效。其主要作用机制包括竞争性结合 P 糖蛋白，克服耐药性的出现；作为增敏剂或耐药逆转剂，逆转或延缓其他抗肿瘤药物的耐药性；抑制肿瘤血管生成；增加细胞因子的抗肿瘤活性；免疫调节作用；抑制肿瘤细胞黏附等。因此，人们已经认识到红霉素及其新一代衍生物罗红霉素、克拉霉素等大环内酯类抗生素在肿瘤治疗方面的潜在应用价值。

西罗莫司是具有一个环内共轭三烯的 35 元环大环内酯类化合物，可以通过与 FK506 结合蛋白（FKBP-12）结合形成复合物，从而与其靶分子（mTOR）结合，阻断 T 细胞及其他细胞由 G_1 期至 S 期的进程。西罗莫司除抑制 T 细胞及 B 细胞活化外，还可抑制其他非免疫细胞。运用植物凝集素和 IL-2 诱导的鼠源（人源）胸腺 T 细胞增殖试验证明，西罗莫司的抑制活性是环孢素的 10～1 000 倍。西罗莫司可明显抑制肿瘤生长，并具有浓度依赖性，其中对人乳腺癌、神经胶质瘤、白血病、前列腺癌、卵巢癌和肾癌等更为敏感。

布雷非德菌素 A 用于肿瘤治疗也具有广阔的应用前景。布雷非德菌素 A 分子含有 5 个手型中心、2 个双键、1 个五元碳环和 1 个十三元大环内酯，能诱导肿瘤细胞分化和凋亡。其机制为诱导高尔基体的分解，反竞争性抑制蛋白质从内质网中转运至高尔基体。此外，还可以通过不依赖于 *TP53* 凋亡机制诱导人前列腺癌细胞凋亡，是备选化疗药物。布雷非德菌素 A 生物活性非常高，但其在体内半衰期短、口服几乎不吸收、在大多数溶剂中的溶解度较低等问题大大限制了它在临床作为抗肿瘤和其他药物的应用，因此对其进行化学法和生物法的结构改造一直是研究的重点。另外，红霉素及其新一代衍生物克拉霉素、罗红霉素等大环内酯类抗生素在某些良、恶性肿瘤方面也具有一定的潜在治疗应用价值，主要表现在竞争性结合 P 糖蛋白、逆转或延缓化疗药物的耐药性、增加细胞因子的抗肿瘤活性、抑制肿瘤血管生成等方面，也是未来研究的重点。

第五节　抗感染药物与化疗药物的相互影响

化疗药物计划合并给予或序贯给予其他药物或治疗时，可能增加化疗药物的毒性反应。部分药物与相应的化疗药物及其代谢产物药代动力学产生负面的相互影响，可能会降低化疗药物的有效性。大部分抗生素的使用并不会干扰化疗药物的作用，但部分从肝、肾代谢的抗生素与化疗药物可能会产生竞争性抑制，从而导致毒副作用的增加。

一、烷化剂与抗感染药物

烷化剂通过烷基以共价键方式结合到细胞大分子（烷化作用）而发挥细胞毒作用。烷化剂及其活性成分的自然水解是药物清除的主要途径。此外,亦可通过某种程度的酶的代谢作用,使其转为活性的及灭活的代谢产物。

1. 磷酸异噁唑类药 环磷酰胺在中性溶液中稳定,在体外无生物活性,在体内经肝细胞微粒体中的药物代谢酶细胞色素 P450 活化,产生羟环磷酰胺进入细胞,再经酶氧化成醛磷酰胺,后者再水解为磷酰胺氮芥及丙烯醛而发挥细胞毒作用,其代谢产物酮环磷酰胺、羟磷酰胺等皆无生物活性。血浆生物半衰期为 2~9 小时,90% 以上药物经代谢后由肾脏排出。异环磷酰胺药代动力学特点与环磷酰胺相似,但其半衰期稍长,主要以原形从尿液排出。

目前发现两性霉素 B 与环磷酰胺或异环磷酰胺合用,会导致肾毒性的增加。另外,酮康唑、氟康唑及伊曲康唑等抗真菌药物,由于是细胞色素 P450 3A4(CYP3A4)抑制剂,从而使异环磷酰胺的活化和代谢减少,可能改变其治疗的有效性。

2. 铂类复合物 顺铂及卡铂具有活性的中间产物迅速与蛋白质及其组织结合,并与蛋白质分子中亲核基因发生反应,形成共价键,一旦与蛋白质结合,这种水溶性的铂中间体即失活,只有通过血浆的超滤作用,从结合型中分离的游离铂才能发挥细胞毒作用。铂与蛋白质的相互作用很快,用药后 2~4 小时内 90% 以上血浆中的铂均已与蛋白质结合,持续存在于血浆中,并在以后几天内可在尿中测出来。整个铂的终末半衰期为 1~4 天,但未结合型的半衰期少于 1 小时。25%~95% 的顺铂从尿中排出,故肾功能不佳者应减量。

氨基糖苷类抗生素(阿米卡星、卡那霉素、链霉素、妥布霉素、庆大霉素及新霉素等)与铂类(卡铂、顺铂)同时或先后应用,可能增强耳毒性、肾毒性以及神经毒性的作用,因此应避免上述氨基糖苷类抗生素与铂类同时或先后应用。两性霉素 B 与铂类同时使用时,也会明显增加铂类药物的毒副作用,应慎重使用。

二、抗代谢药与抗感染药物

为一大类与核酸及蛋白质生物合成通路中重要的中间代谢产物结构极其相似的物质,作为抗白血病和抗肿瘤的抗代谢物,几乎都抑制核酸和蛋白质的代谢。通常,这些药物的临床药理学与其结构相似的内源性复合物相同,故其吸收、代谢及排除途径亦相同。许多抗代谢药经体内代谢后,才能表现出它们的细胞毒作用,如嘌呤及嘧啶类相似的物质通常需在细胞内转化成核苷酸后,才能具有活性。

1. 叶酸抗代谢药 甲氨蝶呤在儿童中的分布情况与成人不同。在 6 小时滴注甲氨蝶呤后,儿童血浆浓度较成人为低,且从尿中排出的速度快。在儿童年龄范围内,甲氨蝶呤的清除率也与年龄大小有关。在 10 岁以下儿童,甲氨蝶呤清除率为 160ml/(min·m²),而 10 岁以上者仅 110ml/(min·m²)。甲氨蝶呤在血浆内的清除情况是多时相性的,终末相半衰期为 8~12 小时,而潴留在大的血管外腔隙中,如腹水及胸腔积液中。潴留的药物释放到血液循环中的速度缓慢,因此使药物的半衰期延长,可导致药物毒性增加。

目前发现磺胺异噁唑、青霉素可与甲氨蝶呤竞争从肾小管代谢排出,降低甲氨蝶呤的肾清除率,从而提高甲氨蝶呤的血药浓度,因此增加甲氨蝶呤的毒性作用。氨基糖苷类抗生素及顺铂等有肾毒性的抗生素亦可改变甲氨蝶呤的排泄。口服抗生素如四环素、氯霉素和不能吸收的广谱抗生素可能通过抑制肠道菌群和通过细菌抑制药物代谢,从而降低甲氨蝶呤肠道吸收或干扰肠肝循环。同时使用抗原虫药如乙胺嘧啶可能由于累加的抗叶酸效应导致甲氨蝶呤的毒性反应增加。

2. 嘧啶类抗代谢药 氟尿嘧啶必须在细胞内转变为核苷酸后,才能发挥细胞毒作用。氟尿嘧啶主要通过生物转化而被清除,其降解途径与天然产生的尿嘧啶与胸腺嘧啶相同,<10% 的药物以原形方式从尿中排出。用标准的静脉注射量计算,氟尿嘧啶的排出半衰期为 6~20 分钟,总的清除率>1 000ml/min。而若用静脉持续滴注方案,则药代动力学完全不同,清除率>5 000ml/min。虽然肝脏被认为是主要的药物分解代谢脏器,但当静脉滴注时,这种清除率超过肝脏血流率,从而提示生物转化作用亦发生于其他脏器。

硝基咪唑类抗菌药物(如甲硝唑)和抗原虫药等主要通过肝脏代谢,因此与氟尿嘧啶合用时会增加其毒性。两性霉素 B 与氟尿嘧啶合用时,会增加肾脏毒性。

三、抗肿瘤抗生素与抗感染药物

在儿童肿瘤中常用的抗肿瘤抗生素包括蒽环类抗生素、放线菌素 D 及博来霉素。这些药物通过插入作用,使药物的多环结构插入 DNA 双螺旋的碱基对之间,紧密与 DNA 结合在一起。这些干扰 DNA 拓扑异构酶,以及干扰复制、转录、修复及重组过程中,DNA 降解及重新连接的过程,调节三维结构核酶作用。

1. 蒽环类抗生素 蒽环类抗生素的主要代谢物是多柔比星醇、柔红霉素醇及去甲柔红霉素醇,前两者保留细胞毒性,但活性较原形低,而去氧柔红霉素醇,其细胞毒性与去甲氧柔红霉素相同。蒽环类抗生素在静脉注射后,初期血浆浓度迅速下降,分布到组织内,其分布半衰期约为 10 分钟。组织中的蒽环类药物浓度较血浆高 100 倍,且持续时间长。分布期后即为长的终末清除期。多柔比星的半衰期为 30 小时,而柔红霉素为 15～20 小时,去甲氧柔红霉素亦为 15～20 小时。蒽环类药物也通过肝脏清除及胆道排出,肾脏排出率仅占 5%～15%,总的清除率＞500ml/（min·m²）。此外,肥胖患者的多柔比星的清除也更缓慢。

多柔比星是细胞色素 P450 3A4 和细胞色素 P450 2D6 以及 P 糖蛋白酶的底物。伏立康唑为广谱三唑类抗真菌药物,可与经由细胞色素 P450 同工酶代谢的药物发生相互作用,升高多柔比星的血药浓度及增强其临床作用,因此也增加了毒副作用的时间和强度。磺胺类药物与柔红霉素合用时,可导致尿酸排泄延迟,容易出现高尿酸血症。

2. 博来霉素 肠道内存在水解酶,故博来霉素不能口服,而肌内注射或皮下注射后几乎可完全吸收。采用持续皮下注射方法测得的血浆浓度与静脉滴注后极相似。儿童静脉注射本药后,药物呈血浆双相消失曲线,终末半衰期约为 3 小时。总清除率为 41ml/（min·m²）。肾清除率占总清除率的 65%。若儿童既往已接受过顺铂治疗,则博来霉素清除率降低。

两性霉素 B 与博来霉素合用时,可使博来霉素的终末半衰期延长,血浆浓度升高,清除期延长,增加了肾脏毒副作用。

3. 放线菌素 D 放线菌素 D 静脉注射后迅速分布至组织,10 分钟即可在主要脏器如肝、肾、颌下腺中出现。难以透过血脑屏障。放线菌素 D 的半衰期为 36 小时,12%～20% 经尿排出,50%～90% 经胆道随粪便排出。

氯霉素与放线菌素 D 合用时,使两者的骨髓抑制作用叠加,从而加重反应和恢复期。

四、植物来源性药物与抗感染药物

1. 长春生物碱类药物 在静脉注射长春生物碱后,初期血浆浓度迅速下降（首次半衰期为 5～10 分钟）,终末清除半衰期为 12～24 小时,儿童长春新碱的清除率较成人为快［前者为 430ml/（min·m²）,后者为 190ml/（min·m²）］。儿童长春新碱的代谢差异性很大,而脑脊液中的浓度仅为血浆浓度的 3%～5%。肝脏代谢及胆管排出是长春新碱的主要途径,72 小时后 70%～75% 的药物会出现在粪便中,尿中排出量仅为 10% 左右。

唑类抗真菌药（如伊曲康唑）有阻碍肝细胞色素 P450 3A 的作用,而长春新碱通过肝细胞色素 P450 3A 代谢,因此合用时可使长春新碱的代谢受抑制。克拉霉素与长春新碱合用时可能导致长春新碱的血浆浓度升高。

2. 鬼臼毒素类药物 鬼臼毒素类药物水溶性差,故产品均为非水溶液形式。而且药物在不同患者之间的代谢有明显差异。虽然鬼臼毒素类药物的代谢途径还未全部阐明,但某些代谢产物仍然具有细胞毒作用。肾脏清除率占依托泊苷总清除率的 30%～40%。胆管排出是依托泊苷清除的主要途径,约占总药量的 10%。年龄及用药剂量对药代动力学的影响不大,肌酐清除率与依托泊苷的清除率密切相关,但肝功能异常对清除率影响却不大。

两性霉素 B 与依托泊苷同时使用时,会增加药物毒性的叠加作用。

（董岢然）

参 考 文 献

［1］赵晓东,宋红梅,王晓川,等. 儿童免疫学［M］. 2 版. 北京:人民卫生出版社,2022:1-9.

［2］SCHREIBER R D, OLD L J, SMYTH M J. Cancer immunoediting:integrating immunity's roles in cancer suppression and promotion［J］. Science,2011,331（6024）:1565-1570.

［3］罗丽娟,曹清. 中性粒细胞缺乏患儿的抗感染策略［J］. 中华儿科杂志,2022,60（10）:1093-1095.

［4］中华医学会血液学分会,中国医师协会血液科医师分会. 中国中性粒细胞缺乏伴发热患者抗菌药物临床应用指南（2020 年版）［J］. 中华血液学杂志,2020,41（12）:969-978.

［5］LEHRNBECHER T, ROBINSON P D, AMMANN R A, et al. Guideline for the management of fever and neutropenia in pediatric patients with cancer and hematopoietic cell transplantation recipients:2023 update［J］. J Clin Oncol,2023,41（9）:1774-1785.

第二十章

小儿肿瘤急症

第一节 概 述

随着诊断和治疗水平的不断提高，临床上来就诊的肿瘤患儿越来越多，同时由于对肿瘤患儿的积极治疗，肿瘤患儿生存期延长，在诊治过程中临床上出现与肿瘤本身及其并发症有关的急症越来越多。肿瘤急症是新兴的临床学科急症学的重要分支，肿瘤急症可由肿瘤疾病本身导致，如肿瘤在生长过程中，对周围组织器官的压迫、侵袭；或肿瘤本身的某些生物学特性，以及肿瘤自身的坏死、出血、破裂、继发感染等因素；或在治疗过程中，出现直接和间接的各种不良反应引起的各种紧急情况。如果对肿瘤急症的诊断和治疗不及时，会带给患儿严重的不良后果，使治疗失败，甚至危及生命，发生突然死亡。肿瘤急症较肿瘤本身更迫切需要积极治疗，它涉及的学科广、累及的器官多，使相当一部分的患儿并不是直接死于肿瘤本身，而是死于肿瘤急症。正确处理肿瘤急症可提高肿瘤患儿的治疗效果，也是降低肿瘤病死率的重要一环。

肿瘤急症范围很广，肿瘤急症有各种不同的分类。甚至有将在治疗过程中出现的呕吐等表现，在疾病发展中出现的疼痛、腹水等症状，也归于肿瘤急症。肿瘤急症分为 3 类，即影响组织结构和阻塞性急症、由代谢和激素因素引起的急症及治疗相关急症。也有将肿瘤急症按不同的学科细分为肿瘤内科急症、肿瘤外科急症和其他肿瘤急症。肿瘤内科急症包括循环系统肿瘤急症，如心包积液和心脏压塞、上腔静脉综合征、栓塞和药物性心肌炎等；血液系统的骨髓功能受损，并因此引起感染、出血、贫血；呼吸系统肿瘤急症，如咯血、阻塞性肺炎、气胸、恶性胸腔积液、呼吸困难

等；消化系统肿瘤急症，如食管 - 胃底静脉破裂出血、恶性腹腔积液、药物性肝损害等；内分泌系统肿瘤急症，如嗜铬细胞瘤危象、肾上腺危象等；代谢系统肿瘤急症，如高钙血症、高尿酸血症、乳酸性酸中毒和肿瘤溶解综合征等；泌尿系统肿瘤急症，如出血性膀胱炎、药物性肾损伤和急性肾衰竭等。肿瘤外科急症包括由肿瘤引起的急腹症，如消化道出血和梗阻、空腔器官的坏死穿孔、腹膜炎；肿瘤出血，如肝母细胞瘤、肾母细胞瘤和神经母细胞瘤引起的肿瘤出血；泌尿系统梗阻性无尿；腹盆腔等部位的器官扭转缺血坏死；由椎管内外肿瘤生长或转移性肿瘤压迫或引起的肿瘤性脊髓压迫症；呼吸道梗阻，循环系统的血管栓塞，病理性骨折等。此外，还有需多学科共同处理的肿瘤急症。

肿瘤急症的处理原则与非肿瘤急症相似，与成人不同的是，恶性肿瘤患儿仅是延长其存活时间是不够的。在处理过程除要分析急症对机体的影响外，还要仔细评估患儿的肿瘤恶性程度、分期，治疗的疗效、各种治疗方案的利弊、对治疗的耐受程度、恶性肿瘤治疗后生活质量，以及家属对治疗的期望值，从而制订合适的治疗计划。此外，肿瘤急症，多数发生在肿瘤巨大或病情危重的患儿，在治疗过程中出现各种不良反应，多种因素混杂，使病情的正确判断困难。准确找出各种肿瘤急症、恰当合理处理肿瘤急症是对临床医师的挑战。迅速鉴别肿瘤急症是由肿瘤本身导致的还是由肿瘤治疗导致的，迅速有效处理各类肿瘤急症，以避免死亡或严重的永久性损害。

第二节 呼吸道受压与呼吸困难

颈部、胸腔内巨大肿物或上腹部巨大肿瘤导致膈肌上升,使呼吸道受压,出现梗阻,发生呼吸困难。这些肿瘤包括发生在颈部和纵隔的肿瘤,如淋巴管瘤、血管瘤、其他实体肿瘤等。当这些肿瘤伴有内出血或合并急性感染时,往往容易出现呼吸道的压迫和梗阻。头颈部的水囊状淋巴管瘤及广泛侵袭口底、咽部等部位的淋巴管瘤继发出血时,压迫气管、食管,引起呼吸困难,进食困难,甚至危及生命。位于纵隔的淋巴管瘤继发出血,增大的肿瘤压迫气管导致呼吸困难,甚至死亡。合并感染时,除具有全身感染外,常因肿瘤于短期内迅速增大、也可压迫气管引起呼吸困难,甚至危及生命。纵隔的神经母细胞瘤、恶性淋巴瘤,由于肿瘤增大,压迫气道;肾母细胞瘤、肝母细胞瘤等肿瘤的肺和胸膜转移性肿瘤;腹部巨大的肿瘤使膈肌升高,呼吸障碍、困难,甚至出现呼吸衰竭。

呼吸道受压出现呼吸困难后,出现通气不足,无法维持正常的肺泡氧分压和二氧化碳分压,不能进行有效气体交换,使动脉血氧分压降低、二氧化碳分压升高,导致缺氧及二氧化碳潴留。尤其是小儿对缺氧的耐受性低,全身各器官均受到不同程度的影响。

1. 临床表现 呼吸困难通常是最早出现的临床症状,发绀是缺氧的典型表现。严重的二氧化碳潴留表现为肺性脑病。

发生在颈部的肿瘤导致的呼吸道受压、呼吸困难。特别是淋巴管瘤较易发生感染或出血,而发生感染或出血时,肿瘤可在短时间内迅速增大,张力增加,患儿出现呼吸道受压、呼吸困难、发绀、支气管偏移。可闻及明显的双肺喘鸣或干鸣,明显者烦躁、哭闹、不能平卧。而烦躁和哭闹又加重缺氧,最后出现明显嘴唇四肢发绀,直至呼吸衰竭、休克。同时淋巴管瘤合并感染或出血时,颈部的肿物除突然增大外,还可出现肿物表面发红、皮温升高,触之患儿因疼痛而大声哭闹。发生在颈部和胸腔内的实体瘤,由于肿瘤的生长的渐进性,呼吸困难是逐渐加重的,并常发生呼吸道感染,而感染又加重缺氧的发生。发生在上腹部的巨大肿瘤,如巨大的肝母细胞瘤、肾母细胞瘤和上腹部巨大畸胎瘤等,可使横膈上升,缓慢造成呼吸道梗阻,且有巨大的腹部肿瘤的患儿常同时伴有明显消瘦及逐渐出现恶病质。

2. 诊断 颈部肿物突然增大,并同时出现呼吸困难的患儿,应特别注意颈部淋巴管瘤合并出血或感染。肿物的触诊可感觉出其为囊性肿物,部分肿瘤由于囊肿内张力大,包膜紧张,经验不足者可误诊为实体瘤。部分囊肿还可出现透光试验阴性。影像学检查,可辨认肿物是囊性,还是实体瘤。特别是B超检查,经济、简便、准确。

发生在颈部的实体瘤,通过询问家长多可了解,患儿颈部肿物逐渐增大的病史。颈部和胸腔的实体瘤,通过B超、CT、MRI检查可发现肿物,而通过活检可了解肿物的性质。转移性肿瘤可有原发性肿瘤的病史。上腹部巨大的肿瘤可在体格检查时发现腹部膨隆,伴有消瘦,同样可经过影像学检查和活检确诊肿瘤及性质。

3. 治疗 淋巴管瘤合并出血或感染,引起患儿呼吸困难时,应首先评价患儿呼吸困难的程度,是否需要急诊手术等干预疾病的发展。若呼吸困难程度不严重,可加强抗感染治疗,及应用止血药物。呼吸特别困难者,如果气管内插管或气管切开可改善,可考虑采取上述措施,必要时可行肿物穿刺,抽出部分液体,使受压的呼吸道受压程度得到减轻。此时抽出的液体颜色为暗红色或混浊的黄色淋巴液,缓解患儿呼吸受压程度后,患儿呼吸可出现平稳。淋巴管瘤继发出血,肿物突然明显增大,并出现呼吸困难时,若有条件也可进行淋巴管瘤的切除。但应注意部分颈部淋巴管瘤延伸至锁骨后浸入胸腔,或由胸骨后进入前纵隔。术前必须了解颈部的淋巴管瘤有无向下生长至胸腔。手术时切除肿瘤要彻底,以免复发。凡是已发生严重感染的病例,都不应急于行手术切除,应待感染控制后,再行手术治疗。

颈部血管瘤也可压迫气管,使呼吸困难。特别是新生儿的颈部血管瘤,有些患儿的血管瘤可迅速生长,出生后短期内呼吸困难加重。应及时采用非手术方法治疗血管瘤,使血管瘤生长减慢甚至缩小,气管受压程度减轻。如果此时强行手术治疗,可因血管瘤的出血增加手术难度。

颈部和胸腔内巨大的实体肿瘤,应活检证实其良恶性。并确定下一步治疗方案。转移性肿瘤应根据患儿和肿瘤的情况进行相应的治疗。

第三节 消化系统急症

一、急性消化道梗阻、出血、穿孔

急性消化道梗阻和穿孔等急症，多以腹痛为最主要的临床症状，肿瘤患者表现为腹痛时，病情则更为复杂，尤其是接受手术、穿刺活检、化疗、放疗、糖皮质激素治疗后以及脊髓损伤患者的症状可以更不典型而被掩盖或忽略，甚至出现弥漫性腹膜炎无腹痛和发热等临床表现的情况。儿童由于不会表达不适，医师和家长如果观察不仔细，极易导致延误诊断。

与成人肿瘤引起的急性肠梗阻原因不同，小儿肿瘤引起的急性消化道梗阻，只有在罕见的胃肠道纤维肉瘤向腔内生长的情况下才可能发生胃肠道梗阻。通常以发生在腹部胃肠道外的肿瘤对周围组织侵袭、压迫，使肠腔狭窄、堵塞，或因肿瘤导致肠套叠、肠扭转，使消化道不通畅多见。常见引起消化道梗阻的肿瘤有恶性淋巴瘤，其多侵袭肠系膜，使远端回肠、回盲部肠壁明显增厚，肠腔明显狭窄而产生肠梗阻。幼儿慢性肠套叠多由恶性淋巴瘤导致，肿瘤常位于回肠末端或回盲部，并以此为套叠的起点。腹腔内巨大肿瘤压迫肠管也可形成不完全性肠梗阻。某些腹腔肿瘤在腹膜腔内广泛播散，浸润肠管，也可造成肠梗阻。盆腔内肿瘤、骶前巨大畸胎瘤等生长至一定程度，压迫、浸润直肠产生慢性、不完全性肠梗阻。晚期病例可导致完全性肠梗阻。化疗和放疗还可引起受肿瘤累及的肠壁广泛渗出和纤维化，造成肠狭窄和肠粘连，引起肠系膜血管形成栓塞，导致肠梗阻、胃肠道黏膜缺血、出血、坏死进而发生胃肠道穿孔。

胃肠道梗阻使原本衰弱的机体更加恶化，患儿进食困难，胃肠液大量丢失，出现脱水、电解质紊乱、酸碱失调。胃肠道出血和穿孔，出现贫血、炎症等加剧了病情的进展恶化。

1. 临床表现与诊断 由于肿瘤可能会掩盖混淆急症的临床表现，患儿的临床表现复杂、病情重、恶化进展快、处理困难治疗棘手、病死率高。

由于在肿瘤的治疗过程中，无论化疗还是放疗都会引起呕吐，发生在腹部的肿瘤患儿可能会有腹部不适。当出现胃肠道梗阻时，通常与病情发展中出现的腹痛和治疗过程中出现呕吐不易鉴别，可能

会延误治疗，给患儿带来不良后果。因此当化放疗过程中出现难以解释的剧烈腹痛、严重呕吐时，应仔细鉴别是由于肿瘤病情进展所致还是化疗放疗等治疗手段所致，时刻警惕急腹症的发生。

2. 治疗 如果查体有明显的腹膜刺激征，结合X线片出现明显的胃肠梗阻、气腹等表现，即有手术探查的指征。仅在腹痛较缓和，体格检查腹膜炎体征不明显，X线片无明显异常的情况下，才可考虑非手术治疗。患儿原发病的特性以及患儿处于化疗、放疗过程中身体常较虚弱；患儿对手术的耐受性差，手术后伤口愈合困难，全身感染性疾病发生率高等因素，常使外科医师在决定是否手术和手术时机选择问题上犹豫不决，因此而失去挽救患儿生命的机会。出现非手术治疗无效甚至病情加剧时，积极的手术治疗是挽救患儿生命的有效手段。出现胃肠道梗阻可能是肿瘤直接压迫胃肠道导致，也可能是肿瘤直接侵袭胃肠道导致。

术中针对其急腹症的原发病因进行处理，包括肠粘连松解术，肠腔减压，坏死肠段切除吻合，必要时肠管造瘘等；手术力求简单，采取先挽救生命，尽可能快地完成手术过程。同时术后加强护理，严密观察；需要全肠外营养维持较长时间，同时需要加强抗感染治疗，如骨髓抑制白细胞值低时使用粒细胞集落刺激因子，血小板低会引起出血也应积极采取应对措施等综合处理。术后伤口拆线时间要相对延长。

二、胆道梗阻与损伤

肿瘤压迫胆道或其周围的器官组织时，可引起胆道完全性或不完全性梗阻，可发展成为胆汁性肝硬化。术中对胆道的损伤、误扎，使患儿手术后出现胆道阻塞。胆道损伤出现胆漏，进而发生胆汁性腹膜炎。

肿瘤压迫导致的胆道梗阻是渐进性，多数以肝脏的胆汁排出障碍为主。而在手术等治疗过程出现的胆道梗阻多数是急性的。急性的胆道梗阻是导致胆道感染的常见原因，梗阻是关键的因素，常可使胆汁淤积，诱发炎症的急性发作，出现内毒素症、脓毒血症。感染引起的炎症水肿会加重梗阻的肝脏病变，肝脏可发生胆汁淤积性肝纤维化，甚至

胆汁性肝硬化,出现门静脉高压,最后发展成为肝功能失代偿。同时可使肾脏及机体免疫功能受到影响。

1. 临床表现 胆道梗阻表现为胆汁排出障碍、胆管扩张、血清胆红素逐渐升高特别是直接胆红素升高明显、粪便颜色变浅,甚至呈白陶土色。患儿肝大、皮肤瘙痒。与治疗等有关的多为急性胆道梗阻,可合并胆道感染,临床表现除黄疸外,还可出现腹痛、寒战、发热等,甚至休克与精神异常。胆道损伤还出现腹膜炎的临床表现,患儿腹胀、腹痛,若有腹腔引流管,可引出黄色胆汁性液体。胆汁性腹膜炎有高热,甚至休克等表现。

2. 诊断 患儿出现黄疸,怀疑胆道梗阻和损伤,应进行影像学的检查,包括 B 超、CT、MRI 检查等。实验室检查主要显示胆红素升高,以结合胆红素为主,同时伴有转氨酶升高。

3. 治疗 肿瘤导致的胆道梗阻,手术是主要有效治疗手段。若可能应尽量行肿瘤的根治性手术,或在化疗等治疗后,再进行肿瘤的根治性手术。如肿瘤浸润或转移、患儿全身情况差,无法行根治性手术时,可行姑息性手术,如内引流术。当由治疗过程的不良反应导致有肝内胆管扩张时,可行经皮肝穿刺胆管引流(percutaneous transhepatic cholangial drainage,PTCD),待患儿情况好转稳定后再确定下一步治疗方案。

胆道损伤出现胆汁性腹膜炎时,可采用腹腔引流使感染控制。待病情稳定后再确定损伤的胆道是否需要手术治疗。

第四节 肿 瘤 扭 转

小儿实体瘤引起的肿瘤扭转,包括女性的卵巢肿瘤扭转、肠系膜囊肿及大网膜囊肿扭转等。

一、卵巢肿瘤扭转

卵巢肿瘤,如卵巢畸胎瘤导致的卵巢扭转。无论是囊性或实性的儿童卵巢肿瘤均可发生蒂扭转,是卵巢肿瘤的常见并发症,常需进行紧急手术处理。因发生蒂扭转常诱发剧烈腹痛,若扭转严重且持续时间长,可使肿瘤及器官缺血坏死而出现急性腹膜炎表现,卵巢肿瘤发生扭转可误诊为急性阑尾炎、肠和泌尿系痉挛绞痛、腹膜炎等。

卵巢发生扭转的条件与肿瘤的大小有关。通常是肿瘤发展到一定体积时,才会出现肿瘤扭转,此时肿瘤发生扭转不易自行复位,而且随着时间推移扭转会更严重。肿瘤蒂部较长、包膜完整、表面光滑无粘连,以及肿瘤生长的重心偏一侧都是发生卵巢蒂部扭转的因素。体位的突然改变也是诱发肿瘤发生扭转的一个因素。

卵巢肿瘤蒂扭转多发生在单侧,任何年龄均可发生,但新生儿期相对罕见。以学龄期多见。临床上多见良性的卵巢肿瘤发生扭转,因其包膜完整、表面光滑无粘连,以及肿瘤较大,更容易发生扭转。而恶性者因肿瘤可迅速增大,侵袭包膜、与周围组织有粘连较固定,相对不容易发生扭转。

卵巢肿瘤扭转的病理生理与扭转的程度有关。扭转不足 360° 的卵巢,短时间内血液供应多不受影响,随着时间延长,卵巢的静脉回流受阻,并逐渐加重,直至完全阻塞。出现肿瘤内压力升高,充血、水肿,甚至肿瘤内出血,导致瘤体增大,表面呈紫褐色,压迫、挤压邻近的器官。随着肿瘤内压力不断增高,逐渐影响动脉的血流,使卵巢发生完全缺血坏死,表面呈紫黑色。若继续发展,肿瘤出现破裂、感染,可引起腹膜炎。

1. 临床表现 临床症状的轻重主要受扭转的速度和程度影响,缓慢发生的轻度的卵巢扭转,可无症状或症状不明显,但可随着病变的发展逐渐出现症状,并进行性加重。患儿可出现呕吐、发热、腹胀、尿潴留等非特异性的临床表现。出现肿瘤破裂出血或坏死时,可出现剧烈腹痛、高热等,腹膜炎或感染性休克的表现。

体格检查时腹部出现程度不等的压痛和反跳痛、腹肌紧张、肠鸣音消失。直肠指检,直肠前壁可触及肿物,有卵巢肿瘤坏死或破裂出血时可有触痛。

2. 诊断 患儿多数在发生扭转前并未诊断卵巢肿瘤,因此多发生急性扭转,患儿有下腹部和盆腔部疼痛,多为突发性疼痛,可出现恶心、呕吐。有时可在下腹部或盆腔触及肿物,直肠指检在直肠前壁或前侧壁可触及肿物,可有触痛。

腹腔内穿刺可抽出血性液体,有时可抽到不凝固血液。

影像学特别是 B 超、CT 和 MRI 检查常可及时作出诊断。

3. 治疗 卵巢一旦发生扭转，极易发生卵巢组织坏死，因此一经明确诊断，应尽快手术，力争避免不必要的卵巢切除。若不及时手术，病情可出现恶化，肿瘤可发生出血、坏死、破裂，再发展为腹膜炎和感染性休克。

术中应首先确认扭转的卵巢有无坏死，如卵巢已坏死，首先钳夹扭转的蒂，然后再切除坏死的卵巢及肿瘤。不可在扭转的蒂部未钳住前将卵巢复位，使坏死卵巢血管内的血栓脱落，或坏死的毒素进入血液循环。若卵巢未完全坏死，而肿瘤又能明确为良性肿瘤，考虑患儿年龄小应尽可能保留正常卵巢组织，卵巢复位后，进行肿瘤剔除。若为恶性肿瘤则予以切除，手术后根据病理结果再决定下一步的治疗方案。

二、睾丸肿瘤扭转

小儿睾丸肿瘤临床上并不多见，因睾丸肿瘤发生睾丸扭转者则更罕见。睾丸肿瘤多表现为阴囊内无痛性肿块。若肿瘤发生内出血、坏死或血管栓塞，常有阴囊急症的临床表现。患儿睾丸突然出现红、肿、痛，并有明显的触痛。需与附睾的炎症鉴别，临床上可出现误诊，两者都有红、肿、痛。但睾丸肿瘤合并扭转，疼痛更甚，且阴囊用手托起时睾丸有沉重下坠感，结合影像学检查如 B 超，CT 检查，鉴别两者困难并不大。嵌顿性斜疝则表现为阴囊内的肿物呈梨形，延伸至腹股沟，且有消化道的梗阻症状，若频频呕吐，肛门停止排气排便，可误诊为睾丸附件扭转，通过影像学检查，多可对两者进行鉴别诊断。

检查时托起睾丸时有沉重下坠感，睾丸明显触痛。若发生粘连，阴囊皮肤充血、潮红、并可出现结节，严重者阴囊皮肤可感染坏死，精索增粗。

出现睾丸急症时，应尽快切除患侧的睾丸。为防止恶性的睾丸肿瘤发生血行转移，确定为恶性肿瘤侵袭睾丸并引起扭转时，应先结扎精索的血管，再切除睾丸肿瘤。手术后根据切除睾丸病理、术中侵袭情况，再决定下一步的治疗方案。

三、肠系膜囊肿与大网膜囊肿扭转

肠系膜囊肿和大网膜囊肿偶可因囊肿出现出血、感染、破裂、扭转而引起急腹症。特别是肠系膜囊肿还可引起肠管扭转，使肠管出现绞窄性梗阻，甚至发生肠管坏死。

1. 临床表现 肠系膜囊肿生长至较大后，患儿活动时因重力关系，会牵拉肠系膜根部，或引起肠管轻度痉挛、扭转导致腹痛，一般为轻微腹痛，可持续数分钟至数小时。腹痛缓解数天后可再次发作。囊肿靠近肠管时，可压迫肠管引起不完全性或完全性肠梗阻。由于囊肿的重力作用诱发肠扭转后，则突然出现阵发性剧烈腹痛，患儿面色苍白、辗转不安。引起肠坏死时，出现腹膜刺激征。因轻微损伤引起囊肿内出血或继发感染，炎症累及腹膜或囊肿破裂，可引起局限性或弥漫性腹膜炎。腹部体格检查时，腹部较膨隆，多可触及一个圆形或椭圆形、光滑肿物，边界清楚。囊肿合并出血或感染时肿物有压痛，炎症累及腹膜或囊肿破裂则出现腹肌紧张、压痛及反跳痛等腹膜炎体征。

大网膜囊肿的常见并发症包括出血、感染、破裂和扭转。由于囊壁菲薄，血管丰富，轻微外伤或穿刺抽液使囊壁血管破裂导致出血，表现为腹胀加剧、腹痛、贫血、乏力等。出血后囊肿迅速增大，易感染，因囊肿为多房性，感染不易控制，患儿可出现高热、腹痛、精神不佳、食欲减退、消瘦、贫血等消耗中毒症状。体格检查腹部有局限性或弥漫性压痛，血白细胞增多。外伤可使囊肿破裂，血液及淋巴液流入腹腔刺激腹膜引起腹膜炎，表现为突然发作的剧烈腹痛、恶心、呕吐和发热，体格检查腹部有明显压痛、反跳痛及腹肌紧张。大网膜游离部的中、小囊肿，由于活动范围广泛和重力关系，囊肿可发生扭转。表现为持续性腹痛，阵发性加剧，伴有恶心、呕吐。体格检查有时可见腹部圆形肿物，推动肿物疼痛加剧。

2. 治疗 肠系膜囊肿和大网膜囊并发急腹症，一旦诊断成立，应予手术治疗。特别是怀疑肠管扭转时，更应积极紧急处理，否则会引起肠管坏死，甚至全部小肠坏死。此时应在短时间内做好术前准备，包括纠正失水、电解质紊乱、酸碱失调等情况，尽快手术。

大网膜囊肿发生感染、扭转、破裂等合并腹膜炎者，切除后应冲洗腹腔，并放置腹腔引流管。大网膜发生感染扭转时，大网膜静脉可能存在血栓，应彻底切除，以防止术后发生门静脉栓塞。

第五节 肿瘤破裂出血

恶性肿瘤特别是发生在腹腔内的恶性肿瘤，如原发性肝脏恶性肿瘤、肾母细胞瘤、神经母细胞瘤、卵巢恶性肿瘤等，由于肿瘤迅速生长，肿瘤中央可出现供血不足，发生坏死和液化，并继发感染。肿瘤内部的压力升高，导致肿瘤自发破裂。肿瘤侵袭器官内的血管亦可出现出血。或腹部由于各种原因受到碰撞，出现破裂。甚至因哭闹、玩耍、咳嗽、排便、呕吐、体格检查等，也可使患儿的肿瘤出现破裂出血。另外，发生在骶尾部的巨大畸胎瘤，由于瘤体大、受压、邻近肛门，容易发生感染、坏死，甚至破裂出血。由于肿瘤本身的血供丰富，出血不易自行停止。在化疗、放疗期间，骨髓抑制，血小板低，更容易出现出血。加上肿瘤患儿全身情况差，多合并有贫血、营养不良等情况，出血量大的更容易出现危及患儿生命的情况。

1. 临床表现 发生在腹部的肿瘤破裂口很小，出血量少，患儿仅感到腹痛，腹部不适，轻度腹胀，可伴有恶心或呕吐、食欲缺乏、疲惫乏力、发热等，还可呈进行性贫血。数天后有时可自行缓解。破裂口较大，出血量较多时，发病急骤，患儿可出现肿物迅速增大、高热、突然发生剧烈腹痛。常伴有呕吐，面色蜡黄或苍白、口唇发绀、呼吸急促。脉速、腹胀、全腹压痛明显，伴有腹肌紧张及反跳痛，腹部听诊肠鸣音明显减弱甚至消失。出血严重者可出现休克，短期内可危及生命。

2. 诊断 实体瘤的患儿，仔细追问是否有外伤史或腹部受到的外力史。有些患儿在肿瘤破裂前没有得到诊断，可突然出现腹痛、贫血等腹部内脏出血的临床表现。

腹部 B 超、CT、MRI 检查等影像学有助于了解肿物的部位、大小。增强 CT 检查对了解有无肿瘤出血有帮助。右下腹的腹部穿刺可抽到鲜血或不凝固的血性腹水，有助于诊断。

需要强调的是，当患儿全身情况不佳或处于休克状态时，不过分强求行 B 超、CT 等影像学检查。有条件时可行床边胸部 X 线片及床边腹部 B 超检查，以协助诊断。

实验室检查血红蛋白进行性减少，白细胞可正常或偏多。不过这些数据仅供参考，因为许多恶性肿瘤患儿血红蛋白原本就减少。

3. 治疗 出血量少，全身情况较好者，应卧床休息，禁食，并给予对症治疗，同时给予止血药物。密切监测血压、呼吸及脉搏，随时观察腹部外科情况，一旦病情恶化，随时手术治疗。出血量中等，可考虑行介入血管栓塞治疗。出血量大，病情危重者，应立即纠正失血，以防休克，同时，在较短时间内做一些必要的检查。并做好术前准备工作，如血生化检查、血气分析，备足够红细胞、血浆、冷沉淀及血小板等。待一般情况好转，血压上升，呼吸、脉搏较平稳，然后根据不同的肿瘤，采取不同的紧急治疗措施。

（1）神经母细胞瘤破裂出血：由于肿瘤的特性，多不能完整地切除肿瘤，手术的主要目的是止血。应采用腹部大横切口，进入腹腔后，吸尽积血，清理血凝块，探查破裂口，用淀粉海绵等可吸收止血材料或大网膜填塞。近年来临床使用止血粉，撒在肿瘤破裂口，有较好的效果。压迫止血。肿瘤组织质脆易碎，缝合止血困难，有时只能结扎加电灼活动出血点，再以大纱块压迫止血，留下少许纱布块从腹腔引出，便于出血停止后，缓慢拔出纱布，不可骤然一次性完全拔出纱布块。需几天时间才完全将大纱布撤出。

（2）肾母细胞瘤破裂出血：出血量少，一般情况良好者，可卧床休息、镇静、输液，同时给予止血药物。诊断明确者，只要病情允许，同时可给予化疗药物，待出血止住后，肿瘤也缩小，即可选择适宜时机，手术切除肿瘤。出血量多，经上述处理患儿出血仍未停止。加快输血、输液速度后，待患儿病情较平稳后，则需开腹手术止血。开腹后探查肿瘤对周围组织、脏器粘连、浸润情况，能切除肿瘤的病例，应将肿瘤完整切除，切开后腹膜后，探查肿瘤大小、出血部位，并将破裂口及周围组织以纱布垫保护好。若先钳夹肾动脉，再钳夹肾静脉，可帮助止血。若先也先钳夹肾静脉可防止术中瘤细胞血行播散，但也需尽快钳夹肾动脉，以免出血更严重。术中探查肿瘤无法切除者，则应暂时止血，止血方法同前。

（3）原发性肝脏恶性肿瘤破裂出血：采用贯穿上腹部的大横切口，进入腹腔后首先吸尽及清理腹腔内积血及凝血块，然后探查，寻找破裂口，凝血块最多处最有可能是破裂口，以湿热盐水纱布压迫破裂口止血，再进行探查肿瘤的部位、大小及周围组织重要脏器浸润的程度，然后决定采取的手术方式，整个探查过程中，动作快捷，避免重复探查。酌情可选择合适的手术方式：患儿全身情况较良好，术前准备充分，第一肝门、第二肝门均未受累，采取肝叶切除，可彻底止血，又不失去切除肿瘤的手术机会。出血较多，患儿一般情况较差，估计患儿不能耐受肝叶切除术。可考虑行肝动脉结扎术，对急性止血有一定效果。根据肿瘤的部位，也可直接结扎供应肿瘤的肝右动脉或肝左动脉。在出血的情况下，有时无法解剖相应的肝动脉，也可直接结扎肝固有动脉，肝固有动脉结扎后，出血即可得到控制。肿瘤较大，肿瘤组织大部分已坏死，因张力较高，大量坏死的肿瘤组织常自破裂口溢出，病情也不允许行肝叶切除术，此种情况下，术者或助手可用手托住肝脏，减少自裂口流出的肿瘤组织，将坏死的组织清除干净，动作既要快捷，又要轻柔。肿瘤内的坏死组织全部清除干净后，立即用大纱布堵塞整个瘤床，压迫止血。待无渗血后，缓慢撤去纱布，将活动出血点逐一结扎，无活动出血后，即以明胶海绵或可吸收止血材料置入瘤床充填止血，或使用止血粉，撒在肿瘤床，并将残存的肝边缘内翻缝合，既消灭死腔，又压迫止血。肿瘤体积较大，裂口也较大者，肿瘤对周围脏器浸润严重，同时瘤体表面迂曲、粗大的血管破裂出血，患儿情况较差，不能切除肿瘤，也无法解剖第一肝门寻找肝固有动脉，可用大纱布填塞压迫止血。以后再考虑二期手术，切除肿瘤。手术时先用明胶海绵或可吸收止血材料覆盖出血处，如有大网膜则用以充填，缝合压迫止血。若肿瘤组织很脆、易碎，缝合止血困难，只能以大纱布填塞压迫止血，以大纱布填塞止血时，裂口处先以明胶海绵或可吸收止血材料及大网膜充填，或使用止血粉，撒在肿瘤破裂口，再以大纱布填塞。纱布不可与破裂口直接接触，以免撤去纱布时，已愈合的破裂口受到损伤，再次裂伤发生出血。压迫止血后，留下少许纱布块从腹腔引出。此法止血虽简单有效，但要警惕继发出血的可能。不宜过早撤除纱布。一般术后出血停止，患儿病情稳定后再撤除纱布。撤除纱布后要密切观察患儿的腹部情况。

（4）卵巢恶性肿瘤破裂出血：应探查肿瘤出血部位及周围肠管浸润程度，能手术切除肿瘤的患者，应尽可能予以完整切除。必要时可找到供血动脉并暂时阻断，切除破溃出血的卵巢恶性肿瘤，无法切除的肿瘤，可使用止血粉，撒在肿瘤上后再用明胶海绵、可吸收的止血材料或大纱布压迫止血。

（5）骶尾部畸胎瘤破裂出血：出血量少时，可加压包扎局部，或填塞局部。但若出血不能控制，患儿可耐受手术，可行手术切除肿瘤。因肿瘤较大，多与直肠关系密切，但急诊手术，肠道准备不充分，故手术时更需小心分离，以免损伤直肠，增加局部感染的机会。同时应注意肿瘤呈哑铃状，部分生长于盆腔，急诊手术时切除可能不完全。

第六节 多器官损害的肿瘤急症

一、下腔静脉综合征

下腔静脉综合征（inferior vena cava syndrome，IVCS）又称下腔静脉梗阻综合征或下腔静脉阻塞综合征，因肿瘤生长或在治疗过程引起下腔静脉阻塞，下腔静脉压力升高，临床症状取决于下腔静脉阻塞的部位、程度及侧支循环是否形成。临床上除由原发性肿瘤引起的局部和全身症状外，还可能出现各种临床症状，如腹水、下肢水肿、蛋白尿、静脉曲张、腹壁静脉曲张、肝静脉阻塞表现［巴德-基亚里综合征（Budd-Chiari syndrome）］。心血管的症状和体征（如呼吸困难、颈静脉怒张、心脏杂音等）。下腔静脉瘤栓，瘤栓起源于肿瘤所在部位的静脉，可止于右心房，甚至进入右心室，血供丰富。下腔静脉瘤栓生长方式独特，大多数沿腔静脉延伸而不累及静脉壁。在腹膜后恶性肿瘤中，下腔静脉瘤栓的发生率为4%～10%，而且约1%的瘤栓可达右心房。下腔静脉瘤栓最严重的并发症是瘤栓脱落引起的肺栓塞、急性肺动脉高压、突然的不可预知的猝死危险。患儿可在玩耍过程、医疗治疗和检查中以及哭闹时，特别是手术切除肿瘤后突然出现瘤栓脱落引起患儿猝死。

腹膜后巨大肿瘤，特别是对下腔静脉压迫的肿瘤，可使血流减慢，加上肿瘤的高凝状况，如肾母细胞瘤特别是右侧的巨大肾母细胞瘤，侵袭和浸润肝静脉的肝癌和肝母细胞瘤，是发生下腔静脉瘤栓的高危肿瘤。

下腔静脉瘤栓的处理对外科医师来说是一个棘手的问题和挑战。恶性肿瘤和并下腔静脉瘤栓的患者宜采用以手术为主的综合治疗。选择合适的手术方法在下腔静脉瘤栓的处理中十分重要。近年来，随着手术及麻醉、护理技术的提高及多学科协作发展，手术的安全性提高。在国外，越来越多学者选择外科治疗对腹膜后肿瘤合并下腔静脉瘤栓的患者进行处理。

手术的原则：暴露和控制瘤栓上下的下腔静脉；完全切除肿瘤和瘤栓；预防肿瘤性栓塞；减少出血；维持血流动力学稳定；预防重要器官缺血。应按照瘤栓的水平不同来选择不同的手术技术及方案。

辅助手术技术：①体外循环/心肺转流术（cardiopulmonary bypass，CPB）或伴深低温停循环（deep hypothermia circulatory arrest，DHCA）；②静脉转流术（venovenous bypass，VVB）；③肝获取外科技术；④下腔静脉部分切除重建；⑤下腔静脉滤膜。

按不同的瘤栓水平选择手术方案。Ⅰ型：选择腰、肋下或中线腹部切口，仅需要游离瘤栓上下的下腔静脉，无须其他辅助性方法。Ⅱ型：选择肋下、中线、Chevron 切口或 Chevron 并剑肋角延长切口。Chevron 切口是三向放射状切口，位于肋缘下两横指，并向腋中线方向延长，这一切口向左尽可能远，且中部垂直切开到剑突。要达到下腔静脉血管隔离，通常无须 CPB/DHCA，下腔静脉可原位缝合或用心包补片，可用到 Pringle 法。Ⅲ型：选择 Chevron 并剑肋角延长切口、中线腹部切口或胸腹联合切口。要达到对下腔静脉及肝主静脉的控制。通常无须 CPB/DHCA，但可以采用，也可使用静脉转流术及以上提到的各项技术，取瘤栓时采用头低足高体位（Trendelenburg position），以防发生空气栓塞。Ⅳ型：选择胸骨中线切口并中腹切口、Chevron 并剑肋角延长切口或胸腹联合切口，注意防止从心房取出瘤栓时发生碎裂。多数需要用 CPB/DHCA 或静脉转流术。辅助性技术亦用到以上提到的各项技术，必要时可选择同时开胸切口，便于在发生肺栓塞时及时取瘤栓。

二、血管瘤伴血小板减少综合征

血管瘤伴血小板减少综合征，又称 Kasabach-Merritt 综合征、卡波西型血管内皮瘤。表现为迅速扩大的毛细血管内皮瘤伴血小板减少并引起凝血异常。发病机制尚不清楚，可能与血液滞留在血管瘤中，消耗大量血小板和某些凝血因子，导致血小板大量减少，凝血机制异常有关。表现为 6 个月以下的婴儿的体表巨大血管瘤，无明显诱因突然迅速增大，并向周围扩散，肿瘤表面皮肤暗红，局部皮肤温度升高，质硬有触痛。有时局部改变会误以为是感染导致。患儿此时全身各处会出现有大量出血点及瘀斑，或可同时伴有全身性瘀斑。实验室检查血小板明显减少，甚至可低于 $5 \times 10^9/L$，导致出血倾向，血红蛋白也明显减少，此时即称为血管瘤伴血小板减少综合征。可进一步发展为弥散性血管内凝血，会出现消化道、泌尿道等出血，甚至颅内出血，危及生命。此时因血小板明显减少导致的出血倾向，远比血管瘤更危险。应予以高度注意，并采取相应的措施。

血管瘤伴血小板减少综合征一旦发病，病情进展迅速，目前所采用的治疗方法包括激素治疗、放射治疗、手术治疗及对症治疗等。近年来也有报道使用长春新碱治疗，取得较好的疗效。近年来采用口服普萘洛尔加静脉滴注长春新碱，以及手术切除的综合治疗，取得了很好的疗效。

三、肿瘤合并排尿障碍、无尿

泌尿系统的肿瘤，如巨大的神经母细胞瘤压迫肾脏、骶尾部巨大畸胎瘤压迫膀胱、生长在膀胱及尿道的横纹肌肉瘤引起尿道梗阻，均可使患儿出现排尿障碍。急性排尿障碍可使患儿出现肾功能严重受损，血尿素氮和血肌酐升高、水电解质紊乱、酸碱失调。若合并无尿，提示病情更复杂，患儿全身情况更差，诊断与治疗均困难。

以无尿首诊的患儿，除考虑泌尿系统畸形和泌尿系结石外，还需考虑肿瘤的可能。影像学检查多可发现肿瘤。此时应在纠正失水、电解质紊乱、酸碱失调等情况下，同时解决受压的双侧肾脏和输尿管，肾脏有明显积水者，可在 B 超引导下行肾脏穿刺置管引流。膀胱内和尿道上肿瘤，可行膀胱造瘘。骶尾部巨大畸胎瘤，多可插尿管缓解尿潴留。

在肿瘤诊治过程中，突然出现无尿或少尿的患儿，还需注意急性肿瘤溶解综合征的发生，多由肿瘤巨大，治疗中肿瘤细胞的大量坏死，恶性细胞短时间内大量破坏、细胞内容物释放，恶性细胞快速破坏和细胞内离子、核酸、蛋白质及其代谢物突然释放到细胞外空间导致。可导致代谢紊乱,并导致高尿酸血症、高钾血症、高磷脂血症、低钙血症和尿毒症的三高一低。肿瘤溶解综合征可导致无尿或少尿等急性肾衰竭情况,并可能危及生命。

第七节　急性脊髓压迫症

肿瘤导致的急性脊髓压迫症是一种由椎管内外肿瘤生长或转移性肿瘤压迫导致的严重并发症。大多数患儿早期临床表现并不明显,多以肢体疼痛、麻木及乏力为主。小儿患者对上述症状的表述不同于成年人,常因年龄小表述不清,而以尿床、粪污、不愿意爬行或站立为初始症状,但家长通常未能及时留意患儿的此类表现,甚至出现神经功能受损后,仍选择继续观察而延误治疗时机。随着脊髓受压加重,患儿可能出现肢体感觉、运动及大小便功能障碍等严重并发症,甚至造成不完全性截瘫或完全性截瘫,家人和医师仍然没有发现,发展为不可逆的神经功能损伤,导致功能完全丧失。这将严重影响患儿的日后生活质量。一旦出现瘫痪,很难再完全恢复功能。延误治疗对治疗后行走能力有很大的不良影响,治疗后重获行走能力的最重要预后因素是治疗前的神经功能状态。患儿在就医前常已存在不适但被忽略,并且在神经系统症状出现后又延误治疗,导致脊髓受压情况加重。故尽早明确诊断、积极改善脊髓压迫症状,对恢复神经功能非常重要。降低患儿术后并发症发生率和病死率是临床上迫切需要解决的难题。

1. 临床表现　年龄稍大的患儿可诉腰背痛,首先出现中央背部疼痛,随体位改变而加剧,常呈神经根痛,向一侧或两侧躯干放射;出现感觉改变,在脊髓受压水平以下出现感觉麻木、刺痛或感觉异常;表现为运动障碍,一侧或双侧下肢无力,迅速加重导致截瘫;还可发生括约肌功能障碍,如便秘、尿潴留或大小便失禁。

2. 诊断　结合症状和体征,进行 CT 和 MRI 检查(最好是全脊柱 MRI)多可明确诊断。

3. 治疗　早诊断早治疗可以减少神经系统后遗症发生。尽快进行针对病因治疗,在出现脊髓受压迫的症状,特别是截瘫症状时应接受紧急手术减压。尽管在胸部或腹部以及其他部位仍存在原发性肿瘤,但是尽快对脊髓进行减压是至关重要的。可考虑直接行椎管内肿瘤切除,急诊手术的优点是可以立即缓解神经受压的情况,不但能达到解除椎管内受压的目的,还可同时提供组织学样本,进行病理诊断,为下一步治疗原发性肿瘤提供病理结果。这样的治疗期望能恢复更多的肢体功能。小儿恶性实体肿瘤,对化疗治疗敏感,疗效好于成年人。因此脊髓内先椎管减压后再化疗的治疗策略,可以最大程度地恢复神经系统功能。为保证日后脊柱的稳定性,手术一般摘除椎板不超过 4 个椎体;手术清除椎管内肿瘤及浸润组织,术中注意保护脊髓及神经根,避免出现副损伤,硬脊膜需要严密修补,防止发生术后脑脊液漏。20 世纪 80 年代后期,随着诊断成像技术的显著改进和治疗措施的完善,化疗加激素治疗被认为是一种替代治疗方法,其主要优点是降低了外科手术术后发生后遗症的风险。在椎管内,肿瘤已经压迫神经,采用对原发性肿瘤活检、化疗。希望化疗后压迫脊髓的肿瘤缩小,使压迫症状减轻,达到解除脊髓受压的目的。但如果在化疗期间起效时间太长,肿瘤压迫脊髓的状况需较长时间才能改善,特别是在化疗期间神经系统受压症状仍继续迅速恶化,手术减压可能是更好的选择。如果治疗时脊髓受压的情况已不可逆转。患儿出现瘫痪将终身无法改善。随机对照试验的结果表明,相比于仅实施化疗、放疗的治疗方式,积极的肿瘤切除术,术后进行化疗、放疗,能增加患者治疗后重获行走能力的可能性。对放疗敏感的肿瘤,若无脊柱不稳定及病理性骨折,可行放疗。一旦确诊,应在 2 小时内行首次放疗。放疗初期给予糖皮质激素。若有病理结果还可进行化疗。

(刘钧澄　蒋宏)

参 考 文 献

[1] 张广超. 儿童外科急腹症:儿童实体肿瘤与急腹症[J]. 临床外科杂志,2006,14(5):270-271.

[2] HARMS D, ZAHN S, GÖBE U, et al. Pathology and molecular biology of teratomas in childhood and adolescence[J]. Klin Pädiatr, 2006, 218(6):296-302.

[3] 顾松,陈其民,徐敏,等. 新生儿卵巢囊肿蒂扭转的诊治[J]. 中华小儿外科杂志,2008,29(2):65-66.

[4] SWEENEY P, WOOD C G, PISTERS L L, et al. Surgical

management of renal cell carcinoma associated with complex inferior vena caval thrombi［J］. Urol Oncol, 2003, 21（5）: 327-333.

［5］XIAO X, ZHANG L, CHEN X, et al. Surgical management of renal cell carcinoma extending into venous system: a 20-year experience［J］. Scand J Surg, 2018, 107（2）: 158-165.

［6］DELIS S, DERVENIS C, LYTRAS D, et al. Liver transplantation techniques with preservation of the natural venovenous bypass: effect on surgical resection of renal cell carcinoma invading the inferior vena cava［J］. World J Surg, 2004, 28（6）: 614-619.

［7］QIN H, YANG S, CAI S Y, et al. Clinical characteristics and risk factors of 47 cases with ruptured neuroblastoma in children［J］. BMC Cancer, 2020, 20（1）: 243.

［8］LODE H N, HENZE G, SIEBERT N, et al. Management of tumor rupture and abdominal compartment syndrome in an infant with bilateral high risk stage 4 neuroblastoma［J］. Medicine, 2019, 98（34）: e16752.

［9］GUPTA R, MATHUR P, RENGAN V S, et al. Spontaneous wilms tumor rupture: a preoperative clinical diagnosis［J］. Bull Urooncol, 2021, 20（4）: 276-279.

［10］BISSADA N K, YAKOUT H H, BABANOURI A, et al. Long-term experience with management of renal cell carcinoma involving the inferior vena cava［J］. Urology, 2003, 61（1）: 89-92.

［11］VAIDYA A, CIANCIO G, SOLOWAY M. Surgical techniques for treating a renal neoplasm invading the inferior vena cava［J］. J Urol, 2003, 169（2）: 435-444.

［12］STAEHLER G, BRKOVIC D. The role of radical surgery for renal cell carcinoma with extension into the vena cava［J］. J Urol, 2000, 163（6）: 1671-1675.

［13］王德娟, 佘锦标, 李桂生, 等. 腹膜后恶性肿瘤并下腔静脉瘤栓的治疗: 附 16 例报告［J］. 新医学, 2007, 38（9）: 592-594.

［14］ÇIFTÇI A Ç, KÜPELI S, SEZGIN G, et al. Evaluation of pediatric patients with an oncologic emergency: single center experience［J］. Turkish J Pediatr, 2018, 60（6）: 660-668.

［15］MARTINO L D, SPENNATO P, VETRELLA S, et al. Symptomatic malignant spinal cord compression in children: a single-center experience［J］. Ital J Pediatr, 2019, 45（1）: 80.

［16］COIFFIER B, ALTMAN A, PUI C H, et al. Guidelines for the management of pediatric and adult tumor lysis syndrome: an evidence-based review［J］. J Clin Oncol, 2008, 26（16）: 2767-2778.

［17］文海韬, 吴水华, 陈朝晖, 等. 小儿椎管内肿瘤显微切除术后疗效分析［J］. 临床小儿外科杂志, 2019, 18（11）: 973-976.

［18］詹垦熙, 马晓莉, 段超, 等. 伴有脊髓压迫症状的后纵隔神经母细胞瘤患儿临床特征及预后分析［J］. 中国小儿血液与肿瘤杂志, 2019, 24（2）: 74-79.

［19］鲁亚杰, 李明辉, 龙作尧, 等. 国人脊柱原发肿瘤流行病学特征的 Meta 分析［J］. 中国脊柱脊髓杂志, 2018, 28（1）: 62-72.

［20］TOMITA K, KAWAHARA N, MURAKAMI H, et al. Total en blocspondy-lectomy for spinal tumors: improvement of the technique and its associated basic background［J］. J Orthop Sci, 2006, 11（1）: 3-12.

［21］崔云鹏, 施学东. 脊柱转移瘤治疗进展［J］. 肿瘤防治研究, 2018, 45（5）: 337-342.

［22］赵洁, 潘慈, 汤静燕, 等. 婴幼儿神经母细胞瘤远期随访研究［J］. 中华儿科杂志, 2017, 55（10）: 754-759.

第二十一章

小儿肿瘤外科患儿的疼痛和控制

疼痛是一种涉及感觉、生理、认知、情感、行为及精神等内容的综合多维现象，伴有实质的或潜在的组织损伤。癌性疼痛（cancer pain）是与癌症有关的疼痛，一般是指由肿瘤直接引起的疼痛，或者在肿瘤治疗过程中引起的疼痛。它是儿童肿瘤患者在诊治和病程发展过程中最为常见的不适，据 WHO 统计，在接受抗癌治疗的患者中发生率为 55%，尤其在伴有转移、肿瘤晚期或终末期的患者中发生率为 66%，在文献报道中甚至高达 89%，通常伴随焦虑、抑郁、恐惧或无望，而焦虑和抑郁反过来加重疼痛，影响患儿及家庭的日常生活。

一、病因及分类

癌性疼痛产生的机制主要有 3 个方面，即肿瘤发展引起的疼痛，诊断和治疗肿瘤引起的疼痛，以及合并感染、慢性疼痛性疾病和肿瘤疼痛综合征引起的疼痛。75%~80% 患者的疼痛是由肿瘤侵入软组织、骨髓及神经系统引起的，15%~20% 是在肿瘤的诊断和治疗过程中引起的，5%~10% 是由合并疼痛性疾病引起的。

（一）肿瘤发展引起的疼痛

1. 肿瘤侵袭神经组织　癌细胞通过神经鞘周围淋巴管或沿神经周围抵抗力较弱的部位浸润，然后再向神经轴索侵入。肿瘤侵袭神经引起的疼痛主要有 3 个原因：①神经鞘内的神经纤维被浸润、绞窄、破坏引起疼痛；②癌细胞释放某些致痛物质，如 5- 羟色胺、缓激肽、组胺等作用于周围神经引起疼痛；③营养神经的血管被癌细胞堵塞，神经纤维处于缺血状态引起疼痛。在临床上，肿瘤转移引起的顽固性疼痛，常以神经痛的形式出现，其性质为锐痛，常向体表神经分布范围放射。若肿瘤浸润腹腔神经丛、肠系膜神经丛、骶神经丛，疼痛部位可

不明确，疼痛呈持续性。

2. 硬膜外转移、脊髓压迫　硬膜外转移性肿瘤压迫脊髓时，疼痛局限在椎体，接近中线。肿瘤侵袭神经根时，则出现神经根分布区域的锐痛或刺痛，疼痛呈带状分布，若不治疗，则可出现脊髓压迫综合征，伴有感觉、运动、自主神经的改变或障碍。

3. 肿瘤侵袭空腔脏器　恶性肿瘤浸润和压迫引起空腔脏器拉伸变形及黏膜炎症、缺血和坏死，可产生疼痛，其特点是无明确的定位，周期性和反复性发作，常伴有恶心、呕吐、腹胀。胆道、胰管狭窄或阻塞常引起剧烈疼痛；腹腔或腹膜后肿瘤压迫和侵袭输尿管也可引起剧烈的绞痛。

4. 肿瘤侵袭脉管系统　肿瘤压迫、堵塞或浸润动脉、静脉、淋巴管时可引起疼痛。

5. 肿瘤侵袭骨骼　无论是原发性骨肿瘤还是转移性骨肿瘤，均可引起剧烈的疼痛。

6. 肿瘤本身分泌致痛物质　肿瘤细胞坏死崩解释放肿瘤坏死因子、前列腺素、5- 羟色胺、缓激肽、组胺等致痛物质引起疼痛。

7. 肌肉痛　体重快速减轻、肌肉分解代谢过度，长期制动状态，持续增加的肌张力均可导致肌肉痛，骨转移也可造成肌肉痉挛和抽搐导致肌肉痛。

8. 暴发痛　在已有疼痛的基础上出现短暂的疼痛程度加剧。病情进展或肿瘤部位感染，对阿片类药物形成耐受、药物相互作用，肾功能减退造成的有毒性代谢产物蓄积和 / 或躯体和心理压力等均可导致暴发痛。

（二）肿瘤诊断和治疗后引起的疼痛

1. 诊断性检查引起的疼痛　骨髓穿刺术，腰椎穿刺术，各种内镜检查等有创性检查，均可引起

肿瘤患者疼痛。

2. 外科手术后疼痛　外科手术损伤神经、术后瘢痕形成微小神经瘤可引起疼痛；术后瘢痕的挛缩牵拉、癌瘤复发牵拉组织都可产生疼痛。

3. 放射治疗后疼痛　放疗可使组织发生纤维化，压迫或牵拉神经和疼痛敏感组织而产生疼痛。常见的放疗后疼痛综合征包括放射性神经丛病和放射性脊髓病。此外，放疗后产生的黏膜炎、皮炎、肠炎、带状疱疹、放射性肺炎等均可导致疼痛。

4. 化学治疗后疼痛　化疗时的静脉穿刺；肝动脉灌注化疗和腹腔内化疗后引起的弥漫性腹痛；化疗后引起的静脉炎、黏膜炎、肠炎、出血性膀胱炎；化疗药物的毒副作用引起的多发性神经炎等。

5. 介入治疗后疼痛　各种经皮脏器穿刺术（如经皮肝穿、经皮肾穿等）；经皮动静脉穿刺置管术等有创性的介入治疗技术，均可产生疼痛。

6. 激素治疗后疼痛　激素治疗后疼痛又称类固醇性假性风湿病，是指肿瘤患者在接受糖皮质激素治疗后，全身肌肉、肌腱、关节和骨头出现烧灼样疼痛，特别是肋间肌出现痉挛性疼痛，同时伴全身不适，软弱无力和发热，有时还伴有心理和精神障碍。

7. 免疫治疗后疼痛　常见的免疫治疗后引起的疼痛是指干扰素引起的急性疼痛，这种疼痛表现为发热、寒战、肌痛、关节痛和头痛。

8. 镇痛治疗后疼痛　肿瘤疼痛患者在镇痛治疗过程中，也可产生新的疼痛。肌内注射和皮下注射镇痛药可引起疼痛；一些患者在使用阿片类药物后，可发生反复性的全头痛等。

（三）合并感染、慢性疼痛性疾病和肿瘤疼痛综合征引起的疼痛

1. 肿瘤合并感染引起的疼痛　恶性肿瘤患者极易合并伴有疼痛的感染，这种感染常由细菌、真菌或病毒引起。

2. 肿瘤合并慢性疼痛性疾病引起的疼痛　肿瘤合并慢性疼痛性疾病是指肿瘤患者同时患有各种关节炎、痛风等。

3. 肿瘤合并癌症疼痛综合征引起的疼痛　肿瘤所致神经的受侵与破坏、骨转移、继发感染、实质脏器被膜的牵张以及中空脏器的梗阻等，形成了临床常见的癌症疼痛综合征。肿瘤合并癌症疼痛综合征时，根据肿瘤侵及的部位、组织结构的不同，出现具有某些特征的疼痛。一般治疗相对困难，需

要综合治疗。

4. 心理因素引起的疼痛　促使肿瘤患者疼痛程度加剧以及妨碍肿瘤疼痛治疗效果的一个重要原因就是心理因素的影响，主要包括不安、愤怒、抑郁等3种心理因素。

为制订适当的治疗策略，区分伤害性疼痛和神经病理性疼痛非常重要。伤害性疼痛源于组织损伤，激活正常神经末梢伤害感受器而产生。激活浅表组织（皮肤、黏膜）或深部组织，如骨骼、关节、肌肉或结缔组织中的伤害感受器造成躯体疼痛，疼痛常持续性，位置局部，随体动加剧；激活内脏伤害感受器导致内脏疼痛，疼痛难以描述，位置深，受压感。神经病理性疼痛是由周围或中枢神经系统的结构损伤和神经细胞功能障碍导致，常有感觉异常、感觉迟钝、异常性疼痛或痛觉过敏，针刺样、电击或烧灼感，在儿童中相关研究很少。产生神经病理性疼痛主要原因是神经受压、周围和／或中枢神经受损伤（肿瘤侵袭、放化疗、周围神经痛引起的中枢敏化等）及交感神经功能不全（如外伤等原因导致的慢性区域疼痛综合征）。

二、癌性疼痛特点

癌性疼痛与一般疼痛有很大区别。首先，患儿可以从医师或父母的神态语言中猜到自己所患的疾病，形成较大的心理压力，使他们经常处于惊恐、悲观和过于敏感的精神状态。在这种心理压力下疼痛阈值降低，一些轻微的不良刺激即可引起疼痛和不适，或者使原有的疼痛加剧。其次肿瘤引起的疼痛通常是持续性的，使患儿的食欲减退，心情压抑，情绪不稳定，妨碍睡眠，直接影响患儿的生活质量。同时疼痛加剧使患儿更为烦躁不安，而烦躁不安又会加重疼痛，造成恶性循环。

三、疼痛评估

对疼痛进行全面评估是控制疼痛的基础，不仅要采用年龄相关的疼痛评分量表进行疼痛评分，还要评估疼痛病因及类型、疼痛发作情况、镇痛治疗情况、重要器官功能情况、心理精神情况、家庭及社会支持情况，以及既往史等。

儿童疼痛评估需注意以下几个要点：①不同年龄阶段使用不同的评估方法是准确进行疼痛评估的保证。②任何一种方法都不能准确有效地评估所有儿童及所有类型的疼痛。多种评估方法的

联合使用有助于提高疼痛评估的准确性。疼痛评分不能作为给予镇痛药的唯一指导。③条件允许时，患儿的自我评估应作为首选的疼痛评估方法。④为了有效地评估疼痛，必须与患儿、家长或监护人及疼痛管理的相关人员进行交流。⑤按时规律地进行疼痛评估和记录才能保证镇痛的有效性和安全性，任何干预治疗后都要评估其效果和不良反应。⑥惧怕医师与护士的患儿，医师或护士床前评估时患儿当时的面部表情可能不能反映其疼痛程度，最好由了解患儿疼痛反应行为的父母和/或监护人进行评估。

优化疼痛控制关键在于建立定期、常规、客观的疼痛评估。应多次反复评估疼痛以评价镇痛治疗的有效性，并在必要时调整镇痛方案，方案必须是个体化的。如果疼痛是新发生的，而且变化的幅度大，或者出现特异性疼痛，则必须进行详尽的诊断性病情检查，尤其是出现头痛、背痛、神经性疼痛时。

四、肿瘤患儿的疼痛控制

总体原则来讲，目前肿瘤患儿的疼痛控制方案多来源于低质量的证据并主要来源于专家意见。疼痛控制的原则包括应用 WHO 阶梯镇痛方案、适当增加阿片类药物剂量、使用镇痛辅助药物，以及非药物镇痛方法。必须认识到儿童肿瘤疼痛是复杂的现象；疼痛是多因素作用的结果；需要多维治疗方案；疼痛的动态过程需要经过反复评估和灵活使用镇痛策略；疼痛的特定原因需要特定的疼痛控制方法；镇痛药的副作用应该被预防和治疗；根据疼痛的严重程度和副作用灵活应用药物，口服、硬膜外注射、鞘内注射等；任何程度的疼痛均应考虑非药物治疗，如物理治疗、心理治疗等。

（一）药物治疗

儿童癌性疼痛管理的关键，包括应用不同于成人三阶梯镇痛策略的二阶梯镇痛策略、合理的给药途径、按时给药、个体化治疗及注重细节。在二阶梯镇痛策略中，镇痛药物的选择取决于疼痛的严重程度。轻度疼痛，一线选用非阿片类药物，如对乙酰氨基酚、阿司匹林、布洛芬等。中、重度疼痛，阿片类药物应作为主要干预手段。某些情况下可省略第一阶梯用药。药物治疗可分非阿片类、阿片类和辅助药物 3 类。

1. 非阿片类药物　对乙酰氨基酚是一种乙酰苯胺类解热镇痛药，通过抑制下丘脑体温调节中枢前列腺素合成酶，减少前列腺素 E_1、缓激肽和组胺等的合成和释放。由于其毒副作用小，可以定时规律用药。轻度伤害性疼痛可以单独使用乙酰氨基酚镇痛，但有剂量封顶效应。中度伤害性疼痛可以与非甾体抗炎药（nonsteroidal anti-inflammatory drug，NSAID）或可待因等弱阿片类药物联合应用。一般口服后 30～60 分钟，直肠给药后 1～2.5 小时，血药浓度达到峰值，静脉给药起效快但需在 15 分钟内缓慢输入。对乙酰氨基酚在肝脏代谢，可安全用于新生儿，但新生儿肝脏某些酶类未发育成熟导致药物清除率低，间隔时间需延长。不同用药途径的对乙酰氨基酚剂量推荐见表 21-1、表 21-2。超过最大日用剂量使用后可能产生肝毒性，营养不良和脱水的患者可能造成药物蓄积产生肝损伤。长期使用对乙酰氨基酚的安全性仍缺少证据。

NSAID 如吲哚美辛、布洛芬、双氯芬酸、萘普生、塞来昔布等，通过抑制环氧合酶（cyclooxygenase，COX）减少前列腺素和血栓素的合成从而发挥镇痛作用，属于外周性镇痛药。适用于轻、中度伤害性疼痛，与阿片类药物合用可以增强镇痛效果，并减少阿片类药物的使用剂量。布洛芬是儿童常用的 NSAID，副作用少，长期使用最常见胃肠道功能紊乱和肾损伤，其他副作用有腹泻、头痛、恶心、便秘、皮疹等。因抑制血小板功能，肝功能不全者慎用，中、重度肾功能不全患儿及小于 3 个月的婴儿不应使用布洛芬。NSAID 用于儿童癌性疼痛治疗的随机对照试验资料尚不足，儿童常用的 NSAID 推荐剂量见表 21-3。

2. 阿片类药物　阿片类药物是治疗中、重度疼痛的首选药物。阿片类药物与感觉神经元上的阿片受体结合抑制 P 物质的释放，防止痛觉传入中枢以达到镇痛的目的。临床上常用的治疗癌性疼痛的短效阿片类药物包括吗啡、羟考酮口服速释剂型，长效阿片类药物包括吗啡缓释片、羟考酮缓释片、芬太尼透皮贴剂等。治疗慢性癌性疼痛，推荐使用阿片类药物，常采用口服、透皮吸收途径给药，可临时皮下注射用药，必要时可采用患者自控镇痛给药。

（1）分类

1）弱阿片类药物：包括可待因、曲马多、布托啡诺等。可待因能与脑中的阿片受体结合，模拟

表 21-1　对乙酰氨基酚口服和直肠给药剂量推荐表

年龄	给药途径	负荷剂量 / mg·kg⁻¹	维持剂量 / mg·kg⁻¹	间隔时间 /h	最大日用剂量 /mg·kg⁻¹	最大剂量维持时间 /h
28～32 周 *	口服	20	10～15	8～12	30	48
	直肠	20	15	12		
32～52 周 *	口服	20	10～15	6～8	60	48
	直肠	30	20	8		
大于 3 个月	口服	20	15	4	90	48
	直肠	40	20	6		

注：* 指出生后胎龄（其中早产儿为矫正胎龄）。

表 21-2　对乙酰氨基酚静脉给药剂量推荐表

体重 /kg	单次剂量	间隔 /h	最大日用剂量
<5	7.5mg/kg	4～6	30mg/kg
5～10	10mg/kg	4～6	30mg/kg
>10～50	15mg/kg	4～6	60mg/kg
>50	1g	4～6	4g

表 21-3　NSAID 小儿应用的推荐剂量

NSAID	单次口服剂量 / mg·kg⁻¹	间隔时间 /h	日最大剂量 / mg·kg⁻¹	应用年龄
布洛芬（ibuprofen）	5～10	6～8	30	>3 个月
双氯芬酸（diclofenac）	1	8	3	>6 个月
塞来昔布（celexoxib）	1.5～3	12	6	>1 岁

阿片肽，产生中枢镇痛作用。常用剂量为每 4 小时 0.5～1mg/kg，口服，镇痛持续时间为 4 小时，可用于控制中度伤害性疼痛。长期使用会产生耐药和药物依赖，停药可产生戒断综合征，但其成瘾性弱于吗啡。4%～14% 患者肝脏缺少将可待因转化为吗啡的相关酶，而在儿科患者中占 35%，目前儿童使用可待因已越来越少。曲马多是一种结构与可待因、吗啡类似的中枢镇痛药，是一种消旋混合体，其 2 种对映异构体分别抑制 5-HT 和去甲肾上腺素的再摄取，抑制脊髓疼痛传导，用于控制神经病理性疼痛。2017 年美国 FDA 考虑可待因和曲马多可能导致严重的呼吸抑制和死亡风险，禁止其用于 12 岁以下儿童的镇痛。

2）强阿片类药物：包括吗啡、氢吗啡酮、羟考酮、芬太尼、美沙酮等。

吗啡是 WHO 第二阶梯的首选镇痛药，是目前使用最为广泛的阿片类药物，也是其他阿片类药物临床用药、剂量转换时的参考。吗啡有速释片剂、缓释片剂、口服液和注射针剂，婴幼儿使用液体制剂更为合适。长效吗啡用于婴儿安全有效。速释制剂可用于暴发痛补救，也可用于个体化剂量的调节，每 4 小时给药。缓释制剂不适用于暴发痛，但是可以减少给药次数，增加依从性，每 8～12 小时给药。

阿片类药物的疗效和安全性存在有显著的个体差异，需要逐渐调整剂量，以期获得最佳用药剂量，称为剂量滴定。初次使用阿片类药物镇痛的患儿，按照如下原则进行滴定（以 6 岁，20kg 为例）：①使用吗啡速释片进行治疗，根据疼痛程度，拟定初始固定剂量 0.3mg/kg，每 4 小时 1 次（即 6mg/4h，口服）；用药后疼痛不缓解或缓解不满意，于 1 小时后给予补救 3.5mg 口服（1 天总量为 6mg×6=36mg，总量的 10% 约为 3.5mg），密切观察疼痛程度及不良反应。第 1 天结束如果没有补救，说明剂量合适，转换为吗啡缓释片 15mg，每 12 小时 1 次，口服（补救仍为吗啡速释片 3.5mg，口服）。②口服吗啡可用静脉输注吗啡替代，静脉注射吗啡 0.1mg/kg 负荷量，再吗啡泵注 0.02mg/（kg·h）（=0.4mg/h）。用药后疼痛不缓解或缓解不满意，1 小时补救剂量为 0.4mg 吗啡静脉泵注。③如果第 1 天进行了 6 次补救，总补救量为 21mg 吗啡口服（3.5mg×6=21mg），第 2 天需要的总吗啡量约为 50mg（6mg×6+3.5mg×6=57mg），分 6 次口服，补救剂量为 5mg（一天总量的 10%）。依法逐天调整剂量，直到疼痛评分稳定在 0～3 分，再换用等效剂量的长效阿片类药物。如果出现不可控的不良反应，疼痛评分 <4 分，应该考虑将滴定剂量下调 10%～25%，并重新评价病情。根据年龄不同推荐的阿片类药物首次使用剂量见表 21-4～表 21-6，调节剂量直至镇痛起效，如果每天需要补救剂量或治疗暴发痛次数多于 4 次则增加背景镇痛剂量。

氢吗啡酮可口服、静脉、皮下、硬膜外和鞘内给药，口服和静脉剂量之间存在很大差异，改变给药途径需谨慎。在儿童中使用耐受性好，但是对婴儿体内的药代动力学知之甚少。肝肾功能受损者均应减量使用，从小剂量开始使用。

羟考酮是一种长效镇痛药，有速释和缓释两种口服制剂。口服吗啡改口服羟考酮，建议采用 1.5：1 转换计算初始量，再调整成最佳镇痛水平。对于 6 个月以上儿童，羟考酮的药代动力学与成人相似。羟考酮清除率和半衰期均与年龄相关，和成人比较，新生儿半衰期延长、清除率降低，新生儿出生数周后清除率迅速增加，半衰期缩短，出生后 1～2 个月时接近成年人水平，3 岁时其清除半衰期达到成年人水平。中重度肝损伤者减半使用。

芬太尼是一种短效阿片类药物，可用透皮贴剂和静脉注射。芬太尼透皮贴剂是儿童慢性疼痛治疗的维持镇痛药，安全且耐受性好，2 岁以下的安全性和有效性尚未证实，每片使用时间为 72 小时，最小剂量为 12μg/h 芬太尼，不可修剪使用。开始使用透皮贴剂时，停用所有阿片类药物，备好等效剂量的速释吗啡，使用贴剂 3 天后，根据前面 48 小时使用的其他阿片类药物补救剂量，采用口服吗啡 45mg/24h 换算成芬太尼透皮贴剂 12μg/h，进行剂量调整。其他阿片类药物和芬太尼透皮贴剂剂

表 21-4 新生儿首次使用阿片类药物的剂量

药物	给药途径	起始剂量
吗啡	静脉注射	每 6 小时 25～50μg/kg
	皮下注射	
	静脉输注	初始剂量 25～50μg/kg；维持剂量 5～10μg/（kg·h）
芬太尼	静脉注射	每 2～4 小时 1～2μg/kg
	静脉输注	初始剂量 1～2μg/kg；维持剂量 0.2～1μg/（kg·h）

表 21-5 婴儿首次使用阿片类药物的剂量（1 个月～1 岁）

药物	给药途径	起始剂量
吗啡	口服（速释）	每 4 小时 80～200μg/kg
	静脉注射	1～6 个月：每 6 小时 100μg/kg
	皮下注射	6～12 个月：每 4 小时 100μg/kg（最大 2.5mg/次）
	静脉输注	1～6 个月：初始剂量 50μg/kg；维持剂量 10～30μg/（kg·h）
		6～12 个月：初始剂量 100～200μg/kg；维持剂量 20～30μg/（kg·h）
	皮下输注	1～3 个月：10μg/（kg·h）
		3～12 个月：20μg/（kg·h）
芬太尼	静脉注射	每 2～4 小时 1～2μg/kg
	静脉输注	初始剂量 1～2μg/kg；维持剂量 0.2～1μg/（kg·h）
羟考酮	口服（速释）	每 4 小时 50～125μg/kg

表 21-6 儿童首次使用阿片类药物的剂量（1～12 岁）

药物	给药途径	起始剂量
吗啡	口服（速释）	1～2 岁：每 4 小时 200～400μg/kg
		2～12 岁：每 4 小时 200～500μg/kg（最大每次 5mg）
	口服（缓释）	每 12 小时 200～800μg/kg
	静脉注射	1～2 岁：每 4 小时 100μg/kg
	皮下注射	2～12 岁：每 4 小时 100～200μg/kg（最大每次 2.5mg）
	静脉输注	初始剂量 100～200μg/kg；维持剂量 20～30μg/(kg·h)
	皮下输注	20μg/(kg·h)
芬太尼	静脉注射	1～2μg/kg，每隔 30～60 分钟重复
	静脉输注	初始剂量 1～2μg/kg；维持剂量 0.2～1μg/(kg·h)
氢吗啡酮	口服（速释）	每 3～4 小时 30～80μg/kg（最大每次 2mg）
	静脉注射或皮下注射	每 3～6 小时 15μg/kg
美沙酮	口服（速释）	100～200μg/kg
	静脉注射或皮下注射	初期每 4 小时 2～3 次，以后每 6～12 小时给药（初始最大每次 5mg）
羟考酮	口服（速释）	每 4 小时 125～200μg/kg（最大每次 5mg）
	口服（缓释）	每 12 小时 5mg

量转换参见表 21-7。透皮贴剂的药物吸收与局部温度相关，因此发热、局部保温或加热、剧烈运动等会造成芬太尼吸收增加，可导致致命性芬太尼过量、呼吸骤停和死亡，需及时减量，每隔 72 小时更换贴剂时需更换部位。

美沙酮可用于伤害性疼痛和神经病理性疼痛。药代动力学个体差异大，建议有经验者使用。作用时间长，半衰期长为 19 小时，存在延时镇静和过量的风险，需要在数天严密临床观察的基础上进行调药。为防蓄积，达有效剂量后 2～3 天剂量应减少50%，此后，每隔 1 周或更长时间增加剂量，最多增加 50%。肝损伤者避免或减量使用，严重肾损伤者减少 50% 再调整。

阿片类药物的轮换可减轻不良反应，减少耐药性，增加镇痛效果。一般不需要按照等价镇痛剂量的 100% 给药，否则容易出现副作用。长效吗啡制剂转化为速释制剂时，对持续性疼痛和间断性疼痛均需要提供足够的疼痛控制。

疼痛程度开始降低时提示阿片类药物的需要量开始减少，此时可以考虑停药。采用逐渐减量法，阿片类药物的剂量可每 1～2 天减少 20%～30%。低至中等剂量阿片类药物治疗少于 5 天的患

表 21-7 芬太尼透皮贴剂的转换剂量

常用阿片类药	每天剂量			
口服吗啡/(mg·d^{-1})	60.0～134.0	135.0～224.0	225.0～314.0	315.0～404.0
肌内注射或静脉注射吗啡/(mg·d^{-1})	10.0～22.0	23.0～37.0	38.0～52.0	53.0～67.0
口服羟考酮/(mg·d^{-1})	30.0～67.0	67.5～112.0	112.5～157.0	157.5～202.0
口服氢吗啡酮/(mg·d^{-1})	8.0～17.0	17.1～28.0	28.1～39.0	39.1～51.0
静脉注射氢吗啡酮/(mg·d^{-1})	1.5～3.4	3.5～5.6	5.7～7.9	8.0～10.0
口服美沙酮/(mg·d^{-1})	20.0～44.0	45.0～74.0	75.0～104.0	105.0～134.0
上述药物剂量所对应的芬太尼透皮贴剂等效推荐剂量/(μg·h^{-1})	25.0	50.0	75.0	100.0

者可以在 3~4 天停药。用药 5 天以上的患者,停药的时间也应该相应的延长。用药时间越长的患者需要越长的时间停药,以防止戒断症状。戒断症状包括出汗、腹泻、神经过敏、精神激动等。停药时应该仔细观察是否出现戒断症状,如果出现则需要调整阿片类药物的剂量。

(2)不良反应防治:阿片类药物的常见不良反应包括便秘、恶心、呕吐、嗜睡、瘙痒、头晕、尿潴留、谵妄、认知障碍、呼吸抑制等。除便秘外,阿片类药物的不良反应大多是暂时性或可耐受的。应将预防和处理阿片类药物的不良反应作为镇痛治疗计划和患者宣教的重要组成部分。恶心、呕吐、嗜睡、头晕等不良反应,大多出现在未使用过阿片类药物患者的用药最初几天。初用阿片类药物的数天内,可考虑同时给予镇吐药昂丹司琼预防恶心、呕吐,如无恶心症状,则可停用镇吐药。便秘症状通常会持续发生于阿片类药物镇痛治疗全过程,应常规合并使用缓泻剂防治便秘。出现过度镇静、精神异常等不良反应,需要减少阿片类药物用药剂量。纳洛酮可用于拮抗阿片类药物过量引起的极端效应。首次使用阿片类药物的新生儿、婴儿或儿童,治疗阿片类药物导致的呼吸暂停的剂量为 $10\mu g/kg$,无改善者可再给 $100\mu g/kg$,仍无改善者再次明确病因,必要时持续泵注 $5\sim20\mu g/(kg\cdot h)$。阿片类耐受者,纳洛酮剂量应减少,以 $1\mu g/kg$ 为初始量,逐步调整直至自主呼吸恢复,氧合足够,谨防急性戒断症状。用药过程中,应当注意肾功能不全、高钙血症、代谢异常、合用精神类药物等因素的影响。暴发痛,额外剂量的吗啡或芬太尼可以按需频繁给药,补救剂量除芬太尼外为每天总基础量的 10%,如需要更大剂量才能控制暴发痛,应据此增加常规每天总基础量。

目前关于阿片类药物用于儿童镇痛的临床研究并不多,作为肿瘤终末期的姑息性治疗,阿片类药物使用要个体化,药物剂量的选择、临床有效性安全性评估、辅助用药、药物的反应、不良反应的管理等仍需要更多的临床数据支持。

3. 辅助药物 成人常用的辅助药物如皮质激素、三环类抗抑郁药、抗惊厥药和双膦酸盐类药物在儿童中缺少广泛研究,收益风险比尚未明确。氯胺酮主要作用于 N- 甲基 -D- 天冬氨酸(N-methyl-D-aspartate, NMDA)受体,通过与 NMDA 受体的苯环己哌啶位点结合,非竞争性抑制谷氨酸对该受体的激活,从而使神经元活动减弱,产生麻醉和镇痛作用,可改善痛觉敏化,辅助用于癌性疼痛控制,减少阿片类药物使用,可作为疼痛管理的辅助用药,但是仍需要更多安全性和有效性的证据。针对持续性神经病理性疼痛,可一线选用抗惊厥药(如加巴喷丁)和三环类抗抑郁药,而美沙酮、氯胺酮和利多卡因可作为佐剂使用。

(二)诊断及治疗性操作中的镇静镇痛

小儿肿瘤治疗中常伴有反复的疼痛性操作,如骨髓穿刺、腰椎穿刺、深静脉置管等,这些操作是短暂的,但可导致程度剧烈的疼痛,产生严重的伤害后应激症状,这些症状甚至可以持续 12 年之久,因此应给予充分的镇痛和镇静。理想的疼痛性操作的镇痛方法应该包括:①静脉用药,口服,或者同时使用;②起效迅速;③持续时间短;④使患者最大程度地舒适和配合;⑤安全。应在围操作期采用药物和精神干预结合的镇静镇痛管理:①操作前期充分的解释和心理准备;②操作前 1 小时,涂抹局部麻醉药乳膏,可口服镇痛药;③操作前 5 分钟催眠放松、分散注意力;④操作过程中给予镇静或全身麻醉。也可以联合应用局部麻醉、超声引导下区域阻滞和丙泊酚静脉复合麻醉,必要时使用芬太尼。防止伤害性刺激的躯体反应以及血流动力学反应,维持自主通气并且在操作后维持麻醉效应,尽量防止并发症。

(三)术后疼痛管理

手术是肿瘤治疗中常用的手段,手术创伤造成的疼痛需要围手术期全方位的管理,而不仅针对术后。术后疼痛管理主要采用多模式镇痛,复合非药物干预。排除禁忌证后,采用规律的 NSAID 给药、区域阻滞、椎管内麻醉、切口局部麻醉药浸润等,创伤面大的手术术后常规采用患者自控静脉镇痛(patient controlled intravenous analgesia, PCIA)全身给阿片类药物,常用的 PCIA 药物剂量见表 21-8。超声引导明显减少了神经阻滞时的神经损伤、误入血管等并发症,为精准的区域阻滞提供了技术支撑。因为患儿的不合作、导管脱落、感染等因素,儿童较少使用区域阻滞或椎管内麻醉留置导管持续镇痛,但是在局部麻醉药中添加辅助药物如右美托咪定能延长局部麻醉药作用时效。另外,如果已经长期使用阿片类药物镇痛,需要在围手术期增加阿片类药物剂量,持续给药,同时采用多模式镇痛,避免戒断症状。

表 21-8　患者自控静脉镇痛的推荐方案

药物	负荷剂量	单次冲击剂量 / $(\mu g \cdot kg^{-1})$	锁定时间 /min	持续背景输注 /$(\mu g \cdot kg^{-1} \cdot h^{-1})$
吗啡	50.00μg/kg	10.00～20.00	5～15	0.00～4.00
芬太尼	0.50μg/kg	0.10～0.20	5～10	0.30～0.80
舒芬太尼	0.05μg/kg	0.01～0.02	5～10	0.02～0.05
曲马多	0.50mg/kg	100.00～200.00	5～10	100.00～400.00

（四）轴索镇痛及神经破坏性阻滞

局部麻醉药复合阿片类药物可提高轴索镇痛效果。轴索使用阿片类药物控制疼痛的镇痛效率和效率 - 副作用比均优于其他的阿片药物给药途径。吗啡静脉注射、硬膜外注射和鞘内注射的等价镇痛比为 100∶10∶1。阿片类药物鞘内给药的起效药物浓度为全身用药浓度的 1/600～1/100，硬膜外给药的起效药物浓度为全身用药浓度的 1/10。轴索途径小剂量给药可以减少副作用的发生，减少镇静状态、呼吸抑制、恶心、瘙痒、肌阵挛的发生。

硬膜外和鞘内置管取决于患儿的预期寿命。硬膜外导管容易脱出，可以发展为导管尖纤维化，可以引起硬膜外腔粘连导致斑片状感觉缺失。长期应用硬膜外或鞘内置管具有同样的感染率。

吗啡、氢吗啡酮、盐酸阿芬太尼、舒芬太尼等介导的轴索镇痛，可以被其他药物作用放大，如局部麻醉药、可乐定、巴氯芬等。γ- 氨基丁酸的衍生物能抑制兴奋性氨基酸神经递质的释放，降低脊髓单突触和多突触反射的兴奋性，减少 P 物质的释放和钙内流，从而缓解肌强直和痛性痉挛。右美托咪定、氯胺酮硬膜外给药可以作为局部麻醉的辅助。轴索镇痛作用的增强是由 N- 甲基天冬氨酸受体介导的。如果可以接受感觉或运动功能缺失，苯酚或乙醇介导的神经破坏性阻滞可用于控制局部顽固性疼痛。这些方法只能在全身麻醉的情况下用于终末期患儿。

（五）非药物治疗

适合患儿年龄段的非药物方法也可用来缓解疼痛。非药物治疗措施作为多模式镇痛中的一种在疾病治疗过程中早期应用效果最好。但非药物治疗不能作为药物治疗的替代，而是作为药物治疗的补充手段，可以有效地提高儿童疼痛阈值。总体来讲，"分心"，即被动或主动地将患者的注意力从伤害性刺激上转移可以缓解疼痛。新科技的进步提供了多样化的选择，如可提供娱乐和社交的人工智能，具有即时通信模块的手机应用软件，视频或电子游戏等虚拟世界都可减少对疼痛的焦虑，但是目前仍缺少带有正面鼓励作用的设计。其他非药物方法还包括接触、按摩、轻擦法、摇摆等。疼痛是感觉和情绪的经历，5 岁以上的儿童通常有丰富的想象力，可以诱导他们集中精力想象，从而"忘掉"他们的不愉快的感觉。比较理想的做法是由有经验的健康护理者指导父母在儿童经历疼痛前掌握这些技巧，因为父母在疼痛管理控制中起关键作用，因此需要加强父母的知识宣教和培训，但目前仍缺少将疾病和癌性疼痛知识向父母输送的有效方法和途径。

五、临床应用

儿童肿瘤患者的疼痛控制必须将副作用控制在可接受的范围内，而且要改善患者的整体功能和生活质量。达到这种平衡的合适的途径包括个体化综合治疗计划，以及从最小侵袭疼痛干预，逐步，梯度扩大到侵袭性大的方法等。

（王东披　舒强）

参 考 文 献

［1］ MERSKEY H, BOGDUK N. Classification of chronic pain［M］. 2nd ed. Seattle: IASP Press, 2018: 209-214.

［2］ VAN DEN BEUKEN-VAN EVERDINGEN M H, HOCHSTENBACH L M, JOOSTEN E A, et al. Update on prevalence of pain in patients with cancer: systematic review and Meta-analysis［J］. J Pain Symptom Manage, 2016, 51（6）: 1070-1090.

［3］ HECHLER T, WAGER J, ZERNIKOW B. Chronic pain treatment in children and adolescents: less is good, more is sometimes better［J］. BMC Pediatr, 2014, 14: 262.

［4］ WHO GUIDELINES APPROVED BY THE GUIDELINES REVIEW COMMITTEE. WHO Guidelines for the pharmacological and radiotherapeutic management of cancer pain in adults and adolescents［M］. Geneva: World Health Organization, 2018.

［5］李德爱,张文彬,严敏.临床疼痛药物治疗学［M］.北京:人民卫生出版社,2015.

［6］ASTUTO M, INGELMO P. Perioperative medicine in pediatric anesthesia［M］. Berlin:Springer International Publishing,2016.

［7］LEWIS RAMOS V, ETI S. Assessment and management of chronic pain in the seriously ill［J］. Prim Care, 2019, 46(3):319-333.

［8］左云霞,冯春,刘飞,等.小儿术后镇痛专家共识［A］.//2017版中国麻醉学指南与专家共识［M］.北京:人民卫生出版社,2017.

［9］ECCLESTON C, COOPER T E, FISHER E, et al. Non-steroidal anti-inflammatory drugs(NSAIDs) for chronic non-cancer pain in children and adolescents［J］. Cochrane Database Syst Rev, 2017, 8(8):CD012537.

［10］US FOOD AND DRUG ADMINISTRATION. FDA restricts use of prescription codeine pain and cough medicines and tramadol pain medicines in children; recommends against use in breastfeeding women［EB/OL］.［2020-05-15］.https://www.fda.gov/drugs/drug-safety-and-availability/fda-drug-safety-communication-fda-restricts-use-prescription-codeine-pain-and-cough-medicines-and.

［11］HABASHY C, SPRINGER E, HALL EA, et al. Methadone for pain management in children with cancer［J］. Paediatr Drugs, 2018, 20(5):409-416.

［12］ANGHELESCU D L, SNAMAN J M, TRUJILLO L, et al. Patient-controlled analgesia at the end of life at a pediatric oncology institution［J］. Pediatr Blood Cancer, 2015, 62(7):1237-1244.

［13］MADDEN K, PARK M, LIU D, et al. Practices, attitudes, and beliefs of palliative care physicians regarding the use of methadone and other long-acting opioids in children with advanced cancer［J］. J Palliat Med, 2018, 21(10):1408-1413.

［14］BEECHAM E, CANDY B, HOWARD R, et al. Pharmacological interventions for pain in children and adolescents with life-limiting conditions［J］. Cochrane Database Syst Rev, 2015, 2015(3):CD010750.

［15］MERCADANTE S, GIARRATANO A. Pharmacological management of cancer pain in children［J］. Crit Rev Oncol Hematol. 2014, 91(1):93-97.

［16］FINKEL J C, PESTIEAU S R, QUEZADO Z M N. Ketamine as an adjuvant for treatment of cancer pain in children and adolescents［J］. J Pain, 2007, 8(6):515-521.

［17］ANGHELESCU D L, TESNEY J M. Neuropathic pain in pediatric oncology a clinical decision algorithm［J］.

Paediatr Drugs, 2019, 21(2):59-70.

［18］LOEFFEN E A H, MULDER R L, FONT-GONZALEZ A, et al. Reducing pain and distress related to needle procedures in children with cancer:a clinical practice guideline［J］. Eur J Cancer, 2020, 131:53-67.

［19］SAVARESE J J, TABLER N G. Multimodal analgesia as an alternative to the risks of opioid monotherapy in surgical pain management［J］. J Healthc Risk Manag, 2017, 37(1):24-30.

［20］FRIEDRICHSDORF S J. Multimodal pediatric pain management(part 2)［J］. Pain Manag, 2017, 7(3):161-166.

［21］FARES K M, OTHMAN A H, ALIELDIN N H. Efficacy and safety of dexmedetomidine added to caudal bupivacaine in pediatric major abdominal cancer surgery［J］. Pain Physician, 2014, 17(5):393-400.

［22］YAMAGUCHI T, KATAYAMA K, MATSUMOTO M, et al. Successful control of pain from malignant psoas syndrome by spinal opioid with local anesthetic agents［J］. Pain Pract, 2018, 18(5):641-646.

［23］LOPEZ-RODRIGUEZ M M, FERNÁNDEZ-MILLAN A, RUIZ-FERNÁNDEZ M D, et al. New technologies to improve pain, anxiety and depression in children and adolescents with cancer:a systematic review［J］. Int J Environ Res Public Health, 2020, 17(10):3563.

［24］ZHENG C, CHEN X, WENG L, et al. Benefits of mobile apps for cancer pain management:systematic review［J］. JMIR Mhealth Uhealth, 2020, 8(1):e17055.

［25］UHL K, BURNS M, HALE A, et al. The critical role of parents in pediatric cancer-related pain management:a review and call to action［J］. Curr Oncol Rep, 2020, 22(4):37.

［26］TUTELMAN P R, CHAMBERS C T, STINSON J N, et al. Pain in children with cancer prevalence, characteristics, and parent management［J］. Clin J Pain, 2018, 34(3):198-206.

［27］REID K, HARTLING L, ALI S, et al. Development and usability evaluation of an art and narrative-based knowledge translation tool for parents with a child with pediatric chronic pain:multi-method study［J］. J Med Internet Res, 2017, 19(12):e412.

［28］王菲迪,安晶,吴刚,等.羟考酮在特殊人群中的临床应用研究进展［J］.国际麻醉学与复苏杂志,2017,38(10):930-933.

［29］KINNUNEN M, PIIRAINEN P, KOKKI H, et al. Updated clinical pharmacokinetics and pharmacodynamics of oxycodone［J］. Clin Pharmacokinet, 2019, 58(6):705-725.

第二十二章

小儿恶性肿瘤患儿营养代谢特点与营养支持

第一节 小儿恶性肿瘤营养代谢特点及评价

一、小儿恶性肿瘤患儿的代谢特点

了解恶性肿瘤患儿的代谢特点有利于营养支持的合理应用。肿瘤细胞代谢、手术、化疗和放疗、伴发感染等均可致机体能量与营养代谢不平衡。由肿瘤细胞本身合成，或作为机体对肿瘤应答产物的细胞因子，是正常组织蛋白质耗竭的潜在因素。为了更合理地提供肿瘤患儿的营养支持，有必要先了解肿瘤患儿的代谢特点，包括能量代谢、氨基酸代谢、脂肪代谢、糖类代谢和维生素及微量元素的代谢。

（一）概述

1. 能量代谢 传统观念认为，恶性肿瘤患儿总是存在高消耗，恶性肿瘤患儿的能量消耗高于正常同龄儿童、良性肿瘤患儿及一般非肿瘤疾病患儿。但近年来的众多相关研究却发现，肿瘤患儿的能量代谢并不一定高于正常同龄儿，甚至有的患儿表现为低代谢。

能量摄入不足与营养状况变化是影响小儿能量代谢的重要因素。能量消耗是小儿摄入不足、体重减轻的一种代偿性变化。但一些相关研究显示，虽然恶性肿瘤组较良性肿瘤对照组患儿多表现为能量摄入不足与营养不良，但却未发现摄入减少的恶性肿瘤患儿平均能量消耗值低于摄入正常的恶性肿瘤患儿。此外，恶性肿瘤患儿的平均静息能量消耗量（resting energy expenditure, REE）与正常对照组及良性对照组无显著性差异，且恶性肿瘤患儿REE的变化范围更大。某些学者推测恶性肿瘤患儿可能存在这样一个能量代谢变化过程：能量摄入不足使机体出现反应性能量消耗下降，而肿瘤生长

则加快了机体代谢，两者对机体影响程度的不同使之最终表现为低能量消耗、正常能量消耗或高能量消耗。

2. 氨基酸代谢 大多数恶性肿瘤患儿有肌肉消瘦，其肌肉蛋白分解加速。动物实验的结果显示瘤鼠的肌肉蛋白质合成与分解代谢均有所增加，但分解代谢超过合成代谢，因此出现负氮平衡，肌肉蛋白丢失而消瘦。此外，肿瘤可导致机体出现免疫功能变化，蛋白合成增加，各种抗肿瘤因子或相关抗体等蛋白质的合成增加，全身蛋白质转化增加，体内各种蛋白的重新分布导致血清白蛋白减少。

3. 脂肪代谢 无论恶性肿瘤患儿的体重是否减轻，减轻程度如何，脂肪的代谢水平总是升高的。实验室检查可出现血浆游离脂肪酸和甘油三酯水平增高，而血浆甘油三酯浓度并不增加。另外，存在体重减轻的恶性肿瘤患儿血浆甘油三酯的转换率升高，提示脂质分解增加。导致脂肪代谢的原因，一方面与机体胰岛素抵抗有关；另一方面由摄食不足使机体处于半饥饿状态和交感肾上腺素活性增加造成，从而加速了脂肪的氧化分解，导致合成减少。

4. 糖类代谢 恶性肿瘤患儿的葡萄糖转换增加，主要表现为糖异生增加，三羧酸循环增加，丙酮酸、乳酸、甘油三酯等合成增加。尽管由于胰岛素抵抗，糖的利用和氧化降低，但血葡萄糖循环与清除均增加。表22-1列出恶性肿瘤患儿机体内产生的主要细胞因子对三大营养物质代谢的影响。

（二）临床表现

恶性肿瘤患儿，尤其是晚期恶性肿瘤患儿最

表22-1 小儿恶性肿瘤时，细胞因子对蛋白质、糖、脂肪代谢的影响

	蛋白质	糖类	脂肪
TNF-α	肌蛋白分解增加	糖异生增加	脂肪合成减少
	蛋白质氧化增加	糖原合成减少	脂肪组织内LPL减少
	肝脏蛋白质合成增加	糖原分解增加	
		葡萄糖清除加速	
		乳酸生成增加	
IL-1	肝脏蛋白质合成增加	糖异生增加	脂肪分解增加
		葡萄糖清除加速	LPL合成减少
			脂肪酸合成增加
IL-6	肝脏蛋白质合成增加	脂肪分解增加	脂肪分解增加
		脂肪酸合成增加	脂肪酸合成增加
IFN-γ		LPL活性降低	
		脂肪合成减少	
		脂肪分解增加	

注：TNF-α.肿瘤坏死因子-α；IL-1.白介素-1；IL-6.白介素-6；IFN-γ.γ干扰素；LPL.脂蛋白脂肪酶。

重要的共同症状是恶病质，并出现以下营养与代谢问题。

1. 食欲缺乏或减退 食欲缺乏或减退可在肿瘤早期或在肿瘤生长或扩散时出现。肿瘤生长影响恶性肿瘤患儿的营养状况，因为吸收降低，低血糖，氨基酸不平衡和下丘脑(调节食欲及饱足感)生理功能受干扰。下丘脑的低分子肽也影响脑功能，因此肽、核苷酸及其他低分子量代谢物可能对恶性肿瘤患儿的食欲缺乏起作用。这些物质也可作用于中枢神经系统的感觉及反应细胞而发生食欲缺乏。

动物在肿瘤生长的很早阶段就可发生食欲缺乏。这些动物在恶病质出现前即表现对食物的食欲反应受损，昼间活动和饲养形式改变。肿瘤仅为患儿体重0.01%时，每天食物摄入量即开始减少。当肿瘤为患儿体重3%～5%时，即出现明显的恶病质。当肿瘤扩散或复发时，约15%的肿瘤患儿有明显食欲缺乏，25%在一顿饭开始时有饥饿感，但很快就感到饱了。食欲缺乏导致体重减轻，使患儿虚弱及继发合并症，如无力、溃疡、体液和电解质异常，对感染的抵抗力降低，对食物更无兴趣。医师、护士、营养师必须特别注意食欲缺乏的患儿，尽一切努力帮助患儿克服。

2. 味觉改变 患儿用氟尿嘧啶治疗时，甜感觉阈提高，结束治疗后又降低。肿瘤患儿对苦味阈降低，这也许是厌恶肉食的原因。肉的苦味可能由于肉中含有很少量的氨基酸，而无肿瘤的小儿是感觉不出的。锌缺乏可使味觉改变，这也可能是肿瘤患儿味觉减退的另一个可能原因。味觉不正常的肿瘤患儿体重减轻的发生率比正常者高。

3. 代谢改变 一些恶性肿瘤患儿的基础代谢率约增加10%。蛋白质代谢亦受到干扰。开始时肿瘤消耗周围组织，后来造成低白蛋白血症。有报道称肿瘤患儿血白蛋白为29g/L(正常成人为40g/L)，肿瘤扩散的患儿较局限者更低。这可能是由于蛋白质合成降低，丢失又很多。有效的肿瘤治疗能使正常组织内有氮潴留。当肿瘤退化时，甚至可使肿瘤的氮参与到体内组织中。

二、小儿恶性肿瘤患儿的营养评价

小儿恶性肿瘤是一种慢性消耗性疾病，尤其是晚期恶性肿瘤患儿，处于一种恶性营养不良状态(恶病质)，因此对肿瘤患儿的营养状况评定是有必要的。一方面可了解其机体免疫功能状态及对抗肿瘤治疗的耐受性，并进一步评价患儿的生活质量，估计其预后；另一方面，也为合理实施营养支持提供依据。

(一)营养状况指标及其评价

为了便于评定营养状况，可将人体成分分成

6个部分。热量主要储存于脂肪和骨骼肌,体内蛋白质主要分布在皮肤、骨骼、血浆、内脏和骨骼肌,可分别通过适当的参数予以评价。体重是评定营养状况的一项重要而可靠的依据,理想体重(ideal body weight,IBW)的测定包括体脂和肌肉2个方面,可作为蛋白质、热量缺乏与否的粗略指标。体重作为营养指标的最大缺点是受身体内水分多少的影响,水肿的患者需考虑水潴留的原因。内脏蛋白质的状态可以通过测定血清中某些蛋白质浓度反映。常用的血清蛋白质指标包括白蛋白、转铁蛋白和前白蛋白。血清白蛋白浓度的降低(低白蛋白血症)是营养不良最明显的生化特征。营养不良时血清白蛋白浓度降低并不是由肝脏蛋白质的合成能力下降引起的,而是由体内提供合成蛋白质的基质缺乏导致的,因此持续的低蛋白血症是判断营养不良的最可靠指标之一。白蛋白在肝脏合成,半衰期为20天,因此白蛋白作为营养指标的局限性在于:一是半衰期长,不能反映近期的蛋白质营养不良;二是需排除肝功能不全的因素。转铁蛋白的半衰期为8天,作为营养不良指标比白蛋白的灵敏度高。但在体内铁缺乏时,如缺铁性贫血,转铁蛋白可代偿性增加,因此其可靠性不如白蛋白。前白蛋白的半衰期更短,仅为2天,在蛋白质和能量摄入的短期内即有明显变化,对营养支持治疗的反应迅速,可作为临床营养不良的早期诊断和营养治疗的监测指标。上述人体测量指标及生化指标的综合评定可全面了解人体的营养状况和疾病的预后。仅用人体测量指标不足以体现肿瘤患者的营养状况,需加上生化指标方可给予综合评定。而前白蛋白的变化最为灵敏,可反映近期营养状况的变化,提示血清前白蛋白可在营养支持治疗过程中作为随时监测的指标。

(二)机体免疫状态的评定

营养不良常伴有体液和细胞免疫功能的降低,免疫功能不全是脏器蛋白质不足的另一指标。淋巴细胞总数是反映免疫功能的简易参数,正常值为$2.0×10^9/L$,营养不良时减少。但是在临床上还应排除多种引起淋巴细胞减少的因素的影响,如心力衰竭、尿毒症、霍奇金淋巴瘤及使用免疫抑制剂等。淋巴细胞总数不是营养不良的特异性指标,与预后的相关性不大。

(三)营养不良的判断和分型

营养不良可分为3类。

1. 消瘦型营养不良　主要由热量摄入不足引起肌肉组织和皮下脂肪消耗,特征为体重及其他人体测量值下降,而血清蛋白维持正常。

2. 蛋白质营养不良　主要由蛋白质摄入不足或丢失过多、而食量摄入正常或较多引起,以内脏蛋白质储存消耗为特征。主要表现为血清白蛋白、转铁蛋白、前白蛋白等浓度降低,免疫功能受损,而各项人体测量指标仍正常甚而高于正常。

3. 混合型营养不良　由于蛋白质和热量均摄入不足造成,表现为低蛋白血症,各项人体测量指标均低于正常。此型是最为严重的一类营养不良,骨骼肌与内脏蛋白质均减少,内源脂肪与蛋白质储备空虚,多种器官功能受损,感染与其他并发症的发生率高,预后不良。此型在肿瘤患者中多见,尤其是晚期患者,最后多因出现并发症而死亡。

(四)营养风险筛查

营养风险是指现存或潜在与营养因素相关,并能导致患者出现不利临床结果的风险。营养风险筛查应作为一项医院政策予以执行,用来确定患儿是否存在营养风险以及是否需要进一步的详细营养评估。主要内容包括患儿的临床症状和相关参数、食物摄入量、进食能力等,要求48小时内测评,根据风险因子进行评分,按病理分为轻、中、重度。

目前儿科患者营养不良评分方法包括主观全面评定(subjective global assessment,SGA)、儿科Yorkhill营养不良评分(pediatric Yorkhill malnutrition score,PYMS)、儿科营养不良评估筛查工具(screening tool for the assessment of malnutrition in paediatric,STAMP)及营养风险及发育不良筛查工具(screening tool for risk of nutrition in growth kids,STRON G kids)等多种方法,但仍然缺乏国际公认的统一标准。国内有学者将STAMP进行改良,发现该方法在外科住院患儿的营养风险评价与其临床结局方面有很好的相关性。

第二节　手术对小儿恶性肿瘤营养代谢的影响

关于手术对小儿恶性肿瘤营养代谢的影响,从理论上应该明确以下两个概念:①外科手术作为一种机体创伤,可引起一系列内分泌及代谢的改变。这一改变虽有利于机体对创伤的耐受,但会导致机体内物质的高度消耗。因此,如何保证术前的患儿有足够的物质储备,以利于增强其对手术的耐受,是外科营养的重要课题。②在机体经受手术后,短期的高度消耗,如何及时补充营养,使机体尽快获得正氮平衡,减少感染和并发症的发生,以利于伤口(或切口)迅速愈合,全身康复,这是外科营养的又一重要课题。

手术对恶性肿瘤患儿营养代谢的影响包括外科手术头颈部的根治术常干扰咀嚼及吞咽,可能需要长时间的管饲;胃肠道的不同部位的切除术可造成倾倒综合征及不同程度的吸收不良,若未予注意及营养治疗,此综合征可造成营养不良、恶病质。手术,尤其是消化系统的手术对小儿营养代谢影响尤为显著。表22-2列出了消化器官部分切除的营养后果。

表22-2　消化器官部分切除对小儿营养代谢的影响

切除部分	营养后果
舌咽部	需要管饲营养(吞咽障碍)
食管胸段	胃潴留(由于迷走神经切除)
	脂肪吸收不良(由于迷走神经切除)
胃	倾倒综合征,贫血,脂肪、铁、钙、维生素吸收障碍
十二指肠	胰胆功能障碍
空肠近端	葡萄糖、脂肪、蛋白质、叶酸、维生素 B_{12} 等吸收障碍
回肠末端或回盲瓣	维生素 B_{12}、胆盐、脂肪吸收障碍
小肠切除75%	葡萄糖、脂肪、蛋白质、叶酸、维生素 B_{12} 等吸收障碍,腹泻

第三节　放疗、化疗对小儿恶性肿瘤营养代谢的影响

一、放疗对恶性肿瘤患儿营养代谢的影响

小儿恶性肿瘤在放疗过程中,会因为放疗反应及毒副作用,对小儿的营养代谢产生较大的影响。表22-3总结了由放疗导致的营养问题。

二、化疗对恶性肿瘤患儿营养代谢的影响

叶酸拮抗剂要影响所有细胞增生快的部位,如骨髓和肠黏膜。肠改变很像口炎性腹泻(sprue)时所见,并不造成糖、脂肪、蛋白质及其他营养素吸收障碍。胸腺核苷酸抑制剂,如氟尿嘧啶,会影响黏膜而发生胃炎及腹泻。氟尿嘧啶治疗结束后,对甜味阈较高的情况可恢复至正常,此现象可能说明药物本身对味觉有影响。药物的继发作用可有贫血,尿中丢失蛋白质、钙及钾。某些化疗药物还可导致维生素 B 族缺乏及神经系统失调,在化疗的疗程内,如患儿胃肠道功能正常应给患儿营养治

表22-3　放疗对恶性肿瘤患儿营养代谢的影响

照射区域	早期影响	晚期影响
头颈部	吞咽痛	溃疡
	口腔干燥	龋齿
	黏膜炎	放射性骨坏死
	厌食	牙关紧闭
	嗅觉障碍	
	味觉减退	
胸部	吞咽困难	纤维化
		狭窄
		瘘
腹部与盆腔	厌食	溃疡
	恶心	吸收不良
	呕吐	腹泻
	腹泻	梗阻
	急性小肠炎	慢性小肠炎
	急性结肠炎	慢性结肠炎

疗。药物破坏肿瘤细胞而使代谢产物增加,这就增加了肾脏的负担。腹泻和发热是经常伴随治疗而发生的,也增加了额外的体液的需要量。采用烷化剂治疗的患儿应增加液体摄入量以预防对肾脏的损伤。表 22-4 总结了由化疗药物导致的营养问题。

表 22-4　化疗药物对恶性肿瘤患儿营养代谢的影响

药物	胃炎	恶心	呕吐	腹泻	口腔溃疡	便秘	龈炎	金属味	长时间无食欲	腹疼	舌炎	食欲缺乏	其他
放射菌素 D	+	+	+	+	+							+	肝功能不良
博来霉素	+	+	+									+	
环磷酰胺		+	+									+	味觉改变
阿糖胞苷		+	+	+								+	
多柔比星	+	+	+	+									
氟尿嘧啶	+	+	+	+	+	+						+	
羟基脲		+	+			+						+	
美法仑		+	+	+		+							
巯嘌呤	+	+	+					+				+	肝功能不良
氮芥		+	+	+								+	
甲氨蝶呤	+	+	+	+	+		+					+	肝功能不良
亚硝基脲类		+	+						+			+	
长春碱	+	+	+	+		+				+	+		
长春新碱		+	+			+							

第四节　恶性肿瘤患儿的营养支持

恶性肿瘤患儿的营养支持包括经胃肠营养、全静脉营养。

一、肠内营养

肠内营养(enteral nutrition,EN)是指经口或喂养管提供维持人体正常代谢所需的营养素的一种方法。与肠外营养相比,肠内营养的优点除体现在营养素的吸收、利用更符合生理、给药方便、费用低廉外,在胃肠道有功能的营养不良患者中,EN 还有助于维持其胃肠道的完整性,降低术后感染的发生率,与较少的并发症和较短的住院时间相关。术前 EN 的定义比较广泛,并不局限于院内营养支持,也可以是院前营养支持,即家庭肠内营养(home enteral nutrition,HEN)。正因如此,"只要胃肠道有功能,就利用它"已成为临床医师的共识。

(一)肠内营养支持的适应证

肠内营养的可行性主要取决于患者消化道的吸收功能。当患儿因原发病,或因诊断与治疗的需要不能正常经口进食时,只要胃肠功能尚存,即可进行肠内营养。需择期手术的恶性肿瘤营养不良患儿,可术前经肠内营养,改善代谢状况,术后放置空肠造口喂养管,及时管饲。

(二)肠内营养支持的禁忌证

肝胆外科疾病合并肠梗阻、肠缺血、高流量肠瘘、活动性消化道出血、小肠广泛切除后、严重肠道感染、腹泻、腹膜炎者。

(三)规定配方膳食的成分

1. 膳食中的脂肪成分　脂肪所含热量最高。临床已证明多数患儿由于脂肪摄入减少,导致热能不足。因此,膳食中的脂肪含量极为重要,特别是对有大量蛋白质丢失的患儿。甘油和长链脂肪酸酯化形成的甘油三酯，在氧化时每克产热38kJ（9kcal）是营养缺乏患儿最理想的营养素。在选择膳食脂肪时主要应考虑以下3点：①患者是否能用长链甘油三酯，其吸收如何；②是否能用合成的中链甘油三酯，吸收如何；③必需脂肪酸的需要量。

膳食中的脂肪几乎全部是长链脂肪。脂肪的消化主要在小肠中进行。长链脂肪经胰脂酶水解为甘油及游离脂肪酸。胆汁中的胆盐能使不溶于水的脂肪乳化，有利于受胰脂酶作用。胆盐和游离脂肪酸形成微胶粒，因胆盐有亲水性，能携带脂肪酸到达肠腔的刷状缘。在刷状缘脂肪酸被吸收进入肠上皮细胞内，与甘油重新酯化形成甘油三酯。加上载脂蛋白、磷脂、胆固醇酯和胆固醇即形成乳糜微粒，释入淋巴系统。

长链脂肪的消化吸收障碍可见于：①胰腺功能不全导致胰脂酶减少；②胆管阻塞或肝炎导致入肠胆汁减少，因此微胶粒形成减少（表22-5）。有时为了增加热量而使用长链脂肪，但遇上述情况时，必须从膳食中除去长链脂肪。

表 22-5　脂肪消化吸收障碍的原因和疾病

原因	疾病
胰脂酶缺乏	慢性胰腺炎、胰腺癌、胰腺囊性纤维化
胆盐缺乏	肝内外胆管梗阻、肝炎、先天性胆盐缺乏、早产

中链甘油三酯是人工合成的脂肪，由一个甘油与含8～10碳的中链脂肪酸酯化而成。中链甘油三酯氧化后产生热能34.7kJ/g（8.3kcal/g），故从热能的观点出发，它和长链甘油三酯基本相同。但中链脂肪的消化吸收和长链脂肪却很不相同：①中链脂肪水溶性大，其分子较小，表面张力较低，和水易于乳化，不必与胆盐形成微胶粒即可被吸收；②中链脂肪和胰脂酶的接触界面较大，较长链脂肪消化快而完全，几乎全部形成甘油和游离脂肪酸，且中链脂肪在胃和结肠中虽无胰脂酶，也可部分水解；③中链脂肪酸较长链脂肪酸容易透过病变的肠黏膜；④中链脂肪酸在肠黏膜细胞中不重新酯化，不参与形成乳糜微粒，而全部以脂肪酸形式经门静脉途径吸收。

规定配方膳食中根据需要可用长链脂肪、中链脂肪或两者合用。有学者证明，在膳食中加用中链甘油三酯，可使长链脂肪的最大吸收量减少。但两

者合用时，总甘油三酯的吸收量大于各自单独使用的最大吸收量。一般认为脂肪的吸收率与其摄入量成正比。

除已证实有脂肪吸收缺陷外，一般在规定配方膳食中首选长链脂肪。中链甘油三酯可迅速分解为甘油和中链脂肪酸。因此，即便用于脂肪消化正常者亦能导致渗透性腹泻，从而加重原发病。需要增加热量者，可使用中链甘油三酯和长链甘油三酯的混合配方制品。最理想的办法是测定粪便内的脂肪含量，用以指导规定配方膳食中中链甘油三酯和长链甘油三酯的最佳比例。

此外，必需脂肪酸均为长链脂肪酸，中链甘油三酯不含必需脂肪酸。因为中链甘油三酯可减少长链甘油三酯的吸收，即使在中链甘油三酯配方膳食中加入少量亚油酸，仍不足以防止发生必需脂肪酸缺乏症。若长链脂肪吸收严重受损，则应考虑从静脉滴注含必需脂肪酸的脂肪乳。

2. 膳食中的糖类成分　膳食中的糖类在刷状缘的寡糖酶/双糖酶作用下分解为单糖，然后每种单糖经过特异转运系统进入肠上皮细胞。刷状缘有3种有重要临床意义的糖苷酶，即麦芽糖酶（葡萄糖淀粉酶）、蔗糖-异麦芽糖酶（蔗糖-α糊精酶）和乳糖酶。

胃肠道内含量最多的是麦芽糖酶，其次是蔗糖-异麦芽糖酶，乳糖酶含量最少。

小肠黏膜有病变时，各种双糖酶的活力均低下，其中乳糖酶受累最早，而恢复正常最晚。

双糖酶存在于成熟的肠上皮细胞内，任何影响肠道黏膜快速再生的病变（如急性胃肠炎的恢复期），由于新生细胞酶含量少，均能引起患者暂时性双糖酶相对缺乏。另外，饥饿本身就足以降低双糖酶活性，因为饥饿可使细胞更新减低，黏膜萎缩和吸收表面积减少。因此，对胃肠道疾病恢复期及营养不良小儿，短期限制饮食中的乳糖摄入量非常重要。氢气呼吸试验是测定糖类（如蔗糖、乳糖）吸收的非损伤性检查法，可根据检测结果及时调整饮食中的糖量。

给予规定配方膳食选用糖类时，应注意到葡萄糖会明显增加配方的渗透压。双糖提供的渗透负荷为同一重量单糖的半量。人工合成的寡糖提供的渗透压仅为相同量葡萄糖的1/5。因此，很多配方膳食用葡萄糖多聚体和长链淀粉作为糖类来源。

3. 膳食中的蛋白质成分　小儿对蛋白质的需

要量较高,可用整蛋白、水解蛋白、各种单独氨基酸,或联合应用满足其需要量。无胰腺外分泌功能缺陷、无严重蛋白质吸收障碍或蛋白质过敏的患儿,应给予高质量的整蛋白。因为整蛋白比其他形式的蛋白质价廉、味美,不会明显增加配方的摩尔渗透压浓度,在一定的容量和摩尔渗透压浓度范围内,含整蛋白的配方能提供较多的营养素。但如患儿对蛋白质过敏,有胰腺外分泌功能缺陷或严重的小肠黏膜疾病而不能耐受整蛋白时,应给予水解蛋白,这是一种可立即吸收的蛋白质。

多年来营养学家一直认为氨基酸代表了预消化蛋白质的最佳形式,而且仅含有氨基酸的蛋白质最易吸收。实际上这种观点是错误的。已证明,在蛋白质消化过程中,寡肽(尤其是二肽)的吸收有重要的意义。在健康人中蛋白质的吸收约1/4是以寡肽的形式进行的。寡肽(特别是二肽)先被吸收,然后被刷状缘和胞质内的寡肽酶水解为各种游离氨基酸。各种氨基酸主要通过耗能需钠的主动转运而吸收,且多数情况下需要特异载体蛋白质。根据氨基酸侧链结构的不同,主动转运的载体也不同,有中性、碱性和酸性的氨基酸载体。在氨基酸和肽的摄取之间没有竞争,也说明在吸收过程中,各具不同的载体。这就清楚地表明,在黏膜严重受损时,采用寡肽和各种游离氨基酸的混合配方膳是蛋白质吸收的最佳形式。

从临床实际出发,首先要估计患儿的蛋白质需要量,然后选定一种合适的蛋白质形式。若可能,最好用优质的整蛋白。给蛋白质吸收低下的患儿,使用仅含游离氨基酸的配方膳并无任何优点。相反地,这种配方膳给患儿带来很大的问题,由于味道不好,或渗透压过高,患儿难以耐受。不能耐受整蛋白的患者,使用寡肽或寡肽与游离氨基酸混合的特殊配方膳食,即可满足其肠道内支持的需要。

近年来,膳食中蛋白质需要量有下降趋势,常以"能满足多数人的最小需要量"表示,WHO称为安全水平。一般来讲年龄越小,蛋白质的相对需要量越大。实际上蛋白质的质量更为重要,不同品种蛋白质的吸收率不一样。理想的蛋白质应含有生长发育的必需氨基酸。小儿对必需氨基酸的需要量是成人的10~20倍。成人的8种必需氨基酸为赖氨酸、色氨酸、亮氨酸、异亮氨酸、甲硫氨酸、苯丙氨酸、苏氨酸和缬氨酸。生长中的婴儿还需要组氨酸。早产儿及新生儿由于酶的不足还需要胱氨酸、酪氨酸、精氨酸和牛磺酸等。

4. 热能的需要量及分配 小儿每天所需要热量:1岁以内的婴儿可按每天460kJ/kg(110kcal/kg),以后每3岁每天减去42kJ/kg,至15岁时每天为251kJ/kg(60kcal/kg)。实际应用时要根据患儿的营养状况、活动程度、胃肠道吸收等具体情况进行增减。在疾病和应激状态下热能需要增加。热量分配中糖类应占热量的50%,脂肪35%,蛋白质15%。

向早产儿、小于胎龄儿及低体重儿提供适量的蛋白质和能量非常重要。与足月儿相比,这些婴儿的体表面积相对较大,按每千克体重的需要量较高;加上生长速度快,所需的热量、蛋白质和矿物质均较高。在妊娠最后10周,正常胎儿的体重加倍,身高增加25%,2/3的矿物质沉积于骨骼内。

早产儿的确切能量需要尚不清楚。理想的营养标准应能使这类高危儿的生长速度接近于同胎龄宫内胎儿。但早产儿的能量贮存较少,生长速度较快,且不像健康足月儿那样可通过食欲调节需要量。经多方面的研究,学者们认为每个婴儿的能量消耗和蛋白质 - 能量平衡应根据具体情况决定,如有的婴儿特别不爱活动,有的吸收功能不良。

应根据胎儿的蛋白质净增长速度估计蛋白质需要量,要求每天给予3.5~4.0g/kg。饮食中避免给予过多的蛋白质。早产儿的代谢功能和排泄功能均未成熟,摄入过多的蛋白质有发生晚期代谢性酸中毒的潜在风险。若为人工喂养,其配方奶中白蛋白和酪蛋白之比应为3:2,只有这样,其血浆氨基酸含量和代谢指标才能与人乳喂养接近。钙的需要量为每天180~210mg/kg,磷为120~140mg/kg。

(四)肠内营养制剂

肠内营养制剂不同于通常意义的食品,前者更被强调易消化吸收或不需消化即能吸收。美国FDA使用"医疗食品(medical food,MF)"定义肠内营养剂,是指具有特殊饮食目的或为保持健康的食品,需在医疗监护下使用而区别于其他食品。

肠内营养剂按营养素预消化的程度,可分为大分子聚合物和要素膳2类。按临床应用特点,又可分为用于营养支持的平衡的制剂和针对某种疾病的特殊制剂。肠内营养剂型有粉剂和溶液之分。

1. 大分子聚合物 大分子聚合物制剂包括:①自制匀浆膳;②商品化大分子聚合物制剂。前者可用牛奶、鱼、肉、水果、蔬菜等食品配制,具有"自然食物"良好口感的优点,其不足之处在于家庭制备时受食品种类限制而不能保证完整的营养成分,且营养素含量难以精确计算。后者所含的蛋白质是从酪蛋白、乳清蛋白或卵蛋白等水解、分离而来;糖类通常是淀粉及其水解物形式的葡萄糖多聚体;脂肪来源于植物油,如谷物油、红花油、葵花油等;配方中蛋白质、糖类和脂肪分别占总能量的12%~18%、40%~60%和30%~40%。

此外,尚含有多种维生素和矿物质,当每天摄入量达6 279~8 372kJ(1 500~2 000kcal)时,其中所含的微营养素足以达到美国FDA每天推荐量。配方中通常不含乳糖。有些配方含有膳食纤维,含量(6~14)g/4 180kJ。配方中的这些差异为临床应用提供了选择余地。

大分子聚合物制剂可经口摄入或经喂养管注入,适用于有完整胃或胃肠功能基本正常者。

该类制剂调配成液体时,标准能量密度为4kJ(1kcal)/ml,非蛋白质能量与氮的比例约为627kJ(150kcal):1g,渗透压为300~450mmol/L,适用于多数患儿。

高能量配方以较少容量提供较高能量,能量密度为6.3~8.4kJ(1.5~2.0kcal)/ml,适用于需限制液体入量的患儿。高氮配方中的热氮比约为313kJ:1g,适用于需补充大量蛋白质的患儿。

2. 要素膳 主要特点是化学成分明确,无须消化、可直接被胃肠道吸收利用、无渣。包括氨基酸型和短肽型,后者又称半要素膳。

要素膳中的氮多以结晶氨基酸形式存在;短肽型所含氮以二肽和三肽形式存在。要素膳中的糖类为部分水解的淀粉(麦芽糖糊精和葡萄糖寡糖);脂肪常为植物来源的中链甘油三酯(medium-chain triglyceride, MCT)和长链甘油三酯(long-chain triglyceride, LCT),少数制剂含有短链脂肪酸;不含乳糖和膳食纤维。要素膳中的氨基酸、糖和脂肪分别占总能量的12%~20%、80%和1%~5%。标准密度为4.18~5.32kJ(1.00~1.27kcal)/ml。这类配方亦含有足够的矿物质、微量元素和维生素。

要素膳较适用于消化功能减弱的患儿,但由于该类配方的高渗透压趋于吸引游离水进入肠腔而产生腹泻,应用时需加强护理。

3. 特殊配方制剂 在配方中加入或去除某种营养素以满足特殊疾病状态下代谢的需要。

(1)高支链氨基酸配方:特点为支链氨基酸(亮氨酸、异亮氨酸和缬氨酸)的浓度较高,占总氨基酸量的35%~40%;而芳香氨基酸(色氨酸、酪氨酸和苯丙氨酸)的浓度较低。

支链氨基酸可经肌肉代谢、增加其浓度但不增加肝脏负担,且可与芳香族氨基酸竞争性进入血脑屏障,有助于防治肝性脑病和提供营养支持。

(2)必需氨基酸配方:该类配方含有足够的能量、必需氨基酸、组氨酸、少量脂肪和电解质,适用于肾衰竭患儿。目的是通过提供适合肾衰竭代谢特点的营养物质,使体内氮质性产物通过再利用,将受损肾脏处理代谢产物的负荷降至最低。

(3)免疫增强配方:某些营养素,如ω-3脂肪酸、核糖核酸(RNA)锌和精氨酸,可能对免疫系统有正性调节作用。有些免疫增强配方即是针对肿瘤患儿而设置。

(五)肠内营养的实施方式

肠内营养的实施方式因营养剂的类型、患儿的耐受程度和进入途径等而有所不同。

1. 口服法 口服的膳食不必是等渗的,可根据患儿的情况配制,婴儿以配方奶为主。有的患儿即使置管后仍愿口服,可保留喂养管,将规定配方膳食加些调料,力争色、香、味符合患儿要求,口服不足部分可管饲或静脉滴入。

2. 管饲法 可用于床边,手术或非手术技术将喂养管置于胃肠道某一部位。

(1)喂养管的选择:早年采用粗硬的橡胶管或聚氯乙烯管,长期留置刺激黏膜,容易引起局部坏死或炎症。如今改用聚氨酯或硅胶制作的喂养管。管端封汞、硅或钨等,以加重管端而利于导管随胃肠蠕动进入十二指肠或空肠,且不透X线、便于观察其位置。有的附有不锈钢、金属(钛)或尼龙导丝,易于放置。目前国内尚无类似的喂养管,临床多使用美国、日本等国的产品,中国生产的普通硅胶管不易放入。北京协和医院外科营养研究组采用国产硅胶管改装后已用于临床。

(2)鼻胃管喂养:经鼻放置喂养管前要向患儿及其家长说明有关事项,减少其疑虑与紧张情绪,从而取得合作。一般用6~8F的聚氨酯或硅胶管进行管饲。此管柔软,无刺激性或其他副作用,可以放置多天。有的喂养管附有导丝,操作熟练者可无须导丝。插管前先清洁鼻孔,可用黏膜收缩剂减轻充血,或涂以2%利多卡因油膏,使鼻孔完全麻醉。同时将油膏涂在管端及管外。患儿取坐位或卧位。测量鼻尖至耳垂的距离,加上耳垂至剑突的距离,即为胃管应进的长度,以胶布条在管上做一记号。下管时动作要轻柔、缓慢,将管沿鼻腔底进去,必要时可在该处来回试探,通过鼻咽部后,让患儿连续作咽下动作,年长儿可给予一杯冰水,而小婴儿则应限制其活动。1～2分钟喂养管即由鼻咽部进入食管。如患儿表现过分痛苦,应放慢速度,以便麻醉油膏完全发挥作用。附加导丝可增强管的硬度,加快进管速度,稍用力即轻易通过鼻咽腔到达食管、胃。在置管过程中,若出现咳嗽、呛噎、气急或发绀,应立即拔出。

待喂养管进入预定的长度后,首先要确定管子已在胃内。可用以下方法:①将听诊器置于腹部,向管内注入5ml空气,如管在胃中,可听到气过水声;如在食管内,会引起呃逆;②用注射器抽吸,如抽出酸性内容物则在胃内;③必要时在X线下检查。肯定喂养管已在胃内后,将鼻孔外的喂养管以胶布固定于鼻尖皮肤上。

(3)鼻十二指肠/空肠置管:欲使喂养管通过幽门,可让患儿取右侧卧位。测量鼻尖至耳垂,加上耳垂至内踝的距离,为婴儿的进管长度。可在X线监测下进行置管,确定喂养管已在胃内后,令患儿自然吞咽;或使用甲氧氯普胺加速胃的蠕动,以利于喂养管通过。鼻空肠喂养对低体重的婴儿和年长儿均是一种成功而且安全的营养治疗途径,将配方饮食直接送到幽门远端,幽门括约肌可以起到防止反流的作用。新生儿宜用小型具有重量的硅胶管,易于通过幽门进入空肠。

(4)造瘘术:包括胃造瘘术及空肠造瘘术,其适应证同鼻胃管饲养途径。可用pH探针检测有无胃食管反流,而分别采用经皮内镜造瘘或从腹部切口的方法。反流严重者采用外科切口方法,可同时做胃底折叠术以治疗反流性食管炎。以上各种方式的肠道内营养均可取得成功的营养支持,可根据患儿主要医疗问题和临床状态选择管饲途径。

(5)膳食的输注方式、速度和浓度:管饲喂养可根据胃肠道耐受性分别选择注射法、间歇滴注法和持续滴注法。注射法主要用于胃肠道耐受性好、经口/鼻胃管喂养的患儿,但对于胃食管反流和胃排空延迟的患儿并不可行。间歇滴注法指每次管饲输注时间持续30分钟至2小时,然后根据患儿肠道耐受情况再选择间隔1～4小时输注,该方法主要适用于胃食管反流、胃排空延迟或造瘘后高

流量丢失肠液等疾病的患儿。持续滴注法是指连续20～24小时用输液泵输注喂养,输液泵中的配方奶应每3小时内进行更换,此法仅建议用于上述2种管饲方法不能耐受的患儿。总体而言,选择注射法、间歇滴注法属于分批管饲,有学者认为容易引起恶心、呕吐、肠痉挛和腹泻,而认为连续经泵滴注比分批管饲易于耐受,而且连续滴注的营养素吸收与体重增加均优于分批管饲,更适用于危重的十二指肠或空肠近端喂养的患儿。鼻胃管内喂养时,患者应采取半卧位或坐位,以免发生营养素被吸入气管。滴注膳食的浓度、容积与速度必须从低值开始,容积与速度由每小时几毫升逐渐加量,视患儿耐受情况,可每2～3小时加量1倍,直至达到要求的液体总量。浓度从10%(等渗)开始,一旦满足要求的容量,即可提高浓度。可每天增加浓度5%,直到可耐受及能满足营养素的需要。全过程可能仅需3～4天,亦可能需要数月,取决于胃肠道黏膜的完整程度。如通过肠道内营养尚不能进入全部所需配方膳食量,则需从静脉营养补足之。

(6)膳食的配制:使用任何一种配方膳食前均应了解其成分及配制方法。可根据不同年龄组的热能需要量,参考患儿体重和临床状况,先求出每天所需热能,然后按照配方膳食的成分说明,计算出实际需要量。市售商品配方饮食是无菌的,在配制过程中应严格遵守无菌操作规程。用无菌水配制,连续滴注者1次用量的悬挂时间不得超过8小时。配好的制剂中加山梨酸钾至0.036%以抑制微生物生长,每24小时更换一次输液用的容器。

(六)肠内营养支持的并发症及其防治措施

肠内虽比肠外营养支持更安全易行,但也可因营养剂选择或配制不合理、营养液污染及护理不当等因素而产生一系列与之相关的并发症,包括机械性、感染性、胃肠道和代谢性的。

1. 机械性并发症　主要与喂养管的放置、喂养管的柔软度、所处的位置和护理有关。

(1)鼻咽部和食管黏膜损伤:常因喂养管质硬、管径粗、置管时用力不当或放置时间较长,压迫鼻咽部黏膜导致。每天可用油膏涂拭,润滑鼻黏膜加以预防。

(2)喂养管阻塞

1)常见原因:①营养液未调匀;②药丸未经研碎即注入喂养管;③添加药物与营养液不相容,形成凝结块;④营养液较黏稠、流速缓慢,黏附于管

壁;⑤管径太细。

2)防治措施:①选用管径合适的导管;②当管饲较黏稠的营养液时,应用输液泵;③需用丸剂时,应彻底研碎后,溶在合适的溶剂中直接注入导管内而勿加入营养液中;④每次检查胃残留量后、给药前后,管饲结束后及连续管饲过程中每间隔4小时,都应用30ml温开水或生理盐水冲洗管腔;⑤当营养液内的氮源系完整蛋白质而必须给予酸性药物时,在给药前后都应冲洗管腔,以防凝结块黏附于管壁。一旦导管阻塞,用温开水冲洗,忌用导引金属丝疏通,以防损伤胃肠道。

2. 感染性并发症

(1)吸入性肺炎:多由误吸导致,多见于经鼻胃管喂养者。

1)原因:①胃排空迟缓;②恶心、呕吐导致喂养管移位;③体位不佳,营养液反流;④咳嗽和呕吐反射受损;⑤精神障碍;⑥应用镇静剂及神经肌肉阻滞剂。

2)处理:①立即停输肠内营养液,吸尽胃内容物,以防进一步反流与误吸;②吸出气管内残留液体,必要时经气管镜检查并清除误吸物;③鼓励或刺激患儿咳嗽,以利于排出吸入物及分泌物;④应用抗菌药物。

3)预防误吸:①抬高患儿头部30°~40°,或取半卧位滴注肠内营养液。②连续输注肠内营养液者每间隔4小时、间断输注者在每次输注前抽吸并估计胃内残留量。若连续2次(间隔1小时)抽吸胃内残留量大于100~150ml,应暂停输注,必要时加用胃肠促动药。③呼吸道原有病变或误吸高危患儿,可将喂养管置于幽门以下或经空肠内输注。④每4小时检查1次喂养管位置,以便及时了解有无移位。⑤必要时在肠内营养液中添加有色溶液,一旦误吸,容易从患儿的气管分泌物中观察到。

(2)腹膜炎:偶见因空肠内喂养管滑入游离腹腔、营养液流入而并发急性腹膜炎。

3. 胃肠道并发症 是肠内营养治疗时最多见的并发症,包括恶心、呕吐、腹胀、肠痉挛、便秘和腹泻等,其中最常见的是腹泻,占肠内营养治疗患儿的5%~30%。一般将液状排便次数≥3次/d、总量超过200ml视为腹泻。

(1)导致腹泻的原因:①同时所用药物的副作用,如抗菌药物可改变肠道正常菌群的制约作用而导致某些细菌过度生长;H₂受体拮抗剂可通过改变

胃液的pH导致细菌繁殖;某些药物、电解质和含镁的抗酸剂等未经完全稀释即经导管注入,可致肠痉挛和渗透性腹泻;②肠内营养剂的类型,其中乳糖、脂肪、膳食纤维的种类和含量都可能影响肠道对营养液的耐受性;③营养液的高渗透压,当患儿有营养不良或吸收不良时,高渗透压更易引起类似倾倒综合征和腹泻;④低蛋白血症,因血浆胶体渗透压降低,组织黏膜水肿,影响营养底物通过小肠黏膜上皮细胞;同时,大量液体因渗透压差而进入肠腔引起腹泻;⑤营养液污染,可能来自营养制剂的生产或配制过程、盛器、输注管道或过久地置于室温中导致变质;⑥营养液的输注速度过快和温度过低。

(2)防治肠内营养导致腹泻的措施:①对同时应用抗菌药物治疗者,可给予乳酸杆菌以助肠道正常菌群的恢复;必须用抗酸药时,可用含铝或含钙的抗酸药替代含镁抗酸药;②选用适合于个体的营养制剂,如去乳糖或低脂制剂;小肠吸收功能不全时,选用以短肽或氨基酸为基础的营养制剂;③调整渗透压,逐步递增营养液的浓度和剂量;④低蛋白血症者,先行静脉滴注白蛋白,使血浆白蛋白升至35g/L、胶体渗透压提高后再开始管饲;⑤避免营养液在操作过程中受污染;⑥营养液当日配当日用,在较凉快的室温下放置的时间一般应<8~12小时,但含有牛奶等易腐败成分时,放置时间应更短;⑦控制滴速,最好应用输液泵控制;⑧根据季节和个体耐受性调节营养液的温度;⑨必要时应用止泻药。

其他胃肠道并发症,如便秘,可能与长期使用低渣营养制剂或水摄入量不足有关,改用含膳食纤维的制剂,提供足够量的液体,增加活动量,能缓解这一问题。

4. 代谢性并发症 肠内营养治疗时因胃肠道具有缓冲作用而较少发生代谢性并发症。其中,有些代谢性并发症如高血糖或水电解质代谢紊乱可经密切监测和及时调整肠内营养方案或输注方式预防。

二、肠外营养

肠外营养(parenteral nutrition, PN)是指通过静脉途径提供人体代谢所需的营养素。当患者被禁食,代谢所需的营养素均经静脉途径提供时,称为全胃肠外营养(total parenteral nutrition, TPN)。相

关研究表明，在重大胃肠道手术前对存在严重营养不良的患者进行 7～14 天的 PN 有明显益处，另有研究发现患者在 PN 后 1 周内生理功能和全身蛋白水平即可达到相当程度的恢复，在第 2 周会有更大程度的改善。欧洲临床营养与代谢学会（European Society for Clinical Nutrition and Metabolism, ESPEN）建议，在术前 10～14 天对严重营养不良的患者进行营养支持治疗可以获得更大的益处。

术前营养支持治疗应优先利用消化道功能，首选 EN，包括口服营养补充（oral nutritional supplement, ONS）或管饲 EN。但存在严重营养不良的患儿，当不能通过 EN 或通过 EN 无法充分满足患儿营养需求时，或许需要在术前给予补充性肠外营养（supplementary parenteral nutrition, SPN）或 TPN。胃肠外营养时，因直接静脉输入，能量需要为经口摄食的 75%～85%。

（一）肠外营养支持的适应证

因营养状况、疾病以及手术或药物等治疗，经肠内未能获得足够营养 5 天以上的患儿，则应考虑肠外营养支持。另外，各种肝胆外科疾病手术后以及患有肝胆外科疾病的早产儿及极低体重儿也需要 PN。

（二）肠外营养支持的禁忌证

休克严重，水电解质紊乱和酸碱平衡失调者，以上情况未纠正时，禁止使用以营养支持为目的的补液。PN 的禁忌证，中华医学会肠外肠内营养学分会儿科协作组推荐意见如下：①严重感染、严重出血倾向、出凝血指标异常患儿需要慎用脂肪乳剂；②停止输注含有脂肪乳剂的肠外营养液，4～6 小时后测定血清甘油三酯浓度若＞2.5mmol/L，则应暂停使用脂肪乳剂；③严重肝肾功能不全者慎用脂肪乳剂，以及非肝病或者肾病专用氨基酸配方。

（三）肠道外营养能量和营养素的需要

1. 能量需要　肠道内营养所需的热量比肠道外营养高，因部分能量从粪便中丢失，并在食物消化吸收过程中消耗，特别是未成熟儿。如按体重计算，同龄儿肠道外营养所需热量比肠道内营养少。TPN 时按体重计算热量的需要量见表 22-6。

下列情况需要增加热量：发热（体温超过 37℃时，每增高 1℃增加 12%）；大手术（20%～30%）；严重败血症（40%～50%）；长期生长发育落后（50%～100%）；大面积烧伤（100%）。确定基础能量消耗

表 22-6　按体重计算所需热量

年龄组	每日所需热量 */(kcal·kg^{-1})
新生儿	
低体重儿	80～120
正常出生体重儿	80～110
婴儿	
1～6 个月	110
6～12 个月	100
儿童	
1～11 岁	100×年龄（岁）+100 或 100（第 1 个 10kg）、50（第 2 个 10kg）、20（第 3 个 10kg）
12～18 岁	30～60（总热量不＞2 500kcal/d）

注：* 是按理想体重，对体重严重减轻者，开始进行肠道外营养应按实际体重计算；1kcal=4.18kJ，即 1cal=4.18J。

（basal energy expenditure, BEE）值后，能量需要可根据患者的应激状态、营养缺乏程度和活动量进行调整，调整后的能量消耗值需要乘以应激系数，应激系数轻度应激为 1.25、中度 1.50、重度为 2.00。为建立正氮平衡，必须同时提供葡萄糖和氨基酸。从一组适于胎龄早产儿的观察中证明 2 种热量相等的静脉营养方案可产生不同的氮平衡效果，取决于是否提供了结晶氨基酸。Zlotkin 等发现早产儿每天经静脉输入 293～377kJ/kg（70～90kcal/kg），且氨基酸含量达 2.7～3.5g/d，足以维持正氮平衡时，则生长发育速度可与宫内相似。3 种营养素的热量分配比例应是蛋白质 15%、糖类 50%、脂肪 35%。

目前国外用一种手提式间接测定热量消耗仪估计成人和儿童患者的能量消耗情况。但应用于使用人工呼吸器的婴儿仍存在技术问题。用于测定吸入高浓度氧（吸入气氧浓度＞40%）的患儿，误差很大。

中心静脉提供营养的能力较周围静脉高，因为前者可以用高浓度的葡萄糖。需要限制液体入量的呼吸系统疾病、心脏病和肾病患者，最好采用中心静脉营养。葡萄糖的浓度可高达 30%～35%。而周围静脉营养每天最多能供给 335kJ/kg（80kcal/kg）。这对婴儿来讲仅提供了维持量，而不能提供正常生长所需的能量。不论从何种途径输注，均需要以脂肪和糖类两者作为能源。脂肪乳对新生儿呼吸窘迫综合征和囊性纤维化患儿特别有用。因为输注较多的脂肪就可减少糖的入量，从而减少二氧化碳

的生成和降低呼吸商,减少液体入量并防止肝脏脂肪浸润。

2. 液体需要量 小儿的液体需要量相对较大。影响液体需要量的因素有年龄、体表面积、有无脱水、基础疾病和环境因素。正常需要量:①儿童可按每天80~100ml/kg计算,即体重在10kg以内者按100ml/kg,超过10kg者(第2个10kg)按每天1 000ml+50ml/kg×超过10kg体重数(kg),20kg以上(第3个10kg)者按每天1 500ml+20ml/kg×超过20kg体重数(kg)计算;②新生儿不同日龄液体需要量见表22-7。需要增加液量的情况包括使用开放暖箱、光疗、高温环境、发热、呼吸窘迫、感染、腹泻或使用利尿剂者。需要减少液量的情况包括中、重度营养不良、颅内出血、严重水肿、肺部感染、心功能不全、尿少、相对湿度较大、气管内插管吸入湿化的气体等。正常新生儿每小时尿量<2ml/kg,尿比重>1.010,提示液体入量不足。

表22-7 新生儿不同日龄液体需要量

日龄/d	液体需要量/(ml·kg⁻¹)			
	超低体重儿(<1 000g)	极低体重儿(~1 500g)	低体重儿(~2 500g)	正常体重儿(>2 500g)
1	100	80	60	40
2	120	100	80	60
3~7	140	120	100	80~100
8~14	150~200	150~200	150~200	150

早产儿易出现细胞内外液体的不平衡,与肠道吸收不同,静脉途径补充液体时营养素无法根据自身实际需要量进行调节,容易发生液量过多或不足。陶晔璇等做的一项荟萃分析发现,在早产儿生后1周液体摄入量每天>150ml/kg的患儿组中,新生儿坏死性小肠结肠炎发病率及动脉导管重新开放率升高,而每天130~150ml/kg的液量摄入是安全的,且有利于出生后体重的恢复。作者同时也指出,所有纳入研究的评价均是近期指标,对其远期预后的影响尚需进一步研究。

3. 糖类 在肠道外营养中葡萄糖是非蛋白质热能的主要来源,亦是起渗透作用的主要因素。在肠道外营养液中的葡萄糖以单糖形式出现,提供热能14.2kJ/kg(3.4kcal/g);而肠道内营养液中则为低聚糖或双糖,提供热能16.7kJ/g(4.0kcal/g)。营养液从周围静脉输注时,葡萄糖浓度超过10%~12.5%即能引起静脉炎,而从中心静脉滴注时可用较高的浓度,自10%~15%开始,逐步增加。葡萄糖进入的速度不宜太快,要渐次地滴入,以刺激机体产生内源性胰岛素,使血糖降低,防止发生糖尿和渗透性利尿。

小于1 000kg的低出生体重儿葡萄糖的输入速度一般为每分钟2~4mg/kg,早产儿每分钟4~6mg/kg,足月儿可达每分钟6~8mg/kg。胎龄越小对葡萄糖的耐受性越差,常因输入速度过快而产生渗透性利尿和医源性高血糖症。为此有学者加用胰岛素,但早产儿对胰岛素极其敏感,即使用小剂量也能引起低血糖症,必须慎重考虑。若以葡萄糖作为热能的唯一来源,容易引起水潴留。过多使用葡萄糖而不加入脂肪乳会引起肝脏脂肪变性。因此肠道外营养最好有20%~30%的热量由脂肪乳提供。

4. 脂肪 静脉滴注脂肪有2种作用:①作为能量来源;②提供必需脂肪酸。脂肪乳制剂有2种浓度,10%溶液供给热能4.6kJ/ml(1.1kcal/ml);20%溶液供给热能8.4kJ/ml(2.0kcal/ml),两者均为等渗液。用脂肪乳时,可减少葡萄糖的浓度,从而延长周围静脉的使用寿命。静脉用脂肪乳所提供热量可占非蛋白质总热量的30%~40%,但不能超过总量的60%。

有3种不饱和脂肪酸在体内不能合成,即亚油酸、亚麻酸及二十碳四烯酸,称为必需脂肪酸,需要由食物提供。长期肠道外营养而不授予脂肪乳,可导致必需脂肪酸缺乏,新生儿在2天内即可出现血生化改变。血浆亚油酸及二十碳四烯酸减少,油酸及二十碳三烯酸增加,使血浆二十碳三烯/二十碳四烯比值升高。正常为0.1~0.3,如>0.4表示有必需脂肪酸缺乏,严重时可达5.0。临床表现有生长迟缓、皮肤干燥呈鳞屑状、毛发脱落、容易感染、血小板减少和伤口愈合不良等,且经常首先出现血生化改变。小婴儿或营养不良的婴儿在开始用不含脂肪乳的全静脉营养时要供给亚油酸。

　　静脉用脂肪乳的理化性质和血浆内的天然乳糜微粒一样，其颗粒大小为 0.3～0.56μm，输注后其清除率取决于肌肉及脂肪组织毛细血管内皮细胞中脂蛋白酶的活性。营养不良患者的脂蛋白酶活性下降，因此应在开始肠道外营养 2～3 天后再给脂肪乳。输注脂肪乳的速度要缓慢，以免血清浓度发生较大的波动。早产儿对 24 小时持续滴注比间歇滴注更易于耐受。败血症、血小板减少症、呼吸窘迫综合征、弥散性血管内凝血和代谢性酸中毒患者，最好在开始肠道外营养时就给脂肪乳。新生儿黄疸时，脂肪乳可使结合胆红素与白蛋白分离，从而增加胆红素脑病的风险。

　　脂肪乳的剂量至少需达到总热量的 2%～4% 才能避免发生必需脂肪酸缺乏。开始时可按每天 0.5g/kg，以后每天或隔 2～3 天增加 0.5g/kg，总量达 2～3g/kg。每次增加剂量前应监测血脂，判断是否发生高脂血症。婴儿的最大用量为每天 3g/kg，

年长儿为 2g/kg。

　　常用的脂肪乳制剂包括 20% 和 30% 英脱利匹特（intralipid）、力能中 / 长链脂肪乳（lipovenoes MCT），力保肪宁（lipofundin MCT / LCT）和 10%、20% 力基（intralipos）。此外还有鱼油脂肪乳剂（omegaven）和结构脂肪乳剂（structolipid）。这些制剂基本是以大豆油和 / 或红花油为基质制成的。10% 的脂肪乳渗透压为 310mmol/L，20% 的为 360mmol/L，后者仅用于需要限制液体入量的患儿。有学者认为 20% 脂肪乳优于 10% 制剂，因前者可提供 2 倍的甘油三酯而不增加磷脂量，一般认为磷脂可抑制脂肪酶的活性，从而影响血脂的清除。不同品种的制剂中脂肪酸和甘油的混合量不同。

　　临床常用的脂肪乳剂分为 2 类：长链三酰甘油和中 / 长链三酰甘油。前者是 100% 由 LCT 构成；后者是由 50% MCT 与 50% LCT 经物理混合而成（表 22-8）。

表 22-8　长链三酰甘油与中 / 长链三酰甘油特点的比较

长链三酰甘油	中 / 长链三酰甘油
100% 由 LCT 构成	由 50% MCT 与 50% LCT 经物理混合而成
能提供必需脂肪酸	不能提供必需脂肪酸
需依赖肉碱进入线粒体	不需要依赖肉碱即可进入线粒体氧化，不易在肝脏聚集，这对肉碱缺乏的危重患者是有利的
氧化代谢速度相对较慢	氧化代谢速度相对较快

　　5. 氨基酸　氨基酸是机体蛋白质的基本组成单位，参与人体新陈代谢和各种生理作用。目前在肠道外营养中均采用 L- 氨基酸注射液。各年龄所需氨基酸的量不同，如早产儿，特别是低体重儿，过多的氨基酸可引起氮质血症。早产儿的蛋白质需要量为每天 2.5～3.0g/kg，1 岁以内婴儿每天需要 2.5g/kg，2～13 岁的小儿为每天 1.5～2.0g/kg，青少年和成人为每天 1.0～1.5g/kg。一般给新生儿静脉内注射氨基酸从每天 0.5g/kg 开始，其他年龄则从每天 1.0g/kg 开始，以后每天增加 0.5g/kg，直到该年龄所需要的用量。为了保证氨基酸能用于组织生长所需、而不是作为能源，必须同时供应非蛋白质热卡 628～837kJ（150～200kcal）：1g 氮；如每天需要蛋白质 2.0g/kg，就必须同时供给非蛋白质热卡 201～268kJ/kg（48～64kcal/kg）。输注速度为 1.7～2.2mg/（kg·min）。

　　氨基酸注射液中应包括必需氨基酸和非必需

氨基酸，用于小婴儿时还应包括牛磺酸、酪氨酸和组氨酸，才能满足生长发育需要和维持正常的血浆氨基酸谱。另外，氨基酸溶液中亦应有适量的天冬氨酸、谷氨酸和二羧酸。

　　目前常用氨基酸制剂的配制模式按临床不同需要而定。可分为通用的平衡氨基酸液及适用于肝肾衰竭患儿的特殊氨基酸液。平衡氨基酸液是以人乳、鸡蛋的氨基酸成分为模式，或按 1965 年 WHO/ 联合国粮食及农业组织（Food and Agriculture Organization of the United Nation, FAO）推荐的模式配制而成。产品种类很多，一般含有 8 种必需氨基酸和 8～12 种非必需氨基酸。

　　应用于小儿，尤其是新生儿及早产儿的氨基酸液中，增加了支链氨基酸、酪氨酸、半胱氨酸、牛磺酸和精氨酸；减少了甲硫氨酸和苯丙氨酸。这些氨基酸对神经传导物质、胆酸盐及激素的合成有意义，适量供应可改善脑功能、激素功能和脂肪酸的

吸收，供应失调可致神经和胃肠功能低下。新生儿的蛋白质和氨基酸代谢尚未成熟，有些氨基酸易引起副作用，如甲硫氨酸易引起高甲硫氨酸血症，故不多用；高甘氨酸易引起新生儿高血糖及高氨血症，故要慎用。只有按照患儿的具体情况及疾病的不同阶段用左旋结晶型氨基酸，才能避免产生代谢异常问题。

小儿氨基酸溶液的配方较符合小儿生理特点和需求，其必需氨基酸比例占 60%；支链氨基酸含量高；苯丙氨酸、甲硫氨酸、甘氨酸含量较低，含有一定量胱氨酸、酪氨酸和牛磺酸。半胱氨酸、牛磺酸、酪氨酸和组氨酸等对婴幼儿，尤其早产儿，被认为是条件必需氨基酸。

（1）半胱氨酸：是合成牛磺酸的前体物质，是蛋白质生物合成的重要结构因子。肝功能不全时，低活性的胱硫醚酶使甲硫氨酸向半胱氨酸的转化受抑制。补充半胱氨酸具有增加牛磺酸水平的作用。

（2）牛磺酸：与新生儿或早产儿神经系统发育和成熟密切相关。可促进早产儿听觉系统成熟；是大脑和骨髓细胞容积的渗透调节剂；能更好地乳化脂肪、参与胆汁酸代谢；有助于避免与长期 TPN 相关的淤胆和肝损伤。早产儿肾脏重吸收功能差，潜在牛磺酸缺乏的危险性远大于足月儿。

（3）酪氨酸：酪氨酸的代谢产物是体内合成乙酰胆碱、甲状腺素和黑色素的重要前体物质。肝脏酶系发育不全可影响酪氨酸由苯丙氨酸转化而来，但过多摄入，亦可影响神经系统的正常发育。

（4）组氨酸和精氨酸：对新生儿属于半必需氨基酸，对维系正常生长和蛋白质合成极为重要。精氨酸具刺激生长激素分泌、防止高氨血症和正向调节免疫系统功能的作用。

（5）某些氨基酸的临床意义：①支链氨基酸，主要在肌肉代谢，不增加肝脏的代谢负担。高支链低芳香族氨基酸溶液，具有一定的纠正肝衰竭患儿的血浆氨基酸谱和促使肝昏迷患儿苏醒的作用。②必需氨基酸，体内不能自行合成。肾衰竭时，提供足够能量及必需氨基酸，既促使蛋白质合成，又减轻氮质血症，可减少血液或腹膜透析的次数。

中国目前已有专为婴儿设计的小儿氨基酸注射液。用于肝衰竭的氨基酸注射液是按高支链低芳香氨基酸模式配制的。在肝功能不全时，血浆氨基酸谱发生改变，芳香族氨基酸（aromatic amino acid,

AAA）升高，支链氨基酸（branched-chain amino acid, BCAA）降低，使正常的支/芳比值从 3～3.5 下降，甚至低于 1。两者在通过血脑屏障时，AAA 通过多，导致在脑中积聚，起假神经递质的作用，出现脑功能失常。输注富含 BCAA 的溶液可提高血中 BCAA 的浓度，竞争性地减少 AAA 通过血脑屏障，从而起预防和治疗肝性脑病的作用。这类注射液含 BCAA 36%～55%。

慢性肾功能不全时，体内氨基酸代谢失调，血浆组氨酸、酪氨酸及必需氨基酸总量下降，氮代谢产物蓄积，非必需氨基酸含量上升。因此，设计了由 8 种必需氨基酸、精氨酸及组氨酸组成的配方。有学者认为尿毒症患儿利用尿素氮合成非必需氨基酸的能力较正常人高许多倍，从而使血尿素氮下降至正常水平。由于钾离子参加了合成代谢，高钾血症可望好转。但也有不同的见解，有学者主张兼含较多非必需氨基酸的溶液，以利于氮平衡，并使体重增加。

为提高蛋白质的效应，氮与非蛋白质热卡比应是 1g :（150～200）kcal 或 1g :（239～343）kcal，平均为 1g : 285kcal。

6. 维生素和矿物质　维生素和矿物质是参与调节和维持人体内环境稳定所需的营养物质。

维生素可分为水溶性维生素和脂溶性维生素 2 类。前者包括维生素 B 族、维生素 C 和生物素等，后者包括维生素 A、维生素 D、维生素 E、维生素 K；水溶性维生素在体内无储备，长期 TPN 时常规提供多种维生素可预防其缺乏。脂溶性维生素在体内有一定的储备，短期禁食者不致缺乏。在应激状态下，人体对部分水溶性维生素，如维生素 C、维生素 B_6 等的需要量增加。

TPN 患儿，钠的供应量为（40～120）mmol/d。在有大量引流、额外丧失时需相应增加。钾:氮的基本比例为（5～10）mmol : 1g，能量与钾的比例约为 4 180kJ : 50mmol。

合成代谢时，磷进入骨骼肌和肝细胞，可致血磷水平下降；能量与磷的比例可按 4 180kJ :（18～20）mmol 补充；同时勿忘钙的补充。长期 TPN，尤其是胃肠减压导致胃肠液大量丢失时可发生镁缺乏。镁的每天补充量约为 25mmol。

临床较具实际意义的微量元素包括锌、铜、铁、硒、铬、锰等。这些元素均参与酶的组成、三大营养物质的代谢、上皮生长、创伤愈合等生理过程。

长期 TPN 时，需重视可能出现的微量元素缺乏问题。现已有商品化的复方微量元素制剂，只需每天一支加入补液中，基本可达到预防微量元素缺乏的目的。体重<10kg 的小儿，可用多种水溶性维生素制剂 0.1 支 /（kg·d）；脂溶性维生素剂量为 1ml/（kg·d），总量≤10ml/d。根据小儿生理需要、病情、检测结果，适时调整电解质用量。

（四）输注方法

1. 全营养混合液（total nutrient admixture, TNA）方式输注　20 世纪 70 年代末建立此方法，即将每天所需的营养物质，在无菌条件下按次序混合入由聚合材料制成的输液袋或玻璃容器后再输注。

TNA 又称"全合一"（all in one）营养液，强调所供营养物质的完全性和有效性。

优点：①以较佳的热氮比和多种营养素同时进入体内，增加节氮效果，加快氮平衡的恢复；②简化输液过程，节省护理时间；③降低代谢性并发症的发生率；④减少单瓶输注时反复更换输液瓶所伴随的污染机会。

2. 单瓶方式输注　在无条件以 TNA 方式输注时，可以单瓶方式输注。但可因各营养素非同步输入造成某些营养素的浪费。

如在输入氨基酸的同时未提供非蛋白质能量，人体只能将部分外源性或由骨骼肌分解的氨基酸经糖异生过程供能以适应代谢需要；既浪费了外源性氨基酸，又消耗了自身组织和能量，结果是增加了费用，却未能达到营养支持的预期效果。

此外，若单瓶方式输注葡萄糖或脂肪乳剂，可因单位时间内进入体内的葡萄糖或脂肪酸量较多而增加代谢负荷，甚至并发与此相关的代谢性并发症。故单瓶方式输注时，氨基酸与非蛋白质能量溶液应合理间隔输注。

3. 输注速度　应缓慢，根据液体量多少，用输液泵控制于 12～24 小时匀速输入。

4. 输注途径　进行 PN 治疗时，临床应根据患儿病情、营养液组成、输液量及护理条件等来选择合适的静脉置管途径。推荐意见：①周围静脉一般可以用于输注缓慢均匀常规能量与蛋白质密度的全合一肠外营养配方溶液，但连续输注的时间超过 10～14 天的患儿不建议采用；②当营养液配方的渗透压超过 900mmol/L 时，建议采用中心静脉置管途径输注；③中心静脉导管应在严格的无菌条件下放置，由经验丰富团队在麻醉下实施效果更好，中心静脉置管后，应常规行影像学检查，确定穿刺后置入的导管尖端部位，并排除气胸（超声导引穿刺例外）。

（五）肠外营养支持的并发症及其防治措施

肠外营养属强制性的营养治疗手段，不同于经口摄食时的生理过程，故较肠内营养更易出现各类并发症。

1. 与静脉穿刺置管有关的主要并发症

（1）气胸：当患儿于静脉穿刺时或置管后出现胸闷、胸痛、呼吸困难、同侧呼吸音减弱时，应怀疑气胸的发生；胸部 X 线检查可明确诊断。根据气胸的严重程度予以观察、胸腔抽气减压或胸腔闭式引流。依靠机械通气的患儿，即使损伤很小，也可能引起张力性气胸，应予警惕。

（2）血管、神经损伤：在同一部位反复穿刺，可损伤血管、神经，若有出血或血肿形成，应立即退针、局部压迫。

（3）胸导管损伤：多发生于左侧锁骨下静脉穿刺时，若见清亮的淋巴液渗出，应立即退针或拔除导管；偶可发生乳糜漏。多数可自愈，少数需行引流或手术处理。

（4）空气栓塞：可发生于静脉穿刺置管过程中或由导管塞脱落导致。大量空气进入可致死。故锁骨下静脉穿刺时，置患儿于头低平卧位，使上腔静脉充盈；置管成功后及时连接输液管道。输液结束，应旋紧导管塞。一旦怀疑空气栓塞，立即置患儿于左侧卧位。

（5）导管错位或移位：锁骨下或头静脉穿刺置管时，导管可错入同侧颈内或颈外静脉，或因导管固定不佳而移位。临床表现为输液不畅或患儿主诉颈部酸胀不适，X 线透视可明确导管位置。发现错位应拔除后重新置管。导管移位导致液体渗漏，可使局部肿胀；若位于颈部，可压迫气管，出现呼吸困难，甚至并发感染等，必须及时处理。

（6）血栓性浅静脉炎：多发生于经周围静脉营养支持时。主要原因如下。①输液的血管腔小，高渗的营养液不能得到及时稀释，化学性损伤血管内皮；②当置有导管的静脉跨越关节时，导管与静脉壁的碰触导致静脉机械性损伤。

临床可见输注部位静脉呈条索状变硬、红肿、触痛，少有发热现象。一般经局部湿热敷、更换输液部位或外涂可经皮吸收的具有抗凝、抗炎作用的软膏后可逐步消退。

2. 感染性并发症　与 TPN 相关的严重感染性并发症是导管性和肠源性感染。随着肠外营养知识的普及和护理水平的提高，导管性感染的发生率已明显下降，但肠源性感染的临床意义已引起高度重视。

（1）穿刺部位感染：一般于置管数天或数周后出现，表现为穿刺部位红肿、压痛。若处理不当，可成为全身性感染的原发灶，关键在于加强局部护理。

（2）导管性败血症：常见原因为患儿免疫力低下，静脉穿刺置管、局部护理和营养液配制时无菌操作技术不严。

当临床出现难以解释的发热、寒战、反应淡漠或烦躁不安，甚至休克时，应怀疑导管性感染或败血症。必须立即按无菌操作要求拔管，将导管尖端剪下二段并同时采取周围血，分别做细菌和真菌培养，做细菌培养的同时做药物敏感试验。

当导管与周围血培养结果（菌种）一致时，即为导管性败血症。拔管后立即建立周围通道，更换输液系统和营养液；根据病情，选用抗生素。观察 12～24 小时后，可按需要更换部位重新穿刺置管。

（3）肠源性感染：TPN 患儿可因长期禁食，胃肠道黏膜缺乏食物刺激和代谢燃料，肠黏膜结构和屏障功能受损、通透性增高导致肠内细菌和内毒素易位，并发全身性感染。故提倡尽可能应用肠内营养和经口饮食，或在 TPN 时补充谷氨酰胺。

3. 代谢性并发症

（1）非酮性高渗性高血糖性昏迷：常由单位时间内输入过量葡萄糖，或者胰岛素相对不足导致。临床主要表现为血糖升高、渗透性利尿、脱水、电解质紊乱、中枢神经系统功能受损，甚至昏迷。停输葡萄糖溶液或含有高糖的营养液，或者输入低渗或等渗氯化钠溶液，内加胰岛素，使血糖逐渐下降。但应注意避免血浆渗透压下降过快导致急性脑水肿。

（2）低血糖性休克：由突然停输高渗葡萄糖溶液或营养液中胰岛素含量过多导致。临床表现为心率加快、面色苍白、四肢湿冷、乏力，严重者呈休克症状。一经证实，静脉注射高渗葡萄糖或静脉滴注含糖溶液即可缓解。较理想的预防方法是应用全营养混合液方式输注。

（3）高脂血症或脂肪超载综合征：脂肪乳剂输入速度过快或总量过多，可发生高脂血症。当临床出现发热、急性消化道溃疡、血小板减少、溶血、肝脾大、骨骼肌肉疼痛等症状时，应怀疑脂肪超载综合征并立即停输脂肪乳剂。

对长期应用脂肪乳剂的患儿，应定期作脂肪清除试验以了解人体对脂肪的代谢、利用能力。

（4）肝胆系统损伤：主要表现为肝脏酶谱异常、肝脂肪变性和淤胆等，可能与长期 TPN（禁食）配方不合适或胆碱缺乏有关。与 TPN 相关的肝损伤，一般经减少总能量摄入、调整葡萄糖与脂肪的比例、更换氨基酸制剂或停用 TPN 1～2 周后即可得以逆转。

三、加速康复外科

加速康复外科（enhanced recovery after surgery，ERAS）是指采用一系列有循证医学证据支持的围手术期优化措施，以减少病患的心理及生理创伤应激，促进患者术后尽快康复。20 世纪 90 年代末，丹麦外科医师 Henrik Kehlet 首先提出该理念，其核心就是从术前、术中及术后多个环节对所涉及的一系列临床技术和措施进行优化改造，从而减少患者围手术期机体的生理和心理应激反应。ERAS 涉及麻醉学、营养学、微创外科学及护理学等多个学科，是典型的 MDT 模式下产生的一种新的、高效的外科模式。随着外科手术中麻醉及镇痛技术的提高，微创技术的迅速发展及循证医学的进步，ERAS 理念逐渐被越来越多的外科医师重视并应用于临床实践。

国外目前在胃肠外科、肝胆外科、妇科等领域都获得了较多的成功经验。国内起步稍晚于国外，分别于 2018 年、2019 年发表《加速康复外科中国专家共识及路径管理指南》《儿童围手术期营养管理专家共识》，对 ERAS 路径实施及相关研究做出了详细的规范和指导，其中较以往的围手术期营养管理理念更新的观点主要包括以下几点。

1. 术前对于没有胃排空延迟或胃食管反流的择期手术患儿麻醉前 2 小时，可口服含糖类的清流质。

2. 术中选用镇痛效果好、对胃肠功能影响小的麻醉和多模式镇痛方案，促进术后胃肠功能尽快恢复，为尽早开始经口喂养提供条件。

3. 术后对非消化道和非腹腔手术的患儿推荐麻醉清醒后即可进食，对涉及消化道和腹腔手术的患儿术后应尽早开始 EN。PN 时，应根据患儿病情提供恰当的能量及营养成分，注意防治 PN 并发症。

4. 术后合理的营养支持治疗是促进患儿器官功能恢复的重要措施，不仅有利于创伤愈合，而且可以降低术后营养不良及感染等并发症的发生率。在术后营养支持治疗应优先采用 EN，但是当患儿无法经肠道摄取营养或 EN 摄入不足时，要给予 SPN。

目前的研究已经证实 ERAS 模式在儿科疾病应用是安全有效的，也需要认识到儿童是一类特殊的群体，与成人相比具有更加复杂的外科应激反应。小儿外科医师应主动开展 MDT，同时进行高质量、多中心、大样本的循证医学研究，促进小儿外科围手术期营养管理水平的提高。

四、益生菌与肠道菌群

超过 100 万亿的微生物完全定植于人体，构成了微生物群，这是一种存在于人体内外的微生物系统，在宿主健康维护中起至关重要的作用。微生物群与指纹一样独特，在同一个人的一生中以及饮食或药物治疗过程中都会发生变化。微生物群共同进化，调节宿主从受孕到死亡的所有生理过程，也影响整个母体微生物群的后代，强烈调节多种宿主功能，包括代谢过程、营养反应、昼夜节律，并在免疫系统发育和训练中发挥关键作用。处于稳定平衡状态的微生物生态系统，其特征是潜在有益物种占优势，相互之间关系和谐，被定义为优生状态。因此，当物种之间发生不平衡时，有益物种 / 致病性关系发生逆转，导致生物失调状态。事实上，肠黏膜是负责与外部环境接触和相互作用的区域，其特征是微生物的种类和密度最为惊人。肠道微生物群是研究最多、治疗效果最好的微生物生态系统，是控制身心健康状况的领导者，也是肠 - 脑轴的主要参与者。

根据 FAO 和 WHO 联合专家组给出的标准定义，益生菌是有益于宿主健康的，具有一定数量的活的微生物。生活中常见各种含有益生菌的食物，如酸奶、泡菜、奶酪等。早在 20 世纪末，科学家 Fuller 就提出了"益生菌是一种与人类共生的有机体，它可以用于人类疾病的治疗"这样的理念。近年来，肠道菌群相关研究为益生菌治疗儿童营养不良提供了充分的理论支撑。益生菌也被广泛用于儿童营养不良尤其是营养不良性腹泻的治疗中。在发展中国家，尤其是非洲贫困地区，正大批量地

生产含有鼠李糖乳杆菌的酸奶制品，用于改善大量儿童营养不良的"窘境"。在非洲，使用鼠李糖乳杆菌发酵制品的消费者高达 25 万人。非洲每年约 13% 的 5 岁以下儿童死于营养不良引起的感染性腹泻，在非洲乌干达和坦桑尼亚，儿童经常饮用含鼠李糖乳杆菌的酸奶，以治疗营养不良引起的感染性腹泻。

在肿瘤研究领域，许多研究表明微生物群不仅影响癌症的发生和发展，而且影响肿瘤转化和进展的过程以及对抗癌疗法的反应。事实上，众所周知，细菌可以调节免疫反应、炎症状态、新陈代谢和细胞增殖，并介导表观遗传和基因型过程。肠道微生物群在调节胃肠道和远端部位肿瘤中的作用是一个广泛研究的领域。荷瘤组织的微生物群也是肿瘤微环境的重要组成部分，影响局部肿瘤的发生和进展。确定微生物群、癌症和黏液组织之间的密切关系是一个具有挑战性的研究领域。目前，免疫系统可以被认为是连接这些不同实体的"丝绸之路"，特别是在先天免疫领域，它在癌症的免疫监视和黏膜免疫系统的功能中起着至关重要的作用。

在肿瘤的预防和治疗中，饮食是一种非常有效的辅助方式。研究表明改变饮食方式能有效地降低肿瘤发生率，延长肿瘤患者的生存时间，而肠道菌群的作用是饮食影响肿瘤进程的重要环节。益生菌是活的微生物，当给药适量时，对宿主的健康有益，具有调节肠道菌群组成、促进正常肠道菌群的恢复及代谢产物的产生和增强宿主免疫反应的功能。国内学者陈丽莉等利用商品化的复合益生菌 VSL#3 建立了小鼠黑色素瘤肺转移的模型，通过 VSL#3 灌胃发现小鼠的肺转移数目显著减少，并且其生存期显著延长。最新 Cell 杂志多项研究表明，益生菌在不同人体内的定植因人而异，需要根据不同个体肠道固有菌群特征来进行合理补充或干预。同样，Lancet 杂志近期发表对益生菌补充的观点，益生菌补充需个性化使用，可能需要参考患儿的肠道菌群分布特征。因此，根据患儿个性化肠道菌群特征给予益生菌"精准治疗"是未来发展的趋势。随着人类基因科学及代谢组学的不断发展，通过宏基因组学、宏代谢组学等方法，可以清楚客观地描述患儿肠道微生物群结构与功能的关系、微生物群的多样性和丰度、发现新的基因和物种。通过肠道菌群相关的基因、化合物、菌群代谢产物等清晰地反映单个细菌种类对宿主健康的影

响。根据基因和代谢检测结果，可以明确患儿个性化肠道菌群的结构和功能特征，以指导精准补充益生菌，实现益生菌对营养不良儿童的个性化"精准治疗"，这可能是肠道菌群和益生菌未来发展的重要方向。

（董冰子 刘洁 姜忠）

参 考 文 献

[1] 董蒨. 小儿肝胆外科学[M]. 2版. 北京：人民卫生出版社，2017：265-276.

[2] 施诚仁. 儿童肿瘤外科学[M]. 北京：科技文献出版社，2006：213-222.

[3] 中华医学会肠外肠内营养学分会儿科学组，中华医学会小儿外科学分会新生儿外科学组，中华医学会小儿外科学分会肛肠学组，等. 儿童围手术期营养管理专家共识[J]. 中华小儿外科杂志，2019，40（12）：1062-1070.

[4] 蔡威，汤庆娅，冯一，等. 中国新生儿营养支持临床应用指南[J]. 中华小儿外科杂志，2013，34（10）：782-787.

[5] 陶晔璇，蔡威. 液体摄入量对早产儿死亡率与并发症发生率的影响[J]. 临床儿科杂志，2007，25（3）：229-231.

[6] 中华医学会外科学分会，中华医学会麻醉学分会. 加速康复外科中国专家共识及路径管理指南（2018版）[J]. 中国实用外科杂志，2018，38（1）：1-20.

[7] 唐维兵，路长贵. 儿童加速康复外科的现状与展望[J]. 中华小儿外科杂志，2019，40（9）：769-771.

[8] 钟燕. 儿童营养风险筛查[J]. 中华实用儿科临床杂志，2016，31（23）：1765-1768.

[9] 谢周龙，洪莉，冯一，等. 运用改良STAMP评分对1 201例外科住院患儿进行营养风险评估及临床结局相关性分析[J]. 中华小儿外科杂志，2012，33（10）：742-746.

[10] 中华医学会肠外肠内营养学分会儿科协作组. 中国儿科肠内肠外营养支持临床应用指南[J]. 中华儿科杂志，2010，48（6）：436-441.

[11] BATCHELOR T J P, RASBURN N J, ABDELNOUR-BERCHTOLD E, et al. Guidelines for enhanced recovery after lung surgery: recommendations of the Enhanced Recovery After Surgery(ERAS®) Society and the European Society of Thoracic Surgeons(ESTS)[J]. Eur J Cardiothorac Surg, 2019, 55(1): 91-115.

[12] MELLOUL E, HÜBNER M, SCOTT M, et al. Guidelines for perioperative care for liver surgery: Enhanced Recovery After Surgery(ERAS) Society Recommendations[J]. World J Surg, 2016, 40(10): 2425-2440.

[13] GREEN CORKINS K, TEAGUE E E. Pediatric nutrition assessment[J]. Nutr Clin Pract, 2017, 32(1): 40-51.

[14] LONGCHAMP A, HARPUTLUGIL E, CORPATAUX J M, et al. Is overnight fasting before surgery too much or not enough? How basic aging research can guide preoperative nutritional recommendations to improve surgical outcomes: a mini-review[J]. Gerontology, 2017, 63(3): 228-237.

[15] 石鑫森，王琳. 益生菌治疗儿童营养不良研究进展[J]. 中国儿童保健杂志，2020，28（10）：1118-1121.

[16] CHEN L L, ZHOU X Y, WANG Y W, et al. Propionate and butyrate produced by gut microbiota after probiotic supplementation attenuate lung metastasis of melanoma cells in mice[J]. Mol Nutr Food Res, 2021, 65(15): e2100096.

[17] DU T F, LEI A H, ZHANG N Y, et al. The beneficial role of probiotic lactobacillus in respiratory diseases[J]. Front Immunol, 2022, 13: 908010.

[18] PIZZO F, MAROCCIA Z, HAMMARBERG FERRI I, et al. Role of the microbiota in lung cancer: insights on prevention and treatment[J]. Int J Mol Sci, 2022, 23(11): 6138.

[19] ZHANG W Q, QUAN K Y, FENG C J, et al. The lactobacillus gasseri G098 strain mitigates symptoms of DSS-induced inflammatory bowel disease in mice[J]. Nutrients, 2022, 14(18): 3745.

[20] LITICHEVSKIY L, THAISS C A. The oscillating gut microbiome and its effects on host circadian biology[J]. Annu Rev Nutr, 2022, 42: 145-164.

[21] SUEZ J, ZMORA N, ZILBERMAN-SCHAPIRA G, et al. Post-antibi-otic gut mucosal microbiome reconstitution is impaired by probiotics and improved by autologous FMT[J]. Cell, 2018, 174(6): 1406-1423.

[22] SINGH V, YEOH S B, CHASSAING B, et al. Dysregulated microbial fermentation of soluble fiber induces cholestatic liver cancer[J]. Cell, 2018, 175(3): 679-694.

[23] THE LANCET GASTROENTEROLOGY HEPATOLOGY. Probiotics: elixir or emptypromise?[J]. Lancet Gastroenterol Hepatol, 2019, 4(2): 81.

[24] GEVA-ZATORSKY N, SEFIK E, KUA L, et al. Mining the human gut microbiota for immunomodulatory organisms[J]. Cell, 2017, 168(5): 928-943.

[25] HABER A L, BITON M, ROGEL N, et al. A single-cell survey of the small intestinal epithelium[J]. Nature, 2017, 551(7680): 333-339.

第二十三章

小儿肿瘤外科患儿的护理

小儿肿瘤的治疗，手术切除是有效的方法之一。但患儿年龄又较小，手术创伤大，抗打击能力较差，术后易出现并发症。因此，为保证这些护理难度大的患儿及时进行手术，确保手术治疗成功，术后能够顺利恢复，术前、术后高质量的特殊护理是极其重要的。

一、术前护理

根据小儿生理、心理特点，做好术前评估，根据其年龄，做好术前准备及心理护理，并且记录好术前生命体征监测数据，术前准备完毕，主管护士应亲自与手术室巡回护士详细交接。

（一）术前准备

1. 全面检查患儿心、肺、肝、肾功能　判断全身状态及对手术的耐受性，改善患儿全身状况，纠正可能存在的营养不良和贫血，可给予高糖、高蛋白、高维生素、易消化饮食，严重营养不良者予以全肠外营养支持，贫血较严重者可给予少量多次输以新鲜血、血浆和白蛋白等。

2. 纠正凝血障碍　肿瘤患儿肝功能检查多在正常范围，但晚期可并发严重的肝损伤及存在不同程度的凝血功能障碍。因此，入院后一方面检查凝血时间、凝血酶原时间等，另一方面根据需要予注射维生素 K_1 5mg，每天 1 次。

3. 术前心理护理　小儿的心理发育不成熟，对父母的依赖性很强，家长在得知患儿病情时，常产生忧郁和焦虑心理，家长的情绪变化直接影响患儿。因此应向患儿的父母讲解本病的主要表现、治疗效果及治疗方案，并介绍一些成功病例。讲解化疗的作用、目的，以及在用化疗药物时出现的不良反应，如恶心、呕吐、脱发等症状，待停止用药后会自然消除。让家长大概了解此病。引导家长尽快

满足患儿的心理需要。护士应经常同家属接触、交谈，耐心倾听，表达同情。以取得家长的信任合作，使家长不在患儿面前表现出忧虑情绪而影响患儿接受正规治疗。部分术前接受化疗的患儿会出现脱发，而年长儿对脱发常感到自卑，应向患儿详细解释此疗法的重要性，停药后头发会重新生长。脱发期间可戴假发或帽子，消除患儿的自卑心理，并告知同种疾病的患儿如何以乐观的心态看待此病，让患儿树立自信心。若患儿为婴幼儿，护士应以和蔼可亲的态度接近抚摸患儿，经常拥抱患儿，取得感情交流，消除戒备心理。通过一系列的医患沟通，培养一种良好的围手术气氛。

4. 密切观察病情　小儿机体抵抗力差，免疫力差，病情发展快，有不适应处又不能准确表达，年长儿应指导患儿说出身体的不适，观察患儿精神状况，如面色、呼吸、血压、体温，准确记录尿量，观察尿的颜色、性状，定期测体重。观察有无严重腹痛、休克、肿瘤热、高血压及肿瘤自发破溃的表现，如有需及时处理。同时避免患儿出现坠床、摔倒等意外现象。

5. 营养指导　由于恶性肿瘤的消耗和部分患儿术前化疗的不良反应，特别是在治疗期间引起的食欲减退、恶心、呕吐，这些患儿都有贫血、消瘦，治疗期间支持治疗很重要，应注意补充营养，进食高热量、高蛋白、易消化的饮食，如牛奶、蒸鸡蛋、豆浆、肉类等，少食多餐。进食少时采用静脉输液补充生理需要量，如输入葡萄糖、复方氨基酸、脂肪乳剂、20% 人血白蛋白等。通过加强营养，提高患儿的抵抗力，减少化疗期间出现的不良反应，才能使化疗继续完成，提高治愈率。

6. 术前常规准备　术前除一般外科常规护理外，应严格备皮范围，备皮区域应清洁，严禁刮伤

皮肤，减少感染机会。详细了解患儿的心肺及营养情况，准确留取尿标本，查尿常规，测尿比重、尿培养等，全面评估肾脏情况，有助于提高手术的成功率。术前禁饮食，以防麻醉后引起呕吐和窒息，根据手术需要术前前晚及术晨清洁灌肠。向家属讲解手术过程及术后的注意事项，取得家属的配合。确保静脉通畅，以便术中给药及抢救。

（二）水、电解质管理

年龄越小，体液总量相对越多，尤其是早产儿，对钠、氯的排泄能力低，儿童无论脱水还是水潴留，都将会对身体产生严重危害。因此婴幼儿术前禁食、禁水的时间应相应缩短。此时要求护士严格监测围手术期液体出入量，准确控制静脉滴注速度及围手术期尿量、引流量等，减少水、电解质失衡。为了在术前尽量短的时间内纠正体内已经存在的水、电解质的紊乱，恢复和维持血容量，维持酸碱平衡的稳定，使机体能够耐受麻醉及手术的打击，并有利于术后康复，术前准备中的液体管理显得尤为重要。一般的择期手术术前可不予补液，但对婴幼儿，稍长时间的术前禁食就可能引起脱水，因此应在术前适量补液，维持生理需要量。要重视急诊患儿入院时已存在的严重水、电解质失衡。这类患儿若不适量补液，纠正其水、电解质酸碱平衡紊乱，则无法承受麻醉及手术的打击导致治疗失败。因此，上述患儿入院后要迅速建立输液通道，保持输液畅通，力争在 4～6 小时初步纠正水电解质及酸碱紊乱，严重病例术前应有 2 小时以上的准备，血容量不足或存在休克的患儿，应适当给予胶体溶液及血浆静脉滴注，待全身情况改善后方可进行手术。

婴幼儿体温变化快，脉搏、血压监测困难等，因此围手术期护理中应注重小儿保暖及测量脉搏、呼吸、血压的准确性，防止操作及所用仪器不配套而产生误差。新生儿和早产儿更要注意体温的控制，避免形成低体温导致新生儿硬肿病，而且低体温还会影响麻醉恢复，影响手术患儿预后。

（三）术前呼吸道管理

小儿鼻腔、咽部狭小，气管呈漏斗状，气管支气管腔窄，黏膜极柔弱且富有血管淋巴组织，身体免疫力低下，极易发生呼吸道感染。因此，除急诊外，术前应常规进行胸部 X 线透视或摄片检查，发现有呼吸道疾病存在，必须针对不同情况予以处理，待感染彻底控制后方可进行手术。新生儿及有

呼吸窘迫的患儿，应予高浓度氧气吸入，必要时予机械通气，提高动脉血氧分压，增强机体对手术的耐受性。

二、术中护理

因儿童身体大小、组织发育程度而异。根据患儿年龄选择合适血压袖带、中单、孔巾及术中器械。各种悬吊和支撑均适合儿童身体的大小，选用质地柔软的垫子，以防摩擦损伤患儿皮肤。术中儿童气道管理，婴幼儿气道与成人不同，由于婴幼儿颈部短小，舌相对大，喉位置高，咽短而窄等解剖特点，麻醉时易造成插管困难和通气障碍，根据这些特征应准备大小不同的气管套管及麻醉面罩。巡回护士应掌握术前患儿的评估，术中根据患儿手术情况配合麻醉师完成术中监测，除完成好物品准备、急救准备外，还应注重患儿安全护理及心理支持护理，尽量减少手术意外发生。

麻醉安全是确保手术成功的重要环节，护士必须配合麻醉师维持患者生命体征于良好状态，如保持静脉输液的畅通，维持循环稳定，保持室内适宜温度，减少术后并发症。小儿体温调节中枢发育不够成熟，更容易受环境温度的影响，年龄越小，体温波动范围越大，麻醉手术进程中体温调节中枢进一步遭受抑制过多。手术室温度过高，无菌单覆盖过多等都是引起小儿术中体温升高的原因。因此，一定要调节好手术室的温度和湿度，过高易发生热惊厥；过低易造成体温降低导致心律失常。熟练掌握小儿外科手术中意外情况的处理技能，正确计算失血量，确保输液的畅通，抢救物品、药品得心应手地拿取，迅速、准确无误地使用，做到争分夺秒，术中熟练配合，缩短手术时间。实践证明，在抢救麻醉或术中意外事件时护理工作的完善与否直接影响患儿的生命安全。小儿对手术的耐受性较差，较大的手术创伤和漫长的手术时间可能造成对患儿生命体征严重的甚至是不可逆的影响；因此，熟练掌握各类手术的护理配合，有利于医师快速顺利地完成手术。

三、术后护理

术后护理目标是在继续康复的过程中严密观察病情，尽量减轻患儿的痛苦和不适，预防并发症的发生。因此麻醉恢复床准备、术后用物准备齐全且运转良好尤为重要。特别应引起重视的是患者

术后全面评估包括生命体征监测、各种管道通畅、伤口情况、患儿神态、液体平衡。另外，饮食、心理状态、基础护理及家属配合等也非常重要。

1. 麻醉复苏期的护理　小儿全身麻醉后意外情况发生率比较高，复苏期应进行严密的监测和精心护理。恢复室护士不能随便离开患儿且必须具备以下知识技能：①掌握镇静方法和复苏知识；②掌握常用急救药物的使用方法和注意事项；③熟练使用各种监测仪器和急救设备；④预防和早期发现各种并发症；⑤管理患儿的生命体征。

2. 术后一般护理及呼吸道管理　全身麻醉后的患儿应平卧位，头偏向一侧，保持呼吸道的通畅，密切观察病情，注意口唇颜色是否发绀，切口敷料的渗出情况等，妥善固定患儿留置的各种管道，并保持引流通畅。

小儿全身麻醉后出现恶心呕吐较常见，术后保持呼吸道通畅很重要，将患儿取去枕平卧位，头偏向一侧肩下垫一软薄枕，确保呼吸道通畅。若口咽有分泌物或呕吐物，应及时清除，以防误吸入气管，发现气道阻塞时立即用吸引器吸出痰液，在拔除气管内插管前先吸净口咽部及气管内痰液。术后1～3天根据需要给予鼻导管低流量给氧，流量为0.5～1L/min，翻身拍背每2小时1次。

3. 消化道管理　消化道手术，应留置胃管，定时冲洗抽吸，持续胃肠减压，并注意观察引流液的性状，记录引流量为补液提供依据。有呼吸困难者，胃管宜经口插入，确保呼吸道通畅。做好口腔护理，防止二重感染。

4. 病情监测　小儿肿瘤切除创伤大，术后应监护生命体征，观察呼吸、心率、血压、血氧饱和度及体温的变化并作好记录。麻醉未清醒时，每15分钟观察1次，清醒后改为每2小时观察1次，注意观察呼吸频率、节律、深度的变化，是否有缺氧征。观察心率是否过快或过慢，注意血压的变化，如血压过低提示有出血的可能，应警惕并告知医师及时处理。患儿耐受性差对疼痛敏感，易烦躁哭闹，对伤口预后不利，患儿伤口疼痛时，遵医嘱予镇静药。防止患儿抓掉伤口敷料，观察伤口有无渗血渗液。患儿苏醒前多因无意识躁动引起伤口疼痛或引流管脱落，应加强防护。

5. 引流的护理　肿瘤切除后，防止在术中血管结扎不紧或脱落引起出血，术后观察引流量、颜色及切口的渗血、渗液情况。若在1小时内引流过大且为鲜红色，提示有新鲜出血的可能，应通知医师立即处理。妥善固定好各种引流管，检查引流管是否畅通，有无扭曲、折叠、脱出、受压等，每天更换引流袋，若引流量少或无，颜色清亮，一般2～3天即可拔出引流管。

6. 切口管理　小儿腹壁薄弱，腹肌发育不良，术后腹胀、咳嗽、哭闹等因素均可导致腹压突然增高，冲击伤口，极易导致切口裂开。腹腔和切口感染是发生切口裂开的一大重要原因，因此，术前要认真进行准备，尽量减少腹腔及切口感染，做好腹部皮肤清洗，脐凹处污染物要特别擦拭、消毒。术后用腹带或绷带包扎伤口，抵御突然冲击力，及时更换尿布，防止切口感染。哭闹烦躁患儿可适当应用镇静剂，防止术后切口裂开。

7. 尿管及胃管的护理　术后保留导尿管的患儿，以往是应用呋喃西林溶液冲洗尿管，每天1次并更换尿袋，严格无菌操作，防止尿路感染。但是随着抗反流尿袋的应用，这种冲洗已经可以免除。尿量能直接反映循环及肾功能情况，监测尿量，既可对脱水程度进行估计，也可作为补液的参考，观察尿的颜色、量、性质，如尿量正常、颜色清亮或淡黄，2～3天即可拔除尿管。同时应注意胃管引流是否畅通，胃管有无脱出，观察胃液的量、颜色、性状，并记录在病历上。若胃液为黏稠白色，量少或无，肠鸣音恢复，患儿无呕吐、腹胀，术后1～2天即可拔除胃管。但是儿童肾脏肿瘤多为恶性，如发现时间晚可能会导致肿瘤与周围组织粘连严重，手术牵拉刺激腹膜后神经，如经腹腔操作同时会影响胃肠道，使胃肠功能恢复时间延长，故患儿禁饮食时间略有增长也属正常现象，向家属交代并做好患儿的心理护理等。

8. 饮食护理　普通肿瘤未经过胃肠道的手术，术后麻醉完全清醒，拔除胃管后，可喂少量白开水。肠鸣音恢复初期，给予高热量易消化的流质饮食，做到少食多餐。患儿无恶心、呕吐后再逐渐过渡到正常饮食，排便后可增加饮食种类，防止消化不良及腹泻发生。肿瘤大，牵涉范围广，手术经过腹腔、胃肠道等，术后禁饮食时间需要根据具体情况具体分析，大多是在肠功能恢复后逐渐恢复饮食。

9. 出院指导　肿瘤术后患儿的活动需要在家长的配合下逐渐进行。指导家长保证患儿的休息，防止疲劳，逐渐增加活动量。预防感冒，供给合理的营养，为继续化疗提供条件。定期复查血常规，观察血细胞的变化,并坚持规范化疗。家长应保持良好的情绪,减轻患儿的心理创伤,有利于患儿的早日康复。

四、化学治疗的护理

化疗是儿童恶性肿瘤治疗中重要的一环。化疗的进展,使恶性肿瘤的治疗由姑息性治疗向根治性治疗过渡。同时化疗也是控制恶性肿瘤发展,延长生存期,改善生活质量的主要治疗方法。术前化疗可使肿瘤缩小,包膜增厚,降低手术风险,防止肿瘤破溃扩散。提高手术完整切除率。

但是由于化疗药物的不良反应较多,对人体局部有较强的刺激。因此,护理人员在患儿化疗期间应密切观察静脉输液和药物的不良反应,以及对患儿和家长进行有关化疗知识宣教,并有针对性地进行心理护理,方能取得良好的效果。在化疗期间应注意以下几点:①用药剂量应准确无误,过量对人体伤害很大,易引起各组织损伤。②用药前后查血常规,如果血红蛋白低,应补充营养后再进行化疗。若有血细胞减少,要暂停用药,待血细胞增多后再行化疗。③静脉输液时,应先选择好血管,做到一次穿刺成功,勿使药物漏出血管外,若有外漏,易导致局部皮肤溃烂、红肿,故输液时,应经常巡视,包括输液速度和局部情况。若发现药液外漏应立即关闭输液器,拔出针头另行穿刺并进行局部处理,直至皮肤红肿消退,恢复正常为止。④用药期间护士应密切观察患儿有无胃肠道反应,如恶心、呕吐等,必要时予甲氧氯普胺 $0.3\sim0.5mg/(kg \cdot d)$。

1. 静脉输液的护理 化疗药物对血管有较大刺激,若渗漏到血管外,可引起周围组织坏死,严重者可致残。护理人员必须要有熟练的静脉穿刺技术和责任心,按时巡视病房,发现问题及时处理,应该有计划地从四肢的末端到近端,选择较粗、较直的静脉,避免同一部位反复穿刺;若儿童合作程度差,可采用静脉留置针输液避免因钢针穿刺引起的外渗;需长期化疗的患儿可采用 PICC 置管,PICC 置管创伤小、并发症少、静脉留置时间长、穿刺技术易掌握、易护理,能有效降低化疗药物对血管的毒性作用。应用时应做好患儿的心理护理、注意穿刺血管的选择及插入导管的长度、术后护理、并发症的预防及带管出院的护理。

2. 药物不良反应的护理

(1)胃肠道反应及护理:化疗药物引起的恶心、呕吐是抗肿瘤药产生的细胞毒素刺激肠道嗜铬细胞释放 5- 羟色胺,经迷走神经传入化学感应区和呕吐中枢产生的生理反应。另外,胃肠道黏膜上皮细胞增殖旺盛,对化疗药物极其敏感,如多柔比星、顺铂、氟尿嘧啶等,常引起严重的胃肠道反应,食欲减退、恶心、呕吐,大多数患者在用药后 3~4 小时出现,因此,应密切观察,并采取措施以改善反应症状。例如,化疗期间大量饮水能减轻药物对消化道黏膜的刺激,并有利于毒素排泄,可减轻胃肠道反应。呕吐严重者要及时通知医师使用镇吐药。观察镇吐药的效果,记录呕吐的次数、数量、性质以便及时纠正水电解质失衡。呕吐后给予漱口,并向家属说明患儿恶心、呕吐的原因。肿瘤患儿如果并发营养不良,可严重影响发育,使免疫功能低下,对化疗不敏感和耐受力降低,易出现不良反应,肿瘤的复发间期缩短。因此化疗期间要保证热量摄入,配膳注意合理烹调,宜食油腻少、易消化、刺激小、纤维素含量丰富的食物,做到色香味俱全,增加花样品种,增进患儿食欲,并做到少食多餐,多吃新鲜水果、蔬菜。让患儿与其他病友一起进餐,形成良好的进餐氛围。呕吐严重或营养状况差的患儿,给予静脉营养支持治疗或要素膳鼻饲。

(2)骨髓抑制及护理:多数抗肿瘤药都可引起不同程度的骨髓抑制,这通常是被迫减量或停药最常见的原因。因此,化疗的患儿应密切观察骨髓抑制征象,最常见的表现为白细胞、血小板减少,引起发热症状,产生并发症。此类患儿化疗前后要检查血常规,了解骨髓抑制情况。为了预防感染应对患儿实施保护性隔离,为患儿创造一个空气清新、整洁的环境,减少探视。预防呼吸道感染,病室用紫外线消毒,每天 1~2 次。患儿的生活用具及地面、墙面、门窗、床头桌等用消毒液擦拭 1 次。观察有无出血倾向,各项治疗严格无菌操作。

(3)泌尿系毒性反应及护理:化疗药物导致瘤细胞及正常组织细胞大量破坏,少数患者可出现高尿酸血症。如注射甲氨蝶呤、顺铂时药物通过肾脏,以原型排出,其代谢产物在酸性环境中易沉积,甚至形成结晶造成尿路梗阻,导致肾衰竭。因此,治疗中必须采用水化和碱化尿液预防这一并发症,执行化疗方案时必须严格按照医嘱不得随意更改。此外,要鼓励患儿大量饮水,要密切观察患儿尿液的性质和量,发现问题及时通知医师。

(4)其他不良反应及护理:化疗药物可引起神

经系统不良反应。观察患儿有无手指/足趾麻木和周围神经炎。观察有无气促、心律失常等心血管不良反应，脱发是化疗常见的不良反应，可用冰帽局部降温，防止药物损伤毛囊，对预防脱发有一定的效果。

五、介入治疗的护理

小儿恶性实体瘤进展迅速，约50%的患儿就诊时已为Ⅲ、Ⅳ期，不能立即手术切除。为提高小儿恶性实体瘤的手术切除率和生存率，应行术前化疗。但对部分病例不能控制肿瘤进展，以致失去手术治疗机会。动脉途径化疗即介入治疗，其优点为作用快而强，药物的全身毒副作用较少，可使进展期肿瘤患儿得到手术根治，并提高生存率。介入治疗术后护理注意以下几点。

1. 全身麻醉未醒的护理　患儿术后常规给予心电监测、面罩吸氧，严密观察患儿生命体征变化，保持呼吸道通畅。在麻醉清醒前应由专人看护，禁止给患儿喂食，防止呕吐物误吸而发生意外。小儿认知能力和协调控制能力差，必要时可使用约束带防止患儿肢体的躁动，并由家长在旁陪护。

2. 穿刺部位的观察和护理　术后穿刺部位行局部加压止血，需绝对卧床24小时，术侧肢体制动6小时，密切观察穿刺部位敷料有无渗血，如有渗血应立即通知医师。注意观察穿刺口绷带包扎勿过紧，以及术侧肢体足背动脉搏动及皮肤温度、颜色等情况。

3. 常见并发症的观察和护理　术后2~3天常规给予抗生素预防感染，密切监测体温，保持穿刺部位清洁干燥，如有尿湿或渗血立即更换，严格执行无菌操作规程；室内定时通风，保持空气新鲜，避免感冒。严密观察患儿尿量和性状，以及其他相关内容，如出现面部潮红、恶心、呕吐、腰背部剧痛、黄疸、蛋白尿、少尿、无尿或出血倾向，应立即通知医师并配合进行抢救处理。

4. 出院指导　介入治疗仅是小儿恶性实体瘤个体化综合治疗方案中的重要一环，介入治疗后还需要其他治疗，在出院时要做好再次入院治疗的安排。嘱患儿保持良好的情绪和充足的睡眠，正常饮食，术后尽量减少剧烈运动。定期随访，包括常规体检和各种检查，以观察治疗效果和有无并发症发生。

（张娟　房丹　周娜）

参 考 文 献

［1］董蒨. 小儿肿瘤外科学［M］. 北京：人民卫生出版社，2009.

［2］曾值，邓窈窕. 儿童心理社会肿瘤学临床研究进展［J］. 中国全科医学，2019，22（06）：13-19.

［3］FERACO A M，BRAND S R，GAGNE J，et al. Development of the "Day 100 Talk": addressing existing communication gaps during the early cancer treatment period in childhood cancer［J］. Pediatr Blood Cancer，2018，65（6）：e26972.

［4］赵玉沛，李宁，杨尹默，等. 中国加速康复外科围术期管理专家共识（2016版）［J］. 中华消化外科杂志，2016，15（6）：527-533.

［5］中华医学会小儿外科学分会心胸外科学组. 基于快速康复的小儿外科围手术期气道管理专家共识［J］. 中华小儿外科杂志，2019，40（7）：577-582.

［6］胡雁，陆箴琦. 实用肿瘤护理［M］. 2版. 上海：上海科学技术出版社，2013.

［7］中华医学会麻醉学分会. 小儿围手术期液体和输血管理指南（2014）［J］. 实用器官移植电子杂志，2015，3（6）：328-332.

［8］郑丽敏. 小儿静脉输液渗出分级护理的制定与应用效果［J］. 中华现代护理杂志，2013，48（35）：4339-4343.

［9］李民驹. 小儿恶性肿瘤介入治疗进展［J］. 中华实用儿科临床杂志，2012，27（23）：1779-1781.

［10］张英姿，王莉，黄丽，等. 小儿恶性实体瘤介入治疗的围手术期系统护理［J］. 西部医学，2014，26（12）：1717-1718.

第二十四章

肿瘤患儿的心理护理和临终关怀

肿瘤尤其是恶性肿瘤是一组严重威胁人类生命的疾病。恶性肿瘤患儿的生存不仅取决于其病情和治疗措施，而且与患儿的生物、心理、社会因素密切相关，它既有组织器官的病理变化，同时心理、社会因素又在恶性肿瘤的发生和转变过程中起不可忽视的作用。沉重的心理压力和不良情绪可使机体免疫功能下降和身心健康破坏。因此不管是医护人员，还是患儿家属，都应根据患儿不同阶段的心理特征进行关爱和心理护理，使其安心养病，增强战胜疾病的信心。

小儿恶性肿瘤是中国小儿死亡的主要原因之一，随着医学模式的改变，整体护理的实施，对恶性肿瘤患儿实施心理护理的重要性被越来越多的人认同。小儿手术患者是患儿中一个特殊的群体，要为其实施治疗，首先需取得患儿的配合。小儿患者其心理活动变化迅速、复杂多样，只有深入了解

与研究小儿患者的心理特点，并有针对性地予以心理护理，才能保证治疗的顺利实施。

护士是护理的主体，临床工作需要的不是照本宣科，而是医护人员温暖的爱心、扎实的理论知识、丰富的临床经验、高超的实践技能的有机结合，对患儿从生理、心理、社会等方面进行全方位的照护，只有这样才能取得最佳的治疗效果。随着护理模式的转变，护理人员的工作由传统的功能性护理理念转向以家庭为中心的系统化整体护理理念，心理护理日益成为重要的不可忽视的问题。不同年龄段的儿童，心理护理也应该分开对待。学龄期或学龄前期儿童，由于患儿本人已经懂得或部分懂得疾病的性质及后果，应制订有针对性的心理护理内容；新生儿或婴幼儿，还不能理解肿瘤的性质，故此阶段的心理护理内容主要针对患儿家长。本文将从患儿及患儿家长2个方面阐述心理护理内容。

第一节　肿瘤患儿的心理特点及护理

小儿住院后由于疼痛的折磨，以及对陌生环境、医护人员的恐惧等，容易产生恐惧、焦虑、愤怒、悲观、抑郁、哭闹等心理障碍，因此应根据不同年龄的患儿采用有针对性的心理护理，调动患儿的主观能动性，使患儿处于最佳的心理状态，便于更好地接受治疗和护理。

一、怀疑心理及护理

患儿在疾病诊断前，由于对医学知识的缺乏，患儿听医护人员之间的病情议论时，会猜疑自己的病情而产生怀疑心理。因此医护人员在和患儿交谈以及医护人员之间交谈时，应尽量做到大方、自然，以减少患儿对自己病情的猜疑。医护人员需要

从医学的角度对患儿进行耐心的讲解，尽量减轻患儿的心理负担，并要劝告对医学知识似懂非懂的家长不要在患儿面前胡乱解释，以免加重患儿的心理负担。

二、恐惧心理及护理

患儿到医院既要面对环境的陌生、病痛的折磨，又需要接受各项治疗。部分患儿非常懂事，表现得像成人一样关心他的病情，常为自己的病情而烦躁不安，惧怕诊断不清，与家长到几个医院就诊，反复询问病情，表现出闷闷不乐、紧皱双眉、唉声叹气等。护理人员对此应充分认识到心理创伤对疾病的缓解极为不利，应首先采取与患儿交谈，从

他们最关心的问题谈起,交谈中注意倾听患儿的倾诉,以热心、理解和深厚的同情心、爱心对待患儿。护理人员应用亲切和蔼的语言与患儿进行情感上的交流,治疗前说明道理,争取患儿的配合,切忌使用强迫和恐吓的方法使患儿顺从。对积极配合治疗、表现勇敢的患儿给予表扬和鼓励,使其消除恐惧心理,保持愉快的情绪,或有意识地引导患儿将注意力转移到其他方面。护理人员可以随身携带画册、小玩具或小饰物,以分散患儿的注意力并取得其信任及配合,这在实际工作中的确不失为一种简单而有效的方法。

护理人员需要给患儿做心理指导,要求患儿一定要保持良好的情绪,向其说明若精神压力大,可降低机体免疫力,甚至会促进体内正常细胞癌变,因此要保持乐观的精神和积极的状态,这样才能增强机体的免疫功能,使体内免疫细胞数量增多,以促进康复,通过讲解,尽量消除患儿的恐惧感。

三、焦虑愤怒及护理

随着病情及治疗的进展,患儿逐渐预感到病情严重,心理上从最初的恐惧发展为焦虑不安、愤怒等,患儿会经常追问家长或护理人员:"我是否没救了,我不想死,我想回家"等问题,常将焦虑、愤怒的情绪发泄在家长和护理人员身上,表现为不配合治疗,行为上表现为拒食,脾气暴躁、易怒等。此类患儿,护理人员要以真诚热情的态度,耐心地疏导,鼓励患儿把想法表达出来,设法找话题让患儿开口,如"小宝是个乖宝宝,要懂事,要听话""你哪里不舒服,给阿姨说说?""阿姨可不可以和你一起玩游戏?"等,对患儿的合理要求,尽可能给予满足,无法满足的给予解释。护理操作时动作要轻柔,尊重患儿,以自己的语言、态度、行为、服务、体现出对患儿的遭遇和不幸的共情,同时让其了解到肿瘤并不等于死亡和痛苦,及时接受治疗,部分患儿可以得到缓解,减轻痛苦,延长生存时间和提高生活质量,鼓励患儿建立战胜病痛的决心,给患儿憧憬美好生活的希望,给予有针对性的思想开导。

同时,护理工作者要给予充分的理解,尊重患儿的人格,维持其自尊心,满足他们对疾病信息的需要,要和蔼可亲地给患儿解释病情,指导他们以良好的情绪配合治疗和护理。有些患儿因担心耽误学习等问题导致顾虑重重,对于这些患儿来说,护理人员要及时给予安慰,鼓励患儿树立信心,还

应不断丰富患儿的生活内容,使患儿不感到单调乏味。如果有条件还可给患儿补习功课辅导学习,让其感到温暖亲切,以调节患儿的精神状态,减轻患儿焦虑、愤怒心理。

四、悲观抑郁及护理

此类患儿表现为言寡行独、呆板,心情抑郁,苦闷,对周围事物漠不关心,言语冷漠,有时暗自流泪,对生活缺乏兴趣。有些患儿平时身体健壮,学习优秀,当他们知道自己患了不治之症后,整日精神恍惚,意志消沉,失眠多梦。部分患儿因剧烈的疼痛不堪忍受,甚至有自杀倾向,此类患儿从心理上、生活上、躯体疾病上将长期受困。为了解决此类问题,必须寻根问底,从根本上进行心理疏导。护理人员应赋予极大的同理心和表现出高度的责任感,注意消除病房的紧张空气与恶性刺激,消除"恶性肿瘤为不治之症"的思想影响。护理方面应使患儿相信医护人员有办法解除其痛苦,对医护人员产生一种信任感,使治疗更为有效。国外疼痛研究专家清原迪夫指出,剧烈疼痛可因巡回护理人员的适当语言而骤然缓解,说明医患之间的合作对于恶性肿瘤的治疗十分重要。

护理人员应重视语言艺术和沟通技巧,当患儿能顺利完成治疗时,应给予其鼓励和表扬。除安慰患儿外,还应做好家长的心理护理,临床观察表明患儿的情绪易受家长情绪的影响,如果家长在此时表现出紧张、激动,甚至哭泣,会给患儿在心理上带来不利影响而加重病情。要让患儿及家长保持乐观的精神状态,坚信自身顽强的生命力,不会轻易被病魔摧垮,只有勇于面对现实坦然处之,才能提高生活质量。

五、绝望心理及护理

恶性肿瘤到晚期时,患儿体质较虚弱,情绪处于一种消极状态,治疗失去信心,有的还可能采取过激行为,如自杀等。应及时发现此类患儿的心理痛苦,密切注意他们的行为,给予真诚的关心和安慰,强化患儿治疗过程中的成功和成就,帮助他们重新确认自己的价值观和信念。在生活上尽量满足其要求,排除干扰因素,使患儿能以平静的心态面对现实,将消极的心态转为积极,鼓励患儿亲友增加与患儿的接触和交流,尽可能使患儿的身体状态朝好的方向发展。

六、术前心理及护理

患儿入院后，对医院的陌生环境可产生有不同程度的紧张和恐惧心理，表现为哭闹、查体及做各项检查时不合作、要求回家等，这时护理人员要有足够的耐心和同理心。2岁以下的婴幼儿，由于不会讲话不能正确描述疼痛和不适，常以哭闹、拒绝治疗等行为改变为主要表现，护理人员可主动对患儿进行安抚、搂抱或给患儿一些玩具、漂亮图片等。年龄较大的患儿可通过做游戏、讲故事等贴近学习生活方面的形式接近患儿，使患儿尽快熟悉并接受治疗及护理过程，消除陌生及恐惧感，建立一种和谐的医患关系。

术前1天进行术前访视（急诊手术术前30分钟），要耐心向患儿及家长讲解手术的必要性，肯定手术效果，可以举例或找病室内已做完手术的其他患儿，使患儿看到手术成功的希望，树立起战胜疾病的信心，能更好地配合医护人员。同时护理人员应做好术前准备工作，讲解术前注意事项，如禁食、禁饮的时间，预防感冒等。及时了解患儿及家长对手术的顾虑和要求，并做好解释，从而使患儿以良好的心态和稳定的情绪接受手术。同时医护人员或心理医师可以对患儿进行心理评估，了解其心理状态，性格类型，为次日手术提供必要的心理辅导。

有效的心理护理建立在良好的护理人员与患儿关系上。护理人员要随时与患儿进行充分交流，加深患儿及家属与护理人员之间的理解和信任，保证各项治疗方案的顺利进行。为使手术顺利进行，要做好患儿及家长的思想工作，以解除家长及儿童的心理压力，讲解该病的发生、发展及造成的后果，介绍手术治疗的优点和意义，取得患儿的配合和支持，同时消除患儿对手术的恐惧，解除心理障碍，达到卫生宣教目的及做好术前准备。另外，住院期间给患儿体贴关怀和安抚，严格护理操作程序，动作轻柔，尽可能做到无痛注射，消除患儿紧张情绪，以良好的心理状态接受手术治疗。

七、手术过程中的心理及护理

患儿进入手术室麻醉前，应由护士专人陪伴，年龄较小的患儿，可哄、逗、抚摸、轻拍他们，用小饰物、彩色笔等吸引其注意力，减轻哭闹；年龄稍大的患儿，可与之交谈，并用新鲜事物如手术室自动开关的门、毛巾被上的动物图案来分散其注意力。较能配合医务人员工作的年长患儿，可用易懂的话语介绍其麻醉的方式，使之能配合麻醉。在骶管阻滞过程中，为消除患儿的紧张、恐惧心理，护士可握住患儿的手，直接安慰患儿，并轻声询问有无不适，不断地给予鼓励。

在手术过程中，对处于清醒状态的年长患儿应不时询问，用简短的对话，进行暗示和安慰，分散注意力。对术中清醒的患儿可预先告知，在手术探查时，可能会感到不适，让他放心，这是正常的现象，让他进行深呼吸，努力放松减轻不适反应，也可用肢体语言进行交流，如给患儿擦汗、抚摸额头等以示关心。对年长清醒的患儿还应注意保护其隐私。

八、术后心理及护理

患儿麻醉未醒时应有专人护理，密切观察病情变化。复苏患儿易发生躁动、哭闹，应做好安全保障工作，将手足妥善固定，让父母陪伴其左右，当患儿清醒时看到父母会有一种安全感，此时亦应以更加亲切和蔼的态度进行安慰和鼓励，理解患儿心情，对患儿任何不适感觉都给以足够的重视。小儿也有自我意识和丰富的情感，注意力转移快，利用这一特点，可以用适当的方法转移患儿的注意力，以减轻疼痛等不适。

对必须长期卧床的患儿应更加耐心，充分调动患儿的主观能动性，多用鼓励性语言，增强患儿战胜疾病的勇气。另外，对年龄较小的患儿，在操作时要求护士用精湛的操作技术，争取一针见血，减轻患儿痛苦。应与患儿多沟通，争取患儿的信任与配合，使患儿顺利通过康复期并获得满意的效果。

对术后已清醒患儿的配合行为给予鼓励、表扬，并当面告知家属患儿的表现，让患儿有自豪感。术后访视患儿，与患儿及家长进行交谈，了解术后恢复情况，对表现好的患儿可在病房表扬，使其在其他小朋友面前树立"榜样"。通过术后心理干预可了解患儿的恢复情况，也可对患儿及家长的心理状态进行评估，并针对具体的心理反应，做出相应的心理干预措施，既减少患儿因手术而留下的恐惧或心理阴影，又减轻家长的误解和顾虑，同时还可以为进行心理干预效果的评价提供有效的反馈信息，为以后的工作提供经验。

病房内需要建立一个安静、安全、清洁、舒适的治疗环境；癌症晚期患儿体质弱，要吃营养丰富易消化的食物,患儿疼痛时给予镇痛药,必要时给予镇静药。癌性疼痛的患儿特别需要家人的关爱,亲人的守护。应做好家属的工作,动员家属要了解病情,理解患儿,要多陪伴患儿,经常给患儿翻身、洗脸、洗头、排尿等,不断满足患儿的需求。只有在部分要求获得满足时,患者才会处于一种相对平衡稳定的健康状态。

护理人员要建立良好的护患关系,取得患儿的信任,对患儿要有高度的同情心和责任感,采取保护性、分析性心理护理。与患儿交谈时,态度诚恳、和蔼、耐心,以熟练的护理技术取得患儿的配合,使其安心养病,动员患儿的家长及周围的人更多地陪伴、关心患儿,以消除其不良的心理状态;另外,因势利导地激发其生存欲望,对患儿进行健康教育,使其增强战胜疾病的信心和勇气。当患儿萌发希望之后,应鼓励患儿做一些力所能及的活动。在治疗过程中,应该向患儿宣传进行这种治疗的必要性,同时也向他们讲解其治疗期间可能出现的不良反应,使患儿有足够的心理准备,主动克服困难与痛苦,积极配合治疗。当病情变化时,护理人员应密切观察病情变化,给予必要的支持治疗;除力求改善全身状况外,更应注意对患儿良好的心理支持。

护理人员与患儿的思想沟通是通过语言方式实现的。语言是心理治疗的手段,它既能治病,又能致病。患儿对医护人员的语言非常敏感,因为患儿常会通过医护人员的言行猜测自己的病情。因此,护理人员的言行不仅代表个人的素质,还代表其护理水平,直接影响患儿的情绪和信心。因此,在和患儿的交谈中,护理人员态度要诚恳,语气要温和,解释要清楚,用词要恰当。对恶性肿瘤患儿,医护人员应详细地观察,了解他们的心理状态,根据其心理特征,有针对性地进行心理护理。做好心理护理,能够减轻患儿的不良心理情绪,有利于提高生活质量,使患儿在安静满足的心理状态下配合治疗。

越来越多的临床实践证明,调节患儿精神状态对癌性疼痛的控制具有重要作用。从临床实践看,恶性肿瘤患儿需要的不是教条呆板的说教和一成不变的心理治疗,而是需要护理人员把临床实践技能与文化素质修养有机结合,把患儿看成一个整体的人,不但要从生理、心理、社会各方面进行护理,更需要具有创造性的心理护理。护理人员优美的语言、轻盈的步态、精湛的技术、美好的心理护理对肿瘤患儿的康复是药物所不能及的。

总之,护理工作的内涵不仅是为患儿做好治疗护理和心理护理,还要根据马斯洛的需求层次理论不断满足患儿生理的需要、安全感的需要、爱和归属感的需要、尊重的需要、自我实现的需要。这就要求护理人员向家长了解患儿在家中的生活习惯,尽量尊重患儿的生活习惯和满足患儿的需求。护理人员通过亲切的表情、和蔼的态度、温柔的爱抚,给患儿以安慰,缓解因疾病、环境变化等因素引起的紧张和恐惧心理,调动其积极的情绪。

第二节　肿瘤患儿家长的心理特点及护理

小儿外科的护理对象主要是0~18岁的儿童。从美国人本主义心理学家马斯洛的需要层次理论来看,人的需要分为5层,即生理的需要、安全感的需要、爱和归属感的需要、尊重的需要、自我实现的需要,这5种需要在儿童身上均有不同程度的体现。但是儿童年幼或表达不清自己的思想感情与心理反应,因此家长通常成为孩子不恰当的"代言人"。

在中国当前现实生活中,儿童大都是独生子女,一旦生病,家长十分紧张、焦虑。他们大多过分照顾,夸大病情,对医护人员提出过高要求。因此,患儿的心理护理实际上在很大程度上是对家长的心理支持。家长的心理状态对患儿有直接影响。

为更好地开展护理工作,笔者通过对家长实施心理护理,希望通过家长与患儿亲密的关系和熟悉的表达方式,达到良好的护理效果。

一、怀疑心理及护理

得知孩子患恶性肿瘤后家长均很难接受事实,时刻想到"我的孩子不会患恶性肿瘤",对诊断、治疗方案、治疗能力产生怀疑,要求权威医师会诊,重新检查,想以否认的方法应对这意想不到或突如其来的打击,是一种缓冲的、暂时的自我安慰。此时,护理人员应主动与患儿家长进行沟通,使家长充分信任医护人员,建立良好的医患关系,详细介绍疾病相关科室的技术力量、先进设备、诊断、治疗疾病的科学性和可靠性，给家长勇气和力量，鼓励其面对现实，正确对待患儿病情，实事求是，尊重科学，既不麻痹大意，也不心急乱投医、胡乱吃药，并通过介绍长期坚持治疗的康复病例，组织家长们相互交流、沟通、鼓励。

二、愤怒心理及护理

部分患儿家长得知自己的孩子患恶性肿瘤后有愤怒情绪，他们感到太冤枉、委屈，认为命运对孩子不公，与人疏远，对任何事都感到不愉快，百般抱怨，易激怒，随时都可能将满腔的愤怒发泄到相关人员身上。有时家长情绪愤怒，对医护人员的治疗、护理处处不满。针对此类情况，护士应关心、爱护、亲近患儿，护理操作认真、熟练、轻柔，使患儿感到温暖，家长感到宽慰。理解家长的心情，满足家长的合理要求。以同情、理解的态度，引导家长说出内心的感受，对家长提出的问题做到有问必答，多问不烦，尽最大努力减轻其内心痛苦。

三、恐惧心理及护理

患儿家长得知自己的孩子患恶性肿瘤后，精神受到沉重打击甚至崩溃，表现为惊恐不安、悲伤，对其他相同疾病患儿的预后敏感，时刻想着"孩子到底能活多久"，怕失去孩子，怕孩子长期受病痛折磨，怕手术造成器官功能丧失、体型改变、损容等。在治疗过程中，家长也处于一种惶恐不安的状态中，担心患儿病情不能好转或复发，担心疾病本身和各种治疗手段对患儿生活质量的影响。针对此类情况，护理人员要以婉转的语言向家长交代患儿病情、诊断、预后，用诚恳的语言，和蔼的态度安慰家长，列举康复病例，讲解小儿恶性肿瘤的治疗目标，介绍国内外新技术、新疗法，引导家长正确认识小儿恶性肿瘤，消除其恐惧心理，提高家长的心理承受能力，以轻松愉快的心情面对患儿，不在患儿面前表露悲伤情怀。

四、焦虑心理及护理

家长忧虑患儿病情究竟能否顺利好转及家庭经济状况能否负担，所有这些均是引起家长焦虑的重要原因。要消除家长的焦虑，护理人员要做到详细向家长交代患儿病情发展、治疗方法和过程等情况。详细了解患儿家长的家庭背景、社会关系、工作情况及心理矛盾所在，调动一切支持因素共同解

除家长的顾虑，使其认识到顾虑重重，只能耽误患儿病情，错过治疗时机。针对经济原因引起的焦虑，应首先对家长表示理解，但要强调治疗的必要性和可行性，鼓励家长克服困难，打消焦虑心理，以积极乐观心态，坚定信心，全心全意配合医护人员对患儿进行治疗。

五、绝望心理及护理

患儿家长认为恶性肿瘤是绝对的不治之症，治疗会给患儿带来严重的不良反应且病情反复，造成患儿身心巨大伤害，给家庭生活、工作、经济带来诸多不利影响，担心治疗到最后"人财两空"，随时想放弃治疗。医护人员需要给患儿家长讲解现代医学在小儿恶性肿瘤治疗方面的最新研究和进展；小儿恶性肿瘤的发展规律；对患儿的实际危害性及治疗前景，使家长对所患病种有正确认识，消除小儿恶性肿瘤是绝对不治之症的错误观念，鼓励家长不要轻易放弃，相信现代医学的发展，相信小儿恶性肿瘤一定能被人类战胜，增强家长战胜肿瘤的信心。

六、其他心理问题及护理

急于求成的心理。许多患儿家属都有这种心理。患儿一旦患病，以为医师就应该手到病除，他们并不了解某一疾病的治愈需要一定的过程或某一药物有一定的作用时间。例如，部分肿瘤瘤体较大的患儿，术前化疗是手术成功的重要保障，但术前化疗通常需要一段时间，通常是2～4个月，家属对此不予理解。急于求成的心理影响了治疗方案的顺利进行。

自责、怜爱的心理。小儿是家庭的重要组成部分，小儿患病受刺激最大的是父母，他们对患儿怀有很大的歉意。许多家长会首先联想到是否是自己的过失使小儿患病，这种歉意和内疚使他们不能忍受在治疗、护理过程中带来的痛苦，甚至拒绝治疗或迁怒于医务人员。

针对家属心理状态做好心理护理创造一个良好的住院环境，建立一个整齐、清洁、充满温馨气氛的环境对患儿及家长尤为重要。热情、耐心地做好入院宣教、介绍分管医师和护士，不仅能使他们很快熟悉环境，而且能对医务人员的职责有所了解。护士的一言一行应让患儿及家属觉得受到重视和尊重，使他们消除陌生感，信任医务人员，感

觉医院很安全,安心接受治疗与护理。

做好健康教育。在进行各项护理操作过程中,充分利用与患儿接触的机会,用自己掌握的知识做好健康教育。让家长对疾病的发生、发展有详细了解。针对文化水平较高、通情达理的家长,应如实转告病情,科学预见疾病的转归,提供各种治疗方案,耐心解答他们的提问,并对患儿的护理给予一定的指导。有些家长有一定的文化知识,但对医学知识了解甚少,面对患儿感到束手无策,他们多有盲目求医心理,胡乱听信网络上对某家医院或者某位医生的虚假宣传,病急乱投医。针对此类家长要用朴实、通俗的语言讲解有关疾病的各项知识,在疾病的发展过程中可能出现的不适、病情变化,以及疾病愈合过程中出现的生理变化,使家长有充分的思想准备,不致急于求成、盲目求医。

在进行各项操作治疗、护理时,讲解有关治疗护理的目的和必要性,使家属认识到治疗的重要性。另外,解释治疗过程中可能造成的不适,使家属能够接受治疗。如对婴幼儿因其四肢静脉穿刺困难,准备行头皮静脉穿刺,经常有家长认为这样会影响幼儿的智力发育,拒绝治疗,通过护士的解释使家长接受并积极主动配合治疗。

建立良好的家长与医护人员的关系、认真的工作态度,是让家长产生信赖的关键。在任何一项护理工作中都要认真、严谨利用各种机会与患儿交流,使患儿对医务人员产生依赖,从而相应地使家长对医务人员信任。家长一般都希望能够有效地扮演照顾者的角色,如果能够帮助患儿解除一些痛苦,将感到莫大的安慰,护士可以把一些可由家长进行的生活和疾病护理知识与技能教给家长,这会极大地增加家长的信心,使家长的照顾更为有效,同时使家长精神负担得以减轻。因此护士要经常与家长进行沟通,了解患儿的饮食、睡眠习惯爱好等,也可以和家长商量治疗方案的选择。

极少数家长由于患儿病程长,长期的陪伴,精力体力受到影响,对治疗产生悲观失望的心理。针对这类家长要多接触、多交谈,通过沟通与交流,了解他们的想法和面临的困难,给予耐心的劝解和诚恳的帮助,满足他们的合理需要,让他们了解此时的患儿非常敏感,更需要家人的关心和帮助。还有一些家长在了解疾病的严重性或预后,不能自制,应给予理解和安慰,劝他们不要在患儿面前流露出悲观情绪,应鼓励患儿树立战胜疾病的信心,争取更多的治愈机会。通过临床观察、分析,采取有效的措施,可减少医患之间的矛盾、纠纷,使治疗、护理工作顺利完成。

总之,应以高度的同理心和责任心,在不断提高医疗护理水平的同时,注重对患儿家长的心理护理,不断予以安慰、鼓励,使其树立信心,以良好的心态同医护人员一起帮助患儿战胜病魔。指导家长长期与主治医师保持联系,按医嘱复查,及时发现病情复发或转移,以便早期治疗。

第三节　肿瘤患儿的临终关怀

一、临终关怀的发展概况

(一)临终关怀的概念和历史发展

临终关怀是向临终患者及其家属提供的一种全面的身心照护与支持,使临终患者的生命得到尊重,症状得到控制,生活质量得到提高,家属的身心健康得到维护和增强。它的目的既不是治疗疾病延长生命,也不是加速死亡,而是改善生活质量。它涉及医学、护理学、心理学、社会学、伦理学等多个学科,并受到大众越来越多的广泛关注。

临终关怀(hospice care)最早出现于中世纪的欧洲,"hospice"是朝圣者中途休息的地方,也是教会为有病而无人照料者设立的收容所。现代临终关怀的出现始于1967年,英国的桑德斯博士在英国伦敦郊区创办圣·克里斯多佛临终关怀院。20世纪,临终关怀运动相继在全球40多个国家或地区开展,英国就有临终关怀院273所,而美国已有2 000余所,志愿者有8万人之多,每年接受临终关怀服务的患者和家属达14万人。

(二)临终关怀在中国的发展现状

我国成年人临终关怀的临床实践在不断推进,为造福社会、关爱生命、促进社会进步做出了巨大的贡献。然而临终关怀服务偏重老人,忽视了患有恶性肿瘤的儿童对临终关怀的需求,儿童临终关怀发展十分缓慢。位于长沙市第一社会福利院的"蝴蝶之家"是我国首个儿童临终关怀中心,北京松堂医院的"雏菊之家"成为国内家庭式儿童舒缓治疗中心。

我国儿童人口基数庞大，临终关怀服务需求不断增加，而相关服务资源依然严重不足。为儿童提供可获及的高质量的临终关怀服务是众多医务工作者和社会工作者亟待解决的问题。

二、肿瘤患儿临终关怀的特点、内容及措施

（一）肿瘤患儿临终关怀的重要性

我国儿童癌症发病率以每年 2.8% 的速度快速增长，是全球儿童癌症负担最高的国家之一。根据国家儿童癌症监测中心报告，2018—2020 年，我国共有超过 12 万名儿童和青少年被诊断为癌症，平均每年新发儿童和青少年癌症患者超过 4 万名。虽然儿童肿瘤的治愈率在发达国家达到 80%，但其仍是除意外伤害外的致死原因。在发展中国家儿童肿瘤治愈率更低。临床医务工作者仍要面对很多患晚期肿瘤的儿童，当治愈这些肿瘤不再可能时，对这些患儿及时开始姑息性治疗和临终关怀有重要的意义。通过姑息性治疗尽可能地缓解患儿的疼痛、焦虑和其他痛苦症状，使患儿能够积极地生活到最后，帮助他们的家人应对可能出现的一切问题，而对他们家人的照顾可能要持续到失去患儿以后的很长时间。

选择何时开始肿瘤的姑息性治疗不论是对小儿肿瘤医师还是对患儿的家长，都是十分困难的。因为这意味着患儿不再有被治愈的希望。同样，如何开展临终关怀更为困难。肿瘤患儿家庭，接受孩子开始姑息性治疗和即将失去孩子将是一种难以承受的打击，通常需要反复解释和较长时间判断才会做出有利于患儿的决定。对于有一定判断能力的儿童，应征求患儿本人的同意。甚至医师通常都偏重积极治疗，而给没有治愈希望的肿瘤儿童造成不必要的痛苦。因此，晚期肿瘤患儿的姑息性治疗和临终关怀迫在眉睫。

（二）肿瘤患儿临终关怀的内容及措施

肿瘤儿童临终关怀的内容应包含 2 个层次。一是减轻患儿的躯体痛苦；二是减轻患儿的心理痛苦并为患儿家长提供心理支持。

1. 晚期肿瘤症状的控制　姑息性治疗和临终关怀的首要目的是控制晚期肿瘤儿童的症状，只有控制好各类症状，才能使患儿积极地生活，保持生命的尊严，平稳地度过生命中的最后阶段。资料表明，40%～80% 的肿瘤患者有疼痛、倦怠、口干、失眠、乏力或精神症状，每个患者平均有 11.5 个症状。

（1）疼痛的控制：控制患儿的疼痛时，首先应明确疼痛的性质，是机体、脏器还是神经性疼痛。姑息性治疗的患儿主要以药物镇痛为主。首先必须具体评价疼痛的程度，这既是一门科学，又是一门艺术，目前国外已有为患儿提供个体化的治疗方案，对治疗效果、情绪的影响、患儿整体的情况、生活质量的评价保持连续性。以达到有效控制疼痛的目的。

此外，除应用镇痛药外，也可辅以姑息性化疗和放疗，对此存在争议，但不能治愈的晚期肿瘤，如果肿瘤对化疗药物有反应，化疗的不良反应能被很好地控制，可以进行适当的化疗。肿瘤骨转移、神经转移引起的疼痛，肿瘤外翻溃疡，肿瘤引起的阴道、直肠出血，中枢神经系统转移，应用姑息性放疗可明显改善症状。

（2）其他症状的控制：晚期肿瘤儿童还可出现诸如呼吸困难、恶心、呕吐、厌食、中枢神经系统症状、贫血和出血等多种症状，应根据患病儿童的不同症状给予相应的处理，以减轻儿童的痛苦为原则。

2. 终末期肿瘤患儿的心理与社会问题　晚期肿瘤患儿从积极治疗转为姑息性治疗，患儿的生命即将走向终点，对患儿、家属和医务人员都是极大的痛苦。产生的心理障碍包括严重的抑郁、焦虑、躁狂、厌食、恶心、呕吐和疼痛，需要一定的时间才能接受这样的改变，可应用药物、心理和行为治疗；对儿童患者和他们的家人，更重要的是提供心理和情绪上的支持。

由于儿童缺乏完整的认知及独立能力，其临终关怀中的伦理问题日益受到重视，正确认识和解决伦理方面的问题对实施有效的儿童临终关怀至关重要。现就儿童临终关怀中常遇到的有关自主权、是否进行延续生命的治疗、不同意见的处理、补液和营养的供给与否进行探讨。

（1）自主权：从不会说话的婴儿到青少年都在力争自我决定，儿童对已知选择做决定的能力有赖于其发育水平和生活经历。对于其医疗护理，甚至已经被其他人做出的重大决定来说，儿童可以有能力做出自己的决定。然而，即使时间证明儿童具有充分的能力自主行动，成人也应积极主动地去了解其意愿，并以此来指导儿童做出正确的决定。

（2）延续生命治疗的决定：垂危过程即临终关

怀从哪一刻开始对于临床医师来说也很困难，临床医师应该意识到当治愈肿瘤的希望极其渺茫时，忽略患儿的生活质量、家人的精神状态和经济负担而单纯追求生存时间变得毫无意义，应该开诚布公地和患儿家人甚至本人讨论治疗方案，确定切实的治疗目标，在利益／负担适合的基础上做出决定，所应用的干预方法的好处必须大于其负担。这需要多学科团队合作，应包括儿童、家庭和所有参与儿童临终关怀照料的卫生专业人员，在这个过程中医务人员与家庭之间需要进行坦诚交流。

英国皇家儿科和儿童健康医学院概括了停止或撤除不可治愈性医学治疗时应考虑的 5 种情况。①根据标准已经被诊断为脑死亡的儿童；②持续植物状态；③"没有机会的情况"，就减轻痛苦而言延续生命的治疗仅是简单地延迟死亡，并不可能提供其他的益处；④"无目的的情况"，儿童可能通过治疗存活，但精神或生理损害程度太大，要求儿童去忍受是没有道理的；⑤"不能忍受的情况"，面对进展性、不可逆转的疾病进一步治疗的负担远远超出可以忍受的程度。

在做出姑息性治疗的决定和给予患儿的治疗措施等多个方面，父母和医师都可能产生不同意见，社会给父母赋予了以儿童利益为出发点采取行动的责任，然而，有时父母坚持要求给予在医务人员看来不合适的治疗，有时父母又会拒绝对儿童有益的治疗。医师和患儿父母之间的分歧会造成临终关怀体系内部关系的紧张化，直接影响患儿的治疗。因此，应提倡换位思考，并以儿童的最佳利益为出发点，家庭与卫生保健团队之间协商做出决定。

（3）补液和营养的供给：对此有许多不同的看法，概括起来包括以下几种。①如果儿童能经口进食应给予食物和水；②大多数学者认为，与其他任何做法一样，人工给予食物和水是一种具有相同的益处／负担的医疗干预手段；③将导管插入胃肠道具有不舒服感且有出现并发症可能的负担，因此需要根据它可能给患者提供的益处进行判断；④一些学者认为食物和液体的供给构成了人文关怀的一个基本成分，不应被停止或撤除；⑤在疾病终末期的儿童由于其需求减少，将自然而然地停止吃喝，在这种情况下没有必要通过人工方式提供液体和营养。因此，应根据具体情况决定是否给予补液和营养的供给，不能一概而论。

3. 肿瘤患儿临终关怀中的心理照护　临终关怀原则要求临床医师对患者及其家庭提供完整的关怀，儿童的生死观与其年龄和发育状态有关，也与儿童所处的环境和经历有关。肿瘤等已危及生命的疾病常使儿童一下子长大许多，意识到生和死的差别，产生对死亡的恐惧和预期悲哀，如何帮助患儿应对死亡威胁和预期悲哀，安然度过终末期，帮助家庭应对死亡的悲痛，需要临终关怀的多专业合作，并需要大量的个人和服务机构参与儿童的关怀照料。

（1）与儿童交流死亡和临终：儿童对死亡的理解有一个发育过程，3 岁左右的儿童已经知道死亡，但不能区分死亡、睡眠和分离；学龄前期儿童能够认识到死亡则意味着没有功能，但他们通常认为死亡是暂时的，还不能真正理解死亡；学龄期儿童开始具备逻辑思维能力，对死亡的理解更全面，7 岁的儿童多能理解死亡是不可逆的，人人都会死亡，他们开始注意死亡的细节，甚至想象自己的死亡；进入青春期，他们对死亡的理解更为现实，逐渐了解死亡对他人和社会可能产生的影响，但他们不认为死亡是他们的事情，而是遥远的将来。肿瘤儿童受到死亡的威胁，对死亡的认识相对更为深刻，他们大多能觉察他们的病情。父母可能会本能地保护孩子而避免向患儿透露任何"坏消息"；然而，儿童常对其疾病和预后知道很多，由于害怕其父母难过，儿童不会表露他们所知道的，这让他们陷入孤立无援的境地。开放式谈论死亡会帮助他们减轻这些恐惧；学龄期儿童常担心经历疼痛，通过谈论疼痛控制可能很大程度地安慰他们，他们也可能问"在死亡时将会发生什么"的问题，从宗教或家庭信仰的角度就他们将会发生什么给予讲述，常会使他们获得安慰和舒适感；父母需要对患病儿童的剩余时间做计划进行纪念并尽可能少地留有遗憾，临终儿童也希望分配剩余的时间做一些特殊的活动或与其所爱的人共度时光；儿童经常就疾病和预后向医务人员提问，当面临一个困难问题时，医务人员可能会对怎样回答为最佳而举棋不定。一般来说，儿童在提问之前就已经知道问题的答案，他们所寻找的是一个能与他们坦诚谈话、可以信赖的人。由此可见，医务人员应该帮助父母建立与患儿之间的交流，直率、真诚的交流对于缓解患儿的抑郁通常最为有效，这样的交流对父母和患儿双方都是一种支持，有利于在患儿生命最后阶段的人格完善。当然，儿童的反应非常个性化，应以儿童作为指导，提醒他们只要愿意就可以提问是很重要的。

（2）对肿瘤患儿的支持：根据患病儿童的年龄和心理特点采取措施可能会很好地支持大多数临终儿童。倾听、询问儿童希望如何被支持；让儿童布置空间；确切找出儿童需要什么；如果可能，允许儿童做出选择；用适合儿童发育和认知能力的简单语言解释事情，若有可能，要诚实地回答问题；可用布偶游戏，并赋予同患儿相似的情景，由治疗者代表布偶与患儿交流，由此引出患儿情绪和想法的自由表达；分散注意力是儿童肿瘤临床中最为常用并行之有效的行为干预方法，它的应用效果与采用的方法必须适合患儿的兴趣和发育水平。常用的方法包括玩电脑游戏、看卡通动画、编故事等，许多的儿童会被精彩的卡通片吸引而忘却对死亡的恐惧，这些措施同样可为儿童提供一个感情出口；鼓励感情的表达，允许患儿表达愤怒、喜悦或悲哀；父母的拥抱抚触、医务人员的身体接触、眼神表情鼓励都会给患儿极大的安慰；心理护理可贯穿于医护人员与患儿的每次接触中，要求医护人员具备良好的职业道德、耐心和爱心，在治疗过程中，运用儿童能理解的语言形式和非语言行为达到治疗目的，建立良好的医患关系；最大限度地保持可能的生活常规；若有可能让儿童的朋友参与访问，或将相近年龄患儿安置同一病室，让患儿感觉有基本的社交；到患儿学校找老师帮助，即使不能上学也会有帮助。

（3）临终儿童父母的心理需求与照护：一般来说，当父母被告知孩子患肿瘤时，会出现一系列的情绪反应，震惊、否认、自责、愤怒和害怕。随着时间推移，家庭已经学会适应由肿瘤患儿治疗所带来的变化。确认孩子不再有被治愈的希望，父母将面临更大的危机。自从诊断后，家庭已经经历了多次危机，但没有一个危机比意识到孩子的死亡更困难。医务人员在这段危机时间里，应帮助家庭度过这一困难时期。父母通常需要很多信息，这样他们就可以知道期盼什么，也想与医务人员一起谈论治疗选择和症状控制计划。全面的信息可为父母做出决定提供条件，帮助他们合理安排与孩子相处的剩余时间。临终关怀团队不能避免死亡，但有责任使死亡尽可能平静和减轻痛苦，这可以通过对临终儿童所有生理症状的控制、密切关注儿童及其家属所有存在的感情和社会需求实现。

许多父母想同参与孩子临终关怀照料的卫生保健人员谈论他们的状况，如他们的担心、恐惧、希望等，卫生保健人员应允许父母用语言表达他们对孩子死亡的恐惧，讨论任何能减少担心和恐惧的问题。若有可能，尽量聆听父母的愿望和要求。通过倾听父母的担心，与他们一起相处，提供指导，工作人员可以了解这个家庭如何处理其临终孩子的主要观点。应该尊重不同家庭的个人处理方式，因人而异采取灵活的方式。鼓励父母继续参与孩子的护理，这种参与能使孩子感到舒适，同时给予父母亲切感满足需要，也能帮助他们做好失去孩子的准备；强调最重要的任务是和孩子在一起；鼓励家庭中其他的重要成员给父母一个休息的机会，以保持身体的健康；强调家庭必须展望未来。

三、卫生保健人员在肿瘤患儿临终关怀中的作用和要求

许多患病孩子的父母可能会因自己付出了极大努力仍不能挽回孩子的生命而感到愤怒，因此对医护人员提出过高要求或过多指责，这时医护人员应给予充分的容忍，他们需要得到被承认、富于同情心和仁慈的理解。

就儿科临终关怀来说，医务人员和家庭成员有共同的关心和经历。进一步的症状研究、提高医务人员教育和支持、给予更有效和富于同情心的儿科临终关怀是非常重要的问题。

为生命终末期的肿瘤患儿提供最佳的医疗照顾是一项艰巨的任务，需要多学科协作。医务人员在这一过程中应努力提供简单的、面向儿童的医疗照顾，在家庭治疗领域过多应用高科技是不必要的，既增加费用又违反姑息性治疗的原则。生命垂危的儿童最好生活在家庭或家庭式的环境中，重新接触家庭成员和原来生活中熟悉的人员。家庭治疗的患儿，国外多通过三级医院或社区机构结合的方式相互取长补短，使患儿及其家庭得到必要的医疗照顾。肿瘤患儿的临终关怀不但需要医务人员的努力，还需要得到全社会的关心、支持，医务人员应该努力保证每一个濒死的儿童得到综合性、连续性的医疗照顾。

美国的一项研究表明，医务人员连续的关怀照料对确保临床医师了解和照料儿童及其家长是一个关键因素，会使家长对他们的孩子能得到最好的可能照料有信心；医务人员缺乏连续的关怀关系

时，家长会出现挫折、高度警觉，怀疑他们的孩子获得照料的质量。

此外，儿科专业人员在为患儿及其家庭提供临终关怀和哀悼关怀中起整体性的作用。只有通过为临终患儿提供身体、思想和精神方面的积极全面照护，其中也包括为其家庭提供支持，才能提高其生活质量，减轻痛苦。

（吕丹尼 舒强）

参 考 文 献

［1］孙青，赵卫红. 儿童肿瘤舒缓治疗进展［J］. 中国小儿血液与肿瘤杂志，2019，24（6）：317-320.

［2］高解春，王耀平. 现代小儿肿瘤学［M］. 上海：复旦大学出版社，2003.

［3］白文辉，丁金锋，孙玫，等. 临终患者真实体验质性研究的系统评价［J］. 中华护理杂志，2017，52（6）：665-671.

［4］崔焱. 儿科护理学［M］. 北京：人民卫生出版社，2017：123.

［5］张锦欣，靳英辉，曹英娟，等. 慢性病终末期患者优逝期望与需求质性研究的系统评价［J］. 中华护理杂志，2019，54（12）：1788-1794.

［6］AMERICAN ACADEMY OF PEDIATRICS, SECTION ON HOSPICE AND PALLIATIVE MEDICINE. Pediatric palliative care and hospice care commitments, guidelines, and recommendations［J］. Pediatrics, 2013, 132（5）: 966-972.

［7］陆宇晗. 生命终期的温暖照护"以人为本"富有同情心的临终护理［M］. 北京大学医学出版社，2019.

［8］张灵慧，王怡航，傅丽丽. 儿童临终过程中不同哀伤主体的情绪表达及干预实践［J］. 中国医学伦理学，2020，33（2）：227-230.

［9］吴欣娟. 安宁疗护专科护理［M］. 北京：人民卫生出版社，2020：34.

［10］向仕婷，林国嫱，李逊. 儿童舒缓治疗的意义和发展现状［J］. 中国当代儿科杂志，2020，22（6）：662-666.

［11］刘辉，赵咪，徐奕旻. 儿童安宁疗护研究国际热点及发展趋势可视化分析［J］. 医学与哲学，2021，42（6）：34-38.

［12］曲越，王艾君，申林，等. 终末期癌症患者安宁疗护需求的质性研究［J］. 中国实用护理杂志，2020，36（29）：2284-2288.

［13］周英华，庄严. 多元文化对儿童安宁疗护实践的影响［J］. 医学与哲学，2021，42（19）：49-54.

［14］WIENER L, BATTLES H, ZADEH S, et al. Allowing adolescents and young adults to plan their end-of-life care［J］. Pediatrics, 2012, 130（5）: 897-905.

［15］VIVIER T, MORO M R, BAUBET T, et al. Gender in the suicidal experience: a qualitative study among adolescents［J］. Arch Suicide Res, 2023, 27（2）: 505-521.

［16］GAERTNER J, WEINGÄRTNER V, WOLF J, et al. Early palliative care for patients with advanced cancer: how to make it work? ［J］. Curr Opin Oncol, 2013, 25（4）: 342-352.

第二十五章

数字医学与计算机辅助手术在小儿精准肿瘤外科中的应用

数字医学（digital medicine）是现代医学与数字化技术相结合、以医学为主体，涵盖计算机科学、数学、信息学、机械工程学、生物医学工程学等多学科的一门前沿交叉学科；是以现代数字化技术为工具，解释医学现象，解决医学问题，探讨医学机制，提高生活质量的科学；其基本内涵是采用数字化技术提高临床诊疗水平。

数字医学是当代医学领域最活跃的新兴学科之一，从起步到现在的短时间内已经迅速交叉渗透至整个医学科技领域。随着数字化进程的快速推进，传统医学正向以"精确化、个性化、微创化和远程化"为主要特征的现代医学方向发展，因此，数字医学是 21 世纪医学发展的一个重要方向。数字医学的研究内容包括医学影像学研究、数字人与数字解剖学的相关研究、外科手术导航、计算机辅助设计/制造/分析技术在临床的应用研究、数字化智能化医院的建设与管理、区域医疗协同与信息资源共享数据库的构建、远程医疗会诊与远程医学教育、有创诊疗手段的虚拟仿真、三维打印等各个分支学科。

第一节　计算机辅助手术的概念及对精准外科的推进

计算机辅助外科手术（computer assisted surgery, computer aided surgery, CAS）是一个新的外科手术概念，是指利用计算机技术进行术前规划，并指导或辅助进行外科手术。一般认为 CAS 包括：①创建虚拟的患者图像；②患者图像的分析与深度处理；③诊断、术前规划、手术步骤模拟；④手术导航；⑤机器人辅助手术。CAS 是一种基于计算机对大量数据信息的高速处理及控制能力，通过虚拟手术环境为外科医师从技术上提供支持，使手术更安全、更准确的一门新技术。通过计算机辅助外科相关技术，对传统的 CT、MRI 等二维图像信息进行三维图像重建，从而可以为外科医师进行手术模拟、手术导航、手术定位、手术规划等提供客观、可视、立体、量化的信息参考。其中目前临床应用最广泛的是计算机辅助手术规划系统（computer assisted operative planning system），即基于三期增强 CT 薄层扫描获得 DICOM 格式数据并输入计算机，在相应软件支持下进行自动配准和人机交互式图像分割，进而可以在数分钟到数小时内获得肝脏脉管系统三维图像，再通过虚拟切割选择最佳手术切面，计算剩余肝脏体积，最终通过综合评估，实现手术方案的优化。计算机辅助手术规划系统使手术可行性评估更加精准，术前准备更加充分，手术方案的制订更加科学、合理。计算机辅助手术的兴起，推动了精准外科的快速发展。

精准外科是以多维外科价值观为引领，以现代科学技术为支撑，以确定性的外科法则和技术手段为路径，实现传统外科与现代科技的融合、集成和优化，形成低耗、高效、优质的现代外科理论和技术体系。精准外科理念最初由董家鸿院士提出，基于精准肝脏外科的"最小创伤侵袭、最大脏器保护和最佳康复效果的多维度综合考量，从而导致传统经验外科模式向现代精准外科模式的悄然转变"，其主要特征可概括为确定性、预见性、可控性、集成化、规范化和个体化，以寻求病灶清除、肝脏保护和损伤控制这 3 个外科要素的最佳平衡为策略，实现外科治疗中高效、安全和微创的多目标优化和患者的最佳康复。该理念得到了国内、国际医学界的广泛认可，属于精准医学范畴，并被应用到其他外科专业以及肿瘤放疗、妇科等各个医学领域。如今精准医学也正在逐渐改变儿科肿瘤学的治疗理念，随着计算机科学与医学的交叉融合，一大批新的研究成果、技术与手段，如数字医学、人工智能、术中导航技术及生物医学工程等不断应用于儿童肿瘤临床研究与实践，使小儿精准肿瘤外科临床诊疗水平不断提高。

外科手术的患者，利用计算机辅助手术系统进行术前规划，利用患者 CT/MRI 图像进行病变部位的三维重建，在立体空间显示病变与周围器官结构的解剖关系，辅助制订手术方案；术前模拟手术切除，熟悉手术流程，相互协调配合；术前采用三维打印，更加确切地了解解剖结构及制订精准手术方案；术中实时手术导航，与术中实际解剖结构对比，实时指导手术顺利进行；另外，也可以在虚拟手术系统上进行外科医师的临床技能培训等。通过以上技术及手段，数字医学使外科手术由"切开来看"转变为"看准再切"，主刀医师能有根据地制订更加精密的手术方案，大大减少了术中手术方案修正，缩短了术中决策时间，使手术实施更加高效；通过数字医学可视化技术构建的清晰、直观、个体化的三维解剖学图像，便于参与手术成员在术前进行交流，制订精确且具有针对性的手术方案；还可以通过虚拟现实交互系统来进行手术模拟，预判术中可能出现的情况，制订相应的应对措施，降低手术风险。

计算机辅助手术在中国肝胆外科领域和其他临床医学领域均有探索。南方医科大学方驰华教授、清华大学附属北京清华长庚医院董家鸿教授分别联合影像学专家和计算机专家等组成团队，开发完成了腹部医学图像三维可视化系统，对患者肝胆胰等器官的断层 CT 个体化数据进行快速自动分割和三维重建为实时图像，观察患者病灶、肿瘤与内部动脉、静脉和胆管等管道系统的详细比邻关系，并通过三维重建模型进行仿真手术，在可视化虚拟环境下，进行术前手术预设、术中手术指导等研究。计算机辅助手术在肝胆外科的应用极大地推动了肝胆外科精准手术的发展。

在青岛大学附属医院董蒨教授领衔的国家"十二五"科技支撑计划课题"小儿肝脏肿瘤手术治疗临床决策系统开发（2013BAI01B03）"和青岛市重大科技专项重点支持下，青岛大学附属医院与相关单位联合成功研发具有完全自主知识产权的计算机辅助手术系统和外科智能显示系统。该计算机辅助手术系统基于 CT 的 DICOM 数据，针对腹腔（肝胆、脾胰、肾脏等）器官的 CT 影像进行预处理和分割，精确输出三维重建结果，并提供多种模拟手术工具进行三维/二维切割与流域分析，对肿瘤及比邻的腹腔器官的关系进行精确定位和判断，并进行手术规划和术式设计。其交叉融合 CT 数据三维重建、虚拟仿真、数字肝脏大数据分析等多学科技术，配合手术控制智能显示术中导航，为小儿外科患儿提供精准、微创、个性化手术解决方案。可以实时、三维动态观察病变与血管、脏器的关系，精确计算脏器体积、清晰显示肝脏内脉管系统的走行及解剖关系，还原病灶与其周围脉管结构的立体解剖构象，准确地对病变进行定位、定性和评估，制订合理、定量的手术方案，实施个体化的肝脏血管取舍分配方案。还可以实施虚拟手术切除，确定最佳手术切除线。

由于该计算机辅助手术系统最初是基于小儿肝脏肿瘤研究的，而小儿肝脏血管支的精细则要求该系统计算机算法更加精准和细致，决定了该系统是可以广泛应用于成人和儿童的、具备良好的实用性高品质计算机手术辅助系统。中国自主创新的计算机辅助手术系统成功研发和已经较多量的临床应用极大地推进了中国小儿肝胆外科乃至整个外科的发展。术中借助外科智能显示系统可以通过手势控制，从不同视角、全方位进行精准的三维成像观察，并实时导航，降低手术风险，减少患者术中出血量，达到患者损伤最小化的目的，实现数字化精准外科手术的实际应用，为患者的精准外科手术提供高效、精准的三维重建及量化模拟分析和整体解决方案。本章将着重介绍数字医学与可视化三维技术在小儿肝胆外科中的应用。

（魏宾　陈永健　董蒨）

第二节　计算机辅助手术系统在小儿精准肿瘤外科中的应用

传统上外科医师根据超声、CT 或 MRI 检查等二维影像学检查，医师在自己的大脑中进行三维构想和手术模拟，根据个人的临床经验设计手术方案，手术效果差异较大。而计算机辅助手术系统利用可视化三维重建技术，将肝脏二维断层图像数据重建成数字化三维可视肝脏模型，进而对肝脏、胆道、胰腺、脾脏的解剖结构和病变特征进行精确定位、定量分析，为外科医师设计和优化手术方案提供客观的决策依据。计算机辅助手术系统使术者能从容地应对各种复杂的解剖关系及血管变异等情况，这对于复杂、困难的肝切除术显得尤为重要。

目前在中国，大多数患者不具备专业的医学知识，医患之间的信息不对称常是导致医患关系紧张的主要原因之一。三维立体、客观真实的术前三维重建及三维可视化模型很大程度上缓解了医患沟通的矛盾，在术前沟通过程中帮助患者了解手术流程从而使患者及其家属更好地进行术中配合。虚拟三维图像为患者家属提供个体化、易懂的影像资料，可满足医师与患者家属沟通病情的需要。并且，医师通过三维模型对肝脏周围解剖组织及手术计划等进行讲解，使患者及其家属可以从多维度角度对病灶有直观的认识、对疾病有初步的视觉认知，并对即将进行的手术中的风险有较直观的了解。

计算机辅助手术系统在肝脏、胆道、胰腺肿瘤的临床应用主要涉及术前解剖影像学评估、模拟脏器切除、残余脏器功能评估和术中实时导航、预后评判等方面，在肝脏相关手术中的价值尤为突出。解剖影像学评估主要包括对肝脏、胆道、胰腺、脾脏的解剖学评估、对病灶分布的评估、对病灶与周围重要脉管比邻关系的评估；模拟脏器切除是基于脏器的解剖基础，并针对病变的性质确定治疗策略，术前准确评估病变的位置与范围，以及病变与周围重要脉管的比邻关系，术前可实现根据肝脏脉管走行的精准解剖性肝段模拟切除，并对术中可能遭遇的困难情况有所准备，将显著提高肝切除的安全性和精准性；残余脏器功能评估即全面系统评价肝脏的储备功能，防止由于残余肝脏功能性肝体积过小而导致术后肝衰竭；同时要保证预留肝脏入肝和出肝的重要脉管结构完整，避免大块的缺血或淤

血。小儿肝脏肿瘤的术前评估、术中导航、精准手术和预后评判是最具代表性的小儿精准肿瘤外科的实践。本节重点介绍计算机辅助手术系统在小儿肝脏肿瘤的应用。

一、术前三维重建及三维可视化评估

1. 肝脏病变评估　增强 CT/MRI 可明确肿瘤大小和数目，有无卫星结节、门静脉和肝动脉是否受累以及是否存在癌栓等。肝脏肿瘤患者，基于可视化三维重建技术的计算机辅助手术系统可以立体透视肝脏解剖、精确掌握肝段的边界、精确测算肝段乃至任意血管所支配的功能体积、准确定位病灶及其与邻近血管的解剖关系，最终对不同手术方案进行比较、筛选和优化。如对于小儿肝脏或胰腺肿瘤，可通过三维重建，将肝脏影像和三套血管系统影像放在一个图中进行展示，同时对肝脏血管和周围器官的侵袭进行评估，并计算出其受累的长度，从而为术中的血管重建做好充分准备，在术前精确掌握肝脏血管解剖，提高对于术中情况的预见性，有助于保证手术安全。而且，经过计算机辅助手术系统评估通常有助于提高儿童肿瘤的根治切除率。

2. 肝脏内脉管解剖变异评估　熟悉肝脏内 Glisson 系统、肝门区、胰腺周围相关部位的解剖结构，尤其是肝内相关段、叶的脉管和肝门区管道的结构特点及变异，将有助于提高手术切除的彻底性和安全性。由于当时肝脏灌注技术的不成熟以及研究例数的不足，Couinaud 肝脏分段方法在对肝脏进行分段时存在限制和不确定性，实际个体的肝内门静脉和肝静脉分支经常存在差异，每个肝段的位置、形状和体积存在很大的个体差异，不能完全纳入 Couinaud 分段。在肝叶水平上，17% 门静脉分支存在变异，32% 胆道分支存在变异，21% 肝动脉分支存在变异，整体而言，肝脏管道存在变异的发生率达 67%。目前提倡的精准肝脏外科要求最大化病灶去除、最大化脏器保护、最小化创伤侵袭等多策略的均衡，实现手术安全化、治疗高效化和干预微创化的多目标优化。利用计算机辅助手术能够辅助实现基于 Glisson 系统的门静脉走行及肝静脉回流的解剖性精准肝切除术，缩短手术时间，减

少术中出血量,提高肿瘤患者的预后。

3. 肝脏体积测算及残肝功能储备评估　充足的残余肝脏体积对于保证术后肝脏迅速再生、避免肝衰竭发生非常重要。精准肝切除要求准确掌握肝切除量和剩余肝脏体积。三维方法可以计算出每个肝段的体积,因此测量更加精确;而二维方法在测量大的肝脏分区体积时较为方便,但是无法实现肝段体积测量。依靠二维方法计算的肝脏体积较术后实际标本质量可能偏大或偏小,人为因素依赖较多。由于肝脏肿瘤具有沿荷瘤肝段的门静脉分支在肝内播散的生物学特性,解剖性肝切除可能较不规则性肝切除更加有利于实现肿瘤根治。

总之,基于可视化三维重建技术的计算机辅助手术系统可以立体透视肝脏解剖、精确掌握肝段的边界、精确测算肝段乃至任意血管所支配的功能体积、准确定位病灶及其与邻近血管的解剖关系,最终对不同手术方案进行比较、筛选和优化(视频1)。因此,计算机辅助手术规划系统是实现精准肝切除的有力辅助工具。术前精准评估对于提高手术的精准性和安全性将大有裨益。

视频1　正常肝脏可视化三维重建

二、术前模拟肝切除术

手术的成功不仅取决于手术技巧,更取决于手术决策。计算机辅助手术规划系统是未来数字外科、精准外科等21世纪外科新理念的重要技术支撑,实现精准肝切除的有力辅助工具。

中国自主研发的计算机辅助手术系统和外科智能显示系统具有良好的操作可行性、计算准确性和三维显示效果,可半透明、交互式显示真实的肝内立体解剖关系和空间管道变异,准确计算肝内管道的直径、走行角度,两点间的垂直距离,和任意血管的支配或引流范围等传统二维影像无法获取的信息,有助于实施个体化手术,提高了手术的确定性、预见性和可控性。计算机辅助手术规划系统可直观显示预留肝脏的结构和功能,并可通过

虚拟切割功能辅助术者对手术方案进行筛选和优化,系统评估手术风险和制订对策,改变了部分二维规划的术式和切除范围,使部分二维规划认为不能切除的患者手术成功,提高了手术的根治性、安全性和病变的可切除性,更加符合精准肝脏外科的术前规划要求。笔者推荐其常规应用于复杂肝切除术的术前规划。部分非复杂肝切除术如肝左外区切除术,计算机辅助手术规划系统对肝内立体解剖的精确测量有助于制订标准化手术,提高手术的微创性和规范化。计算机辅助手术规划系统可纠正部分外科医师二维阅片和空间想象的思维误区,显著提高外科医师的二维阅片水平和空间构象能力。

肝切除术不仅需要考虑获得足够的无瘤切缘,也要考虑避免肝实质离断过程中损伤重要供血及回流脉管结构。计算机辅助手术系统下进行模拟切除,可以对切面累及的解剖结构进行进一步精细分析,从而优化选择一个最佳切面。切面确定后,可通过计算机辅助手术规划系统评估剩余肝脏存在的缺血或淤血,从而更加精确评估预留肝脏的功能体积。

三、术中实时导航

中国自主研发的外科智能显示系统具有智能识别功能的术中手势控制三维显示系统,可识别医师手臂动作,直接操作计算机辅助手术系统,无须再通过助手的帮助对系统进行操作。保证操作环境无菌无污染,符合手术要求,可以将医疗器械的污染对患者造成的危险降低到最低限度,并且进一步地提高了手术的效率和精度,降低手术风险。还可作为二维CT数据读片、在手术室中可以作为腹腔镜、胸腔镜、达·芬奇机器人辅助手术的高清手术显示器,作为手术室护士、麻醉科的学术应用、学术活动的多功能、高端一体式工作站。(视频2)

视频2　术中应用外科智能显示系统手势控制三维模型

利用计算机辅助手术系统对二维 CT/MRI 数据进行三维重建,将三维重建及模拟切除结果导入到外科智能显示系统中,与术中解剖结构实时对比,起术中导航的作用,能够辅助主刀医师快速手术,明显降低手术风险。此外,术前三维重建图像可以导入到其他媒介中,用于术中实时解剖结构对比,指导手术顺利进行。

四、预后的评判

肝脏、胆道、胰腺作为人体重要器官,其功能对儿童的正常成长至关重要,小儿肿瘤疾病的预后是临床医师和患儿家属着重考虑的内容。由于发生于儿童肝脏、胆道、胰腺的病变多巨大,受累器官功能破坏严重,如何保护残存器官功能,治疗后促使器官功能达到正常,能够支持儿童正常生长发育,是小儿外科医师面临的难题。如发生于新生儿的巨大肝母细胞瘤,化疗通常可使肿瘤明显缩小,无疑可降低手术风险,但如果诊断不明,贸然使用

化疗甚至栓塞化疗则可能适得其反。一期切除困难时可以选择穿刺活检明确诊断后,进行化疗,然后选择手术,但新生儿的化疗存在较大的争议。

另外,鉴于中国患儿目前社会健康意识和经济状况,坚决要求仅接受一期手术的家长也不在少数。即使根据影像学和甲胎蛋白检查结果高度怀疑恶性肿瘤,在未获得病理结果而直接进行化疗时,也要面对可能的医疗纠纷问题,应引起注意。当前,应用可视化三维重建估算残肝体积、评估残肝功能。在提高手术成功率、改善预后的同时,还可对预后进行先期评判。

在肝脏肿瘤患儿术后随访中,可利用术后不同时期的 CT 结果进行再次可视化重建,与术前进行对照分析,进一步了解手术方式对疾病的影响、治疗后病理生理学改变、儿童手术脏器再生情况等,为患儿进一步的治疗提供影像学支持,准确评估患者预后,提高临床治愈率。

(朱呈瞻　张警丽　董蒨)

第三节　数字医学及计算机辅助手术在常见小儿肿瘤手术中的应用

肝脏、胆道、胰腺肿瘤严重危害人类健康乃至生命,在儿童患者尤甚。恶性肿瘤是儿童和青少年与疾病相关的主要死亡原因。尽管在过去的几十年中,大多数儿童恶性肿瘤的治愈率得到了显著提高,从 19 世纪 60 年代的 20% 提高到现在的 80% 以上。然而,恶性肿瘤仍然是发达国家儿童死亡的主要原因,如患有高危神经母细胞瘤的儿童复发风险大于 50%,患有复发性或难治性肿瘤的儿童长期存活率低于 10%。因此,小儿肿瘤外科学的发展对广大人民群众特别是中国儿童的健康、医疗非常重要,对我国该领域的学术研究也具有极为重要的意义。近年来,数字医学及计算机辅助手术系统在中国小儿肿瘤外科相关疾病的诊断、治疗和临床学术研究等方面均取得了新的进展,对促进儿童健康具有极为重要的意义。

一、小儿肝脏肿瘤

小儿原发性肝脏肿瘤类型较多,其中恶性肿瘤为多,约占 60%,占全部小儿恶性实体肿瘤的第三位,常见的为肝母细胞瘤、肝细胞癌、恶性肝脏间叶瘤和横纹肌肉瘤。良性肿瘤约占 40%,主要以血管瘤、肝脏错构瘤、肝细胞腺瘤等为主。小儿肝脏

肿瘤的治疗是一个综合治疗的过程,其中根治性手术切除仍是治疗的最重要环节,然而由于小儿肝脏解剖结构精细复杂,小儿肝脏肿瘤多表现为瘤体巨大,生长较快、病理种类多、部位复杂,不同年龄患儿肝脏容积差别大等特点,手术难度较大,术前准确判断肿瘤的具体位置、累及范围及其与周围血管的比邻关系尤为重要,通过计算机辅助手术系统可将术前二维 CT/MRI 影像进行三维重建,还原肿瘤与周围脉管结构的真实立体解剖构象,半透明、交互式显示真实的肝内立体解剖关系和空间管道变异,准确计算肝内管道的直径和任意血管的支配或引流范围、肝脏体积、肿瘤体积等传统二维影像无法获取的信息,通过虚拟切割功能自动计算功能性残肝体积,辅助术者对手术方案进行筛选和优化,系统评估手术风险和制订对策,提高手术的根治性、安全性和病变的可切除性,降低肝衰竭等并发症的发生率(视频 3、视频 4)。

视频 3　肝母细胞瘤 CT

利用计算机辅助手术系统实施精细的术前决策、精密的手术方案、精准的手术模拟从而获得精美的手术效果，更加符合精准小儿肝脏外科的要求。应用计算机辅助手术系统进行三维重建的整个过程耗时约20分钟，普通外科医师即可独立完成操作，且不受地点限制，在病房、手术室显示屏、移动电脑上均可显示，立体直观的图像便于无医学知识的患儿家属理解病情，有利于医患沟通（图25-1）。

计算机辅助手术系统能直观显示小儿肝脏肿瘤对肝脏解剖结构、功能的影响；通过可复性虚拟肝切除，可为临床医师提供交流、学习平台，有助于制订最优的手术计划可视化三维重建提供的个体化解剖肝段/肝叶切除手术方案以及术中导航功能，能使手术操作更具目的性、准确性，可有效缩短治疗肝母细胞瘤的手术时间，减少术中出血量，从而控制手术创伤并缩短术后住院时间，改善小儿肝脏肿瘤的预后（图25-2）。

二、小儿纵隔肿瘤

儿童纵隔肿瘤约占儿童肿瘤的7%。纵隔肿瘤大多起病隐匿，缺乏特异临床表现，纵隔组织来源复杂，可发生多种良性或恶性原发性肿瘤，神经源性肿瘤是儿童最为常见的纵隔肿瘤，其次为来源于胚胎前肠的囊肿、生殖细胞肿瘤、淋巴瘤、脉管瘤、胸腺肿瘤等。相较于成人，儿童胸腔体积相对较小，且由于其独特的解剖位置，纵隔肿瘤可能会压迫气道导致急性或慢性呼吸功能不全，也可压迫心脏或大血管引起血流动力学失代偿而危及患儿生命，这些情况被称为纵隔肿块综合征。在纵隔肿瘤的病例中，复杂的解剖空间关系及密集的血管神经结构为外科手术治疗带来挑战，进行详细的术前成像了解肿瘤与周围组织的空间解剖关系对精准手术是极其必要的。

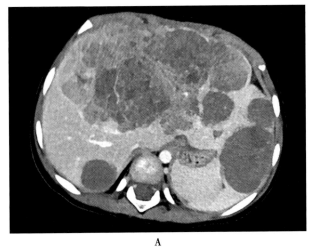

A

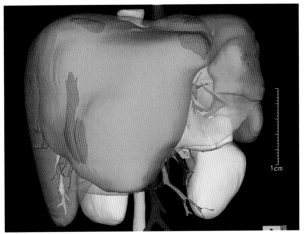

B

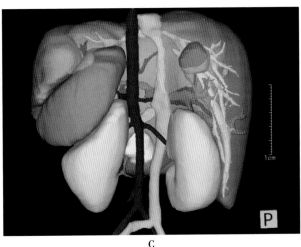

C

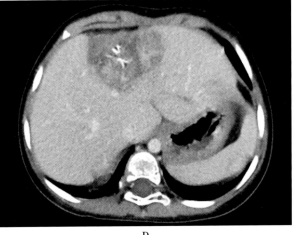

D

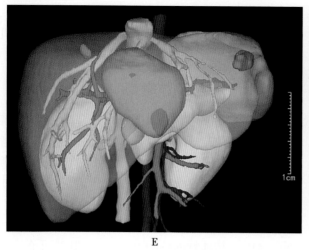
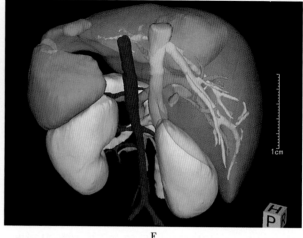

E

F

图 25-1　肝母细胞瘤

A. 化疗前增强 CT，显示肿瘤多发且体积巨大；B、C. 化疗前三维重建，显示肿瘤多发且包绕下腔静脉等重要血管，评估无法手术；D. 5 个疗程化疗后增强 CT，显示肿瘤仍然非常接近肝脏重要血管；E、F. 化疗后三维重建，显示肝内 3 个病灶的体积均较前明显缩小，化疗后最大者位于门静脉分叉处，侵袭肝中静脉。

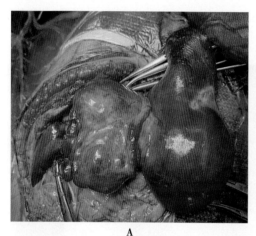
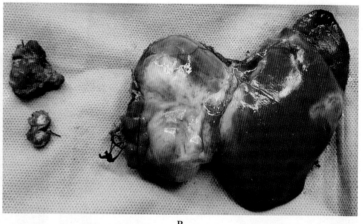

A

B

图 25-2　根据虚拟手术制订的手术方案在实际手术中的应用

A. 术中肿瘤的外观形态；B. 切除的肿瘤标本。

在评估纵隔肿瘤时，CT 通常是诊断成像的首选方法。CT 断层图像可显示肿瘤附近血管走行影，但无法直观描述肿瘤与血管神经的比邻关系，外科医师无法凭此在术前进行详尽的手术规划。儿童纵隔狭小，且组织娇嫩，手术时应力求轻柔、仔细，当肿瘤包绕大血管、神经时，不可过于强求彻底剥除，避免损伤血管、神经，造成大出血或血管损伤甚至死亡。通过计算机辅助手术系统三维重建，更能直观地显示肿瘤与血管的比邻关系、是否侵袭血管以及血管的变异情况，便于外科医师明确其解剖关系，对肿瘤与其周围血管、神经解剖空间关系进行精准判断，协助外科医师术前精准规划，大大提高手术的可行性与安全性。三维重建能辅助外科医师完善术前规划手术方案，通过三维医学影像与计算机手术辅助系统在术中无菌精准指导手术（视频 5、视频 6）。

视频 5　纵隔肿瘤三维重建 -1

视频6　纵隔肿瘤三维重建-2

CT仅能提供二维图像,而三维重建图像可以使外科医师在术前计划手术入路、模拟手术过程中还原于真实情况,从而进行更加符合精准外科理念的完善的术前准备,进而有效缩短手术时间,减少麻醉和长时间手术暴露等给患儿带来的不良影响。计算机手术辅助系统将层厚0.625mm的CT图像通过分割重建生成可旋转、交互式的三维立体构象,采用不同的色彩将肿瘤、器官、动脉、静脉等结构加以区分,有利于术前精准规划手术方案,并且便于无专业医学知识的患儿家属了解病情(图25-3)。

综上所述,计算机辅助手术系统使儿童纵隔肿瘤的精准外科治疗上升到一个新的高度,纵隔肿瘤通过计算机手术辅助系统形成的三维重建图像可真实反映纵隔肿瘤与周围重要脏器、血管的空间解剖关系,缩短手术时间、预判手术风险,为术前制订可靠的个性化手术方案提供依据,提高手术的安全性和准确性,对儿童纵隔肿瘤切除具有重要的临床价值。

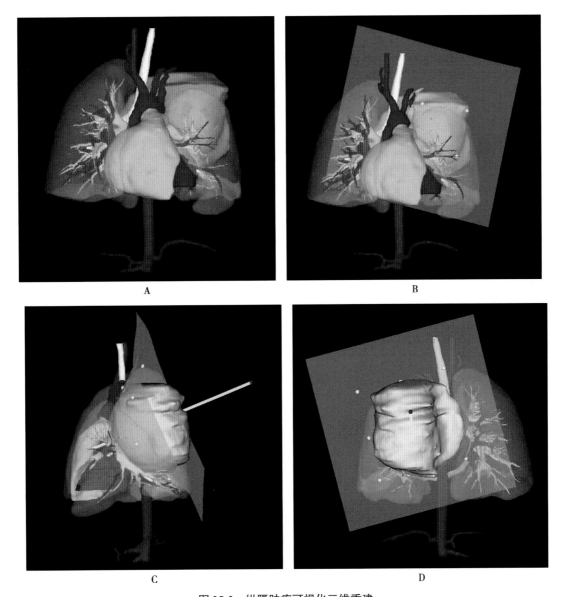

图25-3　纵隔肿瘤可视化三维重建

A.纵隔肿瘤三维重建图像正面视图;B~D.经模拟手术后三维重建图像的正面、侧面、背面视图。

三、小儿胰腺肿瘤

小儿胰腺肿瘤较为少见，仅占儿童肿瘤的0.6%～0.8%。肿瘤多发生于学龄期或青春前期儿童，男性多于女性。恶性肿瘤占80%以上，以胰母细胞瘤、乳头状囊腺癌多见，其次为胰腺癌、胃泌素瘤和其他胰腺肉瘤。良性肿瘤以乳头状囊腺瘤最多见，但恶变率甚高。临床诊断主要依据就诊症状、腹部B型超声和CT等辅助检查，肿瘤根治性手术是小儿胰腺肿瘤的首选治疗。通过计算机辅助手术系统对胰腺及胰腺周围重要结构进行三维重建，创建全新的三维可视化胰腺解剖，术者可全方位、立体、直观地观察肿瘤形态、血管形态及走行情况，弥补二维CT的不足，全面判断肿瘤对胰周大血管、胆管、胰管压迫或浸润以及导致梗阻扩张的范围、程度，术前胰周血管的三维重建可及时提示胰周血管存在的复杂变异情况，使可切除评估与血管变异结合，使其更加科学、客观。随着计算机辅助手术系统的进一步发展，对胰腺疾病的诊断更加智能化，对胰腺肿瘤的可切除评估更加精确、客观。

随着现代影像学技术的不断发展，胰腺外科解剖认识的深入，计算机辅助手术系统的临床应用，胰腺切除理念已转化为精准的解剖性胰腺切除模式。具体术式主要根据胰腺切除的部位来界定，包括：①保留十二指肠的胰头切除术；②保留十二指肠和胆管的胰头切除术；③胰腺颈体部中段切除；④保留脾脏及脾脏血管的胰腺体尾部切除术；⑤胰腺的局部切除术。与传统手术相比，精准胰腺切除术缩小了手术范围，保存了消化道解剖和生理功能的完整性，减少了机体损伤，减少了术后并发症，改善了术后患者的生活质量。随着证据的积累和丰富，尤其是循证医学已证实某些扩大手术并不能实质性提高疗效及生活质量，适宜性缩小手术是必然的选择，符合未来外科功能化、微创化的发展理念和趋势。

胰十二指肠切除术是小儿胰头部肿瘤的根治性方案，但胰腺位置深，完整安全切除肿瘤，难度非常大，传统手术方法手术切除范围大、创伤大、胰腺组织功能受创大。青岛大学附属医院小儿外科开展的小儿胰腺肿瘤的精准切除的新技术，充分利用计算机辅助手术系统进行三维成像，术前对胰腺肿瘤进行全面精确分析，明确肿瘤所在的精准位置，制订个体化手术方案，避免或尽可能减少胰管损伤，对肿瘤进行精准切除，明显提高了胰腺肿瘤的可切除率，并取得良好效果（视频7、图25-4、图25-5）。

视频7　胰腺肿瘤三维重建

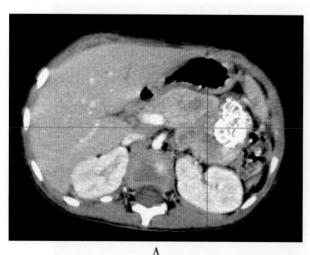

A

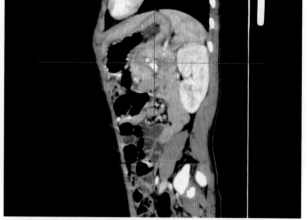

B

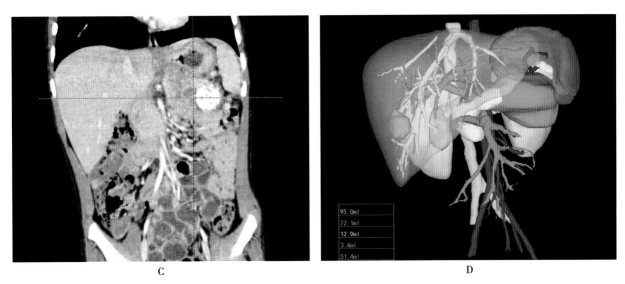

图 25-4　胰腺肿瘤 CT 及可视化三维重建

A.横断位 CT；B.矢状位 CT；C.冠状位 CT；D.三维重建图像正面视图。

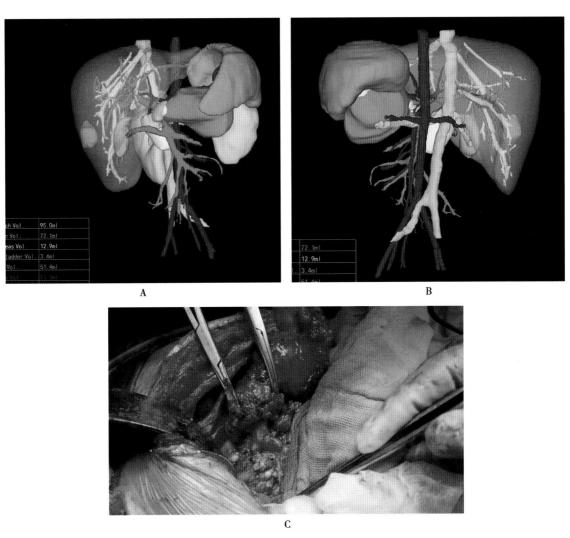

图 25-5　胰腺肿瘤可视化三维重建及术中肿瘤外观形态

A.三维重建图像左侧面视图；B.三维重建图像背面视图；C.术中肿瘤的外观形态。

四、小儿腹膜后肿瘤

腹膜后肿瘤(retroperitoneal tumor, RT)是指发生于腹膜后间隙,并除外腹膜后器官来源或转移至腹膜后的肿瘤。该病发病率低,占全身肿瘤的0.07%~0.20%,但恶性程度及复发率高。因腹膜后特殊的解剖位置,该病发病隐匿,临床表现缺乏特异性,肿瘤一旦发现通常已经体积较大或累及腹膜后、腹腔器官或组织。RT的生物学特征决定了手术完整切除仍是患儿获得治愈的最佳手段。手术治疗基本原则是在手术适应证范围内和保证安全的前提下,尽可能符合安全切缘标准彻底切除肿瘤,首次手术切除肿瘤的彻底性是决定术后复发与否的主要因素。因此,术前对腹膜后肿瘤的解剖关系进行精确评估显得尤为重要。

腹膜后肿瘤的术前评估主要借助超声、CT、MRI等影像学检查方法。其中CT检查速度快,分辨率高,图像清晰,能客观反映肿瘤与周围脏器和大血管受压和移位情况,具有较好的参考价值。但CT检查只能提供简单的二维图像,外科医师通过阅读连续的二维图像,在丰富的临床经验及知识指导下形成大概的三维构象,大体判断肿瘤的大小、位置及比邻关系,不便于和同事及家属进行术前交流且缺乏准确性。另外,大血管受累已经成为影响腹膜后肿瘤完整切除的主要原因,二维CT图像只能沿某一特定截面显示血管,无法全面显示弯曲血管的走行及管壁形态,对受压弯曲变形的腹主动脉、下腔静脉、门静脉、肠系膜动静脉、髂血管等大血管显影欠佳。数字医学的应用和发展使三维、动态、可视化显示肿瘤和周围比邻脏器、血管的关系成为现实。计算机辅助手术系统能够对CT原始数据进行三维重建,可以全维度旋转、缩放及任意组合,清楚显示肿瘤的大小及形态、血管走行、肿瘤与脏器及血管的解剖关系、侵袭情况,从而减少阅读原始CT图像评估肿瘤大小、侵袭程度的主观失误,使术前评估更加真实、可靠(视频8、视频9)。

视频8　腹膜后肿瘤增强CT

视频9　腹膜后肿瘤三维重建

儿童腹膜后肿瘤通常体积巨大,呈膨胀性生长,推挤周边脏器及脉管的正常走行,使其偏离原来的解剖位置,在这种情况下,体表的解剖学标志已经不能体现其应有的指示作用。若术前未能从二维影像资料中全面了解肿瘤与腹主动脉、下腔静脉、髂血管、门静脉系统的实际解剖关系以及血管变异情况,依靠术中探查极易损伤腹腔相关脏器及血管。三维重建可以完整地体现发生变形或移位的周边脏器及脉管结构,使比邻关系真实再现,帮助医师在术前、术中多方位、多角度地观察肿瘤及腹膜后结构,特别是肿瘤与周围大血管及分支的纵向关系,便于发现重要血管的变异情况,并评估腹膜后肿瘤与腹腔脏器、重要血管的关系。计算机辅助手术系统可以对腹膜后肿瘤患儿的增强CT进行三维重建(图25-6),优化手术方案,预先了解术中可能出现的风险,帮助术者制订个性化的手术方案(图25-7)。

随着数字医学技术的不断进步和计算机辅助手术的进一步发展,通过学科的整合,小儿肿瘤外科疾病的治疗更加智能化,计算机辅助手术系统和外科智能显示系统的成功研发和广泛临床应用,切实推动小儿肿瘤外科向个性化、精准化、微创化、远程化发展,解决临床疾病诊疗中的难题,迎接小儿肿瘤外科发展的未来。

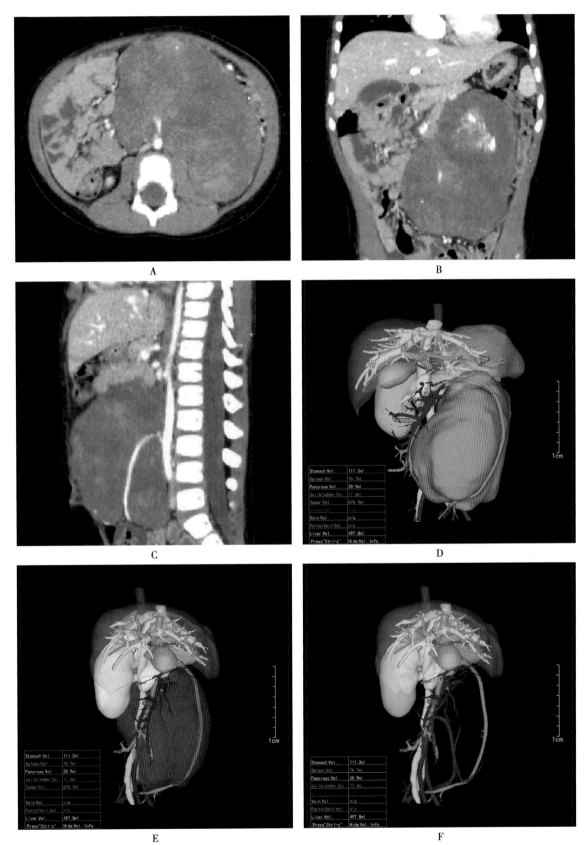

图 25-6 节细胞神经母细胞瘤 CT 三维重建

A～C. 术前腹部增强 CT，显示腹腔内见巨大团块状混杂密度影，最大截面约 123mm×85mm，边缘清晰，包绕肠系膜下动脉，邻近结构受推挤；D～F. 三维重建，显示肿瘤位于腹膜后，体积巨大，约 676.7ml，肿瘤紧贴腹主动脉，肠系膜上静脉被推至肿瘤前方，肠系膜下动脉穿入肿瘤并完全被包绕在肿瘤内。

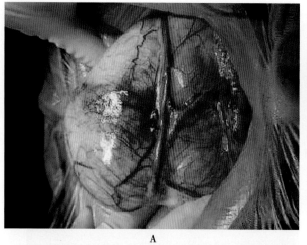

A

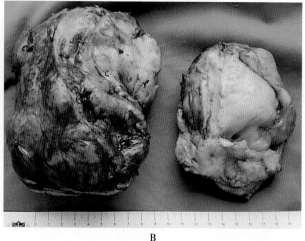

B

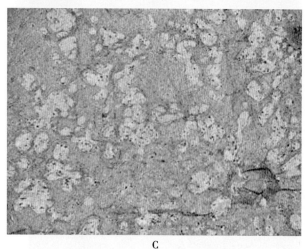

C

图 25-7 节细胞神经母细胞瘤术中外观、剖面形态及术后病理

A.术中肿瘤的外观形态；B.肿瘤剖面呈黄白色，可见走行平直、完整的血管鞘；C.术后肿瘤组织病理检查结果，HE染色（×40）。

（张警丽　朱呈瞻　董蒨）

参 考 文 献

［1］董蒨.小儿肿瘤外科学［M］.北京：人民卫生出版社，2009：466-477.

［2］段于河，董蒨.CT三维重建及模拟手术系统在小儿肝脏外科中的应用［J］.中华小儿外科杂志，2015，36（4）：317-320.

［3］董蒨，陈永健，卢云，等.数字医学与计算机辅助手术的发展及临床应用［J］.中国信息界（e医疗），2013（9）：58-61.

［4］苏琳，董蒨，张虹，等.3D可视化技术在婴幼儿复杂肝肿瘤精准肝切除中的应用［J］.中华肝脏外科手术学电子杂志，2015，4（5）：274-278.

［5］周显军，苏琳，董蒨，等.计算机辅助手术系统在小儿复杂性肝脏肿瘤精准手术中的应用［J］.中华小儿外科杂志，2015，36（4）：244-248.

［6］陈永健，董蒨，高川，等.数字医学与计算机辅助手术设备的发展趋势［J］.中国信息界（e医疗），2014（04）：50-53.

［7］董蒨，周显军.计算机辅助手术系统在小儿精准肝胆胰外科手术中的意义［J］.中华小儿外科杂志，2016，37（11）：801-803.

［8］吴正清，童文侠，谭子辉，等.儿童纵隔肿瘤85例［J］.实用儿科临床杂志，2011，26（5）：379-381.

［9］郝纯毅.北京大学肿瘤医院原发性腹膜后软组织肿瘤诊治专家共识（2015）［J］.中国实用外科杂志，2015，35（11）：1198-1205.

［10］鲁朝敏.数字医学技术在腹腔和腹膜后巨大肿瘤诊断和治疗中的应用价值［J］.中国实用外科杂志，2013，33（1）：55-56.

［11］刘玉圣，段于河，弭杰，等.海信计算机辅助手术系统在儿童腹膜后肿瘤切除中的作用及意义［J］.中华小儿外科杂志，2020，41（2）：128-132.

［12］苏昭杰，李文岗，陈福真，等.三维重建及3D打印技术在腹膜后肿瘤术前评估中应用研究［J］.中国实用外科杂志，2017，37（1）：79-83.

［13］李文岗，苏昭杰，鲁朝敏，等.腹膜后肿瘤三维可视化精准诊治专家共识（2018版）［J］.中国实用外科杂志，

2018, 38（12）: 1347-1353.

[14] NAKAYAMA K, OSHIRO Y, MIYAMOTO R, et al. The effect of three-dimensional preoperative simulation on liver surgery[J]. World J Surg, 2017, 41（7）: 1840-1847.

[15] TAKAMOTO T, HASHIMOTO T, OGATA S, et al. Planning of anatomical liver segmentectomy and subsegmentectomy with 3-dimensional simulation software[J]. Am J Surg, 2013, 206（4）: 530-538.

[16] HALLET J, GAYET B, TSUNG A, et al. Systematic review of the use of pre-operative simulation and navigation for hepatectomy: current status and future perspectives[J]. J Hepato-Bil-Pan Sci, 2015, 22（5）: 353-362.

[17] UCHIDA M. Recent advances in 3D computed tomography techniques for simulation and navigation in hepatobiliary pancreatic surgery[J]. J Hepato-Bil-Pan Sci, 2014, 21（4）: 239-245.

[18] ZHANG G, ZHOU X J, ZHU C Z, et al. Usefulness of three-dimensional（3D）simulation software in hepatectomy for pediatric hepatoblastoma[J]. Surg Oncol, 2016, 25（3）: 236-243.

[19] BONDAR'I V, LEBEDEV V I, PASHKOV I V, et al. Clinical manifestations and diagnosis of chihlhood mediastinal tumors[J]. Vestn Ross Akad MedNauk, 2000（6）: 3-5.

[20] TAKAHASHI K, AL-JANABI N J. Computed tomography and magnetic resonance imaging of mediastinal tumors[J]. J Magn Reson Imaging, 2010, 32（6）: 1325-1339.

[21] LI W W, VAN BOVEN W J, ANNEMA J T, et al. Management of large mediastinal masses: surgical and anesthesiological considerations[J]. J Thorac Dis, 2016, 8（3）: E175-E184.

[22] SHI X S, LIU X G, DONG X Y, et al. Trends, symptoms, and outcomes of resectable giant mediastinal tumors[J]. Front Oncol, 2022, 12: 820720.

[23] LIU F Y, WANG M Q, DUAN F, et al. Combined embolization and surgical resection of a giant mediastinal tumor[J]. Thorac Cardiovasc Surg, 2014, 62（3）: 265-269.

[24] LIU Y, XIA N, DUAN Y H, et al. Application of computer-assisted surgery in pediatric mediastinal tumor surgery[J]. Int J Med Robot, 2023, 19（2）: e2489.

[25] AN J Y, HEO J S, NOH J H, et al. Primary malignant retroperitoneal tumors: analysis of a single institutional experience[J]. Eur J Surg Oncol, 2007, 33（3）: 376-382.

[26] FAIRWEATHER M, GONZALEZ R J, STRAUSS D, et al. Current principles of surgery for retroperitoneal sarcomas[J]. J Surg Oncol, 2018, 117（1）: 33-41.

[27] MUREZ T, FLÉCHON A, ROCHER L, et al. CCAFU french national guidelines 2016-2018 on retroperitoneal sarcoma[J]. Prog Urol, 2016, 27 Suppl 1: S183-S190.

第二十六章

机器人辅助手术在小儿肿瘤外科中的应用

第一节 发展历史及现状

手术机器人一般分为骨科手术机器人、神经外科手术机器人、内镜式手术机器人和血管介入治疗手术机器人。其中最常用于小儿肿瘤外科的是内镜式手术机器人，多为机器人辅助腹腔镜系统。目前最常用的机器人辅助腹腔镜系统是最早实现商业化应用的达·芬奇外科手术系统。该系统在外科的应用肇始于美国 Computer Motion 公司研制的伊索（Aesop）系统。伊索系统于 1994 年被美国 FDA 批准应用，是由美国国家航空航天局（National Aeronautics and Space Administration, NASA）赞助的"小型企业创新研究计划（Small Business Innovation Research, SBIR）"支持研发，其最初目的是为在轨航天飞机提供远程维修服务。伊索系统由一个镜头和两个机械臂组成，其中镜头是由声音控制。此后该公司又生产出宙斯（Zeus）机器人辅助手术系统。宙斯系统首次于 1995 年试用，并于次年开展动物实验。1998 年，宙斯系统开始在人体内进行试验并于 2001 年获得美国 FDA 认证（图 26-1）。

达·芬奇外科手术系统的另一个技术脉络源自美国国立卫生研究院（National Institutes of Health, NIH）赞助的由斯坦福国际研究院（SRI International）着手研发的旨在在战场上为士兵提供远程手术治疗的一项国防部高级研究计划（Defense Advanced Research Project, DARP）。1995 年直观外科（Intuitive Surgical）公司组建。1997 年，SRI 系统的后续机型 "Lenny"（Leonard da Vinci 的昵称）投入了试验并于 1999 年获得了欧洲市场准入，2000 年又获得美国 FDA 批准应用于多种术式的腹腔镜辅助治疗，其市场化的系统正式命名为"达·芬奇系统"。目前，经过四次迭代的达·芬奇手术系统是全球装机数量最大，手术例数最多的内镜式手术机器人系统（图 26-2）。

在达·芬奇手术系统在全球成功应用的影响下，手术机器人成为了医疗器械领域的研发热门。目前已经有多款骨科、神经外科、血管内介入手术机器人在临床正式使用。内镜式手术机器人的研发也呈百花齐放态势，TransEnterix 公司的 Senhance Surgical 机器人（具有小儿外科专用的 3mm 手术器械），美敦力的 Hugo RAS 机器人，日本川崎重工研发的 Hinotori 机器人，英国的 CMR Surgical 研发的 Versius 机器人、德国宇航中心研发的 MIROSurge 等，均已在不同国家和地区开展临床试验或已经正式投入临床使用。

目前，中国在机器人外科系统方面的医疗装备研发也取得了大量进展，截至 2022 年 6 月底，上海微创医疗研发的图迈微创机器人，天津大学、中南大学、威高集团共同研发的"妙手 S"手术机器人，

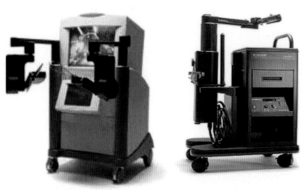

宙斯机器人　　　　　伊索机器人

图 26-1　宙斯机器人和伊索机器人

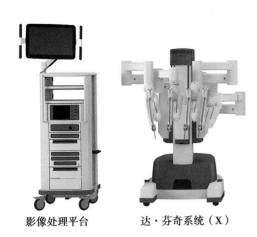
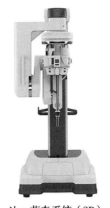
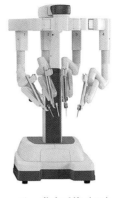
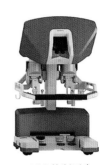

影像处理平台　　　　达·芬奇系统（X）　　　　达·芬奇系统（SP）　　　　达·芬奇系统（Xi）　　　　医生控制平台

图 26-2　达·芬奇手术系统

苏州康多研发的手术机器人均已通过中国国家药品监督管理局的注册，还有精锋医疗、北京术锐等机器人系统处于临床前试验阶段。在更加合理的成本管控和技术改良之后，机器人外科系统广阔的临床前景值得期待。

回顾机器人外科系统投入临床应用的循证证据，最早将机器人系统应用于小儿疾病治疗的文献是 Meininger 发表于 2001 年的病例报道，他们操作初代的达·芬奇系统为 1 例 10 岁女童进行了 Nissen 胃底折叠术。在此之后，其他机器人系统的早期结果报道也逐渐涌现。2002 年，Hollands 报道了腹腔镜和机器人入路下 4 种不同术式的比较，机器人系统虽然存在早期装机的难度，但其积极的手术结果令人振奋。2002 年 Gutt 进行了一项回顾性研究，纳入了 14 例进行了达·芬奇机器人辅助手术的患儿进行分析（11 例胃底折叠术，2 例胆囊切除术，1 例输卵管卵巢切除术），结果显示机器人系统除了需要较长的装机时间和较高的患者花费，在术中和术后并发症上与腹腔镜组并无差异，同时受益于人体工程学技术，术者体验得到了明显提升。随后多项报道的综述文章共同证实了机器人系统在小儿外科中的应用具有不输于在成人患者中的优势，尤其是在开放手术或传统腹腔镜手术处理较为困难的复杂病例中。近年来，随着机器人系统的不断迭代，操作器械口径趋向进一步微创化，同时操作精细度进一步提高。在临床医师与医学工程师的共同努力下，机器人系统在众多术式中已经取得与开放手术相同或更优的效果。随着机器人系统在中国装机量的进一步扩大，以及各地医保政策的健全完善，中国小儿外科将迎来一个全面微创化治疗的未来。

（李品　周辉霞）

第二节　肾母细胞瘤

肾母细胞瘤又称 Wilms 瘤，是小儿外科最常见的颅外实体瘤之一，约占儿童全部肾脏恶性肿瘤的 90%。多数患者以腹部可触及包块为首发症状，部分患者出现血尿、发热、感染等症状。目前，综合治疗是治疗肾母细胞瘤的标准手段。其中，手术切除是最主要的治疗方法。目前的主要手术方式包括肾肿瘤根治术、保留肾单位手术。可采用开放手术、腹腔镜手术或机器人辅助腹腔镜手术。

肾母细胞瘤的微创治疗由 Duarte 在 2004 年首次报道。该研究报道了 2 例经新辅助化疗后行腹腔镜下单侧肾母细胞瘤根治术的病例，首次证明了腹腔镜肾切除术在肾母细胞瘤治疗中的可行性。2009 年，Barber 报道了为 2 例未行术前化疗的患儿行腹腔镜下肾癌根治术的经验。2014 年国际儿童肿瘤学会（International Society of Paediatric Oncology，SIOP）发表了迄今为止仍为最大宗的肾母细胞瘤微创治疗报道，24 例患儿中仅 1 例术前未行化疗；术后切缘阳性患儿 3 例。

在此基础上，2015 年 Liss 报道了 1 例机器人辅助腹腔镜下肾癌根治术的经验。2019 年 Blanc 等报道了 10 例利用机器人辅助腹腔镜技术治疗儿童肾脏肿瘤的研究，其中 8 例患儿是肾母细胞瘤，10 例患儿中 3 例选择了腹膜后途径的保留肾单位手术,手术效果满意。

笔者所在中心(中国人民解放军总医院第七医学中心儿科医学部儿童泌尿外科,本章中以下简称"笔者中心")自2017年以来,积累了机器人辅助腹腔镜下肾母细胞瘤根治术及保留肾单位手术的相关经验,也尝试为1例伴有下腔静脉癌栓的患儿实施了机器人辅助手术。最常见的肾母细胞瘤根治术手术经验如下。

1. 适应证和禁忌证

(1)适应证:①肿瘤经新辅助化疗后不超过脊柱中线;②肿瘤无远处转移。

(2)禁忌证:①肿瘤超过脊柱中线或界限弥漫;②心肺功能异常不能耐受气腹者。

2. 术前准备

(1)实验室检查包括血尿常规、肝肾功能、电解质、凝血功能等。

(2)常规影像学检查包括腹部增强CT或MRI检查明确肿瘤位置及周围情况。

(3)孤立肾、双侧肾母细胞瘤、存在下腔静脉癌栓、肿瘤侵袭周围器官的肾母细胞瘤,必须进行术前化疗。否则,可根据情况选择性化疗。

3. 体位及套管定位　患儿取健侧卧位80°,下垫温毯,腹壁靠近床沿,患侧上肢取自然下垂位,健侧上肢外展并用手托板支撑。健侧下肢下屈,患侧下肢稍向后向下屈。所有受力部位均用海绵垫衬垫,必要时采用暖风机保温,胶布或绷带固定。消毒铺单后,经脐置入镜头Trocar,建立气腹(8~14mmHg,1mmHg=0.133kPa),直视下于耻骨联合上缘与普芬南施蒂尔(Pfannenstiel)线交界置入机械臂通道,健侧Pfannenstiel线上3cm外置入辅助孔通道,剑突下置入另一操作通道。两机械臂间距离不小于6cm。各操作通道用2-0丝线固定。

4. 手术步骤

(1)打开右侧侧腹膜,打开Gerota筋膜、游离肾周脂肪囊至肾蒂平面、清除肾上极和肾周脂肪,充分显露右侧肾脏(图26-3)。

(2)依次用Hem-o-lok夹闭肾动脉和肾静脉(图26-4)。

(3)根据肾上腺累及情况分离肾脏和肾上腺平面。如无累及,可尽量保留肾上腺组织(图26-5)。

(4)将肾脏完整游离,放入取物袋。

(5)清扫肾门淋巴结、腔静脉旁淋巴结(图26-6)。

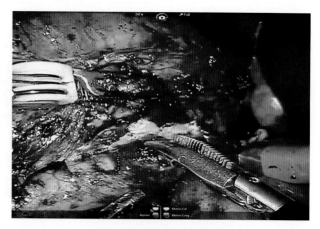

图26-3　打开Gerota筋膜

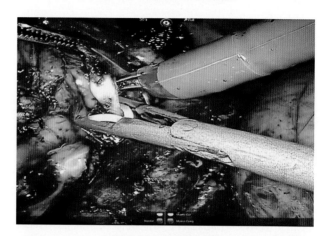

图26-4　夹闭肾血管

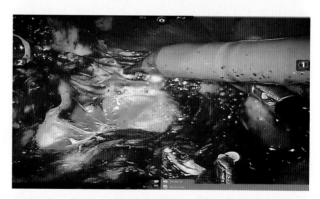

图26-5　分离肾上极

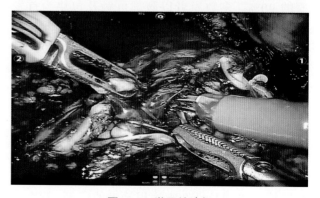

图26-6　淋巴结清扫

（6）将肿瘤组织从 Pfannenstiel 切口取出。

（7）关闭切口。

5. 手术注意事项

（1）如遇孤立肾肾肿瘤、双侧肾母细胞瘤，优先行保留肾单位手术。除预后不良型（弥漫间变型）及胚芽型肾母细胞瘤外，多数对新辅助化疗反应良好。优先考虑肿瘤控制和保留肾功能，在具备这 2 个条件的基础之上再考虑微创治疗。

（2）可在脂肪囊外进行游离，以避免直接牵拉肿瘤导致肿瘤破溃。

（3）根据 2016 年 SIOP 指南推荐，淋巴结一般清扫超过 7 个以起明确分期，指导术后治疗的作用。

（4）术中如发现肿瘤累及腔静脉，应注意小心剥离肿瘤。如有必要可先行下腔静脉阻断。

（李品　周辉霞）

第三节　膀胱横纹肌肉瘤

横纹肌肉瘤（rhabdomyosarcoma, RMS）是儿童最常见的软组织肿瘤之一，占儿童期全部肿瘤的 3.5%～6.5%。其中 15%～20% 发生于泌尿生殖系统。随着肿瘤综合治疗理念的不断深入，外科手术结合放化疗技术的综合治疗方案成为横纹肌肉瘤治疗的主要选择。根据近年来的大宗流行病学研究结果显示，横纹肌肉瘤总体的 5 年生存率从 20 世纪 70 年代的 25% 提高到近年来的 70%。近 20 年来，腹腔镜技术及机器人辅助腹腔镜技术逐渐成熟，在多个系统病种中均取得了与开放手术相似的手术成功率。机器人辅助腹腔镜手术的出现同时具备了扩展操作空间，提高手术精细度，增加输尿管重建及尿路修复精细度及最大程度减少患儿创伤等多种优势，进而产生了可以在膀胱 / 前列腺横纹肌肉瘤的治疗中进行一定程度的探索应用。

2008 年 Anderberg 等报道了国际首例采用机器人辅助腹腔镜进行膀胱前列腺切除术的病例。他们采用膀胱根治术加输尿管皮肤造口术为 1 例 22 个月的男童进行手术治疗，手术历时 345 分钟。2018 年 Deepak 等报道了采用机器人辅助腹腔镜为 1 例 7 岁患儿行前列腺根治及盆腔淋巴结清扫术的病例，分享了机器人辅助技术在神经血管束的保留及尿路重建中的经验。受限于膀胱 / 前列腺横纹肌肉瘤相对较小的病例规模及机器人外科系统的普及程度，此类研究目前国际上仅见个案报道。笔者自 2017 年以来已完成机器人辅助腹腔镜膀胱横纹肌肉瘤切除术 8 例，其中膀胱全切加乙状结肠原位新膀胱及双侧输尿管 Politano-Leadbetter 再植术 1 例，膀胱部分切除伴或不伴输尿管再植 7 例，手术经验如下。

1. 适应证和禁忌证

（1）适应证：①预计可完整切除的膀胱 / 前列腺横纹肌肉瘤；②经新辅助化疗或放疗后预计可完整切除的膀胱 / 前列腺横纹肌肉瘤。

（2）禁忌证：①肿瘤较大或广泛转移无法手术者；②伴有多脏器衰竭等其他手术禁忌者。

2. 术前准备

（1）实验室检查包括血尿常规、肝肾功能、电解质、凝血功能等，术前尿常规感染者需行尿培养和药敏试验，并使用敏感抗生素。

（2）常规影像学检查包括泌尿系 B 超和 MRI 检查明确肿瘤位置，膀胱镜检查明确肿瘤范围及病理，PET/CT 检查明确有无转移灶。

（3）术前 1 晚及手术当天回流洗肠。术前留置胃肠减压管、导尿管、肛管等可不纳入常规术前准备范畴，主要依据术者和所在单位习惯而定。

（4）术前半小时预防性应用抗生素。

3. 体位及套管定位　全身麻醉，取截石位。于脐缘上置入一 8.5mm 套管作为目镜通道，连接气腹管，输入 CO_2 气体，维持气腹压力 10mmHg（1mmHg=0.133kPa）。直视下分别于左、右侧平脐水平，腹直肌外侧缘置入 2 个 8mm 套管作为操作通道，并于双侧操作臂通道上方各置入一 5mm 套管作为辅助孔通道，置入目镜及操作器械（图 26-7）。

4. 手术步骤

（1）膀胱部分切除术：分离双侧髂血管，探查髂血管周围，两侧均未见明显肿大淋巴结。单极电剪刀于髂动脉分叉处切开后腹膜，找到双侧输尿管并游离至膀胱壁处，分离钳将膀胱向前方抬起，显露直肠膀胱陷凹（男性）/ 膀胱子宫陷凹（女性），切开反折处腹膜，充分显露膀胱轮廓，将膀胱前壁纵向切开。沿肿物上缘切开并离断膀胱壁，剪

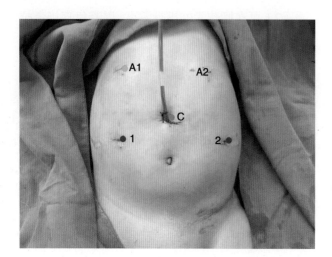

A1、A2.辅助孔通道;C.目镜;1、2.机械臂通道。

图 26-7　Trocar 布局

刀在距离肿瘤 1cm 处剪开受累部位后,将膀胱肿物完整切除后置入标本袋内。将切缘组织送术中冷冻切片病理活检。确定切缘阴性后缝合膀胱吻合口前壁。检查无吻合口漏。彻底止血后,以可吸收线缝合腹膜裂口;并留置腹腔引流管于直肠膀胱陷凹(男性)/膀胱子宫陷凹(女性),体表固定(图 26-8)。

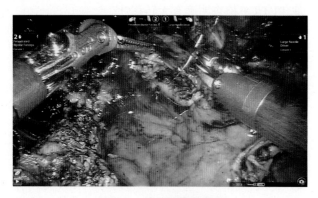

图 26-8　膀胱颈翻瓣重建

(2)Politano-Leadbetter 输尿管再植术:在肿瘤完整切除后,在膀胱两侧黏膜建立长约 5.0cm 的膀胱黏膜下隧道,将双侧输尿管经黏膜下隧道包埋,使用 5-0 可吸收线间断缝合输尿管口并于黏膜下留置 F4.7 双 J 管。

(3)膀胱根治性切除 + 乙状结肠原位新膀胱术:在切除膀胱及离断双侧输尿管末端后,截取一

截长约 20cm 的乙状结肠,保留血供。然后端端吻合恢复肠道连续性。用庆大霉素溶液反复冲洗并消毒肠段后,纵行切开肠管,W 形缝合成新膀胱后,将新膀胱与保留的尿道膜部进行吻合,留置导尿管。最后将双侧输尿管末端分别于新膀胱行隧道下再植术,并向输尿管内各留置 1 根 F4.7 双 J 管(图 26-9)。

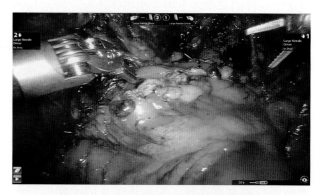

图 26-9　构建后的乙状结肠原位新膀胱

5. 术后处理

(1)术毕麻醉清醒后回病房监护,密切观察生命体征、尿量及腹腔引流情况,确保尿管及腹腔引流管通畅,根据腹腔引流量及超声复查情况适时拔除腹腔引流管,术后 1 周拔除导尿管。原位新膀胱患儿可适当延长导尿管拔除时间。

(2)术后 4~6 周膀胱镜下取出双 J 管。

(3)术后长期随访,术后 3~6 个月复查 B 超、MRI、尿动力检查,原位新膀胱患者复查排尿期膀胱尿道造影(voiding cystourethrography,VCUG)评估膀胱形态。

6. 注意事项

(1)膀胱内液体在切开膀胱前应充分吸出以免发生种植转移。

(2)应注意保护膀胱神经丛以免发生术后尿潴留。

(3)肿瘤累及尿道膜部者可行术前新辅助化疗或放疗,尽量保留患儿功能尿道。

(4)膀胱后壁肿瘤切除后可利用膀胱两侧组织翻瓣进行尿路重建。

(李品　周辉霞)

第四节　神经母细胞瘤

儿童肾上腺肿物发病率低，主要见于5岁以下的儿童，女性发病率略高于男性。肾上腺位于腹膜后，解剖位置深，儿童腹腔操作空间小，肿物视野暴露困难，因此既往儿童该部位的肿物切除以开放手术为主，手术创伤大、恢复时间长、术后并发症多。1996年，Yamamoto等首次采用腹腔镜进行肾上腺肿物切除术治疗小儿神经母细胞瘤，证实了微创技术在儿童肾上腺肿物切除术中的应用价值。笔者中心自机器人技术开展以来，进行了10余例接受机器人辅助腹腔镜肾上腺肿物切除术。现将技术要点介绍如下：

1. 适应证和禁忌证

（1）适应证：①预计可完整切除原发灶和区域内转移淋巴结的神经母细胞瘤；②经新辅助放化疗后预计可切除的肿瘤。

（2）禁忌证：①肿瘤广泛累及多器官者；②伴有多器官衰竭等其他手术禁忌者。

2. 体位及套管定位

（1）麻醉方式及体位：采用气管内插管全身静脉复合麻醉，建立中心静脉置管。健侧斜卧位70°～90°，抬高手术台腰桥结构，双下肢下曲上伸。留置F6～F16（根据患者年龄判断）双腔导尿管。

（2）孔道置放：在脐环下置入8.5mm镜头孔，并在剑突下及耻骨联合上腹横纹处分别放置5mm、8mm Trocar，并分别置入单极电剪或电钩（1号机械臂）、双极马里兰电凝镊子（2号机械臂）。两操作通道距镜头孔的距离基本相等。辅助孔操作通道置于下腹部健侧腹横纹上距正中线约3cm处，主要用于助手进行牵拉、钳夹、吸引、冲洗等辅助操作。必要时可于上腹部健侧腹横纹上距正中线约3cm处置入第2个辅助孔（图26-10）。

3. 手术步骤

（1）显露肾周筋膜：暴露术野，辨认清楚肝、脾、结肠右曲、结肠左曲及升结肠、降结肠等，先探查腹腔确定有无妨碍手术的粘连和其他异常，如有粘连等，需先分离。沿结肠旁沟切开侧腹膜，切断肝/脾结肠韧带，将右/左半结肠及上段升/降结肠翻向下。

（2）暴露肾上腺：助手于辅助孔内将肝脏（脾

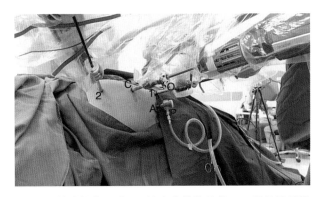

2.2号机械臂操作通道；C.镜头孔操作通道；1.1号机械臂操作通道；O.术中使用电切或电凝时将镜头操作通道侧孔打开，释放烟雾；P.气腹管与辅助孔连接；A.辅助孔操作通道。

图26-10　操作通道位置

脏）向横膈方向挡开，将肾脏充分游离。显露肾上腺时，可以采用辅助套管或体表牵引线悬吊切开的腹膜将肝脏或脾脏向头端牵引。右侧肾上腺肿物切除，还可以体表牵引线悬吊肝圆韧带，使肝脏下缘向上牵拉，充分暴露术野。切开肾上极内侧的肾筋膜和脂肪囊，从中找到金黄色的肾上腺，并向下暴露肾蒂。切除左侧肾上腺肿物时，可先找到左侧肾静脉，沿左侧肾静脉上方找到左侧肾上腺中央静脉，继而找到左侧肾上腺。

（3）肾上腺或肿物的切除：若先分离出肾上腺中央静脉，在肾上腺中央静脉的下腔静脉（肾静脉）端以2个Hem-o-lok夹闭、肾上腺端1个Hem-o-lok夹闭后从中剪断，并由此开始游离肾上腺的动脉多而细小，单极电剪可有效控制出血，一般不需要使用Hem-o-lok夹。先处理上方来自膈下动脉的分支，再向下切断肾上腺中动脉和来自肾动脉的肾上腺下动脉，应注意勿损伤肾蒂。游离内侧缘后将覆盖在肾上腺表面的肾周脂肪囊提起，切开肾上腺和肾上极之间的肾筋膜和脂肪，此处有一些来自肾包膜和周围脂肪的小血管。肾上极外侧缘基本无血管，游离后即将整个肾上腺切除。如肿物位于内侧支、外侧支或肾上腺上极可行腺瘤及肾上腺部分切除，找到肿物后，于肿物的上、下缘和前、后表面以单极电剪或电凝钩进行分离，与肿物连接的肾上腺组织可用单极电剪或双极电凝凝固后切断，也用Hem-o-lok夹闭后剪断（图26-11）。

（4）创面止血：降低气腹压力至3～5mmHg，

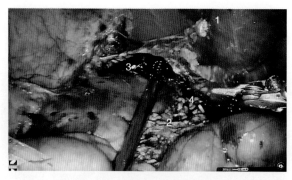

1. 体表牵引线悬吊肝圆韧带辅助暴露术野；2. 肾上腺肿瘤切除后保留的部分肾上腺；3. 肿瘤切除后观察腺窝处出血情况；4. Hem-o-lock 夹闭肾上腺中央静脉断端。

图 26-11　肾上腺肿物

检查术野特别是肾上腺窝处有无活动性出血。有出血可根据情况用双极电凝、钛夹或 Hem-o-lok 等处理，并应用止血粉等止血装置再次进行瘤床止血。

（5）标本取出、移走机器人系统：先将切下的肾上腺及肿物装入标本袋，撤走机器人设备，于下腹部做潘氏切口，直视下取出标本袋，避免标本袋破损。再次检查术区无活动性出血，清点纱布器械无误后，于术区置一负压吸引引流管，自辅助孔引出。移去镜头，松开机械臂与 Trocar 连接，移走床旁机械臂手术系统。缝合各切口。

（赵扬　周辉霞）

第五节　肝母细胞瘤

肝母细胞瘤（hepatoblastoma，HB）是儿童最常见的肝脏恶性肿瘤，占儿童原发性肝脏恶性肿瘤的50%～60%，多发于 3 岁以下儿童。在西方国家，肝母细胞瘤的发病率为（1～2）/100 000；而在亚洲人群儿童中，肝母细胞瘤发病率相对更高，远高于其他国家和地区。肝母细胞瘤具有恶性程度高，术后生存期短的临床特点。

达·芬奇手术系统在 2000 年由美国 FDA 批准，进入临床应用，是目前国内外应用最广泛的机器人系统。近年来，机器人辅助手术系统也开始逐渐应用于小儿外科手术，目前已涉及小儿泌尿外科、心血管外科、肝胆外科等的各类手术。

中国小儿外科机器人辅助手术处于起步阶段，小儿外科手术效果受到患儿、年龄、疾病状态、病变解剖位置、体位和手术复杂性等诸多因素的影响，这也使机器人辅助手术在小儿外科治疗领域内充分发挥其优越性。

肝母细胞瘤是儿童最常见的肝脏肿瘤类型。近年来，有诸多学者从不同角度对儿童肝母细胞瘤的病因、发病机制及可能的病程进行了研究，认为其可能与染色体异常、遗传因素、低出生体重及母亲妊娠期接触各种外界不良因素有关。据美国儿童肿瘤研究组报告，术前临床分期越高，肝母细胞瘤患儿预后越差。多项国内外研究表明，手术联合化疗可以显著提高肝母细胞瘤患者的生存率，肿瘤的完整性切除是肝母细胞瘤治愈的先决条件。

目前，机器人辅助手术系统已被纳入外科手术设备中，用来解决复杂的腹部疾病。从技术角度来看，使用机器人辅助手术系统可以改善微创肝切除的技术和预后。放大的三维视觉可以更好地分辨血管解剖结构，更利于对肝脏血管的细小分支的识别，器械的改进使镜下止血更加安全和方便。

肝胆胰外科手术中的手术机器人技术以精确和微创为特点，在传统腹腔镜手术的基础上进一步发展，扩大了腹腔镜手术的优势，扩展了以腹腔镜为代表的微创技术在某些领域的适用范围，克服了传统腹腔镜的一些不足，代表了外科的发展方向。

在 1993 年 Giulianotti 等首次报道了腹腔镜肝切除术。2003 年 Giulianotti 等发表了机器人解剖肝切除的初步研究，是机器人肝脏切除术的首次报道。通过研究证明，相比较于腹腔镜手术，机器人肝切除术可降低腹壁副损伤发生率，缩短术后住院时间，减少输血需求。

下面介绍笔者中心采用达·芬奇手术系统全机器人下治疗 1 例儿童肝脏 V 段肝母细胞肿瘤，保留胆囊，旨在探索采用全机器人辅助手术治疗儿童肝脏肿瘤的可行性，总结应用该技术应用要点。

1. 适应证和禁忌证　COG 外科指南推荐：①诊断为 Pre-TEXT-Ⅰ/Ⅱ期的患儿行肝段或叶的切除术；②新辅助化疗后且没有大血管累及的 Post-TEXT-Ⅱ期和Ⅲ期患儿可行肝叶切除术或肝三叶切除术；③有大血管累及的 Post-TEXT-Ⅲ或Ⅳ期患儿可行复杂肝切除术或肝移植。

2. 术前准备　患儿，男性，3 岁，因"发现右肝包块 20 天"入院，超声提示肝右叶肝母细胞瘤46mm×26mm×58mm 偏低回声包块。甲胎蛋白448.42μg/L，增强 CT 可见大小不一结节状持续强化的等低密度灶，边界欠清晰，肝内外胆管未见扩张,胆囊未见增大,壁均匀未增厚。明确诊断为"肝脏占位,肝母细胞瘤"。完善术前检查,决定行保留胆囊的机器人Ⅴ段肝脏肿瘤切除术(图 26-12、图 26-13)。

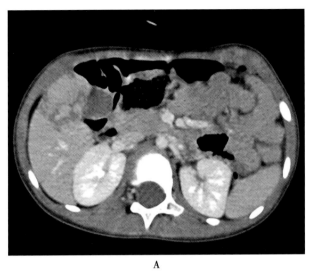 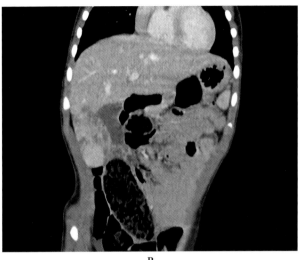

A B

图 26-12　肝母细胞瘤 CT
A. 横断位 CT; B. 矢状位 CT。
增强显示肿瘤位于肝脏Ⅴ段,与胆囊关系密切。

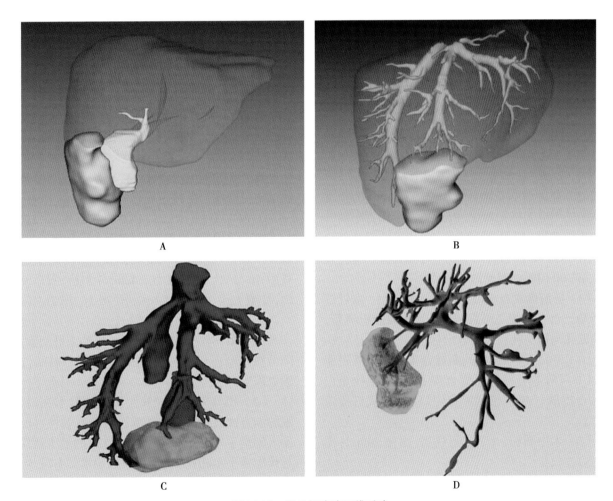

A B

C D

图 26-13　肝母细胞瘤三维重建
A. 三维重建正面视图; B. 三维重建背面视图; C. 显示肝中静脉与肿瘤的关系; D. 显示门静脉与肿瘤的关系。

3. 体位及套管定位 全身麻醉成功后,导尿,麻醉医师留置颈内静脉插管,取头低足高位,下胸部垫高。穿刺肚脐与耻骨联合中点建立气腹,压力10mmHg,放入12mm Trocar 及机器人镜头,在镜头左侧及右侧分别放入机器人器械的8mm 直径的1号机械臂及2号机械臂 Trocar,在2号机械臂与镜头之间辅助孔放入10mm Trocar。在左上腹腋中线放入3号机械臂。在1号机械臂与镜头之间辅助孔放入12mm Trocar。自头端放入机器人手臂并连接。连接并提拉机械臂后,将腹腔压力降为6~8mmHg。计划辅助孔 A 与镜头孔 C 横向连接后,作为标本取出通道(图26-14)。

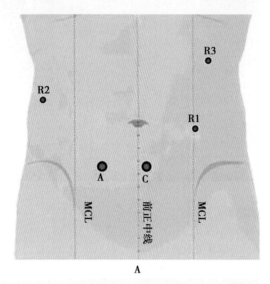
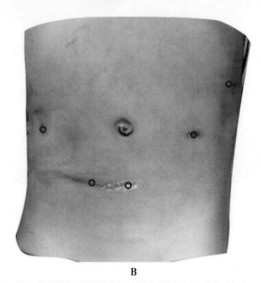

R1.机械臂1;R2.机械臂2;R3.机械臂3;A.辅助孔;C.镜头孔;MCL.锁骨中线。

图26-14 Trocar 位置示意及实际图片
A. Trocar 位置示意图;B. Trocar 位置实际图片。

4. 手术步骤

(1)探查可见右肝肿瘤,位于Ⅴ段。先分离肿瘤与胆囊,见胆囊可自肿瘤表面完整分离,未见明显浸润,决定保留胆囊。

(2)在肿瘤与正常肝组织交界约1cm的正常肝组织处用电钩标记切缘,Pringle 法用尿管阻断肝十二指肠韧带,超声刀沿切缘完整切除肿瘤及部分正常肝组织,断面血管用5-0不可吸收缝线缝扎止血。第一肝门阻断时间约25分钟。

(3)肝脏断端自辅助孔用氩气刀止血。肝针缝合断端。自右下腹2号机械臂处留置腹腔引流管。将辅助孔与镜头孔连通并取出标本。

(4)3-0可吸收缝线间断缝合 Trocar 处腹壁肌肉,4-0可吸收缝线间断缝合皮下组织,生物蛋白胶黏合皮肤。拉膜拉紧所有切口皮肤,敷料覆盖切口。

(5)术中顺利,术后安返病房,出血200ml(图26-15)。

5. 术后处理 术中顺利,手术时间为166分钟,其中机器人操作时间为115分钟,出血约200ml,输 A 型红细胞悬液300ml,血浆200ml。术后2天拔除胃管,渐次给予流食、半流食。应用两联抗生素5天。术后6天拔除腹腔引流管。于术后12天出院。无严重并发症发生。病理提示胎儿型肝母细胞瘤伴出血坏死,癌组织未侵袭肝被膜,断端未见肿瘤。免疫组织化学结果显示,Heptocyte(+),GPC-3(+),AFP(灶状+),Ki-67(+20%),Arg-1(+),CD99(局部+)。术后2周行胆囊收缩试验显示胆囊大小约5.3cm×2.0cm,壁不厚,欠光滑,餐后40分钟,胆囊大小5.4cm×1.8cm,餐后90分钟,胆囊大小2.9cm×1.2cm(图26-16、图26-17)。

6. 注意事项

(1)相比较于腹腔镜手术,机器人肝切除术可降低腹部副损伤发生率,缩短术后住院时间,减少输血需求。

(2)机器人辅助较腹腔镜肝切除术在治疗肝脏肿瘤方面显示出更好的安全性及有效性,同时机器人辅助手术系统扩大了肝切除术的手术适应证。与腹腔镜手术相比,机器人辅助手术具有减少术后并发症(如术后出血和术后胆瘘)的优点,提高了R_1切除率,并且两组在术后住院时间和中转开腹率方面无显著性差异。

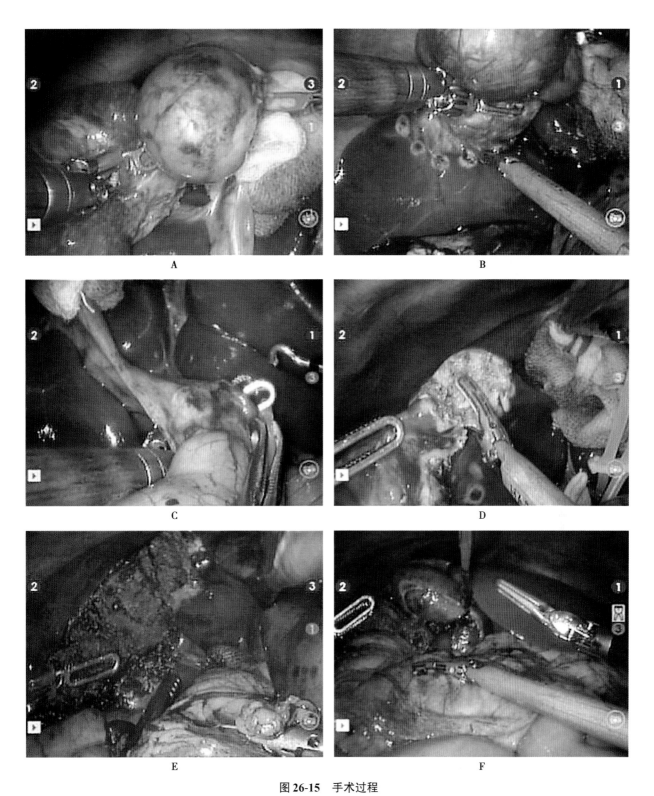

图 26-15　手术过程

A. 游离胆囊；B. 标记肝脏预切割线；C. 预置肝门管；D. 按照标记线离断肝实质；E. 切除肝脏后，处理肝断面；F. 将胆囊自然放置，关闭切口。

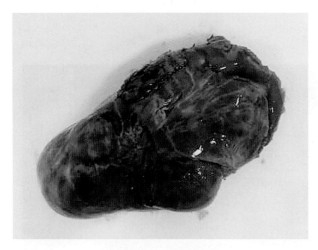

图 26-16　切除标本

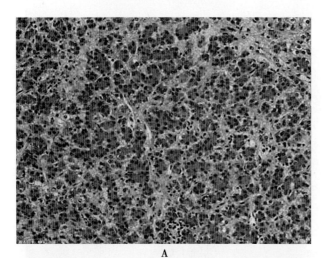

A

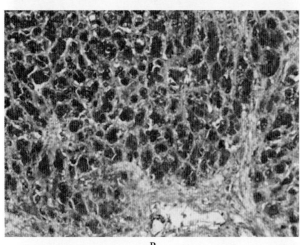

B

图 26-17　病理结果证实为肝母细胞瘤

A. HE 染色结果；B. 免疫组化结果。

（3）切除肝母细胞瘤时应尽可能保留胆囊，可以避免胆囊切除术后综合征，降低胆石症、Oddi 括约肌功能异常等胆道疾病的发病率，降低术后脂肪泻的发生率，提高患儿生活质量，降低结肠癌的发

病率。

（4）保留胆囊的机器人辅助肝脏肿瘤切除术是安全可行的。初步经验显示，该手术方式较传统腔镜视野更清晰、操作更灵活，手术更精准、损伤更小。

（王宪强　陈迪祥）

参 考 文 献

［1］MIZUNO K, KOJIMA Y, NISHIO H, et al. Robotic surgery in pediatric urology：current status［J］. Asian J Endosc Surg, 2018, 11（4）：308-317.

［2］MUÑOZ C J, NGUYEN H T, HOUCK C S. Robotic surgery and anesthesia for pediatric urologic procedures［J］. Curr Opin Anaesthesiol, 2016, 29（3）：337-344.

［3］ARLEN A M, KIRSCH A J. Recent developments in the use of robotic technology in pediatric urology［J］. Expert Rev Med Devices, 2016, 13（2）：171-178.

［4］BLANC T, PIO L, CLERMIDI P, et al. Robotic-assisted laparoscopic management of renal tumors in children：preliminary results［J］. Pediatr Blood Cancer, 2019, 66 Suppl 3：e27867.

［5］VAN DEN HEUVEL-EIBRINK M M, HOL J A, PRITCHARD-JONES K, et al. Rationale for the treatment of Wilms tumour in the UMBRELLA SIOP-RTSG 2016 protocol［J］. Nat Rev Urol, 2017, 14（12）：743-752.

［6］COST N G, LISS Z J, BEAN C M, et al. Prechemotherapy robotic-assisted laparoscopic radical nephrectomy for an adolescent with Wilms tumor［J］. J Pediatr Hematol Oncol, 2015, 37（2）：e125-e127.

［7］GLEASON J M, LORENZO A J, BOWLIN P R, et al. Innovations in the management of Wilms' tumor［J］. Ther Adv Urol, 2014, 6（4）：165-176.

［8］CUNDY T, MARCUS H, CLARK J, et al. Robot-assisted minimally invasive surgery for pediatric solid tumors：a systematic review of feasibility and current status［J］. Eur J Pediatr Surg, 2013, 24（2）：127-135.

［9］SKAPEK S X, FERRARI A, GUPTA A A, et al. Rhabdomyosarcoma［J］. Nat Rev Dis Primers, 2019, 5（1）：1-19.

［10］RUDZINSKI E R, ANDERSON J R, CHI Y Y, et al. Histology, fusion status, and outcome in metastatic rhabdomyosarcoma：a report from the Children's Oncology Group［J］. Pediatr Blood Cancer, 2017, 64（12）：e26645.

［11］HAWKINS D S, SPUNT S L, SKAPEK S X, et al. Children's Oncology Group's 2013 blueprint for research：soft tissue sarcomas［J］. Pediatr Blood Cancer,

2013, 60（6）: 1001-1008.

［12］中国抗癌协会小儿肿瘤专业委员会, 中华医学会儿科学分会血液学组, 中华医学会小儿外科学分会肿瘤组. 中国儿童及青少年横纹肌肉瘤诊疗建议（CCCG-RMS-2016）［J］. 中华儿科杂志, 2017, 55（10）: 724-728.

［13］BEVERLY RANEY R, WALTERHOUSE D O, MEZA J L, et al. Results of the Intergroup Rhabdomyosarcoma Study Group D9602 protocol, using vincristine and dactinomycin with or without cyclophosphamide and radiation therapy, for newly diagnosed patients with low-risk embryonal rhabdomyosarcoma: a report from the Soft Tissue Sarcoma Committee of the Children's Oncology Group［J］. J Clin Oncol, 2011, 29（10）: 1312-1318.

［14］MALEMPATI S, HAWKINS D S. Rhabdomyosarcoma: review of the Children's Oncology Group（COG）Soft-Tissue Sarcoma Committee experience and rationale for current COG studies［J］. Pediatr Blood Cancer, 2012, 59（1）: 5-10.

［15］陈艳, 杨刚刚, 黄轶晨, 等. 机器人辅助腹腔镜下儿童肾上腺肿瘤切除术的初步探讨［J］. 中华小儿外科杂志, 2019, 40（2）: 137-142.

［16］王乐, 沈丽萍. 运用达芬奇手术机器人辅助系统治疗小儿胰腺肿瘤［J］. 临床小儿外科杂志, 2018, 17（5）: 363-366.

［17］LI P, ZHOU H X, CAO H L, et al. Robot-assisted laparoscopic radical cystectomy and sigmoid orthotopic neobladder reconstruction for a bladder rhabdomyosarcoma child: case report and literature review［J］. Urology, 2020, 138: 144-147.

［18］刘春晓, 郑少波, 许凯, 等. 世界首例小儿腹腔镜下根治性膀胱切除全去带乙状结肠原位新膀胱术［J］. 南方医科大学学报, 2009, 29（1）: 105-108.

［19］PHELPS H M, AYERS G D, NDOLO J M, et al. Maintaining oncologic integrity with minimally invasive resection of pediatric embryonal tumors［J］. Surgery, 2018, 164（2）: 333-343.

［20］AGARWAL D K, MIEST T S, GRANBERG C F, et al. Pediatric robotic prostatectomy and pelvic lymphadenectomy for embryonal rhabdomyosarcoma［J］. Urology, 2018, 119: 143-145.

［21］CASTAGNETTI M, ANGELINI L, ALAGGIO R, et al. Oncologic outcome and urinary function after radical cystectomy for rhabdomyosarcoma in children: role of the orthotopic ileal neobladder based on 15-year experience at a single center［J］. J Urol, 2014, 191（6）: 1850-1855.

［22］KOMASARA L, STEFANOWICZ J, BRYKS-LASZ-KOWSKA A, et al. Reconstructive option after radical mutilating surgery in children with genitourinary rhabdomyosarcoma: when sparing the bladder is not an option［J］. Int J Urol, 2016, 23（8）: 679-685.

［23］STEIN R, FREES S, SCHRÖDER A, et al. Radical surgery and different types of urinary diversion in patients with rhabdomyosarcoma of bladder or prostate: a single institution experience［J］. J Pediatr Urol, 2013, 9（6 Pt A）: 932-939.

［24］TAN W S, LAMB B W, KELLY J D. Evolution of the neobladder: a critical review of open and intracorporeal neobladder reconstruction techniques［J］. Scand J Urol, 2016, 50（2）: 95-103.

［25］SINGH V, MANDAL S, PATIL S, et al. Urodynamic and continence assessment of orthotropic neobladder reconstruction following radical cystectomy in bladder cancer: a prospective, blinded North Indian tertiary care experience［J］. South Asian J Cancer, 2014, 3（4）: 223-226.

［26］MANDEVILLE H C. Radiotherapy in the management of childhood rhabdomyosarcoma［J］. Clin Oncol（R Coll Radiol）, 2019, 31（7）: 462-470.

［27］CASTAGNETTI M, HERBST K W, ESPOSITO C. Current treatment of pediatric bladder and prostate rhabdomyosarcoma（bladder preserving vs. radical cystectomy）［J］. Curr Opin Urol, 2019, 29（5）: 487-492.

［28］BRANDAO L F, AUTORINO R, LAYDNER H, et al. Robotic versus laparoscopic adrenalectomy: a systematic review and meta-analysis［J］. Eur Urol, 2014, 65（6）: 1154-1161.

［29］熊祥华, 周辉霞, 曹华林, 等. 机器人辅助腹腔镜小儿上尿路手术的体位、操作通道设计和机械臂安装应用体会［J］. 中华泌尿外科杂志, 2018, 39（8）: 601-605.

［30］HELOURY Y, MUTHUCUMARU M, PANABOKKE G, et al. Minimally invasive adrenalectomy in children［J］. J Pediatr Surg, 2012, 47（2）: 415-421.

［31］MATTIOLI G, AVANZINI S, PINI PRATO A, et al. Laparoscopic resection of adrenal neuroblastoma without image-defined risk factors: a prospective study on 21 consecutive pediatric patients［J］. Pediatr Surg Int, 2014, 30（4）: 387-394.

［32］范煦, 鹿洪亭, 周显军, 等. Hisense 计算机辅助系统辅助腹腔镜精准手术治疗儿童肾上腺区巨大肿瘤［J］. 临床小儿外科杂志, 2020, 19（1）: 50-53.

［33］GÜNTHER P, HOLLAND-CUNZ S, SCHUPP C J, et al. Significance of image-defined risk factors for surgical complications in patients with abdominal neuroblastoma [J]. Eur J Pediatr Surg, 2011, 21(5): 314-317.

[34] KELLEHER C M, SMITHSON L, NGUYEN L L, et al. Clinical outcomes in children with adrenal neuroblastoma undergoing open versus laparoscopic adrenalectomy[J]. J Pediatr Surg, 2013, 48(8): 1727-1732.

[35] VERECZKEI A, MOLNÁR A, HORVÁTH O P. Minimally invasive technique as the gold standard of adrenal surgery[J]. Mag Seb, 2012, 65(5): 365-369.

[36] UWAYDAH N I, JONES A, ELKAISSI M, et al. Pediatric robot-assisted laparoscopic radical adrenalectomy and lymph-node dissection for neuroblastoma in a 15-month-old[J]. Robot Surg, 2014, 8(3): 289-293.

[37] 吕逸清, 谢华, 黄轶晨, 等, 机器人辅助腹腔镜下儿童肾盂成形术的初步探讨[J]. 中华泌尿外科杂志, 2015, 36(10): 721-725.

[38] 钟晓丹, 王立哲, 张语桐, 等. 儿童神经母细胞瘤临床特征与治疗反应评估[J]. 中华小儿外科杂志, 2011, 32(10): 791-793.

[39] MEYERS R L, MAIBACH R, HIYAMA E, et al. Risk-stratified staging in paediatric hepatoblastoma: a unified analysis from the Children's Hepatic tumors International Collaboration[J]. Lancet Oncol, 2017, 18(1): 122-131.

[40] SUMAZIN P, CHEN Y, TREVIÑO L R, et al. Genomic analysis of hepatoblastoma identifies distinct molecular and prognostic subgroups[J]. Hepatology, 2017, 65(1): 104-121.

[41] BUENDIA M, ARMENGOL C, CAIRO S. Molecular classification of hepatoblastoma and prognostic value of the HB 16-gene signature[J]. Hepatology, 2017, 66(4): 1351-1352.

[42] WANG X Q, XU S J, WANG Z, et al. Robotic-assisted surgery for pediatric choledochal cyst: case report and literature review[J]. World J Clin Cases, 2018, 6(7): 143-149.

[43] 王宪强, 王政, 陈迪祥. 儿童外科机器人手术学[M]. 北京: 北京科学技术出版社, 2021: 23-38.

[44] REINHARDT S, IFAOUI I B, THORUP J. Robotic surgery start-up with a fellow as the console surgeon[J]. Scand J Urol, 2017, 51(4): 335-338.

[45] VASILYEV N V, DUPONT P E, DEL NIDO P J. Robotics and imaging in congenital heart surgery[J]. Future Cardiol, 2012, 8(2): 285-296.

[46] 黄格元, 蓝传亮, 刘雪来, 等. 达芬奇机器人在小儿外科手术中的应用(附 20 例报告)[J]. 中国微创外科杂志, 2013, 13(1): 4-8.

[47] KALISH J M, DOROS L, HELMAN L J, et al. Surveillance recommendations for children with overgrowth syndromes and predisposition to Wilms tumors and hepatoblastoma[J]. Clin Cancer Res, 2017, 23(13): e115-e122.

[48] O'NEILL A F, TOWBIN A J, KRAILO M D, et al. Characterization of pulmonary metastases in children with hepatoblastoma treated on Children's Oncology Group protocol AHEP0731(the treatment of children with all stages of hepatoblastoma): a report from the Children's Oncology Group[J]. J Clin Oncol, 2017, 35(30): 3465-3473.

[49] WARREN H, DASGUPTA P. The future of robotics[J]. Investig Clin Urol, 2017, 58(5): 297-298.

[50] KOH D H, JANG W S, PARK J W, et al. Efficacy and safety of robotic procedures performed using the da vinci robotic surgical system at a single institute in Korea: experience with 10 000 cases[J]. Yonsei Med J, 2018, 59(8): 975-981.

[51] DESAI P H, LIN J F, SLOMOVITZ B M. Milestones to optimal adoption of robotic technology in gynecology[J]. Obstet Gynecol, 2014, 123(1): 13-20.

[52] AUTORINO R, ZARGAR H, KAOUK J H. Robotic-assisted laparoscopic surgery: recent advances in urology[J]. Fertil Steril, 2014, 102(4): 939-949.

[53] NOTA C L, RINKES I H B, HAGENDOORN J. Setting up a robotic hepatectomy program: a Western-European experience and perspective[J]. Hepatobiliary Surg Nutr, 2017, 6(4): 239-245.

[54] 廖敏学, 彭勇. 手术机器人在肝胆胰外科的应用现状与展望[J]. 西部医学, 2018, 30(7): 1073-1078.

第二十七章

小儿肿瘤多学科综合治疗模式的原则与路径

恶性肿瘤是一种十分复杂的疑难疾病,其诊断与治疗是一个复杂和长期的过程。现代肿瘤学所提倡的多学科综合治疗(multidisciplinary treatment,MDT)模式就是运用多个学科专业的理论技术在最合适的阶段进行最恰当的治疗,经过最科学的治疗程序,达到最理想的治疗效果。当然,在具体的临床实践中,还需要根据现实和可能条件,进行各种诊疗步骤的具体组织和安排。MDT 已经从一种临床诊疗实践,发展为理论原则与要义,成为一种标签,用以衡量会不会治疗肿瘤、能不能治好肿瘤。

第一节　MDT 理论的形成过程与原则要义

一、肿瘤外科学的形成和发展

在历史上,肿瘤的治疗最先是由外科医师进行的。肿瘤在临床上主要表现为异常包块,因此很自然地就会由外科医师通过手术进行切除。大多数良性肿瘤,通过手术切除就能治愈。然而,恶性肿瘤则不然。手术后局部复发成为困扰外科医师的难题。随着细胞学的发展,外科医师认识到肿瘤周围侵袭和淋巴结转移是肿瘤复发的主要原因。1894 年,美国 Halsted 医师开始强调在将肿瘤连同周围软组织一并切除的同时还需要进行局部淋巴结清扫,从而奠定了肿瘤外科学的基础。之后根据是否存在显微镜下的残留,提出了肉眼切除(gross resection)和镜下切除(microscopic resection)的概念。为了强调对肿瘤的彻底和完全的切除,提出了根治性手术(radical resection)的概念,包括肿瘤及周围软组织整块切除和引流区域淋巴结清扫。仍然不甚满意的肿瘤治疗效果推动外科医师将肿瘤切除和清扫的范围扩展得越来越大,甚至所谓扩大切除的超根治性手术(extra-radical resection),如肢体切除、骨盆切除、半体切除等,不断扩大的切除手术给患者带来严重损伤,其实并未能够有效提高肿瘤治疗的最后效果。随着化学治疗的快速发展以及放射治疗的进步,外科治疗的强度开始降低,

出现了改良根治性手术(modified radical resection),即在有效应用化学治疗和放射治疗等治疗的基础上,手术切除范围较根治性手术有所缩小。在外科治疗带来的损失得到控制的情况下,肿瘤治疗的效果仍然能得到保障,外科治疗的调整和修正恰是 MDT 形成的基础。

肿瘤外科学不同于外科学,就是强调在肿瘤治疗过程中,外科治疗一定是在充分运用化学治疗、放射治疗等各种治疗的基础上进行最恰当的设计规划,手术时机并不是越早越好,手术范围并不是越大越好。重要的是在最恰当的时候,做最适当的手术。

二、放射治疗

肿瘤放射治疗的历史可以追溯到 1895 年,德国物理学家伦琴发现了 X 射线。随后在 1898 年,法国科学家皮埃尔·居里和玛丽·居里,分离出镭元素,并首次提出了"放射性"的概念,由此开始了放射诊断学和放射治疗学。放射治疗就是利用射线治疗机和各类加速器产生的不同能量的 X 线,或者放射性核素产生的 α、β、γ 射线,这些高能射线可以破坏癌细胞的 DNA,使其失去分裂与复制能力,从而达到消除肿瘤组织的目的。

早期的放射治疗虽然有效治疗了肿瘤,但也带

来了无法控制的放射损伤如辐射性白血病等，是放射治疗的"黑暗时代"。随着放射治疗的成熟和推广，20世纪60年代出现了钴-60治疗机和直线加速器，20世纪70年代出现的以巴黎系统为代表的镭疗技术，20世纪80年代的近距离治疗。此后，随着计算机技术和其他高新技术的引入，放射治疗进入了精确放射治疗的时代。这一阶段的放射治疗能够根据患者的具体情况进行个性化的治疗计划设计，三维适形放射治疗、调强放射治疗等既提高了治疗效果又减少了副作用。

近年来，放射治疗进展迅猛，各种新型设备不断涌现。螺旋体层放射治疗（helical tomotherapy）系统、质子放射治疗、重离子放射治疗等，越来越多放射治疗技术更好地实现了高效和精准的肿瘤打击，不仅打得"准"，而且打得"狠"。

在肿瘤放射治疗方面有一种说法，只有达不到的剂量，没有杀不死的肿瘤。因此，放射治疗剂量和副损失之间的平衡始终贯穿在放射治疗理论和技术的研究之中，争取更高的照射效力、将放射损失控制到最小，是肿瘤放射治疗的原则要义。

三、化学治疗

在肿瘤治疗的历史上，化学治疗的出现相对较晚。化学治疗策略的萌发源自第一次世界大战时期的化学武器。当时毒气炸弹在战场上的使用，导致了芥子气的严重污染，造成了大量人员伤亡。在随后的尸体解剖研究中发现，死者的血细胞出现显著减少。这一特殊发现启发了科学家利用化学药物治疗癌症的探索，如用减毒芥子气治疗白血病或其他类型的血液系统肿瘤。

1943年，美国的耶鲁大学研究团队首次将氮芥用于淋巴瘤的治疗，这是化学药物治疗癌症的开始。随后，其他化疗药物也逐步被开发，例如甲氨蝶呤用于治疗急性淋巴细胞白血病、氟尿嘧啶和环磷酰胺也应用于临床。20世纪60~70年代，新的化疗药物不断出现，化疗的理论与实践也形成了初步的研究体系，其中包括细胞动力学和药代动力学的研究，以及联合化疗优于单一药物治疗等，而且在药物使用过程中进行了耐药机制的研究和生物反应调节剂的引入等进一步提高了化疗的疗效，化疗已经成为肿瘤治疗的重要手段。特别是在实体瘤领域，术后的辅助化疗（adjuvant chemotherapy）显著减少了术后复发，这种良好的效果激励医学家

将术后的辅助化疗提至术前，即所谓的新辅助化疗（neoadjuvant chemotherapy）。新辅助化疗有效地清除了体内的肿瘤细胞，转移灶吸收或控制，原发灶显著缩小、肿瘤活性降低和血液供应显著减少，使不能切除的肿瘤可以手术切除，使危险的手术变得更安全。欧洲主导的SIOP比较普遍地接受术前新辅助化疗，不仅如此，对化疗不甚敏感的复发难治肿瘤，还推出大剂量化疗和干细胞移植的治疗策略。

21世纪以来，化疗领域又有了新的突破，以分子生物学为基础的药物开发理论和体系不断更新、迅猛发展，基因药物、靶向药物不断出现，肿瘤治疗的总体面貌大为改观。

总的来说，化疗的发展历史是一个充满挑战和创新的过程，新药物、新疗法不断产生。化疗效果越来越好，化疗毒性反应越来越小，化疗的应用越来越广泛，化疗已经成为肿瘤治疗过程中最主要的一环。不仅如此，药物治疗效果显著提高，还对手术、放疗等治疗产生了巨大的影响，也有力地推动了MDT的发展和完善。

四、复杂多变的肿瘤疾病，需要MDT模式

在肿瘤治疗的历史过程中，自然分化和发展出手术、放疗、化疗三大基石。然而，仅有这3种治疗方式还远远不够。肿瘤是一种复杂难治的系统性疾病，疾病本身和治疗措施会对全身各系统产生影响和反应，如在大多肿瘤患者存在不同程度的营养不良，严重的营养不良会降低机体抵抗力，从而影响治疗效果。因此，临床营养专家需要参与肿瘤临床诊疗，准确评估营养状态，及时进行临床营养治疗。在疾病发展过程中还会出现各种的机体状态异常，如何更合理和有效地使用包括化疗在内的各种药物治疗，则需要临床药师参与肿瘤临床诊疗。恶性肿瘤不可避免地出现复发转移的风险，尽管治愈率越来越高，仍有部分病例最终死亡。治疗过程中的痛苦和恐惧，需要心理和精神专业医师的评估和调理。另外，恶性肿瘤治疗周期长、费用昂贵、对生理和心理影响较大，无论对患者，还是对家庭，都是一个较多负面因素的叠加和激化；恶性肿瘤已经成为国家的严重卫生和经济课题，这些问题的有效解决和应对可能还需要宗教、文化、公益与慈善等方面的积极参与。

从肿瘤疾病的认识和研究过程看,从解剖学时代对于器官、系统的认识,到细胞时代对于组织和病理分型的认识,再到分子时代对于基因的认识,对肿瘤疾病本质的研究逐步深入。恶性肿瘤复杂多变,在治疗过程中出现的耐药、组织类型或分子特征的改变等,都需要以分子生物学为代表的基础学科为临床诊疗提供正确的信息解读。因此,肿瘤治疗不仅需要临床诊疗各个专业,还需要基础科学的有力支持。

五、MDT 概念与理论的产生和发展

从肿瘤诊疗的历史发展,不难看出 MDT 发生和发展的必然性和合理性。MDT 的概念最早于 20 世纪 60 年代在由梅奥医学中心提出,20 世纪 90 年代后经过 MD 安德森癌症中心等医疗中心在临床实践中不断总结形成常规后开始迅速传播和发展。在欧美国家,MDT 已成肿瘤诊疗的常规模式,2007 年英国通过立法要求每一位癌症患者都必须经过 MDT。中国卫生行政部门和学术团体也纷纷学习和落实 MDT 理念。2016 年中国医师协会发布了《MDT 的组织和实施规范》(第一版)。一个肿瘤的 MDT 参与人员通常包括肿瘤外科医师、肿瘤内科医师、放射治疗医师、病理医师、医学影像诊断医师、肿瘤基础研究人员、护士及社会工作者等。

2022 年 6 月,中华人民共和国国家卫生健康委员会印发《医疗机构门诊质量管理暂行规定》(以下简称《规定》),《规定》中提出,加强门诊疑难病例管理,建立门诊疑难病例会诊制度,提供门诊疑难病例会诊服务。严格落实门诊首诊负责制度,鼓励医疗机构推行 MDT 门诊,MDT 门诊由相对固定的专家团队在固定的时间、地点出诊。

MDT 模式的提出虽然是源自恶性肿瘤,并在肿瘤领域中广泛运用,但已经深入到其他复杂的良性疾病的诊疗实践,如神经内科、皮肤科、肾病科等各个学科治疗中,还涉及舒缓治疗、妇儿保健,甚至多个非医疗领域,如医学教育、运营管理。

肿瘤 MDT 是一种新兴的肿瘤诊疗模式,又称多学科会诊,是由多学科资深专家以共同讨论的方式,为患者制订个性化诊疗方案的过程,它不同于传统的科室间会诊。MDT 诊疗模式的作用:①MDT 模式能够有针对性地制订最佳治疗方案;②MDT 模式能够稳定患者情绪,提高患者对治疗方案的依从性;③MDT 模式能够缩短患者治疗等待时间,改善预后;④MDT 模式能够显著减少患者治疗费用;⑤MDT 模式促进了医院自身水平的提高。根据所讨论的内容不同,可以分为以下形式:①基于单一病种的 MDT 模式;②基于多种疾病的 MDT 模式;③基于微创手术 ERAS-MDT 模式。

第二节　MDT 的组织与运行

MDT 模式已成为欧美医院医疗体系的重要组成部分。随着 MDT 大量成功经验的积累,MDT 模式得到了广泛的认可和重视,而且在现代医院管理理念下,MDT 的内涵也在不断充实和完善,已不仅局限于对患者进行多学科会诊,而是对整个医疗过程全程指导,还包括设计和实施临床、基础研究,将基础研究成果向临床应用转化等内容,目前 MDT 模式已经成为一套宏观的医学诊治和管理模式。

一、MDT 的定义和特点

(一) MDT 的定义

通常指由来自 2 个以上相关学科、相对固定的专家组成工作组,针对某一器官或系统疾病,通过定时、定址的会议,提出科学、合理意见的临床治疗模式。MDT 模式不同于传统的多学科会诊或全院查房,后者更多强调的是诊疗过程和方法,而

MDT 强调的是诊疗中的工作模式和制度。

(二) MDT 的特点

总体来讲,一个组织和实施有效的 MDT 应该具备如下特点。①患者能从 MDT 过程中获得个体化的诊疗信息和帮助;②患者能获得诊治的连续性,即使曾在不同的 MDT 团队或医院接受诊治;③MDT 决策通常需遵循行业临床指南;④MDT 团队需要定期对诊疗决策和实践进行总结,提高诊疗水平;⑤MDT 过程能促进成员间的交流与合作;⑥MDT 团队成员有机会获得专业继续教育;⑦MDT 会议能让患者有机会被纳入高质量的临床试验;⑧MDT 团队需要有良好的数据管理机制,既能为患者保存就诊资料,又可用于管理和研究。

二、MDT 成员

按学科通常可分为核心成员(core members)和

扩展成员（extended members），前者包括诊断类（医学影像学、病理学等专家）和治疗类（外科学、内科学、肿瘤学、放射治疗学等专家）；后者包括护理学、心理学、基础医学等专家。按职能通常可分为领导者（牵头人、会议主席）、讨论专家和协调员。

（一）MDT成员的职责和要求

1. 领导者　MDT需要有明确的MDT牵头人和MDT会议主席。MDT会议主席因故缺席时，可由会议副主席代替；MDT牵头人和MDT会议主席不一定是同一个人。

（1）MDT牵头人的职责：负责MDT团队管理，如为MDT团队制订明确的工作目标，管理制度、诊疗规范等；负责让MDT团队的所有成员了解MDT在疾病诊疗过程中的重要性；与医管部门沟通，申请相关基金和财政支持以确保MDT工作的有效进行；关注影响MDT诊疗决策安全性的问题等。

（2）MDT会议主席的职责：主要负责MDT会议的组织和运行。与MDT协调员准备和/或同意MDT会议的议程；努力确保MDT会议的应到人员能参会，必要时需要进行沟通协调；确保所有的相关病例被讨论，必要时进行次序上的调整；确保所有MDT相关成员能参与讨论和发言；确保讨论的内容集中并且相关；确保良好的交流和营建一个专业讨论气氛；需要促进以循证医学证据和以患者为中心的MDT决策产生。

2. 讨论专家　是MDT主体。MDT讨论专家有以下几方面的要求。

（1）具有一定的专业水平，通常是具有独立诊治能力的副高级职称及以上。

（2）志同道合，有参加MDT的愿望。

（3）具备团队精神，尊重同行的发言，善于合作。

（4）有充足时间保证，参会出席率至少达到90%。

（5）善于学习，能跟踪本领域的最新诊治进展和临床实践指南。

（6）具有一定的创新能力，对不符合指南的病例能给予适当的诊疗建议。

3. 协调员　是MDT高效规律运行的必要条件。协调员具有以下几个方面的职责。

（1）安排会议。

（2）收集患者资料。

（3）记录患者诊断治疗的决议。

（4）协调、沟通MDT成员之间的关系。

（5）准备必要的设备设施。

（二）MDT成员的参会制度

1. MDT核心成员要求参加所有需要他们参加的病例讨论。

2. MDT会议主席做出最终讨论决策，并确保最终诊疗方案的贯彻实施，明确再次组织讨论的必要性。

3. MDT会议上讨论患者的主管医师须出席会议。

4. MDT会议设立考勤登记册，并设立签到制度，成员需签署参加及离开的时间。

5. MDT会议主席负责监督成员考勤，以免经常缺席对MDT工作和决策制定造成影响。

6. MDT扩展成员和非成员可以选择性参加与之有关的病例。

7. 任何旁听MDT会议的人员均需介绍给MDT与会成员，并签到。

三、MDT的会议场所和设施

（一）MDT会议场所环境

1. MDT会议室应在安静的场所并具有隔音效果，必要时能确保会议内容的保密性。

2. 房间大小和布局适宜，如所有与会成员都有座位，并能够面对面交流（可采用U形或圆桌会议室），所有人都能很好地看到幻灯片上的内容。

（二）MDT会议技术和设备

1. MDT会议室应具备以下技术和设备条件（根据当地情况尽量准备）。

（1）具备投影设备和放射影像播放设备，包括能回顾性播放历史影像资料。

（2）具备一定设备可以浏览活检或手术标本的病例照片，包括能回顾浏览历史病例报告。

（3）可连接至影像归档和通信系统（picture archiving and communication system，PACS）系统。

（4）能够访问相关数据库和报表系统，以便能实时做出诊疗决策。

（5）具有实时投影设备，能让MDT成员看到和确认诊疗建议正在被记录。

（6）有条件可以具备相应的设备，可以实时连接场外成员，进行视频对话（如视频会议），能和场外人员共同分享场内资料（如图片和报告等）。

2. MDT会议设施如果出现问题，尤其是网络信号连接问题，院方的信息技术（information technology，IT）工作人员应给予及时帮助，以免影响制订诊疗决策。

四、MDT 会议组织和安排

（一）MDT 会议时间安排

1. MDT 会议应定期举行，如每周的固定时间。

2. MDT 会议应安排在医师的工作时间内举行。

3. MDT 会议应避免与核心成员的其他必须参加的临床工作时间相冲突。

（二）MDT 会议前准备

1. 制订合理的流程，以肿瘤为例，确保所有原发性肿瘤病例能够被 MDT 讨论，而且要明确何时需要再讨论。例如，当发现转移性肿瘤或肿瘤复发时应组织重新 MDT 讨论。

2. MDT 会议应有一个大家认可的议程时间，并均需遵守时间，不拖堂。如果有特殊情况，也可在讨论最后增加需紧急讨论的病例。

3. MDT 的议程安排应合理，一些复杂疾病应安排足够的时间；另外，日程上应考虑 MDT 成员的工作情况。又如，尽量将需要病理讨论的病例安排在一起，这样病理科医师在讨论结束后即可离开。

4. MDT 会议议程应在会议之前与 MDT 成员沟通并征得成员确认。

5. MDT 会议前需要准备的临床资料应至少包括必要的诊断信息（如病理和影像等），临床信息（包括合并症、心理状态和姑息性治疗情况等），患者既往史和患者或家属对诊疗的观点等。

6. MDT 成员（或委托其他成员）可在会议前查阅即将讨论病例的临床资料，以便为讨论做准备。

（三）MDT 会议中的组织和安排

1. MDT 会议上应明确病例讨论的原因和目的。

2. MDT 会议提交的临床数据应至少包括诊断信息（病理和影像等），临床信息（包括合并症、心理状态和姑息性治疗情况等），患者既往史和患者或家属对诊疗的观点等。对 MDT 成员做出决策有用的内容应该重点汇报。对与诊疗决策关系不大的内容可以简单汇报，例如，并不是所有病例都需要详细汇报或讨论病理学和影像学资料。

3. MDT 会议期间可借助影像和病历查询系统等查阅相关信息，包括病历记录、实验室检查结果/图像/标本情况（既往和现有的）、就诊时间或其他一些必要信息的报表和记录。如果既往的临床资料无法在会议中获得，应提前浏览或获取。

4. MDT 会议中可应用电子数据库记录会议意见（包括诊疗决策过程以及不明确或存在分歧的问题）；若没有电子数据库，可用标准化的可备份文本替代。

5. MDT 会议期间收集的主要数据应及时录入数据库，记录人员应该进行培训以确保信息及时准确地记录，减少对 MDT 的影响。

6. MDT 会议可选择在会议前提前收集临床资料以节约时间，但 MDT 会议期间需再次验证资料的准确性。

7. MDT 会议期间手机应静音或关机；若必须接听，MDT 与会人员应离开会场接听。

五、MDT 运行和临床决策以患者为中心

（一）MDT 讨论对象的选择

1. 设立相应的 MDT 讨论的纳入标准，从而明确何时应提交病例进行 MDT 讨论，如需明确以下问题。

（1）哪些患者应进行 MDT 讨论（以肿瘤 MDT 为例，原则上初次诊断的所有肿瘤病例，首次治疗后的所有回顾病例，不适合进行标准化治疗流程的所有病例，所有复发病例，疑难复杂病例等均应进行 MDT 讨论，但针对某一次 MDT 会议，讨论病例的数量需依据 MDT 会议时间而定）。

（2）MDT 会议需要讨论哪些临床问题。

（3）MDT 会议讨论至少需要哪些临床信息。

（4）何时需要将病例提交至其他 MDT（如从院内 MDT 到院际 MDT）。

2. 具有关于是否或何时将进展期或复发患者提交到 MDT 讨论的机制。

（二）以患者为中心的诊疗服务

1. 主管医师应在一定的时限内告知患者或家属 MDT 讨论目的、与会成员和讨论结果。

2. 医护人员应了解患者的意见、倾向和需求，并尽量满足。

3. MDT 负责人有责任为患者或家属安排一个主要的医务人员与其沟通。

4. MDT 负责人有责任确保患者的诉求已经（或即将）得到处理。

5. MDT 会议后，患者应该得到相应的诊疗信息，包括疾病的诊断、治疗方案的选择，以及转诊至其他 MDT 团队的可能性。患者获得信息量要足够，以便患者或家属在良好的知情同意下，对自己的诊疗做出决定。

（三）MDT 临床决策的制订

1. MDT 会议上至少需要提供本团队公认的必不可少的临床数据，以便制订诊疗决策。如至少应包括诊断信息（病理和影像等），临床信息（包括合并症、心理状态和需要的姑息性治疗等），患者既往史和患者或家属对诊疗的观点等。

2. MDT 制订决策时应考虑所有合适的治疗方案，包括当地医院无法提供的也需要考虑和说明。

3. MDT 团队应了解所有当前进行的疾病相关的临床试验（包括入选标准）。评估患者能否参与临床试验应作为临床决策的一部分，必要时可请相关临床试验的协作者或研究护士参加 MDT 会议。

4. MDT 成员应知晓标准化的诊疗方案，并能在合适的情况应用。

5. MDT 决策应考虑患者的个人情况和合并症，但年龄本身通常不是积极治疗的禁忌证。

6. MDT 决策应考虑患者的心理状况和姑息性治疗情况。

7. MDT 决策需要了解患者或家属对诊疗的观点和倾向性。

8. MDT 成员在决策讨论过程中形成一个明确的诊疗建议。MDT 诊疗建议应满足以下标准。

（1）具有循证医学依据（如参考肿瘤诊疗指南）。

（2）以患者为中心的诊治建议（考虑患者的需求和合并症限制等）。

（3）符合标准诊治方案（除非有足够理由选择其他方案），并应记录在案。

（4）MDT 的诊疗应基于患者个体化的临床资料。如果有关键的临床资料缺失，应记录在案。

9. 如因资料不完整或结果未归而无法得出建议时，可以择期组织二次 MDT，但应该尽量避免此类情况。

10. 应明确地将 MDT 建议传达给患者和其医疗组的责任人，并记录传达信息的方式和时间。

六、MDT 的团队管理

（一）MDT 的管理支持

1. 医院管理部门应通过以下几方面对 MDT 会议和成员提供管理层面的支持。①认可 MDT 是可为患者提供安全和高质量诊疗的治疗模式；②提供足够的资金和资源，确保人员、时间、设备和设施充足，以利于 MDT 能有效运行。

2. 医院管理部门应对 MDT 进行年度评估，并对相关问题督促整改。

（二）MDT 数据收集、分析和成效审查

1. 相关的诊疗数据能被 MDT 团队实时收集并利用。

2. MDT 应收集直接影响诊疗决策的关键信息（如分期、体力状态和并发症等）。

3. MDT 会议期间收集的数据（如临床病理资料等）经过分析后，应反馈给 MDT 成员，以便进行学习和改进。

4. MDT 的诊疗过程和成效应参加内部和外部审查（如需确定 MDT 诊疗建议是否符合当前诊疗指南，并且是否曾考虑加入临床试验等），基于审查结果优化临床诊疗行为。

5. MDT 团队应调查患者对 MDT 诊疗决策的反馈意见，以便于 MDT 工作的持续改进。

（三）MDT 的临床监管

1. MDT 讨论的目的和预期结果应明确。

2. MDT 团队应制定统一的运行机制、人员分工、诊疗建议形成和实施等政策和条例。

3. MDT 会议后如何与患者和其他临床同事沟通交流。

4. MDT 政策、指南和条例每年至少审查和修订一次。

5. MDT 应设立与诊疗建议产生和贯彻实施相关的各种反馈制度。

第三节 MDT 理念的临床实践、影像、病理、外科技术与肿瘤学效果

MDT 理念指导和模式限定的外科治疗才是最合理的外科治疗。历史上，实体肿瘤的治疗最初只是手术切除，随着放疗和化疗的加入，实体瘤的治疗效果显著提高，更基于生物 - 心理 - 社会医学模式的发展，MDT 逐渐成为肿瘤治疗的标准模式。手术切除始终是恶性肿瘤治疗过程中的标志性事

件,但肿瘤外科医师不能只懂得手术,还要了解和熟悉所有肿瘤诊疗环节的意义和作用,并参与治疗的全过程,才能更加准确地判断手术时机,更加合理地进行手术治疗,更加全面地解决整个治疗过程中的外科相关问题,从而保证诊疗顺序最合理、治疗效果最优良。换言之,肿瘤外科学不仅是外科学,更是肿瘤学。

一、MDT决策手术方式

（一）根据肿瘤治疗的不同阶段和不同目的划分

1. 一期手术　主要适用于临床Ⅰ期、Ⅱ期的局限性肿瘤,通常为预后好的组织学分型(favorable histology,FH)的病例。肿瘤诊断明确以后先行手术切除,术后根据组织病理学分型等信息,决定是否使用辅助化疗、放疗或其他治疗。

2. 延期手术(delayed surgery)　主要适用于临床分期为Ⅲ期、Ⅳ期进展性肿瘤。在判断肿瘤不能完全切除,或已经有转移的情况下应先行新辅助化疗(即术前化疗),根治性切除手术延期进行,术前先用放疗、化疗、免疫疗法等,使肿瘤体积缩小到可以切除时,再行手术切除,然后行放疗、化疗、免疫治疗等。

3. 二次探查或再次手术(second look surgery)　是指第一次手术未能全部切除肿瘤,可在使用化疗、放疗等方法使肿瘤缩小和控制后,再次手术以期将肿瘤彻底切除。这种手术理念不仅适用于恶性肿瘤,也适用于一些复杂难治的良性肿瘤如硬纤维瘤等。

延期或二次或多次手术的施行,不再强求一次切除,降低了术中勉强切除可能造成的风险,减少了手术相关严重并发症如大出血、重要器官损伤,甚至死亡等。术前的新辅助化疗等可明显提高手术切除率,这就是MDT模式下的外科手术,最终有助于延长肿瘤的总体生存期(overall survival,OS)。

（二）根据手术切除程度划分

1. 根治性手术(radical resection)　就是要求完整切除原发性肿瘤,并进行区域淋巴结清扫,从而达到良好的局部控制的目的。根据病情不同,根治性手术可能在发病后首先进行一期手术,也可能在新辅助化疗后再行延期手术。

2. 姑息性手术(palliative surgery)　如果肿瘤进展较重,经过新辅助化疗后仍然没有达到良好的局部控制的目的,为了最大程度地减少肿瘤负荷,创造进一步治疗的机会,可以进行肿瘤部分切除,或者大部分切除,这就是姑息性手术。当然,也有部分姑息性手术仅是为了减轻患者痛苦、改善患者生活质量,如肿瘤压迫造成消化道梗阻时进行造瘘手术、肿瘤压迫呼吸道时进行气管切开手术等,也都属于姑息性手术。

二、MDT决策外科手术的时机

（一）手术时机服从于MDT原则

临床上,大家经常会问一个问题:肿瘤的治疗是先手术,还是先化疗?这个问题在儿童肿瘤中的一个典型例子就是肾母细胞瘤的治疗,以北美学者为主导的COG主张先手术,而以欧洲学者为主导的SIOP则主张先化疗。两者有着不同的哲学基础,COG主张先行手术切除,不仅可以得到肿瘤的病理分析包括分子生物学信息,防止误诊并准确指导进一步的综合治疗,而且可以省去术前化疗从而减少化疗损害。当然,解剖学上确实无法切除的肿瘤,则主张先穿刺活检进行病理诊断。SIOP则主张先化疗,即使肿瘤解剖学上可以切除,也不能排除在肿瘤发现时已经存在影像学检查观察不到的潜在转移,术前化疗可以清除循环中的肿瘤细胞、减少肿瘤负荷,从而有助于更彻底地清除肿瘤、改善最终治疗效果。而且,SIOP采用的病理分析体系考虑了肿瘤对化疗的作用效果,从而更准确地指导术后化疗。

虽然COG与SIOP在手术时机的决策看似不同,但都是为了追求更好的预后。

同样的原理可以推及至其他儿童肿瘤。如果发现肿瘤解剖学上比较安全而彻底地切除、无任何的远处转移证据,可以考虑一期手术切除。但如果在解剖学上肿瘤无法完全切除、可能存在远处转移,则可以考虑先化疗、再手术。儿童肿瘤大多对化疗敏感,术前化疗对控制肿瘤转移、提高肿瘤切除的彻底性和安全性是有益的。

（二）术前化疗的方案与周期

术前化疗,即新辅助化疗可以控制远处转移、减少肿瘤血液供应、缩小肿瘤体积等,使原本不能切除的肿瘤变为可以切除的肿瘤、降低手术出血和破溃等风险。有不同意见认为术前化疗可能造成肿瘤组织坏死、纤维化和粘连,增加了手术分离和解剖的困难,但其实这是一种片面的认识。因为此类肿瘤如果没有术前化疗,同样存在严重的浸润和粘连,而且还有更严重的出血和破溃的风险,会影响手术的效果和安全。总体上,术前化疗可以使无法切除的肿瘤变为可以切除的肿瘤,有风险的手术变得相对安全,切除的程度也会更加彻底。尤其是对化疗比较敏感的儿童肿瘤,外科手术更多依赖术前化疗。

目前,包括 COG、SIOP、CCCG 等组织均有不同肿瘤的术前化疗方案的推荐。一个基本的原则是要尽量多地获得对肿瘤的控制,又尽量减少术前化疗的毒副作用。在大多数肿瘤中,术前化疗推荐 4~6 个疗程。术前化疗疗程过少无法获得满意的肿瘤控制效果,直接影响手术效果。术前化疗疗程过多会增加术前化疗的毒副作用,而且过多的化疗还可以增加肿瘤耐药的形成,不利于术后化疗的巩固效果。术前化疗无论过多还是过少,都会影响最终的治疗效果。

(三)术前化疗的效果评价

恶性肿瘤术前化疗的效果对手术具有重要影响,在考虑手术时机时需要评价化疗是否已经恰当控制肿瘤。目前,实体瘤化疗效果的评价体系,比较公认的是实体瘤疗效评价标准(response evaluation criteria in solid tumor, RECIST),该评价体系主要是基于传统影像学的评价方法,以肿瘤最大径线的变化为主要指标。这个评价体系虽然具有简单实用和一定的准确性,但不能全面显示化疗的实际效果,还需要结合功能影像学、肿瘤标志物、转移病灶的评价等。例如,有一些肿瘤虽然术前化疗并没有使肿瘤大小显著缩小,但手术中会发现瘤体明显坏死和钙化、血液供应减少和纤维化增多,这些都是有利于手术切除的重要因素。也正是因为如此,大多肿瘤的术前化疗推荐 4~6 个疗程。

(四)外科手术时机的综合评定

最理想的手术时机应该包括以下几个方面,远处转移如骨髓转移、肺转移等被清除,肿瘤体积缩小到尽量减少了对主要血管和脏器的侵袭,肿瘤无明显缩小时的肿瘤血液供应减少和组织坏死也会有利于彻底清除肿瘤。影像学评估是手术时机判断的重要手段,增强 CT、MRI 可以给术者提供详尽的解剖学信息,也会呈现肿瘤组织结构改变的信息。当然,这些化疗改变还可以通过一些指标体现,如肿瘤标志物。文献报道,肝母细胞瘤如果

术前化疗使甲胎蛋白水平降低超过 90%,则预后较好。

当然,术前临床评估有赖于外科医师的全面评估与决策,除先进的影像学、肿瘤学技术手段外,还应该有临床实际经验判断。肿瘤实际情况、手术技术与经验、设备器械等条件,都是应该考虑的因素。包括患者的体格检查,都可以提供很多实际的信息。外科医师术前对肿瘤仔细触诊,特别是对腹部肿瘤触诊有利于肿瘤可切除性的判断。趁患儿熟睡之际(或麻醉下)触诊肿瘤的大小、表面光滑度、软硬度、活动度、边界,再结合影像学检查,常能更准确地判断肿瘤是否可以完全切除。作为外科医师应当具有熟练触诊的技术,重视第一手资料,不能完全依赖辅助检查。

三、MDT 决策的外科手术原则与技巧

(一)外科手术的肿瘤学原则

要求外科手术必须符合肿瘤学原理和要求、最终达到最好的肿瘤学效果,这些原则要求体现在手术操作的每一环节。

首先,要在 MDT 模式中正确定位外科工作。恶性肿瘤是一种全身性疾病,外科切除只是其中重要的一环,在现代肿瘤学充分认识到恶性肿瘤强烈的复发和转移特性后,确立了 MDT 的科学模式。恶性肿瘤是一个全身性疾病,而不仅是解剖学局部的问题。因此,只有科学合理地安排手术、化疗、放疗及其他治疗,才能彻底治愈恶性肿瘤。外科医师在肿瘤治疗中,一定要学习肿瘤学的理论和原则,避免唯手术论及个人英雄主义。当然,实体肿瘤通常首诊于外科,外科的工作内容贯穿于肿瘤诊疗的各个环节,包括各种活检、切除手术、姑息性治疗、组织器官移植,甚至整形修复等。因此更应该学习和贯彻 MDT 原则,准确诊断,科学治疗。应该强调治疗的规范化,而不能以个体化的名义进行随意化治疗。

其次,肿瘤手术中要贯彻"无瘤"原则。肿瘤手术的理想标准是 R_0 切除,肿瘤的完整完全切除、切缘阴性、区域淋巴结清扫。当然由于一些肿瘤侵袭严重,只能做到肉眼切除或部分切除,但作为原则方向,应避免不完全切除或部分切除,也应避免仅做肿瘤瘤体切除而不清扫周围淋巴结。预料之外的无法切除的肿瘤,尽量切除肿瘤组织,减少肿瘤负荷。有些情况,这种"减积"手术也有一定意义。

当然，特定情况下的姑息性手术也是合理的选择。

除手术切除外，还可以根据情况选择术中放疗、消融、灌注等辅助治疗。

（二）器官与功能保存原则

由于化、放疗等技术的进步，肿瘤手术已由扩大根治向改良根治发展，保乳手术、保肢手术、卵巢保全等不断取得良好效果。特别是儿童肿瘤，肿瘤治愈后儿童的生存期更长，因此器官和功能的保全更为重要。在肿瘤治疗上应该力求避免忽视术前化疗、降低外科技术要求而轻易地切除重要脏器，或忽视其他辅助治疗而强调局部扩大切除。

由于恶性肿瘤严重威胁生命安全，肿瘤治疗一直需要在生存（survival）与生活（life）之间进行平衡。然而，近年来随着医学的进步和经济社会文化的提高，人文医学的发展越来越重视肿瘤患者生活质量（quality of life，QOL）的提高。随之而来的是各种技术的进步和治疗观念的更新。例如，原本主要针对早中期肿瘤的微创治疗方兴未艾，随着器械进步和完善，肿瘤微创手术不断拓展适用范围。晚期肿瘤的镇痛治疗，随着镇痛药物的创新，在三阶梯镇痛治疗的基础上，无痛治疗也取得了显著进步。

（三）无血手术的原则与技术

恶性肿瘤快速生长的基础是新生血管形成，因此恶性肿瘤血液供应十分丰富。而且恶性肿瘤通常侵袭性生长，侵袭周围组织和器官、主要血管。因此，恶性肿瘤的手术通常十分困难，其中血管损伤和止血困难是恶性肿瘤手术的最大危险。研究止血技术，开展无血手术，是恶性肿瘤手术的重要内容。

儿童的生理特点也需要强调无血手术。小儿体重轻，血容量少，失血耐受差。小儿机体生理功能不完善，抗打击能力差，损伤耐受能力差。小儿器官组织体积小，结构层次欠清晰。因此，小儿手术更加要求精细解剖、控制出血、减少损伤。

儿童肿瘤还有以下特点，一是发病年龄小，有超过50%的病例发生在2岁之前；二是儿童肿瘤相对体积大，间叶组织来源多，解剖关系复杂，手术打击相对较大；三是大多都经历了术前化疗，会严重影响机体的各项功能。这些特点也更加要求精细和微创手术。

无血手术的原则就是要求外科手术尽量不出血、少出血。无血手术的实施不但减少了输血的危

害，也能使手术更加安全。控制出血，才能术野清晰，解剖边界、结构层次、走行相关等，才能细致操作，才能减少损伤。而且，无血手术避免了肿瘤破溃，避免肿瘤及周围组织出血，减少肿瘤种植和播散，也是无瘤原则的具体体现。

开展无血手术，需要努力钻研止血技术。例如，出血控制技术，通过降低体温、降低血压减少术区血液供应，一些器官可以通过肝门阻断、肾蒂阻断、循环阻断等进行血流控制，肢体和躯体部位可以加压包扎如驱血带、止血带等，在腹腔和胸腔等体腔可以进行填塞压迫等。

有效的止血技术通常还有赖于必要的器械和材料。止血材料如止血海绵、生物胶、止血粉，多用于创面的毛细血管渗血。止血工具，电刀、微波刀、水刀、超声刀、氩氦刀等，多作用于细小血管的闭合止血。

因此，无血手术的评价标准就是创面干净、术野清晰、极少出血、无须输血。

（四）巨大肿瘤分块切除技术

由于儿童的感知和诉说能力有限，常影响肿瘤的早期发现。经常是出现巨大的腹部包块，或者是晚期出现明显症状，才得以发现。另外，儿童肿瘤多为结缔组织和腹膜后肿瘤，器官肿瘤少，自我症状通常较轻，但体积较大，也是儿童肿瘤的固有特征。因此，儿童肿瘤通常是体积巨大的中晚期肿瘤。这就给外科手术造成巨大的困难和挑战。

传统的肿瘤学观念认为，恶性肿瘤不能挤压、不能切割，强调整块（en-block）切除。这固然有其道理，但是体积巨大的肿瘤，尤其是位置深在、占据重要解剖位置时，整块分离和移除无法做到。如果一味强调扩大切除，不仅损伤大、风险高，而且可能引起严重的器官和功能损伤，甚至危及生命，并不能获得良好的肿瘤学效果。

因此，在MDT模式下，在术前充分化疗或放疗的支持下，特殊部位或巨大肿瘤可以施行分块切除。所谓分块切除，其实就是一种理念，旨在千方百计切除肿瘤组织、减少机体肿瘤负荷，有利于最终改善肿瘤学结果。

分块切除的合理性，一是术前新辅助化疗或放疗的保护；二是术中符合肿瘤学的操作技术；三是术后辅助化疗和放疗的支持。术前化疗和放疗已经清除了循环中的转移肿瘤细胞，并对局部肿瘤组织形成了有效的局限化，可以观察到肿瘤组织坏死

和钙化、肿瘤体积缩小、肿瘤周围纤维化。在这种情况下，肿瘤的固化降低了破溃的风险，减轻了出血的程度，使肿瘤变得"可切可碰"，当然也减少了肿瘤细胞的溢出和污染。尽管如此，手术操作中的无瘤原则和理念仍需加强。适度扩大切除范围，注重对切缘阴性的追求。注意保护手术创面保护，减少周围污染。切割设备尤其是电刀、微波刀、超声刀等电外科器械均具有局部消融的作用，可以考虑加强局部和创面的肿瘤消融。也可以考虑局部冲洗、局部药物浸泡等。此外，术后的有效辅助化疗和放疗也为可能残留肿瘤细胞的最后歼灭提供了保障，越来越多的新药物、新疗法提供了更多对手术治疗的支持。

分块切除在技术上有各种不同的理念和方法。总体上，不强调完整切除，而以完全切除为目的。术前要有比较准确的预判和预案，能否切除、如何切除要有大致的安排，对可能出现什么问题和风险、如何应对以及最坏的结果可能，都要有清晰的思路。术前细致的影像学资料等信息，可以提供术者参考以制订手术方案。手术原则要求是由浅入深，先周围后中心，先安全后危险，先次要后主要。除凭借术者的临床经验外，还应采用各种辅助技术手段，如术中B超、电神经刺激仪等。鉴于肿瘤的特殊和复杂性，还需要利用各种合适的工具，如小尖刀、指套刀、针形电刀、微波刀、激光气化刀等。

儿童肿瘤的特点，肿瘤体积巨大，尤其是位于体腔深部，牵拉困难，无法显露。术野狭小深在，就会影响手术操作。腹膜后肿瘤大多包埋中线的主要血管和神经，需要劈裂肿瘤，保护神经和血管，分块剔除肿瘤组织，这就是"血管骨骼化"。这些操作强调精细解剖，以追踪保护主要器官为主线，是为保护主要器官组织而设法切除肿瘤，而不是为了切除肿瘤不惜牺牲主要结构。随着术前化疗的有效进行、外科技术和设备的进步，大多肿瘤已经可以通过分块切除的方法达到肉眼切除。当然，如果遇到困难无法有效切除，作为权宜之计，也应该尽力切除肿瘤组织，就是"减积手术"，这对综合治疗也是一个贡献。需要强调的是，疑难复杂的危险手术，应该做好随时停止手术的准备，尽量避免无法控制的大出血危及患儿生命。

四、肿瘤外科手术的评价标准

肿瘤的外科手术，应该体现在外科手术的水平和最终的肿瘤学效果。并不是手术越早越好，也不是切除范围越大越好。经过合适的术前化疗，结合肿瘤的病理和分期，制订合适的手术方案。优秀的肿瘤外科手术应该是有条不紊、创面干净、术野清晰、解剖到位、操作简练、过程顺畅，肿瘤切除彻底，组织损伤小，术后恢复顺利、器官功能保存良好。应该避免显露不彻底、解剖不到位，各种意外的损伤和出血常导致手忙脚乱，从而更容易造成进一步的损失。恶性肿瘤的手术一般都会比较危险和复杂，一切以安全和有效为准，不秀技巧、不追求速度。

（王焕民）

参 考 文 献

[1] MATHOULIN-PÉLISSIER S, CHEVREAU C, BELLERA C, et al. Adherence to consensus-based diagnosis and treatment guidelines in adult soft-tissue sarcoma patients: a French prospective population-based study[J]. Ann Oncol, 2014, 25(1): 225-231.

[2] SONG P P, WU Q, HUANG Y. Multidisciplinary team and team oncology medicine research and development in China[J]. Biosci Trends, 2010, 4(4): 151-160.

[3] 叶颖江, 王杉. 多学科专家组诊疗模式的组织和规范实施[J]. 中国实用外科杂志, 2011, 31(1): 22-24.

[4] 狄建忠, 李昆, 任庆贵, 等. 多学科团队诊疗模式在临床应用的研究进展[J]. 中国医院, 2016, 20(1): 79-80.

[5] POWELL H A, BALDWIN D R. Multidisciplinary team management in thoracic oncology: more than just a concept? [J]. Eur Respir J, 2014, 43(6): 1776-1786.

[6] 李薇, 崔久嵬, 袁长吉, 等. 多学科协作式肿瘤学教学团队的形成及其运行机制[J]. 中国高等医学教育, 2012(9): 69-70.

[7] PILLAY B, WOOTTEN A C, CROWE H, et al. The impact of multidisciplinary team meetings on patient assessment, management and outcomes in oncology settings: a systematic review of the literature[J]. Cancer Treat Rev, 2016, 42: 56-72.

下　篇

第二十八章

血管瘤与血管畸形

脉管异常（vascular anomaly）包括了血管异常及淋巴管异常，血管异常又包括了血管瘤与血管畸形 2 类病变。绝大多数脉管异常是由先天发育异常导致，头颈部是最常发生的部位，可以在胎儿期或出生后即被发现，也可能在出生以后的不同年龄阶段因表现出临床症状而就诊。由于本病类型众多，临床表现多种多样，治疗方式及预后也各不相同，其中病情严重者仍是临床难题。

【流行病学】

传统的血管瘤包括了真性血管瘤及血管畸形两类病变，是儿童的常见病、多发病。其发病率各家报道差别较大，可能是因为包括的血管瘤类型及统计年龄不统一。多数资料显示发病率为 3%～8%，新生儿发病率为 1.1%～2.6%，其中 55% 在新生儿出生时即存在，其余的多在生后 2～4 周出现，1 岁内婴儿血管瘤的发病率为 10%～12%。婴儿血管瘤发病率具有明显性别差异，女性明显多于男性，女性和男性的比例为（2～5）∶1。国外文献报道早产儿血管瘤发病率明显高于足月儿，体重越低发病率越高，体重<1 000g 的早产儿发病率可高达22.9%。血管瘤多为单发，15%～30% 的患者可为多发。血管瘤不是单基因遗传病，但约 10% 的患者有家族史，提示这些病例可能与遗传因素有关。

【病因及发病机制】

虽然随着分子生物学、分子病理学及实验外科学的发展，出现了许多血管瘤病因及发病机制的研究报道，但是到目前为止，仍然没有一个统一的观点，一般认为血管瘤的发生与以下因素有关。

（一）胚胎期血管发育异常

胚胎期造血干细胞分化形成血管内皮祖细胞——成血管细胞（angioblast），其增殖活跃形成内皮细胞团块，团块中央分化为早期的血液细胞，团块外层细胞分化成血管管腔，进一步发育吻合形成血管网。如胚胎期血管祖细胞与发育中的血管网脱离，在局部增殖形成内皮细胞条索及血管腔，相互吻合并进一步分化即形成各种血管瘤。

胚胎血管的发育可分为 3 个时期。①毛细血管网形成期：此期相当于胚胎发育的 30 天左右，内皮细胞内形成互不相通的血池样结构，尚无动静脉结构；②血管腔形成期：约在胚胎发育 6 周，毛细血管网两侧出现分离的动静脉结构；③血管基干定型期：此期原始血管结构消失，代之以分化成熟的血管。以上血管形成的不同时期发育异常可导致不同类型的血管瘤或血管畸形。第一期原始间质发育停滞可引起常见的婴儿血管瘤。如果分化进一步受到影响，原始血管可侵入皮下组织、肌肉、骨骼引起海绵状血管畸形。发育第二期出现的原始血管结构持续存在即可能逐渐形成数目、大小不等的动静脉瘘。第三期血管干未能发育即可造成深部组织脉管发育不良，形成复杂的脉管病变。

国外学者研究表明血管内皮细胞具有单克隆扩增的特点，提示可能来源于胚胎早期的干细胞。在婴儿血管瘤组织中分离出具有多项分化潜能的 CD133（＋）干细胞，将其注射入裸鼠体内，可导致裸鼠出现血管瘤样病变。另外，有实验研究发现增生期血管瘤中存在血管内皮祖细胞，而消退期血管瘤和血管畸形组织中没有这种有增殖能力的细胞。推测在妊娠晚期，某些幼稚的血管内皮细胞发生变异，分化不全，保留了胚胎干细胞的增殖能力，在胎儿出生后，这些内皮细胞在细胞因子参与下继续分裂增殖而形成血管瘤，此即胚胎残留学说。

（二）血管形成性疾病

肿瘤研究领域有关血管生成的研究，提示血管瘤可能是一种血管形成性疾病。组织化学染色显示，血管瘤内胚胎内皮细胞标志物 FcyRⅡ、Lewis Y、merosin、葡萄糖转运蛋白 1（glucose transporter 1，GLUT1）及血管内皮生长因子（vascular endothelial growth factor，VEGF）、碱性成纤维细胞生长因子（basic fibroblast growth factor，bFGF）等促增殖因子呈高表达，尤其是 GLUT1 证实在血管瘤内皮细胞中全程高表达直至消退，而在其他良性血管性肿瘤及血管畸形中不表达。增生期血管瘤内肥大细胞增多并可释放多种活性物质促使毛细血管内皮移行及增殖。Folkman 等已证实肥大细胞释放的肝素能刺激血管内皮增殖从而促进血管形成，并且已经分离出具有活性的肝素片段，该片段与可的松结合后可抑制血管生成。

正常情况下，血管内皮细胞处于相对静止状态，其增殖受到严格调控，当细胞受到各种原因的刺激，或内皮细胞本身存在生理、生化、基因异常或缺陷，或出现血管生长因子水平增高或血管生成抑制因子水平降低等均可能导致血管内皮细胞异常迅速增殖、血管过度形成。1999 年，Bielenberg 等发现，覆盖增生期血管瘤的表皮增生及血管新生增加，然而在消退期血管瘤的邻近组织中未观察到类似的现象，提示增生期血管瘤附近的表皮处可能存在促增殖及抑增殖信号的不平衡，这可能促进了血管瘤的生长。分子生物学的研究已经证实多种血管畸形与基因突变有关，目前研究已经证实基因异常的脉管异常见表 28-1。

表 28-1　脉管性疾病的致病基因

基因	疾病
ACVRL1	毛细血管扩张症，2 型遗传性出血性毛细血管扩张症中的动静脉畸形和动静脉瘘
AKT1	Proteus 综合征
BRAF	化脓性肉芽肿
CAMTA1	上皮样血管内皮瘤
CCBE1	原发性泛发性淋巴管畸形（Hennekam 淋巴管扩张 - 淋巴水肿综合征）
ELMO2	家族性骨内血管畸形
ENG	毛细血管扩张症、1 型遗传性出血性毛细血管扩张症中的动静脉畸形和动静脉瘘
EPHB4	2 型毛细血管畸形 - 动静脉畸形
FLT4	Nonne-Milroy 综合征
FOS	上皮样血管瘤
FOSB	假肌源性血管内皮瘤
FOXC2	淋巴水肿 - 双行睫综合征
GATA2	原发性淋巴水肿伴脊髓发育不良
GJC2	原发性遗传性淋巴水肿
GLMN	球形细胞静脉畸形
GNA11	先天性血管瘤、毛细血管畸形伴骨和 / 或软组织增生
GNA14	丛状血管瘤、化脓性肉芽肿、卡波西型血管内皮瘤
GNAQ	先天性血管瘤、单纯性毛细血管畸形（葡萄酒色斑）、Sturge-Weber 综合征中的毛细血管畸形
IDH1，*IDH2*	Maffucci 综合征、梭形细胞血管瘤
KIF11	小头畸形伴 / 不伴脉络膜视网膜病变、淋巴水肿，或智力发育迟缓综合征
KRIT1	1 型脑海绵状畸形
CCM2	2 型脑海绵状畸形
MAP2K1	动静脉畸形（散发型）、动静脉瘘（散发型）
MAP3K3	疣状静脉畸形（散发型）

基因	疾病
MYC	放射后血管肉瘤
NPM1	Maffucci 综合征
PDCD10	3 型脑海绵状畸形
PIK3CA	普通（囊性）淋巴管畸形（散发型）、普通静脉畸形（散发型）、Klippel-Trenaunay 综合征、巨脑 - 毛细血管畸形 - 多小脑回综合征、CLOVES 综合征、CLAPO 综合征、纤维脂肪性血管性病变
PTEN	Bannayan-Riley-Ruvalcaba 综合征、PTEN（型）组织错构瘤 / 软组织血管瘤病
PTPN14	淋巴水肿 - 后鼻孔闭锁
RAS	化脓性肉芽肿
RASA1	1 型毛细血管畸形 - 动静脉畸形、Parkes-Weber 综合征
SMAD4	毛细血管扩张症、幼年性息肉病伴遗传性出血性毛细血管扩张症中的动静脉畸形和动静脉瘘
SOX18	稀毛症 - 淋巴水肿 - 毛细血管扩张
STAMBP	小头畸形 - 毛细血管畸形
TEK（TIE2）	普通静脉畸形（散发型）、家族性皮肤黏膜静脉畸形、蓝色橡皮疱样痣（Bean）综合征（散发型）
TFE3	上皮样血管内皮瘤
VEGFC	原发性遗传性淋巴水肿
VEGFR3	Nonne-Milroy 综合征（基因又名 *FLT4*）

（三）雌激素的影响

雌激素是一类具有广泛生物活性的甾体激素，不仅有促进和维持女性生殖器官和第二性征发育的生理作用，而且对机体的代谢、内分泌、单核巨噬细胞系统、心血管系统及骨骼增长等各方面均有显著影响，大量动物及人体实验研究证明雌激素可引起微血管的扩张。

目前已经证实某些妇科肿瘤、乳腺癌、胃癌、头颈部软组织肉瘤等都存在雌激素依赖性。临床上观察到皮肤血管瘤可于妊娠期出现，而妊娠终止后可消失。月经期增大并伴疼痛的巨大皮肤血管瘤患者行子宫卵巢切除术后肿瘤生长抑制，疼痛缓解。小儿血管瘤女性明显多于男性。上述事实均提示某些血管瘤的发生发展可能受体内雌激素水平的影响。

小儿的雌激素主要由肾上腺皮质网状带分泌，其血清水平在青春发育以前一直很低，且性别间无明显差别。较多研究证实血管瘤患儿血清雌二醇（estradiol，E_2）水平显著高于同龄儿，小型血管瘤 E_2 水平低于较大体积的血管瘤。Sasaki 等的研究已显示对激素治疗敏感的草莓状血管瘤组织中存在高于正常皮肤的雌激素受体（estrogen receptor，ER），因此推测小儿某些类型血管瘤的生长可能也存在雌激素依赖性。

现代分子生物学的发展已证实雌激素与靶细胞的受体结合后可促进靶细胞的分裂和增殖。雌激素分子经血流和组织液转运到靶细胞，通过简单弥散渗透入细胞，与胞质中的特异性受体结合成为雌激素 - 雌激素受体（estrogen-estrgen receptor，E-ER）复合体，E-ER 复合体以"活化"形式转移到核内与靶细胞基因结合，从而激发 DNA 开始转录，诱导 RNA 和蛋白质的合成。血管瘤组织中存在增高的 ER，从而使瘤组织成为 E_2 的靶组织，由于高水平的 E_2 与靶组织中特异性受体结合，使血管瘤内皮细胞蛋白质合成增加，分裂增殖活跃，加之雌激素对末梢循环的扩张作用，因此在临床上表现为血管瘤的生长，这也被认为是血管瘤发生的原因之一。

【病理及分类】

1982 年，Mulliken 首次提出基于血管内皮细胞生物学特性的分类方法，从病理学角度，根据血管瘤的细胞生物学特点，临床表现、自然衍变及预后不同提出将传统意义上的脉管异常病变分为血管肿瘤（vascular tumor）和血管畸形（vascular malformation，VM）两类，并阐述了二者的本质差别。该分类方法提出，血管瘤是血管内皮的良性错构瘤,临床以最常见的婴幼儿血管瘤为代表,具有增生期和自行消退期的特点;血管畸形是发育异常,主要来源于静脉,也可起源于毛细血管、动脉或淋巴管,病变相对静止,其增长与小儿的生长发育相一致。此分类方法被国际脉管异常研究学会(International Society for the Study of Vascular Anomalies, ISSVA)采纳认可,并经不断完善修改,目前已逐渐被临床专业医师广泛认同。两种类型的特点分述如下。

(一)血管瘤,又称真性血管瘤(vascular tumor),以婴儿血管瘤为代表。

1. 病理学特点　毛细血管内皮细胞增生活跃,细胞具有胚胎血管内皮特征,可分裂增殖成团索状,大量毛细血管和微血管构成血管丛。电镜下见内皮细胞可呈扁平状或椭圆形,细胞器发达,生长期瘤内可见大量肥大细胞。内皮细胞 GLUT1 呈阳性表达。

2. 临床类型　草莓状血管瘤(表浅型)、海绵状血管瘤(深在型)及混合性血管瘤 3 种类型约占全部血管异常病变的 80%。

3. 临床特点　此类血管瘤主要见于婴儿期,多于生后或数周内出现,病变出现早、生长快,女性明显多于男性,临床上具有增生期、消退期的特点。

(二)血管畸形

1. 病理学特点　可源于毛细血管、静脉、动脉、动静脉瘘,其中以静脉性最多见。血管数目增多,血管腔异常扩张或呈海绵窦状、血管间畸形交通,内皮细胞为成熟扁平细胞,无增殖分裂现象。静脉、动脉来源者可见血管壁平滑肌细胞减少或缺乏、弹力纤维缺乏、管壁变薄而导致血管壁张力降低。内皮细胞 GLUT1 阴性。

2. 临床类型　以鲜红斑痣,海绵状血管畸形(如肌肉血管畸形及皮下海绵状静脉团),各种静脉扩张、曲张、动静脉畸形为代表,压迫可褪色、缩小或完全消失。

3. 临床特点　病变可在出生后不同年龄被发现,多于幼儿、儿童期或成年后就诊,发病率没有性别差异,随时间延长逐渐缓慢加重,不会自然消退,到学龄期及成年期时,病变范围可累及广泛。

ISSVA 于 1996—2018 年对脉管异常的分类不断完善及细化,表 28-2 是以 ISSVA 及国内 2019 年分类为基础,结合儿科临床的常见类型及适用性的分类表。

表 28-2　常见脉管异常分类(ISSVA, 1996—2019)

血管肿瘤	血管畸形
婴儿血管瘤	低流量脉管畸形
草莓状血管瘤(表浅型血管瘤)	毛细血管畸形(鲜红斑痣、毛细血管扩张、角化血管瘤)
海绵状血管瘤(深部型血管瘤)	静脉畸形
混合性血管瘤	淋巴管畸形
	微囊型
	囊状水瘤(囊性淋巴管瘤)
PHACE 综合征	淋巴水肿
	高流量脉管畸形
先天性血管瘤	动脉畸形
迅速消退型先天性血管瘤	静脉畸形
不消退型先天性血管瘤	动静脉瘘
部分消退型先天性血管瘤	混合型脉管畸形(含有 2 种及以上的畸形)
	毛细血管 - 静脉畸形轻型 Klippel-Trenaunay 综合征
	毛细血管 - 淋巴管畸形
卡波西型血管内皮瘤	毛细血管 - 淋巴管 - 静脉畸形包括大多数 Klippel-Trenaunay 综合征
	毛细血管 - 静脉畸形
丛状血管瘤	毛细血管 - 静脉畸形伴动静脉短路和 / 或瘘
化脓性肉芽肿	Parkes-Weber 综合征(毛细血管畸形 + 静脉畸形 + 骨骼肢体过度发育)

血管肿瘤	血管畸形
血管外皮瘤	Sturge-Weber 综合征（面部毛细血管畸形 + 软脑膜静脉畸形） 先天性大理石花纹样扩张畸形（cutis marmorata telangiectatic congenital） 其他毛细血管 - 淋巴管 - 静脉畸形、毛细血管 - 淋巴管 - 动静脉畸形、毛细血管 - 动静脉畸形、淋巴管 - 静脉畸形

【临床表现】

（一）血管瘤

1. 婴儿血管瘤（infantile hemangioma, IH） IH 是临床最常见的真性血管瘤，占全部血管瘤及血管畸形病例的 80%，主要位于皮肤、皮下，好发于头、面、胸部、手、前臂及小腿，其中头面部最多见（约占 50%），临床上根据外观形态将其分为草莓状血管瘤、海绵状血管瘤、混合性血管瘤 3 类型。

（1）草莓状血管瘤（strawberry hemangioma）：又称表浅型血管瘤（superficial hemangioma）。是小儿真性血管瘤中最常见的一种，占 58%~65%。病变局部皮肤最早期可呈色素略淡的白晕，此后多在新生儿期出现针尖大小红点或小红斑，面积较大的草莓状血管瘤初期为分散的小红点或红斑，早期平滑，指压可褪色，以后数周至数月内迅速增大并高出皮肤表面，直径数毫米至数厘米，少数可达 10cm 或呈弥漫性。病变淡红至鲜红色，凸出皮肤表面，半球形分叶小结节状，指压不能明显褪色，因其形状颇似草莓，故称草莓状血管瘤（图 28-1）。

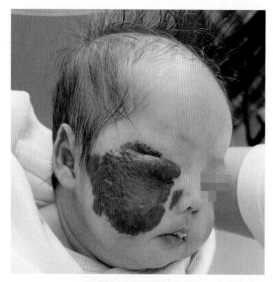

图 28-1　草莓状血管瘤

草莓状血管瘤虽然以毛细血管内皮细胞增生为主，但因其内所含血管数目及充血量不同可表现出不同质地，含血量多者，质地可呈囊性，指压缩小明显。这类血管瘤由于血管丰富，生长通常较快，需早期干预。选择局部注射药物治疗时应充分注意药物理化性质及剂量疗程。

（2）海绵状血管瘤（cavernous hemangioma）：又称深部型血管瘤（deep hemangioma）。占血管瘤的 12%~15%。表现为皮下均匀、有一定弹性的软块，直径大小不一，界限不甚清楚。由于肿块主要由增生的毛细血管内皮细胞及较多动静脉血管构成，故加压包块易变形，但并不能使其明显缩小或消失。常发生在颌面部、躯干皮下组织，以腮腺、胸乳区最多见，表面皮肤颜色正常，部分病例皮下略呈淡蓝色或可见少许扩张的毛细血管（图 28-2）。

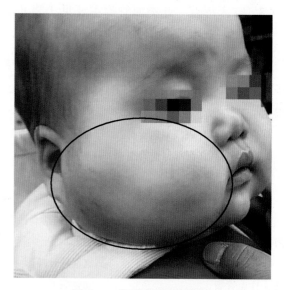

图 28-2　腮腺海绵状血管瘤

（3）混合性血管瘤（mixed hemangioma）：是指毛细血管瘤与海绵状血管瘤的混合体，即在身体的同一部位表皮存在草莓状血管瘤，皮肤深层、皮下组织内存在海绵状血管瘤，占皮肤血管瘤的 20%~30%。早期多仅见表皮草莓状血管瘤，随着肿瘤的生长，局部皮下亦见包块逐渐隆起，皮下包块常大于表皮红色斑块的范围，外观可呈"油煎鸡蛋状"。此类血管瘤如果富含动静脉血供，局部皮温明显升高,彩色多普勒超声可显示流速较快的动静脉频谱,压迫容易部分缩小,肿瘤在生后 1～2 个月即迅速生长,受累面积大,发生于头面部者常严重影响患儿面部器官的功能甚至毁容(图 28-3)。

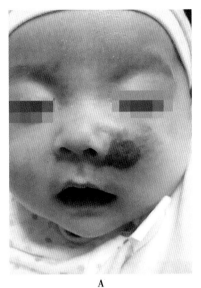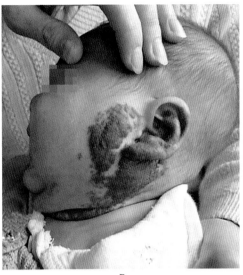

A   B

图 28-3 混合性血管瘤

A. 面部混合性血管瘤;B. 左面部大型混合性血管瘤。

2. 先天性血管瘤(congenital hemangioma, CH)CH 是一类特殊类型的良性血管瘤,此类血管瘤胚胎期生长,出生时即达最大体积,无 IH 的增生期特点,男女发病率无差别,病理结构以血管增多及扩张为主,没有血管内皮细胞增殖,免疫组化 GLUT1 表达阴性。目前 ISSA 将已知的 CH 分为以下 3 种类型。

(1)迅速消退型先天性血管瘤(rapidly involuting congenital hemangioma, RICH):表现为生后即见的皮肤及皮下富含血管的较大暗红色、紫红色软块,压之多能缩小,彩色多普勒超声可见动静脉频谱及较大血管,有时可触及动脉搏动,皮温可能有升高,一般在短则 6 个月内,多则 10 个月内迅速缩小消退,残留皱褶松弛多余的皮肤。极少数巨大 RICH 可因病灶内动静脉瘘造成的动静脉分流而出现心力衰竭。少数 RICH 还可伴发凝血功能障碍,表现为血小板减少、纤维蛋白原减少、D- 二聚体升高等卡梅现象(Kasabach-Merritt phenomenon, KMP)。诊断上需注意与新生儿的卡波西型血管内皮瘤、婴儿型纤维肉瘤及婴儿型横纹肌肉瘤鉴别(图 28-4)。

(2)不消退型先天性血管瘤(noninvoluting congenital hemangioma, NICH):外观为偏实性累及皮肤及皮下的淡红色软块,皮温明显升高,压迫不容易缩小,与动静脉畸形的临床表现相似,为高流量血管畸形,前期文献多将其归类为动脉畸形或动静脉畸形,但生长特点为随生长发育成比例增大,

病理切片显示由大量增殖的内皮细胞和周细胞构成,NICH 肿块稳定,不会自行消退,属于真性软组织肿瘤(图 28-5)。

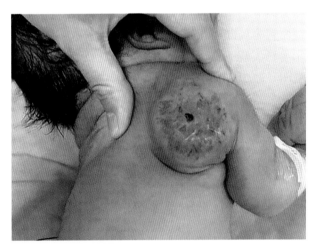

图 28-4 肩背部迅速消退型先天性血管瘤

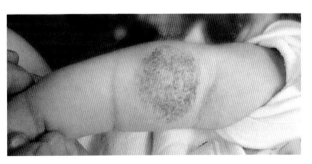

图 28-5 不消退型先天性血管瘤

（3）部分消退型先天性血管瘤（partially involuting congenital hemangioma，PICH）：PICH 在出生后外观形态同 RICH，但数月内仅表现出部分消退，残留肿块持续存在，彩色多普勒超声血管频谱多为低速动静脉。PICH 在出生后先经历类似 RICH 的快速消退期，然而在病灶尚未完全消退时消退中止。病灶与 NICH 难以区分。因此，有研究认为 PICH 的存在是 RICH 可转化为 NICH 的可能证据。目前 3 种先天性血管瘤是否是同一起源尚无定论。

3. 卡波西型血管内皮瘤（Kaposi form hemangioendothelioma，KHE）及卡梅现象（Kasabach-Merritt phenomenon，KMP）　卡波西型血管内皮瘤是介于真性血管瘤与血管肉瘤之间的低度恶性肿瘤，肿瘤虽呈浸润性生长，但并不发生转移。表现为新生儿或早期婴儿皮肤及皮下大小不一的淡蓝、淡红硬块，KHE 可突然迅速增大呈紫红色或暗红色，随着肿瘤内出血，肿块可部分变软，同时出现明显血小板减少及凝血功能异常，此即血管瘤伴血小板减少综合征（卡梅现象，KMP），治疗不及时可因弥散性血管内凝血导致死亡。KHE 发病机制尚不清楚，病理切片显示大量毛细血管内皮细胞增生形成肾小球型及炮弹型结构，并可见细胞异型性或称为婴儿型内皮细胞。对于 KMP，传统观点认为是血管瘤局部消耗了大量血小板及凝血因子，但临床上已发现患儿骨髓象中巨核细胞及产板巨核细胞明显减少，并没有反应性增生。具有免疫抑制作用及促进骨髓血小板增生作用的糖皮质激素及西罗莫司对此病疗效明显，该病血小板减少究竟是消耗性还是骨髓血小板生成障碍尚需进一步研究明确（图 28-6～图 28-8）。

4. PHACE 综合征　是一组包含颅后窝畸形（posterior fossa defect）、面部大型血管瘤（hemangioma）、动脉异常（arterial anomaly）、心脏畸形和主动脉缩窄（cardiac defect and coarctation of aorta）及眼异常（eye anomaly）等表现的神经皮肤综合征，以这系列相关畸形的首字母命名。PHACE 综合征发病机制尚不完全清楚，可能与胚胎 6～8 周的发育异常有关。该综合征在高加索人中较为常见，男女发病比例为 1：9，面部节段型血管瘤是该综合征的特征性表现。一项对 108 例面部节段型大面积血管瘤患儿的前瞻性多中心研究显示，有 31% 患儿有 PHACE 综合征，约 91% 的此病患儿同侧大脑存在脑血管异常，引起中枢神经系统后遗症，37% 患儿

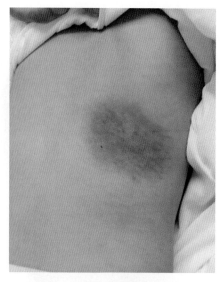

图 28-6　胸壁卡波西型血管内皮瘤

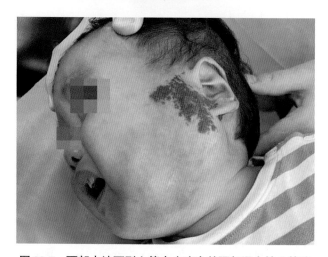

图 28-7　面部卡波西型血管内皮瘤合并腮部混合性血管瘤

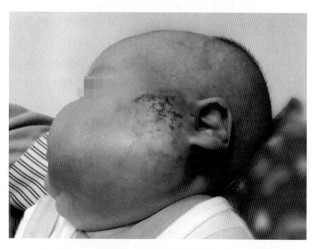

图 28-8　面部卡波西型血管内皮瘤并发卡梅现象

有心血管畸形，16% 患儿有眼异常，14% 患儿有腹侧发育异常。患儿只要有头面部大面积血管瘤，再加 1～2 种其他异常即可疑诊及确诊此病（图 28-9）。

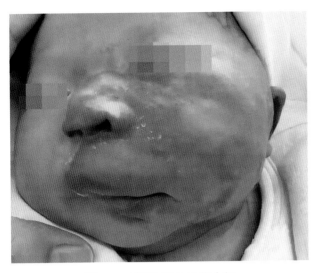

图 28-9　面部 PHACE 综合征

（二）微血管异常

1. 新生儿红斑　为新生儿期及婴儿期的皮肤真皮层内毛细血管暂时性扩张，表现为新生儿期即存在的皮肤淡红斑，不突出皮肤，指压褪色，以枕后头皮最多见，其次为前额、上眼睑、眉间。哭吵、发热时红斑可加深，晨起时红色较淡，多数在患儿1岁左右逐渐消失，少数持续存在数年，逐渐变淡，无须治疗（图 28-10）。

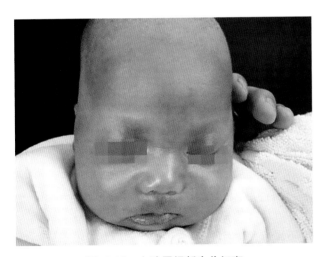

图 28-10　上睑眉间新生儿红斑

2. 鲜红斑痣（nevus flammeus）　鲜红斑痣表现为出生时即存在的范围大小不等的皮肤红斑，以头面颈部最多见，其次是胸背部，肢体较少。面积随小儿的发育相应增大，但本身并无增生现象，不会自行消退。发病机制可能是末梢神经发育异常导致支配区域的毛细血管过度扩张。病理特点为真皮内成熟的内皮细胞组织型毛细血管。皮肤

红斑特点为颜色较新生儿斑深，表面平滑，边界清楚，从淡红、粉红到深红色，压之可褪色。部分病例红色终身无明显变化，故称为鲜红斑痣或鲑鱼斑（salmon patch）（图 28-11）。

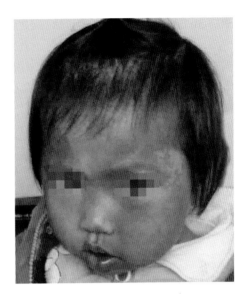

图 28-11　面部鲜红斑痣

鲜红斑痣部分病例随年龄增长，毛细血管扩张畸形加重，红色逐渐加深而呈紫红色、暗紫色，又称葡萄酒色斑（port-wine stain）。葡萄酒色斑到成年期，由于血液潴留加重，真皮乳头下血管丛及网状层的血管丛均显著扩张淤血，病变皮肤营养代谢不良，而出现皮肤表面角化过度，棘状改变，或伴皮脂腺潴留，丘疹点状突起，皮肤明显增厚，因此严重影响美观（图 28-12）。

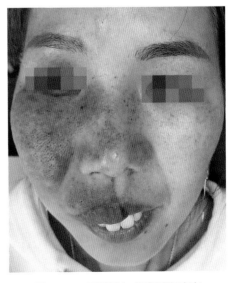

图 28-12　面部鲜红斑痣后期病变

3. 蜘蛛痣、小血管痣及化脓性肉芽肿

（1）蜘蛛痣：又称星状血管瘤，是相对少见的一种毛细血管畸形，主要见于年长儿童，以颜面部多见。病变特征为皮肤放射状扩张的毛细血管斑，直径一般为 0.5～1cm，颜色鲜红，中心有一直径 0.2～0.3cm 的微凸出皮肤的微动脉，压之红斑即可暂时消失，因其形态酷似蜘蛛而得名。儿童的皮肤蜘蛛痣不同于成人肝脏疾病的蜘蛛痣，病因不清楚，不伴血清雌激素增高，一般为单发（图 28-13）。

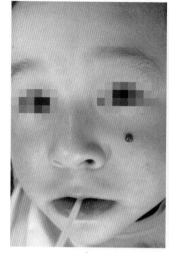
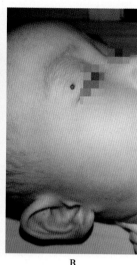

图 28-14　面部小血管痣
A. 左脸颊小血管痣；B. 右眼睑小血管痣。

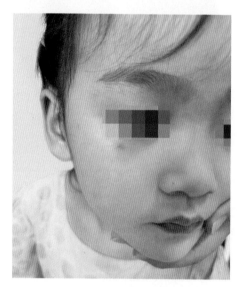

图 28-13　右下睑蜘蛛痣

（2）小血管痣或小动脉痣：临床上远多于蜘蛛痣，从婴幼儿至学龄期儿童均可见，临床表现为皮肤红色痣样凸起，没有周边血管丝，由于病理为扩张的薄壁微小动脉，呈小囊性红色凸起，指压可完全变平并褪色，解压后即刻复原，逐渐增大至 0.3～1cm，常因反复抓破出血甚至出血不止就诊（图 28-14）。

（3）化脓性肉芽肿：外观极易与小血管痣混淆，常见于幼儿及学龄期儿童，表现为无明显诱因的皮肤小红粒，随时间逐渐增大，凸出皮肤鲜红痣状突起，大小一般小于 1cm，易反复抓破出血，但易止血，病理特点为增生毛细血管及内皮细胞，触之偏实性，指压不能消失及完全褪色，据此可与血管痣鉴别（图 28-15）。

（三）静脉畸形

静脉畸形（venous malformation，VM）是临床上最多见的血管畸形，由于部位、类型、病变程度及就诊早晚的不同，临床表现亦多种多样，其中

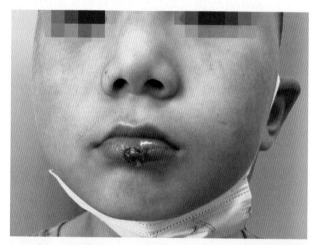

图 28-15　下唇化脓性肉芽肿

以皮下海绵状静脉瘤及肌肉血管瘤最多见。根据静脉造影显示的病理解剖及血流动力学改变特点可将静脉畸形分为 4 型（体表静脉畸形 Puig 分型）：①Ⅰ型为孤立的静脉团，无引流静脉。表现为皮下蓝色囊性块，张力偏高、界清、挤压不容易缩小，穿刺抽血呈深暗红色或黑色，因血液短时间内（常＞1 小时）不易凝固，易与淋巴管瘤伴出血混淆。②Ⅱ型为畸形静脉团，引流静脉正常。表现为皮下蓝色囊性软块，挤压时可缓慢缩小，穿刺抽到暗红色静脉血，血凝块形成时间明显延长。③Ⅲ型为畸形静脉团引流入发育异常的静脉。压迫时容易缩小消失，解压后缓慢充盈。④Ⅳ型为发育不良的扩张静脉或静脉团。压迫时容易完全消失，解压后迅速充盈，穿刺抽出暗红色静脉血，凝固时间接近

正常。

各型静脉畸形抽出之血液与正常静脉血比较，暗红程度均不同程度加深，血凝块形成时间也不同程度延长，Ⅲ型及Ⅳ型静脉畸形的体位移动试验为阳性。

1. 海绵状血管畸形（cavernous vascular malformation）　是由充满静脉血液的大小不等的静脉腔隙或海绵窦所形成，腔壁上有内皮细胞，腔隙间有纤维结缔组织间隔。血管内皮细胞一般认为属于成熟内皮细胞，无异常增殖现象。近年来有研究表明海绵状血管畸形内皮细胞在形态、表型和功能特性上都不同于正常肝窦内皮细胞，提示该类血管畸形除管壁发育畸形外，血管内皮细胞亦存在缺陷。

海绵状血管畸形可见于全身任何部位，四肢肌肉、躯干尤为多见，头面部、口腔、咽喉部亦可见到，骨骼及肝、脾、胃肠道等内脏器官及生殖器血管瘤大多属于海绵状静脉瘤。

皮下海绵状血管畸形表现为皮下大小范围不等的软块，表面皮肤色泽深或浅可呈蓝色，多数边界欠清楚，触之柔软。海绵状血管畸形施压时，随着肿瘤内血液被挤出可以明显缩小甚至暂时消失。软块内有时可触及静脉石，或因为血流缓慢，血栓形成，机化而变硬。位于头面部的海绵状血管畸形，当头低位时，缓慢充血膨大，恢复正常位置后肿块亦随之缩小恢复原状；病变位于肢体的患儿，肢体抬高时包块缩小或消失，肢体下垂时瘤体增大，此即为体位移动试验阳性。皮下组织内的海绵状血管畸形体积不大时，一般无自觉症状，但大多数肿瘤会逐渐或在某一阶段发展增大，有时浸润样生长可达很大体积，甚至无规律地延伸入深部组织内，可严重破坏容貌。其持续发展的原因是众多的细小异常血管腔和/或动静脉瘘口逐渐增大或逐渐开放的结果。部分皮下海绵状血管畸形有完整的薄层结缔组织包膜，易与周围组织分离，为手术完整切除病变提供了条件。咽喉部、颈深部的海绵状血管畸形可随肿瘤的增大影响吞咽、呼吸（图28-16）。

肌肉海绵状血管畸形以四肢骨骼肌多见，其次是躯干及颌面部肌肉，随年龄增长，四肢肌肉血管畸形因血管腔增大淤血而表现出肢体肿大、疼痛，青春期后常因为病情加重及静脉石形成导致疼痛加重，肢体功能障碍，肌腱挛缩可出现下肢跛行，晚期

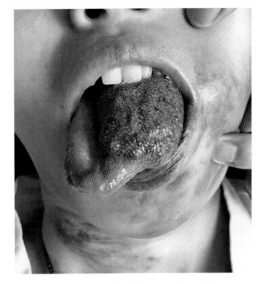

图28-16　口咽舌颈部广泛静脉畸形

因病变肌肉纤维化而致残。重症广泛肌肉血管畸形可合并皮下广泛静脉畸形，婴儿期即可见皮下广泛蓝色气垫样软块存在，极易早期就出现静脉石、疼痛、肢体功能障碍等一系列并发症（图28-17）。

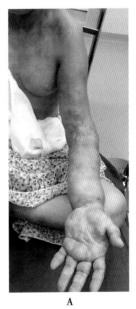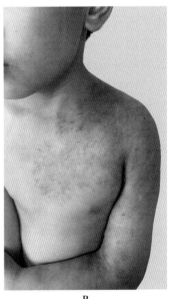

A　　　　　　　　　B

图28-17　上肢皮下肌肉广泛血管畸形

A. 上肢皮下肌肉广泛血管畸形；B. 臀部下肢皮下肌肉广泛血管畸形。

口腔咽喉部、颈深部的血管畸形，随肿瘤的增大可影响吞咽、呼吸，可与颌面部血管畸形合并存在。肿瘤持续增大可导致口咽部狭窄，吞咽受阻，进食较硬食物、鸡骨、鱼刺等可能刺破扩张血管导致大出血（图28-18）。

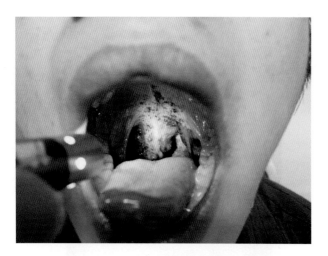

图 28-18　咽部血管畸形

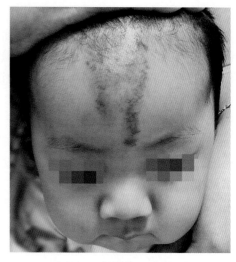

图 28-19　额部皮下静脉扩张

阴茎海绵状血管畸形常因尿道慢性出血甚至导致严重贫血而就诊，可见阴茎增粗及龟头表面静脉凸起。小肠海绵状血管畸形多以长期少量出血为主。直肠乙状结肠海绵状血管畸形重者可累及全部肠管，肛门常可见痔样静脉瘤，可出现长期便血或自发性出血。

2. 皮下静脉扩张　临床上可见部分病例仅为皮下或深部组织的一条或数条静脉的不同程度扩张或曲张。从皮下小静脉至身体大静脉均可由于发育畸形而致管壁变薄，平滑肌细胞显著减少或缺乏，在血流冲击下逐渐扩张。临床表现为皮下较正常增粗的条状静脉，随病程的进展，常逐渐出现与之相连的数条扩张或曲张静脉而形成网状。网状静脉也可生后不久即发现，随年龄增长逐渐扩张加重，扩张静脉可呈囊性。局部皮肤因皮下静脉淤血、静脉石形成、营养障碍，可出现色素加深、异样感觉、疼痛。成人下肢静脉曲张可能是由儿童期皮下静脉扩张逐渐发展加重导致（图 28-19）。

3. 大静脉扩张　以颈静脉扩张最多见，由血管壁和颈动脉鞘变薄、弹力层缺乏及肌层缺如或减少导致。多于儿童期发现，男性多于女性，右侧多于左侧，双侧亦可见。经常性地大声讲话、屏气、慢性咳嗽等胸腔内压力升高因素可成为诱因。表现为颈部无痛性、条形或梭形包块，边界清楚，质软，有囊性感，常于平卧、屏气、咳嗽、哭闹时扩大，安静直立时囊块缩小或消失，多无自觉症状，晚期可能并发头晕及血栓形成（图 28-20）。

4. 疣状静脉畸形（verrucous venous malformation）　是一种罕见的先天性血管畸形，表现为突出皮肤的暗红丘疹、斑块或结节，加重时呈煤炭渣

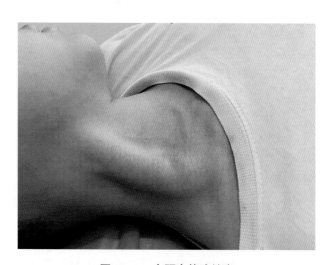

图 28-20　右颈内静脉扩张

样，皮下常有淡蓝色静脉团样机化软块，但穿刺多无静脉血抽出。病理特征为血管增生和从真皮到皮下组织的微静脉扩张，以及表皮的增殖角化。疣状静脉畸形在临床上与过度角化性皮肤毛细血管静脉畸形（hyperkeratotic cutaneous capillary venous malformation，HCCVM）表现相似，仅病因中突变的基因有差别（图 28-21）。

（四）动脉畸形

动脉畸形（arteriovenous malformation，AVM）在临床上远较毛细血管畸形及静脉畸形少见，可发生于各级动脉。大动脉畸形如腹主动脉瘤、颈动脉瘤、股动脉瘤，由于动脉壁各层变薄而呈局限性膨大或憩室状突出并随年龄增长逐渐缓慢加重，局部可触及搏动的动脉并可闻及明显的血管杂音，此类血管瘤如遇外伤可诱发破溃大出血而危及生命。中小动脉畸形的临床表现除局部可触及动脉搏动

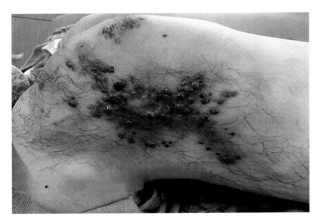

图 28-21　下肢疣状静脉畸形

外,血管供应区域的皮温明显升高。由于血供丰富,组织营养代谢加强,常导致局部组织增生肥厚,容貌改变。皮肤微小动脉畸形常见于面颈部,表现为缓慢增大的红色皮肤痣样病变,指压可变平,外观上与化脓性肉芽肿容易混淆,抓破后出血较多(图28-22)。

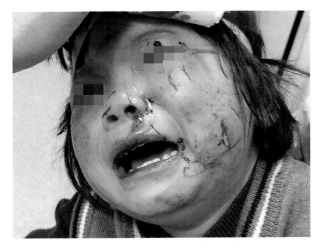

图 28-22　左上睑小动脉痣抓破出血

蔓状血管瘤(hemangioma racemosum)又称葡萄状血管瘤,较少见。是包含有动脉和静脉瘘的血管畸形,较常见于头部或肢端。头皮下蔓状血管瘤多位于额颞部,表现为迂回弯曲圆形隆起物,可呈串珠状,皮肤通常潮红,温度增高,皮下可见搏动的迂曲血管,颇似聚集一团的蛔虫,触之可感到搏动,听诊可闻及血管杂音。婴儿头皮下蔓状血管瘤迅速扩大,可破坏颅骨外板而侵袭板障静脉与颅内静脉窦连通。蔓状血管瘤因皮下神经与血管相互缠绕,血管搏动时牵拉神经可有较剧烈的疼痛(图28-23)。

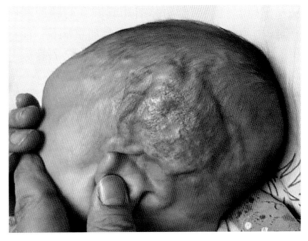

图 28-23　头部蔓状动脉畸形

新生儿损伤性动脉瘤又称假性动脉瘤,常见于腹股沟股动脉、腕部桡动脉、肘部肱动脉旁。由于行静脉穿刺误伤或动脉穿刺抽血损伤较大动脉后,当天或数天后出现1~2cm大小囊性包块,可逐渐增大至数厘米,压迫可能无变化或缓慢缩小,可能触及动脉搏动,很少能自愈。成人此种血管穿刺并发症多采用局部凝血酶注射栓塞治疗,新生儿由于担心血凝块进入动脉造成远端组织栓塞坏死而极少采用此法。既往经验为早期局部加压控制肿块增大,1~2周后采用局部小剂量多次注射博来霉素或平阳霉素,使囊块逐渐缩小至消失,或手术治疗切除囊块,用不可吸收血管缝线修补损伤动脉壁。一般不会复发。

(五)动静脉畸形

动静脉畸形(arteriovenous malformation, AVM)属于高流量的先天性血管畸形,由扩张的动脉和静脉组成,异常的动静脉之间缺乏正常毛细血管。AVM发生率相对低,无性别差异。40%~60%的患者出生时即发现,易被误诊为毛细血管畸形或血管瘤。头颈部相对好发,其次为四肢、躯干和内脏。AVM病灶在婴儿期无明显增生变大,局部表现为皮肤红斑,皮温高,可触及搏动或震颤。局部可出现疼痛、溃疡或反复出血,发展加重还可引起外观畸形、重要组织器官受压及功能损害等。绝大多数AVM可通过临床表现明确诊断,彩色多普勒超声检查示高流量特征,可与毛细血管畸形、静脉畸形或淋巴管畸形等区别。MRI+增强有助于诊断及显示病变范围。数字减影血管造影(digital subtraction angiography, DSA)是明确诊断的"金标准"并且可为治疗方案的选择提供指导。AVM治疗较困难,复发率高。病灶供血动脉结扎或供血动脉近端栓塞时,因瘘口未充分处理,通常会加重病情,且不利于后期治疗,因此,介入治疗时应先栓塞静脉出口(图28-24)。

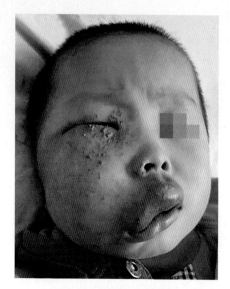

图28-24 面部动静脉畸形

(六)血管畸形常见综合征

1. Klippel-Trenaunay综合征 即静脉曲张性骨肥大伴血管痣综合征,1900年由法国医师Klippel和Trenaunay首先报道。病因一般认为与胎儿期中胚层发育异常有关。病变可累及全身,但多位于下肢。临床表现为典型的三联征,即鲜红斑痣、浅静脉曲张、骨和软组织增生。此外,还可有跛行、患肢慢性溃疡、足靴区色素沉着、蜂窝织炎、皮肤萎缩、皮炎、并趾、多趾、淋巴水肿或囊肿、脊柱裂、便血、血尿等症状。影像学特征为:①肢体外侧纵向走行的异常扩张、扭曲或呈网状浅静脉;②深静脉阻塞、静脉瓣膜消失;③肌肉海绵状血管畸形;④骨与软组织异常增生,骨皮质增厚(图28-25)。

Klippel-Trenaunay综合征目前尚无特效疗法。主要治疗措施为非手术治疗,采用弹性绷带、弹力衣裤压迫,辅以药物如迈之灵片、马栗种子提取物片等,促进静脉回流。皮肤疣状增生出血病变及皮下扩张静脉采用平阳霉素注射治疗可取得一定疗效。国外有学者主张早期手术治疗,但务必慎重选择,严格掌握适应证,否则将导致更严重的并发症。手术方式主要包括:①曲张静脉及病灶切除术;②深静脉重建术,包括深静脉瓣膜功能重建、解除

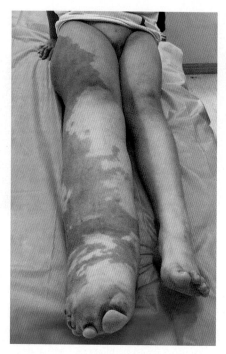

图28-25 右下肢Klippel-Trenaunay综合征

深静脉的压迫或狭窄段静脉旁路重建等;③血管瘤切除术,或硬化治疗、铜针电化学治疗术、激光治疗等;④异常增生的骨组织矫形术。

2. Parkes-Weber综合征 是一种少见的先天性疾病,1907年由Weber首次报道。该综合征与Klippel-Trenaunay综合征的主要区别在于是否存在动静脉畸形。其病因认为与胚层发育异常有关,常伴有其他中胚层先天性病变,如内脏血管瘤、纤维瘤病等。典型的临床表现为:①皮温升高;②患肢增长肿胀,伴有肌肉及软组织肥大;③静脉曲张,到后期由于下肢淤血明显,可引起色素沉着及溃疡;④皮肤鲜红斑痣。患肢无血管杂音及搏动性肿块,这一点与其他类型的先天性动静脉瘘及蔓状血管瘤不同,辅助检查并无深静脉狭窄,确定动静脉瘘即可明确诊断。治疗上由于动静脉瘘小而广泛,彻底治疗困难。主要为对症治疗,如弹性绷带压迫、骨骺抑制术(防止骨骼继续增长造成下肢跛行)、周围曲张静脉剥脱和深静脉下交通支结扎术。对于病变较局限者,可行瘘口栓塞术或分期分段结扎细小动脉分支(图28-26)。

3. Sturge-Weber综合征 即脑面部血管瘤病或脑三叉神经血管瘤综合征,属脑血管畸形的一种特殊类型。最早在1879年由Sturge描述,Weber在1922年描述了在X线片上见到脑组织的钙化影。表现为面部的鲜红斑痣,伴有同侧的三叉神经分布

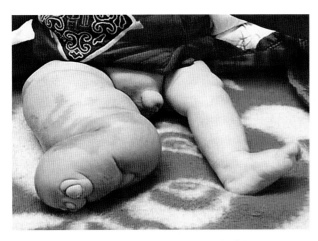

图 28-26 下肢 Parkes-Weber 综合征

处软脑膜的血管畸形,大脑皮质下的萎缩和钙化,患儿出现癫痫发作、智力减退、偏瘫和偏盲,约 1/3 的病例可伴有眼积水和青光眼。少数患儿可伴发许多其他先天畸形,如咽弓过高、双耳不对称、睾丸发育不全、脊髓空洞症、手足畸形、脑性肥胖及其他神经皮肤综合征和脑血管畸形。辅助检查中 MRI 尤其是增强 MRI 是首选的诊断方法。治疗目前主要为对症处理,防止病变发展及产生继发性损害,包括采用药物或手术治疗癫痫、青光眼和面部血管瘤。

4. Cobb 综合征　又称皮肤 - 脊椎脊髓 - 血管瘤病,是指皮肤血管畸形合并同一节段脊髓血管畸形,表现为伴或不伴有深部血管成分的皮肤毛细血管畸形,有时表面角化过度提示血管角皮瘤。脊髓畸形的神经病学表现包括神经根疼痛、运动障碍、感觉异常和痉挛性麻痹。选择泡沫硬化剂或无水乙醇经皮血管瘤局部灌注治疗浅表血管畸形时,需注意剂量及注射压力,以避免药物进入深部畸形血管造成急性脊髓缺血坏死,导致截瘫这一严重并发症。治疗前 DSA 有助于明确诊断及预防此严重并发症。

【诊断与鉴别诊断】

（一）婴儿血管瘤

婴儿血管瘤以皮肤及皮下组织最多见,形态特征明显,因此大多数浅表型及混合性血管瘤根据其临床表现不难确诊。早期草莓状血管瘤尚未凸出皮肤表面时应注意与新生儿斑、鲜红斑痣鉴别,可嘱家长密切观察随访,如红斑继续生长并凸起即可确诊为婴儿血管瘤。

海绵状血管瘤与其他软组织肿块仅凭临床病史及物理特征不易鉴别时,彩色多普勒超声常作为首选辅助检查。彩色多普勒超声不仅可描述肿块的组织密度、病变范围,还可了解肿块血供情况及血流的快慢(血管频谱)及能量频谱,亦可作为血管瘤治疗后的随访比较。此外,还可以选择 CT/CT 血管成像(computed tomography angiography,CTA)检查。MRI/ 磁共振血管成像(magnetic resonance angiography,MRA)对于深部组织器官的血管瘤可提供可靠的形态学依据,能准确描述病变血管形态,并能区别血管瘤与血管畸形。

少数类型血管瘤如先天性血管瘤伴 KMP、KHE,与其他恶性软组织肿瘤不易鉴别时,可通过有无血小板减少及凝血功能异常、彩色多普勒超声检查及血管频谱测定、MRA、CTA 结合临床表现仔细分析鉴别,或通过手术切除、病理活检明确诊断,以免延误治疗。

（二）血管畸形

大多数病例依据临床表现特点及仔细体格检查即可基本确定。血管畸形的鉴别诊断首先是与真性血管瘤的鉴别以及血管畸形各种不同类型之间的鉴别。少数皮下或深部组织的血管畸形诊断不能完全确定时,可借助一些必要的辅助检查进行鉴别,彩色多普勒超声、X 线片、DSA、CT 增强 + 三维重建、MRI/ 磁共振血管成像等均可酌情选用。彩色多普勒超声除辅助诊断及鉴别诊断血管瘤和血管畸形外,还可以在治疗中定位病灶,避免邻近正常血管、神经及其他组织的误伤,实时监测引导药物局部精准注射及了解药物在病灶内的分布情况,彩色多普勒超声的各种测量参数变化亦可作为治疗效果的评价指标。

皮下海绵状血管畸形与婴儿型海绵状血管瘤外观形态上容易混淆,前者生长缓慢,就诊相对较晚,多数患儿在幼儿或儿童期以后才就诊,体格检查时用手压迫包块容易缩小,体位移动试验阳性,穿刺较易抽出暗红色静脉血液;后者以毛细血管内皮细胞增殖为主,肿瘤生长迅速,多于新生儿或 3 个月内婴儿期就诊,压迫缩小不明显或部分压缩,大小不随体位而变化,穿刺即使抽出血液也多为鲜红色,若就诊时已出现自然消退则可确定为婴儿血管瘤。

【治疗】

血管瘤与血管畸形的治疗包括观察等待与积极治疗,积极治疗方法多种多样。临床医师应根据患儿的年龄、病变大小、类型、部位、生长速度、对机体的影响、现有的设备条件、既往经验及所熟悉的方法，并充分估计到治疗可能引起的副作用、并发症等综合考虑，权衡利弊后再决定具体的治疗方案。无论采用何种治疗方式，力求遵循以下基本原则：有效控制血管瘤生长，促进血管瘤的消退，避免或减少美容损害，尽力保护器官功能。

（一）观察治疗

适应证：①婴儿草莓状血管瘤、海绵状血管瘤及混合性血管瘤，如面积较小或位于非重要部位，尤其是生长缓慢或已有自行消退迹象的病例；②迅速消退型先天性血管瘤；③新生儿斑；④范围小、发展缓慢、无不适症状的血管畸形。

观察病例应定期随访，通过测量肿瘤大小并留取照片对比，可证实观察治疗的有效性及确定是否需要改变处理方法。注意选择肿瘤类型、部位，就诊时肿瘤生长状态及就诊年龄，避免因消极等待，肿瘤生长过快，导致病情加重造成治疗延误。

（二）积极治疗

对于观察过程中出现肿瘤快速生长及不宜选择观察等待的各种血管瘤和血管畸形患儿应采取积极干预措施。具体治疗方法需根据血管瘤类型及病情而定。

1. 普萘洛尔口服

（1）适应证：β受体拮抗剂普萘洛尔（propranolol）口服已逐渐成为治疗婴儿血管瘤的一线药物，口服普萘洛尔液的上市为婴儿血管瘤患者提供了专门用药品种。

（2）使用方法：用于婴儿血管瘤的生长期可及时控制血管瘤生长并促进消退，建议剂量为 1～2mg/（kg·d），分 2 次进食后 20～30 分钟服用。有效病例一般 3～5 天即可见血管瘤停止生长，红色变淡，瘤体逐渐缩小，由于多数婴儿血管瘤 6～8 个月即进入静止消退期，一般服药 3～6 个月后可逐渐减量直至停药。治疗可于门诊在有经验的医师指导下进行，由患儿家长对患儿服药后情况进行监测。首次按 0.5mg/kg 服药后观察患儿有无肢端湿冷、精神萎靡、呼吸困难和明显烦躁等现象。如患儿能够耐受，首次服药 12 小时后继续给药，剂量仍为 0.5mg/kg。如患儿仍然无明显异常，第 2 天开始逐渐增量至每天 1.5mg/kg，分 2 次口服，并密切观察。如果 1mg/（kg·d）已经明显有效，可不必再增加剂量，中国婴儿最大剂量建议不超过 2.0mg/（kg·d）。

服药期间定期复诊，服药后的前 3 个月 4 周复诊1 次，3 个月后可 6～8 周复诊 1 次，每次复诊应复查血生化（肝功能、血糖、心肌酶谱）、甲状腺功能、心电图，测量肿瘤大小，以评估不良反应及疗效，若出现肝损伤、心功能受损、喘息、低血糖等情况，普萘洛尔剂量应减半或暂停，不良反应需对症治疗。口服普萘洛尔的不良反应在停药以后基本上都能自行恢复。

（3）不良反应：使用普萘洛尔治疗婴儿血管瘤，迄今观察到的不良反应包括心率减慢、呕吐、腹泻、食欲减退、烦躁失眠、肝损伤等，面色苍白及嗜睡可能与该药物减慢心率、降低血压及血糖的作用有关。在双胞胎婴儿中观察到，口服普萘洛尔治疗血管瘤的患儿体重明显落后，停药后又能正常增长。选择口服普萘洛尔时需注意适应证，用药前应对患儿进行必要的检查，包括心肌酶、血糖、肝肾功能、心电图、心脏彩色多普勒超声、甲状腺功能等。临床经验显示，除 2 个月内婴儿外，持续心电监测似无必要。国外学者在血管瘤动物实验中发现水溶性 β 受体拮抗剂可刺激下丘脑中一氧化氮和／或过氧化氢的释放，并对大脑造成潜在损伤。口服普萘洛尔治疗婴儿血管瘤是否会影响神经系统功能及发育尚待确定。临床有医师采用阿替洛尔口服治疗婴儿血管瘤，据称不良反应小于普萘洛尔。早期或面积较小的婴儿血管瘤，口服药物由于疗程较长，生物利用度较低，建议首选局部注射曲安奈德或外用β受体拮抗剂治疗。

（4）作用机制：普萘洛尔治疗婴儿血管瘤的机制研究显示可抑制 VEGF 和 bFGF，可通过 TP53/BAX 途径介导血管瘤内皮细胞凋亡。抑制血管瘤组织 PI3K、AKT 和 HIF-1α 的活性，通过下调 DLLA/Notch1/Akt 信号通路，抑制血管瘤内皮细胞增殖和迁移。普萘洛尔可下调 LIN28B 表达，诱导 Let-7 表达，促进血管瘤由增殖期向消退期转化。

2. 局部外用药物 β受体拮抗剂，如普萘洛尔乳膏、马来酸噻吗洛尔滴眼液及卡替洛尔滴眼液及乳膏，湿敷于瘤体表面，每天 2～3 次，每次 15～30 分钟，持续用药 3～6 个月可使血管瘤的红斑颜色变淡或完全消退。此方法主要适用于浅表型婴儿血管瘤及后期婴儿血管瘤残留变平红斑。将上述眼药水与具有缓释透皮功能的凝胶（医用皮肤护理辅料）混合，外敷婴儿血管瘤或可增强药物效果。外用药物的常见副作用有皮肤变薄易破溃、皮炎、发红脱屑等。

3. 糖皮质激素治疗

（1）适应证：婴儿真性血管瘤，尤其是生长快、面积大，位于头部、面部及面部器官病例，常作为治疗 KHE 及 KMP 首选方法。

（2）使用方法

1）口服糖皮质激素：①泼尼松短期大剂量疗法，2～4mg/(kg·d)，晨起后顿服或分次口服，1～2 周即可见肿瘤停止生长并消退，出现疗效后逐渐减量，延长给药间隔时间至停药。也可于初始即采用间日给药法，1～3 个月为 1 个疗程。突然减量或停药常出现肿瘤反跳现象，如停药后肿瘤再度增大，可再恢复初始用量。②泼尼松小剂量长程疗法，5～7.5mg/d，连续服用 1～4 周，停药 1～4 周后重复给药，这样长期反复用药 2～6 个月。

2）瘤内注射糖皮质激素：选用曲安奈德、甲泼尼龙、倍他米松、复方倍他米松注射液等。一般采用持续作用剂曲安奈德注射液＋快速作用剂倍他米松或复方倍他米松注射液。根据瘤体大小采用每次曲安奈德 5～40mg（0.5～4ml），或＋倍他米松磷酸钠 5mg（1ml）或复方倍他米松注射液 1ml 混合液做瘤内多点注射或放射状注射，使药液较均匀分布于瘤体内。曲安奈德注射液为混悬剂，局部注射后潴留时间长，瘤内保持了较高的药物浓度，一般在注射后次日即可见肿瘤停止生长或缩小，1～2 周肿瘤可明显消退，一次注射曲安奈德 40mg，作用可持续 4～6 周。由于一次注射后，患儿肾上腺皮质功能抑制，6 周后方才完全恢复。故消退不完全者，建议间隔 6～8 周再重复注射。肿瘤明显缩小或无重生长，可暂停治疗，等待自行消退。目前，早期就诊的增生期小型婴儿血管瘤病例较多，单用曲安奈德剂量可减量为 0.5～1ml，药效维持时间缩短，如果血管瘤出现反弹，可适当缩短再次治疗时间至 2～4 周。曲安奈德药液不能直接注入血管，否则可因异位栓塞引起重要组织坏死或其他不良反应。注射前必须回抽无血后再缓慢注射。患儿注射治疗后观察 10～15 分钟再离开。部分婴儿血管瘤，尤其是头面部草莓状血管瘤，可伴有瘤内明显小动静脉扩张（压之可缩小变平），不宜选用激素局部注射。

3）静脉用药：重症血管瘤患儿，如广泛多发性大型血管瘤，口腔、咽喉部、眼眶内血管瘤，尤其是病变生长迅速者及伴发 KMP 者，可采用短期静脉给予地塞米松或甲泼尼龙治疗，临床经验表明静脉激素冲击治疗对重症血管瘤患儿疗效明显。以地塞米松为例，2.5～10mg＋生理盐水 50ml/d 静脉滴注，一般 1～3 天即可见肿瘤明显控制并缩小，5～7 天后逐渐减量至停药，改用激素局部注射或口服治疗，或根据病情选择其他的适宜方法继续治疗。

（3）不良反应：瘤内注射糖皮质激素全身不良反应少，这可能与选择药物的类型及用药次数少有关。个别病例出现暂时的库欣面容、精神兴奋，停药后均很快消失，因肿瘤迅速缩小消失，可出现暂时性的皮下脂肪萎缩。少部分患儿注射局部皮下可能观察到药物的白色颗粒沉积，一般可于 2 个月内逐渐吸收。部分患儿皮下组织的萎缩凹陷，一般可于 3～6 个月逐渐恢复。眼眶周围的病变，应注意肿瘤是否延续至眶内，注射时进针勿过深，回抽无血后再缓慢注射，以免混悬剂直接注射入血管引起视网膜中央动脉栓塞和视神经损伤的严重并发症。注射药物未分散，剂量过大，因药物吸收不良可能导致血管瘤局部坏死，溃疡经久不愈。少数病例出现轻度暂时性发育迟缓，随着用药剂量的减少或停药后均恢复正常，大于 10 年长期随访无明显远期并发症。

糖皮质激素的免疫抑制作用可能影响患儿的免疫功能，这是临床医师在使用激素治疗时常担心的问题。事实上，糖皮质激素的免疫抑制作用具有明显的动物种属差异，大鼠、小鼠、家兔对激素敏感，而猴和人则不敏感。现有资料证实，激素仅在大剂量下才出现对人 T 细胞的抑制作用，而对体液免疫则呈现增强作用。对采用糖皮质激素瘤内注射治疗的数十例血管瘤患儿进行连续 6 个月的 IgG、IgA、IgM、补体 C3 水平检测及淋巴细胞转化率测定，结果显示这一特殊用药途径及所用剂量下各项免疫指标治疗前后无统计学意义的显著性变化，临床上亦未见所治患儿有并发或加重感染的情况。

无论采用口服或瘤内注射糖皮质激素，均应注意患儿的生长发育指标，尤其是新生儿、婴幼儿，因为出现干扰的可能性更大，需要特别慎重，出现明显并发症时应暂时停止治疗。糖皮质激素的免疫抑制作用不排除个体差异的存在，故治疗前应除外肝炎、结核、发热、腹泻等感染性疾病的存在，局部注射激素治疗前后 1～2 周应暂缓各种预防接种。

4. 硬化剂注射

（1）传统硬化剂注射治疗：在 20 世纪前中叶，尚无满意方法控制血管瘤生长的时代，硬化剂曾较多地在临床上使用。从最早期向血管瘤内注射沸水到后来注射 5% 鱼肝油酸钠、无水乙醇、消痔灵、奎宁乌拉坦、四环素、十四烷基磺酸钠等，通过药物引起的无菌性炎症造成血管内膜的破坏栓塞，最终使血管瘤纤维化而消失。硬化剂注射时疼痛较剧，可能引起较大范围的组织坏死、溃烂，最终形成瘢痕，甚至可发生严重过敏反应。除无水乙醇常用于血管畸形的介入治疗外，传统硬化剂现在已很少采用。高渗葡萄糖液、高渗盐水、氯丙嗪、1% 亚甲蓝注射液等均曾用于临床治疗，据称有一定疗效。

（2）尿素注射治疗：医用尿素与传统硬化剂相比较，无明显毒副作用，尿素注射方法简便，药物价格便宜，对各种类型血管瘤与血管畸形均可采用。治疗方法以肿瘤局部注射为主，采用 30%～40% 的尿素溶液每次 1～10ml，分次、分点注射以肿瘤肿胀变白为度。注射次数一般每周 2～3 次。尿素治疗血管瘤由于注射次数多，疗程长，局部组织溃烂坏死及动脉插管可能出现的并发症应予以高度重视，目前国内仅少数医院仍在使用。

（3）聚桂醇、聚多卡醇新型泡沫硬化剂：聚桂醇或聚多卡醇新型泡沫硬化剂治疗静脉畸形是近 10 年来最常用的治疗方法。药物进入静脉血管腔损伤血管内皮，即刻形成血栓，阻塞血管，同时由于其化学作用使血管及周围组织产生无菌性炎症，组织坏死纤维化，从而闭塞血管。较之其他传统硬化剂，该药具有疼痛相对较轻、副作用小、疗效显著、安全可靠等优点。因泡沫的空泡使药物分子与血管壁接触的表面积加大，药物潴留时间延长，可明显减少用药量，增强疗效。聚桂醇、聚多卡醇是目前国际上公认的、应用最多的新型泡沫硬化治疗药物，国外用于治疗食管静脉曲张、下肢静脉曲张及血管瘤等疾病已有数 10 年的经验。在儿科领域，新型泡沫硬化剂技术可用于草莓状血管瘤、海绵状血管瘤、混合性血管瘤、血管畸形中的微静脉畸形，以及其他各种静脉畸形如皮下及肌肉血管畸形。注射剂量可根据血管瘤大小采用每次 0.5～5ml，效果不完全者可间隔 7～14 天重复注射治疗。经验不多的医师建议从小剂量开始，以免局部组织无菌性炎症过重出现坏死

溃烂。

聚桂醇或聚多卡醇注射液常用三通管按 Tessari 法制备成泡沫。儿童建议药液与空气或 CO_2 按 1：（2～3）混合制备成泡沫硬化剂，而不是按成人常用的 1：4 制备泡沫，灌注泡沫时根据患儿年龄，注意控制药物总量，减慢注射速度并延长注射时间，以减少肺部泡沫栓塞、呛咳、呼吸循环障碍等副作用。使用泡沫硬化剂灌注治疗婴儿血管瘤及血管畸形时，尤其需注意每次药物剂量及注射速度，建议按 1：1 或 1：2 浓度泡沫，小剂量多次缓慢灌注，以避免空气栓塞导致呼吸及心脏危象。

（4）经皮穿刺局部介入治疗：作为介入治疗的补充方法，在经皮穿刺 DSA 监测下，明确病灶内异常血管的分布、范围、血管引流方向、流速等情况后，选择局部灌注聚桂醇泡沫、无水乙醇、鱼肝油酸钠等硬化剂，或博来霉素 / 平阳霉素液或该药物的碘海醇乳化剂治疗婴儿血管瘤、皮下及肌肉静脉畸形、动静脉畸形等病变。局部介入对年长儿可在局部麻醉下施行，多数病变仅用常规输液针头穿刺即能满足造影及治疗，可节约介入材料成本，简便实用，是目前开展介入治疗最常用的治疗技术（图 28-27、图 28-28）。

5. 冷冻疗法 利用 CO_2 雪及液氮深低温治疗局限性血管瘤及血管畸形，如口腔黏膜、唇黏膜面、躯干、四肢的小型海绵状血管瘤，以及静脉畸形可获得一定的效果。此法仍为瘢痕愈合，并可引起皮肤明显的色素减退和萎缩，目前儿科临床已经很少采用。国外研制生产的深低温治疗仪通过手术小切口静脉腔内冷冻治疗成人静脉曲张取得了较传统手术更优良的效果。该方法用于儿童严重的大

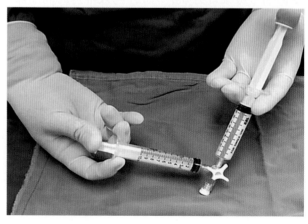

图 28-27　Tessari 法制备成泡沫

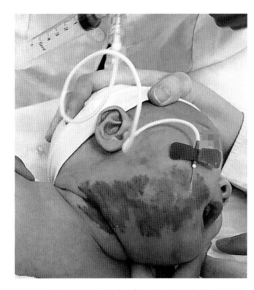

图 28-28　聚桂醇泡沫灌注治疗

型血管畸形可望增强疗效。

6. 压迫疗法　用弹力套、弹力绷带、气囊袋或特制的弹力衣裤持续或间隙地压迫肢体和躯干的血管畸形，尤其是静脉畸形范围广泛者，可限制病变发展和促进其消退。机制可能是因持续压迫引起血管狭窄，血流淤积导致血栓形成。缺点是压迫部位有不适感及表面皮肤可能形成溃疡。肢体远端循环受阻可有淤胀不适感，夏天气候炎热时弹力衣裤穿戴不便。

7. 激光及光动力治疗　采用激光刀手术切除血管瘤可减少出血。CO_2 激光、钇铝石榴子石晶体（yttrium aluminum garnet crystal, YAG）激光及脉冲染料激光（pulsed dye laser, PDL）治疗真性血管瘤由于光能穿透深度有限，不能有效控制血管瘤的生长并且存在热损伤和瘢痕形成等副作用。目前激光及光动力治疗主要用于鲜红斑痣、葡萄酒色斑等微静脉畸形，包括 Sturge-Weber 综合征颅内脉络膜的微静脉畸形以及 Klippel-Trenaunay 合征的皮肤病变。治疗方法包括 2 种。

（1）激光治疗：现代较常用的包括脉冲染料激光（波长有 585nm 和 595nm）、氩激光（蓝 / 绿单色强光）、铜蒸气激光、YAG 倍频激光（波长 532nm）等。脉冲染料激光治疗微静脉畸形，有资料显示 85% 的病例达到 50%～90% 减轻，15% 的病例达到 90% 减轻。国内应用 585nm 染料激光，临床经验显示治疗 2 317 例鲜红斑痣平均 4.93 次，增生型、紫红色疗效较差，副作用有浅表瘢痕、色素减退、色素加重。1999 年出现的 595nm 激光，解决了

585nm 激光治疗后出现紫癜的问题。半导体双波长激光仪可顺序发射 585nm 和 1 064nm，解决了单纯染料激光治疗深度有限的问题。

激光治疗仪用于鲜红斑痣或葡萄酒色斑，是通过利用氧合血红蛋白可吸收波长为 585～600nm 的光波，吸收之后产生选择性光热作用达到治疗效果。激光束可穿透皮肤 1mm 深度，穿过表皮时可造成轻微热损伤，然后被皮肤血管内红细胞中的氧合血红蛋白吸收，转变成热能而损伤血管内皮细胞，使红细胞凝聚，血栓形成和血管闭塞、纤维化。但是相当数量病例治疗效果仍不理想，存在复发、肥大性或萎缩性瘢痕等问题。在小儿，为减少瘢痕形成，可先选择小面积做实验性照射，照射时局部皮肤冷敷降温，治疗后的灼伤护理及防止继发感染可减少副作用，小儿鲜红斑痣的治疗年龄各家报道尚不一致。

（2）光动力疗法（photodynamic therapy, PDT）：又称光辐射疗法或光化学疗法。PDT 用于鲜红斑痣 / 葡萄酒色斑（微静脉畸形）是将血卟啉、海姆泊芬等光敏剂静脉注入，经适当波长的激发光照射后，产生的活性氧类物质选择性破坏表浅的畸形血管内含有较高浓度光敏剂的血管内皮细胞，形成血栓从而闭塞畸形血管，而周围正常组织因含有较少光敏物质而受损伤较小。治疗后的避光防护尤为重要，以免其他部位皮肤发生光照损伤。激光以及光动力的最佳治疗年龄及疗效与医师的经验及技术关系密切，迄今的文献报道激光治疗鲜红斑痣的总有效率为 60%～70%，治愈率仅 30% 左右。Nd: YAG 激光和大功率半导体激光通过光纤治疗静脉畸形具有一些临床应用报道。深部海绵状血管瘤及血管畸形采用组织间照射，将光导纤维通过导针经皮下或黏膜下进入病变组织，称为组织间激光凝固术。用低强度光（1～2W）长时间照射（500～1 000 秒），激光沿光纤各个方向照射使病变组织热凝固。PDL 及半导体双波长激光还可用于血管角皮瘤、皮肤疣状静脉畸形、血管肉芽肿及小血管痣的治疗。

8. 介入栓塞术　介入栓塞术是血管畸形常用治疗技术，属于血管内治疗方法。在 DSA 引导下，通过特殊导管高选择性到达血管瘤的供应血管或畸形血管部位，注入栓塞剂或治疗药物对病变进行治疗，使病灶血管血流减少、断流、封闭，引起肿瘤萎缩、纤维化或消失。

（1）适应证：包括血管丰富的较大型婴儿血管瘤，皮下、肌肉、肝脏及脑组织的海绵状血管畸形，尤其是大型难治性血管畸形，多种静脉畸形及动静脉畸形。KHE及KMP亦有临床使用报道。介入栓塞术亦可作为血管异常病变术前准备以减少术中出血。

（2）栓塞材料：临床使用的栓塞材料种类繁多，包括液体材料及固体材料2类。液体材料常用的包括聚桂醇或聚多卡醇泡沫、无水乙醇、博来霉素/平阳霉素碘海醇乳化剂、碘化油乳剂、α-氰基丙烯酸正丁酯、Onyx胶等；固体材料常用的包括聚乙烯醇泡沫栓塞微粒（PVA颗粒）、不锈钢弹簧圈、小钢珠、明胶海绵、氧化纤维等。此外，自身组织如血块、肌肉块、脂肪也可作为栓塞材料。

采用介入栓塞术需在DSA明确病灶血管的情况下，才能进行病情评价并制订安全合理的治疗方案。高度重视其危险性，包括惰性物质流入其他血管通道造成栓塞和反流；栓塞物质经畸形通道而进入静脉循环，引起其他正常组织器官缺血坏死等。无水乙醇用于血管畸形栓塞治疗效果肯定，但其高技术要求及高风险必须足够重视，目前仅限于有条件的医院开展。介入技术为有创操作，需麻醉，费用高，因此，应仔细选择病例，严格术前评价、严密术中监测及术后管理。

目前，临床上应用DSA引导，经皮血管瘤及血管畸形局部灌注药物治疗（又称局部介入治疗技术）日趋广泛。

9. 抗肿瘤药注射治疗　抗肿瘤药局部注射治疗血管瘤及血管畸形已有20多年的经验，国外曾有报道使用小剂量长春新碱、环磷酰胺、放线菌素D等抗肿瘤药治疗婴儿血管瘤伴血小板减少症取得了满意疗效。目前临床以博来霉素、平阳霉素使用最多，疗效最好。国产博来霉素类似药平阳霉素是由我国浙江省平阳县土壤中的放线菌培养液分离得到的，是含有博来霉素A_5成分的抗肿瘤抗生素，可抑制血管内皮细胞DNA合成和细胞有丝分裂，诱导细胞凋亡，抑制细胞增殖。平阳霉素还可通过自由基的产生破坏血管内皮，引起无菌性炎症、变性坏死、管壁纤维组织增厚、血管腔闭塞，最终使血管瘤消退。

（1）适应证：用于治疗婴儿血管瘤、NICH、PICH、海绵状血管畸形、各种静脉扩张动静脉畸形及中小动脉瘤。

（2）使用方法：直接或彩超引导下病灶内注射、DSA引导下经皮血管瘤局部灌注治疗或介入栓塞治疗。建议药物配制，平阳霉素8mg+生理盐水5ml+2%利多卡因2ml+地塞米松1ml（5mg）溶解至8ml（1mg/ml，0.1%浓度），博来霉素15mg+生理盐水7ml+2%利多卡因2ml+地塞米松1ml（5mg）配制成0.15%药液备用（15mg/10ml）。根据肿瘤类型、大小、部位及患儿年龄采用每次0.5~10ml注射，穿刺瘤体回抽见血后，将药物缓慢注入，如注射时在病变肢体近端辅用止血带或用环形物套压住病灶周围皮肤使药物局部潴留时间更长，效果会更好。2次注射的间隔时间国内文献多为1周，但实验研究显示，血管内皮及血管腔改变2周后才达到高峰，故建议间隔时间以2~4周较为合理，但面积较大的血管畸形可酌情缩短治疗间隔时间，增加治疗次数，肿瘤消退后复发时再注射同样有效。

（3）不良反应：平阳霉素不良反应包括局部瘙痒、发热、皮肤过敏反应、脱发、急性肺水肿及长期使用后肺毛细血管内皮细胞损伤引起间质性肺炎和肺纤维化，国内曾偶有因急性超敏反应、休克、呼吸循环衰竭死亡的病例。国内医院近30年超20万例次的经验显示，按所推荐的药物配制方法，仅少数患儿出现局部皮肤瘙痒、色素加深、荨麻疹等轻微过敏反应，偶有急性腹痛、呕吐、气促、面色发绀、呼吸困难，心率减慢或休克早期表现，即刻予以吸氧、肌内注射万分之一浓度（0.01%）肾上腺素1~3ml，均可以缓解。既往经验显示，过敏反应可发生于多次治疗后，博来霉素的这类过敏反应较国产平阳霉素少见。10年以上的长期随访中，未见明显肺纤维化并发症。国外亦有学者认为博来霉素、平阳霉素的这些副作用的发生可能与某些患者的体质有关，而非剂量依赖性。总之，博来霉素或平阳霉素治疗后，应严密观察10~15分钟，一旦出现面色发绀、不哭不动、严重过敏反应先兆时，应即刻抢救，勿要观察等待，以免发展至难以逆转的休克而危及生命。

10. 生物学药物治疗　重组α干扰素（interferon-α，IFN-α）治疗婴儿真性血管瘤有效的报道已有20多年历史。方法为100万~300万U，每天1次或隔天皮下或肌内注射。由于治疗时间长（3~6个月），易出现高热、停药后反跳及神经毒性等副作用，目前应用越来越少。

白介素12（interleukin-12，IL-12）可抑制血管

生成,血管内皮生长因子抑制剂、雌激素受体拮抗剂等,实验研究已显示出对血管瘤内皮细胞生长的抑制作用,IL-11 在 KMP 的治疗中可促进骨髓血小板生成。

11. 手术治疗 手术治疗婴幼儿血管瘤在不同医疗单位开展的情况差别较大,对于面积不大、持续不退且影响美容及器官功能的真性血管瘤,可手术切除。手术不可避免会留下瘢痕,切除大的血管瘤可能导致大出血和严重组织损害,肿瘤切除不完全可复发,尤其是正处于生长期的血管瘤,更容易复发。

手术治疗对于多种类型的血管畸形仍然是可选择的方法。范围不大的鲜红斑痣尤其是表皮出现棘状改变时可分次手术切除和植皮。局限性、小范围皮肤动脉瘤也可切除植皮。大动脉瘤据病情可采用生物材料、涤纶布或自身筋膜组织包裹限制其发展或切除后用生物材料替代。皮下的中小型海绵状静脉畸形及局限性静脉扩张、颈静脉扩张均可选择手术切除或结扎治愈。肠道血管瘤常需手术切除才能奏效,其他内脏血管瘤如肝血管瘤、脾血管瘤及颅内脑组织血管畸形可酌情选择介入手术或手术切除治疗。局限性蔓状血管瘤应早期手术治疗,术前宜先经辅助检查明确动静脉瘘的位置以便结扎和切除。

各种类型的大型、广泛性血管畸形以及一些特殊部位如口腔、咽喉部、眼睑、阴茎血管畸形应谨慎选用手术治疗,并应充分估计术中大出血、止血困难、切除不完全、美容破坏、器官功能损害及术后复发等。

12. 西罗莫司口服及外用 西罗莫司(sirolimus)可通过阻断哺乳动物雷帕霉素靶蛋白(mammalian target of rapamycin, mTOR)信号通路,抑制 mTOR 的活性,控制细胞周期蛋白的合成,从而使细胞阻滞在 G_1 期,而抑制肿瘤细胞的分裂增殖,诱导肿瘤细胞凋亡。通过抑制包括 VEGF 在内的多种细胞因子表达,发挥抗血管增殖、促细胞凋亡、自噬等作用。

(1)适应证:西罗莫司既往主要用于治疗难治性微囊型淋巴管瘤及淋巴水肿。近几年来,口服西罗莫司用于对激素及长春新碱治疗效果不明显的 KHE 及 KMP,多数患儿取得明显疗效,有望取代糖皮质激素和长春新碱成为治疗 KMP 的一线用药。西罗莫司起始剂量为 0.1mg/(kg·d),分 2 次口服,血药浓度谷值维持在 8～15ng/ml。

有研究显示,西罗莫司还可用于低流量脉管畸形,包括静脉畸形、淋巴管畸形,以及复杂脉管畸形如 Klippel-Trenaunay 综合征、蓝色橡皮疱样痣综合征(blue rubber bleb nevus syndrome, BRBNS)、Maffucci 综合征及 PHACE 综合征等。此外,采用脉冲染料激光治疗鲜红斑痣时,外用西罗莫司液可增强疗效,推测其原理可能是通过抑制激光治疗后鲜红斑痣病灶内的血管新生导致。

(2)不良反应:西罗莫司作为传统的免疫抑制剂,主要用于抑制肾移植后的免疫排斥,副作用包括免疫抑制易感冒发热、转氨酶升高、黏膜炎、真菌感染等,治疗期间需常规口服磺胺类药物预防感染。mTOR 信号通路参与人体细胞的多种正常代谢活动,包括细胞合成与分解代谢等,其远期安全性尚需进一步评估。

13. 其他治疗方法 临床上还有一些其他方法,如电化学仪、射频与微波治疗仪、高频电凝治疗、多种药物混合局部注射治疗等。中医中药也有治疗血管瘤有效的报道。由于血管瘤及血管畸形类型多种多样,病情变化不断,在临床上常采用多种方法联合治疗。

放疗及放射性核素治疗小儿血管瘤或血管畸形,由于疗效不明显、局部组织放射性损伤、远期的邻近组织及骨骼萎缩变形,甚至癌变等副作用必须予以高度重视。目前,在众多疗效好、副作用小的方法可供选择的情况下,此方法建议淘汰。

(周德凯)

参 考 文 献

[1] MULLIKEN J B, GLOWACKI J. Hemangiomasand vascular malformationsin infantsandchildren: classification based on endothelial, characteristics[J]. Plast Reconstr Surg, 1982, 69(3): 412-422.

[2] 中华医学会整形外科分会血管瘤和脉管畸形学组. 血管瘤和脉管畸形诊断和治疗指南(2016 版)[J].组织工程与重建外科杂志, 2016, 12(2): 63-97.

[3] 中华医学会整形外科分会血管瘤和脉管畸形学组. 血管瘤和脉管畸形诊断和治疗指南(2019 版)[J].组织工程与重建外科杂志, 2019, 15(5): 277-317.

[4] 国际血管联盟中国分部血管畸形专家委员会. 静脉畸形中国专家共识[J]. 介入放射学杂志, 2019, 28(4): 307-311.

[5] WASSEF M, BLEI F, ADAMS D, et al. Vascular anomalies classificationcommendations from the

international society for the study of vascular anomalies[J]. Pediatrics, 2015, 136(1): e203-e214.

[6] INTERMATIONAL SOCIETY FOR THE STUDY OF VASCULAR ANOMALIES. ISSVA classification for vascular anomalies[EB/OL].[2018-06-30].http://www.issva.org/UserFiles/file/ISSVA-Classification-2018.pdf.

[7] 郑家伟,张凌,陈正岗,等.普萘洛尔治疗婴幼儿血管瘤专家共识[J].中国口腔颌面外科杂志,2013,9(2):161-164.

[8] MULLIKEN J B, BURROWS P E, FISHMAN S J. Mulliken & Young's vascular anomalies: hemangiomas and malformations[M]. 2nd ed. New York: Oxford University Press, 2013.

[9] PUIG S, AREF H, CHIGOT V, et al. Classification of venous malformations in children and implications for sclerotherapy[J]. Pediatr Radiol, 2003, 33(2): 99-103.

[10] 董蒨,金先庆,高解春.小儿肿瘤外科学[M].北京:人民卫生出版社,2009:271-286.

[11] ESTERLY N B. Cutaneous hemangiomas, vascular stains and associated syndromes[J]. Curr Prob in Pediatr, 1987, 17(1): 7-69.

[12] SASAKI G H, PANG C Y, WITTLIFF J L. Pathogenesis and treatment of infant skin strawberry hemangiomas: clinical and in v.itro studies of hormonal effects[J]. Plast Reconst Surg, 1984, 73(3): 359-370.

[13] 束怀德.甾体激素药理学[M].北京:人民卫生出版社,1982.

[14] 王赞尧.糖皮质激素瘤内注射治疗婴幼儿血管瘤[J].中华小儿外科杂志,1993,14(3):133-135.

[15] 金先庆,施诚仁.儿童实体肿瘤诊疗指南[M].北京:人民卫生出版社,2011:154-175.

[16] 蔡威,孙宁,魏光辉.小儿外科学[M].5版.北京:人民卫生出版社,2014:126-135.

[17] 林晓曦.血管瘤及脉管畸形的诊疗进展(2018—2019)及关键性问题[J].中国口腔颌面外科杂志,2019,17(6):486-495.

[18] 李克雷,姚伟,秦中平,等.Kasabach-Merritt 现象诊断与治疗中国专家共识[J].中国口腔颌面外科杂志,2019,17(2):97-105.

[19] 普萘洛尔治疗婴幼儿血管瘤共识专家小组.口服普萘洛尔治疗婴幼儿血管瘤专家共识[J].中华小儿外科杂志,2019,40(10):865-869.

[20] 孙宁,郑珊.小儿外科学[M].北京:人民卫生出版社,2015:246-532.

[21] TESSARI L, CAVEZZI A, FRULLINI A. Preliminary experience with a new sclerosingfoam in the treatment of varicose veins[J]. Dermatol Surg, 2001, 27(1): 58-60.

[22] 曹爽,钟武.哺乳动物西罗莫司靶蛋白的生物功能及其抑制剂研究进展[J].国际药学研究杂志,2014,41(1):6-20.

[23] JAHNEL J, LACKNER H, REITERER F, et al. Kaposiform hemangioendothelioma with Kasabach-Merritt phenomenon: from vincristine to sirolimus[J]. Klin Padiatr, 2012, 224(6): 395-397.

第二十九章

淋巴管畸形与相关疾病

淋巴管畸形（lymphatic malformation，LM），亦称淋巴管瘤，是常见的一种先天性脉管畸形疾病之一。由于对其病因及病理认识迄今仍不完全清楚，在其诊断及治疗中仍存在一定分歧，至今尚无一种对各种类型特别有效的治疗方法，部分类型尤其是复杂性淋巴管畸形（complex lymphatic anomaly），治疗困难，效果差，仍然是当今临床上面临的难题。

随着淋巴管畸形病因及分子机制的深入研究和阐明，淋巴管畸形病变必将纳入生物治疗与精准治疗的范畴，有望不断提高这类疾病的治疗效果。大多数类型的脉管系统异常是由生殖细胞种系突变和/或体细胞突变引起的，深入研究淋巴管畸形相关的遗传学基因突变效应，可更好地理解疾病潜在的分子层面的致病机制，有助于研发新的治疗方法。

第一节　淋巴管畸形

淋巴管畸形，被认为是淋巴系统的良性病变，生长缓慢、很少自然消退。但在遭受创伤、感染及发生囊腔内出血或不适当治疗后，常突然增大。若淋巴管畸形生长在特殊部位，则可能导致毁容、畸形、压迫重要器官引起功能障碍，造成长期后遗症，甚至危及患者生命。大量的临床及影像学证据支持淋巴管畸形不是肿瘤性疾病。淋巴管畸形发病率为 1/4 000～1/2 000，尚未发现有性别和种族差异。该病多在 2 岁前发病，约 50% 患者出生时即发现罹患此病。除不含淋巴组织的中枢神经系统外，淋巴管畸形可发生在具有淋巴管网的身体任何部位，约 75% 病变发生在头颈部，其次为腋窝、腹股沟区、纵隔、腹膜后，躯干及四肢相对较少。

【病因】

淋巴管畸形是一种起源于淋巴管系统的良性病变，但发病机制尚未完全阐明，多数学者认为其病变内皮细胞可能来源于发育早期的脉管系统。在此过程中，由于某种原因可使淋巴管系统紊乱，造成淋巴管非恶性异常生长和扩张，即形成淋巴管畸形组织。Sabin 于 1902 年提出原始的淋巴管以出芽形式起源于静脉。Huntington 和 McClure 等 1908 年推测淋巴管起源于间充质干细胞的相互

融合，向心性结合，随后与静脉系统吻合。1932 年 van der Jagt 认为淋巴管起源于微小静脉与邻近间质的融合。1980 年 van der Putte 运用人类胚胎的连续显微切片认同 Sabin 的观点，认为从妊娠 6.5 周开始，原始的淋巴管起源于静脉壁上出芽的内皮细胞，并在颈动脉和颈静脉发育之后开始发育。

研究发现，淋巴管畸形伴有其他血管畸形或过度发育的综合征中，存在体细胞 *PIK3CA* 突变。淋巴管畸形、CLOVES 综合征、纤维脂肪性血管性病变及 Klippel-Trenaunay 综合征又称 *PIK3CA* 相关过度生长综合征群（PROS）。因此，推测淋巴管畸形是由体细胞中的 *PIK3CA* 突变导致的。虽然相同的突变可导致淋巴管畸形和静脉畸形，但细胞起源有所不同，分为淋巴内皮细胞与静脉内皮细胞。*PIK3CA* 突变可增强其与细胞膜的结合和/或激活其激酶，导致 AKT/mTOR 级联激活，AKT/mTOR 级联调节细胞生长、增殖和迁移。

（一）淋巴管的形成

淋巴管系统的胚胎学还没有被广泛研究和阐明。一般认为原始的淋巴管起源于静脉壁上出芽的内皮细胞，后由发育中的静脉管壁内皮细胞向外突出形成的囊状突起或由静脉周围的间充质形成

一些内皮性裂隙汇合而成。胚胎第 5~8 周，先在颈部、髂部与腹部出现膨大的盲囊称为原始淋巴囊（primary lymph sac），囊中有血细胞，当原始淋巴囊与静脉再次接通后，血细胞便进入血液循环。由原始淋巴囊转变的淋巴管系统就此建立。

原始淋巴囊共有 5 个。①颈淋巴囊（jugular lymph sac）：1 对，约在胚胎第 5 周，前主静脉在颈部形成一些原始血管丛，至第 7 周，又复通入前主静脉（该静脉将来发育为颈内静脉）与锁骨下静脉相交界处；②髂淋巴囊（iliac lymph sac）：1 对，发生较晚，约在胚胎第 2 个月末，发生在髂静脉和后主静脉相交界处，最初开口于髂静脉，将来与胸导管相互连接后，即与静脉失去联系；③腹膜后淋巴囊（retroperitoneal lymph sac）：1 个，在胚胎第 2 个月末发生在腹后壁的肠系膜根部。

淋巴管是在原始 5 个淋巴囊的基础上，沿体内主要静脉进一步延伸和分支形成的。颈淋巴管最先发生并首先形成颈淋巴囊，接着在腋部出现锁骨下淋巴囊，2 个淋巴囊在沿颈静脉与锁骨下静脉走行和分布时，逐渐延伸成为头、颈部和上肢的淋巴管。髂淋巴囊是沿髂静脉延伸到下肢和盆、腹部，形成直肠和会阴部的淋巴管，腹膜后淋巴囊沿肠系膜根部延伸到除直肠以外的胃肠道淋巴管。在两肾之间的背侧体壁发生的淋巴管丛，将进一步形成肾后淋巴管，胚胎第 9 周，体内淋巴管系统基本已形成。胸导管和淋巴导管稍晚才形成。

（二）淋巴管畸形的发生

淋巴管畸形可能是由原始淋巴囊的出芽异常造成的。多数研究者认为，淋巴管畸形可能是由胚胎发育时部分淋巴管未能与淋巴系统沟通导致的，或是由手术、外伤引起发病部位的淋巴液排出障碍导致的囊性改变；也有学者认为是由炎症纤维化阻塞淋巴管形成扩张导致的。此外，组织学上淋巴管畸形由扩张且内皮细胞增生的淋巴管和结缔组织共同构成，包含淋巴液、淋巴细胞或血液，故部分学者认为淋巴管畸形属于真性肿瘤，可以在局部浸润性生长。但这些理论均无明确证据证实。

1. 淋巴管梗阻学说　多数学者认为淋巴管畸形的发生与胚胎时期部分淋巴组织和淋巴系统连通受阻导致异常扩张有关，淋巴管梗阻导致的淋巴管畸形，其梗阻特点是淋巴管扩张、曲折，淋巴管造影显示淋巴管畸形、发育不佳。淋巴管畸形好发于儿童，通常位于颈部及腋窝（95%），少数位于腹腔（腹内脏器、肠系膜、腹膜后等）、纵隔、腹股沟及骨，发病多与上述先天性缺陷有关。成人及老年患者，腹部创伤、手术、感染或寄生虫等后天因素导致的淋巴管隔离可能为重要的影响因素。

2. 离心生长理论　在胚胎期，静脉丛中的中胚层首先形成原始淋巴囊，淋巴囊再逐渐形成有功能的毛细淋巴管，毛细淋巴管相互吻合成网，逐渐汇集形成一系列由小到大的各级淋巴管。胚胎期形成一些原始血管丛，其静脉丛中胚层裂隙融合成大的原始淋巴囊，位于大静脉附近，分离出颈淋巴囊、髂淋巴囊及腹膜后淋巴囊，大的原始淋巴囊引流进入中心静脉系统，以后这些淋巴囊逐渐缩小，发展成与静脉方向一致的淋巴系统。如果原始淋巴囊不能与中心静脉系统相通，就会产生有囊腔的淋巴管畸形。原始胚胎淋巴囊发生在颈部、腹膜后及髂静脉附近，因此巨囊型淋巴管畸形多发生在上述部位附近。

3. 竞争生长理论　Richter 和 Friedman 两位学者认为，由于淋巴管之间的连接发生异常中断，导致淋巴液回流障碍，使局部淋巴管内液体聚集并逐渐扩张，从而形成囊性瘤样改变，导致微囊型和混合型淋巴管畸形的发生。其与离心生长理论的不同之处主要在于不存在淋巴囊的变化。

4. 其他　Descamps 等在颈部巨囊型淋巴管畸形的病因研究中发现，62% 的胎儿伴有染色体异常，说明淋巴管畸形的发生可能与患者染色体数目或亚型异常有关。Joseph 提出新生儿先天性淋巴管畸形的形成是在胚胎早期由细胞外基质和神经嵴发育异常导致。淋巴管瘤家庭遗传的证据少，基因突变可能为其病因。94% 淋巴管瘤患者存在 *PIK3CA* 基因突变，但是目前仍不确定 *PIK3CA* 基因突变是否可导致淋巴管瘤。

【分类及病理】

1982 年，Mulliken 首次提出基于血管内皮细胞生物学特性的分类法，将传统的"血管瘤"（vascular anomaly）重新分为血管瘤（hemangioma）和脉管畸形（vascular malformation）。这一分类观点被广泛认同，ISSVA 于 2018 年对该分类系统再次修订。尽管淋巴管畸形的分类目前仍没有统一的分类方法，但近年来 ISSVA 有关淋巴管畸形分类已经逐渐取代既往占主导的 Wegner 分类，被国内外同行广泛接受。

（一）ISSVA分类

根据组织学来源和血流动力学特点，血管畸形可以分为低流量和高流量两种类型。

1. 低流量血管畸形　包括：①静脉畸形（venous malformation，VM）；②淋巴管畸形（lymphatic malformation，LM）；③淋巴管-静脉畸形（lymphaticovenous malformation，LVM）。

2. 高流量血管畸形　包括：①动静脉畸形（arteriovenous malformation，AVM）；②先天性动静脉瘘（congenital arteriovenous fistula，CAVF）。

（二）病理特征分类

1. 普通（囊型）淋巴管畸形　可分为：①巨囊型淋巴管畸形；②微囊型淋巴管畸形；③混合巨囊/微囊型淋巴管畸形；④淋巴管-静脉畸形。

2. 全身性（管型）淋巴管畸形　包括：①全身性淋巴管异常（generalized lymphatic anomaly，GLA）；②卡波西型淋巴管瘤病（Kaposi form lymphangiomatosis，KLA）；③Gorham-Stout综合征中的淋巴管畸形；④管道型淋巴管畸形（channel-type LM）；⑤获得性进行性淋巴管病变（获得性进行性淋巴管瘤）；⑥原发性淋巴水肿（primary lymphedema）。

（三）其他分类

1. Wegner分类　包括：①毛细淋巴管瘤（capillary lymphangioma）；②海绵状淋巴管瘤（cavernous lymphangioma）；③囊性淋巴管瘤（cystic lymphangioma）；④弥漫性淋巴管瘤（diffuse lymphangioma）（又称淋巴管瘤性巨肢症）。

2. Harkine分类　包括：①毛细淋巴管瘤；②囊性淋巴管瘤；③海绵状淋巴管瘤；④淋巴血管瘤；⑤淋巴管肉瘤。

（四）组织病理学特点

淋巴管畸形是起源于局部淋巴管的发育不全，其病理学特点为内皮细胞组成的壁薄、形态不规则及大小各异的淋巴管腔内充满淋巴液，周围则有大量的成纤维细胞、白细胞、脂肪细胞和肌细胞等。但是，在淋巴管畸形的整个病理过程中，无淋巴管畸形内皮细胞数量增多，且其形态和功能也表现正常，仅淋巴管管腔直径发生变化。根据淋巴管囊腔的大小，可将淋巴管畸形分为巨囊型、微囊型和混合型3种类型。巨囊型淋巴管畸形由1个或多个体积≥2cm³的囊腔构成（即以往所称的囊肿型或囊性水瘤）；微囊型淋巴管畸形则由多个体积<2cm³的囊腔构成（即以往的毛细管型和海绵状）；两者兼而有之的则称为混合巨囊/微囊型淋巴管畸形。

按ISSVA分类各类淋巴管畸形在病理学上有所不同。而淋巴管畸形的临床表现受病变的类型、范围和深度的影响差异很大。有些表现为皮肤黏膜上充满液体的小泡，有些则表现为巨大的肿物。

1. 巨囊型淋巴管畸形　呈圆形或分叶状囊肿，囊内衬内皮细胞，薄而透明，囊腔较大，呈单房或多房。通常由不止一个囊腔组成，囊腔之间可相通或不相通。囊腔中含有水样的透明液体，有波动感，有时不透光或呈琥珀色。

2. 微囊型淋巴管畸形　病灶相对较实质性，淋巴管扩大呈窦状，窦内充满淋巴液，呈多房性囊腔，淋巴管窦有纤维组织外膜，间质较多，多分布在皮肤、黏膜和肌肉内。

3. 混合巨囊/微囊型淋巴管畸形　多数位于肢体，面积极大，肿瘤可达肢体的所有组织，直至骨膜。

4. 淋巴管-静脉畸形　①静脉畸形成分占优势淋巴管-静脉畸形（静脉淋巴管畸形，venous-dominant malformation LVM，VD-LVM）：静脉淋巴管畸形与非扩张静脉畸形临床表现非常接近，通常需要通过术后病理检查才能区分；②淋巴管畸形成分占优势淋巴管-静脉畸形（淋巴管静脉畸形，lymphatic-dominant malformation LVM，LD-LVM）：曾称弥漫性淋巴管瘤，主要发生于少年儿童，与正常静脉系统无交通或仅有少量交通，病变内部易反复出血，产生液性囊腔，称为巧克力囊肿。患者发生上呼吸道病毒感染时，淋巴管静脉畸形可随之加重，并随感染病情缓解而减轻。

【临床表现】

淋巴管畸形的类型不同，其临床表现也不同。淋巴管畸形在出生时并非总是显而易见，可因病灶内出血或蜂窝织炎而突然出现。病变可以是囊性、柔软或有张力，或者透光（除非病灶内出血）。淋巴管异常表面可有毛细血管斑和特征性皮肤小疱。

（一）巨囊型淋巴管畸形

巨囊型淋巴管畸形是由单个或多个较大的淋巴囊组成。内含透明淡黄色淋巴液，伴有出血者为淡血性不凝固的液体，是临床上最多见的淋巴管畸形。临床上最多发生于颈部，占3/4，特别是颈后三角。其次为腋窝、腹股沟部和腹膜后间隙（图29-1），部分颈部淋巴管瘤延伸至锁骨后而侵入胸腔，或胸骨后进入前纵隔。

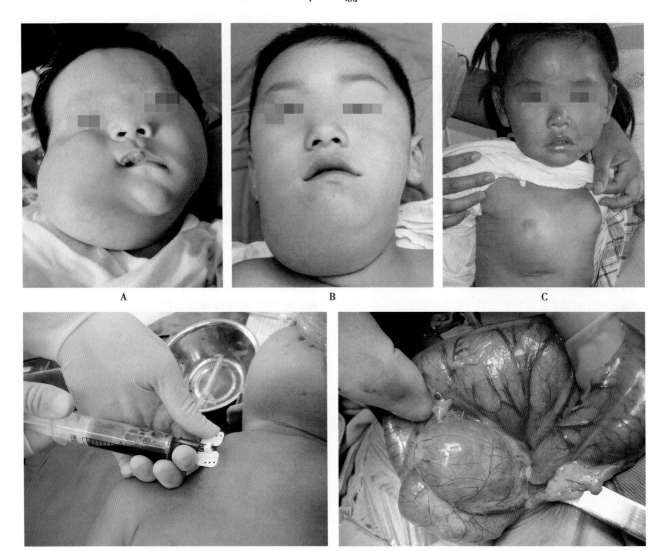

图 29-1　巨囊型淋巴管畸形

A、B.颈部巨囊型淋巴管畸形;C.胸壁乳腺巨囊型淋巴管畸形;D.巨囊型淋巴管畸形囊腔内出血,抽出为不凝固的血液;
E.腹膜后及肠系膜巨囊型淋巴管畸形。

（图片资料由青岛大学附属医院小儿外科董蒨教授提供）

　　巨囊型淋巴管畸形体积变异很大,常见的大小如橘子,但也有不少体积巨大,使患处局部变形。肿瘤外表光滑,部分呈分叶状。一般肿瘤张力不大,颇为柔软,有明显波动感。边缘多不清晰。肿瘤壁薄,含液清亮而呈淡黄色,透光试验阳性。

　　这类肿瘤多在新生儿时期颈部及腋窝出现,肿瘤体积过大可引起难产。初时巨囊型淋巴管畸形并不引起严重症状。由于位置较浅,肿块有向外突出的倾向,且张力不高,较少影响局部神经、血管、食管或气管的正常功能。只有少数病例产生气管压迫症状。

　　巨囊型淋巴管畸形较易发生感染或出血,当感染或出血发生时,肿瘤可迅速增大,张力增加,表面呈淡红色或青紫色,透光试验可由阳性转为阴性。如果囊

腔化脓,则容易扩散,感染较难控制,预后相当严重。

（二）微囊型淋巴管畸形

　　微囊型淋巴管畸形是一种比较少见的淋巴管畸形,是由多数细小的淋巴囊肿密集成球组成的。多位于皮肤、皮下组织或黏膜。多见于唇、口腔、舌(图 29-2),也可发生于头皮、胸壁和外生殖器。外表呈小疣状突起的颗粒,透明呈淡黄色。压迫时可溢出黏性的淋巴液。微囊型淋巴管畸形生长缓慢,可产生复发性淋巴管炎或蜂窝织炎。

（三）混合巨囊/微囊型淋巴管畸形

　　混合巨囊/微囊型淋巴管畸形是由许多小的多房性的腔隙组成的,内含淋巴液或血液混合的液体。可发生于体表,也可见于深层组织或内脏器

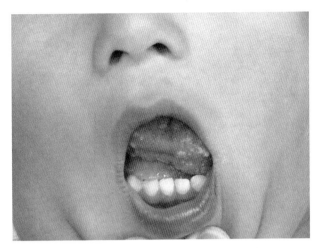

图 29-2　微囊型淋巴管畸形
舌体的单纯性合并微囊型淋巴管畸形。
（图片资料由青岛大学附属医院小儿外科董蒨教授提供）

官。常见在上肢、颈、腋窝、臀和股上部、面颊、口腔、唇和舌等部位。可呈局限性生长，也可呈弥漫性生长。局限性生长的肿瘤边界清楚，弥漫性生长则界限不明显。混合巨囊/微囊型淋巴管畸形的体积通常很大。位于肢体者，则呈畸形；在面颊部的肿瘤可使小儿容貌完全破坏，如生长于唇部的可引起巨唇，侵入舌部的可引起巨舌，口腔及咽喉部的巨大混合巨囊/微囊型淋巴管畸形可造成饮食和说话甚至呼吸困难，进食时可发生食物吸入呼吸道产生肺炎或窒息，病变皮肤多为本皮本色，为质软并夹有小硬结的无痛性囊性肿物（图 29-3）。

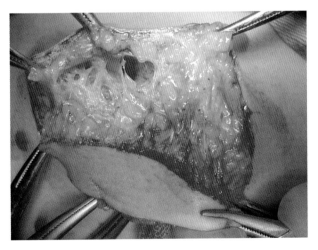

图 29-3　混合巨囊/微囊型淋巴管畸形
混合巨囊/微囊型淋巴管畸形的术中所见。
（图片资料由青岛大学附属医院小儿外科董蒨教授提供）

（四）淋巴管-静脉畸形

淋巴管-静脉畸形多数累及整个肢体，从指端

到肩部，或从足趾到腹股沟部，因此又称淋巴管瘤性巨肢症（lymphangiomatous giantism）。皮肤有时有毛细血管斑痣，类似鲜红斑痣，但有些皮肤色泽完全正常。肿瘤病变广泛分布在肢体的所有组织内，浸润肌肉和肌间隙，甚至骨膜。肢体的形态非常粗大和难看，患肢行动极为困难。淋巴管瘤性巨肢症必须与淋巴水肿鉴别，后者只是皮下淋巴组织增厚，并不侵入肌肉和骨骼。

【诊断】

淋巴管畸形的临床症状及体征多比较典型，结合彩色多普勒超声、诊断性穿刺、CT 及 MRI 检查，必要时依据情况辅以活检，基本可以确诊。位于体腔内者，影像学检查能够提高其诊断率。

（一）彩色多普勒超声检查

彩色多普勒超声不仅可以详细显示病变的层次、深度、范围以及与周围组织的关系，还能判断病变内血流灌注程度及血流动力学类型，对病变类型作出初步诊断及鉴别诊断。为了更好地显示浅表的脉管畸形，选用的超声探头常为高频线阵探头（如 7～12MHz）；病变范围较大或位置深在时可结合低频凸阵探头（如 3～5MHz）检查；当病变复杂时需要结合 CTA、MRI 或 DSA 检查。

结合病史和体格检查怀疑淋巴管畸形时，应常规先行超声检查明确瘤体的部位、性质、大小及其与周围组织的关系。典型的淋巴管畸形超声影像表现为迂曲、扩张的无回声管腔或管腔与软组织相间的回声，迂曲、扩张的管腔或穿行于软组织内的密集管腔样结构。巨囊型淋巴管畸形表现为无回声囊腔，内可见分隔，合并出血时可能出现密集光点，探头加压可使囊腔变形但不会使之压闭，囊腔内无血流信号，部分囊壁可见高阻的血流信号。

彩色多普勒超声检查简单快捷，损伤小，可重复，为首选方法，同时为手术或药物注射治疗提供依据，并可用于监测病变预后情况。

（二）CT 检查

增强 CT 更容易清晰地显示肿瘤与周围脏器之间的关系。淋巴管畸形的典型 CT 表现为薄型、光滑的囊状物，囊内密度均匀，可见分隔，囊肿和分隔可强化，囊内物质成分不同，CT 值略有差别，一般为 3～35Hu（图 29-4）。

（三）MRI 检查

增强 MRI 检查可提供比较可靠的客观图像并区分淋巴管和血管，深入了解瘤体的部位、大小、

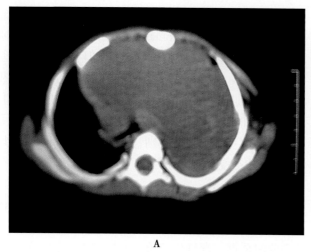
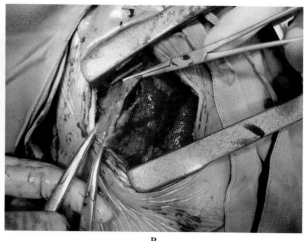

A   B

图 29-4　胸腔内囊性淋巴管瘤
A.胸腔内囊性淋巴管瘤的 CT 图像；B.胸腔内囊性淋巴管瘤的手术所见。
（图片资料由青岛大学附属医院小儿外科董蒨教授提供）

形态、范围及其与周围组织的关系，是目前最好的检查诊断方法。通过电脑三维重建，能够显示肿瘤的立体图像。典型淋巴管畸形的 MRI 表现在 T_1 加权像与肌肉相似或稍高的信号，T_2 加权像为与脂肪相似或高于脂肪的信号。T_2 加权像上还可见瘤内低信号分隔，为多囊壁或纤维分隔。

（四）诊断性穿刺检查

颈、腋部较复杂位置和腹、盆腔较深位置的瘤体，在超声不能明确诊断时，穿刺可用于鉴别诊断，也可辅助诊断性穿刺，若穿刺抽出淡黄色清亮淋巴液即可诊断为淋巴管畸形，若抽出陈旧性血液结合细胞学检查可诊断为淋巴管畸形伴出血。

【治疗】

详见本章第五节淋巴管畸形的非手术治疗及手术治疗。

（李长春　王珊）

第二节　淋巴管肉瘤

淋巴管肉瘤通常发生于乳腺癌患者进行根治性乳房切除术和淋巴结清扫术后慢性淋巴水肿的上肢，术后接受或未接受辅助放疗，又称 Stewart-Treves 综合征。淋巴管肉瘤也可发生于先天性或获得性淋巴水肿的肢体。

在儿童极少见，是来源于淋巴管内皮的恶性肿瘤。发病机制不明，可能与肢体长期淋巴水肿有关。Danese 曾报道 19 例起源于肢体淋巴水肿的淋巴管肉瘤，病程多较长，生长缓慢，潜伏期达 10～20 年。

肿瘤为散在多发性，初起在水肿的皮肤表面出现丘疹状小结节，逐渐增大，融合破溃，可有触痛，小结节可融合沿皮下组织蔓延，可出现多个病灶，上肢病例可蔓延生长至胸壁，最后侵袭肺及其他器官。

淋巴管肉瘤恶性程度高，生长迅速，常发生广泛血行转移，多数病例从发现明确诊断直至死亡约 1 年。该病在治疗上需广泛切除、截肢和/或化疗，疗效通常不佳，预后差。

（李长春　王珊）

第三节　淋巴管扩张症

淋巴管扩张症（lymphangiectasia）属于管道型淋巴管畸形，是指由先天性或后天性原因，使淋巴管扩张、淋巴管运动障碍或淋巴管破损，导致淋巴液在组织和器官的淋巴管内积聚或在体腔内积聚的疾病。是一组少见或罕见的全身性淋巴管异常（generalized lymphatic anomaly，GLA）疾病，临床表现包括胸部病变（乳糜胸、胸腔积液、心包积液、纵隔包块、腹膜后软组织包块），腹部病变（腹水、脾脏病变、腹膜后包块）及皮肤受累（淋巴水肿、淋巴漏），可单独存在或为某些综合征的表现之一。

一、肺淋巴管扩张症

肺淋巴管扩张症（pulmonary lymphangiectasia，PL）是一种罕见的疾病，其特征为引流胸膜及肺的细胞间隙内的淋巴管扩张，导致淋巴液在肺组织内积聚。1856年Virchow首次描述此病。

【概况】

肺淋巴管扩张症总的发病率目前不清楚。Necropsy报道占死婴和新生儿期死亡数的0.5%～1%，男性较女性发病率高。虽然大多数报道为散发个案报道，仍有少数报道认为可能与家族性遗传有关。肺淋巴管扩张症也常出现在许多遗传性疾病的综合征中，包括Noonan综合征、唐氏综合征、Turner综合征、Fryns综合征、黄甲综合征等。这些综合征绝大多数合并全身淋巴系统的显著异常。

【病理学及分类】

肺淋巴管扩张症分类不统一。1970年Noonan首次将其分为3类。①全身性淋巴管扩张症：其特征是肺组织间隙淋巴管的增生，肺的异常仅是全身病变的一部分，常有内脏（特别是肠道）、骨骼和软组织的淋巴病变；②继发性淋巴管扩张症：主要继发于肺静脉梗阻、静脉回流受阻的肺静脉高压，常由先天性心脏病引起；③原发性淋巴管扩张症。现多数学者均采用此分类法。

2004年Charles建议将其分为继发性淋巴管扩张症和原发性淋巴管扩张症2类，此分类法更能反映肺淋巴管扩张症的病因及病理，更有临床意义，其具体分类如下。①原发性肺淋巴管扩张症：全身型、肺有关型、综合征型；②继发性肺淋巴管扩张症：心血管梗阻型、淋巴管阻塞型、获得型。

1. 原发性肺淋巴管扩张症 主要是肺淋巴系统不明原因引起的异常的淋巴管扩张。①全身型：常有许多组织器官的淋巴管扩张，包括胃肠道、肺及软组织。其主要的临床表现为全身性水肿及由于肠淋巴液积聚引起的蛋白质丢失，单侧肢体肥大较常见。②肺有关型：病变主要局限在肺，肺部病变相对较轻，预后较其他类型好。原发性肺有关型淋巴管扩张症也包括典型的先天性肺淋巴管扩张症，此疾病病变虽局限于肺，但临床预后极其不良。

③综合征型：主要是指除外其他先天性异常因素以外的一些复杂的综合征，主要包括以上已提及的遗传性综合征，也包括无肺静脉栓塞的先天性心脏病。有的病例其分型是很难划清的。

2. 继发性肺淋巴管扩张症 主要是由肺静脉及肺淋巴管阻塞引起的。①心血管梗阻型：左心发育不完全综合征是一种常见的心血管梗阻型继发性肺淋巴管扩张症的原因。在异常的肺静脉反流中超过62%的病例可发现肺淋巴管扩张症。其他的心血管原因包括肺静脉闭锁、先天性二尖瓣狭窄和三房心。②淋巴管阻塞型：主要由胸导管发育不良导致。③获得型：主要是由后天的一些致病原因，如感染、肿瘤、损伤等引起。

【临床表现】

肺淋巴管扩张症的临床症状可出现在出生前、新生儿期或婴幼儿期。在产前，肺淋巴管扩张症常是水肿性死胎的一个原因，此病常有羊水过多、产前胸腔积液。在新生儿期主要表现为显著的发绀、呼吸急促和呼吸窘迫。迟发性或婴儿期症状可在生后几周或几个月后出现。部分病例可能症状很轻甚至缺少呼吸系统症状，典型症状包括持续性呼吸气促，以及反复咳嗽和哮喘。少数局限于1～2个肺叶的淋巴液积聚，其症状可能在儿童期或青春期以后出现，约15%的患者伴有胸腔积液，典型的积液为乳糜样，在新生儿进食前可能为浆液性。

【诊断】

新生儿胸部X线检查显示单侧或双侧肺野的毛玻璃样改变。在婴幼儿期显示为肺间质的改变及充气过度。肺淋巴管扩张症由于没有特异性的呼吸症状及影像学特征，确诊较困难。CT及MRI对诊断有辅助价值。多数患者最后诊断需要依靠肺活检进行病理学检查。

【治疗】

肺淋巴管扩张症的治疗，目前已取得极大的进展，生存率已有很大的提高。治疗主要是支持疗法，包括新生儿重症监护治疗、新生儿期强力的呼吸支持、呼吸道感染的控制、支气管扩张剂的使用。伴有肠淋巴管扩张症的患儿需补充中链甘油三酯，甚至全肠外营养支持，有学者报道用抗纤维蛋白溶解酶可以减少淋巴液的丢失。奥曲肽（octreotide）可以减少淋巴液的分泌，有一定的治疗作用。部分严重胸腔积液的患者，需要数天或数周的胸腔闭式引流。局部病损可以考虑外科手术。有明确病因者,如先天性心脏病,需针对病因进行外科手术治疗。

二、肠淋巴管扩张症

肠淋巴管扩张症(intestinal lymphangiectasia)是一种罕见疾病,可单独存在,也可以是肺淋巴管扩张症的伴随表现。

【病理学】

其病理特点是小肠节段性的肠壁和肠系膜存在扩张的淋巴管及淋巴水肿。可以是原发性(先天性)或继发于其他疾病。

【临床表现】

不同的患儿临床表现差异较大,最突出表现为肠道蛋白质的丢失及蛋白吸收障碍导致的低蛋白血症及全身性水肿。其他表现有淋巴细胞减少、嗜中性粒细胞功能障碍、IgG减少、脾萎缩、腹泻、生长发育迟缓,甚至营养衰竭,生命受到影响。也可在临床上出现腹痛、呕吐、恶心,甚至出现急腹症表现。

【诊断】

腹部X线片主要表现为肠壁增厚及肠道动力学障碍,特别是左侧腹部的肠壁增厚;腹部CT,如提示节段性肠壁增厚水肿有重要的参考价值。有学者报道胶囊内镜检查有重大诊断价值,而确诊需作内镜肠活检。

【治疗】

治疗方案以支持治疗为主。高蛋白及补充中链脂肪酸的低脂膳食。抗纤维蛋白溶解酶治疗仍存在争议,有报道应用奥曲肽可减少肠蛋白质的丢失,但要得到普遍认可则有待进一步研究。外科手术干预极少使用,有少数报道在以急腹症表现为主的患者,采用病变肠段切除手术可有效地缓解临床症状。

三、Gorham-Stout综合征

曾称骨淋巴管扩张症。1838年Jackson首次描述为"骨消失综合征",又称幽灵骨病、消失性骨病、大块骨溶解,是一种原因不明的以进行性骨质溶解破坏伴脉管系统增生为特征的罕见淋巴管畸形疾病。许多患者伴有皮肤血管病变。

【病因】

Gorham-Stout综合征的病因仍不十分清楚,

有几种假说:①骨质丢失继发于薄壁、窦状淋巴管道的增生,或骨膜周围淋巴管道进行性扩张导致骨皮质的丢失。②淋巴内皮细胞浸润骨质,在破骨细胞形成激活过程中,免疫机制诱导受累骨质中破骨细胞增多。破骨细胞的功能活动亦受淋巴内皮细胞分泌的一些细胞因子影响,其中,血管内皮细胞生长因子受体(vascular endothelial growth factor receptor, VEGFR),是淋巴管道形成的关键因子。Gorham-Stout综合征患儿中,局部高浓度的VEGF-C或其他淋巴管生成因子能诱导骨髓中淋巴管的生成。

【病理学】

Gorham-Stout综合征主要涉及骨,累及附近软组织的程度较小。骨皮质边界消失为Gorham-Stout综合征骨质病变主要特征。细胞激活和淋巴管生成导致的骨质溶解破坏同时,伴发局部破骨生成。淋巴管道在骨内浸润性生长,骨质溶解病变进行性加重,溶解、破坏的骨易发生病理性骨折。在Gorham-Stout综合征累及的骨质病变中,淋巴管道的分布是异常的,而在正常骨质中缺乏类似淋巴管道。

【临床表现】

Gorham-Stout综合征既可快速进展,又可自发性处于稳定状态。Gorham-Stout综合征可发生于多块骨或单块骨,多见于上肢骨及肩胛骨,亦可局限于颅骨、肋骨、椎骨等中轴骨,病变部位可出现疼痛及肿胀。病变多为局灶分布,可浸润邻近骨。病理性骨折很常见,颈椎骨溶解会导致患者瘫痪或死亡。淋巴漏亦可见。胸腔积液可出现于胸廓相关骨受累时,亦可见于受累肋骨活检时的医源性损伤。

【诊断】

主要建立于影像学检查。影像特征为骨皮质的缺失,而且随时间推移所进行的一系列检查,显示受累骨出现进行性的骨溶解。大多数病例MRI检查可见骨膜下有软组织浸润,CT检查为进行性骨质溶解和骨皮质的丢失,病变范围可延伸并超出邻近关节。

【治疗】

主要的治疗手段为稳定病情、减少并发症的药物治疗。主要方案为人干扰素α2a或人干扰素α2b,联合双膦酸盐进行治疗。但近年来西罗莫司运用更广泛。其他干预措施主要针对缓解症状及

并发症,包括胸腔引流术、腹腔引流术和胸膜固定术。

四、乳糜腹

乳糜腹(chyloperitoneum)是指乳糜从淋巴系统中溢出,积聚于腹腔内的一种疾病。既可属于全身性淋巴管异常(generalized lymphatic anomaly,GLA)的腹部表现,亦可为中心淋巴导管异常(central conducting lymphatic anomalies,CCLA)的单独表现之一。

【病因】

儿童乳糜腹病因复杂,特别是 3 岁以内婴幼儿,约 75% 的病例找不到病因。常见的病因如下。①损伤性因素:各种外伤性或手术引起乳糜池或淋巴干的损伤,或引起乳糜囊肿破裂;②阻塞性因素:多见于良性或恶性肿瘤,其中以淋巴瘤多见;③炎症性因素;④先天性因素:为儿童最常见原因,主要是淋巴系统发育异常,淋巴管某处的闭锁或狭窄,肠系膜淋巴干或乳糜池的裂隙,肠淋巴管的扩张等。成年人则多继发于腹部外伤、术后,或腹腔炎症及肿瘤。

【病理学】

腹腔内淋巴系统循环路径:腹腔毛细淋巴管逐渐形成淋巴管,后汇入肠干与后腹膜淋巴干,再进入乳糜池,最后通过胸导管进入静脉系统。人体摄入的脂肪 60%～70%(主要是长链脂肪酸)经胸导管入体循环。此外,胸导管还运送血管外血浆蛋白和肝脏白蛋白。由于腹腔淋巴干末端梗阻或运动障碍等因素,造成该淋巴干内压力增高,引起乳糜液渗漏于腹腔,导致乳糜腹的发生。儿童乳糜腹的发生多见于肠干与右腹膜淋巴干回流至胸导管前出现障碍,后腹膜淋巴瘘的形成及胸导管的闭塞。

【临床表现】

乳糜腹的临床特征明显。主要是腹部膨隆,腹壁静脉怒张,移动性浊音与振水声,腹腔穿刺抽出浑浊、牛奶样含乳糜的腹水。慢性乳糜腹患儿常伴有阴囊积液,发育差,营养不良及慢性脱水。急性乳糜腹患儿,乳糜迅速进入腹腔导致化学性腹膜炎,急腹症症状及体征明显,易误诊。

【诊断】

乳糜腹的诊断是依据腹腔穿刺,抽取腹水进行实验室分析。

儿童乳糜腹病因复杂、诊断困难。常见的方法包括:①淋巴管造影,这是一种侵入操作,在儿童中,特别是婴幼儿中实施有较大难度;②放射性核素淋巴管显像,具有创伤小、痛苦少等优点,适用于不宜做淋巴管造影的患儿。

【治疗】

乳糜腹的治疗通常先以非手术治疗为主。非手术治疗包括高蛋白膳食、低脂、补充只含中链甘油三酯的奶粉,以及经常腹部穿刺放腹水。如口服困难或效果不良,可停止口服改为全肠外营养。有学者报道使用奥曲肽有一定效果。

外科手术治疗的指征是非手术治疗失败,或能找到明确病因者。手术方法包括:①单纯结扎法;②腹腔静脉分流术;③淋巴结 - 静脉吻合术;④腹腔皮下组织分流术等。手术方法虽然较多,但疗效均不确定。从报道中发现手术成功率并不高,其中单纯结扎是各类手术成功率中最高的,成功率仅为 59%。

五、乳糜胸

乳糜胸(chylothorax)是指乳糜从淋巴系统溢出,进入胸腔内积聚的一种疾病。既可属于全身性淋巴管异常(GLA)的胸部表现,亦可为 CCLA 的单独表现之一。

【病因与病理】

导致乳糜胸发生的原因复杂。新生儿乳糜胸大多为先天性,可能为胸导管狭窄或先天性瘘,许多与肺淋巴管扩张症伴发出现,也有可能与产伤有关。儿童组原因以胸部损伤、手术、肿瘤及感染为多见,部分有可能由胸导管畸形导致。

【临床表现】

乳糜胸的临床表现主要包括胸腔积液导致的呼吸困难,大量乳糜丢失导致的营养障碍,淋巴细胞减少导致的免疫功能减退。

【诊断】

胸部 X 线片及 B 超可作为重要的诊断依据。明确诊断依靠胸腔穿刺,发现典型的乳糜成分。胸导管造影在儿童困难而复杂。放射性核素淋巴管显像有时有重要意义。

【治疗】

乳糜胸的治疗,在新生儿期以非手术治疗为主,为持续引流乳糜胸腔积液、呼吸支持、补充丢失的液体和肠外营养支持或补充含中链甘油三酯的低脂乳。

儿童期的治疗应以手术治疗为主,手术适应证为非手术治疗2～3周后,引流量大于100ml/d或15ml/(kg·d),或治疗中出现严重代谢障碍的患儿。

手术方法包括:①胸导管结扎;②胸导管结扎加胸膜腔闭锁术;③胸膜腹膜分流术;④胸膜部分切除术等。

(李长春　王珊)

第四节　淋　巴　水　肿

淋巴水肿在临床上与淋巴管畸形明显不同,由初始淋巴管和/或集合淋巴管功能缺陷引起,早期通常可以影响单侧或双侧下肢。淋巴水肿不像淋巴管畸形有明显界限,通常可累及完整的四肢或解剖区域。淋巴液在组织间隙积聚,如果清除不及时,可引起受累肢体逐渐肿大。

1934年,Allen将淋巴水肿分为原发性淋巴水肿和继发性淋巴水肿2类,前者是由先天畸形和淋巴管发育不完善导致的,后者是由正常淋巴系统发生阻塞并不断淤积导致的。继发性淋巴水肿最常见病因为寄生虫感染,其他包括治疗恶性肿瘤的后遗症(如淋巴清扫术或淋巴结放疗后)、穿透伤、细菌感染和手术导致的医源性损伤。

2011年,Schook等报道原发性淋巴水肿很少发生在成人,婴儿期发病占49.2%,幼儿期发病占9.5%,青春期发病占41.3%;男女之间无差别;91.7%的患者有下肢受累(单侧或双侧受累比例均等);18%的患者有生殖器淋巴水肿(绝大多数与下肢淋巴水肿相关,4%单独发生在生殖器,16%发生在上肢);12%为家族性淋巴水肿和综合征性淋巴水肿;女性倾向于发生在婴儿期(68%),男性则发生在青春期(55%)。

【病因和分类】

引起淋巴水肿的病因复杂,其临床分类方法很多,除部分继发性淋巴水肿的病因较明确外,有些是由淋巴系统解剖或功能上先天性异常导致,称为原发性淋巴水肿。有些继发性淋巴水肿同时伴有原发性淋巴水肿的发病机制,使分类更加困难。现介绍临床上较为常见的Ellen分类。

(一)原发性淋巴水肿

1. 早发性淋巴水肿　多发生于青春期女孩,此类患儿,在国外多见,中国较少见。本病原因尚不清楚,根据起病多在青春发育期或女性月经期等,推测可能与生殖系统的生理有关。青春期生殖器官迅速发育加重盆腔淋巴系统的负荷,从而导致下肢淋巴功能不全。有学者发现淋巴道近端有阻塞的可能。

2. 先天性淋巴水肿　先天性淋巴管发育异常,不能运输淋巴液造成下肢淋巴水肿。水肿多在出生时出现,也可数年后发生,男女发病率相等,部分病例有家族史。此病常与淋巴管瘤有关。

(二)继发性淋巴水肿

1. 恶性肿瘤细胞阻塞性淋巴水肿　成人多见,儿童少见。儿童多见于淋巴瘤、生殖器官肿瘤或骨骼肿瘤。肿瘤细胞阻塞淋巴管导致水肿。因此某些淋巴水肿的患者,应彻底寻找可能的病因。

2. 术后淋巴管水肿　一般多发生于恶性肿瘤淋巴结清扫术后或结核性淋巴结切除术后。可以发生在术后早期,也可发生在术后数月或数年后。这种晚期淋巴水肿既非肿瘤转移,也非炎症导致,可能是软组织纤维化逐渐加重,压迫残存的淋巴管并阻碍新的淋巴管再生,导致淋巴液积聚出现水肿。

3. 放疗后淋巴水肿　因放射性核素或深部X线放疗造成局部组织纤维化进而压迫淋巴管引起。

4. 损伤性淋巴水肿　任何损伤,如软组织挫伤、骨折、包扎过紧、石膏固定悬垂位及继发感染等因素均会造成淋巴管阻塞和组织纤维化,使肢体永久性水肿。

5. 丝虫病性淋巴水肿　这是中国发生较多的一种类型,由丝虫病感染反复发作导致下肢淋巴管感染、狭窄、闭塞和曲张,从而引起肢体水肿。由于丝虫病引起下肢淋巴水肿经常有丹毒发作,淋巴管破坏阻塞比较严重,因此皮肤及皮下组织增生,纤维化比较明显,皮肤角化增厚硬如皮革,甚至发生疣状增生及团块样增生物,肢体异常肿大,呈象皮肿改变。

6. 其他炎性淋巴水肿　最常见的是足癣和水疱引起的链球菌感染。由足癣诱发性淋巴水肿一般局限于足及足背,也可延伸至踝部。其他损伤或感染导致的慢性淋巴管炎,如擦伤、裂伤、手术切口、脓肿、疖、痈、烧伤、动物咬伤等均可造成淋巴水肿。

7. 丹毒发作丝虫病和其他感染导致的炎性淋巴水肿 具有反复发作的急性蜂窝织炎和急性淋巴管炎的特点。这些患者丹毒发作延绵日久，全身症状不重，局部温度升高，疼痛不明显，呈慢性感染病程，水肿非常顽固，休息后不消肿。淋巴水肿本身是诱发感染的良好条件，而感染又是造成炎症反应和组织纤维化的有利因素。

【病理】

淋巴水肿是由于淋巴组织畸形或功能负荷过大导致的间质中淋巴回流异常引起的慢性、渐进性组织肿胀。淋巴水肿可能原发于淋巴结或淋巴管的异常发育，也可能继发于淋巴结或淋巴管受损。2011 年 Schook 等关于淋巴水肿的研究资料中，青少年组中 97% 的病例属于原发性淋巴水肿，而几乎所有的成年患者都属于淋巴系统损伤导致的继发性淋巴水肿。淋巴水肿病理特征为淋巴道发育不全、萎缩或过度增生，常伴有淋巴结纤维化。

1957 年，Kinmonth 等证实，原发性淋巴水肿是由区域淋巴管结构的发育缺陷导致的淤滞性淋巴功能紊乱，将其分为淋巴发育缺如型、发育不全型和增生发育型 3 类。①淋巴发育缺如型：没有发育成形的皮下淋巴干，在婴儿期即发病者，多数可能没有明显的淋巴管。淋巴管道越稀少，症状出现越早，水肿也就越严重。②发育不全型：淋巴管道较正常人稀少和细小，绝大多数为此类（87%）。很大一部分表现为单侧肢体水肿，对侧肢体也常表现为淋巴管道减少或异常，但没达到患侧肢体水肿程度从而表现为无症状。③增生发育型：患者淋巴管曲张或有巨大淋巴管。这类患者常表现为单侧巨大扭曲的淋巴管，没有瓣膜或瓣膜缺陷，因淋巴淤滞和反流出现水肿。

新生儿淋巴水肿是全身的广泛性水肿，有不少见于遗传性疾病，尤其是染色体异常。Turner 综合征婴儿，手足可出现一过性淋巴水肿，并且可以复发。Noonan 综合征可表现为广泛的淋巴水肿、肠道淋巴管扩张和胎儿积水。Hennekam 综合征有典型的特征面容、癫痫、下肢或生殖器和面部淋巴水肿、小肠淋巴管扩张和智力迟钝。

一般认为，浅表的无瓣膜淋巴管引流到真皮的有瓣膜淋巴管，再引流到皮下淋巴管系统和深部淋巴管系统。皮下淋巴管系统和深部淋巴管系统被深筋膜隔开，2 个系统通过腹股沟和腘窝部淋巴结建立联系。

当淋巴系统存在解剖异常或负荷过重时，皮下组织即发生淋巴水肿。一旦淋巴水肿形成，富含蛋白的液体积聚在间质内，导致肿胀压力，产生持续性水肿，并导致淤滞、感染、脂肪沉积和纤维变性。这种循环过程进一步损害淋巴系统功能。由于免疫防御功能遭到破坏、向皮肤运输氧气减少和富含蛋白环境下利于细菌生长等因素，导致淋巴淤滞，增加了微小创伤引起感染的风险。随着时间的推移，机体对皮下水肿的反应因脂肪组织增生和纤维化，由开始的凹陷性水肿变成板块样肿胀。肢体继续因脂肪增生而变得肥大。

【临床表现】

淋巴水肿影响肢体末端，肿胀由末端向心性移动，并进行性加重。不伴发疼痛，亦极少出现溃疡。肢体脉搏正常，无浅静脉怒张。足趾呈方形，足趾背侧皮肤皱褶处增厚而无法提起（Stemmer 征）。淋巴水肿 - 双行睫综合征患者有双排睫毛表现。黄色趾甲常出现于胆汁淤积淋巴水肿综合征。

原发性淋巴水肿的并发症包括心理问题、穿鞋或穿衣困难、淋巴功能低下和感染。19% 的患儿有蜂窝织炎史，58% 的患儿有进行性加剧的水肿体积增大或症状恶化，25% 单侧下肢淋巴水肿患儿可发展为双侧下肢淋巴水肿，15% 的患儿有皮肤病损，包括过度角化、淋巴瘘、囊泡出血和疣状改变，仅 5% 的患儿出现步态障碍或关节运动受限等骨科表现。孤立淋巴水肿不伴其他脉管畸形时，通常不会出现典型的肢体轴向扩增。16% 男性生殖器淋巴水肿患儿主诉有排尿困难、尿道炎和 / 或包茎发生。长期淋巴水肿可导致淋巴管肉瘤样改变。

（一）常见临床表现

1. 肢体早期的淋巴水肿与一般性静脉性水肿相似，起病初期肢体肿胀多局限在远端。症状时轻时重，肢体肿胀程度随体位改变而改变。检查时肿胀处常有凹陷性压窝，皮肤柔软，出汗功能正常，无静脉曲张表现。双侧肢体受累发生在婴儿期更常见（63%），青春期则为 30%。少数患者可存在下肢、生殖器及上肢同时受累。

2. 增生随着病情的进展，瘀滞于组织间隙的淋巴液可刺激皮下组织发生纤维组织增生，逐渐取代皮下脂肪组织。同时皮肤表皮及真皮的淋巴管曲张及阻塞，淋巴液潴留，使表皮及真皮增殖，过度角化和增厚。临床表现为皮肤日渐粗糙，变厚，变硬呈团块状，弹性消失。检查时，凹陷性压窝亦不明显。肢体肿胀随体位改变的程度变小。若皮肤未并发感染，则增厚的速度较慢，一旦出现感染，皮肤增厚程度加速。

3. 肢体发生淋巴水肿后，如没有丹毒，则病情发展慢，程度亦轻。但大多数各种淋巴水肿容易发生丹毒，即溶血性链球菌引起的急性网状淋巴管炎，其症状十分典型。经过治疗，全身中毒症状常很快减轻，但局部症状消退缓慢，有时持续很久。丹毒发作过后，常有复发倾向，发作前无明显诱因。丹毒发作频繁的患儿，肢体呈慢性丹毒症状。此时淋巴水肿日益加剧，皮肤张力较大、发亮，皮下组织纤维化、增厚变硬。皮肤表面出现疣状增生物，增厚呈团块状，皮肤表面汗腺、皮脂腺均遭破坏，皮肤干燥异常，经常皲裂，渗出淋巴液，更加重感染的发作，最后发展成严重的象皮肿。

（二）不同病因淋巴水肿的特点

不同原因引起淋巴水肿有不同的特点，现将儿童常见原因引起的淋巴水肿分述如下。

1. 原发性淋巴水肿

（1）早发性淋巴水肿：发病年龄多在青春发育期，女性多于男性。如发生于下肢，尤以小腿以下为主。起病时，多数患者无明显诱因，少数在外伤后出现，持久不退，也有因足部感染或昆虫咬伤后出现。这类淋巴水肿亦会发生丹毒，但程度较轻，水肿在小腿以下持续较长时间，若感染发作频繁，症状会加重，蔓延全下肢，皮肤增厚变硬。

（2）先天性淋巴水肿：多在出生后即出现淋巴水肿，没有特殊原因或诱因。一侧肢体呈局部性或弥漫性肿大，无疼痛，无溃疡，无感染，患儿一般情况良好。

2. 继发性淋巴水肿　丝虫病淋巴水肿开始时小腿均匀性增粗，以中下 1/3 最为显著，皮肤光滑、柔软，手指加压后出现凹陷，抬高患肢或卧床休息后水肿明显消退，此时尚属淋巴水肿型。后期皮肤逐渐增厚，表面角化粗糙，坚硬如象皮，甚至出现疣状增生物、裂纹或溃疡。丝虫病淋巴水肿主要发生于下肢，其次为阴囊内、阴茎及女性外阴。

【检查及诊断】

1. 淋巴系闪烁造影（lymphoscintigraphy）　对淋巴水肿特异度达 100%、灵敏度达 92%，且无其他损害及并发症，淋巴系闪烁造影已经取代淋巴管造影（lymphangiography）成为"金标准"的影像手段，

用于诊断淋巴水肿，定量评估淋巴功能。

淋巴系闪烁造影的方法及原理：放射标记的胶体（常用硫黄过滤处理的 ^{99m}Tc）注入受累区域的远端真皮或皮下组织，因其为大分子蛋白，只被淋巴脉管系统回收。当出现区域淋巴结的运输延迟、皮肤反流和侧支淋巴通道时，表明向心性淋巴运输异常和淋巴水肿。淋巴系闪烁造影可以识别局部解剖阻塞，为分流手术做准备。

1981 年，O'brien 等报道淋巴管造影在技术上难以执行，患者可能出现染料的过敏反应，容易导致淋巴管炎（19%），并有可能导致淋巴水肿恶化（32%）。

2. CT 及 MRI 检查　对淋巴水肿的诊断灵敏度和特异度均不高。淋巴水肿呈现皮肤和皮下组织增厚，伴脂肪增多、扭曲和液体，筋膜下的组织则表现正常。显影正常患儿，偶可用 MRI 来帮助鉴别肢体水肿或过度生长的病因，如脉管异常、风湿性关节炎、脂肪水肿、韧带扭伤或腱鞘炎。

3. 其他　淋巴水肿无须超声检查，但超声检查可用来排除静脉疾病。病理检查仅显示非特异性炎症表现，淋巴水肿也无须活检。

淋巴水肿的症状比较明显，较易作出诊断，关键在于确定发病原因。可根据患者发作前有无肿瘤根治手术史、放疗史、腹股沟部手术史、丹毒发作史，血液检查有无血吸虫感染或曾在疫区居住史等，诊断患者是继发性淋巴水肿还是原发性淋巴水肿。淋巴系闪烁造影已经取代淋巴管造影，是肢体淋巴水肿有效的诊断方法，可以直接了解淋巴管的发育状况、阻塞和失效情况。淋巴结的形态，纤维化和有无肿瘤转移等改变，尤其对继发性肢体水肿的诊断特别重要。

【鉴别诊断】

淋巴水肿以病变累及肢端、凹陷性水肿、向近心端迁移等临床表现作为诊断依据，在某些特殊病例中需要与微囊型及巨囊型淋巴管畸形、毛细血管畸形、Klippel-Trenaunay 综合征、脂肪水肿或单侧肢体肥大症等其他原因引起的肢体水肿鉴别。

静脉疾病是单侧肢体水肿常见的原因。特征性的皮肤萎缩和极深的色素沉着，长时间的静脉淤滞，较易与淋巴水肿鉴别。另外，静脉性水肿表现为毛细血管灌注减少，皮肤颜色晦暗，并产生继发于灌注不足和缺氧的皮肤溃疡。而淋巴水肿时，微循环无灌注不足，皮质改变较轻，极少发生皮肤溃

痛。静脉性水肿可在肢体抬高数小时后迅速改善，而淋巴水肿则改善较慢，常需抬高患肢数天。

【治疗】

尽管淋巴水肿没有特异性治疗方法，但大多数原发性淋巴水肿无须手术，可以通过非手术治疗获得有效控制。

淋巴水肿是一个慢性过程，对于大多数患者来说，本病通常是一种终身疾病，目前无论什么治疗方法，其效果均不理想。有效的治疗是在皮下组织纤维化以前，采用各种手段引流淋巴液，移出富有蛋白的液体。治疗的目标是维持或尽可能减轻肿胀程度，降低感染风险，将皮肤改变减至最小。目前多数学者倾向于非手术治疗，其中公认最有代表性的包括烘绑疗法、复合物理疗法、苯并吡喃酮类药物及中药治疗。

（一）非手术治疗

1. 皮肤感染的预防和治疗　患者必须做到精心的皮肤护理，定期清洗和受累区保湿以防发生干燥、皮肤破损及蜂窝织炎。条件允许时尽量抬高患肢，穿鞋及长裤防止病变肢体受伤，趾间及鞋内每天使用抗真菌粉剂。若感染发生，应立即治疗，可经静脉注射抗生素。严格卧床休息，抬高患肢，直到感染控制，细小的病灶也可能引起严重感染，应高度重视。反复感染者应预防性使用抗生素。

2. 鼓励患儿锻炼　体育活动和肌肉收缩可以使肢体淋巴向心性流动。锻炼不但不会加重淋巴水肿，反而会改善肿胀。因此，多鼓励患儿锻炼，可以参加各种活动。

3. 饮食调节　低脂肪、低盐饮食以减少肥胖的发生率，因肥胖可以加剧淋巴水肿。但就饮食而言，无明确可以引发或加剧淋巴水肿的特定食物。

4. 压迫治疗　是原发性和继发性淋巴水肿的主要治疗手段。包括紧缩式服装充气压迫装置、按摩或绑带等。

（1）空气压迫泵治疗法和压迫气囊疗法：此法在国外比较常见，在淋巴水肿早期，明显的皮下纤维化发生前使用常有效。此疗法不宜单一使用治疗晚期非凹陷性淋巴水肿，因持续的压力可破坏、闭塞为数不多的淋巴管，阻碍淋巴回流。

（2）人工淋巴引流：通过按摩淋巴水肿肢体附近正常功能的淋巴管以改善淋巴回流，可增强残存淋巴管的功能。

（3）压迫法：使用弹力长袜或绷带缠裹，并使远端压力大于近侧，此法可以重建组织压，对皮下组织有机械性支持作用，可以预防淋巴液的再蓄积并增加淋巴流量。

5. 药物治疗　使用药物以减少组织间隙的淋巴液量及蛋白质。过去曾使用利尿剂，在儿童或青少年长期使用副作用甚大，且现认为其在治疗淋巴水肿方面没有什么价值并且有害，因其减少了肢体水含量，增加了组织间隙蛋白的浓缩，使皮下纤维化的过程加速。苯并吡喃酮类药物可以增加肢体组织间隙中巨噬细胞降解蛋白的速度，移出多余蛋白，减轻肢体重量并缓解不适，增加皮肤柔软性，促进慢性炎症消除，去除纤维化的刺激因素。但该药已经罕见，且治疗作用甚微，极少使用。

6. 中医治疗　烘绑疗法是中医治疗淋巴水肿十分有效的方法，是利用持续的辐射热作用，使患者皮肤血管扩张，大量出汗，局部组织间隙的液体回流入血流，同时有助于改善淋巴循环，此法具有疗效高、花费少、安全方便、易于推广的特点。此外，中药口服及熏洗疗法均有一定的作用。

（二）手术治疗

大多数原发性淋巴水肿患者不需要手术治疗，但以下情形需要手术干预：肢体或生殖器过于笨重而无法完成日常活动（不能正常穿衣等）；反复感染；患者对受累区外观不满意。手术获益必须大于手术风险、瘢痕和后遗畸形。青春期女性多数期望改观肢体外形，青春期男性则期望改善生殖器形态。

手术方式设计，一方面尽可能恢复淋巴管道的功能，另一方面切除过度肿胀的组织，改善功能和外观，降低感染的风险。但任何手术方法都是缓解性的，不能达到完全治愈。临床上常见的方法包括生理性外科、外科切除术、负压辅助脂肪切除术/吸脂术等。因远期效果持久且确定，吸脂术及分期皮肤皮下组织切除术受众更多。

1. 生理性外科　建立新的淋巴管联系通道来提高淋巴引流功能，包括联通淋巴通道、重建淋巴通道和促进淋巴管生长等方面，但远期效果并不十分明显。手术方式包括皮瓣转位手术、淋巴-静脉吻合的显微外科手术等。

2. 外科切除术　缩减肢体容积，去除受累组织，以减轻负荷。但外科手术切除术无治愈可能，需终身加压减轻水肿、感染和反复的脂肪沉积。

3. 负压辅助脂肪切除术/吸脂术　吸脂术因其出色的疗效、可靠的结果和并发症少，已经成为外科治疗的一线手段。以环绕抽吸、肿胀建立、动力辅助下套管装置为核心的现代吸脂术，不损伤淋巴管，也不影响淋巴引流，可以达到75%的减容率，可以增加皮肤血流，降低30%的蜂窝织炎年发生率，根本改善患者生活质量。

（李长春　王珊）

第五节　淋巴管畸形的非手术治疗及手术治疗

淋巴管畸形被认为是淋巴系统的良性病变，生长缓慢、很少自然消退，多数不断进展。若淋巴管畸形发生在特殊部位，则可能导致毁容、畸形、压迫重要器官引起功能障碍，造成长期后遗症，或发生严重并发症。同时，淋巴管畸形病变在遭受创伤、感染及发生囊腔内出血或不适当治疗后，常突然增大。因此，多数患者需采取积极恰当的干预措施。

以往认为手术是淋巴管畸形最主要的治疗手段，但目前淋巴管畸形的治疗方法多种多样，包括手术切除、激光治疗、硬化剂注射（如注射博来霉素、多西环素、无水乙醇及注射用 A 群链球菌）等综合治疗手段。但尚无一种方法可以治疗所有类型的淋巴管畸形。治疗方法的选择应根据患者的年龄，病变的类型、部位、大小，临床医师的经验综合考虑，在治疗方法的选择上，可单独运用某种方法，亦可多种方法联合运用或轮流运用。

【非手术治疗】

淋巴管畸形的非手术治疗方法很多，以往使用的热疗、放疗、激光治疗等，因局部损伤重，疗效差，副作用大，现多已停止使用。目前淋巴管畸形的非手术治疗主要采用局部穿刺抽液、硬化治疗、抗肿瘤药注射治疗等方法。

（一）局部穿刺抽液

局部穿刺抽液为姑息性治疗，应用于部分并发感染或出血、同时有较严重压迫症状，不适宜手术的患儿。但短时间内因囊腔内出血容易出现局部肿胀加重，穿刺后应加强止血及抗炎治疗，并密切观察压迫症状是否再次出现。

（二）硬化治疗

1. 适应证　硬化治疗适用于巨囊型和混合巨囊/微囊型淋巴管畸形，其疗效令人满意；但对微囊型淋巴管畸形则疗效较差。

2. 优点　相对于手术治疗，硬化治疗有以下优点：创伤小，不易损伤重要神经、血管、腺体、肌肉等组织结构；巨囊型效果良好、治愈率高、不易复发；操作简便，比较安全；外形恢复良好，无明显瘢痕。

3. 注意事项　进行硬化剂注射治疗时，应根据病灶特点，进行分部位、多次囊腔内注射，避免损伤重要神经、腺体等。一般应抽尽或接近抽尽每个囊腔中的淋巴液，再注入合适剂量与浓度的硬化剂。侵袭口底、咽旁、气道周围的患者，为避免治疗后肿胀引起的气道阻塞，治疗前需争取行气管切开术。若气管切开区域有病灶，可先行治疗。

4. 常用的硬化剂　目前常用的硬化剂包括博来霉素或平阳霉素、溶血性链球菌制剂注射用 A 群链球菌、多西环素、无水乙醇和泡沫硬化剂等。

（1）平阳霉素或博来霉素：博来霉素为复合药，主要成分为 A2；平阳霉素则是国产的抗肿瘤抗生素，由中国自主研制并投入临床应用。平阳霉素作用机制与博来霉素相似，进入瘤体后与细胞内 DNA 发生特异性结合，促使 Fe^{2+} 氧化成 Fe^{3+}，产生自由基，再作用于 DNA，抑制细胞 DNA 的合成和切断 DNA 链，从而干扰细胞的分裂和增殖，导致淋巴管内皮细胞的坏死，同时抑制淋巴管内皮细胞的生长，作为化学刺激物使淋巴管瘤间质纤维化，而达到治疗的作用。平阳霉素是细胞周期非特异性药物，对机体的免疫功能影响较少，对造血功能无明显影响。近年来，大量临床研究表明，博来霉素或平阳霉素注射治疗淋巴管畸形（微囊型和巨囊型）具有良好的效果。

1）注射剂量：博来霉素治疗巨囊型淋巴管畸形常用浓度为 1.5mg/ml（博来霉素 15mg+10ml 生理盐水，也可再加 1ml 地塞米松），博来霉素剂量为 1mg/kg，通常每次最大剂量不超过 15mg；平阳霉素注射浓度为 2mg/ml（平阳霉素 8mg+2ml 生理盐水 + 2% 利多卡因 1～2ml+1ml 地塞米松）。

2）注射方法：注射治疗方法为抽净囊液后保持针头原位再行注射；微囊型淋巴管畸形的药物浓度约为 1.5mg/ml，如平阳霉素 8mg+2% 利多卡因 2ml+2ml 生理盐水 +1ml 地塞米松，每次用药量成人 8mg，小儿一般不超过 4mg。宜从病变最明显的部位进针，向病变内注射药液至病变体表面明显肿胀、表面泡点变苍白为止。间隔 1 个月后重复注射，3～5 次为 1 个疗程。

3）不良反应：博来霉素或平阳霉素注射治疗不良反应较小，常见的不良反应包括发热、局部软组织肿胀、消化道反应、局部破溃坏死等，而过敏性休克、脱发、皮肤反应及白细胞降低等相对少见。过敏性休克可在治疗多次后才发生，长期使用博来霉素或平阳霉素的最令人担心是其肺毒性。

肺毒性的发生与剂量大小密切相关。据博来霉素经静脉化疗的文献报道，经静脉使用博来霉素累积剂量<450mg 时，肺毒性发生率为 3%～5%；>450mg 时，肺毒性发生率明显升高。累积剂量＞160mg 时即有引起肺纤维化的风险。因此，一般用于治疗淋巴管畸形的总剂量建议不超过 100mg。

博来霉素或平阳霉素过度注射可导致注射组织发育不良和缺损，治疗早期并无表现，但后期可能严重影响外观，需引起重视。

使用博来霉素或平阳霉素偶可引起过敏反应，多发生在多次注射后。过敏反应发病急，症状严重，如准备不足，抢救不及时，可导致患者死亡，必须引起高度重视。因此，建议在心电监护下进行治疗，并提前准备好地塞米松及肾上腺素等急救药品或设备或将地塞米松与博来霉素或平阳霉素一起注射。

（2）注射用 A 群链球菌：详见本章第六节。

超声实时引导病灶内注射治疗淋巴管畸形的药物，注射简单、直接有效且并发症少。药物注射通常凭借经验进行盲穿，对位置较深、体积较大、血流丰富的病灶，注射部位或剂量难以准确控制，易出现残存复发，也易出现并发症。应用超声实时监测，不仅可追踪注射部位，还可及时发现残留小病灶，有助于提高治疗效果，减少并发症。

应用超声监测治疗有助于估算注射药物的剂量，量化治疗标准和效果。超声实时引导药物注射部位精准，可使药物在病灶内保持较高浓度，以达到更好的治疗效果，也避免了严重并发症的发生或病灶残留。对位置较深或部位特殊的病变，超声引导下局部注射还能够选择最佳注射部位，可有效避开重要血管、神经、肌腱等，减少并发症的发生。

超声引导治疗前，可利用超声评估病变大小及层次，估算注射范围及药物剂量；术中，超声可用

于设计进针路径及注射针数，病变范围大时选择多点注射，保证药物均匀地分散于病灶，避免重复操作，以减少周边正常组织的损伤。

（三）口服药物西罗莫司治疗

药物治疗是目前淋巴管畸形治疗研究的热点。*PIK3CA* 突变可增强其与细胞膜的结合和 / 或激活其激酶，导致 AKT/mTOR 级联激活，AKT/mTOR 级联调节细胞生长、增殖和迁移。

目前，最广泛被使用的药物为西罗莫司。西罗莫司是 mTOR 受体抑制剂。mTOR 在细胞合成分解代谢、细胞运动、细胞生长及血管生成方面均起关键的作用。mTOR 通路可以调节作为淋巴管生成和血管生成的关键调节因子——VEGF，其影响脉管的生成。西罗莫司的主要靶向蛋白为 mTOR，属于磷脂酰肌醇 3 激酶（phosphoinositide 3-kinase，PI3K）相关激酶家族下游的信号转导因子，在细胞增殖生长、血管发生中起重要作用，越来越多研究发现，西罗莫司能有效治疗脉管异常。

脉管畸形包括来源于毛细血管、静脉、动脉、淋巴管的畸形，导致脉管结构异常，临床上用介入、手术等方式进行治疗。然而，可通过手术治愈的患者数量有限。普萘洛尔、皮质类固醇等已广泛应用在血管瘤的治疗中，但仍无法用于脉管畸形的治疗中。

在淋巴管畸形治疗方面，西罗莫司的优势主要在于不适用于硬化治疗或手术切除的弥散性微囊型淋巴管畸形或无法手术的淋巴管畸形（如眶内淋巴管畸形），可通过该药物口服治疗减小病灶体积，为进一步手术切除创造条件。

根据目前的病例报道及临床试验结果，建议严重的淋巴管畸形，如 GLA、KLA、Gorham-Stout 综合征及弥漫型淋巴管畸形，可在患者知情同意下使用。初始剂量为 0.1mg/（kg·d）或 0.8mg/（m²·d），后续调整剂量使血药浓度维持在 10～15ng/ml，婴幼儿患者需同时口服复方磺胺甲噁唑，以预防肺部感染。

已有的临床报道，西罗莫司临床耐受性较好，不良反应主要包括口腔黏膜炎、头痛、恶心、头晕、鼻出血、高血压和关节疼痛等，这些不良反应与剂量相关，并且为可逆性的，尚未发现西罗莫司具有明显的肾毒性。实验室检查异常包括血小板减少、白细胞减少、血红蛋白减少、高甘油三酯血症、高胆固醇血症、高血糖、转氨酶升高、乳酸脱氢酶升

高、低钾血症、低镁血症等。同时，与其他免疫抑制剂类似，西罗莫司有增加感染的机会，并有导致感染死亡的病例报道，故在婴幼儿患者中应谨慎使用。

（四）高频电凝治疗

高频电凝治疗是通过连接高频电凝治疗仪的微电极针穿刺至淋巴管畸形病变内直接作用于病变中的畸形淋巴管，导致淋巴管壁结构破坏、无菌性炎症及腔内血栓形成、蛋白坏死凝固等病理变化，最终导致畸形淋巴管的机化闭塞。体表浅层及黏膜部位，特别是由细小淋巴管组成的网状薄层病变，当局部硬化剂注射治疗受限制时，可选择高频电凝治疗。

1. 适应证　高频电凝治疗的适应证为体表浅层及黏膜（舌、口腔内）部位的淋巴管畸形（微囊型）。

2. 治疗方法　通过临床、超声和/或 MRI 可明确病变范围，需行常规的术前检查，可根据病变部位和范围选择麻醉方式。术区消毒后在病灶周边或表面刺入微电极针，间断开启电凝模式，每次通电 1～2 秒，电量输出多在 5～10W。当微电极针周围组织硬化后，改变针头的深度和方向重复治疗，距离病变边缘约 3mm 处停止放电，以避免损伤正常组织。多次进针的针距约 5mm，重复上述治疗直至覆盖全部病变组织。

3. 注意事项　高频电凝治疗的注意事项包括：①病变表面有溃疡及感染时不宜进行治疗；②安装心脏起搏器的患者慎用该方法；③治疗后局部肿胀可延续 3～5 天，之后可逐渐缓解；④局部坏死组织的吸收需 3～6 个月，再次治疗通常间隔 3～6 个月。影像学显示异常淋巴管明显减少、外观改善时停止治疗。

（五）其他

以往有学者采用尿素局部注射治疗淋巴管瘤，利用尿素在局部的高渗作用使淋巴管内皮细胞碎裂、坏死，从而达到治疗目的，且尿素可经人体代谢后排出，副作用小。但尿素治疗，局部疼痛重，注射次数多，疗效较平阳霉素及注射用 A 群链球菌差，现已较少使用。同时使用硬化剂局部治疗，也存在同样的问题，且局部坏死及感染的并发症多，也不宜推广。亦有学者报道运用亚甲蓝局部注射取得满意的效果，其疗效有待进一步观察及总结。

【手术治疗】

手术治疗是过去最主要的，甚至是唯一的治疗手段，但随着硬化治疗等的开展和经验的积累，目前不主张毫无选择地对任何类型的淋巴管畸形都进行手术切除，只有极少数病例需要在婴幼儿期行手术切除。尽管淋巴管畸形呈缓慢增大倾向，但并不会侵袭周围组织。局限性巨囊型病变可以手术完全切除，但弥漫性微囊型病变完全切除很困难。

（一）手术适应证

1. 病灶较小，位置较好，可完全切除。

2. 有症状的微囊型淋巴管畸形。

3. 硬化治疗后仍有症状的巨囊型及混合巨囊/微囊型淋巴管畸形。

4. 有危及生命的并发症者。

5. 对外观影响较大者。

（二）手术原则

1. 淋巴管畸形为良性病变，术中必须保留病灶区重要神经、血管等结构，大多数情况下手术方式为次全切除或部分切除更为恰当。残留的病灶可通过注射硬化剂等进一步综合治疗。

2. 头面部淋巴管畸形，或巨囊型舌骨下和舌骨上淋巴管畸形，全切除或次全切除的可能性较大。双侧舌骨上伴有上呼吸道压迫的淋巴管畸形只能行部分切除，术后应注意水肿引起的上呼吸道压迫症状。气管切开和放置胃管对预防压迫很重要。

3. 颈部双侧较大病灶并伴有上呼吸道压迫的患者，手术切除应为首选治疗方法。手术必须将单侧或双侧颈部功能性结构解剖清楚，若病灶过大可分期手术。

4. 弥漫性微囊型淋巴管畸形手术切除具有很大的挑战性，其病灶浸润周围组织及器官，使解剖结构不清楚，难以分辨其边界。

5. 对于大面积病灶，需同时联合应用激光、硬化等方法。

（三）手术要点

1. 如果病灶体积不大，有一定边界者，手术切除一般不困难，应在正常组织表面切开皮肤、皮下组织，在肿瘤包膜外用止血钳分离，直至将肿瘤全部切除。

2. 巨囊型淋巴管畸形，手术时于肿瘤表面沿皮纹改做横梭形切口，切口要充分，切除皮肤范围应根据肿瘤的大小决定。肿瘤有完整的包膜，找到包膜后，应紧贴包膜做钝性剥离。先剥离肿瘤的浅面,一般比较容易,肿瘤的深面通常突入动脉、静脉、神经或浸润重要脏器。

3. 在剥离肿瘤深面时,应在直视下,看清周围组织后再耐心仔细地进行,直至将肿瘤完整切除,以免损伤邻近的重要结构,如血管和神经分支。颈内静脉、颈动脉和臂丛分支比较粗,易于识别和剥离,但舌下神经和面神经下支比较纤细,易被忽略造成损伤,导致面部畸形。

4. 因病变大多囊壁菲薄,极易撕裂,造成淋巴液溢出,囊肿萎瘪,很难找出其边缘,所以术中避免使用器械夹持,一旦囊肿破裂,应将裂口结扎,以免给继续剥离造成困难。

5. 任何小块囊壁的残留都有复发可能。完全切除困难、勉强分离有损伤重要组织器官的风险时,可残留部分囊壁,采用 1% 的碘酒涂抹数次破坏其活力,能有效避免复发。

6. 如囊肿特别巨大,解剖分离有很大困难时,可考虑行分期手术。凡是已发生感染的病例,都不应行手术切除,应待感染控制后,再行择期手术。

（李长春　王珊）

第六节　沙培林与 OK-432 注射治疗淋巴管瘤

荻田修平(Syuhei Ogita)教授生前创用淋巴管瘤的注射用 A 群链球菌(OK-432)治疗方法,造福于全世界的大量患者。同时,多年来致力于中日友好,救治过多数的中国患儿。作者在与荻田修平多年的合作研究中方也得到巨大的支持和帮助。在此文发表之际谨向这位良师、益友致以衷心感谢和沉痛悼念。

国内外曾使用博来霉素、尿素、无水乙醇等多种药物注射治疗淋巴管瘤。尿素、无水乙醇等因为疗效不确定或毒副作用太大已被淘汰。博来霉素或平阳霉素仍在使用,但该药物为抗肿瘤药,除常见抗肿瘤药的毒副作用外,其非剂量相关性肺纤维化的并发症使其推广受限。

20 世纪 80 年代末日本学者荻田修平(Syuhei Ogita)创用 OK-432 注射治疗淋巴管瘤的方法,开始在日本、欧美等国家广泛应用于临床,取得良好的效果。自从第一次使用 OK-432 治疗淋巴管瘤以来,有报道的并发症很少见,且 OK-432 相对于其他硬化剂的主要优点是没有病灶性纤维化,目前国际上认为可以作为一种安全有效的方法在临床广泛应用。

【发展概况】

OK-432(pacibanil),是由人类 A 群酿脓链球菌低毒株制成的冻干孵育混合物,最初作为非特异性的免疫增强剂应用于恶性肿瘤,特别是恶性胸腔积液、腹水的治疗。1987 年,日本京都府立医科大学小儿外科荻田修平等首次通过病灶内注射 OK-432 治疗淋巴管瘤,发现其能明显收缩瘤体随后治愈,取得极好的临床治疗效果。由于荻田修平及其同事们的推广,本疗法已经成为日本、欧美治疗淋巴管瘤,特别是作为治疗囊性淋巴管瘤的首选方法。

自 20 世纪 80 年代末至今,国际上各大洲已经有百余篇应用 OK-432 治疗淋巴管瘤的报道,绝大多数取得很好的治疗效果。得益于荻田修平帮助,笔者在国内首先引入 OK-432 治疗淋巴管瘤的方法,并于 90 年代初带 1 例国内患儿去日本京都接受治疗,同样取得很好的治疗效果。但该药物由于中国没有进口,正式获得困难,影响了其在国内的使用。

20 世纪 90 年代,上海医药工业研究院开发研制了中国同类药物注射用 A 群链球菌(沙培林),并于数年后正式投入到临床应用中。中国高解春首次将沙培林用于中国小儿淋巴管瘤的治疗中。

【治疗机制】

OK-432 与沙培林注射治疗淋巴管瘤的作用机制可能是完全相同的。通过临床与动物实验的结果推测,可能是通过抑制淋巴管瘤内异常淋巴管的内皮细胞生长和化学刺激物使间质纤维化增生的双重作用而达到治疗目的。从组织学来看,对间质较多的类型如单纯性和海绵状淋巴管瘤的作用较差,而对间质少的类型如囊性淋巴管瘤的作用较好。

OK-432 在淋巴管瘤中的作用机制可能是在 OK-432 注入囊腔后立即引起炎症反应,包括中性粒细胞、巨噬细胞等炎症细胞浸润至囊腔内,同时产生大量的白介素 -6,NK 细胞的活性增强,辅助性 T 细胞和细胞毒性 T 细胞的数目增加。肿瘤坏死因子(tumor necrosis factor, TNF)能使血管内皮增加对炎性细胞的通透性,而注射 OK-432 后,囊内淋巴液中 TNF 水平增加,同时巨噬细胞、中性粒细胞明显增多,表明这些细胞有可能产生 TNF。因此,有学者认为 TNF 是 OK-432 作用机制中的重要因子,可使内皮细胞坏死,并增加细胞通透性导致细胞凋亡。囊性淋巴管瘤,于抽吸囊液后注射药物,通过刺激淋巴管内皮细胞产生无菌炎症反应,使纤维组织增生,淋巴管闭塞从而达到缩小甚至使囊性瘤体完全消失的目的。海绵状或混合性淋巴管瘤,通常仅能抽出少量囊液或囊液几乎不能抽出,荻田修平认为通过多点瘤体内穿刺抽吸和药液注射,可使药液扩散至瘤体的相当范围。同样可能刺激淋巴管内皮细胞产生无菌炎症反应,使纤维组织增生。但由于间质较多,显效率较囊性淋巴管瘤差。

OK-432 与沙培林是一种非特异性免疫增强剂,无任何类似抗肿瘤药的毒副作用,可以安全使用。

【适应证的选择】

1. 不同淋巴管瘤类型的选择　OK-432 注射治疗可用于原发性淋巴管瘤,部分术后复发或术后淋巴积液反复抽液无法治愈的病例也可试用该方法治疗。

注射治疗淋巴管瘤的类型,结合笔者经验及相关文献报道,笔者认为 OK-432 与沙培林对囊性淋巴管瘤的治疗效果是确实的,取得 60%～75% 治愈率的极好效果。因此该种治疗方法应作为囊性淋巴管瘤的首选治疗方法。并且有研究显示,OK-432 治疗较大的囊性淋巴管瘤(＞1cm)效果更为显著。

海绵状或混合性淋巴管瘤,尽管治愈率及显效率为 45%～50%,但对无法手术切除的部位或器官的海绵状、混合性淋巴管瘤,本治疗方法却十分重要。有多数报道在瘤体广泛累及颈部、口底及舌体的病例都取得了良好的治疗效果。因此,海绵状或混合性淋巴管瘤,特别是无法手术治疗的病例,注射治疗也可以作为首选方法选用。

2. 治疗的适宜年龄　最初荻田修平提出应限制为 3 个月以上的患儿,但后来有多数 OK-432 安全、有效注射治疗的新生儿病例的报道,甚至有日本学者成功治疗 1 例妊娠 26 周的胎儿颈部巨大囊性淋巴管瘤的报道。笔者治疗的所有病例均为 2 个月以上,在对应注射后的发热、疼痛等并发症时未出现明显无法耐受的问题。笔者认为基于安全性考虑,如果不是特别危急,可待患儿 2～3 个月后再行治疗。

3. 注射治疗的相关术前准备　所有患儿均应在证实青霉素皮试阴性后再实施注射治疗。实施前向家属讲明治愈的可能性、治愈率及可能的毒副作用,并签署知情同意协议书。初次治疗时全部收住入院治疗,以后的再次治疗可视情况选择住院或门诊治疗。

【治疗方法】

1. 注射药物的剂量与配制　关于用药剂量,原则初次应用时不超过 2KE。治疗 6 周后,如果判断淋巴管瘤仍有存留,需要进一步治疗时可进行下一次的注射治疗,在以后追加治疗时以每次不超过 3KE 为宜。用药的剂量主要取决于瘤体的大小和类型,不以患儿的年龄与体重进行调节。

沙培林与 OK-432 的用药浓度及治疗方法完全相同。将 1KE 沙培林或 OK-432 溶于 10ml 的生理盐水中,配成 1KE/10ml 浓度。位于颈部与大血管关系密切或口底、舌体等部位治疗时需要患儿绝对安静,采用静脉麻醉。其他情况则应用利多卡因局部麻醉,麻醉后局部碘附常规消毒。

2. 注射治疗方法　囊性淋巴管瘤,应尽量抽净囊液,然后在囊内注入相同容量的沙培林或 OK-432 溶液(图 29-5,图 29-6)。多量抽出淋巴液者,注入药液的剂量也原则不超过 20～30ml。

海绵状淋巴管瘤,通常仅能抽出少量囊液或囊液几乎不能抽出。此时可在瘤体内 3～4 处多点穿刺注入药液。本组所有病例治疗后的皮肤局部均未见明显改变,无任何瑕疵存留。

【疗效评价】

治疗效果的判断在注射治疗后 2 个月进行。参考荻田修平教授制订的方法,应用如下 4 级的判断标准。

1. 治愈　体格检查及 B 超检查证实肿瘤完全消失或仅残留小的硬结。

2. 显效　体格检查及 B 超检查证实瘤体缩小 50% 以上,在外观上获得相当程度的改善。

3. 微效　体格检查及 B 超检查证实瘤体缩小,但在 50% 以下。

4. 无效　体格检查及 B 超检查不能证实瘤体缩小。

【并发症与毒副作用】

因为 OK-432 与沙培林均为青霉素类制剂,可能发生的过敏性休克或其他的过敏反应是最严重的并发症。因此,青霉素呈过敏反应阳性者应避免选用本治疗方法。

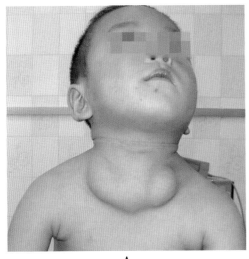

A

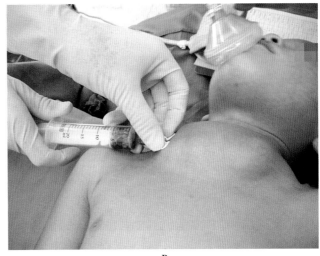

B

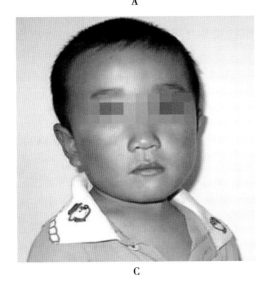

C

图 29-5　囊性淋巴管瘤的 OK-432 治疗

A. 颈部囊性淋巴管瘤；B. 抽出不凝固的暗红色血性淋巴液，行 OK-432 注射治疗；C. 2 次 OK-432 注射治疗后，肿瘤完全消失。

　　笔者体会注射治疗后几乎全部病例均有程度不等的局部疼痛、肿胀。12～24 小时后局部肿胀开始明显，甚至几天内会超过注射前的大小，同时发现肿块变硬。多于 10～15 天肿块开始缩小，至治疗后 1.5～2.0 个月时肿瘤的缩小会停止，此时判断本次的疗效。

　　注射治疗后绝大多数会伴有持续 1～4 天的发热，体温 37.5～39.0℃。多于注射后 4～6 小时出现发热，12～36 小时达高峰，后逐渐消退。发热的程度可能与患儿个体差异有关，与剂量及药物无明

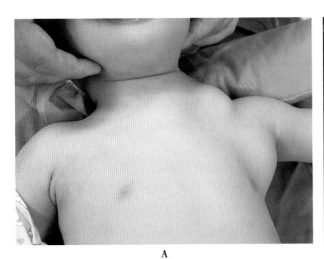

A

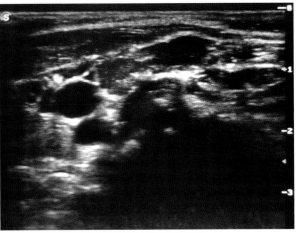

B

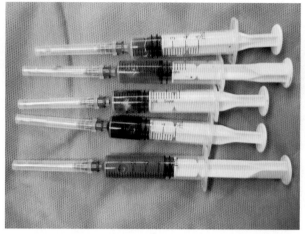

C

图 29-6　多囊性淋巴管瘤的沙培林治疗

A. 左胸壁及腋下多囊性淋巴管瘤；B. 超声表现；C. 抽出淡黄色、暗红色等不同颜色的不凝固的淋巴液，提示多囊淋巴管瘤且部分合并囊腔内出血。

显相关性。极个别沙培林注射者在注射处发生感染且有脓肿形成，需切开引流。余无明显其他并发症。治疗后的皮肤局部均未见明显改变，无任何表皮的瘢痕存留。

【不良反应】

沙培林说明书中表述的不良反应和注意事项如下。

1. 皮下注射部位可出现不同程度疼痛、红肿硬结、水疱等不良反应。反复注射时应注意避开同一部位，疼痛剧烈时可用 0.2% 利多卡因稀释本品。

2. 可能有发热、过敏反应。必要时对症处理，发生过敏反应时应及时停药。

3. 可能有轻度、暂时性的血红蛋白或红细胞减少，也可能有轻度、暂时性的白细胞增多。

4. 很少有血中碱性磷酸酶、谷草转氨酶、谷丙转氨酶升高现象，若发生此类反应，应采取停药等适当措施。

5. 有时表现为食欲减退、恶心、呕吐、腹泻等症状。

【禁忌证】

1. 有青霉素过敏史者禁用。

2. 有心脏病、肾脏病，特别是患过风湿性心脏病者禁用。

3. 本人或其直系亲属有容易产生哮喘、皮疹、荨麻疹等情况者禁用。

【沙培林与 OK-432 注射治疗淋巴管瘤的对比分析】

20 世纪 80 年代末日本学者荻田修平创用 OK-432 注射治疗淋巴管瘤的方法，并取得良好效果，但该药获得困难，影响了其在中国的使用。同类药物沙培林在中国生产以后，为本方法在中国的应用提供了条件。

为探讨该疗法在我国临床应用的可行性，董蒨对中国沙培林与日本 OK-432 注射治疗淋巴管瘤的效果与毒副作用等进行对比分析。1993 年 5 月至 2005 年 5 月门诊及住院进行注射治疗的资料完整的病例共 86 例。年龄为 2 个月至 11 岁，平均 2 岁 7 个月。1998 年以前病例以应用 OK-432 为主，OK-432 由荻田修平教授惠赠或由家长购自国外。1998 年以后病例以应用沙培林为主。

囊性淋巴管瘤共 67 例，主要位于颈部、腋窝以及胸、腹壁，40 例接受沙培林注射治疗，28 例接受 OK-432 注射治疗。19 例为混合性或海绵状淋巴管瘤，主要位于舌体、颈部合并口底及四肢，12 例进行沙培林注射治疗，而 7 例应用 OK-432 进行注射治疗。病灶大小中位值为长径 8.4cm（2.3～16.2cm）。沙培林与 OK-432 的注射治疗，囊性淋巴管瘤都取得满意的疗效。沙培林治疗组治愈率达 77.5%，OK-432 治疗组达 81.4%，两者总体治愈率达 76.1%，总显效和治愈率达 91%。两组患儿接受治疗的次数为 1～7 次，少部分囊肿小者经一次注射即治愈，而囊肿大或多个大囊者通常需要多次注射治疗。如需要多次治疗者，注射时间间隔 2 个月。尽管两组的数字结果稍有差异，但无明显统计学意义。说明两组在治疗囊性淋巴管瘤时疗效是基本相等的。共 5 例微效或无效的病例在注射治疗 2～3 次后，家长不满意而转为手术治疗，两组均有转入手术的病例。

海绵状和混合性淋巴管瘤的疗效较囊性淋巴管瘤明显为差。沙培林治疗组治愈率达 16.7%，OK-432 治疗组达 14.3%，两者总体治愈率达 15.8%，总体显效和治愈率达 47.5%。两组患儿接受治疗的次数为 3～9 次，3 例位于颈部、口底和舌体的海绵状和混合性淋巴管瘤病例,治疗前表现为局部的巨大瘤体肿物,由于舌体布满海绵状淋巴管瘤,口腔无法容纳巨大的舌体,有 1/3 舌体终日伸于舌外,给患儿带来极大的痛苦。经 6~9 次全身麻醉下的注射治疗,瘤体明显消失,舌体完全还纳并可正常发声和讲话。取得令家长十分满意的治疗效果。3 例中 1 例应用 OK-432,2 例使用沙培林,疗效均为显效。海绵状和混合性淋巴管瘤有 7 例位于肢体,合并严重局部疼痛的病例局部注射后有明显的缓解疼痛的效果,但瘤体缩小的效果不明显。1 例病变布满左上肢,反复发作破溃、感染并伴有严重疼痛。曾注射 OK-432 3 次,局部疼痛改善,但终因整个肢体感染、痛苦难忍,在患儿及家长强烈要求下行截肢术。

对两组治疗并发症进行对比分析,全组治疗中无 1 例发生严重过敏反应,注射治疗后全部病例均有程度不等的局部疼痛、肿胀。12~24 小时后局部肿胀开始明显,甚至几天内会超过注射前的大小。但多于 10~15 天开始缩小,至治疗后 1.5~2.0 个月时肿瘤的缩小会停止,此时判断本次的疗效。

两组注射治疗后均有持续 1~4 天的发热,体温 37.5~39.0℃。多于注射后 4~6 小时出现发热,12~36 小时达高峰,后逐渐消退。OK-432 注射治疗后的体温为 38.4℃±0.8℃,沙培林注射治疗后的体温为 38.7℃±0.9℃,两组间无显著性差异。发热的程度似与患儿个体差异有关,与剂量及药物无明显相关性。1 例沙培林注射者在注射处发生脓肿而

需切开引流,另 1 例 OK-432 注射后发生注射后喘鸣,考虑为纵隔病灶增大导致气管部分梗阻,给予紧急手术切除。余无明显其他并发症。

笔者认为 OK-432 与沙培林是一种非特异性免疫增强剂,无任何类似抗癌药的毒副作用,可以安全用于原发性淋巴管瘤的治疗。部分术后复发或术后淋巴积液反复抽液无法治愈的病例也可试用该方法。注射治疗淋巴管瘤的类型,以本组经验并结合文献报道,认为对囊性淋巴管瘤的治疗效果是确实的,取得 60%~75% 治愈率的极好效果。因此该种治疗方法应作为囊性淋巴管瘤的首选治疗方法。海绵状或混合性淋巴管瘤通常仅能抽出少量囊液或囊液几乎不能抽出,通过多点瘤体内的注射,可使药液扩散至瘤体的相当范围。尽管治愈率及显效率约为 45%,但对无法手术切除的部位或器官的海绵状、混合性淋巴管瘤,本治疗方法却非常重要。本组中瘤体广泛累及颈部、口底及舌体的病例都取得了良好的治疗效果。因此,海绵状或混合性淋巴管瘤,特别是无法手术治疗的病例,也可以作为首选方法选用。

通过本组的对比分析研究证实,OK-432 与沙培林注射治疗淋巴管瘤都取得相似的令人鼓舞的良好效果,其毒副作用也无明显的统计学差异。注射疗法简单、方便,并可避免手术可能出现的神经损伤和外观容貌毁损等副作用,因此沙培林注射治疗淋巴管瘤可以作为一种安全有效的方法在临床应用。典型病例详见图 29-7、图 29-8。

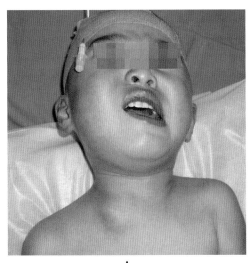 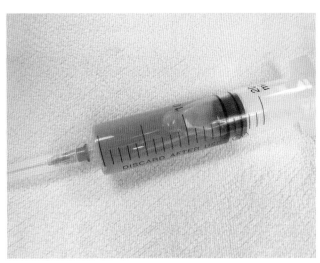

A　　　　　　　　B

图 29-7　右颈部囊性淋巴管瘤的治疗

A. 5 个月时行手术治疗,术后发生右侧面神经损伤,口角歪斜,术后 4 年复发;B. 准备行沙培林注射治疗,抽出淡黄色淋巴液。

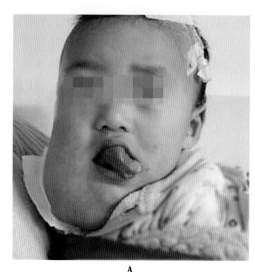 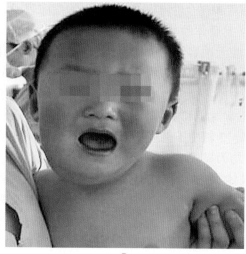

A   B

图 29-8　囊性淋巴管瘤的沙培林治疗
A.颈部囊性淋巴管瘤,累及颈部及口底;B.进行4次沙培林注射治疗后,肿瘤明显消退,取得显效。

【注意事项】

1. 所有患儿均应在证实青霉素皮试阴性后再实施,实施前向家属讲明治愈的可能性及可能的毒副作用,并签署知情同意协议书。初次治疗时全部收住入院治疗,再次治疗时可视情况选择住院或门诊治疗。

2. 本品含有青霉素,使用时应注意观察过敏反应的发生。如发生休克样症状,应立即停药并对症治疗。原产的 OK-432,要求只要进行过青霉素皮试,证实为阴性者可以连续使用。沙培林根据生产厂家的用药注意事项的要求,停药 1 周以上者,再使用本品应重新做青霉素皮试,给药剂量仍宜从小剂量开始,慎重用药。

3. 每一瓶制品溶解后,应按规定一次用完,不得多次使用。

4. 腔内注射治疗恶性胸腔积液时,应先抽尽胸腔积液。

（董　蒨）

参 考 文 献

[1] MULLIKEN J B, BURROWS P E, FISHMAN S J. Mulliken and Young's vascular anomalies: hemangiomas and malformations[M]. 2nd ed. New York: Oxford Academic, 2013.

[2] OLIVIERI B, WHITE C L, RESTREPO R, et al. Low-flow vascular malformation pitfalls: From clinical examination to practical imaging evaluation—Part 2, venous malformation mimickers[J]. AJR Am J Roentgenol, 2016, 206(5): 952-962.

[3] CRAMER S L, WEI S, MERROW A C, et al. Gorham-Stout disease successfully treated with sirolimus and zoledronic acid therapy[J]. J Pediatric Hematol Oncol, 2016, 38(3): e129-e132.

[4] NITSCHKÉ M, BELL A, KARAMAN S, et al. Retrograde lymph flow leads to chylothorax in transgenic mice with lymphatic malformations[J]. Am J Pathol, 2017, 187(9): 1984-1997.

[5] LI J L, WU H Y, ZHONG W, et al. Treatment and prognosis of fetal lymphangioma[J]. Eur J Obstet Gynecol Reprod Biol, 2018, 231: 274-279.

[6] PANI E, MARTIN A, BUCCOLIERO A, et al. Giant ovarian lymphangioma: case report and review of the literature[J]. Fetal Pediatr Pathol, 2018, 37(4): 263-269.

[7] BEVACQUA M, BALDO F, PASTORE S, et al. Off-label use of sirolimus and everolimus in a pediatric center: a case series and review of the literature[J]. Paediatr Drugs, 2019, 21(3): 185-193.

[8] RICCI K W, HAMMILL A M, MOBBERLEY-SCHUMAN P, et al. Efficacy of systemic sirolimus in the treatment of generalized lymphatic anomaly and Gorham-Stout disease[J]. Pediatr Blood Cancer, 2019, 66(5): e27614.

[9] CURRY S, LOGEMAN A, JONES D. Sirolimus: a successful medical treatment for head and neck lymphatic malformations[J]. Case Rep Otolaryngol, 2019, 2019: 2076798.

[10] TAGHINIA A H, UPTON J, TRENOR C C 3rd, et al. Lymphaticovenous bypass of the thoracic duct for the treatment of chylous leak in central conducting lymphatic anomalies[J]. J Pediatr Surg, 2019, 54(3): 562-568.

[11] POROES F, PETERMANN D, ANDREJEVIC-

BLANT S, et al. Pediatric cystic lymphangioma of the retroperitoneum：a case report and review of the literature［J］. Medicine（Baltimore）, 2020, 99（28）：e20827.

［12］ ITKIN M, CHIDEKEL A, RYAN K A, et al. Abnormal pulmonary lymphatic flow in patients with paediatric pulmonary lymphatic disorders：diagnosis and treatment［J］. Paediatr Respir Rev, 2020, 36：15-24.

［13］ MEIRELLES D P, DO COUTO A M, SILVA L V O, et al. Oral lymphatic malformations：a multicenter study of 208 cases and literature review［J］. Head Neck, 2021, 43（11）：3562-3571.

［14］ LIU X W, CHENG C, CHEN K, et al. Recent progress in lymphangioma［J］. Front Pediatr, 2021, 9：735832.

［15］ DU Y, ZHANG J N, ZHU L L, et al. Haemolymphangioma of the small bowel mesentery in adults：two case reports and a literature review［J］. BMC Gastroenterol, 2021, 21（1）：273.

［16］ TSOPOZIDI M, KEPERTIS C, GODOSIS D, et al. Laparoscopic-assisted excision of a huge polycystic omental lymphangioma in a 3 year old patient presenting with acute abdomen：case report and review［J］. Pan Afr Med J, 2021, 38：228.

［17］ SANGIORGIO V F I, ARBER D A. Vascular neoplasms and non-neoplastic vascular lesions of the spleen［J］. Semin Diagn Pathol, 2021, 38（2）：154-158.

［18］ AL-SOFYANI M S, ALHARBI N N, ALOTAIBI M S, et al. Sclerotherapy of giant abdominal lymphangiomas in a six-year-old boy：a case report and literature review［J］. Cureus, 2022, 14（7）：e26914.

［19］ WIEGAND S, DIETZ A, WICHMANN G. Efficacy of sirolimus in children with lymphatic malformations of the head and neck［J］. Eur Arch Otorhinolaryngol, 2022, 279（8）：3801-3810.

［20］ PESSANHA I, BRAVO M, PIEDADE C, et al. Complex lymphatic malformations in pediatrics：a review of treatment options［J］. Minerva Pediatr（Torino）, 2022, 74（1）：70-80.

［21］ MENG M M, LIU K L, XUE X Y, et al. Endoscopic classification and pathological features of primary intestinal lymphangiectasia［J］. World J Gastroenterol, 2022, 28（22）：2482-2493.

［22］ AWIWI M O, NAIK S. Tyrosine kinase inhibitor-related intestinal lymphangiectasia［J］. Radiology, 2022, 305（2）：294.

［23］ WOJCIECHOWSKA-DURCZYNSKA K, ZYGMUNT A, MIKULAK M, et al. Difficult therapeutic decisions in Gorham-Stout disease-case report and review of the literature［J］. Int J Environ Res Public Health, 2022, 19（18）：11692.

［24］ GUPTA R, BISWAS S, DAS P, et al. When "milky fluid" was aspirated from the bone：Gorham-Stout syndrome-a report of a rare entity［J］. Pediatr Blood Cancer, 2022, 70（2）：e29896.

［25］ DI H, ZHANG B Q, XU N, et al. Refractory serositis in Gorham-Stout syndrome［J］. Orphanet J Rare Dis, 2022, 17（1）：152.

［26］ SUN J L, WANG C F, SONG D, et al. Efficacy of OK-432 sclerotherapy for different types of lymphangiomas：a review and meta-analysis［J］. Braz J Otorhinolaryngol, 2023, 89（4）：101270.

第三十章

错 构 瘤

第一节 概 述

错构瘤（hamartoma）的概念由德国病理学家 Eugen Albrecht 在 1904 年提出，是指机体某一器官内的正常组织在胚胎期或出生后发育过程中出现错误的组合、排列，导致肿瘤样畸形。错构瘤可以发生于多种组织器官，常见于皮肤、肺、肝、胸壁、肾和消化道等，其组织来源可能为器官局部的组织岛，脱落后异常增生而无功能。错构瘤在成年期，常趋于停止生长并完全成熟，罕见恶变。但也有文献报道，若肝间叶错构瘤未完整切除，可恶变形成未分化胚胎性肉瘤。

错构瘤并不是真性肿瘤，可认为是畸形与肿瘤的中间状态，且边界模糊。随着疾病研究的深入，疾病的分类也发生了相应的变化，一些既往曾被认为是错构瘤的疾病，如血管瘤、淋巴管瘤、心脏横纹肌瘤和肝腺瘤等，目前已经划归为畸形或真性肿瘤的范畴。先天性中胚叶肾瘤、肾血管平滑肌脂肪瘤也曾被认为是错构瘤，但在 2019 年的 WHO 肿瘤分类中已经将其剔除。肝间叶性错构瘤、肺错构瘤目前仍归在错构瘤的范畴，但也有学者认为是真性肿瘤。

多发性错构瘤可以是常染色体遗传病变的临床表现之一，如 PTEN 错构瘤综合征、Cowden 综合征、黑斑息肉综合征（Peutz-Jeghers 综合征）、幼年性息肉病、结节性硬化症等。

第二节 小儿常见的错构瘤

小儿错构瘤可发生于机体任何部位，发生原因尚不清楚。是正常组织中的"异位肿块"，不具有肿瘤的侵袭性、进行性生长等特征。

一、肝间叶性错构瘤

肝间叶性错构瘤（mesenchymal hamartoma of the liver, MHL）是一种少见的胚胎和胎肝发育异常的肝脏良性肿瘤，在肝脏良性肿瘤中发病率仅次于血管瘤。本病于 1903 年由 Maresch 首次报道并于 1956 年由 Edmondson 正式命名。肝间叶性错构瘤的发生率占儿童肝脏良性肿瘤的 22%，仅次于肝血管瘤，位居第二位。本病一般发生于 2 岁以内婴幼儿，平均年龄 15 个月，男孩多于女孩，有时可在产前发现。

【病因】

在切除的肝间叶性错构瘤中观察到其有丝分裂缺乏，提示其增殖发生在产前或出生后不久，而后期增大是由于囊液的聚集，推测该病由先天异常造成。其发病机制尚不明确，目前主要包括以下几种假说。①发育学说：由胚胎晚期胆管板发育异常引起；②血管学说：局部肝实质缺血，血管内膜纤维化；③毒素刺激：毒素激活贮脂细胞可能与 MHL 形成有关。但目前有学者也提出了肿瘤学说，近来研究发现 MHL 存在染色体 19q13.4 位点的异位，流式细胞术测定 DNA 存在非整倍体特点等，这些都提示其为真性肿瘤，并有潜在恶性的可能。

【病理特点】

1. 大体形态 肿块可发生于肝脏任何部位，以右叶最多见，约占 75%。病灶一般为球形或卵圆形，表面常高低不平，约 20% 肿块突出肝表面并呈带蒂状,有时肿物巨大,直径可以达到10cm。瘤体大多呈囊性,囊肿可以小至数毫米也可以大至数厘米,但也可出现囊性成分不明显而表现为实性肿瘤。肿物多为单发,偶可多发,伴有卫星病灶。囊内为清亮或淡黄色的液体或呈胶冻状,与胆管无相通,实性部分为白色或黄褐色质韧组织。囊肿被纤维分隔分开并被疏松的间质组织包绕,包括扭曲变形的小胆管、血管及岛状肝组织,瘤体并没有真正的包膜,周围正常的胆管及血管常受压变形。

2. 组织学形态　间叶性肝错构瘤由疏松结缔组织和不同比例的胆管上皮组成,呈分叶状岛状排列。间叶成分通常呈疏松、黏液样,富含糖胺聚糖,其中可见纺锤样成纤维细胞、扩张的胆管及血管,并围绕胆管中心排列。胆管结构可弯曲、扩张,常呈胆管板畸形样排列。其中可见非腺泡结构的肝细胞岛。85%的患者可见髓外造血灶。由于液体积聚,常发生囊性变,囊肿无内衬上皮。

【临床表现】

肿物较小时可无任何症状,当肿瘤增大到一定程度,便产生临床症状。绝大多数患者以腹围进行性增大或上腹部触及质硬肿块为主要临床特点。肿物迅速增大,是由囊肿短时间内分泌大量液体或囊腔内出血导致。肿块压迫邻近脏器,可引起恶心、呕吐、便秘、腹胀等非特异性临床症状。

体格检查患儿全身情况良好,可于右上腹部或剑突下触及肿物,大者直径为10~20cm,肿物大部分为囊性,间或触及中等硬或较硬的实质性肿块,肿物可随呼吸运动上下移动,肿物巨大时则不移动。

【诊断与鉴别诊断】

1. 诊断

(1)影像学检查:腹部X线片可见上腹部巨大占位,偶尔可以显示肿瘤内钙化灶。上消化道钡剂造影显示胃及十二指肠移位,可以提示肿物与胃十二指肠的解剖关系。但随着超声、CT等检查手段的普及,上消化道造影已经很少应用。腹部超声、CT、MRI为最常用的检查方法,可以显示肝脏囊性肿物,囊肿内有分隔,呈多房性,少数病例囊性成分很少或呈实性。增强CT显示囊内间隔、实质性部分及囊肿周边可见强化,囊腔内无强化(图30-1)。MRI多表现为T_1加权像低信号,T_2加权像高信号。CTA或MRA可以显示肿瘤与肝血管的解剖关系,对制订手术方案非常重要。肝放射性核素显像可见肿物区放射性缺损或稀疏。选择性肝

动脉造影清晰可见异常血管供应肿瘤,但无恶性特征。随着产前超声的普及,也有些病例在产前就得到了诊断。

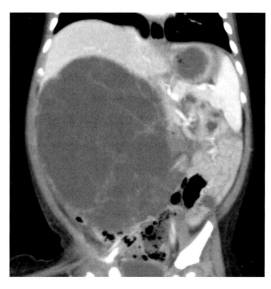

图30-1　肝右叶巨大间叶性错构瘤CT图像

(2)实验室检查:一般多无特殊,肝功能大多正常,多数患者血清甲胎蛋白(alpha-fetoprotein,AFP)阴性,少数可以出现AFP升高,尤其是以实性为主的MHL患者,但手术彻底切除后AFP会下降至正常,以此可以作为手术效果评估的指标。

大多数患者通过影像学检查可以提示MHL的诊断,但确诊需要肿物切除活检。术前需要进一步明确诊断时,可行肿瘤穿刺活检或腹腔镜下活检,但针吸囊液细胞学检查通常难以明确诊断,诊断价值不大。

2. 鉴别诊断　腹部X线片、放射性核素显像、血管造影、B超等辅助检查对诊断有一定帮助,但需要与肝母细胞瘤、肝血管瘤和淋巴管瘤等鉴别。

(1)肝母细胞瘤:肿物生长迅速,为实质性肿物,质地较硬,常伴有贫血、消瘦、血清甲胎蛋白阳性。CT平扫可见肝实性肿块,多由数个结节聚合大块状,其边缘为高密度或等密度,中心呈低密度或高低不等密度。CT增强扫描,在动脉期可见多个结节状强化征象,门脉期肿瘤呈低密度,中心有不规则更低密度区域,由肿瘤坏死导致,有的肿瘤内可显示钙化灶。

(2)肝血管瘤:CT平扫为类圆形低密度占位性病变,密度较均匀,与肝实质界限清晰。CT增强扫描,早期病灶边缘呈高密度强化,增强区域

进行性向病灶中央扩大,延迟扫描病灶呈等密度充填。

（3）肝淋巴管瘤：CT平扫为巨大肿块,其内有程度不等的低密度区,增强后病灶内可有轻度强化,有时可呈"双靶征",表现为病灶中央低密度坏死区,周围有一圈高密度强化环。

【治疗及预后】

手术切除是治疗本病的最好方法。囊肿内液体积聚或囊腔内出血会导致肿瘤在短期内迅速增大,因此明确诊断后应尽早手术治疗。根据肿瘤的大小及其与周围血管的解剖关系,手术方式可以采取囊肿剥除、不规则性肝切除及规则性肝段或肝叶切除等。随着腹腔镜技术的发展,部分病例可以在腹腔镜下完成手术(图30-2)。完整切除肿瘤是获得治愈的最关键因素之一,术中应保持切缘完整。囊肿体积较大的患者,术中可以先吸出囊液减小张力,并减轻对周围组织的挤压,使被挤压的肝蒂或肝静脉等重要管道与肿瘤之间更容易分离。非手术治疗包括观察、囊液抽吸、囊肿外引流及化疗等方法,可以在不能手术完整切除的前提下考虑采用,但手术完整切除仍是本病治疗的首选。随着肝移植技术的进步和成熟,肿瘤侵袭范围广泛,不能手术切除的患者,肝移植可以取得良好的效果(图30-3)。

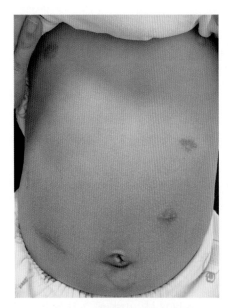

图 30-2　腹腔镜术后半年外观

MHL总体预后良好,完整切除后可以获得长期存活。MHL最初被认为是良性肿瘤,没有恶性倾向,但近来越来越多的临床和组织学证据证明MHL和未分化胚胎性肉瘤(undifferentiated embryonal sarcoma, UES)之间关系密切。未能完整切除的患者存在肿瘤复发、恶变为UES的潜在危险。有报道MHL可出现自发性萎缩,可能是由单房带蒂囊肿破裂或血管丰富的实质性肿瘤钙化导致的,但亦有肿瘤在缩小后又重新增大并恶变的报道。因此,MHL的非手术治疗应慎重,术后患者随访也是非常有必要的。

二、肺错构瘤

肺错构瘤(pulmonary hamartoma)是由胚胎发育异常,导致肺正常组织的不正常组合形成的瘤样畸形,其至少含有2种间叶成分,如软骨、脂肪、结缔组织、平滑肌等,其中可见包裹的呼吸道上皮。肺错构瘤是肺内最常见的良性肿瘤。1906年由Hartl首先证实肺错构瘤的存在。1970年Arrigoni等报道肺错构瘤占全部肺良性肿瘤的77%。1982年WHO组织学分类将其列入瘤样病变。该病多见于成年人,但儿童也时有发生,男女发病比例为(2～3):1。

【病因及病理】

肺错构瘤是肺和支气管的瘤样病变,由原有组织异常组合形成的良性新生物,产生与原有器官不同的形态结构。在肺错构瘤中,以软骨为主要构成者最常见,通常称为软骨样错构瘤或软骨样腺瘤,典型表现为软骨结节伴有纤维和脂肪组织,瘤内裂缝和空间衬以支气管黏膜上皮。

肺错构瘤是在正常肺组织内,混有不正常瘤样增生的异常组织。肺错构瘤可分为3型:①肺内型,最多见,原发于肺表面部位;②腔内型,又称支气管内型,占8%～10%;③弥漫型,肿瘤数目2个以上,位于一侧肺或双侧肺。肿物大小不一,直径为2～10cm,约90%是孤立性周围性病灶,多发性少见,位于支气管内膜肿瘤占8%～10%。病变有完整的包膜,断面呈灰白色结节状,位于肺周边的错构瘤主要由成熟的软骨组织、脂肪组织、平滑肌组织和黏液样纤维结缔组织构成,并见被覆纤毛柱状上皮或无纤毛上皮的不规则裂隙或腺样结构,软骨成分可发生钙化。

【临床表现】

肺错构瘤生长缓慢,可长期无显著变化,临床上可无任何症状,常于体检拍摄胸部X线片时偶然发现。部分肿瘤压迫食管或支气管时,出现咳嗽、

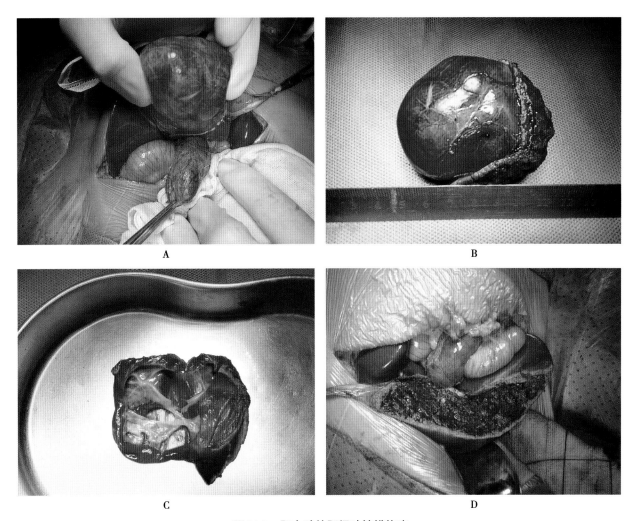

图 30-3 肝右叶的肝间叶性错构瘤
A.术中所见;B.切除后手术标本;C.标本断面;D.肿瘤切除后肝脏断面。

气短、发热等症状;位于气管内的可引起咯血,梗阻导致反复性肺炎甚至肺不张。较大肺错构瘤可致患侧肋间增宽,叩之发实,呼吸音减弱,有时可出现各种啰音;若在短期内明显增大,常由瘤内出血导致。

【诊断】

由于临床症状不典型,肺错构瘤的诊断主要依靠 X 线,周围性病变多位于两肺下野,肿块影边缘光整,呈分叶状或圆凸状,2~3cm,其内有不规则的"爆炒米花样"钙化阴影。CT 或 MRI 检查可见肿物中心有不规则的透光区,点片状钙化斑点。若瘤内出现空洞,常可误诊为肺结核。

【治疗】

1979 年 Nili 等认为可以观察,只有病灶明显增大出现症状时,才考虑手术。目前多数学者认为若出现小儿肺内孤立性病变,并有相应临床症状,非手术治疗无效则可行手术探查,以明确诊断。

手术治疗原则为摘除肿物,尽量保留正常的肺组织。手术切口应根据肿物的部位、大小、单发或多发的类型而定,当然,随着技术及装备的进步,现在可以使用腔镜进行手术,创伤较小。大多数肺错构瘤病例可采用肿物摘除术或肺楔形切除术。肺内肿物能活动的,在脏胸膜下有突出感觉,可切开肺组织行单纯肿物摘除。若肿物固定无活动性,而且与周边粘连重,分离困难,可行肺楔形切除。支气管内肿物可行袖状肺段切除,气管内可单纯切开气管切除肿物。肿物位于肺门,体积巨大,感染较重或与肺门支气管、血管不易分离,或已造成远端肺组织不可逆病理改变时,可行肺叶切除或全肺切除,儿童很少需做全肺切除。

本病预后良好,复发少见,罕见恶变报道。

三、下丘脑错构瘤

下丘脑错构瘤（hypothalamic hamartoma）并非真正的"肿瘤"，而是一种罕见、好发于下丘脑及其邻近部位的先天性脑发育异常。发病率约为1/200 000，常见于婴幼儿及学龄前期儿童，临床症状与肿瘤的位置、大小有关。绝大多数病例首发症状为性早熟、癫痫发作，精神行为异常和智力障碍；少数病例合并其他发育异常，如多指、面部畸形、心脏缺陷等。基因研究提示与 GLI3 基因突变有关。

【病因】

目前认为该病一种发育畸形，在 2009 年 WHO中枢神经系统肿瘤分类中未收录该病。从中枢神经系统发育过程看，下丘脑错构瘤是神经组织的移行和分布变异，是一种神经管闭合不全导致的脑皮质发育异常（malformation of cortical development，MCD）。Diaz 等认为下丘脑错构瘤起源于乳头体或灰结节，由妊娠 35～40 天形成下丘脑板时错位导致，是一种先天性由内分泌神经元纤维和胶质细胞构成的肿瘤。瘤内含有异位的促性腺激素释放激素神经元，能合成和以脉冲方式释放黄体生成素和卵泡刺激素，就像一个独立的神经内分泌器官。

【病理特点】

电镜观察可见下丘脑错构瘤组织内有神经细胞散在分布，神经元的形态主要分为 2 类。①神经细胞形态异常，细胞大小不一，细胞外形及细胞核形态均不规则，胞核较大，胞质相对较少。胞质内可见少量粗面内质网及高尔基体，多聚核糖体及微管散在分布，胞核内以常染色质为主，核仁明显。②神经细胞小而圆，细胞器比较简单，胞质内仅见散在的多聚核糖体，其他细胞器发育较差，部分病例（特别是伴有癫痫发作的病例）肿瘤组织内可观察到神经细胞变性固缩、胞质内粗面内质网扩张、线粒体肿胀、多聚核糖体解聚等改变。肿瘤间质呈神经毡样结构，可见大量细胞突起密集分布，在突触样终末内有数量不等的圆形清亮的神经递质小泡，也可见少量致密核心的神经分泌颗粒。神经细胞突起内还可观察到丰富的纵行神经微管结构。

【临床表现】

Arita 等认为，肿瘤附着在乳头体和 / 或垂体柄后方，上缘未影响第三脑室底者，为下丘脑旁型；而肿瘤自垂体柄水平向上、下生长，影响第三脑室底部或肿瘤伸向脚间池内者，为下丘脑内型。前者主要表现为性早熟，后者则以痴笑性癫痫为主。

1. 癫痫发作　癫痫发作是下丘脑错构瘤的主要临床症状之一，发作形式主要为痴笑性癫痫发作。该类癫痫的特点是短暂、反复、暴发性的"傻笑""咯咯样笑"，笑后出现语言障碍和其他类型癫痫发作，如失神、肢体强直、肌阵挛等。该类癫痫发作时间短（一般小于 30 秒）、次数频繁（每天数十次）。发作前无诱因，发作中无意识丧失。Gascon认为痴笑性癫痫符合下述特征：①反复发作性及刻板性；②无外界诱因；③可伴发其他类型的癫痫；④发作期或发作间期有脑电图异常；⑤无其他原因的病理性发笑。发病初期，由于家属对本病不了解或不认识，认为患儿生性乐观，甚至认为是"快乐婴儿"。认真、仔细地观察婴幼儿时期的发笑，是早期发现该病的关键。正常患儿的笑，多与周围环境、陪护人的心情等有关。而痴笑性发作与周围环境等无关。频繁的癫痫发作、长期大量服用抗癫痫药物、再加上本病易伴发其他脑发育异常等，是引起患者精神情绪及行为异常的主要原因。这些症状包括脾气暴躁、多动，严重者可伤人毁物，部分患者随病情恶化可出现进行性智力倒退等。因此，诊断明确的该类患者应尽早治疗。

2. 性早熟　本病的另一特点为性早熟，表现为女孩出现乳房发育、月经初潮或男孩阴茎增大，出现阴毛、痤疮、声音变粗、肌肉发达及青春期性格等。在婴幼儿（1～3 岁）性早熟中，下丘脑错构瘤是最常见的病因。其可能与错构瘤本身分泌促黄体素释放素及肿物机械性压迫导致下丘脑对促性腺激素分泌的抑制作用发生障碍有关。性早熟儿童的黄体生成素，卵泡刺激素及雌激素或雄激素水平增高，达到青春期或成年人水平，患儿过早进入青春期。因骨骼发育过快，早期表现为生长超速，但亦较早停止发育，丧失了身高发育的潜力而使身材矮小。性早熟的病因尚未完全明确，有学者采用免疫组织化学方法发现错构瘤的神经元内有促性腺激素释放激素颗粒，错构瘤通过轴突连于灰结节，并释放促性腺激素释放激素进入垂体门脉系统而刺激垂体促性腺激素的分泌，导致性早熟。

【诊断】

本病 CT 表现为垂体柄后方、脚间池、中脑前池及鞍上池的等密度占位性病变，体积大者可有第三脑室底部变形。因错构瘤本身接近于正常的脑组织,其血脑屏障正常,故注药无强化。MRI 被认为是本病确诊的首选检查,T_1 加权像的矢状位及冠状位扫描可准确提供肿物形态、与垂体柄及周围结构的关系,其特征为稳定的等信号;在 T_2 加权像为等信号或稍高信号,注药无强化。儿童尤其是婴幼儿出现的性早熟、痴笑性癫痫发作,应高度怀疑下丘脑错构瘤,并及时复查头部 CT,如果 CT 未见异常,应行头部 MRI 检查,如果在脚间池或垂体柄后方出现等信号改变,注药后病变无强化,无须手术和病理检查即可诊断为下丘脑错构瘤。

【治疗】

正如脑其他发育异常导致的癫痫发作一样,下丘脑错构瘤导致的癫痫发作,多为药物难治性癫痫。外科手术或 γ 刀放射治疗可有效缓解,甚至控制癫痫的临床发作。

1. 外科手术 通过外科手术切除肿瘤,是控制癫痫发作的有效方法之一。手术入路以翼点及颞下入路为主,错构瘤表面光滑、瓷白色,可用剥离子插入肿物中心向外分块剥除。由于错构瘤与下丘脑无边界,基底窄且直径在 2cm 以内者,全切除是可能的;基底较宽或突入第三脑室底部者,不宜强求全切除错构瘤导致损伤下丘脑。术中应注意动眼神经的保护,并注意防止颈内动脉痉挛。病史越短、肿瘤自身的致痫性越强,术后效果越好。下丘脑旁型病变,额颞或翼点入路多能全部切除肿瘤;下丘脑内型病变,可经大脑纵裂、胼胝体 - 穹隆间入路切除病变。但是,由于病变为正常组织的"异位肿块",从颜色和质地上,很难与下丘脑、第三脑室等重要结构区分。因此,术中只能凭术者感觉和娴熟的解剖知识切除肿瘤,很难做到真正地全部切除。这些病变比正常脑组织质地稍韧,少部分可有囊化。

2. γ 刀放射治疗 可破坏错构瘤内部结构。Regis 等认为,周边放射剂量在 17Gy 以上者,可有效控制癫痫发作。

3. 迷走神经刺激术 Murphy 等报道,迷走神经刺激术也可治疗下丘脑错构瘤引起的癫痫发作。由于采用这些方法的病例数较少,长期效果有待进一步观察。

4. 药物治疗 术后继续服用抗癫痫药物是一个非常重要的治疗环节。在癫痫和癫痫发作的分类中,痴笑性癫痫发作属于症状性部分性发作。因此,选择合适的抗癫痫药很有必要。理论上讲,卡马西平、奥卡西平等药物可有效控制该类癫痫发作。再加上手术对致痫灶、致痫通路的部分毁坏,该类患者会有一个较好的、长期治疗效果。

四、胸壁软骨间叶性错构瘤

胸壁软骨间叶性错构瘤(chondromesenchymal hamartoma of chest wall),曾称婴儿胸壁错构瘤,是一种起源于肋骨的良性肿瘤。侧面及后面最常受累,并可累及多根肋骨。单发多见,但多发和累及双侧胸壁也有报道。本病罕见,发病率低于 1/100 000,大多数在 1 岁前诊断,男女发病比例约为 2∶1。其临床症状主要依据肿瘤大小及其导致肺功能与纵隔改变而异,最常见为肿块引起的相关症状和呼吸窘迫综合征。其次为骨性结构改变,如脊柱侧凸等。

影像学表现显示,起自肋骨部或邻近胸壁的软组织肿块,导致肋骨的侵蚀破坏、膨胀或变形,肿块内可见钙化灶。肿瘤一般边缘清晰,呈分叶状。病理学上病变由红色 / 黄褐色肉样实质区和充满血液的大小不等的囊性变区或软骨样组织构成。镜下为间叶组织增生或动脉瘤样骨囊肿改变。胸壁间叶性错构瘤虽有恶性倾向,但其实际为良性、非新生物的一种病变。行 CT 检查及手术时发现右侧胸腔少量积液,追问病史考虑与曾接受胸部病灶活检有关。

五、婴儿纤维性错构瘤

婴儿纤维性错构瘤(fibrous hamartoma of infancy,FHI)是一种胚胎发育不良或错构瘤性的良性病变。1956 年首先由 Reye 报道此病,认为它是一种婴儿真皮内的纤维瘤病样肿瘤。1965 年 Enzinger 建议命名为婴儿纤维性错构瘤。该病主要发生于婴幼儿,含有成纤维细胞、幼稚的间叶细胞和成熟的脂肪细胞 3 种成分。超微结构显示含有较多的成肌纤维细胞。

【病理特点】

1. 大体形态 肿物圆形或不规则形,边界不清楚,与周围皮下脂肪组织混杂,位于真皮或皮下,直径 3～5cm,个别肿物最大直径超过 10cm,也有报道直径达 12cm。质实,灰白色发亮,内夹杂一些小岛状黄色脂肪组织,有时脂肪组织成分较多,灰白色纤维条索不规则地横贯其间。

2. 组织学形态 肿物结构特殊,形成一种模糊不规则的器官样结构：①纵横交错的纤维束，由梭形纤维细胞和胶原纤维组成；②似原始间叶细胞组成的小岛，此类细胞体积小，呈圆形、卵圆形或星状，胞质少，核深染，松散地排列成漩涡或球形小岛，其间质疏松，含有黏液样基质；③不等量的成熟脂肪组织，可以仅在病变的周边，也可能为肿瘤的主要成分。上述 3 种成分混杂，比例不一，彼此间有明显界限，除此之外，病变也可出现程度不一的弥漫性纤维化，即幼稚的间叶细胞岛及脂肪细胞可被弥漫的胶原纤维及散在的成纤维细胞替代。

【临床表现】

本病多见于男性，男性发病率约为女性的 2 倍，发病年龄从新生儿至 4 岁，平均 10 个月，2 岁以内为高峰期，15%～20% 在出生时已被发现。病变主要发生部位为腋窝，其次为上臂、大腿、腹股沟、耻骨上方、肩背部及前臂，也有个案报道发生于足部、头皮、肛门周围和阴囊。肿物为真皮或皮下的肿块，体积一般较小，质地软或坚实随脂肪组织或纤维组织的多少而不同，能移动，但部分病例与其下的筋膜或肌肉粘连导致相对固定。一般无明显症状，在 AFIP 报道的 120 多例中，没有发现外伤或感染史，没有组织修复或炎症表现。手术切除后极少数可复发，但不发生转移。

【鉴别诊断】

本瘤结构成分特殊，一般诊断并不困难，而当肌纤维母细胞区域占主要成分时，应注意与以下肿瘤鉴别。

1. 婴儿纤维瘤　可以位于皮下，同样富含胶原成分，但常发生在肌肉的筋膜内，缺少纤维性错构瘤的"器官样"结构。

2. 弥漫性肌纤维瘤　典型的病例呈单发或多发结节，被血管外皮细胞瘤样血管区域分割呈结节状，可与 FHI 鉴别。

3. 钙化性腱膜纤维瘤　同样具有纤维束和丰富的胶原成分，在其生长早期，很少或无钙化，易与 FHI 混淆，但钙化性腱膜纤维瘤常发生在儿童或年轻人，且肿瘤常位于手或腕部。观察到特征性的"器官样"结构及未成熟的细胞，也应与婴儿型纤维肉瘤和胚胎性横纹肌肉瘤鉴别，以免将这种良性纤维增生性病变误诊为恶性导致错误的过度治疗，某些 FHI 可发生在阴囊部，其梭形细胞成分使人想到胚胎性横纹肌肉瘤的幼稚部分，但是这种病变多发生在较大儿童，而且幼稚成分有明显的细胞异型性

和核分裂象，呈侵袭性生长，可明确鉴别。

【治疗及预后】

治疗 FHI 通常选择局部切除，由于没有完全切除肿瘤，约 16% 的患者有复发，但是延期手术不会增加手术并发症的发生风险。FHI 表现为良性临床过程，预后好。

六、婴儿鼻腔软骨间叶性错构瘤

错构瘤常发生在皮肤、肺、肝、胸壁、肾和消化道，很少发生在头颈部，发生在口腔、鼻腔、鼻咽、下咽和咽鼓管的错构瘤罕见，其与 *DICER1* 基因突变相关。婴幼儿鼻腔软骨间叶性错构瘤（nasal chondromesenchymal hamartoma, NCMH）是 1998 年由 McDermott 首次命名。目前全世界共报道约 50 例，该肿瘤在形态学上极容易误诊为间叶性软骨肉瘤、软骨瘤、脑膜瘤伴软骨骨化生。影像学检查显示肿瘤呈实性或部分囊性，因此临床上常误诊为囊肿而行囊肿切除术。它的主要临床病理学特点为：①婴幼儿多发；②影像学检查显示实性或半实半囊性，偶尔以囊性为主；③光镜下以不同的间叶成分混合为特征，由软骨组织组成的大小不等的软骨岛是该病最显著的特点，软骨岛之间是束状排列的梭形细胞和胶原纤维，病理性核分裂象罕见；④免疫组织化学显示肿瘤细胞波形蛋白、S100、平滑肌肌动蛋白和 CD86 均阳性，细胞角蛋白、上皮膜抗原和结蛋白均阴性；⑤电镜下可见梭形细胞内有成熟的粗面内质网和高尔基体，软骨细胞界限不清楚，其内除有以上改变外还有糖原颗粒，偶尔可以观察到脂滴，但无细胞连接、丝状结构和基底膜结构；⑥该肿瘤具有良性生物学行为，手术完整切除即可治愈。

本病需要与间叶性软骨肉瘤进行鉴别诊断。后者可见于眼眶、硬脑（脊）膜、躯干、腹膜后、四肢和肾。镜下可见非常丰富的未分化小细胞和分化好的软骨岛交错存在，两者分界清楚；病理性核分裂象多见。

七、色素血管性斑痣性错构瘤病

色素血管性斑痣性错构瘤病（phakomatosis pigmentovascularis）是一种少见的先天性色素性血管异常皮肤病。1947 年由 Ota 首次报道，临床可分为 4 个亚型，是血管畸形合并表皮痣或黑素细胞痣的一种综合征，全部有鲜红斑痣，每型又分

为 a、b 两组，a 组无系统损害，b 组有系统损害。Ⅰ型（Adamson-Best 综合征）为鲜红斑痣合并表皮痣；Ⅱ型（Takano-Kruger Doi 综合征）为鲜红斑痣合并蓝斑，本型可与 Sturge-Weber 综合征重叠；Ⅲ型（Kobori-Toda 综合征）为鲜红斑痣合并斑痣；Ⅳ型为鲜红斑痣合并蓝斑和斑痣。临床上以Ⅱ型多见，约 50% 的患者有内脏损害。有学者将本病分为 3 型，认为传统意义上的Ⅰ型并不存在。也有学者将并发先天性毛细血管扩张性大理石样纹路者称为Ⅴ型。本病在儿科就诊患儿中占 5.8/10 万，在皮肤科就诊患者中占 0.634/10 万。

八、胃肠道错构瘤性息肉病

胃肠道错构瘤性息肉病有多种类型，包括黑斑息肉综合征（Peutz-Jeghers 综合征）、幼年性息肉综合征（juvenile polyposis syndrome，JPS）等。通常表现为异质性息肉，特点为上皮及基质成分多样的无序排列，其成分与其来源组织类似，恶变率极低。

（一）黑斑息肉综合征（Peutz-Jeghers 综合征）

此综合征临床罕见，发病率约为 1/200 000，为常染色体显性遗传病。50% 的患者追溯有家族史，主要由染色体 19p13.3 上的 STK11（LKB1）基因突变导致，SMARCA4 基因、STRADα 蛋白、M025α 蛋白也与本病的发生及发展有关。临床特点为胃肠道多发错构瘤性息肉伴有皮肤黏膜色素沉着。息肉在整个胃肠道均可出现，空回肠占 90% 以上，胃及十二指肠少见。当息肉较大时易导致肠梗阻、肠套叠等并发症。息肉恶变率极低（2%～3%），然而患儿成年后癌症发病率极高，总体癌症风险估计为 93%，结直肠癌（35%～40%）最高，其次是胰腺（35%）和胃（28%）恶性肿瘤。

治疗以对症治疗为主，若无法缓解可考虑行手术治疗，切除息肉或根据情况切除某段肠管。癌症的筛查与管理至关重要，并需要为患者提供相关的遗传咨询服务。

（二）幼年性息肉综合征

发病率约为 1/100 000，是一种常染色体显性遗传病，与 SMAD4 或 BMPR1A 突变相关。临床表现主要为遍布胃肠道的多发性错构瘤性息肉。而散发型结直肠幼年性息肉在 10 岁以下儿童中的发生率高达 2%，常为孤立病变。但 JPS 患儿发生结直肠癌及胃癌的风险增加。临床表现主要为消化道多发息肉，息肉大小不一，小息肉为圆形，表面光滑，较大者可呈分叶状。息肉 95% 以上分布在结直肠，直肠出血是常见主诉，也可因息肉导致的肠梗阻、肠套叠等就诊。患儿可合并遗传性出血性毛细血管扩张症和其他系统病变（心脏、血管、骨骼、头部）。

胃肠道中有多个（＞5 个）幼年性息肉或 1 个幼年性息肉伴幼年性息肉家族史的患者，应考虑 JPS 的诊断。符合以下 3 条标准中 1 条且不存在其他错构瘤息肉综合征表现即可诊断：①结直肠内有 5 个或以上幼年性息肉；②胃肠道的其他部位有多个幼年性息肉；③不论幼年性息肉数目多少，有幼年性息肉家族史。治疗方式与黑斑息肉综合征类似，以非手术治疗为主，重点在于癌症的筛查与管理，并提供相关的遗传咨询服务。

（温哲 游辅宇）

参 考 文 献

［1］江正辉，黄志强. 肝癌［M］. 重庆：重庆出版社，1996：251.

［2］徐赛英. 实用儿科放射诊断学［M］. 北京：北京出版社，1999：632.

［3］李佩娟. 小儿肿瘤病理学［M］. 北京：北京出版社，2001.

［4］张金哲. 现代小儿肿瘤外科学［M］. 北京：科学出版社，2003.

［5］董蒨. 小儿肝胆外科学［M］. 北京：人民卫生出版社，2005.

［6］谭启富，吴承远，李龄. 癫痫外科学［M］. 北京：人民卫生出版社，2006：520-528.

［7］LEITER HERRÁN F, RESTREPO C S, ALVAREZ GÓMEZ D I, et al. Hamartomas from head to toe: an imaging overview［J］. Br J Radiol, 2017, 90（1071）: 20160607.

［8］NAGTEGAAL I D, ODZE R D, KLIMSTRA D, et al. The 2019 WHO classification of tumours of the digestive system［J］. Histopathology, 2020, 76（2）: 182-188.

［9］STOJCEV Z, BORUN P, HERMANN J, et al. Hamartomatous polyposis syndromes［J］. Hered Cancer Clin Pract, 2013, 11（1）: 4.

［10］ZENG D, WAN Y. Von Meyenburg complexes: a starry sky［J］. Eur Rev Med Pharmacol Sci, 2021, 25（11）: 4005-4007.

［11］KODANDAPANI S, PAI M V, KUMAR V, et al. Prenatal diagnosis of congenital mesenchymal hamartoma of liver: a case report［J］. Case Rep Obstet Gynecol, 2011, 2011: 932583.

［12］STRINGER M D, ALIZAI N K. Mesenchymal

hamartoma of the liver: a systematic review[J]. J Pediatr Surg, 2005, 40(11): 1681-1690.

[13] CHANG H J, JIN S Y, PARK C, et al. Mesenchymal hamartomas of the liver: comparison of clinicopathologic features between cystic and solid forms[J]. J Korean Med Sci, 2006, 21(1): 63-68.

[14] RAKHEJA D, MARGRAF L R, TOMLINSON G E, et al. Hepatic mesenchymal hamartoma with translocation involving chromosome band 19q13.4: a recurrent abnormality[J]. Cancer Genet Cytogenet, 2004, 153 (1): 60-63.

[15] OTAL T M, HENDRICKS J B, PHARIS P, et al. Mesenchymal hamartoma of the liver. DNA flow cytometric analysis of eight cases[J]. Cancer, 1994, 74 (4): 1237-1242.

[16] ANIL G, FORTIER M, LOW Y. Cystic hepatic mesenchymal hamartoma: the role of radiology in diagnosis and perioperative management[J]. Br J Radiol, 2011, 84(1001): e91-e94.

[17] MARTINS-FILHO S N, PUTRA J. Hepatic mesenchymal hamartoma and undifferentiated embryonal sarcoma of the liver: a pathologic review[J]. Hepatic Oncol, 2020, 7(2): HEP19.

[18] KIM S H, KIM W S, CHEON J E, et al. Radiological spectrum of hepatic mesenchymal hamartoma in children [J]. Korean J Radiol, 2007, 8(6): 498-505.

[19] GUO W, ZHAO Y P, JIANG Y G, et al. Surgical treatment and outcome of pulmonary hamartoma: a retrospective study of 20-year experience[J]. J Exp Clin Cancer Res CR, 2008, 27(1): 8.

[20] COHEN N T, CROSS J H, ARZIMANOGLOU A, et al. Hypothalamic hamartomas: evolving understanding and management[J]. Neurology, 2021, 97(18): 864-873.

[21] SHENOY S N, RAJA A. Hypothalamic hamartoma with precocious puberty[J]. Pediatr Neurosurg, 2004, 40(5): 249-252.

[22] BALAGURA S, SHULMAN K, SOBEL E H. Precocious puberty of cerebral origin[J]. Surg Neurol, 1979, 11(4): 315-326.

[23] KUZNIECKY R, GUTHRIE B, MOUNTZ J, et al. Intrinsic epileptogenesis of hypothalamic hamartomas in

gelastic epilepsy[J]. Ann Neurol, 1997, 42(1): 60-67.

[24] MUNARI C, KAHANE P, FRANCIONE S, et al. Role of the hypothalamic hamartoma in the genesis of gelastic fits(a video-stereo-EEG study)[J]. Electroencephalogr Clin Neurophysiol, 1995, 95(3): 154-160.

[25] GASCON G G, LOMBROSO C T. Epileptic(gelastic) laughter[J]. Epilepsia, 1971, 12(1): 63-76.

[26] SHIROZU H, MASUDA H, KAMEYAMA S. Long-term seizure outcomes in patients with hypothalamic hamartoma treated by stereotactic radiofrequency thermocoagulation[J]. Epilepsia, 2021, 62(11): 2697-2706.

[27] RÉGIS J, BARTOLOMEI F, HAYASHI M, et al. The role of gamma knife surgery in the treatment of severe epilepsies[J]. Epileptic Disord, 2000, 2(2): 113-122.

[28] ALOMARI S O, EL HOUSHIEMY M N, BSAT S, et al. Hypothalamic hamartomas: a comprehensive review of literature-Part 2: Medical and surgical management update[J]. Clin Neurol Neurosurg, 2020, 195: 106074.

[29] HELEN CROSS J, SPOUDEAS H. Medical management and antiepileptic drugs in hypothalamic hamartoma[J]. Epilepsia, 2017, 58(Suppl 2): 16-21.

[30] AL-IBRAHEEMI A, MARTINEZ A, WEISS S W, et al. Fibrous hamartoma of infancy: a clinicopathologic study of 145 cases, including 2 with sarcomatous features[J]. Mod Pathol, 2017, 30(4): 474-485.

[31] ENZINGER F M. Fibrous hamartoma of infancy[J]. Cancer, 1965, 18: 241-248.

[32] EFEM S E, EKPO M D. Clinicopathological features of untreated fibrous hamartoma of infancy[J]. J Clin Pathol, 1993, 46(6): 522-524.

[33] MCDERMOTT M B, PONDER T B, DEHNER L P. Nasal chondromesenchymal hamartoma: an upper respiratory tract analogue of the chest wall mesenchymal hamartoma[J]. Am J Surg Pathol, 1998, 22(4): 425-433.

[34] ABDOLRAHIMZADEH S, PUGI D M, DE PAULA A, et al. Ocular manifestations in phakomatosis pigmentovascularis: current concepts on pathogenesis, diagnosis, and management[J]. Surv Ophthalmol, 2021, 66(3): 482-492.

第三十一章

小儿恶性淋巴瘤及外科处理

第一节 小儿霍奇金淋巴瘤

儿童和青少年恶性肿瘤的生存率已明显改善。1975—2010 年，儿童恶性肿瘤病死率降低了 50% 以上。儿童和青少年霍奇金淋巴瘤同期 5 年生存率从 81% 提高至超过 95%。

儿童霍奇金淋巴瘤是少数几个与成人恶性肿瘤在生物学和自然史方面有共同点的儿童恶性肿瘤之一。若采用成人治疗方法治疗儿童霍奇金淋巴瘤，高剂量放疗可导致严重并发症。因此，研发了利用化疗和低剂量放疗的新策略。

90%～95% 的霍奇金淋巴瘤患儿可以治愈，这促使人们越来越关注减少长期并发症的治疗方法。现代治疗方案采用基于危险度分组和治疗反应的方法，患者接受多药物化疗，联合或不联合低剂量的受累野或受累部位的放疗。决定化疗强度的预后因素包括肿瘤分期，是否存在 B 症状（发热、体重减轻和盗汗），是否为巨块型病变，是否有淋巴结外受累和 / 或血沉加快。

【发病机制】

霍奇金淋巴瘤发病机制尚未明确，研究发现其发病与 EB 病毒（Epstein-Barr virus，EBV）感染、免疫缺陷等有一定相关性。

1. EBV 感染 EBV 与某些霍奇金淋巴瘤的病因有关。霍奇金淋巴瘤患者会有较高的 EBV 滴度，表明在某些患者中，EBV 感染可能先于霍奇金淋巴瘤的发病。EBV 遗传物质可以在一些霍奇金淋巴瘤患者尤其是混合细胞型患者的 Reed-Sternberg 细胞中检测到。在中危组的儿童和青少年霍奇金淋巴瘤患儿中，外周血中 EBV cfDNA 含量与肿瘤中 EBV 的存在相关，治疗开始后 8 天在外周血中找到 EBV cfDNA 预示较低的无事件生存率。

EBV 相关霍奇金淋巴瘤的发病率也表现出以下明显的流行病学特征。①组织学：EBV 阳性最常见于组织学为混合细胞型患者，而在以淋巴细胞为主的病例中少见；②年龄：EBV 阳性在小于 10 岁的儿童中比在青少年和年轻人中更常见；③国家发展水平：在发达国家，青少年和年轻人霍奇金淋巴瘤中 EBV 阳性率为 15%～25%；在发展中国家，儿童霍奇金淋巴瘤混合细胞型的 EBV 发生率很高，阳性率达 80%。

EBV 的血清状况并不是影响青年霍奇金淋巴瘤的预后因素，但血浆 EBV DNA 与成人较差的预后相关。既往有血清学证实的传染性单核细胞增多症患者发生 EBV 阳性霍奇金淋巴瘤的风险比正常人群高 4 倍；但发生 EBV 阴性霍奇金淋巴瘤的风险并未增加。

2. 免疫缺陷 原发性免疫缺陷患者患霍奇金淋巴瘤的风险增加。霍奇金淋巴瘤在免疫缺陷情况下的表现特点如下：①霍奇金淋巴瘤通常发生在原发性免疫缺陷的年幼儿童；②自身免疫性淋巴增殖综合征患者患霍奇金淋巴瘤的风险比正常人群高 50 倍；③人类免疫缺陷病毒感染者（包括儿童）中，霍奇金淋巴瘤的发生率增加；④与正常人群相比，接受实体器官移植、长期服用免疫抑制剂的患者患霍奇金淋巴瘤的风险增加；⑤霍奇金淋巴瘤是接受实体器官移植的儿童中第二常见的恶性肿瘤。

【病理学】

霍奇金淋巴瘤在由小淋巴细胞、组织细胞、上皮样组织细胞、中性粒细胞、嗜酸性粒细胞、浆细胞和成纤维细胞组成的炎细胞背景中以数量不等的特征性多核巨细胞（Reed-Sternberg 细胞）或大的单核细胞变异（淋巴细胞和组织细胞）为特征。根据组织学亚型的不同,炎细胞的比例也不同。研究表明 Reed-Sternberg 细胞和 / 或淋巴细胞和组织细胞代表一个克隆群体。几乎所有的霍奇金淋巴瘤都起源于生发中心 B 细胞。霍奇金淋巴瘤的组织学特征和临床症状归因于肿瘤微环境中 Reed-Sternberg 细胞和细胞信号转导所分泌的大量细胞因子、趋化因子和肿瘤坏死因子受体超家族的产物。霍奇金淋巴瘤的标志是 Reed-Sternberg 细胞及其变体。Reed-Sternberg 细胞是一个双核或多核巨细胞,有 1 个双叶状核和 2 个大核仁,具有"猫头鹰眼睛"的特征。霍奇金淋巴瘤分为经典型霍奇金淋巴瘤和结节性淋巴细胞为主型霍奇金淋巴瘤两类。

1. 经典型霍奇金淋巴瘤　经典型霍奇金淋巴瘤根据 Reed-Sternberg 细胞数量、炎性背景特征及是否存在纤维化分为 4 个亚型。

1)富于淋巴细胞型霍奇金淋巴瘤　富于淋巴细胞型经典霍奇金淋巴瘤可能有结节样外观,但通过免疫表型分析可以区分此型霍奇金淋巴瘤和结节性淋巴细胞为主型霍奇金淋巴瘤。富于淋巴细胞型经典霍奇金淋巴瘤细胞表达 CD15 和 CD30。

2)结节硬化型霍奇金淋巴瘤　在美国年龄较大的儿童和青少年霍奇金淋巴瘤中,结节硬化型霍奇金淋巴瘤约占 80%,但在年幼患儿中占比仅有 55%。这种亚型的特点是胶原条带的存在,它将淋巴结分隔成结节,结节通常包含一种称为腔隙细胞的 Reed-Sternberg 细胞变体。转化生长因子 β 可能在结节硬化型霍奇金淋巴瘤的纤维化中起作用。

3)混合细胞型霍奇金淋巴瘤　混合细胞型霍奇金淋巴瘤更常见于年幼患儿。在美国,10 岁以下儿童霍奇金淋巴瘤中,混合细胞型霍奇金淋巴瘤约占 20%,但在 10~19 岁的较大儿童和青少年霍奇金淋巴瘤中占比仅为 9%。Reed-Sternberg 细胞经常出现在大量正常反应细胞(淋巴细胞、浆细胞、嗜酸性粒细胞和组织细胞)的背景中。白介素 -5 可能在混合细胞型霍奇金淋巴瘤嗜酸性粒细胞增多中起作用。这种亚型很难与非霍奇金淋巴瘤区分。

4)淋巴细胞消减型霍奇金淋巴瘤　在儿童中很少见,而在成人感染人类免疫缺陷病毒的霍奇金淋巴瘤中很常见。这种亚型的特征是存在大量的大型、奇异的恶性细胞,大量 Reed-Sternberg 细胞和少量的淋巴细胞,常见弥漫性纤维化和坏死。许多以前诊断为淋巴细胞消减型霍奇金淋巴瘤的病例现在被认为是弥漫大 B 细胞淋巴瘤、间变性大细胞淋巴瘤或伴有淋巴细胞消减的结节硬化型霍奇金淋巴瘤。

2. 结节性淋巴细胞为主型霍奇金淋巴瘤　在不同的研究中,结节性淋巴细胞为主型霍奇金淋巴瘤在儿童人群中的发病率为 5%~10%,10 岁以下儿童的发病率高于 10~19 岁的儿童。结节性淋巴细胞为主型霍奇金淋巴瘤最常见于 18 岁以下的男性。

结节性淋巴细胞为主型霍奇金淋巴瘤的特征如下:①患者通常表现为局限性、体积小、外周淋巴结病变,很少累及纵隔。几乎所有患者都无症状。②以 B 细胞分化的分子和免疫表型为特征。③即使存在其他影响预后的因素,年龄<20 岁儿童患者的预后也要优于成人患者。在结节性淋巴细胞为主型霍奇金淋巴瘤患者中,化疗和 / 或放疗可产生良好的长期无进展生存率和总生存率;然而,青春期前的患者不应考虑单纯放疗,因为肿瘤控制所必需的循证剂量与肌肉骨骼损伤相关。当放疗与化疗同时进行时,较低的放疗剂量是有效的。据报道,晚期复发在最初治疗后 10 年才出现。④与难治性病例相比,结节性淋巴细胞为主型霍奇金淋巴瘤患者的死亡与治疗并发症和 / 或第二肿瘤(包括非霍奇金淋巴瘤)的发生更为相关,这强调了在起始治疗和肿瘤复发后合理使用化疗和放疗的重要性。

【流行病学】

霍奇金淋巴瘤占儿童恶性肿瘤的 6%。在美国,霍奇金淋巴瘤的发病率与年龄相关,在 15~19 岁青少年阶段发病率是最高的(每年 33.3/1 000 000);与之相比,10~14 岁、5~9 岁、0~4 岁发病率分别约为其 1/3、1/8、1/30。在发展中国家,年轻人的发病率相似,但儿童的发病率要高得多。

霍奇金淋巴瘤具有以下独特的流行病学特征。

1. 双峰年龄分布　霍奇金淋巴瘤的双峰年龄分布在发达国家因地理位置和种族有所不同;早高峰出现在 20 岁中后期,第二次高峰出现在 50 岁以后。在发展中国家,早高峰出现在青春期之前。

2. 男女比例　男女比例因年龄而有显著性差异。在 10 岁以下的儿童中,男性发病率是女性的 2~3 倍;10~14 岁的儿童中,男性发病率约为女性的 1.2 倍;15~19 岁的青少年中,男性和女性发病率相似。

3. 年龄　由于病因和组织学亚型的不同,霍奇金淋巴瘤可分为以下 3 个年龄组。

(1)儿童:年龄在 14 岁及以下的儿童以结节性淋巴细胞为主型霍奇金淋巴瘤和 EBV 相关的混合细胞型霍奇金淋巴瘤为主。儿童早期暴露于常见感染似乎降低了患霍奇金淋巴瘤的风险,最可能的原因是细胞免疫的成熟。在较年轻的人群中,特别是在 10 岁以下的儿童中,男性患者多于女性。与 EBV 相关的霍奇金淋巴瘤的患病率随着家庭规模的扩大和社会经济地位的降低而增加。

(2)青少年和青年:在发达国家 15～34 岁的人群中,霍奇金淋巴瘤发病率与社会经济地位、兄弟姐妹和出生顺序有关。在有多个年长的兄弟姐妹的青年人中观察到患霍奇金淋巴瘤的风险降低,这可能与早期接触病毒感染有关(如兄弟姐妹从学校带回家的病毒感染),这也与 EBV 感染的发病机制相一致。结节硬化型霍奇金淋巴瘤是最常见的亚型,其次是混合细胞型霍奇金淋巴瘤。

(3)老年人:霍奇金淋巴瘤最常见于 55～74 岁的个体。这组患者患淋巴细胞消减型霍奇金淋巴瘤的风险更高。本书不讨论老年人的治疗。

4. 家族史 兄弟姐妹或父母有霍奇金淋巴瘤家族史与患该疾病的风险增加有关。一项基于人群的研究通过家庭关系、组织学、年龄和性别评估家族性经典型霍奇金淋巴瘤的患病风险,其霍奇金淋巴瘤的累积患病风险为 0.6%,比一般人群风险增加了 3.3 倍。兄弟姐妹的患病风险明显高于父母和 / 或子女。姐妹的患病风险高于兄弟或异性兄弟姐妹。一级亲属在 30 岁之前被诊断为霍奇金淋巴瘤的终身患病风险更高。

【临床表现】

霍奇金淋巴瘤临床表现主要是淋巴结或结外受累所致临床症状,另外肿瘤微环境中来自 Reed-Sternberg 细胞及细胞信号通路释放的细胞因子也导致相关的机体症状。

1. 约 80% 的患者表现为无痛性淋巴结肿大,最常见的部位是锁骨上或颈部。

2. 约 75% 的青少年和年轻人存在纵隔疾病,可能无症状。相比之下,只有约 35% 的幼儿霍奇金淋巴瘤出现纵隔受累。

3. 约 25% 的患者出现非特异性身体症状,包括疲劳、厌食、体重减轻、瘙痒、盗汗和发热。

4. 与预后相关的 3 种具体的体质症状(B 型症状),即不明原因的发热(口腔温度 38.0℃以上)、不明原因的体重减轻(诊断前 6 个月内体重的 10%)和盗汗。通常用于临床试验的风险评估。

5. 有大纵隔肿块和 B 症状的女性患者最有可能出现心包积液。15%～20% 的患者会有跳跃的结

外受累(Ⅳ期)。结外受累最常见的部位是肺、肝、骨和骨髓。

【诊断】

1. 实验室检查 血液学和血液生化参数(如白蛋白)显示可能与疾病程度相关的非特异性变化。外周血计数异常可能包括中性粒细胞增多、淋巴细胞减少、嗜酸性粒细胞增多和单核细胞增多。部分患者可伴有贫血。在一些伴有发热的霍奇金淋巴瘤中,可有类白血病反应,白细胞总数可达 $50×10^9$/L。急性期反应物,如血沉和 C 反应蛋白,如果诊断时异常,可用于后续评估疗效的指标。血清乳酸脱氢酶增高可提示肿瘤负荷大。骨骼和肝脏受累时常有碱性磷酸酶升高。

2. 骨髓检查 常呈粒细胞增生,伴有组织细胞和浆细胞增多,类似“感染性骨髓象”。骨髓侵袭发生率为 2%～15%,一般见于Ⅲ期、Ⅳ期患者。确诊需经骨髓活检证实。单纯骨髓穿刺涂片的细胞学检查很少能发现 Reed-Sternberg 细胞,但骨髓活检可能发现 Reed-Sternberg 细胞(双核或单核)灶性或弥漫性骨髓浸润。Ⅲ期、Ⅳ期和 / 或有 B 症状的患者需要做双侧髂骨骨髓活检。

3. 影像学检查 胸部 X 线正侧位片可以观察纵隔及肺受累,彩色多普勒超声可检测肝、脾、肾、颈部及腹部淋巴结肿大情况。CT 或 MRI 在诊断胸腹盆部病灶时比 X 线和彩色多普勒超声灵敏度更高。CT 或 MRI 的解剖信息由正电子发射体层成像(positron emission tomography,PET)补充,PET 在确定初始受累部位时灵敏度很高,特别是在病灶太小而不能被 CT 或 MRI 识别并明确受累的部位。目前国际组织之间的协作正在进行中,以便统一定义。

4. 活检 如果可能,应通过对一个或多个外周淋巴结的活检确定诊断。在选择活检程序时,应仔细考虑获得足够组织的可能性。选择淋巴结活检诊断方法时需要考虑的其他问题如下。

(1)活检的类型:单纯的抽吸细胞学检查是不推荐的,因为缺乏基质组织,标本中细胞数量少,而且很难将霍奇金淋巴瘤归类为其中一种亚型;影像学引导下活检可用于从胸腔内或腹腔内淋巴结获得诊断组织。根据病变部位不同,可考虑使用胸腔镜、纵隔镜和腹腔镜。很少应用开胸或开腹手术来获得诊断组织;因为骨髓受累在儿童霍奇金淋巴瘤患者中相对少见,双侧骨髓活检仅用于晚期(Ⅲ期或Ⅳ期)和 / 或存在 B 症状的患者。一项对包括

儿童和成人霍奇金淋巴瘤患者在内的 9 项临床研究的荟萃分析显示，PET/CT 在检测新诊断的霍奇金淋巴瘤患者的骨髓受累率方面具有较高的灵敏度（96.9%）和特异度（99.7%）。在基于这些研究的共识中，不再建议在最初评估成人霍奇金淋巴瘤时使用骨髓活检，而是使用 PET/CT 识别骨髓受累。

（2）活检的并发症或风险：在全身麻醉或深度镇静期间，纵隔巨块患者有心脏或呼吸停止的风险。在进行风险系数高的操作前，仔细制订麻醉方案，予以轻度镇静和局部麻醉，外周淋巴结活检或影像学引导下的纵隔淋巴结穿刺活检可能是可行的。尽管患者不能置于仰卧位会造成技术实施上的困难，如果气道损害妨碍了诊断性活检手术的实施，术前应考虑使用糖皮质激素或低剂量的局部放疗。由于术前治疗可能会影响获得准确的组织诊断，术前治疗待病人情况允许全身麻醉或深度镇静时，就应该立即进行诊断性活检。

5. 病理学诊断　霍奇金淋巴瘤是一种特殊类型的淋巴瘤，特征是少数肿瘤性和 / 或变异型 Reed-Sternberg 细胞散在分布于异质性的反应性炎细胞背景中。找到特征性的 Reed-Sternberg 细胞是诊断本病的依据。

【鉴别诊断】

霍奇金淋巴瘤首发症状主要是浅表淋巴结肿大。因此，临床上需要与淋巴结肿大的疾病鉴别。淋巴结作为机体防御器官在外源性感染的情况下可增大。淋巴结同样也是霍奇金淋巴瘤的起源部位和其他恶性肿瘤的转移部位。

1. 感染性疾病　病毒和细菌感染常引起浅表淋巴结肿大，常伴有发热、盗汗，与霍奇金淋巴瘤的临床表现相似。但是，感染患者常可通过抗感染治疗控制。如果抗感染治疗后肿大淋巴结不缩小仍持续增大，应考虑淋巴结活检，进一步明确肿大淋巴结性质。

2. 白血病　急性白血病可表现为浅表淋巴结肿大，发热、盗汗、肝脾大等症状，需要与霍奇金淋巴瘤鉴别。霍奇金淋巴瘤起病相对缓慢，早期血常规正常。而急性白血病起病快，血常规可显示白细胞增多、血红蛋白和血小板减少，可表现为感染、贫血和出血。骨髓检查可确诊白血病。

3. 淋巴结转移性肿瘤　儿童常见的淋巴结转移性肿瘤包括神经母细胞瘤、横纹肌肉瘤、恶性生殖细胞瘤、鼻咽癌等。这些肿瘤淋巴结转移可表现

为浅表淋巴结肿大，临床上需要与霍奇金淋巴瘤鉴别。霍奇金淋巴瘤的肿大淋巴结质地较韧、有弹性，而淋巴结转移性治疗的肿大淋巴结质地较硬，淋巴结活检可明确诊断。

【临床分期】

儿童霍奇金淋巴瘤分期与成人霍奇金淋巴瘤相同，采用 Ann Arbor 分期系统。儿童霍奇金淋巴瘤各期分布比例与年轻成人相似，分别为 Ⅰ期 19%、Ⅱ期 49%、Ⅲ期 19%、Ⅳ期 13%（表 31-1）。

表 31-1　Ann Arbor 分期系统

分期	侵袭范围
Ⅰ期	侵袭单个淋巴区域（即单个淋巴结区域、Waldeyer 环、胸腺或脾脏）（Ⅰ）；或单个结外器官或部位局限侵袭不伴有任何淋巴结侵袭（ⅠE）
Ⅱ期	侵袭 2 个或更多淋巴结区域，但均在膈肌的同侧（Ⅱ）；局限性单个结外器官或部位侵袭伴区域淋巴结侵袭有或无膈肌同侧其他区域淋巴结侵袭（ⅡE）
Ⅲ期	膈肌上下淋巴结区域侵袭（Ⅲ），可伴有结外器官侵袭和邻近淋巴结侵袭（ⅢE）或脾脏侵袭（ⅢS）或两者均有（ⅢES）
Ⅳ期	1 个或多个结外器官弥漫性或播散性侵袭，有或无淋巴结侵袭；或孤立结外器官侵袭无邻近区域淋巴结侵袭，但伴随远处转移；Ⅳ期包括肝脏或骨髓或肺或脑脊液侵袭

注：1. 各期再按有无 B 症状分为 A、B 2 类。
2. 由区域淋巴结直接侵袭导致的淋巴结以外疾病定义为 E。E 定义不适用于弥散性或播散性结外疾病（如大量胸腔积液伴阳性细胞学或非邻近结外侵袭获得病理证实）应定义为Ⅳ期。

【危险度分组】

现代儿童霍奇金淋巴瘤治疗方法包括化疗和放疗，根据危险因素和早期疗效决定治疗强度和化疗疗程。治疗计划需要考虑疾病相关因素，如分期、侵袭淋巴结区域数量、巨大肿块、B 症状和早期化疗疗效（采用功能影像学 PET/CT 判断）、年龄、性别和组织学亚型。

1. 危险因素判断

（1）预后良好的临床特征：无 B 症状、无巨大肿块的局部淋巴结侵袭。一般定义为低危组，治疗强度低。

（2）不良预后的临床特征：B 症状、纵隔或外周淋巴结巨大肿块、结外扩散和疾病晚期（ⅢB～Ⅳ期）。定义为高危组，治疗强度高。

（3）中等预后的临床特征：局限性疾病（Ⅰ期、Ⅱ期和ⅢA期）伴有不良临床特征的患者，根据不同的治疗方案，可采用中等强度治疗或者相似于晚期患者的治疗强度。

2. 危险度分组　根据危险因素进行危险度分组主要用于指导治疗，低危组患者接受低强度化疗，高危组患者接受高强度化疗，使治疗更个体化、更合理。不同研究协作组危险度分组定义有所不同。临床分期、肿块大小和 B 症状等因素是进行危险度分组的主要因素。不同危险度分组导致各个研究组之间的治疗结果难以比较（表 31-2）。

表 31-2　国际上不同研究协作组对儿童霍奇金淋巴瘤危险度分组

研究协作组名称	危险度分组		
	低危	中危	高危
COG	ⅠA 或 ⅡA	ⅠEA 或 ⅠXA	ⅢB
AHOD0031		ⅡEA 或 ⅡXA	ⅣB
AHOD0431		ⅠB，ⅡB	
AHOD0831		ⅢA	
		ⅣA	
COG	ⅠA/B	ⅠA/B 伴有危险因素	Ⅳ
C5942	ⅡA	ⅡA 伴有危险因素	
	无危险因素 ⅡB		
		ⅢA/B	
德国和欧洲多中心研究	ⅠA/B	ⅠE，ⅡB，ⅡEA	ⅡEB
GPOH-HD95	ⅡA	ⅢA	ⅢEA
			ⅢB
			ⅣA/B

注：1. 危险因素指肺门淋巴结肿大；大于 4 个淋巴结部位；巨大肿块。
　　2. E 指结外扩散。
　　3. X 指巨大肿块。

【治疗】

1. 治疗模式　儿童霍奇金淋巴瘤治疗涉及年龄、性别、疾病发展阶段和对化疗的反应等因素，目前尚未有单一的治疗模式适合所有的儿童霍奇金淋巴瘤，但是，治疗选择上应考虑以下几点：①化疗和 / 或放疗是儿童青少年霍奇金淋巴瘤治疗模式。化疗疗程和强度取决于治疗反应的速度和疗效，放疗的范围和剂量同样取决于化疗的疗效。②预后良好的患者，需要评估降低治疗强度的疗效，即单用化疗，减少化疗疗程以限制蒽环类和烷

化剂类药物的剂量。③中危 / 具有预后不良因素患者，需要研究对化疗早期迅速反应的患者是否可以降低化疗和放疗的强度。④根据性别调整方案，如男性患者更容易遭受烷化剂引起的生殖腺损伤，女性患者胸部放疗后存在乳腺癌的风险，故在治疗方案中应该考虑。⑤根据组织亚型治疗，主要是Ⅰ期结节性淋巴细胞为主型霍奇金淋巴瘤患者。这一亚型预后极好。Ⅰ期患者可单纯手术切除，不需要化疗和放疗，可获得很好的生存率。手术复发患者可通过化疗再次获得缓解并长期生存。

2. 化疗方案

（1）ABVD 方案（表 31-3）。

表 31-3　ABVD 方案

药物	剂量 / (mg·m⁻²)	给药途径	给药时间	给药间隔
多柔比星	25	静脉滴注	第 1 天，第 15 天	每 4 周重复
博来霉素	10	静脉滴注	第 1 天，第 15 天	
长春碱	6	静脉滴注	第 1 天，第 15 天	
达卡巴嗪	375	静脉滴注	第 1 天，第 15 天	

（2）MOPP 方案（表 31-4）。

表 31-4　MOPP 方案

药物	剂量 / (mg·m⁻²)	给药途径	给药时间	给药间隔
氮芥	6.0	静脉滴注	第 1 天，第 8 天	每 4 周重复
长春新碱	1.4★	静脉滴注	第 1 天，第 8 天	
丙卡巴肼	100.0	口服	第 1 ~ 15 天	
泼尼松	40.0	口服	第 1 ~ 15 天	

注：★最大剂量 2mg。

（3）VAMP 方案（表 31-5）。
（4）COPP 方案（表 31-6）。
（5）COPP/ABV 方案（表 31-7）。
（6）OEPA-COPDAC 方案（男孩）（表 31-8、表 31-9），OPPA-COPP 方案（女孩）（表 31-10）。
（7）ABVE、ABVE-PC 方案（表 31-11、表 31-12）。
（8）增加剂量 BEACOPP 方案（表 31-13）。
（9）CVP 方案（表 31-14）。

表 31-5 VAMP 方案

药物	剂量（mg·m⁻²）	给药途径	给药时间	给药间隔
长春碱	6	静脉滴注	第1天，第15天	每4周重复
多柔比星	25	静脉滴注	第1天，第15天	
甲氨蝶呤	20	静脉滴注	第1天，第15天	
泼尼松	40	分3次口服	第1～14天	

表 31-6 COPP 方案

药物	剂量/（mg·m⁻²）	给药途径	给药时间	给药间隔
多柔比星	650.0	静脉滴注	第1天，第8天	每4周重复
博来霉素	1.5★	静脉滴注	第1天，第8天	
长春碱	6.0	分3次口服	第1～15天	
达卡巴嗪	375.0	分3次口服	第1～15天	

注：★最大剂量2mg。

表 31-7 COPP/ABV 方案

药物	剂量/（mg·m⁻²）	给药途径	给药时间	给药间隔
环磷酰胺	600.0	静脉滴注	第1天	每4周重复
长春新碱	1.4★	静脉滴注	第1天	
丙卡巴肼	100.0	分3次口服	第1～7天	
泼尼松	40.0	分3次口服	第1～14天	
多柔比星	35.0	静脉滴注	第8天	
博来霉素	10.0	静脉滴注	第8天	
长春碱	6.0	静脉滴注	第8天	

注：★最大剂量2mg。

表 31-8 OEPA 方案

药物	剂量/（mg·m⁻²）	给药途径	给药时间	给药间隔
长春新碱	1.5★	静脉滴注	第1天，第8天，第15天	每4周重复
依托泊苷	125.0	静脉滴注	第3～6天	
泼尼松	60.0	分3次口服	第1～15天	
多柔比星	40.0	静脉滴注	第1天，第15天	

注：★最大剂量2mg。

表 31-9 COPDAC 方案

药物	剂量（mg·m⁻²）	给药途径	给药时间	给药间隔
环磷酰胺	650.0	静脉滴注	第1天，第8天	每4周重复
长春新碱	1.5★	静脉滴注	第1天，第8天	
达卡巴嗪	250.0	静脉滴注	第1～3天	
泼尼松	40.0	分3次口服	第1～15天	

注：★最大剂量2mg。

表 31-10 OPPA 方案

药物	剂量（mg·m⁻²）	给药途径	给药时间	给药间隔
长春新碱	1.5★	静脉滴注	第1天，第8天，第15天	每4周重复
丙卡巴肼	100.0	分3次口服	第1～15天	
泼尼松	60.0	分3次口服	第1～15天	
多柔比星	40.0	静脉滴注	第1天，第15天	

注：★最大剂量2mg。

表 31-11 ABVE 方案

药物	剂量（mg·m⁻²）	给药途径	给药时间	给药间隔
多柔比星	25.0	静脉滴注	第1天，第15天	每4周重复
博来霉素	10.0	静脉滴注	第1天，第15天	
长春新碱	1.5★	静脉滴注	第1天，第15天	
依托泊苷	100.0	静脉滴注	第1～5天	

注：★最大剂量2mg。

表 31-12 ABVE-PC 方案

药物	剂量（mg·m⁻²）	给药途径	给药时间	给药间隔
多柔比星	30.0	静脉滴注	第1～2天	每4周重复
博来霉素	10.0	静脉滴注	第1天，第8天	
长春新碱	1.4★	静脉滴注	第1天，第8天	
依托泊苷	75.0	静脉滴注	第1～5天	
泼尼松	40.0	口服	第1～10天	
环磷酰胺	800.0	静脉滴注	第1天	

注：★最大剂量2mg。

表 31-13 增加剂量 BEACOPP 方案

药物	剂量（mg·m^{-2}）	给药途径	给药时间	给药间隔
环磷酰胺	1 200	静脉滴注	第 1 天	每 3 周重复，需 G-CSF 支持
多柔比星	35	静脉滴注	第 1 天	
依托泊苷	200	静脉滴注	第 1~3 天	
丙卡巴肼	100	静脉滴注	第 1~7 天	
泼尼松	40	口服	第 1~14 天	
长春新碱	2★	静脉滴注	第 8 天	
博来霉素	10	静脉滴注	第 8 天	

注：★最大剂量 2mg。

表 31-14 CVP 方案

药物	剂量/（mg·m^{-2}）	给药途径	给药时间	给药间隔
环磷酰胺	500	静脉滴注	第 1 天	每 3 周重复
长春碱	6	静脉滴注	第 1 天，第 8 天	
泼尼松	40	口服	第 1~8 天	

3. 治疗策略 依据危险度分组治疗。危险因素主要包括临床分期、肿块大小、淋巴结侵袭区域、B 症状和治疗早期疗效等。根据危险因素分为低危组、中危组和高危组，进而采用相应的治疗。

（1）儿童低危经典型霍奇金淋巴瘤

1）定义：Ⅰ~ⅡA 期，无巨块，无 B 症状。采用低强度治疗可获得很好的生存率。

2）治疗策略：化疗 2~4 个疗程联合低剂量侵袭野放疗（15~25Gy）；化疗后完全缓解的患者不需要行放疗。常采用 ABVE、VAMP、ABVD、OEPA/

OPPA、COPP/ABV 等化疗方案（表 31-15）。

（2）儿童中危经典型霍奇金淋巴瘤

1）定义：所有Ⅰ~Ⅱ期（非低危患者）和ⅢA 期。

2）治疗策略：化疗 4~6 个疗程联合侵袭野放疗（15~25Gy）。可采用 COPP/ABV、OEPA/OPPA+COPP、OEPA/OPPA+COPDAC、ABVE-PC 等化疗方案。考虑 ABVD 方案中多柔比星和博来霉素的毒性，国外儿童中危霍奇金淋巴瘤较少使用 ABVD 方案。但国际上成人中危霍奇金淋巴瘤治疗，ABVD 仍是标准治疗方案（表 31-16）。

（3）儿童高危经典型霍奇金淋巴瘤

1）定义：ⅢB 期，Ⅳ期。

2）治疗策略：化疗 6~8 个疗程联合低剂量侵袭野放疗（15~25Gy）。男孩，增加剂量 BEACOPP（4）+ABVD（2）+ 低剂量侵袭野放疗；女孩，BEACOPP（4）+COPP/ABV（4）。也可采用 OEPA/OPPA+COPP、OEPA/OPPA+COPDAC 和 COPP/ABV 等方案化疗。国外儿童高危霍奇金淋巴瘤较少应用 ABVD 方案。国际上成人高危霍奇金淋巴瘤治疗，ABVD 仍然是标准化疗方案，2 个疗程后采用 PET/CT 评估早期化疗反应，如早期化疗反应好，则继续采用 ABVD 方案化疗，如疗效差，则更换增加剂量 BEACOPP 方案化疗（表 31-17）。

（4）儿童结节性淋巴细胞为主型霍奇金淋巴瘤：是罕见的霍奇金淋巴瘤亚型。采用化疗和 / 或放疗可获得极好的长期生存率，治疗需要考虑减少远期不良反应。尽可能减少患者接受化疗或放疗的剂量。根据情况可采用手术或较短的化疗疗程，联合或不联合低剂量侵袭野放疗。化疗方案可采

表 31-15 不同方案治疗儿童低危经典型霍奇金淋巴瘤疗效对比

化疗方案（疗程/个）	放疗/Gy	分期	患者数量/例	无事件生存率/%（随访时间/年）	总生存率/%（随访时间/年）
ABVD（4）	侵袭野 20	ⅠA~ⅡA 期	65	90（6）	N/A
ABVD（2）+MOPP（2）			67	87（6）	N/A
VAMP（4）	侵袭野 25.5	Ⅰ/Ⅱ 期	41	88（5）	100（5）
	无		47	89（5）	
COPP/ABV（4）	侵袭野 21	ⅠA/B 期，ⅡA 期	94	100（10）	97（10）
	无		113	89（10）	96（10）
ABVE（2~4）	侵袭野 25.5	ⅠA 期，ⅡA 期，ⅢA 期	51	91（6）	98（6）
OEPA/OPPA	侵袭野 20~35	Ⅰ 期，ⅡA 期	281	94（5）	N/A
	无		113	97（5）	

注：N/A 指无法得到数据。

表31-16　不同方案治疗儿童中危经典型霍奇金淋巴瘤疗效对比

化疗方案（疗程/个）	放疗/Gy	分期	患者数量/例	无事件生存率/%（随访时间/年）	总生存率/%（随访时间/年）
COPP/ABV（6）	侵袭野21	Ⅰ/Ⅱ期伴不良预后因素，ⅡB期，Ⅲ期	103	84.0（10）	100.0（3）
	无		122	78.0（10）	
OEPA/OPPA（2）+COPP（2）	侵袭野20～35	ⅡEA期，ⅡB期，ⅢA期	212	92.0（5）	N/A
OEPA/OPPA（2）+COPDAC（2）	侵袭野20～35	ⅠE期，ⅡB期，ⅡEA期，ⅢA期	139	88.3（5）	98.5（5）
ABVE-PC（3～5）	侵袭野21	ⅠB期，ⅡA期，ⅢA期	53	84.0（5）	95.0（5）

注：N/A指无法得到数据。

表31-17　不同方案治疗儿童高危经典型霍奇金淋巴瘤疗效对比

化疗方案（疗程/个）	放疗/Gy	分期	患者数量/例	无事件生存率/%（随访时间/年）	总生存率/%（随访时间/年）
OEPA/OPPA（2）+COPP（4）	侵袭野20～35	ⅡEB期，ⅢEA/B期，ⅢB期，ⅣA/B期	265	91.0（5）	N/A
OEPA/OPPA（2）+COPDAC（4）	侵袭野20～35	ⅡEB期，ⅢEA/B期，ⅢB期，ⅣA/B期	239	86.9（5）	94.9（5）
ABVE-PC（3～5）	侵袭野21	ⅠB期，ⅡA期，ⅢA期	163	85.0（5）	95.0（5）
BEACOPP（4）；COPP/ABV（4）（迅速早期反应：女孩）	无	ⅡB期，ⅢB期，Ⅳ期	38	94.0（5）	97.0（5）
BEACOPP（4）；ABVD（2）（迅速早期反应：男孩）	侵袭野21	ⅡB期，ⅢB期，Ⅳ期	34	94.0（5）	97.0（5）
BEACOPP（8）（缓慢早期反应）	侵袭野21	ⅡB期，ⅢB期，Ⅳ期	25		

注：N/A指无法得到数据。

用CVP或VAMP等（表31-18）。

【预后】

儿童霍奇金淋巴瘤是少数几个与成人恶性肿瘤在生物学和自然史方面有共同点的儿童恶性肿瘤之一。若采用成人治疗方法治疗儿童霍奇金淋巴瘤，高剂量放疗可导致严重并发症。因此，开发了利用化疗和低剂量放疗的新策略。通过放化疗等综合治疗，90%～95%的霍奇金淋巴瘤患儿可以治愈。

表31-18　儿童结节性淋巴细胞为主型霍奇金淋巴瘤疗效对比

化疗方案（疗程/个）	放疗/Gy	分期	患者数量/例	无事件生存率/%（随访时间/年）	总生存率/%（随访时间/年）
仅手术切除，无化疗	无	Ⅰ/Ⅱ/Ⅲ期	51	67.0（2）	100.0（2）
CVP（3）	无	Ⅰ/Ⅱ期	55	75.4（5）	100.0（5）
COPP/ABV（4）	侵袭野20.0～35.0	Ⅰ～Ⅳ期	29	100.0（5）	100.0（5）
	无		52	96.0（5）	
VAMP（4）	无	ⅠA期，ⅡA期	26	87.5（5）	N/A
	侵袭野25.0		6		
VAMP（4）	侵袭野15.0～25.5	ⅠA期，ⅡA期	33	100.0（10）	100.0（10）

注：N/A指无法得到数据。

第二节 小儿非霍奇金淋巴瘤

根据免疫表型、分子生物学和治疗的临床反应，绝大多数发生在儿童和青少年的非霍奇金淋巴瘤可分为3类：侵袭性成熟B细胞淋巴瘤（包括伯基特淋巴瘤、弥漫大B细胞淋巴瘤及原发性纵隔B细胞淋巴瘤）、淋巴母细胞淋巴瘤、间变性大细胞淋巴瘤。

【发病机制】

儿童非霍奇金淋巴瘤发病机制尚未明确。已知的危险因素如下。

1. EBV感染 在免疫缺陷人群中，EBV与大多数非霍奇金淋巴瘤病例相关。在非洲，几乎所有的伯基特淋巴瘤都与EBV相关；然而，在欧洲和美国，约15%的病例会在肿瘤组织中检测到EBV。

2. 免疫缺陷 先天性和获得性免疫缺陷（HIV感染或移植后免疫缺陷）都会增加非霍奇金淋巴瘤的患病风险。美国移植和癌症登记处显示，移植后淋巴增殖性疾病约占所有儿童非霍奇金淋巴瘤诊断的3%；65%的移植后淋巴增殖性疾病的组织学类型为弥漫大B细胞淋巴瘤，9%的移植后淋巴增殖性疾病的组织学类型为伯基特淋巴瘤。

3. DNA修复综合征 DNA修复综合征患者中非霍奇金淋巴瘤的发生率增加，包括血管扩张不全、Nijmegen断裂综合征、体内错配修复缺陷。

4. 既往曾患肿瘤 非霍奇金淋巴瘤作为继发肿瘤在儿童肿瘤中较少见。德国儿童癌症登记处的一项回顾性研究发现，2 968例新诊断为癌症的儿童中11例（0.37%）在19岁之前继发非霍奇金淋巴瘤。在这个小队列中，这些患者的预后与接受标准治疗的新发非霍奇金淋巴瘤患者相似。

【病理学】

儿童非霍奇金淋巴瘤不同于成人较常见的淋巴瘤。成人淋巴瘤通常是低级别或中级别的，但几乎所有发生在儿童身上的非霍奇金淋巴瘤都是高级别的。WHO根据表型（即B系、T系、NK细胞系）和细胞分化（即前体、成熟）对非霍奇金淋巴瘤进行了分类。

1. 成熟B细胞非霍奇金淋巴瘤 伯基特淋巴瘤/白血病、弥漫大B细胞淋巴瘤、原发性纵隔B细胞淋巴瘤。WHO 2017年分类中较少见的发生在儿童的包括伴11q异常的伯基特样淋巴瘤、未特别说明的高级别B细胞淋巴瘤和伴IRF4重排的大B细胞淋巴瘤。

儿童伯基特淋巴瘤/白血病患者，除MYC重排外，继发性细胞遗传学异常也与较差的预后相关，涉及7q获得或13q缺失的细胞遗传学异常病例应用FAB/LMB-96化疗方案，预后较差。儿童弥漫大B细胞淋巴瘤及MYC染色体重排（8q24）患者，预后较差。

伴IRF4重排的大B细胞淋巴瘤临时列入WHO 2017年分类。伴IRF4重排的大B细胞淋巴瘤的易位与其中一个免疫球蛋白位点旁的IRF4癌基因并置，与无此种变化的弥漫大B细胞淋巴瘤病例相比，具有良好的预后。

2. 淋巴母细胞淋巴瘤 包括前体T细胞淋巴瘤和少见的前体B细胞淋巴瘤。儿童T细胞淋巴母细胞淋巴瘤患者，柏林-法兰克福-蒙斯特研究小组报告显示，6q染色体杂合性丢失的患者占12%（217例患者中有25例），并且与不良预后相关（无事件生存率27% vs. 86%，$P<0.001$）。60%的患者（116例中有70例）出现NOTCH1突变，且与预后良好相关（无事件生存率84% vs. 66%；$P=0.021$）。性突变很少见于6q染色体杂合性丢失的患者。

3. 间变性大细胞淋巴瘤 间变性大细胞淋巴瘤是T细胞来源的恶性肿瘤，肿瘤细胞具有丰富的、多形性的胞质和马蹄形的细胞核，表达CD30抗原。该病很大一部分患者与t(2；5)（p23；q35）相关，易位导致的ALK基因异常表达与肿瘤的发生、生物学特征以及患者的预后有明确的相关性。2008年WHO分类，进一步根据是否存在ALK基因异常表达，将间变性大细胞淋巴瘤分为间变性淋巴瘤激酶（anaplastic lymphoma kinase, ALK）阳性间变性大细胞淋巴瘤和ALK阴性间变性大细胞淋巴瘤。

在成人中，ALK阴性患者的预后较差；然而，在儿童中，ALK阳性和ALK阴性疾病之间的结果差异尚未得到证实。在一项由375例儿童和青少年组成的ALK阳性间变性大细胞淋巴瘤研究中，小细胞或淋巴组织细胞存在于32%的患者，在控制临床特点经过多因素分析得出：存在小细胞或淋巴细胞组织的患者，其治疗失败的风险显著增加。在COG-ANHL0131（NCT00059839）研究中，尽管应用不同的化疗方案，间变性大细胞淋巴瘤的小细胞变异及其他组织学变异显著增加了失败的风险（表31-19）。

表 31-19　儿童和青少年非霍奇金淋巴瘤主要组织病理学类型

WHO 分类	免疫表型	临床特征	染色体变异
伯基特淋巴瘤	成熟 B 细胞	腹腔内（散发区），头颈部（非颌部，散发区），颌部（区域性），骨髓，中枢神经系统	t(8;14)(q24;q32)，t(2;8)(p11;q24)，t(8;22)(q24;q11)
有 11q 异常的伯基特样淋巴瘤（暂定）	成熟 B 细胞	淋巴结	11q 异常，没有 *MYC* 重排
伴 *IRF4* 重排的大 B 细胞淋巴瘤	成熟 B 细胞	淋巴结（通常头颈部）	*IGH* 位点的隐性 *IRF1* 重排
弥漫大 B 细胞淋巴瘤	成熟 B 细胞	淋巴结，腹部，骨骼，原发中枢神经系统（与免疫缺陷相关时），纵隔	未明确细胞遗传学异常
原发性纵隔（胸腺）大 B 细胞淋巴瘤	成熟 B 细胞，通常 CD30$^+$	纵隔，但也可能有其他淋巴结或结外疾病（即腹部，通常是肾脏）	9p 和 2p 获得
ALK 阳性大 B 细胞淋巴瘤		全身淋巴结肿大，骨髓占 25%	t(2;5)(p23;q35)；较少涉及 ALK 的变异易位
T 淋巴母细胞白血病/淋巴瘤	T 淋巴母细胞（TdT，CD2，CD3，CD7，CD4，CD8）	纵隔肿块，骨髓	
B 淋巴母细胞白血病/淋巴瘤	B 淋巴母细胞（CD19，CD79a，CD22，CD10，TdT）	皮肤，软组织，骨骼，淋巴结，骨髓	
儿童滤泡性淋巴瘤	成熟 B 细胞	淋巴结（通常头颈部）	
儿童结内边缘区淋巴瘤	成熟 B 细胞	淋巴结（通常头颈部）	

注：ALK. 间变性淋巴瘤激酶；TdT. 末端脱氧核苷酸转移酶。

【流行病学】

恶性淋巴瘤（霍奇金淋巴瘤和非霍奇金淋巴瘤）是第三大最常见的儿童恶性肿瘤，在发达国家20 岁以下的儿童中，非霍奇金淋巴瘤约占 7%。影响儿童和青少年非霍奇金淋巴瘤的发病率的因素包括以下几方面。

1. 地理位置　在美国，每年约有 800 例新确诊的非霍奇金淋巴瘤。发病率约为 10/100 万人年。在撒哈拉以南的非洲，EBV 诱发的伯基特淋巴瘤/白血病的发病率是美国的 10～20 倍，从而导致更高的非霍奇金淋巴瘤发病率。

2. 种族　欧罗巴人种（白种人）的非霍奇金淋巴瘤发病率高于非洲裔美国人，非西班牙裔白人比西班牙裔白人伯基特淋巴瘤/白血病发病率更高，分别为 320/100 万人年和 2/100 万人年。

3. 年龄　虽然没有明显的年龄高峰，但儿童期非霍奇金淋巴瘤多发生在 10～20 岁，3 岁以下儿童发病较少。非霍奇金淋巴瘤婴儿发病罕见（1986—2002 年，在柏林 - 法兰克福 - 蒙斯特研究小

组报告中仅占 1%）。由于 15～19 岁人群的发病率略有增加，非霍奇金淋巴瘤的发病率总体呈上升趋势；然而，15 岁以下儿童的非霍奇金淋巴瘤发病率在过去几十年里一直保持不变。

4. 性别　儿童期非霍奇金淋巴瘤除原发性纵隔 B 细胞淋巴瘤外，男性比女性更常见，原发性纵隔 B 细胞淋巴瘤男女发病率基本相同。一项对监测、流行病学和最终结果（SEER）数据的回顾性研究显示，1992—2008 年，美国伯基特淋巴瘤/白血病发病率为 2.5/100 万人年，其中男性多于女性 3.9∶1.1。男性和女性弥漫大 B 细胞淋巴瘤的发病率均随年龄增长而增加。淋巴母细胞淋巴瘤的发病率在各个年龄段中相对稳定，无论男性还是女性（表 31-20）。

【临床表现】

成人非霍奇金淋巴瘤患者多表现为淋巴结病，而儿童通常有淋巴结外病变，包括纵隔、腹部、头颈部、骨髓及中枢神经系统。

1. 成熟 B 细胞淋巴瘤　最常见的疾病原发部

表 31-20 各个年龄段不同类型非霍奇金淋巴瘤发病率(/100万人年)

性别	男性				女性			
年龄/岁	<5	5～9	10～14	15～19	<5	5～9	10～14	15～19
伯基特淋巴瘤	3.2	6.0	6.1	2.8	0.8	1.1	0.8	1.2
淋巴母细胞淋巴瘤	1.6	2.2	2.8	2.2	0.9	1.0	0.7	0.9
弥漫大B细胞淋巴瘤	0.5	1.2	2.5	6.1	0.6	0.7	1.4	4.9
其他类型(主要是间变性大细胞淋巴瘤)	2.3	3.3	4.3	7.8	1.5	1.6	2.8	3.4

位是腹部和 Waldeyer 环的淋巴组织。其他受累部位包括睾丸、骨骼、皮肤、骨髓和中枢神经系统。伯基特淋巴瘤常好发于儿童，占儿童非霍奇金淋巴瘤的40%，侵袭颌面骨、腹部、骨髓和中枢神经系统。腹部是散发性伯基特淋巴瘤最常见的侵袭部位(90%)，多见于5～10岁的男孩，常表现为腹部巨大包块或急性阑尾炎、肠套叠和小肠梗阻。腹部病变常表现腹痛、腹胀、恶心、呕吐，可出现胃肠道出血。肿瘤可侵袭远端回盲肠、肠系膜、腹膜后、肾脏、卵巢和覆膜表面，常伴恶性腹水。地方性伯基特淋巴瘤最常侵袭下颌骨、眼眶和上颌等部位。头颈部是散发性伯基特淋巴瘤第二常见的侵袭部位，表现为扁桃体肿大、牙龈肿块、鼻咽和口咽肿块、颈部淋巴结肿大，部分患者下颌骨侵袭(10%)或其他颌面骨软组织肿块和牙龈肿块，可导致牙齿脱落外移。散发性伯基特淋巴瘤20%伴有骨髓侵袭，表现为发热、感染、面色苍白、贫血和出血，外周淋巴结肿大和肝脾大。地方性伯基特淋巴瘤1/3患者发生中枢神经系统侵袭，散发性伯基特淋巴瘤10%左右患者发生中枢神经系统侵袭，主要表现为头痛、呕吐、脑膜浸润导致颅内压增高。脑神经瘫痪或孤立硬膜外肿块和截瘫。伯基特淋巴瘤进展快、肿瘤细胞可自发崩解或化疗后肿瘤细胞崩解，形成肿瘤溶解综合征，即高钾血症、低钙血症、高磷血症和高尿酸血症，严重可致尿酸性肾病和肾功能不全，表现为尿少、无尿、腹水或胸腔积液、全身水肿、阴囊水肿、呕吐、抽搐，甚至死亡。弥漫大B细胞淋巴瘤常侵袭浅表淋巴结、腹部、纵隔、口咽、鼻咽、睾丸和骨等部位。可表现为浅表淋巴结肿大、口咽或鼻咽肿块致吞咽困难、鼻塞、打鼾。腹部是弥漫大B细胞淋巴瘤最常见的侵袭部位，其表现与伯基特淋巴瘤相似。若肿瘤原发于纵隔，可出现咳嗽、气促、呼吸困难，严重者表现为上腔静脉综合征。若侵袭骨骼和睾丸，可表现为骨骼疼痛、睾丸肿块。发热、盗汗、体重减轻等B症状是弥漫

大B细胞淋巴瘤常见的全身表现。

2. 淋巴母细胞淋巴瘤 淋巴母细胞淋巴瘤包括T淋巴母细胞淋巴瘤和B淋巴母细胞淋巴瘤，这2种免疫表型淋巴母细胞淋巴瘤各自有其独特的临床表现。T淋巴母细胞淋巴瘤好发于男性青少年，进展快，病死率高。可侵袭全身淋巴结，常侵袭纵隔、骨髓、肝、脾、中枢神经系统等。临床表现为颈、纵隔淋巴结肿大迅速，3/4病例表现为前纵隔肿块，伴大量胸腔积液，呼吸窘迫、端坐呼吸、咳嗽、喘息、面部肿胀、结膜充血、口唇发绀、颈静脉和胸壁静脉显露等上腔静脉综合征表现。B淋巴母细胞淋巴瘤好发于儿童，常侵袭淋巴结、皮肤、骨和骨髓。表现为皮下结节或头皮肿块、淋巴结肿大、肝脾大。淋巴母细胞淋巴瘤(T淋巴母细胞淋巴瘤或B淋巴母细胞淋巴瘤)也可以腹部包块起病，表现为巨大腹部包块、腹水等，常被误诊为伯基特淋巴瘤或神经母细胞瘤。淋巴母细胞淋巴瘤常侵袭骨髓，可出现白血病血常规和骨髓象，表现为发热、贫血、出血和感染等。若侵袭中枢神经系统，可出现头痛、呕吐和脑膜刺激征。淋巴母细胞淋巴瘤可伴有发热、盗汗和体重减轻等B症状。

3. 间变性大细胞淋巴瘤 男孩比女孩多见，青少年多于儿童，中位发病年龄约10岁。系统性间变性大细胞淋巴瘤常侵袭淋巴结和各种结外实质器官，结外侵袭主要包括软组织、皮肤、骨、肺和肝等部位。侵袭浅表淋巴结表现为双颈部、锁骨上窝、腋窝或腹股沟等部位淋巴结肿大，互相融合成肿块。侵袭皮肤及皮下组织，表现为皮肤瘙痒、皮疹、皮肤溃疡、皮肤或软组织肿块，同时合并其他淋巴结或器官侵袭。肿瘤可侵袭腹腔淋巴结或胃肠道，弥漫性浸润肠壁，表现为腹痛、腹胀、呕吐、肠梗阻、腹部包块或急性阑尾炎等。肝脾受累时可出现肝脾大。侵袭纵隔淋巴结形成纵隔肿块，常表现为咳嗽、气促、呼吸困难。侵袭纵隔的间变性大细胞淋巴瘤预后较差。肺亦是常侵袭的结外部位，

可表现为咳嗽，CT 等影像学检查显示双肺肿瘤浸润病灶。肿瘤可侵袭骨骼，包括四肢骨、脊柱骨、颌面骨等，表现为局部骨骼疼痛、肿胀、行走困难等。骨髓及中枢神经系统少见受累。B 症状是间变性大细胞淋巴瘤主要全身症状，最常见为高热。晚期患者可伴有嗜血综合征表现。

【诊断】

1. 血常规检查　早期血常规可正常，疾病晚期（Ⅳ期）肿瘤侵袭骨髓表现为类似白血病血常规，白细胞增多、血红蛋白和血小板减少。非霍奇金淋巴瘤是高度恶性淋巴瘤，进展快，疾病可从局限期迅速进展为广泛期，初诊患者外周血血常规可从正常迅速转变为类似白血病血常规。

2. 血生化检查　早期局限期血生化可正常。血清乳酸脱氢酶升高可发生在肿瘤负荷大的广泛期患者。部分巨大肿瘤患者可伴有肿瘤自发崩解，导致尿酸升高、尿素氮升高、血钾升高、血钙降低、血磷升高和水电解质紊乱，严重可发生肾衰竭。晚期肝脏侵袭可有转氨酶或胆红素升高、低蛋白血症等。

3. 骨髓检查　早期患者骨髓可正常。骨髓侵袭可为局灶性骨髓侵袭，随后可进展到弥漫性骨髓侵袭类似白血病骨髓侵袭。因此，对初诊患者均需行双侧骨髓穿刺和骨髓活检。临床上有些患者骨髓穿刺检查正常，但骨髓活检可发现肿瘤细胞，免疫组织化学可有助于亚型诊断。免疫组织化学末端脱氧核苷酸转移酶（terminal deoxynucleotidyl transferase，TdT）阳性可确诊为淋巴母细胞淋巴瘤骨髓侵袭。骨髓幼稚淋巴细胞 >25% 诊断为急性淋巴细胞白血病，骨髓幼稚淋巴细胞在 5%～25% 诊断为淋巴瘤骨髓侵袭。伯基特淋巴瘤骨髓侵袭细胞学涂片可见形态典型的原始幼稚淋巴细胞：细胞大小较均一；核形较规则，呈圆形或类圆形；染色质呈细点状；核仁明显，1 个或多个，呈小泡状；胞质丰富，深蓝色，其中有数量不等空泡，呈明显蜂窝状。弥漫大 B 细胞淋巴瘤和间变性大细胞淋巴瘤较少侵袭骨髓。

4. 骨髓或胸腔积液 / 腹水流式细胞术　非霍奇金淋巴瘤各亚型骨髓侵袭需要互相鉴别，这时需要采用流式细胞术进行免疫分型。淋巴母细胞淋巴瘤骨髓肿瘤细胞 TdT 阳性或 CD34 早期标记阳性，可以与成熟非霍奇金淋巴瘤细胞鉴别。伯基特淋巴瘤细胞膜表面 IgM 或者 λ 轻链或 κ 轻链阳性，早期标记 TdT 和 CD34 阴性。如果患者不能获取肿块病理诊断，可以通过胸腔积液或腹水的肿瘤细胞行流式细胞术免疫分型结合细胞学形态，明确非霍奇金淋巴瘤亚型。

5. 影像学检查　为准确临床分期和治疗疗效评估，所有患者初诊时需要行全身 CT 或 MR 检查，最好行 PET/CT 检查。CT 检查可以了解肿瘤侵袭部位和范围，PET/CT 检查则将解剖影像学和功能影像学结合，更好地进行分期和治疗疗效评估。

6. 活检　非霍奇金淋巴瘤确诊需要病理组织学诊断。浅表淋巴结肿块及胸腹部肿物活检是确诊的重要途径。尽可能取 1 个以上肿大的外周淋巴结，最好能获取整个淋巴结进行病理检查。不推荐穿刺细胞学检查，因为细胞学标本无间质组织，肿瘤细胞数量少。胸腹腔或者盆腔等内脏肿块，可在 B 超或 CT 引导下穿刺活检获取足够的肿瘤组织，也可采用胸腔镜、纵隔镜或腹腔镜取肿物进行活检。对于儿童患者，有时需要借助于全身麻醉进行活检，需要判断患者能否耐受麻醉，特别是巨大纵隔肿块患者，全身麻醉后气管肌肉松弛使前纵隔肿块向后压迫气管可导致窒息死亡。非霍奇金淋巴瘤需要行骨髓活检。

7. 病理学诊断　病理诊断包括形态学、免疫组织化学和分子生物学。

（1）形态学

1）伯基特淋巴瘤：伯基特淋巴瘤细胞形态较一致，弥漫性生长，中等大小，少量至中等量胞质，淡染，细胞核圆形，染色质粗块状，可见多个嗜碱性小核仁。可见大量核分裂象。大量细胞凋亡，被巨噬细胞吞噬，形成"星空"现象。

2）弥漫大 B 细胞淋巴瘤：瘤细胞体积大（细胞核等于或大于正常巨噬细胞的核，或瘤细胞的体积超过正常淋巴细胞的 2 倍），弥漫性生长，形态多样，可见中心母细胞、免疫母细胞及间变性大 B 细胞等形态的细胞。瘤细胞的体积在不同病例甚至同一病例中可以差别很大。中心母细胞型的瘤细胞胞质中等量或丰富，嗜酸性或嗜双色性，核大，染色质空泡状，常见一个或多个核仁。免疫母细胞型的瘤细胞胞质丰富，嗜碱性，核大，单个中位核仁，有时可有浆细胞分化。间变性瘤细胞体积非常大，细胞核明显多形性，可见高度奇异状核、马蹄形或花环样核，有时可见 Reed-Sternberg 样细胞，瘤细胞黏附性强，可见癌巢状或窦内生长方式。

3）淋巴母细胞淋巴瘤：肿瘤细胞小到中等大小，核染色质细腻，粉尘状，核仁通常不明显。核分裂多见，部分病例可见灶性"星空"现象。受累淋巴结结构部分或全部破坏。

4）间变性大细胞淋巴瘤：瘤细胞通常体积大，多形性明显，可见单核、多核瘤巨细胞（马蹄形、胚胎样、花环状、Reed-Sternberg 细胞样、破骨细胞样），部分瘤细胞体积较小。特征性瘤细胞具有以下特点：胞质丰富，核旁可见一嗜酸性区（相当于高尔基体），核偏位，核呈马蹄形、肾形或胚胎样。依据瘤细胞体积大小、形态特点及反应性背景细胞数量分为普通型、淋巴组织细胞型、小细胞型、霍奇金样型等，其中普通型最常见。

（2）免疫组织化学

1）伯基特淋巴瘤：表达 CD19、CD20、CD22、CD10、CD79b、cCD79a 等 B 细胞标志，常表达表面免疫球蛋白，尤其是表面免疫球蛋白 IgM 伴有 κ 轻链或 λ 轻链表达。

2）弥漫大 B 细胞淋巴瘤：起源于成熟 B 细胞，表达 B 细胞标志，如 CD19、CD20、CD22、CD79b、CD79a、PAX-5 等。生发中心 B 细胞样瘤细胞可有 CD10$^+$、Bcl-6$^+$、MUM1$^-$/MUM1$^+$，非生发中心 B 细胞样瘤细胞可有 CD10$^-$、Bcl-6$^{-/+}$、MUM1$^+$。间变性瘤细胞 CD30 弥漫阳性，ALK$^-$。部分病例 Bcl-2$^+$。50% 的病例表达细胞表面和细胞质免疫球蛋白。大部分起源于生发中心 B 细胞。原发纵隔 B 细胞淋巴瘤起源于胸腺 B 细胞，表达 B 细胞标记，CD23 常阳性，免疫球蛋白阴性。

3）淋巴母细胞淋巴瘤：常表达 TdT，TdT 阳性是淋巴母细胞淋巴瘤与其他淋巴瘤鉴别的重要标志。早期标志抗原 CD34 亦阳性。根据免疫表型分为前 T 或前 B 淋巴母细胞淋巴瘤 / 白血病。约 3/4 淋巴母细胞淋巴瘤表达 T 细胞抗原（CD1、CD3、CD5、CD7）。T 细胞急性淋巴细胞白血病起源于早期胸腺内 T 细胞分化（I 期胸腺前体细胞），大多数 T 细胞淋巴母细胞淋巴瘤起源于中期胸腺细胞（II 期）。前体 T 细胞在不同成熟阶段 CD4 和 CD8 表达不同。在胸腺细胞成熟最早期阶段，CD4 和 CD8 表达缺失；在胸腺细胞成熟的中期阶段，CD4 和 CD8 共同表达（双阳性）；而在 T 细胞成熟阶段，CD4 或 CD8 分别表达。依据 CD4 或 CD8 表达有助于鉴别成熟期 T 细胞或早期 T 细胞。CD4 或 CD8 在 T 淋巴母细胞淋巴瘤中更多是共同表达或

共同缺失。CD4 或 CD8 单独阳性常意味成熟 T 细胞。约 1/4 淋巴母细胞淋巴瘤表达前 B 细胞抗原或早前 B 细胞抗原（CD10、CD79a、CD19、TdT）。

4）间变性大细胞淋巴瘤：属于外周 T 细胞淋巴瘤，全 T 细胞抗原 CD2、CD3、CD5 和 CD7 常部分或全部丢失，约 2/3 病例表达 CD4 和 CD43，绝大部分病例表达细胞毒相关抗原（T 细胞限制性胞内抗原 1、颗粒酶 B、穿孔素），大部分病例表达上皮膜抗原。所有病例均表达 CD30。90% 以上病例 ALK 蛋白阳性。

（3）分子生物学

1）伯基特淋巴瘤：常见染色体 t（8；14）易位。c-MYC 基因重组是诊断伯基特淋巴瘤的"金标准"。瘤细胞 IGH 基因重排阳性。几乎所有病例都有 c-MYC 基因易位，但并不合并 BCL6 和 / 或 BCL2 的基因易位。

2）弥漫大 B 细胞淋巴瘤：大多数病例可检测到免疫球蛋白重链、轻链基因克隆性重排。弥漫大 B 细胞淋巴瘤是一种多基因作用的肿瘤，可检测到多种分子遗传学改变，包括 BCL2、BC-6、BCL10、c-MYC 等基因易位，非整倍体核型（+5、+6、+7、+18）及 6q 等。但儿童弥漫大 B 细胞淋巴瘤罕见 BCL-2、BCL6 和 t（8；14）基因易位。儿童弥漫大 B 细胞淋巴瘤存在邻近免疫球蛋白位点的 IRF4 癌基因并列易位。约 15% 儿童弥漫大 B 细胞淋巴瘤伴随 IRF4 基因易位。约 30% 以上儿童弥漫大 B 细胞淋巴瘤有伯基特淋巴瘤相似的基因信号。

3）淋巴母细胞淋巴瘤：大多数前 T 淋巴母细胞淋巴瘤涉及 T 细胞受体基因重组（TRD、TRG、TRA 和 / 或 TRB），前 B 淋巴母细胞淋巴瘤涉及免疫球蛋白 Ig 基因重组。目前认为 T 淋巴母细胞淋巴瘤 NOTCH1 基因突变预后较野生型好，6q 杂合性丢失预后较差。

4）间变性大细胞淋巴瘤：90% 病例（不论免疫组织化学 T 细胞标记为阴性或阳性）TCR 基因重排阳性。90% 病例涉及 ALK 基因的染色体重组，t（2；5）（p23；q35）是位于 2 号染色体的 ALK 基因与 5 号染色体的 NPM1 基因之间易位。其余可见 2 号染色体的 ALK 基因与其他染色体（如 1、3、17、19、22、X 等）的基因易位。

图 31-1 至图 31-5 展示了不同部位的非霍奇金淋巴瘤的临床特征。

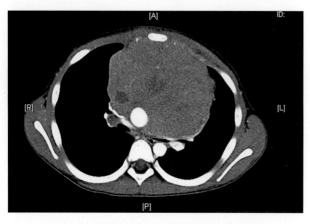

图 31-1　纵隔非霍奇金淋巴瘤增强 CT 图像

患儿，男性，11 岁，前纵隔非霍奇金淋巴瘤。病理：弥漫性非霍奇金淋巴瘤，B 系，小无裂细胞型；免疫组织化学：CD20（－）；CD45RO（－）；EMA（－）。

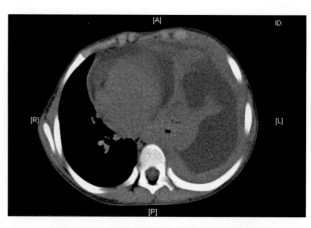

图 31-2　纵隔非霍奇金淋巴瘤 CT 图像

患儿，男性，3 岁，左侧纵隔囊实性肿块影。病理示弥漫性淋巴母细胞淋巴瘤，T 系，小淋巴细胞性；免疫组织化学：CD20（－），CD45（＋）。

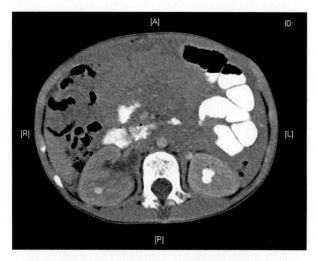

图 31-3　小肠非霍奇金淋巴瘤 CT 图像

患儿，男性，4 岁。病理：伯基特淋巴瘤；免疫组织化学：CD20（＋），CD45RO（－），TDT（－），Ki67 指数＞90%。

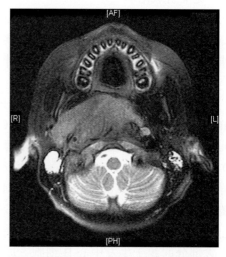

图 31-4　Waldeyer 环非霍奇金淋巴 MRI 图像

患儿，男性，10 岁。右扁桃体伯基特淋巴瘤。MRI：咽顶后部见大块状不规则形软组织肿块信号影，呈等 T_1 稍长 T_2 异常信号影，伴有双侧颈部淋巴结转移；病理：伯基特淋巴瘤；免疫组织化学：CD20（＋），CD45RO（－），TdT（－），Ki67（＋）＞90%。

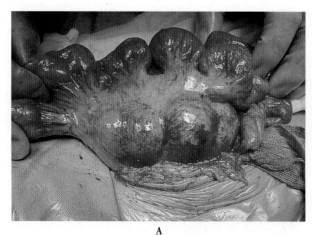

图 31-5　肠系膜淋巴组织来源的非霍奇金淋巴瘤

A. 术中所见；B. 手术切除标本。

【鉴别诊断】

1. 非霍奇金淋巴瘤各亚型之间的鉴别 根据包括形态学、免疫组织化学及分子生物学的病理组织学诊断,结合临床表现,非霍奇金淋巴瘤各个亚型之间鉴别并不困难。

2. 霍奇金淋巴瘤 单靠影像学及临床表现,有时霍奇金淋巴瘤和非霍奇金淋巴瘤鉴别困难,需要进行肿块穿刺活检和免疫组织化学明确病理诊断。

3. 神经母细胞瘤 神经母细胞瘤可表现为纵隔肿块,但多位于后纵隔,来源于交感神经链,多有发热、贫血及骨髓侵袭,需要与淋巴母细胞淋巴瘤鉴别。临床上亦需要肿块穿刺活检和免疫组织化学明确病理诊断。

4. 尤因肉瘤/原始神经外胚叶肿瘤 起源于胸壁的尤因肉瘤(即 Askin 瘤)可表现为前纵隔肿块侵袭胸骨伴胸腔积液,影像学上与 T 淋巴母细胞瘤难以鉴别。故临床上需要肿块穿刺活检和免疫组织化学明确病理诊断。

5. 纵隔生殖细胞瘤 好发于青少年男性,一般发生于前中纵隔,临床表现类似纵隔淋巴母细胞淋巴瘤,血清 AFP 及人绒毛膜促性腺激素(human chorionic gonadotropin,hCG)等肿瘤标志物可协助鉴别,最终确诊亦需要肿块穿刺活检和免疫组织化学明确病理诊断。

6. 横纹肌肉瘤 可发生于全身任何部位,可表现为软组织肿块或体腔内肿块,需要与 B 淋巴细胞淋巴瘤鉴别。横纹肌肉瘤形态上属于小圆蓝细胞肿瘤,需要肿块穿刺活检和免疫组织化学明确病理诊断。

7. 朗格汉斯细胞组织细胞增生症 可表现为淋巴结肿大、皮疹、软组织肿块、多发骨破坏、肝脾大等与间变性大细胞淋巴瘤相似的临床表现,通过肿块活检病理形态学、免疫组织化学和基因检测可与间变性大细胞淋巴瘤鉴别。

【临床分期】

目前儿童非霍奇金淋巴瘤广泛采用的分期系统是 St. Jude 分期系统,即 Murphy 分期(表 31-21)。

【治疗】

1. 成熟 B 细胞淋巴瘤(包括伯基特淋巴瘤和弥漫大 B 细胞淋巴瘤)治疗策略(表 31-22)。

2. 原发性纵隔 B 细胞淋巴瘤治疗策略 由依托泊苷、多柔比星、环磷酰胺、长春新碱、泼尼松和

表 31-21 St. Jude 分期系统

分期	侵袭范围
Ⅰ期	单个结外肿瘤或单个淋巴结区域病变,无纵隔或腹部病变
Ⅱ期	单个结外肿瘤伴区域淋巴结侵袭;膈肌同侧≥2 个淋巴结区域侵袭;膈肌同侧两个单一结外肿瘤有或无区域淋巴结侵袭;原发于胃肠道(常在回盲部)有或无肠系膜淋巴结侵袭,肿瘤肉眼完全切除
Ⅲ期	膈肌上下 2 个单一结外肿瘤;膈肌上下≥2 个淋巴结区域侵袭;原发瘤位于胸腔内(纵隔、胸膜、胸腺);广泛的原发腹内病变;任何位于脊柱旁或硬脑膜外病变,不考虑其他肿瘤部位
Ⅳ期	肿瘤侵袭中枢神经系统和/或骨髓

注:骨髓侵袭定义为骨髓≥5% 的恶性肿瘤细胞。淋巴母细胞淋巴瘤骨髓恶性细胞>25% 定义为白血病。淋巴母细胞淋巴瘤中枢侵袭标准定义为脑脊液白细胞数至少 5 个/μL 并伴有恶性细胞。其他非霍奇金淋巴瘤中枢侵袭定义脑脊液发现恶性细胞不考虑细胞计数,或者存在临床证据(脑神经瘫痪、脊髓压迫、颅内局灶包块)。

利妥昔单抗组成的 DA-EPOCH-R 方案。

3. 淋巴母细胞淋巴瘤治疗策略

(1)GER-GPOH-NHL-BFM-95 方案:由泼尼松、地塞米松、长春新碱、柔红霉素、多柔比星、门冬酰胺酶、环磷酰胺、阿糖胞苷、甲氨蝶呤、巯嘌呤、硫鸟嘌呤组成。中枢神经系统放疗仅适用于中枢神经系统受累患者。T 细胞和 B 细胞前体淋巴母细胞淋巴瘤的治疗时间为 24 个月。

(2)COG-A5971(NCT00004228)方案:由泼尼松、地塞米松、长春新碱、柔红霉素、多柔比星、门冬酰胺酶、环磷酰胺、阿糖胞苷、甲氨蝶呤、巯嘌呤和硫鸟嘌呤组成。

(3)不同分期的治疗策略

1)Ⅰ期或Ⅱ期(A0 组;局部病变):改良的儿童癌症协作组(Children's Cancer Group,CCG)BFM 方案(泼尼松、地塞米松、长春新碱、柔红霉素、表柔比星、门冬酰胺酶、环磷酰胺、阿糖胞苷、甲氨蝶呤、巯嘌呤、硫鸟嘌呤,减少维持治疗期间的鞘内治疗次数)。

2)Ⅲ期或Ⅳ期(2×2 随机分组):第一次随机分组 A1 组(播散性病变,无中枢神经系统受累),改良的 CCG BFM 方案,无强化。在中期维持阶段不给予大剂量甲氨蝶呤,而是在整个维持阶段进

表 31-22　不同研究协作组对儿童成熟 B 细胞淋巴瘤治疗策略

研究协作组	分层	疾病描述	治疗
POG-8341/POG-8719/POG9219		肉眼完全切除的Ⅰ期或Ⅱ期病变（完全切除的腹部的Ⅱ期病变）	3 个疗程化疗（无放疗及维持治疗）
COG-C5961（FAB/LMB-96）COGANHL1131（Inter-B-NHL Ritux 2010）	A	完全切除的Ⅰ期和腹部Ⅱ期病变	2 个疗程化疗
	B	多个腹部以外的病灶	化疗前期加 4 个疗程低强度化疗
		未能切除的Ⅰ、Ⅱ、Ⅲ期病灶（乳酸脱氢酶正常）	
		Ⅲ期（乳酸脱氢酶升高），骨髓＜25%，无Ⅳ期中枢神经系统病变	化疗前期加 4 个疗程低强度化疗，并加 6 次利妥昔单抗
	C	骨髓＞25% 和 / 或Ⅳ期中枢神经系统病变	化疗前期加 6 个疗程足量化疗，并加 6 次利妥昔单抗
GER-GPOH-NHL-BFM-95	R1	完全切除的Ⅰ期和腹部Ⅱ期病变	2 个疗程化疗
	R2	未能切除的Ⅰ、Ⅱ、Ⅲ期病灶（乳酸脱氢酶＜500IU/L）	化疗前期加 4 个疗程化疗（甲氨蝶呤维持 4 小时）

行鞘内治疗。B1 组（弥漫性病变，无中枢神经系统受累），GER-GPOH-NHL-BFM-95 方案，在维持期间不进行强化治疗和鞘内治疗。第二次随机分组 A2 组（播散性病变，无中枢神经系统受累），改良的 CCG BFM 方案（A1 组），具有增强诱导和延迟增强作用。B2 组（播散性病变，无中枢神经系统受累），GER-GPOH-NHL-BFM-95 方案（B1 组），诱导强度增强，延迟增强。中枢神经系统受累患者在 B2 组基础上进行非随机治疗，并接受放疗。

4. 间变性大细胞淋巴瘤治疗策略　目前尚不清楚哪种治疗策略最适用于间变性大细胞淋巴瘤。当前数据并未表明这些标准治疗方案中的一种治疗方案优于另一种治疗方案。

（1）POG-8314/POG-8719/POG 9219 方案：用于Ⅰ期和Ⅱ期病变的 3 个化疗周期（无放疗或维持治疗）。

（2）GER-GPOH-NHL-BFM-90 方案：前期加 3 个化疗周期（仅针对完全切除的病变）。

（3）APO 方案：多柔比星、泼尼松和长春新碱。该方案治疗时间为 52 周，多柔比星的累积剂量为 $300mg/m^2$。

（4）FRE-IGR-ALCL99 方案：地塞米松、环磷酰胺、异环磷酰胺、依托泊苷、多柔比星、静脉甲氨蝶呤（每个研究组 $3g/m^2$）、阿糖胞苷、泼尼松龙和长春碱。该方案治疗的总持续时间为 5 个月，多柔比星的累积剂量为 $150mg/m^2$。

【预后】

由于诊断方法的改进以及选用适宜的治疗方案，1975—2010 年，儿童和青少年非霍奇金淋巴瘤 5 年生存率提高了，15 岁以下的儿童从 45% 提高至 87%，15 岁至 19 岁青少年从 48% 提高至 82%。

第三节　小儿恶性淋巴瘤的外科处理

恶性淋巴瘤是一种全身性疾病，多药物联合化疗、造血干细胞移植、放疗是主要治疗手段，除活检外，很少手术干预。

一、诊断性活检

恶性淋巴瘤包括霍奇金淋巴瘤和非霍奇金淋巴瘤，均需要通过外周或浅表淋巴结甚至体腔肿块穿刺活检明确病理诊断，从而选择适宜的治疗方案。

纵隔巨大肿块的患者经常有上腔静脉综合征，随时可能出现窒息死亡，因此当患者进行某些检查处于特殊体位时要格外警惕。由于全身麻醉或重度镇静有引起并发症的风险，应准确对患者的生理和影像学进行评估，并使用微创手段确定淋巴瘤的诊断。可以通过骨髓抽吸和活检获得骨髓组织学诊断。如果存在胸腔积液或心包积液，则可以使用胸腔穿刺术进行细胞学诊断，并通过流式细胞术确认诊断和细胞谱系。另外，伴有周围浅表淋巴结病变的患儿，可以在局部麻醉下并且患儿处于直立姿势时进行淋巴结活检。如果以上步骤无法作出诊断,则应考虑使用 B 超或 CT 引导的芯针活检。在进行更具侵入性操作之前,可以使用轻度镇静和局部麻醉。当其他诊断方式无法确定诊断时,可选择纵隔镜或胸腔镜检查而非开胸手术。有时,全身麻醉或重度镇静会引起并发症,因此无法执行诊断性手术程序。在这些情况下,应考虑术前使用糖皮质激素或予以局部放疗。术前治疗可能会影响获得准确组织诊断的能力,因此应尽快在确保安全情况下进行诊断性活检。

二、手术治疗

好发于回盲部的伯基特淋巴瘤,常表现为反复发作的肠套叠或小肠梗阻,剖腹探查发现肠道病变,手术如能完全切除则可以降低肿瘤分期及化疗强度,对预后具有积极意义;局限性儿童滤泡性淋巴瘤、儿童型结内边缘区淋巴瘤完整手术切除后可予以观察;另外,孤立、复发难治性霍奇金淋巴瘤,手术切除或许有益。

非霍奇金淋巴瘤晚期常累及脾脏,引起贫血、白细胞和血小板减少,进而导致出血和感染。另外,非霍奇金淋巴瘤还可引起或合并自身免疫病,包括自身免疫性溶血性贫血和特发性血小板减少性紫癜,通常常规治疗无效。脾切除作为一种缓解手段,Coad 等报道其有效率为 56%～100%。在小儿病例中,切脾治疗仅限于巨脾产生严重的压迫症状及严重血小板减少但骨髓增殖能力正常的患儿,脾切除不仅使患儿全身症状缓解,而且术后无须再行脾区放疗,减少了左肺和左肾的放射量,增强了对放疗或化疗的耐受性。

三、二次探查术

恶性淋巴瘤治疗后复查影像学显示残存病变,但不能确定病变是否具有活性,这时可以通过二次探查术获取组织行病理检查进一步明确诊断。

（赵强　李忠元）

参 考 文 献

[1] SMITH M A, ALTEKRUSE S F, ADAMSON P C, et al. Declining childhood and adolescent cancer mortality[J]. Cancer, 2014, 120(16): 2497-2506.

[2] WELCH J J G, SCHWARTZ C L, HIGMAN M, et al. Epstein-Barr virus DNA in serum as an early prognostic marker in children and adolescents with Hodgkin lymphoma[J]. Blood Adv, 2017, 1(11): 681-684.

[3] CLAVIEZ A, TIEMANN M, LÜDERS H, et al. Impact of latent Epstein-Barr virus infection on outcome in children and adolescents with Hodgkin's lymphoma[J]. J Clin Oncol, 2005, 23(18): 4048-4056.

[4] LEE J H, KIM Y, CHOI J W, et al. Prevalence and prognostic significance of Epstein-Barr virus infection in classical Hodgkin's lymphoma: a meta-analysis[J]. Arch Med Res, 2014, 45(5): 417-431.

[5] JARRETT R F, STARK G L, WHITE J, et al. Impact of tumor Epstein-Barr virus status on presenting features and outcome in age-defined subgroups of patients with classic Hodgkin lymphoma: a population-based study[J]. Blood, 2005, 106(7): 2444-2451.

[6] CHABAY P A, BARROS M H, HASSAN R, et al. Pediatric Hodgkin lymphoma in 2 South American series: a distinctive epidemiologic pattern and lack of association of Epstein-Barr virus with clinical outcome[J]. J Pediatr Hematol Oncol, 2008, 30(4): 285-291.

[7] ARMSTRONG A A, ALEXANDER F E, CARTWRIGHT R, et al. Epstein-Barr virus and Hodgkin's disease: further evidence for the three disease hypothesis[J]. Leukemia, 1998, 12(8): 1272-1276.

[8] HERLING M, RASSIDAKIS G Z, VASSILAKOPOULOS T P, et al. Impact of LMP-1 expression on clinical outcome in age-defined subgroups of patients with classical Hodgkin lymphoma[J]. Blood, 2006, 107(3): 1240.

[9] KANAKRY J A, LI H L, GELLERT L L, et al. Plasma Epstein-Barr virus DNA predicts outcome in advanced Hodgkin lymphoma: correlative analysis from a large North American cooperative group trial[J]. Blood, 2013, 121(18): 3547-3553.

[10] ROBISON L L, STOKER V, FRIZZERA G, et al. Hodgkin's disease in pediatric patients with naturally occurring immunodeficiency[J]. Am J Pediatr Hematol Oncol, 1987, 9(2): 189-192.

[11] STRAUS S E, JAFFE E S, PUCK J M, et al. The development of lymphomas in families with autoimmune lymphoproliferative syndrome with germline Fas mutations and defective lymphocyte apoptosis[J]. Blood, 2001, 98(1): 194-200.

[12] BIGGAR R J, JAFFE E S, GOEDERT J J, et al. Hodgkin lymphoma and immunodeficiency in persons with HIV/AIDS[J]. Blood, 2006, 108(12): 3786-3791.

[13] BIGGAR R J, FRISCH M, GOEDERT J J. Risk of cancer in children with AIDS. AIDS-Cancer Match Registry Study Group[J]. JAMA, 2000, 284(2): 205-209.

［14］KNIGHT J S, TSODIKOV A, CIBRIK D M, et al. Lymphoma after solid organ transplantation: risk, response to therapy, and survival at a transplantation center[J]. J Clin Oncol, 2009, 27(20): 3354-3362.

［15］YANIK E L, SMITH J M, SHIELS M S, et al. Cancer risk after pediatric solid organ transplantation[J]. Pediatrics, 2017, 139(5): e20163893.

［16］BRÄUNINGER A, SCHMITZ R, BECHTEL D, et al. Molecular biology of Hodgkin's and Reed/Sternberg cells in Hodgkin's lymphoma[J]. Int J Cancer, 2006, 118(8): 1853-1861.

［17］MATHAS S. The pathogenesis of classical Hodgkin's lymphoma: a model for B-cell plasticity[J]. Hematol Oncol Clin North Am, 2007, 21(5): 787-804.

［18］RE D, KÜPPERS R, DIEHL V. Molecular pathogenesis of Hodgkin's lymphoma[J]. J Clin Oncol, 2005, 23(26): 6379-6386.

［19］STEIDL C, CONNORS J M, GASCOYNE R D. Molecular pathogenesis of Hodgkin's lymphoma: increasing evidence of the importance of the microenvironment[J]. J Clin Oncol, 2011, 29(14): 1812-1826.

［20］DIEFENBACH C, STEIDL C. New strategies in Hodgkin lymphoma: better risk profiling and novel treatments[J]. Clin Cancer Res, 2013, 19(11): 2797-2803.

［21］KÜPPERS R, SCHWERING I, BRÄUNINGER A, et al. Biology of Hodgkin's lymphoma[J]. Ann Oncol, 2002, 13(Suppl 1): 11-18.

［22］PILERI S A, ASCANI S, LEONCINI L, et al. Hodgkin's lymphoma: the pathologist's viewpoint[J]. J Clin Pathol, 2002, 55(3): 162-176.

［23］HARRIS N L. Hodgkin's lymphomas: classification, diagnosis, and grading[J]. Semin Hematol, 1999, 36(3): 220-232.

［24］ANAGNOSTOPOULOS I, HANSMANN M L, FRANSSILA K, et al. European Task Force on Lymphoma project on lymphocyte predominance Hodgkin disease: histologic and immunohistologic analysis of submitted cases reveals 2 types of Hodgkin disease with a nodular growth pattern and abundant lymphocytes[J]. Blood, 2000, 96(5): 1889-1899.

［25］BAZZEH F, RIHANI R, HOWARD S, et al. Comparing adult and pediatric Hodgkin lymphoma in the Surveillance, Epidemiology and End Results Program, 1988-2005: an analysis of 21 734 cases[J]. Leuk Lymphoma, 2010, 51(12): 2198-2207.

［26］SLACK G W, FERRY J A, HASSERJIAN R P, et al. Lymphocyte depleted Hodgkin lymphoma: an evaluation with immunophenotyping and genetic analysis[J]. Leuk Lymphoma, 2009, 50(6): 937-943.

［27］HALL G W, KATZILAKIS N, PINKERTON C R, et al. Outcome of children with nodular lymphocyte predominant Hodgkin lymphoma-a Children's Cancer and Leukaemia Group report[J]. Br J Haematol, 2007, 138(6): 761-768.

［28］GERBER N K, ATORIA C L, ELKIN E B, et al. Characteristics and outcomes of patients with nodular lymphocyte-predominant Hodgkin lymphoma versus those with classical Hodgkin lymphoma: a population-based analysis[J]. Int J Radiat Oncol Biol Phys, 2015, 92(1): 76-83.

［29］CHEN R C, CHIN M S, NG A K, et al. Early-stage, lymphocyte-predominant Hodgkin's lymphoma: patient outcomes from a large, single-institution series with long follow-up[J]. J Clin Oncol, 2010, 28(1): 136-141.

［30］JACKSON C, SIROHI B, CUNNINGHAM D, et al. Lymphocyte-predominant Hodgkin lymphoma: clinical features and treatment outcomes from a 30-year experience[J]. Ann Oncol, 2010, 21(10): 2061-2068.

［31］APPEL B E, CHEN L, BUXTON A B, et al. Minimal treatment of low-risk, pediatric lymphocyte-predominant Hodgkin lymphoma: a report from the Children's Oncology Group[J]. J Clin Oncol, 2016, 34(20): 2372-2379.

［32］RIES L A, KOSARY C L, HANKEY B F, et al. SEER Cancer Statistics Review 1973-1995[M]. Bethesda, Md: National Cancer Institute, 2020.

［33］RIES L A, SMITH M A, GURNEY J G, et al. Cancer incidence and survival among children and adolescents: United States SEER Program 1975-1995[C]. Bethesda, Md: National Cancer Institute, SEER Program, 1999.

［34］CHANG E T, MONTGOMERY S M, RICHIARDI L, et al. Number of siblings and risk of Hodgkin's lymphoma[J]. Cancer Epidemiol Biomarkers Prev, 2004, 13(7): 1236-1243.

［35］RUDANT J, ORSI L, MONNEREAU A, et al. Childhood Hodgkin's lymphoma, non-Hodgkin's lymphoma and factors related to the immune system: the Escale Study(SFCE)[J]. Int J Cancer, 2011, 129(9): 2236-2247.

［36］WESTERGAARD T, MELBYE M, PEDERSEN J B, et al. Birth order, sibship size and risk of Hodgkin's disease in children and young adults: a population-based study of

31 million person-years[J]. Int J Cancer, 1997, 72(6): 977-981.

[37] CRUMP C, SUNDQUIST K, SIEH W, et al. Perinatal and family risk factors for Hodgkin lymphoma in childhood through young adulthood[J]. Am J Epidemiol, 2012, 176(12): 1147-1158.

[38] LINABERY A M, ERHARDT E B, RICHARDSON M R, et al. Family history of cancer and risk of pediatric and adolescent Hodgkin lymphoma: a Children's Oncology Group study[J]. Int J Cancer, 2015, 137(9): 2163-2174.

[39] KHARAZMI E, FALLAH M, PUKKALA E, et al. Risk of familial classical Hodgkin lymphoma by relationship, histology, age, and sex: a joint study from five Nordic countries[J]. Blood, 2015, 126(17): 1990-1995.

[40] NACHMAN J B, SPOSTO R, HERZOG P, et al. Randomized comparison of low-dose involved-field radiotherapy and no radiotherapy for children with Hodgkin's disease who achieve a complete response to chemotherapy[J]. J Clin Oncol, 2002, 20(18): 3765-3771.

[41] RÜHL U, ALBRECHT M, DIECKMANN K, et al. Response-adapted radiotherapy in the treatment of pediatric Hodgkin's disease: an interim report at 5 years of the German GPOH-HD 95 trial[J]. Int J Radiat Oncol Biol Phys, 2001, 51(5): 1209-1218.

[42] GOBBI P G, CAVALLI C, GENDARINI A, et al. Reevaluation of prognostic significance of symptoms in Hodgkin's disease[J]. Cancer, 1985, 56(12): 2874-2880.

[43] MARKS L J, MCCARTEN K M, PEI Q, et al. Pericardial effusion in Hodgkin lymphoma: a report from the Children's Oncology Group AHOD0031 protocol[J]. Blood, 2018, 132(11): 1208-1211.

第三十二章

横纹肌肉瘤

横纹肌肉瘤（rhabdomyosarcoma，RMS）来源于将要分化为横纹肌的未成熟的中胚层、间叶的横纹肌母细胞。这些间叶细胞属于骨骼肌谱系。但也可以起源于一些原本并没有横纹肌的组织或器官，如膀胱、子宫等。小儿横纹肌肉瘤的发生率等于或大于其他非横纹肌软组织肉瘤综合的发生率。横纹肌肉瘤的不同组织分型及横纹肌肉瘤与非横纹肌肉瘤之间，在流行病学、生理学和治疗学上都存在很大的不同。

在国际上横纹肌肉瘤的流行病学、病理学、临床诊治研究中，横纹肌肉瘤研究组（Intergroup Rhabdomyosarcoma Study Group，IRSG）起了极为重要的作用。该协作组于1972年成立，由当时的国际合作的儿童癌症研究组、西南肿瘤组儿科组、急性白血病组B联合在一起组成。从那时起，3个时期的IRSG已经完成了2 700例横纹肌肉瘤、未分化肿瘤患者的治疗。1995年2月，IRS-Ⅳ开始启动，这些研究在分析预后变量及研究横纹肌肉瘤患者风险性治疗的进展上起重要作用。实际上IRSG和欧洲儿童软组织肉瘤研究组（European Pediatric Soft Tissue Sarcomas Study Group，EPSSG）等较大儿童肿瘤研究组经过20余年的临床研究，并根据年龄、肿瘤大小、病理、临床分期，将横纹肌肉瘤分为低、中和高危3组进行综合治疗，以不断优化化疗方案，进一步改善预后，使横纹肌肉瘤的疗效逐年提高。

近年来随着小儿肿瘤整体诊疗水平的提高和该肿瘤分子生物学特性研究的深入，特别是IRSG的日益细致的、大规模的、多焦点的国际合作，对该肿瘤的诊疗、研究做出巨大贡献，该症的长期生存率和预后也得到了很大的改善。

【流行病学】

在中国尚缺乏大规模的详尽的统计学调查。

据中国高解春主持领导的全国小儿实体肿瘤协作组（包括青岛大学附属医院在内的全国20家医疗单位）进行的为期2年的小儿恶性肿瘤的统计调查显示，共426例小儿恶性实体肿瘤中横纹肌肉瘤34例，占总数的8%，与肝母细胞瘤相同，并列居第五位。横纹肌肉瘤在小儿恶性实体肿瘤中的占比略低于欧美学者的统计数据。2015年中国儿童及青少年横纹肌肉瘤研究组报道了2001年1月至2014年2月中国5家大型肿瘤中心的161例横纹肌肉瘤患者的病历资料，结果显示中位年龄为51个月（3～191个月），83.2%的患儿年龄小于10岁。男性（110例）与女性（51例）的比例约为2.2∶1。肿瘤最常见的原发部位是泌尿生殖系统，其次是头颈部、四肢、腹膜后，最后是胸腔、腋窝、骶部和胆道。

据美国的全国性统计报道，15岁以下儿童横纹肌肉瘤发病率为（4～7）/100万人，而欧罗巴人种（白种人）为4.3/100万人，尼格罗人种（黑种人）为3.3/100万人。在美国每年约有250例新患者被确诊，在儿童颅外实体肿瘤中，横纹肌肉瘤是继神经母细胞瘤和肾母细胞瘤之后发病率居第三位的肿瘤，占全部小儿恶性肿瘤的4%～8%。但据日本小儿外科学会肿瘤研究委员会报道，占全部小儿恶性肿瘤的1.8%。约2/3的患者是在6岁之前被确诊，在青春中前期有一个小发病高峰，男性比女性发病率略高（男性是女性的1.3～1.4倍）。最近一项新的国际研究证实横纹肌肉瘤不同种族和性别其发病率是不同的，在美国，高加索女性是非裔美国人女性发病率的2倍，然而2个种族男性的发病率相同。有研究证实在大多的亚洲国家，横纹肌肉瘤发病率比大多数欧美国家欧罗巴人种发病率低，这也佐证了居住在英国的南亚种族的儿童横纹肌肉瘤发病率低这一早期发现。

虽然这些肿瘤可起源于身体的任何一个部位，但是在诊断年龄、原发性肿瘤位置和组织学表现等方面仍有某些明显令人关注的特点，如头颈部肿瘤大多发生在 8 岁以前的儿童，如果起源于眶部，大多数为胚胎型改变；肢体肿瘤多发生在青春期，并且多为腺泡型；起源于膀胱或阴道的横纹肌肉瘤的唯一形式是能观察到葡萄簇状的特有改变——葡萄状肉瘤。

【病因】

虽然绝大多数横纹肌肉瘤病例散发出现，但目前已经证实横纹肌肉瘤的发展和某些家族的综合征是联系在一起的。如多发性神经纤维瘤和横纹肌肉瘤家族性多发的 Li-Fraumeni 综合征，还有其他的儿童软组织肿瘤。另外，还常见到成人亲属发生肾上腺皮质癌和早期发生的乳腺肉瘤。

在最近报道的一项 33 例偶发横纹肌肉瘤病例的研究中，3 岁前被诊断的 13 例儿童中发现 3 例儿童 TP53 基因种系突变，而大于 3 岁的 20 例儿童中没有一个出现类似表现。这个发现表明至少一些看起来偶发的横纹肌肉瘤儿童，可能具有肿瘤遗传预先倾向或对潜在毒性环境因素的易感性。确诊患有横纹肌肉瘤的小于 3 岁儿童的家族成员是否能从肿瘤风险筛选中发现可能的其他易感者，具有 TP53 突变的儿童，是否能使他们的生活环境改变，从而使他们暴露于可能的致癌环境中的机会减少，如避免接触电离辐射、烷基化因素等是值得今后关注的流行病学问题。

在患软组织肉瘤的 151 个恶性软组织肿瘤儿童家庭的流行病学发病模式调查中发现，遗传因素对肿瘤诱发的可能概率为 7%～31%。151 个家庭（其中 2/3 的病例是横纹肌肉瘤）中的 50 个家庭确定为对肿瘤有危险性的一类，这些家庭中 1/3 有 Li-Fraumeni 综合征或 Li-Fraumeni 综合征的变型。在部分家庭中有胎儿流产或婴儿死亡的既往病史。曾有一项大规模的病例对照研究报道，322 例在横纹肌肉瘤研究组一直登记的小于 20 岁的横纹肌肉瘤患者与同等数量的在年龄、性别和种族配对方面随机选择的其他患者作为对照。在婴儿出生之前，母亲吸大麻可使儿童患横纹肌肉瘤的风险增加 3 倍，母亲使用可卡因可增加 5 倍，父亲使用大麻、可卡因或其他毒品，可使患横纹肌肉瘤的风险增加约 2 倍。在横纹肌肉瘤患者的发生过程中，与遗传易感性（如 TP53 种系突变）和环境因素的相互作用一致，母亲使用可卡因或父母双方使用大麻可使横纹肌肉瘤的发病率明显提高。

【病理】

横纹肌肉瘤由不同分化的横纹肌母细胞组成，瘤细胞可表现为幼稚的圆形、短梭形横纹肌母细胞及较成熟的梭形、带状、球拍样细胞或较大的多角形细胞，其胞质丰富、嗜酸，易见纵纹，偶见横纹。免疫组织化学证实横纹肌肉瘤的瘤细胞表达骨骼肌的特异蛋白，如结蛋白和肌红蛋白阳性。电镜检查可见许多粗细胞丝及 Z 线的特征性表现。国际病理学会在建立组织学亚型方面，为了使用统一的分类系统，提出了新的分类方案。依据临床表现、病理学、组织发生学及生物学行为的不同，可分为以下 4 种组织学类型。

1. 胚胎性横纹肌肉瘤（embryonal rhabdomyosarcoma） 最常见，占 50%～60%，绝大多数发生在婴幼儿，男性略多于女性，好发于头颈部与泌尿生殖道、腹膜后等。主要由原始小圆形细胞和不同分化的横纹肌母细胞以不同比例组成。此型十分类似于妊娠 7～12 周的胎儿骨骼肌的发育程度。瘤细胞分布疏密不均，富于细胞密集区与瘤细胞稀少的黏液样区交替存在。如果肿瘤基质丰富，排列稀疏，出现梭状细胞，就可诊断为胚胎性横纹肌肉瘤。横纹肌肉瘤依不同分化的横纹肌母细胞的比例及成熟程度，一般分为低分化、中分化和高分化 3 级。早期患者 5 年生存率可达 80% 以上，晚期常发生血行转移，预后差。

葡萄状肉瘤（sarcoma botryoides）是一种特殊类型的胚胎性横纹肌肉瘤，常来自泌尿生殖道或鼻咽道的黏膜下，呈息肉状生长。在组织学上与普通的胚胎性横纹肌肉瘤相比，有明显的临床和病理特点，葡萄状肉瘤几乎全部发生在婴儿和小儿的膀胱或阴道，或者发生在稍大儿童的鼻咽部。在显微镜下，肿瘤类似息肉状团块，生长在上皮表面，在上皮层下面有一层致密的未分化瘤的肿瘤细胞层，是其特征性表现。瘤细胞核较大，或多或少见到嗜酸性胞质。易见核分裂象，可有或无横纹。诊断时常需排除息肉。预后通常较好。

2. 梭形细胞横纹肌肉瘤（spindle cell rhabdomyosarcoma） 一种相对生长一致的长梭形细胞，呈束状生长或涡旋状排列的高分化横纹肌肉瘤。瘤细胞呈纤维性、嗜酸性胞质，易见纵纹，可见横纹，间质胶原纤维丰富，可见玻璃样变性，有的类似平滑肌肉瘤或纤维肉瘤的结构。好发于睾丸旁、子宫旁，其次为头颈部，男性多于女性，预后较好。转移率较低，但切除后局部复发率高是其主要的临床问题。

3. 腺泡状横纹肌肉瘤（alveolar rhabdomyosarcoma） 较大的小儿多见，好发于10～20岁青少年。多见于四肢，尤其前臂、股部，其次为躯干、直肠周围、会阴部。组织学特点：瘤细胞呈圆形、卵圆形或小多边形，胞质少，核分裂象易见，排列成巢状或弥漫成片，细胞间排列松散，易附着于或沿纤维间隔排列，形成特征性的腺泡状结构。"腺泡"中央可出现横纹肌母细胞及多核细胞。实体型RMS为腺泡型RMS特殊的亚型，"腺泡"结构不明显或缺乏。此时尤其需要与儿童期其他小圆细胞肿瘤如神经母细胞瘤、淋巴瘤等相鉴别。少数情况下瘤细胞胞质透明。除经典的RMS外，部分病例可同时混有胚胎型RMS及腺泡型RMS成分。约13%的RMS中可以出现间变细胞，主要在胚胎型RMS和腺泡型RMS。诊断标准：细胞核是附近细胞核最小径的3倍或以上，出现多极多倍核分裂象。根据间变细胞分布分为：局灶性（由单个或几个细胞组成，散在分布）和弥漫性（间变细胞呈簇状或片状分布）。建议在10倍物镜下观察；需和出现肌源性分化的肿瘤细胞鉴别。本病恶性程度高，5年生存率低于20%。

4. 多形性横纹肌肉瘤（pleomorphic rhabdomyosarcoma） 非常少见，主要发生于中老年人，四肢尤其是大腿多见。肿瘤组织由各种不同分化程度的横纹肌母细胞组成，其中以发育后期的梭形肌母细胞为主要成分。多形性、异型性明显。排列紊乱。可见带状细胞、串珠状细胞、球拍状细胞等。胞质内易见纵纹，而横纹少见。核分裂象易见，此瘤罕见。诊断时必须排除恶性纤维组织细胞瘤及其他多形性肿瘤。恶性度高，术后易于复发和转移，预后差。

由于小儿的横纹肌肉瘤肿瘤细胞多分化较低，有时单纯的光镜病理检查不能准确地进行鉴别诊断。新的免疫组织化学技术、电镜技术和分子遗传技术就十分重要和有用。提示肿瘤病理分类的特征性表现就是骨骼肌谱系，这包括光镜下典型的骨骼肌横纹特征和成横纹肌细胞。免疫组织化学染色是一个鉴别骨骼肌特异蛋白或基因的有用而可靠的辅助方法，这些蛋白包括肌动蛋白、肌球蛋白和肌红蛋白，Z带蛋白。如果光镜和免疫组织化学结果不明确，电镜检查可提供更多的帮助。在电镜分析中，肌动-肌球蛋白束或Z线的发现能为横纹肌肉瘤的诊断提供强有力的支持，从而可以较为明确地作出横纹肌肉瘤的诊断。横纹肌肉瘤的2个主要类型，即胚胎性横纹肌肉瘤和腺泡状横纹肌肉瘤，通过典型的细胞学和结构学特点可以明确分型。但是，仍有些具体的诊断很难建立，运用这些辅助的分子诊断方法是有必要的。

【分子生物学研究】

（一）有关横纹肌肉瘤发生、发展的分子遗传学研究

横纹肌肉瘤的2种主要病理类型，即胚胎性横纹肌肉瘤和腺泡状横纹肌肉瘤，有不同的遗传学特征，腺泡状横纹肌肉瘤染色体变化为2号和13号染色体长臂易位，即t(2；13)(q35；q14)，这一易位影响PAX3基因，此基因对神经、肌肉早期发育有调控作用，其表达率极高，不仅对诊断有意义，而且还是肿瘤进展的标志。此外，腺泡状横纹肌肉瘤的肌细胞生成蛋白呈强阳性，胚胎性横纹肌肉瘤呈低水平；胚胎性横纹肌肉瘤有11p15位点杂合性丢失（loss of heterozygosity，LOH），目前认为与横纹肌肉瘤发病有关的IGF2基因就位于此区域，有学者推测发生于胚胎性横纹肌肉瘤的11p15的LOH可能导致肿瘤抑制活性丢失和IFG2基因激活。腺泡状横纹肌肉瘤和胚胎性横纹肌肉瘤显示高产出IGF2，IGF2能够刺激肿瘤细胞生长，体内和体外试验证实单克隆抗体阻断IGF2受体后横纹肌肉瘤生长受到抑制。

关于TP53抑癌基因在横纹肌肉瘤中的表现，该肿瘤的大部分被研究的细胞系中有多种因素导致TP53发生突变。在一个证实发生横纹肌肉瘤的利-弗劳梅尼综合征（Li-Fraumeni综合征）病例中，该基因作为一个种系突变已被发现并受到重视。然而，在这些发病机制中，TP53功能改变是否是主要因素或这种改变是否与其他的因素有更紧密关系都尚未明确。

在横纹肌肉瘤中最常观察到的肿瘤基因异常是RAS基因突变，NRAS和KRAS的激活形式已经从横纹肌肉瘤肿瘤细胞种系标本中分离。在胚胎性横纹肌肉瘤标本的观察中发现激活的NRAS和KRAS发生率为35%。

肌源性蛋白质的基本螺旋环——MYOD 蛋白家族的发现，大大增强了对骨骼肌分化的了解，这些蛋白质通过诱导像肌球蛋白和肌酸激酶这样的骨骼肌特异蛋白质转录来激活骨骼肌的终末分化程度。在横纹肌肉瘤中 MYOD 蛋白家族的表达使儿科肿瘤的分类更精细。

（二）有关病理分型与预后判断的分子病理学研究

到目前为止，已经有较多的关于导致横纹肌肉瘤发生、发展的分子遗传学方面的研究报道。在过去的 10 年里，有很多与横纹肌肉瘤发生、发展相关的分子遗传学改变的研究。横纹肌肉瘤的 2 个主要的组织学亚型为胚胎性横纹肌肉瘤和腺泡状横纹肌肉瘤。腺泡状横纹肌肉瘤的特征为在 2 号染色体长臂和 13 号染色体长臂之间有易位，符号标记为 t（2；13）（q35；q14），这种易位已被分子克隆。虽然这种肿瘤特异易位的精确结果有待于阐明，但是建立在遗传学基础上的聚合酶链反应（polymerase chain reaction, PCR）已经可以确定腺泡状横纹肌肉瘤的诊断。另一个主要的组织亚型是胚胎性横纹肌肉瘤，已经知道其在 11p15 位点杂合性丢失，而且这种杂合性丢失包括母亲和父亲的遗传复制在这个位点上丢失。11p15 位点杂合性丢失反映了未被鉴别的肿瘤抑制因子行为的丧失或 IGF2 活性丧失和在胚胎性横纹肌肉瘤中 11p15 上的 11p15 肿瘤抑制因子行为的丧失。特征性的肿瘤基因 tz；B（q35；q14）的异常能被反转录 PCR（reverse transcription PCR, RT-PCR）确定，并为诊断腺泡状横纹肌肉瘤提供明确的证据，用这种方法提取 RNA 常需要新鲜的冷冻组织，但目前 RNA 逐渐可从石蜡包埋的标本中获得。在胚胎性横纹肌肉瘤中，11p15 位点高度多形性标志的有效性可运用 PCR 快速从 11p15 石蜡切片中鉴别杂合性丢失。应用于横纹肌肉瘤亚型分类中，可能有助于区分腺泡状横纹肌肉瘤和胚胎性横纹肌肉瘤之间的差异，也有助于解决这些肿瘤的发病机制问题，如现在还未明确具有少量腺泡结构的肿瘤在 t（2；13）（q35；q14）位上是否全部阳性，是否只有腺泡成分才有这种改变。近年来研究表明，外胚层间充质具有神经和纹状肌分化的肿瘤与尤因肉瘤的关系比其与横纹肌肉瘤的关系更密切。

由于分子技术更广泛地应用，未分化肉瘤的诊断就会逐渐减少。然而，仍有少数肿瘤在组织学上合乎肉瘤的标准，但不表达谱系标志，没有可鉴别

的肿瘤特异性遗传学改变，这些肿瘤仍继续称为未分化肉瘤。

在关于组织学预后意义和确定组织学亚型重要性方面还有争议。组织学改变可能是一种重要的预后变量，St.Jude 儿童研究医院的研究者们对 15 年间的两组共 159 例横纹肌肉瘤患者进行评估，发现在没有发生转移的患者中，组织学表现是一个很重要的预后因素；胚胎性横纹肌肉瘤比腺泡状横纹肌肉瘤或固体小泡型变种的预后要好。

在预后判断中，特别是在胚胎性组织结构的肿瘤预后判断中，另一个被研究的遗传学异常是 DNA 内容或倍体的改变。经流式细胞仪计数测量，许多肿瘤和染色体相关的 DNA 内容有变异，胚胎性横纹肌肉瘤 DNA 内容常表现为超倍体异常，是 DNA 正常数量的 1.1～1.8 倍。组织学的二倍体异常的预后比超倍体的预后要差，并且这更像是一种独立的预后因素。目前，预期研究 DNA 内容可以进一步决定预后。二倍体 DNA 预后更差的机制尚未明确。横纹肌肉瘤多为非整倍体。用流式细胞仪检测横纹肌肉瘤 DNA 倍体发现胚胎性横纹肌肉瘤常是超二倍体。Alber 等观察了 34 例临床Ⅲ期的胚胎性横纹肌肉瘤，结果发现，90% 的超二倍体胚胎性横纹肌肉瘤经治疗后获得完全缓解，而二倍体胚胎性横纹肌肉瘤的长期生存率<20%。因此，Alber 认为早期确定是二倍体还是超倍体有助于指导治疗。ARMS 常为近四倍体（正常细胞的 118～216 倍），且近四倍体者预后好于二倍体，这提示腺泡状横纹肌肉瘤和胚胎性横纹肌肉瘤的 DNA 倍体异常由不同机制导致。比较基因组杂交研究发现横纹肌肉瘤有一系列复杂的染色体和染色体区带的丢失或获得，揭示了横纹肌肉瘤中新的基因组不平衡，有助于确定涉及横纹肌肉瘤发生的关键基因。

【临床表现】

随着医疗水平的提高，对横纹肌肉瘤的生物学行为已得到更多的了解。可以发生于身体的任何部位是横纹肌肉瘤的临床表现特征之一，不同的原发部位表现出的症状和体征也不相同。化疗出现以前，横纹肌肉瘤经过单纯的局部手术切除治疗后，最终发生转移、复发的发生率为 65%～80%。目前通过大宗病例的协作调查已经了解，在新诊断的患者中有约 25% 已经发生远处转移，已经

发生远处转移的患者中约50%通常仅累及单一部位。其中肺是最常见的转移部位,占40%～45%;其次是骨髓转移,占20%～30%;再次是骨转移,约占10%。在初获诊断的患者中,内脏器官转移很少见,而在接受系统治疗的复发患者中,则多转移至内脏器官。在临终前,内脏如脑、肝转移可占25%。

横纹肌肉瘤的临床表现主要包括2种:最多见的是局部出现无外伤史的肿块,本人或家长偶然发现的约占全部病例的80%;由于肿瘤发生于关键的功能部位,逐渐增大的肿瘤造成的功能障碍而作为初发症状。两组横纹肌肉瘤综合调查研究表明所有肿瘤的35%～40%起源于头颈部区域,如眶、脑膜旁、非眶非脑脊膜旁位置。略少于25%的肿瘤起源于泌尿生殖道,如膀胱和前列腺、阴道、子宫或睾丸旁,约20%来源于肢体,剩余的来源于躯干和各种位置各约占10%。以下根据发生部位分别描述其不同的临床表现。

(一)头颈部横纹肌肉瘤

头颈部RMS多表现为无症状的软组织肿块。约25%头颈部横纹肌肉瘤来源于眼眶,50%起源于脑脊膜旁区域,25%起源于非眶非脑脊膜旁位置,如头皮、面部、颊黏膜、口咽部、喉和颈部。性别比例几乎相等,诊断时的平均年龄约为6岁。眶睑部肿瘤可形成突出物,偶见眼肌麻痹,肿瘤由于位置较浅表常在远处转移发生之前即获得诊断,局部淋巴结转移不常见,可能是因为此处缺乏淋巴管。非眶非脑脊膜旁肿瘤通常起源于鼻部和鼻窦、中耳和乳突区及颞下窝,这些肿瘤通常产生鼻、耳和鼻窦的阻塞;伴有或不伴有黏液脓性分泌物;有时可有血性流出物。有时表现为脑神经麻痹,甚至是多组脑神经麻痹,提示直接向脑膜蔓延。头痛、呕吐和高血压可能是颅底邻近颅骨遭侵蚀后肿瘤向颅内生长造成的,这些肿瘤可远处转移,首先转移到肺或骨。头颈部起源的非眶非脊膜旁肿瘤,通常表现为无痛、生长迅速的肿块,并有局限趋势。

(二)泌尿生殖道横纹肌肉瘤

泌尿生殖道肉瘤最常发生于膀胱和前列腺,占30%～50%。膀胱肿瘤倾向于腔内生长,多在膀胱三角区或其附近,并且在肉眼或内视镜检查下呈息肉状外观。血尿、尿路梗阻并偶有黏液血性分泌物,特别是葡萄状肉瘤更易出现上述症状。患儿年龄通常小于4岁,前列腺肿瘤通常表现为巨大骨盆内肿物,伴或不伴有痛性尿淋漓;也可出现便秘,这些肿瘤可出现在婴儿或较大儿童,甚至成人也可发病。膀胱肿瘤倾向于局限,但前列腺肿瘤经常早期转移至肺,有时远处转移至骨髓或骨。

女性生殖道内也可出现横纹肌肉瘤。阴道肿瘤通常是葡萄状肉瘤,绝大多数在年龄很小时发现,并且有黏液性分泌物排出。宫颈和宫内肉瘤通常在较大女孩中发现,婴儿少见,通常表现为肿块,伴或不伴有阴道流出物。睾丸旁肿瘤通常是无痛、单侧阴囊发生,可表现为青春前、后期男性腹股沟处肿物,腹膜后局部淋巴结常累及,像前列腺肉瘤一样,膀胱和阴道肿瘤患儿较睾丸旁肿瘤患者更易发生淋巴结转移。

(三)四肢横纹肌肉瘤

肢体肿胀是四肢横纹肌肉瘤的特征性表现,也可出现疼痛、触痛、发红等症状。约50%是腺泡状横纹肌肉瘤,局部淋巴结转移并不少见,原发性肿瘤是腺泡状横纹肌肉瘤比胚胎性横纹肌肉瘤或未分化肉瘤转移的可能性更大,因为具有沿筋膜平面播散的特性,该肿瘤可以扩散。学龄期儿童肢体经常受损伤,肢体肿胀也就很常见,因此可能导致四肢横纹肌肉瘤延迟诊断。

(四)躯干横纹肌肉瘤

躯干横纹肌肉瘤在发生及生长方面同四肢横纹肌肉瘤相似。由于存在各种组织类型,同时,尽管做了广泛局部切除,仍有局部复发和远处转移的倾向,与发生在头颈部或膀胱的肿瘤相比,躯干横纹肌肉瘤的肿瘤直径相对较大,根据相应的原发性损害位置,可累及邻近的胸腰段脊柱,但局部淋巴结转移并不常见(图32-1～图32-3)。

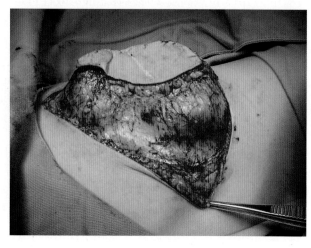

图32-1　躯干部位横纹肌肉瘤术中所见(患儿,男性,7岁)

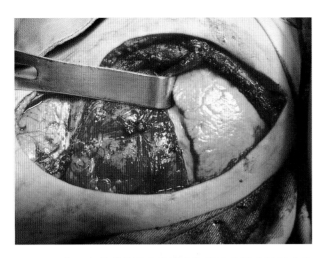

图 32-2　躯干部位横纹肌肉瘤术中切除胸壁肌肉及侵袭的肋骨（患儿，男性，7岁）

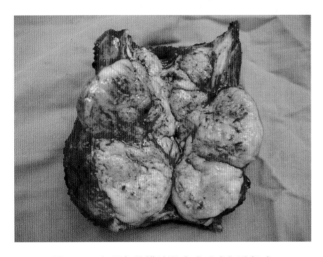

图 32-3　躯干部位横纹肌肉瘤手术切除标本

（五）胸腔内和腹膜后骨盆区横纹肌肉瘤

胸腔内和腹膜后骨盆区横纹肌肉瘤位置深，在诊断前可能已经生长得很大，由于包绕致命大血管，外科手术通常不能完全切除。由于广泛浸润，尽管采用综合治疗方法，但局部复发的可能性仍很高。

（六）会阴-肛周区横纹肌肉瘤

会阴-肛周区横纹肌肉瘤不很常见，酷似脓肿或息肉，多属腺泡状横纹肌肉瘤，局部发生淋巴结转移、浸润的相对较多。

（七）胆道横纹肌肉瘤

胆道横纹肌肉瘤比会阴-肛周横纹肌肉瘤更少见。常产生阻塞性黄疸并有肝内转移，然后转移至腹膜后或肺。北京儿童医院报道，1962—1997年共收治横纹肌肉瘤155例，其中4例为小儿胆道横纹肌肉瘤，年龄为1～4岁，均以黄疸进行加重而就诊，伴肝大，陶土样粪便。

（八）其他

偶尔肝、脑、气管、心脏、乳房、卵巢等部位也可出现原发性横纹肌肉瘤，在某些情况下，甚至找不到确定的原发灶。

【临床分期】

评价每一个患者的肿瘤发展程度是很重要的，因为治疗方案的选择和预后的判断在很大程度上依赖于肿瘤局部浸润生长的程度和远处转移的有无，也即肿瘤的临床分期。目前国际上普遍使用的分期方法有多种，各不完全相同。除国际儿科肿瘤研究协会的 TNM-UICC 分期外，均为术后分期（即 IRSG 分期）。术后分期根据肿瘤发展的程度，包括局部淋巴结转移情况和肿瘤是否能被切除，这要求对切除的肿瘤边缘进行仔细的病理学检查。由于强调需要手术将肿瘤切除，而手术方法有时有很大的不同，通常使对结果的解释模糊不清。术后分期还有可能忽略一些非常重要的信息，如肿瘤的部位、大小、侵袭程度等。而术前分期避免了不同手术单位和手术方法之间引起的混乱（表 32-1、表 32-2）。

表 32-1　横纹肌肉瘤的 IRSG 临床分期

分期	临床特征
Ⅰ期	局限性病变，肿瘤完全切除，区域淋巴结未侵袭
Ⅰa期	肿瘤局限于原发肌肉或原发器官
Ⅰb期	肿瘤侵袭至原发肌肉或器官以外的邻近组织，如穿透筋膜层
Ⅱ期	肉眼所见肿瘤完全切除，肿瘤已有局部浸润或区域淋巴结转移
Ⅱa期	肉眼所见肿瘤完全切除，但镜下有残留，区域淋巴结无转移
Ⅱb期	肉眼所见肿瘤完全切除，镜下无残留，但区域淋巴结转移
Ⅱc期	肉眼所见肿瘤完全切除，镜下有残留，区域淋巴结有转移
Ⅲ期	肿瘤未完全切除或仅活检取样，肉眼有残留肿瘤
Ⅲa期	仅做活检取样
Ⅲb期	肉眼所见肿瘤大部分被切除，但肉眼有明显残留肿瘤
Ⅳ期	诊断时肿瘤已经有远处转移，肺、肝、骨、骨髓、脑、远处肌肉或淋巴结转移

表 32-2　IRSG-IV 推荐的小儿横纹肌肉瘤的治疗前 TNM 分期

分期	部位	T- 浸润程度	T- 大小	N- 区域淋巴结	M- 远处转移
1 期	眼眶及眼睑	T_1 或 T_2	a 或 b	N_0、N_1 或 N_x	M_0
	头颈部*				
	泌尿生殖系肿瘤#				
2 期	膀胱、前列腺	T_1 或 T_2	a	N_0 或 N_x	M_0
	肢体				
	颅内、脑膜旁				
	其他†				
3 期	膀胱、前列腺	T_1 或 T_2	a	N_1	M_0
4 期	肢体	T_1 或 T_2	b	N_0、N_1 或 N_x	M_0
	颅内、脑膜旁				
	其他				
5 期	所有部位	T_1 或 T_2	a 或 b	N_0 或 N_1	M_1

注：T（肿瘤），T_1 局限于原发器官；T_2 扩散至原发器官以外。a，直径≤5cm；b，直径≥5cm。N（区域淋巴结），N_0 临床检查阴性；N_1 临床检查已被侵及；N_x 临床状况不明。M（远处转移），M_0 没有远处转移；M_1 远处转移存在。*包括脑膜旁肿瘤；#非淋巴结，非前列腺部位；†包括躯干、腹膜后及其他。

由于原发性肿瘤位置不同，局部淋巴结或邻近组织、器官浸润的可能性也不同，从头颈部肿瘤的 5% 至肢体和睾丸旁肿瘤的 20%～30%，因为局部淋巴结侵袭最大可能来源于肢体和睾丸旁组织的浸润，外科分期应当包括局部带有淋巴结区域的病理检查。若在病理检查中发现肿瘤累及淋巴结，就应当在这一区域实行放疗，任何位置任何增大的淋巴结都应当手术切除，并做病理检查，以确定放疗能否作为患者后续治疗的一部分。

【危险度分组】

根据病理亚型、术后病理分期和 TNM 分期，将危险度分为低危组、中危组、高危组和中枢侵犯组，以便分组治疗（表 32-3）。

【诊断】

主要可以通过临床表现、X 线等影像学检查及其他特殊检查来获得诊断。另外，与其他的小儿恶性肿瘤一样，在明确横纹肌肉瘤诊断的同时也应该了解其临床分期，判断可能的预后，以及确定进一步的治疗方案。许多学者建议在作出横纹肌肉瘤诊断的同时应注意了解以下 5 个方面的内容。①是否可以明确横纹肌肉瘤的诊断；②具体是哪一种组织学类型；③原发部位在何处；④肿瘤局部的浸润和对周围组织器官的破坏程度；⑤肿瘤有无远处转移。

（一）B 超检查

超声检查在骨盆（包括膀胱、前列腺）和腹膜后

表 32-3　横纹肌肉瘤危险度分组

危险组	病理亚型	TNM 分期	IRSG 分期
低危组	胚胎性	1 期	I～III 期
低危组	胚胎性	2～3 期	I～II 期
中危组	胚胎性、多形性	2～3 期	III 期
中危组	胚胎性、多形性	2～3 期	I～III 期
高危组	胚胎性、多形性、腺泡状	4 期	IV 期
中枢侵犯组*	胚胎性、多形性、腺泡状	3～4 期	III～IV 期

注：IRSG. 横纹肌肉瘤研究组；*是指同时伴有颅内扩散、脑脊液阳性、颅底侵袭或脑神经麻痹中任意一项。

肿瘤检查中作为 CT 的辅助是特别有用的,因为充满尿的膀胱的特征性水样密度有助于定位。超声检查无放射性,也不需要染色剂。

（二）X 线检查

原发部位的 X 线检查可以发现肿瘤钙化、骨侵犯等。可以辅助诊断肿瘤肺部转移。

（三）CT、MRI 检查

无论 CT 是否做对照加强,都一直是标准的成像方式。术前扫描是非常有必要的,它有助于医师评估肿瘤侵袭范围并规划治疗范围。特别是对头颈部和肢体肿瘤,MRI 逐渐成为首选的成像方式,它能提供优越的软组织对照。

【鉴别诊断】

横纹肌肉瘤的鉴别诊断包括与其他的实体肿瘤和非肿瘤性的某些病变的区别。

1. 外伤　可产生巨大软组织肿块,特别是肢体、面部和躯干软组织肿块。这种情况通常有外伤史,并且相关的血肿有触痛和表面皮肤变色,而肉瘤通常无触痛,并且皮肤或皮下组织无异常颜色。

2. 无痛性肿块　特别是无明显外伤史的肿块生长,应高度警惕并考虑做活检,特别是经过 1～2 周以上反复观察证实肿块确有扩大,更应考虑做活检。体腔或器官内肿物产生梗阻和渗出物症状时,也应考虑做活检。

3. 膀胱炎　极少情况下在影像学和膀胱镜检查中,膀胱炎可产生酷似膀胱横纹肌肉瘤的表现。然而,经过 1～2 周的对症治疗,膀胱炎患者的影像学改变通常恢复正常,在这种情况下,可避免进行活检。

4. 某些良性肿瘤或组织学上的良性肿瘤　如脂肪瘤、横纹肌瘤或神经纤维瘤也可见到某些相似的临床表现。在不影响功能的情况下,可完全切除肿瘤。

5. 骨化性肌炎、化脓性肌炎、炎症性肌纤维组织细胞增生　很少情况下,骨化性肌炎、化脓性肌炎、炎症性肌纤维组织细胞增生等,在初期可能引起某些相似的临床表现。

6. 其他恶性肿瘤　如果一个儿童或年轻人长有肿块并快速地生长,即使受侵袭的区域有触痛和患者有发热,也应考虑做活检,因为某些恶性肿瘤可能导致类似的症状,某些儿童恶性肿瘤酷似横纹肌肉瘤,如非霍奇金淋巴瘤、神经母细胞瘤和尤因肉瘤,在光镜下与横纹肌肉瘤相似,为了区别这些

实体肿瘤,需要进行特殊染色、电镜超微结构检查、单克隆抗体测定、尿标本儿茶酚胺排泄检测等。少数情况下,白血病的绿色瘤或组织细胞增生症能引起身体某些部位出现肿物,这时应做活检以作出正确诊断。

【治疗】

横纹肌肉瘤的治疗原则与其他小儿恶性实体肿瘤的治疗原则基本一致,应该是公认的治疗儿童肉瘤的方法,即手术治疗、放疗、化疗三种基本方法的有机结合。除眼眶和部分泌尿生殖系统横纹肌肉瘤外,其他部位的横纹肌肉瘤如果单纯进行根治性手术,获得的治愈率也不到 25%。化疗对原发病灶和转移灶均有治疗作用。放疗可以使局部病灶获得很好的控制。因此对于大多数横纹肌肉瘤来讲,综合治疗是有效的手段。在此分别针对 3 种主要的治疗方法及综合治疗的原则进行阐述。

（一）手术治疗

一期根治性手术切除是治疗横纹肌肉瘤最快、最确实的方法,也一直是外科手术追求的目标。因此如果手术导致的功能和容貌破坏等影响不是很大,就应该尽快进行手术治疗,如在阴道、肢体和部分头颈部的肿瘤。盆腔清扫、截肢、眼内容摘除术等都是常用的根治性手术方法。手术应尽可能包括周缘 1～2cm 的正常组织。四肢和躯干的肿瘤较容易达到此要求,但许多部位(如膀胱、前列腺、脑膜旁等)的肿瘤常不能完全切除。有统计资料显示一期根治性手术虽然提高了局部疗效,但大部分单纯手术患儿的死亡原因通常是远处转移,大范围的根治性手术无论是对患儿的生理功能还是对心理功能的负面影响都很大。因此,不应该过于追求手术根治而不断扩大切除范围。目前较多学者认为手术的目的在于尽可能地切除肿瘤,同时应充分考虑患儿以后的生活质量。采取相对保守一些的手术,术后辅以放疗和化疗以保留患儿的重要器官和生理功能是目前较为理想的治疗方法。术中最好能完整切除肿瘤或仅有镜下残留。如果不能完全切除或病变累及眼眶、阴道膀胱或胆道,为了保存器官及其功能,可先采用化疗或放疗,使肿瘤缩小后再进行手术。如第一次手术仅做肿瘤部分切除,可经化疗和 / 或放疗 3～6 个月(4～8 个疗程)后再行手术治疗。为了达到完整切除肿瘤原发病灶的目的,可以进行二次手术,切除原遗留下的阳性边缘或原仅做活检部位。

1. 主要部位横纹肌肉瘤的治疗

（1）膀胱和前列腺横纹肌肉瘤：膀胱横纹肌肉瘤发生于黏膜下层，随后浸润膀胱壁。大多数男性患儿中，肿瘤发生于膀胱颈部，并侵袭前列腺，因此原发部位到底是膀胱还是前列腺有时很难区分。膀胱横纹肌肉瘤常转移至下腹部或肠系膜淋巴结，有时也可转移至腹主动脉旁淋巴结。

膀胱横纹肌肉瘤的治疗在提高疗效的同时应尽可能保留膀胱。随着时间的推移、综合治疗水平的提高，其治疗方法和结果都发生了一定的变化。IRSG 提供的不同时期的统计结果显示，IRSG-Ⅰ治疗的 31 例膀胱横纹肌肉瘤患儿中，3 年生存率为 65%，但仅有 44% 的患儿保留了膀胱。IRSG-Ⅱ选用强有力的化疗先尽可能地使肿瘤体积缩小以进行更小范围的手术。术后再进行继续化疗，术后有肿瘤残留者行放疗或膀胱切除。治疗结果有所改善，3 年生存率为 70%，3 年无瘤生存率为 52%。存活 3 年并保留膀胱者为 22%。IRSG-Ⅲ在研究了 IRSG-Ⅱ的治疗方案后认为术后放疗是影响预后的重要因素，改为在术后第 6 周进行放疗，其统计结果为生存率 90%，存活 3 年并保留膀胱者为 60%。

目前，IRS-Ⅳ对膀胱和前列腺横纹肌肉瘤的治疗原则推荐一个早期的内镜诊断性活检（极少数患者需要剖腹探查），明确诊断后进行诱导化疗，根据化疗的情况，通常经过 12~16 周，肿瘤明显缩小后进行二期完全切除。术后再辅以化疗及放疗。早期完整切除肿瘤只适用于能够保留膀胱及尿道功能的患者。这种方法没有使生存率改善，但与其他治疗方法相比，可使膀胱功能的保存率明显提高，联合放化疗没有取得局部控制的患者，应施行全膀胱切除或盆腔清扫术。

（2）阴囊内睾丸旁横纹肌肉瘤：阴囊内睾丸旁横纹肌肉瘤常起源于精索远端区域，可侵袭睾丸或睾丸周围组织。肿瘤可经淋巴转移至主动脉旁淋巴结，或沿精索转移至肾门腹膜后区淋巴结。表现常为一侧阴囊内无痛性肿块，在患儿就诊前可能已经长得很大。

治疗主要是手术及术后放化疗，手术主要为单侧睾丸切除术加精索高位切除结扎。是否所有的患儿均需要腹膜后淋巴结清扫目前尚有争议。有研究证实，影像学上无腹膜后淋巴结肿大的患儿，14% 的淋巴结已有转移。而影像学上腹膜后淋巴结肿大的患儿，94% 淋巴结发生肿瘤转移。因此影像学阳性的病例应该进行腹膜后淋巴结清扫及术后区域淋巴结放疗。放疗时应避免健侧睾丸损伤。术后化疗可用 VAC 方案。睾丸旁横纹肌肉瘤的患儿综合治疗后 3 年存活率超过 80%。

（3）阴道和外阴横纹肌肉瘤：在术前化疗开始前，极少提倡外阴和阴道肿瘤的广泛切除。这些肿瘤对诱导化疗反应非常好，通过术前化疗而使肿瘤易于切除。阴道近端肿瘤需要子宫切除加部分或完全阴道切除术。没有明显卵巢累及时，子宫肿瘤不必加卵巢切除术。大部分患者最初并不需要子宫切除，但在实施子宫切除的患者中，保留远端阴道仍是可能的。初次术后有肉眼可见病变及诱导放化疗 6 个月内没有产生明显治疗效果或放化疗开始后原来疾病有进展的患者，应提倡二期手术对这些部位的病变进行根治性切除。

阴道横纹肌肉瘤多见于幼儿（<5 岁者占 90%），而且都为胚胎性横纹肌肉瘤（通常为葡萄状肉瘤）。外阴横纹肌肉瘤的发生年龄平均为 8 岁，组织学类型多为腺泡状横纹肌肉瘤。阴道横纹肌肉瘤多起源于阴道前壁，多中心，常侵袭膀胱阴道隔及膀胱壁，淋巴结转移不常见。

阴道横纹肌肉瘤行肿瘤完全切除比膀胱和前列腺的肿瘤手术效果更理想，可行阴道部分切除术。外阴横纹肌肉瘤可行外阴的半侧切除。术后都应加辅助化疗 VAC 方案。放疗宜采用外照射，治疗时应对卵巢、髋部及盆腔正常组织进行保护。

（4）子宫和子宫颈横纹肌肉瘤：子宫和子宫颈部横纹肌肉瘤多见于青春期女孩，肿瘤为伸入阴道带蒂的息肉状肿块，或为在盆腔内广泛播散的肿块，临床表现多为阴道出血。Ⅰ期、Ⅱ期患儿手术完全切除肿瘤（子宫切除术后或盆腔清扫术）的，术后再行化疗，治愈率较高。Ⅲ期、Ⅳ期患儿预后较差。近年来不断尝试在保持治愈的情况下尽量保留盆腔内脏器。Ⅰ期、Ⅱ期患儿行肿瘤切除术、术后化疗、镜下肿瘤残留者行放疗。Ⅲ期患儿先行化疗，再行剖腹探查，肿瘤不能完全切除或镜下残留肿瘤者应行放疗，并继续化疗。

（5）四肢横纹肌肉瘤：由于肉眼可见肿瘤残留的预后非常差，四肢横纹肌肉瘤应尽早进行根治性切除。在 IRSG-Ⅳ的研究中推荐进行病变区域淋巴结活检，因为 20%~25% 的四肢横纹肌肉瘤患者有区域淋巴结累及。上肢同侧锁骨上淋巴结累及和下肢肿瘤累及髂窝或主动脉旁淋巴结或两者都累及，被认为是远处转移的证据（Ⅳ期）。四肢横纹肌肉瘤预后相对较差，50%的肿瘤为组织学预后不良类型，淋巴结转移率和远处转移率较高，许多患儿在就诊时已有区域淋巴结或远处转移。

截肢术并不比保留肢体的肿瘤切除术的治愈率高，但以下情况仍应行截肢：①局部切除或大剂量放疗后疗效不理想；②位于肢体远端的腺泡状横纹肌肉瘤；③经非手术治疗后复发。术后应对区域淋巴结进行检查，术后化疗应作为常规。

所有腺泡状横纹肌肉瘤和Ⅰ～Ⅳ期的组织学预后不良类型的横纹肌肉瘤均应进行放疗，必要时放疗范围应适当放宽，四肢与躯体附着区软组织的放疗剂量应减少，以防止因放射线照射而引起肢体水肿。

（6）脑膜旁横纹肌肉瘤：脑膜旁横纹肌肉瘤常侵袭脑膜（约35%）。中耳横纹肌肉瘤可侵袭颅中窝脑膜，或经乳突到达颅后窝。鼻腔、鼻窦和鼻咽部的横纹肌肉瘤可经颅底侵袭脑膜，35%的鼻咽部横纹肌肉瘤累及筛窦并侵袭颅底，导致脑神经麻痹。50%的横纹肌肉瘤有淋巴结转移。手术很难根治脑膜旁横纹肌肉瘤，单采用手术治疗的患儿生存率为20%以下。

放疗的范围和剂量对预后很重要，过分保守的照射野和低于50Gy的放疗常出现复发。如果没有颅内侵袭的证据，照射野应包括肿瘤边缘外5cm，影像学发现颅内病灶而脑脊液细胞学检查阴性者，应对全颅进行照射；脑脊液细胞学阳性者，放疗范围应包括全颅和脑脊髓。

（7）头颈部横纹肌肉瘤：腮腺、口腔、口咽部、喉部的横纹肌肉瘤一般多为胚胎性横纹肌肉瘤；颊部和头皮的肿瘤则多为腺泡状横纹肌肉瘤。表浅的肿瘤可通过手术切除，位置较深的横纹肌肉瘤（口腔、喉部、咽部或腮腺）手术较难切除，可以采用放疗。头颈部的横纹肌肉瘤预后相对较好，化疗强度可适当降低，但侵袭或转移至脑膜的肿瘤，应按照脑膜旁横纹肌肉瘤的治疗方法进行。

头颈部横纹肌肉瘤的淋巴结转移较少见，IRSG-Ⅰ和IRSG-Ⅱ的报道仅为8%，转移淋巴结可以用放疗或手术切除治疗。

（8）眼眶横纹肌肉瘤：眼眶横纹肌肉瘤很早便会影响眼球活动，因此一般发现得都较早，常表现为眼睑肿胀、眼球移位。眼眶横纹肌肉瘤几乎全都是胚胎性横纹肌肉瘤。

20世纪60年代，治疗眼眶横纹肌肉瘤的常用手术方法为眼眶清扫术，现在发现这种手术局部疗效差，患儿病死率高。60年代末期，有学者等试用放疗，获得较好疗效，目前放疗已是治疗眼眶横纹肌肉瘤的重要手段，但是放疗对患儿的眼球有一定的损伤，因此现在认为适宜的照射野大小为眼眶的所有骨结构，如果发现浸润及邻近软组织或骨骼，照射野还可扩大，放疗时应该要求患儿睁开眼睛。另外，值得注意的是，眼眶横纹肌肉瘤亦可通过眼眶上部组织侵袭脑膜。

（9）躯干横纹肌肉瘤：躯干横纹肌肉瘤主要好发部位依次为胸壁、脊椎旁。肿瘤一般不超过5cm，常可侵袭脊椎硬脑膜区，不论何种组织学类型，其5年生存率仅50%。

（10）肿瘤转移灶：横纹肌肉瘤转移到骨髓者预后差，仅6.6%可长期存活，其他部位转移的生存率稍高，也仅为23%。发生肿瘤转移的患儿，化疗是重要的治疗手段。肿瘤的转移部位定位清楚、局限的，可以进行手术切除。肢体离断术通常是不必要的，包括骨骼的主要神经、血管累及的广泛损害患者和放疗可能导致肢体明显功能障碍的患者可以考虑行肢体离断。

（11）其他部位肿瘤：躯干部肿瘤应力求外科手术切除。出现在骨盆内、腹膜后或腔静脉主动脉间区域的肿瘤常不能完全切除，因为浸润或包绕主要血管或神经，或者由于外科医师不愿为骨盆/腹膜后肿瘤患者施行脏器清除术。胸壁肿瘤的广泛局部切除包括切除病变全部软组织肿块以及至少包括病损的上、下肋骨在内的大块未累及的组织，对于IRSG-Ⅳ患者，如果初次切除不彻底，若有可能应在放化疗后再手术切除。

2. 转移性肿瘤的外科处理　外科切除转移性肿瘤在提高远处转移患者的疗效中的作用尚不清楚。在一项152例儿童肉瘤（尤因肉瘤、骨肉瘤及横纹肌肉瘤）并发肺转移瘤术后回顾性调查中发现，尽管这些患者单一化疗效果很差，转移性肿瘤（如肺小结）的切除可能有益于诱导化疗反应良好的患者，尤其是对积极放化疗有效的患者。

对于转移瘤，化疗是重要的治疗手段，而转移部位定位明确的可以使用放疗，在正常组织能够耐受的情况下，应扩大照射野。而散在的肺部转移灶可用低剂量的全肺野照射，疼痛性或阻塞性转移灶可用姑息性放疗。

3. 微创外科在横纹肌肉瘤手术中的应用　目前微创外科手术（minimally invasive surgery）已迅速地进入到外科各领域中。1995 年 Holcomb 代表国际合作的儿童癌症研究组报道 25 例腹腔镜和 60 例胸腔镜治疗经验。28 例胸腔镜手术评估转移性疾病，11 例评估新生肿物，9 例做肺活检和 4 例进行回顾性评估分析。所有 16 例做腹腔镜活检得到诊断组织和 51 例胸腔镜活检和 / 或楔形切除所获得的标本组织。在腹腔镜组无并发症，但在胸腔镜组有 7 例，其中 6 例改为开胸手术。1997 年 Saenz，2000 年 Waldhausen 分别报道了 84 例和 59 例肿瘤患者治疗中的相似结果，绝大多数手术是作为最初病理活检或复发肿瘤活检，或评估残存肿瘤的切除可能性。Saenz 报道了 13% 腹腔镜手术和 23% 胸腔镜手术转为开放手术。近期微创外科已从小范围、可触及有限切除、活检逐步扩展到更大范围切除。

4. 外科并发症　手术并发症与肿瘤的部位有关。进入皮肤或皮下的任何操作都产生瘢痕并在切除肿瘤的区域导致组织缺损。在进行恰当的手术过程中，外科医师的经验至关重要，不提倡根治性区域淋巴结清扫，由于继发性瘢痕产生和淋巴水肿，同时在儿童横纹肌肉瘤和未分化肉瘤中，没有令人信服的证据证明根治性淋巴结清扫有治疗意义。在对头颈部病变进行探查过程中，手术技巧尤为重要，因为此处大血管及重要神经紧密排列。膀胱和前列腺肿瘤的全膀胱切除术主张延期进行，直到经过放化疗后，可存活恶性肿瘤细胞仍持续存在才考虑手术，对于睾丸旁肿瘤患者，双侧腹膜后淋巴结清扫可导致逆行射精，因此不被提倡。

（二）化疗

所有患有横纹肌肉瘤的儿童都应进行化疗。许多研究表明，当肿瘤不能完全切除时，化疗通常能彻底消灭残留的肿瘤。即使对肿瘤似乎已完全切除的患儿，化疗仍有必要。原因是手术时，肉眼不能看见的癌细胞会扩散到淋巴结或其他器官，可用化疗杀死这些癌细胞。

在 20 世纪 60 年代以前，化疗主要用于有转移的横纹肌肉瘤的治疗。有学者最初报道了长春新碱、放线菌素 D 及环磷酰胺单用或联合应用的治疗效果。随后许多研究机构和临床医师开始将化疗作为局部肿瘤完全或大部切除后的辅助治疗，或者

不能一期完全切除的巨大肿瘤的根治性手术前的诱导化疗。

由于化疗，特别是多药联合、交替应用方案的导入，患者的长期生存率由 10%～40% 上升至 60%～80%。早期临床试验评估了单一化疗因素对有复发或转移瘤儿童的疗效作用，尽管仅极少数患者能单纯以化疗方法治愈，但化疗确实可提高疗效。Wilbur 及其同事率先在进展期横纹肌肉瘤患儿中交替给予长春新碱、放线菌素 D 和环磷酰胺。24 例儿童中，16 例为不可一期根治性手术的巨大肿瘤，8 例诊断为转移性肿瘤。经随访调查 2 年，16 例健康存活，许多研究都已证实系统化疗在延长患者生存期及提高患者总体生存率方面的有效性。

相当的患儿就诊时已经存在远处转移，且大多数肿瘤的复发发生于术后 2 年内，因此化疗非常重要，通常要持续应用 2 年或 2 年以上。

化疗一般原则包括：①根据影像学及其他检查，估计肿瘤能基本完全切除者先手术；完全切除困难者仅活检，明确诊断后先化疗再手术。如选择手术，则在术后 7 天内开始化疗。第 1 次化疗时注意病理会诊结果，如果为腺泡型建议做融合基因 $PAX3::FKHR$ 和 $PAX7::FKHR$，修正危险度分组。②放疗期间避免应用放线菌素 D 和多柔比星，化疗剂量减为半量。③各期均有必要化疗。根据危险度分组，采用不同强度的化疗。长春新碱最大量 2.0mg，放线菌素 D 最大量 2.5mg。在完全缓解后 4～6 个疗程可考虑停药，总疗程数超过 12 个时考虑个体化调整方案。化疗 12 周进行瘤灶评估，若肿瘤增大或出现新病灶则出组。④剂量及化疗前要求：年龄 <12 月龄化疗剂量减半或体重 ≤12kg 按体重计算，剂量 = 体表面积剂量 /30× 体重（kg），每疗程间隔 21 天。每疗程化疗前中性粒细胞绝对值 >0.75×10⁹/L，血小板计数 >100×10⁹/L。化疗结束 24～48 小时，开始 G-CSF 或 GM-CSF。骨髓恢复 >28 天者下一疗程减量 25%。⑤化疗药物毒副反应的判定标准：以美国国立癌症研究所（National Cancer Institute，NCI）发布的第 4 版常见不良反应事件评价标准（Common Terminology Criteria for Adverse Events，CTCAE）为依据。化疗前后均须注意检测心、肝、肾功能和听力。丙氨酸转氨酶须低于正常值 2 倍，总胆红素低于正常值 1.5 倍。肾功能不全时按肌酐清除率降低比例相应减量。⑥常规口服磺胺甲噁唑［25mg/（kg·d），每日 2 次］，每周

服 3 天,化疗开始直至化疗结束后 3 个月。

自 1972 年 IRSG 开始工作研究以来,以 VAC 方案为主,合并应用多柔比星在许多医疗单位广泛实施。IRSG-Ⅱ(1978—1984 年)与 IRS-Ⅰ(1972—1978 年)的治疗效果相比较,全部病例的 5 年生存率自 56% 提高至 62%。但即使采用了这些集中、综合治疗,各期病例的复发率、转移率仍较高。因此,寻找更有效的药物及化疗方案尤为重要。近年来,横纹肌肉瘤试用有效的新化疗药物包括甲氨蝶呤、依托泊苷、美法仑、异环磷酰胺等。有一组报道,VAC 方案或 VAC 方案 + 多柔比星无效的 4 例患儿,使用甲氨蝶呤静脉注射后 2 例获得缓解,1 例部分缓解。另外,依托泊苷与异环磷酰胺联合使用,13 例既往治疗无效者 9 例表现为显效。St.Jude 儿童研究医院的研究者们近年来完成了一项以异环磷酰胺治疗从前未接受治疗的不可切除横纹肌肉瘤的临床试验,仅经 2 个疗程化疗后,22 例中就有 19 例部分缓解,这表明异环磷酰胺是针对此类肿瘤的有效药物之一。骨髓抑制较轻的甲氨蝶呤,很有必要于化疗后白细胞减少期使用。未经治疗的Ⅲ期或Ⅳ期横纹肌肉瘤患者给予甲氨蝶呤,每周 12g/m^2,共 2~4 周,10 例患者中有 3 例获得部分缓解。新的化疗方案仍在探索中。

(三)放射治疗

放疗是儿童横纹肌肉瘤及某些未分化软组织肉瘤的非常重要的治疗方法,对手术不能完全切除残留部位的肿瘤,如头颈部及盆腔部的肿瘤特别有用。放疗能够进一步杀灭单纯手术治疗不能切除的残存肿瘤细胞,尤其是在头颈、盆腔等部位。20 世纪 40~50 年代,放疗已应用于横纹肌肉瘤。软组织肉瘤浸润很广泛,单纯切除或摘除后,如果不附加广泛清扫、放疗及化疗,局部复发率可达 75%。1960 年,Dritschilo 及其同事首次报道 27 例年龄小于 16 岁的横纹肌肉瘤或未分化肉瘤患儿,经直线加速器 5 500~6 600cGy 剂量放疗后,其局部控制率为 96%。

临床上通常根据肿瘤的大小、临床分期等决定放疗剂量。可参照如下标准:①横纹肌肉瘤,最低肿瘤放疗量为 4 000cGy;②年龄较大的儿童应接受 4 500cGy;③肿瘤大小,直径>5cm,放疗剂量应为 5 000~5 500cGy;④大面积照射,如全腹照射,每天放疗剂量应减为 150cGy,总剂量为 1 800cGy;⑤Ⅰ期、Ⅱ期患儿放疗和化疗可同时进行,而Ⅲ期、

Ⅳ期患儿,为了评价化疗疗效及减轻黏膜炎和其他损害,应将放疗延迟到化疗开始后 6 周进行,但头颅脑膜旁肉瘤及有脑膜受累、脑神经瘫痪、颅底部骨质破坏者或肿瘤颅内生长、发展者,在诊断后应尽可能早地进行放疗,否则会使局部控制率及生存率降低;⑥来自膀胱或前列腺的局限性肿瘤患儿,应每 4 周重复 1 个疗程 VAC 方案,若在 2 个疗程 VAC 方案化疗后,肿瘤缩小 50% 或以上,则可再用 2 个疗程 VAC 方案,疗效通过反复活检估计,若发现局部肿瘤仍持续存在,则在第 16 周开始给予放疗。由于按此方案治疗,20 例患儿中 14 例局部肿瘤仍持续存在,现 IRSG-Ⅲ方案已将膀胱或前列腺横纹肌肉瘤的照射时间放在化疗开始后第 6 周。

根据近年 IRSG-Ⅳ的组间对比研究结果,放疗方案已被极大简化,关于剂量调整有以下建议:年轻患者(如双肺最低 1 200cGy,脑 2 400cGy),大体积肿瘤(如全腹照射,每天 150cGy 低剂量,总剂量为 1 800cGy)。完全切除的 TNM 1 期和 TNM 2 期肿瘤患者无须放疗。完全切除的 TNM 3 期患者和所有术后分期Ⅱ期患者(外阴/阴道原发者除外)应接受传统外部放疗,每天 180cGy,总剂量为 4 140cGy。在术后分期Ⅲ期患者(肉眼可见残存病灶)传统外部照射累积剂量为 5 940cGy。大部分患者于第 9 周开始放疗(也就是说经过 3 个疗程诱导化疗)并且与系统性化疗同时进行。治疗范围包括术前或者化疗前肿瘤的范围,若可能,加上 2cm 范围周围组织。

脊髓压迫者需要紧急照射,颅底脑脊膜旁肿瘤在原发性肿瘤的基础上有颅内侵袭证据者,应进行紧急放疗。目前作为 IRSG-Ⅳ的推荐方式,原发性肿瘤放疗加上颅底及颅内浸润部分(已知肿瘤范围 2cm 区域)已经取代了全脑放疗。其优点就是迟发性不良反应小。近年来,一项关于 IRSG-Ⅳ以高选择性放疗的 284 例注册患者的试验性研究报道证实同时实行高选择放疗与强化化疗是可行的。高选择放疗能否最终提高局部控制率并减少长期的正常组织损害仍需要进一步观察。最近 St. Jude 儿童研究医院的研究者们报道 14 例诱导化疗后仍有持续性肉眼可见病灶的术后分期Ⅲ期和Ⅳ期肿瘤患者的局部控制率为 75%,并且放疗并发症发生率极低。

近年来一种放射植入物方法得到实际应用,尤

其适用于肿瘤小，位于头颈、膀胱、阴道、肢体等关键部位的患儿。由于严格控制放射剂量，周围组织受放射影响轻，引起纤维化的程度低。另外，巨大而位于深部位置肿瘤，还可在手术室里暴露肿瘤，由放疗医师在直视下治疗。但此种方法的有用性，尚需要更多的儿科患者资料进一步证实。

治疗的后遗症很多。放疗能引起以红斑和放射区肿胀为特征的急性反应，这可以导致肢体脱皮，放疗的不良反应为组织或器官功能丧失或生长停滞，主要由纤维化引起，纤维化程度随放射剂量、受照射部位的体积、尺寸及患者年龄的增加而增加。某些化疗因素能增加放疗的不良反应，因此在实施目前推荐的强化治疗措施时，必须谨慎。

（四）综合治疗

如果可能，应强调完全手术切除肿瘤。一期手术切除肿瘤患者的预后比有肉眼可见残存肉瘤患者的预后好，尤其是原发性肿瘤位于肢体时。放化疗完成后数周至数月内可实行手术切除肿瘤，这将有利于消除有可能复发的肿瘤细胞。

对与化疗相关的放疗开始时间仍有不同的认识。一般认为，Ⅰ期或Ⅱ期患者，放疗与化疗应该同期进行，但Ⅲ期、Ⅳ期肿瘤患者应延迟至化疗开始后第 6 周进行，目的是有利于减少黏膜放射性损伤及其他损害，以及评估化疗反应，探讨某些药物的增强效应。脑膜旁肿瘤和有向周围浸润、累及证据的患者（脑神经麻痹、颅底骨侵蚀或肿瘤颅内蔓延），放疗应于确诊后尽可能早开始而不考虑是否增加放射损伤的风险。脑脊液细胞学阳性的患者应给予甲氨蝶呤、阿糖胞苷、氢化可的松经鞘内注射三联化疗。

肿瘤位于膀胱或前列腺的患儿，放疗时间也至关重要。在早期的研究中发现，延迟至化疗开始后第 16 周开始放疗有局部肿瘤失控的风险。因此，IRSG-Ⅲ的研究中放疗调整于第 6 周开始，这样在 IRSG-Ⅲ 中患者取得较好的局部控制率，50% 以上的患者保留了膀胱。至于其他部位的肿瘤，IRSG-Ⅳ 将放疗开始的时间推迟到第 9 周。

由于大部分肿瘤复发发生在 2 年内，传统习惯上给予 2～5 种化疗药物治疗 12～24 个月。IRSG-Ⅳ目前治疗方针总结见表 32-4，可供参考。

（五）免疫治疗和其他生物介入疗法

由于对横纹肌肉瘤分子生物学研究的进展，使新的免疫治疗介入方法成为可能。瘤细胞内特异基因编码的蛋白质可以以多肽形式呈现在细胞表面，这一认识表明肿瘤细胞特异性变异基因产物可能是细胞毒性 T 细胞的靶点。例如，研究者已发现由变异性 TP53 蛋白分解的多肽可被细胞毒性 T 细胞特异地识别。一个比较确定的应用该种方法的肿瘤特异性靶点是在肺泡横纹肌肉瘤患儿中由 t(Z;13)(q34;q14) 基因易位产生的融合蛋白。可

表 32-4　IRSG-Ⅳ 推荐小儿横纹肌肉瘤的治疗方案

部位	TNM 分期	临床分期	放疗	化疗	手术治疗
眼眶及眼睑	1 期	Ⅰ期	不用	VA32 周（44 周时 VA）	非完全切除性活检
		Ⅱ期	4 140cGy，CFI（自第 9 周开始）	VA	
		Ⅲ期	5 040cGy，CFI	VAC、VAI、VIE 交替使用	
其他头颈部及颈部淋巴结（非脑膜旁）	1 期	Ⅰ期	不用	VAC、VAI、VIE 交替使用	如果可能完全切除，常规临床检查及区域淋巴结活检提示阴性
		Ⅱ期	4 140cGy，CFI	VAC、VAI、VIE 交替使用	
		Ⅲ期	5 040cGy，CFI 交替 5 040cGy，HFI	VAC、VAI、VIE 交替使用	
睾丸旁	1 期	Ⅰ期	不用	VA	经腹股沟切口睾丸及精索切除，不常规进行腹膜后淋巴结清扫。如果临床检查阳性，推荐同侧高位和低位肾下及双侧髂窝淋巴结活组织检查
		Ⅱ期	4 140cGy，CFI	VAC、VAI、VIE 交替使用	
		Ⅲ期	5 040cGy，CFI 交替 5 940cGy，HFI	VAC、VAI、VIE 交替使用	

续表

部位	TNM 分期	临床分期	放疗	化疗	手术治疗
外阴及阴道	1 期	I 期	不用	VAC、VAI、VIE 交替使用	很少能够一期完全切除,经放疗后第 9 周进行二次手术
		II 期	4 140cGy,CFI	VAC、VAI、VIE 交替使用	
		III 期	5 040cGy,CFI; 5 940cGy,CFI	VAC、VAI、VIE 交替使用	
子宫	1 期	I 期	不用	VAC、VAI、VIE 交替使用	非完全切除性活检
		II 期	4 140cGy,CFI	VAC、VAI、VIE 交替使用	
		III 期	5 040cGy,CFI 交替 5 940cGy,HFI	VAC、VAI、VIE 交替使用	
颅内脑膜旁	2/3 期	I 期	TNM 2 期不用; TNM 3 期 4 140cGy,CFI	VAC、VAI、VIE 交替使用	很少能够彻底切除。疑似患者行颈部淋巴结活检。颅内肿瘤增生、颅骨侵袭、破坏或有神经病变者即刻进行放疗,否则可以自第 9 周开始。避免整个大脑的放疗(可至肿瘤边缘 2cm)
		II 期	4 140cGy,CFI	VAC、VAI、VIE 交替使用	
		III 期	5 040cGy,CFI; 5 940cGy,HFI	VAC、VAI、VIE 交替使用	
肢体肿瘤	2/3 期	I 期	TNM 2 期不用; TNM 3 期 4 140cGy,CFI	VAC、VAI、VIE 交替使用	肢体离断或根治性切除以去除所有肉眼或镜下肿瘤。部分经放化疗后再次切除残留肿瘤可以改善预后。建议行区域淋巴结活检。如果同侧锁骨上或髂窝/腹主动脉旁淋巴结有转移则为 4 期
		II 期	4 140cGy,CFI	VAC、VAI、VIE 交替使用	
		III 期	5 040cGy,CFI; 5 940cGy,HFI	VAC、VAI、VIE 交替使用	
泌尿生殖系肿瘤(膀胱和前列腺)	2/3 期	I 期	不用	VAC、VAI、VIE 交替使用	膀胱顶部肿瘤可以完全切除(膀胱部分切除术),为了保留膀胱与尿道功能,许多部位仅能施行活检。如果剖腹探查,可以进行腹主动脉旁或髂窝处淋巴结活检。如果初期手术仅行活检,在完成放疗后可再行手术切除
		II 期	4 140cGy,CFI	VAC、VAI、VIE 交替使用	
		III 期	5 040cGy,CFI 交替 5 940cGy,HFI	VAC、VAI、VIE 交替使用	
胸部、躯干、腹膜后等其他部位	2/3 期	I 期	TNM 2 期不用; TNM 3 期 4 140cGy,CFI	VAC、VAI、VIE 交替使用	如果可能,进行广泛局部切除。如果有术后残留,推荐放化疗后再次切除残留肿瘤。如果胸壁侵袭肋骨,应该切除病变上下的肋骨和附着的软组织,有必要包括肺叶切除
		II 期	4 140cGy,CFI	VAC、VAI、VIE 交替使用	
		III 期	5 040cGy,CFI; 5 940cGy,HFI	VAC、VAI、VIE 交替使用	
任何其他部位	4 期	I 期	4 140cGy,CFI		很多患者多有肉眼残留的病变。18.5 周开始放疗
		II 期	4 140cGy,CFI		
		III 期	5 040cGy,CFI		

注:A. 放线菌素 D;C. 环磷酰胺;E. 依托泊苷;I. 异环磷酰胺;V. 长春新碱;CFI. 常规剂量;HFI. 大剂量。总化疗时间约为 2 年。

以采取多种方法使肿瘤从一开始就逃脱细胞内免疫监视的潜在性缺陷。

因为IGF-2(胰岛素样生长因子2)自体分泌途径已被证实在横纹肌肉瘤的生长过程中起重要作用，中断该途径可以成为一种有效的治疗方法。尤其是IGF-1受体的阻断已经表明可以抑制在裸鼠中移植的人类横纹肌肉瘤的生长，IGF-1受体是一种配体诱导的酪氨酸激酶受体，它可以传递IGF-1有丝分裂的信号。另外，最近有报道已表明直接针对肿瘤生长因子受体的治疗可与标准的细胞毒性化疗起协同作用。

（六）超大剂量化疗合并干细胞移植

目前正在对自体干细胞移植针对横纹肌肉瘤的有用性进行评估，这种方法可以采用比正常剂量大得多的化疗。在化疗开始前，取出患者干细胞并保存好；化疗结束后再输回至患者体内。骨髓干细胞通过针头输回至患者的骨髓腔（在全身麻醉的情况下进行）。另外，造血干细胞可以通过血细胞分离系统从循环血液中"过滤"。这些试验都是最近才开始的，对横纹肌肉瘤患儿有多大帮助，还需要进一步研究分析。

IRSG-Ⅳ患者的统计、研究已经完成，而IRSG-Ⅴ也正在重点研究发生转移的患者。横纹肌肉瘤治疗已取得巨大进展，并且大多数未发生转移的患者目前可以治愈，这些进展基于正确设计的临床研究。正如探索肿瘤起源和肿瘤转移扩散的基础分子学机制一样，只有在病因学和流行病学的研究取得丰硕成果时，治疗效果才可能取得明显进步。

（七）并发症及其处理

治疗方面的并发症包括术后并发症影响和放疗、化疗引起的各种毒副作用。手术切除的范围、程度对肢体、器官功能有极大的影响，因此目前很少进行肢体离断或广泛的传统淋巴结清扫。过大剂量的合并用药可导致感染、贫血、出血。婴儿比大龄儿童更易受到损害。脑膜旁肿瘤患者可以进行强化化疗，这种强化化疗包括多次的鞘内注射甲氨蝶呤、氢化可的松和阿糖胞苷。一项长达12年的研究报道，已强化化疗和放疗治疗的149例脑膜旁肿瘤患者中，有5例出现颈部上行性脊髓炎。局部组织纤维化、放疗周围结构生长停滞、白内障、牙列紊乱、生长激素缺乏等在接受头颈部放疗的患儿中均有报道。而部分化疗药物和放疗联合治疗，

有可能使放射区产生严重的纤维化和功能受限，应引起注意。眶部肿瘤同时给予放疗和致敏性化疗（如放线菌素D或多柔比星）可能引起与放疗相关的严重并发症。

在现代治疗条件下，一部分膀胱或前列腺肿瘤患者需要行部分膀胱切除或全膀胱切除。但是约25%的保留膀胱的患者存在明显的膀胱功能障碍（尿失禁、尿频、夜尿症）。并且所有膀胱肿瘤或前列腺肿瘤的患者都有发生血尿、肾结构异常，及需要性激素替代治疗的生长和青春发育延迟的风险。应用环磷酰胺治疗后再加用骨盆放疗，血尿的发生率可提高4倍。膀胱保护剂美司钠的应用可以较好地避免这种潜在并发症的发生，在骨盆或睾丸旁肉瘤的男性患者中，不育症可由环磷酰胺化疗或放疗对性腺的影响，以及手术破坏传导射精冲动的神经导致。

最危险的远期并发症是继发性肿瘤的发生，在IRSG-Ⅰ组和IRSG-Ⅱ组的1 770例患者中，出现22种继发性肿瘤，其中包括11例与放疗有关的骨肉瘤，5例急性非淋巴细胞白血病，平均在治疗后7年发病。最近一份报告报道了在IRSG-Ⅲ组中治疗的儿童患者中，5例早期发生急性髓系白血病，1例发生骨肉瘤，1例发生脊髓发育不良综合征。最大限度使患者长期存活，且具有最少的近期和远期并发症发生的治疗方案是今后追寻的方案。

（八）治疗评估

1. 评估方法

（1）治疗中评估：诊断初和术前全面的全身检查，包括肺CT、头部MRI、原发瘤灶B超和局部增强CT或MRI。化疗每间隔2个疗程评估内容为原发瘤灶及转移瘤灶大小，复查局部B超、选择性增强MRI。横纹肌肉瘤易原位复发，如果在复查中发现原位或病初转移灶复发，或者出现相应的症状体征，则再考虑肺CT、头部MRI等容易转移部位的检查。

（2）治疗结束前评估：原发瘤灶B超、增强MRI或CT、胸部CT、头部MRI，必要时行骨显像。

（3）复发后评估：是指肿瘤完全消失1个月后，再次出现局部或转移性肿瘤病灶。

（4）治疗后评估：治疗中首次评价为完全缓解（complete response，CR）、部分缓解（partial response，PR）和疾病进展（progressive disease，PD）的患儿，

间隔6～8周再评估以确认。治疗结束后针对总体的治疗效果再次评价和确认。

2. 瘤灶评估标准　CR：所有病灶完全消失大于4周，骨髓转移者细胞涂片检查阴性。PR：原发性肿瘤缩小≥64%，转移瘤灶缩小≥30%，没有新的病灶。PD：原发性肿瘤较初诊时增大≥40%，转移瘤灶>20%，或出现新病灶。疾病稳定（stable disease，SD）：肿瘤体积介于PD和PR之间。

3. 总体疗效评价标准　CR：原发瘤灶和转移瘤灶均CR，无新发病灶。PR：原发瘤灶CR，转移瘤灶SD，无新发病灶。PR：原发瘤灶CR，转移瘤灶PR或SD，无新发病灶。PR：原发瘤灶PR，转移瘤CR或PR或SD，无新发病灶。SD：原发瘤灶SD，转移瘤CR或PR或SD，无新发病灶。PD：原发瘤灶、转移瘤灶任何处进展PD。

（九）治疗结束后随访时间

1. 第1年间隔3个月行体格检查、血常规、血生化、血压、胸X线片及原发瘤灶的影像学检查。

2. 第2～3年间隔4个月行体格检查、血常规、血生化、血压、胸X线片及原发瘤灶的影像学检查。

3. 第4年间隔6个月行体格检查、血常规、血生化、血压、胸X线片及原发瘤灶的影像学检查。

4. 第5～10年每年行体格检查、血常规、血生化及血压检查。

5. 10年后尽可能每年复诊或电话随访患儿结婚生育、第二肿瘤情况等。

【预后】

预后因素在对每一个病例制订不同治疗方案中有重要意义，也是临床医师非常关心的内容。在各种预后因素中，临床分期是决定横纹肌肉瘤患者预后的重要因素。临床分期与原发部位密切相关，如大多数眼眶横纹肌肉瘤被发现时已经是Ⅲ期，发生于前列腺、膀胱、脑膜旁的横纹肌肉瘤多也为Ⅲ期或Ⅳ期的进展期病例。而其他部位，如泌尿生殖道横纹肌肉瘤常见到Ⅰ期或Ⅱ期病例。位于盆腔、腹腔和四肢的横纹肌肉瘤常有淋巴结的转移，而发生于头颈部、躯干和女性生殖道的则少见。

原发部位也是重要的预后因素。首先，因为部位和大小常密切相关。深部肿瘤（如腹膜后和胸腔）在发现之前可长得很大，而表浅肿瘤一般在很早就被发现；其次，淋巴管转移和血源性扩散随原发部位而不同；再次，能否手术切除常取决于肿瘤

部位，不能完全切除的患者预后比能完全切除患者的预后差，原发位置还影响邻近正常结构对有效放射剂量和强度的耐受性。

肿瘤的预后还与其组织学类型有关，IRSG和St. Jude儿童研究医院等的研究均证实这一点。IRSG-Ⅱ的统计分析显示各种组织学类型的5年生存率，葡萄状肉瘤89%，胚胎性横纹肌肉瘤68%，腺泡状横纹肌肉瘤52%，其余约55%。目前的IRSG-Ⅳ统计研究也反映了类似的生存率结果。组织学类型与原发部位有关，四肢和会阴部横纹肌肉瘤约50%为腺泡状横纹肌肉瘤，约80%的眼眶横纹肌肉瘤为胚胎性横纹肌肉瘤，而发生于泌尿道者90%以上为胚胎性横纹肌肉瘤。

研究还发现多倍体肿瘤的预后比二倍体肿瘤好，不论是腺泡状横纹肌肉瘤还是胚胎性横纹肌肉瘤均有这种现象。肿瘤细胞的遗传学因素也与肿瘤的预后有关，如腺泡状横纹肌肉瘤的肿瘤细胞基因若发生某一特殊的突变转位，t（2；13），则预后极差。

此外，还有一个有意义的预后因素是对治疗的反应，早期的治疗反应表明有好的结果，而对初期放化疗缺少良性反应的病例，其远期预后不良。

（刘洁　董蒨）

参 考 文 献

[1] 郑颂国，张仁元，朱雄增. 软组织肿瘤分子生物学研究进展[J]. 临床与实验病理学杂志，2000，16（1）：58-60.

[2] 张金哲. 实用小儿肿瘤学[M]. 郑州：郑州大学出版社，2001：280.

[3] 李佩娟. 小儿肿瘤病理学[M]. 北京：北京出版社，2001：137.

[4] 胡晓丽，詹江华，王学文，等. 儿童横纹肌肉瘤中p16和pRb蛋白的表达及其意义[J]. 临床小儿外科杂志，2003，31（4）：198-199.

[5] 高解春，王耀平. 现代小儿肿瘤学[M]. 上海：复旦大学出版社，2003.

[6] 施诚仁. 儿童横纹肌肉瘤治疗进展[J]. 实用肿瘤杂志，2004，19（3）：186-188.

[7] 王建文. 小儿横纹肌肉瘤[J]. 实用儿科临床杂志，2005，20（1）：6-7.

[8] 王捍平，严文波，吴燕. 55例儿童横纹肌肉瘤的临床和病理特征[J]. 上海交通大学学报（医学版），2006，26（11）：1222-1224.

[9] GRUESSNER S E, OMWANDHO C O, DREYER T, et al. Management of stage Ⅰ cervical sarcoma botryoides in

childhood and adolescence[J]. Eur J Pediatr, 2004, 163 (8): 452-456.

[10] PARK Y K, KIM D Y, JOO J K, et al. Clinic patholo-gical features of gastric carcinoma patients with other primary carcinomas[J]. Langenbecks Arch Surg, 2005, 390(4): 300-305.

[11] RODEBERG D, PAIDAS C. Childhood rhabdom-yosarcoma[J]. Semin Pediatr Surg, 2006, 15(1): 57-62.

[12] 马晓莉, 汤静燕. 中国儿童及青少年横纹肌肉瘤诊疗建议(CCCG-RMS-2016)解读[J]. 中华儿科杂志, 2017, 55(10): 735-737.

[13] MA X L, HUANG D S, ZHAO W H, et al. Clinical characteristics and prognosis of childhood rhabdomyosarcoma: a ten-year retrospective multicenter study[J]. Int J Clin Exp Med, 2015, 8(10): 17196-17205.

[14] HETTMER S, LINARDIC C M, KELSEY A, et al. Molecular testing of rhabdomyosarcoma in clinical trials to improve risk stratification and outcome: a consensus view from European paediatric Soft tissue sarcoma Study Group, Children's Oncology Group and Cooperative Weichteilsarkom-Studiengruppe[J]. Eur J Cancer, 2022, 172: 367-386.

[15] MAKIMOTO A. Optimizing rhabdomyosarcoma treatment in adolescents and young adults[J]. Cancers (Basel), 2022, 14(9): 2270.

[16] MEISTER M T, GROOT KOERKAMP M J A, DE SOUZA T, et al. Mesenchymal tumor organoid models recapitulate rhabdomyosarcoma subtypes[J]. EMBO Mol Med, 2022, 10(14): e16001.

第三十三章

皮肤与体表软组织肿瘤或瘤样病变

第一节 恶性黑色素瘤

恶性黑色素瘤（malignant melanoma，MM）又称黑色素瘤，是由分布于基质的黑色素细胞恶化而形成的，多数由正常的痣和色素斑演变形成，多发于皮肤。据美国癌症协会（American Cancer Society，ACS）统计，美国的黑色素瘤发病率约32/10万，中国的发病率虽然不及西方国家，但具有3%~5%的年增长率。黑色素瘤是一种恶性程度极高的肿瘤，虽然仅占皮肤肿瘤的4%，但却导致了80%的皮肤肿瘤患者死亡，相较于基底细胞癌和鳞状细胞癌等皮肤癌，具有恶性程度高，进展迅速，病情险恶，预后极差的特点，因此被称为最致命的皮肤癌。

黑色素瘤在世界范围内发病率与病死率逐年增长，虽仅占所有恶性肿瘤的1%~3%，但以6%~7%的增长速度递增，且呈现发病年龄年轻化，是发病率增长速度最快的恶性肿瘤之一。黑色素瘤的发生存在性别差异，男性发病率较女性高。白种人是所有种群中发病率最高的人群，且原发于皮肤的占90%，而亚洲人及有色人种原发于皮肤的占50%~70%，其中原发于足底、足趾、手指末端及甲下等肢端的皮肤黑色素瘤是最常见的。皮肤黑色素瘤的发生与年龄相关，发病高峰为50~59岁，60~69岁次之。病灶部位与性别有关，发生在躯干者以男性居多，发生在肢体者女性多于男性，面部雀斑型黑色素瘤多见于老年女性。

【病因】

ACS对2010—2012年美国新患黑色素瘤白种人年龄分布和2016年新患黑色素瘤和死亡人数进行统计，结果显示年龄和性别可能是影响黑色素瘤发病的最重要因素。其他易患因素还有：①易染病体质的人群也更易患黑色素瘤，存在非典型痣或混合型痣的人群更易患黑色素瘤，痣的数目越多、直径越大、非典型痣越多患黑色素瘤的概率也越大。②发育不良痣综合征，这是一种常染色体遗传病，此综合征患者周身布满大、扁、平、外形不整、菲薄、颜色不一的痣，其中一个或几个在多数患者恶变为恶性黑色素瘤。有些有此综合征，但无遗传倾向者，亦应密切观察，警惕恶性黑色素瘤的出现。③红色、金色及浅褐色头发比黑色头发人群患病率高。④绿色、褐色及蓝色眼睛比黑色眼睛人群患病率高，其中绿色眼睛人群最高。⑤大型先天性痣，超过2cm者恶变危险性增高。

【病理】

（一）病理分型

1. 浅表扩展型，约占70%，可见于体表任何地方。先沿体表浅层向外扩展，稍久方向纵深扩向皮肤深层，即所谓疾病的"垂直发展期"。

2. 结节型，约占15%，也见于体表任何一处。以垂直发展为主，侵袭皮下组织，易于发生淋巴转移，更具致命性。

3. 肢端黑痣型，约占10%，多发生于手掌、足底、甲床及黏膜等部位。

4. 雀斑痣型，约占5%，发生自老年人面部已长期存在的黑色雀斑。此型沿水平方向生长，可向四周扩出2~3cm或更多。

5. 辐射生长的未分型恶性黑色素瘤。

6. 巨大毛痣恶变的恶性黑色素瘤。

7. 口腔、阴道、肛门黏膜来源的恶性黑色素瘤。

8. 原发部位不明的恶性黑色素瘤。

9. 起源于蓝痣的恶性黑色素瘤。

10. 内脏恶性黑色素瘤。

11. 起源于皮内痣的儿童期恶性黑色素瘤。

美国国家综合癌症网络（National Comprehensive Cancer Network, NCCN）根据黑色素瘤的发病部位和发病原因将其分为 4 种临床亚型：慢性阳光损伤型（chronic sun injury type, CSD）、非慢性阳光损伤型（non chronic sun injury type, non-CSD）、肢端型和黏膜型。

（二）生长方式

根据瘤细胞生长扩散的方式，可分为辐射生长期和垂直生长期。瘤细胞沿表皮基底层和真皮乳头层之间离心性地向四周蔓延生长称为辐射生长，常见于雀斑痣型、表浅扩展型和肢端黑痣型的早期阶段，可持续数年，由于在辐射生长期内原发灶不向或极少向淋巴转移，做比较简单的手术切除即能获得较好疗效。当肿瘤向真皮、皮下组织深部浸润时称为垂直生长，结节型黑色素瘤可不经辐射生长期直接进入垂直生长期，此期易发生淋巴转移。

（三）浸润深度

在恶性黑色素瘤研究上一个真正里程碑性的发展是认识到转移危险性和预后与病变厚度及侵袭皮肤的层次密切相关。以毫米测量恶性黑色素瘤病变的厚度是较为准确而且在各病理学家之间成为可对比的标准，现已成为估量淋巴结转移危险性和判断预后的重要参考。目前世界上一些著名的诊疗中心都十分推荐 Breslow 于 1970 年提出的目镜测微器直接测量肿瘤的厚度估计预后，将肿瘤厚度分为 <0.75mm、0.75～1.5mm 和 >1.5mm 3 档，有的学者将 >1.5mm 者再分成几档，以进一步观察肿瘤厚度与预后的关系。

【临床表现】

为了仔细详查皮肤的病变，良好的光照和手持放大镜必不可少，色素性皮损有下列改变者常提示有早期恶性黑色素瘤的可能。①颜色：大多数恶性黑色素瘤有棕、黑、红、白或蓝混杂不均匀，遇皮痣出现颜色改变，应特别提高警惕；②边缘：常参差不齐呈锯齿状改变，是肿瘤向四周蔓延扩展或自行性退变导致；③表面：不光滑，常粗糙而伴有鳞形或片状脱屑，有时有渗液或渗血，病灶可高出皮面；④病灶周围皮肤：可出现水肿或丧失原有皮肤光泽或变白色、灰色；⑤感觉异常：局部常有发痒、灼痛或压痛。

【治疗】

（一）外科治疗

外科手术切除是目前各期黑色素瘤的首选治疗方案。早期黑色素瘤患者，在活检确诊后应尽快进行原发灶扩大清除术，根治性切除原发灶可使该类患者获得长期的无瘤生存。手术切缘范围在一定程度上将影响手术预后，根据 NCCN 指南以及目前其他研究给出的手术切缘范围：原位癌一般手术切缘范围为 0.5～1.0cm，浸润深度 ≤1mm 可切除范围为 1cm，浸润深度 1～2mm 建议切除至 1～2cm，浸润深度 >2mm，则切缘范围为 2cm。浸润深度 >4mm 的患者，风险度较高，至少要求清除范围为 2.0cm，以防复发或局部瘢痕部位存在肿瘤细胞。

近年来，前哨淋巴结活检的准确性得到证实，即如果前哨淋巴结无转移的肿瘤细胞，则该区域内的其他淋巴结也不会受累，只有前哨淋巴结阳性者才进行随后的选择性淋巴结切除。以下 3 项技术有助于检测前哨淋巴结：①淋巴闪烁图像；②术中原发病变周围注射 1% 异硫蓝蓝色染料，能迅速进入引流淋巴管并正确标记前哨淋巴结；③γ 探针放射性活性水平测定。如果病情允许，Ⅲ期、Ⅳ期患者也应先手术处理原发灶，甚至远处转移患者也有手术完整切除的报道。术后辅助其他治疗。具体如下。

1. 活检手术　怀疑恶性黑色素瘤者，应将病灶连同周围 0.5～1.0cm 的正常皮肤及皮下脂肪整块切除后做病理检查，如证实为恶性黑色素瘤，则根据其浸润深度，再决定是否需行补充广泛切除。一般不做切取或钳取活检，除非病灶已有溃疡形成者，或因病灶过大，一次切除会引起毁容或致残而必须先经病理证实者，但切取活检与根治性手术衔接得越近越好。世界卫生组织恶性黑色素瘤诊疗评价协作中心在一项前瞻性研究中认为切除活检非但对预后没有不良影响，而且通过活检可了解病灶的浸润深度及范围，有利于制订更合理、更恰当的手术方案。

2. 原发病灶切除范围　切除病变时一定包括 5cm 的正常皮肤老观点已被淘汰。目前，大多数肿瘤外科学家认为，薄病变，厚度 ≤1mm，仅切除瘤缘外正常皮肤 1cm，病变厚度 >1mm 者应在距肿瘤边缘 3～5cm 处行广泛切除术。位于肢端的恶性黑色素瘤，常需行截指 / 趾术。

3. 区域淋巴结清除术

（1）适应证：美国大多数肿瘤外科医师持如下治疗态度：①病变厚度≤1mm者，转移率甚低，预防性淋巴结清扫术不能改变远期预后。②病变厚度＞3.5～4mm者隐匿性远处转移的可能性高，远期存活率也相对较低（20%～30%），即使做了预防性淋巴结清除术亦很难在存活率上出现有意义的提高。尽管如此，还有很多学者主张只要尚无远处转移灶可查，就应做预防性淋巴结清除术。③厚度介于上述两类之间的病变，隐匿性淋巴结转移率高，做预防性淋巴结清除术可望提高生存期。

（2）区域淋巴结清除的范围：头颈部恶性黑色素瘤行颈部淋巴结清除时，原发灶位于面部者应着重清除腮腺区、颏下及下颌下三角的淋巴结；如病灶位于枕部，重点清除颈后三角的淋巴结。发生于上肢的恶性黑色素瘤需行腋窝淋巴结清除，发生在下肢者应做腹股沟或髂腹股沟淋巴结清除术。发生于胸腹部的恶性黑色素瘤则分别行同侧腋窝或腹股沟淋巴结清除术。

4. 姑息性切除术　病灶范围大且伴有远处转移等不适于根治性手术者，为了解除溃疡出血或疼痛，只要解剖条件许可，就可考虑行减积术或姑息性切除术。

（二）放疗

与其他的恶性肿瘤相比，放疗并不能作为治疗黑色素瘤的主要手段，但放疗能缓解转移性肿瘤的症状。因此，放疗仍可作为黑色素瘤的辅助治疗方法。辅助性放疗和姑息性放疗是2种黑色素瘤的放疗方法。辅助性放疗主要用于淋巴结清扫和一些头颈部（尤其是鼻腔）黑色素瘤提高局部控制率。姑息性放疗一般控制黑色素瘤的转移（骨和脑），比辅助性放疗更具疗效。

目前常用放射剂量：浅表淋巴结、软组织及胸腔、腹腔、盆腔内的转移灶，每次照射量≥500cGy，每周2次，总量2 000～4 000cGy；骨转移灶每次200～400cGy，总量3 000cGy以上。

（三）化疗

1. 单一用药

（1）烷化剂：达卡巴嗪自1975年被美国FDA批准入市后，成为近40年来恶性黑色素瘤化疗的唯一标准药物；替莫唑胺与达卡巴嗪结构相似，与达卡巴嗪不同的是，它不需要经过肝脏代谢，可穿透血脑屏障，在脑脊液中的浓度是血浆中浓度的28%～30%，是NCCN指南黑色素瘤脑转移推荐用药。

（2）亚硝脲类：代表药物包括福莫司汀、卡莫司汀、洛莫司汀等。亚硝脲类药物具有较强的亲脂性，易通过血脑屏障进入脑脊液中，但其临床应用受限于严重的不良反应，尤其是骨髓抑制。福莫司汀已经在一些欧洲监管机构获批，成为欧洲恶性黑色素瘤脑转移一线化疗药物。

（3）铂类：顺铂和卡铂已经在许多黑色素瘤的临床试验中进行了研究，这2种药物单药化疗有效率相似。铂类药物对黑色素瘤有一定疗效，但其单药化疗活性不足，仍需要与其他化疗药物或与免疫治疗联合。

（4）紫杉类：紫杉类复合物包括紫杉醇和多西他赛，是新型抗微管药物。

2. 联合用药　恶性黑色素瘤对化疗不甚敏感，但联合用药可提高有效率，减低毒性反应，常用的联合化疗方案如下。

（1）DAV方案：达卡巴嗪＋尼莫司汀＋长春新碱为黑色素瘤的首选化疗方案。

（2）DDBT方案：达卡巴嗪＋顺铂＋卡莫司汀＋他莫昔芬。

（3）CBD方案：洛莫司汀＋博来霉素＋顺铂，有效率为48%。

（四）免疫治疗

黑色素瘤有很强的免疫原性，因此免疫治疗是重要的治疗途径，抑制免疫通路的免疫治疗和细胞免疫是目前肿瘤的治疗中新兴起的治疗黑色素瘤的方法。

1. 单克隆抗体　在黑色素瘤临床研究中获得突破性进展的包括细胞毒性T淋巴细胞相关抗原4（cytotoxic t lymphocyte-associated antigen-4，CTLA-4）单抗、程序性死亡受体1（programmed death-1，PD-1）单抗和程序性死亡受体配体1（programmed death-ligand 1，PD-L1）单抗等。人源单克隆抗体作为靶向免疫治疗药物，例如帕博利珠单抗注射液用于治疗晚期黑色素瘤。

2. 分子靶向治疗　恶性黑色素瘤是免疫原性较强的肿瘤，免疫治疗在黑色素瘤治疗中一直起非常重要的作用。多种新型的靶向药物不断涌现，如MEK抑制剂、PI3K抑制剂及CDK抑制剂。但耐药性制约了这些靶向药物的发展。

3. 免疫细胞治疗　目前免疫细胞治疗黑色素瘤主要是树突状细胞、T细胞和自然杀伤细胞，IL-2、IL-12、IFN-α等在治疗黑色素瘤方面上疗效显著，生物免疫治疗中最常见的药物是大剂量的IL-2和IFN。

【预防】

尽量避免日晒，使用遮阳屏是重要的一级预防措施，特别是高危人群。加强对一般群众和专业人员的教育，提高三早，即早发现、早诊断、早治疗，更为重要。

【预后】

（一）肿瘤浸润深度

小病灶而又具有较大厚度的肿瘤，尤其是结节状，通常预后不良。Blakely等研究表明，与厚黑色素瘤（4.0～7.9cm）患者相比，超厚（>8cm）黑色素瘤患者的无进展生存期明显缩短（29个月 vs. 15个月），预后更差。并且以8cm为分界，可预测患者的总生存期。

（二）肿瘤破溃程度

有研究认为恶性黑色素瘤破溃的患者易出现早期转移，故对预后有明显影响，原发灶有破溃的患者生存期等预后指标相较于无破溃者差。

（三）淋巴结转移情况

淋巴结转移情况直接影响患者的治疗，也是公认的影响皮肤恶性黑色素瘤（cutaneous malignant melanoma, CMM）患者预后的重要因素，前哨淋巴结活检仍然是关键步骤，前哨淋巴结转移是黑色素瘤患者重要的预后因素。1～3个淋巴结有转移者的5年生存率为41%～58%，4个以上转移者的5年生存率为8%～26%。虽然病灶厚度和淋巴结转移均为影响预后的重要因素，但淋巴结转移与否似乎对预后的影响更大。

第二节　表皮样囊肿

表皮样囊肿（epidermoid cyst）又称表皮囊肿，是一种真皮内含有角质的囊肿，其内壁被覆含角质透明颗粒的鳞状上皮细胞，临床上多为一个或多个中等硬度的皮内结节，逐渐扩大，直径数毫米至数厘米，全身多部位可发，好发于面部、头颈部及躯干。

【病因及发病机制】

发病机制尚不明确，有先天性和后天性2种，前者是由胚胎发育时期遗留于组织中的上皮发展形成的，后者是由皮肤创伤磨损后或皮脂腺破裂等原因引起表皮颗粒进入皮下组织发展形成的。

（1）先天性因素：在胚胎发育中，表皮脱落至其他部位，或表皮基底层细胞残留于某处，继续发育形成囊肿。因为这些囊肿的胚胎基础是在胚板的闭合线附近，在临床上则位于人体中线或中线附近。

（2）后天性因素：外伤，如裂伤、刺伤等，将含有生发层的小块表皮组织带入皮下或皮内，表皮继续增殖及角化，被结缔组织包裹形成囊肿。这种囊肿多发生于手的掌面，偶见于足的跖面，因这些部位易受外伤。约50%患者有明显的外伤史，50%患者因外伤轻微而不能记忆。手术切口瘢痕旁因表皮组织被植入深部组织，也可发生同样囊肿。此外，皮肤附件的新生、衍化，皮脂腺囊肿的鳞状上皮化生也可形成表皮样囊肿。有些部位的表皮样囊肿组织来源不明，如脾内表皮样囊肿。

【病理】

大体标本为灰白色，圆形或椭圆形，包膜完整，光滑，大小不等，小者仅0.5cm，大者可达数厘米至数十厘米。体表的表皮样囊肿多位于皮下或皮内，可以压迫、侵蚀附近骨骼。手指末端者可位于指骨内，但总呈现某一侧骨质缺损，囊肿壁与骨旁软组织相连。显微镜下囊壁为复层扁平上皮，结构与表皮相同，但基底层在外，角质层在内。囊内容物为过度角化的上皮细胞形成的角质蛋白，呈薄层状排列，也可有胆固醇及钙化。表皮样囊肿的周围为致密的纤维组织，如果囊肿破裂，囊内容物外溢，则可见异物巨细胞反应。极少数可以恶性，多为分化良好的鳞状上皮癌，头部的表皮样囊肿多恶变，病程较长，患者发病年龄较大。表皮样囊肿也可以感染，轻则囊内感染，重则形成脓肿或蜂窝织炎，导致破溃、流脓、窦道形成，经久不愈。

【临床表现】

表皮样囊肿可发生于各种年龄，多单发。可发生于身体任何部位，先天性表皮样囊肿好发于身体中线及中线附近，如头部、颈部、臀部、背部等。外伤性表皮样囊肿好发于手的掌面及足跖，尤其是手指。

患者通常无症状，常因触及包块、包块逐渐增大或因合并感染而就诊,起病缓慢,局部肿物逐渐长大,圆形或椭圆形,光滑,无疼痛。肿物可有囊性感,也可硬似软骨。肿物与皮肤粘连,基底活动,表面皮肤变薄,但无皮脂腺开口堵塞形成的蓝色或黑色小点。囊肿位于手、足、臀部者,常因压迫引起疼痛,影响劳动及行走。骨质内者,几乎均在末节指骨,偶尔可在末节趾骨。末节指/趾呈鼓槌状肿胀、疼痛,触及硬物时,疼痛加重,有时可引起病理性骨折。

【诊断】

1. 超声检查:浅表肿物,超声能清晰显示其轮廓、边界、形态、内部回声、血供等及其与周围组织情况,特别是皮肤肿物,能清晰显示肿物与皮肤关系。超声诊断表皮样囊肿准确率高,是表皮样囊肿可靠首选的诊断方法。

2. X线片:位于指/趾骨内者,X线片可见指骨内单房囊样透亮区,圆形或椭圆形,形态规则,边缘锐利,骨皮质变薄,有时可见钙化或病理性骨折。

【鉴别诊断】

1. 皮下脂肪瘤　分布在皮下脂肪层中,可推动且质地柔软,其声像图显示脂肪层内出现高回声区域;与周围组织存在清晰边界,多呈圆形,脂肪瘤内部回声高,多呈条索状,按压可稍压扁。

2. 皮下神经纤维瘤与神经鞘瘤　典型病例好发于躯干及上肢,其中神经纤维瘤弥漫型可见于头颈部,多为神经组织沿皮肤与皮下软组织内结缔组织间隙呈弥漫性生长。

3. 皮下血管瘤　发生部位可见于皮下、躯干、四肢等,超声检查结果显示出现混合型回声区,与周围组织边界清晰,瘤体内部可见低回声区,或无回声,存在丰富血流信号。

4. 皮脂腺囊肿　好发于头面、颈项和胸背部。皮脂腺囊肿突出于皮肤表面,一般无自觉症状,继发感染时可有疼痛、化脓。皮脂腺囊肿虽说在肿物顶端可见皮脂腺开口,但临床难以准确地区分,且治疗方法完全一致,故鉴别的意义不大。

5. 孤立性骨囊肿、内生软骨瘤　囊肿位于指/趾骨内者,应与孤立性骨囊肿、内生软骨瘤等鉴别。

【治疗】

表皮样囊肿不能自愈,尽管极少恶变,但常可合并感染,应早期手术切除。完整地切除囊壁是手术成功的关键,一旦残留,必然复发。外伤后的植入性囊肿常为多发,手术时必须仔细检查,除明显的大囊肿外,要将可疑的小囊肿也一并切除,以防复发。

表皮样囊肿继发感染,若为轻度囊内感染,可以手术切除,如已形成脓肿,则需切开引流,二期手术切除;若感染合并囊肿周围蜂窝织炎,则需用抗生素及理疗,炎症消退后再行手术切除;若囊肿感染已经破溃,经局部换药,无急性炎症后即可手术切除。指/趾骨内囊肿,行囊肿切除或切除后腔内植骨,指/趾骨开窗要够大,以便充分暴露囊肿,完整地切除。若囊肿破裂,应搔刮骨壁,以免残留。恶性变者,应行末节手指截指。表皮样囊肿恶性变者,应进行广泛局部切除。

第三节　皮样囊肿

皮样囊肿(dermoid cyst)起源于外胚层,是一种错构瘤,囊壁由复层扁平上皮构成,伴有未成熟的皮脂腺、汗腺及毛囊等皮肤附件结构。

【发病机制】

皮样囊肿发病机制为体表外胚层和神经管分离失败或融合过程中体表外胚层被隔离,常于胚胎发育早期阶段(妊娠3~5周)形成。

【病理】

皮样囊肿囊壁由鳞状上皮衬里,囊壁内亦包含真皮、皮肤附件、不等量的皮下组织,囊内容物成分复杂,包括毛发、掉落的上皮碎屑、皮脂、汗液等,众多物质叠加为一类油性混合物,形成包括脂

肪和毛发在内的皮样囊肿特征性内容物。

【临床表现】

皮样囊肿可发生于任何部位的真皮或皮下组织,多见于儿童。多为单发性,位于浅表部位皮样囊肿常表现为皮下缓慢生长的无痛性肿物,质软,与皮肤无粘连,伴感染时红肿触痛。皮样囊肿常为良性,偶有恶变为鳞状细胞癌的报道。皮样囊肿多呈膨胀性生长,由于其长期压迫骨壁,可导致骨壁发生变化,以骨质凹陷和骨质增生最为多见。

【诊断】

1. 超声检查　浅表部位皮样囊肿超声声像图特征多为位置表浅的皮下结节,边界清楚,形态规

则,椭圆形居多,部分后方回声增强。其内部回声表现多样,主要分为回声均匀和回声不均匀2类,以回声均匀表现为主。

2. CT检查　病变内密度的多样化:低密度区为囊内脂肪影像,CT值为负值,介于脑脊液和脂肪之间,最低值为 –61H;高密度区为囊壁的脱落物和毛发影像,CT值最高可达 +77H。静脉注射泛影葡胺等对比剂后呈环形增强。眶壁指压痕样凹陷或骨窝形成,眶壁部分缺损。

【治疗】

皮样囊肿以早期手术为宜。手术摘除的原则是尽量完整地将囊壁及内容物摘除。位于眶缘的皮样囊肿,为了防止损伤提上睑肌,同时为了美观,手术切口应尽量靠近眉梢处,顺皮纹切开皮肤。分离囊肿时动作要轻柔,尽量贴近囊壁。如囊肿较大并向眶内生长位置较深,分离时更应沿囊壁仔细剥离,特别是哑铃状的囊肿,防止只摘除一半。向眶内深部分离时,避免损伤泪腺。

第四节　脂　肪　瘤

脂肪瘤(lipoma)是由成熟的脂肪组织组成,体内凡有脂肪的地方均可发生的良性肿瘤。肿物多位于皮下,体表可见,有时亦可以发生在身体内部,如胸腔内。肿物多为单发,扁圆,呈分叶状,富有弹性,质软,边界尚清楚,与皮下无粘连。好发于背部和四肢。

【病理】

瘤周有一层薄的结缔组织包囊,内有被结缔组织束分成叶状成群的正常脂肪细胞。有的脂肪瘤在结构上除大量脂肪组织外,还含有较多结缔组织或血管,即形成复杂的脂肪瘤。脂肪瘤由成熟的脂肪组织所构成,在小儿较纤维瘤多见,凡体内有脂肪存在的部位均可发生。脂肪瘤有一层薄的纤维内膜,内有很多纤维索,纵横形成很多间隔,最常见于颈、肩、背、臀和乳房及肢体的皮下组织,面部、头皮、阴囊和阴唇,其次为腹膜后及胃肠壁等部位;极少数可出现于原来无脂肪组织的部位。如果肿瘤中纤维组织所占比例较多,则称纤维脂肪瘤。

【临床表现】

脂肪瘤好发于颈、肩、背及四肢,头部发病也常见。孤立性脂肪瘤呈扁圆形或分叶,分界清楚,有假性波动感;边界分不清者要提防恶性脂肪瘤的可能。肿瘤发展十分缓慢,临床无症状,恶性变者甚少。多发性脂肪瘤有家族化趋势,伴轻压痛。

【诊断】

脂肪瘤的诊断主要依靠临床触诊,但当触诊不典型、肿块较小或临床医师缺乏经验时易误诊。超声、CT或MRI等辅助检查可帮助诊断。

【鉴别诊断】

脂肪瘤主要需与脂肪肉瘤鉴别,因为其表现相似。脂肪肉瘤好发于腹膜后、肩部和下肢,是最常见的腹膜后原发性恶性肿瘤。其发病年龄较大,多见于50岁以上成年人,男性多见。病理上大多数为有包膜的圆形、卵圆形、分叶状或结节不规则肿块,边界清楚,但常有浸润,肿瘤的组织形态变化大,可以由近似成熟的脂肪组织到很原始的梭形、圆形间叶细胞组成,反映胚胎组织发育的不同阶段。

【治疗】

较小的脂肪瘤,发展缓慢,无临床症状者一般无须处理。影响美观或功能者可手术切除。若肿物观察期间突然增大,亦应及早手术切除。

第五节　纤　维　瘤

纤维瘤(fibroma)是来源于纤维结缔组织的良性肿瘤,因纤维瘤内含成分不同,可包括纤维肌瘤、纤维腺瘤、纤维脂肪瘤等。如果肿瘤内毛细血管较多,可称为硬化性血管瘤。根据细胞与纤维成分的多少,又可分成纤维型和细胞型2种。因纤维结缔组织在人体内分布极广,构成各器官的间隙,所以纤维瘤可以发生于体内任何部位。其中以皮肤和皮下组织最为常见,肌膜、骨膜、鼻咽腔及他处黏膜组织以及其他器官如乳腺、卵巢、肾脏等均可发生。大小不等,生长缓慢。

肿瘤表面光滑,质硬,或为多发结节状。切面灰白,结缔组织索可呈旋涡状排列。肿瘤细胞由成纤维细胞和纤维细胞组成,间质胶原纤维丰富。肿瘤较大者常有透明变性、间质水肿和 / 或局灶性钙化。皮肤及皮下组织的肿瘤在临床上常呈圆形或椭圆形硬块,直径由几毫米至1～2cm,棕褐色至红棕色,表面光滑或粗糙,无自觉症状,偶有痒感,受压部位很少引起功能障碍。好发于四肢,尤其是小腿,躯干亦有发生,常单发。肿物质硬,生长缓慢。硬纤维瘤可呈不规则状,并可侵袭周围出现压迫症状。肿物活检可含不同成分组织。

本病为良性,且不会发生恶变,无须治疗,如刺痛或数目少,可以手术切除。多发的纤维瘤可以在皮损内注射皮质类固醇或曲安奈德新霉素贴膏外贴,本病不宜采用冷冻疗法或激光治疗。

第六节　色　素　痣

色素痣(nevus pigmentosus)又称黑痣、黑素细胞痣、痣细胞痣、细胞痣,是一种常见的皮肤良性肿瘤。其自然病程十分稳定,出现自然消退、明显增大及恶变等情况在其病程中均属罕见。根据时间分型,分为先天性色素痣和后天性色素痣;根据组织病理学分型,分为皮内痣、交界痣、蓝痣和混合痣。

【病理】

1. 交界痣　痣细胞位于真皮与表皮交界处,基底膜以上,表皮突内最多。多见于儿童。它在出生时即有或在出生后出现。平坦而不突出于皮肤表面,也不长毛发。在手掌、足跖和生殖器部位发生的黑痣,多属交界痣。

2. 混合痣　黑素细胞既在真皮内,也在交界部成巢。同时具有皮内痣和交界痣2种成分。混合痣一般无毛发,多发生在青春期前。多呈点状,如米粒至豆粒大小,少数成片状及至大片状。其表面平坦,有时略突出皮面,有时长有毛发。颜色由黑色到棕黄色。

3. 皮内痣　痣细胞位于真皮内,成人痣多属此型。这种痣多数呈黄豆大小的半球形小肿物,突出皮肤表面,呈淡褐色或浅黑色,有时其上长有多少不等的毛发。表皮内无黑素细胞巢,增生的黑素细胞在真皮内,在黑素细胞巢和表皮之间常有明显的正常区域。大的先天性色素痣细胞可累及皮肤的附属器,也可浸润至皮下组织。

4. 蓝痣

(1)普通型蓝痣黑素细胞数量较多,位于真皮深部。长形细胞的长轴与表皮平行。有时有分支的树枝状突,大多数充满黑素颗粒,真皮中载黑素细胞也增多,但无树枝状突。

(2)细胞蓝痣的黑素细胞除有树枝状突外,有的表现为较大的梭形细胞,排列密集而成细胞岛,间有散在的载黑素细胞。

【治疗】

一般情况下,色素痣无须治疗,少数影响美观或位于经常摩擦部位的色素痣,可考虑治疗。

1. 非手术治疗　包括激光、电离子机、冷冻、微波、电灼烧及化学剥脱等。

(1)激光:是利用选择性光热效应直接穿透皮肤到达治疗部位,从而达到治疗目的。

(2)电离子机:是利用等离子体火焰,使触头与组织间温度瞬间达3 000℃左右,迅速将组织气化而使病灶永久消失。

(3)冷冻:是利用强低温使细胞内外冰晶形成,导致细胞机械损伤、脱水、皱缩和中毒,导致细胞pH降低,化学反应加速和脂蛋白变形,而缓慢复温导致细胞再次结晶使细胞膜破裂,从而达到治疗目的。

(4)微波:是利用微波辐射能量使病变组织炭化凝固,从而达到治疗目的。

(5)电灼烧:是利用高温使病变组织炭化凝固,从而达到治疗目的。

(6)化学剥脱:是利用剥脱剂(药物)涂于患处,使表皮和真皮乳头发生不同程度坏死、剥脱,之后被新生表皮替代,从而达到治疗目的。

2. 手术治疗　通过组织病理学检查既可以观察色素痣是否完整切除,又可以判断皮损的组织学分型和良恶性,对色素痣的治疗和预防复发有重要意义。因此,手术切除是根治色素痣最为安全的治疗方式。手术方式种类亦较多。不同的治疗方法和手术方式各具利弊,而手术方式的选择需要根据色素痣发生的部位、深度、大小及患者自身条件等因素综合决定。若黑痣迅速增大,色泽逐渐加深,发生疼痛、溃疡、出血及奇痒,四周出现星状小瘤或色素环,局部淋巴结肿大,应警惕其恶变,又称黑色素瘤(青年型),应尽早手术切除。术后复发,可在化疗后再次手术。

第七节　毛母质瘤

毛母质瘤又称钙化上皮瘤，源自向毛母质细胞分化的原始上皮胚芽细胞，是一种青少年头颈部多见的良性皮肤附属器肿瘤，位于皮内或皮下，发病率低，仅占皮肤良性肿瘤的1%，可恶变为毛母质癌，恶变率低，常发生于头面颈部皮肤，上肢、躯干部少见，多见于女性。

【病理】

病理组织学检查可见肿瘤由排列良好的上皮细胞岛组成，岛的中央为无核阴影细胞，周围为嗜碱性有核细胞；细胞分化良好，无明显异型性；钙化发生率为69%～85%，骨化发生率约15%。仔细组织学检查对排除罕见的毛母质癌很有必要。后者的组织学特征为较大的上皮细胞成分、未分化嗜碱性细胞群、异型细胞、血管侵袭及被膜浸润。

【临床表现】

好发于头颈部。Moehlenbeck报道，头颈部占51.8%，四肢占37.7%，躯干占10.5%。头颈部毛母质瘤的诊断建立在其临床表现上。患者年龄大多小于2岁，约60%在10岁以下；白种人的发病率高于黑色人种；男女之比为3∶2；病程自数月至数年，肿瘤生长缓慢，通常不引起任何不适，极少数病例当肿物表面覆盖皮肤发炎或产生溃疡时局部疼痛。肿瘤一般为单个结节，偶尔多发，直径为0.5～3cm，亦有达15cm的报道。表面皮肤常微红或带蓝色，肿瘤质地坚硬如石为其特征，与深层组织无粘连，活动良好。放射学检查意义不大。

当肿瘤为多发结节或复发时，应排除Steinert病、Gardner综合征及类肉瘤病，还应与局部其他良性肿瘤鉴别。肿瘤无自然消退现象。

【诊断】

1. 超声检查　为目前常见的皮肤肿物诊断方法，其定位准确，重复性好且安全，是较好的检查手段。

2. CT和MRI检查　对皮肤肿物的鉴别诊断具有较大的临床意义。

【鉴别诊断】

1. 皮下脂肪瘤　皮下脂肪瘤多见于成年人，皮下脂肪瘤质地较软，常多发，超声表现为脂肪层内的实性高回声结节。

2. 皮脂腺囊肿　多呈囊性感，典型病例超声检查可见无回声管状结构与低回声肿块相连，并向皮肤方向蔓延。

3. 表皮样囊肿　好发于头皮、面部、颈部及躯干，表面常为圆形隆起性肿物，有弹性，受压体积可变小，内呈囊性感，无明显钙化表现。

4. 钙盐沉积症　是一种非肿瘤性的无定型钙盐沉积，可有骨化，超声显示无囊壁，不规则，强回声团后方伴声影。

5. 淋巴结炎或淋巴结结核　这2种病常为多发病灶，常发生于颈深淋巴结群，位置比毛母质瘤深，淋巴结炎时淋巴结皮髓质分界尚清，病变淋巴结体积通常较毛母质瘤大。

【治疗】

手术切除为毛母质瘤治疗的首选。若覆盖皮肤与肿瘤粘连，应一并切除。切除不彻底常导致复发。

建议对儿童毛母质瘤及早诊断和治疗，其中原因主要为：①儿童自身保护意识差，可能由于局部皮肤异常经常用手触摸或刺激患处增加感染的风险；②毛母质瘤存在复发和恶变的潜能，一旦出现恶变后果将不可逆。

第八节　甲　母　痣

甲母痣是痣的一种，好发于儿童，先天或后天出现，小儿甲母痣可能在出生时就存在，也可能在2～4岁时发展。小儿甲母痣常为交界痣，少部分为混合痣，一旦出现，持续不退，少数可恶变。小儿甲母痣罕见发展为甲黑色素瘤，故儿童期手术治疗存在争议，但成人后有恶变为甲黑色素瘤的风险，故临床上患儿家长要求手术治疗意愿迫切。

【临床表现】

表现为甲板的一棕黑色纵行条带，边界规则、清楚，颜色均一，并随着甲母痣的生长，痣体增宽，颜色加深，严重者可以侵袭整个甲板，指甲和趾甲都可以发生，没有任何症状。

【鉴别诊断】

小儿甲母痣应与甲黑子、甲下黑色素瘤相鉴别。甲黑子儿童较成人多见，临床上单发的甲黑子与甲母痣难以鉴别，组织学上可表现为轻中度的黑色素细胞增多，但不成巢，细胞多无异型性或呈轻度不规则。甲下黑色素瘤常见于成年人，多呈单发，皮损边界不清、颜色不匀，常累及甲周皮肤组织，可表现为溃疡、糜烂等。

【治疗】

儿童甲母痣为良性病变，罕见发展为恶性甲黑色素瘤，但儿童也确实存在少量早期表现同甲母痣的原位甲黑色素瘤，且不能完全排除成人后甲母痣发展为恶性的可能。目前临床上对儿童甲母痣的治疗尚未形成统一的方案，且存在较大争议，治疗方案的选择也非常困难。有学者建议，对年龄<12周岁的青少年甲母痣患者仅予随访，但多数家长担心恶变进展为甲黑色素瘤，或黑甲面积随年龄增大而增宽从而致手术创伤加大且术后对美观影响程度加重等，要求尽早手术。

甲母痣手术治疗方式如下：①病变宽度小于3mm者，采用甲床及甲母质病变切除直接缝合法；②甲床及甲母质病变切除，游离两侧正常甲床及甲母质后向中间拉拢缝合；③侧甲皱襞及其甲母质病变切除；④甲母质及甲床病变薄层切削；⑤甲床及甲母质病变切除，全厚植皮。

术中应注意以下几点：①应特别注意病损切除的范围，在清除肉眼可见病损的前提下深度应达至骨面，避免色素残留；②应尽量避免损伤近端甲皱襞及正常甲床、甲母质组织，防止组织愈合过程中瘢痕化；③因小儿指/趾甲过小，切除的甲床面积相对较大，且甲床皮肤脆弱，如何有效缝合是手术的重中之重。

（董娇娇　鹿洪亭）

参 考 文 献

[1] 陈述，梅玲蔚. 恶性黑色素瘤的靶向药物治疗进展[J]. 现代医药卫生，2022，38（7）：1184-1188.

[2] SIEGEL R L, MILLER K D, FUCHS H E, et al. Cancer statistics, 2021[J]. CA Cancer J Clin, 2021, 71（1）: 7-33.

[3] 李治，张林梦，斯越秀，等. 恶性黑色素瘤的研究进展[J]. 药物生物技术，2018，25（1）：70-74.

[4] 毛爱迪，陈爱军，王萍. 恶性黑色素瘤治疗最新研究进展[J]. 重庆医学，2021，50（20）：3581-3585.

[5] 谢超群，苗秀明，宋业强. 黑色素瘤的中西医研究进展[J]. 中医临床研究，2022，14（6）：99-102.

[6] SCHREUER M, JANSEN Y, PLANKEN S, et al. Combination of dabrafenib plus trametinib for BRAF and MEK inhibitor pretreated patients with advanced BRAF^{V600}-mutant melanoma: an open-label, single arm, dual-centre, phase 2 clinical trial[J]. Lancet Oncol, 2017, 18（4）: 464-472.

[7] 秦岚群，邹征云. 恶性黑色素瘤化疗研究进展[J]. 实用肿瘤学杂志，2019，33（2）：167-172.

[8] 孙江连，侯立业，张吉红，等. 表皮样囊肿超声诊断价值及相关病理、临床特点[J]. 智慧健康，2019，5（23）：129-131.

[9] 杨丽，代小风，何小英，等. 表皮样囊肿超声及临床病理特点[J]. 临床医药文献电子杂志，2019，6（11）：142-144.

[10] 袁鑫慧，向茜，王丽芸，等. 浅表部位皮样囊肿临床及超声特征分析[J]. 中国超声医学杂志，2020，36（2）：139-141.

[11] BALASUNDARAM P, GARG A, PRABHAKAR A, et al. Evolution of epdermoid cyst into dermoid cyst: embryological explanation and radiological pathological correlation[J]. Neuroradiol J, 2019, 32（2）: 92-97.

[12] 张帆，张雪林，梁洁，等. 腹膜后原发性脂肪肉瘤的CT表现与病理学对照[J]. 实用放射学杂志，2007，23（3）：351-354.

[13] 周子芙，霍然. 色素痣的不同治疗方法及其研究进展[J]. 中国美容医学，2022，31（5）：169-172.

[14] NEUHAUS K, LANDOLT M, VOJVODIC M, et al. Surgical treatment of children and youth with congenital melanocytic nevi: self-and proxyreportedopinions[J]. Pediatr Surg Int, 2020, 36（4）: 501-512.

[15] BRAY F N, SHAH V, NOURI K. Laser treatment of congenital melanocytic nevi: a review of the literature[J]. Lasers Med Sci, 2016, 31（1）: 197-204.

[16] KARSY M, HARMER J R, GUAN J, et al. Outcomes in adults with cerebral venous sinus thrombosis: a retrospective cohort study[J]. J Clin Neurosci, 2018, 53: 34-40.

[17] CUENCA-BARRALES C, AGUAYO-CARRERAS P, BUENORODRIGUEZ A, et al. Ultrasound in the evaluation of cutaneous metastases of internal tumors[J]. Actas Dermosifiliogr, 2019, 110（6）: 506-509.

[18] 袁晨，倪艳，刘纯红. 钙化性上皮瘤临床及超声影像图特点分析[J]. 世界最新医学信息文摘，2018，18（98）：232-233.

[19] LOVETT M E, SHAH Z S, MOORE-CLINGENPEEL M, et al. Intensive care resources required to care for critically ill children with focal intracranial infections[J].

J Neurosurg Pediatr, 2018, 22(4): 453-461.

[20] 刘燕, 邱林, 傅跃先, 等. 儿童甲母痣 35 例外科治疗效果分析[J]. 中华皮肤科杂志, 2022, 55(05): 430-433.

[21] 金清美, 金哲虎, 李周娜. 手术治疗小儿甲母痣[J]. 中国美容医学, 2020, 29(09): 36-37.

[22] 应川蓬, 杨镓宁, 戴耕武. 甲母痣手术切除治疗及疗效观察[J]. 皮肤病与性病, 2020, 42(02): 246-247.

[23] 满孝勇, 郑敏. 甲恶性肿瘤[J]. 皮肤科学通报, 2018, 35(04): 440-445.

[24] 薛孝威, 张乃臣, 董明勤, 等. 甲母痣恶变恶性黑色素瘤一例[J]. 中华手外科杂志, 2017, 33(06): 480.

[25] BONAMONTE D, ARPAIA N, CIMMINO A, et al. In situ melanoma of the nail unit presenting as a rapid growing longitudinal melanonychia in a 9-year-old white boy[J]. Dermatol Surg, 2014, 40(10): 1154-1157.

[26] STARACE M, ALESSANDRINI A, PIRACCINI B M.Nail disorders in children[J]. Skin Appendage Disord, 2018, 4(4): 217-229.

[27] LEE J H, LIM Y, PARK J H, et al. Clinicopathologic features of 28 cases of nail matrix nevi (NMNs) in Asians: Comparison between children and adults[J]. J Am Acad Dermatol, 2018, 78(3): 479-489.

第三十四章

非横纹肌肉瘤软组织肉瘤

第一节 概　述

在胚胎发育过程中,大部分软组织来源于间叶组织,如纤维组织、脂肪组织、平滑肌组织、滑膜组织、血管和淋巴管组织等,常与软组织交织生长,故也属于软组织的范畴。因此凡发生于以上软组织的肿瘤,均称为软组织肿瘤。

软组织肿瘤的种类繁多,命名混杂不一。WHO 软组织肿瘤分类是此类疾病最广泛使用的病理分类系统。WHO《软组织和骨肿瘤 WHO 分类》(第 5 版)根据近年来软组织肿瘤领域内临床病理学及分子生物学的研究成果,对各章节的内容进行了全面的更新。将软组织肿瘤分为 11 大组织学类型,分别为脂肪细胞肿瘤、成纤维细胞 / 肌成纤维细胞性肿瘤、所谓的纤维组织细胞性肿瘤、血管性肿瘤、周细胞性(血管周细胞性)肿瘤、平滑肌肿瘤、骨骼肌肿瘤、胃肠道间质瘤、软骨 - 骨性肿瘤、周围神经鞘肿瘤、未确定分化的肿瘤。11 大组织学类型中包含 176 个亚型,其中命名为肉瘤(sarcoma)的共 46 个,没有命名为肉瘤的恶性软组织肿瘤有 17 个。

【流行病学及病因】

儿童软组织肉瘤占 15 岁以下儿童所有癌症的 6%～8%。在该年龄组的所有软组织肉瘤中,50%～60% 为横纹肌肉瘤,而其余为非横纹肌肉瘤软组织肉瘤(non-rhabdomyosarcoma soft tissue sarcoma, NRSTS),该名称包括多种罕见的软组织肿瘤,包括纤维肉瘤、滑膜肉瘤、骨外尤文肉瘤肿瘤家族(Ewing sarcoma family tumor)、恶性外周神经鞘瘤和炎性肌成纤维细胞瘤等。约 2/3 的横纹肌肉瘤在 6 岁之前被诊断,发病率随着年龄增长而降低。相比之下,NRSTS 发生在年龄较大的儿童中,在整个青少年时期发病率都在增加。在人类免疫缺陷病毒流行的非洲国家,据报道卡波西肉瘤的发病率异常增加。

软组织肉瘤的病因不清楚。尽管大多数软组织肉瘤偶发、散发,但有些可能与某些患者的癌症易感综合征有关(如与 TP53 种系突变相关的 Li-Frauemeni 综合征)。神经纤维肉瘤通常发生在 1 型神经纤维瘤病患者身上,这是一种常染色体显性疾病,由神经纤维瘤 1(neurofibromin 1, NF1)基因突变引起。携带 NF1 种系突变的个体也容易发生胚胎性横纹肌肉瘤。此外,放射性化学刺激、医源性损伤、疾病引起的免疫抑制或抑癌基因的异常也可能导致肿瘤的发生。

【分子生物学】

近年来,随着分子生物学的进步,尤其是与常规组织病理和免疫组织化学技术结合方法的应用,尤其是常规病理方法和免疫组织化学技术相结合,有助于对同型肿瘤或未分化肿瘤的进一步诊断,也对肿瘤的治疗及预后的判断有一定的应用价值。现已阐明癌基因和抑癌基因是直接参与肿瘤发生的两大基因,两者任何一种或共同变化都有可能导致肿瘤的发生。在对软组织肉瘤基因的研究中也同样取得很多共识。

使用骨骼肌相关抗体和其他一些肌源性蛋白,应用免疫组织化学技术可以证明横纹肌的分化。其中最敏感的有肌肉特殊性肌动蛋白、肉瘤肌动蛋白和谱系标识基因。许多单克隆抗体与横纹肌肉瘤的成分可发生反应,这些抗体被用来确认细胞的肌源性谱系,联合应用具有较高的特异度和灵敏度,有助于软组织肿瘤诊断。

此外,由于基因易位,原来无活性的细胞癌基因移至某些强的启动基因或增强子附近而被活化，引起细胞癌基因表达增强，导致肿瘤的发生。小儿肿瘤中包括肾母细胞瘤、肝母细胞瘤、神经母细胞瘤及贝 - 维综合征（Beckwith-Wiedemann 综合征）均有 11 号染色体短臂基因缺失，现已证明许多软组织肿瘤均有基因的易位和重排。

【临床表现】

软组织肉瘤可发生于人体任何部位，原发性横纹肌肉瘤最常见的部位是头颈部、泌尿生殖系统和四肢。典型的表现是一个不断增长的肿块，可能影响或不影响附近器官的功能。某些器官系统中的横纹肌肉瘤可能会引起特定症状。例如，尿频可能是膀胱横纹肌肉瘤的初始表现。梗阻性黄疸是胆管横纹肌肉瘤的一种表现。软组织肉瘤常见转移部位为肺，肝转移只会发生在消化道起源的肉瘤。70% 的 NRSTS 发生在局部，区域性 9%，转移仅有 21%。

【诊断】

软组织肉瘤做临床检查时一般与非肿瘤性质肿块区别不难。多数肿块生长快、质硬、不规则、边界不清或伴疼痛及肢体活动障碍。

1. X 线片　有助于了解软组织肿瘤范围、密度及和邻近骨组织的关系。如肿瘤边界模糊、邻近有骨膜反应甚或骨质破坏或伴有钙化，则多为恶性（横纹肌肉瘤、滑膜肉瘤等）。此外，腹部正侧位 X 线片可排除腹部有无转移灶。

2. 超声检查　超声检查是鉴别实质性肿瘤和囊性肿瘤最简便可靠的方法。按病变内组织的回声可区分良、恶性。此外，近年来还应用超声引导做深部肿瘤的穿刺活检进行病理学检查。

3. CT 检查　CT 能区分体内各种组织的密度，如骨、软组织、脂肪、液体等，分辨率高，并能对这些不同组织的密度做定量测定。如再加用对比剂，可更进一步提高各组织之间、正常组织和病灶之间的密度对比。可正确显示肿瘤的部分特征、血供和周围血管的解剖关系及涉及的范围，有助于手术治疗方案的确定。此外，CT 检查还可判断治疗后效果，有无复发及转移。

4. MRI 检查　MRI 可做多平面成像，对关节结构及血管的显示较 CT 优越，尤其是使用对比剂后可显示肿瘤的血供动脉及引流静脉，成为制订治疗计划的主要依据，因此认为 MRI 是诊断软组织肿瘤很好的影像学方法。

5. DSA 检查　DSA 是近年来检查软组织肿瘤的一种新技术。它能有效地判断软组织肿瘤的良、恶性。良性者常表现为血管受压移位，但肿瘤动脉不增粗，也无被侵蚀现象；恶性者则肿瘤供血动脉增粗，并被包绕受侵，周围血管粗细不匀，且有增生的肿瘤血管。此外，可为行放射介入治疗提供有价值的信息。

6. 病理学检查　众所周知，肿瘤病理学检查是确诊的最可靠依据。当然有时也需配合其他检查方能作出诊断。病理标本的采取可按具体情况选用，包括涂片细胞学检查，穿刺活检、切取活检或切除活检，强调不论采用何种方法，应以不导致肿瘤扩散为原则。在活检过程中，可以收集额外的组织进行进一步研究，即电子显微镜和分子诊断。

7. 免疫组织化学检查　近年来越来越强调肿瘤的分子病理学诊断，可以更精准地判断肿瘤亚型。分子遗传学的迅猛发展，为多种软组织肿瘤的临床病理诊断提供了特征性的诊断标志，并揭示肿瘤的发病机制，提供预后和治疗的相关信息，有的更新直接推动肿瘤分类的变更发展。

8. 正电子发射计算机体层成像（positron emission tomography and computed tomography，PET/CT）　PET/CT 可以用来发现转移病灶，对提高治疗前分期的准确性，特别是在评估淋巴结状态和远处转移方面，具有潜在的益处。

9. 骨髓穿刺 / 活检　用于明确肿瘤是否有骨髓浸润。

10. 腰椎穿刺　怀疑脑膜旁肿瘤时需进行腰椎穿刺，检查脑脊液是否有肿瘤浸润。

【治疗】

软组织肉瘤总的治疗原则是正确、彻底手术切除，防止复发和远处转移，并最大限度地保存器官功能，具体的治疗方法按肿瘤类型而定，采用手术、放疗、化疗，可单独或结合使用。在开始治疗前组织 MDT，使团队能够达成共识，并了解每个学科在治疗过程中的作用。手术在治疗可切除 NRSTS 中起主要作用，而辅助治疗依赖于儿童肿瘤组风险分层指南（表 34-1）。总的来说，放疗针对切缘阳性肿瘤（低风险肿瘤除外）。相比横纹肌肉瘤，NRSTS 化疗效果不佳，但在某些类型的 NRSTS 中还是提倡化疗。异环磷酰胺和多柔比星被推荐作为局部可切除软组织肉瘤术后辅助治疗的主要化疗药

表 34-1　非横纹肌肉瘤软组织肉瘤的危险度分组和治疗建议

危险度分组	危险因素				治疗建议
	肿瘤级别	大小	分期	初始可切除性	
低危	低级别	任何	无转移	肉眼切除	观察
	高级别	<5cm	无转移	镜下切缘阴性	观察
	高级别	<5cm	无转移	镜下切缘阳性	辅助放疗
中危	高级别	>5cm	无转移	肉眼切除	辅助化疗 + 放疗
	高级别	>5cm	无转移	不可切除	新辅助放化疗、手术、辅助化疗 ± 放疗
高危	低级别	任何	远处转移	肉眼切除	观察
	高级别	任何	远处转移	肉眼切除	辅助化疗 + 放疗
	高级别	任何	远处转移	不可切除	新辅助放化疗、手术、辅助化疗 ± 放疗

物。最近的一项系统性综述发现，在局部晚期或转移性 NRSTS 中进行高剂量化疗或自体造血干细胞移植并不会比标准剂量化疗获得更长的总生存期。

【转归和预后】

总体来说相对成人同种类型的肿瘤来说，小儿 NRSTS 的恶性程度较低，预后相对较好。通常，75% 的非横纹肌肉瘤的软组织肉瘤患者可以生存至少 5 年。如果肿瘤被彻底切除并且分级比较好，患者可以生存很长时间。出现转移的患者预后较差，5 年生存率约 20%，甚至更低。据国家肿瘤组织报道，能够用手术切除并使用术后化疗的恶性皮肤纤维瘤的 5 年生存率约为 59%，纤维肉瘤的 5 年生存率约为 60%。血管肉瘤的 5 年生存率约为 12%。

非横纹肌肉瘤的软组织肉瘤种类繁多，其生物行为完全各异，由于其恶性程度不同，一般将其恶性度分为低、中、高 3 级。如纤维肉瘤、脂肪肉瘤，其复发率及转移率都较低，而滑膜肉瘤复发率和转移率相对较高，治疗效果也较差。软组织肉瘤以血行转移为主，转移部位最多是肺，其次为骨、脑和肝脏等，通过淋巴转移较少。小儿大多数软组织肉瘤，如果能完全切除，预后较好，肿瘤内有钙化灶或发生在头颈部的肿瘤，如横纹肌肉瘤、滑膜肉瘤等预后也较好。此外，影响预后的还有 2 个重要因素，一是肿瘤有否浸润，二是肿瘤组织学分级，有浸润和分级为 Ⅲ 级的组织类型肿瘤预后差。

【展望】

尽管儿童的非横纹肌肉瘤的软组织肉瘤治疗效果近年来有明显的提高，但还有许多问题需要进一步深入研究，主要集中在 2 个方面，一方面是如何更加准确地判断预后，精确筛选危险程度不同的患儿，低危患儿尽可能地减少化疗强度，以避免化疗的副作用；另一方面是对新的化疗药物、方案以及新的治疗方法研究，以提高高危患儿的治愈率。

第二节　横纹肌样瘤

横纹肌样瘤（rhabdoid tumor，RT）是一种罕见且高度恶性的软组织肿瘤。主要发生在中枢神经系统（非典型畸胎瘤 / 横纹肌样瘤）、肾脏（肾横纹肌样瘤）或软组织（肾外横纹肌样瘤）。肾外横纹肌样瘤的常见部位包括皮肤、肝脏和肺，眼眶、胸腺、子宫、膀胱和颈部等也有见报道。RT 发病年龄高峰在 1～4 岁。总体预后差，5 年总生存率仅为 20%～40%。

【流行病学】

英国一项针对 106 例患有颅外横纹肌样瘤的儿童的研究显示，每年的发病率为 0.6/100 万，发病率随着年龄的增长而降低：出生第 1 年为 5/100 万，10～14 岁时降至 0.04/100 万。恶性横纹肌样瘤占婴儿所有软组织肉瘤的 14%，占婴儿所有肾恶性肿瘤的 18%，但在 1～14 岁的儿童中，这一比例降至约 2%。非典型畸胎瘤 / 横纹肌样瘤发病率更高，占

7 岁以下患者中枢神经系统肿瘤的 6%～7%。一项针对美国非典型畸胎瘤 / 横纹肌样瘤患者的研究显示，非典型畸胎瘤 / 横纹肌样瘤的发病率为 0.7/100 万，1 岁以下儿童的发病率高达 5.4/100 万。

【诊断】

横纹肌样瘤由具有嗜酸性细胞质的细胞组成，在组织学上类似于正在发育的横纹肌肉瘤细胞，因此得名。分子遗传学上，绝大多数 RT 的特征是 *SMARCB1* 基因的功能缺失突变。近年来，一小部分 RT 表现为 *SMARCA4* 基因的功能缺失突变。免疫组织化学提示 *SMARCB1* 表达丢失现已成为 RT 的诊断标准之一。在罕见病例中，横纹肌样瘤可以出现家族聚集性，患者的亲属可能会患有横纹肌样瘤或其他肿瘤。事实上，*SMARCB1* 突变携带者可能有发展其他肿瘤的风险，包括恶性神经鞘瘤、恶性外周神经鞘瘤、脑膜瘤和其他罕见肿瘤。

【治疗及预后】

横纹肌样瘤恶性度高，侵袭性强，易经血行早期扩散转移，预后极差，病死率高，大部分 1 年内死亡。在过去 20～30 年，来自国际肾母细胞瘤研究组（National Wilms Tumor Study Group，NWTSG）的流行病学监测数据以及欧洲横纹肌样瘤注册中心的多项临床研究显示儿童横纹肌样瘤的长期预后均未得到改善，其长期生存率为 20%～40%，其中发病年龄及肿瘤分期为儿童横纹肌样瘤的独立预后影响因素，一般年龄小且伴转移的患儿预后较差。儿童横纹肌样瘤发病率及长期生存率均低，故缺乏三大样本随机对照前瞻性临床试验，亦缺乏标准化的统一治疗方案。目前儿童 RT 治疗方案的选择主要根据肿瘤的发生部位，治疗方式包括手术、放疗、化疗及自体造血干细胞移植。放疗是改善非典型畸胎瘤 / 横纹肌样瘤患儿预后的最重要治疗方法，但中枢神经系统以外的 RT 儿童是否需要放疗存在争议。中枢神经系统以外儿童 RT 的化疗方案多采用儿童肿瘤研究组制订的高危组肾脏肿瘤化疗方案或欧洲儿童软组织肉瘤研究组的相关化疗方案（长春新碱、多柔比星、环磷酰胺、依托泊苷、卡铂等）。

第三节　腺泡状软组织肉瘤

1952 年，Christopherson 报道了 12 例组织来源不明细胞呈腺泡样或器官样排列的软组织恶性肿瘤，称为腺泡状软组织肉瘤（alveolar soft part sarcoma，ASPS）。ASPS 是一种罕见的软组织肉瘤，儿童和青少年多发，约占软组织肉瘤的 1%。

【病理】

肿瘤界限不清，质较软，肿瘤四周常有迂曲血管，瘤细胞多被致密的纤维小梁分割为大小不同腔隙，成假腺泡样排列，内衬丰富血管。ASPS 的基因学特征是 X 与 17 号染色体的不平衡易位，表现为 t（X；17）（p11.2；q25），产生 *ASPSCR1*∷*TFE3* 融合基因。女性有两条 X 染色体，因而 ASPS 发病人群以女性居多。研究显示，ASPS 表达较多的血管生成相关分子包括 VEGFR1、VEGFR2、VEGFR3、ECF、MET、RET、PDGFB、PDGFRB，以及非特异性免疫相关受体，如 TLR2 和 TLR9 等。

【临床表现】

表现为无痛性、生长缓慢的肿块，儿童好发于头部和颈部，成人则多见于下肢深部的软组织。部分病例出现转移灶时，才发现原发性肿瘤。肿瘤早期即可经血行向肺、脑、骨骼转移，淋巴结转移较少。患者 10 生存率约为 48%。X 线片有时可显示肿瘤有钙化或侵蚀邻近骨质，CT 及 MRI 表现呈非特异性。

【治疗】

原则上应施行肿瘤广泛切除术，边缘切除极易复发，文献报道复发率可高达 70%，此肿瘤对现行的化疗不敏感，总缓解率低于 10%，放疗效果仍存在争议。故患者术后必须定期复诊，全面检查，对复发和转移争取早期发现、早期手术，患者才可以长期存活。临床研究表明，分子靶向药物，特别是抗血管生成药物（舒尼替尼、西地尼布、安罗替尼、克唑替尼等），对 ASPS 疗效较为显著。

第四节　婴儿型纤维肉瘤

婴儿型纤维肉瘤（infantile fibrosarcoma，IFS）约占婴幼儿软组织肉瘤的 12%，36%～80% 病例为先天性，36%～100% 发生在 1 岁内。

与成人非横纹肌肉瘤（通常好发于青少年）不

同，先天性婴儿型纤维肉瘤（congenital infantile fibrosarcoma，CIFS）可在新生儿期被发现，常被误诊为血管瘤或血管畸形。快速生长和瘤体表面破溃是活检的指征。组织学上，CIFS 细胞密集，梭形细胞排列成束。肿瘤细胞通常表现为间充质标志物波形蛋白阳性，但结蛋白和 S100 阴性。t（12；15）（p13；q25）染色体易位，导致融合 ETV6::NTRK3。肿瘤具有局部侵袭性，但很少有远处转移，可有邻近骨质破坏。多发生于四肢远端，如足、踝、手、腕和前臂等，约占全部病例的 61%。其次为躯干和头颈部。临床多表现为软组织无痛性肿块，短期内生长迅速，大者直径可超过 30cm，表面皮肤可破溃。

手术切除是推荐的主要治疗手段，并不建议其他辅助治疗，除非肿块很大且涉及重要结构。在这种情况下，新辅助化疗可能有助于缩小肿瘤。预后因素包括诊断时病变的部位和范围。与中线部位肿瘤相比，四肢的婴儿型纤维肉瘤预后较好。此外，CIFS 的预后优于成人型纤维肉瘤。5 年生存率约为 90%。

第五节　滑膜肉瘤

滑膜肉瘤（synovial sarcoma，SS）是一种侵袭性梭形细胞肿瘤，约占所有软组织肉瘤的 10%。主要位好发于下肢，其他部位（包括头颈部、手部、腹膜后、消化系统和纵隔）的原发性滑膜肉瘤也有见报道。组织学上，SS 包含上皮分化程度不同的梭形细胞。免疫组织化学上，间充质标志物和上皮标志物阳性。SS 的细胞遗传学特征是一个 t（X；18）（p11.2；q11.2）相互易位，导致来自 18 号染色体的 SS18 和来自 X 染色体的其中一个 SSX（SSX1、SX2 或 SSX4）之间的融合。SS18::SSX2 融合蛋白激活典型的 Wnt/β 连环蛋白信号，这或许可以成为 SS 亚群未来的一个治疗靶点。

目前 SS 的治疗基于危险度分组，危险因素包括临床分组（同第三十二章横纹肌肉瘤）、大小（5cm）和部位。低危组包括 I 组 SS，大小≤5cm。中线肿瘤（头颈部、躯干、肺部和胸膜）被认为是高风险。根据欧洲儿科软组织肉瘤研究组试验（EpSSG NRSTS2005），手术治疗为低危组 SS 的最佳治疗方案，91.7% 的患者经历 3 年无事件生存率和 100% 的总生存率。在这项研究中，大多数低危组病例推荐的手术策略是保器官手术。中危组 SS 患者（I 组且大小>5cm，II 组）接受术后化疗（异环磷酰胺和多柔比星）（联合或不联合放疗）后的生存率与低危组相当。化疗是高危组（III 组或中线部位 SS）患者的主要治疗方法。III 组 SS 的化疗有效率为 55%，总生存率为 74%。

第六节　恶性外周神经鞘肿瘤

恶性外周神经鞘肿瘤（malignant peripheral nerve sheath tumor，MPNST）包括恶性神经鞘瘤、恶性外周神经鞘膜瘤、恶性颗粒细胞瘤。基因组研究显示在 MPNST 中出现 3 种高频的并发性失活突变：NF1 双等位基因失活、CDKN2A/B 基因缺失和多梳抑制复合物 2（polycomb repressive complex 2，PRC2）功能失活。约 80% 的高级别 MPNST 会通过 PRC2 核心成分 EED 或 SUZ12 的突变而使 PRC2 功能失活，致其不能进行组蛋白 H3 在赖氨酸残基 27 的二甲基和三甲基化。目前，H3-K27Me3 表达丢失已成为临床病理诊断高级别 MPNST 的诊断标记。NF1 突变的个体一生累积有 8%～13% 的 MPNST 风险。在儿童年龄组中，发病率随年龄增长而增加，超过 80% 的病例在 10 岁及以后确诊。在儿童 NRSTS 中，MPNST 预后最差，5 年生存率为 43%～59%。

完全手术切除是治愈的唯一机会。不幸的是，许多 MPNST 累及神经根，无法完全切除。目前建议对术后残留肿瘤的患者进行放疗，但尚无证据表明放疗能提高生存率。研究报告称，辅助化疗获益不佳。

第七节　脂肪肉瘤

脂肪肉瘤（liposarcoma）为起源于原始脂肪间叶组织的恶性肿瘤。小儿较少见，常发生于 10～15 岁。

【病理】

肿瘤多呈分叶状，无包膜或部分有包膜，胞质内常含多数小脂滴。根据细胞成分的不同,脂肪肉瘤又可分为:①高分化脂肪肉瘤,又称脂肪瘤样脂肪肉瘤;②黏液型脂肪肉瘤;③圆细胞型脂肪肉瘤;④多形性脂肪肉瘤;⑤未分化型脂肪肉瘤。镜下,肿瘤细胞大小形态各异,可见分化差的星形、梭形、小圆形或呈明显异型性和多样性的脂肪母细胞,胞质内含有大小不等脂肪空泡,也可见成熟的脂肪细胞。以分化成熟的脂肪细胞为主时,称为高分化脂肪肉瘤;间质有明显黏液变性和大量血管网形成者,称为黏液型脂肪肉瘤;当以分化差的小圆形脂肪母细胞为主时,称为圆形细胞型脂肪肉瘤;以多形性脂肪母细胞为主时,称为多形性脂肪肉瘤。后两者恶性程度高,易复发和转移。其中儿童以前两型最为多见,其组织结构与良性脂肪瘤相似,预后较好。

【临床表现】

肿瘤可发生在全身任何有脂肪组织的部位。

约 1/3 病例发生在股部、臀部,其次为背部、腹膜后。肿瘤初期无症状,常生长到相当体积时才被发现,边界不清,质地较脂肪瘤坚韧,较固定。远处转移少见,常以局部复发为主。也有报道在股部脂肪肉瘤切除 2 年后,腹膜后又发生同样肿瘤。按肿瘤中脂肪细胞分化程度及纤维组织或黏液混合含量不同,可以呈现不同 X 线表现,一般恶性度高的病变密度增高,分化较好的可以出现钙化或骨化。CT 和 MRI 若能显示肿瘤内的脂肪密度或信号有助于确立诊断。

【治疗】

鉴于肿瘤局部复发率高,因此手术完全切除是最佳治疗方法。单纯放疗效果不确切,有学者指出,术后加用放疗可降低复发率。一般不选用化疗,其作用也不清楚,仅当手术或放疗无效时作为姑息性治疗,所用药物与横纹肌肉瘤类似。

第八节 恶性间叶瘤

恶性间叶瘤(malignant mesenchymoma)是一种多间叶成分的软组织肉瘤,可发生在任何年龄。儿童较少见,5 岁以下发病可占 48%,男性多见。

【病理】

肿瘤为多种恶性间叶组织肉瘤构成。其中以横纹肌肉瘤、血管肉瘤成分最多,其他还可包含如滑膜肉瘤、平滑肌肉瘤、脂肪肉瘤或恶性纤维组织细胞瘤、骨肉瘤等成分。细胞分化大多很差。

【临床表现】

由于肿瘤含有多种组织学类型,且出现部位不同,故临床表现也有差异。肿瘤常发生在四肢和腹膜后,肢体肿瘤一般为无痛、生长迅速的肿块,肿

瘤压迫可出现静脉回流障碍,下肢水肿,全身情况急骤恶化,体重减轻、消瘦、贫血。

【治疗】

尽可能广泛切除肿瘤,术前放疗有助于缩小肿瘤体积,以便手术切除。术后继续放疗,可望延迟肿瘤复发。化疗可选用治疗横纹肌肉瘤的方案。

【预后】

预后与肿瘤内组织成分有关,因含横纹肌肉瘤成分居多,故预后不良,术后局部复发率高,以血行转移为主,脑、肺、肝和骨骼为主要转移部位,总病死率为 50%~75%。

第九节 未分化肉瘤

未分化肉瘤包括尤因肉瘤及 *EWSR1*- 非 *ETS* 家族基因重排肉瘤、*CIC* 重排肉瘤和伴 *BCOR* 基因改变的肉瘤,是一组由分子遗传学特征定义的疾病。后 3 种肿瘤因与经典尤因肉瘤在临床与病理特点上有相似性,曾称尤因样肉瘤,后来证明它们为不同的肿瘤实体有不同的临床病理特征。

1. 尤因肉瘤 在新的定义中,所有的尤因肉瘤病例均有涉及 *FET* 家族基因(*EWSR1* 或 *FUS*)

和 *ETS* 转录因子家族基因的融合,其形态学上可以表现为经典的小圆细胞形态,也可出现不典型的大细胞(即伴明显核仁及不规则核膜)形态,还有一种特殊的好发于头颈部的成釉细胞瘤样的尤因肉瘤。免疫表型除 CD99、Fli-1、ERG 外,增加了 NKX2.2 抗体,认为其特异性比 CD99 更好,约 25% 的病例可有 CK 阳性表达,尤其是成釉细胞瘤样的尤因肉瘤常伴有鳞状上皮标记(CK5/6、p63)阳

性。骨外尤因肉瘤好发年龄在 10～20 岁，占所有尤因肉瘤的 15%～20%。肿瘤可以发生在身体的任何部位，但通常出现在四肢、胸部和盆腔。不良预后指标包括中线肿瘤，尤其在盆腔区域；巨大肿瘤；晚期肿瘤；诱导化疗反应差；大龄；血清乳酸脱氢酶水平高。骨外尤因肉瘤的首选治疗方法是手术切除。完全切除是治愈的最佳选择，术前诱导化疗可增加手术切缘阴性的可能性。尽管这些肿瘤对放疗相对敏感，但放疗可能会导致第二肿瘤，因此，手术边缘阳性或肿瘤未完全切除的病例，放疗应谨慎考虑。术后化疗旨在改善总生存率并减少局部复发的可能性。骨外尤因肉瘤的治疗方案遵循 NRSTS 或尤因肉瘤的治疗方案，通常包括异环磷酰胺 / 依托泊苷，加或不加卡铂（ICE 方案），以及长春新碱、多柔比星和环磷酰胺（VDC 方案）。研究表明，非转移性骨外尤因肉瘤的 5 年生存率为 60%～70%，转移性尤因肉瘤的 5 年生存率约为 25%。

2. *EWSR1*- 非 *ETS* 家族基因融合的圆细胞肉瘤　该肿瘤发病率低，较多见的为 *EWSR1* 基因与 *NFATC2* 或 *PATZ1* 基因融合，同为 *FET* 家族基因的 *FUS* 基因有时会代替 *EWSR1* 基因参与重排。*EWSR1*∷*NFATC2* 和 *FUS*∷*NFATC2* 肉瘤多见于儿童和成人（年龄 12～67 岁，中位年龄为 32.3 岁），男女比为 5∶1。*EWSR1*∷*NFATC2* 肉瘤主要累及长骨的骨干或干骺端，也可发生于四肢、头颈部和胸壁的软组织；而 *FUS*∷*NFATC2* 肉瘤仅在长骨有报道。临床上多数表现伴有疼痛的局部破坏的骨损伤，有时会侵袭周围软组织。肉眼检查大多界限不清，局部破坏或浸润邻近组织。镜下见小到中等大小的圆形和 / 或梭形细胞在纤维或黏液样基质中生长，呈梁索状、巢状或假腺泡状排列，少数病例也可见瘤细胞呈片状生长。瘤细胞胞质较少，嗜酸或透明，核形单一或有多形性，具有光滑或不规则的核轮廓，染色质浓聚或呈空泡状，有小或者明显的核仁。可见肿瘤性坏死和多少不等的核分裂象。50% 的病例瘤细胞 CD99 弥漫阳性，还可能表达 PAX7、NKX2.2、CKpan 和 CD138，易被误诊为肌上皮肿瘤、骨外黏液样软骨肉瘤、浆细胞瘤和淋巴瘤。分子遗传学上，*EWSR1*∷*NFATC2* 肉瘤常表现为不平衡易位，伴 *EWSR1* 基因 5′ 端扩增，因此在荧光原位杂交（fluorescence in situ hybridization，FISH）检测中 EWSR1 断裂探针常显示 5′ 端信号扩增，这对

诊断 *EWSR1*∷*NFATC2* 肉瘤有重要提示意义，但最终的明确诊断还是需要扩增出 *EWSR1*∷*NFATC2* 融合基因。目前报道的 *FUS*∷*NFATC2* 肉瘤似乎无 5′ 端扩增的现象。生物学行为上，*EWSR1*∷*NFATC2* 肉瘤可发生局部复发和 / 或转移，可转移至肺、皮肤和骨，化疗效果差；而 *FUS*∷*NFATC2* 肉瘤数据有限，目前仅 1 例 15 个月的患儿预后不良。*EWSR1*∷*PATZ1* 肉瘤更为罕见，年龄范围广泛（年龄 1～81 岁，平均年龄为 42 岁）。多发生在胸壁和腹部深部软组织，其次为四肢和头颈部，也可发生于中枢神经系统。临床上可能会出现明显的肿块，伴有与肿瘤位置、大小或疾病程度相关的疼痛。其镜下形态和免疫表型多样，肿瘤由圆形和 / 或梭形瘤细胞组成，间质常伴胶原纤维，可见坏死和核分裂象；瘤细胞可不同程度共表达肌源性标志物（结蛋白、肌细胞生成蛋白和 MyoD1）和神经源性标志物（S100、SOX10、MITF、GFAP），还可表达 CD34、CD99。分子遗传学上，由于 *EWSR1* 基因和 *PATZ1* 基因均位于 22q12，位置接近，两者的易位很难经 FISH 检测，因此，建议使用其他有效的分子检测方法。生物学行为上，该肿瘤表现为侵袭性，常发生短期内（5～24 个月）转移，化疗效果差，预后差。

3. *CIC* 重排肉瘤　是一种由 *CIC* 基因相关融合定义的高级别圆细胞未分化肉瘤，最常见的是 *CIC*∷*DUX4* 融合，占 95% 的病例，其他融合伴侣基因有 *FOXO4*、*LEUTX*、*NUTM1* 和 *NUTM2A*。该肿瘤可以发生于成人或儿童，年轻人好发（中位年龄 32 岁），男性略多见。好发于四肢或躯干的深层软组织，也可见于头颈部、腹膜后或骨盆，约 10% 的病例累及内脏，包括肾脏、胃肠道和脑，很少原发于骨（<5%）。镜下见弥漫的圆形瘤细胞间隔胶原纤维呈分叶状排列，部分瘤细胞呈梭形或上皮样，胞质轻度嗜酸或透亮，部分可见上皮样 / 横纹肌样细胞；可见核异型、泡状核和明显的核仁，坏死和核分裂象多见。在 1/3 的病例中瘤细胞呈网状或假腺泡状排列在局灶黏液样背景中。瘤细胞 CD99 常斑片状阳性，也可呈弥漫性阳性，常表达 WT1 和 ETV4，不表达 NKX2.2，很少表达角蛋白、S100 和肌源性标志物，*CIC*∷*NUTM1* 肉瘤还表达 NUT。该肿瘤具有高度侵袭性，转移率较高（16%～50%），最常见转移到肺。5 年生存率为 17%～43%，较尤因肉瘤差，且对尤因肉瘤化疗方

案的反应不佳。

4. 伴 BCOR 基因改变的肉瘤　是一组伴有 BCOR 基因改变和 BCOR 蛋白过表达的未分化圆形和梭形细胞肉瘤,包括 BCOR 基因重排肉瘤(最常见的是 BCOR∷CCNB3 融合)和 BCOR 基因内含子串联重复(BCOR∷ITD)的肉瘤。BCOR∷CCNB3 肉瘤好发于儿童,90% 以上的患者年龄低于 20 岁,男性好发,男女比为 4.5∶1.0;肿瘤好发于骨盆、下肢和椎旁,罕见于头颈部、肺和肾等软组织。BCOR∷ITD 肉瘤曾被报道为婴幼儿原始黏液性间叶肿瘤或圆细胞未分化肉瘤,常发生于躯干、腹膜后和头颈部的软组织。多伴有疼痛和肿胀。肿瘤通常较大(>5~10cm),可见坏死区,原发于骨的病变常有皮质破坏和软组织侵袭。形态学上 BCOR∷CCNB3 肉瘤由原始圆形至卵圆形瘤细胞呈巢状、片状或束状排列,间质富含纤细薄壁血管。可见少量短梭形细胞分布于黏液样基质背景;或短束状排列的梭形细胞实性区,类似低分化滑膜肉瘤。瘤细胞染色质细腻,核仁不明显,可见核分裂象。在转移或复发的病灶中偶尔会出现多形性核和骨样基质的沉积。原发于肾的 BCOR∷CCNB3 肉瘤形态学上类似肾透明细胞肉瘤。BCOR∷ITD 肉瘤的细胞密度变化较大,可表现为小圆形细胞呈实性片状排列,或梭形细胞散在分布于黏液基质和纤细薄壁血管的背景中。瘤细胞均弥漫强阳性表达 BCOR,但 BCOR 抗体的特异性不佳,常在需鉴别诊断的肿瘤,如部分滑膜肉瘤中阳性表达;多数 BOCR 肉瘤还表达 SATB2、TLE1 和 cyclin D1,约 50% 的病例表达 CD99;BCOR∷CCNB3 肉瘤还表达 CCNB3。肿瘤为侵袭性临床病程,多数患者出现转移,最常见的转移部位是肺,其次是骨、软组织和内脏。肿瘤对治疗敏感,采用尤因肉瘤治疗方案治疗有效,BCOR∷CCNB3 肉瘤患者的 5 年生存率与尤因肉瘤患者相似(72%~80%)。

第十节　NTRK 重排梭形细胞肿瘤

这是一组新兴的由分子遗传学特征定义的软组织肿瘤,该组肿瘤多发生于儿童和年轻人,少数可发生于成年人。多位于人体四肢、躯干浅表或深部软组织,少数也累及脏器,伴或不伴有疼痛。形态学表现较为复杂,具有广泛的形态学谱系和组织学分级,目前报道的主要包括 2 种组织学形态。①脂肪纤维瘤病样神经肿瘤(lipofibromatosis-like neural tumor,LPF-NT):单形性的梭形细胞无结构排列,高度浸润周围脂肪,类似于脂肪纤维瘤病,瘤细胞胞质边界不清,核细长,有时可见细胞丰富区和细胞轻度异型区,但缺乏坏死和核分裂象;②MPNST 样形态:中等或密集排列的梭形细胞呈交叉束状或无结构式生长,特征性的间质内可见瘢痕疙瘩样胶原、血管周常伴玻璃样变;部分区域可见细胞丰富区和背景胶原/黏液丰富的少细胞区混杂分布,类似 MPNST;肿瘤可表现为低级别或高级别肉瘤形态,后者常伴活跃的核分裂象和肿瘤性坏死;也有少数病例显示瘤细胞在脂肪内浸润性生长,提示这 2 种形态学亚型之间有着潜在的联系。此外,还有报道类似血管外皮瘤/肌周皮细胞瘤样形态、类似孤立性纤维性肿瘤形态的 NTRK 重排肿瘤,也可出现局灶上皮样细胞、横纹肌样细胞等形态等。免疫表达上,肿瘤细胞不同程度表达 S100 和 CD34,部分病例表达 SMA、CD30,但不表达 SOX10,H3-K27Me3 也无表达丢失。NTRK 基因重排的肿瘤还表达 pan-TRK,TRK-A 染色阳性常提示 NTRK1 基因重排。分子遗传学上,肿瘤多出现涉及 NTRK 基因的染色体重排及融合基因形成,如 NTRK1∷LMNA、NTRK1∷TMP3、NTRK1∷SQSTM1、NTRK1∷TPR、NTRK2∷STRN、NTRK3∷EML4、NTRK3∷TFG、NTRK3∷STRN 等;近年来研究显示,一部分形态和免疫表型相似于 NRTK 重排肉瘤的肿瘤显示出涉及 RAF1、BRAF、RET、ALK 等基因的重排,出现 PDZRN3∷RAF1、SLMAP∷RAF1、TMF1∷RAF1、KIAA1549∷BRAF、NCOA4∷RET、TFG∷RET、PPP1CB∷ALK 等融合,并且与 NTRK 重排互斥,同时也检测不到 pan-TRK 蛋白表达。该肿瘤的预后可能与组织学分级相关,形态学上表现为 LPF-NT 的肿瘤由于其浸润性生长的特征,难以完全切除,有局部复发的倾向,但尚无转移报道;另一种类似于 MPNST 的肿瘤表现出侵袭性的生物学行为,可转移至肺部和其他器官。此外,该肿瘤中异常表达的致瘤受体酪氨酸激酶 TRK-A、TRK-B 和 TRK-C 已被证明具有治疗靶向性。目前临床上针对该肿瘤的靶向药物拉罗替尼已取得良好的治疗效果。

第十一节　侵袭性纤维瘤病

侵袭性纤维瘤病（aggressive fibromatosis）又称硬纤维瘤，是 1838 年 Muller 首次提出并命名，是一种少见的来源于纤维结缔组织的交界性软组织肿瘤，具有侵袭性生长和局部复发率高的特点，一直被认为是良性病变。但该病具有局部侵袭性，无包膜，即使广泛切除也容易局部复发，又有别于其他良性肿瘤。小儿侵袭性纤维瘤病常见于臀部，多为单侧发病，可来源于臀部筋膜、腱膜、肌腱、韧带及骨外膜的纤维组织（图 34-1、图 34-2）。

【流行病学与病因】

本病的发病机制不清，一般认为与外伤、激素水平及遗传有关。国外资料显示侵袭性纤维瘤病发病率占软组织肿瘤的 3%，占所有肿瘤的 0.03%。估计在美国每年发病人数为 500～1 000 例，在德国每年发病人数为 100～200 例。本病多为单发，偶有多发的，多灶性硬纤维瘤少见。目前国内没有侵袭性纤维瘤病的流行病学资料。该病病因不清楚，可能与内分泌以及结缔组织生长调节的缺陷等有关，约 25% 的患者局部病灶有创伤史。Goy 等报道 61 例中 19 例发生在曾经手术部位，从手术创伤到发生侵袭性纤维瘤病时间平均为 2.75 年。此外，在外科植入部位发生侵袭性纤维瘤病也有报道。发生于腹壁的侵袭性纤维瘤病不管是腹膜内还是腹膜外均与遗传因素关系密切，与家族性腺瘤性结肠息肉病具有相关性。在家族性腺瘤性息肉病（familial adenomatous polyposis，FAP）中其发生率为 3.5%～32.0%，Gardner 综合征患者同时发生该病概率高达 29%。APC 基因在第 5 号染色体上，Caspari 等研究该基因的突变与侵袭性纤维瘤病的发生有关，然而随后其他学者研究没能证实 APC 基因位置与易患这种肿瘤相关。在家族性侵袭性纤维瘤病中没有证据表明容易患 FAP，或 FAP 合并侵袭性纤维瘤病患者存在增加或减轻结肠病的因素。侵袭性纤维瘤病容易发生在产后女性，因此将内源性激素和外源性激素与该病联系在一起。雌激素对多种细胞有丝分裂产生影响，包括成纤维细胞。因此雌激素在侵袭性纤维瘤病发生的多因素过程中可能扮演重要作用。

【组织学来源及病理特征】

侵袭性纤维瘤病是发生于肌肉、腱膜和深筋膜等部位的良性肌腱膜过度增生，组织学上为良性肿瘤，但具有局部侵袭性，无包膜；肉眼观，肿物形态不规则，切面灰白，呈交错编织状。显微镜下，肿瘤由丰富的胶原纤维和极少的纤维细胞构成，平行排列，细胞有异型性和核分裂象，肿瘤边缘常可见到被肿瘤组织包绕的横纹肌小岛，有时不易与纤维肉瘤鉴别，后者有明显的核分裂象和有丝分裂活动，较高的核质比例胶原纤维较少但血管丰富。总

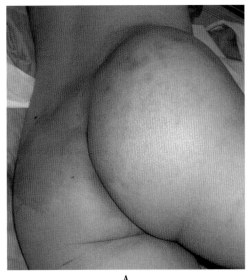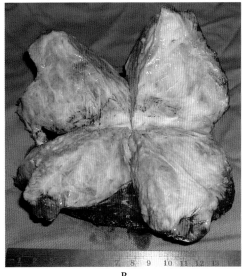

A	B

图 34-1　臀部侵袭性纤维瘤病（患儿，男性，8 岁）

A. 右侧臀部侵袭性纤维瘤病外观；B. 手术切除标本，肿物形态不规则，切面灰白，呈交错编织状。

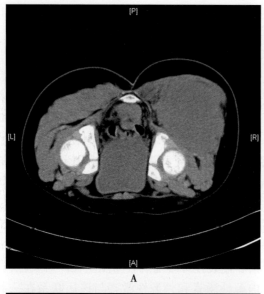

A

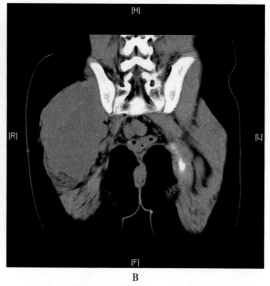

B

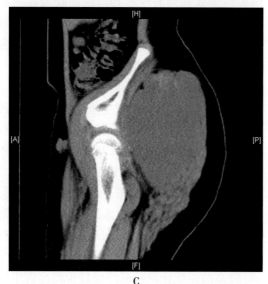

C

图 34-2　臀部侵袭性纤维瘤病 CT 图像
A. 横断位 CT 图像；B. 冠状位 CT 图像；C. 矢状位 CT 图像。
患儿，男性，8 岁，CT 显示右侧臀部的巨大软组织肿瘤影。

体来讲，侵袭性纤维瘤病具有以下典型病理特征：①由分化好的成纤维细胞增生形成；②肿瘤没有包膜呈浸润性生长；③增生的成纤维细胞境界清楚，无异型性，呈束状排列；④细胞核染色呈点彩状，有少核仁，有核分裂，但无病理性核分裂；⑤胶原纤维安插于细胞之间，其量比分化好的纤维肉瘤多，电镜还发现成纤维细胞，实际侵袭性纤维瘤是由增生的成纤维细胞、肌纤维母细胞、胶原纤维共同形成的。

【临床表现】

可发生于任何年龄，包括婴儿和老年人，好发于 30～40 岁。男女比例为 1：（1.5～2.5）。发生于四肢比躯干常见，年龄是决定肿瘤好发部位的重要因素，儿童患者好发于四肢，而成年患者好发于躯干。肿瘤好发生在肌肉、腱膜和深筋膜等部位。侵

袭性纤维瘤病常是无意中发现躯干或四肢出现不能推动且无波动的硬性肿块，边界不清，局部皮肤正常，一般不出现淋巴转移，目前尚无淋巴结转移报道。其他症状与肿瘤压迫相邻器官相关，如器官梗阻、神经受损和功能障碍。腹腔内原发的侵袭性纤维瘤病可能长期无症状。单靠临床表现不能与其他软组织肿瘤相鉴别。发生侵袭性纤维瘤病的患者应该询问有无家族性结肠癌和息肉病史，推荐做结肠镜检查，需要了解有无合并 Gardner 综合征。同时，具有 FAP 和 Gardner 综合征的患者如果出现局部肿块应该取活检排除侵袭性纤维瘤病。

【诊断】

在临床上发现缓慢生长的质硬、固定、无痛、扁平宽大的肿物，应考虑侵袭性纤维瘤病的可能；影像学检查有助于确定该肿瘤的范围。侵袭性纤

维瘤病在临床上常被误诊为纤维肉瘤,后者生长速度快,质地较软,常有假包膜或坏死灶,细胞核异型性明显,核分裂象多见。该病的诊断主要依靠病理,由于冷冻的局限性,有时该病的术中冷冻病理报告为纤维瘤,此时应该结合临床特点进行判断。

增强 CT 和 MRI 可以确定肿瘤的位置、范围和浸润程度。侵袭性纤维瘤病在 CT 平扫的密度比肌肉密度略低,使用对比剂后有增强的肿块,但 CT 不能区分侵袭性纤维瘤病与其他软组织肿瘤,确诊靠组织病理学检查。

MRI 图像上,侵袭性纤维瘤病与绝大多数软组织肿瘤一样显示为 T_1 加权像低信号,T_2 加权像高信号,增强后肿瘤不均一性增强为其特点。虽然 MRI 比 CT 更能够准确地判断肿瘤与血管神经的关系,但与 CT 一样,MRI 对评估术前肿瘤的边界价值较小。需要结合影像学和组织病理切片来确定肿瘤浸润范围,评估两者的关系,进一步指导以后外科手术及放疗范围。

【鉴别诊断】

本病需与众多软组织病变鉴别。

1. 脂肪肉瘤 常有较完整的包膜,周围肌肉常可见到水肿区,肿瘤内可见到脂肪成分。

2. 纤维肉瘤 周边可见到水肿区,病灶境界不清,信号不均。

3. 恶性纤维组织细胞瘤 老年人多见,青少年罕见,肿瘤境界不清,信号不均,周边有水肿区等。与以上这些恶性肿瘤的鉴别要点在于病灶周围是否有水肿区,病灶内的信号是否相对一致。

4. 臀肌挛缩 因臀部侵袭性纤维瘤病的患者常有注射史,又伴有下蹲困难,体格检查时局部均可触及深在的硬结而误诊为臀肌挛缩。臀肌挛缩多为双侧发病,硬块稍靠外侧,局部索条滑过大转子引起弹响。另外,从病理上,臀肌挛缩光镜下表现为横纹肌萎缩变性,间质纤维组织增生伴异物肉芽肿。

5. 髋关节结核 除一般结核病全身表现外,应有患侧髋关节疼痛、肿胀、跛行或行走困难。髋关节屈曲内收畸形,各方向活动都有障碍,Thomas 征阳性,臀部无肿物,只要详细检查,不难鉴别。

【治疗】

1. 治疗原则 目前,治疗方案首选手术治疗,手术原则即最大限度切除肿瘤,同时最大限度地保护肿瘤周围重要器官的功能。术中能否把肿瘤切除干净,保持切缘阴性,对控制肿瘤具有重要意义,在权衡利弊后行肿瘤扩大切除术,效果较手术配合辅助放疗方案好。在保护邻近重要脏器的情况下,扩大切除肿瘤以保证切缘呈病理学阴性可作为治疗该肿瘤的外科原则。

侵袭性纤维瘤病常浸润邻近的骨、神经、血管及重要的脏器,使手术难度增加,即使行局部广泛切除术后,复发率仍为 40%～60%。早期发现、早期手术、彻底切除肿物是预防本病术后复发的关键。术后应加强定期随访,对于术后复发者建议再次或多次手术切除,且争取在肿瘤较小时再次手术。完整切除肿瘤、切除边缘阴性的患儿不推荐放疗。化疗对本病无效。

2. 手术要点及注意事项 由于术前确定肿瘤浸润范围困难,外科治疗对该肿瘤切除范围还存在争议。肿瘤切除的范围与肿瘤存在的部位有关,如在下肢,根治性切除难以保留肢体的功能。由于肿瘤缺乏包膜且呈浸润性生长,术中很难确定肿瘤边界和切除范围,加之就诊时肿瘤较大,常因为保全肢体或器官功能导致手术切除不全。一般切缘至少距肿瘤 2～3cm,切下标本后应肉眼观察切缘是否为正常组织,如发现白色质硬组织,说明切缘未净,应扩大切除范围,如无法确定,应做冷冻病理检查。总之,侵袭性纤维瘤病的 10 年生存率为 94%,20 年生存率为 86%。病理具有术后阳性边缘的患者,联合放疗具有与术后切缘阴性患者等同的疗效。不宜手术和拒绝手术的患者,单用放疗可以取得 70%～80% 的局部控制率。尽管如此,放疗经常被外科医师忽略。由于侵袭性纤维瘤病的常规放疗剂量为 50～60Gy,适形放疗能使很多重要组织器官受量在其允许的范围内,手术联合放疗是较好的选择。不宜手术和放疗的患者,可考虑化疗和其他治疗。由于该病发病率较低,还需要多中心联合对该病诊治进行进一步研究。

3. 臀部侵袭性纤维瘤病的手术治疗 由于小儿侵袭性纤维瘤病常见于臀部,下面再重点介绍小儿臀部侵袭性纤维瘤病的手术治疗。早期诊断,及早手术,彻底完整切除肿瘤及受累组织是治疗小儿臀部侵袭性纤维瘤病的关键。①臀部侵袭性纤维瘤病的手术治疗原则:因其具有浸润性生长和术后易复发的特点,须广泛彻底完整切除肿瘤及受累组织,防止复发。广泛彻底完整切除,包括肿瘤边缘及周围 2cm 内的正常组织及受累的臀肌、筋膜、韧带、骨膜等组织，如术中切除边缘难以辨认，可借助冷冻切片确定，因手术切除不彻底是术后复发的根本原因。②臀部侵袭性纤维瘤病切除术的手术要点：保护避免损伤坐骨神经，完整切除肿瘤及周围组织。静脉复合麻醉＋骶管或硬膜外阻滞，俯卧位，取臀部正中 S 形切口，手术时沿臀肌和肿瘤组织的下端仔细谨慎地分离，显露坐骨神经，用橡皮条牵引，直视下向上解剖坐骨神经，再完整切除肿瘤及周围受累组织，是避免手术损伤坐骨神经的有效方法。③臀部侵袭性纤维瘤病除向臀部表面和周围浸润发展外，常沿坐骨大孔向盆腔内生长，肿瘤组织与经坐骨大孔出来的坐骨神经及臀上、下动静脉紧密粘连，在保护坐骨神经时同时应保护好臀上、下动静脉，必要时缝合结扎好臀上、下动静脉，避免血管回缩盆腔导致难以控制的大出血。如何保护坐骨神经和臀部血管及如何切除侵入盆腔的肿瘤是臀部侵袭性纤维瘤病切除术的难点。根据研究人员的经验和文献报告，如肿瘤侵袭盆腔，在盆腔外无法完整切除，可分二期经腹切除残留在盆腔的肿瘤。④如肿瘤组织过大，坐骨神经被其包裹，粘连严密，不易分离，为保护坐骨神经，可将肿瘤组织剖开，分块切除，这样既切除了肿瘤组织又避免了坐骨神经损伤。⑤臀部侵袭性纤维瘤病广泛完整切除后常遗留较大死腔，尽量向未受累组织及肌肉或筋膜填塞，同时放置橡皮引流条，术后加压包扎，以避免感染。

（舒强　鹿洪亭　熊洁妮）

参 考 文 献

［1］俞考庭．肿瘤学基础［M］．上海：上海科学技术出版社，1986：298-307．

［2］汤静燕，潘慈，徐敏，等．儿童横纹肌肉瘤"上海儿童医学中心 Rs-99 方案"临床报告［J］．中国实用儿科杂志，2003，18(4)：208-211．

［3］PRATT C B, PAPPO A S, GIESER P, et al. Role of adjuvant chemotherapy in the treatment of surgically resected pediatric nonrhabdomyosarcomatous soft tissue sarcomas. a Pediatric Oncology Group study[J]. J Clin Oncol, 1999, 17(4): 1219.

［4］SPUNT S L, POQUETTE C A, HURT Y S, et al. Prognostic factors for children and adolescents with surgically resected nonrhabdomyosarcoma soft tissue sarcoma: an analysis of 121 patients treated at St Jude Children's Research Hospital[J]. J Clin Oncol, 1999, 17

(12): 3697-3705.

［5］MARCUS K C, GRIER H E, SHAMBERGER R C, et al. Childhood soft tissue sarcoma: a 20-years experience[J]. J Pediatr, 1997, 131(4): 603-607.

［6］MEYER W H, SPUNT S L. Soft tissue sarcomas of childhood[J]. Cancer Treat Rev, 2004, 30(3): 269-280.

［7］PAPPO A S, PARHAM D M, RAO B N, et al. Soft tissue sarcomas in children[J]. Semin Surg Oncol, 1999, 16(2): 121-143.

［8］SPUNT S L, HILL D A, MOTOSUE A M, et al. Clinical features and outcome of initially unresected nonmetastatic pediatric nonrhabdomyosarcoma soft tissue sarcoma[J]. J Clin Oncol, 2002, 20(15): 3225-3235.

［9］PRATT C B, MAURER H M, GIESER P, et al. Treatment of unresectable or metastatic pediatric soft tissue sarcomas with surgery, irradiation, and chemotherapy: a Pediatric Oncology Group study[J]. Med Pediatr Oncol, 1998, 30(4): 201-209.

［10］DEMETRI G D, FLETCHER C D, MUELLER E, et al. Induction of solid tumor differentiation by the peroxisome proliferator-activated receptor gamma ligand troglitazone in patients with liposarcoma[J]. Proc Natl Acad Sci USA, 1999, 96(7): 3951-3956.

［11］PARK K, VAN RIJN R, MCHUGH K. The role of radiology in paediatric soft tissue sarcomas[J]. Cancer Imaging, 2008, 8(1): 102-115.

［12］CHUI C H. Nonrhabdomyosarcoma soft tissue sarcoma (NRSTS)[J]. Surg Oncol, 2007, 16(3): 187-193.

［13］FERRARI A. Role of chemotherapy in pediatric nonrhabdomyosarcoma soft-tissue sarcomas[J]. Expert Rev Anticancer Ther, 2008, 8(6): 929-938.

［14］GOY B W, LEE S P, EILBER F, et al. The role of adjuvant radiotherapy in the treatment of resectable desmoid tumors[J]. Int J Radiat Oncol Biol Phys, 1997, 39(3): 659-665.

［15］WILCKEN N, TATTERSALL M H. Endocrine therapy for desmoid tumors[J]. Cancer, 1991, 68(6): 1384-1388.

［16］LEITHNER A, GAPP M, RADL R, et al. Immunohisto-chemical analysis of desmoid tumours[J]. J Clin Pathol, 2005, 58(11): 1152-1156.

［17］SRENSEN A, KELLER J, NIELSEN O S, et al. Treatment of aggressive fibromatosis: a retrospective study of 72 patients followed for 1-27 years[J]. Acta Orthop Scand, 2002, 73(2): 213-219.

［18］MICKE O, SEEGENSCHMIEDT M H. Radiation therapy for aggressive fibromatosis(desmoid tumors): results of a national patterns of care study[J]. Int J Radiat Oncol Biol Phys, 2005, 61(3): 882-891.

［19］BALLO M T, ZAGARS G K, POLLACK A. Radiation therapy in the management of desmoid tumors[J]. Int J Radiat Oncol Biol Phys, 1998, 42(5): 1007-1014.

［20］BALLO M T, ZAGARS G K, POLLACK A, et al. Desmoid tumor: prognostic factors and outcome after surgery, radiationtherapy, or combined surgery and radiation therapy[J]. J Clin Oncol, 1999, 17(1): 158-167.

［21］NUYTTENS J J, RUST P F, THOMAS C R Jr, et al. Surgery versus radiation therapy for patients with aggressive fibromatosis or desmoid tumors: a comparative review of 22 articles[J]. Cancer, 2000, 88(7): 1517-1523.

［22］BAUMERT B G, SPAHR M O, VON HOCHSTETTER A, et al. The impact of radiotherapy in the treatment of desmoid tumours.An international survey of 110 patients. A study of the Rare Cancer Network[J]. Radiat Oncol, 2007, 2(1): 12.

［23］SKAPEK S X, FERGUSON W S, GRANOWETTER L. Vinblastine and methotrexate for desmoid fibromatosis in children: results of a Pediatric Oncology Group Phase Ⅱ trial[J]. J Clin Oncol, 2007, 25(5): 501-506.

［24］WANG C P, CHANG Y L, KO J Y, et al. Desmoid tumor of the head and neck[J]. Head Neck, 2006, 28(11): 1008-1013.

［25］IATROU I A, THEOLOGIE-LYGIDAKIS N, LEVENTIS M D. Case report: desmoplastic fibroma of the mandible in a child presenting with TMJ dysfunction [J]. Eur Arch Paediatr Dent, 2008, 9(2): 105-108.

［26］SANGKHATHAT S. Current management of pediatric soft tissue sarcomas[J]. World J Clin Pediatr, 2015, 4(4): 94-105.

［27］贡其星, 范钦和. 2020 版 WHO 软组织肿瘤分类解读（一）[J]. 中华病理学杂志, 2021, 50(3): 180-184.

［28］贡其星, 范钦和. 2020 版 WHO 软组织肿瘤分类解读（二）[J]. 中华病理学杂志, 2021, 50(4): 314-318.

［29］FOULKES W D, KAMIHARA J, EVANS D G R, et al. Cancer Surveillance in Gorlin syndrome and rhabdoid tumor predisposition syndrome[J]. Clin Cancer Res, 2017, 23(12): e62-e67.

［30］GELLER J I, ROTH J J, BIEGEL J A. Biology and treatment of rhabdoid tumor[J]. Crit Rev Oncog, 2015, 20(3/4): 199-216.

［31］顾华丽, 王一卓, 黄东生, 等. 儿童恶性横纹肌样瘤 8 例临床分析[J]. 中国小儿血液与肿瘤杂志, 2020, 25(4): 214-219.

［32］唐雪, 郭霞, 高举. 儿童恶性横纹肌样瘤分子遗传学和诊治进展[J]. 临床儿科杂志, 2021, 39(9): 706-710.

［33］刘浩然, 王筱雯, 张红梅. 腺泡状软组织肉瘤生物学特征及靶向治疗的研究进展[J]. 临床肿瘤学杂志, 2020, 25(3): 277-281.

［34］杨凌舸, 王春萌. 腺泡状软组织肉瘤药物治疗现状与进展[J]. 中国癌症杂志, 2019, 29(9): 746-752.

第三十五章

朗格汉斯细胞组织细胞增生症

朗格汉斯细胞组织细胞增生症（langerhans cell histiocytosis, LCH）是一类成人相对少见的特殊类型的组织细胞疾病，但却是最常见的儿童组织细胞疾病，15 岁以下儿童的发病率为（4～5）/100 万，为成人发病率的 2～5 倍，中位诊断年龄为 3.5 岁，男女比例为（1.2～1.8）：1。LCH 临床表现异质性强，可表现为自限性的皮疹或单个骨破坏，也可发展至危及生命的多脏器损害。因其临床表现多样，传统上将其分为 3 种临床类型，即勒 - 雪病、韩 - 薛 - 柯病和骨嗜酸细胞肉芽肿。目前 LCH 被认为是一种具有炎性特性的髓系肿瘤克隆增殖，引起局灶性炎性破坏和 / 或全身炎症反应的组织细胞增殖性疾病，炎性病灶内含有大量的 CD207 阳性和 CD1a 阳性的组织细胞形成肉芽肿样病变伴局部炎性细胞浸润为 LCH 的病理特点。

【病因及发病机制】

LCH 病因及发病机制尚不明确。可能的病因学包括感染、免疫功能紊乱和肿瘤学说。目前尚无研究证实细菌、真菌感染与 LCH 的相关性。曾认为 LCH 可能是人类巨细胞病毒、人类疱疹病毒 6 型和 8 型感染导致，但迄今为止，LCH 的超微结构研究尚未发现病毒颗粒或病毒特异细胞产物。一般认为，LCH 无遗传倾向，但有一定的家族性，在同胞兄弟、姐妹中的发病率明显高于普通儿童。

近年来随着基因测序技术的快速发展，几乎在所有的 LCH 病例中均发现存在丝裂原活化蛋白激酶（mitogen-activated protein kinase, MAPK）通路的激活，表明该通路的激活可能是 LCH 的关键致癌驱动因素。MAPK 通路中最常见的突变基因为 *BRAF*-V600E，其次为 *MAP2K1*。Badalian-Very 等研究发现 57% 的 LCH 患者存在 *BRAF*-V600E 突变，为 LCH 是克隆性肿瘤性疾病的观点提供了强

有力的证据。多项研究表明 *BRAF*-V600E 突变与 LCH 患者发病年龄 <2 岁、危险器官（肝、脾、血液系统）受累、出现尿崩症和神经退行性疾病中枢神经系统后遗症、对长春碱类药物和类固醇一线化疗耐药以及疾病的再激活风险增加等显著相关。但不同研究的结果有所差异，可能与患者的遗传背景不同有关。随着液体活检概念的引入，有研究发现外周血液循环中的无细胞 *BRAF*-V600E 水平与 LCH 疾病严重程度有关，在化疗期间无细胞 *BRAF*-V600E 持续阳性患者预后不佳，无细胞 *BRAF*-V600E 由阴转阳的 LCH 患者应警惕疾病再激活的可能。MAP2K1 通路在 *BRAF* 基因的下游，在功能上有助于激活细胞外调节蛋白激酶，*MAP2K1* 基因突变也与危险器官受累、对一线治疗耐药有关。近年研究发现 IL-17/IL-17A 受体通路参与了 LCH 的发病机制，IL-17/IL-17A 受体不仅可通过诱导成骨细胞的核因子受体激活剂导致 LCH 的溶骨性损害，还与其他细胞因子协同作用，促进肉芽肿形成和神经退变性病变的发生。有研究表明，*TP53* 突变的 LCH 患者均同时存在 *BRAF* 突变，这可能有助于解释部分 *BRAF* 突变的 LCH 患者具有高危特征和对化疗反应差。

【临床表现】

LCH 患者临床症状由于受累器官多少和部位的不同差异很大。任何器官或系统均可受到影响，最常见受累的脏器依次为骨骼 80%、皮肤 33%、垂体 25%，其他包括肝、脾、造血系统和肺各为 15%、淋巴结 5%～10%，不包括垂体在内的中枢神经系统受累比例为 2%～4%。LCH 轻者可仅表现为单纯的皮肤受累或孤立的无痛性骨病变，重者为广泛的脏器浸润伴发热和体重减轻，甚至因疾病迅速进展而死亡。

1. 皮疹　常是就诊的首发症状，婴幼儿患者

更多见,皮疹主要分布于躯干和头皮发际、耳后、开始为斑丘疹,很快发生类似于湿疹或脂溢性皮炎,可伴有出血,而后结痂、脱屑,最后留有色素白斑,白斑长时间不易消散。各期皮疹可同时存在或此消彼长,在出疹时常有发热。皮疹既可与其他脏器损害同时出现,也可作为唯一的受累表现。

2. 骨病变　主要表现为溶骨性损害,骨病变几乎见于所有的 LCH 患者,可以表现为单个的骨病变,也可以表现为多发性骨病变。以头颅骨病变最多见,下肢骨、肋骨、骨盆和脊柱次之,下颌骨病变亦相当多见。伴有疼痛,常伴有周围软组织受累。骨受累可能产生严重不可逆的并发症,如眶骨受累引起视力损害或眼球突出,乳突受累引起传导性耳聋,颌骨受累引起牙齿缺失以及椎骨受累引起的脊髓麻痹等。一些颅面骨(如眶骨、颞骨、乳突、颧骨、上下颌骨和其他颅底骨等)病变及外耳道病变与中枢神经系统受累有较高的相关性,这些特殊部位即被称为"中枢神经系统危险部位"。

3. 外耳道分泌物　是耳道软组织或骨组织朗格汉斯细胞增殖和浸润的结果。主要症状有外耳道溢脓,多呈慢性反复发作,查体可见耳道内肉芽形成,对抗生素不敏感。CT 检查可显示骨与软组织两者病变。乳突病变可包括乳突炎、慢性耳炎、胆脂瘤形成和听力丧失。

4. 肺受累　儿童 LCH 肺部受累通常是多系统病变的一部分,但也可能单独存在,即所谓原发性肺 LCH。临床表现常不典型,呼吸急促通常是第一个也是唯一的临床征兆。此外,也可表现为咳嗽、呼吸困难、胸腔积液和复发性气胸。典型的影像学改变为磨玻璃样、网格样或囊泡样间实质病变,病变后期可出现囊泡性病变融合,出现肺大疱甚至张力性气胸等严重病变。肺功能检查常表现为限制性损害。

5. 肝脏病变　通常为弥散性 LCH 侵袭肝脏,肝脏受累部位多在肝脏三角区,是一个潜在进展的过程,受累的程度可从轻度的胆汁淤积到肝门严重的组织浸润,出现肝细胞损伤和胆管受累,表现为肝功能异常、黄疸、低蛋白血症、腹水和凝血酶原时间延长等,硬化性胆管炎是特征性表现,可进展为胆汁性肝纤维化和肝衰竭,γ- 谷氨酰转移酶(γ-glutamyl transferase, GGT)升高是一个敏感的早期标志物。

6. 淋巴结病变　临床表现通常为无痛性淋巴结肿大,颈部、腹腔、腹股沟、腋下或腹腔等部位的淋巴结受累较为常见。既可为单纯的淋巴结受累,即称为淋巴结原发性嗜酸细胞肉芽肿,预后多良好;也可作为全身弥散性 LCH 的一部分。

7. 血液系统异常　血液系统受累表现为血常规两系或两系以上血细胞减少,可有严重的贫血和血小板减少,通常见于多系统受累患者。骨髓活检仅可见到少量 CD1a 阳性的朗格汉斯细胞,但仅凭骨髓内出现 LC,不足以作为 LCH 的诊断依据。噬血细胞综合征在多系统受累 LCH 患儿中并不少见,尤其是伴有发热的患儿,是导致血细胞减少的机制之一。

8. 胸腺受累　可以为单纯胸腺受累或为全身多系统受累的一部分,通常表现为胸腺肿块,需与其他纵隔肿块(尤其是霍奇金淋巴瘤)鉴别。

9. 脾脏增大　多为弥散性 LCH 累及脾脏,伴有外周血一系或多系血细胞减少,其原因可能为脾脏的容积扩大,造成血小板和粒细胞阻滞而并非破坏增多,受阻滞的血细胞与外周血细胞仍可达到动态平衡,故出血症状不常见。需注意鉴别肝硬化门静脉高压引起的脾大。

10. 胃肠道病变　常见于全身弥散性 LCH,症状多与受侵的部位有关,以小肠和回肠最常受累,表现呕吐、腹泻和吸收不良,可造成小儿生长发育停滞。

11. 中枢神经系统受累　有中枢神经系统受累的 LCH 患者并不少见,最常见的受累部位是下丘脑 - 神经垂体区。可以中枢性尿崩症为首发症状,也可表现为共济失调、震颤、构音障碍、吞咽困难、视物模糊等神经退行性病变。

【LCH 的传统分型】

1. 勒 - 雪病(Letterer-Siwe disease)　是 LCH 最严重的一种亚型,属于高风险器官受累的多系统疾病,约占 LCH 的 10%,多见于 3 岁以下婴幼儿。起病急,常以发热、皮疹和肝脾大就诊,病情进展快,可引起多脏器损害,1 岁内发病者预后较差。临床表现如下。①发热:热型不规则,以周期性或持续性高热多见。②皮疹:主要分布于头颈部、发际和躯干部,四肢少见。初起为淡红色斑丘疹,直径 1~3mm,继而呈出血性或湿疹样、皮脂溢出样皮疹,手触摸时有沙砾感。继之皮疹表面结痂、脱屑、脱痂后留有白斑或色素沉着。皮疹新旧不等,各期皮疹可同时存在,此起彼消。③肝脾大:通常发热、皮疹同时伴肝脾大,热降疹退,肝脾亦随之缩小。重症患儿可出现肝损伤,伴低蛋白血症和凝血因子合成减少。④呼吸道症状:表现为肺间质性病变,易合并肺炎,可出现气促、喘憋和发绀,但肺部体征不明显，严重者可导致呼吸衰竭而死亡。⑤其他：累及骨髓可伴有中重度贫血，血小板减少则提示预后不良；累及胃肠道可发生慢性、迁延性腹泻，营养不良；累及耳道可发生中耳炎等。

2. 韩-薛-柯病（Hand-Schüller-Christian disease） 多见于3～5岁儿童，属于没有高风险器官受累的多系统疾病，占LCH的15%～40%。起病缓慢、病程迁延，病变为多发骨损害及软组织器官受累。颅骨、肋骨、骨盆、肩胛骨等扁骨受累或联合受累较常见，而长骨和腰椎骶骨较少受累，腕、手、膝、足或颈椎骨的累及很罕见。颅骨缺损、突眼和尿崩症是该亚型的三大特征，可先后出现，如同时存在三大特征者称为韩-薛-柯三联征。①颅骨损害：病初呈肿块状突起，质硬，有轻度压痛。当病变侵蚀、穿透颅骨外板后，肿物变软、触之有波动感，常可触及颅骨边缘，压痛不明显，以后肿块逐渐吸收、局部下凹，缺损大者可感知随脉搏跳动的脑组织。②突眼：多为单侧，因眶骨破坏导致眼球突出或伴眼睑下垂。③尿崩症：约50%的患者因垂体或下丘脑受累而导致中枢性尿崩症。④口腔症状：由于齿龈和下颌骨浸润引起的牙齿松动或过早脱落较为常见，或表现为反复的牙龈齿槽肿胀、发炎。⑤耳部症状：由于颞骨乳突和岩状部位受累及耳道部分阻塞引起的慢性中耳炎和外耳炎较多见。⑥其他：可伴有低热、贫血和肝脾、淋巴结轻度肿大等，40%有系统疾病的患儿可出现身材矮小。

3. 骨嗜酸细胞肉芽肿（eosinophilic granuloma of bone，EGB） 为单个系统疾病，仅单纯损害骨骼系统，常伴疼痛，占LCH的60%～80%，是LCH预后最好的亚型。各年龄组均可发病，但主要发生在较大年龄的儿童以及年轻的成年人，发病高峰为5～10岁。临床表现如下。①骨骼病变：任何骨骼均可受累，以扁平骨多见，如颅骨、脊柱、肋骨和骨盆骨。病灶多为单发，亦可多发，呈膨胀性破坏骨质，可引起疼痛。②口腔病变：常侵袭下颌骨及牙龈，以颌骨中心或以牙槽骨破坏为主。患者常因牙龈肿胀、溃疡、疼痛或牙齿松动而就诊。查体可见牙龈呈黄色肿胀但无脓液，质地松软，触之易出血，龈缘可呈虫蚀样破坏，牙龈乳头糜烂消失。③脊椎病变：椎弓破坏者，可发生神经压迫症状，出现肢体麻木、疼痛、无力、瘫痪，甚至大小便失禁等。

【诊断】

LCH的诊断需结合临床表现、影像学检查及病理学检查等，国际组织细胞协会曾提出LCH三级诊断标准，即初步诊断、明确诊断和最终诊断。当出现不能解释的肺部病变、骨骼损害、眼部或头面部肿块的患者，要排除LCH；在2岁以下的儿童中，有迁延不愈的皮疹或中耳炎或出现严重而不能解释的多脏器损害时也应怀疑该病。获取新鲜的病灶组织是明确诊断的关键，但包括CD207和CD1a在内的标志物，并不是LCH细胞所特有的。因此，LCH的最终诊断应始终要结合临床表现和影像学特征并基于病变组织的形态学、免疫组织化学和基因检测而明确。

1. 血常规检查 多无特征性改变。多系统受累的LCH患者常有中度到重度以上的贫血，一般以正细胞正色素性贫血为多见。网织红细胞和白细胞可轻度增多，血小板减少，少数病例可有白细胞减少。

2. 尿常规检查 伴有尿崩症者可出现尿比重降低。

3. 骨髓检查 LCH患者大多数骨髓增生正常，少数可呈增生活跃或减低。少数LCH患者可发生骨髓侵袭，表现贫血和血小板减少，骨髓检查仅在发现有外周血常规异常时再做。

4. 免疫学检查 常规免疫学检查多正常。T亚群分析可表现为T细胞亚群数量异常、辅助性T细胞与抑制性T细胞的比例失常，血清免疫球蛋白定量检测异常等。

5. 影像学检查

（1）B超检查：LCH累及肝脏和胆管时，超声可表现为肝大、内部回声不均匀，或沿胆管分布的多发散在低回声区，可伴胆总管壁及肝内胆管壁增厚、回声增强，胆管腔局部狭窄或扩张。此外，B超也是了解浅表淋巴结或甲状腺等部位有无受累的重要方法。

（2）X线片：LCH骨病变在X线片上多表现为边缘不规则的骨溶解，典型的颅骨破坏从虫蚀样改变直至巨大缺损或呈穿凿样改变，形状不规则或呈圆形缺损，边缘锯齿状。其他扁骨可见肋骨肿胀、变粗、骨质稀疏或囊状改变，进而骨质吸收、缺损。椎体破坏可变成扁平椎，但很少发生成角畸形；椎旁软组织肿块不少见，部分椎管内可见软组织肿块。颌骨病变可表现出典型的牙根悬浮征。

（3）CT检查：高分辨率CT是诊断LCH肺部受累的重要方法，以肺间质病变为主，结节、囊腔是其特征性表现，可显示为肺纹理呈网状或网点状阴影,颗粒边缘模糊,肺野呈磨玻璃影,或肺透光度增加,常见小囊状气肿,重者呈蜂窝肺样。若合并肺炎,更易发生肺囊性改变,病程较久甚至可出现肺纤维化,肺功能检查提示小气道阻塞性通气功能障碍。如病变发生在颅骨时常可见较大的高密度软组织肿块,跨越颅骨呈"葫芦状"改变,密度一般不均匀,破坏灶内可残留点状、短条状骨片及坏死区。随着病变进展,软组织肿块逐渐变小,溶骨性骨质破坏更加明显,呈膨胀性生长,呈现出内板小外板大的"梯形"骨质破坏区,CT 增强扫描显示病变呈中度到高度强化。CT 增强扫描可较好地显示病变累及范围及其与邻近结构的关系,但是难以准确显示硬脑膜侵袭情况。

(4) MRI 检查:MRI 软组织分辨率高,容易发现早期病变,对肝脾等内脏及中枢受累的病例诊断意义较大。若 MRI 显示垂体后叶 T_1 加权像高信号缺失,垂体柄或漏斗部增粗并明显强化,提示垂体神经功能状态紊乱或受损,结合临床表现为中枢性尿崩症,应该考虑垂体 LCH 的可能。

(5) 放射性核素全身骨显像:是通过放射性核素检测骨组织的形态或代谢异常,可一次扫描获得全身骨骼影像。骨显像对 LCH 骨骼受累的判断灵敏度较高,比 X 线检查发现的病灶要早,但可疑病灶,需要加做局部 MRI。

(6) PET/CT 检查:能够区分代谢活性和非活性病变,对预后判断和避免潜在的、不必要的治疗至关重要。^{18}F- 氟代脱氧葡萄糖(^{18}F-fluorode-oxyglucose,^{18}F-FDG)PET/CT 可较好地显示 LCH 分布范围和病灶活性情况,能在 LCH 的诊断和全身评估中发挥独特作用。有研究显示 FDG PET/CT 对 LCH 儿童的分期及疗效评估和随访高度敏感,假阳性率极低。同时 FDG PET/CT 能够检测常规成像方式无法检测到的 LCH 病变,但 MRI 和诊断性 CT 仍然是鉴别中枢神经系统和肺部病变有用的辅助检查。

6. 组织病理学　是确诊 LCH 最可靠的依据。在新出现的皮疹处做皮疹压片,阳性率较高。皮疹、淋巴结、骨病变处病灶局部穿刺物或刮出物均可行病理检查,其特点为有分化较好的组织细胞增生,也可见到泡沫样细胞、嗜酸性粒细胞、淋巴细胞、浆细胞和多核巨细胞。电镜下查到朗格汉斯细胞中 Birbeck 颗粒具有很重要的诊断价值,该颗粒是朗格汉斯细胞独特的细胞超微结构,在电镜下表现为长度不一的小管状或网球拍状结构。但研究显示仅 2%～69% 的朗格汉斯细胞内可见到典型的 Birbeck 颗粒,且电镜检测操作烦琐,因此目前临床上病理科医师广泛采用免疫组织化学特征识别,包括细胞表面的 CD1a 阳性、CD207(langerin)阳性。CD1a 抗原是一种糖蛋白,可以在朗格汉斯细胞、真皮树突细胞和皮质胸腺细胞等中表达,定位于细胞膜。CD1a 可以在不同部位及不同阶段的 LCH 被检测到,被认为最具有诊断特异性,但其也存在一定的假阴性率。CD207 是一种抗 Birbeck 颗粒的单克隆抗体,是朗格汉斯细胞产生的特异性凝集素,是选择性表达于表皮内朗格汉斯细胞的分子,通过与细胞膜甘露醇结合,诱导细胞内 Birbeck 颗粒形成,属于高度特异的朗格汉斯细胞标志物。其他常用的标志物包括 S100、CD68、花生凝集素、胎盘碱性磷酸酶、γ 干扰素受体等。S100 属于钙结合蛋白,定位于细胞质和细胞核,阳性表达的朗格汉斯细胞通常呈灶状或片状分布,灵敏度接近 100%,但由于特异度差,因此 S100 阳性仅具有初步诊断价值,尚需结合其他标志物分析。CD68 是髓单核细胞标志,在单核细胞和巨噬细胞表达,朗格汉斯细胞中可表达于细胞质或细胞膜,CD68 可起到辅助 LCH 的诊断。

7. 基因检测　目前研究显示 RAS/RAF/MEK/ERK 信号通路激活可能是 LCH 的发病机制,50%～60%LCH 患者存在 BRAF-V600E 突变。因此,对患者肿瘤组织进行 BRAF-V600E 的突变检测,可作为 LCH 的辅助诊断,同时送检外周血 BRAF-V600E 的突变检测则可作为治疗过程中微小残留病的监测手段。

【鉴别诊断】

LCH 的临床表现差异极大,需要与以下疾病进行鉴别。

1. 皮肤病变　LCH 患者的皮肤病损多样,但无特异性,故需与下列疾病进行鉴别。

(1) 湿疹或脂溢性皮炎:LCH 可表现为反复的湿疹样皮疹,但通常为出血性皮疹,触之有沙砾感,可伴有结痂,新旧不一,皮疹压片或活检病理提示 CD1a、CD207、S100 阳性。而婴儿期湿疹和脂溢性皮炎的皮损组织病理免疫组织化学 CD1a 和 CD207 为阴性,不伴有全身症状和肝脾大。

(2) 少年型黄色肉芽肿:可有高脂蛋白血症及其他基础疾病表现,一般无明显全身症状及骨骼损害,必要时应做骨髓和病灶组织病理学检查与 LCH

鉴别。

（3）婴儿神经母细胞瘤和婴儿白血病：也可以皮肤结节、皮疹、瘀斑等皮肤病变为首发症状，但患儿通常伴有发热、贫血、肝脾大等表现，进行皮肤活检、骨髓涂片、免疫表型、骨髓活检及影像学等检查可呈现出神经母细胞瘤或白血病细胞的特征性依据。

2. 骨骼病变　临床上化脓性骨髓炎以及尤因肉瘤、骨肉瘤、横纹肌肉瘤、淋巴瘤和神经母细胞瘤的骨转移均可引起不规则骨破坏、硬化和骨膜反应，在诊断 LCH 时应注意与这些能引起骨病变的疾病鉴别。

（1）骨髓炎或眶前蜂窝织炎：与 LCH 在临床及影像学表现上较难区分，也可出现骨质破坏和骨膜新生骨。但骨髓炎和眼眶蜂窝织炎多有较明显的局部红肿热痛，可伴有发热，血常规提示白细胞增多、中性粒细胞增多、C 反应蛋白和降钙素原等炎症指标升高，予以抗感染治疗后，局部红肿热痛消失、炎症指标恢复正常，可与 LCH 鉴别。

（2）骨肉瘤：好发于年长儿童和青少年，常有局部创伤史，肿瘤多位于长管状骨的干骺端。其突出症状是肿瘤部位的疼痛，是由膨胀的肿瘤组织破坏骨皮质，刺激骨膜神经末梢导致的。疼痛可由早期的间歇性发展为持续性，下肢疼痛可出现避痛性跛行，且随着病情的进展而加重。肿块是骨肉瘤的重要体征，在肢体疼痛部位可触及肿块，伴明显压痛；肿块表面皮温增高和浅表静脉显露。可出现病理性骨折，全身症状有发热、体重减轻、贫血，甚至多脏器衰竭。多数患者在发病 1 年内出现肺部转移。骨肉瘤典型的 X 线表现为骨组织同时有新骨生成和骨破坏，产生该病具有特征性的 X 线征象——Codman 三角。肿瘤组织病理学可确诊。

（3）其他原发性骨肿瘤：在 X 线片上也可表现出骨质破坏及骨膜反应等，有时与骨 LCH 难以区分，但通过组织病理学及特异的免疫组织化学检查可将两者鉴别。如巨细胞肉芽肿多见于 20～30 岁女性，好发于下颌骨前牙区，X 线表现为界限清楚的密度减低区；镜下可有多个出血坏死灶或新骨形成区，周围聚集多核巨细胞，巨细胞较小，但无典型的朗格汉斯细胞。骨巨细胞瘤则较少见，好发于25 岁以上成年人，表现为生长迅速的肿块，伴疼痛或下唇麻木。X 线以多囊性骨破坏为特征，组织病理特征为体积较大的巨细胞，分布均匀，但细胞核向中心聚集。

（4）甲状旁腺功能亢进：颌骨肿大、牙齿松动移位和肾病为甲状旁腺功能亢进的三联征，血清钙和血清碱性磷酸酶增加。镜下见较多的多核巨细胞、血管外细胞聚集和含铁血黄素沉积，吸收区可见反应性新骨形成。

（5）恶性肿瘤：原发于骨骼的淋巴瘤和尤因肉瘤，以及发生骨转移的白血病、横纹肌肉瘤、神经母细胞瘤等恶性肿瘤，可出现突眼、骨痛、肿块、发热、贫血、皮肤瘀斑、视神经或眼球肌受侵袭导致的视力减退或斜视以及全身衰竭等症状，组织病理学可进行鉴别诊断。

3. 中耳炎或外耳道炎　朗格汉斯细胞可侵袭耳道软组织或骨组织而出现耳道反复流水、溢脓，易与中耳炎或外耳道炎混淆。前者对抗生素治疗不敏感，而中耳炎或外耳道炎经过积极的抗感染治疗，多可短期内痊愈。

4. 肺部感染　LCH 容易累及肺部，且临床表现不典型，需与分枝杆菌、肺结核及其他肺部感染鉴别。肺 LCH 典型的影像学改变为磨玻璃样、网格样或囊泡样间实质病变，病变后期可出现囊泡性病变融合。粟粒性结核的 X 线显示肺内病灶细小如粟粒、等大而均匀地播散于两肺，病变早期在肺泡内有渗出性炎症，继而形成上皮样细胞和巨细胞结核结节，干酪样坏死，融合成支气管肺炎。而常见病原菌引起的肺部感染，接受常规抗感染治疗后可很快痊愈。肺 LCH 对常规抗感染治疗无效。

5. 恶性组织细胞病　多见于 20～40 岁的青壮年，男女比例为（2～3）：1。按照病程可分为急性型和慢性型，国内以急性型为多见，起病急骤，病势凶险。90% 以上的患者以发热为首发症状，热峰可达 40℃以上，热型不规则。贫血呈进行性加重，病初出血以皮肤瘀点或瘀斑为多见。肝、脾、淋巴结肿大，脾大比肝大更为常见。骨髓涂片或淋巴结及病变组织中找到典型的异常组织细胞是确诊的重要依据，可与 LCH 鉴别。

【疾病分组】
随着对 LCH 发病机制认识的逐步加深，目前多不再采用传统的 LCH 分型，而是根据受累病灶的部位和数目进行疾病分组，以指导 LCH 的分层治疗。

1. 根据有无危险器官（risk organ, RO）受累分组　可分为高危组（RO 阳性组）和低危组（RO 阴性组）。危险器官包括：①肝脏受累。指肝脏于右锁骨中线肋下＞3cm,肝功能异常(包括低蛋白血症、低白蛋白血症、高胆红素血症、转氨酶升高、GGT升高),或组织病理学诊断。如其他部位活检已证实LCH诊断,则胆红素和GGT升高可作为肝脏受累的依据。②脾脏受累。指脾脏在左锁骨中线肋下＞2cm。③血液系统受累。指外周血两系及以上血细胞减少,包括血红蛋白＜100g/L,婴儿血红蛋白＜90g/L(需排除缺铁性贫血),白细胞计数＜4.0×10⁹/L,血小板计数＜100×10⁹/L;或骨髓活检CD1a阳性、CD207(即langerin)阳性。

2. 根据受累器官数目分组 包括:①单系统受累组(single system LCH, SS-LCH),包括骨(单发或多发)、皮肤、淋巴结、肺、中枢神经系统、肝、脾或胸腺、甲状腺等少见部位;②多系统受累组(multisystem LCH, MS-LCH),病变累及一个以上系统。

【治疗】

LCH治疗方案的选择主要基于患者的病灶范围和严重程度以及对初始治疗反应。

1. 孤立的皮肤和骨骼病变 因其具有一定的自发消退倾向,可以密切随访,也可以在患者出现临床症状时给予化疗,或根据受累骨骼的解剖部位,病变局限的骨嗜酸性肉芽肿采取手术刮除或切除治疗,必要时予以化疗。

2. 单系统多病灶或多系统疾病 针对单系统多病灶或多系统疾病,国际组织细胞协会先后进行了LCH-Ⅰ～Ⅳ方案的临床研究,其中LCH-Ⅳ方案自2014年7月启动,计划纳入1 400例患者入组,预计2023年7月完成。接受LCH-Ⅲ方案治疗患者的5年生存率为84%,5年再激活率为27%,明显优于LCH-Ⅰ方案(分别为62%、55%)和LCH-Ⅱ方案(分别为69%、44%)。LCH-Ⅲ方案包括1～2个疗程的初始治疗(每天口服糖皮质激素和每周注射长春碱连续6～12周)和维持治疗(每3周冲击1次糖皮质激素/长春碱),总疗程为12个月;有危险器官(肝、脾和血液系统)受累的患者需要在维持治疗期间加入巯嘌呤。目前,LCH-Ⅲ方案(糖皮质激素联合细胞毒性药物治疗)是单系统多病灶或多系统LCH患者的一线标准治疗方案,但肿瘤再激活的风险较高(27%)。

3. 一线治疗无效的难治性多系统受累患者或危险器官受累的LCH患者 阿糖胞苷、克拉立滨和氯法拉滨等抗肿瘤药及造血干细胞移植逐渐成为这些LCH患者的二线或挽救性治疗方案。随着

对LCH发病机制的逐步认识,BRAF抑制剂(如维莫非尼和达拉非尼)和MEK抑制剂(如曲美替尼)已用于难治性、复发性LCH患者的临床治疗。初步的研究结果显示维莫非尼具有良好的临床疗效,但多数LCH患者停止治疗后存在较高的再激活风险;达拉非尼显示了较好的临床有效性且不良事件发生率明显低于维莫非尼;曲美替尼治疗难治性LCH也有部分病例报道。

4. 中国儿童LCH的诊治规范 基于国际组织细胞协会LCH-Ⅲ方案的研究结果,国家卫生健康委员会牵头颁布的《儿童朗格汉斯细胞组织细胞增生症诊疗规范(2021年版)》已成为指导国内LCH患儿诊疗活动的重要参考依据。

5. 支持及对症治疗 支持治疗对LCH患者是必要的,包括严格的卫生清洁以限制耳部、牙齿及皮肤等病灶的发展;复方磺胺甲噁唑预防耶氏肺孢子菌肺炎;合并尿崩症和其他垂体功能低下的患者需要同步接受激素替代治疗;胸腺肽类药物(如胸腺法新)联合化疗可以提高患者免疫功能,增强治疗耐受性;对出现神经退行性病变的患者应予以康复及心理支持治疗等。

【预后】

LCH的预后取决于患者的发病年龄、危险器官(肝、脾和骨髓)的受累情况以及对初始治疗的反应。通常认为单一系统病损和没有危险器官受累的多系统疾病患者属于低危组,特别是疾病局限于皮肤、淋巴结或骨骼且年龄大于2岁的LCH患儿预后较好,其中以单纯皮肤浸润者预后最好。而多系统病灶和危险器官受累的患者被划分入高危组,其发病率和病死率均有所增加,尤其是发病年龄小于2岁、大于4个器官受累、伴有脏器功能不全者,如不及时治疗,病死率可高达90%。

颧骨、蝶骨、眼眶、筛骨或颞骨受累提示可能有中枢神经系统受累的风险,出现神经退行性疾病的风险也增大,30%～40%的LCH患者可能会出现永久性不良后遗症。症状可涉及内分泌相关如生长迟缓、尿崩症,骨科相关如牙齿畸形、持续性颅骨缺损、面部不对称,眼科相关如突眼、斜视,少数患者可遗留有肝功能不全、肝纤维化等。LCH在治疗缓解后疾病复发并不少见,甚至数年后还可复发,已有证据显示,伴有*BRAF*-V600E突变的患者更易复发,且复发患者的后遗症发生率是未复发者的2倍以上,可达91%左右。部分复发病例对常规

化疗反应欠佳,需要采用新的治疗策略。

(袁晓军)

参 考 文 献

[1] BUHTOIAROV I N, MUKHERJEE S, RADIVOYEVITCH T. Incidence, clinical features, and outcomes of Langerhans cell histiocytosis in the United States[J]. J Pediatr Hematol Oncol, 2022, 44(7): e1006-e1015.

[2] YAGCI B, VARAN A, CAGLAR M, et al. Langerhans cell histiocytosis: retrospective analysis of 217 cases in a single center[J]. Pediatr Hematol Oncol, 2008, 25(5): 399-408.

[3] KROOKS J, MINKOV M, WEATHERALL A G. Langerhans cell histiocytosis in children: history, classification, pathobiology, clinical manifestations, and prognosis[J]. J Am Acad Dermatol, 2018, 78(6): 1035-1044.

[4] HAYASE T, SAITO S, SHIODA Y, et al. Analysis of the BRAF and MAP2K1 mutations in patients with Langerhans cell histiocytosis in Japan[J]. Int J Hematol, 2020, 112(4): 560-567.

[5] BADALIAN-VERY G, VERGILIO J A, DEGAR B A, et al. Recurrent BRAF mutations in Langerhans cell histiocytosis[J]. Blood, 2010, 116(11): 1919-1923.

[6] OZER E, SEVINC A, INCE D, et al. BRAF V600E mutation: a significant biomarker for prediction of disease relapse in pediatric Langerhans cell histiocytosis[J]. Pediatr Dev Pathol, 2019, 22(5): 449-455.

[7] HERITIER S, EMILE J F, BARKAOUI M A, et al. BRAF mutation correlates with high-risk Langerhans cell histiocytosis and increased resistance to first-line therapy[J]. J Clin Oncol, 2016, 34(25): 3023-3030.

[8] HERITIER S, HELIAS-RODZEWICZ Z, LAPILLONNE H, et al. Circulating cell-free BRAF(V600E) as a biomarker in children with Langerhans cell histiocytosis[J]. Br J Haematol, 2017, 178(3): 457-467.

[9] CUI L, ZHANG L, MA H H, et al. Circulating cell-free BRAF V600E during chemotherapy is associated with prognosis of children with Langerhans cell histiocytosis[J]. Haematologica, 2020, 105(9): e444-e447.

[10] AZORSA D O, LEE D W, WAI D H, et al. Clinical resistance associated with a novel MAP2K1 mutation in a patient with Langerhans cell histiocytosis[J]. Pediatr Blood Cancer, 2018, 65(9): e27237.

[11] ISMAIL M B, ÅKEFELDT S O, LOURDA M, et al. High levels of plasma interleukin-17A are associated with severe neurological sequelae in Langerhans cell histiocytosis[J]. Cytokine, 2020, 126: 154877.

[12] MCGINNIS L M, NYBAKKEN G, MA L, et al. Frequency of MAP2K1, TP53, and U2AF1 mutations in BRAF-mutated Langerhans cell histiocytosis: further characterizing the genomic landscape of LCH[J]. Am J Surg Pathol, 2018, 42(7): 885-890.

[13] HAUPT R, MINKOV M, ASTIGARRAGA I, et al. Langerhans cell histiocytosis(LCH): guidelines for diagnosis, clinical work-up, and treatment for patients till the age of 18 years[J]. Pediatr Blood Cancer, 2013, 60(2): 175-184.

[14] 黄文献, 曾洪武, 张龚巍, 等. 儿童孤立性垂体柄朗格汉斯细胞组织细胞增生症的 MRI 表现[J]. 中华医学影像学杂志, 2016, 24(4): 245-247.

[15] 张建, 陈素芸, 傅宏亮, 等. 儿童朗格汉斯细胞组织细胞增生症的 PET/CT 表现[J]. 中华核医学与分子影像杂志, 2016, 36(4): 300-303.

[16] JESSOP S, CRUDGINGTON D, LONDON K, et al. FDG PET-CT in pediatric Langerhans cell histiocytosis[J]. Pediatr Blood Cancer, 2020, 67(1): e28034.

[17] FERRELL J, SHARP S, KUMAR A, et al. Discrepancies between F-18-FDG PET/CT findings and conventional imaging in Langerhans cell histiocytosis[J]. Pediatr Blood Cancer, 2021, 68(4): e28891.

[18] KROOKS J, MINKOV M, WEATHERALL A G. Langerhans cell histiocytosis in children: diagnosis, differential diagnosis, treatment, sequelae, and standardized follow-up[J]. J Am Acad Dermatol, 2018, 78(6): 1047-1056.

[19] VALLADEAU J, RAVEL O, DEZUTTER-DAMBUYANT C, et al. Langerin, a novel C-type lectin specific to Langerhans cells, is an endocytic receptor that induces the formation of Birbeck granules[J]. Immunity, 2000, 12(1): 71-81.

[20] BROADBENT V, GADNER H, KOMP D M, et al. Histiocytosis syndromes in children: Ⅱ. Approach to the clinical and laboratory evaluation of children with Langerhans cell histiocytosis. Clinical writing group of the histiocyte society[J]. Med Pediatr Oncol, 1989, 17(6): 492-495.

[21] DONADIEU J, LARABI I A, TARDIEU M, et al. Vemurafenib for Refractory Multisystem Langerhans cell histiocytosis in children: an international observational study[J]. J Clin Oncol, 2019, 37(31): 2857-2865.

[22] LEE L H, KRUPSKI C, CLARK J, et al. High-risk LCH in infants is serially transplantable in a xenograft model but responds durably to targeted therapy[J]. Blood Adv, 2020, 4(4): 717-727.

[23] 中华人民共和国国家卫生健康委员会. 儿童朗格罕细胞组织细胞增生症诊疗规范(2021 年版)[EB/OL]. (2011-04-29)[2011-05-13]. http://www.nhc.gov.cn/yzygj/s7659/202105/3c18fec8a37d452b82fe93e2bcf3ec1e.shtml.

第三十六章

恶性组织细胞病

恶性组织细胞病（malignant histocytosis，MH）又称恶性组织细胞增生症，是一种单核巨噬细胞系统中组织细胞异常增生的全身性恶性疾病。具有起病急，进展快，临床表现缺乏特异性，易误诊，预后差的特点。本病可见于任何年龄，以15～40岁多见，但小儿时期也可发生少数病例，男女发病比例为（2～3）∶1。主要临床表现是高热，肝、脾、淋巴结肿大，全血细胞进行性减少，表现出噬血细胞活性。本病尚无公认有效的治疗方法，化疗可有一定的短期疗效。

【命名演变】

由于对该疾病的认识阶段不同，恶性组织细胞病曾有过多个不同的疾病名称。1914年，Ascheff和Kiyono提出了网状内皮系统的概念。1939年英国病理学家Scott和Robb-Smith报道了4例肝、脾、淋巴结肿大并出现贫血、白细胞减少伴发热、进行性消瘦且最终衰竭死亡的病例，并将这种疾病命名为组织细胞性髓性网状细胞增生症（histiocytic medullary reticulosis，HMR）。1960年中国学者郁之非等首先在国内报道了18例HMR患者的临床表现和血液学及病理学特征，提出骨髓检查对本病的临床诊断具有重要价值，使之在生前确诊成为可能。之后该病又相继被称为组织细胞性网状细胞增生症（histiocytic reticulosis）、恶性网状细胞增生症（malignant reticulosis）、白血病性网状内皮细胞增生症（leukemic reticuloendotheliosis）等。1964年中国著名病理学家秦光煜等以网状细胞增生症（reticulosis）的疾病名称报道了27例患者的病理形态特点。1966年Rappaport将一类具有异形组织细胞及其前体细胞在肝、脾、淋巴结和骨髓等造血组织中发生的肿瘤性增殖，并呈致死性转归的疾病，称为恶性组织细胞病（MH）。1987年国际组织细胞协会将MH列入组织细胞疾病三分类中的第三类。随着病理学诊断技术的发展，1990年Wilson等采用免疫组织化学染色检测了多例曾被诊断为MH的病理组织，发现某些病例其实是表达T细胞系的淋巴系统恶性肿瘤，可能是因为当时缺乏区分组织细胞和淋巴细胞的特异性指标而导致的差错。这引起了人们对MH的重新认识——MH可能不存在。因此，在1997年取消了MH命名。

但随着现代病理学技术的发展，尤其是免疫分型和分子生物学等技术的出现及普及，越来越多的MH被发现。之前沿用的单纯的组织细胞/树突细胞肿瘤已经不能满足疾病的诊断、分类及指导临床的需求。因此，2015年对组织细胞疾病的五分类中，又重新采用MH命名。

【病因及发病机制】

目前病因不明，可能与EB病毒感染有关，也可能与自身免疫性疾病或者免疫功能缺陷有关。Ohshima等观察到1例慢性EB病毒感染后发生了恶性组织细胞病的患者，通过PCR扩增及原位杂交法检测DNA中的EB病毒，结果发现早期感染时非恶性组织细胞与发展为恶性组织细胞中的EB病毒颗粒相同，由此推测，组织细胞感染EB病毒后发生克隆性扩增可能是导致恶性组织细胞病的一个原因。但目前尚缺乏有力的血清学证据。

有多篇文献报道了纵隔生殖细胞肿瘤患者在疾病的不同阶段，甚至尸检提示合并有恶性组织细胞病，这些病例的共同特点是在组织病理学上均含有卵黄囊成分。其中1例存在1号三体和13号单体的染色体异常；另有1例骨髓细胞染色体分析显示47，XY，为罕见的+9基因型，非典型组织细胞标记CD68和溶菌酶阳性、淋巴细胞标记均阴性，最终诊断为纵隔生殖细胞肿瘤相关的真正的恶性

巴细胞,可呈圆形、椭圆形、不规则或狭长弯曲尾状;胞质浅蓝或灰蓝色,可含细小颗粒,核常偏于一侧或一端,核染色质较细致,偶可见核仁;④单核样组织细胞:形态颇似单核细胞,但核染色质较深而粗,颗粒较明显;⑤吞噬型组织细胞:胞体常很大,单核或双核,偏位核染色质疏松,可有核仁;胞质中含有吞噬的红细胞、血小板、中性粒细胞或血细胞碎片等。以上5种细胞目前认为以异型组织细胞和多核巨组织细胞诊断意义较大,但后者在标本中出现的概率较低,而单核样和淋巴样组织细胞在诊断上缺乏特异性意义。细胞化学与免疫细胞化学染色可见恶性组织细胞过氧化物酶阴性、酸性磷酸酶阳性,苏丹黑及糖原反应阴性或弱阳性,α-醋酸萘酯酶染色阳性,ASD氯醋酸脂酶阴性,萘酚-ASD-醋酸脂酶阳性而不被氟化钠抑制。中性粒细胞碱性磷酸酶阴性或积分明显降低,对恶性组织细胞病的鉴别诊断有一定价值。S100在恶性组织细胞中为阳性,而反应性组织细胞为阴性。

3. 组织病理学检查 当骨髓检查不能确诊时,可行淋巴结或其他病变组织活检。异型组织细胞和噬血性组织细胞浸润脾脏及淋巴结等造血组织是本病典型的病理学特点,但全身大多数器官组织如皮肤、浆膜、心、肺、肾、胰腺、胃肠道、乳房、睾丸及神经系统等也可累及,且极少形成瘤样的肿块。受累组织中有许多畸形的、形态多样的异型的组织细胞,亦可见多核巨细胞和吞噬性组织细胞吞噬大量的多种血细胞。恶性组织细胞病的诊断通常是基于组织切片或尸检材料的组织学发现。

【鉴别诊断】

当临床表现不典型,骨髓中仅发现少量异常组织细胞时,诊断应慎重,需除外由于某些感染性疾病如伤寒、布鲁氏菌病、感染性心内膜炎、病毒性肝炎、败血症、结核病等引起的反应性组织细胞增生症。此外,还应与结缔组织病、急性白血病、再生障碍性贫血、粒细胞缺乏症、恶性淋巴瘤等鉴别。

1. 反应性组织细胞增生症 是一种单核巨噬细胞系统的良性疾病,多与感染、免疫调节紊乱性疾病、结缔组织病、亚急性细菌性心内膜炎、免疫抑制等因素有关。血细胞有不同程度减少,骨髓增生活跃,组织细胞增生数量通常<30%,且形态为成熟型的正常组织细胞,也可呈淋巴样或单核样。血清转氨酶、胆红素、肌酐、尿素氮均可升高。主要针对原发疾病进行治疗,预后相对良好。

2. 噬血细胞综合征(hemophagocytic syndrome,HPS) HPS的临床表现也以持续发热、肝脾大、全血细胞减少为主要特征。随着免疫组织化学、细胞遗传学和基因分子遗传学研究的不断进展,过去被误诊为是MH的部分病例,实际上为HPS。MH和HPS在细胞形态、组织学的差异并不存在明显界限,一般认为HPS较MH明显常见。目前认为HPS是一类由原发或继发性免疫异常导致的过度炎症反应综合征,主要由淋巴细胞、单核细胞和巨噬细胞异常激活、增殖,分泌大量炎性细胞因子而引起。由于触发因素不同,HPS可分为原发性HPS或继发性HPS两大类,根据缺陷基因的特点又将原发性HSP分为家族性HPS、免疫缺陷综合征相关HPS和EB病毒驱动型HPS;继发性HPS是由感染、肿瘤、风湿病等多种病因启动免疫系统的活化机制引起的,通常无家族史或已知的遗传基因缺陷。目前公认的HPS诊断仍沿用2004年国际组织细胞协会的修订标准,即符合以下2条中任何1条时可以诊断HLH。

(1)分子诊断符合HPS:如PRF1、UNC13D、STX11、STXBP2、RAB27A、LYST、SH2D1A、BIRC4、ITK、AP3B1、MAGT1、CD27等发现病理性突变。

(2)符合以下8条指标中的5条:①发热,体温>38.5℃,持续>7天;②脾大;③血细胞减少(累及外周血两系或三系),血红蛋白<90g/L,血小板<100×10⁹/L,中性粒细胞<1.0×10⁹/L且非骨髓造血功能降低导致;④高甘油三酯血症和/或低纤维蛋白原血症,甘油三酯>3mmol/L或高于同年龄的3个标准差,纤维蛋白原<1.5g/L或低于同年龄的3个标准差;⑤在骨髓、脾脏、肝脏或淋巴结里找到噬血细胞;⑥血清铁蛋白升高,铁蛋白≥500μg/L;⑦NK细胞活性降低或缺如;⑧可溶性白介素-2受体升高。

3. 结缔组织病 是一类多因性疾病,一般认为与遗传、免疫及病毒感染等有一定关系。具有某些临床、病理学及免疫学方面的共同点,如多系统受累(即皮肤、关节、肌肉、心、肾、造血系统、中枢神经等可同时受累),病程长,变化多,可伴发热、关节痛、血管炎、血沉增快、γ球蛋白增高等,同时又各具特征性表现;近年来研究发现多数结缔组织病均伴有免疫学异常。

4. 淋巴瘤 是起源于淋巴结和淋巴组织的恶性肿瘤,临床表现多样。该疾病通常以无痛性、进行性淋巴结肿大为特征,亦可侵袭鼻咽部、胃肠道、骨骼和皮肤等结外器官引起相应器官受损,常伴有发热、消瘦、盗汗等全身症状,肿瘤累及骨髓可发生贫血、血小板减少及出血。可有血沉、血清乳酸脱氢酶、β2微球蛋白及碱性磷酸酶升高,单克隆或多克隆免疫球蛋白升高。淋巴结、骨髓或其他病变组织活检可明确诊断,根据病理学特点,淋巴瘤主要分为霍奇金淋巴瘤和非霍奇金淋巴瘤两大类。

5. 急性白血病 是起源于造血干细胞的恶性克隆疾病,发病时骨髓中异常的原始细胞和幼稚细胞(白血病细胞)大量增殖,并抑制骨髓正常造血功能,可广泛浸润肝、脾、淋巴结等各种脏器。临床表现为贫血,出血,感染和关节疼痛,肝、脾、淋巴结肿大等局部浸润症状。骨髓检查是诊断白血病的必要手段,可以从形态学(morphology)、免疫学(cellular immunology)、细胞遗传学(cytogenetics)和分子生物学(molecular biology)方面进行 MIMC 的精准诊断和危险度分组,主要分为急性淋巴细胞白血病和急性髓系白血病。

6. 再生障碍性贫血 是多种原因引起的骨髓造血功能衰竭,病因主要分先天遗传性因素(较少见)和后天获得性因素,常见致病因素有病毒感染、化学药物、辐射、免疫异常等。根据病情轻重和发病快慢,可分为重型和非重型。再生障碍性贫血以全血细胞减少为特征,患者主要表现为进行性加重的贫血、出血和感染,但多无肝、脾、淋巴结肿大。骨髓穿刺多部位增生减低(<正常 50%)或重度减低(<正常 25%),造血细胞减少,非造血细胞比例增高,骨髓小粒空虚(做骨髓活检可见到造血组织均匀减少)。此外,需排除引起全血细胞减少的其他疾病。

7. 朗格汉斯细胞组织细胞增生症 是儿童期最常见的一种组织细胞疾病,临床表现多样,既可表现为自限性皮疹或单个骨破坏,也可发展至危及生命的多脏器损害。尤其是多发于婴幼儿的勒-雪病起病急,常以发热、皮疹和肝脾大为特征,病情进展快,可引起多脏器损害,需要与恶性组织细胞病鉴别。组织病理学是确诊朗格汉斯细胞组织细胞增生症最可靠的依据。在新出现的皮疹处做皮疹压片,阳性率较高。此外,皮疹、淋巴结、骨骼病灶局部穿刺物或刮出物也可行病理检查,其特点为有分化较好的组织细胞增生,也可见到泡沫样细胞、嗜酸性粒细胞、淋巴细胞、浆细胞和多核巨细胞。免疫组织化学以 CD1 a 阳性、CD207(langerin)阳性为特征,S100 阳性仅具有初步诊断价值。

【治疗】

1. 支持治疗 早年恶性组织细胞病被视为是一种绝症,尤其是儿童患者病情进展快,预后不良。主要予以对症支持治疗,包括降温治疗,采用物理措施降温,必要时适当应用糖皮质激素;注意预防和治疗继发感染;患者通常有高热、大汗,注意水电解质平衡;纠正贫血,可输新鲜全血或充氧血;预防出血,血小板过低可输注血小板悬液。

2. 化疗 目前对于恶性组织细胞病仍缺乏有效的化疗方案,文献报道可选用 CHOP(环磷酰胺、多柔比星、长春新碱、泼尼松)、BCHOP(博来霉素、环磷酰胺、多柔比星、长春新碱、泼尼松)或 EA(依托泊苷与阿糖胞苷)方案化疗,多认为化疗仅可短期缓解患者的临床症状,但易出现病情反复。Brugieres 等则报道了 27 例经病理证实为恶性组织细胞病的患儿接受含长春新碱、环磷酰胺、多柔比星和泼尼松的联合化疗方案治疗后,22 例患儿完全缓解,1 例部分缓解,4 例无缓解。随访过程中有 8 例患儿复发后,予以洛莫司汀、长春碱和博来霉素治疗,其中 7 例获得第二次完全缓解。5 年生存率为 81%,5 年无复发生存率为 54.5%。病程中出现发热和诊断时年龄在 10 岁以下的患儿复发风险较高。日本学者报道了 10 例恶性组织细胞病患儿的临床特点及疗效,包括男 4 例、女 6 例,均无患有类似疾病的同胞。主要的临床表现有败血症型发热、肝脾大、淋巴结肿大、肺浸润、弥散性血管内凝血,4 例发生惊厥。所有病例均通过骨髓涂片诊断,其中 5 例病例通过活检或尸检标本获得病理诊断。在 5 例患者的淋巴结中,增生的组织细胞均显示 S100 阳性。10 例患儿均接受多柔比星、环磷酰胺、长春新碱和泼尼松(CHOP 方案)治疗。4 例患者在 2～3 个疗程治疗后达到完全缓解,1 例患者在进一步的药物治疗后也达到完全缓解。随访 23～48 个月后,5 例完全缓解患者仍为无病生存状态;在部分缓解者和对治疗无反应的 5 例患者中,4 人在 3 个月内死亡,1 人带病生存 2 个月。骨髓穿刺有助于及时诊断,早期强化联合化疗可改善儿童恶性组织细胞病的预后。Vowels 等报道 1 例 5 岁恶性组织细胞病患儿采用同种异基因骨髓移植治疗取得满意疗效。该患儿最初通过化疗使疾病得到控制,3 年后复发并 3 次累及脑膜。接受 HLA 全相合同胞的灭活的混合淋巴细胞培养（mixed lymphocyte culture，MLC）骨髓移植。随访至移植后超过48个月，该患儿仍然无病生存，骨髓造血重建功能正常，没有移植物抗宿主病的证据。提示骨髓移植可作为恶性组织细胞病的最终疗法。

【预后】

因恶性组织细胞病具有受累组织器官多、病变呈灶性、广泛分布的特点，导致临床表现多样化且缺乏特异性，而极难早期确诊。该病进展快，确诊时未经化疗者，大多数病例在起病6个月内因消耗衰竭、肝肾衰竭、胃肠道或颅内出血导致死亡。化疗可有效缓解症状，但部分患者治疗效果差，或出现病情反复。异基因造血干细胞移植有望改善此类患者的预后。积极寻找恶性组织细胞病的细胞标志物，提高早期诊断率，也有助于改善其预后。

（袁晓军）

参 考 文 献

［1］王昭. 恶性组织细胞病的再认识［J］. 中华血液学杂志，2017，38（9）：806-808.

［2］EMILE J F，ABLA O，FRAITAG S，et al. Revised classification of histiocytoses and neoplasms of the macrophage-dendritic cell lineages［J］. Blood，2016，127（22）：2672-2681.

［3］OHSHIMA K，FUJISAKI T，NAGAFUCHI S，et al. Malignant histiocytosis derived from a common histiocyte clone in a patient with chronic Epstein-Barr virus infection［J］. Leuk Lymphoma，1995，17（3/4）：355-360.

［4］VAISHAMPAYAN U，DAN M E，HUSSAIN M. Unusual hematologic malignancies. Case 2. Mediastinal germ cell tumor，malignant histiocytosis，and acute leukemia［J］. J Clin Oncol，2002，20（17）：3739-3742.

［5］SUENAGA M，MATSUSHITA K，KAWAMATA N，et al. True malignant histiocytosis with trisomy 9 following primary mediastinal germ cell tumor［J］. Acta Haematol，2006，116（1）：62-66.

［6］宋化著，唐先进. 幼儿家庭聚集性恶性组织细胞增生症1例尸解［J］. 菏泽医专学报，1999，11（1）：48.

［7］噬血细胞综合征中国专家联盟，中华医学会儿科学分会血液学组. 噬血细胞综合征诊治中国专家共识［J］. 中华医学杂志，2018，98（2）：91-95.

［8］BRUGIERES L，CAILLAUD J M，PATTE C，et al. Malignant histiocytosis：therapeutic results in 27 children treated with a single polychemotherapy regimen［J］. Med Pediatr Oncol，1989，17（3）：193-196.

［9］ESUMI N，HASHIDA T，MATSUMURA T，et al. Malignant histiocytosis in childhood. Clinical features and therapeutic results by combination chemotherapy［J］. Am J Pediatr Hematol Oncol，1986，8（4）：300-307.

［10］VOWELS M R，LAM-PO-TANG R，MAMEGHAN H，et al. Bone marrow transplantation for malignant histiocytosis in childhood［J］. Cancer，1985，56（12）：2786-2788.

第三十七章

小儿脑肿瘤

脑肿瘤是儿童最常见的实体性肿瘤,其发病率仅次于急性淋巴细胞白血病,居第二位。小儿颅内肿瘤占全部颅内肿瘤的 15%~20%。在美国,每年约 1 500 例患儿被诊断为原发性中枢神经系统肿瘤,如按此发生率计算,推测每年中国将约 3 万名儿童患颅内肿瘤。儿童脑肿瘤可发生在幕上和颅后窝,这 2 个部位的肿瘤发生率基本接近。幕上颅内肿瘤约占 46%,颅后窝肿瘤在儿童中较成人多见。儿童颅内肿瘤中约 54% 来源于颅后窝而成人则为 15%~20%。

第一节　髓母细胞瘤

髓母细胞瘤(medulloblastoma)是儿童期最常见的颅后窝肿瘤。1925 年由 Bailey 和 Cushing 首次命名。一般认为,髓母细胞瘤的发生是原始髓样上皮未继续分化的结果。这种来源于胚胎残余细胞的肿瘤,绝大多数生长在第四脑室顶之上的小脑蚓部,占儿童颅后窝肿瘤的 30%~40%,占儿童颅内肿瘤的 15%~20%。髓母细胞瘤是儿童颅内恶性程度最高的肿瘤之一,其高度恶性表现为生长极其迅速,肿瘤细胞有沿脑脊液产生播散性种植转移的倾向,其发病年龄高峰为 10 岁以前,约 60% 发生在 8 岁以前。虽然髓母细胞瘤恶性程度高,但对放疗敏感,通过综合治疗(手术、放疗、化疗)预后有了很大的改观。而且随着近年来分子诊断和治疗的进展,对髓母细胞瘤的了解逐步深入,其治疗也日新月异。

【病理】

85% 的儿童髓母细胞瘤位于小脑蚓部,它可向前突入,压迫或阻塞第四脑室引起梗阻性脑积水。有时肿瘤向后突入枕大池,与室管膜瘤不同,很少经枕大池而伸入椎管内,偶尔通过第四脑室侧孔长入桥小脑角池。还有少数病例,肿瘤位于小脑半球。肿瘤细胞易于脱落,随脑脊液产生播散侵袭软脑膜的发生率非常高。颅内主要发生于外侧裂池和颅后窝沟、脑池。40% 的患者发生椎管内种植转移,常见于胸腹段,全身转移少见,骨骼转移是全身转移的常见部位。

以往认为髓母细胞瘤是幕下的原始神经外胚叶肿瘤(primitive neuroectodermal tumor, PNET)的一种,但最近的研究表明髓母细胞瘤与其他 PNET 肿瘤存在明显不同,因此最新的 WHO 分类中取消了 PNET 分类。

髓母细胞瘤属于 WHO 分类中的 4 级肿瘤,肿瘤肉眼为灰红色,血供较丰富,质地软而脆。组织学上典型的肿瘤完全由未分化细胞组成,均为小圆细胞。镜检示细胞极为丰富,体积小,胞质少,胞膜不清。细胞核呈圆形或卵圆形,大小不等,染色深,分裂象多。大部分肿瘤细胞无特殊排列,少部分肿瘤细胞不规则聚集成堆,或排列为菊形团结构,表明肿瘤细胞向神经母细胞分化的特征。髓母细胞瘤根据组织学可分为 4 类:①经典型;②促结缔组织增生型 / 结节型;③大细胞型;④广泛小结节型。虽然组织学的不同类型和临床预后之间存在一定的相关性,但近年来出现的分子分型与临床预后的关系更为密切,已经被纳入当前 WHO 分类之中。根据基因组学研究,髓母细胞瘤可以划分为 4 个分子亚型:①WNT 型,约占 10%,主要发生在大龄儿童中,预后最好。②SHH(sonic hedgehog)型,约占 30%,在小于 3 岁儿童和年轻成人中多见,促结缔组织增生型 SHH 型婴幼儿的预后良好,其他 SHH 型预后中等。③3 型,约占 25%,预后最差,常有转移。④4 型,约占 35%,预后中等。

2015 年海德堡会议确定了一种新的危险度分组。①低危:生存率大于 90%,WNT 型和伴全 11 号染色体缺失或全 17 号染色体增益的无转移 4 型肿瘤;②标危:生存率 75%～90%,无 TP53 突变或 MYCN 扩增的无转移 SHH 型、无转移无 MYC 扩增的 3 型和不伴 11 号染色体缺失的 4 型肿瘤;③高危:生存率 50%～75%,有转移的 SHH 型或 4 型肿瘤和 MYCN 扩增的 SHH 型肿瘤;④极高危:生存率小于 50%,有转移的 3 型或伴 TP53 突变的 SHH 型肿瘤。

【临床表现】

从出现症状到就诊时间短,约 50% 不到 1 个月。临床表现通常与第四脑室梗阻导致的脑积水有关,从而出现颅内压增高表现,常见的临床症状有呕吐、头痛、躯干性共济失调。呕吐的发生率最高,可为早期唯一的症状,患儿经常因此到消化科就诊。引起呕吐的原因除颅内压增高外,

还可由于肿瘤直接刺激第四脑室底的迷走神经核。躯干性共济失调,表现为步态不稳,严重者甚至不能站立和坐稳。眼球震颤是眼肌共济失调的表现。其他表现有面瘫、复视、进食呛咳、锥体束征等。

肿瘤转移可出现在 40% 的病例中,但多数没有症状。另外,髓母细胞瘤还可能与某些家族性癌症综合征有关,如 Gorlin 综合征、Turcot 综合征和利 - 弗劳梅尼综合征(Li-Fraumeni 综合征)。

【诊断】

1. CT 检查 约 50% 的髓母细胞瘤有典型的 CT 表现。CT 平扫表现为位于小脑蚓部或小脑半球和蚓部的边界清楚的等、高密度肿瘤,肿瘤密度较均匀,有时可见小斑片低密度坏死灶,肿瘤向前压迫并突入第四脑室,使第四脑室变形,前移,95% 伴有梗阻性脑积水,90% 肿瘤周围有轻到中度的脑水肿带。CT 增强扫描肿瘤呈轻到中度均匀强化,小片状坏死囊变区无强化。肿瘤脑膜播散则表现为脑膜增厚及明显强化,边缘光滑或结节样(图 37-1)。

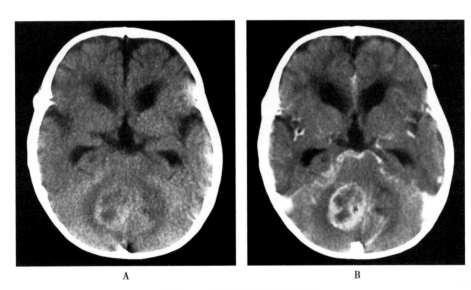

图 37-1 髓母细胞瘤 CT 图像

A. CT 平扫显示小脑蚓部混杂密度肿瘤,内见多个斑片状低密度灶,肿瘤周围有低密度的水肿带;B. CT 增强示肿瘤呈不均匀强化,有强化的肿瘤实质性部分在平扫时基本上呈高密度。

2. MRI 检查 髓母细胞瘤在 MRI 上变化较大。肿瘤在 T_1 加权像为低或等信号,增强后为高信号,T_2 加权像变异性大,可表现为高信号到等信号,呈长 T_1 和长 T_2 信号。MRI 上有时可

显示囊变。由于髓母细胞瘤包含致密小圆细胞,胞质成分少,游离水含量少,因此在 MRI 弥散加权成像上表现为弥散受限和表观弥散系数下降。肿瘤位于上蚓部时常使中脑导水管受压、变

窄，向前方移位。肿瘤居第四脑室顶部时，导水管被撑开并向上移位，因此正中矢状位扫描非常重要。注射钆喷酸葡胺（Gd-DTPA）后呈明显均一强化。出现沿脑脊液种植转移时，在脑室壁、脑池，甚至蛛网膜下腔增强扫描呈明显强化（图37-2）。

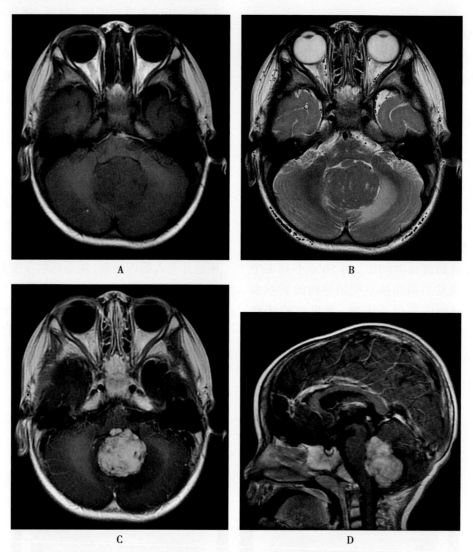

图37-2　四脑室促结缔组织增生型髓母细胞瘤，分子分型为 SHH，MRI 平扫横断位
A. T_1 加权像低信号；B. T_2 加权像等信号显示第四脑室实质性占位；C. 增强扫描横断位；D. 增强扫描后矢状位均匀性明显强化。

【鉴别诊断】

髓母细胞瘤主要应与第四脑室室管膜瘤及颅后窝中线部位的星形细胞瘤相鉴别。室管膜瘤起源于第四脑室的室管膜上皮，因刺激第四脑室底发病早期会引起较频繁的呕吐，CT平扫时肿瘤呈等高密度或略高密度病灶，50%以上的室管膜瘤CT平扫时可见多发斑点状或砂粒状高密度钙化灶，周围无脑水肿带。散在的点状钙化有助于与髓母细胞瘤鉴别。典型的囊性星形细胞瘤边界清楚，囊液密度CT值接近或略高于脑脊液，囊壁上可见低于脑实质密度的瘤结节。实质性肿瘤中央坏死者，实质部分和囊壁CT平扫时为等低密度，增强扫描肿瘤实质部分为不规则、不均一强化。关键一点是两者在MRI弥散加权成像上通常都无弥散受限表现。

【治疗】

1. 继发性脑积水的治疗　由于绝大多数髓母细胞瘤患儿就诊时均存在继发性脑积水，因此脑积水经常是神经外科医师首先要面对的问题。但是对于脑积水的处理目前仍然有一些争议。地塞米松注射可以缓解症状和减轻呕吐。轻度脑积水，肿瘤切除术可以打通脑脊液循环通路者，可以考虑暂时不处理脑积水，直接进行肿瘤切除术。术前脑积水明显者,可以放置脑室外引流(外引流管或Ommaya囊),但是要警惕幕上疝可能,并且需要管理脑脊液引流。肿瘤切除后外引流多可以顺利拔除。仅有10%～40%的患儿术后需要永久性脑脊液分流,因此目前不提倡术前常规脑室腹腔分流,仅适用于低龄儿童、肿瘤广泛、脑室巨大或肿瘤转移的情况,但也有幕上疝、肿瘤出血或肿瘤种植可能。在一些中心,对于颅后窝肿瘤继发脑积水患儿,内镜下第三脑室造瘘已经成为常规,但对设备和技术有一定要求,且有术中出血和杂质阻塞造瘘口的可能。

2. 髓母细胞瘤的治疗　主要是手术切除及术后放疗并辅以化疗。手术目的是在保证安全的前提下尽可能切除肿瘤。切除手术采用枕下正中切口,锯开颅后窝骨质,可切除 C_1 后弓,切开硬脑膜后,见小脑蚓部增宽膨隆或可在小脑延髓池中观察到肿瘤,沿正中线电凝后切开蚓部或经膜帆入路可见肿瘤,将其与周围组织分开,肿瘤供血多来自两侧小脑后下动脉,在紧靠肿瘤处电凝切断供血动脉。肿瘤质地较软者可用轻柔的吸引器吸除肿瘤,也可用超声吸引器吸除肿瘤。操作时止血要彻底,使用双极电凝止血,切除肿瘤时要及时冲冷盐水降温,同时要注意避免损伤脑干。关颅时硬脑膜缝合需严密,骨瓣可用可吸收颅骨锁或连接片复位。手术原则是被肿瘤梗阻的脑脊液循环通路要重新恢复。若手术时导水管未打通,术后仍存在颅内压增高表现,多需要加行脑室腹腔分流。残存肿瘤超过1.5cm² 术后可能容易出现肿瘤复发或进展,但对总体生存率似乎影响不大。

髓母细胞瘤属高度恶性、生长迅速、边界不十分清楚的脑肿瘤,术后易复发。但髓母细胞瘤细胞分裂指数较高故对放疗呈高度敏感,患者术后接受放疗可延长患者生存期。术后放疗的效果是显而易见的。目前统计,其5年生存率为70%～80%。美国儿童肿瘤协作组推荐全脑、脊髓及颅后窝3部分放疗。头部放疗应包括筛板后达颈髓,脊髓放疗下界达 S_2 水平。在术后辅助治疗方案选择上,依患儿年龄、手术切除情况及有无转移分为高危组和低危组。低危组(年龄>3岁,肿瘤全切除,无转移)放疗剂量为全脑30Gy,脊髓30Gy,颅后窝50Gy。近年的资料表明,放疗后加联合化疗能显著减少术后复发和转移,提高生存率。高危组(年龄<3岁,残余肿瘤直径>1.5cm或有转移播散者)术后应进行放疗。高危组患儿肿瘤全切除、无转移者,多数学者主张术后采用化疗,待3岁后接受正规放疗。随着对髓母细胞瘤分子分层的日臻成熟,化疗方案在不断变化更新中,目前有多项临床研究正在进行,以期对不同的分子分型采用更为合适有效的方案和靶向治疗。虽然放疗是一种十分有效的办法,但其近期和远期并发症较严重。近期并发症为外周血白细胞和血小板减少。远期并发症为身材矮小、生长发育迟滞,并有不同程度的内分泌功能低下、记忆力明显降低、学习困难等。

第二节　星形细胞瘤

星形细胞瘤(astrocytoma)是儿童最常见的颅内肿瘤,可发生在颅后窝,亦可发生在大脑半球,60%～70%位于颅后窝,在儿童颅后窝星形细胞瘤发病率仅低于髓母细胞瘤,约占颅后窝肿瘤的20%。

【病理】

颅后窝星形细胞瘤大多数位于小脑半球,中线小脑蚓部,少数位于脑桥小脑角。肿瘤可以是囊性、实质性的或实质性伴中央坏死,约50%为囊性伴瘤结节。钙化少见,主要见于肿瘤的实质部分。囊性变是星形细胞瘤的显著特征,囊性变有2种类型:一种是肿瘤组织内有单房或多房的囊,其囊壁由肿瘤组织构成,肿瘤可有边界,但部分可边界不清;另一种为一个很大的囊性占位,瘤内有瘤结节附于囊壁上,囊液为棕黄色液体,通常囊内液体蛋白质含量较高,少数可伴有坏死和出血。

临床上有助于医师对患者预后作出判断的4级分类系统,依据肿瘤细胞是否存在核异型性、有丝分裂、内皮细胞增生和坏死作为明确肿瘤级别的指标,WHO依肿瘤良、恶性程度不同分为Ⅰ～Ⅳ级。Ⅰ级:组织学上表现为相当好的分化程度,包括毛细胞型星形细胞瘤和室管膜下巨细胞型星形细胞瘤;Ⅱ级:分化较好的星形细胞瘤,但有弥漫性浸润,包括多形性黄色星形细胞瘤和弥漫性星形细胞瘤;Ⅲ级:间变性星形细胞瘤和间变性多形性黄色星形细胞瘤(细胞数增加、多形性、核不典型、有丝分裂、无血管增殖或坏死);Ⅳ级:胶质细胞瘤包括其亚型巨细胞胶质母细胞瘤及胶质细胞肉瘤,组织学表现为细胞高度密集、间变性、多形性、明显的血管增殖或坏死。

低级别的星形细胞瘤在儿童最常发生在小脑半球,小脑低级别星形细胞瘤占所有儿童颅内肿瘤的15%~18%。其中70%~80%为毛细胞型星形细胞瘤,毛细胞型星形细胞瘤由2种成分组成:含有多种长纤维的双极成胶质细胞和由散在的纤维原生质星形细胞组成的纤维囊性结构。由于毛细胞型星形细胞瘤预后较好,在临床实际分类上常将其与其他低级别星形细胞瘤区分。

另外,1型神经纤维瘤病和结节性硬化症分别与毛细胞型星形细胞瘤和室管膜下巨细胞型星形细胞瘤存在明显相关性。

间变性星形细胞瘤组织学特点为星形细胞瘤细胞密度大,核异型性和有丝分裂程度高,但缺少胶质母细胞瘤的特点。

胶质母细胞瘤又称胶质细胞瘤或多形性胶质母细胞瘤,目前临床上统称胶质母细胞瘤。组织学上除细胞高度密集、核异型性、有丝分裂程度高外,有明显的血管内皮细胞增生和坏死。胶质母细胞瘤是分化程度最低和恶性程度最高的星形细胞瘤。

儿童星形细胞瘤的分子表现与成人存在明显差异,多数病例的染色体核型正常。毛细胞型星形细胞瘤存在 *BRAF* 基因融合的病例较 *BRAF*-V600E 突变者预后更佳。

【临床表现】

1. 小脑星形细胞瘤　临床表现与其他颅后窝肿瘤相同,为颅内压增高和小脑损害,通常颅内压增高出现较早,小脑症状出现则较晚。

(1)颅内压增高:小脑星形细胞瘤易引起梗阻性脑积水,头痛,呕吐为首发症状。头痛初始为间歇性,多在枕部,亦可发生在前额部,随疾病发展头痛变为持续性,常伴有喷射性呕吐。在年龄较小的患儿,因不能用语言表达主诉,常有用手击打头部的表现。呕吐常发生在清晨,呕吐时可伴或不伴有头痛。呕吐后头痛症状减轻,与呕吐时脱水和过度屏气使颅内压降低有关。

(2)小脑损害:表现为单侧肢体共济失调,上肢表现为肢体震颤、轮替和精细动作异常,下肢步态蹒跚。肿瘤位于蚓部或近中线者,出现平衡障碍或共济失调,表现为步态不稳,容易跌倒、倾倒,严重者不能行走和站立。神经系统检查时,常发现眼球震颤,其他表现如颈部抵抗和强迫体位在临床上常被误诊为颈椎半脱位而就诊骨科,此为小脑扁桃体下疝压迫颈神经根导致。

2. 大脑星形细胞瘤　表现为颅内压增高和局灶性神经系统体征。颅内压增高症状包括头痛、呕吐、视盘水肿等,局灶性神经系统症状为癫痫发作。肿瘤接近脑表面者易出现癫痫发作,有些病例以癫痫为首发症状。

【诊断】

1. CT检查　典型的囊性星形细胞瘤表现为小脑半球或蚓部圆形或椭圆形囊性肿瘤,其边界清楚,囊液密度值接近或高于脑脊液,囊壁上可见密度高于囊液但低于脑实质的瘤结节。CT增强扫描囊壁不强化,而瘤结节明显强化。实质性肿瘤中央坏死者,实质部分和囊壁CT平扫一般为等、低密度,CT增强扫描囊壁和肿瘤的实质部分显示为不规则、不均一强化,囊性部分可为单房或多房,各种小脑星形细胞瘤的肿瘤周围均有不同程度的低密度脑水肿区,有明显的占位效应,第四脑室受压变形、移位,常并发梗阻性脑积水,肿瘤较大时,脑干也可被推移(图37-3)。

大脑半球星形细胞瘤CT表现多种多样,平扫实质部分以低密度为主,少数为等密度。CT增强扫描实质部分可以完全强化,部分强化或不强化。

低级别星形细胞瘤CT表现为边界不清楚的低密度肿块,缺少占位效应,周边水肿和肿瘤质地不均匀。间变性星形细胞瘤和胶质母细胞瘤CT表现上为边界较低级别星形细胞瘤明显。

2. MRI检查　肿瘤位于幕下者:囊性或囊性为主的肿瘤,囊液含蛋白质较高,呈明显长 T_1 与 T_2 信号。如肿瘤外围有实质部分,呈等信号并有轻、中度异常对比增强。注射钆喷酸葡胺后瘤体实质性部分可明显强化,而囊性部分不强化,瘤结节可见强化。矢状位扫描有助于明确肿瘤位置以及与邻近结构关系(图37-4)。肿瘤位于幕上者:大脑半球星形细胞瘤实质性部分近乎等信号,囊性部分通常呈长 T_1、T_2 信号,实质并有囊性成分则兼有上述2种信号。一般来讲,肿瘤增强明显和肿瘤周围水肿明显提示星形细胞恶性程度高。这点对鉴别间变性星形细胞瘤和低级别星形细胞瘤具有重要意义。胶质母细胞瘤在MRI上表现为边界清楚的占位性病变,增强扫描后肿瘤强化明显,肿瘤占位效应,周边水肿明显,肿瘤内信号不均匀。在MRI上肿瘤边缘表现为不规则高信号区。

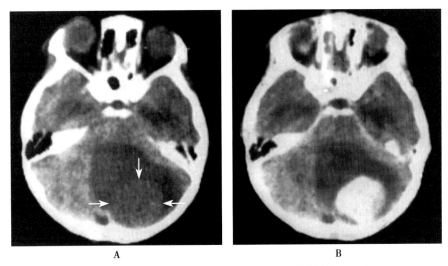

A   B

图 37-3 小脑毛细胞型星形细胞瘤 CT 图像（男性，6 岁）

A. CT 平扫显示左侧小脑半球囊性占位，囊后部见密度高于囊液、但低于脑实质之大的瘤结节（箭头处），第四脑室显示不清，幕上可见梗阻性脑积水；B. CT 增强扫描显示肿瘤的囊性部分无强化，后方低密度大结节明显强化，囊壁无强化。

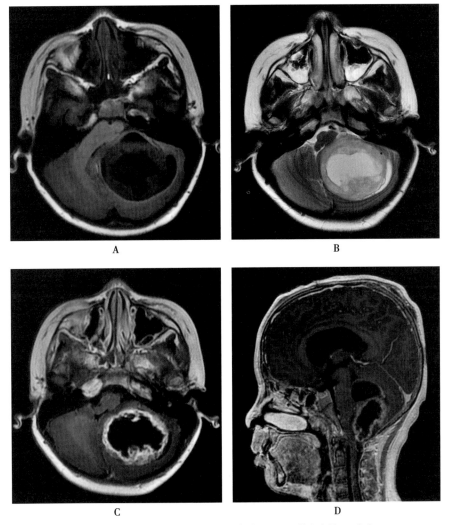

A   B

C   D

图 37-4 小脑毛细胞型星形细胞瘤 MRI 图像（女性，7 岁）

MRI 水平位平扫显示左侧小脑半球囊实性占位，实性成分。
A. T_1 加权像略低信号；B. T_2 加权像略高信号，脑干受压变形；C. MRI 增强扫描横断位；
D. MRI 增强扫描矢状位显示实性部分明显强化，囊性部分无强化。

【鉴别诊断】

小脑星形细胞瘤主要以颅内压增高和小脑半球损害为特征,主要与髓母细胞瘤、室管膜瘤鉴别。

1. 髓母细胞瘤 发病年龄相对较小,肿瘤主要位于蚓部,蚓部损害较半球损害明显。CT平扫表现为小脑蚓部边界清楚的等、高密度肿瘤,肿瘤密度较均匀,有时可见小斑片低密度坏死灶,肿瘤的囊变及钙化少见。

2. 室管膜瘤 室管膜瘤起源于第四脑室的室管膜上皮,因刺激第四脑室底,发病早期引起较频繁的呕吐,CT平扫肿瘤呈等高密度或略高密度病灶,50%以上的室管膜瘤CT平扫时可见多发斑点状或砂粒状高密度钙化灶,周围无脑水肿带。

【治疗】

星形细胞瘤对放疗及化疗不甚敏感,故手术治疗是唯一有效的治疗方法。颅内压增高(头痛、呕吐频繁),梗阻性脑积水严重,临床上患儿一般情况较差者(脉搏、呼吸变慢,血压升高)宜先行脑室镜下第三脑室造口术脑室外引流术或脑室腹腔分流术。脑室外引流放液速度不宜太快,连接外引流装置其高度通常在脑室水平以上1.46kPa(150mmH$_2$O),根据年龄,控制每天引流的脑脊液量,保持24小时均匀滴出。一般在3～5天行开颅肿瘤切除术。若引流后脑干受压不缓解,应急诊手术。

选择颅后窝中线切口,电锯锯开枕鳞部,骨窗于肿瘤侧则应锯开多些。若硬脑膜张力高肿瘤囊较大,则应先用脑针经硬脑膜直接穿刺肿瘤囊抽出囊液后再打开硬脑膜。肿瘤位置确定后,可在直视下或显微镜下切除肿瘤,肿瘤若在囊内,打开囊壁后寻找瘤结节,瘤结节切除后已达到根治目的,不必处理囊壁,若肿瘤实性或囊在瘤内,应可能多地切除肿瘤而不损伤正常的小脑组织。当肿瘤侵袭脑干时,不可强求全切除,否则会造成脑干损伤。肿瘤质地较硬或体积大,可用超声刀切除肿瘤,肿瘤切除后,止血要彻底,硬脑膜缝合严密,防止脑脊液漏,骨瓣用颅骨锁复位,肿瘤未能全切除或恶性变者,术后加以放疗辅助,低龄儿童需要接受化疗。

第三节 室管膜瘤

室管膜瘤(ependymoma)起源于脑室系统和中央管的室管膜细胞及其下的胶质上皮细胞。多发生在脑室系统,脑室系统外存在室管膜细胞,因此脑室系统外亦可以发生室管膜瘤。幕上和幕下均可发生,约3/4位于幕下,1/4位于幕上。儿童室管膜瘤位于幕下者占70%,极少数可发生在大脑半球白质而与脑室系统基本无关。室管膜瘤占儿童颅后窝肿瘤的8%～15%,60%的患儿发病年龄在5岁以前。其发病率仅次于髓母细胞瘤和小脑星形细胞瘤而居第三位。

【病理】

肿瘤多数位于或邻近脑室,少数起源于远离室管膜表面的部位。发生在第四脑室者大多起于脑室底延髓部分,肿瘤逐渐增长充满第四脑室的大部分,造成梗阻性脑积水。15%室管膜瘤可以通过两侧隐窝延伸至桥小脑角,并包绕邻近的血管和脑神经。60%可以通过第四脑室正中孔进入小脑延髓池,部分可通过枕骨大孔伸至颈部椎管内的颈髓后方。大多数室管膜瘤是实质性的,质地较软、松,钙化的发生率为50%,20%有囊变。室管膜瘤可沿脑脊液通路播散种植转移,尤其是间变性或恶性室管膜瘤。据Smyth(2000年)统计,儿童间变性或恶性室管膜瘤在诊断时3%～17%有脑脊液种植转移。

镜下细胞多较致密,大小一致,呈多角形,细胞核呈圆形或卵圆形。肿瘤细胞围绕血管腔呈菊形团或假菊形团排列。

在组织学上,2016年WHO将室管膜肿瘤分为以下几种类型。

1. 室管膜下瘤和黏液乳头型室管膜瘤 前者主要为室管膜下胶质细胞,可呈假菊形团样排列,有少量室管膜细胞分布。后者肿瘤细胞呈乳头状排列,围绕乳头状结构的结缔组织有黏液样变性并含有玻璃样变和血管结构。WHO分级均属I级。

2. 室管膜瘤 有细胞型、乳头型和上皮型3种亚型。肿瘤边界清楚,质地软,因有灶性出血或坏死导致部分肿瘤呈囊变伴有钙化,有时邻近脑组织受肿瘤浸润。室管膜瘤的组织学特点是包绕在血管周围形成"假菊花团"或"真菊花团"样改变，WHO分级属Ⅱ级。

3. *RELA* 融合阳性的室管膜瘤　最新纳入的分类，多位于幕上，占儿童幕上室管膜瘤的70%，WHO分级属Ⅱ级或Ⅲ级。

4. 间变性或恶性室管膜瘤　肿瘤细胞排列致密成片，细胞及核形态各异，有丝分裂象增多。间变性室管膜瘤在幕上的发生率相对较高。WHO分级属Ⅲ级。

【临床表现】

颅后窝室管膜瘤与其他颅后窝肿瘤一样，颅内压增高症状十分明显，同时伴有小脑和脑干症状。颅内压增高症状常早期出现，约50%的患儿以头痛伴呕吐为首发症状，有的患儿单纯以呕吐为首发症状，这是肿瘤在第四脑室内刺激基底部的迷走神经核导致。小脑症状表现为步态不稳、肢体或躯干性共济失调、肌张力减退、眼球震颤。脑干症状表现为眼球内斜及口角歪斜，肿瘤侵袭第9~12对脑神经表现为吞咽发呛、声音嘶哑等。其他症状有强迫体位及颈部抵抗，可能由慢性枕骨大孔疝导致。

幕上室管膜瘤常邻近侧脑室向脑内生长，最常见部位为额叶，其次为顶叶和颞顶叶。主要临床表现为局限性抽搐，及颅内压增高症状。

【诊断】

1. CT检查　CT平扫常表现为颅后窝中线处等密度、低密度，有时可为不均匀高密度及混杂密度病灶。15%~20%肿瘤内见多发小片状低密度囊变区。约50%见多斑点状或砂粒状高密度钙化灶，一般为小结节状，这是室管膜瘤重要的征象，10%可见肿瘤内出血，CT增强扫描肿瘤实质部分一般呈中度强化，周围脑组织无水肿，因为大多数室管膜瘤位于脑室内。若肿瘤较小，可观察到后方脑脊液腔隙，此时诊断较易作出，若肿瘤较大完全占据第四脑室，有时很难与髓母细胞瘤鉴别。若肿瘤通过第四脑室侧隐窝向桥小脑角延伸，则有利于室管膜瘤的诊断(图37-5)。

2. MRI检查　MRI检查由于不能显示钙化，因此限制了其诊断价值。室管膜瘤在T_1加权像上呈低或等信号，在T_2加权像上呈明显高信号，有时可清晰显示其内迂曲走行的血管流空信号，液体抑制反转恢复(fluid attenuated inversion recovery，FLAIR)序列为高信号。肿瘤具有明显的异常对比增强，同时可见合并脑积水。常见存在钙化或瘤内出血。

大脑半球室管膜瘤通常在顶、颞、枕三叶交界处。儿童患者由于瘤体内有较大的囊肿形成在T_1加权像上呈更低信号，T_2加权像上有更高的信号，实质部分钙化信号混杂(图37-6)。

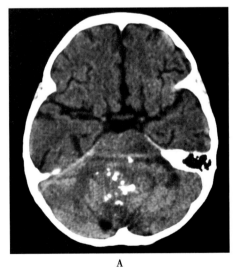
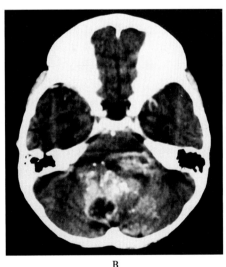

图37-5　室管膜瘤CT图像(男性，5岁)

A. CT平扫显示颅后窝中线边界不清的等密度病灶，内见多个粗颗粒状钙化灶；B. CT增强扫描显示肿瘤呈明显不均匀强化。

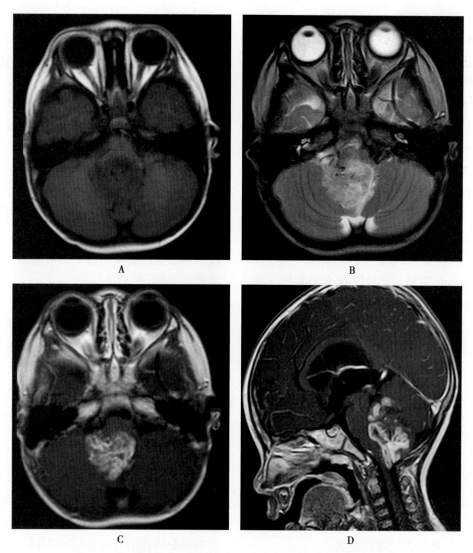

图 37-6　室管膜瘤 MRI 图像（男性，1 岁，第四脑室室管膜瘤Ⅱ级）
A. MRI 平扫横断位，T_1 加权像呈低信号；B. MRI 平扫横断位，T_2 加权像为高信号，病灶内可见迂曲走行的血管影；C. MRI 增强扫描横断位呈不均匀明显强化；D. MRI 增强扫描矢状位显示病灶与脑干关系密切。

【鉴别诊断】

颅后窝室管膜瘤主要需与髓母细胞瘤、颅后窝中线部位的星形细胞瘤鉴别。

1. 髓母细胞瘤　发病年龄相对较小，肿瘤主要位于蚓部。CT 平扫可见小脑蚓部边界清楚的等、高密度肿瘤，肿瘤密度较均匀，有时可见小斑片低密度坏死灶，肿瘤囊变及钙化少见。

2. 颅后窝中线部位的星形细胞瘤　典型的颅后窝囊性星形细胞瘤表现为小脑半球或蚓部圆形或椭圆形的囊性肿瘤，边界清楚，囊液密度值接近或高于脑脊液，囊壁上可见密度高于囊液但低于脑实质的瘤结节。CT 增强扫描囊壁不强化，而瘤结节明显强化。实质性肿瘤中央坏死者，实质部分和囊壁 CT 平扫一般为等、低密度，增强扫描囊壁和肿瘤的实质部分显示不规则、不均一强化。囊性部分可分为单房或多房，各种小脑星形细胞瘤周围均有不同程度的低密度脑水肿区，有明显占位效应，第四脑室受压变形、移位，常并发梗阻性脑积水。肿瘤较大时，脑干也可移位。

【治疗】

手术治疗是室管膜瘤的首选治疗方法，应争取将肿瘤完全切除。但肿瘤切除的程度主要取决于肿瘤与第四脑室底的关系。通常第四脑室内较光滑，肿瘤与正常的室管膜有清楚的边界，肿瘤原发部位与正常小脑边界不清，呈浸润性生长。若肿瘤自第四脑室底部长出，则与第四脑室底部粘连甚紧，并不同程度浸润脑干,在这种情况下完全切除是不可能的,否则会损伤脑干,应该在第四脑室底部残留一薄层肿瘤。另外,肿瘤如果侵袭桥小脑角并包裹后组脑神经时,经常难以完全切除,且手术并发症较多。

儿童颅后窝肿瘤,大多数发现较晚,肿瘤较大,通常存在不同程度的梗阻性脑积水。为缓解症状、降低颅内压、提高患儿对手术的耐受力,主张术前先行脑积水分流手术的观点越来越被人们接受。术式可选择脑室镜下第三脑室造口或脑室腹腔分流,也可术前行外引流达到以上目的。外引流3～5天后,再行开颅肿瘤切除术。

室管膜瘤对放疗较敏感,术后放疗对改善患者预后有一定的帮助。室管膜瘤易发生椎管内播散性种植转移。幕上室管膜瘤椎管内种植转移比幕下多见。原则上不论颅后窝室管膜瘤是否完全切除均应进行放疗,在没有脊髓转移的情况可以仅行全脑放疗而不必行全脊髓放疗。

小儿室管膜瘤对化疗不敏感,因此化疗在其治疗中的作用尚不明确,可能在肿瘤残留或复发和低龄儿童在等待放疗期间有所帮助。

第四节　脑　干　肿　瘤

脑干为脑的传导束和脑神经核集中的部位,脑干肿瘤(brain stem tumor)是指发生在中脑、脑桥和延髓的肿瘤。脑干肿瘤与其他部位肿瘤一样,主要为神经胶质瘤。儿童期脑干肿瘤较成人期多见,占儿童颅内肿瘤的10%～20%,占幕下肿瘤的20%～30%。脑干的胶质瘤中约80%为弥漫性内生性脑桥胶质瘤(diffuse intrinsic pontine glioma,DIPG),10%～15%为低级别星形细胞瘤。脑干肿瘤的发病高峰在7～9岁,绝大多数发生在脑桥,但可累及中脑和延髓。Choux等根据影像学表现将脑干肿瘤分为4类:①弥漫型;②局灶内生型;③局灶外生型;④颈髓型。

【病理】

肿瘤表面呈灰白或粉红色,鱼肉状,可有囊性变。生长迅速,恶性度高的脑干肿瘤可有肿瘤出血、坏死。儿童脑干肿瘤常以分化较差的极性成胶质细胞瘤、髓母细胞瘤和室管膜瘤多见。

脑干肿瘤引起临床症状的原因:①肿瘤细胞的直接浸润、压迫和破坏脑神经核和各种神经传导束,造成脑神经瘫痪,脑神经瘫痪先出现于患侧,而运动和感觉的症状则首先出现于对侧,出现交叉性瘫痪症状;②肿瘤压迫造成中脑导水管狭窄或闭塞,引起脑脊液循环通路的阻塞导致阻塞性脑积水,颅内压增高;③肿瘤的局部压迫引起脑干血供障碍和肿瘤向外扩张压迫邻近组织而出现一系列症状。

【临床表现】

脑干在解剖学上有中脑、脑桥、延髓之分。临床症状分为一般症状和局灶性症状2类。

1. 一般症状　多数均有头痛、呕吐、性格改变。颅内压增高不是脑干肿瘤的首发症状。

2. 局灶性症状　随肿瘤的部位而异,但肿瘤呈浸润性生长,很难具体划分。故脑干肿瘤最常见的症状和体征为多发脑神经损害、锥体束征和小脑体征。

(1)脑神经损害:脑神经一个或多个损害是脑干肿瘤的重要特征,表现为眼球内斜及复视(展神经麻痹),口角歪斜(面神经损害),吞咽困难、进食呛咳(舌咽神经迷走神经损害),眼睑下垂(动眼神经麻痹),单侧和双侧角膜反射消失(三叉神经损害),伸舌偏向患侧(舌下神经损害)。

(2)锥体束征:表现为肌张力增高,腱反射亢进,一侧肢体力弱(偏瘫或截瘫)。锥体束征多出现在脑神经损害的对侧,这种"交叉性瘫痪"为脑干病变特有。

(3)小脑体征:主要表现为共济失调及眼震,步态不稳等。

【诊断】

1. CT检查　脑桥胶质瘤以弥漫性生长为主,CT平扫表现为脑干增粗或外形异常,脑干周围的脑池变浅或消失,第四脑室受压变形、后移。当肿瘤向前生长时可以包埋中央的基底动脉,肿瘤外突性生长时可位于桥小脑角,可能与其他桥小脑肿瘤混淆。肿瘤以低密度为主,有时也可为等密度:肿瘤中有时可见坏死囊变导致的斑片状更低密度区。CT增强扫描弥漫性胶质瘤一般无强化,而局限性胶质瘤可以不均匀强化。中脑胶质瘤以局限性生长为主,肿瘤向上生长累及丘脑,CT平扫为低密度,增强扫描表现多样,可以呈环状强化,均匀或不均匀强化,延髓胶质瘤发病率最低,由于颅后窝的伪影CT的诊断价值不如MRI(图37-7)。

2. MRI检查　MRI诊断脑干肿瘤明显优于CT,主要表现为脑干增粗,瘤组织呈长T_1与长T_2信号,在T_1加权像呈低信号,在T_2加权像呈高信号。

脑干肿瘤好发于脑桥,中脑、延髓少见。脑桥胶质瘤向上可侵袭中脑,并经大脑脚延及间脑,向下可侵入上颈髓,向外侧经由小脑脚进入小脑半球,位于脑桥后外侧可造成定位诊断偏差。脑桥肿瘤最初表现为正中矢状位脑桥前后径变大。随肿瘤生长,除脑桥变形变粗外,第四脑室底部向后移位,基底动脉向前移位并被肿瘤包埋,肿瘤组织在T_1加权像上呈稍低信号,在T_2加权像上呈高信号,注射钆喷酸葡胺后呈轻度强化(图37-8)。

【鉴别诊断】

脑干肿瘤在儿童期主要与脑干脑炎鉴别。脑干脑炎发病前1～4周有感冒、发热等上呼吸道感染或其他病毒感染病史。脑干脑炎起病急,早期出现精神症状和意识障碍,较短时间内出现双侧脑神经麻痹伴有肢体运动、感觉障碍。

儿童较少见的颅内动脉瘤引起单发性动眼神经损害,通过影像学检查以资鉴别。

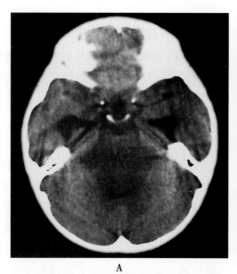
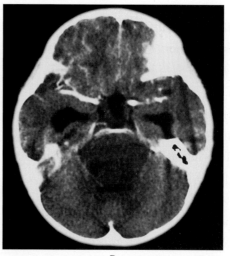

A　　　　　　　　　　　B

图37-7　脑干胶质瘤CT图像(女性,8岁)

A. CT平扫显示脑干明显增粗,密度普遍性减低,脑干周围脑池消失,第四脑室受压后移,幕上脑积水;B. CT增强扫描显示肿瘤无强化。

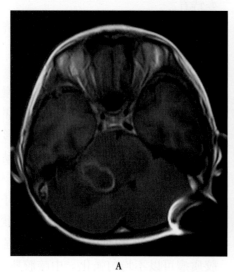
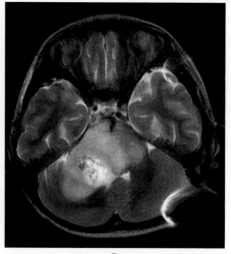

A　　　　　　　　　　　B

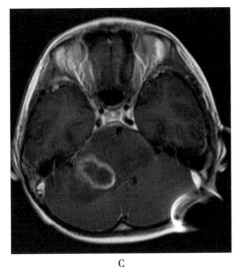
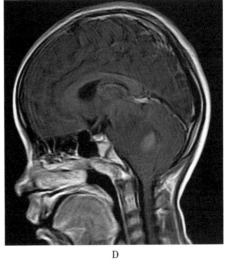

图 37-8 脑干胶质瘤 MRI 图像(女性,8 岁)

A. MRI 平扫 T$_1$ 加权像低信号,伴环状高信号；B. MRI T$_2$ 加权像高信号,病变向右侧小脑及脑桥小脑三角突出；C、D. MRI 增强扫描横断面、矢状面,大部分无明显强化,小部分片状强化。

【治疗】

过去脑干肿瘤等同于不能行手术切除的肿瘤。随着显微镜、双极电凝、超声吸引器、术中神经监护、神经导航仪等使用,过去被视为手术禁区的观点已发生变化。近年来的研究提示,脑干肿瘤所在部位不仅与肿瘤本身组织学有关,而且与肿瘤是否能被切除相关。位于脑干脑桥部位的肿瘤以恶性多见,其他部位的胶质瘤以低度恶性为多。虽然脑干肿瘤绝大多数为星形细胞瘤,但其他肿瘤类型亦存在,故手术探查有以下理由：①取得肿瘤组织后能明确肿瘤性质；②伴有囊性变的肿瘤通过手术排空囊液能延长生存；③能切除部分肿瘤组织,尤其是突出脑干外的瘤组织。

中脑、延髓的胶质瘤目前的观点都主张手术治疗。典型的中脑肿瘤起源于大脑脚或顶盖,此部分的胶质瘤常为低度恶性星形细胞瘤,起源于大脑脚的星形细胞瘤常伴有较大囊变性,吸除囊液及壁周围肿瘤组织后症状缓解病情可稳定多年。延髓肿瘤几乎均在儿童中发病,其组织学类同于脊髓髓内星形细胞瘤为低度恶性星形细胞瘤,高度恶性肿瘤少见。弥漫性脑桥肿瘤通常是恶性的(分化不良型星形细胞瘤或胶质母细胞瘤),故位于该部位的肿瘤不主张手术,若要明确肿瘤性质可采用立体定位活检,然后进行放疗,如果活检标本存在 K27M 突变,说明预后不良,应该考虑非手术治疗。

放疗多年来被认为是脑干胶质瘤治疗的主要方法。尤其是对不适于手术的脑干弥漫性胶质瘤。对脑干肿瘤造成第四脑室和导水管堵塞导致颅内压增高者,放疗前应先行脑室腹腔分流或第三脑室造瘘降低颅内压,既能为放疗的安全提供有力的保障,又能延长患儿的生存期。放疗虽然对患者进行性加重的症状有一定缓解作用,能暂时在功能上有所恢复,延长患者生存期和提高生活质量,但所有的患者在数月和半年左右最终都会出现肿瘤复发,一旦复发,临床症状迅速恶化。

化疗对脑干肿瘤的治疗效果不佳,期待出现新的靶向药物并在临床试验中作用有效。

第五节 颅咽管瘤

颅咽管瘤(craniopharyngioma)占儿童颅内肿瘤的 5%～10%,占鞍区及鞍上肿瘤的 56%,是儿童期最常见的非胶质瘤细胞来源的肿瘤。颅咽管瘤的起源仍不清楚,但多认为儿童颅咽管瘤(造釉型)起源于胚胎期 Rathke 囊的原始上皮细胞。一般认为,颅咽管起源于胚胎期原始口腔外胚叶形成的颅颊管残存的上皮细胞。颅咽管瘤有两个高发年龄,第一个高峰在儿童 5～10 岁,第二个高峰在 50～60 岁,一般认为 50% 以上颅咽管瘤发生于儿童。Kahn 研究发现儿童与成人颅咽管瘤之间有组织学差异,他指出成人颅咽管瘤由鳞状上皮构成而无儿童颅咽管瘤的造釉型的特点。

【病理】

颅咽管瘤边界清楚,肿瘤的形状、大小有很大差异。多数肿瘤为囊性或部分囊性,囊壁薄者为半透明膜,厚者坚韧,用剪刀才能剪下,囊壁多有钙化,有时实质部分钙化,十分坚硬。囊液呈黄褐色或暗绿色,囊液中漂浮胆固醇结晶及坏死液化的上皮碎屑。囊液量通常为 10~30ml。

显微镜下所见肿瘤由上皮细胞构成,囊壁被覆上皮为复层鳞状上皮,有排列整齐的基底细胞层、棘细胞层和角化团块,出现角化物和钙化是本病的特点。根据组织形态,颅咽管瘤分为 2 种类型:①上皮型;②造釉型。儿童颅咽管瘤几乎均为造釉型,都有钙化,90% 伴有囊变。

【临床表现】

1. 颅内压增高症状　儿童多见,临床表现为头痛、呕吐、视盘水肿,头痛多由颅内压增高导致。颅内压增高的原因主要是肿瘤向上长入第三脑室引起室间孔阻塞或由于肿瘤压迫导水管引起梗阻性脑积水,有时肿瘤巨大引起的占位效应也是颅内压增高的原因之一。

2. 视神经受压症状　颅咽管瘤可引起视力和视野的改变。其原因有 2 种:①肿瘤位于鞍上,压迫视神经、视交叉引起视神经萎缩。②肿瘤梗阻室间孔造成颅内压增高,视盘开始表现为水肿,久之出现视神经继发性萎缩。儿童由于主诉和表达能力欠佳,很难早期发现视力障碍,同样,儿童对早期视野缺损也多不引起注意。

3. 下丘脑症状　可出现尿崩症,表现为多饮多尿,每 24 小时出入量可达数千毫升。尿崩症的原因为肿瘤损伤视上核、视旁核、下丘脑垂体束或神经垂体导致抗利尿激素生成减少导致。

(1)脂肪代谢障碍:由肿瘤侵袭灰结节及漏斗部导致。绝大多数患儿表现为向心性肥胖,少数患儿表现为极度消瘦。肿瘤侵袭下丘脑结节核时可出现性腺功能紊乱,临床表现为肥胖和性器官不发育。

(2)体温调节障碍:体温常低于正常(35℃左右)。此为下丘脑后部受损导致。体温过高为下丘脑前部受损,又称中枢性高热。

4. 垂体功能损害症状　主要为肿瘤压迫,侵袭垂体腺和垂体柄导致垂体激素分泌不足,尤其是生长激素分泌不足导致生长发育迟滞,表现为患者身材矮小等。

【诊断】

1. 颅骨 X 线片　蝶鞍改变,表现为蝶鞍扩大变形或破坏。钙化斑,位于鞍内或鞍上区,囊壁钙化呈弧线状或蛋壳状。颅内压增高改变表现为颅缝分离,脑回压迹增加。

2. CT 检查　儿童颅咽管瘤的 CT 表现很具有特征性,肿瘤大多数位于鞍上,呈圆形或椭圆形。90% 以囊性为主,90% 肿瘤有钙化,钙化可以是囊壁线状或蛋壳样钙化,也可以是肿瘤实质内斑块状钙化,肿瘤的囊性部分以低密度为主,少数肿瘤含蛋白成分较高,平扫可呈等密度,甚至高密度,因此,仅根据 CT 平扫密度值判断肿瘤是囊性或实质性会造成误诊。CT 增强扫描肿瘤的囊壁常呈线状强化,多房囊性者可见囊内间隔强化,实质部分不均匀强化,若肿瘤增大向上压迫室间孔,则可见梗阻性脑积水的表现(图 37-9、图 37-10)。

3. MRI 检查　颅咽管瘤好发于鞍上常累及鞍内,垂体多无信号异常,表现为垂体受压变小,同时可见视交叉移位。完全位于鞍内的颅咽管瘤因无法识别垂体而不易与垂体瘤鉴别。实体性肿瘤表现为长 T_1 和长 T_2,囊性肿瘤因囊内液体成分不一,表现复杂,囊内液化坏死和蛋白增高者为稍长 T_1 和长 T_2,囊内液体为液化胆固醇结晶的为短 T_1 和长 T_2,伴有出血表现为短 T_1 长 T_2。MRI 在判断肿瘤起源部位、肿瘤与周围正常结构关系等方面优于 CT 检查,但 MRI 钙化显示不如 CT(图 37-11)。

【鉴别诊断】

1. 垂体瘤　儿童少见,一般不产生颅内压增高表现,无生长发育迟缓。影像学检查多为实性,一般无钙化,增强后可有强化表现。

2. Rathke 囊肿　多无症状,无意中发现,CT 上无钙化,影像学增强无强化。

3. 鞍上生殖细胞瘤　本病多在儿童期发生,但发病率较颅咽管瘤低得多,临床表现皆为多饮多尿,CT 平扫钙化极为少见。

4. 颅内炎症　结核性脑膜炎可致颅底钙化斑或鞍区肉芽肿。CT 检查有助于鉴别。

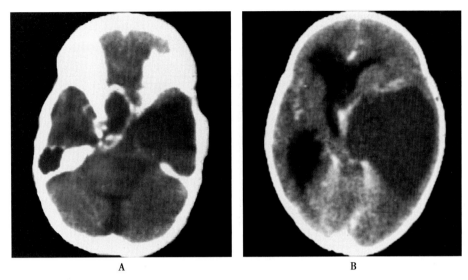

图 37-9　颅咽管瘤伴巨大囊肿向颞部扩展 CT 图像（女性，5 岁）

A. CT 平扫示鞍隔区不规则环状钙化；B. CT 增强扫描示左颞巨大低密度囊肿阴影，其内缘与鞍上区域相连。

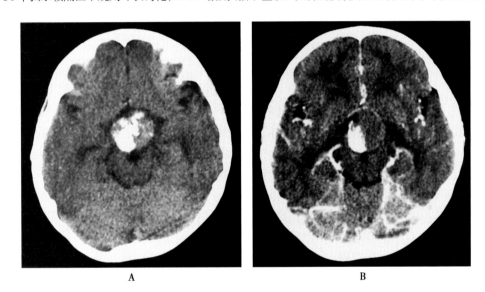

图 37-10　颅咽管瘤 CT 图像（男性，11 岁）

A. CT 平扫示鞍上池混杂密度肿块，内见团块状及斑点状钙化；B. CT 增强扫描示囊壁轻度线状强化。

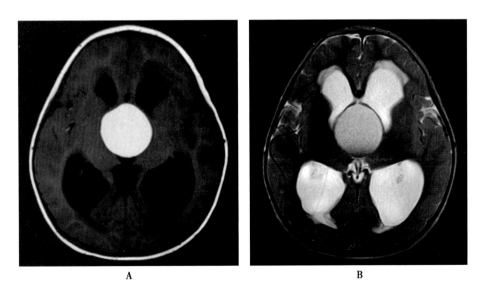

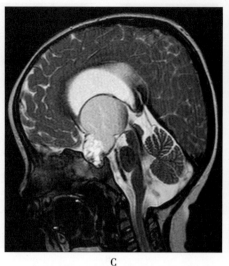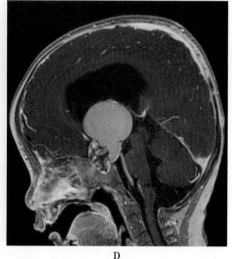

C   D

图 37-11 颅咽管瘤 MRI 图像(男性,2 岁)

A. MRI 平扫横断位 T_1 加权像显示鞍上池均匀低信号病灶;B. MRI 平扫横断位 T_2 加权像显示鞍内混杂信号病变,与 T_1 加权像均显示幕上脑积水,间质水肿;C. MRI 平扫矢状位 T_2 加权像显示囊性成分向鞍上延伸,占据第三脑室,呈较为均匀的高信号表现;D. MRI 增强扫描矢状位 T_2 加权像显示鞍内不均匀强化,囊性部分无明显强化。

【治疗】

颅咽管瘤的主要治疗手段是手术切除,目前的观点是能全部切除则切除之。肿瘤有残留的术后可辅以放疗。

颅咽管瘤为良性肿瘤,因此原则上,应力争行肿瘤完全切除。颅咽管瘤手术是否能够完全切除主要与肿瘤和周围结构的粘连程度有关,尤其是与下丘脑的粘连程度。为了保证手术的顺利,尽量避免或减少损伤下丘脑,术前应了解肿瘤与视交叉的相对位置关系,肿瘤与第三脑室的关系。即室间孔与中脑导水管是否通畅,肿瘤与颅底大脑动脉环的关系,特别是与前交通动脉和大脑前动脉的关系,这些对手术入路的选择是重要的。主要的手术入路包括:①翼点入路,适用于肿瘤向鞍上、鞍旁、鞍后发展甚至突入第三脑室者;②额下入路,适用于肿瘤位于鞍上者、视交叉后置者、肿瘤位于鞍上和鞍内主体仍在鞍上者;③经终板入路,适用于鞍上型颅咽管瘤、视交叉前置者或肿瘤上极将第三脑室底推到室间孔水平;④胼胝体-穹隆间入路,适用于肿瘤由鞍区向第三脑室生长,并阻塞室间孔引起脑积水者。

大龄儿童,蝶窦气化良好且肿瘤多位于中线的,也可内镜下经蝶窦入路切除肿瘤,创伤更小,视野更大。

肿瘤位于鞍上者,在手术显微镜下将肿瘤全切除或近全切除可能性大,但手术时特别应注意保护垂体柄。肿瘤自鞍上突入第三脑室者,完全切除肿瘤通常十分困难。而且术后下丘脑损害症状非常严重。在这种情况下,在下丘脑与之粘连紧密处残留部分肿瘤,术后辅以放疗。

术后并发症主要包括尿崩症及水电解质紊乱、内分泌代谢异常、中枢性高热或体温不升、昏迷和消化道出血等。这些并发症一旦出现,相当危险。因此要积极预防和治疗。术前要测定尿比重,尿渗透压及 24 小时尿量了解尿崩症的程度,同时测定皮质醇、甲状腺素和促甲状腺素及其他垂体激素水平,了解电解质平衡情况。术前 2~3 天补充激素,术中、术后继续使用。尿崩症几乎在肿瘤切除者中均有,部分患儿可能在 2~3 周后恢复。不能恢复者为永久性尿崩症需长期使用鞣酸加压素。出现尿崩症的患者易产生水电解质紊乱,处理如下:①每天记出入液量,定期测尿比重;②定期测血清钠、钾、氯、二氧化碳结合力;③水分补充,根据出入量补充;④电解质补充,尿崩会引起钠潴留(血钠过高),故应限制钠盐摄入,钾盐可按化验结果补充。尿崩症严重者需用垂体后叶素治疗。

放疗对颅咽管瘤的治疗价值尚无统一意见。一般认为对部分切除或有肿瘤残留的患者术后可行放疗,能提高生存率。

放射性核素或博来霉素腔内治疗也可以用于囊性颅咽管瘤。

（金惠明 杨波）

参 考 文 献

[1] AGERLIN N, GJERRIS F, BRINCKER H, et al. Childhood medulloblastoma in Denmark 1960-1984: a population-based retrospective study[J]. Childs Nerv Syst, 1999, 15(1): 29-36.

[2] GRABENBAUER G G, BECK J D, ERHARDT J, et al. Postoperative radiotherapy of medulloblastoma: impact of radiation quality on treatment outcome[J]. Am J Clin Oncol, 1996, 19(1): 73-77.

[3] NISHIO S, MORIOKA T, FUKUI M. Medulloblastoma in the first year of life: a report of five cases[J]. J Clin Neurosci, 1998, 5(3): 265-269.

[4] JENKIN D, GODDARD K, ARMSTRONG D, et al. Posterior fossa medulloblastoma in childhood: treatment results and proposal for a new staging system[J]. Int J Radiat Oncol Biol Phys, 1990, 19(2): 265-274.

[5] CHOUX M, LENA G, HASSOUN J. Prognosis and long term follow-up in patients with medulloblastoma[J]. Clin Neurosurg, 1982, 30: 246-277.

[6] GIORDANA M T, SCHIFFER P, SCHIFFER D. Prognostic factors in medulloblastoma[J]. Childs Nerv Syst, 1998, 14(6): 256-262.

[7] ERNESTUS R I, SCHRÖDER R, STÜTZER H, et al. Prognostic relevance of localization and grading in intracranial ependymomas of childhood[J]. Childs Nerv Syst, 1996, 12(9): 522-526.

[8] IKEZAKI K, MATSUSHIMA T, INOUE T, et al. Correlation of microanatomical localization with postoperative survival in posterior fossa ependymomas[J]. Neurosurgery, 1993, 32(1): 38-44.

[9] POLLACK I F, GERSZTEN P C, MARTINEZ A J, et al. Intracranial ependymomas of childhood: long-term outcome and prognostic factors[J]. Neurosurgery, 1995, 37(4): 655-667.

[10] ROBERTSON P L, ZELTZER P M, BOYETT J M, et al. Survival and prognostic factors following radiation therapy and chemotherapy for ependymomas in children: a report of the Children's Cancer Group[J]. J Neurosurg, 1998, 88(4): 695-703.

[11] GERSZTEN P C, POLLACK I F, MARTINEZ A J, et al. Intracranial ependynomas of childhood: lack of correlation of histopathology and clinical outcome[J]. Path Res Pract, 1996, 192(6): 515-522.

[12] COMI A M, BACKSTROM J W, BURGER P C, et al. Clinical and neuroradiologic findings in infants with intracranial ependymomas[J]. Pediatr Neurol, 1998, 18(1): 23-29.

[13] DUFFNER P K, KRISCHER J P, SANFORD R A, et al. Prognostic factors in infants and very young children with intracranial ependymomas[J]. Pediatr Neurosurg, 1998, 28(4): 215-222.

[14] EPSTEIN F, WISOFF J H. Intrinsic brainstem tumors in childhood: surgical indications[J]. J Neurooncol, 1988, 6(4): 309-317.

[15] ROBERTSON P L, MARASZKO K M, BRUNBERG J A, et al. Pediatric midbrain tumors: a benign subgroup of brain-stem gliomas[J]. Pediatr Neurosurg, 1995, 22(2): 65-73.

[16] MOGHRABI A, KERBY T, TIEN R D, et al. Prognostic value of contrast-enhanced magnetic resonance imaging in brainstem gliomas[J]. Pediatr Neurosurg, 1995, 23(6): 293-298.

[17] EPSTEIN F J, FARMER J P. Brain-stem glioma growth patterns[J]. J Neurosurg, 1993, 78(3): 408-412.

[18] HIBI T, SHITARA N, GENKA S, et al. Radiotherapy for pediatric brain stem glioma: radiation dose, response, and survival[J]. Neurosurgery, 1987, 31(4): 643-651.

[19] YAARGIL M G, CURCIC M, KIS M, et al. Total removal of craniopharyngiomas: approaches and long-term results in 144 patients[J]. J Neurosurg, 1990, 73(1): 3-11.

[20] WEINER H L, WISOFF J H, ROSENBERG M E, et al. Craniopharyngiomas: a clinicopathological analysis of factors predictive of recurrence and functional outcome[J]. Neurosurgery, 1994, 35(6): 1001-1011.

[21] CURTIS J, DANEMAN D, HOFFMAN H J. The endocrine outcome after surgical removal of craniopharyngiomas[J]. Pediatr Neurosurg, 1994, 21(Suppl 1): 24-27.

[22] HALD J K, ELDEVIK O P, SKALPE I O. Craniopharyngioma identification by CT and MR imaging at 1.5T[J]. Acta Radiol, 1995, 36(2): 142-147.

[23] FISCHER E G, WELCH K, SHILLITO J Jr, et al. Craniopharyngioma in children: long-term effects of conservative surgical procedures combined with radiation therapy[J]. J Neurosurg, 1990, 73(4): 534-540.

[24] ABDOLLAHZADEH M, HOFFMAN H J, BLAZER S I, et al. Benign cerebellar astrocytoma in childhood: experience at the Hospital for Sick Children 1980-1992[J]. Childs Nerv Syst, 1994, 10(6): 380-383.

[25] GAJJAR A, SANFORD R A, HEIDEMAN R, et al. Low-grade astrocytoma: a decade of experience at St. Jude Children's Research Hospital[J]. J Clin Oncol, 1997, 15(8): 2792-2799.

[26] SGOUROS S, FINERON P W, HOCKLEY A D. Cerebellar

astrocytoma of childhood：long-term follow-up［J］. Childs Nerv Syst，1995，11（2）：89-96.

［27］ CAMPBELL J W，POLLACK I F. Cerebellar astrocytomas in children［J］. J Neurooncol，1996，28（2/3）：223-231.

［28］ KRIEGER M D，GONZALEZ-GOMEZ I，LEVY M L，et al. Recurrence patterns and anaplastic change in a long-term study of pilocytic astrocytomas［J］. Pediatr Neurosurg，1997，27（1）：1-11.

［29］ POLLACK I F，AGNIHOTRI S，BRONISCER A. Childhood brain tumors：current management, biological insights, and future directions［J］. J Neurosurg Pediatr，2019，23（3）：261-273.

［30］ GUERREIRO STUCKLIN A S，RAMASWAMY V，DANIELS C，et al. Review of molecular classification and treatment implications of pediatric brain tumors［J］. Curr Opin Pediatr，2018，30（1）：3-9.

［31］ KHATUA S，SONG A，CITLA SRIDHAR D，et al. Childhood medulloblastoma：current therapies, emerging molecular landscape and newer therapeutic insights［J］. Curr Neuropharmacol，2018，16（7）：1045-1058.

［32］ MILLARD N E，DE BRAGANCA K C. Medulloblastoma ［J］. J Child Neurol，2016，31（12）：1341-1353.

第三十八章

眼 部 肿 瘤

第一节　视网膜母细胞瘤

视网膜母细胞瘤(retinoblastoma, RB)是婴幼儿期最常见的眼内恶性肿瘤。多发生在3岁以内的婴幼儿,少数病例发生于8岁以上的大龄儿童甚至成人。发病率为1/28 000～1/15 000,近年来调查发现发病率呈上升趋势,与治疗进步RB后代增加、环境污染造成基因突变有关。大多数为单眼发病,25%～30%为双眼发病,双眼发病时间可相隔2个月至10年。故所有RB患者均应散瞳检查双侧眼底。临床症状因肿瘤发展程度而异。病变早期瘤体较小,临床症状不明显,患儿可表现为斜视或视力下降,当肿瘤发展到一定体积后,临床上可表现为白瞳征(俗称猫眼)。本病易发生颅内及远处转移,常危及患儿生命,因此早期发现、早期诊断及早期治疗是提高治愈率、降低病死率的关键。

【病因及发病机制】

视网膜母细胞瘤的起源尚未完全明确,但越来越多的证据显示可能来源于原始的视网膜胚胎细胞,即视网膜母细胞。导致视网膜母细胞发生恶性变的机制尚不清楚,但Kundson提出的"二次突变"假说正被越来越多的学者所接受。该假说认为正常的细胞要经过二次突变才能恶变为肿瘤细胞。第一次突变可以发生于亲代生殖细胞,亦可发生于子代的某个体细胞。发生于亲代生殖细胞者,形成的子代所有细胞(包括生殖细胞)均携带有该突变,可以遗传给下一代,属遗传型;发生于子代体细胞(视网膜母细胞)者,其他体细胞(包括生殖细胞)不含有该突变,属非遗传型。遗传型者所有的体细胞均已含有一次突变,其视网膜任何一个细胞只要再发生一次突变即可发生恶性转化。因此有发病早、双眼发病及单眼多灶性的特点。非遗传型者两次突变同时发生于一个视网膜母细胞的概率极小,故发病迟,单眼发病,且不易产生第二恶性肿瘤。

在上述假说的基础上,Comings进一步提出了"隐性突变"假说,即视网膜母细胞突变的实质是某种抑制RB基因的失活,这个基因的突变相对于其野生型来说是隐性的。根据近年来的研究,这个突变的基因即为*RB*基因。*RB*基因座位的2个等位基因中的1个发生突变,剩余的另1个正常等位基因仍能抑制细胞恶性转化。只有当2个等位基因均发生突变,使其正常的抑制作用丧失后,才能发生恶性变。

【临床表现及分期】

根据视网膜母细胞瘤的发展过程,可以将RB分为4期,即眼内生长期、青光眼期、眼外期及全身转移期。但由于肿瘤的部位、生长速度及分化程度的不同,其临床表现不尽相同,有时也并不完全按照这四步的顺序发展。如生长在视盘及巩膜导水管附近的肿瘤,早期即可侵袭视神经向颅内和/或眶内蔓延,并不经过青光眼期,直接进入眼外期。

1. 眼内生长期　早期肿瘤可发生在视网膜的任何部位,如位于周边部,则可很长时间没有任何症状和体征,直到肿瘤发展到后极部,瞳孔区出现黄白色反光("猫眼样反光")或因视力丧失出现斜视时才引起父母的注意而就诊。若肿瘤发生于后极部,则很早就可出现瞳孔区异常反光。当肿瘤较小、位于周边部时,可以保留相当好的中心视力;若肿瘤蔓延至黄斑部则视力下降或丧失。

肿瘤有2种生长方式:①肿瘤发生于内核层,主要向玻璃体内生长,称为内生型。眼底检查见肿瘤呈白色圆形或椭圆形隆起结节,表面有新生血管或出血。肿瘤结节可为单个或多个、孤立或相互融合。由于肿瘤组织缺乏间质,肿瘤细胞可脱落于肿瘤附近玻璃体腔内,称为肿瘤玻璃体内种植。多时充满整个玻璃体,甚或进入前方,沉积于前房角下方,形成假性前房积脓;或种植于虹膜表面,形成肿瘤结节。②肿瘤起源于外核层,主要向视网膜下生长,称为外生型。眼底可见视网膜散在白色边界不清的增厚病灶,常伴有视网膜脱离。此种类型诊断较为困难。

2. 青光眼期　当肿瘤体积不断增大,引起眼内压升高,发生继发性青光眼。出现眼胀、头痛、恶心、呕吐、眼球充血及角膜水肿,患儿哭闹不安。时间稍长,患儿眼球壁扩张,导致大眼球及大角膜(图38-1)。

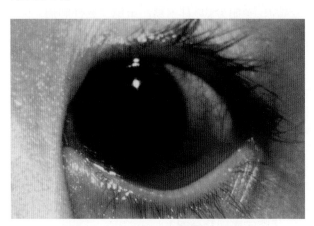

图38-1　视网膜母细胞瘤青光眼期
患眼(左眼)睫状充血,角膜增大且水肿。

3. 眼外期　肿瘤可穿破巩膜进入眶内,形成眶内肿物,导致眼球突出;还可穿通角膜突出于眼球外,常有出血、坏死,形成溃疡;也可沿视神经及巩膜导水管向眶内蔓延(图38-2)。

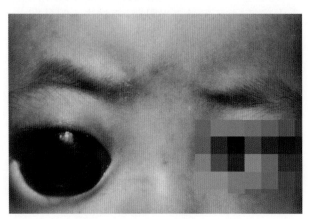

图38-2　视网膜母细胞瘤眼外期
患眼(右眼)增大突出,呈角膜葡萄肿状。

4. 全身转移期　肿瘤可进一步沿视神经侵入颅内,或经淋巴管转移至局部淋巴结(图38-3),或经血行转移,最后导致死亡。

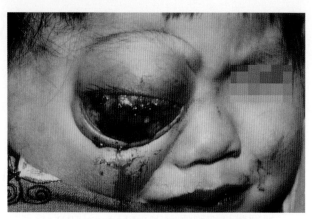

图38-3　视网膜母细胞瘤全身转移期
患眼(右眼)晚期伴同侧耳前淋巴结转移。

【特殊临床表现】

1. 三侧性视网膜母细胞瘤(trilateral retinoblastoma,TRB)　双眼 RB 病例有时同时伴发颅内松果体瘤或蝶鞍区原发性神经母细胞瘤,这些肿瘤在组织学上与 RB 类似,称为三侧性视网膜母细胞瘤。三侧性视网膜母细胞瘤起源于松果体内与视网膜光感受器细胞相似的细胞。这 2 种细胞在种系发生上有相关性。三侧性视网膜母细胞瘤在双眼 RB 患者中的发生率各家报道不一,有报道为 6%～10%,亦有 0.4%～2.3%。一旦发生三侧性视网膜母细胞瘤,预后不佳。

2. 视网膜母细胞瘤自发消退　1%～2% 的视网膜母细胞瘤在发展过程中发生自发消退或向良性转化,其发生率为其他肿瘤的 1 000 倍。其发生原因尚不清楚,可能与免疫有关。自发消退可以使全部肿瘤停止生长,发生坏死及炎症反应,最终发生眼球萎缩(RB 痨眼);也可以是同一个眼球的部分肿瘤发生萎缩,而其他的肿瘤仍继续生长。

3. 视网膜细胞瘤　有一部分 RB 患者发生肿瘤的良性转化,即形成视网膜细胞瘤(retinocytoma)。在视网膜细胞瘤中有约 60% 的患者有 RB 家族史或为双眼 RB。临床常无自觉症状,多在查体时发现。眼底表现为非进行性透明包块或环形隆起,常伴有钙化和色素紊乱。

4. 第二恶性肿瘤　在部分双眼 RB 存活患者中发现若干年后发生其他恶性肿瘤,称为第二恶性肿瘤。包括成骨肉瘤、纤维肉瘤、横纹肌肉瘤、恶性黑色素瘤、神经母细胞瘤、肾母细胞瘤、软骨肉瘤、血管肉瘤、白血病、平滑肌肉瘤、腺癌、燕麦细胞癌、甲状腺癌及皮肤恶性肿瘤等。其中以成骨肉瘤最为常见，其发病风险约为正常人群的 400 倍。有报道称，第二恶性肿瘤平均发生时间为 RB 治疗后 10 年，随着观察时间的延长，其发生率逐渐增高。明确 RB 诊断 10 年后第二恶性肿瘤的发生率为 10%，20 年时为 30%，30 年时为 68%。甚至有学者报道 30 年时高达 90%。

【肿瘤转归】

1. 种植 RB　肿瘤组织缺乏胶原血管间质，瘤细胞间黏合力较弱，肿瘤易破碎脱落于玻璃体腔内而发生种植。常见于以下 3 种情况：①肿瘤体积较大，肿瘤破碎成小块；②未分化型肿瘤外部射线治疗后，肿瘤缩小、钙化形成奶酪样小球，小球破碎后碎块种植于玻璃体腔；③亦发生于外部射线治疗后，此时肿瘤常为部分分化型。玻璃体腔内充满灰色透明的肿瘤残余组织，其中通常含有具有活性的肿瘤细胞。条件适宜时可种植于视网膜、虹膜、角膜或虹膜角膜角。种植的肿瘤细胞对放疗更加敏感，而对目前常用的化疗不敏感。

2. 脉络膜侵袭　当 RB 瘤体增大到一定程度常破坏 Bruch 膜并发生脉络膜侵袭，但这并不等同于全身转移。临床上有 3 种表现高度提示脉络膜侵袭：①数天或数周内肿瘤体积迅速增大；②肿瘤隆起度较高；③肿瘤最高处呈黄色。广泛的后极部脉络膜侵袭后肿瘤细胞可沿巩膜导血管向眶内扩散。

3. 视神经侵袭　因视网膜与视神经特殊的解剖关系，亦有学者认为 RB 对视神经有特殊的亲和力，RB 可沿视网膜通过视盘筛板侵袭视神经。大多数情况下，当因 RB 摘除眼球时，肿瘤常侵袭球后视神经 2～3mm。因此，行眼球摘除术时要求视神经切断长度至少 1cm。当肿瘤侵袭眼球后 9～10mm 时，已达视网膜中央动静脉进出视神经的部位。此时，肿瘤可经血管周隙到达脑脊液，并进而侵袭脑脊膜及脑室膜，预后很差。

4. 全身转移　RB 肿瘤细胞可以通过多种途径转移到全身其他部位。①最常见的转移途径是侵袭视神经后转移到中枢神经系统，主要为脑膜及脑室膜。②血行转移，即通过肿瘤内或脉络膜血管进入体循环而转移，肝和肾是最常累及的器官，扁骨次之，肺则很少发生转移。③肿瘤侵袭眶腔后，

经眼眶内淋巴管进入淋巴循环而到达局部淋巴结。一旦发生全身转移，则大部分患者于 6 个月内死亡。近年来肿瘤化疗及放疗进展较快，此类患者的预后已经有明显改善。

【病理及病理分型】

RB 的大体形态具有鲜明的特点，肿瘤位于视网膜，向玻璃体内或向视网膜下生长，呈团块状，大多灰白色，常有钙化和坏死。切面为灰白色软组织，似糊状，间有点状出血。

1. 光镜观察　病理学上 RB 可以分为未分化型和分化型 2 种。

（1）未分化型：光镜下见瘤组织由大量排列紧密的未分化瘤细胞组成，瘤细胞小，呈圆形、椭圆形或不规则形。胞核较大，深染，分裂象多见，染色质丰富，胞质成分缺乏，无细胞间质。瘤细胞成团围绕血管呈"袖套样"排列，远离血管处可见大片染色较淡的坏死区及片状出血，坏死区中可见染色较深的钙化灶。

（2）分化型：光镜下见瘤细胞多呈"菊形团"排列，立方形瘤细胞围绕一中央空隙排列成环形，细胞核位于细胞基底部，细胞顶部围成纤细的界膜组成中央空隙。特殊染色见中央空隙内含酸性黏多糖物质。该种"菊形团"称为"Flexner-Wintersteiner 菊形团"（F-W 菊形团）。另有一种较少见，瘤细胞亦排列成环形，但其中央并不形成明显空腔，而充满蛛网样物质，其中不含酸性黏多糖，称为"Homer-Wright 菊形团"（H-W 菊形团）。瘤细胞菊形团的形成是 RB 最具特征性的病理表现。

有些情况如瘤细胞围绕血管腔成袖套状排列、瘤细胞团中央小片坏死形成无结构区、菊形团形成不完全等，乍看瘤细胞排列类似上述菊形团，称为"假菊形团"。

分化较好的 RB 瘤组织中有时尚可见到"假花状饰"，具有向视网膜光感受器细胞分化倾向的瘤细胞排列呈花饰状，这些瘤细胞具有顶端连接复合体、富含线粒体内节，偶尔可见到外节盘膜片段及微管结构。假花状饰可以呈团块状分布，亦可见于整个瘤组织内，有假花状饰的瘤组织中通常没有坏死及钙化。假花状饰代表肿瘤有向正常细胞分化的趋势，恶性程度低，但同时也显示肿瘤对放疗敏感性降低。

2. 电镜观察

（1）未分化型：RB 细胞呈不规则圆形或椭圆

形,胞核不规则或畸形凹陷,有双层、三层或哑铃状核膜及核内空泡。胞质较少,可见核糖体、肿胀线粒体及微丝。

(2)分化型:RB中的F-W菊形团瘤细胞胞质较丰富,内含甚多线粒体。近中央空泡的边缘处,各细胞之间有黏着连接。H-W菊形团瘤细胞胞质伸向中央部交织在一起,此处可见黏着连接,没有中央腔。胞质内亦见许多线粒体。分化最好的花状饰瘤细胞内含有大量线粒体,顶部有蕈状突起,即为光感受器细胞的外节。在RB组织中常见钙质沉着及坏死,极少见到纤维结缔组织。

3. 免疫组织化学

(1)胶体铁染色:在RB中,非常醒目的蓝色物见于F-W菊形团近中央腔界膜及附近小突起处,包绕在花状饰中短棒状、杆状及鼓槌状结构及大小不等圆形结构的周围。此种蓝染物为糖胺聚糖(酸性黏多糖)。

(2)过碘酸希夫染色(periodic acid-Schiff staining,PAS)及阿尔辛蓝染色(alcian blue staining):染色结果与RAH的染色结果相同。

(3)RNA-Brachet染色:在RB花状饰结构及其小突起、大小不等圆形横断面染成鲜红色,极易辨认。此结构可几个连在同一膜上或散在分布,与胞体相连或不相连。此种染色主要用于观察花状饰。

(4)神经元特异性烯醇化酶(neuron specific enolase,NSE)染色:RB瘤细胞中NSE阳性反应,说明RB为神经源性肿瘤,其NSE的反应与细胞分化程度有关。分化差,胞质少,细胞较小者呈弱阳性或阴性反应;而分化较好,胞质丰富,胞体较大者呈强阳性。在H-W菊形团中央的结构呈弱至强阳性;F-W菊形团中,突出于中央腔的纤毛或突起,NSE染色为阳性或阴性。绝大多数花状饰呈强阳性。

(5)视紫红质:是存在于正常视网膜杆状外节的一种脂蛋白。RB中菊形团瘤细胞对视紫红质呈弱阳性反应;在含花状饰的RB内则呈强阳性,说明其为光感受器样分化的肿瘤。

(6)S抗原(S-antigen):是引起葡萄膜炎的一种视蛋白,存在于全部光感受器细胞外节内。RB菊形团瘤细胞较长胞突内呈阳性反应。

(7)神经元纤维:是神经元重要的骨骼蛋白成分,主要存在于神经细胞内,可作为神经细胞分化

的标记。RB菊形团内瘤细胞呈阳性。

【诊断】

1. 病史 应详细了解患儿发病年龄、眼部表现如白瞳征、斜视、眼球震颤等出现的时间、患儿母亲孕期有无疾病及用药情况、生产过程是否顺利、患儿有无早产及吸氧史等。另外,应仔细询问有无家族史。

2. 症状及体征 瞳孔区黄白色反光仍是最常见的首发表现。当肿瘤侵袭黄斑导致视力丧失时可出现斜视及眼球震颤。大部分患儿屈光间质透明,散大瞳孔后可见到肿瘤团块,表面常有新生血管、出血及钙化。肿瘤可以为单发、孤立性,亦可为多发。有时可伴有渗出性视网膜脱离。一部分患儿因玻璃体积血或视网膜脱离无法观察到眼底肿瘤,则需辅助检查协助诊断。

3. 辅助检查

(1)CT检查:CT仍是RB患者首选的辅助检查。CT不仅可以显示肿瘤的位置、大小、形状,而且可以显示肿瘤向眼外蔓延引起的视神经增粗、眶内包块,并可同时显示垂体瘤。另外,CT对肿瘤组织内的钙化比较敏感。故CT对明确诊断具有重要作用。值得注意的是Coats病视网膜病变内亦有钙化,应结合其他临床资料分析以免误诊(图38-4)。

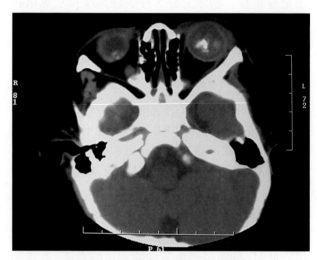

图38-4 视网膜母细胞瘤CT图像
双眼球内不规则高密度病灶,伴有钙化。

(2)超声检查:B超包括2种表现,一是形状不规则的实质性肿块型,常对应于视网膜实质性肿块;二是囊样型,可有空隙形成,常见于肿瘤内部有明显的坏死。当肿瘤有钙化时,表现为高密度区,其后有声影。应双眼同时检查,以排除双侧性

肿瘤。B超因其简单、快速、经济,亦为RB的常规检查。但它对球后视神经蔓延的显示较差,且不能显示垂体肿瘤。

（3）MRI检查:MRI除可以描绘肿瘤的位置、形状、大小及肿瘤向球外、眶内及颅内蔓延的情况外,还可提供不同组织的生化特性信息,对不同的软组织对比分辨率较高。例如,RB组织与玻璃体对比,在T_1加权像时呈中等强度的影像,T_2加权像时呈低强度的影像,而眼内出血、渗出及炎症时T_2加权像较玻璃体强,由此可做鉴别诊断的依据。但对钙化的检出率较CT低,而且费用较高,应用受限。

（4）针吸活检:在一些偶见的情况下,如CT、B超及临床检查均不能作出明确诊断时,针吸活检术或许可提供有益的证据。其阳性结果表现为染色较深的小细胞组成菊形团。此种检查因为是有创检查,且有潜在的致肿瘤扩散的风险,使其应用极为有限。因此,应在做好眼球摘除术准备的情况下进行,如穿刺后诊为RB,即刻行眼球摘除术。动物实验显示在穿刺通道中有瘤细胞存在,但细胞数目极少,不足以引起肿瘤种植。故亦有学者认为这种检查是相当安全的。

（5）房水乳酸脱氢酶检测:在RB患者,房水乳酸脱氢酶含量增高,但在Coats病晚期,视网膜破坏较重,房水乳酸脱氢酶含量亦可增高,应结合病史和其他临床资料进行鉴别。

4. 基因诊断　随着对 *RB* 基因认识的深入,越来越多的 *RB* 基因突变被发现。研究发现,大多数的 *RB* 存在 *RB* 基因的缺失或点突变以及 *RB* 蛋白缺如或分子量异常,表明 *RB* 基因在 RB 肿瘤发生发展中起重要作用。RB 患者基因诊断的目的在于:①确定 RB 形成的病因;②判断 RB 患者属于遗传型还是非遗传型;③确定表型正常的突变基因携带者;④作为遗传咨询的依据。

目前常用的 RB 患者基因诊断方法包括 2 种:①间接分析法,例如利用 *RB* 基因位点附近或内部的遗传标记做连锁分析,侧重于 RB 患者家庭成员患病风险的估计。若 RB 患者的后代或其他家庭成员遗传了与患者相同的染色单体,则认为其有发生 RB 的危险性。②直接分析法,即通过直接检测 RB 患者及家庭成员的肿瘤组织及白细胞 DNA,确定导致 RB 的致癌性突变。这也是目前发展最为迅速、应用最广泛的一种方法。

RB 患者的基因诊断虽然可以直接了解 RB 发生的原因并对遗传咨询起很大作用,但因该方法对仪器设备及实验条件要求较高,目前国内仅有极少数大的研究中心可以开展此项工作,故其应用尚受限制。

【鉴别诊断】

典型的 RB 病例可以通过病史及眼部检查作出诊断。但在一些不典型病例,如玻璃体积血、炎症反应导致屈光间质混浊等,则容易和其他具有类似表现的眼部疾病混淆。常见的需进行鉴别的眼部疾病如下。

1. Coats 病　是最多误诊为 RB 的疾病。本病常见于男性,发病年龄多在 6 岁以后,80% 以上为单眼发病。这是一种非遗传性以视网膜血管发育异常为主要特征的疾病。早期可见视网膜血管广泛异常扩张,伴微血管瘤形成;晚期视网膜内及视网膜下出现大量黄白色渗出物,导致渗出性视网膜脱离。眼底检查可于视网膜下见到大量胆固醇结晶,检查无实质性肿块回声。X 线亦无钙化现象。MRI 中 T_2 加权像视网膜下渗出物呈高强度。在临床鉴别有困难的病例,可行针吸术,吸出物为淡黄色澄清液体有利于 Coats 病的诊断。如吸出物为脓性液体,则有利于 RB 的诊断。

2. 永存原始玻璃体增生症(persistent hyperplasia of primary vitreous,PHPV)　是一种眼部先天发育异常。见于足月、顺产儿,无吸氧史。绝大多数为单眼发病,生后即见白瞳征。眼部检查见小眼球、浅前房、瞳孔异常。晶状体后有较厚的灰白色纤维血管组织附着并引向睫状体部,使睫状体拉长。B超表现为无实质性肿块;自视盘至晶状体后见异常索状组织相连;眼轴短。

3. 早产儿视网膜病变　常发生于低体重早产儿,有产后高浓度吸氧史。常双眼同时发病,轻者可见周边部视网膜隆起,隆起处有纤维血管组织深入玻璃体腔;重者于晶状体后可见机化膜。有时可合并其他先天性发育异常,如黄斑缺损等。散瞳可见被拉长的睫状突。B超检查显示无实质性肿块;玻璃体内有纤维条索,以晶状体后最密,局部或全部视网膜脱离;双眼发病,眼轴正常。

4. 弓蛔虫肉芽肿　患儿有小猫或小狗接触史。患儿经口摄入犬弓蛔虫卵,在肠道孵化出幼虫侵入人体,经睫后短动脉或视网膜中央动脉到达眼内。可在黄斑部或视网膜周边部形成白色的嗜酸细胞肉芽肿，也可表现为弥漫性眼内炎（图38-5）。弓蛔虫肉芽肿临床表现有2个主要特征，一是肉芽肿中央可见一闪亮的白色核心；二是肉芽肿表面常有一长直纤维条索伸入玻璃体腔。而在RB患者，此种情况甚为少见。患儿血中白细胞及嗜酸性细胞增多，犬弓蛔虫抗体滴度上升。随访观察数周，此种肉芽肿体积无明显变化，而在RB患者，肿瘤体积将有明显增大。

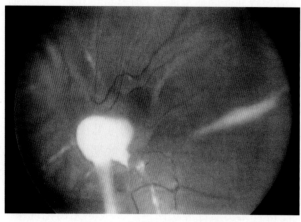

图38-5　视网膜弓蛔虫肉芽肿
后极部视网膜弓蛔虫肉芽肿表面常有一长直纤维条索伸入玻璃体腔。

5. 转移性眼内炎　通常有全身病史及表现，辅助检查示眼内无实质性肿物；虹膜一般有炎症表现。若鉴别困难，可抽取玻璃体内容物行涂片检查，可帮助鉴别。

6. 团球状脉络膜结核　由于抗结核治疗的进展，此型结核病变现已罕见。有全身结核病史。眼底检查显示，轻者眼底有黄白色或灰白色视网膜下肿物，突出于玻璃体内，边缘不清，多位于黄斑附近。病灶附近有白斑或出血，并可发生视网膜脱离，最后形成大片脉络膜萎缩斑。严重者肉芽肿性病变进展，坏死组织充满眼内，最后引起全眼球炎或穿破巩膜而成眼球痨。病理诊断要点：视网膜组织内可见结核性肉芽肿或称结核结节，有干酪样坏死；在玻璃体内有大量的淋巴细胞、浆细胞和巨噬细胞浸润。

7. 眼底先天性发育异常　包括视网膜发育不良、视神经缺损、脉络膜缺损、有髓神经纤维、先天性视网膜皱襞等出现白瞳征时易与RB混淆，需散瞳详细进行眼底检查，可帮助鉴别。

【治疗】

根据肿瘤在眼内的位置、大小、分类、肿瘤侵袭范围、单眼还是双眼发病、全身有无转移，以及患儿年龄、全身情况及经济条件而决定治疗方案。总的原则是小的眼内肿瘤多以非手术治疗为主，大的或已有扩散的均应行手术治疗，并辅以放疗和化疗。

1. 手术治疗

（1）眼球摘除术：适应证如下。①患眼肿瘤较大，没有希望保存有用视力；②肿瘤已侵袭视神经脉络膜；③患眼已发展至青光眼，虹膜睫状体平坦部或前房肿瘤细胞种植；④双侧RB患眼中肿瘤较大，发展较快者。

（2）眶内容物剜除术：

1）适应证：①RB已向眼眶扩展导致眼球突出，CT显示视神经增粗；②RB患者经化疗、外部射线治疗后复发。

2）注意问题：①术前做CT检查，有助于了解RB向眶内扩展程度，有无眶颅肿瘤沟通；②术后需配合放疗和化疗；③目前的眶内容物剜除术可保留眼睑。

2. 非手术治疗

（1）冷冻治疗

1）适应证：①选择性位于眼周边部（锯齿缘至赤道部）较小肿瘤；②肿瘤直径≤3.5mm，厚度≤2mm。

2）禁忌证：①位于眼赤道部之后；②肿瘤细胞玻璃体种植。

3）并发症：①视网膜出血；②视网膜撕裂；③局限性视网膜前纤维化；④裂孔源性视网膜脱离；⑤浆液性视网膜脱离。

（2）光凝疗法

1）治疗原理：光能可被色素吸收，转换为热能，使组织温度升高，导致蛋白变性凝固，便产生光凝固作用。

2）操作方法：用氩离子或氪离子激光在肿瘤周围做2～3排激光，对肿瘤进行融合性光凝，注意封闭瘤体表面的新生血管，光斑200μm，功率0.4～0.6w，必要时可重复2～3次。

3）适应证：①RB基底直径≤3mm，厚度≤2mm（包括经放疗后已缩小的RB）；②RB病变位于赤道至后极，未累及视盘。

4）禁忌证：①肿瘤玻璃体内种植；②RB位于眼赤道部之前或已侵袭视盘。

5）并发症：若光凝疗法能量过强，可引起玻璃体黄斑部皱褶或视网膜脱离,若玻璃体已被击破可形成视网膜牵引,也可有视网膜出血、血管阻塞,视网膜前纤维化。

（3）光动力学疗法（photodynamic therapy,PDT）：原理为静脉内注射光敏剂,优先保留在恶性肿瘤病灶里,在特定波长的低能量激光照射下,光敏剂吸收这种光而活化,形成单态氧和其他有毒的原子团,结果在被光照射的肿瘤部位产生光化学毒性效应,导致细胞死亡,从而破坏肿瘤,达到治疗肿瘤的目的。1993年中山眼科中心金陈进等在动物实验中证实新型光敏剂——苯并卟啉衍生物（benzoporphyrin derivative,BPD）介导的PDT对体外RB细胞具有极强的杀伤力,BPD-PDT最适于厚度≤5mm的瘤体,在国内外首次确立了BPD-PDT治疗RB的条件及适应证。目前国内许多专家已采用了该疗法。

（4）放疗：是治疗RB的重要方法之一,可用于单一的根治性治疗,70%～80%的病例可达到控制,90%以上有较好的视力。但临床常作为综合治疗的一部分与其他治疗如手术、化疗、光凝、冷冻等联合应用,达到治愈疾病的目的,或为姑息性治疗以延长患者的生命。目前应用于临床的是外侧束放射治疗（简称外放射治疗）、表层巩膜敷贴治疗和γ刀治疗,根据病情和条件选用不同的方法。适应证如下。①RB瘤体有明显玻璃体种植;②眼内多个肿瘤（>2个瘤体）;③肿瘤发展较快较大,直径≥10mm;④肿瘤较大与视神经或黄斑相连;⑤眼球摘除术、眶内容物剜除术和肿瘤复发。

（5）温热疗法：是一种应用超声、微波或红外线辐射产生的热作用在眼局部的治疗方法,通过把热量以低于光凝的水平积聚在组织内引起细胞坏死从而达到治疗肿瘤的目的。它既可以作为一种单独的治疗方法,也可以和化疗或放疗共同应用。1992年Lagendi开始将这种方法应用于治疗RB。

1）适应证：①不伴有玻璃体和视网膜下播散的相对较小的肿瘤,基底径<3mm;②瘤体基底径≥3mm,需结合化学减容法,缩减其大小以适合局部的温热治疗。

2）并发症：局限性虹膜萎缩、晶体中心旁局限性混浊、视盘水肿或扇形萎缩、视网膜血管阻塞或牵引、角膜水肿等。

（6）化学减容法：有一些瘤体较大的肿瘤首先通过化疗减小肿瘤大小,然后再进行光凝和冷冻等局部治疗,称为化疗减容法。它已发展成为治疗RB的重要组成部分。常用药物卡铂、依托泊苷和长春新碱。

（7）基因治疗：应用遗传学原理,通过对人基因的改造或用特异性RB转移因子、基因工程RB单克隆抗体及其生物导弹,细胞因子、TIL、LAK细胞等联合治疗可获较好效果,目前尚处于研究阶段。

【预后】

与许多因素密切相关,包括肿瘤大小、位置和分布,诊断的迟早、治疗措施是否合理、观察随访是否细致。此外,还与病理组织学改变,肿瘤侵袭范围与程度有关。据报道,发达国家由于早期诊断和及时治疗,5年生存率达100%,总体患者5年生存率达87%～97%,可保持较好视力。

第二节　其他眼部肿瘤

一、良性肿瘤

（一）皮样囊肿

皮样囊肿（dermoid cyst）为较常见的先天性发育异常,是胚胎时期表面外胚层陷入软组织或眶骨缝导致。多见于儿童。

【临床表现】

好发于眼睑外上方或眉弓部,也有眶深部者。囊肿呈圆形或椭圆形,表面光滑,边界清晰,位于皮下,略具弹性,皮肤可在其上推动（图38-6）。囊肿可为单房性或多房性。

【组织病理学】

囊壁内衬以复层扁平上皮,其外包以一层结缔组织,囊壁有皮肤附件如皮脂腺、毛囊等,腔内含有毛发、脱落上皮、皮脂腺及汗腺的分泌物等（图38-7）。

【鉴别诊断】

皮样囊肿主要与表皮样囊肿区别,后者的囊壁是复层扁平上皮,不见皮肤附件结构。

【治疗及预后】

完整切除,预后良好。

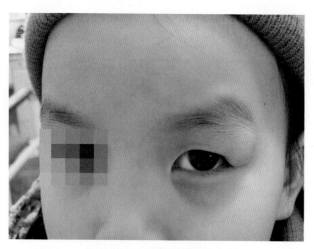

图 38-6　皮样囊肿
左眼睑外侧皮下圆形肿物，表面皮肤正常。

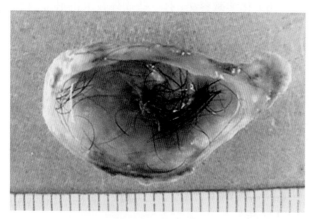

图 38-7　皮样囊肿
囊肿内含有大量毛发。

（二）表皮样囊肿

表皮样囊肿（epidermoid cyst）是一种最常见的单纯上皮性囊肿。

【临床表现】

可发生于眼睑或结膜，为单发或多发，囊肿为圆形，表面光滑。囊肿生长缓慢，可发生破裂、继发感染或钙化。

【组织病理学】

囊壁为复层扁平上皮，无皮肤附件。腔内为嗜伊红色，呈同心圆状排列的角化物质。如囊肿破裂，可引起异物肉芽肿反应。亦可伴有钙化。

【鉴别诊断】

主要与皮样囊肿、毛母质瘤鉴别。皮样囊肿之囊壁可见皮肤附件；毛母质瘤可见类似原始上皮芽细胞的嗜碱性细胞和类似未成熟的毛皮质细胞的"影子细胞"，有时肿瘤还伴有角化、钙化甚或骨化；亦可有异物巨细胞。

【治疗及预后】

完整切除，预后良好；不完整切除，可复发。

（三）皮样瘤

皮样瘤（dermoid tumor）是结膜先天性异常病变中最常见的一种，属于迷芽瘤。常单眼发病，也可双眼同时发病，偶尔合并睑缘缺损。结膜皮样瘤出生时即存在，随年龄增长稍增大。

【临床表现】

好发于角膜缘外下方及外眦角，一般为单个，或多个，肿瘤呈扁圆形隆起，边界清晰，表面光滑，其中常见有毛发，质硬或呈橡皮样，灰白色或粉红色，较大者为淡棕色（图 38-8）。如侵入角膜则与角膜表层粘连，使角膜混浊或引起角膜散光。肿瘤常固定于眼球表面不能移动。患者多无任何痛感或不适。如果囊肿增大伸入到眶内，则可以引起眼球移位或眼球突出。

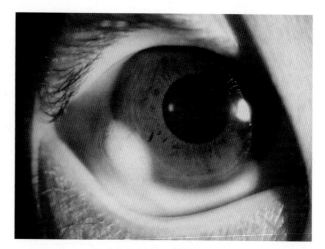

图 38-8　皮样瘤
右眼颞侧结膜灰色扁圆形隆起，边界清晰，表面光滑。

【组织病理学】

肿瘤由复层扁平上皮覆盖，上皮通常较薄无角化。上皮下为致密胶原结缔组织，含有毛囊、汗腺及皮脂腺。偶见软骨、脂肪组织及泪腺小叶等。

【治疗及预后】

一般无须治疗，如生长扩大或影响美观，可考虑部分切除，预后好。手术切除最好在手术显微镜下进行，特别是囊肿与角膜粘连紧密者，以便将囊肿切除干净。有些较大的囊肿与外直肌腱粘连应小心仔细分离，不要过分损伤角膜与外直肌。若侵袭较多角膜则应加板层角膜移植。怀疑巩膜有残留病变者，可在局部加冷冻或透热。

（四）皮样脂肪瘤

皮样脂肪瘤（dermolipoma）又称纤维脂肪瘤（fibrolipoma），为先天性良性肿瘤，多见于颞上侧近外眦部的球结膜下，既不影响眼球运动，外观上也不十分明显。

【临床表现】

多见于颞上侧球结膜下或外眦部上直肌与外直肌之间。因含有大量脂肪故瘤体呈黄色，质地较软（图38-9）。有的病例瘤体伸延到眶内，界限不清。

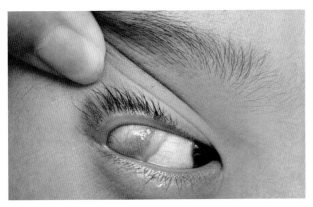

图38-9　皮样脂肪瘤
颞上侧球结膜下黄色肿物。

【组织病理学】

瘤体无包膜，主要由分化成熟的脂肪组织组成，其表面上皮下有厚薄不一的纤维组织。瘤体内可含有血管、平滑肌或泪腺组织。

【治疗及预后】

皮样脂肪瘤常与眶内脂肪相连，无法切除干净，术后常发生睑球粘连，影响眼球运动，甚至出现复视，故建议此种结膜皮样脂肪瘤无须手术切除。

（五）畸胎样瘤

畸胎样瘤（teratoid tumor）是一种与胚胎发育异常有关的先天性疾病，除含有皮样瘤的组织结构外，囊壁还可含有2~3个胚层分化而来的多种组织，此为畸胎瘤（teratoma）。临床上较为多见的是畸胎样瘤，常见于眼球表面的颞侧。

【临床表现】

该瘤多位于颞上侧球结膜或角膜缘周围，可单个或多个，瘤体界限清楚，呈圆形或卵圆形，可移动。畸胎瘤有恶变倾向。

【组织病理学】

畸胎瘤由外胚层、中胚层和内胚层共同组成，而畸胎样瘤则通常包含一种以上胚层组织，如皮肤及其附件、牙齿、骨骼、软骨等。表面为复层扁平上皮及少量角化组织。

【治疗及预后】

手术完整切除，预后好。

（六）毛母质瘤

毛母质瘤（pilomatricoma）又称钙化上皮瘤（calcifying epithelioma），是一种良性毛囊附件肿瘤，显示毛母质和皮质2种细胞分化的肿瘤。常发生于儿童或年轻人，60%~80%发生于11~20岁，上睑和眉弓为好发部位。

【临床表现】

病变常位于上睑和眉弓处，为单个、坚硬的真皮深部或皮下结节，表面皮肤正常，可移动，大小0.5~3.0cm。

【组织病理学】

肿瘤为边界清楚的结节，有纤维组织包绕，位于真皮或皮下，大多为实体性，偶有囊性变，包含不规则的上皮岛，其中暗染嗜碱基底样细胞（类似毛母质细胞）位于周边部，细胞无异型，中央为影细胞即嗜酸染色的残存细胞，失去细胞核，胞质中央留下卵圆形透明带。常伴异物肉芽肿反应或营养不良的钙沉着。

【治疗及预后】

手术完整切除，预后好。

（七）色素痣

痣（nevus）是一种先天性扁平或隆起的皮肤病变，边界清楚，可在幼年时即有色素或至青春期时才有色素。眼睑皮肤、睑缘及结膜最常受累。

【临床表现】

通常表现为扁平状或稍隆起的局限性色素斑块，颜色深浅不一，表面光滑（图38-10）。本病生长缓慢，多无不适。但女性妊娠期或青春发育期增大较快，颜色亦加深。

【组织病理学】

根据痣细胞所在的部位，可分为以下几种。①交界痣（junctional nevus）：由大上皮样痣细胞形成大小较一致的圆形细胞巢，位于表皮与真皮之间，无核分裂象，有低度恶性趋势。②皮内痣（intradermal nevus）：痣细胞皆比较成熟，形成细胞巢，位于真皮内，且由浅逐渐向真皮深部伸入，在痣细胞巢与表皮之间有一薄层纤维组织或表皮的基底膜。无恶变趋势。③复合痣（compound nevus）：痣细胞位于交界处及真皮内，近表皮的细胞较大，呈圆形，具有前2型的病理特点。④蓝痣

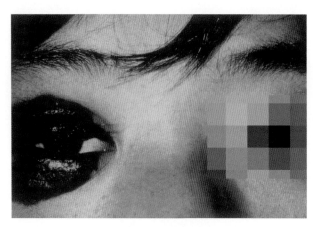

图 38-10　眼睑色素痣
右上、下睑先天性分裂痣。

（blue nevus）：痣细胞位于真皮深层内，呈细长梭形，排列成束状或弥散状，富含黑色素颗粒，一般无恶变趋势。如果细胞较多，则称为细胞性蓝痣（cellular blue nevus），具有低度恶性趋势。⑤先天性睑皮黑色素细胞增多症（congenital oculodermal melanocytosis）：又称太田痣（nevus of Ota），是眼睑和眶周皮肤的一种蓝痣。此外，梭形细胞痣（spindle cell nevus），又称良性幼年黑素瘤（benign juvenile melanoma），是混合痣的特殊型，组织学上为梭形细胞，混杂有上皮样细胞，很像恶性黑色素瘤，但病理形态上是良性。

【鉴别诊断】

需与恶性黑色素瘤鉴别，瘤细胞异型性明显，有核分裂象，间质纤维组织较少，癌细胞常向周围组织浸润。酪氨酸酶反应阳性，但胆固醇酯酶反应阴性（梭形细胞和上皮样痣细胞的酶反应相反）。

【治疗及预后】

一般主张定期随访观察，不要刺激色素痣，如果色素痣生长较快，可进行手术切除。交界痣有低度恶性趋势，手术切除要彻底。

（八）毛细血管瘤

毛细血管瘤（capillary hemangioma）是先天性发育异常，在出生时或出生后不久即存在，属于错构瘤性病变。多发生在婴儿和儿童，故又称婴儿和青少年血管瘤，以毛细血管内皮细胞肿大为其特点，故又称血管母细胞血管瘤或良性血管内皮细胞瘤，是婴幼儿较为常见的眼睑、眼眶肿瘤。

【临床表现】

毛细血管瘤可累及眼睑、结膜和眼眶或这些部位同时受累。患儿出生后 1～2 周发现病变，3～9 个月为快速生长期，以后病变逐渐稳定，缓慢消退，

4 岁时 60% 病变消失，7 岁时 75% 的病变自愈。眼睑病变呈鲜红色，稍隆起，表面凹凸不平，称为草莓痣或草莓状血管瘤，手指压迫褪色。自行消退时，血管瘤变小、褪色，完全消退后，皮肤不留下痕迹。病变严重者，眼睑肿胀增厚，患儿哭闹时肿块变蓝并增大，病变常发生在上睑，引起上睑下垂，遮盖瞳孔造成弱视（图 38-11）。病变累及眼眶，眼球向前突出、向下移位，肿瘤侵袭眼外肌引起眼球运动受限，压迫视神经导致视力下降（图 38-12）。

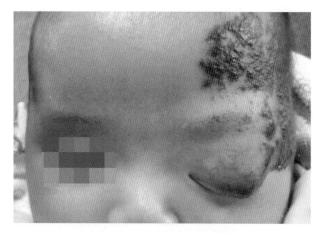

图 38-11　左眼睑毛细血管瘤
左上睑及头部皮肤呈紫红色高起，质软，状如草莓，伴上睑下垂。

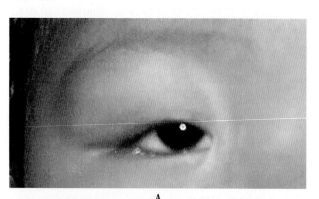

A

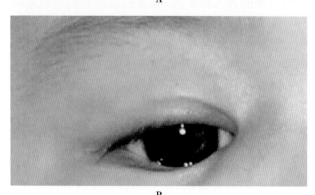

B

图 38-12　右眼睑毛细血管瘤
A. 眼球突出，眼睑肿胀；B. 内眦部皮肤呈浅蓝色。

【组织病理学】

瘤体由许多大小不一、无一定排列方向的毛细血管组成，其间有纤维组织分隔成小叶状。有些肿瘤间质中可有少量炎性细胞浸润。

【诊断】

患者发病年龄小，眼睑皮肤病变高起，鲜红色，呈草莓样改变，眼球突出。影像学检查可能有益于诊断。

1. CT 检查　眼睑或眶内的肿块边界不清，无包膜呈浸润性生长、眼眶可能扩大，静脉注入对比剂后，肿块强化，但随年龄增大，强化减弱。

2. MRI 检查　T_1 加权像肿块为中等信号，T_2 加权像为高信号。

3. 超声检查　B 超深层毛细血管瘤显示病变形状不规则，边界不清，内回声较多，强弱不等，有可压缩性。常可探及眼睑病变与眶内病变延续。彩色多普勒超声显示肿瘤内丰富的红蓝彩色血流，呈斑点状或块状。

【治疗及预后】

多无须治疗。若肿瘤引起上睑下垂或眼球位置异常，应积极治疗，首选 β 受体拮抗剂，亦可冷冻治疗或平阳霉素瘤体内注射治疗。

（九）淋巴管瘤

淋巴管瘤（lymphangioma）常发生在婴幼儿时期，可发生于结膜或眼眶内。许多学者认为眼眶淋巴管瘤是一种迷芽瘤，因为在正常的眼眶内没有内皮内衬的淋巴管道、淋巴结和淋巴滤泡。

【临床表现】

结膜下淋巴管瘤常伴面部或眶内淋巴管瘤，表现为结膜下局部肿胀、表面较粗糙，可见扩张的毛细血管，淋巴管瘤较容易自发出血而被误诊为血管瘤。眼眶淋巴管瘤多发生于眼眶的鼻上象限，也可发生在眶下方。位于浅表的淋巴管瘤引起眼睑肿胀、下垂，严重时遮盖瞳孔，造成患眼弱视（图38-13）。病变蔓延至结膜，引起结膜透明样肿胀，似水疱样肿物，严重时肿胀的结膜突出于睑裂外。深部的淋巴管瘤位于眼眶上方，引起眼球逐渐前突，眼球向下方移位。表浅或深部的淋巴管瘤均多为弥散型，肿块边界不清，虽为良性肿瘤，但呈浸润性生长。

【组织病理学】

肿瘤无包膜呈浸润性生长，淋巴管腔径大小不等，管腔内有透明的淋巴液或血液，管腔壁薄，间

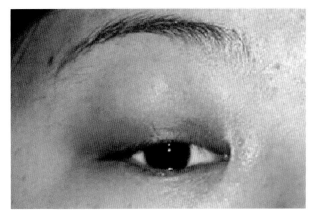

图 38-13　右眼眼眶淋巴管瘤
右眼眼眶淋巴管瘤引起眼睑肿胀、上睑下垂。

质内可见淋巴细胞聚集，偶有淋巴滤泡伴生发中心。电镜检查显示管腔内衬的内皮细胞稀疏，周围一般无周细胞，可见间断的基底膜物质，为眼眶淋巴管瘤易出血提供了超微结构的证据。

【诊断】

发病早，眼睑肿胀、结膜透明样高起，眼球突出，病程波动，易自发性出血。辅助检查有助于眼眶淋巴管瘤的诊断，如 X 线片显示眼眶可能扩大。CT 可见眼眶扩大，眼球突出，眼睑眶内肿块边界不清，肿块密度不均匀，有时可见含液空洞并出现液平面。MRI 显示淋巴管在无出血情况下，T_1 加权像肿块为低信号，T_2 加权像肿块为高信号。自发性出血或形成血囊肿时，T_1 和 T_2 加权像均出现高信号。

【鉴别诊断】

结膜淋巴管瘤应与结膜血管瘤鉴别，血管瘤腔内为红细胞，病变中无淋巴样滤泡形成。眼眶淋巴管瘤应与儿童出血性肿瘤如眼眶内转移性神经母细胞瘤，尤因肉瘤和儿童时期引起骤然突眼的横纹肌肉瘤鉴别。

【治疗及预后】

淋巴管瘤较小，病情较稳定，不影响视力和眼球运动，可随访观察。若上睑的淋巴管瘤引起上睑下垂，盖住瞳孔，应行肿块切除，注意勿损伤上睑提肌。眶内淋巴管瘤切除时更慎重，尽量切除肿瘤，而不损伤眶内重要结构。肿瘤自发性大量出血，引起眶内压急剧升高，视力下降至失明，应急诊抽出眶内积血或行眼眶减压术，同时给予止血药，保存视力。因淋巴管瘤与眶内组织粘连，不可能完全切除，术后可能复发，极个别病例多次手术、多发复发，最后视功能丧失，眼球严重前突伴眼痛，此时应行眶内容物剜除术。

（十）神经纤维瘤及神经纤维瘤病

神经纤维瘤（neurofibroma）和神经纤维瘤病（neurofibromatosis）是一种染色体显性遗传病伴不同的外显率。一般发生在儿童或少年，肿瘤来源于周围神经的施万细胞、神经周细胞和成纤维细胞，可发生在全身各部位。

【临床表现】

可累及上下眼睑，病变呈弥散性生长，眼睑过度受累呈象皮肿、上睑下垂（图38-14），角结膜增厚，虹膜结节，小梁受累发生青光眼，脉络膜弥漫性浸润，视网膜的胶质错构瘤，约10%的患者有视神经胶质瘤。蝶骨大翼和颞骨缺损导致头面部畸形，眶组织包括泪腺和眼外肌受累，引起眼球突出，因眶骨缺损可见搏动性突眼。也可伴全身多发性神经纤维瘤，躯干皮肤可见咖啡牛奶斑（图38-15）。

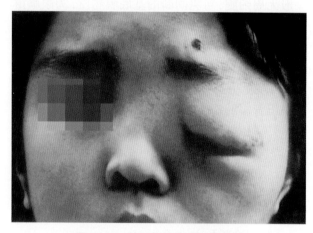

图38-14　神经纤维瘤病眼部表现
左眼皮下肿块，伴上睑下垂及左颞部肿胀，左上睑肿胀呈象皮肿，伴上睑下垂。

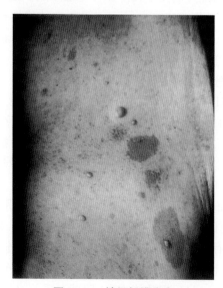

图38-15　神经纤维瘤病
躯干侧方见多数咖啡牛奶斑及散在小的神经纤维瘤。

【组织病理学】

肿瘤通常无包膜，病变位于真皮和皮下，每个神经纤维瘤单位都是由增长的施万细胞、神经内成纤维细胞和轴突组成，并由增厚的神经束膜包绕，无核分裂象。病理学上分为丛状神经纤维瘤、弥散性神经纤维瘤和孤立性神经纤维瘤3种类型，其中丛状神经纤维瘤只见于神经纤维瘤病，肿瘤含梭形细胞和肥大的神经干的分支呈蚯蚓状分布在网状真皮内。

【诊断】

神经纤维瘤有典型的眼部和面部改变，一般说来诊断并不困难，影像学检查更能为诊断提供确切证据。

（1）X线检查：因多发生在青少年或儿童，眼眶骨变薄，不对称性扩大，眼眶内软组织密度增加，最显著的特征为蝶骨小翼、额骨和颞骨大范围的骨质缺损。

（2）CT检查：肿块形状不规则，无确切边界，内密度比较均匀。眼睑受累者可见眼睑增厚，密度增大，一般眼睑病变与眶内肿块相连。仅眶内孤立受累者，除眶内边界模糊的肿块外，眼外肌可能增粗，眶上裂和视神经孔扩大。眶骨和颅骨畸形、缺失与X线检查相同（图38-16）。

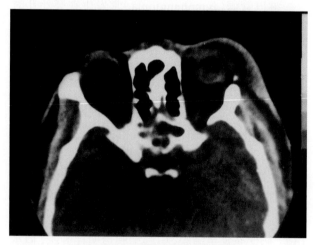

图38-16　神经纤维瘤CT图像
左眼睑肥厚，眶骨部分缺损。

（3）MRI检查：MRI显示眶骨和颅骨的改变不如CT检查，但显示软组织肿块优于CT，T_1加权像肿块为中等信号，T_2加权像肿块为高信号。

【治疗及预后】

肿瘤呈浸润性生长、血液供应丰富，组织成分为胶质细胞和纤维结缔组织，对放疗和化疗不敏感,手术切除难度极大,手术不能完全切除肿瘤,术后复发可能性大,术中易出血,术后反应较大,治疗极其困难。

1. 眼睑肿块　术中尽可能切除肿块,必要时可切除睑板,保留上睑提肌,并将其缩短固定在骨膜上,暴露瞳孔,使患者能视物,改善外观。

2. 眶内肿块　做眶外壁切开,暴露好术野,尽量切除肿瘤,但不要损伤视神经和眼外肌,以减少术后并发症。

3. 眶骨颅骨缺损　较少的骨缺损可不予处理,较大的骨缺损请神经外科医师合作,用钛板或骨水泥修复缺损骨。

(十一)视神经胶质瘤

视神经胶质瘤(optic nerve glioma)是生物学性质认识不一致的,尚存争议的视神经肿瘤。Hogt 和 Baghdassia 提出儿童时期视交叉胶质瘤预后良好,生物学特性类似错构瘤,但 Imes 和 Hoyt 研究同一组病例,有 57% 死亡,多因合并神经纤维瘤病。Dandy 将视神经胶质瘤分为 2 个亚组,即原发于视神经组、弥漫性累及视交叉组。无明显性别差异。该病发病率较低,占眼眶肿瘤的 1%~6%,良性者由星形胶质细胞增殖形成,恶性者由多形性胶质母细胞增殖形成,后者罕见。发生于视神经的胶质瘤绝大多数为星形细胞瘤,可发生于视神经 4 段中的任何 1 段,眶内段视神经最长,原发于此段的视神经胶质瘤也最多。

【临床表现】

良性视神经胶质瘤主要发生于 10 岁以下的儿童,发病早,病情稳定,视力预后较好。恶性视神经胶质瘤常见于中年人,进展较快,常造成双目失明及中枢神经系统障碍,甚至危及生命。其临床表现主要取决于肿瘤的初发位置。肿瘤初发于眶内,则表现为眶内肿瘤的特征;若发生于颅内段,则中枢神经受损的体征较早发生。主要临床表现如下。

1. 视力下降　常为最早期的表现。由于星形胶质细胞浸润造成纵向神经轴突分离、神经纤维受压、神经脱髓鞘、轴突机械性破裂导致不同程度的视力丧失。幼儿时期的视力下降由于单眼障碍不易被家长发现。

2. 视野缺损　约 50% 的患者有视野缺损。缺损形态有中心或旁中心暗点、周边视野收缩、双颞侧偏盲。

3. 眼底改变　检眼镜检查可有视盘苍白或视盘水肿、眼底出现脉络膜视网膜皱褶。部分患者由于视神经受压导致视网膜中央静脉阻塞的眼底改变。

4. 眼球突出　常表现为轴性突眼,以眶内病变者多见。突出度为 2~10mm,为非搏动性及不可压回性突眼。年幼患儿常因突眼为首发症状就诊。

5. 眼球运动障碍　在小儿可表现为不明原因的斜视和眼球震颤。由于肿瘤多自肌肉圆锥内长出,眼球运动早期多不受影响。当肿瘤较大时可影响眼肌,导致眼球运动障碍。

6. 其他表现　包括眼痛、头痛、内分泌失调(如侏儒症、性早熟等),病变累及下丘脑可导致脑综合征(体重减轻、消瘦、癫痫发作等)

【组织病理学】

1. 肉眼观察　灰红色肿瘤可发生于视神经的任何一段,好发于视神经孔段和视交叉段。由于视神经孔的缩窄,肿瘤常呈哑铃形,而视神经孔也可因肿瘤的生长而扩张。视交叉处的肿瘤除累及视交叉外亦可同时累及第三脑室底和下丘脑,甚至突入或压迫第三脑室导致两侧脑室积水,视交叉呈扁带状。若肿瘤累及整个视神经则肉眼观视神经弥漫性变粗、增厚。切面可见邻近视神经鞘膜浸润增厚。视交叉部肿瘤可与下丘脑肿瘤并联,其余各段肿瘤均局限于鞘膜内。

2. 镜下观察　组织类型为星形细胞瘤和少突胶质细胞瘤。苏木精-伊红染色的切片上,星形细胞间常散在一些小泡样淡染区,特殊染色可显示为黏液物质。光镜、电镜联合研究显示星形细胞分泌的黏蛋白为洋红阴性黏液物质和黏多糖。电镜下几乎完全由纤维星形细胞构成,核周胞质和突起均充满紧密的胶质丝。最常见的变性为 Rosenthal 纤维,是一种发生于星形细胞突内的一种嗜酸性圆柱形或球形膨大。

【诊断】

1. X 线片　视神经孔扩大,累及视交叉者表现为蝶鞍扩大、J 形凹陷。

2. CT 检查　典型 CT 表现为视神经呈纺锤形扩大、边界清楚,肿瘤组织密度接近正常脑组织,可有黏液性物质囊腔或钙化(图 38-17)。

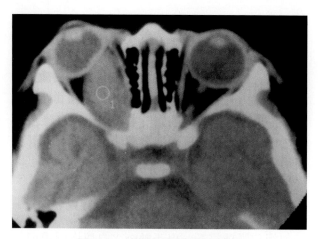

图 38-17 视神经胶质瘤 CT 图像

右眶内一沿视神经走行的梭形肿物,与球壁相连,视神经管扩大。

3. MRI 检查 视神经胶质瘤同时累及眶内段、视神经管内段和颅内段视神经时,在联合使用脂肪抑制技术和钆喷酸葡胺增强的 T_1 加权像上可清楚地显示"哑铃征",有助于视神经胶质瘤的诊断。由于视交叉等部位视觉传导组织被低信号脑脊液包围,故 MRI 诊断优于 CT。瘤组织表现为 T_1/T_2 延长,T_1 加权像低信号、T_2 加权像高信号。此外,还具有避免儿童受离子辐射、重复性好、与脑组织关系显现清楚等优点。

4. 超声检查 眼部 B 超检查在诊断眶内段病变、测量视神经直径等方面仍有价值。典型图像为视神经梭形肿大,边界清楚,内回声少或缺乏,前部多后部少。轴位扫描后界显示不清楚,声衰减中等。视盘水肿,与梭形肿大的视神经连续。眼球后极受压变平,眼球运动时肿瘤运动方向相反,说明肿瘤与眼球后极延续。彩色多普勒超声显示肿瘤内缺乏血流或少许血流。

【治疗及预后】

根据肿瘤的不同起源部位和累及范围分别处理。由于侵袭性增殖为胶质瘤最重要的生物学特性,很难做到病理学上完全切除,是否首选手术治疗目前尚有争议。经典手术方式为侧壁开眶术或经颅开眶术。传统放疗、化疗有一定疗效,但疗效很有限。传统放疗基本剂量为 30～40Gy,分配于 4～6 周内。儿童不主张放疗。2 岁以下小儿可减少剂量。本病治愈率极低而并发症发生率高,术后通常遗留神经功能缺失。

1. 非手术治疗 早期患者如有部分视功能可采用非手术治疗,密切观察,但应定期做 MRI 检查,以防病变向颅内蔓延。已损失视功能,且眼球突出明显,应尽早手术。

2. 特异性免疫治疗 树枝状细胞加入肿瘤组织匀浆,培养后回输患者体内做特异性免疫治疗。原理为视神经胶质瘤可看成宿主的异物,因其细胞的生物学特性及 DNA 的结构与宿主的正常细胞不同,且肿瘤细胞表面有特异性抗原。然而由于肿瘤在宿主体内能抑制免疫系统的功能,并能在受到免疫系统的攻击后出现抗原调变机制,使免疫细胞不能识别肿瘤细胞,从而逃避免疫细胞的攻击。树突状细胞是体内最强的抗原提呈细胞,可将肿瘤抗原信息提呈给 T 细胞,使其识别并杀灭肿瘤细胞。

3. 大剂量放疗或化疗 当放疗剂量达到 4 500cGy 时,几乎所有患儿均会出现 2 年内生长激素分泌不足。此外,还有多种中枢神经系统损害。为避免对机体损伤,可用自体干细胞回输重建造血和免疫系统的功能。

4. 硼中子俘获治疗:原理为非放射性硼在受到低能量热中子照射时,发生核反应并产生高线性能量转换粒子。目前多数国家采用超热中子反应堆进行硼中子俘获治疗。

5. 放疗增敏剂:可增加射线杀灭肿瘤的作用并减少放疗对机体的伤害。

6. 超级抗原:一类不需加工就能直接与 MHC II 类分子结合并激活 T 细胞的抗原分子,在超级抗原的作用下,T 细胞被激活、增殖,并释放大量细胞因子杀灭肿瘤细胞。

7. 瘤腔内化疗:由于肿瘤复发多在原发部位或附近,瘤腔内置放缓释抗肿瘤药载体可有效杀灭静止期转入 DNA 合成前期的肿瘤细胞。

二、恶性肿瘤

(一)眼眶横纹肌肉瘤

眼眶横纹肌肉瘤(orbital rhabdomyosarcoma)是儿童眼眶内最常见的原发性恶性肿瘤,占儿童恶性肿瘤的 5%,该瘤可发生在四肢、躯干、鼻咽、鼻窦和眼眶等部位,眼眶横纹肌肉瘤占眼眶肿瘤的 15%～20%。发病年龄较广泛,从出生到成人均可发病。大多数发生在 8 岁以下的儿童,平均发病年龄为 7.5 岁,无明显的性别差异,多为单眼受累,双眼发病极少见。

【病因】

发病原因不清,可能与致癌基因的异常表达或基因突变有关，Mastrangelo 等 1998 年认为 11 号染色体长臂不同等位基因的丧失，对抑癌基因产生影响。Zhang 等 2000 年报道 ras、TP53 基因的突变在胚胎性横纹肌肉瘤的发病中起重要作用，其异常表达的蛋白产物与患者的预后有关。

【临床表现】

发病快，眼球前突迅速。1～2 周眼球突出于眶外，可发生眼球结构破坏，表现为眼睑血管扩张、肿胀明显、上睑下垂，部分因肿瘤生长太快，肿瘤发生坏死、出血，眼睑皮肤和眶周皮肤青紫、发热等炎性反应。结膜充血、水肿，重者肿胀的结膜突出于睑裂外，坏死的肿瘤组织穿破结膜，结膜表面有坏死物和结痂，若出现感染，可发生恶臭。角膜早期不受影响，中晚期因结膜突出于睑裂外或眼睑闭合不全，角膜暴露，发生干燥、混浊、坏死、溃疡形成、疼痛（图 38-18）。重者眼前节发生破坏，角膜、前房和虹膜等结构不能辨认。肿瘤可位于眼眶的任何部位。但多数肿瘤位于眼眶上部，导致上睑前膨、肿胀，眶上缘触及肿块，眼球向前突出、向下方移位。肿瘤位于肌锥内，可引起眼球向正前方突出，肿瘤发展快，增大迅速，到达眶前部，可在皮下触及肿块，质中等硬度，不活动，边界不甚清楚。肿瘤早期阶段，视力不受影响，中晚期肿瘤压迫视网膜和视神经，引起视网膜、脉络膜皱褶，视盘水肿，加之角膜受累，患者可出现视力下降或失明。多数患者眼球运动受限，重者眼球固定。

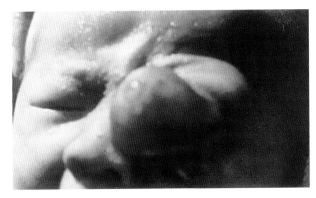

图 38-18　横纹肌肉瘤
左眼上下睑明显肿胀、青紫，结膜出血，眼球突出于睑裂外。

横纹肌肉瘤恶性程度高，可侵蚀破坏眶骨壁向眶周扩散，常侵入鼻腔和鼻窦。眶内无淋巴结、淋巴管，但结膜、眼睑存在淋巴管，当肿瘤累及结膜和眼睑时，可累及耳前、颌下和颈上浅淋巴结。横纹肌肉瘤倾向于血行转移，特别是在手术切除后，通常转移到肝、肺和骨骼等部位。

【组织病理学】

肉眼观察见肿瘤呈黄红色或黄色，若出血坏死可呈红色，质中等硬度，易破碎，肿块无包膜，常侵袭周围的眼眶组织，肿块也可见推压性边缘。切面呈灰红色，鱼肉状。基于组织病理学特点将其分为胚胎性横纹肌肉瘤、腺泡状横纹肌肉瘤和多形性（分化型）横纹肌肉瘤。

1. 胚胎性横纹肌肉瘤　是横纹肌肉瘤中最常见的类型，肿瘤由密集的细胞区和疏松的黏液基质区组成。瘤细胞呈圆形、椭圆形或梭形。有的细胞排列成松散的束状，间或梭形细胞排列成栅栏状，类似恶性神经鞘瘤。细胞核染色深，核分裂多见，有的梭形细胞质一端膨大突起，接着延长逐渐变小形似蝌蚪外观。有的瘤细胞呈横纹肌母细胞分化，细胞质嗜酸性，Masson 三色染色将胞质染成鲜红色，PAS 使胞质内糖原染色，梭形细胞质内可见横纹，圆形的细胞几乎见不到横纹。即使用特殊染色，油镜观察，也只能在 60% 的病例中发现横纹。

2. 腺泡状横纹肌肉瘤　较少见，肿瘤由致密的纤维隔分成不规则的类似肺腺泡的空间结构，分化差、较大或多角形瘤细胞疏松地附着在纤维隔上，脱落的细胞进入腺泡腔，部分发生空泡样退变。可在肌母细胞质内找到横纹，但横纹较胚胎性横纹肌肉瘤少见。核位于周边的多核瘤巨细胞比胚胎性横纹肌肉瘤多见，此型预后较差。

3. 多形性（分化型）横纹肌肉瘤　此型最少见，瘤细胞形态各异，有的细胞大呈圆形，有的细胞为蝌蚪状或飘带状，有的细胞则为多边形，但它们的胞质丰富，嗜酸性，Masson 三色染色横纹更明显。

【诊断】

发病年龄较小，多见于儿童，发病急，迅速肿胀，眼球前突，应考虑横纹肌肉瘤的诊断，但需做影像学检查帮助诊断。

1. X 线检查　患侧眶软组织密度加大，部分病例可出现眶骨破坏，晚期病例可见眼眶和眶上裂扩大。

2. CT 检查　CT 显示肿块形状不规则，边界不清，内密度不均匀，静脉注射对比剂后肿块明显增强，肿块充满眼眶，并向前沿巩膜生长，巩膜与肿瘤接触范围大，边界不清，形成所谓的铸造型，眼球明显前突（图38-19）。约2/3的病例有眶骨质破坏，大多数病例眶内侧壁、筛骨垂直板破坏。肿瘤突进筛窦，肿瘤也可破坏眶底、眶外壁、眶顶，肿瘤向上颌窦、颞窝和颅内伸延。

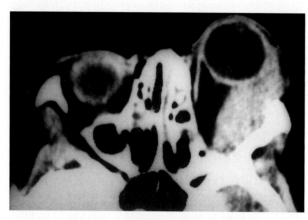

图38-19　眼部横纹肌肉瘤CT图像
左眼眶内外侧不规则肿块，与外直肌融合，眼球明显突出。

3. MRI检查　MRI显示肿块优于CT，但了解骨质破坏不如CT检查。T_1加权像多为中等信号，T_2加权像为高信号，若肿块内出血，T_1和T_2加权像都为高信号，肿瘤坏死区与实体区信号不一样。增强扫描明显强化。

【鉴别诊断】

1. 眶蜂窝织炎（orbital cellulitis）　患者可能有鼻窦炎、皮肤疖疮和细菌性眼内炎等感染。眼睑肿胀、发热、红斑、上睑下垂和睑裂变小，患眼前突、疼痛。患者发热、不适，周围血中白细胞增多、核左移。血和感染组织培养查出致病菌。

2. 转移性神经母细胞瘤（metastatic neuroblastoma）　是儿童较为常见的恶性肿瘤，起源于交感神经节组织，大多数肿瘤发生在上腹部，少数发生在颈交感神经节，约70%神经母细胞瘤在诊断前已发生转移，20%转移到眼部，引起眼睑肿胀、青紫，结膜出血，眼球迅速前突，移位，瞳孔散大或固定，视网膜水肿，渗出和出血，视盘水肿或萎缩，部分患者有Horner综合征。X线片和CT显示眶骨局限性破坏，晚期眶骨广泛溶解破坏。

3. 急性粒-单核细胞白血病（acute myelomonocytic leukemia，AMML）　侵袭眼眶形成肿瘤时，肿瘤呈绿色，称为绿色瘤，又称眼粒细胞肉瘤、髓母细胞瘤。另外，还有2%~10%的急性淋巴细胞白血病累及眼眶，但急性粒-单核细胞累及眼眶更

常见。眼部表现眼睑肿胀、青紫，上睑下垂，眼球前突，也可表现为全眼球炎。周围血检查时可见白细胞增多和幼稚细胞，骨髓检查时出现各阶段幼稚细胞可以确诊。

该肿瘤还应与尤因肉瘤、恶性神经鞘瘤、恶性淋巴瘤、无色素性黑色素瘤和腺泡性软组织肉瘤等恶性肿瘤鉴别。除形态学检查外，还应做超微结构和免疫组织化学检查。

电子显微镜检查，在横纹肌肉瘤的一些细胞质内显示肌丝，在分化好的瘤细胞中可发现横行Z线和肌节。

免疫组织化学检查，瘤细胞对肌动蛋白的肌原节（sarcomeric）抗体敏感，对肌球蛋白、肌红蛋白和结蛋白染色部分阳性（Sun等1990年）。NSE、胶质纤维酸性蛋白（glial fibrillary acidic protein，GFAP）、神经纤维蛋白（neuro filament protein，NFP）和S100在恶性神经鞘瘤中表达阳性。白细胞共同抗原（leukocyte common antigen，LCA）在恶性淋巴瘤中表达，HMB45在恶性黑色素瘤中表达阳性，波形蛋白LN-6在尤因肉瘤和横纹肌肉瘤中表达，而在恶性淋巴瘤、神经母细胞瘤和恶性神经鞘瘤中不染色。

【治疗及预后】

横纹肌肉瘤恶性程度高，随着对该病认识逐渐完善和深化，治疗方法也不断改进，治愈率逐渐提高。20世纪60年代眼眶横纹肌肉瘤传统治疗方式是侵入性手术及眼眶内容物剜出，术后不行放疗和化疗，其3年治愈率为26%~45%。目前已很少做眶内容物剜除术，若怀疑眼眶横纹肌肉瘤，做前路或眶外壁开眶，在不损伤眼重要功能结构的前提下，应将肿瘤尽量切除，若病理活检证实为横纹肌肉瘤，眼局部行外部射线治疗，剂量50~60Gy，时间6~8周，正、侧位各一半，并使用全身化疗，常用药物包括长春新碱、环磷酰胺和多柔比星，根据病变的程度选用合适的化疗药物，根据患者体重决定用药的剂量。手术切除、病理诊断、局部外照射治疗和全身化疗结合，3年治愈率超过90%。如患者治疗后病变区无肿瘤细胞，以后复发的机会少。若术后不进行局部外照射治疗和全身化疗，复发率高。CT证实肿瘤充满眼眶，眶骨有破坏，眼基本无功能应行眶内容物剜除术，然后行放疗和化疗。

（二）伯基特淋巴瘤

伯基特淋巴瘤（Burkitt lymphoma，BL）是一种

分化差的弥散性眼眶淋巴瘤,预后较差。它是全身病的一部分,常发生于儿童,在非洲的一些地方伯基特淋巴瘤是儿童常见的眼眶恶性肿瘤。北美有一些报道,亚洲报道少。

【临床表现】

伯基特淋巴瘤常引起骨破坏,上颌骨最易受累,其次为脊柱、股骨等,腹部、唾液腺、子宫颈和海绵窦均可累及,一般认为眼眶病变继发于上颌骨的破坏,眼眶受累而无上颌骨病变也有报道。眼眶受累主要表现为眼睑肿胀、眼球突出、活动受限。

【组织病理学】

未成熟的、能产生免疫球蛋白的淋巴细胞大量快速增生,显微镜检查见分化差间变的淋巴样细胞,核椭圆形,泡状,嗜碱性,很多细胞核仁明显。具有吞噬作用染色淡的组织细胞分散在淋巴细胞中,呈"星空现象"。

【治疗及预后】

病变虽然对化疗和放疗比较敏感,但因累及全身较多的器官和组织,对该病治疗比较困难。近年来对该病治疗有所改进,但存活率不到50%。眼眶和周围的病变可手术切除,局部进行放疗,总剂量一般为30Gy。病变广泛转移的患者可进行全身化疗。常用药物为环磷酰胺、长春新碱、甲氨蝶呤、泼尼松等,应以化疗为主,放疗为辅。

（三）白血病

白血病(leukemia)是一种发生在骨髓的病变,继而扩散到血流,最后累及多器官和软组织。眼部是白血病髓外浸润的重要组织器官之一,临床常见于视网膜和眼眶。眼前节浸润少见。全身淋巴瘤发生在淋巴结,可能继发性伸延至骨髓和结外软组织和内脏,但少数淋巴瘤如Waldenstrom巨球蛋白血症似乎开始就发生在骨髓和淋巴结。晚期全身淋巴瘤可能最后变为白血病。白血病细胞和单核组织细胞都起源于骨髓,但来自不同的干细胞,血液循环中的单核细胞一旦进入结缔组织,就称为组织细胞。小儿的急性淋巴细胞白血病和成人的慢性淋巴细胞白血病都可侵袭眼眶,但粒细胞白血病累及眼眶最常见。

【临床表现】

急性白血病细胞浸润眼眶的病例比慢性白血病病例多,小儿眼眶受累的比成人多。有些患者已发现白血病后再累及眼眶,有些患者直至眼眶受累到眼科就诊才发现白血病,或当时未发现,以后追踪观察才发现白血病。约90%的患者单眼眶受累,10%的患者累及双眼眶。

急性粒细胞白血病细胞直接浸润眼眶骨和软组织,在眼眶骨膜及软组织内形成肿块,因肿瘤内有髓过氧化物酶,肉眼见肿瘤呈淡绿色,故称为绿色瘤(chloroma),有学者称为粒细胞肉瘤(granulocytic sarcoma)。该病多发生在10岁以下的儿童,发病急、进展快,眼睑肿胀、出血、青紫。球结膜水肿、出血,严重者突出于睑裂外(图38-20)。还可引起角膜混浊,虹膜肿胀,视网膜出血。瘤细胞浸润眼外肌,引起眼球活动受限或固定。眶内软组织受侵袭,眼球明显前突。重者眼前节结构不清。瘤细胞浸润视神经,可引起视盘及视网膜水肿,导致视力下降或失明。瘤细胞侵袭眶骨,破坏眶骨质,形成肿块,颞骨侧眶骨常受破坏,除眼突外还在颞窝形成肿块,因粒细胞浸润眼睑和面部,而肿胀绷紧呈青黄色,是绿色瘤特殊的面部体征,称为"青蛙样"面容。部分患者出现低热、出血、精神不振。全身检查肝、脾和淋巴结肿大,身体其他部分出现肿块。

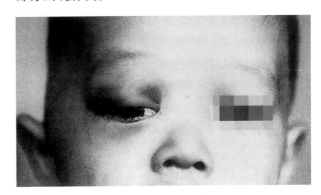

图38-20 白血病

白血病侵袭眼部,右眼睑肿胀、青紫,上睑下垂,眼球突出。

【组织病理学】

光学显微镜下见较大的退行性变的瘤细胞,核呈空泡或透明状,核仁大而明显,可见病理性核分裂,细胞间界限不清,少数细胞呈双小叶,具有早期髓细胞分化的特点,细胞质内有溶酶体和酯酶,Leder染色显示胞质内颗粒存在,证实髓细胞分化和酯酶活性。电子显微镜观察示细胞质内有管状复合物,粗面内质网沿扩张的中心池排列,溶酶体颗粒状分化。免疫组织化学溶酶体染色阳性。

【诊断】

发病年龄小、发病急、眼球突出伴眼睑肿胀。

CT检查发现眶内不规则肿块,边界比较清楚,密度比较均匀,部分患者有眶骨破坏和颞窝肿块。

1. 周围血检查 大部分患者白细胞总数增多,少数患者白细胞减少,注意检查时发现较多的原始细胞和幼稚细胞。

2. 骨髓检查 骨髓一般呈增生活跃,白细胞增多更为明显,原始、早幼细胞多,多数患者大于50%。

3. 全身检查 B超和CT发现身体其他部位可有软组织肿块影,肝、脾和淋巴结肿大,皮下和脏器有出血倾向或出血。

【治疗及预后】

眼眶白血病肿块确诊后进行放疗,无助于全身白血病的治疗,若骨髓受累要进行全身化疗和骨髓移植,若全身白血病得到有效控制,可减少瘤细胞的侵袭恢复一定的视力。若诊断不清,可考虑取活检明确诊断。眼眶白血病肿块一般不考虑手术治疗,因术中可能出血不止,且瘤细胞对放疗、化疗比较敏感。

（四）儿童眼眶转移性肿瘤

儿童眼眶转移性肿瘤（metastatic orbital tumor in children）主要是神经母细胞瘤、尤因肉瘤、肾母细胞瘤和骨髓母细胞瘤,但最常见的是神经母细胞瘤和尤因肉瘤。

【临床表现】

眼眶神经母细胞瘤发病年龄最多在3～4岁,其原发灶常在腹部肾上腺内,部分发生在纵隔和颈部交感神经和副交感神经节的患者可能伴有Horner综合征。单眼发病者多,但也有20%～50%的患者是双眼发病。尤因肉瘤发病年龄较神经母细胞瘤大,一般在10～25岁,原发病变位于四肢长骨、肋骨和躯干骨。常为单眼发病,且在原发性骨肉瘤的同侧。眼和眼眶的体征几乎与神经母细胞瘤相同。突然性眶周和眼睑肿胀,出血、瘀斑,结膜充血、肿胀,部分突出于睑裂外,眼球突出移位和活动受限,眼底可能有视盘水肿,视网膜静脉扩张。

【组织病理学】

该类肿瘤均由小圆细胞组成,光镜不易进行鉴别诊断,电镜检查发现转移性神经母细胞瘤的瘤细胞内有神经内分泌颗粒和神经血管。尤因肉瘤细胞质内有PAS阳性颗粒,电镜检查揭示为糖原颗粒。免疫组织化学检查对鉴别诊断有帮助。

【诊断】

主要根据临床表现、发病年龄,寻找全身原发灶而作出初步诊断,CT检查眶内都显示不规则的软组织肿块影,但神经母细胞瘤患者可能有眶骨质破坏。

【治疗及预后】

眼眶转移性神经母细胞瘤和尤因肉瘤可作活检证实诊断。一般不行眼眶肿瘤切除术或眶内容物剜除术,而是与儿科肿瘤专家、放疗和化疗专家合作,对患儿进行局部放疗和全身化疗。尤因肉瘤对放疗比神经母细胞瘤敏感。尽管进行了有力的放疗、化疗和其他辅助支持治疗,有眼眶转移者,除原发病灶外,可能还有其他转移灶,通常预后差,幸存者少。

（五）腺泡状软组织肉瘤

腺泡状软组织肉瘤（alveolar soft part sarcoma）的组织发生现仍不清楚,有些学者认为起源于神经,还一些学者认为是颗粒细胞瘤（肌母细胞瘤）或化学感受器瘤的恶变。

【临床表现】

大多数病例发展快,肿瘤快速生长,致眼球严重突出或移位,视功能受损,眼球活动受限。Font等报道了17例眼眶腺泡状软组织肉瘤。其中女性13例,男性4例,平均发病年龄为23岁（11～69岁）,患者最常见的表现为眼球突出和移位,眼睑、结膜肿胀,部分患者在眶周可触及肿瘤。有的患者发生脑、肝转移而死亡。

【组织病理学】

1. 肉眼观 肿瘤可能部分有包膜,边界清楚,血管较多,肿块呈粉红色或棕红色。

2. 显微镜检查 纤维血管隔膜使肿瘤呈现假腺泡状,有的瘤细胞沿隔膜排列。瘤细胞大,呈多边形,核分裂不常见。苏木精-伊红染色在细胞质内可见细胞颗粒,PAS在胞质内发现结晶物质呈长方形、菱形或条状。在个别病例的一些视野中,形态学改变像转移性肾细胞癌、血管肉瘤或血管外皮细胞瘤,在这些病变中也可能见到特殊结晶包涵体。

3. 电子显微镜检查 结晶由膜包绕,其内有8～10nm的周期（periodicity）,胞质中有丰富的粗面内质网、脂小滴、糖原颗粒、线粒体和高尔基体。

【诊断】

术前诊断非常困难,依靠术后组织病理诊断。CT显示边界不清、形状不规则、密度较均匀的肿块，（图38-21）。有些肿瘤充满整个眼眶，侵蚀眼眶骨引起骨质破坏。MRI影像显示肿瘤T_1加权像为中等信号，T_2加权像为高信号。

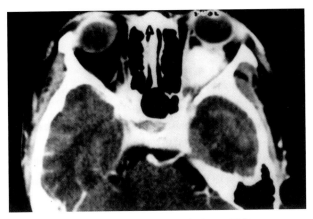

图38-21　腺泡状软组织肉瘤CT图像
左眼眶内肿块，边界不清，密度较均匀。

【治疗及预后】

一旦确诊，应作广泛切除，即切除肿瘤的周围部分正常组织。严重病例应行眶内容物剜除术。术后局部放疗和全身化疗。

（六）睫状体髓上皮瘤

睫状体髓上皮瘤（medulloepithelioma of ciliary body）又称视网膜胚瘤（diktyoma），是组织起源于眼内原始视杯内层的髓上皮细胞。本瘤主要发生在睫状体部位，少数病例也可见于虹膜根部、虹膜后表面、视网膜或视盘部位。一般认为本瘤属于低度恶性肿瘤，病死率约为10%。

【临床表现】

本瘤较视网膜母细胞瘤的发病年龄稍大，大多数发生于10岁以内儿童，偶可见于成年人。一般为单眼发病，双眼发病率基本相同。临床主要表现为虹膜根部或睫状体部白色或灰白色肿物，有缓慢生长倾向。有些肿物内可见单发或多发的囊肿样结构。由于睫状体部位比较隐蔽，肿瘤初期不容易发现，患者可无明显症状或有与肿瘤相关部位的局限性晶状体混浊或晶状体不全脱位。因肿物累及虹膜角膜角或虹膜根部组织，有些病例可出现虹膜前表面新生血管、继发性青光眼或不典型的前葡萄膜炎症状。有少数睫状体髓上皮瘤发生于虹膜根部，瘤细胞可穿透角巩膜缘组织蔓延到眼球表面，类似肉芽肿样新生物。有些睫状体髓上皮瘤可迅速生长，瘤体较大，甚至充满整个眼内腔或穿透巩膜、蔓延到眶内。视盘髓上皮瘤比较少见，表现为视盘肿大、逐渐形成肿物状结节，并向眼球内突出。视盘髓上皮瘤侵袭性较强，瘤细胞容易沿视神经向眼球外蔓延。

【诊断】

一般通过临床病史、患者年龄、肿物部位和形态、眼底和裂隙灯检查及眼超声检查可以基本作出临床诊断。裂隙灯检查可见肿物呈白色、粉红色或灰白色，无明显黑色素，肿物形态不规则，大小不一，可伴有囊腔样结构。有些肿物形成单发或多发性囊肿，其亦可游离或漂浮在前房内。眼超声或超声生物显微镜（ultrasound biomicroscopy，UBM）检查显示肿物为实性，或实性肿物内伴有不规则的囊样腔隙。荧光血管造影、CT和MRI检查通常无明显特异性改变。有些病例可采用细针穿吸活检或虹膜内囊性肿物切除活检，以明确诊断。但由于细针穿吸活检的组织较少，有些髓上皮瘤的低分化细胞形态与视网膜母细胞瘤很难鉴别，因此病理学诊断应十分慎重。

【组织病理学】

大多数睫状体髓上皮瘤位于前部睫状体区，呈白色或灰白色肿物，体积和形状均不一致。位于虹膜根部的肿瘤或瘤体较大者亦可穿透角巩膜缘组织蔓延到眼球表面。瘤体亦可向后方蔓延，累及脉络膜或整个眼内腔。极少数睫状体髓上皮瘤沿色素上皮表面呈弥漫性膜状生长，而不形成结节状肿物。瘤细胞可产生酸性黏多糖物质，故有的肿瘤内可伴有或形成单灶或多灶性囊样肿物，游离或飘浮在眼前房、后房和玻璃体内。

显微镜下瘤体主要由低分化的神经上皮细胞和原纤维状基质组成。瘤细胞之间可有大小不一的囊样腔隙或某些异种组织。根据瘤体内有无异种组织，通常将髓上皮瘤分为2种类型。①非畸胎瘤样型髓上皮瘤：瘤细胞形态类似于胚胎性视网膜或睫状体上皮，排列成片块状、条索状、指套状等，具有向髓上皮细胞分化的趋向；有些瘤细胞形成大小不一的囊性腔隙，囊壁内衬覆有未分化的神经上皮，基底膜清晰可见，腔隙内含有阿尔辛蓝染色阳性物质，其属于透明质酸酶敏感的酸性黏多糖物质；有些瘤细胞排列成环状、类似胚胎性神经管结构；有时可见神经母细胞性菊形团样结构；②畸胎瘤样型髓上皮瘤：此型特点为在上述细胞形态的背景中，伴有眼内不应存在的异种组织成分，如透明软骨、横纹肌、脑组织或未分化的间叶细胞等。

恶性髓上皮瘤的诊断依据为：①瘤细胞类似视

网膜母细胞瘤的形态,大部分由未分化的神经母细胞组成,有或无菊形团样结构;②瘤细胞有明显的异型性,病理性核分裂象增多;③瘤体内有类似软骨肉瘤、横纹肌肉瘤或胚胎性肉瘤的病灶;④瘤细胞侵袭眼球以外的组织。但必须注意,虽然有些髓上皮瘤具有恶性肿瘤的细胞形态,但临床上仅有极少数患者发生全身转移。致死原因主要是瘤体经眶内蔓延到颅内。

【鉴别诊断】

1. 视网膜母细胞瘤　视网膜母细胞瘤多发生于 3 岁以内儿童,好发于眼底后极部,而睫状体髓上皮瘤的发病年龄常在 3 岁以上儿童,肿瘤早期主要位于睫状体部位或眼球节。

2. 虹膜囊肿　有些睫状体髓上皮瘤可形成单发性或多发性囊肿,游离或漂浮在前房内或位于虹膜根部,应特别注意与原发性虹膜色素上皮囊肿和虹膜基质囊肿鉴别。眼超声检查睫状体髓上皮瘤伴有的囊肿周围常可见到与其相连的实性肿物,而虹膜囊肿不伴有实性肿物。

3. 其他　睫状体髓上皮瘤还应与其他眼前节组织的肿瘤、发育异常或炎症后期的反应性组织增生鉴别。

【治疗及预后】

位于虹膜或睫状体部位体积较小的肿物,诊断不十分明确者可以在一定时间内临床观察。若发现肿物有生长倾向,可采用肿物局部切除术,如根据肿物部位和体积选择虹膜睫状体或睫状体切除术。但应当注意一些文献报道肿物局部切除术后容易复发,最终仍需要进行眼球摘除术。某些就诊时肿瘤已经很大、伴有明显继发性青光眼或肿瘤穿透角巩膜缘外者,应该施行眼球摘除术。肿瘤蔓延到眶内者应考虑眶内容物剜除术。视盘髓上皮瘤容易沿视神经向眼球外蔓延,因此若患眼视力基本丧失也应考虑眼球摘除术,且应当尽可能地将视神经剪除得长一些。

睫状体髓上皮瘤为低度恶性肿瘤,大部分肿瘤仅局限于眼球内,可侵袭和破坏邻近眼球组织,一般很少发生全身转移。一般情况下,肿瘤局限于眼球内者在眼球摘除术后预后比较好。虽然有些肿瘤表现出恶性组织细胞形态,但临床上仅有10%左右的病死率。患者死亡主要是由肿瘤穿透眼球壁后蔓延到眶内或肿瘤沿视神经蔓延,最终扩散到颅内导致,而因全身远处器官转移致死的病例非常少见。因此巩膜外组织有无瘤细胞侵袭是影响患者预后的重要因素,摘除的眼球标本要特别注意检查眼球壁是否完整,有无肿瘤组织。若伴有后巩膜外侵袭,应注意肿瘤是否切除干净。笔者曾遇到 1 例虹膜根部髓上皮瘤穿透角巩膜缘蔓延到眼球外,在行眼球表面肿物切除和眼球摘除术后随访 5 年患者仍然健在。

（林红　赵桂秋）

参 考 文 献

[1] RUBENFELD M, ABRAMSON D H, ELLSWORTH R M, et al. Unilateral vs bilateral retinoblastoma: correlations between age at diagnosis and stage of ocular disease[J]. Ophthalmology, 1986, 93(8): 1016-1019.

[2] 张惠蓉. 视网膜病临床和基础研究[M]. 太原: 山西科学技术出版社, 1995.

[3] 罗成仁, 夏瑞南, 李安仁. 双眼视网膜母细胞瘤[J]. 中华眼底病杂志, 1985, 1: 133.

[4] EAGLE R C Jr, SHIELDS J A, DONOSO L, et al. Malignant transformation of spontaneously regressed retinoblastoma, retino/retinocytoma variant[J]. Ophthalmology, 1989, 96(9): 1389-1395.

[5] NISHIZAWA S, HAYASHIDA T, HORIGUCHI S, et al. Malignant fibrous histiocytoma of maxilla following radiotherapy for bilateral retinoblastoma[J]. J Laryngol Otol, 1985, 99(5): 501-504.

[6] 李安仁, 罗成仁. 视网膜母细胞瘤存活患者的第二恶性肿瘤[J]. 国外医学(眼科学分册), 1984, 8(4): 221-224.

[7] HANSEN M F, KOUFOS A, GALLIE B L, et al. Osteosarcoma and retinoblastoma: a shared chromosomal mechanism revealing recessive predisposition[J]. Proc Natl Acad Sci USA, 1985, 82(18): 6216-6120.

[8] FRIEND S H, BERNARDS R, ROGELJ S, et al. A human DNA segment with properties of the gene that predisposes to retinoblastoma and osteosarcoma[J]. Nature, 1986, 323(6089): 643-646.

[9] WEICHSELBAUM R, BECKETT M, DIAMOND A. Some retinoblastoma, osteosarcoma and sogt tissue sarcomas may share a common etiology[J]. Proc Natl Acad Sci USA, 1988, 85(7): 2106-2109.

[10] BOOKSTEIN R, LEE E Y, TO H, et al. Human retinoblastoma gene: genomic organization and analysis of heterozygous intragenic deletion mutations[J]. Proc Natl Acad Sci USA, 1988, 85(7): 2210-2214.

[11] HONG F D, Huang H J, To H, et al. Structure of human retinoblastoma gene[J]. Proc Natl Acad Sci USA, 1989, 86(14): 5502-5506.

[12] RICHON V M, Rifkind R A, Marks P A. Expression and phosphorylation of the retinoblastoma protein during induced differentiation of murine erythroleukimia cells[J]. Cell Growth Differ, 1992, 3(7): 413-420.

［13］DECAPRIO J A，LUDLOW J W，LYNCH D，et al. The product of retinoblastoma susceptibility gene has properties of a cell cycle regulatory element［J］. Cell，1989，58（6）：1085-1095.

［14］BUCHKOVICH K，DUFFY L A，HARLOW E. The retinoblastoma protein is phosphorylated during specific phase of cell cycle［J］. Cell，1989，58（6）：1097-1105.

［15］杨为中，易玉珍，郑湖铃. 视网膜母细胞瘤免疫组织化学、组织化学及超微结构研究［J］. 中华眼底病杂志，1993，9（4）：193-197.

［16］KNUDSON A G Jr. Mutation and cancer：statistical study of retinoblastoma［J］. Proc Natl Acad Sci USA，1971，68（4）：820-823.

［17］COMINGS D E. A general theory of carcinogenesis［J］. Proc Natl Acad Sci USA，1973，70（12）：3324-3328.

［18］KARCIOGLU Z A，GORDON R A，KARCIOGLU G L. Tumor seeding in ocular fine needle aspiration biopsy［J］. Ophthalmology，1985，92（12）：1763-1767.

［19］黄倩，陶勇浩，YANDELL D W. 视网膜母细胞瘤的基因诊断和遗传咨询［J］. 中华眼底病杂志，1997，13（1）：45-46.

［20］MAGRAMM I，ABRAMSON D H，ELLSWORTH R M. Optic nerve involvement in retinoblastoma［J］. Ophthalmology，1989，96（2）：217-222.

［21］GAGNON J D，WARE C M，MOSS W T，et al. Radiation management of bilateral retinoblastoma：the need to preserve vision［J］. Int J Radiat Oncol Biol Phys，1980，6（6）：669-673.

［22］CHAR D H. Clinical ocular oncology［M］. 2th ed. Philadelphia：Lippincott-Raven Publishers，1997：235-258.

［23］SHIELDS J A，GIBLIN M E，SHIELDS C L，et al. Episcleral plaque radiotherapy for retinoblastoma［J］. Ophthalmology，1989，96（4）：530-537.

［24］OOSTERHUIS J A，JOURNÉE-DE KORVER H G，KAKEBEEKE-KEMME H M. Transpupillary thermotherapy in choroidal melanomas［J］. Arch Ophthalmol，1995，113（3）：315-321.

［25］SHIELDS C L，SANTOS M C，DINIZ W，et al. Thermotherapy for retinoblastoma［J］. Arch Ophthalmol，1999，117（7）：885-893.

［26］RUBIN C M，ROBISON L L，CAMERON J D，et al. Intraocular retinoblastoma group Ⅴ：an analysis of prognostic factors［J］. J Clin Oncol，1985，3（5）：680-685.

［27］李安仁，方谦逊，罗成仁，等. 视网膜母细胞瘤的遗传研究［J］. 眼科学报，1988，3（4）：73-77.

［28］KOPELMAN J E，MCLEAN I W，ROSENBERG S H. Multivariate analysis of risk factors for metastasis in retinoblastoma treated by enucleation［J］. Ophthalmology，1987，94（4）：371-377.

［29］ZIMMERMAN L E. Retinoblastoma and retinocytoma［M］//SPENCER W H. Ophthalmol pathology：an atlas and textbook. Philadephia：WB Saunders，1985：1292.

［30］张承芬. 眼底病学［M］. 北京：人民卫生出版社，1998.

［31］孙为荣，牛膺筠，林红，等. 眼科肿瘤学［M］. 北京：人民卫生出版社，2004.

［32］王晓琴，邢怡桥. 视网膜母细胞瘤的研究进展［J］. 中华实验眼科杂志，2012，30（3）：278-282.

［33］范先群. 重视视网膜母细胞瘤的国际分期应用和综合序列治疗［J］. 中华眼科杂志，2017，53（8）：561-565.

［34］李彬，项晓琳. 评估视网膜母细胞瘤临床组织病理学高危因素的重要性及需关注的问题［J］. 中华眼科杂志，2014，50（10）：725-728.

［35］FRIEDRICH M J. Retinoblastoma therapy delivers power of chemotherapy with surgical precision［J］. JAMA，2011，305（22）：2276-2278.

［36］BENAVENTE C A，DYER M A. Genetics and epigenetics of human retinoblastoma［J］. Annu Rev Pathol，2015，10：547-562.

［37］李彬. 关于在我国建立视网膜母细胞瘤规范化诊疗模式必要性的思考［J］. 中华眼科杂志，2012，48（11）：961-964.

［38］钱江，薛康. 晚期视网膜母细胞瘤可否保眼治疗［J］. 中华眼科杂志，2016，52（10）：728-732.

［39］ZHANG J H，BENAVENTE C A，MCEVOY J，et al. A novel retinoblastoma therapy from genomic and epigenetic analyses［J］. Nature，2012，481（7381）：329-334.

［40］路璐，唐松，郭慧，等. 视网膜母细胞瘤综合治疗的预后及其相关因素［J］. 中华眼视光学与视觉科学杂志，2017，19（9）：560-564.

［41］施颖芸，贾仁兵，范先群. 眼眶淋巴瘤临床诊断与治疗进展［J］. 中华眼科杂志，2017，53（08）：632-636.

［42］侯萍，徐德生，宋国祥，等. 伽马刀治疗视神经胶质瘤三例［J］. 中华眼科杂志，2016，52（12）：941-943.

［43］柯屹峰，张虹，宋国祥. 眼眶绿色瘤临床分析［J］. 中华眼科杂志，2011，47（9）：811-814.

［44］刘新玲，张红，华宁，等. 单眼前房积脓为首发症状的儿童急性单核细胞性白血病一例［J］. 中华眼科杂志，2010，46（2）：178-179.

［45］李晓华，魏秋彩，卜占云. 42例儿童眼眶肿瘤的组织病理学分析［J］. 中华实验眼科杂志，2011，29（9）：829-830.

［46］赵桂秋，孙为荣. 眼科病理学［M］. 北京：人民卫生出版社，2014.

［47］赵桂秋，林锦镛，林红. 眼科病理学图谱［M］. 北京：人民卫生出版社，2011.

第三十九章

常见颈部肿块及甲状腺与甲状旁腺肿瘤

颈部是儿童肿瘤常见发病部位。先天性病变多为囊性、良性。后天性病变以实质性肿瘤为主，包括良性病变甲状腺腺瘤及恶性病变甲状腺癌。由于鳃弓、鳃裂、咽囊发育异常，在颈正中及两侧可形成多种不同类型的鳃源性囊肿或瘘管。由于甲状舌管发育异常可形成甲状舌管囊肿或瘘管。颈部皮样囊肿为一种错构瘤，是胚胎期偏离原位的皮肤细胞原基发展形成的囊肿，囊腔内含有脱落上皮细胞，可含有外胚层和中胚层成分，是一种良性肿物。来自血管和淋巴管组织的错构瘤在颈部表现为临床症状各异的血管瘤和淋巴管瘤。儿童颈淋巴组织丰富，非特异性感染性淋巴结炎常伴随口腔、呼吸道的炎症。颈淋巴结结核产生亚急性或慢性病程，淋巴结相互融合、粘连。颈部也是恶性肿瘤扩散的重要部位。颈静脉扩张是学龄期较为常见的疾病。先天性肌性斜颈、胸锁乳突肌肿块在新生儿期即可出现，家长通常不会首次去骨科就诊。甲状腺、腮腺、下颌下腺、舌下腺是人体重要腺体，特别是甲状腺、甲状旁腺疾病在儿童颈部疾病中表现较复杂，诊断与鉴别诊断较困难，治疗期长，迁延反复，是儿童期应十分重视的一组疾病。甲状腺结节在儿童期并不多见，其发生率仅为1%左右，远低于成人发病率，但值得注意的是儿童甲状腺结节发展为恶性肿瘤的概率高达40%，远高于成人的4%。甲状腺结节可以是单个的，也可多发的，鉴别诊断包括甲状腺腺瘤、异位甲状腺、甲状腺囊肿，以及甲状腺炎症性疾病如急性化脓性甲状腺炎、亚急性淋巴细胞性甲状腺炎及自身免疫缺陷导致的慢性淋巴细胞性甲状腺炎等。在过去10多年里，儿童甲状腺疾病的诊断、治疗取得重大进展，新的促甲状腺激素试验，细针吸取细胞学检查及高分辨率超声检查的应用，已经简化并广泛使用，极大地促进了甲状腺结节疾病的临床诊断及治疗。

第一节　颈部肿块的相关疾病

颈部肿块是一类儿童期发病的颈部增生性疾病的统称，肿块位于颈部相对易观察，因此在临床上并不少见。颈部肿块可以根据病变性质分为脉管性疾病、良性肿瘤性疾病、恶性肿瘤性疾病等。常见疾病可以包括淋巴管畸形、静脉畸形、毛细血管畸形、甲状舌管囊肿、鳃裂瘘管及囊肿、甲状腺及甲状旁腺肿瘤、横纹肌肉瘤、软组织肉瘤、淋巴瘤、神经母细胞瘤等。因颈部有大量淋巴组织，还有部分颈部肿块是其他部位的转移淋巴结。本节介绍除甲状腺与甲状旁腺肿瘤外的常见颈部肿块。

一、颈部脉管性疾病

（一）毛细血管畸形

毛细血管畸形是最常见的脉管畸形，由许多异常扩张的毛细血管或毛细血管后微静脉组成，病变主要集中于较浅的皮肤乳头层和网状层，其病变血管随着患者年龄的增长出现进行性扩张，导致病灶变暗、增厚、结节生成。病变80%发生于头颈部皮肤，常沿三叉神经支配区域分布。

毛细血管畸形除可能造成局部出血及皮肤外表畸形外，对儿童心理、社会、人际关系和认知发育均有持久的不利影响，因此提倡尽可能早期治疗。

（二）静脉畸形

静脉畸形以往称为海绵状血管瘤，是临床常见的脉管畸形，是静脉异常发育产生的静脉血管结构畸形，由大量充满血液的血窦构成。散发病例多呈单病灶，而遗传性病例常呈多病灶，临床多为散发性静脉畸形。出生时即存在,大部分可以被发现,少部分在幼年或青少年时才被发现。头颈面部为好发部位,四肢、躯干次之,多见于皮肤和皮下组织。其生长速度与身体生长基本同步,不会自行退化,发病无性别差异。

【临床表现】

静脉畸形临床表现不一,从独立的皮肤静脉扩张或局部海绵状肿块,到累及多组织和器官的混合型。病灶外观亦表现多样,典型的浅表皮损表现为可压缩无搏动的蓝紫色柔软包块,其体积大小可随体位改变或静脉回流快慢而发生变化,当处于身体最低位时,充盈至最大;也可呈局部大小不一的结节状突起,质地坚韧;或深在包块,表面皮肤完全正常。在体积较大和病程较长的皮损中,可触及因血栓机化形成的颗粒状静脉石。静脉血栓形成,表现为反复的局部疼痛和触痛。位于咽部或气管旁等部位的瘤体压迫食管和气管,可能会出现进食困难和气道阻塞。

【治疗】

静脉畸形是常见的脉管病变,目前采用的治疗方法有手术、激光、硬化剂注射等。目前硬化治疗已经取代手术治疗,成为静脉畸形的主要治疗手段。

1. 血管内硬化治疗　是目前国外较常采用的治疗方法,常用的硬化剂包括博来霉素、平阳霉素、OK-432(溶血性链球菌制剂)、无水乙醇、聚桂醇等。皮内或黏膜静脉畸形多采用平阳霉素、博来霉素等治疗,以避免皮肤黏膜坏死;部位较深及回流较快的病变,则建议采用聚桂醇泡沫硬化剂或OK-432治疗。

2. 手术治疗　静脉畸形有丰富的血窦及周围血管,难以手术切除,创伤大、出血控制难、复发快、功能和外观影响大。因此,手术不是静脉畸形的首选治疗方法。

(1)手术适应证:①弥散型的静脉畸形对硬化治疗反应差,需要手术修复达到外观改善;②血管内硬化治疗后残留病灶的外观改善、功能重建;③疑难静脉畸形患者,如涉及椎体、眼眶内、颅内外沟通的静脉畸形,手术也有可能是很重要的配合手段之一。

(2)手术原则:应在保存基本功能的情况下,仔细分离,保护神经、血管、肌腱等重要组织结构,进行适当切除。

(三)动静脉畸形

动静脉畸形是一种高流量的先天性血管畸形,由扩张的动脉和静脉组成,异常的动静脉之间缺乏正常毛细血管床。其发生率低,无性别差异。40%～60%的患者出生时即发现,易被误诊为毛细血管畸形或血管瘤。头颈部相对好发,其次为四肢、躯干和内脏。动静脉畸形好发于中枢神经系统,外周动静脉畸形的发生率在所有脉管畸形中最低。头颈部动静脉畸形可分为软组织动静脉畸形和颌骨中央性动静脉畸形,后者曾被称为颌骨中央性血管瘤。

头颈部软组织动静脉畸形主要表现为界限不清的软组织膨隆,表面皮肤颜色正常,触诊可触及搏动,听诊可闻及吹风样杂音。病变后期,特别是在颈外动脉结扎术后,头颈部的正常皮肤和黏膜由于病变"盗血"而发生缺血性溃疡或坏死,严重者可导致心力衰竭。颌骨中央性动静脉畸形的临床主要表现为反复、少量的口腔内自发性出血或难以控制的急性牙槽窝出血。急性出血主要发生在儿童替牙期,由于该出血凶猛且难以控制,常有出血致死的报道。如果临床怀疑颌骨高流速血管畸形,严禁取病理活组织检查进行诊断。

动静脉畸形的治疗方式包括常规介入栓塞、无水乙醇介入治疗、外科手术和联合治疗。目前尚无成熟的内科药物治疗方式,动静脉畸形的治疗主要是介入栓塞或介入栓塞后手术治疗。

(四)淋巴管畸形

淋巴管畸形根据其临床表现可分为巨囊型、微囊型及两者兼有的混合型。该病好发于头颈部,可发生于任何年龄,50%出生时即有,90%在2岁前即可发现,淋巴管畸形为良性病变,但极少数能自行消退。

【临床表现】

根据累及部位、病变大小及程度不同,临床表现多样,巨囊型淋巴管畸形多发生于颈部,可表现为颈部一侧巨大柔软囊性肿物,无压痛,皮肤纹理正常,透光试验阳性,局部可完全切除;微囊型淋巴管畸形多发生于口腔,颊部及舌咽等部位,呈浸润性,分界较差,不能完全切除。临床上,混合型淋巴管畸形亦较常见。

广泛的病变涉及口腔底部、口咽或颈部,通常导致呼吸道问题。颈部畸形可压迫咽喉、纵隔和气管,造成呼吸困难。喉部病变可完全阻塞气道,危及生命。下颌肥大的患者常出现下颌前突和咬合不正。淋巴管畸形的生长速度存在差异,感染、创伤或出血可导致病变迅速增大，造成毁容及严重的呼吸、吞咽和言语障碍等。

【诊断】

1. 超声检查 超声检查是头颈部淋巴管畸形诊断的首选方法。典型巨囊型淋巴管畸形的超声提示病灶边界清晰，内部显示为单纯多发无回声区，回声清晰，可见多个分隔，病灶外壁及分隔光滑；病灶内无血流信号。微囊型淋巴管畸形表现为低回声或无回声混合低回声型，常规二维超声示病灶欠规则，呈不规则的低回声区，内有少量小的不规则的无回声区，形成以实性为主的囊实混合性病变。

2. MRI 检查 MRI 对于明确病变及周围组织关系具有重要意义，其判断病灶的范围及大小要明显优于超声。MRI 通常表现为 T_1 加权像中等信号，T_2 加权像高信号，有时伴有出血的巨囊型淋巴管畸形由于血红蛋白降解在 T_2 加权像上表现为低信号。MRI 增强扫描淋巴管畸形的内部均无强化，但其包膜及囊隔可出现弧形或环形强化。典型巨囊型淋巴管畸形 MRI 表现为单房或多房囊性包块，囊壁菲薄，其内部多有线样分隔，囊内呈明显的 T_2 加权像高信号，该病灶最具特征性的表现为沿疏松组织间隙"爬行性生长"，并常同时跨多个间隙内生长。微囊型淋巴管畸形形态多不规则，信号与巨囊型病变相近，并且其囊腔较大，囊型病变小且数量较多。

3. CT 检查 CT 检查对软组织的显示不如 MRI 清晰，当病变累及骨性结构时可行 CT，但 CT 存在一定的电离辐射伤害，因此在儿童的淋巴管畸形诊断中应该谨慎选择。

【诊断】

根据病史和临床表现，诊断淋巴管畸形并不困难。微囊型淋巴管畸形最常累及的部位为面部下 2/3，如唇、颊、舌、耳等，常引起软组织肥大，如巨舌、下颌肥大等。巨囊型淋巴管畸形多见于颈部和下颌下，表现为局部柔软囊性肿物。超声和 MRI 是鉴别病变部位、大小和范围的重要辅助诊断方法。

【鉴别诊断】

淋巴管畸形应与先天性颈静脉扩张鉴别。后者亦可表现为颈部囊性可压缩性软组织包块，多发生于单侧，患儿通常因屏气、哭闹及咳嗽时颈部出现隆起而就诊。与淋巴管畸形不同的是，该病肿块多于平静或加压时消失，B 超可明确诊断，表现为单侧或双侧静脉局部扩张。

【治疗】

1. 硬化治疗 巨囊型淋巴管畸形通常首选硬化治疗，硬化治疗亦可用于治疗小范围局限性口腔黏膜的微囊型淋巴管畸形，目前常用的硬化剂包括博来霉素、平阳霉素等。硬化治疗随着影像技术的发展、进步及新硬化剂的出现，逐渐取代手术治疗成为淋巴管畸形的主要治疗方法。

2. 激光治疗 常用激光器包括 CO_2 及 YAG2 种激光，可用于浅表微囊型淋巴管畸形。

3. 手术治疗 手术治疗是外科医师过去经常选择的治疗方法。但随着硬化治疗的开展和经验积累，目前不主张毫无选择地对任何类型的淋巴管畸形进行手术切除。目前，有症状的微囊型淋巴管畸形、其他治疗无效的巨囊型及混合型淋巴管畸形、危及生命及严重影响美观的患者，可采取手术治疗。

4. 药物治疗 累及胸腔引起乳糜胸、呼吸困难等严重并发症的微囊型淋巴管畸形，近年来药物治疗取得了很好的疗效。药物治疗主要包括抗炎药物和抗血管生成药物，如干扰素、普萘洛尔、西地那非、西罗莫司等。近年来，口服西罗莫司治疗难治性淋巴管畸形的研究正在逐渐开展，以明确药物是否是解决硬化和手术无法解决的弥漫性淋巴管畸形的新途径。

二、颈部良性肿瘤

（一）颈部皮样囊肿

皮样囊肿分为先天性和获得性皮样囊肿，大多在儿童时期被诊断。它是一种良性病变，在儿童期常见，可以发生在头颈部任何部位。皮样囊肿通常为囊性病变，包含奶酪状、角质物质。也有一些是实性肿瘤，由稠厚的纤维脂肪基质组成。

【临床表现】

颈部皮样囊肿通常表现为无症状肿块。偶尔会表现为炎性肿块，与脓肿类似。炎症有可能是感染引起的。皮样囊肿破裂时，如果囊肿内容物与周围软组织接触，也有可能导致炎症反应。

【治疗】

皮样囊肿采用手术切除进行治疗。囊肿切除有利于病理诊断、矫正外观畸形、预防感染并避免占位效应导致的气道堵塞或吞咽障碍。皮样囊肿感染只需应用抗生素治疗，避免切开引流可以降低后期囊肿切除的难度。治疗破裂囊肿时使用糖皮质激素可减少对囊肿内容物的炎症反应。

【预后】

经手术治疗的头颈部皮样囊肿预后良好，复发率极低。

（二）颈部前肠囊肿及食管源性囊肿

在胚胎发育中，前肠分化形成咽、下呼吸道和上消化道。妊娠早期，来自前肠的上皮异位停留，导致前肠囊肿或食管重复畸形的形成。颈部前肠囊肿及食管源性囊肿虽然罕见，但由于它临床表现多样，很容易与其他先天性头颈部病变混淆，因此具有重要的鉴别诊断意义。

【临床表现】

约50%前肠囊肿患者发病时没有任何症状。在有症状的患者中，最常见的临床特征包括喂食困难、吞咽痛、喘鸣、舌体肿胀和言语困难。新生儿患者可能因肿块阻塞气道导致明显的呼吸窘迫。

【治疗】

前肠囊肿及食管源性囊肿传统治疗方法包括观察、抽吸法和手术切除。然而，前肠囊肿或食管源性囊肿如果不治疗，有可能引起并发症，如继发囊肿感染、破裂出血及恶变等。因此，积极的手术切除是本病最重要的治疗方式。

（三）颈部鳃源性囊肿及瘘管

多由第二鳃沟衍变而来，可能为胚胎时期鳃沟、咽囊、胸腺咽管等残留的胚胎性组织。从第一鳃沟发生的囊肿多在胸锁乳突肌内缘、下颌角附近，开口在外耳道。第三、第四鳃沟形成的瘘管罕见，但近年来，随着临床诊断水平的提高，梨状窝瘘（第三、第四鳃裂瘘管）的检出率明显提高。鳃源性囊肿的内壁多由复层扁平上皮和柱状上皮覆盖。复层扁平上皮分泌乳状或混浊的水样液；柱状上皮分泌黏稠液体，分泌液中多含胆固醇。囊肿感染后囊腔内可有脓性液体。

【临床表现】

鳃源性囊肿多位于颈前三角、胸锁乳突肌上中1/3交界处的内侧缘，也可出现在乳突到胸骨上窝的任何部位。囊肿多位于颈深筋膜的深面，其瘘管沿胸锁乳突肌前缘斜行，向上走行于颈内、外动脉间，进入同侧的扁桃体窝附近。囊肿呈圆形、质软、有紧张感，边界清楚，直径3～4cm，略可活动，与皮肤无明显粘连。若囊肿与咽部相通，囊肿内容物排出后体积缩小；若管道阻塞，内容物不能通过瘘管，则囊肿缓慢增大。囊肿外与皮肤表面相连，内与咽部相通可合并感染。

鳃源性瘘管口呈漏斗状内陷，有时不易发现，瘘口可见少量清亮的黏液。细小瘘管很难通过探针，瘘管长约数厘米，可深达咽部。瘘管与周围组织粘连甚紧。由于瘘管细窄，从瘘口注入对比剂，不能显示瘘管的全长，有时显示假道，与瘘管走行方向不符。鳃源性囊肿及瘘管可反复感染。有继发感染时囊肿增大，内容物由白色乳酪状变为脓液，患儿可表现为压痛、吞咽困难。

【诊断与鉴别诊断】

根据囊肿位置、性质与瘘管走行部位，诊断并不困难。

1. 颈部囊状淋巴管瘤　囊状淋巴管瘤的原发部位在胸锁乳突肌的外侧，而鳃源性囊肿位于胸锁乳突肌内侧。前者质软、有弹性，囊肿多为多房性，透光试验阳性，与周围界限不清，囊肿间有较韧的结缔组织间隔。

2. 颈部结核性瘘管　结核性瘘管有较多脓窦，窦道排出碎屑状干酪样物质。瘘管周围有多枚肿大的淋巴结，淋巴结相互粘连成团。正常儿童颈部淋巴结亦可呈长扁形，约1cm大小，有橡皮样弹性，无炎症表现，以后可逐渐消退，互相不粘连，应与淋巴结结核鉴别。

【治疗】

本病可在患儿2岁后手术。手术要谨防损伤病灶周围的血管和神经。

手术原则是完整切除囊肿或瘘管。为防止感染后粘连增加手术困难，应尽早处理。瘘管复发多由切除不彻底导致。颈部鳃源性囊肿及瘘管偶有在中青年恶变为表皮样癌或腺癌者，需注意定期随访观察。

（四）甲状舌管囊肿

甲状舌管囊肿及瘘管是颈部最常见的先天性疾病，与甲状舌管胚胎发育异常有关。胚胎第3周时，在原始口腔基底部第1～2对鳃弓的正中凹陷部分有憩室状的甲状腺始基组织，该组织沿正中线下移到颈部时，构成细长的甲状腺舌管，其末端发育成甲状腺。胚胎第5周时，第2～3鳃弓构成的舌骨大、小角发展成舌骨，舌骨两端在甲状腺舌管的前、后方或经过甲状腺舌管向中央合并成完整的舌骨，通常甲状腺舌管退化，形成细长的索状物，其近端开口处为盲孔。若索状物未退化，瘘管继续存在。有时瘘管两端闭合,而中央部分保持开放,黏液状分泌物不能排出时产生潴留性囊肿,囊肿的位置高低不等,可发生在舌盲孔到胸骨切迹间的任何部位。

甲状舌管囊肿的囊壁由结缔组织构成,表面有复层扁平上皮或柱状上皮覆盖,囊腔内贮有黄色黏液,囊壁内无淋巴组织,偶有甲状腺组织存在。

【临床表现】

囊肿多在 1 岁左右出现,常位于舌骨和甲状软骨间的舌根、口底、舌骨、甲状腺峡等部位,但以舌骨前下方和甲状舌骨膜前较为常见,偶见于舌盲孔或胸骨上窝。通常位于颈正中线,有时略偏一侧。囊肿直径 2~3cm,多呈圆形,与皮肤无粘连,边缘光滑,边界清楚,触诊有紧张感,无波动,位置较固定,多不能推动。由于囊肿与舌骨间有纤维组织索相连,吞咽与伸舌时囊肿可上下移动。穿刺可抽出黏液样分泌物,感染后囊腔内可有脓性液体。体积较大的表浅囊肿,透光试验阳性。在囊肿与舌骨间可触及质地较硬、潜行的索状物,即残存的甲状舌管。瘘管的直径一般为 1~2mm。当肿物发生感染时,局部皮肤红肿、压痛,感染后囊肿与皮肤粘连,分泌物变成脓液。一旦囊肿穿孔,瘘管将长期不愈,有时瘘口结成痂后暂时闭合,但经过一段时间分泌物潴留增多,瘘管外口再次破溃,瘘管的愈合与破溃交替进行,不经手术切除,瘘管无法痊愈。

【诊断】

1. 超声检查　位于颈前中线的薄壁无回声或低回声肿块,边界清楚,伴有后方回声增强,感染后可表现为囊壁增厚和低回声消失。此外,囊液也可含蛋白质,使正常的均匀低回声影像消失。

2. 颈部 CT 检查　增强扫描显示边界清楚的均匀液性低密度影,并有薄薄的一圈强化边缘。CT 检查不仅可通过囊肿与舌骨的相邻位置关系确诊,还可显示囊肿的大小、范围和位置,并识别正常的异位甲状腺组织。囊壁增厚提示继发感染。

3. 颈部 MRI　T_1 加权像呈低信号,T_2 加权像呈高信号,MRI 也可明确囊肿与舌骨及其他周围结构的关系。

【鉴别诊断】

甲状舌管囊肿及瘘管是最常见的颈中线肿块,需与异位甲状腺、皮样囊肿、鳃裂囊肿、脂肪瘤及其他颈部中线肿块,如甲状腺结节、颈中线淋巴结肿大、内侧位唾液腺肿瘤和颈部淋巴管畸形等疾病鉴别。

【治疗】

甲状舌管囊肿在确诊后,应争取在感染发生前手术切除。囊肿感染后与周围组织粘连,解剖层次不清楚,手术时可遗留部分囊壁或瘘管,造成术后复发。无感染的囊肿可于患儿 2 岁时进行手术。术中需注意在尽可能切除瘘管的同时去除舌骨中段,瘘管相连的舌骨中段和舌骨以上管壁的残留是瘘管复发的主要原因。

如果舌骨前方有球形肿块,可能为异位的甲状腺组织,应仔细检查气管旁有无正常的甲状腺侧叶。盲目切除孤立的异位甲状腺,术后患者可发生黏液性水肿。术后创口久不愈合,经常有少量分泌液外溢,表示仍有瘘管残留,必须再次手术。甲状舌管囊肿感染时,应待感染控制 2~3 个月后再行切除术。

（五）腮腺混合瘤

小儿较少见,起病缓慢,初期肿物较小,逐渐增大。肿物较硬,边界清楚,可稍移动,无压痛,表面光滑,有时呈分叶状,与周围组织无粘连,一般无疼痛、瘙痒等临床症状。腮腺混合瘤虽属于良性肿瘤,但有恶变可能,故近年来将其纳入临界性肿瘤。其病程越长,恶变概率越大。特别是肿瘤生长迅速、出现进行性面神经麻痹及疼痛时,应怀疑有恶变可能。B 超可辅助诊断,穿刺活检可以确诊。手术切除是主要的治疗方法,且应尽早安排。目前研究表明,小切口区域性切除术可达到与全腮腺切除相同的疗效。

（六）颈动脉体瘤

颈动脉体瘤是一种起源于颈动脉体化学感受器的少见肿瘤,又称化学感受器瘤或副神经节瘤。慢性组织缺氧和线粒体氧敏感基因的突变与其发生有关。同时发现其有遗传性。颈动脉体瘤发病率低、病变部位特殊、局部解剖复杂、血管丰富,治疗有一定的复杂性。

【临床表现】

颈动脉体瘤是一类相对少见的肿瘤。缺乏典型的临床症状。通常表现为缓慢生长的上颈部或下颌角下方或咽旁肿块。左右可推动,而上下不能推动。有时具有压缩感及搏动感。部分患者有时可以闻及血管杂音。可因压迫迷走神经、颈交感神经及臂丛,出现声音嘶哑、Horner 综合征、上肢感觉异常等表现。瘤腔内血栓脱落可导致持久性或一过性缺血性脑卒中。颈动脉体瘤可为左右双侧性，尤其是在有家族史的患者。

【诊断与鉴别诊断】

根据颈部搏动性肿块不难发现，表现为与血管走行一致的无痛性肿物。B超、CT增强扫描、MRA、DSA，以及DSA过程中颈内动脉暂时性球囊阻断试验等可以辅助诊断。

【治疗】

手术切除是治疗本病的重要方式。手术主要包括单纯瘤体剥离、瘤体切除＋血管重建。动脉重建包括动脉补片移植和动脉端端吻合等。

三、颈部恶性肿瘤

（一）淋巴瘤

淋巴瘤包括霍奇金淋巴瘤和非霍奇金淋巴瘤，是来源于淋巴组织恶性增生的实体瘤，可见于男性青少年。颈内静脉区的淋巴结是头颈部淋巴瘤最常见的发病部位。无痛性坚硬肿大的淋巴结常先出现于一侧或两侧颈侧区，以后相互粘连成团，生长迅速。手术指征仅限于通过活检完善病理检查以明确诊断。

（二）恶性肿瘤的颈部淋巴结转移

发生于儿童的颈部淋巴结转移性恶性肿瘤比较少见。发生于纵隔等部位的软组织肉瘤、神经母细胞瘤、恶性畸胎瘤和甲状腺癌常转移至锁骨上淋巴结；头、鼻咽部肿瘤如鼻咽癌则多转移至颈上深组和下颌下组的淋巴结。若为异常肿大的颈部淋巴结，而又难以鉴别是炎症性还是肿瘤性，应进行CT增强扫描、MRI及鼻咽镜检查。切除活体组织检查常可确定病变的性质和原发灶，从而制订确实可行的治疗原则和方案。

（三）横纹肌肉瘤

横纹肌肉瘤（rhabdomyosarcoma，RMS）是儿童最常见的软组织恶性肿瘤，发病率占儿童恶性肿瘤约6.5%。RMS可发生在身体任何部位。好发部位依次为头颈部、躯干（包括泌尿生殖系统）和四肢。患儿多表现为迅速生长的软组织包块，其他症状取决于肿瘤部位，眶内肿瘤可引起眼球突出、复视等，中耳肿瘤可有耳流脓、外周性面神经瘫痪等临床表现。详见本书第三十二章横纹肌肉瘤。

（四）鼻咽癌

鼻咽癌（nasopharyngeal carcinoma，NPC）是发生于鼻咽部黏膜的上皮性恶性肿瘤。儿童及青少年鼻咽癌较为罕见，占所有儿童青少年恶性肿瘤的1%～3%，好发年龄为11～20岁，男性较女性多见。NPC在中国南方地区特别是广东省的发病率较高。非角化型鼻咽癌常与EB病毒（Epstein-Barr virus，EBV）感染有关。儿童鼻咽癌常见的症状为区域淋巴结转移引起的颈部肿块，其他症状包括涕中带血及鼻出血、鼻塞、听力下降等。详见本书第四十章第二节鼻咽癌。

（五）神经母细胞瘤

神经母细胞瘤（neuroblastoma，NB）是婴幼儿最常见的颅外实体肿瘤，占儿童恶性肿瘤的8%～10%。NB是一组临床表现及预后差异很大的疾病，从肿瘤播散、转移、患儿死亡，到肿瘤发展成熟为良性的节细胞神经瘤或自发消退等不同临床转归。NB来源于未分化的交感神经节细胞，故凡有胚胎性交感神经节细胞的部位，都可发生肿瘤。肾上腺是最常见的原发部位，其次是腹部交感神经节、胸部交感神经节、颈部交感神经节和盆腔交感神经节，约1%的患者未能发现原发肿瘤。NB可转移至淋巴结、骨髓、骨骼、硬脑膜、眼眶、肝脏和皮肤，少数情况下也会转移至肺部和颅内。详见本书第五十七章第一节神经母细胞瘤。

（倪　鑫）

第二节　甲状腺肿瘤

甲状腺肿瘤（thyroid tumor）是儿童及青少年较常见的内分泌肿瘤，约占儿童实体肿瘤的1.5%。随着年龄增长，发病率呈增高趋势，好发于10岁以上的儿童及青少年，女性发病率高于男性。甲状腺肿瘤可分为良性肿瘤和恶性肿瘤。良性肿瘤包括甲状腺腺瘤、甲状腺畸胎瘤等。恶性肿瘤为甲状腺癌，包括分化良好的乳头状甲状腺癌（papillary thyroid cancer，PTC）、滤泡状甲状腺癌（follicular thyroid cancer，FTC）、甲状腺髓样癌（medullary thyroid cancer，MTC）和甲状腺未分化癌，其中PTC占90%以上，MTC和甲状腺未分化癌恶性程度较高，在儿童中罕见。儿童甲状腺良性肿瘤以手术切除为主,预后良好。

【病因及发病机制】

发病原因至今尚未完全清楚,目前认为与下列因素有关。

1. 电离辐射作用 在对日本原子弹和切尔诺贝利核电站事故的幸存者进行随访时发现,放射线接触和甲状腺癌的发生有直接关系。放射线接触史是导致儿童甲状腺癌的重要因素,在患其他恶性肿瘤而接受放疗的儿童中,甲状腺癌是最常见的继发性肿瘤。

2. 遗传因素 甲状腺髓样癌有家族性发病倾向,约 30% 的甲状腺髓样癌伴多发性内分泌肿瘤(multiple endocrine neoplasia, MEN)。另外,许多遗传综合征容易罹患甲状腺肿瘤,如 Gardner 综合征、PTEN 错构瘤综合征等。

3. 其他因素 目前已有研究发现免疫功能异常(导致自身免疫性甲状腺炎)、碘摄取不足及先天性甲状腺功能减退的患儿更易罹患甲状腺结节及分化型甲状腺癌。

【病理】

电离辐射、基因突变、自身免疫性炎症在甲状腺癌的形成过程中有重要作用,这些致病因素对甲状腺细胞产生的损伤是一个缓慢过程,因此甲状腺肿瘤的发展及出现症状较慢,甲状腺组织的病理改变包括体积增大、质地变硬,出现结节状肿物,常伴有出血、钙化及坏死。甲状腺癌可向周围组织浸润性生长,并有向肺、骨髓等器官转移的可能。在成人甲状腺可以成为肺、乳腺、肾脏等恶性肿瘤转移的部位,但在儿童甲状腺转移性肿瘤罕见。儿童常见甲状腺肿瘤包括如下 4 种类型。

1. 甲状腺滤泡腺瘤 是一种良性、有包膜、无浸润性的上皮性肿瘤,表现为甲状腺滤泡细胞分化,细胞核不具备甲状腺乳头状癌细胞核的典型特征。在孤立性甲状腺结节中占 12%~60%,女童更多见,电离辐射和碘缺乏是散发性甲状腺滤泡腺瘤最常见的危险因素。大体上瘤体边界清楚,切面呈棕色,与周围正常甲状腺实质颜色质地均不同,可伴有囊性变。显微镜下肿瘤具有易于识别的纤维结缔组织被膜,内含厚壁肌性血管,肿瘤内可见微小至大的滤泡,肿瘤细胞立方形,细胞质淡染或嗜酸性,细胞核小、圆且规则,核分裂象少见(图 39-1)。显微镜下需评估整个肿瘤的包膜,因被膜和/或血管侵袭是区别滤泡癌和滤泡腺瘤的标准。

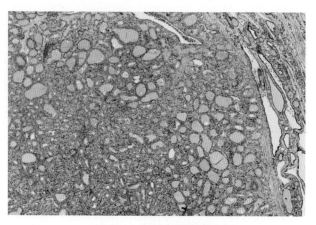

图 39-1 甲状腺滤泡腺瘤

苏木精-伊红染色,低倍(40 倍)放大,肿瘤细胞排列呈微滤泡及滤泡状,细胞核缺乏甲状腺乳头状癌特点。

2. 甲状腺乳头状癌 是一种来源于甲状腺滤泡细胞的恶性上皮性肿瘤,占儿童甲状腺癌 90%,可发生于甲状腺的任何部位,大体上肿瘤可以是单发,也可以是多灶性的,质地硬,灰白色或棕褐色。显微镜下组织形态存在多种亚型,包括经典型、滤泡型、弥漫硬化型、嗜酸性细胞亚型等。不论何种亚型,肿瘤细胞均具备乳头状癌典型细胞核特征,即核大、拉长,核拥挤、重叠,浅染,毛玻璃核,小且位于边缘的核仁,纵行核沟和数量不等的核内包涵体(图 39-2)。儿童甲状腺癌涉及多种分子遗传学改变,较多见的是 RET/PTC 基因重排。

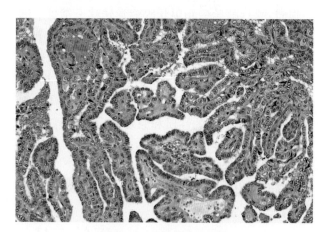

图 39-2 甲状腺乳头状癌

苏木精-伊红染色,高倍(200 倍)放大,肿瘤细胞呈乳头状排列,部分围绕纤维血管轴心,肿瘤细胞核体积增大,排列拥挤,部分见核沟,毛玻璃样。

3. 甲状腺髓样癌 占儿童甲状腺癌总数的 4%~8%,可发生在任何年龄,4 岁以内发病率最高,肿瘤细胞可分泌降钙素。肿瘤表现出多种排列方式,包括实性、小梁状及其他罕见方式。肿瘤细胞圆形、梭形或浆细胞样,通常不存在间变,增殖指数较低。细胞质嗜酸性、透明或嗜双色,颗粒状,可有黏蛋白空泡和沙砾体形成。约 90% 病例中存在淀粉样物。

4. 具有胸腺样成分的梭形上皮肿瘤 是一种罕见的恶性肿瘤,但主要发生在儿童和年轻人。主要发生在甲状腺,少数发生在上纵隔。显微镜下肿瘤呈分叶状,可见纤维间隔,肿瘤细胞呈双相生长模式,即梭形细胞及腺体结构组成。

【临床表现】

甲状腺肿瘤生长缓慢,绝大多数无特异性临床表现,最常见的首发症状为甲状腺结节和无痛性颈部肿块。也有小部分以远处转移为唯一的首发症状。

1. 颈部肿块 甲状腺单个或多个结节,颈部包块常由患儿父母无意中发现,或由儿科医师做常规体检时发现,患儿无疼痛感,压痛不明显,包块随吞咽上下移动,随后包块明显增大,质地变硬,表面不光滑,可触及结节,固定,常有颈部淋巴结肿大。包块进一步发展,可压迫气管及咽部出现呼吸不畅,甚至呼吸困难,压迫食管可出现异物感或吞咽困难,肿块累及喉返神经和颈交感神经节可出现声音嘶哑及 Horner 综合征。病变累及颈静脉,可形成静脉瘤栓,影响静脉回流,局部肿胀。如果出现肿块快速生长、声嘶、吞咽困难或肿块固定则应怀疑恶变。

2. 转移 初诊时 45%~75% 的甲状腺癌患儿可有颈部淋巴结转移,以前接受过放疗的患者比例更高,临床表现为颈部淋巴结肿大,少数患儿以肺转移为首发症状,表现为咳嗽、咳痰、气促,需与肺结核鉴别。

3. 其他 毒性弥漫性甲状腺肿(Graves 病)及慢性淋巴细胞性甲状腺炎(桥本甲状腺炎)都可发展为甲状腺癌。早期临床上可表现为甲状腺功能亢进。源于多发性内分泌肿瘤的髓样癌患者还可出现嗜铬细胞瘤和甲状腺功能亢进的表现。

【诊断】

1. 病史

(1)个人史:是否接受过头颈部放疗,是否生活在碘缺乏地区,是否曾患甲状腺功能亢进或甲状腺功能减退。

(2)家族史:家庭成员有无患甲状腺肿瘤疾病,有无患多发性内分泌肿瘤。

2. 临床表现 参见前述临床表现。

3. 实验室检查 实验室检查甲状腺素水平可反映甲状腺功能,但不能鉴别甲状腺结节的良恶性。抗甲状腺抗体和抗微粒体抗体滴度升高通常提示桥本甲状腺炎,但不能排除恶性病变。甲状腺癌行甲状腺全切的患儿,甲状腺球蛋白可用于术后监测肿瘤复发。测定降钙素有助于诊断甲状腺髓样癌,降钙素 >100μg/L 提示甲状腺髓样癌的可能。血清癌胚抗原对诊断甲状腺髓样癌有一定帮助。但少量病例即使在晚期癌胚抗原也可能呈现阴性结果。

4. 影像学检查

(1)X 线片:X 线片对甲状腺局部病变诊断价值有限,但对无症状的肺转移和骨转移的发现有重要作用。

(2)超声检查:超声检查是诊断儿童甲状腺癌的重要检查手段,是评估甲状腺结节形态、大小、质地、囊实性的精确方法,安全、便捷、无损伤,重复性好。超声表现为边界不清,内部回声不均匀,结节内部血流增加,并且存在微钙化均提示可能是恶性肿瘤。

(3)CT、MRI 检查:CT、MRI 检查可判断甲状腺病变的大小、位置,并且能区分囊性和实性肿块,对了解颈深部组织,如上纵隔(Ⅶ区)、咽后、咽旁和锁骨下区域的转移情况有重要作用。通过 CT 或 MRI 评估,可了解肿瘤局部侵袭情况,如是否有气管、食管侵袭。

(4)放射性核素显像:^{131}I、^{123}I、^{99m}Tc 等显像是甲状腺肿瘤诊断及鉴别诊断的重要工具,可评估甲状腺肿瘤的位置、肿瘤转移及术后残留情况,判断是热结节还是冷结节。出现促甲状腺激素抑制时,需要进行 ^{99m}Tc 等甲状腺放射性核素显像以评估新诊断可疑结节的摄锝或摄碘功能。不使用其他如 ^{99m}Tc-MDP 骨显像或 ^{18}FDG-PET/CT 常规评估儿童甲状腺肿瘤。

5. 病理学检查 细针吸取细胞学检查(fine-needle aspiration cytology,FNAC)是术前诊断儿童甲状腺癌的"金标准",在儿童中进行 FNAC 时均需在超声引导下完成,FNAC 的细胞病理学表现使用 Bethesda 系统进行分类。术中可使用冷冻切片检查判断甲状腺肿瘤的性质以确定手术方式。某些甲状腺病变在冷冻切片上明确诊断困难者(如甲状腺滤泡腺瘤和高分化滤泡腺癌),需根据最终的石蜡切片决定治疗方式。

6. 分子标志物 是否进一步行 *BRAF*、*RAS*、*RET/PTC* 和 *PAX8/PPARG* 等基因检测，目前尚有争议，最新研究显示对成人甲状腺肿瘤患者这些基因检测可有望弥补 FNAC 结果的不足，但对儿童患者仍需进一步研究。

【治疗】

1. 手术治疗 对于大多数儿童患者，手术切除仍然是治疗的首选方案。

（1）甲状腺良性肿瘤：手术适应证包括直径＞4cm 的实性结节，生长趋势明显，有压迫症状或影响外观，自主功能性结节（毒性腺瘤），或者存在其他恶性征象，应考虑行甲状腺腺叶切除术。

（2）乳头状甲状腺癌：由于乳头状甲状腺癌患儿双侧病变及多中心病变的发生率高，FNAC 明确提示恶性肿瘤者，应行甲状腺全切除术；FNAC 可疑恶性肿瘤者，先行腺叶及峡部切除术，术中病理明确恶性后再行甲状腺全切除。

（3）滤泡状甲状腺癌：缺乏有关儿童滤泡状甲状腺癌的数据，目前认为存在血管侵入肿瘤（累及＞3 处血管）、远处转移和 / 或肿瘤体积＞4cm 的患者，应采取甲状腺全切除术，术后予以放射性碘治疗。肿瘤体积＜4cm、有 / 无微血管侵入（≤3 处血管）患者，可采取单纯的腺叶切除术（而非甲状腺全切除术）和 ^{131}I 治疗。

（4）甲状腺髓样癌：髓样癌或有多发性内分泌肿瘤家族史者，需行 *RET* 基因突变检测，存在基因突变的髓样癌患者行预防性甲状腺全切除术，切除的年龄视甲状腺髓样癌发病风险的高低（根据 *RET* 基因突变位点评估）而定。

术前有中央区和 / 或颈侧区淋巴结转移证据的患儿，行治疗性中央区颈淋巴结清扫术（central neck dissection，CND），较大的肿瘤常规行预防性 CND，也可根据术中情况决定是否行预防性 CND。细胞学提示有颈侧区转移的患者，行颈侧区淋巴结清扫术，但不常规行颈侧区清扫术。

甲状腺全切除术的风险主要包括出血、甲状旁腺功能减退和喉返神经损伤等。儿童甲状腺肿瘤发病率较低，医师处理此类患者的经验有限，儿童甲状腺手术应在儿科专科健全的医院中进行，术中使用喉返神经监测技术、纳米炭甲状旁腺负显影等技术可有效降低术后并发症的发生率。

2. 放射性碘治疗 甲状腺癌患儿术后，对于局部残余甲状腺组织和转移病灶可采用放射性 ^{131}I 治疗，主要包含 2 个层次：一是采用 ^{131}I 清除甲状腺切除术后残留的甲状腺组织，简称 ^{131}I 清甲；二是采用 ^{131}I 清除手术不能切除的转移灶，简称 ^{131}I 清灶。放射性 ^{131}I 的剂量取决于术后残余甲状腺的大小。治疗前 2 周需停用甲状腺素，以促进促甲状腺激素大量分泌。甲状腺全切除术可提高放射碘治疗的效果。2015 年美国甲状腺协会（American Thyroid Association，ATA）《儿童甲状腺结节与分化型甲状腺癌诊治指南》推荐，低风险甲状腺癌患儿（癌症局限于甲状腺，无中央区颈淋巴结转移或仅有少量该区淋巴结存在显微镜下转移，并且血清甲状腺球蛋白水平＜2ng/ml）不需要 ^{131}I 治疗。中等或高风险患儿要接受放射性碘治疗，以消除残余甲状腺组织或疾病持续状态。远处转移以及手术残留病灶，术后放射性 ^{131}I 治疗有助于杀灭病灶，降低术后复发率，增加患儿生存率。^{131}I 治疗在儿童中的最小适用年龄及远期不良反应，目前仍然存在争议。

3. 内分泌治疗 甲状腺癌术后患者，内分泌治疗（甲状腺素替代治疗）应作为重要的长期治疗方式。促甲状腺激素有促进高分化甲状腺癌生长的作用，术后给予甲状腺素治疗可维持甲状腺正常功能及最大性抑制促甲状腺激素分泌，可明显降低甲状腺癌的复发率，提高患儿无病生存率和总生存率，尤其是在高危风险组儿童的分化型甲状腺癌中有重要作用。2015 年 ATA《儿童甲状腺结节与分化型甲状腺癌诊治指南》推荐，儿童促甲状腺激素抑制的目标应基于儿童乳头状甲状腺癌的风险分级而定，低、中和高风险患者促甲状腺激素目标分别为 0.5～1.0mIU/L、0.1～0.5mIU/L 和＜0.1mIU/L。

4. 分子靶向治疗 随着分子生物学研究的进展，靶向治疗成为目前晚期甲状腺癌研究的主导。分子靶向治疗与传统化疗比较，具有特异性强、疗效明确、损伤小等优点。但目前应用于儿童甲状腺癌的临床研究比较少。

【监测与复发】

患儿术后监测指标、促甲状腺激素治疗目标和随访策略根据风险等级高低而有所不同，分化型甲状腺癌监测指标包括甲状腺球蛋白（thyroglobulin，Tg）及甲状腺球蛋白抗体（thyroglobulin antibody，TgAb）、颈部超声、诊断性全身扫描及其他影像学检查。在随访中，若促甲状腺激素刺激后的 Tg 为阴性（TgAb 亦阴性），提示该患儿疾病缓解，可适当放宽促甲状腺激素抑制水平及随访频率。已接受手术和 ^{131}I 治疗的患儿，若促甲状腺激素刺激后 Tg 水平显著增高（＞10ng/ml），应寻找病灶或转移灶，并考虑是否需要手术和 ^{131}I 治疗。随访时，在初次手术至少 6 个月后应行颈部彩超检查。低风险乳头状甲状腺癌儿童患者，此后可每年复查颈部超声，中高风险患者则应每 6～12 个月复查颈部超声。随访 5 年后可根据复发风险适当调整复查周期。

【预后】

尽管儿童和青少年甲状腺癌更易发生周围浸润，局部淋巴结转移率和远处转移率也显著高于成人，但经过规范诊治，即使处于进展期并且有转移的儿童预后也非常好。在对儿童甲状腺癌患者进行的长期随访过程中发现，分化型甲状腺癌的长期生存率超过 90%；甲状腺髓样癌的 5 年和 15 年生存率均超过 85%，但 30 年生存率较低（约 15%）。值得注意的是，儿童和青少年的甲状腺癌复发率很高。肿瘤向甲状腺周围浸润、手术范围过小、远处转移等都会增加 15 岁以下儿童的复发风险。有报道显示有甲状腺癌患儿初始治疗随访 40 年后复发，因此甲状腺癌患儿应终身随访。

（倪鑫　张楠）

第三节　甲状旁腺肿瘤

甲状旁腺（parathyroid gland）是一种内分泌腺体，通常有 4 个，分为上下 2 对。在胚胎发育期，从第三、第四咽囊发育而来。每个甲状旁腺在成人为 5mm×3mm×2mm，重 25～40mg，儿童甲状旁腺重量要轻些。人体只要保留 0.5 个正常甲状旁腺即能维持正常血钙，调节钙的代谢。甲状旁腺细胞有主细胞（chief cell）和嗜酸性细胞（oxyphil cell）2 种，主细胞数量多、胞核大。主细胞的活跃期主要功能是合成分泌甲状旁腺激素（parathyroid hormone，PTH）。PTH 是调节和维持血清钙在正常浓度的重要激素，PTH 的主要靶器官是骨骼和肾脏。体内 99% 以上的钙储存于骨和牙齿中，PTH 具有加强破骨细胞活性，促进骨吸收和溶解，使骨钙释放的作用。PTH 促进远端肾小管对钙的重吸收，使尿钙减少。此外，PTH 在肠道对钙的吸收和维持血钙的稳定中也起一定作用。

儿童甲状旁腺肿瘤包括甲状旁腺腺瘤，约占 80%，其次是甲状旁腺增生，约占 20%。儿童甲状旁腺腺癌极为罕见。甲状旁腺腺瘤多发生在 1 个甲状旁腺，其余 3 个完全正常。甲状旁腺增生可影响到 4 个甲状旁腺，主要表现为体积增大，功能亢进。甲状旁腺腺瘤及甲状旁腺增生都可以分泌过量 PTH，其分泌量不受反馈机制调节，临床表现为甲状旁腺功能亢进引起的综合征。

【流行病学及病因】

儿童原发性甲状旁腺肿瘤罕见，在儿童期任何年龄均可发生，多数病例不是遗传的，但也有少数甲状旁腺腺瘤及甲状旁腺增生病例有一定家族背景。甲状旁腺腺瘤及甲状旁腺增生可由多种因素引起，包括慢性低钙血症、维生素 D 缺乏症、肠道钙吸收异常、PTH 耐受及肾功能不全等。甲状旁腺腺瘤还可发生在 X 染色体连锁的低磷酸盐血症性佝偻病及家族性低尿钙、高钙血症。这些良性病变均可由钙调节敏感基因突变引起。在多发性内分泌肿瘤 1 型（multiple endocrine neoplasia 1，MEN1）中，甲状旁腺疾病是最常见的综合征表现，可发生甲状旁腺细胞增生。引起 MEN1 的基因位于染色体 11q13，主要作用是抑制肿瘤发生。*MEN1* 的缺失有利于肿瘤的产生和生长，产生临床相应综合征。而在散发性甲状旁腺腺瘤中，25% 的患者也可发现染色体 11q13 等位基因的缺失。临床表现也不仅限于 MEN1。在散发性甲状旁腺腺瘤中还可发现 11 号染色体基因的重组，位于 11q13 的融合基因 *PRAD1* 和位于 11q15 的 *PTH* 基因。在多发性内分泌肿瘤 2A 型（multiple endocrine neoplasia 2A，MEN2A）中约 25% 发生甲状旁腺功能亢进。在散发性甲状旁腺腺瘤患者中可能涉及的基因突变有 *RET* 基因。MEN2A 患者发生 *RET* 基因突变可形成中度的甲状旁腺增生，MEN2B 患者出现 *RET* 基因突变常不发生甲状旁腺增生。*CDC73* 基因异常可以引起甲状旁腺癌。*CDC73* 基因位于 1q21-q31，是一个重要的内分泌肿瘤基因。*HRPT2* 异常可在临床上引起遗传性甲状旁腺功能亢进—下颌肿瘤综合征（hyperparathyroidism-jaw tumor syndrome）。

家族性低尿钙、高钙血症即家族性良性高钙血症是一种常染色体显性遗传病，肾脏排泄到尿中的钙显著低于正常水平,同时血钙升高,主要原因是 G 蛋白 - 结合钙敏感基因 *CASR* 的异常使钙代谢敏感性降低,PTH 分泌增多。纯合子或含有杂合子 *CASR* 基因突变可出现在新生儿病例,出现甲状旁腺增生并引起严重的甲状旁腺功能亢进。

【病理】

正常的甲状旁腺脂肪含量占其重量的 50% 以上,腺瘤样腺体或组织增生的腺体仅含有少量脂肪。甲状旁腺腺体主要包括主细胞及嗜酸性细胞 2 种细胞。在镜下腺上皮细胞呈束状团状排列。主细胞是腺体主要细胞,圆形或多角形,核圆,染色较淡,胞质清亮,主要功能是分泌 PTH。嗜酸性细胞数量少,分布于主细胞之间,胞体较大,胞核小而染色深,胞质含嗜酸性颗粒。甲状旁腺腺瘤主要细胞是主细胞,较少见到嗜酸性细胞,间质脂肪减少或缺失。单个腺体的甲状旁腺腺瘤和甲状旁腺增生之间的鉴别是困难的。甲状旁腺腺瘤及甲状旁腺增生腺体体积明显大于正常,95% 的甲状旁腺腺瘤肿大的腺体仅限于 1 个,其余 3 个腺体正常,5% 左右甲状旁腺腺瘤病例可见 2 个或 3 个腺体肿大。甲状旁腺增生通常可见 4 个腺体均增大。儿童时期几乎不存在甲状旁腺癌,诊断仅限于有明确侵袭性生长和 / 或血管侵袭时。甲状旁腺癌可有周围淋巴结转移,远处转移器官仅限于肺、肝及骨骼。临床若出现甲状旁腺功能亢进表现,应对患者甲状腺、肾上腺、垂体及胰腺功能进行全面评估,同时应分析临床症状是否伴有多发性内分泌肿瘤。

【临床表现】

甲状旁腺腺瘤及甲状旁腺增生主要临床表现是高钙血症及高钙血症引起的一系列相关症状。甲状旁腺腺瘤及甲状旁腺增生分泌过多 PTH,导致血 PTH 增高,出现甲状旁腺功能亢进。正常血钙水平为 2.25~2.75mmol/L,血钙大于 2.75mmol/L 可诊断高钙血症。血钙大于 3.50mmol/L 可出现明显临床症状。

钙离子广泛参与全身多个系统的代谢过程,特别是泌尿系统、骨骼肌肉系统、神经系统及消化系统。

1. 泌尿系统症状　长期高钙血症出现高钙血症性肾病,表现为多尿、口渴、多饮、脱水等症状。出现输尿管及肾脏结石,表现为血尿、肾绞痛,反复发作可导致泌尿系统感染。晚期可出现肾功能不全或尿毒症。随着无症状甲状旁腺功能亢进病例增多,部分病例因尿路结石就医。

2. 骨骼肌肉系统　正常血钙是维持骨骼肌肉系统功能的重要因素,保持骨骼钙库稳定和肌肉正常张力。甲状旁腺功能亢进可引起肌肉软弱、乏力或肌肉萎缩。对骨骼系统损伤更为明显,病变骨骼出现疼痛、炎症,骨面凹凸不平,骨质溶解、吸收、脱钙。X 线片可见骨质疏松,骨小梁结构变淡,骨质破坏,出现骨囊肿或纤维囊性变。严重时可出现骨骼变形,甚至导致病理性骨折。

3. 神经系统　正常血钙对维持神经系统功能十分重要。甲状旁腺腺瘤及甲状旁腺增生对神经系统的损害临床表现广泛,患者早期出现疲倦、表情淡漠、注意力及记忆力下降、消沉、性格改变、失眠,进一步发展可出现烦躁、多疑、多虑、情绪不稳定,严重时偶见幻觉及狂躁等精神症状。

4. 消化系统　高钙血症导致平滑肌张力降低。临床上表现为食欲减退、腹胀、便秘。高钙血症刺激促胃液素分泌可引起消化性溃疡。钙离子易于沉积于碱性胰液的胰管及胰腺内,可激活胰蛋白酶原及胰蛋白酶,引起急性或慢性胰腺炎的发作。

5. 甲状旁腺危象　血钙过高可导致高血钙危象,如呕吐、脱水、酸中毒、高氯血症、神志不清,甚至死亡。心电图 Q-T 间期缩短,少数有心律失常。

【诊断】

临床诊断主要依据患者病史及临床表现,影像学诊断及实验室检查。

甲状旁腺腺瘤及甲状旁腺增生诊断分为 2 个步骤:第一是定性诊断,第二是病变腺体的定位诊断。

1. 定性诊断　骨骼改变、肾结石、消化系统表现及高钙血症等其他临床表现,如以上 4 个临床表现单独存在,或 2~3 个临床表现同时存在时,血钙和碱性磷酸酶浓度增高,甲状旁腺功能亢进即可成立。有条件测定 PTH 值,如 PTH 值高于正常水平(<100ng/L)4 倍以上,诊断更明确。轻型早期病例需加测血游离钙、PTH、骨密度等。诊断的实验室标准:①血钙多次检测平均值大于 3.0mmol/L;②血磷降至 0.65~0.97mmol/L(正常值 1.5~2.1mmol/L);③碱性磷酸酶测定,平均值大于 12 金氏单位,合并骨病时升高更为明显;④PTH 放射免疫测定,PTH 值高于正常 4 倍以上。必要时检测 24 小时尿钙排出量及进行皮质醇抑制试验。

2. 定位诊断

（1）颈部超声检查：超声检查是临床评估甲状旁腺肿瘤最基本的方法，具有准确率高、无创性及检查费用低等优点。采用高分辨率 B 超探头可清晰显示甲状旁腺的大小、形状及腺体结构。虽然超声检查无法准确辨别腺瘤与甲状旁腺癌，但若超声显示肿物成分为叶状、低回声或甲状旁腺边界不清常提示有恶性肿瘤的可能。

（2）CT、四维 CT、MRI 检查：对进一步的定位诊断有一定帮助，主要用于判断病变的具体位置、病变与周围结构之间的关系以及病变本身的形态特征。特别对于颈部未发现明确肿瘤患者，必须对上纵隔进行检查，以帮助明确病变部位。

（3）放射性核素显像：常用的甲状旁腺显像剂为 ^{99m}Tc 标记的甲氧异腈（sestamibi，MIBI）。MIBI 具有术前定位准确、辐射剂量小等优点，但对多发甲状旁腺病变的灵敏度略低。而 SPECT/CT 与 MIBI 的结合可以使病变甲状旁腺的定位准确性显著增高，可在初始手术中进行定位。

（4）CT 引导下选择性甲状旁腺静脉造影：血全段甲状旁腺激素（intact parathyroid hormone，iPTH）的峰值可以确定病变甲状旁腺位置，在 CT 引导下甲状腺静脉插管进入不同静脉分支，抽取血标本进行 iPTH 检测，根据 PTH 峰值确定病变甲状旁腺的位置，是甲状旁腺定位技术中最常见的有创性检查方式，有一定并发症，但特异度高，操作亦不困难，可在其他所有检查方法结果都呈阴性时发现功能亢进的甲状旁腺组织。

【治疗】

甲状旁腺腺瘤及甲状旁腺增生治疗以外科手术为主，放疗、化疗效果差。手术切除甲状旁腺腺瘤对早期病例效果好，对肾、骨骼系统的可逆病理改变均可有效缓解。严重病例切除腺瘤后病情可得到有效控制，临床部分症状可缓解，但对肾实质及骨骼系统的严重损害却难以恢复。

1. 非手术治疗　甲状旁腺腺瘤及甲状旁腺增生手术切除的术前准备十分重要，减少手术并发症，保证手术安全。术前非手术治疗主要针对高钙血症，包括：①给予利尿药增加钙的排出，维持正常水电解质平衡；②口服双膦酸盐、糖皮质激素控制甲状旁腺功能亢进的临床症状；③对症处理。如果出现症状加重或甲状旁腺功能亢进危象，血钙超过 4mmol/L，恶心、呕吐、多尿、失水，甚至昏迷，应

立即补充大量生理盐水，静脉滴注双膦酸盐、呋塞米，给予降钙素降低血钙，以及血液透析等，为手术准备。

2. 手术治疗　传统的手术方式为全身麻醉下双侧甲状旁腺探查及病变腺体切除。甲状旁腺多结节增生的患儿，最佳选择是对于颈部两侧进行全面检查，看到并识别 4 个腺体。如果明确为单个腺体受累，则应切除腺瘤并标记剩余的正常腺体；增生性病变，多数研究支持甲状旁腺次全切除术（切除 3 个病变最明显的腺体和第 4 个腺体的一半，保留带血管蒂的一半），以避免出现甲状旁腺功能减退。随着术前、术中影像技术的发展，大多数定位明确的患者适合接受以精准定位为导向的病变甲状旁腺切除（主要是单发病变腺体），而不进行双侧颈部探查，以最大限度地减少组织损伤。由于不同诊疗中心存在一定的技术差别，针对不同患者没有固定的、统一的手术模式。在进行手术方式的选择时需要遵循几点原则：①以治愈为前提；②以医院条件、医师诊疗水平为基础；③以患者实际情况为导向；④以微创治疗为目标。如果术前怀疑同时存在多个甲状旁腺病变，进行双侧颈部探查则是提高治愈率的重要手段。甲状旁腺良性病变患者，术中 PTH 监测可起判断手术是否成功的作用，对保证多腺体病变的完全切除也有积极意义。目前，术中 PTH 监测的 Miami 方案应用最为普遍，即腺体切除 10 分钟后血浆 PTH 下降值超过切开皮肤前或切除腺体前最高 PTH 值 50% 以上，即判断为完全切除病变的甲状旁腺组织。

甲状旁腺癌占甲状旁腺功能亢进 1% 左右。甲状旁腺癌对放疗耐受，对化疗不敏感，早期手术十分必要。肿瘤应完整切除，包括完整的包膜和累及的组织。相邻的甲状腺叶也可同时切除，但尚无报道显示此法可提高生存率。手术难度相对较大，喉返神经损伤是主要手术并发症，由于局部组织、器官浸润及远处转移，甲状旁腺癌首次切除术后复发率较高，为 49%～60%。对于肿瘤复发者，手术仍然是首选的治疗方法，可有效改善 PTH 导致的代谢紊乱。已经发生远处转移不能手术的甲状旁腺癌患者，其治疗的主要目的是控制高 PTH 导致的高钙血症。

【预后】

甲状旁腺次全切除术能够降低复发率，任何小于这一范围的切除将导致更高的复发率（>50%）。若复发，术前定位，如 MIBI 显像、超声及四维 CT

或选择性静脉采样,可指导手术。多数复发患者的手术治疗目的是完全切除甲状旁腺后再植入一部分外观最正常的残余腺体。

甲状旁腺癌的转移多发生于颈部淋巴结、肺和肝脏,其预后差异很大,早期诊断和早期手术完全切除病灶者预后最佳。甲状旁腺癌自确诊起的中位总生存期为14.3年,5年和10年生存率分别为78%~85%和49%~77%。甲状旁腺癌,即使进

行了根治性切除,其复发率仍较高,5年复发率为33%~82%,复发最常发生于术后2~3年。一旦出现复发,几乎不再可能手术根治,但进行肿瘤减负荷可帮助缓解高钙血症,从而延长生存时间,改善生活质量。因此,对于药物难以控制的甲状旁腺癌复发患者,以改善生活质量为目的的姑息性切除肿瘤病灶仍有积极意义。

(倪　鑫)

第四节　甲状腺肿瘤及甲状旁腺肿瘤切除术

一、甲状腺的解剖

1. 甲状腺的位置及形态　甲状腺位于颈中部正中线。分为左右两叶,位于甲状软骨下方气管两旁,中间连接为峡部。儿童左侧甲状腺上极平甲状软骨中部。右侧上极平对甲状软骨中部,峡部上缘平对环状软骨,约50%儿童有椎状叶。根据甲状腺左右两叶及峡部关系,儿童甲状腺分为3型。Ⅰ型,两个侧叶和峡部(50%);Ⅱ型,两个侧叶、峡部及椎状叶(47%);Ⅲ型,没有峡部及椎状叶(3%)。甲状腺由两层被膜包裹,内层被膜较薄,为甲状腺固有膜。内膜与甲状腺紧贴。外膜较厚形成甲状腺外膜。内外膜间有结缔组织相连,形成疏松的间隙。甲状腺动脉、静脉及甲状旁腺位于其中。手术切除甲状腺,主要分离操作空间即在此间隙中。外膜固定在气管及环状软骨上,因此甲状腺随吞咽动作上下移动。

2. 甲状腺的血液供应　甲状腺是人体主要内分泌腺体,因此有丰富的血液供应。动、静脉分支丰富。主要动脉为来自两侧的甲状腺上动脉和甲状腺下动脉。甲状腺上动脉是颈外动脉的第一支,沿喉外侧下行,到达甲状腺上缘时分为前、后2个分支进入甲状腺前、背面。甲状腺下动脉来自锁骨下动脉,从后方横行经过颈总动脉,进入甲状腺的背面。甲状腺上动脉与下动脉之间有广泛的交通。并与咽、气管、食管动脉有吻合。甲状腺手术中将甲状腺上、下动脉结扎也不会发生甲状腺残留部分与甲状旁腺缺血。甲状腺静脉分上中下静脉干,上干伴行甲状腺上动脉,中干常单行,下干分支较多。甲状腺静脉上干、中干回流至颈内静脉,下干回流至头臂静脉。

3. 甲状腺的淋巴系统　甲状腺的淋巴汇集流

入颈内静脉周围的淋巴结。甲状腺上方的淋巴结和气管旁的淋巴结收集来自甲状腺的淋巴液。

4. 主要神经分布　喉返神经来自颈迷走神经,走行于气管、食管沟内,走在甲状腺下动脉的分支间。左右两侧喉返神经协调配合控制声带运动。喉上神经起自迷走神经,内支为感觉支,经甲状舌骨膜进入喉内,分布在喉黏膜。外支为运动支,支配咽下缩肌和环甲肌。术中在处理甲状腺上、下动脉时应避免损伤喉返神经及喉上神经。

二、甲状腺肿瘤切除术

【手术方式】

1. 甲状腺腺叶切除术　适用于甲状腺良性肿瘤及微小侵犯型的甲状腺滤泡癌[肿瘤体积<4cm、有/无微血管侵入(≤3处血管)]。

2. 甲状腺全切除术　适用于双侧病变及多中心病变的乳头状甲状腺癌;广泛侵犯的甲状腺滤泡癌[肿瘤的血管侵入(累及>3处血管)、远处转移和/或肿瘤体积>4cm];甲状腺髓样癌或有多发性内分泌肿瘤家族史者,需行RET基因突变检测,存在基因突变的髓样癌患者行预防性甲状腺全切除术。

3. 颈淋巴结清扫术　术前有中央区和/或颈侧区淋巴结转移证据的患儿,行治疗性中央区颈淋巴结清扫术(central neck dissection,CND),较大的肿瘤常规行预防性CND,也可根据术中情况决定是否行预防性CND。细胞学提示有颈侧区转移的患者,行颈侧区淋巴结清扫术,但不常规行颈侧区清扫术。

【手术步骤】

1. 甲状腺腺叶切除术及峡部切除术

(1)体位:患者取仰卧位,肩垫抬高肩部。头稍后仰,充分显露颈部。头圈固定头部,以防术中

头颈运动影响手术操作及造成切口污染。

（2）切口：视肿块大小及位置而定。一般取锁切迹上 2cm。横行切口，切口靠近肿块，长度视肿块大小、单侧或双侧而定。

（3）显露甲状腺：分离皮瓣，沿颈前正中线分离颈前带状肌，显露甲状腺浅层，探查甲状腺肿瘤多少、部位、大小，囊性还是实性。从甲状腺上极进入，切开甲状腺外膜，在外膜与内膜间操作。处理甲状腺上极血管，分离结扎甲状腺中、下静脉。分离甲状腺下动脉，在靠近颈动脉内侧结扎并切断。

（4）切除甲状腺腺叶：一般由甲状腺上极向下分离。甲状腺血管处理后，牵引甲状腺显露甲状腺背面。在处理甲状腺下动脉时仔细辨认喉返神经，并予保护。注意显露甲状旁腺，勿将其切除。

（5）分离切断峡部：分离甲状腺背侧结缔组织，在气管前游离甲状腺峡部，弯血管钳钳夹、离断并缝扎残端。

（6）仔细检查甲状腺床，彻底止血：放置引流管后，逐层止血。

2. 甲状腺全切除术　包括两侧甲状腺及峡部切除手术。手术麻醉、体位、切口、显露甲状腺、甲状腺血管处理，甲状腺全切除术同甲状腺腺叶切除术。甲状腺全切除术需同时切除两侧甲状腺及峡部，手术损伤较大，术后并发症较多。特别是术后血肿、喉返神经损伤等严重并发症发生率较高。彻底止血预防术后血肿，精细解剖操作保护喉返神经及甲状旁腺是减少手术并发症的关键。

3. 甲状腺全切除术加颈淋巴结清扫术

（1）甲状腺全切除术：步骤同前。

（2）颈淋巴结清扫术：清扫淋巴结包括甲状腺周围淋巴结、喉前淋巴结、气管前淋巴结、气管旁淋巴结。若有颈部广泛淋巴结转移，应结合术前 B 超、细针穿刺结果以及增强 CT、MRI 等影像学检查判断清扫范围。必要时清除下颌下三角、颏下三角及纵隔淋巴结。

三、甲状旁腺手术

【手术适应证】

1. 甲状旁腺腺瘤。

2. 甲状旁腺增生。

3. 甲状旁腺癌。

【术前准备】

1. 影像学检查确定甲状旁腺数量及准确位置。

2. 测定血钙、尿钙、血碱性磷酸酶。

3. 影像学检查了解尿路结石及骨质疏松程度。

【手术步骤】

1. 体位、手术切口、显露甲状腺　步骤同甲状腺腺叶切除术。

2. 检查、探查甲状旁腺

（1）分别探查 4 个甲状旁腺位置：甲状旁腺腺瘤在右侧常见，操作从右侧开始，切断、结扎右侧甲状腺中静脉，钝性分离疏松结缔组织，直达食管及颈体、侧肌群显露甲状腺背侧，于甲状腺上下动脉分支区域发现右侧 2 个甲状旁腺，正常甲状旁腺体积可达 4mm×3mm×2mm。脉瘤体积明显增大，呈红褐色。如果同侧发现甲状旁腺腺瘤与术前影像学诊断相符，可不探查对侧。如果病变为甲状旁腺增生，同侧 2 个甲状旁腺均发生增生样改变，同时需探查对侧 2 个甲状旁腺。4 个甲状旁腺仅 1 个腺瘤，罕见 2 个或 3 个腺瘤。甲状旁腺增生体积大于正常，常累及多个甚至 4 个甲状旁腺，颜色呈红色或棕黄色，多数情况下应探查对侧甲状旁腺。

（2）摘除病变甲状旁腺：显露甲状旁腺后钝性分离腺瘤周围结缔组织，分离、切断、结扎甲状旁腺血管，完整摘除腺瘤。如果同侧发现甲状旁腺腺瘤与术前影像学诊断相符，可不探查对侧。如果病变为甲状旁腺增生，同侧 2 个甲状旁腺均发生增生样改变，同时需探查对侧 2 个甲状旁腺。如果 4 个甲状旁腺均发生增生样改变，应切除其中 3 个或3.5 个，残留甲状旁腺组织能够维持正常功能。

四、甲状腺及甲状旁腺切除手术并发症的预防及处理

1. 术中出血　甲状腺血供丰富，颈部组织疏松，手术出血可形成血肿，严重可压迫气管出现呼吸困难、发绀、窒息。出现血肿时应床旁抢救，拆线清除血肿，进一步止血，如果同时伴喉返神经损伤应做气管切开，保持呼吸道通畅。预防是关键措施。熟悉血管解剖，仔细缝扎止血，术后常用橡皮条引流。

2. 术后甲状旁腺功能减退　甲状腺切除术后最常见的是内分泌相关并发症，包括暂时性或永久性甲状旁腺功能减退，发生率为 5%～15%。与成人相比，儿童（尤其是低年龄患儿）的手术相关并发症发生风险更高，但其永久性甲状旁腺功能减退的风险仍小于 2.5%。术后甲状旁腺功能减退与手

术的范围有关，即使术中发现甲状旁腺并予以保护，对甲状旁腺的操作也可能导致暂时性或永久性甲状旁腺功能减退。经过冷冻切片确认后的甲状旁腺组织行自体移植，可在一定程度上降低永久性甲状旁腺功能减退的风险。术后血清钙的连续监测以及围手术期全段甲状旁腺激素的检测均可评估术后低钙血症的情况。其主要临床表现为神经肌肉应激性增高，术后 1～3 天可出现手足抽搐，面部和四肢麻木感、针刺感，严重时四肢强直、痉挛。处理措施是症状出现即补钙，症状轻者可口服补钙，症状较重可静脉滴注 10% 葡萄糖酸钙。发生低钙血症的高危患者，早期给予钙剂与骨化三醇，可降低症状性低钙血症的风险。预防措施是甲状腺腺叶切除术，特别是甲状腺全切除术时，保护甲状旁腺不被切除。如果发现切除甲状腺内有甲状旁腺应将甲状旁腺移植于胸锁乳突肌周围结缔组织。

3. 喉返神经损伤　甲状腺切除术喉返神经损伤包括切除或结扎喉返神经引起的永久性损伤及钳夹、撕裂、组织水肿、血肿压迫引起暂时性损伤。发生率为 10% 左右。喉返神经损伤的主要预防措施是术中避免损伤，避免喉返神经损伤的措施包括 2 种不同观点，一是为避免损伤首先应仔细解剖显露喉返神经，然后予以保护，做到心中有数；二是紧贴甲状腺解剖，显露喉返神经本身就有可能增加手术损伤的风险。不管哪种方法，有 2 条原则应予以注意，一是熟悉甲状腺及周围血管神经的解剖，注意有无解剖变异；二是一旦术后发现喉返神经严重损伤甚至断裂，应采用手术吻合，神经吻合手术有肯定疗效。

（倪　鑫）

参 考 文 献

[1] RAHBAR R, RODRIGUEZ-GALINDO C, MEARA J G, et al. Pediatric head and neck tumors[M]. New York：Springer, 2014.

[2] BRODEUR G M, HOGARTY M D, MOSSE Y P, et al. Principles and practice of pediatric oncology[M]. 6th ed. Philadelphia：Lippincott Williams & Wilkins, 2011.

[3] 赵怡芳, 贾俊. 头颈部血管瘤和脉管畸形研究回顾与展望[J]. 中国口腔颌面外科杂志, 2016, 14(4)：289-301.

[4] American Joint Committee on Cancer. AJCC cancer staging manual seventh edition[M]. 7th ed. New York：Springer, 2010：41-56.

[5] 王颖, 李晓艳. 小儿头颈部淋巴管畸形的诊断及治疗进展[J]. 临床耳鼻咽喉头颈外科杂志, 2015, 29(11)：1049-1052.

[6] 国家儿童医学中心, 国家儿童肿瘤监测中心, 中华医学会小儿外科学分会, 等. 中国儿童甲状腺结节及分化型甲状腺癌专家共识[J]. 中华实用儿科临床杂志, 2020, 35(20)：1521-1530.

[7] HOGAN A R, ZHUGE Y, PEREZ E A, et al. Pediatric thyroid carcinoma：incidence and outcomes in 1753 patients[J]. J Surg Res, 2009, 156(1)：167-172.

[8] HUNG W, SARLIS N J. Current controversies in the management of pediatric patients with well-differentiated nonmedullary thyroid cancer：a review[J]. Thyroid, 2002, 12(8)：683-702.

[9] FRANCIS G L, WAGUESPACK S G, BAUER A J, et al. Management guidelines for children with thyroid nodules and differentiated thyroid cancer[J]. Thyroid, 2015, 25(7)：716-759.

[10] SUGINO K, NAGAHAMA M, KITAGAWA W, et al. Papillary thyroid carcinoma in children and adolescents：long-term follow-up and clinical characteristics[J]. World J Surg, 2015, 39(9)：2259-2265.

[11] PALMER B A, ZARROUG A E, POLEY R N, et al. Papillary thyroid carcinoma in children：risk factors and complications of disease recurrence[J]. J Pediatr Surg, 2005, 40(8)：1284-1288.

[12] LAFRANCHI S H. Inaugural management guidelines for children with thyroid nodules and differentiated thyroid cancer：children are not small adults[J]. Thyroid, 2015, 25(7)：713-715.

[13] BIBLE K C, KEBEBEW E, BRIERLEY J, et al. 2021 American Thyroid Association guidelines for management of patients with anaplastic thyroid cancer[J]. Thyroid, 2021, 31(3)：337-386.

[14] WELLS S A, ASA S L, DRALLE H, et al. Revised American Thyroid Association guidelines for the management of medullary thyroid carcinoma[J]. Thyroid, 2015, 25(6)：567-610.

[15] 中华医学会外科学分会甲状腺及代谢外科学组, 中国研究型医院学会甲状旁腺及骨代谢疾病专业委员会. 原发性甲状腺功能亢进症围手术期处理中国专家共识(2020 版)[J]. 中国实用外科杂志, 2020, 40(6)：634-638.

[16] 中国研究型医院学会甲状旁腺及骨代谢疾病专业委员会, 中国研究型医院学会罕见病分会. 甲状旁腺癌诊治的专家共识[J]. 中华内分泌代谢杂志, 2019, 35(5)：361-368.

[17] WEI C H, HARARI A. Parathyroid carcinoma：update and guidelines for management[J]. Curr Treat Options

Oncol, 2012, 13 (1): 11-23.

［18］BILEZIKIAN J P. Primary hyperparathyroidism［J］. J Clin Endocrinol Metab, 2018, 103 (11): 3993-4004.

［19］WILHELM S M, WANG T S, RUAN D T, et al. The American Association of Endocrine Surgeons guidelines for definitive management of primary hyperparathyroidism［J］. JAMA Surg, 2016, 151 (10): 959-968.

［20］BAUER A J. Thyroid nodules in children and adolescents ［J］. Curr Opin Endocrinol Diabetes Obes, 2019, 26 (5): 266-274.

［21］PAULSON V A, RUDZINSKI E R, HAWKINS D S. Thyroid cancer in the pediatric population［J］. Genes (Basel), 2019, 10 (9): 723.

［22］SPINELLI C, RALLO L, MORGANTI R, et al. Surgical management of follicular thyroid carcinoma in children and adolescents: a study of 30 cases［J］. J Pediatr Surg, 2019, 54 (3): 521-526.

［23］ZANELLA A B, SCHEFFEL R S, WEINERT L, et al. New insights into the management of differentiated thyroid carcinoma in children and adolescents (review)［J］. Int J Oncol, 2021, 58 (5): 13.

第四十章

鼻咽部肿瘤

小儿鼻咽部肿瘤尽管在临床上不常见，但随着感染性疾病的病死率下降和先天性畸形的治愈率提高，小儿恶性实体瘤已成为儿童的主要病死原因，小儿鼻咽部肿瘤的诊断和治疗越来越重要。鼻咽部是一个非常隐匿的解剖部位，需要通过专用器械检查，发生于此处的肿瘤易造成漏诊。

鼻咽为口腔上方，颅底至腭帆平面以上管状结构，经后鼻道连接口咽。顶后壁的黏膜下有丰富的淋巴组织，呈橘瓣状，称为咽扁桃体或腺样体。其左右两侧有咽鼓管咽口及咽隐窝。咽口上方隆起部分称为咽鼓管圆枕，其后上方与咽后壁之间有一处凹陷区，称为咽隐窝，表面被覆复层扁平上皮，是鼻咽癌好发部位。其上方与颅底破裂孔相邻，破裂孔的外侧有颈内动脉和岩大神经，若受肿瘤侵袭，将发生早期溢泪症状。鼻咽富于淋巴组织并邻近颅底，一些淋巴造血系统肿瘤及脑肿瘤也时有发生。鼻咽部的发育还与胚胎晚期消失的重要结构密切相关，这些残余和化生的组织可表现为鼻咽部的肿物或形成肿瘤，如 Rathke 囊肿、颅咽管瘤、脊索瘤等。

小儿鼻咽部肿瘤种类繁多，既有独特的肿瘤，如鼻咽癌、鼻咽纤维血管瘤及异位垂体腺瘤、脊索瘤等，也存在许多与身体其他部位相似的上皮性、淋巴性和软组织肿瘤。以良性肿瘤为主，其中又以血管瘤最多见。鼻咽癌在小儿的发病率虽然不高，但病死率较高，是探讨比较深入的肿瘤之一，近年来在分子生物学和遗传学水平上的发展尤为迅速。下面主要探讨几种常见的小儿鼻咽部肿瘤。

第一节 鼻 咽 癌

鼻咽癌（nasopharyngeal carcinoma，NPC）是发生于鼻咽部黏膜的上皮性恶性肿瘤。儿童及青少年鼻咽癌较为罕见，占所有儿童青少年恶性肿瘤的 1%～3%，好发年龄为 11～20 岁，男性较女性多见。NPC 在中国南方地区特别是广东省的发病率较高。非角化型鼻咽癌常与 EB 病毒（Epstein-Barr virus，EBV）感染有关。儿童鼻咽癌常见的症状为区域淋巴结转移引起的颈部肿块，其他症状包括涕中带血及鼻出血、鼻塞、听力下降等。NPC 的治疗以放疗为主，晚期患儿采取放化疗综合治疗为主，治疗策略应为多学科联合制订。由于儿童处于生长发育期，应在最大限度地提高治疗效果的同时减少长期并发症和不良反应，重视系统治疗和长期随访。

【病因】

鼻咽癌的发生可能是多因素的，其癌变过程可能涉及多个步骤。

1. 遗传易感性　遗传因素可能影响鼻咽癌的风险。例如，一项病例对照研究提示，存在鼻咽癌一级亲属时，发生鼻咽癌的风险增加至 7 倍。鼻咽癌与特定 HLA 单倍型有关，也与基因多态性有关，如 CYP2A6，是亚硝胺代谢基因的一种多态性。

2. EBV　大量证据支持 EBV 作为鼻咽癌发病机制中主要病原体的作用。其中包括在前期病变和肿瘤细胞中检测到 EBV DNA 和 EBV 基因表达。鼻咽癌细胞表达特定亚组的 EBV 潜伏蛋白，包括 EBV 核抗原 1（Epstein-Barr virus nuclear

antigen 1，EBNA1）和 2 种整合膜蛋白[潜伏膜蛋白 1（latent membrane protein 1，LMP1）和 LMP2]，以及 EBV 基因组的 BamH Ⅰ-A 片段。鼻咽癌患者也表现出对 EBV 多种基因产物的特异性血清反应阳性，特别是抗 EBV 的病毒衣壳抗原（viral capsid antigen，VCA）的 IgA 抗体。吸烟也与鼻咽癌有关，可能通过引起 EBV 再激活参与鼻咽癌的发病机制。

3. 环境因素　环境因素对鼻咽癌的发病起重要的作用，与鼻咽癌的发生有关联的物质如下。①亚硝胺类：可诱发动物肿瘤，其中二甲基亚硝胺、二乙基硝胺，在咸鱼中含量高，认为广东人鼻咽癌发病率高，可能与幼儿时期吃咸鱼的习惯有关；②芳香烃：在鼻咽癌高发区的家庭内，每克烟尘中苯并[a]芘含量达 16.83μg，明显高于低发区家庭。

【临床表现】

鼻咽癌多发于鼻咽顶后壁及咽隐窝处，因位置深藏而隐蔽，检查比较困难，本病早期缺乏特征，尤其是儿童鼻咽癌症状隐匿，为一般症状掩盖而被忽略或误诊，临床容易误诊、漏诊。常见症状如下。

1. 鼻部症状　早期常于抽吸时有血性鼻涕或痰内带血丝，一般出血量不多，晚期可有大量出血及鼻塞。

2. 耳部症状　肿瘤阻塞或压迫咽鼓管出现耳闷、耳鸣及听力减退，常伴有鼓室积液。晚期肿瘤循咽鼓管进入中耳，可引起化脓性中耳炎，分泌物常带血。

3. 颈淋巴结转移　常为患者最早发现的症状，占 40%。表现为无痛性肿块，多位于胸锁乳突肌后缘，乳突尖下方，下颌角颈上深淋巴结，以后渐侵袭颈后三角区颈部淋巴结，质较硬，固定，边界不清。

4. 头痛　常由肿瘤侵蚀破坏颅底，在颅内蔓延或累及脑神经导致。至晚期，疼痛通常顽固且剧烈。

5. 脑神经症状　肿瘤可循咽隐窝上方的破裂孔进入颅内侵袭第 Ⅲ、Ⅳ、Ⅵ 脑神经，引起眼肌瘫痪，导致眼球运动障碍、复视、眼球突出、视力下降。也可侵袭第 Ⅳ、Ⅴ、Ⅶ 脑神经，引起神经性头痛、面部麻木、下颌歪斜、咀嚼困难。若颈深淋巴结转移压迫第 Ⅳ、Ⅴ、Ⅵ、Ⅶ 脑神经或交感神经受累，可引起各种咽喉麻痹症状，出现吞咽和感觉障碍、声嘶、伸舌偏斜，甚至发生颈交感神经瘫痪综合征（Horner 综合征），表现为同侧瞳孔缩小，上睑下垂、眼球内陷、额部皮肤无汗。

6. 远处转移症状　晚期可转移至身体其他部位，如胃、肝、肺等而出现相应症状。

【诊断】

1. 鼻咽镜检查　适用于比较大的患儿，必要时可行纤维鼻咽镜检查，能早期发现癌肿原发部位，肿块可呈结节状、菜花状或溃疡状，表现为黏膜充血、粗糙、糜烂，鼻咽侧壁隆起等。

2. 脱落细胞学检查　由鼻咽部做组织刮片或负压吸引分泌物，涂片检查癌细胞，阳性率为 70%～90%。

3. 活体组织检查　鼻咽部取活体组织做病理检查，若活检阴性，临床可疑者，应多次活检。若原发灶不明，颈部有可疑的肿大淋巴结，可行淋巴结穿刺或活检。

4. X 线片或 CT 检查　儿童及青少年鼻咽癌与成人鼻咽癌表现基本一致，原发灶以鼻咽侧壁及顶后壁多见。鼻咽位置深在，对局部病灶范围的评价主要依赖于断层影像学，因此 CT 和 MRI 在鼻咽癌的诊治过程中起极其重要的作用。CT 在显示骨质破坏方面较为直观，MRI 在显示早期骨髓侵袭方面要优于 CT。

5. 血清学检查　血清中 EB 病毒抗体滴度增高或 EB 病毒免疫荧光抗体测定法诊断鼻咽癌阳性率达 84%。

6. 鼻咽荧光染色检查　以吖啶橙染色，在荧光显微镜下观察。

【治疗】

鼻咽癌的诊治需要 MDT，特别是局部晚期的鼻咽癌患儿，MDT 原则应该贯穿治疗全程。放疗敏感的病理类型，放疗是早期鼻咽癌的主要一线治疗方法。鼻咽部的解剖位置复杂，手术切除目前仅用于治疗后局限残存或早期复发肿瘤的挽救治疗。参考《NCCN 临床实践指南（2020 年）》及《中国临床肿瘤学会（Chinese Society of Clinical Oncology，CSCO）鼻咽癌诊疗指南（2020 年）》，Ⅰ期鼻咽癌，可采用鼻咽根治性放疗和颈部预防性放疗；Ⅱ期鼻咽癌，建议同步放化疗，而非单纯放疗；局部晚期Ⅲ期、ⅣA 期患者，与单纯放疗相比，可采用同步放化疗的治疗模式，以降低远处转移率，并提高局部控制率和总生存率;有远处转移的鼻咽癌患者,行支持治疗的同时予全身姑息性化疗。

1. 放疗 一般未分化癌及低分化癌对放射线较敏感,但儿童鼻咽癌是一种特殊类型的鼻咽癌,放疗效果较差。

2. 化疗 晚期病例有远处转移灶,或放疗后复发者可采用化疗。近年来采取联合用药,一般选用环磷酰胺、氟尿嘧啶、博来霉素或环磷酰胺、长春新碱、泼尼松三联方案,6~7 天为 1 个疗程,亦可采取体外血液加温(43℃)颈外动脉供血区灌注(热疗)和热疗联合化疗(热化疗),疗效颇佳,值得试用。

(倪　鑫)

第二节　青少年鼻咽纤维血管瘤

青少年鼻咽纤维血管瘤(juvenile nasopharyngeal angiofibroma, JNA)是一种主要见于青少年男性的罕见肿瘤,位于鼻咽部,主要临床表现为鼻出血。尽管在组织学上及外观上是良性的,但具有侵袭性和破坏性。

【流行病学】

青少年鼻咽纤维血管瘤占所有头颈部肿瘤的 0.05%~0.50%,年发病率约为 1/150 000,多发生于 16~25 岁青少年男性,一般在 25 岁以后可能停止生长。1906 年由 Chauveau 首次命名。

【病因学】

关于 JNA 的起源存在争议,主要有 2 种学说,即纤维起源或血管起源。比较普遍接受的理论是血管起源。JNA 的血管成分可以通过第一鳃弓动脉的不完全退化(血管返祖)在胚胎学层面进行解释。血管在胚胎第 22~24 天有规律地出现,并在正常发育过程中逐渐完全消退,直到形成临时血管丛至分娩。青春期生长刺激可引起血管成分增生。从 JNA 的发病特点得出其雄激素依赖性发病机制。也有学者认为雄激素和雌激素的联合作用影响疾病的发展。血管内皮生长因子(vascular endothelial growth factor, VEGF)在 JNA 的发病机制中也具有重要意义。这些肿瘤的发病机制仍存在争议,还需进一步研究证实。

【病理】

青少年鼻咽纤维血管瘤是肉眼呈紫红色、有假包膜、可压缩的结节状肿块。切开表面呈"海绵状"外观。肿瘤具有局部侵袭性,但镜下形态学表现特异性不强,呈现薄壁血管、无平滑肌,常呈鹿角状,有纤维或黏液样间质。部分病例可能呈现家族性腺瘤性息肉病,肿瘤间质细胞有异常的细胞核内 β 联蛋白。

【临床表现】

患者多为青年男性,常见症状为单侧鼻腔阻塞或鼻出血,面颊部疼痛、肿胀和畸形;常有反复的鼻出血病史,出血量较大。鼻咽镜可见淡红色的鼻咽部软组织肿块,表面有较明显的血管纹。JNA 的生长模式可能具有局部破坏性并导致骨重塑,从而导致危及生命的并发症,如颅内侵袭。

【诊断】

JNA 起源于鼻咽部,起源点位于鼻腔外侧壁蝶腭孔的上缘、颚骨蝶突与蝶骨翼突交界处或翼管。鼻腔和鼻窦的局部受累范围可能很大,偶尔也会侵袭颅底。常用的检查包括 CT 和 MRI。

1. CT 检查 鼻咽部后鼻孔区或蝶腭孔的不规则形软组织肿块,边界清楚,密度均匀,增强后明显强化。

2. MRI 检查 T_1 加权像呈等信号,T_2 加权像呈等或稍高信号,信号均匀,可见点条状血管流空影;增强扫描,肿块实质部分呈明显强化,血管流空影不强化(盐胡椒征)。

根据影像学对 JNA 进行分期,即 Radkowski 分期(表 40-1)。根据肿瘤侵袭范围,将 JNA 分为 3 期,选择最佳手术方法,从而最大限度地降低残留或肿瘤复发的风险。

表 40-1　青少年鼻咽纤维血管瘤的 Radkowski 分期

分期	描述
Ⅰ期	
Ⅰa 期	肿瘤局限在鼻咽腔及鼻腔
Ⅰb 期	累及 1 个或 1 个以上的鼻窦
Ⅱ期	
Ⅱa 期	翼腭窝微侵袭
Ⅱb 期	充满翼腭窝,伴或不伴眼眶骨壁破坏
Ⅱc 期	肿瘤累及颞下窝或翼肌间隙受累
Ⅲ期	
Ⅲa 期	肿瘤侵袭颅底,未侵入颅内
Ⅲb 期	肿瘤侵入颅内,伴或不伴海绵窦受累

【诊断】

诊断要点为青年男性，反复鼻出血；鼻咽镜检查鼻咽部淡红色的软组织肿块，表面有较明显的血管纹；影像学检查鼻腔后部软组织肿块，增强后明显强化。由于顽固性出血的风险，禁忌组织学活检。诊断需考虑临床表现及对比增强 CT、MRI 和 / 或血管造影等影像检查。

【鉴别诊断】

1. 鼻息肉　常有多年鼻炎病史；临床表现鲜有反复鼻出血；影像学表现为密度均匀的软组织影，不累及翼腭窝，病变向前疝入鼻腔前部，然后累及鼻咽部；增强 CT 显示没有进行性的骨质破坏，仅有病变周围强化。

2. 淋巴瘤　临床表现为咽喉部不适，可伴有发热及颈部肿物；影像学表现为突向咽腔或周围弥漫生长的软组织肿物，密度或信号均匀，增强后多中、轻度强化；多无翼腭窝及颅底骨质破坏；常伴有颈部淋巴结肿大。

【治疗】

手术切除是治疗原发性 JNA 及其复发的首选治疗方法。鼻咽纤维血管瘤很少自发性退化，术后局部复发率为 6%～24%；较大的病变或伴有颅内受累的病变局部复发率更高。鼻内镜手术可减少术后并发症，但仅限于范围局限者，大肿瘤需要经鼻外侧入路、硬腭入路、颞下窝入路或面中掀翻手术。强烈推荐术前血管造影和颈外动脉供血血管栓塞术，这是减少术中出血的重要方法。其他治疗方法主要用于颅内侵袭、手术无法进入的部位残留、复发，以及预计将发生重大术后并发症的患者。替代方案包括放疗法、激素疗法和栓塞疗法。

【分子生物学进展】

在 JNA 的间质细胞中已发现了一些生长因子及其受体，包括血管内皮生长因子、血管内皮生长因子受体 2、转化生长因子 β1 和胰岛素样生长因子 2。以往认为这些肿瘤表达雄激素受体，但不表达雌激素受体（estrogen receptor，ER）。然而，一篇报道提出这些肿瘤大量表达近期发现的一种 ER 亚型（即 ER-β）。这种受体有可能成为新的治疗靶点。

（倪　鑫）

第三节　小儿鼻咽部其他肿瘤

临床上儿童鼻咽部肿瘤种类繁多，儿童其他鼻咽部的良恶性疾病还包括以下几种。

1. 鼻咽部乳头状瘤　是鼻咽部常见的上皮组织来源的良性肿瘤，可发生于任何年龄，以 10 岁以下儿童和成人多见，儿童乳头状瘤常为多发、易复发，而成人乳头状瘤常为单发、有恶变倾向。目前认为乳头状瘤主要由人乳头状瘤病毒（human papilloma virus，HPV）感染引起，病变光镜下可见黏膜的复层扁平上皮及结缔组织向表面呈乳头状生长，被覆乳头的鳞状上皮角化不明显；电镜下，有时可见细胞核内病毒包涵体。乳头状瘤在儿童群体易复发，常需多次手术治疗。

2. 鼻咽部畸胎瘤　畸胎瘤是含有 3 个胚层来源组织的先天性肿瘤。多发生于卵巢、睾丸、纵隔和骶尾部等部位，头颈部少见。根据分化程度可将其分为成熟型和未成熟型，根据生物学性质可分为良性与恶性。鼻咽部畸胎瘤多见于婴幼儿，随着病变的逐渐增大，患儿可出现入睡打鼾、喂养困难，甚至憋气、窒息等不同程度的阻塞症状。治疗方式以早期手术彻底切除为主，术中注意保护鼻咽和口咽部其他结构。

3. 鼻咽部横纹肌肉瘤　是儿童常见的软组织恶性肿瘤，包括胚胎性横纹肌肉瘤、梭形细胞横纹肌肉瘤、腺泡状横纹肌肉瘤和多形性横纹肌肉瘤 4 种组织学类型。其原发部位以头颈部多发，其次为泌尿生殖系统、躯干、四肢等，病变位于鼻咽部者不在少数。横纹肌肉瘤恶性程度高，临床表现多样，对化疗和放疗敏感，临床通常需要多学科协作治疗。随着近年来治疗方案的不断优化，横纹肌肉瘤患儿的总体预后已得到进一步改善。

4. 鼻咽部脊索瘤　脊索瘤是起源于胚胎脊索结构的残余组织。一般分为颅部（蝶枕部）、脊椎部和骶尾部，鼻咽部属于颅部脊索瘤。好发于中年男性，儿童少见，属于低度恶性肿瘤。鼻咽部脊索瘤的临床症状依其浸润部位及发展方向不同有所不同。常有头痛、鼻塞、脓性涕、打鼾及耳鸣、耳闷胀感等症状。颅内浸润可引起相关体征，如复视、共济失调、垂体功能减退及脑神经受累的症状。

5. 鼻咽部腺样囊性癌　腺样囊性癌是小唾液腺来源的恶性侵袭性肿瘤，占唾液腺恶性肿瘤的

10%，多发生于腮腺、下颌下腺。起源于导管上皮及肌上皮，也可发生于口腔、腭部及鼻窦等部位的腺体，发生鼻咽部者罕见。肉眼见肿瘤多为实性，体积较小，呈圆形或结节状，触之较硬，剖面多为灰白色，光镜下可见基底细胞样癌细胞、筛孔样结构及透明样物质。易侵袭神经，常沿神经和血管向周围扩散，发病早期可出现头面部疼痛。也易侵袭骨质，并沿颅底、咽鼓管等部位浸润生长，可出现一系列结构受累症状。治疗以手术切除为主，影像检查对准确评估病变范围较为困难，因此，术中需要配合冷冻切片检查切缘情况，术后需要辅助放疗。该病远处转移率高，易复发，预后较差，早期发现并积极治疗是改善预后的关键。

6. 鼻咽部黏液表皮样癌　黏液表皮样癌是发生在小唾液腺的恶性肿瘤。儿童罕见，与鼻咽部腺样囊性癌同属于鼻咽部唾液腺型腺癌。恶性度高，临床上主要表现为快速生长突然加速的局部包块，肿瘤无完整包膜，呈浸润性生长，可继发出血、坏死。诊断黏液表皮样癌主要依靠病理确诊，其特征性的组织病理学表现为同一癌巢中存在鳞状细胞、黏液细胞及中间型细胞，因其分化程度高，对放射线不敏感，局部放疗效果欠佳。治疗方式以手术为主，首次手术彻底切除是影响预后的关键因素。

（倪鑫　王生才　刘志勇）

参 考 文 献

［1］方三高，魏建国，周晓军.解读WHO（2017）鼻咽部肿瘤分类［J］.诊断病理学杂志，2019，26（9）：614-617.

［2］倪鑫，张天宇.实用儿童耳鼻咽喉头颈外科学［M］.2版.北京：人民卫生出版社，2021.

［3］BARNES L, EVESON J W, REICHART P, et al. Pathology and Genetics of Head and Neck Tumours［M］. Lyon：IARC Press, 2005

［4］PAN J J, NG W T, ZONG J F, et al. Proposal for the 8th edition of the AJCC/UICC staging system for nasopharyngeal cancer in the era of intensity-modulated radiotherapy［J］. Cancer, 2016, 122（4）：546-558.

［5］AMIN M B, EDGE S, GREENE F, et al. Ajcc cancer staging manual eighth edition［M］. 8th ed. New York：Springer, 2017.

［6］CHEN Y P, CHAN A T C, LE Q T, et al. Nasopharyngeal carcinoma［J］. Lancet, 2019, 394（10192）：64-80.

［7］LEE A W, NG W T, CHAN L L, et al. Evolution of treatment for nasopharyngeal cancer--success and setback in the intensity-modulated radiotherapy era［J］. Radiother Oncol, 2014, 110（3）：377-384.

［8］ZHANG M J, SUN X C, YU H P, et al. Biological distinctions between juvenile nasopharyngeal angiofibroma and vascular malformation：an immunohistochemical study［J］. Acta Histochem, 2011, 113（6）：626-630.

［9］ALSHAIKH N A, ELEFTHERIADOU A. Juvenile nasopharyngeal angiofibroma staging：an overview［J］. Ear Nose Throat J, 2015, 94（6）：E12-E22.

［10］PONTI G, LOSI L, PELLACANI G, et al. Wnt pathway, angiogenetic and hormonal markers in sporadic and familial adenomatous polyposis-associated juvenile nasopharyngeal angiofibromas（JNA）［J］. Appl Immunohistochem Mol Morphol, 2008, 16（2）：173-178.

［11］COUTINHO-CAMILLO C M, BRENTANI M M, NAGAI M A. Genetic alterations in juvenile nasopharyngeal angiofibromas［J］. Head Neck, 2008, 30（3）：390-400.

［12］SYRJÄNEN S. Current concepts on human papillomavirus infections in children［J］. APMIS, 2010, 118（6/7）：494-509.

［13］中国抗癌协会小儿肿瘤专业委员会，中华医学会儿科学分会血液学组，中华医学会小儿外科学分会肿瘤组. 中国儿童及青少年横纹肌肉瘤诊疗建议（CCCG-RMS-2016）［J］. 中华儿科杂志，2017，55（10）：724-728.

［14］何洁华，宗永生，罗容珍，等.鼻咽原发性腺癌的临床病理分析［J］.癌症，2003，22（7）：753-757.

第四十一章

小儿椎管内肿瘤

第一节 概 述

小儿椎管内肿瘤占儿童中枢神经系统肿瘤的4%～10%，可发生于脊髓、神经根、脊膜、硬脊膜外结缔组织及胚胎残留组织。根据肿瘤与脊髓和硬脊膜的关系，一般将椎管内肿瘤分为髓内肿瘤、髓外硬膜下肿瘤、硬脊膜外肿瘤三大类，其中硬脊膜外肿瘤最多见，占累及小儿椎管内肿瘤的40%～60%，其次为髓外硬膜下肿瘤占30%～40%，髓内肿瘤相对少，占20%～30%。

【肿瘤类型及发生部位】

小儿椎管内肿瘤最常见的是胚胎残余组织肿瘤，如皮样囊肿、表皮样囊肿、肠源性囊肿、畸胎瘤、脂肪瘤。原则上，除畸胎瘤外，这些肿瘤都不是真正的肿瘤，大部分位于髓外硬脊膜下而且常可合并神经管闭合不全。硬脊膜外神经源性肿瘤占椎管内肿瘤的20%，其中最多见的起源于神经嵴，发生于交感神经系统的神经母细胞瘤，发生于神经根的肿瘤如神经纤维瘤（又称神经鞘瘤、施万细胞瘤）。小儿最重要的髓内肿瘤为星形细胞瘤和室管膜瘤，髓内肿瘤约占小儿椎管内肿瘤的1/3，其中星形细胞瘤占儿童髓内肿瘤的60%，室管膜瘤占30%，发病率和成人相反。

虽然椎管内肿瘤可发生于椎管的任何水平，但不同肿瘤有不同好发位置，如髓内星形细胞瘤好发于上段脊髓特别是颈段和颈胸段，室管膜瘤好发于腰骶段特别是圆锥部，皮样囊肿和表皮样囊肿通常发生于腰骶段，神经母细胞瘤最好发于胸腰段，特别是腰段。

【病理】

椎管内肿瘤造成脊髓受压，脊髓受压后的病理变化与肿瘤的部位、性质及生长速度有关。

脊髓实质及神经根受压早期，神经根受牵拉，脊髓移位，继而脊髓压扁变形。同时影响脊髓的血液循环，静脉受压后发生静脉扩张、淤血及水肿。动脉受压后其支配区供血不足、缺氧，引起脊髓细胞变性，最后造成脊髓坏死，出现神经功能受损的临床表现。髓内肿瘤生长方式有2种，一种是扩张性生长，另一种是浸润性生长，故髓内肿瘤造成的神经功能损害比髓外的肿瘤严重。

生长缓慢的肿瘤，即使脊髓受压较明显，但脊髓仍有代偿能力，临床症状可较轻微。生长快的肿瘤，尤其是恶性程度高的肿瘤，容易引起脊髓急性完全性横贯性损害症状，需要尽快手术解除脊髓压迫以利于神经功能恢复。

【临床表现】

一般将椎管内肿瘤对脊髓和神经根压迫的症状演变分为3期：①压迫早期易引起神经根痛；②压迫进展期易引起脊髓半切综合征；③脊髓完全受压期易引起脊髓横贯性损害。

1. **压迫早期** 椎管内占位病变较小，此时相应的神经根和硬脊膜受到刺激主要引起神经根痛。神经根痛常为髓外肿瘤的首发症状。椎管内肿瘤60%～70%位于脊髓背侧及侧方，神经根痛部位固定，疼痛呈阵发性，发作时间短，反复出现，可单侧性，也可双侧性。夜间疼痛剧烈，其表现为睡眠中或平卧时疼痛加重，起坐后疼痛减轻，可能与平卧时脊柱的生理弯曲消失，从而使神经根受到牵拉易被肿瘤压迫有关。此期持续时间长，症状经常被忽视。除大年龄的儿童能表达、描述症状外，较小的儿童不能表达或表述不清，临床上表现为阵发性哭吵、烦躁、夜眠疼醒后哭叫等常误诊为其他疾病。

2. 压迫进展期　随椎管内占位病灶逐渐增大直接压迫脊髓，在刺激症状的同时，可出现运动传导束受累症状，即受累同侧病变以下水平的痉挛性瘫痪，表现为肌张力增高、腱反射亢进和病理反射阳性。脊髓前角受损害时引起肌肉无力和萎缩。脊髓半切综合征是椎管内髓外肿瘤的特异性症状，表现为病损节段以下，同侧痉挛性瘫痪，对侧病损部位以下痛、温觉消失。

3. 脊髓完全受压期　椎管内肿瘤长期压迫脊髓，使脊髓实质遭受由不完全性横贯性损害发展为完全性横贯性损害，使受压平面以下运动及感觉功能完全丧失，大小便潴留或失禁。短期内行手术减压后功能尚可恢复。如脊髓长期受压其病理变化发展到不可逆损害时，即使手术，脊髓功能也难以恢复。

较小儿童椎管内肿瘤的早期发现、早期诊断困难。婴幼儿因不能表达或表达不清，对感觉功能障碍，如痛觉、触觉、温度觉等无法描述清楚，另外在年幼儿检查时也难以判定，使早期神经系统损害常被忽视。运动系统损害很难在尚不会独立行走的患儿中作出正确的评估。运动系统损害早期可表现为肢体无力，易跌倒和笨拙，常被忽视。仔细询问病史，细心观察，细致的体格检查是小儿神经外科医师应具备的素质。故婴儿期时下肢不能蹲踏，幼儿期行走步态的改变，易摔倒，不愿站立，原本会行走的小儿行走功能的退步，均提示椎管内病变的可能，需引起临床医师高度警觉并做进一步检查。小儿椎管内肿瘤位于腰骶段多见，易导致膀胱直肠括约肌功能障碍，但在婴儿期很难早期发现。

【诊断与鉴别诊断】

较大儿童就诊时主诉颈部、腰骶部疼痛，不能弯腰，四肢或双下肢无力，行走跛行或原有运动功能减退，膀胱直肠括约肌功能障碍。体格检查发现背部脊柱正中存在血管瘤、鲜红斑痣、肿块、藏毛窦等。应高度怀疑椎管内肿瘤，需做进一步检查。脊柱X线片，因为不能很好地显示软组织情况，临床上目前很少应用。椎管内肿瘤X线片表现为椎管腔扩大，椎体破坏，椎体边缘压迹，斜位X线片可见局部椎间孔扩大，少数肿瘤可见钙化影。目前其他的有创检查已被CT和MRI检查替代。CT及MRI检查为最安全、最方便的影像诊断方法，尤其是MRI能精确地显示肿瘤的节段定位，肿瘤与脊髓、硬脊膜的关系，脊髓和蛛网膜下腔的变化。CT能很好地显示位于神经孔的髓外肿瘤以及伴随的骨性改变，邻近骨质有无破坏，但对位于脊髓组织内的髓内肿瘤，肿瘤分辨有一定的困难。MRI显示多数髓内肿瘤 T_1 加权像表现为低到中信号，T_2 加权像表现为中到高信号，脊髓仅表现为轻度增粗与正常段之间的分界不清。注射钆喷酸葡胺后见不同程度增强。大多数髓外肿瘤表现为 T_1 低信号、T_2 高信号，所有的髓外肿瘤注射对比剂后增强效应明显，根据影像学特点可诊断脂肪瘤、皮样囊肿或表皮样囊肿、神经源性囊肿及蛛网膜囊肿等。

【治疗】

采用显微手术切除儿童椎管内肿瘤是唯一有效的治疗方法。手术目的是要明确组织学诊断，完全切除肿瘤或缩小肿瘤体积，达到解除和减轻对脊髓和神经根的压迫，缓解临床症状，使受损的神经功能恢复。

儿童椎板较成人薄弱，术前定位要准确，尽可能限制椎板切除的范围，分离椎板时采用锐性剥离，保护好小关节突的完整性，这对脊柱的稳定起重要作用。打开椎板后手术操作在显微镜下进行，应力求动作轻柔、操作精细。髓内肿瘤如星形细胞瘤与脊髓无明显分界很难做到完全切除，室管膜瘤与脊髓有较明显的分界，沿肿瘤与胶质增生带之间操作以减少正常脊髓组织损伤，通常能够完整切除。硬膜外肿瘤在儿童以恶性多见，肿瘤通常呈"哑铃形"生长，通过椎间孔长入椎管内压迫脊髓，在解除脊髓压迫的前提下，尽可能多地切除肿瘤。良性"哑铃形"肿瘤可采用联合的前侧方入路，将椎管外的肿瘤一并切除。通常认为椎管内肿瘤完全切除有助于减少复发，延长存活时间，尤其是髓内室管膜瘤，完整切除的复发率比未完整切除的复发率低得多。儿童椎管内恶性肿瘤术后是否需要放疗、化疗，尚无统一定论。根据文献报道，完整切除低级别星形细胞瘤，术后无须放疗，低级别星形细胞瘤有残留的则需放疗或化疗，恶性星形细胞瘤、室管膜瘤不管是否完整切除，术后均需放疗和化疗。脊髓对放疗耐受力差，放疗对神经和发育期的儿童脊柱有害，尤其是影响患儿的身高和引起脊柱侧凸等，故要严格掌握指征，剂量限定在许可范围内。

儿童椎管内肿瘤椎板切除术后易引起脊柱侧凸和后凸。严格讲切除3个以上椎板或术前已有脊柱侧凸的患儿术后应给予支具固定。近年来采用椎板复位术可明显降低术后脊柱畸形的发生率。在椎管手术时用微型钻磨开双侧椎板外缘，或者超声骨刀切开椎板，撕开该部位的黄韧带，同时剪开棘间韧带将棘突和椎板整体摘下。待椎管内肿瘤切除后再复位椎板。用丝线结扎或连接片固定两侧椎板，这样愈合后既能起保护脊髓、维持椎管完整的作用，又能减少术后脊柱畸形的发生。

第二节　硬脊膜外肿瘤

儿童椎管内硬脊膜外肿瘤可以起源于脊柱骨性结构、椎管内外神经组织、椎旁结构或原发性肿瘤转移。骨性椎管被一群肌肉包绕，腰大肌位于椎体、椎弓两侧，椎旁肌肉位于每一侧椎板和棘突上。软组织肿瘤特别是横纹肌肉瘤常发生于这些肌群，与椎管关系密切，加之横纹肌肉瘤早期即可沿筋膜播散到邻近组织和区域淋巴结，因此这些肌群的肿瘤常通过椎间孔向椎管内延伸。源于原始神经嵴细胞的原发于纵隔或后腹膜脊柱旁沟交感神经节的神经母细胞瘤、节细胞神经瘤可沿神经根蔓延，经椎间孔延伸至椎管内硬脊膜外间隙，称为哑铃状神经母细胞瘤。恶性淋巴瘤、尤因肉瘤等同样亦可发生在椎管内硬脊膜外造成脊髓压迫，引起脊髓受压的一系列临床症状。Patton统计儿童椎管内肿瘤，50%位于硬脊膜外。国外一组2 259例儿童实体肿瘤中有5%在治疗期间有硬脊膜外转移造成脊髓受压，其中以尤因肉瘤、神经母细胞瘤、横纹肌肉瘤、骨肉瘤、恶性淋巴瘤及其他一些软组织肉瘤多见。

【病理】

1. 神经母细胞瘤　神经母细胞瘤是小儿最常见的恶性实体瘤，占小儿恶性肿瘤（包括白血病、恶性淋巴瘤）的8%~10%。国际儿童肿瘤协作组计668例神经母细胞瘤患儿，其中241（36%）1岁以内发病，5岁以内占88%，平均确诊年龄为22个月。神经母细胞瘤源于胚胎神经嵴交感神经元组织，因此更确切地说神经母细胞瘤是交感神经细胞瘤。人体内交感神经系统的任何部位均可发生神经母细胞瘤，但主要多见肾上腺髓质、腹膜后、后纵隔、盆腔和颈部交感神经节细胞。75%位于腹膜后，以肾上腺最多，20%在纵隔。肿瘤显示高度恶性，发展迅速，早期转移，诊断时已有骨髓转移患者占50%以上。肿瘤常于短期内突破包膜，扩散至周围组织及器官。若肿瘤来自肾上腺，则肾脏被推挤下移，若肿瘤来自腹部交感神经链，则将肾脏推向外侧，肿瘤可浸润肾脏。当肿瘤破裂时则沿腹膜后大血管迅速生长，超越中线，并包绕腹主动脉和下腔静脉。若神经母细胞瘤位于后纵隔、腹膜后脊柱旁沟，则常沿神经根蔓延，从椎间孔延伸至椎管内硬脊膜外，形成哑铃状肿瘤，压迫脊髓。临床上出现神经根痛、下肢肌张力减退、肌肉萎缩，压迫严重者出现进行性下肢瘫痪、排尿排便障碍。神经母细胞瘤可沿淋巴管转移至局部或远处淋巴结，或血行转移，婴儿常见肝及皮下转移，幼儿常见骨转移特别是脊柱及四肢长骨、颅骨、眼眶转移。颅骨转移者常伴有硬脑膜外及脑实质的占位。有时转移性肿瘤较大，而原发性肿瘤很小，部位隐匿，临床难以发现。文献有报道生后即存在肢体瘫痪的先天性哑铃状神经母细胞瘤患儿，笔者曾遇到新生儿出生后发现左下肢活动少，无蹬踏动作，出现进行性下肢弛缓性瘫痪、脱肛等症状，影像学检查示腹膜脊柱旁2cm大小肿瘤经椎间孔延伸至硬脊膜外呈哑铃状，行椎管探查和剖腹探查，病理证实为神经母细胞瘤。

神经母细胞源性肿瘤依据胚胎神经嵴的交感神经元分化程度分为神经母细胞瘤、节细胞神经母细胞瘤、节细胞神经瘤。呈低分化的多能性交感神经元母细胞或交感神经母细胞的恶性增殖，演变为恶性神经母细胞瘤。混合含有未分化和分化成熟的神经节细胞的称为节细胞神经母细胞瘤。呈成熟神经节细胞分化、细胞小，有神经纤维则称为节细胞神经瘤。神经母细胞瘤有自然消退倾向，或转化为节细胞神经瘤。自然消退者多见1岁以内，临床分期Ⅳ-S期者，均为未治疗或不正规治疗者。上海交通大学医学院附属新华医院收治的婴幼儿哑铃状神经母细胞瘤患儿中有2例1岁以内双下肢瘫痪，患儿为后纵隔哑铃状神经母细胞，先行椎板切除减压，硬脊膜外神经母细胞瘤切除，病理明确诊断后家属放弃继续治疗。1年后，瘫痪的下肢功能恢复。来院复查，1例后纵隔消失，另1例后纵隔肿瘤缩小，再次手术证实神经母细胞瘤转化为节细胞神经瘤。

光镜下神经母细胞瘤由许多巢状或小叶状的未分化原始细胞组成，胞质少，核染色质较深，核中央可见小核仁，肿瘤细胞呈放射状排列，形成菊花团，被认为是神经母细胞瘤的典型病理学表现。组织学分型方法较多。目前临床使用的参照Shimade 的组织学分型，按间质成分、细胞分化、核碎裂指数（mitosis-kary orrhexis index，MKI）进行分型，结合年龄，对患儿治疗、预后的判断有较大的价值。

神经母细胞瘤具有合成、分泌，排泄儿茶酚胺的功能。因此患儿尿中儿茶酚胺代谢物香草扁桃酸（vanillylmandelic acid，VMA）或高香草酸（homovanillic acid，HVA）异常增高成为诊断和术后监测神经母细胞瘤复发的重要手段。

2. 横纹肌肉瘤　横纹肌肉瘤是儿童期常见的软组织肉瘤，恶性程度极高。占 15 岁以下儿童恶性肿瘤的 4%～8%。其发病年龄有两个高峰，第一个高峰在 6 岁以前，第二个高峰在青春期前后。横纹肌肉瘤起源于中胚层间叶组织的横纹肌母细胞，因此，可发生于身体任何部位。文献报道一组对 686 例横纹肌肉瘤原发部位的分析：泌尿生殖道 21%，四肢 20%，头颅、颈部（包括鼻咽、眼眶）37%，躯干 7%，腹膜后 8%，其他（包括胃肠道、会阴、胸腔）7%。

横纹肌肉瘤的诊断依靠病理学检查。在光镜下表现为一种蓝色的小圆细胞，其组织学诊断基于识别横纹肌母细胞。横纹肌肉瘤病理组织学上分为 4 型：①胚胎性横纹肌肉瘤：由横纹肌母细胞和小圆细胞组成，核染色深，胞质少，见有丝分裂。占横纹肌肉瘤的 65%，大多数头部、泌尿生殖部位属于此型。②腺泡状横纹肌肉瘤：占 20%，由大圆细胞和横纹肌母细胞组成。细胞常呈有裂隙的索状，形成许多腺泡样结构，以四肢躯干多见。③多形性横纹肌肉瘤：儿童少见，由较大的带状、网球拍状的多形细胞、巨核细胞和巨细胞组成。④混合型横纹肌肉瘤：由胚胎性横纹肌肉瘤和腺泡状横纹肌肉瘤混合组成。然而许多横纹肌肉瘤分化差，缺乏明显的横纹肌母细胞瘤。从而难与儿童期其他小圆细胞肿瘤鉴别。必须做免疫组织化学检查，如结蛋白、波纹蛋白、肌动蛋白、肌红蛋白等明确诊断。

横纹肌肉瘤早期即可沿筋膜播散到邻近组织和区域淋巴结，约 20% 的患者就诊时已有转移，其中肺转移最为常见。因此，所有横纹肌肉瘤患者均应进行包括临床和影像学的全面检查，以确定其原发部位及引流区淋巴结受累情况，影像学检查和骨髓穿刺是必不可少的。发生于头颈部及腹膜后和躯干脊柱旁的横纹肌肉瘤，与椎管关系密切，因此这些部位的肿瘤能通过椎间孔向椎管内硬脊膜外延伸，压迫脊髓引起脊髓受压的临床症状。由于化疗的进展，横纹肌肉瘤的预后大有改观。

3. 恶性淋巴瘤　恶性淋巴瘤是指原发于淋巴结或其他淋巴组织，如扁桃体、胸腺或回肠集合淋巴结的恶性肿瘤，也可发生在结外和非淋巴组织，如肺、胃肠道、骨、睾丸和脑。淋巴瘤主要分为霍奇金淋巴瘤（Hodgkin lymphoma，HL）和非霍奇金淋巴瘤（non-Hodgkin lymphoma，NHL）2 类。

霍奇金淋巴瘤 5 岁以前很少发病，5 岁以后逐渐增多，青春期发病明显增多。通常是无痛性颈部和锁骨上的淋巴结肿大，原发于腋下或腹股沟淋巴结的少见。初始淋巴结软，不粘连，无触痛，后期增大迅速，可粘连成巨大肿块。2/3 的患儿一开始就有纵隔累及，1/4 的患儿在诊断时已转移到淋巴结以外的组织。淋巴瘤发生在椎管内硬脊膜外，可造成脊髓压迫。霍奇金淋巴瘤的病理学诊断主要基于里 - 施细胞（Reed-Sternberg cell）的存在。Rye 分型被广泛接受，根据预后好坏分为 4 型：①富于淋巴细胞型；②结节硬化型；③混合细胞型；④淋巴细胞消减型。结节硬化型是小儿时期最常见的类型，预后仅次于富于淋巴细胞型。近年来 WHO 将非霍奇金淋巴瘤分为结节性淋巴细胞为主型和经典型，其中后者与 Rye 分型雷同。

非霍奇金淋巴瘤在儿童期比霍奇金淋巴瘤多见。镜下细胞呈圆形或星形，胞质甚多，核形态多变，细胞间散布少量淋巴细胞和浆细胞。采用免疫组织化学方法，利用单克隆抗体能区分淋巴瘤来源于 B 细胞还是 T 细胞。按 Lukes 和 Collins 的免疫定义分为 T 细胞型、B 细胞型和不定型 3 种。非霍奇金淋巴瘤早期可经血液循环或淋巴系统扩散。临床症状因肿瘤部位和扩散程度而异，局部淋巴结在短期内增大，同时向四处扩散，纵隔淋巴结肿大可压迫气管、上腔静脉，侵袭胸膜时出现胸腔积液。原发于腹腔的非霍奇金淋巴瘤的多位于回盲部可引起腹痛、肠梗阻、腹水，肠壁的淋巴瘤可诱发肠套叠,侵袭骨骼的可引起骨痛。非霍奇金淋巴瘤通过椎旁淋巴结或直接累及椎体骨质而侵袭至椎管内硬脊膜外,虽然整个椎管均可累及但最常见为胸段椎管。

4. 肾母细胞瘤　肾母细胞瘤又称肾胚胎瘤,是儿童期最常见的肾脏恶性肿瘤,绝大多数在学龄前儿童中发现,80% 以上确诊时年龄在 5 岁以下。临床表现为无症状的腹部包块,常为父母无意中发现,约 1/4 的患者伴有血尿、高血压。

肾母细胞瘤边界清楚,有包膜,可位于肾脏任何部位。切面呈鱼肉状。约 95% 的患者肿瘤边缘的被膜区有线状钙化。肿瘤突破包膜后可广泛浸润周围组织和器官,可经淋巴转移及血行转移,部分患者形成瘤栓侵入下腔静脉。显微镜下肿瘤由胚芽、管道上皮、间叶 3 种成分构成。组织学上按 3 种成分的多寡分为 4 型。胚芽成分占 2/3 以上称为胚芽型,管道上皮占 2/3 以上称为上皮型,间叶成分占 2/3 以上称为间叶型,若 3 种成分均未达到 2/3 则称为混合型。若肿瘤细胞出现间变,即肿瘤细胞核直径大于相邻同类肿瘤细胞核的 3 倍,细胞核深染,有异常的核分裂象,则提示预后不良。根据肿瘤组织学分型与预后的关系,一般将肾母细胞瘤分为预后好的组织学分型和预后差的组织学分型 2 类。预后好的组织学分型(favorable histology,FH)包括上皮型、间叶型、胚芽型、混合型。预后差的组织学分型(unfavorable histology,UH)包括间变型和肾透明细胞肉瘤等。

肿瘤在病理方面存在变异,对临床医师了解其生物学行为的不同是很重要的。病理上有杆状变异的肿瘤易出现脑转移,如肾横纹肌样瘤(rhabdoid tumor of the kidney)易出现脑转移,转移常发生在肿瘤切除后 1 年之内。其他转移多见肝和肺。因此此类患者的术后化疗方案不同于其他患者,随访中要注意脑部的情况,应及时做 CT 检查。肾透明细胞肉瘤(clear cell sarcoma of the kidney)易发生骨转移,通常在初诊时即存在。此类患者应做放射性核素骨显像以了解全身骨骼的情况。由于预后不同,目前的趋势已将肾横纹肌样瘤、肾透明细胞肉瘤与肾母细胞瘤分开研究。

肾母细胞瘤可经淋巴转移及血行转移,以肺转移最多见。笔者在临床工作中遇到部分患者椎体转移、椎旁淋巴结转移或血行转移直接累及椎体骨质而扩展到椎管内硬脊膜外造成脊髓压迫,出现脊髓压迫的临床症状,临床医师必须高度警觉。

5. 尤因肉瘤　尤因肉瘤是儿童期第二位常见恶性骨肿瘤,仅次于骨肉瘤。其发病年龄高峰为 10～15 岁,很少发生于 5 岁以下的儿童。

疼痛是最常见的主诉,最初疼痛是间歇性的,休息后可以缓解,但在一段时间后疼痛变得难以忍受。肿瘤穿过皮质后形成可以触及局部有压痛的肿块。肿块表面皮肤发红,皮温升高。尤因肉瘤约 50% 以上发生于长骨,40% 发生于扁骨。在脊柱中以骶骨为主,腰、胸、颈及尾椎的发生率依次递减。发生在脊柱区域的尤因肉瘤通常造成椎体骨质破坏,导致椎体压扁呈板状椎体,病变可扩展至椎旁和椎管内硬脊膜外,出现神经根和脊髓受压的临床症状。尤因肉瘤确诊时患儿几乎均存在肺和骨的亚临床血行转移。故预后极差。

肿瘤大体标本灰白较硬,常有坏死。光镜下可见假菊形团,未分化的肿瘤常见深染的核区域,细胞质很少,几乎看不到细胞核及有丝分裂。不典型的尤因肉瘤,细胞呈多形性,核很大,有丝分裂细胞数超过 2 个镜下视野。电镜下常可见神经内分泌颗粒,免疫组织化学神经标志物阳性。近年来报道显示尤因肉瘤与原始神经外胚叶肿瘤(primitive neuroectodermal tumor)之间关系密切,两者有一个共同的染色体易位。

【临床表现】

硬脊膜外肿瘤的临床表现依肿瘤发生部位、脊髓受压的程度及椎管周围骨质受累的范围而不同。儿童的神经系统功能在不同年龄是不同的。因此,不同年龄儿童的临床症状、体征也不同。婴儿通常在疾病晚期才得以诊断,主要由于婴儿不能以成人的方式表达,幼儿虽能简单讲话,但很难描述清楚。小儿椎管内硬脊膜外的肿瘤以恶性肿瘤多见,故病程进展较快,较短时间内出现四肢瘫痪或截瘫伴括约肌功能障碍。而不像成人某些良性肿瘤生长缓慢,在数月或数年后才出现症状。

1. 背部疼痛　胸腰部或颈部疼痛在完全能表达病情的年龄较大的儿童中较常见。疼痛是最常见的首发症状,发病初期有明显的神经根痛症状,常伴有局部棘突的剧痛,患者可清楚地指出背部皮肤疼痛区,随即很快出现肢体进行性无力,多数患者就诊时已瘫痪。

2. 感觉减退和运动功能障碍　感觉异常最初

通常呈根性分布,随着脊髓受压加重,同侧脊髓丘脑侧束和皮质脊髓束可能受累。当一侧脊髓受压,患儿出现脊髓半切综合征。婴儿的运动功能检查较困难,通常从两下肢有无蹬踏动作和刺激后下肢活动的幅度加以判断。蹒跚学步或已会行走的小儿若出现行走功能的退步则提示存在下肢无力和疼痛。随着硬膜外肿瘤增大,脊髓受压严重,受压部位以下引起脊髓横贯性功能障碍,表现为四肢瘫痪、截瘫,圆锥、马尾神经受累产生不对称弛缓性瘫痪。

3. 括约肌功能障碍　直肠、膀胱括约肌功能障碍是硬脊膜外肿瘤后期常见症状。这种症状在大龄儿童中很容易获知,但对婴儿及没有建立正常排尿排便控制的小儿很难鉴别二便失禁。通过尿布干燥时间评估患儿的症状,常被忽略和误解。直肠、膀胱括约肌功能障碍导致的排便困难家长通常使用开塞露缓解。膀胱括约肌功能障碍通常到晚期排尿困难或滴尿时,膀胱膨胀才引起家长注意。

（1）局部肿块:脊柱或椎旁的肿瘤可以生长侵入邻近软组织形成局部占位的肿块。

（2）脊柱畸形:脊柱侧凸出现在 1/4 的患儿中。斜颈可能提示存在累及上颈段或颅颈交界处的肿瘤。

【诊断】

1. X 线片　常规拍摄脊柱正侧位及斜位 X 线片,30%～40% 的患者可有骨质改变,常见的改变包括不同程度的骨质疏松、破坏,以椎弓根和椎板的破坏最多见。斜位 X 线片上可见椎间孔扩大与破坏,椎管扩大;正位 X 线片上表现为椎弓根间距增宽;侧位 X 线片上显示椎管前后径增宽。

2. CT 表现　CT 对判断骨性异常非常有价值,而对椎管内病变及周围软组织的成像不如 MRI。CT 显示椎体、椎弓根有不同程度的破坏。椎管内硬脊膜外脂肪消失,肿块不规则,脊髓受压移位,增强扫描肿瘤可强化。

3. MRI 表现　MRI 是可疑椎管内病变的最佳检查方法。MRI 能明确显示椎管内外肿瘤的范围,肿瘤有无坏死、出血、囊性变,相应的硬脊膜囊受压,脊髓有水肿。MRI 检查能显示邻近的软组织、血管,以及肿瘤与其他组织的分界。呈哑铃状表现的硬脊膜外肿瘤与椎旁、后纵隔或后腹膜的肿瘤相连(图 41-1、图 41-2)。

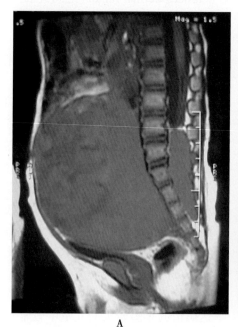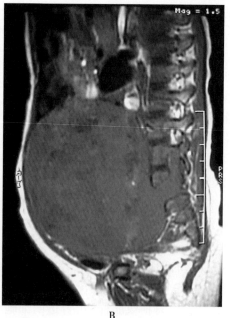

A　　　　　　　　　　　B

图 41-1　后腹膜及盆腔神经母细胞瘤侵袭椎管 MRI 图像

A、B. T_1 加权像矢状位见后腹膜及盆腔巨大等信号占位,中间有低信号灶,同时腰骶段椎管内髓外等信号影,椎管内外占位互相沟通延续。

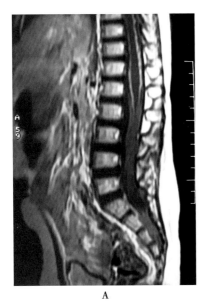
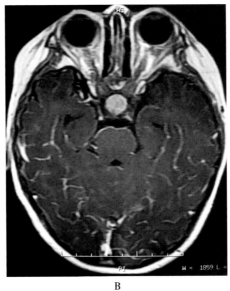
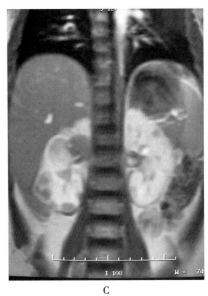

| A | B | C |

图 41-2　淋巴瘤 MRI 图像

患儿，女性，4 岁，淋巴瘤全身转移，原发部位不详，MRI 增强扫描。

A. T_1 加权像矢状位见骶管内高信号影，脊髓表面明显强化；B. 头部横断位见鞍区边界清楚高信号影；C. 冠状位见双侧肾脏多处散在低信号影。

【治疗】

小儿椎管内硬脊膜外肿瘤以神经母细胞瘤、横纹肌肉瘤、恶性淋巴瘤、尤因肉瘤多见。这些肿瘤生长方式不同，如神经母细胞瘤沿神经根经椎间孔进入椎管内硬脊膜外呈哑铃状生长，有些原发性肿瘤诊断明确，治疗期间转移进入硬脊膜外间隙。手术目的首先是使脊髓达到减压，使患者神经功能障碍得到一定程度改善；其次获得组织进行病理检查，以明确肿瘤的性质，为术后治疗提供依据。累及椎管内硬脊膜外的肿瘤，造成脊髓受压，其早期表现为神经根痛、感觉异常、肌肉萎缩，逐渐发展为运动功能障碍、括约肌功能障碍，甚至出现瘫痪。脊髓受压症状出现时应及时、尽快行椎板切除减压和硬脊膜外肿瘤切除。因为神经根及脊髓受压时间长可以发生变性，若发展到不可逆损害，即使手术也难以恢复神经功能。椎板切除多少，依扩展入硬脊膜外肿瘤的范围而定，以脊髓搏动良好为原则，椎间孔内神经根周围的肿瘤切除时应避免损伤神经，倘若粘连严重，分离困难时不应强求。

在治疗期间且原发性肿瘤诊断明确时，出现椎管内硬脊膜外占位，如恶性淋巴瘤等，若硬脊膜占位较小，临床脊髓受压症状较轻，对放化疗敏感的，治疗则首选敏感性治疗方案。

原发于纵隔或后腹膜脊柱旁沟交感神经的神经母细胞瘤，沿神经根蔓延经椎间孔扩展入椎管内硬脊膜外间隙形成哑铃状神经母细胞瘤，引起脊髓压迫的临床症状。哑铃状神经母细胞瘤患者通常年龄小，一次性手术既要切除椎管内肿瘤又要切除胸腹部肿瘤，手术创伤及风险大，手术时间长，术中还要变换体位，患儿通常不能耐受手术。手术可分为二期进行。先行椎板切除减压，硬脊膜外肿瘤切除，10 天左右再行胸腹部原发性肿瘤切除。神经母细胞瘤对化疗较敏感，胸腔或腹腔原发性神经母细胞瘤较大，尤其是位于后腹膜的神经母细胞瘤通常与大血管关系密切，手术困难，难以完全切除，在椎板切除减压，硬脊膜外肿瘤切除，获得病理诊断后宜进行针对性化疗，待原发性肿瘤缩小后，适时再次手术。年龄较大患者，能耐受手术，而且估计原发病灶能切除的可行一次性手术，原发病灶位于后纵隔或后腹膜的，分别在心胸外科或普通外科医师协同下手术。

第三节　椎管内胚胎组织异位性肿瘤

胚胎组织异位性肿瘤是儿童期最为多见的椎管内肿瘤。为胚胎第3～5周神经沟闭合前神经外胚层与表皮外胚层分离时发生胚胎性组织异位发展形成，故又称先天性肿瘤。依组织结构不同分为表皮样囊肿（epidermoid cyst）、皮样囊肿（dermoid cyst）、肠源性囊肿（enterogenous cyst）等。从某种意义上讲，表皮样囊肿、皮样囊肿、肠源性囊肿等并不是真正意义上的肿瘤，而是一种胚胎发育导致的畸形。畸胎瘤（teratoma）含有3个胚层结构来源的肿瘤，并非胚胎发育畸形，是真正的肿瘤并可发生恶变，为叙述方便，放在本节一起讨论。

【疾病与病理】

1. 表皮样囊肿和皮样囊肿　椎管内表皮样囊肿和皮样囊肿属于良性肿瘤，占椎管内肿瘤的1%～2%，在15岁以下的儿童椎管肿瘤中达10%。在表皮外胚层细胞分化时发生椎管内组织异位，在以后发育过程中分化为皮肤各种成分的则为皮样囊肿，在表皮外胚层细胞分化后才发生椎管内异位的则发育为表皮组织形成表皮样囊肿。在极少见的情况下，腰穿可导致表皮样囊肿。50%椎管内皮样囊肿伴有背部正中部位的皮肤窦道，表皮样囊肿则少见。上海交通大学医学院附属新华医院报道23例椎管内皮样囊肿和表皮样囊肿，其中17例皮样囊肿中有12例伴有皮肤窦道，6例表皮样囊肿中仅见1例。皮肤窦道由上皮细胞构成，开口在皮肤表面与深部结构相连，沿脑脊髓轴（cerebrospinal axis）走行，常合并椎体、椎弓、椎板畸形。皮肤窦道从椎板或棘突的缺损处进入椎管内可止于硬脊膜外，亦可穿过硬脊膜终止于圆锥、神经根、终丝或附着于脊髓背侧，甚至进入脊髓内。椎管内皮样囊肿或表皮样囊肿如同一个扩大的肿物压迫脊髓或神经，产生一系列临床症状。

组织学上，表皮样囊肿由复层扁平上皮构成，囊壁内层可呈角化，囊腔内容物为白色角化物、碎屑、胆固醇和水，表皮样囊肿的外层为一薄层的结缔组织与周围组织粘连不紧密。皮样囊肿壁较厚，囊肿的内层含皮肤成分，除皮肤成分外还存在皮肤附件，有毛囊、皮脂腺、毛发、汗腺结构，囊腔内充满豆渣样物，可有毛发。皮样囊肿的外层为增生的结缔组织。皮样囊肿常伴有皮肤窦道并常合并感染，多次反复发作，囊壁与周围组织粘连紧密。

2. 肠源性囊肿　椎管内肠源性囊肿又称神经管原肠囊肿（neurenteric cyst）。属于神经管腹侧闭合不全范畴的疾病。囊肿来自脊髓与原肠衍生的器官之间的瘘管，瘘管表示原肠与脊索未能完全分隔开。椎管内肠源性囊肿最好发的部位为脊柱的下段颈椎和上段胸椎，这些部位是胚胎第25天时原始胚肺从原肠萌出的部位。绝大多数肠源性囊肿发生在椎管硬脊膜内髓外的脊髓腹侧，也可发生髓内。从胚胎学上来说，椎管内肠源性起源于内胚层组织，在胚胎发育第3周时，内胚层与发育中脊索融合，导致椎管内原肠憩室形成。椎管内肠源性囊肿可合并椎体及椎弓等异常，如背侧或腹侧脊柱裂、半椎体、椎体融合、纵隔囊肿等。椎管内肠源性囊肿和后纵隔囊肿之间通过腹侧脊柱裂相互联系，也可直接相通。

组织学上椎管内肠源性囊肿的囊壁由单层或假复层柱状上皮细胞构成，下方为基底膜和结缔组织，可有或没有肌层。柱状上皮细胞分泌黏液，囊壁的某些部分与肠道的各层组织完全相同。囊壁的厚薄相差很大，囊壁菲薄类似蛛网膜囊肿。囊内为水样清亮液体或乳白色米汤样液体，有的囊液呈胶冻状。

3. 畸胎瘤　畸胎瘤是一种胚胎性肿瘤，包括3个胚层结构（内胚层、中胚层、外胚层）。好发部位为身体的中线及两旁，从头部大脑到骶尾部都可见到。畸胎瘤不是胚胎发育不良畸形，而是真正的肿瘤，并可发生恶变。发生于椎管内的畸胎瘤相对少见，约占椎管内肿瘤的1%。与其他先天性肿瘤不同，椎管内畸胎瘤一般不合并脊柱异常。1/3的患者是小于6岁的儿童。病变可见于脊髓的任何部位，但好发于腰段及胸腰段。椎管内畸胎瘤在形态学上与颅内其他部位的畸胎瘤相似。畸胎瘤多位于脊髓的背面，可位于髓内、髓外硬脊膜内或两者兼有，少数可位于硬脊膜外。畸胎瘤常与脊髓粘连紧密，两者间没有清楚的分界。肿瘤可以是实质性，部分囊性或全部囊性，其内可有骨和软骨。

【临床表现】

1. 椎管内皮样囊肿和表皮样囊肿的临床表现　与囊肿所在的部位、有无毛皮肤窦道和继发感染相关。皮肤窦道位于中线正中部位，表现为皮肤浅凹，针尖样小孔，孔周围常有皮肤色素沉着，毛发丛，鲜红斑痣。孔口中时有不等量分泌物溢出，有时在皮下可触及肿块或纤维条索物。因孔口很小，未感染时常被忽视。有皮肤窦道者，由于窦道与外界相通成为感染进入中枢神经系统的入口，继发感染的概率非常高，常反复发生脑（脊）膜炎，或以窦道为中心的红、肿，伴发热、炎性分泌物溢出。婴幼儿不能或难以表达其症状，神经根受囊肿压迫，导致根性疼痛的症状仅表现为哭闹、夜间或平卧时加重。腰骶神经受刺激，患儿表现为不能弯腰、下肢活动减少、步态不稳、跛行易跌倒，以及逐渐加重的运动功能障碍。若椎管内囊肿增大或继发感染，脊髓受压或囊肿位于圆锥，可出现膀胱、直肠功能障碍，下肢瘫痪等。

2. 椎管内肠源性囊肿的临床表现　主要症状与脊髓压迫或脑膜炎有关，一般在出生 6 个月内出现症状，但也可延迟到成年后才发病，还可能伴有神经系统、胃肠道及心脏的其他畸形。

3. 椎管内畸胎瘤的临床表现　与畸胎瘤发生的部位有关，主要表现为脊髓压迫症状。

【诊断】

MRI 检查是目前诊断椎管内病变的最佳手段。传统的脊髓造影因具创伤性已被 MRI 检查所替代，其不仅能明确椎管内病变的部位、范围，判断位于髓内还是髓外，同时还能了解脊髓形态、圆锥位置。

1. 椎管内皮样囊肿和表皮样囊肿 MRI 检查　目的是明确皮肤窦道是否进入椎管内，是否合并皮样囊肿或表皮样囊肿，囊肿范围以及与脊髓、神经根的关系，皮样和表皮样囊肿 MRI 检查缺乏特征性，T_1 加权像呈低信号，T_2 加权像为高信号，信号随囊肿内含脂质的种类（胆固醇、脂肪酸）而变化。皮肤窦道合并椎管内皮样囊肿或表皮样囊肿继发感染时，MRI 增强扫描后囊肿壁有强化，未感染的囊肿壁无明显强化。

2. 肠源性囊肿 MRI 检查　有重要意义，且可了解肿物是否向前方延伸。在 T_1 加权像上囊肿信号强度稍高于脑脊液，呈低等信号，如有出血或脂肪成分，则 T_1 加权像信号强度可较高，T_2 加权像为高信号。部分病例可见一纤维性管道或瘘管向前经椎体与囊肿相通，矢状位显示囊肿位于脊髓腹侧，大多位于髓外硬膜下。

3. 畸胎瘤 MRI 检查　表现为多组织特征信号，囊性部分在 T_1 加权像呈低信号，T_2 加权像为高信号。但肿瘤内脂肪、蛋白质等可影响信号的特征，实质部分 T_1 加权像和脊髓信号相似，T_2 加权像则略增高。肿瘤内有骨骼或存在钙化 MRI 则显示不清，需做 CT 检查（图 41-3～图 41-5）。

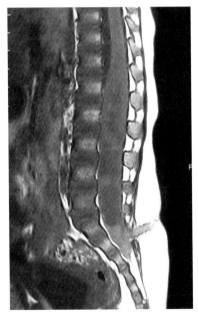
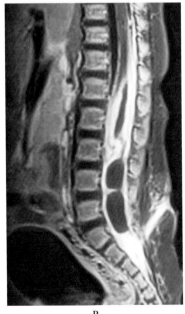
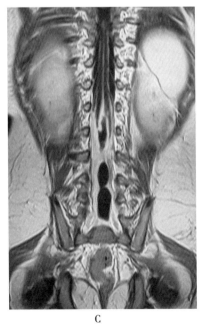

A　　　　　　　　　　　B　　　　　　　　　　　C

图 41-3　腰骶部髓内皮样囊肿继发感染 MRI 图像

A. T_1 加权像矢状位见脊髓圆锥增粗，内见低信号囊变，有皮肤窦道通过脊柱裂与髓内占位相沟通；B. T_1 加权像矢状位增强扫描病灶边缘明显强化；C. 冠状位增强扫描可见多个囊腔。

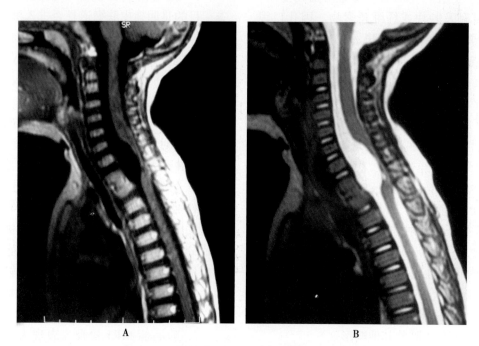

图41-4 肠源性囊肿MRI图像(男性,15个月)

A. T$_1$加权像矢状位颈胸段脊髓腹侧椭圆样低信号影,脊髓受压被推向背侧,颈段脊髓有缺血缺氧改变;B. T$_2$加权像矢状位显示高信号影。

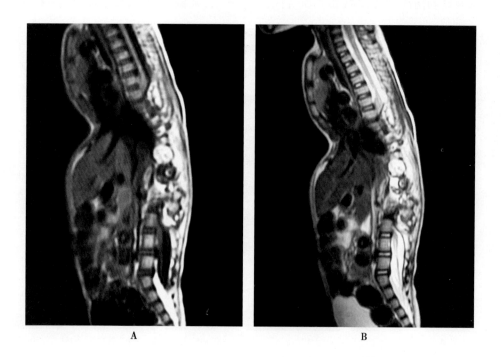

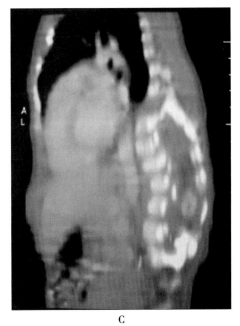
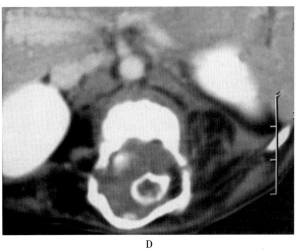

C   D

图 41-5   椎管内外畸胎瘤影像学图像（男性，3 岁）

A、B. MRI T$_1$ 和 T$_2$ 加权像矢状位见胸腰段椎管内外混杂信号影，脊髓受压，脊柱侧凸；C. CT 三维重建见胸腰段椎体严重畸形；D. CT 横断位增强扫描脊柱旁低密度灶，通过椎弓缺损进入椎管内，椎管内见高信号骨骼影。

【治疗】

1. 椎管内皮样囊肿和表皮样囊肿的治疗   椎管内皮样囊肿和表皮样囊肿为良性病变，手术切除囊肿是唯一有效的治疗方法。约 50% 的椎管内皮样囊肿和表皮样囊肿患儿伴有背部皮肤窦道，为防止中枢神经系统感染和脊髓压迫，对于此类患儿，应尽早手术。存在椎管内皮样囊肿和表皮样囊肿继发感染者，原则上应待炎症控制后再行手术治疗。若出现脊髓压迫，进行性神经功能障碍者宜急诊手术，以解除脊髓压迫，控制炎症，有利于神经功能恢复。不伴有皮肤窦道或继发感染的椎管内皮样囊肿或表皮样囊肿者则可择期手术。选择后正中纵向切口，无皮肤窦道者以椎管内囊肿为中心切除 1～2 个椎板，有皮肤窦道者纵向切口沿窦道周围做梭形弯曲，沿窦道游离至椎板缺损处在窦道进入椎管上下咬除椎板，窦道通常向头侧延伸，故椎板切除或切开，硬脊膜切开至窦道终端以上。窦道进入硬膜下处的硬脊膜尽量多地保留，以有利于硬脊膜缝合。无感染者通常与脊髓神经粘连不严重，在显微镜下仔细分离后可将肿物连同包膜完整切除，如果囊肿与神经粘连紧密，范围广，宜行囊肿内容物剔除术，在打开包膜前，四周

用脑棉保护，避免引起化学性脑膜炎，反复冲洗囊肿腔，在不损伤神经的前提下囊壁能切除则切除。囊肿位于髓内继发感染形成脓肿者纵向切开脊髓，吸除囊肿内脓汁，用刮匙轻轻搔刮脓肿壁，以抗生素盐水反复冲洗。残留囊壁用 3% 碘酒烧灼并用 75% 乙醇脱碘，硬脊膜缝合时部分敞开。髓内脓肿术后根据药敏试验结果，选用敏感药物治疗 3 周以上。

2. 肠源性囊肿的治疗   肠源性囊肿常在出现脊髓压迫症状后才被发现。手术应将囊壁完整切除以防止囊肿复发，囊壁可与脊髓紧密相连，故应仔细分离，若囊肿延伸入纵隔或腹腔，应考虑联合手术治疗，需胸外科、普通外科和神经外科医师共同手术。囊肿常有一增厚的纤维囊壁，应尽量将其与脊髓分离，在显微镜下解剖并切除整个囊壁。切除囊肿脊髓减压后绝大多数患者症状改善。囊壁切除不完全可引起复发。

3. 畸胎瘤的治疗   手术完全切除是首选的治疗方法，由于肿瘤与中枢神经系统粘连，完全切除较困难。手术可使病情改善，但术前已有的神经功能损害难以恢复，畸胎瘤有恶变者预后差。

第四节　髓内肿瘤

一、星形细胞瘤

星形细胞瘤是最常见的小儿髓内恶性肿瘤,约占60%。其中男性略多于女性。肿瘤多发生于颈段和胸段,常累及多个脊髓节段。上海交通大学医学院附属新华医院小儿神经外科1997—2007年共收治8例髓内星形细胞瘤,男性6例,女性2例,年龄2～11岁,其中4例位于胸段,1例位于颈段,1例位于胸腰段,1例位于圆锥,1例位于多个节段。小儿髓内星形细胞瘤多为低级别肿瘤,高级别肿瘤仅占10%～15%。患儿多表现为背部疼痛、运动和感觉功能障碍、括约肌功能障碍,有时还表现为脊柱侧凸。MRI能够精确地确定肿瘤的部位、大小、界限和血供情况,有助于肿瘤的定位和定性诊断。运用显微外科技术能够在保留脊髓神经功能的前提下尽可能切除肿瘤,无法完全切除和高级别肿瘤可以辅助进行放疗和/或化疗,但对预后的作用尚需进一步研究。

【病理】

按照WHO的分类标准,小儿脊髓星形细胞瘤分为4级:1级为毛细胞型星形细胞瘤;2级为低级别星形细胞瘤;3级为间变性星形细胞瘤,4级为多形性胶质母细胞瘤。其中低级别星形细胞瘤是最常见的类型。上海交通大学医学院附属新华医院小儿神经外科1997—2007年收治的8例髓内星形细胞瘤中1级1例,2级6例,3级1例。

【临床表现】

星形细胞瘤在较大儿童中常见,因此多有主诉症状,沿脊柱中线的局部疼痛是最常见的早期症状,文献报道约70%的患者会出现背部疼痛,通常表现为病灶部位骨性结构的急性疼痛,其他症状包括运动功能障碍、感觉丧失、感觉或痛觉异常及括约肌功能障碍。胸段髓内星形细胞瘤,脊柱侧凸是最常见的早期表现,上海交通大学医学院附属新华医院小儿神经外科1997—2007年收治的8例髓内星形细胞瘤中,1例胸段髓内星形细胞瘤为1级,主诉为脊柱侧凸,无其他运动或感觉功能障碍。60%的多形性胶质母细胞瘤会表现为软脊膜播散。

【影像学检查诊断】

X线片主要检查有无脊柱畸形,CT三维重建

可显示合并的脊柱侧凸,MRI是脊髓肿瘤的首选检查方法,能够精确地显示脊髓的形态、脊髓肿瘤的成分和囊肿、水肿、出血等变化,星形细胞瘤MRI通常表现为偏心性肿块,在横断面上占据整个脊髓,最常位于胸段脊髓而很少累及圆锥,边界多不清楚,为非均质性不规则状。T_1加权像为相对于脊髓的等信号或低信号病灶,T_2加权像为高信号,肿瘤内经常可见囊肿样改变和坏死。钆喷酸葡胺注射后仅部分、不均匀强化,而且肿瘤的边缘经常会超出强化的范围。然而,有的肿瘤为弥漫性生长,导致脊髓增粗,经常无明显强化,上海交通大学医学院附属新华医院小儿神经外科1997—2007年收治的8例髓内星形细胞瘤中,1例1级星形细胞瘤患儿MRI表现为脊髓弥漫性增粗,与正常脊髓无法区分,增强后无强化。White等总结了130例髓内肿瘤,其中有11例MRI没有强化,11例中10例为星形细胞瘤,8例为低级别、2例为高级别,因此星形细胞瘤可以不强化或仅轻度强化(图41-6)。

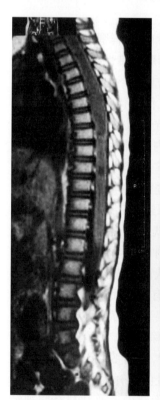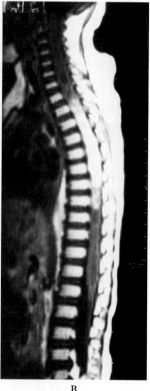

图41-6　星形细胞瘤MRI图像(男性,2岁)

A. MRI平扫T_1加权像矢状位,脊髓增粗呈低信号,内有低信号的坏死样改变;B. MRI增强扫描后部分强化。

【治疗】

小儿星形细胞瘤多数为低级别肿瘤,如果能够完全切除,则仅依靠手术就能达到治愈的目的,故手术治疗是首选方案。然而星形细胞瘤多数边界欠清楚,与周围正常脊髓组织难以分开,因此手术经常不能完全切除。对于无法切除的或进展性肿瘤,术后可以辅助进行放疗和/或化疗,但其作用尚无定论。

如果低级别星形细胞瘤能够完全切除,那么仅手术就能够达到治愈的目的,而且文献报道,小儿髓内肿瘤切除得越完全,其术后复发的可能性就越小。然而,该肿瘤多与周围正常组织无明显分界,即使采用显微外科技术、术中激光、神经电生理监测及运动诱发电位等手段也经常无法达到完全切除,生物学上几乎均存在肿瘤残留。Tangsend 报道 10 例小儿髓内星形细胞瘤,其中仅有 1 例毛细胞型星形细胞瘤达到大体全切,其他 9 例为部分切除或次全切除。也有学者对肿瘤进行二期切除,取得了较好的效果。

无法完全切除的低级别肿瘤可以术后进行放疗,但是其作用效果与文献报道的并不一致,而且放疗对小儿的骨骼和神经组织有明显损伤,会导致生长发育迟滞和脊髓炎。一项多中心研究结果显示,中低级别脊髓星形细胞瘤 5 年和 10 年的无瘤进展生存率与术后放疗明显相关。Zorlu 等对 24 例脊髓星形细胞瘤进行术后放疗,其中多数肿瘤为 1级,但是仍有 19 例死亡或病情恶化,仅 5 例病情稳定,因此放疗仅能作为辅助性治疗方法,其对预后的影响尚需进一步研究。

化疗对低级别星形细胞瘤有明确疗效,药物应用多借鉴颅内星形细胞瘤的化疗方案,替莫唑胺、伊立替康联合顺铂、长春新碱联合卡铂似乎均对低级别星形细胞瘤有效,如果化疗无效还可以加用放疗。但目前化疗方案的制订缺少统一标准,疗效情况多为个案报道,尚需进行大样本的分析研究。

高级别小儿髓内星形细胞瘤,即使术后联合化疗和放疗,其总体预后仍然不佳。MacDonald 报道对 76 例小儿高级别星形细胞瘤进行 3 种常见方案的大剂量化疗,化疗后常规局部放疗,结果发现不管肿瘤残存多少,其临床表现改善没有差异,故认为大剂量化疗可能不会改善高级别星形细胞瘤的预后。Santi 报道了 36 例恶性脊髓星形细胞瘤,尽管经手术、放疗和化疗等治疗,患者的 5 年生存率为 0。最近有报道显示低分割放疗提高高级别星形

细胞瘤的 10 年生存率,但是由于病例数过少,差异无统计学意义。

恶性肿瘤的复发和转移包括神经系统外转移、脑转移、局部扩散和沿神经轴播散。

低级别肿瘤的预后明显好于高级别肿瘤。Robinson 等统计低级别肿瘤 5 年、10 年、20 年生存率分别为 100%、75% 和 60%,无瘤进展生存率为 93%、80% 和 60%。而高级别肿瘤的 5 年生存率为 0～35%。Nakamura 报道 30 例脊髓星形细胞瘤的生存率,发现低级别组要好于高级别组,胸段优于颈段,部分或全部切除者好于仅做活检者,但是放疗似乎对生存率的影响不大。另外,发病年龄和术前神经功能状态也是决定患者预后的重要因素。

二、室管膜瘤

脊髓室管膜瘤在小儿髓内恶性肿瘤的发病率仅次于星形细胞瘤,占 10%～30%,颅内和椎管内室管膜瘤的比例约为 13∶1,随年龄增长发病率逐渐提高。但是小儿髓内肿瘤的发病率低,因此室管膜瘤的病例数较少,文献报道多为个案或小宗病例报道。肿瘤多发生于颈段脊髓,常与周围正常脊髓组织分界明显,手术完全切除的可能性较大,无法完全切除和高级别肿瘤可以辅助进行放疗和/或化疗。上海交通大学医学院附属新华医院小儿神经外科 1997—2007 年间仅收治 1 例髓内室管膜瘤,为 10 岁女孩,肿瘤位于胸腰段脊髓。

【病理】

脊髓室管膜瘤起源于脊髓中央管的室管膜细胞,沿中央管向脊髓两端长轴生长。按组织学类型的不同分为 4 种类型,但根据 WHO 的分类标准仅为 3 级:1 级为黏液性乳头状室管膜瘤或室管膜下瘤;2 级为室管膜瘤;3 级为间变性星形细胞瘤。病理所见肿瘤质韧,为红色或灰黄色,相对血供欠丰富。镜下肿瘤细胞为柱状或立方上皮样。排列于血管周围。有时呈放射状聚集。有些肿瘤细胞呈乳头状,并有间质黏液样变性。

【临床表现】

室管膜瘤表现为髓内肿瘤常见的症状、体征,包括背部疼痛、运动感觉和括约肌功能障碍等,室管膜瘤经常发生于颈段脊髓,因此经常有上肢运动减少或不对称,有时可伴有颈部歪斜,高级别肿瘤可导致呼吸功能障碍。尽管肿瘤有时可出现蛛网膜下腔种植,但通常不会引起临床症状。

【诊断】

室管膜瘤通常位于脊髓中央,肿瘤边缘强化明显,与肿瘤的实质性分界相符合,如果肿瘤上缘和下缘出现T_2加权像低信号,则表明以往有过出血,多提示占位为室管膜瘤,但仅有20%的室管膜瘤会出现这种影像学表现。80%的室管膜瘤在其肿瘤实质部分的头端或尾端会出现囊变,此类囊肿可能是肿瘤分泌液体或脊髓与蛛网膜下腔的正常脑脊液循环通路受阻导致,注射对比剂后才能将肿瘤的实性部分和囊肿样变区分。横断位和矢状位的T_1加权像有助于确定囊性成分的范围,肿瘤切除、梗阻解除后囊肿通常能够自行消失(图41-7)。

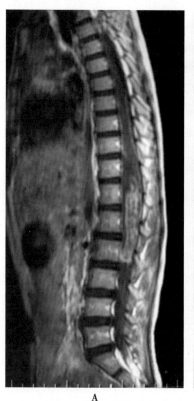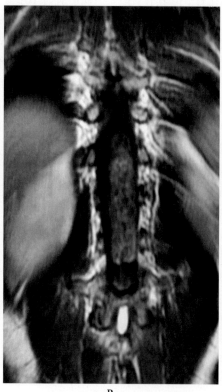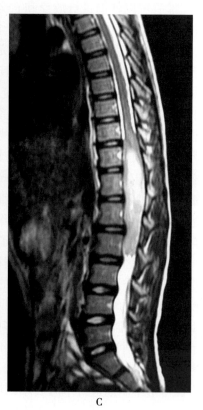

图41-7　室管膜瘤MRI图像(女性,10岁)

A. T_1加权像矢状位圆锥处髓内略高混杂信号占位;B. T_1加权像冠状位见髓内高信号混杂信号,上极有囊变;C. T_2加权像矢状位髓内高信号病灶,肿瘤上极囊变。

【治疗】

与星形细胞瘤不同,室管膜瘤与相邻的正常神经组织之间通常存在明显的剥离平面,易于手术切除,较小的肿瘤可以整块切除,较大的肿瘤需要分块切除,应用超声吸引器或激光减除肿瘤体积,肿瘤缩小后,可以由一侧整个翻转,从周围神经组织中锐性分离。多数患儿都能够达到完全切除。肿瘤的血液供应来自脊髓前动脉的分支,术中必须要保护这一重要血管。术中超声有助于定位肿瘤的囊性和实性成分,并且能够确定肿瘤头尾端的中央管位置。

放疗对脊髓室管膜瘤的作用是肯定的。如果低级别室管膜瘤能够完全切除,则术后不推荐进行常规放疗,是否进行化疗并无定论。如果进行化疗,考虑肿瘤对剂量的敏感性及其易于在神经轴种植的特性,需要保证一定的化疗剂量和间歇期。如果放疗时怀疑出现肿瘤局部种植或远处播散,Merchant等推荐对患者随访数周,复查脑脊液细胞学和脊髓MRI。肿瘤播散后推荐进行全脑全脊髓放疗,有时也能够达到治愈标准。Wahab等随访22例髓内室管膜瘤患者,发现次全切除手术后放疗安全有效,能够控制肿瘤生长,提高患者的长期生存率。

黏液性乳头状室管膜瘤通常不勉强进行完全切除,保留神经功能是关键,手术目的是获取病理诊断和减轻症状,患者经常在手术时就有肿瘤种植或播散,术后应该常规放疗,化疗的作用尚不确定。Akyurek等对35例黏液性乳头状室管膜瘤患者进行术后放疗,其长期生存时间令人满意,不管手术切除程度如何,术后辅助放疗均能够明显抑制肿瘤的复发和生长,高级别室管膜瘤手术经常无法完全切除，发生肿瘤播散或复发较早，术后放疗和/或化疗能够延长生存期。

发病年龄、肿瘤级别、手术切除范围、肿瘤大小、术后放疗等均可能影响脊髓室管膜瘤的预后，其中手术切除范围和肿瘤级别可能是比较关键的因素。如果手术能够完全切除肿瘤，那么患儿的预后较佳。Lonjon 等统计 20 例小儿髓内室管膜瘤病例，其中 14 例全切除，6 例次全切除，术后未进行放疗，5 年和 10 年生存率均为 90%，无肿瘤进展生存率分别为 93% 和 70%。

小儿髓内室管膜瘤多能够完全切除，且预后较好，无法完全切除的则推荐进行术后放疗，化疗的作用尚不明确。

三、原始神经外胚叶肿瘤

原发性椎管内原始神经外胚叶肿瘤（primitive neuroectodermal tumor，PNET）罕见，截至 2007 年底，包括成年病例在内文献报道不超过 30 例。PNET 可发生在任何年龄组，椎管内 PNET 发病年龄高于颅内 PNET，平均发病年龄为 24 岁，成人多于小儿，男性略多于女性。肿瘤可位于髓内、髓外硬膜下或硬膜外，其中硬膜外少见，多累及低位脊髓节段。其恶性程度高，病程短，预后较差。但上海交通大学医学院附属新华医院小儿神经外科1997—2007 年间收治的 4 例椎管内 PNET 中仅 1 例位于髓内，其余 3 例位于硬膜外，其中胸段 1 例、胸腰段 1 例、腰骶段 2 例。

【病理】

PNET 属于中枢神经系统胚胎性肿瘤的一种，WHO（2007 年）分级为第 4 级，其细胞起源仍未确定。Kumar 描述 PNET 的组织学和免疫组织化学表现有以下特点：①分化差的小圆细胞或纺锤状细胞；②细胞结构为致密堆积或排列为片状或巢状；③神经元特异性烯醇化酶等神经元标志物染色通常为阳性；④未分化细胞可能任何染色均为阴性。

【临床表现】

椎管内 PNET 的临床表现根据其病变部位不同而有很大变化，包括背部疼痛、下肢放射痛、下肢乏力、瘫痪及排尿困难等。属于高度恶性肿瘤，因此其病史多较短，症状一般不超过 4 个月，且病情进展迅速。非原发性的椎管内 PNET 多由颅内肿瘤转移导致。

【诊断】

PNET 在影像学上缺乏特征性表现，MRI 检查与其他椎管内肿瘤难以区别。Kumar 报道了 3 例小儿椎管内 PNET，其中 1 例位于髓内，不均质强化，将脊髓推向一侧，术前考虑室管膜瘤；2 例累及硬膜内外，影像学检查考虑神经纤维瘤。1 例脊髓弥漫性肿胀，伴有斑片状强化，类似于星形细胞瘤。因此，单纯 MRI 检查很难在术前进行诊断，术后病理诊断是唯一确诊的方法。（图 41-8）

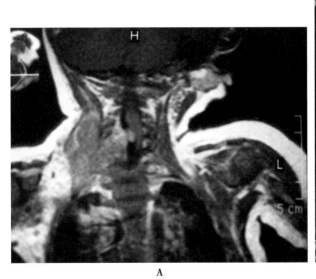
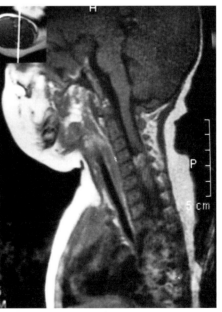

图 41-8　原始神经外胚层肿瘤 MRI 图像

A. MRI T_1 加权像冠状位显示右侧颈部高信号占位侵袭椎管，脊髓被推移到左侧；B. MRI T_1 加权像矢状位显示颈段硬膜外边界清楚高信号影。

【治疗】

椎管内 PNET 的病例数少,尚未确定一个统一的最佳治疗方案。但是手术是获得治疗的唯一方法,故几乎所有病例均接受手术切除。由于 PNET 为高度恶性肿瘤,无完整包膜,与周围正常神经组织无明显分界,手术难以完全切除,无论手术切除范围如何,术后推荐放疗,根据具体情况进行肿瘤局部、全脑全脊髓放疗。但 Kim 等提出,术后局部放疗的作用尚不明确,考虑肿瘤易于在椎管内蛛网膜下腔播散,因此进行全脑全脊髓放疗应该更为合理。在文献报道的 25 例患者中,有 9 例接受了化疗,目前化疗已经作为多数幕下 PNET 标准治疗方案中的一部分,可以在放疗前或放疗后进行。药物选择可参考幕下髓母细胞瘤的治疗方案,应用长春新碱、洛莫司汀、顺铂、环磷酰胺进行化疗,但是由于病例数较少,化疗的作用尚无定论。肿瘤会转移到脑脊髓轴以外,因此有必要进行肺部和腹部检查。另外,有学者还建议进行骨髓穿刺和细胞学检查以寻找播散和转移的证据。近年来,新兴技术如免疫治疗和外周血干细胞输注等也被应用于 PNET 的治疗,但其疗效尚不明确。

PNET 的预后非常差,确诊后患者的平均生存时间为 2 年内,2 年后仍然存活的不到 40%,3 年后仅约为 10%。Yonsei 报道的 25 例患者中仅 8 例短时间内存活,另外 17 例死亡患者的平均生存时间为 20 个月,死亡原因包括转移性疾病、脊髓进行性受累和肺炎。

四、脂肪瘤

脊髓脂肪瘤非常少见,仅约占所有椎管内肿瘤的 1%,其中多为合并脊柱裂和脊髓栓系综合征的脊髓内外相连脂肪瘤,真正不合并脊柱裂的脊髓脂肪瘤罕见,均为个例报道。上海交通大学医学院附属新华医院小儿神经外科 1997—2007 年共收治髓内脂肪瘤 3 例。

髓内脂肪瘤的临床表现与其他髓内肿瘤相似,症状多与肿瘤所在的脊髓节段有关,患者多表现为局部疼痛和感觉功能障碍。另外,几乎所有的患者都有脊髓病变的表现,包括行走困难、下肢乏力和麻木,以及大小便失禁等。脂肪瘤多生长缓慢,病程相对于其他髓内恶性肿瘤较长,因此即使患儿出生时就可能存在髓内脂肪瘤,但多在产生相应运动、感觉功能障碍后才会就诊。Kim 报道 3 例髓内脂肪瘤患儿,年龄分别为 6 个月、7 个月和 12 岁,主要的症状是轻偏瘫、背部肿胀和胸段脊柱侧凸。Lee 认为,髓内脂肪瘤患者在就诊前有一段进展相对迅速的神经症状恶化期,他报道 1 例早期就出现脑瘫的患儿,神经功能一直无明显变化,直到 34 岁才出现新的神经功能障碍,经 MRI 检查诊断为颈段髓内脂肪瘤。上海交通大学医学院附属新华医院小儿神经外科 1997—2007 年收治的 3 例髓内脂肪瘤,年龄分别为 2 个月、4 个月和 7 个月,1 例为颈胸段,1 例为胸腰段,1 例为全脊髓脂肪瘤。髓内脂肪瘤患儿累及的脊髓节段较多。

脂肪瘤似乎多位于颈胸段,也有病例累及多个节段甚至延伸进入颅内。MRI 均能够在术前明确诊断,T_1 加权像为高信号,T_2 加权像为低信号,注射对比剂后无强化。手术切除脂肪瘤是首选的最佳治疗方法,放疗和化疗对脂肪瘤无效。Lee 对二次手术的病理标本进行研究,发现肿瘤的生长、复发,患者症状的恶化与脂肪瘤的组织病理无明显关系,脂肪瘤均为均一的成熟脂肪组织,没有恶化或去分化的证据。目前认为髓内脂肪瘤可能是一种先天性肿瘤,肿瘤不仅能够压迫正常的脊髓组织,还能够在发育过程中代替正常组织,因此,髓内脂肪瘤对脊髓组织造成的损伤可能是永久性的(图 41-9)。

手术的目的主要是缩小肿瘤体积,缓解肿瘤对脊髓的压迫,稳定或延缓患儿临床症状的进展。髓内脂肪瘤多无完整包膜,与正常脊髓组织无明显分界,很难分清脊髓和肿瘤组织,因此手术仅能够大部分切除脂肪瘤,多在背侧正中或脊髓组织最薄处切开,暴露脂肪瘤组织后进行切除和减压。超声吸引器或激光等技术可能在手术中有一定辅助作用,但脊髓组织非常脆弱,任何对脊髓组织的损伤都会导致术后神经功能的恶化。

术后的效果并不尽如人意,这可能与神经功能的永久性损伤和手术无法完全切除有关。Lee 等报道的 6 例髓内脂肪瘤中,脂肪瘤的切除率为 40%~70%,术后仅有 1 例神经功能有轻度改善,1 例有恶化,其他 4 例无变化。Kim 报道的 3 例儿童患者中,均经次全切除术,2 例术后无变化,1 例有一过性症状加重。因此 Lee 指出手术应该尽早进行,在患者神经功能出现不可逆性变化之前手术有助于改善术后神经功能和提高生活质量。

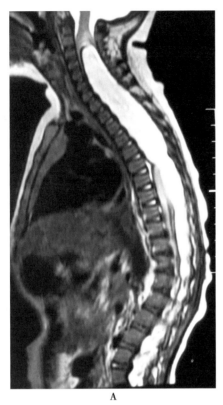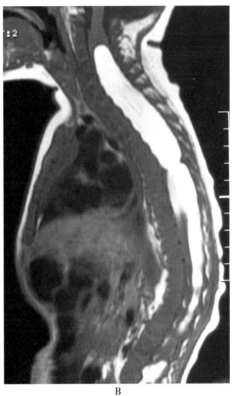

图 41-9 全脊髓脂肪瘤 MRI 图像（男性，5 个月）

A. MRI T_1 加权像矢状位；B. MRI T_2 加权像矢状位显示全脊髓高信号影，脊柱后凸及侧凸畸形。

第五节 髓外硬膜下肿瘤

一、脊膜瘤

脊膜瘤属于良性肿瘤，多位于髓外硬膜下，偶尔会延伸到硬膜外，好发于 40～70 岁的成年女性，占椎管内肿瘤的 25%～45%，但在小儿中却非常少见，仅占小儿椎管内肿瘤的 2%～3%。上海交通大学医学院附属新华医院小儿神经外科 1997—2007 年共收治髓外硬膜下脊膜瘤 2 例。

小儿髓外硬膜下脊膜瘤的组织学、临床表现和治疗与成人相似。在成人的大宗病例报道中，脊膜瘤多发生在胸段脊髓，其次为颈段和腰段。肉眼下肿瘤有较完整包膜，表面光滑，可呈不规则结节性改变，基底经常较为宽大，与硬脊膜粘连紧密，与蛛网膜粘连松散。镜下见肿瘤起源于硬脊膜的细胞成分，形成非常典型的螺旋状改变。另外，脊膜瘤容易发生钙化，年龄越大，钙化率越高，这也是脊膜瘤 MRI 信号不均的主要原因。Levy 等将脊膜瘤分为 6 种病理类型，即脊膜上皮型、沙砾型、成

纤维细胞型、血管瘤型、非特异性型和过渡型，其中多数为脊膜上皮型。脊膜瘤的临床表现主要为脊髓和神经根压迫症状，小儿最常表现为下肢和躯干乏力，其次为神经根或背部疼痛，病史一般较为漫长。X 线片和 CT 显示与骨骼肌密度相同的边缘光滑肿块。MRI 是诊断的首选检查，能够清晰显示肿块位于髓外，多为均质性，相对于脊髓为等信号，周围被脑脊液包围，增强后多为均质性强化，可见邻近硬脊膜的强化，呈现典型的"脊膜尾征"（图 41-10）。

手术切除肿瘤是最佳治疗方案。肿瘤多有完整包膜，边界清楚，多数都能够完整切除。关键在于受累硬脊膜的处理，目前尚存在争议。如果肿瘤能够从硬脊膜上完整剥离，没有残留肿瘤的迹象，那么多可以保留相连的硬脊膜。如果硬脊膜上有肿瘤或瘤蒂残留，有的学者建议将受累部分硬脊膜切除以减少术后肿瘤复发，而 King 认为，术中电凝烧灼残留部分能够获得良好效果，其复发率与硬

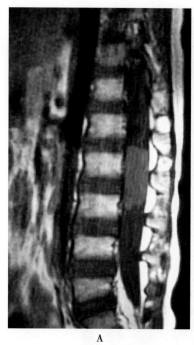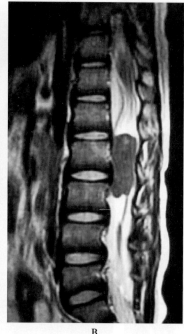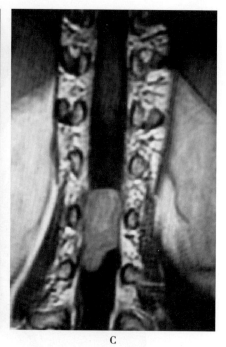

图 41-10　脊膜瘤 MRI 图像（男性，6 岁）

A. MRI T$_1$ 加权像矢状位腰段硬膜下边界清楚高信号肿块影；B. MRI T$_2$ 加权像矢状位呈等低信号；C. MRI 冠状位 T$_1$ 加权像见肿块占据椎管腔。

脊膜切除相似，因此他推荐术中没有必要进行受累的硬脊膜切除。椎管内脊膜瘤有一定的复发率，Philippon 报道 74 例椎管内脊膜瘤，复发时间多在术后 5～16 年，且患病年龄越小，其复发风险越大。Mirimanoff 报道椎管内脊膜瘤的 5 年复发率为 0，10 年复发率为 13%。上海交通大学医学院附属新华医院小儿神经外科 1997—2007 年收治的 2 例髓外硬膜下脊膜瘤，其中 1 例术后复发，再次手术后治愈。

二、神经纤维瘤

神经纤维瘤（neurofibroma）是由施万细胞和成纤维细胞组成的肿瘤，单发病灶罕见。神经纤维瘤病（neurofibromatosis，NF）又称为多发神经纤维瘤，是一种神经皮肤综合征，主要有 2 种临床类型：NF1 和 NF2，每种类型都与皮肤和软组织的特定病灶相关，比如咖啡牛奶斑、听神经瘤、椎管内脊膜瘤等。椎管内神经纤维瘤多出现在 NF1 患者中，成人远较小儿多见。NF1 和 NF2 患者中均常见多发性脊神经或神经鞘瘤，NF1 患者多为神经纤维瘤，而 NF2 患者多为神经鞘瘤。上海交通大学医学院附属新华医院小儿神经外科 1997—2007 年仅收治 1 例 3 个月神经纤维瘤男性患儿，肿瘤位于腰骶段髓外硬膜下，无完整边界。该患儿无咖啡牛奶斑表现，但同时合并圆锥处胶质细胞瘤样增生。

神经纤维瘤是一种神经鞘肿瘤，同时神经本身也受累，较神经鞘瘤的胶原和弹性蛋白含量更高，肿瘤细胞起源于成纤维细胞，使受累神经梭形增粗，肿瘤和神经无法分清。组织学表现为大量纤维组织和肿瘤基质中明显存在的神经纤维。光镜下表现为黏蛋白阳性的基质分隔开排列为"波浪样"的梭形细胞。

多数椎管内神经纤维瘤患者表现为神经纤维瘤病的一些特征，包括相关的听神经瘤或本病其他的特殊症状体征，脊髓或神经根受压症状反而较为少见。有时椎管内病灶可能表现较早。有时神经纤维瘤病还会引起脊柱侧凸。文献报道 NF1 患者中仅有 1%～2% 有症状。

X 线片或 CT 可显示椎体异常和侵袭性改变，椎间孔扩大。神经纤维瘤表现为边界清楚、与骨骼肌相比呈低密度或等密度的髓外硬膜下肿块，如果存在硬膜外部分，则通常是通过椎间孔延伸生长的。MRI 为主要的诊断方法，T$_1$ 加权像为较骨骼肌略高信号的肿块，增强扫描有不同程度的强化，T$_2$ 加权像肿瘤外周高信号，中心部分信号减低，这种"靶征"表现提示为良性神经纤维瘤，如果无这种特征性表现，那么就提示可能为恶性改变。中等或严重骨质破坏会引起椎管腔和椎间孔的扩大。增强后肿瘤有不同程度的强化。如果存在多发性神经纤维瘤，则脊髓可被压在中间，形状似带状。

椎旁的肿瘤通常在硬脊膜进入椎管水平累及神经根。肿瘤可以位于脊柱的两侧，生长较为缓慢，可以在不引起任何功能障碍的情况下对脊髓造成明显的压迫。一般只有对产生症状的肿瘤才进行神经外科手术切除。肿瘤不仅有椎管内部分，还会通过椎间孔向侧方延伸，因此典型的病灶是"哑铃状"的。

产生症状的肿瘤多见于颈段脊髓。通过椎板切除后骨成形术进行肿瘤切除，尽可能保留手术区域的韧带样结构。术者在分离肿瘤包膜时应非常小心，确定肿瘤的分界有助于切除肿瘤和减少对邻近神经根的损伤。肿瘤经常通过椎间孔延伸生长，因此经椎管入路多无法进行完整的肿瘤切除。有时在肿瘤切除过程中会损伤背根，导致术后神经根疼痛。受累背根神经切断术有助于控制术后神经痛，通常不会引起运动障碍。由于肿瘤易于复发，术后需要密切随访。

（金惠明　杨波）

参 考 文 献

［1］金惠明，许爕萍，沈玉成，等. 小儿哑铃形神经母细胞瘤［J］. 中华小儿外科杂志，1993，14（5）：262-263.

［2］BARKOVICH A J. Pediatric neuroimaging［M］. 3rd ed. Philadelpha：Lippincott Williams & Wilkins，2000：626-685.

［3］金惠明，孙莲萍，鲍南，等. 小儿椎管内皮样和表皮样囊肿［J］. 中华小儿外科杂志，2005，26（8）：410-412.

［4］金惠明，孙莲萍，杨波，等. 小儿颅脊柱轴先天性皮肤窦道的外科处理［J］. 中华小儿外科杂志，2006，27（10）：512-515.

［5］SILLER S，EGENSPERGER R，SZELENYI A，et al. Intraspinal epidermoid and dermoid cysts-tumor resection with multimodal intraoperative neurophysiological monitoring and long-term outcome［J］. Acta Neurochir（Wien），2020，162（11）：2895-2903.

［6］FAWZY M，EL-BELTAGY M，SHAFEI M E，et al. Intraspinal neuroblastoma：Treatment options and neurological outcome of spinal cord compression［J］. Oncol Lett，2015，9（2）：907-911.

［7］PIO L，BLANC T，DE SAINT DENIS T，et al. Multidisciplinary surgical strategy for dumbbell neuroblastoma：a single-center experience of 32 cases［J］. Pediatr Blood Cancer，2019，66（Suppl 3）：e27670.

［8］TRAHAIR T，SORRENTINO S，RUSSELL S J，et al. Spinal Canal Involvement in Neuroblastoma［J］. J Pediatr，2017，188：294-298.

［9］RASHAD S，ELWANY A，FARHOUD A. Surgery for spinal intramedullary tumors：technique，outcome and factors affecting resectability［J］. Neurosurg Rev，2018，41（2）：503-511.

［10］MURRAY D B，HORAN J，BEAUSANG A，et al. Primary intradural/extradural Ewing's sarcoma of the sacral spine：a case report and literature review［J］. Surg Neurol Int，2021，12：17.

［11］DIGIORGIO A M，VIRK M S，MUMMANENI P V. Spinal meningiomas［J］. Handb Clin Neurol，2020，170：251-256.

［12］KURUCU N，AKYÜZ C，VARAN A，et al. Primary paraspinal and spinal epidural non-Hodgkin lymphoma in childhood［J］. J Pediatr Hematol Oncol，2021，43（3）：e395-e400.

［13］DALEY M F，PARTINGTON M D，KADAN-LOTTICK N，et al. Primary epidural Burkitt lymphoma in a child：case presentation and literature review［J］. Pediatr Hematol Onco，2003，20（4）：333-338.

［14］AZAD T D，PENDHARKAR A V，PAN J，et al. Surgical outcomes of pediatric spinal cord astrocytomas：systematic review and meta-analysis［J］. J Neurosurg Pediatr，2018，22（4）：404-410.

［15］TOWNSEND N，HANDLER M，FLEITZ J，et al. Intramedullary spinal cord astrocytomas in children［J］. Pediatr Blood Cancer，2004，43（6）：629-632.

［16］ZELCER S，KEENE D，BARTELS U，et al. Spinal cord tumors in children under the age of 3 years：a retrospective Canadian review［J］. Childs Nerv Syst，2011，27（7）：1089-1094.

［17］SZATHMARI A，ZERAH M，VINCHON M，et al. Ependymoma of the spinal cord in children：a retrospective French study［J］. World Neurosurg，2019，126：e1035-e1041.

［18］KHALATBARI M R，JALAEIKHOO H，HAMIDI M，et al. Primary spinal epidural rhabdomyosarcoma：a case report and review of the literature［J］. Childs Nerv Syst，2012，28（11）：1977-1980.

［19］BENESCH M，WEBER-MZELL D，GERBER N U，et al. Ependymoma of the spinal cord in children and adolescents：a retrospective series from the HIT database［J］. J Neurosurg Pediatr，2010，6（2）：137-144.

［20］PRASAD G L，HEGDE A，DIVYA S. Spinal intramedullary abscess secondary to dermal sinus in children［J］. Eur J Pediatr Surg，2019，29（3）：229-238.

［21］RADMANESH F，NEJAT F，EL KHASHAB M. Dermal sinus tract of the spine［J］. Childs Nerv Syst，2010，26（3）：349-357.

［22］BINNING M, KLIMO P Jr, GLUF W, et al. Spinal tumors in children［J］. Neurosurg Clin N Am, 2007, 18(4): 631-658.

［23］PANAGOPOULOS D, MARKOGIANNAKIS G, KOU-TZOGLOU M. Intradural-extramedullary cervical cord lipoma: case report and literature review［J］. World Neurosurg, 2018, 110: 162-168.

［24］BLOUNT J P, ELTON S. Spinal lipomas［J］. Neurosurg Focus, 2001, 10(1): e3.

［25］NADKARNI T D, REKATE H L. Pediatric intramedullary spinal cord tumors. Critical review of the literature［J］. Childs Nerv Syst, 1999, 15(1): 17-28.

［26］MERCHANT T E, KIEHNA E N, THOMPSON S J, et al. Pediatric low-grade and ependymal spinal cord tumors［J］. Pediatr Neurosurg, 2000, 32(1): 30-36.

［27］KANOS C C, MUHLBAUER M S. Extramedullary, intradural, and extradural spinal cord tumors［M］// MCLONE D I. Pediatric neurosurgery: surgery of the developing nervous system. 4th ed. Philadelphia: WB Saunders, 2001: 873-884.

［28］YAVUZ A A, YARIS N, YAVUZ M N, et al. Primary intraspinal primitive neuroectodermal tumor: case report of a tumor arising from the sacral spinal nerve root and review of the literature［J］. Am J Clin Oncol, 2002, 25(2): 135-139.

［29］LEE H K, CHANG E L, FULLER G N, et al. The prognostic value of neurologic function in astrocytic spinal cord glioma［J］. Neuro Oncol, 2003, 5(3): 208-213.

［30］KIM C H, WANG K C, KIM S K, et al. Spinal intramedullary lipoma: report of three cases［J］. Spinal Cord, 2003, 41(5): 310-315.

［31］SANTI M, MENA H, WONG K, et al. Spinal cord malignant astrocytomas. Clinicopathologic features in 36 cases［J］. Cancer, 2003, 98(3): 554-561.

［32］GOMEZ D R, MISSETT B T, WARA W M, et al. High failure rate in spinal ependymomas with long-term follow-up［J］. Neuro Onco, 2005, 17(3): 254-259.

［33］ROBINSON C G, PRAYSON R A, HAHN J F, et al. Long-term survival and functional status of patients with low-grade astrocytoma of spinal cord［J］. Int J Radiat Oncol Biol Phys, 2005, 63(1): 91-100.

［34］BARKOVICH A J. Neoplasms of the Spine［M］//Barkovich A J. Pediatric Neuroimaging. 4th ed. Philadelphia: Lippincott Williams & Wilkins, 2005: 773-800.

［35］CHOPRA R, MORRIS C G, FRIEDMAN W A, et al. Radiotherapy and radiosurgery for benign neurofibromas［J］. Am J Clin Oncol, 2005, 28(3): 317-320.

［36］LIN Y H, HUANG C I, WONG T T, et al. Treatment of spinal cord ependymomas by surgery with or without postoperative radiotherapy［J］. J Neurooncol, 2005, 71(2): 205-210.

［37］AKYUREK S, CHANG E L, YU T K, et al. Spinal myxopapillary ependymoma outcomes in patients treated with surgery and radiotherapy at M.D. Anderson Cancer Center［J］. J Neurooncol, 2006, 80(2): 177-183.

［38］AUGUSTE K L, GUPTA N. Pediatric intramedullary spinal cord tumors［J］. Neurosurg Clin N Am, 2006, 17(1): 51-61.

［39］KATOH N, SHIRATO H, AOYAMA H, et al. Hypofractionated radiotherapy boost for dose escalation as a treatment option for high-grade spinal cord astrocytic tumor［J］. J Neurooncol, 2006, 78(1): 63-69.

［40］ABDEL-WAHAB M, ETUK B, PALERMO J, et al. Spinal cord gliomas: a multi-institutional retrospective analysis［J］. Int J Radiat Oncol Biol Phys, 2006, 64(4): 1060-1071.

［41］NAKAMURA M, CHIBA K, ISHII K, et al. Surgical outcomes of spinal cord astrocytomas［J］. Spinal Cord, 2006, 44(120): 740-745.

［42］KAMPMAN W A, KROS J M, DE JONG T H, et al. Primitive neuroectodermal tumours(PNETs) located in the spinal canal: the relevance of classification as central or peripheral PNET: case report of a primary spinal PNET occurrence with a critical literature review［J］. J Neurooncol, 2006, 77(1): 65-72.

［43］MORA J, CRUZ O, GALA S, et al. Successful treatment of childhood intramedullary spinal cord astrocytomas with irinotecan and cisplatin［J］. Neuro Oncol, 2007, 9(1): 39-46.

［44］CRAWFORD A H, PARIKH S, SCHORRY E K, et al. The immature spine in type-1 neurofibromatosis［J］. J Bone Joint Surg Am, 2007, 89(Suppl 1): 123-142.

［45］KOTHBAUER K F. Neurosurgical management of intramedullary spinal cord tumors in children［J］. Pediatr Neurosurg, 2007, 43(3): 222-235.

［46］WHITE J B, MILLER G M, LAYTON K F, et al. Nonenhancing tumors of the spinal cord［J］. J Neurosurg Spine, 2007, 7(4): 403-407.

［47］WAHAB S H, SIMPSON J R, MICHALSKI J M, et al. Long term outcome with post-operative radiation therapy for spinal canal ependymoma［J］. J Neurooncol, 2007, 83(1): 85-89.

［48］KUMAR R, REDDY S J, WANI A A, et al. Primary spinal primitive neuroectodermal tumor: case series and review of the literature［J］. Pediatr Neurosurg, 2007, 43(1): 1-6.

第四十二章

小儿周围神经系统肿瘤

第一节　神经纤维瘤

神经纤维瘤（neurofibroma）是最常见的外周神经良性肿瘤，起源于神经主干或末梢的神经轴索鞘施万细胞和神经束膜细胞，多发生于皮肤及皮下组织，多为单发。早在1935年，Geschikter在进行一系列相关研究中发现，约90%的神经纤维瘤为单发，因此，又称孤立性神经纤维瘤（solitary neurofibroma），由于无法对年幼出现神经纤维瘤的患者及没有家族史的患者排除神经纤维瘤病，目前很难获得精确的发病率。表浅的神经纤维瘤有包膜，不发生恶变。较深的位于软组织内的神经纤维瘤没有包膜者，可不断生长增大，有恶变为神经纤维肉瘤的可能。

【病因及发病机制】

神经纤维瘤是由多种细胞组成的良性异质肿瘤，其中包括施万细胞、神经元细胞、成纤维细胞、神经束膜细胞和肥大细胞，还会存在轴突成分。由于这种肿瘤的异质性，人们很难分辨其成分及各自对肿瘤的作用。施万细胞占神经纤维瘤中所有细胞的40%～80%，有促进血管内皮生长和外侵的性质，因此被认为可能是NF突变导致肿瘤形成的靶点。

【病理和病理分型】

神经纤维瘤的病理特征是皮肤囊样肿瘤和色素斑，标本切面呈灰白色，光滑发亮，除紧密的瘤组织外可有胶样物质，有些瘤体内有许多大小不等的血窦和疏松的蜂窝状组织，血供丰富。窦腔壁无收缩功能，出血时不易控制。发生于主干神经上的瘤体呈梭形膨大，可见正常的神经穿插于瘤体中。组织学表现，肿瘤由2种主要细胞组成，即施万细胞和成纤维细胞，因所包含细胞、黏蛋白及胶原不同而表型不同，最为特征的神经纤维瘤表现为胞核呈波浪状，深染的细长形细胞交织成束。这些细胞与胶原紧密排列，其间可见少量黏液样物质，偶见肥大细胞、淋巴细胞和极少量的黄色瘤细胞。有些瘤体没有黏液样物质，为施万细胞及较均匀的胶原组织。肿瘤内细胞的排列为索状或漩涡状。还可以找到Wagner-Meissner小体等特征性分化物，可分离出S100。肿瘤内存在轴突成分是与神经鞘瘤鉴别的关键。

【生物学特征与预后的关系】

位于皮下浅表部位、单个孤立的瘤体，手术治疗易彻底切除，预后好，不易复发。位于头面部、肢体末梢、范围较广泛，来自大神经干，穿插于肌肉组织间的瘤体，造成的损害大，手术不易彻底切除，容易复发。若瘤体生长迅速或出现感觉异常、感觉过敏、疼痛、运动功能障碍时，疑有恶变，应及时手术，预后较差。

【临床表现】

神经纤维瘤的表现形式多样。多数在生后或发育期出现皮肤上大小不等、单个或多个皮下硬结样肿物，小者如针尖大小，突出皮面，无蒂或有蒂，或在皮下分布呈小结节状；大者可重达数千克，柔软松弛，向下悬垂如袋状。皮肤有色素沉着，呈浅棕色斑，又称咖啡牛奶斑，其大小、颜色、范围和质地均不相同，男女无明显差异。随年龄增长缓慢生长，在青春发育期后可迅速增大，可伴有局部压痛或感觉异常。根据其生长方式，临床上可分为4种类型。

1. 局灶性神经纤维瘤　可起源于细小皮神经，在皮肤上形成小的结节状肿块，称为局灶性皮肤神经纤维瘤。也可累及较大周围神经或神经丛，通常导致神经干纺锤状扩大，称为局灶性神经内神经纤维瘤。

2. 弥漫性神经纤维瘤　神经斑片状膨大，通常位于头颈部。好发于儿童。

3. 丛状神经纤维瘤　累及多处相邻的神经束膜或神经丛属支，形成多结节、蜿蜒扭曲的串珠样团块。多见于颞部、颈后、上睑、下肢等部位。病变区域皮肤增厚，有色素沉着，当压迫时可有疼痛或感觉异常，有恶变可能。

4. 巨大软组织神经纤维瘤　罕见，为软组织和骨骼肌广泛弥漫性受累，可导致局部扩大或单侧肢体变形。多发于背部、四肢末梢，肿瘤巨大，柔软，边界不清。

局灶性和弥漫性神经纤维瘤一般为散发，较少合并 NF1，而丛状和巨大软组织神经纤维瘤却较少散发，大多合并 NF1。

【诊断】

典型病例，可根据特征性皮肤肿瘤、咖啡牛奶斑等得出诊断；不典型病例则需与一些疾病鉴别。

1. 实验室检查　细胞学穿刺或小块组织活检有助于该病的诊断。

2. 影像学诊断

（1）X 线片：神经纤维瘤常伴有骨骼的改变，主要是骨质缺损、骨内的囊状改变和骨畸形，骨质缺损、囊状改变见于肋骨、眼眶、颅骨，骨畸形见于脊柱、肋骨、肢体骨。

（2）CT 或 MRI 检查：可见到特征性肿块及对周围组织、骨骼的压迫，骨组织的病理改变等。

【鉴别诊断】

神经纤维瘤常需与一些疾病鉴别。皮下多发、分散的小结节者，需与绦虫囊尾蚴皮下结节鉴别；咖啡牛奶斑，需与皮肤色素痣、毛细血管扩张等鉴别，后者皮下无结节，毛细血管扩张压之可褪色。呈弥漫分布体积较大者，需与静脉畸形、淋巴管瘤、脂肪纤维瘤、象皮肿等鉴别。静脉畸形为静脉血管扩张、充盈、压之可缩小。淋巴管瘤多有囊袋感，皮肤无色斑。脂肪纤维瘤无色斑、无结节，象皮肿为淋巴水肿，多有原发疾病。

【治疗】

神经纤维瘤只能依靠手术进行切除治疗。肿物较小、单发，具有光滑的纤维组织包裹者，可能完全切除达到痊愈。若肿物多发，散在分布，累及全身多个部位，手术难以逐一切除。若肿物体积巨大、边界不清、呈袋状，或发生在一些特殊部位，如头面部、四肢末梢、会阴部等，只能进行部分切除，以改善局部的形态和功能。若侵袭肢体末梢，造成形态和功能严重障碍，常需行截肢术。

神经纤维瘤血供十分丰富，瘤体内常会有许多血窦，不能收缩，术中出血多，止血困难。术者应有充分的思想准备。瘤体切除后小创面可直接缝合，大创面可行植皮或皮瓣修复，也有术者将切除瘤体的皮肤制成皮片回植于创面。若肿瘤短期内增大，色素斑加重，伴有明显疼痛或感觉异常，则有可能出现瘤体恶变，需尽快手术切除，不能切除的恶变瘤体应行放疗和化疗。

【手术并发症】

神经纤维瘤由于侵袭部位广泛，血供丰富，手术并发症多。

1. 出血　单发的小瘤体不易出血。肿瘤较大、边界不清、色素斑明显的术中出血多，因其瘤体中的血窦不能收缩，组织疏松、脆嫩，止血困难。

2. 创面大，不易修复　较大的肿瘤切除后留有大的创面，植入皮片或皮瓣修复会出现植入皮片或皮瓣坏死，难以愈合。若皮肤供区有限，可采用分次手术切除。

3. 肿瘤复发　边缘不清，侵袭广泛、部位深的肿瘤手术难以彻底切除，残余瘤体会复发。

4. 损伤重要的神经和组织，引起严重的并发症　由于肿瘤血供丰富、浸润广泛，常侵袭一些重要的神经、血管和组织，手术稍有不慎就会损伤这些重要的组织，造成严重的后果。

第二节　神经纤维瘤病

神经纤维瘤病（neurofibromatosis，NF）又称 von Recklinghausen 病，von Recklinghausen 在 1882 年最早阐述此类疾病而得名。属于常染色体显性遗传病，是一种神经皮肤综合征，伴有骨、软组织、神经系统和皮肤组织多种病理损害，一般在出生后不久即可发现，病程进展缓慢，在青春期或者妊娠期可迅速发展。根据临床及遗传学上的差别，此病可分为 2 型，即神经纤维瘤病 1 型（neurofibromatosis type 1，NF1）和神经纤维瘤病 2 型（neurofibromatosis type 2，NF2）。合并 NF 与散发型的某些肿瘤在生物学行为和临床预后上存在较大差异，治疗方案也各不相同，因此早期识别此病至关重要。

【病因及发病机制】

NF1 是常见的遗传性疾病，发病率为 1/3 000～1/2 500。属于外显率很高的常染色体显性遗传病，50% 的患者有家族史。NF1 与其基因的缺失、插入和突变有关。*NF1* 基因是一个定位于第 17 号染色体长臂（17q11.2）的抑癌基因，编码一种作用于微管系统的神经纤维素。神经纤维素的部分结构与 RAS 的 GTP 酶的活化蛋白有显著的同源性，通过与 RAS 蛋白的互相作用而调节细胞增殖，突变的神经纤维素则失去这种调节功能，导致不适当的细胞生长与肿瘤形成，引起神经纤维瘤病的各种表现。

NF2 也是一种常染色体显性遗传病，发病率为 1/210 000～1/25 000。临床上最常见的是双侧前庭神经鞘瘤，视路胶质瘤、脑脊膜瘤和室管膜瘤也可出现。*NF2* 基因定位于 22q12.2，其蛋白产物 Merlin 蛋白具有肿瘤抑制功能。

【病理及病理分型】

神经纤维瘤病分为 2 型。较常见的为 NF1，又称周围型神经纤维瘤病，较少见的为 NF2，又称双侧听神经纤维瘤病，曾称中心型神经纤维瘤病。

组织学结构特征为无结缔组织包膜，波浪状原纤维组成，疏松排列成束，呈漩涡状或螺旋状；在原纤维间有许多梭形或椭圆形细胞核，大小均匀、色淡，无弹性纤维，有些可出现黏液样变性，胞核埋入均一的淡蓝色基质内。

【生物学特征与预后的关系】

NF1 患儿临床表现出现的典型顺序是咖啡牛奶斑、腋窝和 / 或腹股沟雀斑、虹膜错构瘤和神经纤维瘤。骨发育不良通常在出生后 1 年内出现，视通路胶质瘤通常到 3 岁时发生。症状出现的早晚和多少预示该病发展的程度及预后。咖啡牛奶斑是较早出现的症状，主要分布在身体不暴露的部位，随着年龄增长，直径变大，颜色加深。90% 的 NF1 患者伴有虹膜错构瘤，40% 还有骨骼畸形及病变。少数患者会出现恶变，年龄为 20～50 岁，与正常人群相比，在 40 岁之后，NF1 患者的存活率较低。

【临床表现】

NF1 在临床上有许多特征性症状和体征。主要表现为神经系统肿瘤，皮肤咖啡牛奶斑和骨骼发育异常。2021 年的国际神经纤维瘤病诊断标准：①青春期前患者，全身可见 6 个以上的、直径大于 5mm 的咖啡牛奶斑，青春期后的患者咖啡牛奶斑直径大于 15mm；②2 个或 2 个以上的任何类型的神经纤维瘤或 1 个丛状神经纤维瘤；③腋区或腹股沟区雀斑样色素斑；④视通路胶质瘤；⑤裂隙灯检查到 2 个或以上虹膜错构瘤（Lisch 结节），或光学相干断层成像 / 近红外影像检查到 2 个或以上的脉络膜异常；⑥特征性骨骼病变，如蝶骨发育不良、胫骨前外侧弯曲或长骨假关节形成；⑦在正常组织（如白细胞）中具有等位基因变体分数达 50% 的致病杂合子 NF1 变异体。无父母患病史者，满足 2 条或以上临床特征可诊断为 NF1；有父母患病史者，满足 1 条或以上即可诊断。

NF2 远较 NF1 少见。与 NF1 相似，是一种高外显率（95%）的常染色体显性遗传病。疾病基因位于第 22 号染色体内。该病多在青春期及以后发病，儿童少见。表现为耳鸣、听力丧失、眼球震颤、头晕、眩晕，也可有咖啡牛奶斑，但数目 NF1 少见，还易伴发其他脑神经鞘瘤。NF2 患儿的听力损失、皮肤病变及眼部症状更为常见，仅有 15%～30% 的患者有前庭症状。目前诊断多参考 Manchester 临床诊断标准（表 42-1）。

表 42-1 神经纤维瘤病 2 型 Manchester 临床诊断标准

	诊断需要的其他条件
双侧前庭神经鞘瘤（听神经瘤）	无
家族史	单侧前庭神经鞘瘤或 2 种神经纤维瘤病 2 型相关疾病（脑膜瘤、胶质瘤、神经纤维瘤、神经鞘瘤、白内障）
单侧前庭神经鞘瘤	2 种神经纤维瘤病 2 型相关疾病（脑膜瘤、胶质瘤、神经纤维瘤、神经鞘瘤、白内障）
多发脑膜瘤	单侧前庭神经鞘瘤或 2 种神经纤维瘤病 2 型相关疾病（脑膜瘤、胶质瘤、神经纤维瘤、神经鞘瘤、白内障）

【诊断】

1. 影像学检查　CT 或 MRI 均能清楚地显示肿瘤部位、来源组织，特别是 MRI 能提供较准确的诊断依据。

2. 活体组织病理检查　能较快作出诊断。

【治疗】

NF1 治疗的重点在于如何最大限度地提高治疗效果，同时减少长期并发症和不良反应。根据患儿的临床表现和严重程度，选择相应的治疗方案。常需要多学科协同治疗。

神经纤维瘤主要靠手术切除进行治疗，由于病灶数量多，散在分布，加上常累及深部组织，因此不可能靠外科手术清除神经纤维瘤的小病灶，手术主要针对体积较大、引起疼痛症状，或有导致功能障碍趋势的瘤体。经组织活检证实已有恶变的瘤体，应立即行手术根治性切除。此类手术由于病灶体积大，无明显界限，无包膜，血供丰富，需要考虑神经等正常组织的去留，手术时应有合理的设计和必要的准备，充分备血，术中仔细小心分离止血，较大创面的修复常选择植皮、岛状皮瓣、游离皮瓣等方法修复。由于很难彻底切除瘤体组织，术后瘤体复发率高。

皮肤的咖啡牛奶斑可用激光选择性光热作用治疗。

近年来 MEK 抑制剂、mTOR 抑制剂等治疗药物不断进入临床试验。美国 FDA 于 2020 年 4 月批准 MEK 抑制剂司美替尼用于治疗 2 岁及以上儿童 NF1，这是第一种获批用于治疗 NF1 的药物，主要适用于不能手术切除的丛状神经纤维瘤。

NF2 患儿的前庭神经鞘瘤及其他中枢神经系统肿瘤需要手术治疗，目的在于保留功能和改善生活质量。由于 NF2 的神经鞘瘤具有发展为多发性脑神经、脊神经和周围神经肿瘤的特性，常难以完整切除。立体定向放射治疗可作为肿瘤切除的替代或补充，以延缓部分 NF2 的肿瘤进展，但可能会增加后期手术切除难度及继发性恶性肿瘤的风险。

神经纤维瘤病相关前庭神经鞘瘤患者中，已有研究证实贝伐珠单抗可诱导肿瘤消退和改善听力。但对 NF2 相关的脑脊膜瘤疗效尚不明确。

第三节　恶性外周神经鞘瘤

恶性外周神经鞘瘤（malignant peripheral nerve sheath tumor，MPNST）又称恶性施万细胞瘤（malignant schwanoma）、神经纤维肉瘤（neurofibrosarcoma），是起源于周围神经或由神经纤维瘤转化而来的恶性肿瘤，2/3 病例在神经纤维瘤的基础上发生，4% 由神经纤维瘤病 1 型转化而来，约占小儿软组织肉瘤的 3%，无性别差异，常见较大儿童。最近的研究发现，TP53 基因在 MPNST 中发生缺失，而良性神经纤维瘤中是正常的，说明 TP53 基因突变在 MPNST 的发病中起重要作用。

【病理特征】

主要病理表现为神经行进中出现一肿块，呈多结节状，实性，边界不清，较硬，有黏液变性和出现坏死，没有完整包膜，侵袭神经周围软组织。病理组织学变异很大，镜下可见肿瘤细胞为成束致密的梭形瘤细胞，细胞核呈波形，深染，有丰富的嗜伊红染色的胞质，有时可见鲱鱼骨样结构或编席样结构。

【临床表现】

常发生于上下肢的近端和躯干、颜面的体表肿块，短期内突然增大，瘤体变硬，伴有不同程度的疼痛，无红肿，部位较深，不能活动。如坐骨神经、臂丛、骶丛等部位的类似包块，应考虑 MPNST 的可能。部分病例早期为神经纤维瘤表现，近期出现包块增大、疼痛、咖啡牛奶斑加深、溃烂,应考虑恶变的可能。

【诊断】

1. 影像学检查　CT 或 MRI 均能清楚地显示肿瘤部位、来源组织,特别是 MRI 能提供较准确的诊断依据。^{18}F-FDG PET 成像可能有助于区分 MPNST 与良性神经纤维瘤。

2. 活体组织病理检查　能较快作出诊断。

【治疗】

手术是主要的治疗方法,在理想情况下应达到病理阴性切缘,但若需要保留某些关键或重要结构(如血管、神经、骨骼和关节),可能仅行近距离边缘或切缘阳性切除。四肢肿瘤仅切除局部的瘤体不能得到根治,常需要截肢,面部肿瘤应扩大手术范围,彻底切除可疑组织。切缘阳性或远处转移者可选择放化疗和靶向治疗。

本病容易复发,术后复发率为 20%～40%,5 年存活率为 35%～52%。病死率高,容易转移至肺、腹腔脏器,预后差。

(杨　波)

参 考 文 献

[1] 穆雄铮,王炜. 儿童整形外科学[M]. 杭州:浙江科学技术出版社,2015:669-672.

[2] 张金哲,杨启政. 实用小儿肿瘤学[M]. 郑州:郑州大学出版社,2001:274-276.

[3] 袁振南,于胜吉. 恶性外周神经鞘瘤预后影响因素的研究进展[J]. 癌症进展,2017,15(2):105-107.

[4] 王东来,郭卫. 恶性外周神经鞘瘤的诊治进展[J]. 重庆医学,2015,44(19):2679-2681.

[5] 王智超,李青峰. I型神经纤维瘤病临床诊疗专家共识(2021版)[J]. 中国修复重建外科杂志,2021,35(11):1384-1395.

[6] 朱以诚. I型神经纤维瘤病多学科诊治指南(2023版)[J]. 罕见病研究,2023,2(2):210-230.

[7] MARTIN E, FLUCKE U E, COERT J H, et al. Treatment of malignant peripheral nerve sheath tumors in pediatric NF1 disease[J]. Childs Nerv Syst, 2020, 36(10): 2453-2462.

[8] COSTALES J R, SOCOLOVSKY M, SÁNCHEZ LÁZARO J A, et al. Peripheral nerve injuries in the pediatric population: a review of the literature. Part Ⅲ: peripheral nerve tumors in children[J]. Childs Nerv Syst, 2019, 35(1): 47-52.

[9] KNIGHT S W E, KNIGHT T E, SANTIAGO T, et al. Malignant peripheral nerve sheath tumors-a comprehensive review of pathophysiology, diagnosis, and multidisciplinary management[J]. Children(Basel), 2022, 9(1): 38.

[10] KOKKALIS Z T, STAVROPOULOS N A, MAVROGENIS A F, et al. Benign peripheral nerve tumors[J]. Injury, 2019, 50(Suppl5): S77-S83.

第四十三章

小儿胸壁肿瘤

第一节 概　　述

胸壁肿瘤是指原发或继发于胸壁组织的肿瘤,如发生在肌肉、血管、神经、骨膜及骨骼的肿瘤(一般不包括乳腺的肿瘤)。小儿胸壁肿瘤在临床上相对少见,但小儿胸壁恶性肿瘤一般比成人胸壁肿瘤恶性程度更高,预后通常也更差。

【病理与分型】

虽然胸壁肿瘤相对少见但其种类繁多,来源广泛,几乎包括了各种类型的肿瘤。原发性胸壁肿瘤大体可分为恶性和良性2种类型。继发性肿瘤在儿童极为罕见,绝大多数都是转移性肿瘤。其来源可以是胸膜、纵隔等邻近组织的肿瘤直接侵袭,也可以是远处组织肿瘤通过淋巴或血液循环转移(表43-1)。

表 43-1　小儿胸壁原发性肿瘤分类

组织来源	良性肿瘤	恶性肿瘤
皮肤及软组织肿瘤	血管瘤	血管肉瘤
	淋巴管瘤	淋巴管肉瘤
	脂肪瘤	脂肪肉瘤
	横纹肌瘤	横纹肌肉瘤
	神经纤维瘤	神经纤维肉瘤
	皮肤痣	恶性黑色素瘤
		硬纤维瘤
		纤维肉瘤
骨与软骨肿瘤	骨软骨瘤	尤因肉瘤
	骨母细胞瘤	骨肉瘤
	软骨瘤	软骨肉瘤
	骨纤维结构不良	骨髓瘤
	骨囊肿	
	骨嗜酸性肉芽肿	

【临床表现】

大多小儿胸壁肿瘤早期多无明显症状。其症状取决于肿瘤的部位、大小、组织类型、生长速度,以及与周围组织的关系。常见主诉为胸部异常包块或局部疼痛。也有部分病例以咳嗽、消瘦等其他症状就诊或体检意外发现。胸壁内生性肿瘤或位于肩胛后胸壁肿瘤常无特殊表现,体表也常难以早期看见,临床上多发现较晚。瘤体压迫和浸润周围组织、神经时除疼痛外,还可以有肢体麻木,甚至部分在胸廓出口附近的肿瘤还可能侵袭交感神经而出现 Horner 综合征。脊柱肿瘤可有椎体压缩或继发性脊柱异常屈曲,也可出现神经压迫症状。内生性肿瘤可压迫心、肺,出现咳嗽、呼吸困难等相应症状,也可以出现胸腔积液。病情严重者可出现消瘦等全身症状。

【诊断】

由于胸壁肿瘤并不多见,其诊治经验还需要进一步积累。但根据临床症状和体征作出初步诊断并不困难。当然,最终确诊仍有赖于组织病理学诊断。细针穿刺活检可能会促使肿瘤播散,并且常难得到确诊所需要的足够细胞、组织标本,因此除非特殊情况,一般不推荐采用。术前诊断主要依据详尽的病史、症状、体格检查、实验室资料,以及 X 线片、CT、MRI 等影像学资料的综合分析。影像学检查在胸壁肿瘤的诊断中仍然占有举足轻重的作用。X 线片、CT、MRI 除能够显示肿瘤生长的部位、大小外,还能提示肿瘤与周围组织的关系。值得一提的是,某些典型的胸壁肿瘤具有典型的 X 线表现。例如,骨肉瘤的 X 线特点是骨的破坏与新骨形成同时存在,典型病例可见骨膜在肿瘤两端呈逐层增生的三角形隆起,称为 Codman 三角。若骨松质呈小片状疏松,骨皮质亦疏松,骨髓腔有膨大,呈葱皮样骨膜反应则提示很可能是尤因肉瘤。另外,彩色多普勒超声在血管瘤、淋巴管瘤等诊断中也有重要的作用。

【治疗】

胸壁肿瘤种类繁多,治疗上因肿瘤类型不同而方法各异。特殊的婴幼儿血管瘤,一般可在专业医师严密的观察下,争取等待其自行消退,或者采用无创及创伤小的方案(如外敷噻吗洛尔或口服普萘洛尔等药物促进消退),而尤因肉瘤则对放疗十分敏感。边界清晰的良性肿瘤多能一期手术切除,恶性肿瘤则需在手术切除的基础上根据肿瘤特点配合放疗、化疗、生物治疗等相应的辅助治疗。大部分胸壁肿瘤,手术治疗仍然是综合治疗中的主要方法。

手术治疗对患者同时也是一种(创伤)打击,因此详尽的术前准备对手术的成功有重要作用。术前除应对手术可能的创伤大小有正确评估外,还应对患儿肝、肾、心、肺功能及营养状况等周身情况进行综合评价,以确认患儿是否能够耐受手术。有内环境紊乱的患儿应尽量调节内环境到大致正常状态。有糖尿病、高血压等疾病的患儿应使症状得到有效控制。有局部感染或全身感染的患儿应该合理应用抗生素,控制感染后再行手术治疗。恶性或不明性质的肿瘤切除,术前应了解肿瘤是否有远处转移。

手术切口应根据肿瘤大体部位、大小、种类选择,一般顺皮纹切口较好,便于皮瓣推移。浅表肿瘤多采用梭形切口,而位置较深的肿瘤可根据具体情况灵活采用弧形等合适切口。手术流程一般包括显露瘤体、手术切除瘤体及邻近组织修复关闭切口 3 个步骤。扩大局部肿瘤切除是手术治疗原发性恶性肿瘤成功的关键。有研究显示原发性恶性肿瘤切除范围若超过肿瘤边缘 4cm、肿瘤无复发者,其 5 年生存率要明显高于距肿瘤边缘 2cm 切除的患者的 5 年生存率。肋骨恶性肿瘤,由于无法实施快速冷冻病理检查,一般原则上推荐切缘应距离肿瘤 3cm 以上以保证切缘阴性。过去认为良性肿瘤一般也宜距离肿瘤边缘 2cm 切除,现在多数专家认为,明确的良性肿瘤,保证切缘 R_0 切除即可。边缘不清或良恶不明的肿瘤宜适当积极扩大切除范围并积极考虑术中快速冷冻病理检查。涉及肋骨或肋间组织的肿瘤,需要切除受累上下各 1～2 根肋骨、肋间组织和附近壁胸膜。若肺、胸腺、心包等组织受累还需要切除受累组织。肿瘤范围过大无法一期切除的患者可以先行放、化疗,使瘤体相对缩小后再行切除,针对肿瘤特征进行个性化治疗是目前的一种趋势。

切除范围较大的肿瘤常需要进行胸壁重建。这要求手术医师在术前应充分考虑手术范围、切口设计。好的重建应该满足 2 点:一是能支持呼吸,二是能够保护内脏。胸壁重建一般包括骨性胸廓重建和软组织重建 2 部分。较小的骨性胸廓缺损不需要重建,但若缺损较大则一定需要重建。骨性胸廓重建材料来源比较广泛。可以采用肋骨等自体组织,也可以采用金属支架、尼龙补片等人工材料,现在兴起的组织工程骨也是不错的选择。软组织重建一般适用于较小的胸壁缺损。重建材料来源多为自身肌肉、皮肤或网膜等软组织。

胸壁肿瘤切除术后除常规术后处理和预防感染外,手术创伤较大的患儿应加强支持,监测呼吸、循环、生命体征等。开胸手术应常规安置胸腔闭式引流管。肿瘤切除后胸壁缺损较大和单用软组织重建的患者近期较易出现反常呼吸、排痰困难等并发症。因此应该重视加强术后护理,合理使用抗生素,必要时实施辅助呼吸。广泛切除胸壁后远期可能继发脊柱侧凸,严重者应手术矫正。

小儿心理发育尚未成熟,因此在手术设计时应该在尽量保证手术能够安全完成的前提下充分考虑重建正常外貌,减少手术对小儿心理的影响。同时应该注意关注术后小儿心理变化,加强心理护理,注意引导患儿正确认识手术带来的变化。

第二节 常见胸壁皮肤与软组织肿瘤

一、血管瘤

血管瘤是小儿胸壁最常见的肿瘤之一，现认为其是由残余的中胚叶或血管干、祖细胞形成的一种良性肿瘤，恶性者罕见。

Mulliken 和 Glowacki 根据生物学表现将过去所称的血管瘤分为真性血管瘤和血管畸形 2 个类型。真性血管瘤多具有增生期、静止期、消退期等特征性的生物学分期和临床表现，并有较高的自然消退倾向，其多在小儿出生以后 1 个月内出现。皮肤浅表血管瘤起初多为一小红点，若位置较深则早期多难发现，以后迅速长大，进入增生期，这时位置表浅的可见颜色鲜红，位置深者可表现为迅速增大的蓝色、紫色包块。当增生速度逐渐减慢，逐渐稳定时，就进入了静止期。以后瘤体颜色逐渐变为紫褐色，瘤体缩小，并最终消退，即消退期。约85% 的真性血管瘤最终可自行消退。血管畸形则不会自然消退，也不会短时间内突然增大，它会随着年龄增长逐渐长大，若不干预则终身存在。

表浅血管瘤的诊断多无困难，结合其生物学行为，与血管畸形的鉴别也较容易。超声学资料对位于肌层等位置较深的血管瘤诊断有很大帮助，特别是在鉴别血管瘤和淋巴管瘤上有很大帮助。

临床上对需要干预的血管瘤的处理方法比较多，而外敷噻吗洛尔、口服普萘洛尔现在已经成为一般治疗血管瘤的首选方法。但是，手术治疗仍然是重要的选择方法之一。此外，还有放疗、冷冻治疗、硬化剂栓塞、激光疗法、糖皮质激素或平阳霉素注射疗法等多种治疗方法。一般多数（胸壁）真性血管瘤无须特殊处理，可以说服依从性比较好的家长耐心等待其自行消退。生长在乳头等比较特殊部位的血管瘤，因其可能会影响乳房发育，或者虽没有长在乳头等特殊部位但反复发生损伤、感染、溃疡出血等现象则可适时给予相应干预，以免瘤体生长过大，即使消退可能留下瘢痕、色素等较大残迹问题。不能自行消退的血管瘤，外敷噻吗洛尔、口服普萘洛尔也无效，可以选择糖皮质激素或平阳霉素瘤体基底注射处理。近年来，国外有报道对于普萘洛尔耐药的病例可以选择西罗莫司口服也能取得不错效果。但西罗莫司需要监测血药浓度且该药目前在中国未获得治疗血管瘤许可。在上述方法都不合适情况下，可以手术切除或采用其他治疗方法。胸壁血管畸形，可试行平阳霉素或聚桂醇注射治疗，如果无效则可手术切除。病灶局限的血管瘤与血管畸形，手术切除多无困难。但面积较大的血管瘤，由于胸壁软组织延展度不好，切除后可能需要自体植皮，术前需要做好充分评估。

二、淋巴管瘤（淋巴管畸形）

淋巴管瘤是一种良性肿瘤，又称淋巴管畸形，在小儿比较多见，其发病率仅次于血管瘤居第二位，属于先天性发育异常的错构瘤性质，只要有淋巴的部位都可以发生，但在颈部、纵隔等淋巴丰富的部位较多见，有时可合并血管瘤或血管畸形，现在也将其归于脉管异常这一大类疾病中。过去，Wegner 分类法将淋巴管瘤（淋巴管畸形）分为毛细淋巴管瘤、海绵状淋巴管瘤、囊性淋巴管瘤和弥漫性淋巴管瘤 4 类。现在，还可以根据淋巴管畸形病变的大小，分别分为巨囊型（囊腔大于 2cm）、微囊型（小于 2cm），如果两种情况都存在，则称为混合型。当然，也有淋巴管畸形及血管畸形同时存在于一个病灶中，则可以直接称为脉管畸形。

胸壁淋巴管瘤（畸形）多发生于近腋窝的侧胸壁。小儿胸壁淋巴管瘤多表现为局部包块，可因囊腔内出血突然变大，瘤体质地柔软，可有质地稍硬的静脉石夹杂其中。一部分患儿出生即发现，但更多患儿则是到瘤体突然长大时才引起家长注意。

根据临床表现及相关辅助检查诊断胸壁淋巴管瘤多无困难。目前常用辅助检查有彩色多普勒超声、CT、MRI 等，淋巴管造影术很少使用。但有的貌似生长于胸壁的淋巴管瘤实际上穿入胸内（或从胸腔内穿到胸壁外，呈哑铃状），检查时应予特别注意，否则当成胸壁肿瘤进行手术准备，但术中却发现其实为横跨胸壁内外的肿瘤，将导致手术困难和风险。

淋巴管瘤（畸形）不会自然消退，目前治疗还是以手术治疗为主，腋窝处位置较深的淋巴管瘤应注意保护面神经、血管。由于淋巴管瘤常为多囊性（分隔）、边界不清楚、范围广，完整剥离囊壁及切除困难,术后复发的可能性相对较大,一般可用5%碘酊或苯酚甚至过氧化氢溶液等涂擦创面以破坏残余囊壁内膜,可降低手术范围过大的风险。另外,复杂病例可手术加药物注射综合处理,以提高治疗效果。注射药物主要是博来霉素或聚桂醇等,也有用注射用A群链球菌瘤体局部注射取得良好效果的报道。当然,部分合适病例也可以直接使用上述药物在局部病灶内分次注射治疗,不需要手术处理。

三、脂肪瘤

胸壁脂肪瘤在小儿相对少见,由脂肪细胞堆积而成。多见于背部皮下,也可见于肌层。可有一层薄膜包绕,但体表多难见到明显界限,可呈分叶状或团块状。临床多无症状,患者主诉多是胸壁逐渐长大的无痛性包块。脂肪瘤诊断多无困难,可结合超声、CT等辅助检查与血管瘤、淋巴管瘤等其他软组织肿瘤鉴别。胸壁局限脂肪瘤手术切除多无困难,面积较大的肿瘤切除时应考虑术后移植的皮瓣能否存活等问题。术中尽量减少电刀使用,以防止术后脂肪液化。长入胸腔者应开胸切除。

四、横纹肌肉瘤

横纹肌肉瘤是婴幼儿相对常见实体肿瘤。有研究显示胸壁横纹肌肉瘤的生存率与其临床分期有关,而与其组织来源关系不大。一般根据病理结构将横纹肌肉瘤分为胚胎性横纹肌肉瘤、腺泡状横纹肌肉瘤、多形性横纹肌肉瘤和梭形细胞/硬化型横纹肌肉瘤4型。本病有一定遗传倾向。

当前横纹肌肉瘤的临床分期多采用IRSG推荐的分期系统。但该系统没有引入任何组织学标准,主要以肿瘤是否能完整切除、区域淋巴结的转移情况为依据,对制订治疗方案和评估预后指导意义有限。目前临床上横纹肌肉瘤分类已不再仅考虑组织学特征,还要评估有无特征性的融合基因。对于融合基因阴性的肿瘤患者,分类方法正在向以基因表达为基础的分子学评估发展,这可能会催生更具有临床意义的诊断方案,从而改善患者管理和横纹肌肉瘤治疗结局。

胸壁横纹肌肉瘤主要表现为胸壁的进行性增大的边界不清的痛性或无痛性肿块。早期在软组织内,多为边界清晰的质硬结节,位置较固定。部分病例就诊时可有区域淋巴结转移或有肺、肝、骨等器官的远处转移。有部分病例可有胸腔积液。

目前仅依靠组织学诊断,近年来对其特异性生物学标志物的研究较多,但尚无特异性十分满意的标志物,大多靠组织病理学观察确诊。本病恶性程度较高,因此常需要进行身体其他部位的检查以确定有无远处转移。

胸壁横纹肌肉瘤的治疗与其他部位横纹肌肉瘤的治疗原则一样,争取完整切除局部肿瘤,最大限度保存功能,控制或防止肿瘤转移,提高生存率的同时提高患者生活质量。肿瘤巨大无法切除时,应先行放疗和化疗,争取使肿瘤缩小后再行手术。切除范围大者多需做胸壁重建。所有病例一般都应该进行化疗,无淋巴结转移者一般不做预防性放疗。

第三节 常见胸壁骨肿瘤

一、骨软骨瘤

骨软骨瘤属于错构瘤,又称骨软骨外生骨疣,包括单发性及多发性2种,单发性多见,多发性较少见,常合并骨骼发育异常。单发者无明显家族史,而多发性病例则多有家族史。

胸壁骨软骨瘤起源于肋骨的骨皮质。可以向内生长而无症状,也可以向外生长表现为无痛包块。X线片无骨膜反应,可呈圆形或菜花状。

骨软骨瘤恶化者少见,一般可以观察,不予特殊处理。若瘤体影响功能、出现疼痛或过生长影响外观,可以考虑手术治疗。手术完整切除瘤体后很少复发。

二、软骨瘤

软骨瘤多发生于胸前肋骨软骨交界处。生长缓慢,早期常无特殊症状。可外生性或内生性生长。X线片表现为肿块内有软骨钙化,骨皮质变薄,受累骨多有膨胀变形。软骨瘤可恶变为软骨肉瘤。本病不易与软骨肉瘤鉴别,在治疗上一般主张按恶性病变处理,做扩大根治术。

三、骨肉瘤

骨肉瘤是一种多见于10~15岁青少年的极度

恶性骨肿瘤,男性患者较女性患者多。多发生于四肢长骨干骺端。

胸壁骨肉瘤绝大多数发生于胸骨和肋骨。一般生长速度较快,临床上多表现为突然长大的疼痛性包块,疼痛以夜间为甚。早期患儿就可有贫血、消瘦、乏力等全身症状。骨肉瘤容易通过血行转移,特别容易转移到肺。若肺转移,可出现咳嗽、咯血等症状。怀疑骨肉瘤的患者要特别注意是否有肺等其他组织的远处转移。

骨肉瘤的 X 线片表现为骨破坏和新骨形成同时存在,常伴有特征性钙化,形成"放射状"阴影,骨膜可在肿瘤两端逐层增生形成三角形隆起,称为 Codman 三角。

胸壁骨肉瘤的治疗包括扩大根治术及术后辅助化疗。在骨肉瘤的治疗上,化疗的进步是重要的进步,使骨肉瘤患儿的 5 年生存率得到大幅度提高。手术切除范围应包括整个肿瘤、邻近的部分肋骨及软组织。术后辅助化疗多选用多柔比星、甲氨蝶呤等。

四、尤因肉瘤

尤因肉瘤是起源于骨髓内原始细胞的恶性肿瘤,原发于肋骨、肩胛骨者较多见。肿瘤发展迅速,多有红、肿、热、痛等炎症反应的表现。疼痛以夜间为甚。白细胞增多,但中性粒细胞并不增多,还可有血沉加快等表现,临床上容易与急性骨髓炎混淆。

尤因肉瘤的典型 X 线片表现为骨髓腔膨大,皮质增厚,骨膜骨质增生,呈现所谓"葱皮样"反应。

尤因肉瘤恶性程度高,早期即可出现血行转移。本病对放疗敏感,目前治疗方案是以放疗为主,结合化疗、手术治疗的综合治疗。

第四节 胸壁转移性肿瘤

胸壁转移性肿瘤一般恶性程度高,生长速度快。胸壁转移性肿瘤可以由肾、肝等身体其他部位恶性肿瘤通过血行转移、淋巴转移导致,也可由纵隔、胸膜等部位的恶性肿瘤直接浸润导致。临床多表现为疼痛性或无痛性包块,可单发也可多发。治疗原则是治疗原发灶的同时治疗转移灶。以提高患儿生活质量、提高生存率为目的。但是由于胸壁转移性肿瘤一般恶性程度较高,总体预后不佳。

(覃道锐 刘文英)

参 考 文 献

[1] SABBAGH M A, DE LOTT L B, TROBE J D. Causes of Horner syndrome: a study of 318 patients[J]. J Neuroophthalmol, 2020, 40(3): 362-369.

[2] 王磊,李靖,钟代星. 胸壁肿瘤切除及胸壁重建手术中国专家共识(2018 版)[J]. 中国胸心血管外科临床杂志, 2019, 26(1): 1-7.

[3] 覃道锐,刘文英,吉毅,等. 儿童血管瘤及血管畸形的临床特征研究[J]. 中国修复重建外科杂志, 2009, 23(5): 584-587.

[4] LÉAUTÉ-LABRÈZE C, HARPER J I, HOEGER P H. Infantile haemangioma[J]. Lancet, 2017, 390(10089): 85-94.

[5] 普萘洛尔治疗婴幼儿血管瘤共识专家小组. 口服普萘洛尔治疗婴幼儿血管瘤专家共识[J]. 中华小儿外科杂志, 2019, 40(10): 865-869.

[6] GREENBERGER S, YUAN S M, WALSH L A, et al. Rapamycin suppresses self-renewal and vasculogenic potential of stem cells isolated from infantile hemangioma[J]. J Invest Dermatol, 2011, 131(12): 2467-2476.

[7] DÁVILA-OSORIO V L, IZNARDO H, ROÉ E, et al. Propranolol-resistant infantile hemangioma successfully treated with sirolimus[J]. Pediatr Dermatol, 2020, 37(4): 684-686.

[8] HOU F, CHEN J D, XIA M, et al. Percutaneous sclerotherapy with polidocanol under the guidance of ultrasound for venous malformations in children-A retrospective cohort study from a single tertiary medical center[J]. Medicine, 2020, 99(9): e18839.

第四十四章

小儿肺肿瘤

小儿肺肿瘤不常见，真正的发生率尚无准确统计，但其种类繁多，可以发生于任何年龄。多数因患儿发生呼吸道感染或梗阻症状，在拍摄胸部X线片或CT时才被偶然发现。肺部原发性恶性肿瘤或肺转移性肿瘤，若能早期发现并及时治疗，其预后尚可。但疾病早期难有特征性临床表现和X线征象，因此真正的早期诊断并不容易。

关于小儿原发性肺肿瘤的病因争论较多，不同类型的肿瘤其致病因素存在较大差异，但一般认为是多因素共同作用的结果（表44-1）。本章重点介绍一些相对常见小儿肺肿瘤的临床病理特点及治疗。

表44-1　小儿肺肿瘤和瘤样病变的良恶性分类

良性肿瘤和瘤样病变	恶性肿瘤
炎性假瘤	类癌
错构瘤	黏液表皮样癌
神经源性肿瘤	腺样囊性癌
平滑肌瘤	支气管癌
黏膜腺瘤	肺母细胞瘤
血管瘤	肺癌
畸胎瘤	平滑肌肉瘤
乳头状瘤	横纹肌肉瘤
	血管内皮细胞瘤
	纤维肉瘤
	淋巴瘤
	转移性肿瘤

第一节　肺炎性假瘤

肺炎性假瘤（pulmonary inflammatory pseudotumor）又称肺浆细胞肉芽肿、组织细胞瘤等，是少见的间叶组织瘤样病变。1939年由Brunn首次报道，Umiker和Ivorsen于1959年命名，相继有较多成人报道，国内由金恩都于1965年报道1例肺的炎症后假性瘤，同年胡志贤等报道1例肺炎性假瘤。此病在儿童较少见，发病年龄为15～21岁。

【病因及病理】

肺炎性假瘤是一种病因尚未明确的肺非肿瘤性病变，常在肺内形成包块，从疾病的基本特征来看，虽然此瘤在肺内形成包块，但在组织学上是由肺内多种细胞成分构成的炎性增生性肿块，故称为炎性假瘤。此病早期的形态学特点类似于淋巴细胞和浆细胞为主的慢性间质性肺炎，故有学者提出该病的病因可能与病毒感染有关；也有学者认为此病好发于肺下叶周边部，因此吸入性肺炎也可能是本病的致病因素；另有学者提出患者血中丙种球蛋白水平升高，自身免疫也参与了疾病的发病过程。

肺炎性假瘤位于各肺叶的实质中，两肺的发生率相似，常见于周边部，多为单发，典型的肿物呈孤立、实性、边界清楚的圆形或椭圆形包块，瘤体与肺组织分界清楚，可挤压肺组织形成假膜，直径多数为2～4cm。少数病变呈弥漫性，与肺组织分界不清，并可浸润胸膜或纵隔。

镜下观察，组织学结构和细胞成分复杂，不仅各例间的形态改变表现不一，即使在同一病例的不同区域也各有差异。Matsubara等根据主要的组织学特点,将炎性假瘤分为器质性肺炎型、纤维组织细胞型、淋巴浆细胞型3型。不同类型间有广泛的交叉,各种成分按不同的比例存在:可见增生的梭形细胞、胶原纤维,还可见浆细胞、淋巴细胞散在浸润和肉芽肿形式,局部可见出血、钙化和黏液样改变。免疫组织化学和电镜检查显示梭形细胞是成肌纤维细胞。

【临床表现】

临床上常见的症状是呼吸道感染症状,如发热(常为低热)、咳嗽、小量咯血(偶见大量咯血)、咳痰,因肿瘤压迫或牵拉被膜引起胸隐痛、胸闷、无力,后期可出现消瘦和胸腔积液。有些病例临床并无明显症状,仅在X线检查时发现肺内有实性、边界清楚的圆形或椭圆形包块。部分患者经抗炎治疗症状可消失,但在长期观察中,肺部病灶变化不大。

【诊断】

肺炎性假瘤缺乏特异性临床症状及影像学征象,常易与其他肺部良性肿瘤混淆,误诊率较高,术前诊断主要依据胸部X线和CT检查,其影像学特点常难与小儿肺脓肿等疾病鉴别。由于病变在肺周边部,纤维支气管镜同样作用有限,经皮穿刺肺活检结果常不能确诊,涂片显示细胞成分复杂,有假阳性可能。有学者提出高频超声能较清晰显示已累及胸膜的小儿肺炎性假瘤病灶内部的细微结构及病变周围情况,并能检测出病灶内部的低速血流,对病变特征可作出较确切的评价,其临床诊断价值有待进一步探讨。

【治疗及预后】

手术切除效果较好,一般术后数天或数周内临床症状可缓解或消失,因此一般主张及早手术治疗。术中需要送冷冻切片病理检查,以明确诊断,根据术中所见和术中冷冻切片病理检查结果决定手术方式。确定良性性质后,手术以尽量保存正常肺组织为原则。处于肺表面,病灶小的炎性假瘤单纯行肺楔形切除,位于肺实质内较大的炎性假瘤可行肺段切除术或肺叶切除术。不能采取手术切除的患者,如基础情况差或病灶大者,可先行放疗或化疗,待情况好转后再行手术治疗,一般不做全肺切除术。

本病预后良好,小儿少见复发报道,恶变罕见。

第二节　先天性囊性腺瘤样畸形

先天性囊性腺瘤样畸形(congenital cystic adenomatoid malformation, CCAM),又称先天性肺气道畸形(congenital pulmonary airway malformation, CPAM)是指肺叶的错构瘤异常,病变处终末呼吸结构(主要是细支气管)增生与扩张为其病理特征。该病占整个肺芽发育异常的30%~40%,男性多于女性,无明显种族差异。大的先天性囊性腺瘤样畸形可压迫周围肺组织,从而引起肺发育不良等并发症。

【病因】

先天性囊性腺瘤样畸形发病机制不明确,可能是由肺胚胎发育过程中上皮细胞与下层间充质细胞之间的信号转导障碍,导致病变中缺乏正常的肺泡和形成多囊性肺肿块。Moerma等曾对4例先天性囊性腺瘤样畸形患者进行尸体支气管造影及肺组织学检查,结果发现每一例均有肺段支气管缺失或闭锁。这一发现提示支气管闭锁是该病的原发缺陷,其形态学亚型取决于闭锁肺段支气管远端肺组织的发育异常。有学者认为支气管闭锁的原因可能不同,原发性细胞生长发育的破坏和胎儿支气管发育中断均有可能。另外,先天性囊性腺瘤样畸形与肺隔离症或多肺泡肺叶可以同时发生。有学者发现先天性囊性腺瘤样畸形组织内抗神经肽和神经降压素的抗体活性明显增高,而同一患者的正常肺组织中此抗体活性很低。这些神经肽在激活巨噬细胞的溶细胞活性中起重要作用。这些资料提示,宫内感染可能是先天性囊性腺瘤样畸形的病因。

【病理与病理生理】

该畸形以细支气管的过度生长为特征。其组织学标准包括终末呼吸道增生,表现为内覆包含多种上皮成分(单层、假复层、复层立方、柱状纤毛上皮)内膜的囊肿,囊壁内弹性组织增加并伴有息肉状黏膜、囊壁无软骨、内覆分泌黏液的细胞,并且无炎症反应。先天性囊性腺瘤样畸形可分为3个组织学亚型:Ⅰ型最常见(55%~65%),表现为单个肺叶的多发性大囊肿;Ⅱ型(20%~40%)表现多个直径1~10cm的小囊肿;Ⅲ型为由腺瘤样增生或支气管组织构成的实性肿块而非囊性病变。病变多为单侧,左右肺发病的机会相等。2002年Stocker根据其起源部位、病理特征并结合其临床特点将其重新命名为 CPAM,根据大体及组织学表现将其分为 5 型,即 0、1、2、3、4 型(表 44-2)。同时基于 CPAM 产前超声检查中囊腔的形态学表现,其可分为大囊型与微囊型。大囊型(囊腔直径>5mm)病灶内存在一个或多个囊肿,微囊型病灶呈实性固体回声团块。

表 44-2　先天性肺气道畸形分类及特点

类型	病变定位	发生率	大体病理	镜下病理	预后
0 型	先天性肺泡发育不良	1%～3%	实性外观,肺缩小变硬	气道壁软骨、平滑肌及腺体被大量间质组织分隔	预后差
1 型	支气管,常单叶受累(95%)	60%～70%	由 1 个以上囊肿组成,壁厚,囊肿直径 2～10cm	囊壁主要由假复层纤毛柱状上皮构成	易发生病灶感染,极少数 10 岁后有可能恶变成支气管肺泡癌,预后良好
2 型	支气管/细支气管	10%～15%	多个小囊组成,囊肿直径 0.5～2cm	囊壁由柱状或立方状上皮构成	新生儿期即可出现症状,可能合并其他系统畸形,预后良好
3 型	细支气管	5%	蜂窝状微囊组成,囊肿直径小于 0.5cm	囊壁由立方上皮构成	预后良好,需与叶型肺气肿进行鉴别
4 型	外周肺	28%	单个或分隔大囊,囊肿直径大于 10cm	囊壁由扁平上皮构成	预后良好,极少数需与胸膜肺母细胞瘤鉴别

肿块可对正常肺组织产生压迫,并可使纵隔移位,导致肺发育不良、胎儿积水,甚至死胎。由多数小囊或实性成分组成的直径较大的病变易发生这些并发症。有学者发现 1/3 的先天性囊性腺瘤样畸形患儿在出生时有气管支气管引流不畅。现在,通过产前检查可较早发现这些病变,而且已有胎儿外科手术治疗此种疾病的尝试。与先天性囊性腺瘤样畸形有关的病理生理改变主要是肺发育不良,气管支气管引流不畅导致继发感染是另一个主要的病理过程。肺发育不良与宫内肺受压有关。肺实质发育不良和持续性肺动脉高压可导致急性呼吸衰竭。有时需进行机械通气、高频通气,甚至体外膜肺氧合挽救生命。气管支气管引流不畅而可发生肺炎、肺脓肿或生长受抑制。

【临床表现】

先天性囊性腺瘤样畸形通常累及单一肺叶,左右肺发生概率相等。婴幼儿可表现为呼吸急促、发绀、胸腹壁凹陷回缩和呼吸窘迫。大多数患儿的呼吸道症状出现在出生后的 1 个月内。气体潴留可以发生在异常的囊肿区,进而引起临床及影像学表现。扩张的囊肿很少会破裂,因此发生气胸或张力性气胸者极少。大一些患儿通常表现为咳嗽、发热或反复发作的呼吸道感染。患儿也可以无症状,偶然于胸部 X 线片检查时发现。另外,也有资料显示 2 岁以后患儿呼吸道症状明显减少的情况。

其病理生理机制是气体潴留后导致纵隔受压,因此在气管插管及正压通气后,肿块有可能迅速增大而使病情恶化。应该注意这种可能性,并做好迅速手术切除病变的准备。

【产前诊断】

主要包括产前超声及 MRI 检查。在过去的 20 年中,胎儿超声技术的进步使胎儿疾病的诊断也前进了一大步,临床上产前超声诊断先天性囊性腺瘤样畸形已普及。胎儿磁共振成像(fetal magnetic resonance imaging)则能更清楚发现伴发畸形的情况、观察胸部结构及病变形态,从而更有助于产前对胎儿进行全面评估。肿块的体积、肿块大小变化的速度,以及是否有胎儿水肿是评估胎儿预后的重要指标。巨大的肺肿物能够使胎儿纵隔移位、肺发育不全、羊水过多和心血管损害,这些均可导致胎儿水肿或死亡。预后取决于肿物的大小、由纵隔压迫引起的继发性生理紊乱的严重程度。另外,也有资料发现先天性囊性腺瘤样畸形病灶在胎儿期可以减小,甚至完全消失。因此产前的动态检查有重要意义。

1. **B 超检查**　目前超声检查由于相对简便、可重复性高以及可观察血供来源等优点，已成为产前先天性囊性腺瘤样畸形诊断与随访的首选方法。大多数先天性囊性腺瘤样畸形病例可在妊娠18～26周时通过产前超声筛查发现，其在超声影像上表现肺部的高回声、低（无）回声或混合回声团块。如果并发胎儿水肿，超声检查常表现为胎儿头皮下组织水肿，使颅骨光环呈"双环征"；胸腔、腹腔，甚至心包内都可见液性暗区；肺被压缩，肠管在腹腔内漂浮，胸、腹壁增厚；胎盘增大增厚；或伴有羊水增多。胎儿水肿的诊断标准为：身体的2个或2个以上部位出现过量的细胞外液，包括：①皮肤水肿（≥5mm）；②胎盘增厚（＞6cm）；③有腹水、胸腔积液、心包积液和/或羊水过多。有些先天性囊性腺瘤样畸形可自行消退，因此应该定期超声随访检查，以帮助制订胎儿或新生儿的治疗方案。

2. 胎儿磁共振成像检查 胎儿磁共振成像检查能更清楚发现伴发畸形的情况、观察胸部结构及病变形态，评估胎儿肺容量，明确病灶的边界及毗邻关系，从而更有助于产前对胎儿进行全面评估；而且对于较大病变来说，胎儿磁共振成像检查在显示肺分叶时较超声更为清晰；因此胎儿磁共振成像检查常应用于高风险病灶、超声诊断不明确、需要产前治疗干预或伴发其他系统畸形情况时。先天性囊性腺瘤样畸形与肺隔离症和大叶型肺气肿鉴别时，胎儿磁共振成像检查具有明显优势。

3. 胸部X线片与CT检查 出生后如果经常出现呼吸困难，应拍胸部X线片。应当注意，先天性囊性腺瘤样畸形容易与先天性膈疝、先天性肺叶气肿、支气管源性囊肿和气胸混淆。胸部X线片表现为单发或多发性大囊肿、多发性大小相同的小囊肿和呈实性表现的肿物。典型的肺内肿物，内部可见散在高透光区。一些囊肿病变内可见到气液面。当气体潴留增加时可以见囊肿压迫纵隔向健侧移位，提示可能存在支气管交通。青少年以后才出现慢性症状者，多数病损发生在肺下叶。如果胸部X线片上观察到一侧胸腔内的多房性病变区，则可经鼻胃管注入少量水溶性对比剂，以显示膈肌下的肠管而与膈疝鉴别。因为在胸部X线片上疝入胸腔内的肠袢可与先天性囊性腺瘤样畸形混淆。胸部CT检查则可获得更多有用的信息。

【治疗及预后】

多数产前诊断的先天性囊性腺瘤样畸形不影响正常妊娠，少数因胎儿水肿预后不良。胎儿水肿

是由患儿肺部病灶体积过大压迫腔静脉，导致静脉回流不畅继而出现胎儿细胞外液过量积聚的表现。胎儿水肿发生率较低，一旦发生，通常预后较差，病死率为82%～93%，是目前导致先天性囊性腺瘤样畸形胎儿引产、宫内死亡的最主要原因。临床上常通过评估病灶体积大小预测出现胎儿水肿的风险，具体衡量指标为先天性囊性腺瘤样畸形肺头比（congenital cystic adenomatoid malformation volume ratio，CVR），其计算方法为：（病灶的长×高×宽×0.523）/头围。研究发现CVR值与胎儿水肿等不良预后情况的发生密切相关，CVR值越大提示病灶体积越大，胸腔占位效应就越明显，一般认为CVR≥1.6的患者出现胎儿水肿的风险较高，胎儿病死率增高。但是胎儿CVR≥1.6并非全部均会出现水肿，而是水肿风险增加，故CVR≥1.6只是一个预测胎儿水肿及出生后呼吸系统症状的风险指标，而不是胎儿宫内干预的指标。

先天性囊性腺瘤样畸形治疗目前可分为产前治疗和产后治疗2个阶段。

（一）产前治疗

1. 产前激素治疗 评估为高风险因素的先天性囊性腺瘤样畸形微囊型病变的胎儿，有报道可产前给予激素治疗。目前先天性囊性腺瘤样畸形激素产前治疗的适应证包括：①高风险的微囊型；②出现胎儿水肿；③CVR≥1.6。

2. 胎儿手术 胎儿手术的原则或目标：①恢复正常的解剖结构；②恢复正常的生理；③使肺在出生之前能够生长发育。在胎儿期行开放性胎儿手术并没有明确的手术适应证，有明显压迫或明显的纵隔移位，有水肿倾向或已有水肿，以及羊水过多等，多需要在胎儿期干预，包括行开放性胎儿手术。现在囊肿的引流（分流穿刺术）也可以使用胎儿镜在可视系统引导下进行，术中将引流管置入胸腔囊肿与羊膜腔之间，达到治疗目的。胎儿外科需要特殊要求和经验，因此对先天性囊性腺瘤样畸形进行胎儿外科治疗的报道并不多，也还存在争议。有报道9例先天性囊性腺瘤样畸形的胎儿外科治疗情况，其中6例切除明显增大的病变肺叶，另外3例则进行胸腔羊膜腔分流术。4例行宫内肺叶切除者出生后存活了6～21个月。而B超引导下的经皮穿刺引流可暂时使囊肿减小，但胸腔穿刺24～28小时后，因液体的重新蓄积可使纵隔再次受压。

3. 产时子宫外胎儿手术（ex-utero intrapartum

therapy，EXIT） 一些有良好经验的胎儿中心可施行 EXIT，EXIT 是在胎儿出生时，剖宫产胎儿娩出但未断脐，先行先天性囊性腺瘤样畸形瘤体切除，再断脐让新生儿开始呼吸，以减轻肿块对胸腔的压迫，缓解呼吸窘迫。EXIT 的手术适应证：①出现严重的纵隔移位；②持续增高的 CVR 值（≥1.6）合并正常肺组织受到明显压迫；③合并胎儿水肿。EXIT 要求周密的手术计划以及完整的团队合作，其中包括小儿外科、麻醉、产科、新生儿科、护理以及体外膜肺氧合的支持治疗。出生后可能出现的风险包括复发、气道瘘、出血、乳糜胸、败血症、胃食管反流等。EXIT 成功的必要因素是保证子宫胎盘的气体交换和胎儿血流动力学的稳定。潜在的风险包括母亲的出血、需要出生后进一步的肺组织切除、较长时间的新生儿重症监护病房监护治疗等。母亲存在的风险包括羊水过多、早产、绒毛羊膜炎、出血。EXIT 使婴儿出生后得以迅速切除肺部肿块，消除了因为纵隔移位、空气潴留及正常肺组织受压引起的急性呼吸衰竭。

（二）产后治疗

先天性囊性腺瘤样畸形的产后治疗包括保守观察和手术治疗。先天性囊性腺瘤样畸形患儿出生后大部分无明显的症状，此部分患儿是继续保守观察还是选择手术切除存在较大的争议。有文献报道先天性囊性腺瘤样畸形病灶在胎儿期及出生后可以缩小，甚至完全消失。观察期间出现症状后再进行干预治疗时，并发症发生率及手术风险并无明显增加，对无症状患者太早进行肺叶切除的损害可能比保守观察更大，而且有消退可能性。因此建议对先天性囊性腺瘤样畸形无症状患儿的干预应谨慎，手术指征应该严格。并且在产前诊断先天性囊性腺瘤样畸形者，出生后均需要 CT 检查以明确诊断，还可以动态 B 超复查。出生后有明确症状者则需要早期手术治疗；无症状者何时手术尚无明确统一标准，多数认为至少应该观察 3～6 个月，或者更长时间，然后根据具体情况确定治疗方案。

出生时即已经有心肺受压迫、纵隔偏移，严重呼吸、循环障碍等的少数患儿，其多为大囊型病灶，出生后应及时手术治疗。争取行一期根治性手术切除，紧急情况下也可先行急诊胸腔病灶引流，使病灶体积缩小，解除压迫效应，缓解症状，以后再根据患者情况行择期或限期手术切除。出生后无症状的先天性囊性腺瘤样畸形患儿，如果存在较高

感染及恶性肿瘤相关风险，建议择期手术切除治疗。无症状先天性囊性腺瘤样畸形患儿的最佳手术时机，存在较多争论。手术年龄的争议主要集中于患儿病灶感染的发生对手术治疗及预后的影响和术后的肺功能代偿恢复情况。

手术要求完全切除病变肺组织，主要方式包括肺叶切除、肺段切除或不规则切除等。最常见的就是整个肺叶均已腺瘤样变，需进行肺叶切除，肺叶切除是通过切除病变肺组织所在肺叶达到对病灶的完全切除。近年来肺段切除术的报道增加。肺段切除和不规则切除均属于保肺手术（lung sparing resection，LSR）。其通过对肺段一级血管支气管组织结构的解剖分离，对病灶累及肺段组织进行精准切除，保留该肺叶内其余部分正常肺组织；不规则切除，在边缘性病灶且与正常肺组织有明显边界时，可只对病灶累及肺组织进行切除。肺段切除在处理单叶肺段和多叶肺段累及的病例时具有明显的优势，但目前所行的肺段切除术由于技术上的局限以及适应证选择不当等问题，存在术后病灶残留增加、并发症较高等情况，应该严格把握手术适应证。

目前手术方法包括开放手术与胸腔镜手术，胸腔镜手术相比开放手术具有微创、对肩关节活动与胸廓发育影响小、住院时间短、美观等优点。随着设备的发展、技术的成熟，小儿胸腔镜肺叶切除术已广泛开展。大部分出生后治疗的患儿，手术效果良好。

产前发现的先天性囊性腺瘤样畸形胎儿大多数均能顺利出生，极少部分胎儿因病灶压迫导致胎儿水肿，发生宫内死亡。大部分先天性囊性腺瘤样畸形患儿出生时无明显症状，可以长期存活。少数先天性囊性腺瘤样畸形患儿出生时由于病灶压迫，导致心肺受压、纵隔偏移从而产生呼吸窘迫等症状，未及时处理可能造成患儿死亡，该类患儿应在出生后积极处理。未经治疗的部分患儿，可能会出现肺部反复感染及气胸。已感染者可先抗感染处理，争取抗感染治疗一段时间后可行手术治疗，但反复感染者不宜长期药物治疗，以免病损扩大。有个别报道该病与其他肺部恶性肿瘤存在一定的相关性，具有向恶性病变转变的潜在可能，但还需要大宗资料证实。还有一些肺肿瘤如肺母细胞瘤和横纹肌肉瘤可能与先天性囊性腺瘤样畸形混淆。

大多数先天性囊性腺瘤样畸形患者总体预后良好。

第三节　肺内畸胎瘤

肺内畸胎瘤(lung teratoma)是指纵隔内无畸胎瘤而原发于肺内,并且被肺实质所包围或位于支气管腔内的畸胎瘤。小儿少见,多见于成年人。1839年 Mohr 首次报道该肿瘤,文献报道多为个案。国外 Asano 等于 1996 年文献报道肺内良性畸胎瘤 47 例,恶性畸胎瘤 18 例,共 65 例;国内 1979—2006 年共报道约 33 例。

【病因及病理】

根据肿瘤组织内有 3 个胚层分化及部分器官结构,且与支气管相通,肺内畸胎瘤可能起源于前肠呼吸胚芽,由迷走的胚性组织沿支气管下行,为肺胚基所包绕形成,与错构瘤所属发育性肿瘤。

肿瘤可与气管相通或不相通,瘤体常为囊实混合性,良性肺内畸胎瘤均有包膜、表面光滑有分叶,囊型的腔内充满胶冻、皮脂样、毛发及牙齿样物质,呈浅黄色或棕色,可与支气管相通,腔壁厚薄不一,向内有结节指状物突出。恶性肺内畸胎瘤具有侵袭性,生长速度快,恶性程度高,短期内患者即可死亡。

肺内畸胎瘤的组织学特点与其他部位的畸胎瘤相同,通常由外、中、内 3 个胚层的相关组织成分构成。良性瘤体内可见发育成熟的神经组织、脂肪组织、肌肉组织、胰腺组织等,囊壁覆以柱状上皮、假复层纤毛柱状上皮等;恶性瘤体内可有多少不等的不成熟神经上皮组织等,恶性程度高的可于镜下连续观察到不成熟组织。

【临床表现及诊断】

95% 患儿有咳嗽,80% 有血痰或咯血,其次是胸痛、发热、杵状指、气喘等;20% 患者可咳出毛发,为肺内畸胎瘤的特征性表现,少数患儿可因囊腔内出血而出现贫血等症状,或因大咯血而急诊入院。由于肿瘤多发生在肺周围,较大肿瘤可压迫血管、气管、食管、喉返神经、交感神经等引起相应症状。

肿块常位于肺周边部,其中左肺上叶约占50%,右肺上叶约占25%,右肺中叶占20%,下叶少见。X 线征象为肿块边缘清晰,可有分叶,也可呈囊性;密度不均匀阴影,内有蜂窝状及条状透明区。肿块内出现钙化或牙齿和周围空腔是特征性依据,有助于本病的诊断。CT 及 MRI 对诊断有较高的价值,体积大、可能侵袭肺段支气管的瘤体必要时可行纤维支气管镜检查,以减少误诊和漏诊。

【治疗】

手术切除为肺内畸胎瘤的唯一治疗方法。较表浅者可行楔形切除术,位于肺内深层者,可行肺叶切除术或全肺切除术。恶性肺内畸胎瘤,应在术中进行纵隔及支气管旁淋巴结清扫,必要时可放置标志,以便术后放疗或化疗。

良性肺内畸胎瘤切除后预后良好,而恶性肺内畸胎瘤若侵袭肺门及纵隔等重要部位,通常切除困难,预后不佳。

第四节　肺母细胞瘤

肺母细胞瘤(pulmonary blastoma)又称肺胚瘤(pulmonary embryoma),是一种少见的肺原发性恶性肿瘤。在肺部原发性恶性肿瘤中发病率仅占0.25%~0.5%,约 30% 发生在儿童时期,男性多于女性,(2.4~3):1。

儿童肺母细胞瘤不同于成人肺母细胞瘤,1988年 Manivel 报道并提出了儿童肺母细胞瘤的母细胞性和肉瘤样的组织学特点与成人肺母细胞瘤的双向间叶分化的特点有区别,对发生于儿童的肺母细胞瘤有了一个全新的认识。

【病因】

肺母细胞瘤的病理组织学所见因颇似胎儿的肺组织而得名,其病因有 4 种学说:①肿瘤由间胚叶发生,其上皮和间质均来源于多能性间叶组织,相当于肾胚瘤;②在成熟的间叶组织中含有未分化细胞,并恢复到胚胎状态,增生繁殖发展成本病;③胚胎组织存在异位成分,认为是遗迹而发生的肿瘤;④本病可能是肺肉瘤的变异型。

有学者用荧光原位杂交分析并发现儿童肺母细胞瘤中有 87% 的瘤细胞核仁区染色体存在倍数异常,超微结构和免疫组织化学检查显示,肺母细胞瘤的瘤细胞表现为妊娠 4 个月之前的胚胎发育现象。

【病理】

肿瘤多呈球形,直径大小不等。无完整的包膜或有假性包膜，与周围的界限不十分清楚。切面大部分呈灰白色，鱼肉样，质脆，有的可见乳白色半透明的软骨组织及出血坏死区，囊腔内壁光滑。镜下特点是有胚胎样结构，多样性呼吸性上皮，上皮和间叶相互分化移行界限不清，但缺乏恶性的上皮成分。间胚叶成分和胚芽成分占据肿瘤的绝大部分，大多数为分化很差的细胞，含未分化型大细胞和未分化型小圆细胞。

【临床表现】

早期可无任何症状，随病变发展部分可表现为咳嗽、咯血、气短、胸痛、发热、恶寒等。常见以病变侵袭肺部血管时出现咯血丝痰至大口咯鲜血而就诊，个别患儿因体检或做胸部 X 线片检查其他疾病时偶然发现肺部占位，行抗炎、抗结核治疗无效。随病变发展可出现高热、贫血，并伴发肺内感染、肺不张和胸腔积液等。

【诊断】

该肿瘤多位于肺周边部，且侵入支气管内者较少，故痰细胞学检查、纤维支气管镜检查对诊断帮助不大。临床诊断需借助肺部穿刺活检、术中冷冻切片和术后病理诊断。

肺母细胞瘤因一般临床症状轻微又缺乏影像特征性表现，很容易误诊为肺肉瘤、肺错构瘤等。X 线片、CT 等对明确肿物部位、形态、大小及与周围结构的关系有较大帮助，可见肺周边呈圆形或椭圆形、大小各异、边界清楚的包块，常有分叶状，中心可坏死并形成空洞，少数病例肿块位于肺门部。

【治疗及预后】

目前多数学者认为，肺母细胞瘤的治疗以外科手术为主，辅以术后化疗、化疗或两者结合。手术方式根据病灶部位、大小等采取楔形切除术、肺叶切除术或全肺切除术，若肺门淋巴结肿大应行肺门和纵隔淋巴结清扫，术后辅以放疗或化疗。

一般胸膜或纵隔是否受累及肿瘤间胚叶的分化程度对患儿的预后至关重要，总的来说，肿瘤直径大于 5cm 或间叶成分比例大者预后差。在极个别情况下，肺母细胞瘤有自然良性消退的罕见病例，笔者曾收治 1 例 8 岁左右男性患儿，以右侧血气胸就诊后急收入住院治疗，经右胸探查，术中发现其为右肺巨大肿瘤，整个右侧肺已完全被肿瘤侵袭，充血、水肿、组织朽脆（似一大血窦），无法手术切除，仅取少许组织后关胸，病理检查证实为肺母细胞瘤。患儿体征恢复平稳后即由其亲属带出院，未做任何化疗处理。但在出院后半年左右，其家属带患儿来访，症状完全消失，复查胸部 X 线片及 CT 病灶消失，右肺肺纹理恢复正常。其戏剧性完全"自愈"，机制目前尚难解释。

第五节 小儿肺肿瘤切除术

肺切除术是治疗某些小儿肺肿瘤的有效方法，根据病变的性质、范围选择行肺段、肺叶或全肺切除术，原则上应彻底清除病灶，防止复发，但又要尽量少切，多保存正常肺组织，以维持较好的肺功能。既往一些危重患儿，常因非手术治疗无效又未能及时手术而导致死亡。20 世纪 90 年代以来，随着胸外科及麻醉技术的提高，尤其是腔镜技术的进步，小儿肺切除的病种、范围及数量明显扩增。实践证明小儿肺组织弹性好，代偿力强，术后复张快，对肺功能恢复十分有利。儿童由于肺部恶性病变少，肺门的粘连相对较轻，肺切除术的操作更容易控制，而且年龄越小，临床效果越好。

【小儿肺解剖生理】

1. **肺叶**　婴幼儿肺呈粉红色，年长儿的肺由于炭粒沉着可见到暗色的斑点。肺泡数较少，新生儿约为 2.4×10^7（成人约为 2.96×10^8），呼吸面积仅为成人的 1/20，气管黏膜稍有分泌物黏附，也能明显阻碍肺通气；弹力纤维发育较差，血管丰富，间质发育旺盛。健康的肺富有弹性，随胸腔容积的改变而改变自身的容积，从而完成其通气功能。正常肺脏胸膜与壁胸膜之间有一潜在的间隙，但病变时常粘连，给手术造成一定的困难。

2. **肺段**　每一叶肺均分为几个肺段，各有其独立的支气管和动脉。静脉位于肺段之间，接受邻近 2 个肺段的血液。肺段之间有少量结缔组织，炎性变时肺段之间可以发生粘连。

3. **支气管**　气管在第二胸椎平面分成左、右支气管。右总支气管与中线成 25° 角，较左总支气管短而粗，左总支气管向外斜度大，与中线约成 75° 角，且较细长。

4. **肺门**　肺门的主要结构包括总支气管，肺动脉，上、下肺静脉。

（1）右肺前肺门：显示右上肺静脉及其分支，即肺尖前段静脉、后段静脉和最下一支的中叶静脉。辨明右肺中叶静脉是在右上肺叶或中叶切除术中进行结扎静脉和分离水平裂时必须掌握的。另一注意点是紧贴右上肺静脉之后是右肺动脉主干。结扎静脉勿损伤动脉引起大出血。

（2）右肺后肺门：主要显示右支气管，包括有主支气管，右上、中间支气管及下叶支气管。在中央型肺癌的手术探查中，应了解气管隆嵴下和各支气管旁淋巴结肿大情况，对确定手术切除范围是十分重要的。

（3）左肺门：左肺动脉在主动脉弓下从深部走向浅面而进入肺门，开始一段称为前部，在肺门的顶部从外后绕过左上叶支气管，向下前方转入叶间裂。从前部及整个叶间部向前面发出一系列的动脉支至上叶及舌叶，数目可达4～8支，多数为5支，即到上叶的尖、前、后3段各1支，到舌叶为2支。叶间动脉从舌叶支向下延续成为下叶动脉，在相当于舌叶支的高度，常向后发出下叶的上段动脉支，在上段动脉支之下为动脉的基底部，供应下叶各基底段。下叶切除结扎动脉时，常需要将下叶上段支与基底部分别结扎，以免损伤舌叶支。

【适应证】

各类型原发性肺肿瘤，全身一般情况较好，可行择期手术；恶性可能性大而无远处转移者，只要无手术绝对禁忌证，原则上应及时手术治疗。

【禁忌证】

肺功能不全，如术前肺活量、最大通气量低于预计值的60%者应慎重对待。有严重呼吸功能减退，心、脑、肾功能不全，慢性感染者应调整改善后才可考虑手术。

已有远处转移、对侧胸内转移、同侧胸内其他重要器官受侵、胸腔内癌细胞检查阳性者，以及转移性肿瘤伴肺内广泛浸润者。

【术前准备】

1. 常规拍摄胸部前后位、左侧位X线片。CT检查可以对肺内病灶的大小、浸润程度进行精确成像。并可以通过增强扫描、CT值测定以判断病灶的性质。

2. 合并感染的病例，分泌物较多，应注射抗生素。

3. 慢性感染病例应注意矫正贫血及改善营养状态。

4. 若合并有心力衰竭，术前应用强心药。

5. 肺功能测定，一般5岁以上患儿可以测定其肺通气功能，如肺活量、第一秒用力呼气量、最大通气量等。血气分析也是检测肺功能的重要指标。5岁以下患儿由于配合性不足，其肺功能检测结果常不准确，或完全不能进行，目前其肺功能检测值仅供参考。

【麻醉与体位】

儿童多采用静脉复合麻醉加气管插管，取（左或右）侧卧位。

【常用手术方法】

1. 肺活组织检查　胸腔镜有助于外科医师在直视下选择活检区域，并使术者以最小的创伤获得足够的组织标本。儿童期恶性肿瘤常累及肺部，在这些情况下，需做组织活检鉴别是肉芽肿病还是转移性疾病。这种鉴别对分期和预后很重要。儿童期肿瘤诊断和分期的组织活检，目前多可采用胸腔镜进行。

使用线性切割器的肺活检需要放置直径12mm的套管。通常倾向于从3个方向或围绕病灶在其三角形顶点放置胸腔镜、血管钳，以从中心处取得活检标本。

在钉上钳夹钉且肺已经充分扩张后，几乎没有气体渗漏。不用常规放置胸腔引流管，但是在术后应做影像学检查以确保没有明显的气胸。如果存在气胸但患者没有出现窘迫，则在几小时后复查胸部X线片。如果发现气胸继续扩大，则通过原戳孔之一的部位插入胸腔引流管。在广泛使用切割器时，除接受高度正压通气的并预防性地放置引流管的患者外，节段性肺活检术后的患者也必须放置胸腔引流管。

2. 肺楔形切除术　瘤体位于肺部边缘而有正常肺组织包裹者，可做肺楔形切除术。切除多呈V形，尖端朝向肺门，切除的断面必须做褶式缝合。

3. 肺叶切除术　当需要行肺叶切除时，使用胸腔镜可以避免术后放置胸腔引流管和缩短住院时间。为完成手术通常需要3～4个套管。从肺门开始解剖，仔细辨认所有结构。结扎或用内镜切割缝合器结扎切断动脉和静脉。在较小的儿童，对支气管结扎或钳夹即可。另一可行的办法是，一旦肺门组织被充分游离，可横过肺门使用内镜切割缝合器结扎切断已分离的动脉、静脉以及支气管。如果外科医师掌握内镜缝合技术,可以将肺门的结构单独解剖分离后缝扎。

【术后主要并发症及处理】

1. 注意生命体征的变化,24 小时内给氧,术后 2～3 天即可开始下床活动。

2. 保持胸腔引流管通畅,观察引流量、颜色变化。若无特殊情况,引流管一般在术后 48 小时拔除。

3. 防治肺不张,鼓励患儿咳嗽排痰,年龄较小者可采用支气管吸痰。术后即可鼓励患儿做深呼吸运动,如吹气球等。

4. 术后定期复查胸部 X 线片以了解术后肺扩张与胸腔积液情况。

5. 术后支气管胸膜瘘,一旦确诊,可行手术修补。常用的是用硅胶膜包埋支气管残端并缝合,可取得较好的治疗效果。

第六节 胸腔镜治疗小儿肺肿瘤

20 世纪 80 年代末,随着内镜缝合切开器等高技术内镜手术器械的问世,麻醉和监护水平的不断提高,给胸腔镜外科的发展提供了必要条件。Wakabayashi 等于 1991 年首先用电视胸腔镜外科手术(video-assisted thoracic surgery, VATS)治疗肺大疱和恶性胸腔积液。之后,开始有肺叶切除术、胸腺切除术、食管平滑肌瘤摘除术等胸腔镜手术的报道。1993 年 Moir 等首次报道小儿 VATS 具有良好的照明系统,通过小孔可以深入术野,微型摄像机把术野图像清晰显示在监视器上,解决了小切口暴露不充分的问题;术者可以使用内镜器械进行手术操作,从而使胸腔镜外科以较小的创伤达到了与传统手术同样的治疗效果,使胸外科微创化的发展上了一个新台阶。

胸腔镜可应用于小儿肺楔形切除术和肺叶切除术,近年来也应用于肺段切除术。其中肺楔形切除术适应证包括:①周围型肺良性肿瘤;②性质未定的肺结节病变或难以明确诊断的肺间质病变;③孤立肺转移性肿瘤。现在认为,VATS 肺楔形切除术是诊治孤立肺性结节的有效方法,具有手术时间短、出血少、恢复快等优点,不增加住院费用和减少术中、术后并发症。目前,较为普遍认同的 VATS 肺叶切除术适应证包括肺部良性病变,如肺囊肿、肺炎性假瘤等。手术若有困难,可改行胸腔镜辅助小切口肺叶切除术,在直视下完成手术。肺部孤立性结节与肿块影的定位,历来是个难题。在术中可将肺结节表面注射染料做标记,并在 CT 引导下将对比剂注入结节或其周围,在 X 线透视下能精确地定位。Santambrogio 等报道在 VATS 中应用 715MHz 弯曲超声探头,直接检查肺内结节,18 例 <2cm 结节全被证实。

因为婴幼儿的气道较细,不能像青少年和成人一样耐受标准的双腔气管内导管。大多数患者可用有袖套状气管内导管的选择性插管法。也可将带有较细直径气管内导管的 Fogarty 导管直接放入支气管内,作为一种支气管栓塞物使支气管闭塞。一种穿过气管内导管腔的能弯曲的小支气管镜能帮助正确放置这种装置。

在选择最先使用的套管时,外科医师必须决定是否需要注气。如果需要注入 CO_2 气体,就必须使用有气体控制阀的腹腔镜套管。首先,要做一个足够通过套管的皮肤切口,使用蚊式止血钳做钝性分离。第一根套管的位置取决于欲施行的手术。应与麻醉师密切配合,以避免出现影响血流动力学变化的张力性气胸。

一些病例,因其胸膜粘连,进入胸腔困难。在这种情况下,可通过肋间肌钝性解剖,解剖出一个足够一只手指或视镜进入胸膜腔的洞孔。用手(或在直视控制下的支气管镜末端)钝性解剖一个足够大的能够安全插入套管针的空间。有时也可使用 CO_2 注气以帮助进行胸膜解剖。当空间大到足够插入其他器械时,则可在胸膜腔内放入一个吸引/冲洗装置或解剖器以钝性分离粘连,或者溶解粘连以获得一个操作空间。仅很少的病例不能获得通路,需行开胸手术。

一般直径超过 5mm 的器械较少使用,除非是需要用内镜切割缝合器。当这种器械被用于小儿时,在胸腔必须至少有 5cm 的空间(从胸腔顶到膈)。既往年龄小于 4 岁的儿童很难使用内镜切割缝合器,目前随着器械的改进,这种限制正在逐步被打破。

外科手术微创化和微创外科是 21 世纪外科发展的趋势。VATS 是一种全新的手术方法,但是某些胸部手术尚不能用胸腔镜完成,尤其是新生儿对麻醉设备及技术要求均较高，操作空间小，难度大。另外，恶性肿瘤的 VATS 手术指征也一直存在争议，同时 VATS 还存在手术费用偏高等问题。胸腔镜外科技术将朝着手术方法标准化、切口针孔化、器械智能化、手术范围日益扩大化的方向发展。随着手术经验的积累和技术水平的提高，将会更有效地降低 VATS 围手术期并发症发生率。

（徐冰　刘文英）

参 考 文 献

［1］张金哲，杨启政. 实用小儿肿瘤学［M］. 郑州：郑州大学出版社，2001.

［2］胡廷泽，韦福康，刘文英. 现代小儿外科手术学［M］. 成都：四川科学技术出版社，2002.

［3］高解春，王耀平. 现代小儿肿瘤学［M］. 上海：复旦大学出版社，2003.

［4］赵冰融，李园园，胡成平，等. 肺内畸胎瘤临床特点及文献复习［J］. 中华肺部疾病杂志（电子版），2017，10（6）：704-708.

［5］余兵，何权瀛. 国内肺炎性假瘤误诊分析［J］. 中国呼吸与危重监护杂志，2017，16（6）：571-574.

［6］SHAMAS A G, BOHARA K. Congenital cystic adenomatoid malformation of the lung（CCAM），a retrospective clinical audit and literature review in a tertiary centre in Scotland over a period of 14 years［J］. J Obstet Gynaecol，2017，37（1）：19-24.

［7］钟世林，邓玉清，张蒂荣. 99 例胎儿先天性肺囊腺瘤畸形的超声特征及随访结果分析［J］. 中国妇产科临床杂志，2018，19（6）：525-528.

［8］侯红梅，董敏，李明娟，等. 产前超声诊断胎儿先天性肺囊腺瘤畸形的临床价值［J］. 医学影像学杂志，2018，28（3）：452-454.

［9］NG C, STANWELL J, BURGE D M, et al. Conservative management of antenatally diagnosed cystic lung malformations［J］. Arch Dis Child，2014，99（5）：432-437.

［10］CHOUDHRY M, DRAKE D. Antenatally diagnosed lung malformations：a plea for long-term outcome studies［J］. Pediatr Surg Int，2015，31（5）：439-444.

［11］COOK J, CHITTY L S, DE COPPI P, et al. The natural history of prenatally diagnosed congenital cystic lung lesions：long-term follow-up of 119 cases［J］. Arch Dis Child，2017，102（9）：798-803.

［12］王曦曦，王丽梅，牛会敏. 胎儿先天性肺囊腺瘤畸形与肺隔离症的产前超声诊断与预后分析［J］. 中国超声医学杂志，2020，36（1）：80-83.

［13］KANTOR N, WAYNE C, NASR A. Symptom development in originally asymptomatic CPAM diagnosed prenatally：a systematic review［J］. Pediatr Surg Int，2018，34（6）：613-620.

［14］BEYDON N, LARROQUET M, COULOMB A, et al. Comparison between US and MRI in the prenatal assessment of lung malformations［J］. Pediatr Radiol，2013，43（6）：685-696.

［15］WONG K, FLAKE A W, TIBBOEL D, et al. Congenital pulmonary airway malformation：advances and controversies［J］. Lancet Child Adolesc Health，2018，2（4）：290-297.

［16］LEBLANC C, BARON M, DESSELAS E, et al. Congenital pulmonary airway malformations：state-of-the-art review for pediatrician's use［J］. Eur J Pediatr，2017，176（12）：1559-1571.

［17］HALL N J, STANTON M P. Long-term outcomes of congenital lung malformations［J］. Semin Pediatr Surg，2017，26（5）：311-316.

［18］CASS D L, OLUTOYE O O, CASSADY C I, et al. EXIT-to-resection for fetuses with large lung masses and persistent mediastinal compression near birth［J］. J Pediatr Surg，2013，48（1）：138-144.

［19］ANNUNZIATA F, BUSH A, BORGIA F, et al. Congenital lung malformations：unresolved issues and unanswered questions［J］. Front Pediatr，2019，7：239.

［20］WONG A, VIETEN D, SINGH S, et al. Long-term outcome of asymptomatic patients with congenital cystic adenomatoid malformation［J］. Pediatr Surg Int，2009，25（6）：479-485.

［21］TRABALZA MARINUCCI B, MAURIZI G, VANNI C, et al. Surgical treatment of pulmonary sequestration in adults and children：long-term results［J］. Interact Cardiovasc Thorac Surg，2020，31（1）：71-77.

［22］刘文英，王勇. 胸腔镜在小儿胸外科中的应用［J］. 中国微创外科杂志，2004，4（5）：375-376.

［23］张娜，曾骐，陈诚豪，等. 175 例小儿连续胸腔镜肺切除术回顾性研究［J］. 中华小儿外科杂志，2017，38（8）：591-594.

第四十五章

小儿纵隔肿瘤

第一节 概 述

纵隔肿瘤（mediastinal tumor）是指纵隔的原发性或转移性肿瘤。纵隔原发性肿瘤可发生于各年龄组，不同年龄段的疾病谱有所不同，婴幼儿以胚胎性肿瘤多见，包括神经母细胞瘤、生殖细胞肿瘤等，年长患儿则以淋巴瘤最为常见。继发性纵隔肿瘤在儿童较为少见，以腹膜后神经母细胞瘤、腹盆腔恶性生殖细胞肿瘤、肝母细胞瘤等的转移病灶较为常见。

【解剖及肿瘤分布特点】

纵隔是位于两侧胸膜腔之间的器官的总称，是胸腔的组成部分，上达胸廓上口，下达横膈，前至胸骨，后至胸椎，其内有心脏与出入心脏的大血管、气管及支气管、食管、胸导管、胸腺、迷走神经、膈神经、交感干等重要结构，组织来源复杂，分属 3 个胚层发育形成，故纵隔内可见多种原发性肿瘤。为了方便纵隔病变的解剖定位，将纵隔划分为若干区域，临床常用四分法，即以胸骨角与第四胸椎水平连线为界，将纵隔分为上下 2 个部分。下纵隔再以心包前后界分为前纵隔、中纵隔和后纵隔。

不同纵隔分区内包含着不同的组织器官，可发生不同类型的原发性或继发性肿瘤，也存在先天发育过程中残留的胚胎组织形成的肿瘤或囊肿的可能。器官和组织所在的解剖位置决定了各类肿瘤特有的好发部位（表 45-1），这无疑对临床诊断有重要意义。

【临床表现】

纵隔肿瘤通常生长隐匿，患儿早期多无临床症状，多数患儿在肿块长大产生压迫症状后才就医，咳嗽、喘鸣、疼痛、呼吸困难和发热是最为常见的症状。

表 45-1　纵隔各分区的主要内容及常见肿瘤

	正常结构	肿瘤
上纵隔及前纵隔	胸腺	淋巴瘤、胸腺瘤
	甲状腺	甲状腺肿块
	淋巴组织	淋巴管畸形
	结缔组织	生殖细胞肿瘤
中纵隔	心脏、大血管	血管源性病变
	气管支气管	支气管源性囊肿
	淋巴结	淋巴瘤
后纵隔	食管	食管源性囊肿
	交感神经节	神经源性肿瘤
	淋巴结	转移性肿瘤

由于纵隔内有众多的重要器官和结构，如心脏、上腔静脉、气管、食管等，同时骨性结构的胸廓不像腹部有弹性，可缓冲的空间较小，纵隔肿块容易导致重要脏器压迫并发生相应症状。气道受压迫刺激可引起咳嗽等症状，小儿气道口径狭小，气管压迫易发生气道梗阻，是导致患儿死亡的重要原因；食管受压可能出现咽下困难；上腔静脉受压梗阻，可产生上腔静脉综合征，表现为头面颈部淤血肿胀，严重者可出现呼吸困难、脑水肿等；神经受压迫产生相应症状，如喉返神经受压出现声音嘶哑，交感神经链受累出现 Horner 综合征，肋间神经等受累可引起胸痛，穿过椎间孔进入椎管的肿瘤可能压迫脊髓，出现肢体麻木、肌力减低、瘫痪等症状。

恶性肿瘤侵袭性生长，累及气管可能导致喘鸣、咯血等，累及血管可能导致大出血，引起血胸，累及肺可能导致气胸、咯血等；恶性肿瘤继发胸腔积液可出现呼吸困难，继发感染可引起发热、胸痛等症状；某些纵隔肿瘤可产生内分泌物质和免疫物质，从而出现某些内分泌功能紊乱的症状，某些纵隔肿瘤可能通过免疫机制引起神经系统症状，如神经母细胞瘤引起的斜视性眼阵挛 - 肌阵挛综合征（opsoclonus-myoclonus syndrome，OMS）。

【诊断】

1. 实验室检查　肿瘤标志物的检查在纵隔肿瘤的性质判断中非常重要，AFP 增高常提示内胚窦瘤或恶性畸胎瘤，hCG 常提示内胚窦瘤，尿儿茶酚胺代谢产物 VMA、HVA 或血 NSE 等增高提示神经母细胞瘤。

2. X 线检查　纵隔肿块常通过 X 线检查而被发现。X 线可以帮助初步确定肿块的位置，观察肿块是否囊性、有无钙化、是否有骨质破坏等，帮助初步判断肿块的性质。X 线透视及钡剂等用于诊断和鉴别诊断纵隔肿瘤在临床已经很少使用。

3. 超声检查　由于肺的遮挡，超声在纵隔的扫查范围受到一定的限制，但在后纵隔、上纵隔等区域通过肋间或胸骨上窝，超声能够发挥重要作用。超声可以通过对局部的反复扫查，通过回声特点判断肿块内部的组成成分和血供情况，对判断肿瘤性质有重要意义。

4. CT 检查　胸部 CT 尤其是 CT 增强扫描是诊断纵隔肿瘤最重要的手段。CT 可显示病灶与邻近血管及组织脏器的关系，并能通过对病灶的密度及强化特点的分析，帮助判断肿块的性质，气道重建能更好观察肿瘤与气管支气管之间的关系。

5. MRI 检查　较 CT 有更好的组织分辨率，对肿块性质判断有重要意义，对观察哑铃状侵袭椎管肿瘤的脊髓压迫情况有重要意义。

6. 活检　活检是确认纵隔肿瘤性质的关键方法。B 超引导下肿瘤穿刺活检简单、方便、安全无辐射，是临床上最常用的方法。部分区域被肺及胸廓遮挡，可以考虑 CT 引导下肿块穿刺活检。必要时可以采用纵隔镜、胸腔镜等行纵隔肿块活检，或者开胸行纵隔肿瘤活检。

【治疗】

由于纵隔空间有限，肿瘤易压迫和侵袭重要脏器以及神经、血管，纵隔肿块一经发现，原则上应积极处理。边界清体积小根治手术安全的肿瘤可考虑根治手术切除；手术风险大的恶性肿瘤应考虑活检，并在病理结果的基础上完成肿瘤的全面评估，依据相应肿瘤的分期和危险度分组选择综合治疗（综合应用化疗、手术、放疗以及免疫治疗等）。

1. 外科治疗　纵隔肿瘤的外科手术多在气管插管麻醉下进行，在腔镜手术中单肺通气对改善手术视野常有帮助。根据肿块位置选择切口，一般采用后外侧切口，少数前纵隔肿瘤用胸骨正中切口，在颈胸交界部肿瘤也可以考虑 Trapdoor 入路（活板门手术）。近年微创技术的迅速发展，胸腔镜的使用已经越来越广泛，创伤小恢复快，可应用于肿块活检及切除，手术机器人以其精准、稳定，可以应对更为复杂的手术，在临床上受到广泛的好评和肯定。但应遵从肿瘤手术的基本原则掌握手术指征，情况需要时仍应采用传统开胸手术方法。

2. 化疗　值得重视的是，相当一部分的儿童肿瘤对化疗非常敏感，化疗可以为手术创造良好的条件，因此临床应避免盲目手术，治疗决策必须基于全面评估。常见的纵隔肿瘤如神经母细胞瘤、内胚窦瘤等均对化疗反应良好，上纵隔常见的淋巴瘤则可以通过化疗完全治愈，避免根治性手术。

3. 放疗　直接肿瘤放疗在临床已经很少应用，目前放疗主要用于术后的巩固治疗。

【预后】

小儿纵隔肿瘤多数治疗预后良好，畸胎瘤等良性肿瘤手术切除即可治愈，神经母细胞瘤、生殖细胞肿瘤等通过合理的综合治疗方案也能获得不错的预后。

第二节　常见的小儿纵隔肿瘤

一、神经源性肿瘤

神经源性肿瘤（neurogenic tumor）为小儿最为常见的后纵隔肿瘤，可起源于神经鞘细胞（神经鞘瘤）、交感神经节（节细胞神经瘤、节细胞神经母细胞瘤、神经母细胞瘤等）、迷走神经、膈神经和肋间神经（神经鞘瘤）、神经纤维（神经纤维瘤）及副神经节细胞（副神经节瘤）等。

1. 起源于神经鞘细胞的肿瘤　神经鞘瘤有良性也有恶性，临床以良性多见，在纵隔好发于肋间神经和脊神经后根,治疗以手术切除为主,恶性肿瘤需辅以化疗。神经纤维瘤可以为孤立性,但更常见于 NF1,是一种常染色体显性遗传病,通常全身发病,纵隔可以受累,可见哑铃状肿块压迫脊髓,临床治疗以对症治疗为主,病灶引起明显临床症状是干预指征。近年来 MEK 抑制剂在临床应用于 NF 的治疗,对控制病灶进展取得了较为肯定的疗效。

2. 起源于交感神经节的肿瘤　神经母细胞瘤起源于交感神经节的原始神经嵴细胞,肾上腺是其最常见的起源部位,腹膜后是最常见的发病部位,交感神经链的神经节细胞也可以是其发生部位,因此 10%～20% 的肿瘤可原发于纵隔,神经母细胞性肿瘤是后纵隔最常见的肿瘤。依据国际神经母细胞源性肿瘤病理学分类(International Neuroblastoma Pathology Classification, INPC)可分为神经母细胞瘤、节细胞神经瘤、节细胞神经母细胞瘤(结节型及混杂型)。纵隔神经母细胞瘤总体治疗效果较腹膜后神经母细胞瘤好,预后良好的组织学类型(节细胞神经瘤及节细胞神经母细胞瘤混杂型)多见。神经母细胞瘤强调综合治疗,应该基于 INPC 分类、年龄、分期、*MYCN* 扩增及 DNA 倍体等情况综合评估危险度分组决定治疗方案。需要注意的是神经母细胞瘤常通过椎间孔向椎管内延伸,如果椎管内病灶严重压迫脊髓产生神经功能障碍应急诊手术解除压迫,否则可能产生不可逆的神经功能损害。

3. 起源于副神经节细胞的肿瘤　含有嗜铬细胞的副神经节瘤称为嗜铬性副神经节瘤,无嗜铬细胞的副神经节瘤常含有化学感受器细胞称为非嗜铬性副神经节瘤,有良性也有恶性,恶性较为罕见。嗜铬性副神经节瘤常以头痛等为主诉,临床表现为顽固性高血压及继发性高血压心脏病,手术彻底切除是其主要治疗方法。需要注意的是,术中刺激瘤体引起显著的血压波动,严重可能导致心搏骤停,因此术前肿瘤、心血管、内分泌、麻醉等专业的多学科会诊非常重要,通过多学科讨论制订完整的围手术期管理方案。术前充分扩容、控制血压相对平稳非常重要,可以改善血管顺应性和心功能储备,增加术中对血压波动的耐受,术中尽量减少对瘤体的刺激和挤压也非常重要。

二、生殖细胞肿瘤

生殖细胞肿瘤(germ cell tumor, GCT)是来源于原始生殖细胞的肿瘤,好发于身体的中线及两侧,如纵隔、后腹膜、骶尾部、卵巢以及睾丸等,根据其来源可分为性腺来源和非性腺来源生殖细胞肿瘤。畸胎瘤(teratoma)是儿童最常见的生殖细胞肿瘤。

由于原始生殖细胞具有向外胚层、中胚层及内胚层各种组织分化的多能性,临床表现为一组组织类型不同、分化程度不一的肿瘤。

1. 内胚窦瘤(endodermal sinus tumor, EST)又称卵黄囊瘤(yolk sac tumor, YST),卵黄囊组织分泌 AFP,是诊断本类肿瘤的重要依据。组织学特征包括以下 4 点。

(1)瘤体主要由星形内皮中胚层细胞形成团块和疏松网状结构。

(2)在血管周围有较大核外突的内皮样细胞形成的小囊,有单个乳头突出,形似肾小球,称为 S-D 小体(schiller-duval corpus)。

(3)分化较明显处,可见扁平内皮样细胞形成互相沟通的空腔和管道。

(4)囊腔中有 PAS 阳性透明小体。

2. 胚胎癌(embryonal carcinoma)　一种包含多种成分的恶性生殖细胞肿瘤,很少仅含一种成分。镜下主要特点是细胞大并且多核,核仁大、圆。主要含有上皮和大巢状的较多中心坏死的细胞。常见假小管和乳头状的结构,易与卵黄囊瘤混淆,AFP 阴性,免疫组织化学 CD30 阳性。

3. 非妊娠绒毛膜癌(non-gestational choriocarcinoma)　较少见,含有滋养层细胞,分泌 hCG,可引起性早熟。

4. 无性细胞瘤(dysgerminoma)/ 精原细胞瘤(seminoma)　来源于性腺发育不同阶段的多能生殖细胞,在睾丸内为精原细胞瘤;在卵巢内由于细胞形态及组化特性与未分性别的未分化原始生殖细胞类似,称为无性细胞瘤。

5. 畸胎瘤　常由 3 个胚层的组织构成,常见组织包括脂肪、毛发、软骨、骨骼、牙齿、腺体、肠管结构、脑及神经组织等,也可见成分不同、分化程度不一的未成熟组织,其中最常见的未成熟组织是内胚窦瘤成分,大体结构可表现为囊性、实性及囊实混合性。Robby 根据畸胎瘤所含成分及其分化程度将畸胎瘤分 4 级:0 级,所含成分全部为成熟组织,细胞核没有明显核分裂象;I 级,少量未成熟组织,小病灶不正常细胞,或胚胎性组织与成熟性组织混合,核分裂象少见;Ⅱ级,中等量未成熟组织,胚胎性组织与成熟性组织混合,中度的核分裂象;Ⅲ级,大量未成熟组织(视频10)。

视频 10　纵隔成熟畸胎瘤三维重建

6. 混合性生殖细胞肿瘤(mixed germ cell tumor)含有 2 种或 2 种以上的生殖细胞肿瘤成分。

7. 性腺母细胞瘤　是性索间质来源的肿瘤,儿童少见。

畸胎瘤及混合性生殖细胞肿瘤包含不同的组织成分可能伴有一些特异的肿瘤标志物异常,如 AFP 在含有内胚窦瘤等成分时显著升高;hCG 则在包含绒毛膜癌、无性细胞瘤、精原细胞瘤等成分时显著升高。

畸胎瘤通常以手术切除为主要的治疗方法,但恶性生殖细胞肿瘤更强调综合治疗。多数恶性生殖细胞肿瘤对化疗比较敏感,化疗常可为手术创造良好的条件。

三、胸腺瘤

胸腺位于前上纵隔,下缘紧附于心包,胸腺与人体免疫功能有密切的关系。婴儿期胸腺均较大,属于正常生理状态,可随年龄增大而逐渐缩小。胸腺瘤(thymoma)是来源于胸腺上皮的肿瘤,在儿童并不常见,占纵隔肿瘤的 1% 以下。胸腺瘤患者可无症状,部分患者因为肿瘤压迫或侵袭相邻的组织结构而出现咳嗽、胸痛及呼吸困难等症状,并且胸腺瘤还可由于引起免疫异常而产生全身症状,如重

症肌无力、Cushing 综合征、低或高 γ 球蛋白血症、皮肌炎、系统性红斑狼疮、风湿性关节炎等。小儿胸腺瘤以良性居多,也有恶性者。值得注意的是,组织学上确定肿瘤为良性或恶性较不可靠,其性质的判定常主要依据其生物学行为及临床表现。合并重症肌无力或其他相关综合征的胸腺瘤,应行手术切除,合并重症肌无力的患者在肿瘤完全切除后多数患者症状可获改善或完全缓解。

四、淋巴瘤

淋巴瘤(lymphoma)包括霍奇金淋巴瘤和非霍奇金淋巴瘤,儿童期纵隔淋巴瘤以非霍奇金淋巴瘤常见,多数来源于胸腺,T 淋巴母细胞淋巴瘤是最常见的病理类型。早期淋巴瘤患者可没有任何症状,随着肿瘤进展压迫周围脏器及血管等出现相关的症状,包括胸痛、咳嗽、呼吸困难、吞咽困难、声音嘶哑及上腔静脉综合征等。常见的体征包括胸部饱满、气管移位、胸腔积液或心包积液等,有时可发现颈部淋巴结肿大。CT 检查可显示前上纵隔占位,密度较均一,强化较均匀,坏死灶少见。治疗以化疗为主,手术目的主要是获取病理学检查需要的组织标本或切除化疗不能清除的残余肿瘤。

需要注意的是,淋巴瘤通常临床进展迅速,可在数天内发展成为上腔静脉综合征或压迫气道导致窒息和死亡,临床需充分认识胸腺淋巴瘤的生物学行为特点,一定要争分夺秒明确诊断尽快开始化疗,对部分情况危重的患儿可以考虑先给予激素诱导,稳定后再行活检明确诊断。当然,同时需要注意,部分淋巴瘤对激素或化疗相当敏感,在激素或化疗后可能出现肿瘤溶解综合征,需要做好监测和防范。此外,在激素或化疗后肿瘤可能严重坏死,活检可能无法明确其具体分型。

第三节　小儿纵隔囊肿

一、支气管源性囊肿

发生于任何年龄,一般位于中、上纵隔,多紧靠气管支气管,常位于肺门旁或气管隆嵴下,也可完全位于邻近支气管的肺实质内,偶可与小支气管腔相通。

支气管源性囊肿临床可无症状,常见的临床表

现主要为呼吸困难(正常肺组织或气管受到压迫)、吞咽困难(食管受到压迫)、感染(分泌物排出不畅发生)。根据团块的大小和部位,任何年龄都可以出现症状。当黏液分泌不断增加囊肿增大时,症状可以进行性加重。但胎儿期很少产生呼吸道梗阻或导致先天性肺叶过度膨胀。出生后支气管源性囊肿常无症状,偶可导致呼吸道受压,尤其在年龄

小的婴儿。即使病变在得到诊断时没有出现症状，仍然需要手术切除，因为发生并发症的可能性很大，包括感染和恶变。

产前超声检查可发现病变，当肿块压迫产生纵隔移位时更容易发现。虽然在产前要作出支气管源性囊肿的确切诊断很困难，但是在进行胸部囊性病变的鉴别诊断时要考虑该病。近端支气管源性囊肿由于气体的残留可以导致呼吸困难，类似于先天性肺叶性气肿。胸部 X 线片可以表现为一个光滑的团块而没有钙化，当与气道或胃肠道相通时可以出现气液平。患者可以表现为感染症状，如果病情不重或已好转，观察到气液平就提示支气管源性囊肿。如果在 X 线片上没有观察到囊肿，应做胸部 CT 帮助诊断。

位于肺实质内的支气管源性囊肿可以行节段切除或肺叶切除。如果患者发生严重感染，术前需要使用抗生素。位于纵隔内的支气管源性囊肿可以一并切除，尽管是由于炎症产生了气道梗阻，需要更大范围切除以绕过受损软骨。胸腔镜可以用于切除支气管源性囊肿，如果囊肿位于纵隔胸膜下应行纵隔探查。

二、食管源性囊肿

食管源性囊肿（esophageal cyst）是肠源性囊肿（enterogenous cyst）的一种，囊肿一般紧邻食管，但多数不与食管腔相通，囊壁由平滑肌和食管、胃或者小肠的黏膜上皮构成。食管被压迫后可出现吞咽困难，累及气管、支气管树可引起咳嗽、呼吸困难以及反复发作的肺部感染，也可以引起胸痛。如果囊壁存在胃黏膜，则可能发生消化性溃疡，穿孔至食管或支气管腔，导致呕血和咯血；若溃烂至肺实质，可能导致出血和肺脓肿形成。上消化道造影可显示食管的外压性表现，CT 或 MRI 可显示病变的囊性特点，并可与后纵隔脊柱旁沟中更常见

的神经源性肿瘤鉴别。^{99m}Tc 显像可显示肠囊壁上的异位胃黏膜。当囊肿与脊柱畸形同时出现时，称为神经管原肠囊肿，其可与脑膜或者硬膜腔直接交通。MRI 检查可显示神经管原肠囊肿突入椎管的范围，同时也可显示并存的脊柱畸形。后纵隔肠源性囊肿有时可以穿过膈肌至腹腔。明确肠源性囊肿后应争取早期切除，但对于穿过膈肌至腹腔后的后纵隔肠源性囊肿则需注意手术不要遗漏腹腔内病变，多数情况下囊肿紧贴食管，但易于剥离。

（刘瑶　舒强　王金湖）

参 考 文 献

［1］倪鑫,孙宁,王维林.张金哲小儿外科学［M］.2 版.北京：人民卫生出版社,2020.

［2］中国抗癌协会小儿肿瘤专业委员会,中华医学会小儿外科学分会肿瘤学组.儿童神经母细胞瘤诊疗专家共识 CCCG-NB-2021 方案［J］.中华小儿外科杂志,2022,43（7）：588-598.

［3］贺敏,蔡嘉斌,茅君卿,等.Trapdoor 手术在儿童颈胸交界处神经母细胞瘤中的应用［J］.中华小儿外科杂志,2022,43（11）：1013-1017.

［4］谭征,俞建根,梁靓,等.达芬奇机器人辅助腔镜技术在小儿胸科手术中的应用［J］.中华小儿外科杂志,2022,43（3）：206-209.

［5］梁靓,谭征,黄婷,等.机器人辅助胸腔镜手术治疗小儿隔离肺 20 例［J］.中华胸心血管外科杂志,2022,38（5）：257-261.

［6］中华医学会儿科学分会肿瘤学组,中华医学会儿科学分会血液学组,中国抗癌协会小儿肿瘤专业委员会,等.儿童纵隔恶性肿瘤相关上腔静脉综合征诊断与处理专家共识［J］.中华儿科杂志,2022,60（10）：979-982.

［7］莫绪明,笪敏.中国儿童胸部实体肿瘤诊疗现状［J］.临床小儿外科杂志,2022,21（3）：201-207.

［8］LIU Y, XIA N, DUAN Y, et al. Application of computer-assisted surgery in pediatric mediastinal tumor surgery［J］. Int J Med Robot, 2023, 19（2）：e2489.

第四十六章

小儿心脏肿瘤

第一节 概 述

心脏肿瘤包括起源于心内、心肌及周围心包组织的良恶性肿瘤。1562 年 Golumbus 首次根据尸体解剖描述了心脏肿瘤。小儿原发性心脏肿瘤在临床中较为少见，发病率为 0.001 7%～0.28%，另有尸检报告显示发病率为 0.03%～0.08%。其中，胎儿心脏肿瘤的发病率报道约为 0.14%。随着超声、MRI 等影像诊断技术的发展和产前诊断的普及，小儿心脏肿瘤的检出率逐年增加，有报道显示 1980—1984 年，小儿心脏肿瘤的检出率为 0.06%，1985—1989 年为 0.22%，而 1990—1995 年其检出率则升至 0.32%，这些变化已经开始引起社会和临床的广泛关注。大部分儿童心脏原发性肿瘤是良性的，主要包括横纹肌瘤、纤维瘤、黏液瘤、畸胎瘤等，约

占 90%；心脏原发性恶性肿瘤（横纹肌肉瘤、恶性畸胎瘤和血管肉瘤等）及转移性肿瘤相对少见，约占 10%。儿童心脏转移性肿瘤较为罕见，大多为恶性，转移性恶性肿瘤的发生率是原发性恶性肿瘤的 10～20 倍。临床表现取决于肿瘤大小和位置。胎儿可以通过产前例行检查发现心脏肿块。鉴于肿瘤生长的特殊部位，肿瘤继续生长可引起血流动力学改变，肿瘤栓子或碎片的脱落可引起肢体或脏器的栓塞，肿瘤侵入心肌还会导致心律失常、心功能障碍，严重者可能出现猝死。因此，准确诊断、及时进行外科干预具有非常重要的意义。原发性恶性肿瘤和转移性肿瘤总体上预后差，需要结合手术、化疗、放疗等多种治疗，以延长生存期和改善生活质量为目标。

第二节 心脏横纹肌瘤

横纹肌瘤是小儿最为常见的心脏肿瘤，占所有原发性心脏肿瘤的 45%～60%。多见于婴儿特别是新生儿。可能由胚胎心脏的成肌细胞衍化而来，结节性硬化症与横纹肌瘤关系密切，但发病机制尚不清楚。结节性硬化症是一种常染色体显性遗传病，可能侵袭各种组织器官，包括大脑、胰腺、肾、皮肤和视网膜，患儿以癫痫、精神发育迟滞和皮肤损害为主要临床表现。心脏横纹肌瘤患者的结节性硬化症发生率报道为 60%～80%。结节性硬化症患者，心脏横纹肌瘤发生率为 43%～72%。发现多发性心脏肿瘤需要高度怀疑横纹肌瘤、结节性硬化症。此类患者应该仔细询问家族史，提供遗传咨询。横纹肌瘤外观上肿块边界清楚，无包膜，灰白色，50% 以上为多发性，大小从几毫米到几厘米，

好发于心室，但也可位于心房、腔静脉心房连接处及心外膜表面。镜下可见大部分心肌细胞胞质清亮，小部分肿瘤细胞胞质丰富嗜酸性并由核向细胞膜方向伸展，呈蜘蛛状（"蜘蛛细胞"），对本病具有诊断意义（图 46-1A、图 46-1B）。

【自然转归】

心脏横纹肌瘤被认为是心肌的错构瘤，可能起源于胎儿心肌母细胞。随着胎儿躯体逐渐发育成熟，横纹肌瘤渐渐失去分裂能力，同时发生细胞凋亡，大部分肿瘤在胎儿妊娠第 9 个月末退化，只有极少数会继续生长。但是有部分胎儿会由心律失常或血流梗阻导致过早夭折。

【临床表现与诊断】

横纹肌瘤的临床表现取决于肿瘤的数目、大小

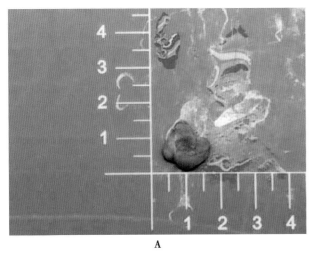

A

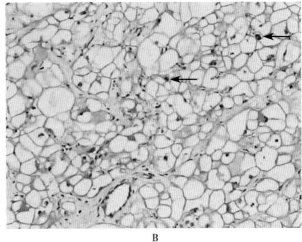

B

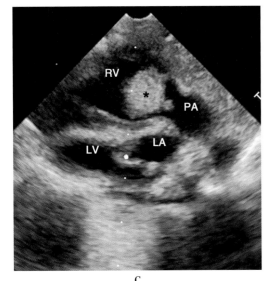

C

RV. 右心室；LV. 左心室；LA. 左心房；PA. 肺动脉。

图 46-1 心脏横纹肌瘤

A. 大体标本，肿块体积较小、色黄、质软、形状不规则；B. 镜下可见横纹肌瘤内可见包含充满糖原细胞质并向细胞外周延伸的细胞（←）（苏木精 - 伊红染色，放大倍数 100）；C. 超声图像，超声舒张期心尖四腔图像显示右室前壁横纹肌瘤，导致右室流出道梗阻（*），超声心动图表现为肿块柔软，可变形。

和位置，部分患儿无明显症状，常通过产前超声检查或体检发现。出生后患儿临床症状常与是否存在血流动力学障碍相关。若有血流动力学障碍，则通常表现为气促、心悸、易患肺炎、水肿、发绀等，听诊可闻及心脏杂音。据报道 16%～47% 的心脏横纹肌瘤患儿中可见心律失常，以室性或房性心律失常为主，可能是由肿瘤细胞在房室交界区生长影响心肌传导系统导致。多数患儿早期无明显症状。诊断首选用超声心动图、CT 或 MRI 等无创伤性检查（图 46-1）。

【治疗】

1. 手术适应证　基于大部分横纹肌瘤有自然消退的倾向，出生后无明显症状的患儿可选择非手术治疗，定期复查超声心动图及心电图。是否手术取决于临床表现的严重性以及术后心功能的可恢复性。外科手术治疗仅用于有血流动力学障碍或

药物难以控制的心律失常症状严重的患儿。迄今为止，已经报道多例应用西罗莫司及其衍生物成功治疗心脏横纹肌瘤加快其消退的案例，但安全性和有效性还不够充分，需要进一步的临床分析及长期随访研究。

2. 手术方法　在体外循环下心内直视切除产生明显症状的组织，一般来说，不可能也不必要完全切除所有肿瘤组织，因为完全切除时可能会损伤心腔内重要结构，破坏传导系统，引起术后严重心功能不全。大的肿瘤可采取部分切除，注意保护心腔内重要的结构和心肌组织，部分切除同样能获得很好的结果，剩余部分有可能逐渐消退。伴严重心律失常的多发肿瘤患儿可考虑心脏移植。

【围手术期监护】

1. 术前监护　横纹肌瘤患儿术前常发生心脏

血流动力学障碍症状或严重心律失常,心功能较差,通常并发顽固性心力衰竭,护理中要患儿绝对卧床休息,适当抬高床头,严格控制输液量及准确记录出入量,并注意强心利尿,积极做好术前准备工作。

2. 术后监护 术中在心室或心房做切口,由于术中剥离切除肿瘤、加固缝合心脏切口等,使心室收缩功能受到影响,加上术前肿瘤侵及心肌,术后极易发生急性左心衰竭及低心排血量综合征。在监护中要严密观察血压、心率及四肢末梢循环,不能单纯借助于中心静脉压判断心功能,要限制输入量,防止迟发性低心排血量综合征的发生。

心脏肿瘤切除后极易发生心律失常,术后应放置心外膜起搏电极,发生窦性心动过速者一般可予观察,不必急于用药。心房颤动或心房颤动伴快速心室率者,应用洋地黄疗效较好,若疗效不佳,可用维拉帕米(0.1~0.2mg/kg,最大剂量2~5mg)。出现持续性异位性搏动,可静脉注射利多卡因1~2mg/kg,必要时静脉滴注。若传导束已损伤,需安置永久性起搏器。

3. 呼吸监测 常规术后呼吸辅助,儿童常规采用鼻插管便于固定。插管期间适当使用镇静药,以避免挣扎引起脱管和呼吸道损伤、增加氧耗等。观察中要注意两侧呼吸音,呼吸道分泌物的颜色和量,有无左心衰竭。定时吸痰,保持呼吸道通畅和有效通气量。

【手术结果与随访】

手术主要目的是解除心腔内梗阻,术中不必追求全部切除而损伤心肌及传导系统,肿瘤切除后剩余部分大多会自动消退,很少会留有后遗症,这种手术方案在儿童中具有满意的近期和远期效果。

第三节　心脏纤维瘤

心脏纤维瘤的发生率占儿童心脏原发性肿瘤第二位,表现为白色坚硬的局限性、无囊包裹的肿块,位于心肌壁内,偏向于左心室游离壁或室间隔,常为单发。

【临床表现】

心肌纤维瘤的早期临床表现取决于肿瘤的大小和位置,纤维瘤可以侵袭心室肌,取代正常心肌,从而可能导致难治性心力衰竭或发绀。也可侵袭心室传导系统导致室性心律失常。临床诊断主要依靠超声心动图检查及MRI,MRI诊断灵敏度较高,超声心动图检查肿瘤内可见部分强回声区,提示钙化,此点可与心脏横纹肌瘤鉴别。外观上,纤维瘤与心肌分界清楚,但是显微镜下可见纤维瘤与心肌交错,肿瘤中央存在钙化灶是纤维瘤的特征之一,反映肿瘤血供较差(图46-2)。

【治疗】

纤维瘤常保持休眠状态,自然消退也很少发生,手术适应证与横纹肌肉瘤相同,因此通常建议外科手术切除。手术禁忌证是纤维瘤损伤心室传导组织和心室肌影响心脏收缩舒展功能。手术应尽可能地切除肿瘤组织,若完整切除困难可采取部分切除,以改善临床症状。如果正常心肌逐渐地被纤维瘤取代,外科切除肿瘤仍然不能缓解心力衰竭症状者,可考虑行心脏移植。

【术后监护】

心脏纤维瘤通常较大,切除术后,小儿心肌顺应性降低,临床表现为平均动脉压较低,而左心房压较高,可给予正性肌力药,并注意补充血容量,升高心室充盈压,增强心肌收缩力。

心律失常是常见的并发症,由于对肿瘤的切除会影响传导系统,40%的患儿会发生二度至三度房室传导阻滞,术后应放置临时起搏器;室上性心动过速应首选直流电电击复律,复律后可用洋地黄类药物维持治疗。心功能正常者可用普罗帕酮维持,使用剂量为每次3~5mg/kg,每6~8小时1次。

心排血量低是心脏肿瘤切除术后早期死亡的主要原因,临床表现为低血压、脉压小、心率增快、少尿、外周血管收缩、末梢循环灌注不足。治疗主要是通过正性肌力药改善心肌收缩功能,降低外周血管及肺血管阻力,通常较适宜的左心房压是1.07~1.33kPa(8~10mmHg)。前负荷不足时可输入全血,多巴胺是术后常用的正性肌力药,主要兴奋β_1受体,促进去甲肾上腺素释放,增强心肌收缩力,使用剂量为5~10μg/(kg·min),同时可应用硝普钠降低血管阻力,舒张冠状动脉,以减少心肌对供氧的需求。

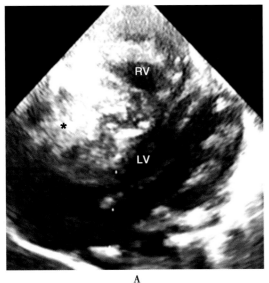

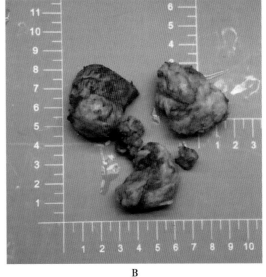

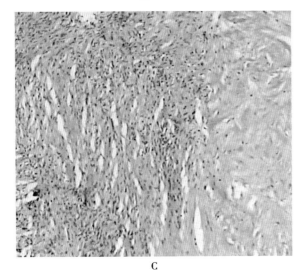

RV. 右心室；LV. 左心室。

图 46-2　心脏纤维瘤

A. 超声胸骨旁短轴切面显示右心室纤维瘤结构牢固，无变形，延伸至三尖瓣，肿块过大导致右心室流出道梗阻和三尖瓣狭窄；B. 大体标本，肿瘤色黄白、体积较大、质硬、形状不规则，与心肌粘连紧密；C. 镜下可见肿瘤细胞呈梭形，排列紧密，侵袭心肌结构（苏木精 - 伊红染色，放大倍数 100）。

第四节　心脏黏液瘤

黏液瘤是成年人中常见的心脏原发性肿瘤，左心房是最好发的部位，但是右心房也可见，90% 是单发的。可有钙化。可带蒂，随血流运动，可堵塞房室瓣口，出现流入道梗阻。女性多见。有关家族性黏液瘤的相关报道通常见于年轻患者。此类黏液瘤与多种内分泌综合征相关，包括 LAMB 综合征（雀斑、心房黏液瘤、黏膜、皮肤黏液瘤、痣）和 NAME 综合征（痣、心房黏液瘤、黏液样纤维神经瘤和雀斑）等。

【临床表现】

黏液瘤好发于左心房，易产生血流动力学紊乱，影响左房室瓣功能，使左心室充盈受阻，产生体循环血栓阻塞性临床表现，常导致充血性心力衰竭、反复晕厥和猝死。听诊可闻及舒张中期杂音或特征性的肿瘤扑通声，在儿童中部分可出现发热、心脏不适、关节痛等，常被误诊为风湿病，超声心动图可准确地定位及清楚地了解瓣膜受损程度。右心黏液瘤少见，可能阻塞三尖瓣或者肺动脉瓣，甚至导致肺栓塞。外观上，黏液瘤表现为以短而宽厚的蒂与心房相连，瘤体呈胶质状。超声心动图有以下表现高度提示心脏黏液瘤：有蒂，形状不规则，密度不均，较小，透亮或者带有一些钙化灶，典型位于房间隔、卵圆孔周围（图 46-3）。

【治疗】

心脏黏液瘤一旦确诊就应手术，术中插管应注

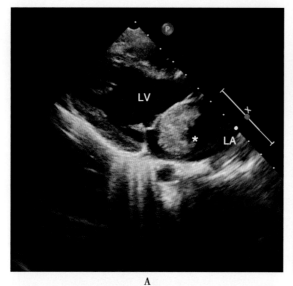

A

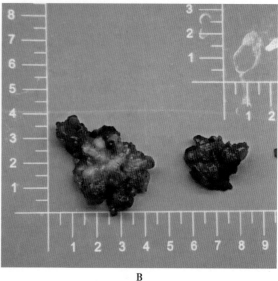

B

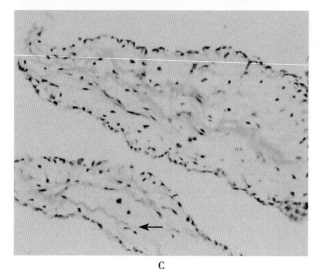

C

LV.左心室;LA.左心房。

图46-3 心脏黏液瘤

A. 超声图像,超声胸骨旁短轴切面显示左心房黏液瘤。超声心动图显示肿瘤可变形,呈凝胶状(*);B. 大体标本,术中检查发现肿瘤呈胶状,易变形,易碎;C. 镜下所见,镜下可见黏液瘤细胞呈线状排列(←),周围有丰富的黏液样和富含胶原的基质(苏木精-伊红染色,放大倍数100)。

意避免损伤瘤体而引起碎片脱落发生栓塞,在切除肿瘤操作中决不能操之过急、过度挤压,以免引起瘤体碎裂造成血管栓塞。术中切除应彻底,同时切除部分周围相连的正常心肌组织。如果不连同周围相连组织一起切除,黏液瘤很可能再发。由不充分切除、手术种植或未发现的多发病灶等原因造成的术后复发率可达5%。

【术后监护】

常规的术后处理与体外循环直视手术相同,黏液瘤切除术后早期处理原则是在输血补液时必须严格监测左心房压,切忌补充容量过多,引起左心衰竭及肺水肿。强心、利尿、加强辅助呼吸,维持正常的血压。

栓塞是术后常见的并发症,瘤体碎片栓塞脑部,术后早期主要表现为意识不清及抽搐等症状(注:意识不清主要有嗜睡、昏睡及昏迷等临床表现),并出现偏瘫失语等定位体征,因此在监护中要注意观察患者麻醉清醒时间、双侧瞳孔大小、对光反应、四肢动脉搏动及肢体活动、肌力等情况。治疗的主要方法是头部降温、利尿、脱水,应用甘露醇降低颅内压,其预防的最好措施是术中避免挤压、切除瘤体完整、反复冲洗心腔。

术中切除肿瘤,使心室收缩功能受到影响,术后易发生急性左心衰竭及低心排血量综合征。在监护中要严密观察血压、心率及四肢末梢循环,不能单纯依靠中心静脉压判断心功能,要全面综合分析。同时注意左心功能监测,注意双肺呼吸音,限制液体入量,并记录每小时尿量。

第五节　畸　胎　瘤

心脏或心包畸胎瘤可发生在任何年龄,约2/3发生在小儿。肿瘤一般位于心包腔内,由蒂附着于主动脉或肺动脉根部,心肌内或心腔内畸胎瘤罕见。胎儿和婴儿可通过超声心动图发现,提示为异质性的囊性肿块。

【临床表现】

肿瘤的体积通常较大,易引起心脏受压以及邻近肺动脉、主动脉、上腔静脉血流受阻。呼吸窘迫、发绀和充血性心力衰竭是婴儿最主要的临床表现。畸胎瘤患儿常出现大量心包渗出,使患儿早期即出现呼吸困难、充血性心力衰竭,严重者可出现心脏压塞,导致猝死。超声心动图很容易作出诊断,CT和MRI可以发现多个胚层的组织,常伴有钙化并有心包渗出。外观上畸胎瘤表现为囊性、多分叶;组织学上存在多种不成熟的成分,包括上皮、神经胶质组织、甲状腺、胰腺、平滑肌和骨骼肌、软骨和骨组织等。

【治疗】

畸胎瘤心包渗出可以导致严重的后果,因此早期诊断非常重要,一旦诊断成立,即应考虑手术治疗。由于肿瘤一般位于心包腔内,手术可以在非体外循环下进行,切除成功率非常高,术后效果很好。由于很多畸胎瘤在胎儿期即可出现心包渗出等严重表现,随着胎儿心脏外科的发展,有学者提出此类患儿可以在胎儿期进行手术治疗。尽管畸胎瘤被认为是良性的,但切除后肿瘤复发或肿瘤癌变均有报道。

【术后监护】

畸胎瘤切除后的巨大创面可造成术后早期胸腔引流量相对较多,应注意维持血流动力学稳定,同时警惕活动性出血的可能。术后常规保留气管内插管,给予呼吸机辅助呼吸,待血气分析结果正常后逐渐撤离呼吸机,同时重视呼吸道维护,防止肺部并发症发生。

第六节　心　包　肿　瘤

心包肿瘤在儿童极为罕见,其中大多为心包囊肿,其次为脂肪瘤、畸胎瘤及间质瘤,恶性肿瘤可累及心包或心包腔,淋巴组织瘤可在结外累及心包。心包肿瘤通常分为心包原发性良性肿瘤(心包囊肿、心包憩室、心包畸胎瘤),心包原发性恶性肿瘤(心包间皮瘤)和心包转移性肿瘤。

【临床表现】

心包肿瘤常在胸部X线检查中发现,较大的肿瘤会引起心脏受压、支气管受压、炎性反应等症状,可通过超声心动图、胸部CT或MRI作出诊断。

【治疗】

诊断明确的心包肿瘤应争取手术切除,心包囊肿一般无须在体外循环下切除,且预后良好。若瘤体没有明确显示心脏结构边缘,提示肿瘤可能侵袭心脏,应在体外循环下切除较为安全。术中要特别注意勿损伤膈神经,肿瘤较大时通常包裹膈神经,要注意鉴别,一旦误切,远期可能需要行同侧膈肌折叠术。

【术后监护】

除常规应用呼吸、脉搏、血压监测外,应注意观察心包引流情况,术后呼吸监测是术后监测的重要环节。术后早期受麻醉的影响,可抑制呼吸中枢及咳嗽反射,妨碍纤毛运动和分泌物的清除,易发生肺不张,因此在常规应用呼吸机辅助情况下,注意呼吸道管理,定时雾化吸痰。若术后脱机困难,需复查胸部X线片,排除膈膨升。

心包肿瘤切除术后2周左右,可出现心包切开综合征,表现为胸痛和胸腔积液,治疗上可应用非甾体类药物。此外如硝酸异山梨酯,每次1mg/kg或泼尼松1～2mg/(kg·d)也有良好疗效,经上述治疗后均可治愈。

(莫绪明)

参　考　文　献

[1] BECKER A E. Primary heart tumors in the pediatric age group: a review of salient pathologic features relevant for clinicians[J]. Pediatr Cardiol, 2000, 21(4): 317-323.

[2] PADALINO M A, BASSO C, MILANESI O, et al. Surgically treated primary cardiac tumors in early infancy and childhood[J]. The Journal of Thoracic and Cardiovascular

Surgery, 2005, 129(6): 1358-1363.

[3] 武开宏, 刘迎龙. 小儿心脏肿瘤的诊断与治疗[J]. 中华小儿外科杂志, 2006, 27(12): 659-660.

[4] UZUN O, WILSON D G, VUJANIC G M, et al. Cardiac tumours in children[J]. Orphanet Journal of Rare Diseases, 2007, 2(1): 11.

[5] GUNTHER T, SCHREIBER C, NOEBAUER C, et al. Treatment strategies for pediatric patients with primary cardiac and pericardial tumors: a 30-year review[J]. Pediatr Cardiol, 2008, 29(6): 1071-1076.

[6] PADALINO M A, VIDA V L, BOCCUZZO G, et al. Surgery for primary cardiac tumors in children: early and late results in a multicenter European Congenital Heart Surgeons Association study[J]. Circulation, 2012, 126(1): 22-30.

[7] DEMIR H A, EKICI F, YAZAL E A, et al. Everolimus: a challenging drug in the treatment of multifocal inoperable cardiac rhabdomyoma[J]. Pediatrics, 2012, 130(1): e243-e247.

[8] 丁文祥, 苏肇伉. 现代小儿心脏外科学[M]. 济南: 山东科学技术出版社, 2013.

[9] LIU X, HONG H F, ZHANG H B, et al. Treatment strategies for primary tumors of the heart in children: a 10-year experience[J]. Ann Thorac Surg, 2015, 100(5): 1744-1749.

[10] SHI L, WU L P, FANG H J, et al. Identification and clinical course of 166 pediatric cardiac tumors[J]. Eur J Pediatr, 2017, 176(2): 253-260.

[11] MARTÍNEZ-GARCÍA A, MICHEL-MACÍAS C, CORDERO-GONZÁLEZ G, et al. Giant left ventricular rhabdomyoma treated successfully with everolimus: case report and review of literature[J]. Cardiol Young, 2018, 28(7): 903-909.

[12] 丁培成, 莫绪明, 戚继荣. 小儿原发性心脏肿瘤的外科治疗与预后[J]. 中华胸心血管外科杂志, 2018, 34(1): 32-35.

[13] BARNES B T, PROCACCINI D, CRINO J, et al. Maternal sirolimus therapy for fetal cardiac rhabdomyomas[J]. N Engl J Med, 2018, 378(19): 1844-1845.

[14] DING P C, QI J R, MO R, et al. Clinical Treatment of pediatric primary cardiac tumors: a single-institute 12-year experience[J]. J Pediatr Hematol Oncol, 2020, 42(8): 488-494.

第四十七章

小儿乳腺肿瘤和乳腺增生性疾病

第一节　乳腺的生理发育

乳腺是生殖系统的一部分,其结构随年龄及生理状况变化而异,且生理状况与生殖系统的变化有密切关系,均受到下丘脑-垂体-卵巢轴的调节。女性乳腺变化贯穿女性一生,其大小、形态和质地受遗传、年龄、月经周期、妊娠、哺乳、激素替代疗法、更年期或相关疾病等因素影响。儿童及青少年期更应加强对乳腺的检查,注意两侧乳腺发育是否对称,有无乳腺肥大、发育不良或乳头溢液等,在青春期发育过程中,体内雌激素水平迅速增高,对乳腺过度刺激或乳腺局部组织对雌激素过于敏感,易出现乳腺纤维腺瘤。

一、乳腺生理解剖

成年女性乳房是 2 个半球形的性征器官,位于胸大肌浅面,在第 2~6 肋骨水平的浅筋膜浅、深层之间。外上方形成乳腺腋尾部伸向腋窝,乳头位于

乳房的中心,周围的色素沉着区称为乳晕,乳晕表面有许多小隆起的皮脂腺称为乳晕腺(又称蒙氏结节),主要分泌油脂润滑乳头和乳晕。乳腺有 15~20 个腺叶,每一腺叶分成很多腺小叶,腺小叶由小乳管和腺泡组成,是乳腺的基本单位。每腺叶有其单独的导管(输乳管),腺叶和输乳管均以乳头为中心呈放射状排列(图 47-1)。小输乳管汇至输乳管,输乳管开口于乳头,输乳管靠近开口的 1/3 段略为膨大,是导管内乳头状瘤的好发部位。腺叶、小叶和腺泡间有结缔组织间隔,腺叶间还有与皮肤垂直的纤维束,上连浅筋膜浅层,下连浅筋膜深层,称为乳房悬韧带(Cooper 韧带)。乳腺是许多内分泌腺的靶器官,其生理活动受腺垂体、卵巢及肾上腺皮质等激素影响,妊娠及哺乳期时乳腺明显增生,腺管延长,腺泡分泌乳汁。哺乳期后,乳腺又处于相对静止状态。育龄期女性在月经周期的不同阶

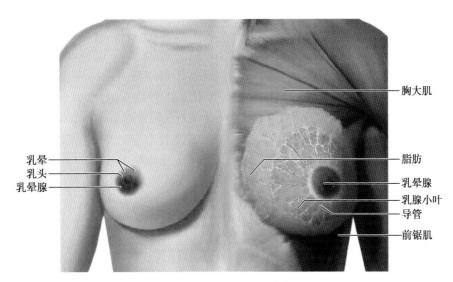

图 47-1　女性乳房的正常解剖

段,乳腺的生理状态在激素影响下,呈周期性变化。绝经后腺体渐萎缩,为脂肪组织所代替。

二、胎儿期乳腺发育

在人类胚胎发育的第 5 周,外胚层胚胎干从腋窝到腹股沟间形成原始的乳线,乳线在胸壁上发育成乳腺嵴,其他部位的乳线逐渐退化。原始乳线的不完全退化或散布形成副乳腺,2%~6% 的女性具有副乳头或腋窝乳腺组织。

在妊娠第 7~8 周,乳腺胚基增厚(乳丘阶段),接着进入胸壁间叶细胞(球形阶段)。妊娠第 10~14 周胸壁间叶细胞进一步增殖形成扁平的边缘(锥形阶段)。妊娠第 12~16 周,间叶细胞分化成乳头和网眼状组织平滑肌。妊娠第 16 周,上皮细胞形成乳腺芽(萌芽阶段)。接下来分支形成 15~20 个条索状上皮性分支(分支阶段)。第二乳腺胚基发育,毛囊、皮脂腺、汗腺基本分化形成。一般认为乳腺实质组织是由汗腺组织发育而来。另外,顶浆分泌腺发育形成乳腺蒙氏结节。这些发育主要是依靠激素的作用。

在妊娠 6 个月,胚胎性激素进入胎儿血液循环,诱导分支上皮组织形成(分支阶段)。这一过程持续至妊娠第 32 周。最终形成 15~20 个乳腺导管,约 10 个主导管和皮脂腺结合在表皮附近。组织分化发生在妊娠第 32~40 周,内含初乳的腺泡结构形成(末梢小泡阶段)。此时乳房腺体以 4 倍的速度增长,乳头乳晕发育,颜色加深。尽管蒙氏结节和皮脂腺存在,乳头仍小而扁平。这一时期,乳头部环状平滑肌纤维形成。

三、新生儿期乳腺的生长变化

新生儿出生时,乳腺由简单小导管组成,导管上皮为立方上皮,排列紧密,分支甚少,最后汇集开口于乳头,腺泡尚未形成,间质较致密。

约 50% 的新生儿在产后第 4~7 天,男婴、女婴乳房均可轻度增大,内可触及花生米或蚕豆大小的硬结,甚至从乳头挤出乳汁。这一现象在出生后第 3~4 周后开始减少。

男性在出生后乳腺几乎不发育,女性在规律的激素刺激下乳腺发育明显,特别是在育龄期,20 岁乳腺发育到顶峰,50 岁以后乳腺开始萎缩。

四、儿童期乳腺的生长变化

儿童期的乳腺发育处于一个较长的相对静止状态,生长缓慢,其生长速度与各部分发育速度一致。随着内分泌变化,女性乳腺作为第二性征从青春期开始又逐渐发育、成熟。

在儿童期,部分儿童乳腺有一定的发育。婴幼儿单纯乳腺早发育以 2 岁内发病多见。经典的单纯乳腺早发育是指在生后 6 个月内出现乳腺发育,多在出生后几个月消退,但也可能持续 18~24 个月。目前较普遍认为小青春期是经典单纯乳房早发育的发生机制。出生后的新生儿血液循环中有高浓度雌激素,随着雌激素被清除,下丘脑 - 垂体 - 性腺轴激活,其分泌的激素可达到青春期水平,这种变化被称为小青春期。

单纯性乳腺早发育无须特殊治疗,而中枢性性早熟(central precocious puberty,CPP)可以使用促性腺激素释放激素(gonadotropin-releasing hormone,GnRH)类似物有效治疗从而改善成人身高和推迟初潮,尽早区分单纯乳腺早发育和早期 CPP,对治疗和预后均至关重要的。尽管尚不清楚乳腺早发育确切的病理生理机制,但许多文献提示在大多数情况下是良性的临床过程,少部分可能转化为 CPP。研究发现 2 岁后发病者 CPP 转化的风险性较 2 岁前发病者要高,发病年龄和初诊时的子宫长径是转化为 CPP 的危险因素,有危险因素的患儿应加强临床随访,密切监测病情进展,及时明确诊断并给予相应治疗。

五、青春期乳腺的生长变化

女性在 10~12 岁逐渐进入青春期,下丘脑 - 垂体 - 卵巢轴功能逐步成熟,卵巢逐步发育,卵巢及肾上腺皮质分泌增加,雌孕激素产生,乳腺开始发生比较显著的变化。通常 9.5~10.5 岁乳房开始发育且隆起,乳晕下出现硬结,并有轻微胀痛,这是卵巢产生雌激素的第一个临床征象,垂体开始分泌适量的促性腺激素,垂体 - 卵巢轴已经建立。与此同时,乳晕逐渐增大,并略微隆起,可将乳头的全部或大部分遮埋,仅露出乳头顶端,到青春后期乳头开始突起。此时乳房内脂肪大量积聚,结缔组织亦明显增生,使乳房迅速增大,其生长速度较身体其他部分的生长快。其中青春期乳房发育的 Tanner 分期 III、IV、V 期乳房增大最明显,乳房逐渐丰满、隆起,乳头及乳晕增大而着色。乳腺导管部分反复分支、扩大,逐渐形成一个复杂的细管结构,但腺体仍然不够发达,导管数量少而且腺泡较小。排卵后腺泡和导管有所增生。腺泡为分泌单位,在妊娠或外源性性激素的刺激下,才有分泌功能。Tanner 将乳房从童年到成年演变分成 5 期(表 47-1)。

六、成年期乳腺在月经周期中的变化

成年女性下丘脑 - 垂体 - 卵巢轴发育成熟,排卵周期建立。由于乳腺受雌激素及孕激素的影响,故随月经周期而变化。月经前受雌激素及孕激素的影响,主要为乳腺的增生性改变,乳房胀大,有结节感,质地结实,有时可引起周期性轻微胀痛或触痛。此现象多出现于月经前 3～4 天,月经即将结束时减轻,月经干净后消失。

表 47-1　Tanner 乳房发育分期

分期	具体表现
Ⅰ期	仅有乳头凸起,乳晕平坦,无可触及的乳腺组织或乳晕色素沉着
Ⅱ期	乳晕区出现乳腺组织,乳头及乳晕从胸壁明显隆起,容易触及的腺体组织数量增加,伴乳房直径增加,乳晕色素沉着
Ⅲ期	乳房组织增大超过乳晕的界限,较Ⅱ期有更为增大的乳头,乳头平均直径达 4mm,但乳房和乳头轮廓保持在同一个水平面上
Ⅳ期	乳房进一步发育,乳头和乳晕形成乳房平面的第二个隆起
Ⅴ期	发育成熟的乳房,乳头和乳晕形成平滑的轮廓,乳头直径可达 7mm

第二节　乳房检查

乳房检查是早期诊断乳腺肿块的方法,日益受到临床医师和家长重视。乳房检查包括乳房自我检查(breast self-exam, BSE)和乳房临床检查(clinical breast exam, CBE)。乳房自我检查很重要,能发现较小乳房肿块,在临床上乳房肿块较大就诊的原因是不能经常性乳房自我检查。但目前对青少年乳房自我检查存在争议,国外有学者建议 13～16 岁就可行乳房自我检查,而部分学者则认为乳房自我检查应在 19 岁后进行。对于婴幼儿来说,家长也应定期检查乳房情况,有无乳房增大、硬块、触痛、乳晕颜色改变及乳头溢液等,发现问题及早就诊。在青春期前各个年龄段,出现一侧或两侧乳房肿块需考虑乳腺发育的情况,应该与其他的乳房肿块鉴别。

乳房检查必须在光线好的房间进行,腰部以上充分暴露。要求详细询问病史(症状、月经史、家族史、外伤史等),以及视诊、淋巴结检查、坐位和仰卧位触诊。

一、视诊

1. 乳房形态　双乳大小、位置、外形轮廓是否对称;青春期女孩应注意乳房的 Tanner 分期。

2. 乳房皮肤表面情况　有无局限性隆起、凹陷(酒窝征);皮肤色泽,有无发红、水肿、溃疡、橘皮样变;有无痣、瘢痕或浅表静脉显露。

3. 乳头乳晕情况　有无畸形、乳头高低,有无内陷、溃烂、溢液,乳晕颜色是否异常,有无湿疹样改变。

二、触诊

(一)触诊手法

第 2～3 指末端指腹触诊(图 47-2)。常采用环绕法、放射状楔形或线行法触诊 3 种方法,3 种方法有重叠,顺序为先健侧后患侧乳房、腋下、锁骨周围。

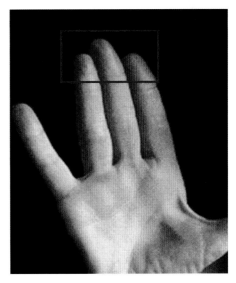

图 47-2　乳房触诊手法

1. 环绕法触诊　从乳房外周开始环绕逐渐缩小直至乳头,注意不要遗漏腋下和上胸部(图 47-3)。

2. 放射状楔形触诊　从外周开始至乳头,再至外周(图 47-4)。

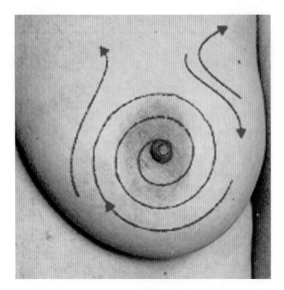

图47-3　乳房环绕法触诊

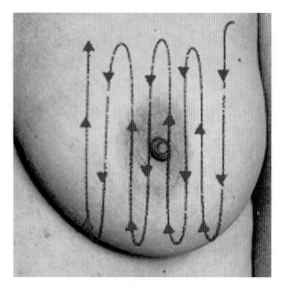

图47-5　乳房线行法触诊

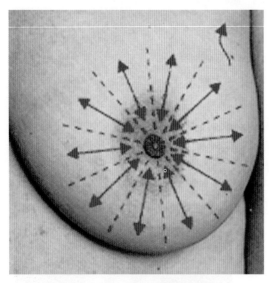

图47-4　乳房放射状楔形触诊

3. 线行法触诊　从腋下开始,先向下至乳房下缘,然后缓慢向上,上下波浪前进,也可左右水平移动(图47-5)。

(二)触诊内容

1. 乳房肿块　包括乳房肿块的部位、形态、大小、数目、质地、活动度及压痛,与皮肤有无粘连;乳腺的囊性纤维性改变和纤维腺瘤通常位于外上象限,乳腺导管扩张症和蒙氏囊肿位于乳晕下;乳腺导管扩张症和蒙氏囊肿是囊性的,纤维腺瘤、分叶状肿瘤、脂肪坏死和乳房恶性肿瘤通常是实性的;乳房纤维囊性变和纤维腺瘤在月经开始之前可能会有压痛。

2. 乳头溢液　向心性挤压乳管,观察乳头溢液部位(单侧/双侧)和性状(分泌物颜色、量、自行溢出或挤压后出现);乳头溢液可发生于纤维囊性疾病(多为非血性绿色或棕色液体)、蒙氏囊肿(清亮至褐色液体)、乳腺导管扩张症(多种颜色的黏液)、分叶状肿瘤(黄色或血性液体)、感染(脓性)和乳腺癌(血性液体)。

3. 淋巴结　包括腋窝淋巴结、锁骨上下淋巴结、颈部淋巴结,检查淋巴结大小、质地及活动度,有无压痛。

第三节　乳腺增生及发育异常

一、乳腺增生症

(一)青春期前乳腺增生

青春期前乳腺增生(prepubertal breast hyperplasia)又称早熟性乳腺肥大症。其临床特点为男女均可发生,5~8岁女孩多见,最早2岁可出现。

青春期前乳腺增生与性早熟(凡女性8岁前出现第二性征或10岁前月经来潮均为性早熟)同时发生,可分为生理性及病理性。生理性发生于8岁后的女孩,是青春期最初表现。病理性者多有明确病因,如卵巢肿瘤,特别是颗粒细胞、肾上腺增生或肿瘤、垂体肿瘤等。患儿身体发育程度与其年龄不相称,可有外生殖器肥大、腋毛和阴毛明显、子宫比正常大、血和尿中雌激素水平升高等表现。

青春期前乳腺增生病因不明,多数学者认为与正常乳腺组织激素受体敏感性增加有关。

青春期前乳腺增生患儿乳头、乳晕下方出现盘状软组织块,直径 2~5cm,质地中等、边界清、基底活动、与皮肤无粘连,有时可为单侧,可伴压痛。随着乳腺发育,乳晕下肿块逐渐消失。当幼儿出现单侧乳腺发育时,可触及乳晕深面质韧肿块,超声声像图呈盘状低回声肿块,多数在半年至 1 年内对侧乳腺相继发育,并逐渐长大对称。本病一般在 6 个月至 6 年自发退化。总之,越早出现这种异常发育,自发退化可能性越高。

治疗上应监控青春期前乳腺增生患儿发生性早熟的可能。若发现乳腺肿块明显增大,应考虑肿瘤可能。

(二)乳腺增生症

乳腺增生症又称乳腺结构不良症、乳腺囊性增生症,是女性常见的一种非炎症非肿瘤性疾病。

【临床表现】

多为乳房疼痛和乳房肿块。乳房疼痛具有周期性,月经期加重,月经后减轻或消失,疼痛为弥漫性或局限性刺痛、胀痛,外上象限为主要疼痛部位。查体可触及乳房腺体弥漫性或局限性增厚,部分有结节感,无明显肿块。

【鉴别诊断】

1. 乳腺癌 多好发于 30 岁以后,乳房快速增大,无明显疼痛,乳头偏移、内陷,肿块质地硬,可与皮肤及胸肌粘连,结合超声、钼靶、穿刺活检可诊断。

2. 纤维腺瘤 多发生于 20~30 岁女性,乳房肿块生长缓慢、边界清晰、活动佳、质地硬,可结合超声诊断。

【治疗】

以观察为主,若疼痛明显,可予口服药物缓解疼痛。

二、乳腺发育异常

乳腺发育异常可双侧或单侧发病,累及乳头和/或乳腺组织。

(一)巨乳症

青春期巨乳症定义为 10~16 岁发生的不典型、快速、持续的乳腺生长发育的一种病理状态,通常双侧发病,其典型临床症状是乳腺过度发育导致体积过度增大,包括腺体增生、间质增生、脂肪组织堆积、乳腺导管扩张等。

青春期巨乳症的病因尚未明确,有学者认为性激素水平快速且持续改变时会引起乳腺组织对雌激素的反应异常或引起靶器官效应,也有学者认为当雌激素水平相对雌激素受体水平过高时,正常水平的雌激素同样会导致巨乳症的发生,但并非普遍存在。另外,有研究发现 *PTEN* 基因的缺失会导致乳腺早期发育和肿瘤发生。有报道青霉胺和大麻可能是导致巨乳症的外源性病因;垂体、肾上腺或卵巢肿瘤等分泌含类固醇产物增加巨乳症的发生。

【临床表现】

过大过重乳腺还会导致慢性肩颈、背部、乳房疼痛。

【诊断】

超声检查,乳房解剖层次不清,皮肤呈平直带状回声,无明显皮下脂肪层,乳腺结构紊乱,胸壁肌筋膜显示不清;乳腺厚度远超过正常乳腺;腺体结构极为紊乱,皮下可见片状、网线状囊性区域,后方回声增强,片状不规则实性稍强回声区域及片状稍低回声区域混杂,乳腺结构呈"地图样",部分区域可见片状相对正常的腺体样回声。因为乳房较大、腺体厚、结构较乱,通常需要使用腹部探头观察乳腺的厚度和整体声像图。

【治疗】

外科手术是治疗的有效途径。主要是皮下腺体完全切除术或巨乳缩小成形术。有报道任何皮下腺体完全切除术在术后器官免疫反应期间都有复发的可能。保留部分腺体的巨乳缩小成形术备受争议,术后保留乳腺组织的复发增生需要进一步手术切除。

(二)男性青春期乳腺发育

男性乳腺增生是由男性乳腺组织增生导致的一侧或两侧乳腺发育,通常为良性,好发于新生儿期、青春期及老年期。发病机制可能与体内雌激素增加,雄激素缺乏,雌、雄激素比值增大等有关。另外,雌激素受体功能缺陷、乳腺组织对雌激素敏感性提高等局部因素对发病也起一定作用。

生理性男性乳腺发育多发生于新生儿期、青春期男孩。新生儿期表现为乳房结节增大,可能受母体雌激素影响导致,一般 1 周后消失,偶尔可持续数月甚至数年;青春期男性乳腺发育多见于 14~18 岁,表现为乳房结节与胀痛,多为年龄增长,青春期性激素分泌旺盛,腺垂体促性腺激素刺激睾酮和雌激素的产生,导致血清中雄、雌激素比值减小,而产生一过性男性乳腺发育增殖。通常为自限性,一般无须治疗。

病理性男性乳腺发育可能与药物、疾病、肥胖等相关。药物包括激素类、抗雄激素药物、抗生素、抗溃疡药、治疗心血管疾病药、抗精神病药、麻醉药等。疾病主要包括肿瘤、肾上腺疾病、原发性或继发性性腺功能不足。另外,有50%以上无明确原因,可能与环境污染有关,环境污染物中含类雌激素样化合物,如烷基苯酚类、双酚类、邻苯二甲酸酐类、多氯联苯类、有机氯农药及二噁英类化合物等,进入人体内可产生雌激素样作用。

【临床表现】

乳房肿块,边界清晰,质地坚韧、活动度好,双侧对称增大;伴或不伴乳房胀痛、触痛;部分患者可有乳头溢液。

【鉴别诊断】

1. 假性男性乳腺发育症　肥胖男性乳房常因脂肪堆积而增大,形似男性乳腺发育,故称为假性男性乳腺发育症,乳腺超声可以确诊。

2. 男性乳腺癌　乳晕下有质硬无痛性肿块,并迅速增大;肿块与皮肤及周围组织粘连固定;乳头回缩或破溃,个别可有乳头血性溢液和/或腋下淋巴结肿大,应考虑乳腺癌。

3. 乳腺脂肪瘤　较少见,一般位于乳房皮下,多为单发,形状不一,质地柔软,边界清楚,表面常呈分叶状,生长缓慢,一般3~5cm。

【治疗】

1. 治疗原发病　对原发病进行药物治疗或手术治疗;若药物因素,则停止用药;因肥胖原因,则减肥及改变生活习惯。

2. 乳房整形　针对短时间内乳房不能消退情况,可采取整形手术:①锐性切除法;②吸脂法;③吸脂加锐性切除法。

（三）副乳

副乳是指除胸部的正常乳房外,其他部位又长出乳房或乳头,发生率为1%~5%,男女均可发生,女性多于男性。

【发病机制】

胚胎第6周开始,沿躯干前壁两侧,从腋窝到腹股沟这两条线上,有6~8对乳腺的始基形成。在正常情况下,胚胎发育至第9周时,除胸前区1对乳腺始终能保留并继续发育外,其余的均退化、消失。少数有多余的乳腺没有退化或退化不全,则在出生以后形成多余的乳房(或乳头),即副乳。

副乳可以发生在对应于胚胎期乳房始基线上的任何部位,可发生在单侧或双侧。最常见的部位在腋窝,其次是胸前壁和腹壁,偶尔也可见于腹股沟处、大腿外侧、面颊、耳、颈、上肢、肩、臀、外阴等部位,但都极少见。副乳可表现为副乳头(即多乳头)或副乳腺(即多乳房畸形)。

【临床症状】

大多数患者无症状。少数患者在月经来潮前有胀感或痛感,月经来后减轻或消失。

【治疗】

无症状的小副乳可不治疗。月经前经常胀痛不适者;副乳内有异常肿块或可疑肿瘤者;副乳局部合并湿疹、感染,并伴有肩背部及胸部疼痛,影响上肢活动者;副乳体积大影响外观者可予手术切除。

（四）其他发育异常

1. 后天畸形　医源性导致的乳房发育异常。包括对早期乳房发育诊断不当,活检导致乳腺大部分切除,出现明显畸形;放疗引起的乳腺缺失以及外伤、脓肿导致的乳房畸形。

2. 乳房发育不良与缺如　乳房发育不全又称发育不良。先天无乳房即乳房缺如。乳房畸形可分为:①一侧发育,对侧正常;②双侧不对称发育不良;③一侧肥大,对侧正常;④双侧不对称肥大;⑤一侧发育不良,对侧肥大;⑥一侧乳房、胸部、胸肌发育不良(Poland综合征)。

3. 乳头缺如　乳头、乳晕复合体缺如非常少见,通常与乳房缺如相关。

4. 乳头内陷　分为原发性和继发性。原发性与遗传因素相关。继发性主要由乳腺癌、炎症、外伤、瘢痕、乳房过大及下垂等原因引起。

第四节　小儿乳腺肿瘤

由于乳腺恶性肿瘤发病率越来越高,患儿及家长对于乳房肿块越来越重视。乳腺疾病是青春期女性常见的问题,儿童乳腺肿瘤多发生在青春期及青春期后,绝大多数乳腺肿瘤为良性,且具有自限性,青春期前乳腺周围肿瘤发病率相对高,如血管瘤、淋巴管瘤、脂肪瘤等。乳腺恶性肿瘤在儿童期不常见,病例报道较少,因此小儿原发性乳腺恶性肿瘤的确切发病率尚不清楚。小儿乳腺肿瘤不能参照成人处置,否则会导致临床上不恰当高危评估及不必要辅助检查和手术。

对于乳腺肿块的患者,初步检查应包括详细的病史和体格检查。病史应包括肿块位置、持续时间、肿块变化特征、月经依赖或不依赖的变化、疼痛、分泌物、其他肿块的存在。此外,必须询问既往史、药物史、手术史和家族史。家族史应包括是否存在乳腺问题,是否存在乳腺或其他相关癌症。如果有癌症病史,确定受影响家庭成员的水平,以及是否对家庭成员进行了任何乳腺癌特异性遗传检测。体格检查应描述肿块、肿块的活动性、是否存在压痛、皮肤变化或病变以及肿块的硬度。此外,还必须包括触诊腋窝、锁骨上淋巴结和挤压乳房了解是否存在乳头溢液。

乳腺超声检查是小儿、青少年乳腺疾病最简单、经济、无创的辅助检查,近年来 CT、MRI 更有助于对乳腺肿块性质、恶性肿瘤分期的判断。持续存在的乳腺肿块可行空芯针穿刺组织学检查,也可应用于诊断淋巴结是否存在转移。若肿块质硬,不能行穿刺检查,应手术切除肿块。组织病理学检查是诊断乳腺肿块的"金标准"。

一、青春期前乳腺肿瘤

(一)乳腺海绵状血管瘤

乳腺海绵状血管瘤是由血管组织构成的一种良性血管畸形。临床极为少见,本病多发于乳腺皮下组织内,肿瘤体积不定,质地柔软,边界清楚。一般为单发,也可多发。常无明显不适,生长缓慢。局部肿瘤穿刺抽出血性液体时,可明确诊断。切面呈暗红色,可见数个大小不等腔隙。腔壁厚薄不均,腔内充满血液。镜下见瘤组织由大量扩张血管构成,血管间由薄的纤维组织构成间隔,似海绵状,可有包膜,亦可边界不清。免疫组织化学显示,肿瘤血管内皮雌激素受体、孕激素受体、细胞角蛋白均阴性,CD34 及波形蛋白阳性。

根据血管瘤大小及血管瘤增长情况可选择:①随访观察;②药物注射疗法,如局部注射聚桂醇等;③超声微介导技术;④手术切除肿块。

(二)乳腺淋巴管瘤

乳腺淋巴管瘤,临床极罕见。淋巴管瘤是由淋巴管和结缔组织形成的一种先天性良性肿瘤,多由淋巴管的畸形或发育障碍导致。

通常生长缓慢,无不适表现。瘤体大小不一,囊腔呈多房者较多,触之无压痛,质软,有囊性感或波动感,透光试验阳性,内含淡黄色清亮液体。

治疗可采用药物瘤体注射,临床上多用博来霉素、OK-432 等药物;也可行肿瘤切除术。

(三)乳腺脂肪瘤

乳腺脂肪瘤是由脂肪细胞增生形成的一种良性肿瘤。可发生于体表任何部位,多见于肩背部、四肢,发生于乳腺者少见。

【病理】

脂肪瘤肉眼观察与正常脂肪组织相似,但色泽较黄。有薄层完整纤维包膜,肿瘤圆形或扁圆形,表面呈分叶状。有的肿瘤富含血管及结缔组织,为血管脂肪瘤。镜下观察,肿瘤由分化成熟脂肪细胞组成,其间有纤维组织间隔,外有薄层纤维组织包膜。瘤细胞较大,呈圆形,胞质内充满脂滴,胞核被推挤到近胞膜处。

【临床表现】

乳房较丰满、肥胖,常为无意中发现,肿瘤多为单发,圆形或椭圆形,分叶状,一般 3～5cm,大者亦可达 10cm 以上,质软,边界清楚,可活动,肿瘤不与皮肤、胸壁粘连。无疼痛,无乳头溢液及其他不适症状。

【治疗】

较大或生长较快者应手术治疗,手术切除后一般不复发。生长较缓慢、较小者允许观察。

另外,有文献报道青春期前乳腺良性肿瘤,包括婴幼儿纤维性错构瘤、表皮囊肿、丛状神经纤维瘤等,发病通常与雌、孕激素无相关性,临床主要表现为无痛性乳房肿块,治疗以手术切除为主,诊断主要依赖术后病理检查。

二、青春期乳腺良性肿块

(一)乳腺纤维囊性变/乳房疼痛

乳腺纤维囊性变/乳房疼痛(fibrocystic breast change,FBC/mastalgia)在女性乳腺疾病中十分常见,它是一种非炎症、非肿瘤的良性疾病。是一组以乳腺腺体和间质发生不同程度的增生和改变为特征的疾病,病变包括囊肿(包括微囊)、顶泌汗腺化生、间质改变、轻度的上皮增生和轻度的腺病。其特点是乳腺弥漫性索状增厚或乳腺肿块，且于月经前明显胀痛。临床表现为触及乳腺不规则肿块并压痛，临床上难与乳腺恶性肿瘤鉴别。辅助检查为B超探及不规则团块，甚至出现蟹足、毛刺等表现，因此常被误认为乳腺癌。其病因不明，可能与雌激素与孕激素水平失衡有关，50%育龄期女性和90%女性尸检均可见此病变。一般乳房体格检查加上B超可确诊，大多数患者乳房疼痛症状随月经周期而呈周期性改变。

治疗方法包括：①85%患者穿戴运动型胸罩和口服非甾体抗炎药可减轻症状；②口服避孕药、中药改善症状（20μg炔雌醇比大剂量雌激素效果更佳）；③服用维生素E、月见草油，戒除咖啡因可改善症状但不能根治该病变；④情绪、紧张、压力可加重症状；放松、减肥和运动对改善乳腺疼痛有益。

（二）乳腺纤维腺瘤

乳腺纤维腺瘤（breast fibroadenoma）是青春期少女最常见乳腺肿块，占67%～94%。多数学者认为与初潮前后雌激素分泌增多、体内雌激素浓度增高或缺乏孕激素及雄激素等的拮抗作用有关，由雌激素对乳腺过度刺激或乳腺局部组织对雌激素过于敏感，使纤维组织呈瘤性增生导致。随着生活水平的提高，过多食用各种含有激素成分的普通或保健食品，也是乳腺纤维腺瘤的诱发因素之一。病程早期瘤体增长快，此后处于稳定期。腺瘤直径为2～3cm，常位于乳腺外上象限，可触及局限性、界清、质韧、活动、无触痛的肿块。双侧乳腺发病率为10%。约25%患儿病变呈多发性，称为纤维腺瘤病。

通常乳腺检查可明确诊断，体格检查时肿物呈圆形或椭圆形，表面凹凸不平、软硬不均、分叶状、边界清、活动性好、无明显压痛，腋窝淋巴结不肿大，肿块巨大可几乎占据整个乳腺，瘤体较大时可使正常腺组织被推挤受压萎缩。常辅以乳腺超声检查，超声表现为包膜完整、质地均匀、弹性较高、无微小钙化、血管数少等特点，可与恶性肿瘤鉴别。

初期可观察。有报道38%病灶可自行消退，若病灶不缩小或逐渐增大应选择：①临床观察：目前尚无青春期乳腺纤维腺瘤恶变的相关报道。故对无症状较小的乳腺纤维腺瘤可行临床观察，并定期行乳腺超声检查。②手术切除：当纤维腺瘤增长快时应行手术切除。术前应告知家长手术可能会

影响乳房美观。另外，有乳腺纤维腺瘤切除后出现长期局部疼痛的报道。术中肿瘤剥除时一般包膜完整，与皮肤、胸大肌无粘连，术中易剥离。手术切口的选择，常规的乳腺表面放射状切口会影响外观，且乳腺外上、下象限交接处的放射状切口容易损伤第4肋间神经的分支。该神经支配乳头和乳晕感觉。因此应尽量采用乳腺下皱襞切口，顺皮纹方向，将来乳房下垂瘢痕不明显，也可避免乳头和乳晕发生麻痹。同时术中应注意保护乳头和正常乳腺组织，术后不致影响乳腺的正常发育、外形和未来哺乳。

（三）乳腺巨型纤维腺瘤

乳腺纤维腺瘤直径＞5cm被称为乳腺巨型纤维腺瘤（breast giant fibroadenoma）。青春期乳腺巨型纤维腺瘤是由乳腺纤维组织和腺管2种成分共同构成的良性肿瘤，约占青春期乳腺纤维腺瘤的5%。发生年龄多为11～18岁，好发于月经初潮前后1～3年。临床表现主要为青春期女性短期内出现无痛性生长的乳腺巨大肿物，引起患侧乳房增大和双乳外形明显不对称，并且肿瘤占据患侧乳房导致正常乳腺组织受压、发育受限。通常单侧单发，左右侧发病率相等。体格检查可见其病灶较典型纤维腺瘤更柔软，甚至可能与周围正常乳房组织相似。病灶表面皮肤可见静脉扩张并有明显触痛。青春期乳腺巨型纤维腺瘤为良性病变，手术治疗是唯一有效的手段，手术治疗应最大限度达到美观效果，包括尽量保留正常乳腺组织及乳头乳晕复合体。尽量保留全部正常乳腺、隐藏皮肤缝合口位置以及使乳头乳晕复合体与对侧保持对称。考虑患者年龄、发育及切口美观等因素，目前较多采用乳晕切口切除巨型纤维腺瘤，其比较隐蔽，可满足美观需要；且肿物大多已达乳晕下，此切口适用于大多数巨型纤维腺瘤，操作时向肿物两侧分离显露肿物相对容易；肿物过大不易从切口取出者，可做保持肿物连续性的肿物内斜切后取出，因此乳晕弧形切口的肿物切除术是较佳选择。

（四）乳腺叶状肿瘤

乳腺叶状肿瘤（phyllodes tumor of the breast）属于乳腺纤维上皮肿瘤，具有间质纤维和乳腺上皮成分，故又称双相肿瘤，是一种临界性或低度恶性的肿瘤，在病理上可分为良性、交界性及恶性。良性病变也会出现转移或局部复发。据报道乳腺叶状肿瘤发病平均年龄是45岁，而最小年龄为10岁。

临床表现为肿瘤常较大,病程长,常为无痛性孤立性肿块,患者常因肿块或肿块短时间内突然迅速增大而就诊。触诊发现病变边界清,活动度可,很少与周围组织粘连而难以移动。未见乳腺恶性肿瘤征象,如乳头回缩、橘皮样改变、乳头溢液等。由于乳腺叶状肿瘤临床体征同乳腺巨型纤维腺瘤相似,故在行活检前无法确诊。如果乳头受累则出现乳头血性溢液。乳腺超声检查可提示小叶状异质性回声而无点状钙化。

临床上治疗乳腺叶状肿瘤首选的是手术治疗,包括局部切除术和单纯乳房切除术,主要是依据患者的年龄、肿块大小、身体状况、本人及家属意愿、术前检查结果等因素选择手术治疗方式。青春期肿块较小者可行局部切除术,而肿块较大、术前检查为恶性叶状肿瘤者,可以考虑行单纯乳房切除术。良性乳腺叶状肿瘤应切除距肿瘤边缘 1cm 以内的正常组织。

当前有学者提倡对乳腺叶状肿瘤行放化疗,因为此类疾病肿块较大,局部边缘阳性或复发的患者辅助照射乳房或胸壁能取得一定的局部控制效果。经临床实践证实,放化疗对有远处肺、骨转移灶的乳腺叶状肿瘤患者有一定作用。

成人乳腺良性、交界性和恶性叶状肿瘤的 5 年生存率分别为 96%,74% 和 66%。青少年乳腺叶状肿瘤侵袭性不及成人,其预后可能更好,但具体数据未知。

(五)乳晕后囊肿(Montgomery 囊肿)

乳晕后囊肿(retroaereolar cyst)是乳晕边缘突起的小丘疹,其与乳腺蒙氏结节相关。当这些腺体阻塞可导致急性乳腺炎(62%)或乳腺肿块(38%)。诊断主要靠临床检查。乳腺超声检查为单一单房囊性病变,位于乳晕后。

口服针对金黄色葡萄球菌的抗生素及非甾体抗炎药。一般经治疗后炎症消退,仍可见乳腺肿块。如果无其他并发症,可定期乳房超声复查。80% 以上囊肿在 2 年内可自行消退。仅极少数患儿可能出现脓肿,需切开引流。应指导患儿不要压迫病灶区,因为这可能妨碍肿块的自行消退。如果肿块持续存在或诊断不明,可行手术切除。

(六)少年乳头状瘤病

少年乳头状瘤病(juvenile papillomatosis)是一种局部增殖性病变。病灶为多发纤维间隔性囊肿,呈"瑞士奶酪"状。10 岁以上女孩多见。它与纤维腺瘤相似,常表现为单侧乳腺肿块。少年乳头状瘤病患儿的家庭成员中患乳腺癌风险增加。15% 少年乳头状瘤病患儿可出现乳腺原位癌和浸润癌。本病治疗原则为手术切除病灶。

(七)导管内乳头状瘤

乳腺导管内乳头状瘤属于临床较为常见的乳腺良性病变,雌激素水平异常增高导致乳管扩张、上皮细胞增生明显,最终导致乳腺导管内乳头状瘤。临床上患者多伴有乳腺肿块、乳头溢液等症状,部分无临床症状的患者多于体检时发现。导管内乳头状瘤主要起源于乳腺导管系统内壁,可分为孤立型与多发型 2 种类型。根据病变部位将孤立型又分为中央型与外周型。中央型来自乳腺大导管上皮,处于乳腺中央区域,患者多伴有导管溢液;外周型来自终末导管小叶并向大导管延伸。与中央型相比,外周型更容易发生导管内上皮增生、腺病及癌等,病灶与乳头的距离相对较远,多表现为肿块。目前,诊断乳腺导管内乳头状瘤的方式包括乳腺钼靶、导管造影、超声等检查。

临床认为治疗关键在于早期手术,预防病情恶化发展。临床主要采用手术切除治疗,其实施原则在于彻底切除,且尽量保留正常腺体组织。通过将染料注入溢液孔内,并根据乳房组织染色情况,选择切除区段。

青春期乳腺肿瘤发病常与雌、孕激素相关,临床主要表现为无痛性乳房肿块,治疗以手术切除为主,诊断主要依赖术后病理检查。

三、儿童乳腺恶性肿块

(一)乳腺分泌性癌

乳腺分泌性癌(secretory carcinoma of the breast)是一种发生于成人和儿童的罕见恶性肿瘤。1966 年 McDivitt 和 Stewart 报道了 7 例青少年患者,并称之为幼年型癌。之后的文献报道,大多患者为成人,因此"乳腺幼年型癌"被重新命名为乳腺分泌性癌。乳腺分泌性癌有它特殊的流行病学、组织学形态、免疫表型和遗传学特点,因此被认为是一种独立的组织学类型。发病中位年龄为 25 岁,最小年龄为 3 岁,占所有乳腺癌约 0.03%。主要发生在女性,也可见于男性,男性患者年龄多小于 25 岁。

【病理】

肿瘤直径平均为 3cm,切面呈灰白色或黄褐色。分泌性癌边界呈推挤状，通常边界清楚，但也常见浸润，病变中央可见胶原化组织。根据肿瘤细胞排列方式将其分为微囊性、导管样和实性 3 种形态。大多数肿瘤含有这 3 种形态。免疫组织化学显示，细胞内和细胞外分泌物 PAS 阳性，雌激素受体、孕激素受体通常阴性或仅有部分弱表达，提示该肿瘤多为非激素依赖性。乳腺分泌性癌具有特征性的染色体 t（12；15）（p13；q25）平衡易位，*ETV6* 和 *NTRK3* 基因重排。

【临床表现】

临床表现为边界清楚的可活动性肿块，可单发或多发，男性和儿童患者多位于乳晕周围。双侧乳腺发生率相等，肿块可发生于乳腺的任何部位，副乳、腋窝也可发生。也可表现为乳头溢血，伴或不伴有明显肿块。

【治疗】

手术切除后大多数患者预后良好，儿童预后相对更好。儿童乳腺分泌性癌的手术需特别关注未来乳腺的发育，大部分学者提倡尽量保留乳腺芽，但这可能会导致外科手术不充分和局部复发。因此，儿童患者应首选局部广泛切除，尽可能地保留乳腺芽。辅助性化疗和放疗主要用于淋巴结阳性的患者。

（二）乳腺肉瘤

儿童乳腺肉瘤极为罕见。横纹肌肉瘤常见于青春期女孩，它是儿童常见的软组织恶性肿瘤，具有侵袭性强、恶性程度高的特点。2013 年，WHO将横纹肌肉瘤分为胚胎性、腺泡状、多形性及梭形细胞 / 硬化性横纹肌肉瘤。横纹肌肉瘤通常增长迅速，肿块可活动且不累及皮肤。手术和放化疗的联合治疗已经成为横纹肌肉瘤的主要治疗方案。但随着致病基因的不断发现，分子靶向治疗逐渐受到重视（图 47-6）。

（三）乳腺恶性叶状肿瘤

交界性或恶性肿块活动度通常较差，一般不侵袭皮肤、胸肌，可有皮肤浅表静脉曲张或局部皮肤破溃迁延不愈等表现，少数可出现乳头内陷、乳头溢液等类似乳腺癌的恶性征象。与其他软组织肿瘤不一样，它不易发生淋巴结转移，仅 1% 以下的患者有腋窝淋巴结转移。部分患者可有腋窝淋巴结肿大，但通常由感染导致。扩大切除保证切缘阴性是局部治疗原则，一般无须行腋窝淋巴结清扫，放疗和化疗对乳腺恶性叶状肿瘤的作用尚不

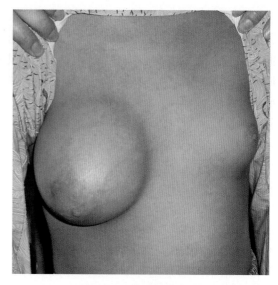

图 47-6　乳腺纤维肉瘤

明确。

其他病理类型的恶性肿瘤相对更少见，通常为个案报道。目前已报道的病理类型包括非霍奇金淋巴瘤等，主要表现为乳房肿块，确诊靠病理及免疫组织化学检查。

（四）转移性乳腺肿瘤

据报道，小儿原发性肝癌、霍奇金淋巴瘤、非霍奇金淋巴瘤、神经母细胞瘤、横纹肌肉瘤可转移至乳腺形成乳腺转移性癌。横纹肌肉瘤转移至乳腺的儿童中 30% 累及双侧乳腺。儿童少见转移性肿瘤包括髓母细胞瘤、肾癌。乳腺超声检查有助于鉴别诊断，CT 或 MRI 有助于显示病变数目、部位、形态、大小、边缘、轮廓、内部结构、血供及邻近组织结构特别是皮肤改变等情况，对病变乳腺纤维腺体内外定位、良恶性判断、恶性肿瘤分期与手术可切除性评估、治疗方法，尤其是手术方式确定和乳区病变疗效随访，均具有较高的临床价值。

小儿乳腺癌危险因素包括胸壁辐射，常见于霍奇金淋巴瘤接受胸部放疗的患儿，可增加发生乳腺癌的风险。尤其是在 10～16 岁（此时期是乳房快速发育期）接受胸部放疗的患儿发生乳腺癌风险更大。有报道显示，患霍奇金淋巴瘤接受胸部放疗的女孩罹患乳腺癌的风险是未接受胸部放疗的女孩的 82 倍，其中 40% 的女孩最终可发生乳腺癌。从接受胸部放疗至发生乳腺癌平均时间为20 年。

（孙莉颖　舒强）

参 考 文 献

［1］杨玉，石乔. 0-2 岁婴幼儿乳房早发育的临床随访研究
［J］.国际内分泌代谢杂志，2015，35（5）：309-313.

［2］李豫川，巩纯秀.女性婴幼儿单纯性乳房早发育 5 年随
访研究［J］.首都医科大学学报，2014，37（2）：114-119.

［3］杨冬梓，石一复.小儿和青春期妇科学［M］.北京：人民
卫生出版社，2003.

［4］石一复，朱雪琼.小儿与青少年妇科学［M］.北京：科学
出版社，2019.

［5］GUNES D，MUTAFOGLU-UYSAL K，CANDA T，et al.
Unilateral juvenile（virginal）hypertrophy of the breast［J］.
Turk J Pediatr，2008，50（3）：278-281.

［6］PRUTHI S，JONES K N. Nonsurgical management of
fibroadenoma and virginal breast hypertrophy［J］. Semin
Plast Surg，2013，27（1）：62-66.

［7］DAVE B，EASON R R，TILL S R，et al. The soy isoflavone
genistein promotes apoptosis in mammary epithelial
cells by inducing the tumor suppressor PTEN［J］.
Carcinogenesis，2005，26（10）：1793-1803.

［8］NARULA H S，CARLSON H E. Gynaecomastia-
pathophysiology，diagnosis and treatment［J］. Nat Rev
Endocrinol，2014，10（11）：684-698.

［9］贺科文，刘兆芸，于志勇.男性乳腺癌与男性乳房发
育症的鉴别及相关研究进展［J］.中国肿瘤外科杂志，
2016，8（3）：163-166.

［10］EMANS S J，LAUFER M R. Pediatric and adolescent
gynecology［M］. Philadelphia：Lippincott Williams &
Wilkins，2012（6）：405-420.

［11］杨秀军，李婷婷，段修华，等.小儿乳区肿块的胸部 CT
诊断价值［J］.实用放射学杂志，2018，34（3）：419-422.

［12］魏栋，林学英，何以牧，等.乳腺纤维囊性变的超声表
现特征探讨［J］.中华超声影像学杂志，2019，28（10）：
897-900.

［13］KIM S J，KIM W G. Imaging and clinical features of
an unusual unilateral breast enlargement diagnosed as
fibrocystic change：a case report［J］. Am J Case Rep，
2018，19：1550-1555.

［14］POH M M，BALLARD T N，WENDEL J J. Beckwith-
wiedemann syndrome and juvenile fibroadenoma：a case
report［J］. Annals of Plastic Surgery，2010，64（6）：803-
806.

［15］陈金剑，刘小华，陈婷.环乳晕切口术治疗乳腺纤维腺
瘤的临床效果［J］.临床合理用药杂志，2019，12（33）：
160-162.

［16］GUILLOT E，COUTURAUD B，REYAL F，et al. Mana-
gement of phyllodes breast tumors［J］. Breast，2011，17
（2）：129-137.

［17］李先国，李方杰，吴波，等.乳腺分叶状肿瘤的临床治
疗效果观察［J］.大家健康（学术版），2013，7（12）：
81-82.

［18］谢菲，周波，王殊，等.磁共振成像及超声诊断乳腺
导管内乳头状瘤的价值比较［J］.中国医药，2016，11
（2）：271-274.

［19］胡志武，胡小花.乳管镜定位辅助乳腺导管内乳头状瘤
切除术的疗效评价［J］.当代医学，2018，24（29）：167-
168.

［20］李小雪，吴波.幼儿分泌性乳腺癌 1 例［J］.临床与实验
病理学杂志，2002，18（4）：359.

［21］LI D L，XIAO X Y，YANG W T，et al. Secretory breast
carcinoma：aclinicopathological and immunophenotypic
study of 15 cases with a review of the literature［J］. Mod
Pathol，2012，25（4）：567-575.

［22］郎荣刚，牛昀，范宇.分泌型乳腺癌的临床病理特征
［J］.临床与实验病理学杂志，2001，17（1）：1-4.

［23］林宁晶，朱军.原发性乳腺非霍奇金淋巴瘤［J］.白血
病·淋巴瘤，2005，14（6）：340-343.

第四十八章

小儿胃肠道肿瘤

第一节 胃 肿 瘤

胃肿瘤（gastric tumor）在儿童期极少见。尽管在成年人胃肿瘤最常见的是胃癌，但是在小儿胃癌发生率极低。其中良性者包括畸胎瘤、平滑肌瘤、息肉样腺瘤、神经纤维瘤及纤维瘤、脂肪瘤、血管瘤等。恶性肿瘤则有平滑肌肉瘤、恶性淋巴瘤、胃癌等。国内潘静等报道2000—2015年共收治13例小儿胃占位性病变，术后病理检查证实胃重复畸形5例、未成熟畸胎瘤3例、胃炎性纤维母细胞瘤2例、胃脂肪瘤1例、胃间质瘤1例、胃平滑肌肉瘤1例。可见儿童虽然发生胃肿瘤的概率较低，但是肿瘤类型多种多样。

一、胃畸胎瘤

胃畸胎瘤（gastric teratoma）很少见，由Eusterman和Sentry于1922年首先报道。有报道在全身各部位的畸胎瘤中其居第六位，骶尾部（60%～65%）、纵隔（5%～10%）、骶骨（5%），很少在颅内、腹膜后、消化道。胃畸胎瘤实际发病率在小儿畸胎瘤中低于1%。胃畸胎瘤大部分是良性，即成熟畸胎瘤；个别为未成熟畸胎瘤，但其预后也非常好。截至2016年，文献中共有不超过120例胃畸胎瘤的报道，其中90%以上是男性患者。此外，未成熟胃畸胎瘤更为罕见，在文献中描述的此类病例仅有30多例。一旦肿瘤完全通过手术切除，预后良好。然而，如果复发，可能需要化疗，需要监测甲胎蛋白水平。

【病理】

胃畸胎瘤起源于3个胚叶组织，即内胚层、中胚层和外胚层。新生儿期即可发病。肿瘤多数为混合性的，既有实性成分，也有囊性成分。瘤内可有毛发、钙化斑块，但是少有牙齿、骨骼。大多数胃畸胎瘤位于胃后壁，58%～70%为外生性，30%向胃腔内生长。如果为恶性，则可侵袭肝左叶、横结肠等邻近器官，局部淋巴结可发生转移。

【临床表现】

由于胃畸胎瘤少见，缺乏大宗病例统计，临床上以个案报道居多。综合其临床表现包括上腹部膨胀，伴或不伴有呕吐，75%可触及肿块，肿块或质地不均匀，或很坚硬，或为囊性，或两者兼有。肿块大小不一，有的直径超过20cm。肿块巨大时可引起呼吸困难。亦有消化道出血、肠梗阻、胃穿孔报道。

【诊断】

胃畸胎瘤患儿腹部X线片，50%的患儿可见左上腹部软组织肿瘤影，瘤内常有钙化斑块。钡剂X射线造影显示胃内有较大的充盈缺损，在这种情况下畸胎瘤的诊断可以肯定。超声显示胃区混合性肿块回声。CT（图48-1）、MRI及肾盂造影等项检查有助于鉴别诊断。AFP检测有助于畸胎瘤良恶性的判定，应注意由于胃畸胎瘤经常在新生儿期被诊断，而新生儿AFP可以高于正常，此时AFP升高对良恶性判定意义不大，但是可以作为肿瘤是否复发的监测指标。

【鉴别诊断】

应与神经母细胞瘤、肝母细胞瘤、胰腺囊肿、大网膜囊肿、胃重复畸形、肾母细胞瘤等鉴别。超声、CT、MRI能较准确发现肿瘤生长的部位，对鉴别为何种肿瘤有帮助。需要注意神经母细胞瘤在腹部X线片和CT上也常有钙化影，但是神经母细胞瘤常位于肾上腺或后腹膜交感神经链。

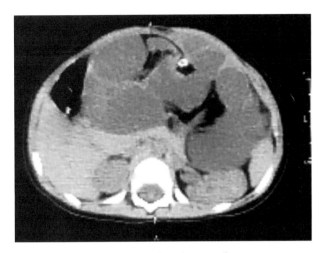

图48-1　胃畸胎瘤CT图像

【治疗】

手术完全切除肿瘤做胃修复重建术效果良好。即使肿瘤为恶性,侵袭邻近器官,但若能完整切除肿瘤则能长期存活,甚至不用化疗。胃全切除术完全没有必要,因为婴儿胃全切除术后将影响营养吸收,甚至死亡。若肿瘤位于幽门附近,切除缝合后可能造成狭窄,可行胃部分切除术。

二、胃癌

胃癌(gastric carcinoma)在小儿罕见,其发病约占小儿所有癌症的0.05%。早在1877年文献报道了1例生后10天被诊断为胃癌的婴儿。有学者统计,1978—2002年小于5岁的胃癌患儿仅有10例左右。男女发病无明显差异。2019年Okuda在日本349家进行问卷调查的医院中,仅发现4例小儿胃癌患者,其中3例受检儿童中2例幽门螺杆菌感染;同时Okuda总结并分析了80例16岁以下儿童的资料,发现多数患者年龄>10岁,无性别差异,起病症状无特异性;44例儿童中有16例有癌症家族史;10例有胃癌家族史。在组织学上,约80%的患儿为未分化型癌,预后极差。

【病理】

小儿胃癌病理类型包括单纯癌、腺癌、未分化型腺癌、黏液细胞癌、硬化癌和其他各型癌。Tessler等统计美国2004—2014年国家癌症数据库(National Cancer Database,NCDB),对21岁以下患者进行回顾性分析,129 024例胃腺癌中,129例(0.1%)发生在小儿。其中低分化肿瘤占81%,Ⅳ期占56%。印戒细胞癌占小儿的45%,而在成年组仅占20%。

【临床表现】

早期症状可能有原因不明的上腹部不适、疼痛、食欲减退和消瘦。小儿胃癌因极其少见,早期症状不典型,确诊时多为晚期。晚期若肿瘤溃烂,可引起呕血和便血;若肿瘤向胃内突出,突出于幽门或贲门,可引起梗阻症状。

【诊断】

早期诊断有利于早期治疗从而改善预后,但是,小儿胃癌的早期诊断率非常低。因此有消化道症状的患儿,应该想到肿瘤的可能,早期胃镜检查,及时对可疑组织行活检切片。X线钡剂检查可显示消化道受压或充盈缺损。胃液中脱落细胞检查阳性率高,对诊断有重要意义。有部分患儿应完善超声、CT检查,对诊断有帮助。胃癌的分子标志物有很多,如CA72-4、CEA、CA19-9、AFP和CA125等。

【治疗】

小儿尚无特定的治疗方案,多以成人治疗方案为参考。能手术者,应行根治性手术,即胃次全切除术或胃全切除术;未能彻底切除或转移者,应辅以化疗等全身综合治疗,但效果不佳。放疗也能改善预后。有应用射频消融治疗胃癌肝转移灶的报道。

Ajani等提出术前化疗有助于提高生存率,术前化疗有以下优点:①降低肿瘤分期,提高手术切除率;②有利于治疗早期转移;③评估肿瘤对化疗药物的反应,有利于调整术后化疗方案;④术前干预越好,手术切除率越高;⑤为晚期广泛转移的患者提供可能手术切除的机会。

【预后】

胃癌的预后与胃癌分期、部位、组织类型、生物学行为以及治疗措施有关,由于小儿胃癌在组织学上约80%的患儿为未分化型癌,因此预后极差。

三、胃肠道间质瘤

胃肠道间质瘤(gastrointestinal stromal tumor,GIST)在1983年由Mazur及Clark等首次提出,是起源于肌间神经节细胞(卡哈尔间质细胞)的胃肠道间叶组织肿瘤。大多数患者免疫组织化学显示,DOG1、CD117、CD34、Ki67表达阳性,占全部胃肠道肿瘤的0.1%～3.0%。

GIST绝大多数发生在成人,儿童GIST临床极为罕见,仅占GIST患者的1.4%,好发于10～18岁,中位年龄为13岁,临床症状持续时间为几个小时至 2 年。20%～29% 的患儿在确诊时存在转移，临床多以女孩多见。胃是儿童 GIST 最易发生的部位，占 50%～60%，也可发生在食管、小肠或结肠，胃肠外发病部位包括网膜、肠系膜、腹膜和腹膜后，最易转移的部位是肝脏。

GIST 可以散发病例，也可以与特定的遗传综合征有关，包括具有生殖系 *KIT* 突变的家族性 GIST、神经纤维瘤病 1 型、Carney 三联征和 Carney-Stratakis 综合征；大多数较年轻的年龄组 GIST 与后两种有关。

【病理】

GIST 组织学表现分为梭形细胞型、上皮样细胞型和混合细胞型 3 型。儿童中发生的 GIST 主要是上皮样细胞型。WHO 将 GIST 的性质分为良性、未确定潜在恶性和恶性 3 类，如何准确判断其良恶性是病理诊断的一个难题。20%～25% 的胃间质瘤和 40%～50% 的小肠间质瘤为恶性。经常在腹腔内和肝脏发生转移，较少发生骨、软组织和皮肤转移，极少发生淋巴和肺转移。转移可发生于外科手术 10～15 年后。小儿 GIST 发生转移的概率较成人高，文献报道达 50%。

2013 年 WHO 软组织肿瘤分类中增加了琥珀酸脱氢酶缺陷型 GIST（SDH-deficient GIST）这一特殊类型。该型 GIST 几乎均发生于胃，占 GIST 的 5.0%～7.5%，多发生于儿童和青年人（<20 岁），偶可见于成年人。女性多见，女男比例为 2∶1。临床上常以综合征的形式表现（如 Carney 三联征或 Carney-Stratakis 综合征），但不易被发现或识别。组织学上常呈多结节状，瘤细胞呈上皮样形态，常见淋巴管侵袭和区域淋巴结转移。免疫组织化学标记不表达琥珀酸脱氢酶（succinate dehydrogenase, SDH），分子检测无 *KIT* 或 *PDGFRA* 基因突变。

国内学者提出只要具备下述一项指征即提示恶性：①术中播散和转移；②肌层、黏膜或周围组织浸润；③脉管浸润或瘤栓形成；④肿瘤性坏死；⑤核分裂≥10 个 /50 高倍镜视野（high power field, HPF）；⑥瘤细胞围绕血管簇状排列；⑦细胞密集且明显异型。GIST 的免疫组织化学病理特点为特征性表达 DOG1（98%）和 CD117（95%），大多数表达 CD34（70%），局灶性表达 SMA（40%）和 S100 蛋白（5%），通常不表达结蛋白（2%）。

【临床表现】

发生于胃的 GIST 最常见的临床表现是消化道出血，可以是急性出血表现为黑便或呕血，也可以是慢性出血表现为贫血。肿瘤还可引起梗阻、腹痛。

【诊断】

此病不易早期诊断，经常是反复消化道出血后经胃肠透视或胃镜检查诊断，偶有行胃镜检查发现微小 GIST 者。一般 GIST 在内镜下表现为位于黏膜下的肿块，黏膜一般完整，因此，在取活检组织块时要保证深度，以提高准确性。

【治疗】

外科手术切除是 GIST 最主要的治疗手段。本病术后 30% 出现转移，46% 出现局部复发，因此首次手术是否完全切除是关键。不能手术切除者或已经转移的病例，并且存在 *KIT* 基因或 *PDGFRA* 基因变异的患儿，酪氨酸激酶抑制剂（如伊马替尼）具有抑制肿瘤生长、减少复发的作用；缺乏基因突变的儿童 GIST，有报道发现伊马替尼不太敏感，但第二代酪氨酸激酶抑制剂（如舒尼替尼等）可以提供更大的帮助。

四、胃息肉

胃息肉（gastric polyp）在小儿不多见。文献中多为个案报道。Attard 报道了 1983—2000 年美国 Johns Hopkins 儿童中心治疗的小儿胃息肉患儿，发现平均诊断年龄为 14.4 岁，男女发病比率为 1.3∶1.0，并且发现白人儿童发病略多于黑人儿童。国内有学者统计 2010—2015 年 2 140 例小儿胃镜检查数据，仅发现 3 例小儿胃息肉。

【病理】

Johns Hopkins 儿童中心的数据表明：炎性增生性息肉最常见，占 42%；胃底腺性息肉其次，占 40%，而且在这一类型中，81% 有家族性腺瘤性息肉病；错构瘤性息肉占 10%；腺瘤性息肉占 5%；异位性息肉占 3%。息肉可单发或多发，有的带蒂。有时部分胃黏膜可以布满息肉；息肉间黏膜正常或整片黏膜的腺体普遍肥大，导致黏膜的皱襞消失，而有的表现为肥厚或粗糙，称为胃息肉症。

【临床表现】

胃息肉的临床表现并无特异性，可有腹痛、恶心、呕吐、胃肠道出血（黑便或隐血）等，也可以无任何症状。

【诊断】

由于临床表现无特殊性，当出现以上临床表现时，常需做胃肠透视检查，但如果息肉较小则阳性率不高。消化道内镜检查有助于诊断,可以明确息肉的部位、大小、单发还是多发、有无蒂等,还可取组织活检,明确息肉的病理性质。

【治疗】

小的单发息肉可以应用胃镜切除。多发息肉有时需要做胃部分切除术。

五、胃部其他肿瘤

1. 胃血管瘤 在儿童极其少见,截至 2007 年文献中仅有 12 例报道,目前文献中仍以个案报道为主。女孩多见,肿瘤多为海绵状血管瘤。上消化道出血是主要表现。胃镜检查可以明确诊断,同时

小的血管瘤还可应用内镜治疗,较大的血管瘤则需手术治疗。

2. 胃平滑肌瘤 来自胃壁肌层,好发于幽门附近,肿瘤多为圆形,质硬,表面光滑,亦可呈分叶状或椭圆形。带蒂者可向胃腔中央突出,有的局限于胃壁。

3. 胃神经纤维瘤及纤维瘤 多见于幽门端近小弯处,可以带蒂突入胃腔,也可无蒂而位于胃壁或浆膜下,大多为多发。

4. 其他胃恶性肿瘤 还有来源于胃间叶组织的胃肉瘤、平滑肌肉瘤、恶性淋巴瘤等。其临床表现、诊断、治疗均略同于胃癌。

第二节 小 肠 肿 瘤

有学者认为,小肠淋巴组织丰富,免疫球蛋白A(immunoglobulin A,IgA)生成于小肠,其对肿瘤的发生具有一定的免疫性;空肠内细菌量较少,由生物转化的致癌因子也少,而且小肠内的一些酶还能使某些致癌物质失活。因此小肠原发性肿瘤较少见。据统计,占消化道肿瘤的 1%~5%。但是,小儿小肠肿瘤多数为恶性,肿瘤生长迅速,早期无特异的临床表现,又缺乏有效的诊断方法,因此不易及时确诊,严重影响治疗。

小肠原发性肿瘤分良性和恶性两大类。小儿小肠良性肿瘤以血管瘤、平滑肌瘤、腺瘤较多见,而脂肪瘤、淋巴管瘤、纤维瘤等,均较罕见。小肠原发性恶性肿瘤中恶性淋巴瘤占首位,平滑肌肉瘤次之,恶性血管内皮瘤偶见。

小肠位于腹腔内,系膜长而游离,位置不固定,肿瘤的症状无规律性。腹痛是最常见的症状,多位于脐部,有隐痛或不适。有些患儿表现为间歇性痉挛性腹痛。肿瘤引发肠套叠、肠阻塞及肠扭转时表现为肠梗阻。少数病例以腹部包块为首发症状,肿块活动度大,位置不固定,时隐时现,易误诊为盆腔内卵巢肿瘤。突入肠腔内的肿瘤表面发生溃疡、糜烂可致肠出血,且以反复便血或持续粪便隐血试验阳性为特点。

小肠肿瘤早期症状隐匿,当引起并发症出现上述症状时,又不易与其他肠道疾病鉴别,常于腹部手术后才确诊。B 超检查、钡剂检查、CT 检查、纤维内镜检查、选择性腹腔动脉造影、腹腔镜检查等有助于诊断。

一、小肠血管瘤

【病理】

小肠血管瘤来源于小肠黏膜下血管丛,部分发生于浆膜下血管。小肠血管瘤分为毛细血管瘤、海绵状血管瘤和混合性血管瘤。

毛细血管瘤由无数密集毛细血管组成,呈孤立性斑块状或球形隆起的小结节。海绵状血管瘤分为局限性息肉型和弥漫性扩张型 2 种;息肉状突起于肠黏膜面,表面可有溃疡形成,血管瘤直径由数毫米至数厘米,呈暗紫色;弥漫性扩张型由许多扩大的血管腔构成,腔内覆盖内皮细胞,间质为结缔组织和平滑肌纤维,可累及数十厘米肠段,并侵袭肠壁各层,少数病例在扩张的血管腔内有血栓形成,机化后成为静脉石。混合性血管瘤同时具有前两型血管瘤特征,肿瘤表面的肠黏膜常有溃疡形成,可导致消化道出血。

【临床表现】

较小的血管瘤可以无任何临床症状,当血管瘤生长到一定程度时,易引起肠套叠,临床上表现为急性或慢性肠套叠,此时,患儿可有腹痛、恶心、呕吐等肠梗阻表现。血管瘤如果表面有溃疡、出血,则出现黑便、便血等消化道出血表现。

【诊断】

无症状者诊断困难,当出现并发症时,可采用纤维内镜检查,小肠纤维内镜检查及活检是较可靠的诊断方法,但是在小儿并不容易操作,而且需要麻醉,只有在较大的医院才可能应用。另外,选择

性腹腔动脉造影,根据血管影像分布及形态,可显示不规则的肿瘤血管,在出血时对比剂外溢有助于判断出血部位。

【治疗】

一旦确诊后应手术切除。尽管小的血管瘤本身不致威胁患儿生命,但可引起较严重的肠道并发症,如肠套叠、肠梗阻和肠出血。

二、小肠平滑肌瘤

【病理】

小肠平滑肌瘤起源于肠固有肌层和黏膜肌层。瘤细胞形似平滑肌细胞,排列呈束或编织状。肿瘤发生于空肠者较回肠多。

根据肿瘤在肠壁的部位,分为腔内型、壁内型、腔内 - 腔外型和腔外型 4 种,其中腔外型多见,腔内型次之。腔内型瘤体多呈半球形或球形,并向肠腔内突出,表面黏膜常有溃疡形成,导致肠出血。肿瘤大小约在数厘米以内,常引起肠套叠。壁内型肿瘤直径约为 1cm,不表现任何症状,长大后可阻塞肠腔,引起肠梗阻。腔内 - 腔外型肿瘤同时向肠腔内、外生长而呈哑铃状。腔外型肿瘤较大,中央常发生坏死、变性、出血及囊性变,并可向腹腔穿破,引起出血。

【临床表现】

小的肿瘤没有任何症状。肿瘤向肠腔内生长时,可以诱发肠套叠而表现为急性肠梗阻症状,或者由肿瘤巨大堵塞肠腔导致肠梗阻。肿瘤较大时可以触及腹部包块。还可由肿瘤坏死导致肠穿孔或消化道出血。

【诊断】

临床表现无特殊性,多为出现并发症时的表现。超声对于发现向肠腔外生长型肿瘤有帮助,胃肠透视和 CT 也对发现肿块有帮助,但是不易判定肿瘤的准确生长部位。腹腔镜是目前一种有意义的检查手段。

【治疗】

平滑肌瘤有发生恶变的可能性。小的或带蒂的肿瘤行肿瘤及部分肠壁切除。基底较宽的肿瘤或合并肠套叠未能复位者,肿瘤阻塞肠腔或穿孔者,应将肿瘤连同受累肠管一并切除。

三、腺瘤

【病理】

腺瘤分为息肉样腺瘤和乳头状腺瘤。息肉样腺瘤又称腺瘤性息肉,肿瘤呈息肉状,单发或多发,有蒂或无蒂,大小不等。是小肠良性上皮性肿瘤。乳头状腺瘤又称绒毛状腺瘤,为黏膜绒状突起组成,肿瘤呈乳头状,体积较大,基底较宽,有恶变和出血倾向。

息肉样腺瘤起源于肠腺上皮,由单层柱状上皮覆盖肠腺腺体形成。乳头状腺瘤表面被覆单层柱状上皮。

【临床表现】

症状无规律性,肿瘤小时可无症状,长到一定程度才出现症状。与小肠平滑肌瘤相似,只有当发生肠套叠或肿瘤坏死出血时才表现为相应的症状。

【诊断和治疗】

不容易早期诊断。胃肠透视、消化道内镜、超声、CT 等对诊断有帮助。因为乳头状腺瘤有恶变和出血倾向,一旦确定诊断应积极手术治疗。

四、恶性淋巴瘤

【病理及分型】

小肠恶性淋巴瘤为恶性间叶组织肿瘤,起源于黏膜下淋巴滤泡,包括淋巴细胞肉瘤、网状细胞肉瘤、霍奇金淋巴瘤 3 种类型。以淋巴细胞肉瘤最多见,网状细胞肉瘤次之。

恶性淋巴瘤多见于回肠。肿瘤多为单发,但有学者认为小肠淋巴瘤有多中心起源倾向,在同一段肠管内多处淋巴组织同时发病,病变发展后互相融合成块或形成多发肿块型。

小肠恶性淋巴瘤可通过直接蔓延、淋巴转移及血行转移等途径侵袭邻近或远处脏器。直接蔓延时沿肠壁上下浸润,甚至侵袭肠系膜、大网膜及邻近脏器。肿瘤也常经淋巴转移至区域淋巴结,或经血行转移至肝、肺、肾、脑等远处脏器,其中以肝转移最多见。

恶性淋巴瘤按病理形态可分为 4 型。①扩张型:瘤组织由肠黏膜向肠壁各层浸润生长,导致肠壁增厚变硬,病变肠管失去正常弹性而扩张,高度增厚的肠管可形成巨大包块;②缩窄型:肿瘤浸润肠壁引起增厚、僵硬,造成肠腔狭窄,易引起肠梗阻;③溃疡型:肿瘤中央形成溃疡,导致出血或穿孔;④息肉型:肿瘤呈息肉状突入肠腔内,易引起肠套叠。

【临床表现】

小儿小肠恶性肿瘤可有腹痛、腹部包块、肠套叠或肠梗阻、消化道出血等主要症状。还经常有乏力、食欲减退、体重不增或减轻、贫血、发热、黑便或持续粪便隐血试验阳性等表现。晚期可有肠梗阻、肠出血及肠穿孔性腹膜炎。肿瘤还可发生破裂，导致腹腔内出血，表现为腹膜炎和休克症状。

【诊断】

早期不易诊断。当怀疑肠道肿瘤时，可选择性应用超声、CT、胃肠透视、消化道内镜等检查方法，以帮助确定诊断。

【治疗】

彻底切除原发病灶，将肿瘤及附着肠管、系膜及区域淋巴结一并切除。切除肠管的范围以两端各距肿瘤至少15cm。还应配合放化疗。

恶性淋巴瘤对放疗较敏感，不论是行根治性手术或姑息性手术者，术后均应行高能射线如钴-60照射治疗。

化疗以几种药物联合应用较佳，可选用长春新碱、氮芥、多柔比星、博来霉素、丙卡巴肼、泼尼松等其中的2～3种合用。另外，在使用手术、放疗和化疗后，再应用免疫治疗，可促使机体免疫功能迅速恢复。

五、小肠其他肿瘤

1. 脂肪瘤　小肠脂肪瘤主要发生于回肠，肿瘤发源于黏膜下层和浆膜下，多为单发，由分化成熟的脂肪细胞构成，内有菲薄的结缔组织作为肿瘤

的间隔，瘤体外覆有薄膜。

2. 淋巴管瘤　小肠淋巴管瘤多为海绵状淋巴管瘤，由被覆内皮细胞的囊腔构成，腔内充满淡黄色或乳汁样淋巴液。肿瘤在黏膜下层和黏膜面形成柔软的海绵状肿块，突出于黏膜面，形成蘑菇状肿物，直径由数厘米至数十厘米。

3. 纤维瘤　很少见，可分为腔内型和腔外型2种，肿瘤由纤维结缔组织构成，突出于肠腔内或肠腔外。

4. 平滑肌肉瘤　与小肠平滑肌瘤类似，原发性肿瘤发生于小肠壁肌层，肿瘤可发展为腔内型、壁内型、腔内 - 腔外型、腔外型4型，以腔外型多见。肿瘤呈圆形或椭圆形，有时可发展成较大肿块。肿瘤表面呈灰红色，硬度较平滑肌瘤低。肿瘤中央常发生坏死及出血，液化后形成小囊腔。腔内型肿瘤的黏膜面可发生坏死或形成溃疡，导致肠道出血。肿瘤还可穿透肠壁引起肠穿孔。平滑肌肉瘤可以通过血行转移至肝、腹膜，通过淋巴转移至淋巴结。平滑肌肉瘤对放疗不敏感，化疗可选用达卡巴嗪和放线菌素D合用。

5. 恶性血管内皮瘤　恶性血管内皮瘤又称血管肉瘤，是由血管内皮细胞或向血管内皮细胞方向分化的间叶细胞发生的恶性肿瘤。瘤体大多位于黏膜下层，向黏膜面隆起而形成肿块，可引起肠出血及肠梗阻。极易经血行转移至肺、肝等部位，治疗效果较差，术后易复发，预后不佳。

第三节　结肠息肉与结肠息肉病

小儿结肠息肉包括幼年性息肉和幼年性息肉病。息肉可以发生在结肠或直肠。直肠和结肠息肉约占小儿息肉的80%，75%的息肉病变在直肠，15%在乙状结肠，其余散发在结肠近端与盲肠之间。而家族性多发性息肉病除了有结肠息肉外还可能伴有其他胃肠道息肉或其他系统症状，表现为各种综合征。

一、幼年性息肉和幼年性息肉病

幼年性息肉（juvenile polyp），又称青少年息肉、炎性或囊性息肉。是儿童期胃肠道最常见的息肉，其发病率各家报道不一，为0.08%～3.74%，占10岁以下儿童息肉的90%以上。多发生于3～10岁小儿，最小有11个月的报道，12～15岁呈下降

趋势，男孩多于女孩，约为2∶1。多发性少见，该型又称幼年性息肉病（juvenile polyposis）。幼年性息肉病发生部位广泛，除直肠、结肠外，还可发生于小肠和胃，可有或无家族史，约20%可伴发其他畸形。

【病因病理】

青少年性息肉的发病原因尚未明确，有以下一些学说。①遗传因素：幼年性息肉病综合征是一种罕见的常染色体显性遗传病，至于单发或散发息肉是否与遗传因素有关，尚未被证实；②慢性机械性刺激和慢性炎症：坚硬的粪块、粪石、肠道寄生虫等非炎症因素长期刺激直肠及结肠黏膜，导致黏膜、腺上皮及其下层组织局限增生，导致慢性结肠直肠炎，局部黏膜发生溃疡，结缔组织或肉芽组

织形成，腺管被阻塞，表皮、腺上皮及其下层组织增生，而末梢腺管继发扩张，促使发生假性结肠腺瘤；③胚胎组织异位：近年来，有学者根据组织学的研究，认为小儿肠道息肉为错构瘤；④病毒感染：有学者在直肠结肠息肉中，找到含脱氧核糖核酸的胞质包涵体，这种包涵体也曾在传染性软疣中被找到，因此认为息肉的形成可能与病毒感染有关。

息肉呈圆形或椭圆形，大小不等，小者直径数毫米，大者 2～3cm。颜色为与肠黏膜相似的肉红色，当发生炎症、坏死或出血时为暗紫色或黑红色。多数质软，易碎，少数较坚硬。早期的息肉基底部较宽，活动度较小，后因肠蠕动，将其向下推动，使附着的黏膜形成蒂，活动度变大。蒂可自行截断，息肉随粪便排出。一般息肉自行脱落后出血量不多，能自行止血。息肉也可诱发肠套叠。

幼年性息肉属于错构瘤，而非肿瘤性息肉。组织学上可见息肉表面由单层扁平结肠上皮构成，有时见溃疡形成，此时可见肉芽组织和炎性渗出。息肉表面的下方为大小不一的上皮性腺管，上皮可以正常或变性，部分腺管扩张充满黏液。固有膜显微组织增生、水肿、炎细胞浸润，以嗜酸性粒细胞多见。无非典型增生。

幼年性息肉病组织学上与幼年性息肉相同，但是发生于小肠和胃者其上皮和细胞与发生于结肠者成分略有不同。有学者将其分为婴儿型、结肠型和胃肠道弥漫型 3 种类型。

【临床表现】

无痛性慢性便血是小儿直肠及结肠息肉的主要症状。直肠息肉便血的特点是多在粪便的表面有一条血缝，呈鲜红色，不与粪便混合，量较少，有时在粪便的血迹处，可见一条状压痕，是息肉压迫粪便导致。而结肠近端息肉发生的便血呈暗红色，与粪便混合。由息肉脱落引起的大量出血罕见，当息肉表面有继发性感染时，除便血外尚有少量黏液，患儿排便时一般无任何痛苦，无里急后重症状。低位或有长蒂的息肉，排便时可将其推出肛门外，于肛门处可见一红色肉球，若不及时将息肉还纳，可发生嵌顿导致脱落和出血。该病出血量不多，小儿很少有明显贫血。

幼年性息肉病在临床上易引起消化道出血、肠套叠而表现为相应的症状。反复出血可致贫血、低蛋白血症。其中婴儿型多在生后数周内出现症状，表现为腹泻、呕吐、便血，继发贫血和营养不良等。

结肠型多见于 2～10 岁小儿，本型贫血和低蛋白血症较为少见，主要表现便血或黏液便、息肉脱垂。胃肠道弥漫型常表现为反复消化道出血。幼年性息肉病除胃肠道多发性息肉外，可伴有以下先天性畸形，如巨头、脱发、杵状指趾、先天性心脏病、遗传性出血性毛细血管扩张（Osler 病）、梅克尔憩室、肠旋转不良、脑积水、腭裂等。

【诊断】

诊断并不困难，对慢性无痛性反复便血患儿，首先应考虑息肉。因息肉多位于直肠较低的部位，直肠指检多能触及活动度大的有蒂息肉。小的无蒂息肉和比较高位的息肉可用乙状结肠镜或纤维结肠镜检查，不但可看到息肉，还可将其摘除。

X 线检查对诊断高位息肉很有价值。用上述方法未能发现息肉，或摘除直肠下段息肉后仍便血者，应行钡剂灌肠及气钡双重对比造影，注钡过程中可观察肠腔内的充盈缺损阴影，排钡后注气可见原充盈缺损的部位有圆形钡环的息肉影。

需要与肛裂、痔疮出血鉴别；还需要与急性肠套叠和梅克尔憩室出血鉴别。

【治疗】

临床上有报道幼年性息肉合并腺瘤样息肉的病例，而且有恶变病例的报道。因此，目前多数学者认为结直肠息肉均应摘除，应根据息肉的部位、形态及数目，采用不同的方法。

低位息肉直肠指检能触及者一般均在门诊手法摘除。即用手指在直肠内压迫息肉蒂部，使其在蒂和息肉相接部离断，一般失血不多。个别病例术后出血较多，可用凡士林纱布堵塞于直肠内，达到压迫止血的目的。如息肉大而蒂长者，可用手指将息肉钩出肛门外，在直视下用丝线结扎蒂部摘除息肉。

高位或无蒂息肉不能用手法摘除时，可用乙状结肠镜或纤维结肠镜摘除。因上法无效或无此条件者，应行剖腹探查，切开肠壁，摘除息肉，但很少有此需要。

息肉的复发率约为 5%。

幼年性息肉病的治疗原则是应首先控制消化道出血，较大的单发息肉予以摘除，息肉集中的肠段可行肠部分切除术。有时需行胃部分切除术。

二、家族性多发性息肉病

小儿家族性多发性息肉病有数种类型，包括：

①结肠多发性息肉病；②黑斑息肉综合征（Peutz-Jeghers 综合征），又称家族性黏膜皮肤色素沉着胃肠道息肉病；③家族性腺瘤性息肉病；④Gardner 综合征；⑤Turcot 综合征。

（一）结肠多发性息肉病

【病因病理】

本病是常染色体显性遗传病。研究发现，如果父母中有一人患此病，其子女将有 50% 的可能性患此病。本病恶变倾向高，如果小儿时患病，可在 10～15 年后发生癌变。60% 的大肠息肉发展成为腺癌。

大肠息肉可分布于从盲肠到直肠的广泛区域，但以直肠、降结肠和乙状结肠最多见，占 90%。息肉大小不一，可有蒂和无蒂，可散在和融合。文献报道，认为癌变率与息肉的大小相关，绒毛腺瘤直径在 1cm 以下者癌变率为 10%，2cm 以上者癌变率为 60%。宽基底者较有蒂者癌变率高。

多发性息肉样腺瘤导致肠黏膜上皮参差不齐，上皮细胞胞质内黏液减少，核分裂象增多，发生癌变时，上皮细胞突破基底膜侵入间质。

【临床表现】

早期症状不明显。随着病变的进展，患儿表现为排便次数增多，腹泻、腹部不适，随着腹泻的加重，粪便性状由黏液样转为红褐色。息肉可由肛门脱出，甚至导致脱肛。长期腹泻、便血引起患儿全身状况恶化，患儿有乏力、消瘦、发育迟缓、贫血等表现。

【诊断】

有长期腹泻、便血及脱肛的患儿，应考虑此病的可能。应详细追问家族史，查找类似病例。直肠指检可触及大小不等的多发性息肉。钡剂灌肠、气钡双重对比造影和纤维结肠镜检查对诊断有帮助。

【治疗】

此类患儿状态都比较差，因此支持疗法非常重要。治疗原则是一旦确诊，就应积极手术治疗，尽早切除病变的结肠。是否行直肠切除尚有争议。切除直肠做永久性腹壁造口不容易被患儿及其家长接受，而保留直肠有发生恶变的风险，也有学者采用直肠黏膜剥除术（Soave 手术）。

（二）黑斑息肉综合征

黑斑息肉综合征（Peutz-Jeghers 综合征），1921 年由 Peutz 首先报道，1949 年 Jeghers 又报道多例，并进行了详细讨论和系统描述。它是一种常染色体遗传病，男女均可发病，有家族性发生倾向，并有很高的外显率。本病有恶变可能。

主要特征为具有显性遗传性；口腔黏膜、口唇、手掌和足底部有黑色素斑（图 48-2）；胃肠道多发性息肉。色素沉着与息肉是紧密联系的，但不存在因果关系。可能是因为色素斑与胃肠道息肉是由同一个基因控制，但至今未见有基因定位的报道。

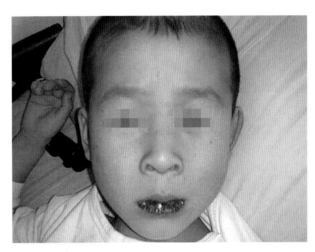

图 48-2　黑斑息肉综合征口唇色素斑

【病理】

黑斑息肉综合征的息肉病理绝大多数为典型的错构瘤，主要是由所在部位的组织过度生长导致，无论是在胃还是在小肠，都是由该处的正常上皮和平滑肌组成。可诱发肠套叠，发生肠套叠部位的息肉显示广泛坏死，但很少有溃疡和肉芽形成。新的息肉可极细小，甚至只能在显微镜下识别；老的息肉直径可达数厘米，有蒂或无蒂。息肉可以发生扭曲，导致坏死和出血。多发性息肉可发生于从胃到直肠的任何部位，空回肠的发病率最高。结肠直肠息肉占 30%～50%。

黑斑息肉综合征可伴有卵泡膜和生殖细胞索肿瘤，女性患者约有 5% 合并卵巢肿物，多为囊肿。若为实体性颗粒细胞瘤，在儿童可出现性早熟表现。有些病例可有杵状指和外生骨疣。

【临床表现】

患儿在出生时或幼年时出现皮肤黏膜色素沉着，色素斑有的细如针尖，有的呈圆形、卵圆形或不规则方形、梭形，斑点互不融合。斑点色泽以棕色最常见，偶见蓝色、紫褐色或灰色等。斑点大小一般在 5mm 以内，不高出皮肤或黏膜。青春期或成年后皮肤斑点颜色可逐渐变浅，甚至完全消失。

绝大多数位于唇、颊黏膜、口腔周围皮肤、鼻孔黏膜。身体其他部位如手指和足趾的掌侧面、足底、脐周围腹壁、肛门周围及肛门黏膜可有色素沉着，偶见于牙龈、腭部、鼻前庭等部位。Ruvalcaba综合征的色素沉着局限于阴茎。

可长期无症状，但当息肉增多、增大后，就可出现消化不良、腹部隐痛、肠痉挛等症状。可发生急性或慢性肠套叠，发作时有阵发性腹痛和呕吐，大多数可自行脱套，少数不能缓解。套叠时间过长，则引起完全性肠梗阻，出现频繁呕吐和便血，腹部可能触及包块，并发展为肠坏死。便血也可在平时发生，由息肉扭曲或自行脱落炎症性溃疡导致。若长期少量便血，可导致贫血。

【诊断】

发现特征性的色素沉着和复发性息肉，就应该考虑此病的可能。在腹痛急性发作时，腹部X线片可见有不完全性或完全性肠梗阻征象，超声检查可发现套叠的肠管。钡剂X线检查、纤维内镜检查、钡剂灌肠均有助于诊断。

【治疗】

由于胃肠道息肉广泛，很难做全部息肉切除，处理需根据具体情况而定，只有出现下列临床急症时才考虑手术治疗：①经常发作肠套叠或不自动脱套者；②明显肠梗阻不缓解者；③反复大量肠道出血者。手术一般主张做多处肠切开摘除息肉，如肠坏死做肠切除术，息肉较集中于一段肠管者可行该段肠管切除。随着内镜技术的发展，可以采用内镜下切除胃和结肠的息肉，腹腔镜下复位小肠套叠和小肠息肉切除。

【预后】

本病不能够根治，术后多数患者仍会复发。临床上其恶变率虽低，亦应终身随诊。

（三）家族性腺瘤性息肉病

家族性腺瘤性息肉病（familial adenomatous polyposis，FAP），1882年由Cripps首次报道，本病的发病率为1/17 000～1/5 000，癌变率为80%～100%。

【遗传学】

FAP是一种常染色体显性遗传病，Herrera及Bobner等在1986—1987年相继发现其致病基因位于染色体5q21，准确性达99%，以后发现其与Gardner综合征为同一致病基因。

近年来，遗传学和生物学还有新发现：①本病

的患儿均伴有先天性视网膜上皮色素肥大，肥大的色素斑为1～4个。此特征的存在率几乎为100%，根据现有资料，所有患儿全部为阳性。Chapman等在25个家族40例FAP患者中都发现有先天性视网膜上皮色素肥大。②生物标志：近年来采用鸟氨酸脱羧酶活力测定作为筛选法。利用纤维内镜取结肠黏膜做活检，发现FAP患者和无症状的致病基因携带者直系亲属有相同的鸟氨酸脱羧酶活力双峰分布，因此可以预测哪些家属成员将来必患FAP。

【病理】

该病息肉极多，布满盲肠和直肠黏膜，可多达数百个甚至无法计数。Coppens报道约50%有胃息肉，大多是胃底部腺囊增生。息肉大小不一，可以有蒂或无蒂。它们是由浅表密集的新生腺体组成，黏液缺失严重，细胞核增大，并有成层现象和许多有丝分裂。

息肉的性质为腺瘤，有些腺瘤的病理图像为"非典型"改变，该病的恶变率极高，如果是儿童期患病，可在10～15年发生癌变，一般多为腺癌。症状出现越晚，癌变间隔时间也越长。

【临床表现】

该病在早期可无任何症状，发展缓慢，开始时患儿可能只有排便次数较多。有时腹泻带黏液，以后腹泻越来越频繁，除黏液增多外，还带有红褐色血液。偶尔患儿诉下腹隐痛。息肉累及直肠的患者，便后屡有息肉向外脱垂，或者发生脱肛。

反复腹泻可使患儿的全身情况受到严重影响，出现贫血、消瘦、发育欠佳等消耗表现。

【诊断】

长期腹泻、便血或伴有直肠脱垂者，应怀疑本病。直肠指检和乙状结肠镜检查能发现成群的息肉，纤维结肠镜能确定结肠的息肉部位和分布情况，并能摘取组织做活检，镜检的诊断准确率为99%。钡剂灌肠X检查可以见到肠腔内有许多的圆形充盈缺损，在钡排空后显影更为清晰，气钡双重对比造影息肉表现为密度增加的环形阴影。还应常规做钡剂检查和胃、十二指肠镜检，以发现有无胃十二指肠息肉。

此病为家族遗传性，因此应详细询问家族史，患者的所有家属成员都应做眼底检查，以观察有无视网膜上皮色素肥大。常见的视网膜色素上皮病变包括：①有黑色周边或中心有色素沉着的卵圆形

或圆形病变；②卵圆或圆形单个黑色病变；③斑点或密集斑点黑色病变。这些病变就是视网膜上皮色素肥大，视网膜上皮色素肥大的发生率在胃肠道息肉密集型和疏松型之间无差异。

【治疗】

FAP几乎100%发生癌变，因此应该积极手术治疗。儿童FAP的治疗，包括以下几种方法。

1. 全结肠切除回肠-直肠吻合术或结肠直肠切除、回肠肛管吻合术　前者保留直肠，后者仅保留肛管，因此后者术后容易发生腹泻和肛门糜烂。但是前者常需采用电灼消除直肠内息肉，容易残留息肉导致癌变。

2. Ravitch手术　Ravitch早在20世纪40年代提出此术式。次全切除息肉集中的结肠，剥离直肠黏膜，近端结肠经直肠肌鞘拖出，在齿状线上2～3cm处进行吻合。Soave在20世纪60年代发展此术作为先天性巨结肠的根治性手术。根据国际上普遍的观点，FAP几乎100%发生癌变，因此最好切除全结肠、直肠，以免日后发生癌变再做手术。该术式的最大缺点是切除不够彻底。

3. 回肠袋-肛管吻合术　是目前国际上采用较多的手术，先行结肠、近端直肠切除术，然后剥离切除远端直肠黏膜；按Utsunomiya法制作J形回肠储袋，采用30cm回肠末端反折吻合，拉入盆腔后，用订书针吻合深入回肠两祥，使之贯通形成粪便储袋，其末端开口于齿状线水平，与肛管做吻合。

另外，还要注意对胃息肉和十二指肠息肉的治疗。

【附1】Gardner综合征

本综合征是1951年Gardner首次报道。主要包括结缔组织、皮肤、骨骼病变及结肠多发性息肉。肠道外病变，主要是骨瘤、骨疣，以额骨、下颌骨、管状骨最多见；皮肤病变，如皮样囊肿、皮脂腺瘤；结缔组织病变，如硬纤维瘤、纤维病；还有来自间胚叶的恶性肿瘤，如骨肉瘤、脂肪肉瘤和网状细胞瘤。

本病是常染色体显性遗传病，其致病基因与家族性腺瘤性息肉病相同，位于第5对常染色体的长臂上，用基因探针可以确定。Gardner综合征也像FAP一样，有先天性视网膜色素上皮肥大。视网膜色素上皮肥大易于确定，因此眼科检查对于视网膜色素上皮肥大阳性家族成员来说是一个重要的筛选手段。

结肠、直肠多发性息肉伴面部和肢体大的骨囊肿是本病的特点。肠道息肉为腺瘤，性质与FAP完全相同，大多累及大肠，小肠较为少见，偶尔亦有增生性息肉。息肉为数众多，可有便血、黏液性腹泻和腹痛。息肉恶变过程非常缓慢，常至中年期，在症状出现后10～15年。

一旦确诊，应行结肠、直肠切除术，以防癌变。体表面部的肿瘤应按整形外科原则予以切除。

【附2】Turcot综合征

1959年Turcot描述了一种结肠多发性息肉病，是最少见的类型，其遗传方式尚不十分明确，有学者认为与Gardner综合征一样，是常染色体显性遗传，也有学者认为是隐性遗传。本病的外显率和发病率，较FAP和Gardner综合征低。

Turcot综合征的病理特点为肠道多发性腺瘤性息肉，伴有中枢神经系统的恶性肿瘤，还可伴有上皮瘤、甲状腺癌等。肠道息肉的恶变率大于90%，发展很快，并由于神经系统的病变，迅速导致死亡。如情况许可，大肠息肉的处理原则与FAP相同。

第四节　结肠与直肠肿瘤

大肠良恶性肿瘤在小儿均少见，文献中以个案报道居多，大宗病例报道少见，因此诊断治疗大多参照成年人大肠肿瘤的方案，但也发现一些与成人的不同之处。小儿大肠良性肿瘤包括血管瘤、平滑肌瘤等。小儿大肠恶性肿瘤包括平滑肌肉瘤、淋巴肉瘤、大肠癌等。

一、小儿结肠血管瘤

大肠血管瘤在成人和小儿均少见，主要见于年轻的成年人。截至2005年，文献报道仅120多例。

【病理】

分为毛细血管瘤及海绵状血管瘤2种，前者多为单个，位于肛门黏膜及肛周皮肤；后者较大，多位于大肠，直肠乙状结肠交界处多见，为充满血液的内皮血管窦，只有极少的支持结缔组织，经常累及结直肠周围器官。

【临床表现】

临床上以反复、间歇性便血为主要症状，约占

75%。早期表现为间歇性粪便带鲜血,每次10～20ml。50%的患者反复出血可致贫血。偶有突发大出血者。有的患者排便时自肛门脱出暗红色肿物,便后自行还纳;或可见肛周皮下暗蓝色、质软、可压缩肿物。大的结肠血管瘤,偶尔可在腹部触诊时触及大的结肠肿块。若累及膀胱,可出现无痛性血尿。

【诊断】

本病容易误诊,误诊率达51%,经常按痔疮或溃疡性结肠炎治疗多年不见好转。小儿原因不明的便血应考虑本病的可能。首先做直肠指检,位于肛门和直肠的血管瘤可发现相应的病变,但是,直肠乙状结肠交界处以上的部位需借助纤维结肠镜检查。

纤维结肠镜检查可发现病变结肠局部黏膜异常,呈紫红色或红色结节状、质软、黏膜下凸起的肿块,也可有巨大的静脉窦和扩张的血管,有时边界清晰。

腹部X线片,26%～50%可见静脉石。钡剂灌肠可见多数不光滑的圆形充盈缺损、受累肠管狭窄。选择性肠系膜动脉造影可见血管扩张和扩张的血窦。CT可见肠壁增厚、静脉石影像。另外,还可做MRI和放射性核素检查以帮助诊断。

【治疗】

小的毛细血管瘤可采用非手术治疗,即严密观察待其自愈,有学者报道1例血管瘤侵袭肛管黏膜、会阴及阴部,无破溃及出血,5年后自愈。或采用激素治疗、冷冻治疗、尿素等硬化剂治疗。但弥漫性海绵状血管瘤,因其复发率高,主张积极手术治疗。治疗时要尽量保留肛门括约肌。有学者采用病变肠段切除、结肠-直肠套袖状吻合,效果较满意;还有学者采用切除病变的乙状结肠及直肠,保留肛管、直肠肌鞘及肛门括约肌中的血管瘤,经肛管、直肠肌鞘脱出结肠,与肛周皮肤缝合,术后便血停止,肛门括约肌功能良好。保留在括约肌内的血管瘤应密切观察,部分可自行消失。有发展趋势者,有学者用粗丝线做U形缝合,结扎血管瘤出血和隆起的部分,其余部分用95%乙醇注射,获得较好的近期效果。也可同时行激素或尿素治疗。位于结肠或直肠上部单发的血管瘤可行肿瘤切除。

二、结肠癌

原发于胃肠道的小儿恶性肿瘤约占小儿新生肿瘤的1%,其中结直肠癌是仅次于原发性肝肿瘤的常见恶性肿瘤,发病率为1/100万。肿瘤可发生在结肠的任何部位,而且其发生多为偶发性,最常见的结肠癌是腺癌,预后较差。10%的病例中发现了家族性息肉病和其他息肉病综合征等诱发因素。无易患因素和家族史。

【病理】

结肠癌的组织学分型为:①乳头状腺癌;②管状腺癌;③黏液腺癌;④印戒细胞癌;⑤未分化癌;⑥腺鳞癌;⑦鳞状细胞癌。10岁以上儿童结肠癌以黏液腺癌最多见,至少50%;而在10岁以下小儿,则以非黏液腺癌多见,主要是未分化癌。

大体病理分为肿块型、溃疡型和浸润型3种,浸润型沿肠壁生长,容易造成肠腔环状狭窄导致肠梗阻。1986年公布的大肠癌Dukes中国改良分期法如下。A期:病变局限于黏膜或黏膜下层。B_1期:病变超过肌层,未侵入浆膜,无淋巴结转移;B_2期:病变穿透肠壁全层,无淋巴结转移。C_1期:有区域淋巴结转移,但肠系膜蒂部无转移;C_2期:有肠系膜蒂部转移。D期:有远处组织或器官转移。

【临床表现】

最先出现的症状为腹痛,Karnak报道一组20例结直肠癌患者中80%有腹痛症状。其次有排便习惯改变、便血、呕吐等。而消瘦、贫血、食欲减退等多见于晚期患者。以上各种症状为儿童慢性肠套叠、阑尾炎、胃肠炎等病的常见表现,因此可延误诊断。

体征出现较晚,可有腹胀和触及包块。待能触及包块时肿瘤多已扩散,主要转移到肠系膜淋巴结、大网膜及腹膜,还可转移到肝、卵巢等,或者远距离转移到肺,甚至转移到大脑和骨骼。Karnak报道的20例患者中,7例为C期,13例为D期。

【诊断】

Karnak发现出现肠梗阻者多能在2～15天就诊,大多数患者则在15天至2年(平均为4.3月)才获得诊断,因此早期诊断很困难。提高疗效的关键在于早期诊断和彻底治疗,遇以下情况时应做必要的检查:①小儿腹痛,尤其是伴有明显贫血、体重减轻、排便习惯改变同时便血者应怀疑本病;②较长时间有便血、腹痛和肠梗阻者,应查原因;③直肠结肠息肉和腺瘤应积极手术治疗,并做病理切片;④有家族性结肠息肉病和溃疡性结肠炎者,应定期随访，以便及时发现癌变。

可疑患儿应做直肠指检，直肠、乙状结肠镜检查或纤维结肠镜检查，必要时做气钡双重对比造影检查。B超和CT检查有助于判断肿瘤的大小、浸润范围及发现其他脏器的转移灶。放射性核素显像可确诊骨骼转移。

血清癌胚抗原、组织多肽抗原和CA19-9的测定已用于成人大肠癌检查，对儿童大肠癌的诊断似乎无太大价值，但可用于判断预后和术后随访。如果治疗前癌胚抗原水平大于75ng/ml，则行根治性手术，预后也不良。在随访过程中癌胚抗原水平反映肿瘤的好转或发展，但也有例外。

【治疗】

尽管小儿结直肠癌不容易早期确诊，但是一旦确诊应该积极手术治疗，手术治疗目前仍是最有效的方法，在成人可切除率约为90%，儿童的可切除率约为40%。手术时要完全切除肿瘤部位的大肠及相应的肠系膜和所属区域的淋巴结，肿瘤近端和远端至少要切除10cm。大网膜是复发率最高的组织，故应全部切除。切除彻底与否与存活率成正比，Dukes D期的晚期肿瘤，仍应争取切除。

广泛浸润不能一期切除者应实行放疗。已有报道放疗对比较固定的乙状结肠远端及直肠癌有一定的疗效。化疗对小儿病例的应用仍有争议，氟尿嘧啶是主要化疗药物。新的疗法，如左旋咪唑加白介素-2、氟尿嘧啶、淋巴因子激活杀伤细胞等均值得研究。总之，儿童大肠癌的预后不良，幼年者更差。文献报道一组200例小儿结直肠癌，仅3例生存5年，另一组38例仅2例生存超过5年。

三、肠道平滑肌肉瘤

肠道平滑肌肉瘤（intestinal leiomyosarcoma）是起源于肠壁固有肌肉的肿瘤，在小儿少见。有报道表明发生于小肠者占42%，发生于大肠者占58%。1992年Angels等对文献中42例胃肠平滑肌肉瘤进行分析，发生于大肠者14例，其中盲肠2例、结肠10例、直肠2例。在小儿该肿瘤约60%发生于新生儿和3个月内的婴儿。

【病理】

该肿瘤起源于肠道平滑肌层，与其他肉瘤一样，细胞呈梭形，镜下能见到深染的细胞核，较容易见到有丝分裂象。起初有学者将此类肿瘤归到GIST中，但深入研究发现，GIST起源于干细胞，免疫组织化学检测CD34和CD117阳性，而肠道平滑肌肉瘤的α平滑肌肌动蛋白阳性，CD34和CD117阴性。Simpson分析了14例年龄小于12个月的肠道平滑肌肉瘤患儿，认为其侵袭性较成人弱。以血行转移为主，最常见转移部位是肝脏。

【临床表现】

该病男女发病无明显差异，50%的患者见于新生儿。临床上多以出现并发症而就诊，文献报道一组19例患者中有13例出现肠梗阻、6例肠穿孔、2例肠套叠，亦有腹部触及包块者。

【诊断】

由于临床表现无特殊性，早期及术前作出正确诊断比较困难。多因并发症就诊，术中发现肠道肿瘤，术后病理明确诊断。超声、CT、钡剂灌肠透视对诊断有一定帮助，可以发现肿瘤影像。

【治疗】

手术切除治疗是首选治疗方法。在小儿，即使肿瘤病理分级较差，其预后一般也较好，这一点不同于成人。

四、消化道类癌

1988年由Lubarsch首次报道类癌，它可发生于胃、小肠、大肠的任何部位，但以回肠，尤其是以阑尾最多见。有报道类癌发生率在阑尾为36%～45%、小肠为25%、直肠16%、结肠6%。它也可生长在梅克尔憩室和胃肠道重复畸形的壁上。除胃肠道外，类癌偶尔也生长在气管、支气管黏膜上。儿童阑尾类癌存在性别差异，女性多于男性，比例为3∶1。

【病理】

类癌分为腺样型、条索型、实心团块型和混合型。类癌为低度恶性肿瘤。组织切片有时虽很难鉴别良性或恶性，但是临床上经常可见到转移。大体所见类癌为黏膜下的小结节。底部位于基底膜上，顶部较小，指向黏膜隐窝的管腔。切面呈明显的淡黄色或灰白色，有嗜铬性。一般小肠类癌恶性程度较高，而阑尾类癌恶性程度较低。

有报道显示，阑尾类癌病灶的大小与预后直接相关。病灶小于2cm者，大多没有转移，治疗亦可采用单纯阑尾切除，病灶大于2cm者则常见转移。

【临床表现】

类癌通常无明显的临床表现，有些患者因阑尾炎手术，术后病理检查发现阑尾中微小类癌病变。

类癌多生长在肠壁的一面,很少累及肠壁周围,故引起肠梗阻的机会较少。当触及肿块时,类癌可能已有转移,因为一般原发性类癌都较小,而继发性转移性肿瘤通常比原发性肿瘤大得多,不少类癌可能终身没有临床症状,在尸解时才被发现。

【治疗】

胃、小肠类癌的临床治疗,发现时多有恶变和转移,故应广泛切除,切除范围按胃肠癌的原则。

阑尾类癌直径<1cm者,一般行阑尾单纯切除术,可达到根治目的。若类癌直径>2cm或有周围浸润扩散者,则应行右半结肠切除术。直径为1~2cm者,应根据阑尾系膜及浆膜下淋巴结是否受累等综合考虑,在小儿,区域淋巴结转移率仅为4%~5%,有学者采用阑尾切除加部分盲肠切除保留回盲瓣手术,亦取得良好效果。

阑尾腺类癌是一种同时具有类癌和分化好的腺癌特征的阑尾类癌,又称环状细胞癌、中间型类癌等。其组织学和生物学特点居于类癌和分化好的腺癌之间,诊断有赖于细致的病理检查。阑尾腺类癌的首选治疗是单纯阑尾切除术,具有下列一个或数个情况时,应行右半结肠切除术:①细胞为未分化型;②有丝分裂活动增加;③侵袭阑尾基底,并伴有盲肠壁浸润;④淋巴结转移;⑤肿瘤直径>2cm。

【附】类癌综合征

类癌综合征小儿罕见。多发生于回肠,偶尔也见于腹膜后与肺转移者。肠道类癌产生的激素,多被肝脏灭活,而不引起全身症状,但在肝转移后,即出现类癌综合征的各种表现。

典型病例有下列特征:①肝大,有类癌转移;②阵发性面颈部和上躯体潮红,是最早出现的症状,每次发作5~10分钟;③胃肠道表现,80%有腹痛、肠鸣音亢进和腹泻;④哮喘,由支气管平滑肌痉挛导致,异丙肾上腺素吸入有效;⑤心脏表现,因肝转移分泌多种多肽及活性肽激素,产生弥漫性纤维素沉着,导致肺动脉狭窄、三尖瓣关闭不全,出现心脏杂音;⑥营养不良、腹泻、淋巴管纤维化阻塞产生的脂肪下痢和吸收不良综合征;⑦纤维化现象,肿瘤产生的5-羟色胺能刺激成纤维细胞增生,除心脏内膜外,肿瘤周围、腹膜后及盆腔均可有纤维化。

根据以上特征性表现,辅以血生化检查,可以确诊。类癌产生的大量5-羟色胺进入血液,正常全血5-羟色胺浓度为0.1~0.3mg/L,本病可达0.5~3mg/L;尿5-羟吲哚乙酸,正常值为2~10mg/24h尿,本病患儿超过15mg/24h尿,而大于50mg/24h尿时有诊断意义。

类癌综合征的治疗原则是尽可能彻底切除原发病灶和转移病灶。切除回肠类癌,同时处理肝内转移病灶,若病变集中于肝的一部分,行肝叶切除或半肝切除;若有多个转移病灶,则将较集中部分切除。不能完全切除的类癌综合征患者,可采用对抗活性物质暂时缓解症状。大量新兴药物已用于临床治疗类癌综合征,且药效良好,比如第一代生长抑素类似物奥曲肽,药效明确,耐受性好。

类癌综合征预后不良,患者一般死于心力衰竭和极度营养不良。

(徐波　李昭铸)

参 考 文 献

[1] 侯英勇,朱雄增.胃肠道间质瘤诊疗新进展[J].中国现代手术学杂志,2005,9(3):164-167.

[2] 张金哲,潘少川,黄澄如.实用小儿外科学[M].杭州:浙江科学技术出版社,2003.

[3] ATTARD T M, CUFFARI C, TAJOURI T, et al. Multicenter experience with upper gastrointestinal polyps in pediatric patients with familial adenomatous polyposis [J]. Am J Gastroenterol, 2004, 99(4): 681-686.

[4] CHATTOPADHYAY A, KUMAR V, MARULIAH M, et al. Duodenojejunal obstruction by a hemangioma[J]. Pediatr Surg Int, 2002, 18(5/6): 501-502.

[5] CHIARUGI M, GALATIOTO C, LIPPOLIS P, et al. Gastrointestinal stromal tumour of the duodenum in childhood: a rare case report[J]. BMC Cancer, 2007, 7: 79.

[6] COPPENS J P, KARTHEUSER A, VERELLEN-DU-MOULIN C, et al. Familial adenomatous polyposis: what is new for the clinician? [J]. Acta Gastroenterol Belg, 1992, 55(5/6): 457-461.

[7] CORLESS C L, FLETCHER J A, HEINRICH M C. Biology of gastrointestinal stromal tumors[J]. J Clin Oncol, 2004, 22(18): 3813-3825.

[8] CORREDOR J, WAMBACH J, BARNARD J. Gastrointestinal polyps in children: advances in molecular genetics, diagnosis, and management[J]. J Pediatr, 2001, 138(5): 621-628.

[9] DEUTSCH F, ZILBERSTEIN B, YAGI O K, et al. Gastric carcinoma in a 13-year-old girl[J]. Gastric Cancer, 2004, 7(3): 178-182.

［10］DURHAM M M, GOW K W, SHEHATA B M, et al. Gastrointestinal stromal tumors arising from the stomach: a report of three children［J］. J Pediatr Surg, 2004, 39(10): 1495-1499.

［11］FOTIADIS C, TSEKOURAS D K, ANTONAKIS P, et al. Gardner's syndrome: a case report and review of the literature［J］. World J Gastroenterol, 2005, 11(34): 5408-5411.

［12］GARDNER E J. A genetic and clinical study of intestinal polyposis: a predisposing factor for carcinoma of the colon and rectum［J］. Am J Hum Genet, 1951, 3(2): 167-176.

［13］GUPTA D K, SRINIVAS M, DAVE S, et al. Gastric teratoma in children［J］. Pediatr Surg Int, 2000, 16(5/6): 329-332.

［14］HARTING M T, BLAKELY M L, HERZOG C E, et al. Treatment issues in pediatric gastric adenocarcinoma［J］. J Pediatr Surg, 2004, 39(8): e8-e10.

［15］HASAN R, MONAPPA V, KUMAR S, et al. Large gastric teratoma: a rare intra-abdominal mass of infancy ［J］. Oman Med J, 2016, 31(3): 231-234.

［16］KARNAK I, CIFTCI A O, SENOCAK M E, et al. Colorectal carcinoma in children［J］. J Pediatr Surg, 1999, 34(10): 1499-1504.

［17］LAKEN S J, PAPADOPOULOS N, PETERSEN G M, et al. Analysis of masked mutations in familial adenomatous polyposis［J］. Proc Natl Acad Sci USA, 1999, 96(5): 2322-2326.

［18］MENON P, RAO K L, BHASIN S, et al. Giant isolated cavernous hemangioma of the stomach［J］. J Pediatr Surg, 2007, 42(4): 747-749.

［19］MICHÁLEK J, KOPECNÁ L, TŮMA J, et al. Gastric carcinoma in a 9-year-old boy［J］. Pediatr Hematol Oncol, 2000, 17(6): 511-515.

［20］MIETTINEN M, LASOTA J, SOBIN L H. Gastrointestinal stromal tumors of the stomach in children and young adults: a clinicopathologic, immunohistochemical, and molecular genetic study of 44 cases with long-term follow-up and review of the literature［J］. Am J Surg Pathol, 2005, 29(10): 1373-1381.

［21］MOHTA A, SENGAR M, NEOGI S, et al. Gastric teratoma with predominant nephroblastic elements［J］. Pediatr Surg Int, 2010, 26(9): 923-925.

［22］NAKAMURA T, YAO T, NIHO Y, et al. A clinicopathological study in young patients with gastric carcinoma［J］. J Surg Oncol, 1999, 71(4): 214-219.

［23］OKUDA M, NOMURA K, KATO M, et al. Gastric cancer in children and adolescents in Japan［J］. Pediatr Int, 2019, 61(1): 80-86.

［24］PELIZZO G, LA RICCIA A, BOUVIER R, et al. Carcinoid tumors of the appendix in children［J］. Pediatr Surg Int, 2001, 17(5/6): 399-402.

［25］QUIROZ H J, WILLOBEE B A, SUSSMAN M S, et al. Pediatric gastrointestinal stromal tumors-a review of diagnostic modalities［J］. Transl Gastroenterol Hepatol, 2018, 3: 54.

［26］RUTKOWSKI P, MAGNAN H, CHOU A J, et al. Treatment of gastrointestinal stromal tumours in paediatric and young adult patients with sunitinib: a multicentre case series［J］. BMC Cancer, 2017, 17(1): 717.

［27］SASAKI H, SASANO H, OHI R, et al. Adenocarcinoma at the esophageal gastric junction arising in an 11-year-old girl［J］. Pathol Int, 1999, 49(12): 1109-1113.

［28］SHAH R S, KADDU S J, KIRTANE J M. Benign mature teratoma of the large bowel: a case report［J］. J Pediatr Surg, 1996, 31(5): 701-702.

［29］SHARMA A, ARORA R, GUPTA R, et al. Immature gastric teratoma in an infant: report of a case and review of the literature［J］. Indian J Pathol Microbiol, 2010, 53(4): 868-870.

［30］SIMPSON B B, REYNOLDS E M, KIM S H, et al. Infantile intestinal leiomyosarcoma: surgical resection (without adjuvant therapy) for cure［J］. J Pediatr Surg, 1996, 31(11): 1577-1580.

［31］THOMPSON W M. Imaging and findings of lipomas of the gastrointestinal tract［J］. Am J Roentgenol, 2005, 184(4): 1163-1171.

［32］WANG J Y, HSIEH J S, HUANG C J, et al. Clinicopathologic study of advanced gastric cancer without serosal invasion in young and old patients［J］. J Surg Oncol, 1996, 63(1): 36-40.

［33］YAO J L, ZHOU H, ROCHE K, et al. Adenomyoma arising in a meckel diverticulum: case report and review of the literature［J］. Pediatr Dev Pathol, 2000, 3(5): 497-500.

第四十九章

肠系膜和大网膜囊肿

1507 年，佛罗伦萨解剖学家 Benevieni 首先报道 1 例 8 岁男孩尸检时发现肠系膜囊肿。1842 年，von Rokitansky 描述了 1 例肠系膜乳糜囊肿。1852 年，Gairdner 报道了第 1 例大网膜囊肿。1880 年，法国外科医师 Tillaux 首次成功切除了 1 例肠系膜上的囊性肿块。1883 年，Pean 首次成功地开展了囊肿造口术。1890 年，Carson 报道了美国第 1 例肠系膜乳糜囊肿。截至 1950 年，文献记载约有 600 例肠系膜囊肿，到 1994 年数量增加到了 820 例。

肠系膜和大网膜囊肿非常少见。发病率在综合性医院的入院病例中接近 1/105 000，而儿童医院则为 1/20 000。Egleston 儿童医院报道，在 1965～1994 年共有 16 例肠系膜囊肿患儿。近年来的资料显示，约 1/3 的肠系膜囊肿患者小于 15 岁，1/4 小于 10 岁。报道的资料中，女性多于男性，白种人多于非白种人。在儿童系列中，患者年龄范围从出生至 18 岁（平均为 4.35 岁），囊肿在男孩中稍多（60%）。Egleston 儿童医院报道的病例中，有 1 例在宫内作出诊断，14 例患儿年龄小于 10 岁。

在本章中，肠系膜囊肿被定义为任何位于肠系膜的囊肿，它可以延伸或不延伸至后腹膜，有一个可识别的上皮内衬或间皮细胞。大网膜囊肿有相同的组织特点但是位于大网膜或小网膜内。

第一节 肠系膜囊肿

【病因】

肠系膜囊肿（mesenteric cyst）的病因尚不清楚，多数学者认为，肠系膜囊肿与淋巴管瘤一样，是一种淋巴管的先天性发育异常，在胚胎期原始的淋巴组织遗留于肠系膜内，胎儿期或出生后这种原始的淋巴组织扩张、增生，淋巴管退行性变，淋巴回流受阻，逐渐聚集形成大小不等的囊肿。

【病理】

肠系膜囊肿可出现在从十二指肠到直肠的胃肠道的肠系膜两层浆膜之间的任何部位，它们可以从肠系膜根部延伸进入后腹膜。肠系膜囊肿通常比大网膜囊肿多 4.5 倍。Kurtz 总结了 162 个病例，发现 60% 位于小肠系膜，24% 位于大肠系膜，14.5% 位于后腹膜，有少数病例描述的位置不清楚，最常见的部位是回肠系膜。在结肠，囊肿常位于乙状结肠系膜（图 49-1）。

根据囊壁的细胞学和病因学可将肠系膜囊肿

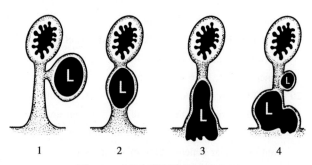

图 49-1 肠系膜囊肿的病理分型

类型 1. 有蒂的，易于切除；类型 2. 寄生在肠系膜中，需要肠切除；类型 3. 扩展到腹膜后，通常切除不完全；类型 4. 多中心性，可能需要多次复杂手术、硬化疗法或两者兼用。

分为：①胚胎源性囊肿，多由淋巴组织的先天性畸形或错位导致；②继发性囊肿，由乳糜管的创伤破裂，继发出血性、炎性肿块压迫或侵蚀囊胚导致；③新生性囊肿，有良性、恶性之分，如囊性淋巴管瘤；④感染性囊肿，由结核分枝杆菌、真菌或寄生虫导致淋巴管囊性变。

根据囊肿的多少又可将肠系膜囊肿分为单房性囊肿和多房性囊肿。单房性囊肿较大，囊壁薄而无张力，多局限于一段肠系膜；多房性囊肿由多个囊腔组成，有的互相沟通，有的不通，局限于一段肠系膜。此外，还有一种囊肿由数十个或数百个小囊组成，广泛侵袭肠系膜，且靠近肠系膜根部，紧密包绕系膜血管，手术多不能彻底切除，预后较差。有的囊肿靠近肠管，形成哑铃状，张力稍大，相应部位肠管横跨其上，肿物对肠腔的通畅性影响较大（图49-2）。

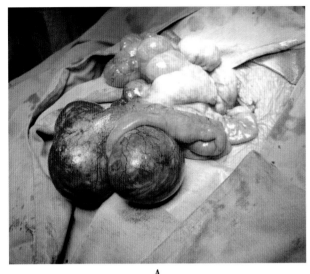
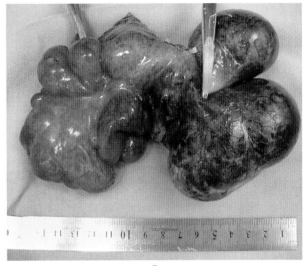

图 49-2　肠系膜囊肿

A.手术中所见，囊内有分隔，肠管受侵袭，部分囊肿内有囊内出血；B.手术切除标本。

（图片资料由青岛大学医学院附属医院小儿外科董蒨教授提供）

囊肿的液体可为浆液、乳糜液、血性液或脓性液等，以浆液多见。浆液性囊肿被覆间皮细胞，一般发生在横结肠系膜和乙状结肠，囊肿大小不一，从几厘米至20厘米，多为单发性单房囊肿，囊内液体通常为黄白色或草黄色透明液体。有些学者区分了囊性淋巴肿瘤和肠系膜囊肿。囊性淋巴肿瘤是单纯囊肿，含上皮细胞内衬、泡沫细胞、小的淋巴腔隙的薄壁、淋巴组织和平滑肌。肠系膜囊肿的壁缺少平滑肌和淋巴腔隙，内衬细胞是立方或柱状细胞。囊性淋巴管瘤由多数扩张的淋巴管组成，呈大小不等的乳白色囊样结构，直径小者1~2cm，大者至10cm以上，多发生于回肠系膜，有时呈弥漫性，布满整个小肠系膜。囊内含无色透明液体或乳糜样液，若有出血或继发感染，则可见暗红色液或脓性液。

显微镜下囊壁为淋巴管单层内皮细胞和纤维结缔组织构成。若囊肿曾有出血或炎症，则可见囊壁增厚，血管扩张，并可见炎症细胞浸润。

【临床表现】

小的肠系膜囊肿可无任何症状。囊肿逐渐增大后，当患儿活动时因重力关系，会牵拉肠系膜根部，或引起肠管轻度痉挛、扭转而引起腹痛，一般为轻微腹痛，可持续半小时至数小时。腹痛可持续数天，缓解后可复发。囊肿靠近肠管时，可压迫肠管引起不完全性或完全性肠梗阻。由于囊肿的重力作用诱发肠扭转后，则突然出现阵发性剧烈腹痛，伴腹膜刺激征，甚至引起肠坏死。随着囊肿的增大，腹围逐渐增大，可误诊为腹水。患儿可经常出现恶心和呕吐。肠系膜囊肿和大网膜囊肿一样，也会因轻微损伤引起囊内出血或继发感染，炎症累及腹膜或囊肿破裂可引起局限性或弥漫性腹膜炎。

体格检查腹部较膨隆，多可触及一个圆形或椭圆形、光滑、较柔软的囊肿，边界清楚，左右活动度很大。当囊肿合并出血或感染时肿物有压痛，炎症累及腹膜或囊肿破裂则出现腹肌紧张、压痛及反跳痛等腹膜炎体征。

【诊断】

根据无明显原因的阵发性腹部疼痛、腹胀、恶心、呕吐、腹部触及肿物等表现可对本病作出诊断。腹部 X 线片于腹腔前方可见一界限清楚的圆形阴影,周围肠管被推移。钡剂造影有时可见肠管受压和移位。B 超检查可显示腹腔内囊性占位。CT 检查同样可显示腹腔内囊性占位,并可估计肿物的位置及其与周围器官的关系(图 49-3、图 49-4)。

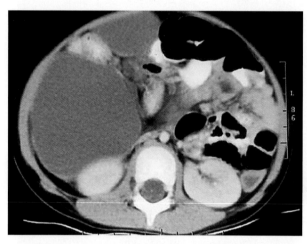

图 49-3　肠系膜囊肿 CT 图像

CT 检查显示一巨大的肠系膜囊肿,囊内有分隔,肠管受到推移而移位。

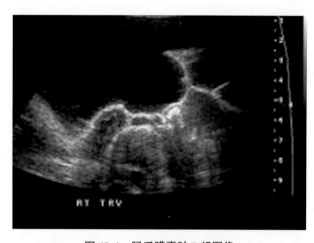

图 49-4　肠系膜囊肿 B 超图像

B 超检查显示一巨大的肠系膜囊肿,囊内有分隔。

【鉴别诊断】

肠系膜囊肿应与以下疾病鉴别。

1. **肠重复畸形**　有消化道出血的病史,但有时鉴别较难。通常肠系膜囊肿位于肠系膜两叶之间,与肠管有较分明的界限。肠重复畸形是一厚壁结构,与相邻的肠管享有共同的肌壁,超声检查可以清楚观察到黏膜内衬。

2. **卵巢囊肿**　患儿为女性,肿块位于盆腔,B 超检查可帮助了解囊肿与两侧卵巢的关系。

3. **肾盂积水**　囊性肿物位于腹膜后,位置固定。B 超、CT 和静脉肾盂造影检查可鉴别。

4. **其他囊性肿物**　胆总管囊肿、胰腺囊肿和脾囊肿可结合病史、体征及辅助检查进行鉴别。

【治疗】

囊肿增大后可经常并发急腹症,故一旦诊断成立,应予手术治疗。主要包括以下手术方法。

1. **单纯肿物切除**　根据囊肿部位采用相应切口,亦可采用腹直肌切口或横切口,进入腹腔后,探查囊肿发生于肠系膜的部位、大小、与附着肠管的关系。有完整包膜的孤立囊肿,在不影响肠管血液供应的情况下,争取将肿物完整切除。选择肠系膜无血管区剪开囊肿前面的系膜,沿囊肿壁分离系膜,剥离囊肿时要紧贴囊壁,注意不要损伤肠管的系膜血管,逐步暴露,小心剥离,完整切除囊肿。囊肿切除后,检查肠系膜血管是否完整,缝合肠系膜裂隙。

2. **囊肿切除加局部肠切除吻合**　若囊肿与肠管关系密切或与系膜血管粘连紧密,单纯切除囊肿较困难,通常在切除肿物后,会引起该段肠管的血液循环障碍,应同时切除该肠管。

3. **部分囊肿切除术**　当囊肿分布范围广泛或有多囊时,若行囊肿全切除,会引起大段肠管血供障碍者,或囊肿感染溃破,已无法完整切除者。可行囊肿大部切除,剩余部分囊壁完全裸露,在残囊的内膜,用电灼或 3% 碘酊溶液涂拭,以减少其复发。

近年来,随着腔镜的技术发展,腹腔镜治疗肠系膜囊肿陆续报道。若有必要,根据儿童腹腔镜手术的专业知识,使用腹腔镜切除肠系膜囊肿,也可以通过腹腔镜辅助的方法定位囊肿,切除可通过腹部小切口或脐部扩大切口进行。

经皮注射沙培林(注射用 A 群链球菌,OK-432)可以治疗儿童不可切除的淋巴管瘤。OK-432 的作用机制可能是作用于白细胞(增加自然杀伤细胞和 T 细胞的数量),提高细胞因子的内皮渗透性(提高肿瘤坏死因子和白介素 -6 的活性),导致囊肿缩小。OK-432 可以作为后腹膜囊肿手术的辅助治疗。

【预后】

肠系膜囊肿切除术后预后良好,很少复发。

第二节　大网膜囊肿

【病因】

大网膜囊肿(greater omental cyst)分为原发性和继发性2种。原发性大网膜囊肿又称真性大网膜囊肿,通常为先天性脉管发育异常,但位置在大网膜。继发性大网膜囊肿,又称假性大网膜囊肿,发生于大网膜损伤、出血、寄生虫和炎症后,临床更少见。

【病理】

大网膜囊肿可发生于大、小网膜内,也可发生于脏器周围的韧带,多为单发多房性囊肿,少数为多发性囊肿。囊肿大小不一,占据腹腔大部或全部。囊壁菲薄,囊内充满淡黄色清亮的淋巴液。镜下见囊壁由结缔组织和弹力纤维构成,内衬不整齐的扁平上皮或单层柱状上皮细胞,并有淋巴细胞和白细胞浸润。有出血感染的病例,囊内液呈血性、草绿色、橘红色或咖啡色,囊壁肥厚充血、水肿,内膜多消失。囊肿外壁与腹膜和腹腔脏器有粘连。假性大网膜囊肿囊壁由炎症细胞及增生的纤维结缔组织形成,壁内无内皮细胞(图49-5)。

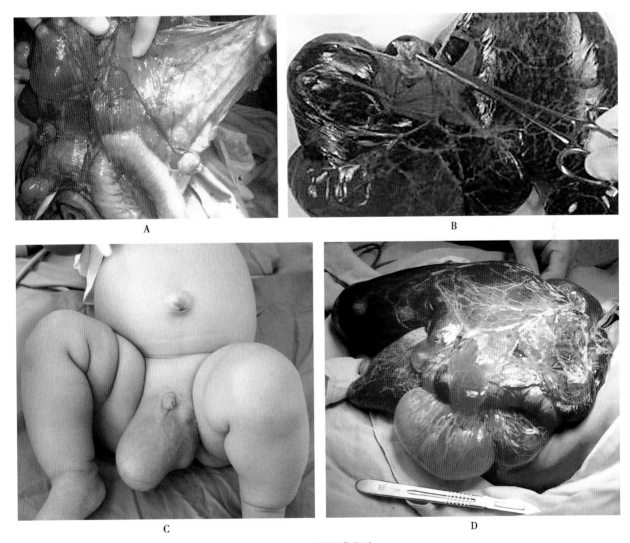

图49-5　大网膜囊肿

A.手术证实为大网膜囊肿;B.大网膜囊肿的手术切除标本;C.体格检查发现腹部膨隆,同时有左侧的阴囊内肿物(手术证实为鞘膜囊内的大网膜囊肿);D.部分囊内有分隔,且合并囊内出血。

(图片资料由青岛大学医学院附属医院小儿外科董蒨教授提供)

【临床表现】

大网膜囊肿生长缓慢,可能存在很长时间不引起任何症状。主要表现为腹部肿块或腹部逐渐增大。因腹痛或家长偶然发现小儿腹部膨胀或肿物,才引起注意而就诊。体格检查可见腹部膨隆,触及一表面光滑、质地柔软的圆形或椭圆形的肿块,边界清楚,无压痛,活动度很大。巨大的大网膜囊肿,可占据整个腹腔,将胃肠道压向腹后壁脊柱旁,因其质地柔软,肿物界限不清,临床上酷似腹水。腹部叩诊时有振水音,却无移动性浊音,全腹叩诊呈浊音,仅可在肋腹部小范围叩诊呈鼓音,仅在该处可闻及肠鸣音。

大网膜囊肿的常见并发症包括出血、感染、破裂和扭转。

1. 出血 由于囊壁菲薄,血管丰富,轻微外伤或穿刺抽液使囊壁血管破裂导致囊内出血,表现为腹胀加剧、腹痛、贫血、乏力等。

2. 感染 出血后囊肿迅速增大,易感染,因囊肿为多房性,感染不易控制,患儿可出现高热、腹痛、精神不佳、食欲减退、消瘦、贫血等消耗中毒症状。体格检查腹部有局限性或弥漫性压痛,血白细胞增多。

3. 破裂 外伤可使囊肿破裂,血液及淋巴液流入腹腔刺激腹膜引起腹膜炎,表现为突然发作的剧烈腹痛、恶心、呕吐和发热,体格检查腹部明显压痛、腹肌紧张及反跳痛。

4. 扭转 大网膜游离部的中、小囊肿,由于活动范围广泛和重力关系,囊肿可发生扭转。表现为持续性腹痛,阵发性加剧,伴有恶心、呕吐。体格检查有时发现腹部有圆形肿物,推动肿物疼痛加剧。

【诊断】

若怀疑大网膜囊肿,可根据囊肿的临床特征,借助辅助检查发现或证实囊性肿物及其起源。

1. X线检查 腹部正侧位X线片可以显示前腹部有密度均匀增高的阴影,其后方可见肠管气体。钡剂造影检查可显示胃向后上方移位,小肠被囊肿推挤向后移位。

2. B超检查 可显示囊肿多房性无回声反射波,同时可了解其与周围脏器的关系。

3. CT检查 可以显示边界清晰的薄壁囊性肿物(图49-6)。

【鉴别诊断】

大网膜囊肿应与以下疾病鉴别。

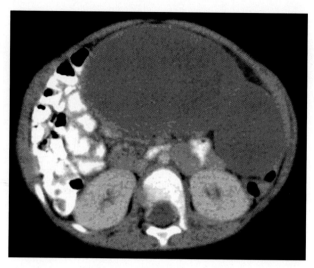

图49-6 大网膜囊肿CT图像

CT检查显示一巨大的大网膜囊肿,囊内有分隔,肠管受到挤压而向后移位。

1. 腹水 各种原因引起的腹水多可找到原发的疾病,腹水患儿多难以平卧,呼吸急促,腹部叩诊有移动性浊音。大网膜囊肿时B超、CT、钡及X线造影检查可以显示肠管受推移的影像。腹水时肠管是漂浮的,可随体位改变位置。

2. 卵巢囊肿 大网膜囊肿有时会误诊为卵巢囊肿,卵巢囊肿主要位于盆腔或下腹部,B超和CT检查两侧卵巢对诊断有帮助。

3. 结核性腹膜炎 渗出型(腹水型)结核性腹膜炎多有全身症状,如发热、盗汗、消瘦,腹水的增长由少量到大量时,腹部呈球形,有横膈上升,脐部变平甚至突出,腹壁静脉怒张。腹部触诊有压痛及柔韧感,叩诊有移动性浊音。

【治疗】

大网膜囊肿确诊后即可手术。通常采用右旁正中切口或横切口进入腹腔,探查囊肿的部位、大小,若囊肿不大,可轻柔地将囊肿从切口托出。将囊肿托出后,了解囊肿和网膜的关系,直视下切断结扎囊肿与胃大弯、横结肠的血管联系,完整地切除囊肿。有学者提出除将囊肿完整切除外,尚应切除全部或大部分大网膜以防复发。近年来,腹腔镜治疗大网膜囊肿也获得成功。

巨型囊肿应逐渐抽液减压后再切除,如果直接快速将囊肿托出腹腔外,会导致腹压突然明显下降,影响心肺功能动力平衡而造成生命危险。可于囊肿表面无血管区做一荷包缝合,切一小口,将囊内液体缓慢放出,再将囊肿自腹腔托出。

如果囊肿与胃、肠管粘连致密无法分离，可将囊肿与该部胃、肠管一并切除，以免复发。当囊肿和周围脏器粘连严重时，不能强求囊壁完整切除，可将部分囊壁残留于脏器上，对残余囊壁用3%碘酊涂擦，破坏其内皮，以减少术后复发。

多发性网膜囊肿可发生在小网膜及其他腹膜间，应仔细探查小网膜囊、肝结肠韧带、肝胃韧带、胃脾韧带和结肠小肠系膜等部位有无囊肿，以免遗漏。

如大网膜囊肿发生感染、扭转、破裂等合并腹膜炎者，切除后应冲洗腹腔，并放置腹腔引流，大网膜发生感染扭转时，大网膜静脉可能存在血栓，应彻底切除，以防止术后门静脉栓塞。

（汪　健）

参 考 文 献

［1］王果，潘少川. 小儿外科手术图谱［M］. 郑州：河南科学技术出版社，1994.

［2］王果，李振东. 小儿外科手术学［M］. 北京：人民卫生出版社，2000.

［3］李正. 实用小儿外科学［M］. 北京：人民卫生出版社，2001.

［4］李长春，王珊，金先庆，等. 17例小儿肠系膜囊肿临床分析［J］. 重庆医学，2005，34（2）：192-193.

［5］张金哲，杨启政，刘贵麟. 中华小儿外科学［M］. 郑州：郑州大学出版社，2006.

［6］吉士俊，王伟，李正. 小儿外科手术图谱［M］. 北京：人民卫生出版社，2006.

［7］VANEK V W, PHILLIPS A K. Retroperitoneal, mesenteric, and omental cysts［J］. Arch Surg, 1984, 119（7）: 838-842.

［8］KURTZ R J, HEIMANN T M, HOLT J, et al. Mesenteric and retroperitoneal cysts［J］. Ann Surg, 1986, 203（1）: 109-112.

［9］CHUNG M A, BRANDT M L, ST-VIL D, et al. Mesenteric cysts in children［J］. J Pediatr Surg, 1991, 26（11）: 1306-1308.

［10］EGOZI E I, RICKETTS R R. Mesenteric and omental cysts in children［J］. Am Surg, 1997, 63（3）: 287-290.

［11］OKUR H, KÜÇÜKAYDIN M, OZOKUTAN B H, et al. Mesenteric, omental, and retroperitoneal cysts in children［J］. Eur J Surg, 1997, 163（9）: 673-677.

［12］GROSFELD J L. Pediatric Surgery［M］. 6th ed. Philadelphia: Mosby, 2006.

第五十章

小儿肝脏肿瘤

小儿肝脏肿瘤与成人一样,也包含肝脏原发性肿瘤与继发性肿瘤。小儿肝脏原发性肿瘤占小儿肿瘤总体发生率的1%～4%,居第十位。其恶性肿瘤则居全体小儿恶性实体肿瘤的第三位。尽管临床上不十分常见,但随着当今感染性疾病的病死率下降和先天性畸形的治愈率提高,小儿恶性实体肿瘤已成为儿童的主要病死原因,小儿肝脏肿瘤的诊断、治疗也处于越来越重要的地位。

第一节 概 述

【小儿肝脏肿瘤的流行病学】

小儿肝脏原发性肿瘤类型较多,其中良性肿瘤约占40%,主要以血管瘤、肝错构瘤、肝细胞腺瘤等为主。恶性肿瘤为多,约占60%。常见的为肝母细胞瘤、肝细胞癌、恶性肝脏间叶瘤和横纹肌肉瘤。Greenberg报道了656例小儿的肝脏肿瘤病例的统计分析,肝母细胞瘤占34.6%,肝细胞癌占22.5%,肝肉瘤为6.9%,而良性肝脏肿瘤共占36%,其中以血管瘤为主,占18%(表50-1)。

据国家儿童肿瘤监测中心报道,2018—2020年,中国估计有121 145例儿童和青少年被诊断为癌症,每年新诊断癌症病例约4万例,这与2019年全球疾病负担研究基本一致,白血病、中枢神经系统肿瘤和淋巴瘤是儿童中发病率最高的3种主要癌症类型,而恶性上皮肿瘤和黑色素瘤、白血病和中枢神经系统肿瘤是青少年中发病率最高的3种癌症类型。其中,1岁以下的男孩第二常见的癌症为肝母细胞瘤。值得注意的是,肝母细胞瘤作为一种常见的儿童实体肿瘤,据报道,在中国发病率高于其他大多数国家。

据日本小儿外科学会恶性肿瘤委员会统计,日本全国每年有50～100例的小儿肝脏恶性肿瘤发生,其中肝母细胞瘤与其他肝脏恶性肿瘤的比例为6:1。1岁以下占36.0%,3岁以下则占全部病例的77.5%,7～8岁有一个小的发病高峰。男女之比约为5:3,与欧美报道的比例类似。

【小儿肝脏肿瘤和瘤样病变的分类】

小儿肝脏肿瘤按性质可分为肝脏恶性肿瘤与肝脏良性肿瘤,而根据组织学来源可以分为上皮性肿瘤、非上皮性肿瘤、转移性肿瘤和瘤样病变。Malt将小儿肝脏良性肿瘤分为4类:上皮性肿瘤、中胚叶肿瘤、畸胎瘤、瘤样病变。上皮性肿瘤包括肝细胞腺瘤、肝内胆管腺瘤及胆管囊腺瘤。中胚叶肿瘤包括海绵状血管瘤、毛细血管瘤及婴儿型血管内皮瘤。瘤样病变包括肝脏局灶性结节性增生、肝间叶性错构瘤。小儿以肝细胞腺瘤、错构瘤及肝脏局灶性结节性增生较为多见(表50-2)。

表 50-1 Greenberg 统计小儿不同类别肝脏肿瘤的发病率

肝脏肿瘤的类型	例数/例	占比/%
恶性肝脏肿瘤		
肝母细胞瘤	227	34.6
肝细胞癌	148	22.5
肝肉瘤	45	6.9
良性肝脏肿瘤		
肝细胞腺瘤	13	2.0
肝脏局灶性结节性增生	12	1.8
肝血管瘤	118	18.0
肝间叶性错构瘤	53	8.1
其他	40	6.1
合计	656	100.0

表 50-2　小儿肝脏肿瘤和瘤样病变的分类

	良性肿瘤和瘤样病变	恶性肿瘤		良性肿瘤和瘤样病变	恶性肿瘤
上皮性肿瘤	肝细胞腺瘤	肝母细胞瘤		纤维瘤	
	肝内胆管腺瘤	肝细胞癌	瘤样病变	肝脏局灶性结节性增生	
	肝内胆管囊腺瘤	胆管细胞癌		肝结节性再生性增生	
		纤维板层型肝癌		肝脏腺瘤样增生	
非上皮性肿瘤	血管瘤	血管肉瘤		炎性假瘤	
	血管内皮瘤	未分化肉瘤	错构瘤	肝间叶性错构瘤	
	海绵状血管瘤	恶性肝畸胎瘤		胆管错构瘤	
	淋巴管瘤			混合性错构瘤	
	肝畸胎瘤		转移性肿瘤		各种转移性肿瘤
	脂肪瘤				

第二节　肝母细胞瘤

肝母细胞瘤(hepatoblastoma)是小儿最常见的肝脏原发性恶性肿瘤,在肝脏原发性恶性肿瘤中占50%~60%,占所有的肝脏肿瘤的25%~45%。多见于婴幼儿,尤以生后1~2年发病最多见,3岁以下者占85%~90%。男女之比为3:(2~1.5),男性明显多于女性。一组研究提示发病年龄平均为1.6岁,1岁以下者占54%,3岁以下者占88%。有患儿被证实为先天性肝母细胞瘤,曾有学者报道4例先天性肝母细胞瘤,1例为8个月早产患儿因难产出生后即死亡,因肝大行尸检及病理检查证实为肝母细胞瘤;1例生后2天因腹胀、呼吸衰竭死亡,尸检证实;笔者经历2例均因生后发现肝大、腹胀,于生后1个月手术诊断。近年来国内也有报道成人的肝母细胞瘤病例。

【病因及发病机制】

尽管肝母细胞瘤的详细发病机制尚未完全明确,但一般认为其是一种胚胎性肿瘤。可能是在胚胎发育时期肝脏细胞的增生与分化发生异常,至胎儿期或出生后肝脏内仍存在未成熟的肝脏的胚胎性组织,这些组织异常持续增生,形成发育幼稚的组织块可能转化为恶性的母细胞瘤。这种恶性肿瘤形成的病理过程可能发生于胎儿晚期,也有可能至成人期后才发病,临床上最多见仍为发生于婴幼儿期。

近年来诸多学者进行了不同角度的病因和发病机制的研究,认为其可能与以下因素有关。

1. 染色体异常　在许多小儿的恶性肿瘤中都会见到染色体异常。肝母细胞瘤在11号染色体常有11p11.5的杂合子的丢失。11p位点是纯合性突变型等位基因所在,被称为WAGR位点,即与肾母细胞瘤、无虹膜、生殖系统畸形、精神发育迟缓有关,在此位点的异常易发生先天性发育畸形和胚胎性肿瘤。因此临床上常发现合并存在肾母细胞瘤的病例。一组18例肝母细胞瘤的小儿病例,6例显示11p11.5位点的杂合子的丢失。所有的6例等位基因的缺失均是源于母系的染色体部分,而父系的染色体的相关基因表达正常。也有报道染色体的异常发生在2号和20号染色体的三体性,这与胚胎性横纹肌肉瘤有类似的染色体异常的表现。

2. 遗传因素的影响　大多数病例都是散发的,但也有家族性发病的报道。有学者报道4个家庭中有同胞的兄弟或姐妹发生肝母细胞瘤,其中1对同胞兄弟合并伴有中枢神经系统的异常,1对同时伴有肝糖原贮积症Ⅰb,还有1对有多发性家族性腺瘤性息肉病的家族史。

3. 与低出生体重有关　近年来随着新生儿医疗技术水平的提高,极低体重儿的生存率明显提高。但随之发现这些病例发生肝母细胞瘤的比例增加。日本学者提出出生体重低于1 000g时,发生本病的危险性大增。日本小儿恶性肿瘤登记中心的资料表明50%的肝母细胞瘤病例出生体重低于1 000g。大阪医学中心母子保健研究所的一组报道共5例发生肝母细胞瘤,占所有极低体重儿的0.5%。这5例病例的出生体重为554~750g,平均654g,为妊娠23~29周的早产儿。

4. 与妊娠期的各种外界不良因素有关　近年

来有报道肝母细胞瘤的发病与母亲口服避孕药及应用促性腺激素有关。另外,有研究证实肝母细胞瘤与母亲妊娠期大量饮酒,导致胎儿酒精综合征(fetal alcohol syndrome)有关。

5. 肝母细胞瘤发生的可能病程　随着对肝母细胞瘤认识的深入,人们对其肿瘤发生的可能病程也有了新的认识。尽管有在胎儿期发病的报道,但大部分在婴幼儿时期发病,甚至有成人发病者。提示胚胎性的幼稚细胞的癌基因是在出生以后由于某些因素的刺激而突变转为初始癌细胞,其发生、发展是一个相对较长的过程。一般认为其发病过程可以分为4个阶段。①原位肿瘤期:从初始癌细胞至临床诊断前期。此时病理可见胚胎性肝细胞、未分化细胞等。AFP等各项临床检查均正常,诊断

极为困难。②亚临床期:即典型的临床表现出现以前。此时虽无症状,但AFP、肝脏CT、DSA、MRI、B超检查等均能提示肝脏肿瘤的存在。③临床期:已有症状,肿瘤明显增生,临床分期常在Ⅱ期以上。④晚期:临床分期常在Ⅲ期以上,常有黄疸、腹水,甚至远处转移或表现为巨大的肝脏肿瘤瘤体。

从以上的病程来看,肝母细胞瘤发生、发展都需要一定的时间,了解可能的发病因素,针对高危病例积极进行监测,争取在亚临床期获得早期诊断,对提高治愈率和长期存活率具有重要的意义。

【病理和病理分型】

肝母细胞瘤可发生于肝左叶或肝右叶,以肝右叶为多见(图50-1、图50-2),甚至有发生于肝外的迷走肝组织的肝母细胞瘤,近年来有腹膜后或腹腔

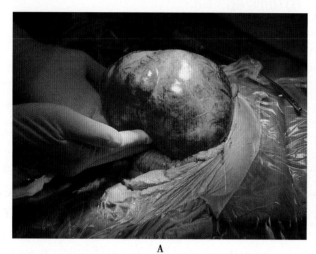
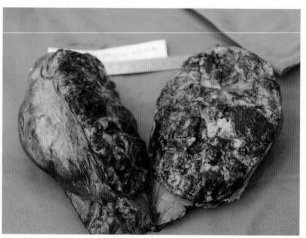

图50-1　肝右叶肝母细胞瘤
A.肝右叶肝母细胞瘤术中所见;B.肝母细胞瘤标本剖开所见。

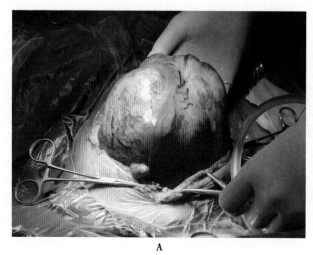
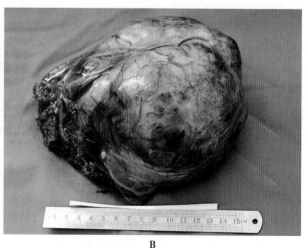

图50-2　肝右叶肝母细胞瘤
A.肝右叶肝母细胞瘤术中所见;B.肝母细胞瘤术后标本。

内其他位置的肝脏外肝母细胞瘤的个案报道。肝母细胞瘤大多表现为肝内单个球形或分叶状融合的实性肿块,常使肝叶变形或移位。肿瘤多呈圆形,50% 有包膜,但其包膜多非真性的纤维性组织,而是被肿瘤挤压变扁的一层肝组织。肿瘤表面多有粗大的屈曲、显露的血管。早期为单一的瘤体,后逐渐向周围肝组织浸润、扩张,使肝脏呈结节性增大甚至呈巨大的肿块。笔者进行过多例巨大的肝母细胞瘤手术,瘤体的重量占到体重的 1/8,甚至达到体重的 1/5,此为 1 例 6 个月患儿,切除瘤肝 1 550g,而术前患儿带瘤时体重为 7 800g。

肿瘤切面颜色多样,根据胆汁和脂肪的含量,分化较好的肿瘤呈淡黄绿色,质地均匀,而低分化的肿瘤瘤体呈白色甚至鱼肉状,常有瘤体内的出血及坏死区域。与成人肝癌有明显的差异的一个特点是小儿病例极少合并肝硬化。小儿肝脏左叶比右叶大,肝脏再生能力远比成人旺盛。这一特点尤以新生儿为甚。小儿在肝脏广泛切除手术后,反应较轻。笔者曾遇到 1 例 45 天 4 000g 体重的肝脏肿瘤患儿,手术切除 450g 的右三叶瘤肝,约占整个肝脏体积的 80%。术后出现黄疸,但 2 周后自然消退,1 个月后发现残肝明显增生。

肝母细胞瘤根据其所含组织成分可分为上皮型和混合型。上皮型瘤细胞分化程度从高至低分别是胎儿型、胚胎型和间变型。混合型是在以上皮为主的结构中出现部分间叶成分,常见的是成熟的骨、软骨及骨样组织,偶可见类似纤维肉瘤或肌源性肉瘤的梭形细胞。上皮型较混合型多见。在一组 24 例病例统计中,上皮型 22 例,其中胎儿型 12 例、胚胎型 7 例和间变型 3 例,3 型之间成分有移行现象。2 例混合型为大量以胚胎型上皮为主的上皮成分中出现小灶性成熟的软骨和骨样组织。

但对临床病例的大量病理组织学研究发现,并非所有的肝母细胞瘤的组织细胞都似胎儿或胚胎期的肝脏组织细胞形态,以上的分类并不能完全包容所有的病理发现。日本病理学会小儿肿瘤组织分类委员会按照肿瘤组织的分化程度提出高分化型(well differentiated type)、低分化型(poorly differentiated type)和未分化型(immature type)3 类。

1. 高分化型肝母细胞瘤 细胞呈立方形或多角形,胞质丰富,胞质多为嗜酸性。可见细胞有糖原和胆汁的产生。细胞核呈圆形,核仁量中等,核分裂象较少。细胞形成肝小叶,细胞间时常可见髓外造血或 "血管湖"(vascular lake)。该型相当于胎儿型。

2. 低分化型肝母细胞瘤 细胞呈立方形或梭形,与高分化型相比胞质较少,几乎看不到有产生糖原和胆汁的细胞。核仁量较高分化型明显增多,常见核分裂象。细胞不形成肝小叶,肿瘤细胞间结合脆弱。髓外造血少见,但可见到 "血管湖"。该型相当于胚胎型。

3. 未分化型肝母细胞瘤 细胞呈圆形或梭形,有时除显示上皮性的细胞的排列外,就细胞形态来讲难以与小细胞的肉瘤鉴别。细胞质缺乏,完全没有产生糖原和胆汁的细胞。细胞核仁丰富,核分裂象较少。该型相当于间变型。

【生物学特性与预后的关系】

肝母细胞瘤的预后与组织学类型有关,根据组织学类型可估计预后,胎儿型最好,其次为胚胎型,间变型最差,混合型则视上皮和间叶成分的分化程度而异。国外报道胎儿型的 6 年生存率可达 71%～100%,而胚胎型仅为 20%～31%。Schmidt 等对 29 例肝母细胞瘤做 DNA 分析发现,胎儿型常为二倍体,胚胎型和间变型以非整倍体多见,且二倍体预后较非整倍体好。但也有一些学者认为组织学类型和染色体倍体都与预后无明显关系。

有学者对 24 例小儿肝母细胞瘤进行临床病理分析和组织学分型,其中 18 例做 7 种标记的免疫组织化学研究,对手术病例进行随访观察。结果显示,上皮型肝母细胞瘤 22 例,其中胎儿型 13 例,胚胎型 7 例和间变型 3 例;上皮间叶混合 2 例。细胞角蛋白、甲胎蛋白、S100 和波形蛋白在肿瘤细胞胞质的表达分别为 14 例、10 例、9 例和 4 例,癌胚抗原、TP53 和 P16 蛋白在肿瘤细胞核的表达分别为 11 例、9 例和 7 例。手术完整切除肿瘤 12 例中存活 10 例,8 例生存期超过 5 年。所有存活病例均为胎儿型。认为肝母细胞瘤可分为若干组织类型,不同类型的免疫表达各异,组织类型和预后有关。胎儿型肝母细胞瘤,只要早期诊断和完整切除,是可能完全治愈的。2000—2010 年日本儿童肝脏肿瘤研究学会(Japanese Study Group for Pediatric Liver Tumor,JPLT)报道,在 212 例肝母细胞瘤患儿中发现,107 例存在 *CTNNB1* 基因突变,56 例存

在 *CTNNB1* 基因外显子 3 的变异；总共约有 80% 的基因存在突变，其中包括 *APC* 基因和 *AXIN* 蛋白基因。免疫组织化学显示，β 联蛋白积聚在 Wnt 信号畸变的肿瘤细胞中，大多数 Wnt 的信号靶基因，如细胞周期蛋白 D1（cyclin D1），细胞凋亡抑制蛋白（存活蛋白）和原癌基因（*MYC* 基因）都存在高表达现象。

近年来国外学者对肝母细胞瘤的系列免疫组化研究发现，该肿瘤对细胞角蛋白、甲胎蛋白、癌胚抗原、波形蛋白、S100 等均出现不同的阳性率。研究发现，肝母细胞瘤上皮成分对上皮标志物阳性表达以细胞角蛋白最高，其次是癌胚抗原和甲胎蛋白。此外，还有 S100 和波形蛋白的表达。甲胎蛋白在胎儿型的阳性表达高于其他类型，且大多同时伴有血清甲胎蛋白升高，提示甲胎蛋白的表达与肿瘤细胞分化呈正相关。相反，S100 和波形蛋白在胚胎型和间变型阳性表达较高，提示其表达与肿瘤细胞分化呈负相关，这种分化差的细胞具有多方向分化迹象。

【临床表现】

发病初期多不典型，相当一部分是在家长为患儿更衣或洗澡时偶然发现右上腹部包块，后期会出现上腹部或全腹部膨隆、恶心呕吐、食欲减退、体重减轻、腹泻、腹壁静脉曲张、发热、黄疸等表现。因肿瘤迅速增大使包膜张力加大而出现腹部胀痛。部分患儿肿瘤向胸腔方向生长，以致腹部包块不甚明显，而因肿瘤抬高膈肌主要表现为呼吸困难。

体格检查可触及肝脏呈弥漫性或结节性肿大，肿块高低不等，质硬。有时伴有脾大，腹壁静脉显露或曲张。有因肿瘤破裂腹痛、腹肌紧张、腹腔穿刺有较多不凝血而急诊行剖腹探查。晚期病情进展迅速，不久即出现恶病质。

另外一个临床特点为常伴有发热，体温可达 39～40℃。有极为罕见的病例，因肝母细胞瘤的瘤体内含有产生性激素的组织成分，约 3% 病例表现为性器官发育异常及阴毛出现。典型的肉眼黄疸不常见，但胆红素增高的患儿不少。

少数患儿因肿瘤而产生明显的骨质疏松，其机制可能是形成骨基质的蛋白质合成障碍或胆固醇过多，直接影响骨骼的结构导致，以致在较轻微的外力下即可能发生病理性骨折。极个别病例伴有杵状指或半身肥大。

【诊断】

根据病史、临床表现及实验室检查来诊断中晚期病例并不困难，但较难发现早期病例。

1. 实验室检查　90%～100% 的患儿血清甲胎蛋白明显增高，可高达数万～100 万 ng/ml，对本病的诊断有特异性的价值，并与肿瘤的增长呈正相关，是临床诊断和手术后随访检测的重要指标。其阳性率与肿瘤的组织病理学类型有关，以胎儿型肿瘤产生的甲胎蛋白更多。

另外，血清乳酸脱氢酶、胆固醇、碱性磷酸酶也有增高的报道。早期肝功能多正常，中晚期则会出现较明显的肝功能紊乱。

2. 影像学诊断　影像学诊断的目的不是单纯获得肝脏恶性肿瘤的诊断，而是必须在此诊断的基础上明确是单发性的还是多发性的，与周围重要组织器官的关系，有无完全手术切除的可能。

目前常用的检查方法包括 B 超检查、CT、MRI、血管造影等。与其他的腹部包块的诊断不同，对于小儿肝母细胞瘤来说血管造影具有重要的意义，可以作为术前介入治疗的手段，也可为手术提供非常有效的影像学指导，但技术要求高，操作较复杂，且会给患儿带来一定的痛苦。

（1）CT 表现：①平扫可见肝实性肿块，多由数个结节聚合成大块状，其边缘为高或等密度，中心呈低密度或高低不等密度；②增强扫描在动脉期可见多个结节状增强征象，门静脉期肿瘤呈低密度，中心有不规则更低密度区域，为肿瘤坏死导致。有的肿瘤内含类似骨组织成分，CT 可显示钙化灶。CT 平扫可见右肝巨块状低密度占位性病变，边缘比较光滑，密度不均，内部可见不规则更低密度区域，其内斑点状钙化。增强扫描示肿瘤可见增强，门静脉期肿瘤呈低密度，中心坏死无增强，肝内胆管扩张（图 50-3～图 50-5、视频 11～视频 13）。

（2）B 超检查：超声检查可明确肿块的部位和性质，区别实质性或囊性。可以较好地判断门静脉或肝静脉内是否存在瘤栓。另外，可以作为是否有肾脏、脾脏转移的简便易行的检查手段。

（3）MRI 检查：诊断价值与 CT 相仿。其三维成像的影像对肿瘤与肝脏血管和周围器官、组织关系的了解也有重要的意义。

（4）其他检查：胸部的 X 线片检查可以了解有无肺转移和膈肌抬高。肝脏穿刺活检及腹腔镜在诊断不明或肿瘤巨大不能切除者可以应用，以明确

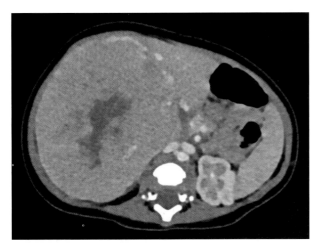

图 50-3　肝右叶肝母细胞瘤

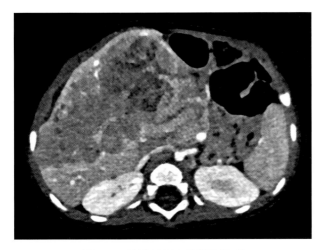

图 50-4　肝右叶巨大肝母细胞瘤

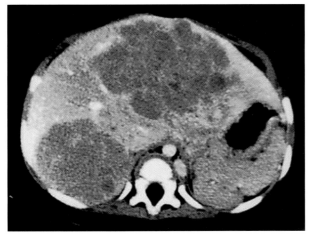

图 50-5　肝左叶肝母细胞瘤合并肝内转移

视频 11　肝右叶肝母细胞瘤

视频 12　肝右叶巨大肝母细胞瘤

视频 13　肝左叶肝母细胞瘤破裂 CT

诊断、估计肿瘤范围、是否粘连及侵袭周围器官、指导术前化疗用药等。

【鉴别诊断】

1. 肝内良性肿瘤　患儿一般情况良好，肿块增长缓慢，血清甲胎蛋白阴性等，一般不难鉴别。但新生儿及小婴儿的肝错构瘤，有时较难鉴别。因正常新生儿血清甲胎蛋白水平即较高，有时通过影像学检查甚至剖腹探查也难以明确判断。

2. 肝内转移性肿瘤　根据存在原发性肿瘤或有患恶性肿瘤的既往史，容易想到肝内转移性肿瘤的可能，小儿神经母细胞瘤有恶性程度高、转移早的特点，通常在原发性肿瘤很小、尚未引起注意时，已出现较大的肝脏转移性肿瘤。根据血及尿中儿茶酚胺的代谢产物的增高，可以进行鉴别。

3. 肝脏附近器官的肿瘤　特别是右侧肾母细胞瘤，压迫肝脏，使肝脏变薄，肝后面形成陷窝，临床表现及超声检查、CT、放射性核素显像所见均类似肝脏肿瘤，强化 CT 三维重建多可以较容易地进行区分（图 50-6、视频 14、视频 15）。

【临床分期】

临床分期对病情的判断、治疗方案的确定和预后估计都有重要的意义。分期、风险因素及预后 PRETEXT（治疗前疾病进展情况，PRE-Treatment EXTent of disease）分期系统是目前对于儿童肝母细胞瘤最常用的分期方法，此方法是由国际儿童肝脏肿瘤协作组 SIOPEL（Société Internationale d'Oncologie Pédiatrique—Epithelial Liver Tumor Study Group，近年来也称为 International Childhood Liver Tumors Strategy Group）提出。该组于 1987 年国际儿科肿瘤学会（International Society of Pediatric Oncology，SIOP）年会期间由小儿外科医师、小儿

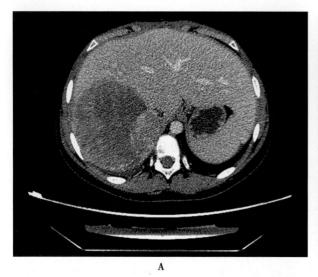 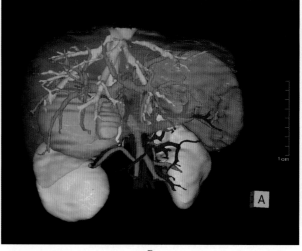

A　　　　　　　　　　　　　　　　　　B

图 50-6　肾上腺肿瘤 CT 图像

CT 显示右侧肾上腺肿瘤压迫肝脏。

视频 14　肾上腺肿瘤 CT 显示右侧肾上腺肿瘤压迫肝脏

视频 15　肾上腺肿瘤基于 CT 三维重建结果

肿瘤科医师、病理科医师和放射科医师发起成立，致力于儿童肝脏肿瘤（肝母细胞瘤和肝癌）的诊断、治疗和改善预后的国际合作研究。自成立以来，SIOPEL 不断总结国际合作经验，在 SIOPEL-1 的基础上不断改进小儿肝脏肿瘤的判断标准和治疗原则，目前已经进行至 SIOPEL-6 的临床试验研究阶段，为小儿肝脏肿瘤的合作研究做出了巨大的贡献。

该分期系统建立的基础是将肝脏分为 4 个象限，根据 B 超、CT、MRI 等影像学检查结果确定肿瘤的生长范围，肿瘤分期随肿瘤累及的象限数逐渐增加（表 50-3）。运用 PRETEXT 术前分期系统与病理活检结果结合，可有效地指导进一步治疗方案，

表 50-3　肝母细胞瘤 SIOPEL 分期及治疗原则

分期	分期表述	治疗原则
Ⅰ期	肿瘤仅累及右后段或左外段	部分肝叶切除或相应部位肝段切除
ⅡA1 期	肿瘤累及肝右叶	肝右叶切除
ⅡA2 期	肿瘤累及肝左叶	肝左叶切除
ⅡB 期	肿瘤累及肝右后段和左外段	相应肝段切除
ⅢA1 期	肿瘤累及肝右叶和左内段	超半肝切除或先行联合化疗待肿瘤减量后手术切除
ⅢA2 期	肿瘤累及肝左叶和右前段	超半肝切除或先行联合化疗待肿瘤减量后手术切除
ⅢB1 期	肿瘤累及肝右叶和左外段	先行联合化疗待肿瘤减量后行相应受累部位的肝切除
ⅢB2 期	肿瘤累及肝左叶和右后段	先行联合化疗待肿瘤减量后行相应受累部位的肝切除
Ⅳ期	肿瘤累及左右肝全部四段	联合化疗或放疗后可行肝移植术

注：1. 按解剖位置将肝分为左、右两叶和右后、右前、左内、左外四段。

2. 各期如有远处转移、肝外浸润及肝脏主要血管受累者应先行联合化疗，根据化疗效果判断是否予以手术治疗。

3. 各分期可注明：m 远处转移，e 肝外浸润，v 侵及肝静脉，p 侵及门静脉。

同时也提示了肿瘤的预后。在过去的 10 年中，全球各地的许多研究组织都发现了在 PRETEXT 分期中各种风险因素对判断肝母细胞瘤预后的重要性。

根据以上判断，肝母细胞瘤又分为高危组和低危组。

1. 低危组肝母细胞瘤　单一肿瘤或多发性，肿瘤最多侵袭 3 个肝段，称为 PRETEX Ⅰ、Ⅱ或Ⅲ。局限在肝内，没有肺转移（肺 CT 阴性），没有肝外腹部病变，没有肝门静脉左、右支血管瘤栓者（图 50-7A-C）。

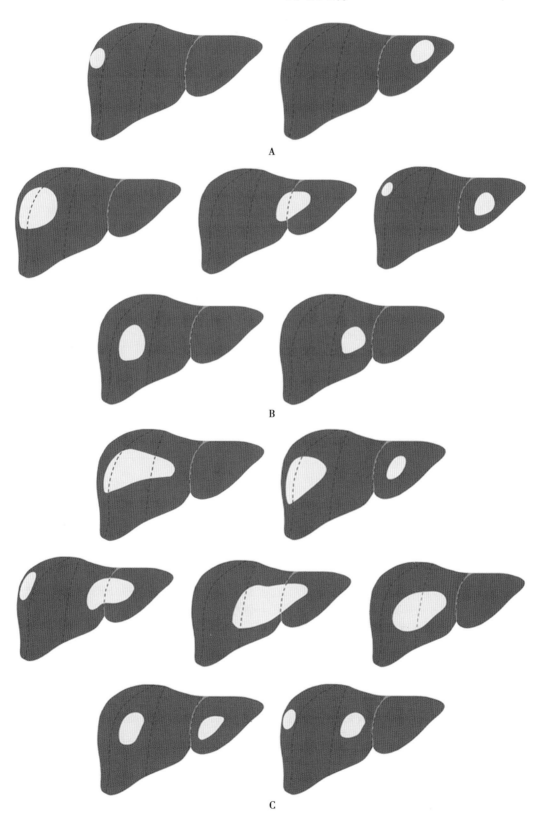

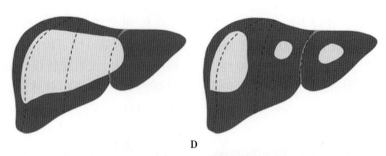

D

图 50-7　肝母细胞瘤 PRETEXT 分期

A. PRETEXT Ⅰ期：肿瘤局限在一个肝区，相邻的另外 3 个肝区无肿瘤侵犯；B. PRETEXT Ⅱ期：肿瘤累及一个或两个肝区，相邻的另外 2 个肝区无肿瘤侵犯；C. PRETEXT Ⅲ期：2 个或 3 个肝区受累，另 1 个相邻的肝区未受累；D. PRETEXT Ⅳ期：肿瘤累及所有 4 个肝区。

2. 高危组肝母细胞瘤　①肿瘤侵袭 4 个肝段以上；②证实肝外有肿瘤（转移或肝外腹部结节，门静脉左、右支瘤栓形成，主肝静脉瘤栓）；③转移性肺肿瘤瘤、远处转移及腹膜腔内肝门淋巴结肿大病理证实阳性者属高危组患者（图 50-7D）。

【治疗】

近年来，随着对肿瘤生物学特性了解的深入及化疗和血管介入治疗技术的进步，小儿肝母细胞瘤的长期存活率有了明显的提高。目前，手术切除配合正规的化疗，该病的 2 年存活率已达 80% 以上。

1. 治疗原则　目前，手术完整地切除肿瘤仍是最重要、最有效的治疗手段。现代治疗原则应为根治性切除肿瘤，确保肝功能的有效代偿，达到治愈或延长生存期、提高生存率的目的。许多以往被认为无法手术切除的病例，现在可以通过术前化疗及介入治疗使肿瘤缩小，正常肝脏相对增大，从而可以手术治疗（表 50-4）。肝脏的局部解剖和肝脏肿瘤切除后肝功能的代偿是肝脏肿瘤手术的关键问题。通过术前的各种影像学检查，了解肿瘤的部位、范围、毗邻关系，特别是肝脏血管的受侵情况。有经验的小儿肝胆外科医师通常可以大体估计肿瘤可否安全地一期切除，并且残留的肝脏能否维持机体的基本需要。

2. 借助计算机辅助手术系统的精准小儿肝脏肿瘤手术规划与导航　作为非常有价值的影像学检查手段，近年来，一体式计算机辅助手术工作站起到极为重要的作用。如计算机辅助手术系统，将患者二维增强 CT（图 50-8A、视频 16），进行三维重建（图 50-8B、视频 17），还原肿瘤与周围肝脏、脉管结构的真实立体解剖构象，半透明、交互式显示真实的肝内立体解剖关系和空间管道变异，准确计算肝内管道的直径和任意血管的支配或引流范围、

表 50-4　肝母细胞瘤的治疗方案

病例类型	治疗方案
可一期手术切除病例	肝脏肿瘤切除，手术后化疗持续 6~8 月
不能一期手术切除的巨大肿瘤病例	术前化疗 5~6 个疗程（4~6 个月），肿瘤缩小后，进行延期手术切除肿瘤
	或合并应用肝动脉选择性栓塞术，甚至选择性门静脉栓塞术 4~6 个月，肿瘤缩小、正常肝组织代偿性增大后，进行延期手术切除肿瘤
肿瘤巨大弥漫至全肝或侵袭严重，无法手术切除但没有发现肝外远处转移的病例	积极准备，实施原位肝移植

肝脏体积、肿瘤体积等传统二维图像无法获取的信息，通过虚拟切割功能自动计算功能性残肝体积，辅助术者对手术方案进行筛选和优化，系统评估手术风险和制订对策，精确判断肿瘤的可切除性，提高手术的根治性、安全性和病变的可切除性。还可手势控制手术室显示屏中的三维模型进行多角度、全方位的实时动态观察。

3. 术前准备　早期的患儿，一般情况较好，只进行简单的常规术前准备即可进行手术。但本病患儿通常一般情况较差、存在营养不良、低蛋白血症、凝血功能严重受损等，应尽早地进行静脉营养支持，并给予维生素 K 及其他改善凝血功能的治疗等。

4. 手术切除　小儿肝母细胞瘤瘤体通常占比较大（图 50-9），切除的比例常远大于成人。但小儿肝脏再生能力强，有学者报道，只要保存 25% 以上的正常肝组织就能维持生命，而且在 2 个月内再生

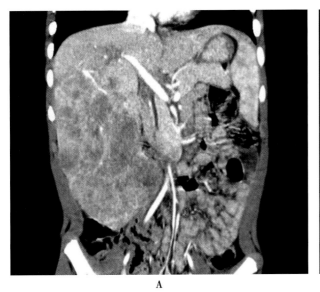
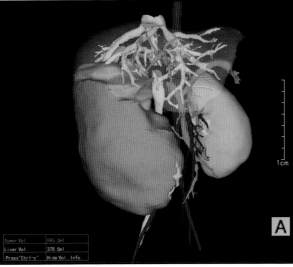

图 50-8　肝母细胞瘤 CT 图像

A. 二维 CT 图像；B. 三维重建图像，提示考虑可一期手术切除。

视频 16　肝母细胞瘤增强 CT

视频 17　肝母细胞瘤三维重建

后的肝脏可恢复到原来的体积，因此应积极争取肿瘤全部彻底地切除。

手术中根据肿瘤的大小、部位选择术式，可以视情况进行肿瘤切除、肝叶切除、半肝切除或扩大的肝脏多叶切除。巨大的肝脏肿瘤，先精细解剖第一、第三和第二肝门，预先完全处理相关的门静脉分支，二、三级肝动脉，肝短静脉，肝静脉及胆管，然后阻断第一肝门开始切除肿瘤。

5. 术后治疗　手术后特别是术后 2 周内，必须供给患儿足够的营养，包括绝对需要的蛋白质、维

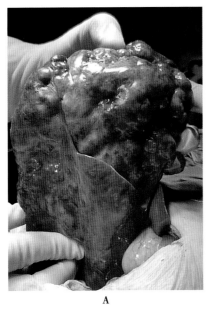
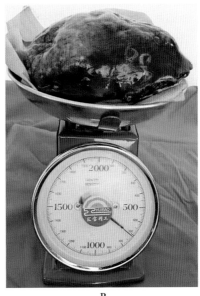

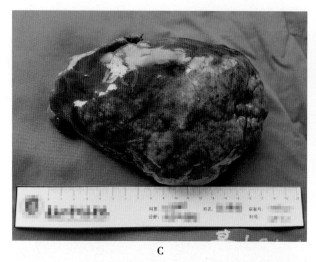
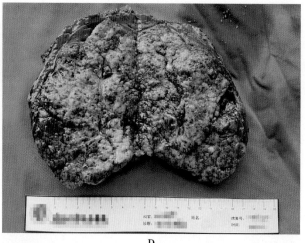

图 50-9　肝母细胞瘤一期手术切除术中所见

A.肝母细胞瘤手术切除术中；B.术后肿瘤约为710g；C.术后肿瘤直径约为17.5cm；D.术后肿瘤剖开切面。

生素和能量的供应。

术后化疗，配合综合治疗对于小儿的肝脏恶性肿瘤尤为重要。化疗药物，如长春新碱、环磷酰胺、氟尿嘧啶都有一定的抗肝癌的作用。多柔比星对抗肝细胞癌及肝母细胞瘤的效果较好，但副作用大。国外有学者报道，对肉眼观察已完全切除，镜下仍遗留瘤组织者，术后进行化疗，有35%存活。目前多主张施行多方案联合、交替用药的方法，也有配合进行造血干细胞移植或骨髓移植者。

6.不能一期手术切除的巨大肿瘤的处理　部分晚期患儿通常一般情况差、肝功明显不良、肝脏肿瘤巨大累及主要的肝脏血管，无法一期手术切除。此类患儿建议先行穿刺活检，以明确诊断。血清甲胎蛋白极高、诊断明确者，可以进行术前化疗或介入治疗配合化疗。经如此术前治疗后，肝内肿瘤会明显缩小（图50-10～图50-13，视频18，视频19），而正常肝脏相对增大，可以进行彻底的肿瘤切除。

小儿恶性实体肿瘤具有发展迅速、转移较早等临床特点，50%以上患儿就诊时已有邻近组织器官、区域淋巴结转移，甚至经血运远处转移。而在治疗上，手术切除辅助化疗仍是目前中国小儿恶性实体肿瘤的主要治疗方法，随着术前化疗，血管阻断控制出血等技术的应用，肿瘤完整切除率已近70%，其中肝脏恶性肿瘤的完全切除率可达75%。术前术后的辅助化疗已广泛开展，对控制转移播散、杀灭微小病灶、保存肢体器官、维持生理功能和提高生存率均有积极意义，但有部分病例不能坚持全程化疗，治疗不规范不容忽视。

7.不能切除的肝母细胞瘤的肝移植治疗　在儿童原发于肝脏的恶性肿瘤中，肝母细胞瘤和肝癌

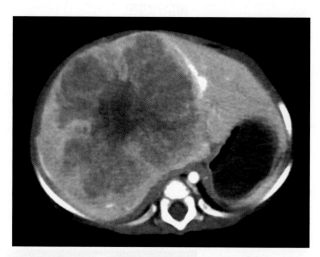

图 50-10　化疗前肝母细胞瘤二维 CT 图像

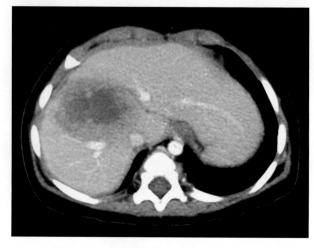

图 50-11　化疗后肝母细胞瘤二维 CT 图像

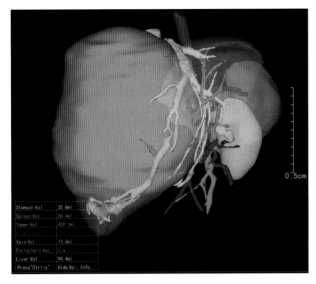

图50-12　化疗前肝母细胞瘤三维重建图像

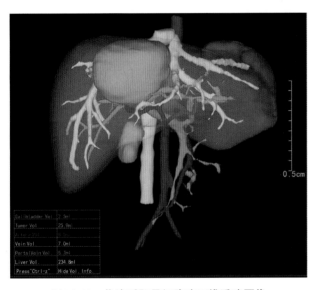

图50-13　化疗后肝母细胞瘤三维重建图像

视频18　化疗前肝母细胞瘤三维重建

视频19　化疗后肝母细胞瘤三维重建

超过80%～90%。许多肿瘤通过术前化疗和延迟手术能很好控制，局限的肿瘤行一期切除原发性肿瘤。85%以上的肝脏肿瘤能安全切除，术后3～6个月肝脏能完全再生。不能切除的两叶多发肝脏肿瘤、血管受侵袭、包绕肝门及主要管道、肝脏肿瘤复发的病例可行肝移植。原发性和转移性肝脏肿瘤，如肝母细胞瘤、上皮样肝血管内皮瘤、肝癌、纤维肉瘤等适合行肝移植。

随着人体组织器官移植技术的进步，肝移植也逐渐应用到不能手术切除的小儿肝母细胞瘤的治疗中。肝移植时已经存在的肿瘤转移仍是最危险的因素，有报道2例分化中等的肝细胞癌患儿分别于移植术后8个月和5个月因转移性肿瘤复发而死亡。

8. 肝母细胞瘤术前化疗后仍累及主要血管的极限肝切除　肝母细胞瘤通常发现时瘤体巨大，70%以上肝母细胞瘤累及主要血管，需要术前化疗。化疗后评估为POSTTEXT Ⅰ期、Ⅱ期，或没有肝脏重要血管累及的POSTTEXT Ⅲ期患儿，可行肝叶切除或分段切除，实现肿瘤的完整切除。然而，事实上即使完整足疗程化疗后20%～25%的肝母细胞瘤仍累及下腔静脉、门静脉主干或主干分叉处、肝静脉等主要血管。以往肝移植被认为是新辅助化疗后晚期肝母细胞瘤（特别是累及肝门的POSTTEXT Ⅲ期和POSTTEXT Ⅳ期）的首选治疗方案，可使该类患儿的生存率提高至80%～90%。

近年来，随着影像评估的进步及手术技术的提高，越来越多的研究建议选择性地对晚期肝母细胞瘤进行积极的极限手术切除，在获得与肝移植相似的生存率的同时，避免肝移植活体供体风险及终身免疫抑制治疗。小儿肝母细胞瘤通常对化疗高度敏感，即使占据全肝体积80%的巨大肝母细胞瘤经过3～5个疗程的化疗后，肿瘤多明显缩小，无瘤肝脏体积可以满足肿瘤切除对残肝体积的要求。从外科手术切除的角度，血管受累情况成为肿瘤可切除性评估的最重要因素。

笔者之前对肝母细胞瘤边缘的病理及微结构三维重建的深入研究，发现肝母细胞瘤在包膜内膨胀性生长，少部分普通病理显示的肿瘤包膜外"转移癌巢"在三维空间实际上与肿瘤相连，位于包膜内。提示即使紧靠血管，甚至部分包绕下腔静脉，借助精准、精细的外科手术技术，也可实现完整切除。相关随访研究同样证实切缘＜1cm甚至紧靠重要血管的肝母细胞瘤在完整肿瘤切除后并不影响肝母细胞瘤患儿的总体生存率，获得相近或高于国外肝移植病例组的存活率。基于 CT 影像的三维成像，全方位、整体、同时地显示肝脏、肿瘤以及内部重要血管结构，实现三维空间位置及距离的精准研判（视频 20、视频 21）。依据宏观三维精准手术规划及微观病理三维发现，提出"小儿肝脏肿瘤极限根治性切除"，为大量完整术前化疗后＜1cm、接触甚至压迫主要血管的肝母细胞瘤进行极限肝切除，获得了较好的治疗效果（图 50-14，图 50-15）。

【手术并发症】

肝脏是人体最大的实质性器官，血液丰富，胆管与血管交错，是解毒及合成、分解和储藏营养物

视频 20　化疗后肝母细胞瘤三维重建

视频 21　肝母细胞瘤典型根治性切除手术规划及手术分析

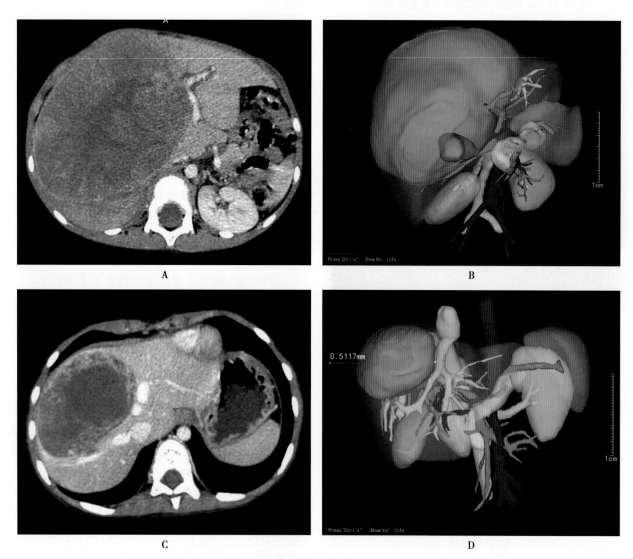

图 50-14　肝母细胞瘤化疗前后 CT 及三维重建结果

A、B. 化疗前肝母细胞瘤二维 CT 图像及三维重建图像；C、D. 足疗程完整化疗后肝母细胞瘤二维 CT 图像及三维重建图像，示肿瘤较前明显缩小，但仍然非常接近肝脏重要血管；肝左静脉与肝中静脉共干后汇入下腔静脉，肿瘤边缘距离共干处仅 0.511 7mm。

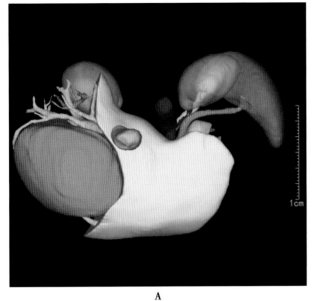

A

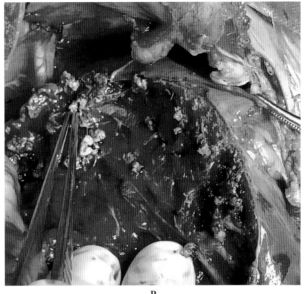

B

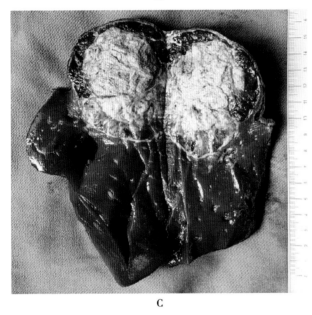

C

图 50-15　肝母细胞瘤术前评估与术中指导
A.术前模拟右半肝切除术显示残余肝体积足够; B.术中仔细保护肝左静脉与肝中静脉共干; C.完整切除肿瘤。

质的主要器官。手术设计和操作稍有疏忽,就可能危及生命。在术中及术后应注意可能发生以下较紧急的情况。

1. 出血　肝脏血运丰富,肝切除术出血量多,当意外损伤各类血管时出血量更多。大出血是术中和术后不久死亡的主要原因。输血量不足或过多,输血速度太慢或超心脏负荷的输入速度太快,都可引起致死性的循环紊乱。近十几年来,国内外都在探索用隔离灌注、暂时性阻断肝动脉及门静脉等方法,可望减少手术出血,但经验尚不成熟。输入大量的库存血,未适时适量补充钙,可发生枸橼酸钠毒性反应,患儿出现抽搐、血压下降、心律失常,以致心搏骤停。

2. 心搏骤停　搬动或牵拉肝脏、扭曲下腔静脉而突然减少回心血量,导致血压剧降,心搏骤停。搬动肝脏也可引起反射性呼吸急促,血压下降、心率变慢,心音低钝,终致心搏骤停。肝脏手术时,强调术者操作轻稳和麻醉者的仔细观测,一旦出现上述现象,立即暂停手术,置肝脏于原位,积极对症处理,在渡过险情后再继续手术。

3. 空气栓塞　较常见。肝静脉破裂,特别是下腔静脉破裂,易吸入空气,形成空气栓塞,可致心搏骤停。手术操作精确无误,是预防空气栓塞形成最有效的措施。使用正压呼吸机,可减少空气进入静脉破口的量及速度。

4. 术后肝昏迷　是保留的正常肝组织太少,

或误认已有硬化的肝为正常的肝组织,予以保留的后果。仅个别轻度昏迷者在对症治疗、肝组织再生后可望存活。多数在术后不久死亡。

5. 术后黄疸 有学者报道,行右三叶肝切除术后常出现黄疸,只要残存的 10%～30% 的左外叶肝组织迅速增生,黄疸可在术后不久消失。如果误扎或误断被肿瘤挤压移位、变形的肝管,则黄疸呈进行性加重。笔者曾成功手术治疗 1 例 45 天 4 000g 体重的肝脏肿瘤患儿,手术切除 450g 的右三叶瘤肝,占整个肝脏体积的 80%～85%。术后出现黄疸,但 2 周后自然消退。术后 1 年,生长发育与同龄小儿相比完全正常。

6. 低体温 与环境温度低及输入大量库存血有关。近年来用半导体测温计,随时观测体温及注意保温,大龄小儿术后低体温已不多见,但小婴儿及新生儿则多见,应引起高度重视。

【预后】

肝母细胞瘤的预后与组织学类型有关,根据组织学类型可估计预后,胎儿型最好,其次为胚胎型,间变型最差,混合型则视上皮和间叶成分的分化程度而异。国外报道胎儿型的 6 年生存率可达 71%～100%,而胚胎型仅为 20%～31%。Schmidt 等对 29 例肝母细胞瘤作 DNA 分析发现,胎儿型常为二倍体,胚胎型和间变型以非整倍体多见,且二倍体预后较非整倍体好。但也有一些学者认为组织学类型和染色体倍体都与预后无明显关系。

第三节 肝 细 胞 癌

肝细胞癌(hepatocellular carcinoma,HCC),是我国成人中最常见的恶性肿瘤之一,但在小儿时期很少见。对小儿肝细胞癌的认识经历了较为复杂的过程,1967 年 Ishak 和 Glunz 对小儿恶性肝肿瘤进行深入研究后才将肝母细胞瘤和肝癌区分,认为小儿期的肝细胞癌与肝母细胞瘤不论是病理学还是临床表现都不尽相同,应作为一独立的疾病。

【病因】

肝细胞癌的发病原因和发病机制,至今仍未明确。可能与慢性肝病,如慢性乙型肝炎、丙型肝炎、肝硬化;某些天然化学致癌物质,如亚硝胺类化合物、有机氯杀虫剂等;其他因素,如肝内寄生虫感染、营养不良、遗传等有关。很多肝细胞癌患者有慢性肝病史,如遗传性酪氨酸血症(hereditary tyrosinemia)继发肝纤维化或肝硬化,甲氨蝶呤诱发肝纤维化,家族性胆汁淤积性肝硬化、人血清中 α1- 抗胰蛋白酶缺乏、胆道梗阻等患者最后通常导致继发性肝癌的发生。

在我国,乙型肝炎病毒感染与肝癌的关系是个较突出的问题。在肝癌细胞 DNA 内也发现有整合的乙型肝炎病毒片段。许多学者认为对于儿童病例同样也存在这一问题。许多对肝脏有害的因素包括乙型肝炎病毒感染与肝癌的发生有一定关系。一般认为乙型肝炎病毒感染后发生肝细胞癌的潜伏期是 20 年,可是对于小儿病例 6～7 年后则可发展成为肝细胞癌,但其确切的发病机制尚待进一步的研究。

有报道小儿慢性遗传性酪氨酸血症病例如果能够长期生存,其肝细胞癌的发生率明显增高。另外,有报道肝细胞癌伴有神经纤维瘤病、共济失调毛细血管扩张症和家族性腺瘤性息肉病。

【病理】

1. 大体表现 多数肝细胞癌病例,在确诊时肿瘤已经广泛扩散,有些为多中心病灶或弥漫浸润肝的左右叶,偶尔也可见孤立的界限清楚的肿块。肿瘤呈灰白色,有些病例由于肿瘤生成胆汁,因此呈淡黄绿色,肿瘤呈结节状或弥漫浸润肝实质,很少形成假包膜。肿瘤以外肝组织可见肝硬化。

原发性肝癌的大体标本通常可分为 3 型,即巨块型、结节型和弥漫型。巨块型为单个癌块或多个癌结节融合而成,多见于肝右叶,较少伴发肝硬化,手术切除的机会较多,预后亦较好。但由于癌块的迅速生长,易发生中心部位的坏死、出血,在临床上可有破裂出血等并发症。结节型最为常见,为多个结节性癌灶,大小不一,分布广泛,有 50% 以上病例累及全肝,大多伴有较严重的肝硬化,手术切除率低。弥漫型最少见,为广泛分散。

2. 镜下表现 肿瘤细胞呈多边形,体积大,核大且有明显的异型性。核仁大而突出,嗜伊红染色或嗜双色染色,核染色质丰富而粗糙,向核膜聚集,核膜与核仁之间形成空晕,使细胞核形态类似核内包涵体,核分裂象很常见。胞质丰富粉染,有时可见瘤巨细胞。瘤细胞排列成很粗的索状或巢状,有些区域呈腺管状排列,类似胆管癌。多无髓外造血,肿瘤周围可见肝硬化。细胞的异型性,较多的核分裂象和血管的浸润是诊断肝细胞癌的重要标志。

【临床表现】

发病年龄较肝母细胞瘤晚,大部分在 5 岁以后发病,但也有报道在婴儿期发生肝细胞癌,男性较女性多见,为(1.7~11):1。一组 5 例肝细胞癌的报道病例,发病年龄在 8~13 岁,全部为男性,多数患者存在原发的慢性肝脏病变。

1. 早期症状 肝细胞癌的早期症状较为隐匿,表现无特征性。可有上腹部不适、胀痛、刺痛、食欲减退,无力和伴有进行性肝大。可疑的患者,应用甲胎蛋白检查筛查,可发现一些"临床前期"的患者,为早期手术切除"小肝癌"和术后长期存活提供

了可能。

2. 主要症状 肝区痛为最常见症状,因癌瘤使肝包膜紧张导致。多为胀痛、钝痛和刺痛;可为间歇性,亦可为持续性。病变侵袭横膈或腹膜后时,可有肩背或腰部胀痛;肝右后上部的侵袭亦可有胸痛。开始为上腹胀,尤多见于左叶肝癌。另外,消化功能障碍及腹水亦可引起腹胀。食欲减退也很常见,亦常有恶心,呕吐及腹泻。肝肿块为中、晚期肝细胞癌最常见的主要体征,约占 95%。肝大呈进行性,质地坚硬,边缘不规则,表面凹凸不平呈大小结节或巨块(图 50-16)。癌肿位于肝右叶顶部者可使膈肌抬高;肝浊音界上升。在不少情况下,患者自己偶然触及肝大或肝区肿块而成为肝癌的首发症状的。肝大显著者可充满整个右上腹或上腹,有季肋部明显隆起。

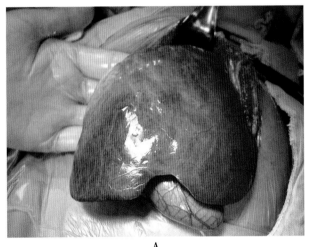
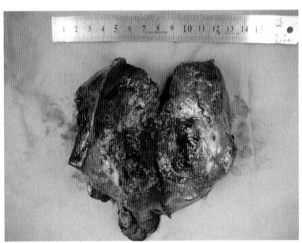

图 50-16 肝门部肝细胞癌(男,3 岁)
A. 术中所见;B. 手术切除标本。

部分病例可以表现为某些全身性综合征,是癌组织产生某些内分泌激素物质引起,如低血糖症、红细胞增多症、类白血病反应、高钙血症等。

【诊断】

检查方法及手段与肝母细胞瘤相同。肝细胞癌出现了典型症状、体征,诊断并不困难,但通常已非早期。因此,凡是有肝病史的患者,如有原因不明的肝区疼痛、消瘦、进行性肝大者,应及时做详细检查。采用甲胎蛋白检测和 B 超检查等现代影像学检查,诊断正确率可达 90% 以上,有助于早期发现,甚至可检出无症状或体征的极早期小肝癌病例。为早期手术切除"小肝癌"和术后长期存活

提供可能。

1. 血液标志物检查

(1)血清甲胎蛋白测定:90%~100% 的肝细胞癌患儿甲胎蛋白明显增高,对本病的诊断有特异性的价值,应考虑为肝脏恶性肿瘤。肝母细胞瘤与肝细胞癌均可表现为显著增高。

(2)血液酶学及其他肿瘤标志物检查:肝细胞癌患者血清中的谷氨酰转肽酶、碱性磷酸酶和乳酸脱氢酶同工酶等可高于正常。此外,患者血清中 5'-核苷酸磷酸二酯酶、α1-抗胰蛋白酶、酸性同工铁蛋白、异常凝血酶原等的阳性率亦较高。但由于缺乏特异性,多作为辅助诊断。

2. 超声检查 采用分辨率高的 B 型超声显像仪检查，可显示肿瘤的大小、形态、所在部位以及肝静脉或门静脉内有无癌栓等，其诊断符合率可达 84%，能发现直径 2cm 或更小的病变，是目前有较好定位价值的非侵入性检查方法。

3. CT 检查 可检出直径 1cm 左右的早期肝癌，应用增强扫描可提高分辨率，有助于鉴别血管瘤。对肝癌诊断的符合率可达 90%。

另外，根据 CT 增强扫描及计算机辅助手术系统的三维成像的肝门静脉、肝动脉及肝静脉影像可以判断肝脏血管受侵袭的程度，对指导手术具有重要的参考价值。

4. MRI 检查 MRI 诊断价值与 CT 相仿。但其三维成像的影像对肿瘤与肝脏血管和周围器官、组织关系的了解具有重要的意义。

5. 放射性核素肝显像 应用金 -198、锝 -99m、碘 -131、玫瑰红钠、铟 -113m 等进行肝扫描，常可见肝大，失去正常的形态，占位病变处常为放射性稀疏或放射性缺损区，对肝癌诊断的阳性符合率为 85%～90%，但直径小于 3cm 的肿瘤，不易在图像上表现出来。采用放射性核素发射计算机断层显像（emission computed tomography，ECT）则可提高诊断符合率，能分辨 1～2cm 病变。

【鉴别诊断】

原发性肝癌应与以下疾病鉴别。

1. 肝硬化 病程发展缓慢，肿大的肝脏仍保持正常的轮廓。超声检查，放射性核素显像和血清 AFP 测定，有助于鉴别。但当肝硬化的肝脏明显肿大，质硬而呈结节状；或因肝脏萎缩，硬化严重，放射性核素肝显像表现为放射性稀疏区时，鉴别不易。应密切观察，并反复测定血清 AFP 以作动态观察。

2. 肝脏继发性恶性肿瘤 病程发展相对较缓慢；血清 AFP 测定多为阴性。主要鉴别方法是寻找肝脏以外有无胃肠道、泌尿生殖系统、呼吸系统、乳腺等部位的原发性癌肿病灶。

3. 肝脓肿 一般都有化脓性感染或肠阿米巴病病史和寒战发热等临床表现。肿大肝脏表面无结节，但多有压痛。超声检查肝区内有液性暗区。

4. 肝棘球蚴病 多见于我国西北牧区。右上腹或上腹部有表面光滑的肿块，患者一般无明显的自觉症状。肝棘球蚴皮内试验阳性可以鉴别。

此外，还应与肝脏邻近器官，如右肾、结肠右曲、胃、胰腺等部位的肿瘤相鉴别。

【治疗】

治疗原则：早期发现、早期诊断及早期治疗并根据不同病情发展阶段进行综合治疗，是提高疗效的关键；而早期施行手术切除仍是最有效的治疗方法。

1. 手术治疗

（1）手术切除主要适用于癌肿相对局限，无严重肝硬化，肝功能代偿良好，癌肿未侵袭第一、第二肝门及下腔静脉，以及无心、肺、肾功能严重损害者。

术式的选择应根据患者全身情况、肝硬化程度、肿瘤大小和部位以及肝代偿功能等而定。癌肿局限于一个肝叶内，可行肝叶切除；已累及一叶或刚累及邻近叶者，可行半肝切除；已累及半肝，但没有肝硬化者，可考虑行三叶切除。位于肝边缘区的肿瘤，亦可根据病变情况选用肝段或次肝段切除或局部切除。肝切除手术中一般至少要保留正常肝组织的 25%～30%。

（2）不能切除的肝癌的外科治疗。可根据具体情况，采用肝动脉结扎、肝动脉栓塞、肝动脉灌注化疗、液氮冷冻、激光气化、微波热凝等单独或联合应用，都有一定的疗效。肝动脉结扎，特别是肝动脉栓塞术合并化疗，常可使肿瘤缩小，部分患者可因此获得二期手术切除的机会。

原发性肝癌也是行肝移植的手术指征之一，影响远期疗效的主要问题还是肝癌复发。

2. 化学治疗

（1）全身化疗：多通过静脉给药。目前常用的药物包括氟尿嘧啶、多柔比星、丝裂霉素、塞替派、甲氨蝶呤、5- 氟脱氧尿嘧啶核苷酸及口服替加氟等。但疗效逊于肝动脉灌注等用药。

（2）肝动脉插管化疗：经手术探查，发现已不能切除者，可经胃网膜右动脉或胃右动脉行肝动脉插管。常用药物包括氟尿嘧啶、塞替派等，每天或隔天经导管灌注 1 次。

3. 肝动脉栓塞治疗 常用为经皮穿刺股动脉插管至肝固有动脉，或选择插管至患侧肝动脉进行栓塞。近年来多加入化疗药物，两者联合应用效果更好。此法可反复多次施行，以提高疗效。

4. 放射治疗 一般情况较好，肝功能尚好，不伴有肝硬化，无黄疸、腹水，无脾功能亢进和食管静脉曲张,癌肿较局限,尚无远处转移而又不适于手术切除者,可采用放射治疗为主的综合治疗。

5. 免疫治疗　随着生物治疗技术的发展,免疫治疗成为肝细胞癌治疗领域的热点。常用的有过继性免疫作用的细胞治疗;细胞因子和趋化因子;肿瘤疫苗;免疫检查点抑制剂等,但疗效尚欠肯定,多在探索之中。

第四节　肝和胆管的横纹肌肉瘤

横纹肌肉瘤(rhabdomyosarcoma)是来源于将要分化为横纹肌的未成熟的间叶细胞。这些间叶细胞属于骨骼肌谱系。但也可以起源于一些原本并没有横纹肌的组织或器官,如膀胱、子宫及胆道等。发生于肝外或肝内胆道系统的恶性肿瘤非常少见,在这些极其少见的肿瘤中,则以胚胎性横纹肌肉瘤最常见。

【病理】

肝和胆管的横纹肌肉瘤起源于肝内外胆管。大多为胚胎性和葡萄状肉瘤亚型。肿瘤发生部位可以从肝胰壶腹直至肝内小胆管。肿物可位于肝内或胆管内,肝内外胆管肿瘤发病比例为 1 :(4~5)。发生于较大胆管的肿瘤有些可以看到葡萄状肉瘤的特点。肿瘤可以堵塞管腔,引起胆总管扩张和梗阻性黄疸。发生在肝内小胆管的肿瘤则形成肝内肿块常观察不到胆管发生的特点。

1. 大体表现　位于胆管内的肿瘤可以观察到多数表面发亮的黏液样息肉,突向管腔,常见出血、坏死和管腔内化脓性改变。

2. 镜下表现　肿瘤有黏膜覆盖,紧贴黏膜可见染色很深的小椭圆形至梭形细胞形成的密集层,这就是所谓的新生层(cambium layer),但不是所有的胚胎性横纹肌肉瘤都能观察到这种典型改变,送检较深层的组织进行活检时才能作出正确诊断。在深部的组织内可见疏松的黏液基质,其中散在横纹肌母细胞,很难观察到胞质内横纹。电镜下胞质内可见粗的或细的微丝。

3. 免疫组织化学染色　结蛋白(desmin)和肌红蛋白(myoglobin)可以呈阳性反应。肿瘤内常可见被包围的小胆管增生,周围可见密集的肿瘤细胞。

【临床表现与诊断】

肝和胆管的横纹肌肉瘤罕见,发病年龄较恶性间叶瘤小,可发生于从 16 个月的婴儿至 11 岁儿童,常见于 2~4 岁。

临床主要表现为发热、乏力、腹胀、肝大、腹部包块、腹痛、发热、食欲减退、腹泻。常出现梗阻性黄疸,可为间歇性黄疸,但后期为持续性、梗阻性黄疸。常伴肝内转移,甚至转移至腹膜后或肺。北京儿童医院报道 1962—1997 年共收治横纹肌肉瘤 155 例,其中 4 例为小儿胆道横纹肌肉瘤,年龄为 1~4 岁,均因黄疸进行性加重而就诊,伴肝大,陶土样粪便。

实验室检查可见碱性磷酸酶、5-核苷酸酶和胆红素升高。超声和 CT 显示肝外胆管肿瘤,可以证实肿瘤发生部位。肝门区胆管常有不同程度和范围的扩张,内含稍低密度的肿块影,CT 值 25~35HU(Hounsfield unit)。近端胆管呈梗阻性增宽。超声于肝门区见息肉样中等回声块影,周围有胆汁围绕,构成完全或不完全性环形的液性暗区,具一定特征性。当肿瘤向胆管周围侵袭时,则仅见包绕胆总管的肝门区附近低密度不均匀肿块,肿物密度较低与含有黏液性基质有关。偶见囊性变,一般无包膜。肿瘤可不均匀轻度增强。超声示肝内实性不均匀回声。

术前经皮穿刺肝胆道成像(percutaneous transhepatic cholangiography,PTC)或术中胆管造影,能直接显示胆管内息肉样肿物导致的充盈缺损、胆管梗阻程度和部位。

【治疗和预后】

一期根治性手术切除是治疗横纹肌肉瘤的最快、最确实的方法。肝和胆管的横纹肌肉瘤如果可能应力争行根治性手术切除,术后化疗和放疗,有些患者能获得长期缓解甚至治愈。但许多病例在就诊时已经出现明显的浸润或转移导致手术切除困难。

文献报道多数患者预后较差,相当多的病例在 6 个月至 1 年死亡。近年来有学者报道,浸润的病例术前进行多疗程大剂量化疗后,可以提高手术切除率和生存率。化疗药物可联合应用,长春新碱、放线菌素 D 及环磷酰胺,或顺铂、异环磷酰胺等联合。

第五节　肝恶性间叶瘤

恶性间叶瘤(malignant mesenchymoma)是一种具有高度侵袭性的恶性肿瘤,这种肿瘤罕见。又称未分化胚胎性肉瘤(undifferentiated embryonal sarcoma,UES)或未分化间叶肉瘤(undifferentiated mesenchymal sarcoma)。大部分病例发生于小儿,诊断年龄多为6~10岁,仅有少数发生于婴幼儿和成人。男女发病比例相近。

【病理】

1. 大体表现　肿瘤肉眼所见为肝内圆形肿块(图50-17),极少见有蒂与肝脏相连,肿瘤周围有假包膜与正常肝组织分界。多生长较大。剖面肿瘤呈胶冻样,常见出血、坏死和囊肿形成。

2. 镜下表现:肿瘤由小细胞构成,有圆形核和不明显的核仁,含少量界限不十分清楚的胞质。有些则为小梭形细胞和星形细胞,成片或散在于黏液基质内,形成密集区和疏松区交替排列的现象。有时瘤细胞的胞质呈空泡状,苏丹染色呈阳性反应。电镜下这种细胞类似脂肪母细胞。此外,还可观察到成簇或散在的多核巨细胞及间变型大细胞,核形怪异,染色质丰富,染色深,不典型核分裂常见,胞质丰富粉染,有些胞质内和间质区可见嗜酸性透明小体,过碘酸希夫染色(periodic acid-Schiff staining,PAS)阳性。这些细胞常见于坏死灶周围,使肿瘤形态很像多形性横纹肌肉瘤,但胞质内找不到横纹,肌红蛋白和结蛋白染色呈阴性反应。肿瘤边缘和假包膜内常见腺管结构,腺管上皮常见不典型增生,估计是被肿瘤包围的胆小管。电镜下肿瘤内还可观察到成束紧密交织排列的梭形细胞,类似纤维肉瘤或纤维组织细胞瘤。

3. 免疫组织化学染色　波形蛋白和α1-抗胰蛋白酶呈阳性反应,细胞角蛋白,肌红蛋白和结蛋白呈阴性反应。

【临床表现】

为儿童期少见肿瘤,占小儿原发性肝肿瘤的

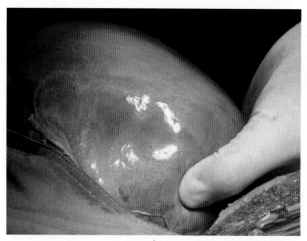

A

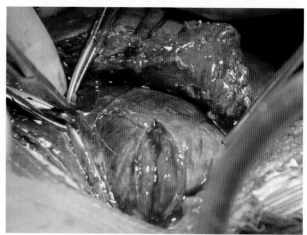

B

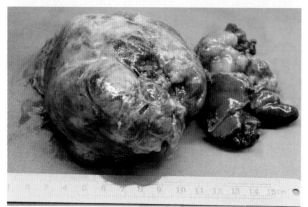

C

图50-17　肝脏未分化间叶肉瘤(男性,7岁)

A、B.术中所见;C.手术切除标本。

第四位。发病年龄大多为 6～10 岁，亦可见于成人及婴幼儿。临床主要表现为上腹部肿物，伴有发热、黄疸和体重减轻。肿瘤发生于肝内，右叶比左叶多见。该肿瘤生长迅速，恶性度高，晚期可转移至肺及骨骼，生存期多为 1 年左右，预后不良。

【诊断】

1. 实验室检查　除个别病例偶见血清天冬氨酸转氨酶（aspartate transaminase，AST）和碱性磷酸酶异常外，没有其他异常发现，AFP 多为阴性。

2. 影像学检查

（1）超声检查：可见肝脏内部的肿瘤，表现为囊性和实性混合病变。

（2）血管造影：肿瘤常表现血管少，因此有些病例易与肝脓肿混淆。

（3）CT 检查：提示巨块肿瘤可侵占一叶或两叶肝。肿瘤呈椭圆形或大分叶状低密度肿块（图50-18、图50-19、视频22）。CT 所见取决于大体病理。可表现为分隔多房的囊性肿物，囊腔大小不一呈水样密度，粗细不匀分隔为肿瘤的实性部分，密度与肌肉相仿，CT 值约为 35HU。周围有假性包膜。有时肿瘤似呈单一大囊腔，内含无定形絮团状阴影。肿瘤亦可以实性为主，内含多数小囊。肿瘤血供多少不定，囊性病变明显的病例，血供一般较少或无血供。增强扫描，实性部分及包膜可有强化，囊性部分增强不明显，CT 值为 22～28HU，偶见钙化。本病需结合临床、影像学所见与间叶性错构瘤鉴别。

【治疗】

恶性间叶瘤预后很差。能手术切除的病例，术后需要采用化疗，如长春新碱和多柔比星；不能手术的病例只能用化疗和放疗，除上述化疗药物外，还可采用顺铂和多柔比星联合放疗，文献曾有 1 例患者经此治疗后肿瘤消失。

【预后】

多数患者在术后 12～16 个月后复发，平均生

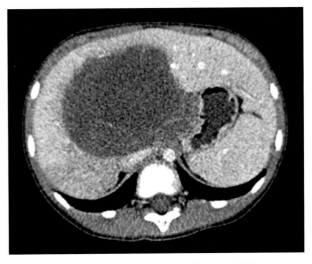

图 50-18　肝脏未分化间叶肉瘤 CT 图像

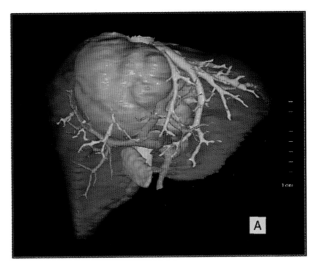

图 50-19　肝脏未分化间叶肉瘤三维重建图像

视频 22　肝脏未分化间叶肉瘤三维重建

存时间为 12 个月。肿瘤局部复发和邻近器官扩散及远处器官转移一样多见。

第六节　纤维板层型肝癌

纤维板层型肝癌（fibrolamellar hepatocellular carcinoma）又称伴有纤维间质的肝多边形细胞癌（polygonal cell carcinoma of the liver），是一种变异的肝细胞癌，或认为是肝细胞癌的一种组织学亚型，发生在年龄较大的儿童和青年人。该瘤多发生于无肝硬化的患者，预后较肝细胞癌好。

【病理】

1. 大体表现　肿瘤发生部位在左叶较右叶多见，常为孤立性存在的肿块，只有少数的为多发性结节状病灶。肉眼所见与肝脏局灶性结节性增生（focal nodular hyperplasia of liver，FNH）相似（图50-20）。

2. 镜下表现　肿瘤细胞体积大，多边形，含丰富的嗜伊红染色的胞质，部分病例的胞质内可见苍白淡染的胞质和嗜酸性透明小体，PSA阴性。核和肝细胞癌的核相似，具有很突出的核仁，但核分裂象很少见。电镜下肿瘤细胞的胞质内可见大量线粒体，与腮腺肿瘤和甲状腺肿瘤胞质内改变相似。肿瘤间质含大量纤维组织，有些纤维束平行排列，形态和肝脏局灶性结节性增生相似。有些学者认为此瘤和局灶性结节性增生关系密切。

3. 免疫组织化学染色　肿瘤细胞质内含纤维蛋白原，AFP染色阴性，个别病例α1-抗胰蛋白酶阳性。

【临床表现】

临床多表现为腹部肿物伴有腹痛或上腹部胀。部分伴有发热、体重减轻和食欲减退等。肿块多生长缓慢，恶病质出现较晚。

【治疗】

有效的治疗是完整切除肿瘤，即肿瘤肝叶的根治性切除。该症较肝细胞癌预后好。一组报道12例患者，2年和5年的生存率分别为82%和62%。术后同样需要应用化疗，常用药物包括表柔比星、氟尿嘧啶、依托泊苷和顺铂等。

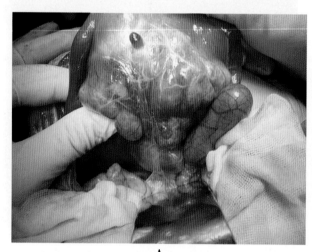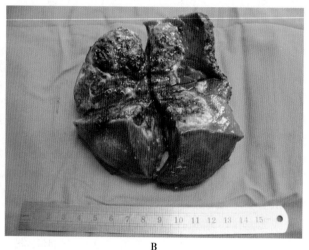

图50-20　纤维板层型肝癌（女性，6岁）

A.术中所见；B.手术切除标本。

第七节　肝脏转移性肿瘤

由于小儿恶性肿瘤多为胚胎性，具有分化低转移早的特点。而肝脏是人体最大的腺体器官，血供丰富，因此肝脏转移性肿瘤很常见。实际上除中枢神经系统外，其他实性肿瘤均可转移至肝。临床上最多见于腹部原发性肿瘤的转移，其中以神经母细胞瘤、肾母细胞瘤、恶性淋巴瘤、横纹肌肉瘤等较多见。一组小儿恶性肿瘤的尸检报告，45%有肝脏转移。

【病因及病理】

肝脏是各种恶性肿瘤易发生转移的脏器，为转移性肿瘤的好发部位之一。许多部位和脏器的恶性肿瘤都会经血行或淋巴途径转移至肝脏。由于肝门静脉引流的特点，消化道及腹部其他恶性肿瘤出现远处转移，最常见的部位即为肝脏。小儿时期常见的肝转移肿瘤多来自消化道、肺、胰腺、肾等部位。

转移性肿瘤的大小、数目和形态多变，以多结节灶较普遍，也有形成巨块的。其组织学特征与原发性肿瘤相似。转移灶可发生坏死、囊性变、病灶内出血及钙化等。

肝恶性淋巴瘤及白血病常被认为是转移，近年来多数学者倾向于认为很可能系多中心起源,即肝内的肿瘤是恶性淋巴瘤或白血病全身性病变的一部分。

【临床表现】

肝脏转移性肿瘤常以肝外原发性肿瘤引起的症状为主要表现。早期无特异症状,有乏力、消瘦、肝区疼痛,继而为肝大、黄疸、腹水、发热等。但也有部分患儿在出现了如消瘦、乏力、肝区疼痛、肝区结节性肿块,甚至腹水、黄疸等肝脏转移性肿瘤的症状以后,其原发癌灶仍不易被查出。因此,有时与肝脏原发性恶性肿瘤难以鉴别。

若病变已转移至肝,说明原发性肿瘤已属晚期,一般多已不能手术切除,预后较差。

【诊断】

临床表现和实验室资料是证实肝转移和明确转移程度的重要指标。

1. CT检查 表现多种形态,通常为单发或多发的低密度灶,CT值为15~45HU,以多个结节最常见。以分布于肝的周围部为主。增强扫描时轮廓更鲜明。等密度的转移性肿瘤增强扫描前后对比观察尤为重要。部分肿瘤内不同密度区为肿瘤坏死,周边常有环形增强。偶见薄壁囊样或较高密度的转移性肿瘤。部分转移性肿瘤影像学征象与原发性肿瘤相同(图50-21)。

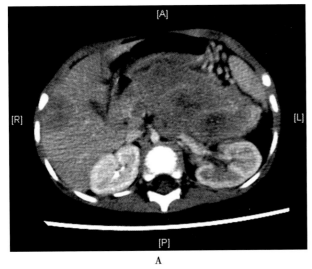
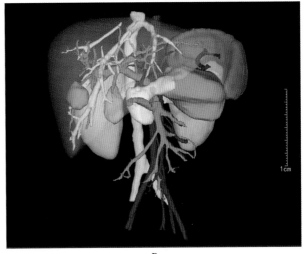

图50-21 胰母细胞瘤肝内转移(男性,3岁)
A. CT图像;B. 三维重建图像。

2. MRI检查 用于评价肝内病变,有助于鉴别良恶性肿瘤。在各种影像学检查中,MRI发现肝脏转移性肿瘤的灵敏度最高。因此MRI可作为一种重要的检查方法。多数转移性肿瘤T_1、T_2延长,在T_1加权像上为低信号,T_2加权像上为高信号。转移性肿瘤形态不规则、边缘不清、大小不等。由于瘤体内可出现坏死、囊变、出血、脂肪浸润、萎缩、纤维化、钙化等改变,MRI信号可不均匀呈混杂信号。此外,在T_2加权像上肝脏转移性肿瘤可出现"靶征"或"牛眼征",表现为信号高低不等的晕环。

不同恶性肿瘤的肝内转移,其影像学改变也不尽相同。神经母细胞瘤转移灶可呈多种形态:①散在低密度结节含钙化。②多个结节互相融合,呈一个巨块型分叶状密度不均等的肿块,类似肝内原发性肿瘤。此时需十分注意肾上腺区有无肿块或腹膜后淋巴结转移。③肝脏普遍性增大,密度稍减而不均匀,显示细小结节分布。④正常肝形态。肾母细胞瘤转移可为单发或多发散在低密度结节,可有轻度增强。淋巴瘤和白血病多数表现为不同程度的肝脾大。少数则于肝和/或脾内散在小圆形或不规则的密度灶,增强不明显。腹腔内和/或腹膜后多数结节状淋巴结肿大为重要佐证。

【治疗】

1. 手术治疗 若仅为孤立的转移性癌结节或癌结节仅局限于一叶,而原发灶又可以切除,则肝脏转移性肿瘤可与原发性肿瘤同期或二期手术切除。若原发性肿瘤已切除,一定时期后才出现肝内转移灶，局部病灶符合切除条件，又无其他部位转移者，也适宜手术切除。随着手术技术的进步，麻醉技术及麻醉药品的发展使肝脏转移性肿瘤的手术更加安全，适应证更为广泛。

2. 全身化疗　在临床应用较为广泛，目前临床上常选用蒽环类、丝裂霉素、顺铂、卡铂和 5- 氟尿嘧啶及其衍生物等作为化疗药物。但是，化疗效果不太令人满意。神经内分泌肿瘤常转移至肝脏，可采用化学治疗。文献报道类癌肝转移性肿瘤的化疗有效率仅为 30% 左右。

3. 肝动脉灌注化疗　众所周知，肝脏存在双重供血，即肝动脉和门静脉供血。正常肝组织主要由门静脉供血，占 85%～90%；而肝脏转移性肿瘤的血供主要来源于肝动脉，占 90%～95%。目前，肝脏转移性肿瘤特别是多发性肝内转移性肿瘤，已广泛采用肝动脉灌注化疗。主要操作方法为经股动脉穿刺，将造影导管超选择性插入肝固有动脉或肝内转移性肿瘤相应的供血动脉。先行肝动脉造影，进一步明确诊断和血供情况。经导管直接在肝动脉内灌注化疗药物。根据原发性肿瘤的来源不同调整化疗方案。常选用的化疗药物与全身化疗药物相似。一般采用三药联合给药。肝动脉灌注化疗的使用范围较广泛，除少数碘过敏患者外，无特殊禁忌证。肝动脉灌注化疗后的常见症状与全身化疗相同，主要表现为药物性肝炎，转氨酶升高，血清胆红素上升，恶心、呕吐、厌食，黏膜炎症，骨髓抑制等。

4. 肝动脉结扎或栓塞治疗　肝脏转移性肿瘤的血供主要来自肝动脉，而正常肝组织的血供主要来自门静脉，因此阻断肝动脉血流对正常肝组织的功能影响较小，但能够最大限度地使肿瘤组织缺血坏死或缩小。单纯结扎肝动脉后侧支循环建立较快，因此治疗效果短暂。目前外科手术肝动脉结扎术已被肝动脉插管化疗栓塞术代替。常用的栓塞材料包括普通碘化油、乳化碘油、聚乙烯醇微球、明胶海绵颗粒、血凝块、中药白及、玻璃微球等。以上材料可以通过介入放射学方法导入肝动脉内。其中乳化碘油作为末梢血管栓塞剂应用最为广泛。乳化碘油进入肝动脉后存留在肿瘤的毛细血管网中，使肿瘤组织失去血液供应，且不易形成侧支循环。尽管如此，栓塞治疗仅适用于血供较丰富的转移性肿瘤，如神经内分泌肿瘤肝转移。有研究表明，单纯肝动脉栓塞，对少血供的肝脏转移性肿瘤疗效较差。另一组研究 22 例胰岛细胞癌肝转移患者采用聚乙烯醇微球或明胶海绵颗粒栓塞治疗，其中位生存期为 33 个月。

尽管栓塞治疗一般安全可靠，但亦可能发生并发症，如胆囊炎、肝脓肿、类癌危象、肾功能不全、肠梗阻、恶心、呕吐、发热、疼痛和肝功能变化。较罕见的并发症包括肝坏死、急性胆囊炎、小肠缺血性坏死、胰腺梗死和胰腺炎、肺梗死引起的呼吸困难。此外，由于细胞快速坏死溶解出现肿瘤溶解综合征，高尿酸血症引起肾损伤。治疗前肝功能检查和了解肿瘤的状态是十分必要的。

第八节　肝血管瘤

肝血管瘤（hepatic hemangioma）是婴幼儿期最常见的肝脏良性血管源性病变。自 B 型超声诊断普遍应用于临床以后，成人肝血管瘤是门诊患者中最常遇到的肝内占位性病变，小儿病例临床发现也较前增加。

以往小儿肝血管瘤因术前诊断不明，许多病例接受了肝脏肿瘤切除手术。随着对该病临床、病理特征了解的深入，该病的命名和分类一直存有争论和变化。曾按病理结果分为婴幼儿肝血管内皮瘤（infantile hepatic hemangioendothelioma, IHHE）和肝海绵状血管瘤（hepatic cavernus hemangioma, HCH）2 种良性血管瘤。近年来，有学者提出 IHHE 是一种组织病理学诊断，且易与恶性血管病变混

淆，缺乏活组织病理检查时应避免使用该诊断。

目前对于儿童肝血管瘤的分类仍未完全统一。国际肝血管瘤多学科专家小组 2018 年的 *Guidance Document for Hepatic Hemangioma*（*Infantile and Congenital*）*Evaluation and Monitoring* 和中国中华医学会小儿外科学分会肝胆外科学组、肿瘤学组 2020 年的《小儿肝血管瘤诊断和治疗专家共识》均提出，依据临床表现和自然病程特点儿童肝血管瘤分为先天性肝血管瘤（congenital hepatic hemangioma, CHH）和婴幼儿肝血管瘤（infantile hepatic hemangioma, IHH）2 种。CHH 通常在胎儿期增殖，在出生前或出生时达到峰值，出生后不会继续快速增长，大多数会自发迅速消退，称为迅速

消退型,少部分根据临床病程称为部分消退型、不消退型。IHH 则生后不久出现,随后经历增殖期、静止期和消退期。也可依据典型的影像学表现及临床特征,分为局灶型、多发型和弥漫型。有学者认为局灶性病变因特异性标志物葡萄糖转运蛋白 1(glucose transporter-1,GLUT-1)染色阴性,本质上为 CHH;多发型和弥漫型病变 GLUT-1 表达为阳性,则为 IHH。而肝海绵状血管瘤是一种先天发育异常,被归类为血管畸形。

然而,临床上儿童肝血管瘤常于婴幼儿期就诊,诊断时并不明确其发病病程,且与肝母细胞瘤、肝间叶性错构瘤、肝未分化胚胎性肉瘤或其他肝脏肿瘤鉴别困难。以往为明确诊断,常穿刺活检或手术切除,因其血供丰富常导致严重并发症的发生。近年来,随着医学影像技术、诊断和治疗经验的提高,大部分患儿可通过影像学检查结合 AFP 确诊,无须通过组织学检查进一步明确诊断。除此之外,为减少儿童肝血管瘤消退期间的风险,普萘洛尔已成为治疗儿童肝血管瘤的一线用药。本节结合国内外主流意见及临床需要,主要介绍婴幼儿肝血管瘤和肝海绵状血管瘤。

一、婴幼儿肝血管瘤

婴幼儿肝血管瘤是儿童婴幼儿期肝脏最常见的肿瘤,本质是婴幼儿血管瘤(infantile hemangioma,IH)累及肝脏时导致的一种良性病变。其具有与 IH 相似的自然病程,即先快速增殖后缓慢消退。2007 年 Christison-Lagay 等通过分析 55 例 IHH 患者的临床资料、影像学与病理学结果后,首次将 IHH 分为局灶型、多发型和弥漫型 3 型,其中局灶型 IHH(又称 CHH)占 27%,多发型 IHH 占 57%,弥漫型 IHH 占 16%。多发型和弥漫型易伴有皮肤 IH。虽然目前并没有确切的伴发率,但国外文献报道 60%~80% 的多发型和 50%~60% 的弥漫型会合并皮肤 IH。

【病因及病理】

目前对血管瘤形成原因的认识尚不统一。多数认为起源于肝脏胚胎血管错构芽,在一定条件下胚胎血管错构芽发生瘤样增生,形成血管瘤。

肉眼观,肿瘤由单或多个圆形分离结节构成。一般表现为肝内孤立性肿物,也可见多发性病灶,发生于肝的一叶或两叶。肿瘤直径为 0.2~15cm,剖面灰白色或紫红色,与周围肝组织分界不十分清楚,中心部分有时可见灰黄色斑点状钙化。根据组织学表现又可分成 2 型。

(1)Ⅰ型婴儿型血管内皮瘤:是最常见的类型,肿瘤组织由大小不等的血管构成,管腔内壁可见肿胀增生的血管内皮细胞,核分裂象很少见。血管之间可见黏液纤维基质。有些区域细胞比较密集,其中可见小管、圆形血管或分枝状血管混杂存在,间质内和血管腔内可见小灶状髓外造血细胞。有些肿瘤中心部分可看到血栓形成,钙盐沉积和进行性纤维化。这种改变是一种自发性消退的表现,由于肿瘤内可观察到黏液纤维基质,小胆管和血管,需要与间叶性错构瘤鉴别。间叶性错构瘤没有那么多增生的血管,而且除血管外还可观察到淋巴管。有报道,Ⅰ型血管内皮瘤经过数年后发展成血管肉瘤的病例。多取材,仔细查找有无血管肉瘤成分及随访患者很重要。

(2)Ⅱ型婴儿型血管内皮瘤:主要表现为血管内皮细胞明显增生,不形成管腔,或管腔结构不清楚。有些区域可见血管腔互相吻合,管腔内皮细胞呈乳头状增生,内皮细胞有轻度异型性,核分裂象很多见。Ⅱ型血管内皮瘤形态表现与血管肉瘤很相似,并且可以见肿瘤侵袭肝窦,沿肝窦生长。有些病例Ⅰ型和Ⅱ型血管内皮瘤同时存在。

【临床表现】

小的病变多无症状,经体检超声发现,较大的病变可造成上腹部不适或触及包块。巨大血管瘤可使肝脏显著增大。本病多见于女性患者,男女比例为 1:(1.5~5)。

婴幼儿肝血管瘤 90% 发生于 6 个月以下婴儿,表现为肝大,腹胀或腹部包块。约 20% 伴皮肤血管瘤,也可伴有其他脏器血管瘤。少部分病例会同时发生在肝脏外,如皮肤、肠管等。部分患儿出现心力衰竭表现。心力衰竭通常是巨大的肿瘤内存在动静脉瘘,造成短期内回心血量明显增加导致。另外,少部分巨大的血管瘤可出现 Kasabach-Merritt 综合征(血管瘤血小板减少综合征)的严重并发症。如果没有发现体表的血管瘤而患儿有血小板减少、出血、凝血机制不佳应该考虑 Kasabach-Merritt 综合征的可能。其可能机制为巨大的血管瘤内常滞留并消耗大量血小板、凝血因子和纤维蛋白原使凝血机制异常,出现贫血和血小板减少。

大多数肝血管瘤患儿实验室检查均无明显

异常,部分患儿初始伴有 AFP 水平升高。在分析 AFP 水平时必须考虑年龄因素,正常足月婴儿 AFP 水平可高至 100 000ng/ml 或以上,出生后前几个月 AFP 水平逐步下降,到 1 岁时 AFP 水平已下降到 10ng/ml,接近成人水平。不同年龄组婴儿血清 AFP 水平参考范围见表 50-5。肝血管瘤患儿的 AFP 水平一般在治疗、随访过程中可持续下降或降至正常参考值范围内。

表 50-5　不同年龄组婴儿血清甲胎蛋白参考范围

年龄	平均值 ± 标准差 /ng·ml⁻¹
胎儿	134 734.0±41 444.0
初生新生儿	48 406.0±34 718.0
出生~2 周	33 113.0±32 503.0
2 周~1 个月	9 452.0±12 610.0
1 个月	2 654.0±3 080.0
2 个月	323.0±278.0
3 个月	88.0±87.0
4 个月	74.0±56.0
5 个月	46.5±19.0
6 个月	12.5±9.8
7 个月	9.7±7.1
8 个月及以上	8.5±5.5

【诊断】

儿童肝血管瘤的诊断大多基于 B 超、增强 CT 或 MRI 等影像学表现加上 AFP 检测,或者经活组织病理检查证实。若为典型影像学表现,且 AFP 在正常参考值范围内,临床可疑诊为肝血管瘤;定期复查,若连续的随访资料再次证实,即可临床诊断为儿童肝血管瘤。肝血管瘤为富血供肿瘤,活组织检查出血风险较高,因此在影像学表现较为典型,临床诊断时,应尽量避免侵入性操作进行诊断和治疗。

1. 超声检查　超声检查通常是首选的和最常见的影像诊断,显示肝内均质、强回声病变,边界大多清楚,或病变区内强回声伴不规则低回声,病变内可显示扩张的血窦。小的血管瘤应注意与转移性肿瘤区别。

2. CT 检查

(1)平扫:肝内低密度区,轮廓清楚,密度均匀或病变区内有更低密度区,代表血栓机化或纤维分隔,少数可见到钙化。

(2)增强扫描:①早期病变边缘显著强化呈结节状或"岛屿状",密度与邻近腹主动脉相近,明显高于周围肝实质密度,持续时间加长;②随着时间延长,增强幅度向病变中央推进,而病变的低密度区相对变小;③延时扫描病变呈等密度或略高密度(平扫时病变内更低密度无变化);④中心无增强区代表坏死或出血(图 50-22、图 50-23)。而较小的肿瘤迅速整个强化(高密度似主动脉),不显示向心性强化过程。增强扫描是诊断肝血管瘤的重要方法,具有特征性表现,诊断正确率可达 90% 以上。一般典型表现出现在动脉早期,即注药后 30~60 秒。因此强调正确的检查技术,即快速注射对比剂,快速扫描,适时延时扫描。否则,因未见到特征性表现易造成误诊或漏诊。

3. 放射性核素 ⁹⁹ᵐTc 肝血池显像　有助于肝血管瘤的诊断,血池显像显示病变部分充盈缺损,边缘清楚锐利,有明显的放射浓集区,血管瘤显影时间较长。

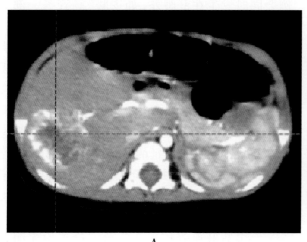

A

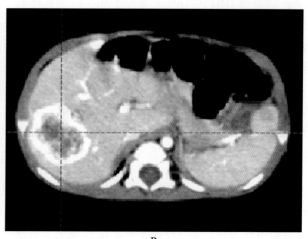

B

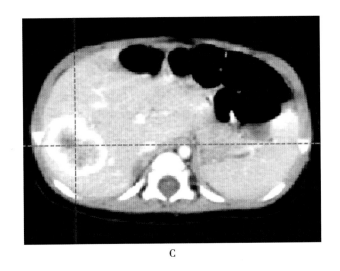

图 50-22　婴幼儿肝血管瘤 CT 图像
A.动脉期；B.静脉期；C.平衡期。

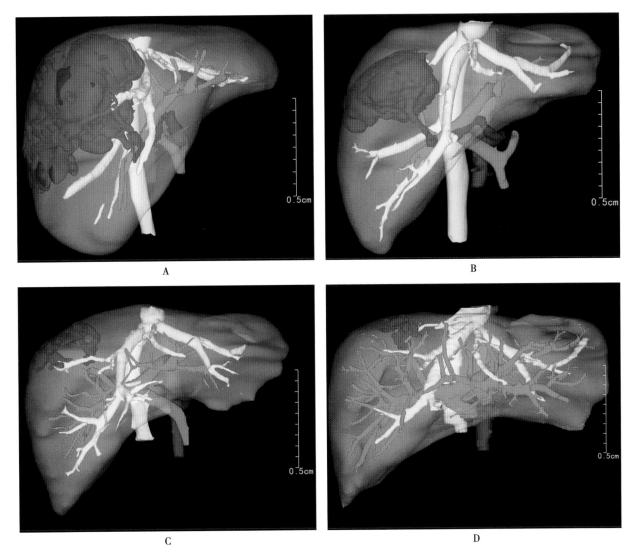

图 50-23　婴幼儿肝血管瘤三维重建图像（口服普萘洛尔治疗）
A.治疗前；B.治疗 6 个月；C.治疗 12 个月，停药；D.随访至 24 个月。

4. MRI 检查 MRI 的表现具有特异性。在 T_1 加权像上多呈均匀的低信号或等信号强度,T_2 加权像上呈均匀的高信号,弛豫时间延长,并随回波时间延长信号强度增强,边界清楚。

5. 肝血管造影检查 肝血管造影检查最有价值,具有特征性。可见营养血管的肝动脉扩张,肿瘤内分布的动脉呈弧状,末梢的对比剂渗入,动脉相早期可见树枝状的静脉样形态的异常血管出现,毛细血管相可见内部不均一,地图状的对比剂滞留像。但本法是创伤性检查,小儿常需全身麻醉,实际临床应用受到较大的限制。

【鉴别诊断】

儿童肝血管瘤常与肝母细胞瘤、肝间叶性错构瘤、肝恶性间叶瘤或其他肝脏肿瘤鉴别困难,需连续的随访资料(影像学检查和实验室检查)帮助临床鉴别。

【治疗】

小儿肝血管瘤与其他血管瘤一样,存在自行消退的可能性,因此确定治疗原则时需要特别慎重。采取观察、药物的方法还是积极地进行外科干预,不同的学者之间也存在较大的争论。自 2008 年以来,普萘洛尔治疗婴幼儿血管瘤应用于临床,也逐渐成为儿童肝血管瘤的一线用药。

1. 无任何临床症状,肿瘤较小(直径≤3cm)病例的治疗 可以采用观察,定期复查的方法以期望血管瘤自行消退。

2. 肝血管瘤合并 Kasabach-Merritt 综合征的治疗 可采用激素疗法。先使用大剂量地塞米松静脉注射,后改为泼尼松口服,对血小板减少通常有效,并可使肿瘤明显缩小。部分严重的病例有应用放射治疗取得满意效果的报道。

3. 肝血管瘤合并心力衰竭时的治疗 发生心力衰竭的主要原因是血管瘤内存在大量的动静脉交通短路,大量血液不经过周围小血管直接经过短路回流入心脏,引起心脏负担过重。治疗时应根据发病机制,一方面给予强心药物,另一方面阻断短路交通。可进行选择性肝动脉造影及肿瘤动脉栓塞。肿瘤通常巨大,不能完全手术切除,有报道采用肝固有动脉结扎的方法,手术后取得立竿见影的效果。但也有手术后复发的可能。

4. 肿瘤较大,有部分症状的治疗 婴幼儿肝血管瘤口服普萘洛尔诱导血管瘤消退的作用优于其他治疗方法,目前建议剂量为 1.5～2.0mg/(kg·d),分

2 次服用。使用本药前要注意适应证。用药前应对患儿进行全面的体格检查,包括心肌酶、血糖、肝肾功能、心电图、心脏彩超、甲状腺功能、胸部 X 线片等。治疗可于门诊在有经验医师指导下进行,由患儿家长对患儿服药后情况进行监测。治疗起始剂量为 1.0mg/(kg·d),分 2 次口服。首次服药后观察患儿有无肢端湿冷、精神萎靡、呼吸困难和明显烦躁等现象。若患儿能够耐受,首次服药 12 小时后继续给药。若患儿仍然无明显异常,第 2 天增量至 1.5mg/(kg·d),分 2 次口服,并密切观察。若无异常反应,第 3 天增量至 2.0mg/(kg·d),分 2 次口服,后续治疗以此剂量维持。服药期间定期复诊,服药后的前 3 个月每 4 周复诊 1 次,3 个月后可每 6～8 周复诊 1 次,每次复诊应复查血生化、心脏彩超及局部 B 超,以评估不良反应及疗效,若出现心肌损害、心功能受损、喘息、低血糖等情况,应对症治疗或由相应科室会诊,在此期间,普萘洛尔剂量应减半,不良反应严重时需停用,口服普萘洛尔治疗婴幼儿血管瘤无确切停药年龄限制,4 岁以内均可用药,瘤体基本消退(临床及 B 超结果),可考虑在 1 个月内逐渐减量至停药。因为可能会出现停药后复发现象,服药疗程通常超过 1 年,停药年龄经常会延续至 15 月龄以上。一线药物普萘洛尔治疗无效的血管瘤,联合糖皮质激素治疗可能具有协同效应,使治疗效果最大化。

5. 外科干预 药物治疗失败、有明显症状和局灶性或多发性病变(肿瘤直径＞5cm)的肝血管瘤患儿,可以考虑手术治疗。应严格把握手术指征,以患儿安全为首要原则,评估手术风险,制订合理的个体化手术方案。若外科切除手术风险大,特别是血流动力学不稳定,合并动静脉或门静脉分流甚至心力衰竭的患儿,可考虑介入治疗。肝移植则适用于肝内弥漫性血管瘤病变、无法手术切除且其他治疗方法无效的危重症患儿。

二、肝海绵状血管瘤

肝海绵状血管瘤是在出生时即出现的低血流量的血管畸形,确切发病率尚难以估计,过去多在腹部手术时偶然发现或在尸检时发现,现在多可通过现代诊断技术发现。多发现于青、中年患者,小儿较成人少见。

【病因】

有学者认为来源于肝内血管结构发育异常,随

后血管瘤增大或由于血窦内血液淤滞和压力,使血窦扩张而不是真正的新生物;也有学者认为是肝实质坏死、出血、血管扩张而形成。肝海绵状血管瘤的发生可能与雌激素有关,有关于服用口服避孕药有促使其发生或复发的报道。有少数患者手术切除血管瘤许多年之后又复发并呈现典型的海绵状血管瘤结构,故亦有学者认为此类肿瘤也可能是真正的新生物。

【病理】

肝海绵状血管瘤常呈单发或多发肿瘤,分界清楚,偶尔有蒂。海绵状血管瘤在肝脏表面表现为暗红色、蓝紫色,呈囊样隆起、分叶或结节状,柔软,可压缩,但松开压力之后,又恢复至原形。切面为海绵状。由扩张的血管构成。与血管内皮瘤不同,其镜下主要由多数扩大的血管腔隙构成,有扁平的血管内皮细胞和薄的血管壁。血管腔内有时可见血栓形成。血管之间含不等量的纤维间质,没有恶性的潜能。前者腔隙内可见血管内皮细胞覆盖;后者血肿间隙没有内皮细胞覆盖。肝海绵状血管瘤为良性,尚无关于此肿瘤恶性变的报道。

【临床表现】

小的肝海绵状血管瘤无症状,较大者可于婴儿期出现无症状性腹部包块或高心排血量引起的心力衰竭。另外,有相当多的病例在新生儿期因肿瘤破溃导致腹腔内大出血而突然死亡。这种情况需要与新生儿产伤导致的肝内血肿破裂鉴别。部分病例也可出现 Kasabach-Merritt 综合征。年长儿或在青、中年患者常在体检时发现,很难确定其准确的发病时间,虽然常是偶然发现,但追溯起来也有一定症状,只是较轻和进展较缓慢,未曾引起患者的足够注意。最常见的症状是上腹部不适、进食后膨胀感、易劳累、隐痛等,不常见的症状是较重的疼痛、呈持续性,发热,贫血。有的患者因发生血管瘤出血,可出现急剧的胀痛、上腹部出现包块并呈增大。有报道 1 例 11 岁患儿因轻度外伤后出现右上腹迅速增大的包块,手术证实为肝包膜下血肿,在血肿的底部发现一直径约 1.5cm 的血管瘤。

位于肝左叶、肝右叶下段的海绵状血管瘤,体格检查多表现为上腹部包块,柔软至中等硬度,表面光滑,有可压缩性,随呼吸上、下移动,一般无触痛或血管性杂音。位于肝右叶上段的海绵状血管瘤通常在瘤体增大时将肝脏向下移位,体格检查可发现右肋下肿大肝脏的边缘,若没有现代影像学诊断技术,诊断很困难。

【诊断与鉴别诊断】

诊断主要依靠临床表现与影像学检查。海绵状血管瘤 CT 增强扫描早期肿瘤边缘部见致密结节状、波浪状或向瘤内隆起的乳头状阴影。动态和延迟扫描所见同肝血管瘤。此种特殊的增强过程为特征性表现,具定性诊断意义。但直径在 2.0cm 以内的小的血管瘤,鉴别诊断上有时仍然很困难。

【鉴别诊断】

肝海绵状血管瘤主要与肝内恶性肿瘤的鉴别。

1. 肝细胞癌 一般有肝炎、肝硬化病史,一般情况较差。AFP 可为阳性,静脉增强扫描有助鉴别。

2. 肝脏转移性肿瘤 部分肝脏转移性肿瘤 CT 增强扫描可表现边缘强化,类似血管瘤早期表现,但延时扫描呈低密度可资鉴别。通常全身一般情况差,甚至恶病质的表现,可发现原发病变。

3. 肝脓肿 一般病变周围界限不清、模糊,脓肿周围可见低密度晕环,典型的病变周围强化,病变内气体存在。需结合临床表现。

【治疗】

较大的肝海绵状血管瘤,若情况合适时,可以考虑手术切除,随着小儿肝胆外科技术水平的提高,现在一般手术死亡率和并发症发生率都有较大程度的降低。但巨大的海绵状血管瘤多伴有较显著的临床症状,其手术切除亦较复杂,手术并发症发生率较高。巨大的肝海绵状血管瘤常与肝脏内、外的重要血管关系复杂,如包绕、压迫下腔静脉,包围第二肝门,主要肝静脉、下腔静脉移位、膈肌或腹膜粘连等,术前应该详细了解肿瘤与各重要结构间的关系,权衡手术利弊。近年来随着血管造影技术的显著进步,有条件的医院可以应用血管造影介入治疗技术进行血管栓塞治疗。

第九节 肝错构瘤

详见第三十章。

第十节 肝细胞腺瘤

肝细胞腺瘤（hepatocellular adenoma）是一种临床上少见、来源于肝细胞的良性肿瘤，可发生于任何年龄。文献报道中年龄最小的1例为3周，尸检时偶然发现。女性较男性多见。临床主要表现为肝大，肿瘤可出现出血性梗死，约1/4患儿可因肿瘤破裂继发腹腔内出血。肿瘤呈球形，常为单发，多局限于肝右叶。

【病因】

本病确切发病机制尚不清楚。分为先天性肝细胞腺瘤和后天性肝细胞腺瘤2类。先天性肝细胞腺瘤可能与发育异常有关，多见于婴幼儿病例；后天性肝细胞腺瘤可能与肝硬化后肝细胞结节状增生有关。有报道认为与口服避孕药有密切关系。小儿肝细胞腺瘤常与其他疾病伴同发生，如肝糖原贮积症Ⅰ型，患者常在10岁左右时发现肝细胞腺瘤，采用饮食治疗肝糖原贮积症，腺瘤可以消失。雄性激素治疗范科尼贫血（Fanconi anemia），β地中海贫血有过量铁摄入的患者，或者合成类固醇治疗的患者等，都发现患儿有肝细胞腺瘤发生，两者的关系尚不十分清楚。

【病理】

1. 大体表现　肿瘤可发生在肝脏的深部或在肝的表面，很少有蒂。为实质性肿块。肝细胞腺瘤常有不完整包膜，边界清楚，隆起于肝表面，表面有丰富的血管，质软，切面呈淡黄色，有时有暗红色或棕红色出血区。最常见的是孤立的结节，结节周围常可观察到多处卫星结节。剖面表现为界限清楚的结节，呈均匀的黄褐色，偶见中心有坏死。真正的包膜不常见。

2. 镜下表现：可见肿瘤由分化良好的肝细胞组成，由2～3层细胞排列成索状或片状。结节内没有小叶结构，没有纤维间隔，没有小胆管增生，也没有门脉结构。有时瘤细胞体积比肝细胞稍大或有轻度异型性。由于细胞内糖原含量多，胞质内较多糖原和脂滴，胞质内有空泡形成。很少见到核分裂。电子显微镜下可见到瘤细胞内细胞器缺乏。

【临床表现】

患儿一般情况好，肿瘤小时可无任何症状，由于肿瘤生长缓慢，通常发展至巨大时才引起家长的注意。笔者治疗的1例14岁女孩，瘤肝的重量达4.8kg，而肿瘤切除手术后体重为41kg，肿瘤重量占体重的12%。因肝脏肿块较大，表现为右上腹部包块，引起腹胀、轻微腹痛等症状（图50-24）。个别病例可因下腔静脉被压迫而出现双下肢的水肿。

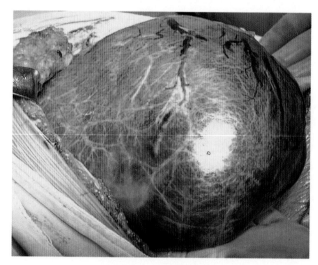

图50-24　肝细胞腺瘤

【诊断】

本病术前诊断较难，容易与肝母细胞瘤或肝癌混淆。诊断主要依据影像学检查，以CT检查最具价值。

1. B超检查　可见肝内孤立的圆形、椭圆形、边界清楚的低回声或中等回声肿块，肿瘤较大则回声杂乱、强弱不等。

2. CT检查　平扫呈圆形稍低密度，与周围肝组织相差10HU左右，病灶边界清楚，有包膜，其内可有更低密度的陈旧性出血、坏死灶。增强扫描早期可有短暂的均匀性增强，与正常肝组织对比十分明显，然后密度下降为等密度，延迟扫描为低密度。螺旋CT动脉期肿瘤密度高于正常肝组织，静脉期为等密度或低密度（图50-25）。

3. MRI检查　MRI表现为肝内单发病灶，呈边界清楚的圆形肿物，T$_1$加权像稍低信号、T$_2$加权像稍高信号。也可T$_1$加权像、T$_2$加权像均为稍高信号或高信号，说明其内脂肪含量高或有出血，此信号改变具特征性，对病变的定性诊断有较大

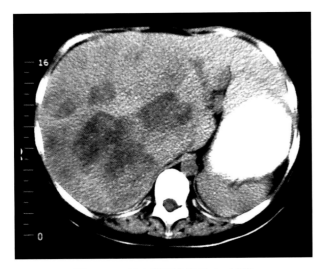

图 50-25　巨大肝细胞腺瘤 CT 图像

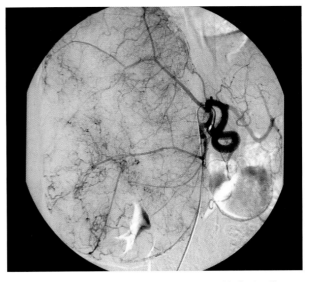

图 50-26　巨大肝细胞腺瘤数字减影血管造影图像

帮助。

4. 放射性核素锝 - 吡哆醛 -5- 甲基色氨酸（Tc-PMT）及镓 -67（^{67}Ga）显像　对肝细胞腺瘤的诊断也有价值。^{67}Ga 显像表现为冷结节，Tc-PMT 表现为早期的摄入、排泄延迟及放射性稀疏。认为联合检测 B 超、CT、MRI 和放射性核素检查可以提高本病的确诊率。放射性核素肝显像显示肿瘤部位为放射性核素稀疏区。肝血管造影显示该区血管增多和明显的肿瘤边缘。

5. 实验检查　肝功能通常正常，血 AFP 正常是本病与小儿肝脏恶性肿瘤鉴别的一个重要的指标。

但是，临床实际中有时即使进行了上述的多种检查，术前也无法获得准确的诊断。前述笔者治疗的患儿曾辗转国内数家大医院，行 B 超、CT 及 MRI 等检查，高度怀疑肝母细胞瘤而行肝血管造影并进行选择性肝动脉化疗性栓塞，因治疗无效而转至笔者医院。术中见肿瘤巨大，表面有大量迂曲、隆起的血管，仍不能肯定诊断，最终手术切除后才获得病理诊断（图 50-26）。

【鉴别诊断】

需与肝母细胞瘤、肝细胞癌鉴别。CT 检查中肝细胞腺瘤增强较为均匀，无结节中结节征象，也无被膜之环形增强征象。镜下肝细胞腺瘤也需要与肝细胞癌进行鉴别，尤其是肿瘤细胞有轻度异型性者，常很难与分化好的肝细胞癌鉴别。肝细胞癌必须有细胞异型性，出现较多的核分裂象，并有血管浸润。这种病例应考虑为肝细胞癌。

【治疗】

手术切除是唯一的治疗方法，但操作难度大。由于本病有癌变倾向，并且有突然恶性变的可能性，大多数学者主张诊断已明确或无法完全与肝母细胞瘤鉴别的肝细胞腺瘤应尽早手术切除。手术包括肝叶段切除、不规则肝切除、包膜内肿瘤剜除术等多种方法，既可做到消除临床症状，又可避免并发大出血及继发恶变。前述病例应用低温麻醉、开腹探查见肿瘤位于肝右叶全部及部分尾状叶，采用先处理第一肝门的门静脉、肝右动脉、肝右管及胆囊管，再处理肝静脉、10 余支肝短静脉后再切肝的方法顺利切除重达 4.8kg 的巨大瘤肝。

小儿肝脏肿瘤基于其特殊的肿瘤生物学特性（如瘤体大、部位复杂、病理类型多、生长速度快等），且由于不同年龄段患儿体重、肝容积差别较大、手术耐受差等特点，相较成人处理更为困难。小儿肝脏肿瘤的治疗是一个综合治疗的过程，其中根治性手术切除是治疗的重要环节。随着生物医学科学的不断进步，推动传统经验外科向现代外科发展，与数字技术相结合是现代医学发展重要的选择。近年来，一体式计算机辅助手术工作站等先进数字化医疗设备的应用为小儿肝脏肿瘤的精准治疗提供了新的方向，计算机辅助手术技术作为一种全新的疾病诊疗模式，让高难度、高风险的手术能够更加安全地开展，切实推动小儿肝脏外科实现从"传统经验切除"到"数字化引导精准手术切除"的根本转变。

第十一节　肝脏局灶性结节性增生

肝脏局灶性结节性增生(focal nodular hyperplasia of liver, FNH),本病常为良性,可发生于各年龄组,亦可在尸体解剖时偶然发现。目前多数认为是肿瘤,病变局限时应予以切除。

【病因及病理】

小块活检标本或穿刺活检标本很难与结节性肝硬化或先天性肝纤维化鉴别。其病因尚不清楚。Edmondson认为,本病的发病机制为局限性肝损伤后的反应。Whelan认为,本病是动脉畸形造成动脉硬化的一种反应。病因不明,多见于女性。

多认为肝脏局灶性结节增生为一种非常少见的良性占位性病变,实际上并非真正的肿瘤,仅约占小儿肝脏原发性肿瘤和肿瘤样疾病的2%。有些病例偶在尸检时被发现。诊断年龄多在5岁或5岁以上,极少数发生于新生儿并同时伴有先天性畸形。有报道本病可伴有以下几种疾病,如偏侧肥大、家族性胶质母细胞瘤或镰状细胞贫血等。

左叶发病较右叶稍多见,可以单发或多发,多发病变占总数的15%~20%。病理表现,本病的大体标本所见酷似恶性疾病。肿物多位于肝内,无包膜,表面呈细小或较粗大的结节,直径1~15cm,重量可达800g。表面有粗大的静脉,类似肝母细胞瘤。肿物为单发,位于包膜下或肝实质的深部,边界清楚,但常无包膜。切面呈灰色或灰褐色,中央有白色结缔组织,自中央向四周呈辐射状伸向间质,将肝组织分成许多小结节。剖面肿物呈结节状,结节中心可见星芒状或压迫性瘢痕,这种瘢痕多见于肿物的中心部分。组织学表现,结节内为形态正常的肝细胞,由2~3层细胞排列呈索状或片状,但排列不整齐,无中心静脉,失去正常的肝小叶结构。胞质内可见微小脂滴。结节周围可见宽的或细的纤维间隔。间隔内可见动脉和静脉,静脉管壁由于内膜和内膜下纤维组织增生而变厚,管腔狭窄。间隔内可见成簇的小胆管伴有不等量的中性粒细胞浸润,胆管周围尤其明显。肿物以外的肝组织没有明显的肝硬化。

【临床表现】

一般无症状。可表现为腹部包块而感到上腹部不适,包块多较硬。少数病例可自发性破裂而大出血。带蒂的结节发生扭转或破裂,可出现急性腹痛或继发腹腔内出血。曾有报道因多发性病灶而合并门静脉高压者。

【诊断】

1. 超声检查　可以有低、高或混合回声,缺乏特征性,可见纤维分隔。

2. CT检查

(1)平扫:肝内低密度或等密度改变,边界清楚。当中心存在纤维性瘢痕时,可见从中心向边缘呈放射状分布之低密度影像为其特征。

(2)增强扫描:可为高密度、等密度或低密度不等,主要因其供血情况而不同。病变内纤维分隔无增强,动脉晚期病变呈低密度(图50-27,视频23)。

3. 血管造影　典型病变可表现为血管呈放射状分布如轮辐样和外围血管的"抱球"现象。

4. 放射性核素 ^{99m}Tc-硫胶体显像　65%的病变可见有核素浓聚,该种病变内有肝巨噬细胞因此能凝聚核素,这点与其他良恶性肿瘤不同,有较高诊断价值。

5. MRI检查　MRI表现为在 T_1 加权像上呈等信号或低信号,中心瘢痕呈低信号;T_2 加权像上肝脏FNH呈等信号或稍高信号,中心瘢痕呈高信号;弥散加权成像上两者多呈稍高信号,符合肝脏FNH是肝脏良性病变的病理基础。

【治疗】

目前尚无本病恶变的报道,经长期观察多数患者肿瘤无增大,有的甚至变小或原有症状消失,一般不破裂出血,因此对无症状者可以密切观察,无须积极地进行手术治疗。诊断不明确、有临床症状或观察中发现肿瘤生长较快者,应行手术治疗。手术方式以局部切除及肝段切除为主,大的病变完全切除困难者可以结扎其供应血管,可不必涉险行大的肝叶或多叶肝脏切除。

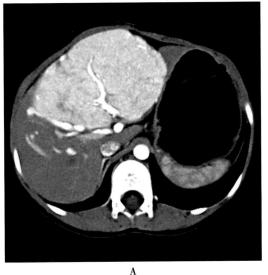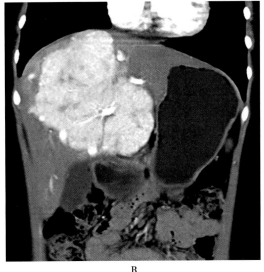

图 50-27　肝脏局灶性结节性增生 CT 图像
A.横断位；B.冠状位。

视频 23　肝脏局灶性结节性增生 CT

第十二节　肝脏炎性假瘤

肝脏炎性假瘤（inflammatory pseudotumor of liver）是一种非常少见的肝脏良性病变。自 1953 年 Pack 等首次报道以来，特别是随着现代影像诊断技术的发展和肝脏手术技术的极大进步，该病检出率逐渐增高而被国内外学者所认识。这类病变主要由纤维基质和以浆细胞为主的各种慢性炎性细胞所组成，基本的病理特征为炎性增生肿块。发生在某些器官的由各类慢性炎性细胞所构成的肿瘤样炎性肿块，以往不同学者对这类病变的描述和命名不一，如组织细胞瘤、浆细胞瘤、黄色肉芽肿、浆细胞肉芽肿、炎症后肿瘤、硬化性假瘤、纤维黄色瘤等。20 世纪 80 年代中期以来，人们开始使用炎性假瘤这一名称来概括这类病变。

【病因】

肝脏炎性假瘤的病因尚不明确，但作为一个以实体形式发生在某一肝段的炎性肿块，它标志着肝内一个活动的局限性炎症过程。有学者认为可能与感染有关，因为这类患者发病初期有发热、贫血、体重减轻等全身症状，但多数病例未在病变中找到细菌，所以有学者指出可能是非细菌性感染导致的肝脏局限性损伤。有报道 1 例经皮穿刺细胞学检查诊为恶性肿瘤而行手术切除，术后经组织学检查确定为炎性假瘤，镜检观察到大量泡沫组织细胞和少数浆细胞和淋巴细胞，同时观察到大量革兰氏阳性球菌，提示该病变系对肝内细菌感染的一种异常组织反应。有学者倾向于认为是源自局部门静脉或胆道系统的感染。有一组报道的 5 例病例，4 例在发病前有腹部手术或右胸部外伤史，提示手术或外伤诱发经门静脉或胆道系统的上行感染可能与发病有关。

也有学者提出，本病的发生可能与免疫反应有关，因为病变内观察到大量浆细胞，考虑可能是机体受内源性或外源性的抗原或半抗原物质刺激后产生的免疫病理反应，细菌、真菌、抗生素、磺胺类、碘、二硝基氯苯、阿司匹林、非那西丁、漆及许多低分子化学物质等都可能成为半抗原物质。机体的免疫反应除识别和清除异物以维护机体的生理正常外，也能引起机体生理功能的紊乱或造成组织的损伤从而引起某些病变。有的学者指出肝脏炎性假瘤可能属于这类变态反应。有学者在肝脏炎性假瘤的血管中观察到了静脉管壁的细胞增生、炎症和管腔闭塞的改变，并称为闭塞性静脉炎。他们认为这些变化与木样甲状腺炎（Riedel thyroiditis）、特发性腹膜后纤维化和纵隔纤维化等血管改变是相同的，所以提出它是一种自身免疫性疾病。有的病变血管内也观察到血管壁的细胞增生、管腔狭窄等改变，这些血管变化可能与感染或免疫反应有关或两者同时兼有。

【病理】

临床或影像学上所谓的肝脏炎性假瘤，在病理上表现为圆形或椭圆形的肿瘤样肿块，有较为完整的包膜，界限清楚，坚硬具有张力，病变剖面光滑平坦，多呈黄色；镜下主要是浆细胞、组织细胞、成纤维细胞、环状细胞等各种炎性细胞，病变周围组织有明显炎症或纤维反应，并伴有丰富的纤维组织出现，有的可见大量肝细胞坏死，但少有液化。

在病理形态上可分为黄色肉芽肿型、浆细胞性肉芽肿型和透明硬化型3种。3种形态可在同一病例中混合存在，但通常以一种类型为主。反映机体对不同病因或在不同病程阶段的不同反应。病变内细胞以分化成熟的炎性细胞为主，并可伴有不同程度的成纤维细胞、静脉血管内皮细胞增生及纤维化。黄色肉芽肿型以组织细胞、黄色瘤细胞的增生为主。浆细胞性肉芽肿型以淋巴细胞、浆细胞浸润为主。透明硬化型则以炎症背景下的成纤维细胞增生和胶原纤维玻璃样变性为主要特征。各型均无细胞异型性，反映了病变的炎症性质。

病灶周围肝组织无硬化的背景。浆细胞性肉芽肿型肝脏炎性假瘤在病理上需要与肝恶性淋巴瘤鉴别。后者以T细胞淋巴瘤多见，肝脏呈弥漫性肿大，常不形成局限性肿块。而炎性假瘤成分较复杂，分化成熟，核分裂象少见。免疫标记呈多克隆性淋巴细胞增生，血象和骨髓象也无恶性征象。肝脏通常无硬化，病变多局限，境界清楚，质地较硬，在肝的表面或略隆起触摸有实质性硬韧感。切开病变组织见其剖面光滑平坦切面呈黄色多有较完整包膜，有的病例可观察到炎性假瘤与腹壁或膈肌、周围脏器有炎性粘连。上述改变可作为与肝癌的主要区别。然而不论在术前或术中，两者的真正鉴别还是有困难的，最终的诊断仍需依靠病理检查。

肝脏炎性假瘤虽属肝脏的炎性病变，但它不像急性和慢性肝炎累及肝的整体，而是以炎性肿块的形式发生在一个局限的肝段或肝叶，看上去酷似肿瘤，常使临床医师在本病与肝癌、肝脏局灶性结节性增生之间造成误诊，因此，在肝占位病变的鉴别诊断过程中，尽管本病罕见，临床医师不应忽视本病的可能。

【临床表现】

肝脏炎性假瘤发病年龄无一定规律，综合文献中有完整资料的17例，男12例，女5例，年龄为1～61岁。病程最短20天，最长者36个月。与肺炎性假瘤不同的是，肝脏炎性假瘤患者一般无症状或症状较微，主要的症状包括上腹部疼痛、不明原因的发热、上腹包块、体重减轻；有的患者伴有消化道症状，如恶心、餐后上腹饱满感，个别患者若病变累及肝门胆道可出现黄疸。发病部位以一侧肝叶受累居多，也可两叶同时受累，多为单发，个别病例可以多发。

另一组总结归纳的52例文献报道的病例分析，以男性多见，约占70%，年龄最小10个月，最大83岁，平均37岁。以发热、右上腹疼痛、肝区叩击痛，体重减轻和右上腹肝区包块等为最常见的症状和体征。

病灶大多数位于肝右叶，以单发为主，少数可多发，最大可达25cm，最小1cm。

【诊断】

1. 影像学检查　肝脏的影像学检查均显示明确的占位性病变。

（1）B超检查：可见肝内不均质回声，病变部位呈低回声，边界清楚而无晕环，形态可呈圆形、楔形或斑片状，其后方回声无改变。如果肝脏炎性假瘤与腹壁有粘连，常可在B超上发现。

（2）CT检查：常规CT增强扫描可以发现病灶，但定性很难，通常误诊为肝细胞癌。随着螺旋CT的出现，可以一次屏气完成全肝扫描，扫描速度快，特别是在增强造影的不同时期完成扫描，可以动态观察病灶的血供特点，从而有利于定性诊断。肝脏炎性假瘤因为无大量肝动脉供血，所以在CT增强动脉期扫描时无强化表现，仍表现为低密度灶，边界不清。在门脉期及延迟期扫描时，因炎性假瘤周边有较多的纤维组织包绕，其边缘可有强化表现，而且边界也更加清晰，甚至有些病灶周边纤维组织较多，强化后和肝实质密度一致，因此可产生病灶缩小的感觉。门脉期和延迟期病灶边缘强化以及纤维分隔的形成是炎性假瘤的常见表现，CT 动态增强扫描和螺旋 CT 多期扫描可充分反映肝脏炎性假瘤的血供特点和病理特征，因此在诊断及鉴别诊断中有很大价值。

（3）血管造影：在 B 超和 CT 检查仍不能判定其性质时，血管造影对诊断可能有所帮助。肝脏血管造影或核素肝血池显像为低血管性病变。通常无肿瘤性血管生存，也无动、静脉瘘，"血管湖"等提示恶性肿瘤或肝血管瘤等的病理改变。尽管有这些理论上可供参考的影像学表现，但临床上术前能够明确诊断者则很少。常难以明确地与肝癌鉴别。通常需要手术切除后通过病理学检查而获得最终的诊断。

2. 实验室检查　常可发现外周血白细胞增多和中性粒细胞比例增高，血沉加快，C 反应蛋白升高和贫血。AFP 多正常，个别患者 AFP 可以升高，乙型肝炎表面抗原（hepatitis B surface antigen，HbsAg）多为阴性。白细胞总数可以轻度增多或正常。在诊断肝脏炎性假瘤时遇到同时有 AFP 升高的病例，更难与肝癌鉴别。至于肝脏炎性假瘤同时伴有 AFP 升高其机制尚不清楚。推测可能是当胎儿出生时所有的肝细胞都有合成 AFP 的功能，但随后越来越少数的肝细胞保存此功能，炎性假瘤是肝脏的局限性炎性肿块，在其发生发展过程中使保存

有合成 AFP 功能的肝细胞或细胞群增生，因此出现血清 AFP 增高的现象。

3. 活组织病理检查　当临床高度怀疑为肝脏炎性假瘤时，为进一步明确诊断可以考虑在 B 超引导下细针穿刺行细胞学检查（多点穿刺取材）。有对临床上怀疑本病而通过经皮肝脏穿刺活组织病理检查而成功获得诊断的报道。

【治疗】

本病的治疗尚存在争议，有学者根据其疾病的实质属于炎性改变这一点认为非手术治疗似乎更恰当，特别是当患者经过病灶活检作出肯定的诊断时。由于预后良好，非手术治疗是有效的。甚至有学者提出可不必急于处理，只需密切随访观察。然而，目前大多数肝脏炎性假瘤术前无法获得准确的诊断，可被怀疑为肝母细胞瘤或其他恶性肿瘤，通常需要剖腹探查。因此手术治疗仍是肝脏炎性假瘤的主要治疗方法。手术治疗的主要目的是明确诊断，切除病灶。

肝脏炎性假瘤多为单个病灶，绝大多数位置浅显易见。手术治疗时根据病灶的位置及范围而定，可行局部切除或肝叶、肝段切除。不能完全切除的炎性假瘤应行活检明确病理诊断，术后可行抗生素及激素等治疗。本病预后较好。

第十三节　肝畸胎瘤

小儿时期的畸胎瘤不少见，多发生于骶尾部、腹膜后、卵巢、睾丸和纵隔等部位，也有发生于肝脏者。肝畸胎瘤（teratoma of liver）极少见。最早由 Misick 于 1898 年报道，是 1 例 6 周男婴，发生于肝右叶的囊实性混合存在的肿瘤。近年来报道有所增加。

【病因及病理】

一般认为在人类生长发育过程中，特别是在胚胎时期，部分具有全能发展能力的细胞从发育的整体中分离或脱落，若发生于胚胎的中、晚期，这些具有多能发展潜力的细胞在某些因素的作用下会分化、发展，最终成为具有 3 种胚胎组织的畸胎瘤。若发生于肝脏内，则形成肝畸胎瘤。其本身是一种真性肿瘤，由 3 个胚层的组织构成。

肝畸胎瘤多为分化成熟的肿瘤组织，呈囊性结构。瘤内可含有肝脏、骨骼、软骨、肌肉、皮肤、毛发等组织。随着病程的发展，肿瘤可以不断生长甚至发生癌变。

【临床表现与诊断】

最常见为右上腹部包块，可呈囊性或囊实性。患儿一般情况通常较好。突然生长迅速，浸润范围较广者应该考虑恶变的可能。极个别情况由于压迫胆管而出现黄疸。

腹部 X 线检查，可见肝区的占位病变，肿瘤内如果发现有骨骼、牙齿等影像则能够明确诊断。B 超、CT 及 MRI 等可以更清楚地了解病变的范围和性质（见图 50-28、图 50-29）。

应该常规进行 AFP 和人绒毛膜促性腺激素（human chorionic gonadotrophin，hCG）的检测以判断是否有癌变。

【治疗】

治疗原则是尽早手术切除肿瘤，以防止因延误时间导致的可能的癌变发生。如果为恶性畸胎瘤则要求在手术后常规进行 1.0～1.5 年的化疗。化疗药物可选用顺铂、长春新碱和博来霉素等。

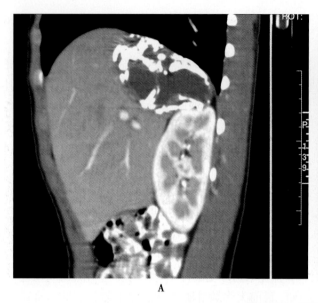 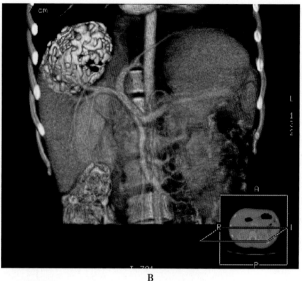

图 50-28　肝右叶肝畸胎瘤

A. CT 增强扫描矢状位显示肝畸胎瘤；B. CT 增强扫描三维成像显示肝畸胎瘤及其清晰的血供。

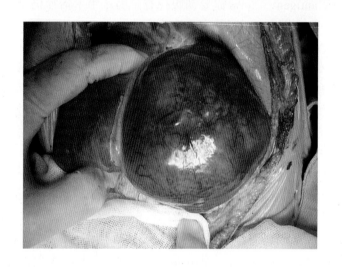

图 50-29　肝畸胎瘤术中所见

第十四节　计算机辅助肝脏手术规划与导航

　　数字医学（digital medicine）是现代医学与数字化技术相结合、以医学为主体，涵盖计算机科学、数学、信息学、机械工程学、生物医学工程学等多学科的一门前沿交叉学科；是以现代数字化技术为工具，解释医学现象，解决医学问题，探讨医学机制，提高生活质量的科学；其基本内涵是采用数字化技术提高临床诊疗水平。

　　由于肝脏解剖的复杂性以及小儿的特殊性，小儿肝脏肿瘤的治疗较成人更具挑战性，对手术精细度的要求也更高。肝脏肿瘤的治疗是一个综合性过程，根治性手术切除是重要的治疗环节。由于不同患儿的体重、肝容积差别较大，肝脏功能发育不

完善，解剖结构精细及其特殊的肿瘤生物学特性，临床上多表现为瘤体巨大、病理种类多、部位复杂和生长较快等特点。随着现代外科多维价值观的确立和医学实践确定性的不断提高，传统外科进入以"个性化、精准化、微创化与远程化"为特征的精准外科时代。

一、影像学检查在术前评估中的应用

　　基于小儿肝脏解剖及肿瘤部位的复杂性，当肿瘤巨大累及多个部位时，若术中不慎伤及相关血管，将发生难以控制的大出血，增加手术难度，甚至部分肿瘤难以切除。这就要求术者在术前深入

了解患儿的肝脏解剖结构,并明确肝脏肿瘤与其周围组织及脉管系统的位置关系。随着现代影像学技术的发展,影像学检查在术前诊断及评估肿瘤状况、手术可行性和制订手术方案中起不可替代的作用。血管造影对明确肝内血管走行及各分支间解剖关系有重要意义,可为手术提供有效的参考,但其专业技术要求较高,操作复杂,属于有创检查,会给患者带来一定的痛苦;CT 技术的应用为医师提供了部分影像学支持,但其提供的是二维形态学资料,只能从不同平面观察肿瘤的部位,不能直观进行肿瘤的定位,也无法精确判断肿瘤与周围结构的层次。手术规划主要依据二维影像学数据,术者凭借术前查看的二维 CT 资料在脑海中形成立体的三维肝脏图像,进而手术,可交流性差,手术质量更多取决于医师的决断力;术中超声等可协助手术医师确定切除范围,避开大血管等重要组织,但操作困难,需要大型器械等,对临床经验的要求也是限制其推广的重要原因。当面对复杂病例时,剖腹探查通常成为仅有的选择。随着数字医学技术研究的深入,三维医学影像处理软件应运而生,使肝脏可视化、手术规划、虚拟手术、术中导航等成为可能。

二、计算机辅助手术系统的研发与应用

计算机辅助手术(computer assisted surgery, computer aided surgery, CAS)是一种新的外科手术概念,是指利用计算机技术进行术前规划,并指导或辅助进行手术。一般认为 CAS 包括:①创建虚拟的病变部位的图像;②病变部位图像的分析与深度处理;③诊断、术前规划、手术步骤的模拟;④手术导航;⑤机器人手术。青岛大学附属医院研发的计算机辅助手术系统(Hisense CAS)交叉融合了 CT 数据三维重建、虚拟仿真等技术,配合手术控制智能显示术中导航,更有力地促进了精准外科的发展,尤其在精准肝切除领域的作用更为明显。精准肝切除术要求手术医师对肝脏解剖了解透彻,尤其对肿瘤的定位及肿瘤毗邻结构(肝动脉、肝静脉、门静脉以及胆管系统等)之间的关系要做到心中有数,只有这样才能在术中有条不紊地解剖肝脏,进行肝段及亚段精准切除。

以肝母细胞瘤的肝切除术为例。首先,进行肝脏、肿瘤及血管的三维重建(图 50-30)。将 CT 增强扫描所获得的动脉期、静脉期及平衡期 DICOM 格式文件导入计算机辅助手术系统,包括以下 4 个步骤:①肝脏的提取,在横断面视窗中肝脏区域选择分割种子点,通过在矢状图中拖拽,调整横断面视窗中 CT 序号,多次选择种子点,启动快速分割算法,分割肝脏,分解结果显示在三维视窗中。②肿瘤的提取,在横断面中肿瘤区域绘闭合曲线,标记肿瘤,并在冠状面、矢状面不同的断面对肿瘤分割,系统自动生成立体的肿瘤。③肝内管道信息提取,包括对肝动脉、门静脉、肝静脉、下腔静脉的信息提取。通过选取肝内管道的标识点,确定生成血管的范围,对肝内管道信息自动提取,通过调节识别灵敏度进行调整。④三维结果整合,通过对肝脏、肿瘤及肝内管道进行整合,基于 CT 数据的三维重建能立体、清晰显示管道系统走行及与肿瘤的毗邻关系,且能分别自动计算肿瘤和肝脏的体积。根据门静脉、肝静脉血管的走行,基于 4 级门静脉血管供应区域可进行个体化的精准肝脏分段,自动计算各个肝段的体积。虽然通过人工分段以后的肝段与肝段之间的面比较平整,与肝脏实际的血供及其引流区域有所差别,但是对于术前制订可行的手术方案具有重要意义。术者术前可以直观、形象地观察肿瘤与其周围组织的复杂位置关系。根据个性化的肝脏分段,准确判断肿瘤所在肝段,术前模拟肝切除术,分别计算不同手术方案的剩余肝体积,评估各个方案剩余肝体积是否满足术后肝脏功能的代偿需要,通过对不同手术方案进行比较、筛选和优化,寻找最优手术方案。实施手术时,术者依据术前的模拟及制订的最优手术方案在术中可结扎供应肿瘤所累及肝段的血管,从而将肿瘤及其所在肝段一同切除,这种解剖性肝切除术不但可以精准地将肿瘤切除,而且可以使残余肝体积达到最大化,从而降低因功能性残肝体积过小而引起肝衰竭的发生率,有利于术后肝功能的恢复。

三、计算机辅助手术系统在肝脏肿瘤中的应用

部分巨大小儿肝脏恶性肿瘤,术前可应用计算机辅助手术系统进行虚拟手术,评估剩余肝脏体积,董蒨曾对各年龄段儿童肝脏体积进行相应研究,通过对不同年龄段正常儿童肝脏体积的测量与相同年龄段患肝脏肿瘤的患儿进行对比,可在术前手术模拟中判断肿瘤可切除性,评估残肝

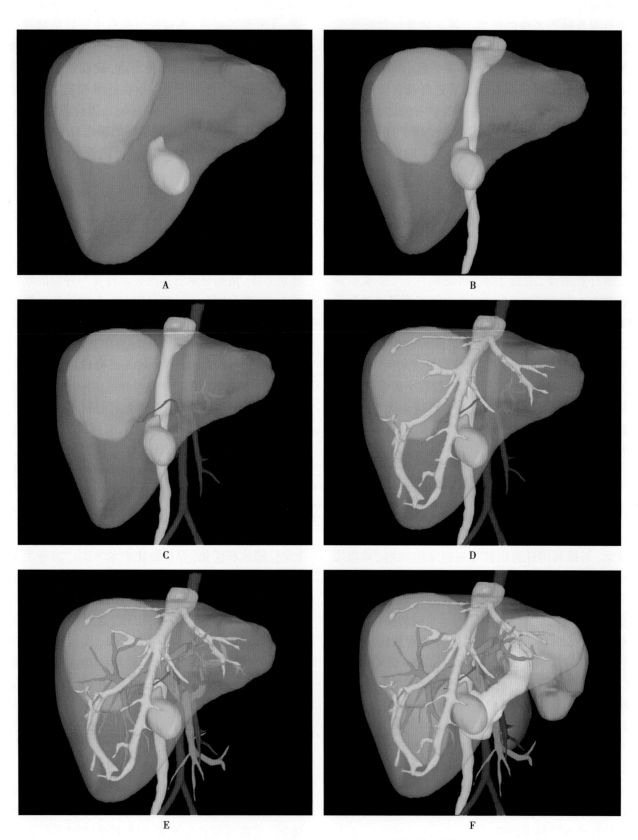

图 50-30　三维重建显示肝脏肿瘤与肝内血管及周围器官的毗邻关系

A. 肝脏肿瘤与胆囊；B. 肝脏肿瘤与下腔静脉；C. 肝脏肿瘤与肝动脉；D. 肝脏肿瘤与肝静脉；E. 肝脏肿瘤与门静脉；F. 肝脏肿瘤与周围器官。

体积及代偿功能。一期切除困难者在明确病理类型后先行化疗，经过化疗后的肿瘤体积较前明显缩小，术中更易与周围肝脏组织分离切除，这样可以减少术中出血及术后并发症的发生，可更加安全、准确地切除肿瘤。无法手术的肝脏肿瘤及终末期肝病患儿，肝移植为其有效的解决方案。肝母细胞瘤是儿童期最常见的肝脏原发性恶性肿瘤，这种肿瘤常局部浸润性生长，远处转移发生较晚，其肝移植后长期生存率超过 50%。其他上皮样血管内皮瘤和肉瘤也可考虑肝移植，而肝细胞癌由于恶性程度较高，较早转移，常无法行肝移植。肝脏解剖结构的复杂性和肝内管道系统的特殊变异性，肝移植术前必须准确掌握肝移植供体和受体的解剖特点，防止术中损伤肝脏相关血管

而发生大出血，因此术前精确的影像学检查、精准的手术技巧和丰富的临床经验是手术成功的关键。计算机辅助手术系统可以在术前通过三维重建得到手术患儿的肝脏及其管道系统的数字化模型，有助于手术医师充分了解血管的分支及走行，评估供体肝脏体积，结合供体和受体情况通过术前模拟比较不同切割层面效果，评估不同切取平面是否满足术后肝脏功能代偿需要，最终制订最佳供肝切取方案，降低术中血管和胆管损伤的风险，减少术中出血量，同时最大限度减少无效肝组织量，增加残余肝体积。计算机辅助手术系统在小儿肝移植中发挥重要作用，可评估手术可行性，辅助外科医师制订最佳手术方案，确保小儿肝移植手术安全进行。

第十五节　肝脏肿瘤切除手术

在外科手术的发展史上，由于肝脏是单一器官，结构复杂，多种血供和胆道系统并存，组织脆，手术时极易发生大出血，相对于其他手术，肝脏外科手术的发展是缓慢的。1888 年 Carl Langenbuch 首先成功施行肝左叶切除术，因此 Langenbuch 被认为是有目的地施行肝切除术的第一位外科医师。1891 年 Lucke 首次报道从肝左叶切除一肿瘤。1911 年 Wendel 首次切除肝右叶。1889 年 Konig 首次切除小儿肝脏的囊性肿瘤。1894 年以色列医师成功切除儿童肝脏恶性肿瘤。自 20 世纪 40 年代以来，随着对肝脏解剖、生理的深入了解，抗生素的问世和输血技术的进步，以及麻醉技术的改进，大大推进了肝脏外科的发展，至 20 世纪 50 年代，国际上已经能够进行包括肝右三叶切除的多种复杂肝切除术。

中国肝脏外科起步较晚，20 世纪 50 年代尚无肝切除的报道，至 1962 年全国共有不足 200 例的手术病例报道。但近 50 年以来，中国的肝脏外科得到迅速的发展。特别是近年来影像学检查方法的进展，很多肝脏肿瘤患者得到了早期诊断和早期治疗，使肝脏肿瘤患者的长期生存率有显著的提高。B 超、CT、MRI 及 DSA 广泛应用于临床，术前可以准确地了解肿瘤大小、数目、侵袭肝脏的部位、判断肿瘤性质及肝周围情况等可靠资料，为选择手术方式、估计预后及术后随访等提供依据。在中国，成人肝癌发病率极高，目前，无论

是微小肝癌的早期诊断和治疗，还是巨大肝癌的成功切除方面，中国成人肝脏外科已稳居国际先进水平。

然而，由于小儿肝脏肿瘤发生率低，每一医疗单位的经验少。小儿巨大肝脏肿瘤的比例高，切除率较低，因此相对于中国成人肝脏外科的飞速发展，小儿肝脏外科的发展是晚的。近年来随着小儿麻醉和小儿外科整体水平的提高，特别是专业发展的逐渐细化，患者的集中治疗化及成人肝脏外科成就的借鉴等，也极大促进了中国小儿肝脏肿瘤手术治疗的发展和进步。尽管病例数远较成人少，但巨大肝脏肿瘤的切除率已不亚于成人肝胆外科。近年来，中国小儿外科已有较多的报道。笔者曾成功切除的最大肝脏肿瘤达 4.8kg，为右三叶肝肿瘤切除的肝细胞腺瘤，同时进行过多例巨大的肝母细胞瘤手术，瘤体的重量占体重的 1/10～1/8。比例最大者甚至达到体重的 1/5，为 1 例 6 个月患儿，切除瘤肝 1.55kg，而术前患儿带瘤时体重为 7.8kg。

近年来由于数字医学的发展，基于可视化三维重建技术的计算机辅助手术系统极大地推进了小儿肝脏肿瘤的精准手术的进步。可以立体透视肝脏解剖、精确掌握肝段的边界、精确测算肝段乃至任意血管所支配的功能体积、准确定位病灶及其与邻近血管的解剖关系，最终对不同手术方案进行比较、筛选和优化。因此，计算机辅助手术规划系

统是实现精准肝切除的有力辅助工具,是未来数字外科、精准外科等21世纪外科新理念的重要技术支撑。

计算机辅助手术规划系统具有良好的操作可行性、计算准确性和三维显示效果,可半透明、交互式显示真实的肝内立体解剖关系和空间管道变异,准确计算肝内管道的直径、走行角度,两点间的垂直距离,任意血管的支配或引流范围等传统二维影像无法获取的信息,有助于实施个体化手术,提高手术的确定性、预见性和可控性。计算机辅助手术规划系统可直观显示预留肝脏的结构和功能,并可通过虚拟切割功能辅助术者对手术方案进行筛选和优化,系统评估手术风险和制订对策,改变部分二维规划的术式和切除范围,使部分二维规划认为不能切除的患者成功手术,提高手术的根治性、安全性和病变的可切除性,更加符合精准肝脏外科的术前规划要求。

一、小儿肝脏的解剖生理特点

【小儿肝脏的相关解剖特点】

小儿肝脏呈红褐色,组织厚而脆,血管丰富。小儿肝脏相对较大,占体重的1/20～1/16,年龄越小,所占比例越大。而成人仅占1/36。5岁时肝重约650g,占体重的3.3%,到青春期,重约1 200g,仅占体重的2.5%～3.0%。正常婴幼儿的肝脏在锁骨中线右肋缘下2cm可触及。剑突下更易触及,4岁以后逐渐缩入肋下,仅极少数可在右肋下触及。与成人胆囊突出于肋下不同,小儿胆囊被肝叶遮盖,一般不能触及。小儿肝脏血管丰富,肝细胞和肝小叶分化不全,容易充血,对感染和毒素的抵抗力低,反应特别敏感。在新生儿期较严重的败血症即可导致明显的黄疸。但小儿特别是新生儿肝细胞再生能力强,肝内结缔组织发育较差,较少发生肝硬化。

小儿肝脏左叶较大,肝脏再生能力远比成人旺盛。这一特点尤以新生儿为甚。小儿在肝脏广泛切除手术后,反应较轻。可以耐受切除肝脏80%～85%的大比例肝脏切除术而无明显的肝衰竭表现。笔者曾经经历1例45天4.0kg体重的肝脏肿瘤患儿,手术切除450g的右三叶肝母细胞瘤瘤肝,约占整个肝脏体积的80%。术后出现黄疸,但2周后自然消退,1个月后复查,肝功能已恢复正常。一般1岁以内的小儿在术后2周,体重迅速恢复,6周后体

重可以超过术前的水平,体重增加的速度与正常小儿无差别。术后肝脏再生率与术后体重增长率同步增长。术后6周内小儿肝脏再生速率相当于成人的4倍。术后2个月可恢复至术前肝脏的体积。肝脏切除后,肝扫描观察残肝的形态,成人以增大横径为主,呈椭圆形,小儿则近似球形。患儿年龄越小,肝脏切除范围越大,越明显。这是由于再生能力旺盛,以最小的表面积容纳最大的体积导致。

【肝脏的分段】

1654年英国学者Francis Glisson在其著作*Anatomia hepatis*中首次提出肝段解剖学概念,由于其最初对肝脏解剖学的巨大贡献,以其命名的Glisson鞘广为后人所用。1891年德国Rex、英国Cantlie提出肝左、右叶分界线,并命名为Rex-Cantlie线。20世纪50年代,肝脏外科进入了解剖学与外科学相结合而推动肝脏外科发展的时代,而后各国学者相继提出了多种肝脏分叶、分段方法,其中,相对经典且应用较为广泛的主要是Healey等以肝动脉、胆管走行为基础分段法(北美分段法)和Couinaud、Bismuth等以门静脉、肝静脉走行为基础分段法(法国分段法)。

(一)Couinaud肝脏分段

Claude Couinaud在20世纪50年代通过对100多个离体肝脏的门静脉、肝固有动脉、胆管系统进行解剖,研究了门静脉、肝动脉、胆管系统组成的Glisson鞘在肝内的走行。以门静脉的走行为基础,肝静脉的3个主要分支为分区界线,同时结合肝的自然沟、裂、窝和韧带,提出了以肝静脉3个主要分支为界,将肝脏划分为左外、右外、左旁正中、右旁正中4个扇区,每个扇区又被门静脉左、右支的水平切面分成上、下两半。综合考虑肝脏门静脉供血和肝静脉回流而提出的功能性肝脏分段,即著名的Couinaud肝脏Ⅰ～Ⅷ分段(图50-31)。Couinaud提出肝脏的各段均有Glisson系统的一个主要分支血供及胆道系统,位于各段之间的肝静脉则会发出分支引流相应肝段的回流血液。Couinaud肝脏分段被世界各国的医师广为参考应用,时至今日仍被视为肝脏外科界和解剖学界的"圣经",特别是在欧洲、亚洲国家(包括中国、日本等)被广泛采用,奠定了20世纪肝脏外科肝脏解剖学的基础,影响深远。

肝脏分段的最初研究基于尸体解剖的离体肝脏标本进行,通过对肝脏标本进行灌注观察肝内管

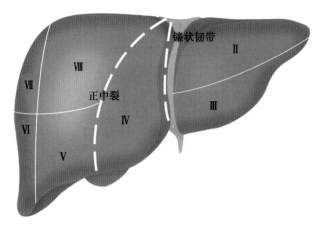

图 50-31　Couinaud 肝脏分段法

道系统的走行情况，从而进行肝脏分段的研究。肝脏解剖学虽然有多种分段方法，目前普遍使用的是 Couinaud 门静脉分段法。但由于当时血管灌注解剖技术水平和解剖尸体例数所限，不可避免存在局限性，并存有不同的争议。被广泛应用的 Couinaud 分段法，真实的解剖结构与理论上的肝段分界有一定的差异，且更为复杂；这一点在通过数字医学研究获得的活体肝脏血管三维影像大数据量的分析统计结果面前显得尤为明显。

（二）Dong's 肝脏分段

随着影像学技术的发展、三维重建技术的进步、肝脏外科技术的革新及"精准肝切除"概念的提出，针对人类活体真实情况采集的肝脏及内部管道系统图像数据对肝脏分段的发展提供了具有划时代意义的支持。伴随数字医学时代发展的"Dong's 肝脏分段体系（Dong's liver classification system）"则应运而生。董蒨教授利用计算机辅助手术系统对各年龄段人类正常肝脏的增强 CT 的原始 DICOM 文件进行全自动分析，三维重建出肝脏、肝内血管系统和胆囊，然后进行血管分析和肝脏的分段。

根据 1 260 例正常人类数字肝脏的三维重建影像，以精准肝脏外科基本要求的功能性肝脏单位的门静脉走行及分支为基准进行 Dong's 肝脏分段。

1. 分型原则

（1）以精准肝脏外科要求的基本功能性肝脏单位的门静脉走行及分支为基准进行 Dong's 肝脏分段。

（2）4 级门静脉血管供应的区域通常作为精准肝脏外科切除的基本单位，故 Dong's 肝脏分段体系将 4 级门静脉血管供应的区域作为肝脏分段的判定标准。

（3）肝脏尾状叶区域拥有较为特殊的门静脉血供，变异也较大。在 1 级门静脉分支后，自 2 级门静脉血管的门静脉左、右支主干通常直接发出 3～6 支小的血管分支供应肝脏尾状叶区域，而血液回流多为 5～8 支肝短静脉。在精准肝脏外科切除时无法像其他肝段一样阻断 1 支 3 级或 4 级肝门静脉分支及动脉就可以解决门静脉问题，故我们主张该区域定义为 I 段更有利于外科手术的指导。

（4）按照尽量尊重传统习惯、易于记忆的原则，将尾状叶为主的区域定义为 I 段。然后从肝左外叶开始，按照顺时针旋转的原则将肝脏定义为 II～IX 段。

（5）根据预实验的数据分析，发现人类肝脏的血管结构并不完全相同，肝左叶门静脉分支及供应相对一致，分为 II、III、IV 段。而肝右叶则变化较多，无法用一种分段方法全部涵盖。根据预实验的门静脉血管分析，Dong's 肝脏分段分为 4 种类型。

2. 分型结果　根据数字肝脏的大数据分析，对数字肝脏的门静脉血管形态、走行、支配肝脏区域进行分析，以精准肝脏外科基本要求的功能性肝脏单位的门静脉分支为基准，提出 Dong's 肝脏分段分为 A、B、C、D 4 种类型。

（1）A 型：8 段型，根据门静脉血供分为 8 段，约占 42.62%（图 50-32、视频 24）。

（2）B 型：9 段型，根据门静脉分支血供分为 9 段，约占 36.83%（图 50-33、视频 25）。

（3）C 型（RP 弓状型）：根据门静脉血供分为 7 段或 8 段，约占 8.09%。肝右叶门静脉后支没有像 A、B 型那样进行大的分支，而是以一条弓状主干发出 5～11 支呈扇形分布的门静脉分支供血肝脏右后区域，在行精准肝段切除时无法像 A、B 型那样单独切除 VI 段、VII 段。占比不高，但具有重要的精准外科意义。合并 P8 门静脉者为 C-a 型，同时合并 P8、P9 门静脉者为 C-b 型（图 50-34、视频 26）。

（4）D 型：特殊变异型，约占 12.43%，包含较多特殊变异。较多见类型为肝脏右叶门静脉前支由门静脉左支主干发出（51.95%）、门静脉右前支同时发出 4～8 支几乎等粗的分支支配右肝内侧

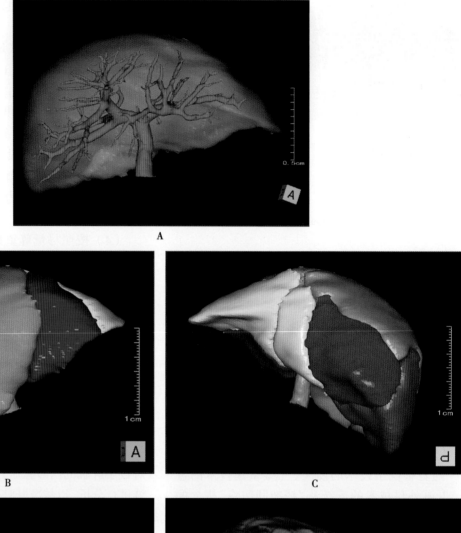

A

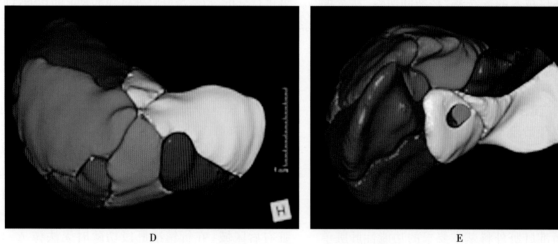

B　　　　　　　　　　　　C

D　　　　　　　　　　　　E

图 50-32　Dong's 肝脏分段 A 型

A. Dong's 肝脏分段 A 型门静脉数字模型；B. A 型正面观；C. A 型背面观；D. A 型上面观；E. A 型下面观。

视频 24　Dong's 肝脏分段 A 型

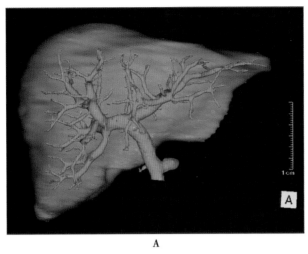

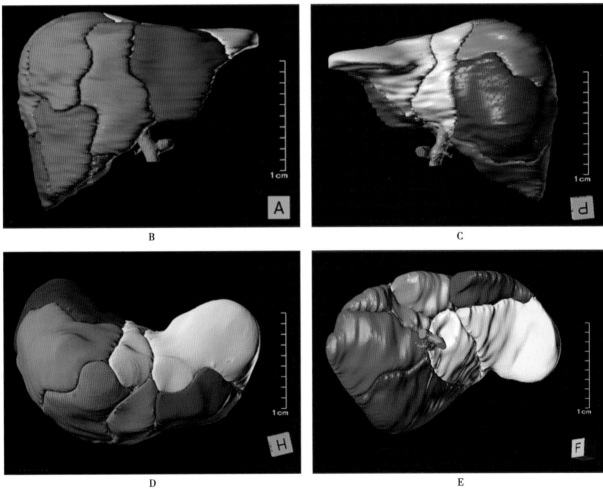

图 50-33 Dong's 肝脏分段 B 型

A. Dong's 肝脏分段 B 型门静脉数字模型；B. B 型正面观；C. B 型背面观；D. B 型上面观；E. B 型下面观。

视频 25 Dong's 肝脏分段 B 型

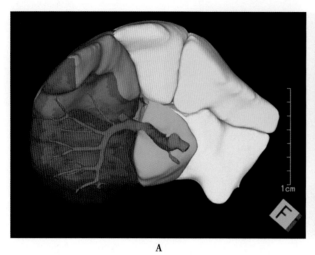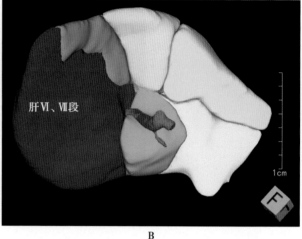

图 50-34 Dong's 肝脏分段 C 型
A. Dong's 肝脏分段 C 型 RP 段门静脉供应血管数字模型；B. Dong's 肝脏分型 C 型 RP 段。

视频 26 Dong's 数字肝脏分段 C 型

（25.97%），还包含 P6 来自右前支，P2、P3 共干，右前支发自门静脉左支囊部等类型（图 50-35）。

Dong's 肝脏分段的意义在于通过各年龄阶段正常人数字肝脏的三维重建影像大数据分析，清楚地揭示人类肝脏解剖的个性化差异，凸显个性化、精准肝脏外科的重要性。

大量的肝脏解剖发现肝脏的血管系统的正常变异非常多见，当存在肝脏肿瘤时，肝脏的血管也常会发生较大的变化，个性化的精准术前判断和手术中指导对外科医师显得更加重要。

二、小儿肝脏肿瘤切除手术的相关问题

【手术适应证】

小儿肝脏实体肿瘤大多需手术治疗，其中肝脏恶性肿瘤包括肝母细胞瘤、肝细胞癌、间质性肉瘤、转移性肿瘤等。良性肿瘤有间质性错构瘤、畸胎瘤、肝血管瘤等。

肝血管瘤为小儿常见的肝脏良性肿瘤，有自然消退倾向。若无症状，可暂时观察。若已引起心血管系统损害，出现心力衰竭或 Kasabach-Merritt 综合征，经糖皮质激素治疗无效时，应根据具体情况选择肝切除或肝动脉栓塞、结扎等处理方法。肝脏局灶性结节性增生由于与其他肝脏良性肿瘤难以鉴别，需采用细针吸取细胞学检查或剖腹探查。若诊断明确又无症状，可暂时不行手术治疗。若诊断不明确，则需行肿瘤切除。

【手术安全性判断及禁忌证】

当临床发现肝脏肿瘤后，临床医师面临的主要问题是根据各种影像学检查并结合肝脏功能对如下 2 个主要问题进行判断。①是否能够安全地完成肿瘤切除；②当肿瘤肝脏切除后，残留的肝脏是否能够维持机体对肝功能的需求。

血管造影具有重要的意义，可为手术提供非常有效的影像学指导，但技术要求高，操作较复杂，且会给患儿带来一定的痛苦。如果无法进行肝血管造影，笔者经验 CT 增强扫描检查是必需的，也是十分有效的。CT 增强扫描可以更清晰地显示肿瘤的界限，特别是根据肝血管的显影，判断肿瘤与门静脉及肝静脉的关系，以在手术前较准确地估计手术成功切除的可行性。然而，由于影像学检查可能存在误差，并且小儿肝脏肿瘤虽然体积较大，但多位于肝右叶，有包膜或假包膜，切除率较高，因此肝脏肿瘤能否切除，最终需经手术探查判断。小儿肝脏恶性肿瘤的术前化疗可使肿瘤体积缩小、血供减少，从而减少手术并发症，提高切除率，使一些原先认为无法切除的肿瘤亦有完全切除的可能，因此部分认为不能一期切除的巨大肿瘤也不应轻易放弃，而应在积极化疗后争取延期手术切除。由于小儿肝脏具有极强的再生能力，切除的瘤肝可达 80%～85%，术后多可恢复正常肝功能。

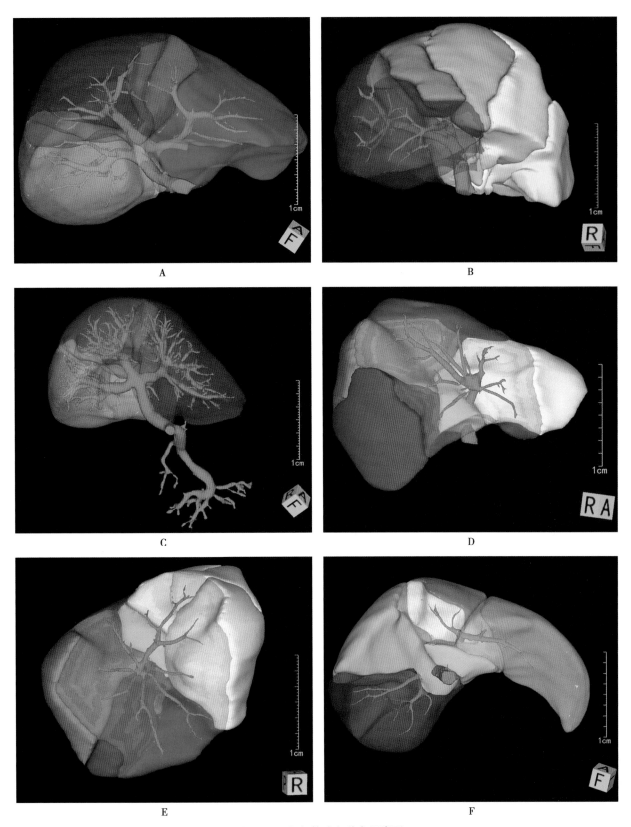

图50-35　肝门静脉多种变异类型

A. 右叶门静脉前支由门静脉左支主干发出；B. P6来自右前支；C. 门静脉主干分出3支；D. 右前支发自门静脉左支囊部；
E. 门静脉右前支同时发出4～8支几乎等粗的分支支配右肝内侧；F. P2、P3共干。

一般认为肝脏原发性恶性肿瘤出现如下情况时，不宜手术治疗：①已有肺、骨、脑或腹腔淋巴结等部位转移；②病变为弥漫性或多灶性，累及半肝以上，无肝硬化切除量大于70%～80%，有明显肝硬化肝切除量大于50%；③肿瘤侵袭第一、第二、第三肝门；④门静脉主干有癌栓形成；⑤有明显黄疸、腹水或恶病质。但近年来由于肝脏外科技术和术中、术后生命支持体系的进步，对于小儿病例，以上的指征限制已经明显放松。即使有单个部位的转移或病变超过半肝，也有手术成功而获得长期存活者。

【术前准备】

1. 由于肝脏切除手术较为复杂，手术中生命体征的维持尤为重要。尤其是小儿的巨大肝脏肿瘤切除手术时，应与麻醉师进行细致的术前讨论，制订缜密的麻醉与手术方案。进入手术室后，行桡动脉插管，经颈部置管入上腔静脉，准确监测动脉压、中心静脉压，且利于输血、输液。大量输液时应采用上肢静脉。

2. 肝脏肿瘤术前应详细检查全身情况及肝功能，包括血清蛋白、胆红素、凝血功能及各项酶学检测。

3. 根据影像学检查结果进行手术可行性的判断。现代肝脏肿瘤治疗原则应为根治性切除肿瘤，确保肝功能的有效代偿，达到治愈或延长生存期、提高生存率的目的。小儿肝脏肿瘤，手术完整切除仍是其治疗最重要的内容。术前全面了解肝脏血管结构是巨大肝脏肿瘤和复杂部位肿瘤外科切除的先决条件，能缩短手术时间，增加手术的准确性，对手术方案的选择、制订及术中的具体处理有重要影响。血管造影可获得清晰的肝脏血管影像，可为手术提供非常有效的影像学指导。但技术要求高，操作较复杂，且会给患儿带来一定的痛苦，因此并未普及。

随着计算机技术及影像学检查技术的不断发展，以精确的术前影像学和功能评估、精细的手术操作为核心的精准肝切除技术日益受到重视。基于数字医学的计算机辅助手术技术则是实现肝脏精准手术操作的基础。计算机辅助手术系统可将术前二维的CT/MRI影像数据进行三维重建，建立个体化的肝脏三维解剖模型，清晰显示肝脏内脉管系统的走行及解剖关系，还原病灶与其周围脉管结构的立体解剖构象，准确地对病变进行定位、定性和评估，制订合理、定量的手术方案，实施个体化的肝脏血管取舍分配方案及实施精准肝脏手术。

4. 存在低蛋白血症、贫血及凝血功能不良者，应进行保肝，给予高蛋白、高糖和高维生素的补充。静脉补充血浆或白蛋白，维生素B族、维生素C、维生素K等，必要时少量多次输血。术前一般要求蛋白总量高于60g/L，白蛋白高于30g/L，白蛋白/球蛋白大于1，无肝细胞性黄疸。

5. 根据肝切除范围备血，切除范围大或肝功能不良者，宜备新鲜血。术前1～2天给予预防性广谱抗生素。

6. 手术天晨起后温盐水灌肠1次，术前置胃管。术中放置导尿管，监测尿量。

7. 巨大肝脏肿瘤切除时，可以采用低温麻醉。但婴儿术前、术中应注意保暖，避免新生儿硬肿病的发生。

【麻醉与手术切口】

麻醉应采用全身麻醉方法，可为气管内插管气体吸入麻醉或气管内插管静脉复合麻醉。患者取仰卧位，腰部略垫高。若肿瘤位于肝脏右叶，右侧腰背部垫高45°。

【术中并发症及处理】

1. 术中血管损伤大出血　由于肝脏的血供系统是机体大器官中最复杂的，在施行肝切除术时外科医师最担心的是大出血，这也是最危险的并发症。大出血可因对肝脏解剖不够熟悉，肿瘤体积大暴露欠佳，以及操作中误伤血管造成。最常见的血管损伤有以下几种情况。

（1）肝门静脉损伤：肝门静脉在第一肝门处分为肝门静脉左、右分支，进而入肝分布于肝实质中。由于门静脉直径粗、壁薄，极易损伤。如果发生破损，应立即阻断第一肝门，找到破损处进行缝合修补。

（2）肝短静脉撕裂：肝短静脉是由右半肝下部和肝尾状叶直接进入下腔静脉的静脉分支。肝短静脉数目可为数支至数十支、粗细不一，且壁较薄。特别是存在巨大肝肿瘤时，肝短静脉会更粗。当行右半肝或肝尾状叶切除术、右肝后侧游离时可造成肝短静脉破裂，甚至连同下腔静脉壁撕裂伤，造成大出血。术者宜即刻用手指压迫出血部位，吸净积血。助手以大小合适的纱布球压迫出血部位上下端的下腔静脉，再分别试行放开按压的手指，确定出血部位。在直视下用无创伤性血管缝合线进行缝合修补。如果已放置肝上、肝下下腔静脉阻断带，亦可收紧阻断带，同时阻断第一肝门，使该段下腔静脉处于无血状态，更便于修补。

（3）肝静脉损伤：肝右、中、左静脉是肝脏血液回流的最主要血管。肝右静脉短而粗、壁薄，紧贴下腔静脉，肝外部很短，其余部分深埋于肝实质内。肝左静脉较浅表，在镰状韧带膈面附着处的延长线的左侧、壁薄。在行右、左半肝切除时过度牵拉肝组织可引起肝静脉撕裂伤，或处理第二肝门时损伤肝静脉，亦可因肝静脉的结扎线滑脱而引起大出血。在第二肝门处理肝中、左静脉时，必须注意有60%的肝中静脉与肝左静脉合干后汇入下腔静脉，仅需结扎一支切勿损伤另一支静脉。

由于第二肝门位置较深，暴露欠佳，不易直接看到破损处。遇此情况，术者可用示指伸至下腔静脉后方向前顶着下腔静脉，拇指压着肝静脉撕裂处，两指捏紧，吸净积血后用丝线结扎或缝合，若不便缝合修补，亦可阻断肝上、肝下下腔静脉及第一肝门，切除肝叶后，在无血情况下修补破损静脉。

2. 对血液循环的影响　在切除较大的右肝肿瘤时，在分离肿瘤向上牵拉肝脏时常使下腔静脉发生扭曲、压迫，使回心血量减少导致血压下降、心率加快等循环紊乱等问题。特别是在切除肿瘤时阻断肝门，使回心血量更少，血压下降更明显。遇到此种情况应采取分次阻断肝门的办法，不使患者长期处于低血压状态。另外，应与麻醉师配合快速输液，保持有效循环量的同时切除肿瘤，强调肝切除时患儿输液径路应建在上肢。

3. 肝断面出血　在切除肿瘤后去除肝门阻断带，肝断面可有较广泛的渗血。若有小静脉或动脉出血点可用丝线缝扎止血。若有小的渗血，也可用热盐水纱布按压于肝断面，或以氩气刀电凝止血，细小的出血点多能停止出血。断面再用镰状韧带或大网膜覆盖，也可减少术后出血。

4. 低体温　由于肝脏手术暴露范围广、创伤打击大，极易导致低体温的发生。对成人或大龄儿一般不会引起严重的后果，但新生儿由于其脂肪代谢和皮下脂肪结构的特殊性，遭遇低温时会出现新生儿硬肿病，而后者本身就可引起严重的问题，甚至是致命的。因此，新生儿肝脏手术时一定注意保温的问题。

【术后处理】

1. 密切监测生命体征，血生化指标，警惕术后出血，观察心、肺、肝、肾主要脏器功能。常规给予吸氧。

2. 在肝切除手术时由于常需要进行肝门阻断，术后患儿常存在门静脉系统淤血导致胃肠功能恢复不良。因此禁食、胃肠减压尤为重要，一般于术后2～3天至胃肠功能恢复后再予以进食。

3. 禁食期间每天输葡萄糖液和生理盐水，保持水、电解质及酸碱平衡。巨大肝肿瘤切除者，要预防肝代谢异常导致的低血糖、低蛋白血症和低凝血酶原血症。宜用10%葡萄糖液内加电解质作为输液。在术后1周内每天补充白蛋白，使其维持在30g/L以上，补充维生素K、维生素B族、维生素C，必要时输新鲜血。

4. 继续使用抗生素，预防感染。保持腹腔引流通畅，密切观察引流的量与性状。若引流量逐天减少，无出血或胆瘘，可在术后5天内逐渐拔除引流管。

【术后并发症预防及处理】

1. 腹腔内出血　应补充新鲜血、新鲜血浆、凝血酶原复合物或纤维蛋白原，以及其他凝血药物。若出血量大，出现低血容量性休克，非手术治疗无效时，应剖腹探查，手术止血。

2. 肝功能不全　小儿肝脏基础情况较好，肝功能不全仅出现在正常肝组织剩余过少、出血输血过多、肝门阻断时间过长时，常于术后1～2天即出现，表现为高热、烦躁、嗜睡、昏迷、黄疸等；白蛋白/球蛋白倒置、转氨酶升高、凝血功能异常、总胆红素升高，最后导致肝衰竭。若出现肝功能不全，应加强保肝。充分吸氧，避免使用肝毒性较大的药物，补充富于葡萄糖和维生素K、维生素B族、维生素C的液体，并纠正凝血功能障碍，可给予糖皮质激素。

3. 胆瘘　多为肝脏断面的小胆管未予严密结扎导致。表现为胆汁从切口或引流管流出，量随进食增加而增加。处理方法为保持引流通畅，胆瘘可于术后10余天至数月后自愈。除非术后早期发生弥漫性胆汁性腹膜炎，一般无须剖腹修补胆道。

4. 腹腔内感染　若术后持续发热，应怀疑膈下或拉拢缝合的肝脏创面内有血液、胆汁或渗出液积聚、继发感染。即使引流管通畅者亦可发生，可通过B超或CT检查诊断。范围小者可静脉应用抗生素治疗，较大者可在超声引导下穿刺抽液或穿刺置管引流，多可治愈。

5. 肝切除后低蛋白血症　这是较常见的手术后并发症，其中以白蛋白减少为主。原因为肝切除后肝脏白蛋白的合成能力降低、蛋白质消耗量增大。另外，氨基酸的需要量增加。而且小儿低蛋白血症的恢复较成人晚，因此应该注意手术后积极补充白蛋白或血浆。

6. 水钠潴留性水肿　巨大肝细胞腺瘤的病例，肿瘤切除后可能发生水肿，当排除肝功能不全和低蛋白血症后可考虑水钠潴留性水肿的可能。发生原因可能为巨大肝细胞腺瘤被切除后，以往在肝脏被破坏的调节水电解质平衡的激素破坏减少，从而引起水钠潴留。适当服用利尿药，随着肝脏功能的恢复和水电解质平衡新的调节平衡的建立，水肿多会自行消退。

（董蒨　周显军　修文丽　夏楠）

参 考 文 献

[1] 中华医学会病理学分会儿科病理学组，福棠儿童医学发展研究中心病理专业委员会. 肝母细胞瘤病理诊断专家共识[J]. 中华病理学杂志，2019，48(3)：176-181.

[2] 董蒨. 小儿肝胆外科疾病诊疗规范[M]. 北京：人民卫生出版社，2018：76-78.

[3] 董蒨. 小儿肝胆外科学[M]. 2版. 北京：人民卫生出版社，2017.

[4] 董蒨，周显军. 计算机辅助手术系统指导小儿肝脏肿瘤精准手术[J]. 临床小儿外科杂志，2017，16(6)：533-536.

[5] 黄镜. 肝细胞癌免疫治疗进展[J]. 中华医学杂志，2017，97(45)：3597-3600.

[6] 肖梦，梁长虹，刘再毅. 肝脏炎性假瘤的影像表现与病理对照分析[J]. 医学影像学杂志，201525(4)：653-657.

[7] 周显军，苏琳，董蒨，等. 计算机辅助手术系统在小儿复杂性肝脏肿瘤精准手术中的应用[J]. 中华小儿外科杂志，2015，36(4)：244-248.

[8] 董蒨，陈永健，卢云，等. 数字医学与计算机辅助手术的发展及临床应用[J]. 中国信息界(e医疗)，2013(9)：58-61.

[9] 董蒨，王宝磊. 小儿肝脏肿瘤的诊治挑战和计算机辅助肝切除手术[J]. 临床外科杂志，2013，21(8)：585-587.

[10] 苏英姿，袁新宇，白凤森，等. 儿童实性肝脏间叶性错构瘤的超声特征与临床病理研究[J]. 中华小儿外科杂志，2013，34(1)：14-18.

[11] 张金哲. 张金哲小儿外科学[M]. 北京：人民卫生出版社，2013.

[12] 中华医学会外科学分会肝脏外科学组. 肝脏解剖和肝切除手术命名以及肝血流阻断方法与选择原则[J]. 中华外科杂志，2010，48(3)：196-200.

[13] 董蒨. 小儿肿瘤外科学[M]. 北京：人民卫生出版社，2009.

[14] 李白莉，孙晓毅，余东海，等. 小儿肝脏巨大良性肿瘤及肿瘤样病变[J]. 肝胆外科杂志，2009，17(3)：175-179.

[15] 唐力军，张再重，王瑜，等. 小儿肝间叶性错构瘤诊断和治疗[J]. 中华小儿外科杂志，2009，30(3)：168-172.

[16] 董蒨，江布先，张虹，等. 螺旋CT三维成像在小儿巨大及复杂部位肝脏肿瘤诊治中的应用[J]. 中华小儿外科杂志，2006，27(1)：6-9.

[17] 邓鸿雁，宋雪松. 小儿肝细胞腺瘤1例[J]. 肝胆胰外科杂志，2005，17(4)：267-267.

[18] 王永刚，刘文英，唐耘熳，等. 小儿肝脏间叶性错构瘤的临床特点[J]. 肝胆外科杂志，2003，11(3)：170-172.

[19] 段恕诚，董永绥，朱启镕. 小儿肝胆系统疾病[M]. 北京：人民卫生出版社，2002.

[20] 尤俊，林小军，张亚奇，等. 肝脏炎性假瘤的诊断和治疗[J]. 中华肝胆外科杂志，2002，8(3)：162-165.

[21] 陈明易，黄志强，陈乐真，等. 原位PCR检测肝外胆管癌组织内的丙型肝炎病毒RNA及其意义[J]. 中华外科杂志，2001，39(2)：165.

[22] 刘重阳，刘为纹，杨建民，等. 丙型肝炎病毒核心蛋白激活肝癌细胞血管内皮生长因子的表达[J]. 中华肝脏病杂志，2001，9(4)：214-216.

[23] 李佩娟. 小儿肿瘤病理学[M]. 北京：北京出版社，2000.

[24] 苏英豪，朱世能，陆世伦，等. 肝细胞癌组织中HCV基因型的逆转录原位PCR检测[J]. 世界华人消化杂志，2000，8(8)：874-878.

[25] 钟麟，张秀辉，郎诗民，等. 小儿肝母细胞瘤的临床病理特点及预后[J]. 实用肿瘤杂志，2000，15(2)：102-104.

[26] 黄志强. 肝脏外科手术学[M]. 北京：人民军医出版社，1996.

[27] 金恺濂，吕志新，杨连海. 肝脂肪瘤性肿瘤(附二例报告并文献复习)[J]. 中华放射学杂志，1995，29(6)：419-420.

[28] 中国抗癌协会小儿肿瘤专业委员会，中华医学会小儿外科分会肿瘤专业组. 儿童肝母细胞瘤多学科诊疗专家共识(CCCG-HB-2016)[J]. 中华小儿外科杂志，2017，38(10)：733-739.

[29] NI X, LI Z, LI X P, et al. Socioeconomic inequalities in cancer incidence and access to health services among children and adolescents in China: a cross-sectional study [J]. Lancet, 2022, 400(10357): 1020-1032.

[30] SHEN Y C, ZHENG M N, LI J H, et al. Clinical application of indocyanine green fluorescence imaging in the resection of hepatoblastoma: a single institution's experiences[J]. Front Surg, 2022, 9: 932721.

[31] ZHAO J, ZHOU X J, ZHU C Z, et al. 3D simulation assisted resection of giant hepatic mesenchymal hamartoma in children[J]. Comput Assist Surg, 2017, 22(1): 54-59.

[32] HAMZAOUI L, MEDHIOUB M, MAHMOUDI M, et al. Inflammatory pseudotumor of the liver[J]. Presse Med, 2016, 45(9): 804-807.

[33] SU L, DONG Q, ZHANG H, et al. Clinical application of a three-dimensional imaging technique in infants and young children with complex liver tumors[J]. Pediatr

Surg Int, 2016, 32(4): 387-395.

[34] ZHANG G, ZHOU X J, ZHU C Z, et al. Usefulness of three-dimensional(3D)simulation software in hepatectomy for pediatric hepatoblastoma[J]. Surg Oncol, 2016, 25(3): 236-243.

[35] XIU W L, LIU J, LI T, et al. Application value of computer-assisted surgery system in pediatric hepatic hemangioma[J]. Pediatr Surg Int, 2021, 37(11): 1575-1583.

[36] OSHIRO Y, YANO H, MITANI J, et al. Novel 3-dimensional virtual hepatectomy simulation combined with real-time deformation[J]. World J Gastroenterol, 2015, 21(34): 9982-9992.

[37] QURESHI S S, BHAGAT M, KEMBHAVI S, et al. Benign liver tumors in children: outcomes after resection[J]. Pediatr Surg Int, 2015, 31(12): 1145-1149.

[38] WIEGERING V A, KLEIN I, WIRTH C, et al. Anemia and B symptoms as leading symptoms for a hepatic inflammatory pseudotumor: 2 case reports[J]. Klin Padiatr, 2015, 227(6/7): 363-365.

[39] WILDHABER B E, MONTARULI E, GUÉRIN F, et al. Mesenchymal hamartoma or embryonal sarcoma of the liver in childhood: a difficult diagnosis before complete surgical excision[J]. J Pediatr Surg, 2014, 49(9): 1372-1377.

[40] ANIL G, FORTIER M, LOW Y. Cystic hepatic mesenchymal hamartoma: the role of radiology in diagnosis and perioperative management[J]. Br J Radiol, 2011, 84(1001): e91-e94.

[41] GASLJEVIC G, LAMOVEC J, JANCAR J. Undifferentiated(embryonal)liver sarcoma: synchronous and metachronous occurrence with neoplasms other than mesenchymal liver hamartoma[J]. Ann Diagn Pathol, 2011, 15(4): 250-256.

[42] SHEHATA B M, GUPTA N A, KATZENSTEIN H M, et al.Undifferentiated embryonal sarcoma of the liver is associated with mesenchymal hamartoma and multiple chromosomal abnormalities: a review of eleven cases[J]. Pediatr Dev Pathol, 2011, 14(2): 111-116.

[43] SUGITO K, KAWASHIMA H, UEKUSA S, et al. Mesenchymal hamartoma of the liver originating in the caudate lobe with t(11; 19)(q13; q13.4): report of a case[J]. Surg Today, 2010, 40(1): 83-87.

[44] SORGE I, BIERBACH U, FINKE R, et al. Multiple malignant and benign lesions in the liver in a child with adrenocortical carcinoma[J]. Pediatr Radiol, 2008, 38(5): 588-591.

[45] MEYERS R L. Tumors of the liver in children[J]. Surg Oncol, 2007, 16(3): 195-203.

[46] DONG Q, XU W J, JIANG B X, et al.Clinical applications of computerized tomography 3-D reconstruction imaging for diagnosis and surgery in children with large liver tumors or tumors at the hepatic hilum[J]. Pediatr Surg Int, 2007, 23(11): 1045-1050.

[47] CHANG H J, JIN S Y, PARK C, et al. Mesenchymal hamartomas of the liver: comparison of clinicopathologic features between cystic and solid forms[J]. J Korean Med Sci, 2006, 21(1): 63-68.

[48] SEKI S, KITADA T, SAKAGUCHI H, et al. A clinicopathological study of inflammatory pseudotumors of the liver with special reference to vessels[J]. Hepatogastroenterology, 2004, 51(58): 1140-1143.

[49] BOUYN C I, LECLERE J, RAIMONDO G. Hepatic focal nodular hyperplasia in children previously treated for a solid tumor. Incidence, risk factors, and outcome[J]. Cancer, 2003, 97(12): 3107-3113.

[50] HAMADA Y, TAKADA K, FUKUNAGA S, et al. Hepatoblastoma associated with Beckwith-Wiedemann syndrome and hemihypertrophy[J]. Pediatr Surg Int, 2003, 19(1/2): 112-114.

[51] KONDO F. Is there a common cause of adenoma, focal nodular hyperplasia, and hemangioma of the liver? [J]. J Gastroenterol Hepatol, 2003, 18(4): 357-358.

[52] KOEA J B, BROADHURST G W, RODGERS M S. Inflammatory pseudotumor of the liver: demographics, diagnosis, and the case for nonoperative management[J]. J Am Coll Surg, 2003, 196(2): 226-235.

第五十一章

小儿胆道肿瘤

与成人胆道肿瘤较为常见不同，小儿胆道肿瘤不论良性还是恶性，都极为少见。良性肿瘤可起源于胆道黏膜或管壁平滑肌，如乳头状腺瘤、管状腺瘤、平滑肌瘤等。恶性肿瘤以横纹肌肉瘤为多见，胰胆管汇合异常导致的胆道系统癌变也是小儿肝胆外科中一个重要的问题。另外，在影像学检查不断进步的今天，胆囊息肉的检出率也有增加，因胆囊息肉有部分为肿瘤性，故也在本章予以介绍。

第一节　胆道良性肿瘤

胆道良性肿瘤非常少见，尚无准确的本病发病率的报道。生长部位多位于胆囊，平素多无症状。极少部分如果生长于肝外胆道，则可能导致黄疸的发生。也偶尔在胆囊结石行胆囊切除术时，在切除的胆囊标本上发现有息肉或腺瘤。有时，可在胆囊造影或超声图像上发现占位性病变。

【病理与诊断】

胆道良性病变最常见的为胆固醇息肉（cholesterol polyp），其次为腺肌瘤（adenomyoma）、炎性息肉，而真正的腺瘤仅约 4%。腺瘤可分为乳头状（即绒毛状）、管状、管状乳头状（管状绒毛状）。

1. 胆道乳头状腺瘤　又称胆道绒毛状腺瘤，因其胆囊或肝外胆管黏膜上皮呈乳头状或乳头较细长如绒毛而得名。肿瘤为单个或多个，直径不超过 1cm，常有蒂。光镜下见上皮呈乳头状，表面为单层柱状上皮，少数呈假复层状，具有结缔组织中心柱。胆道乳头状腺瘤与分化良好的非浸润性乳头状腺癌不易区分，一般腺瘤的直径极少超过 2～2.5cm。凡胆道内上皮性肿瘤直径超过 1cm，或呈多发性，伴多量黏液分泌者，应注意是否有癌生长。

2. 胆道管状腺瘤　又称胆道单纯性腺瘤，此型少见。肉眼观其黏膜呈局部圆顶状隆起，直径多小于 1cm。光镜下见肿瘤形成许多腺腔，衬以高柱状或立方形上皮细胞，排列整齐。这些变化都是在慢性胆囊炎基础上发生的。

3. 胆道管状乳头状腺瘤　具有上述 2 型腺瘤的组织形态。此外，也有巨体呈囊腺瘤形态的病例报道。

【临床表现与诊断】

临床上缺乏明显的症状、体征，通常在 B 超体检时偶然发现。如果合并胆石症或炎症时会有相应的表现。而当极少数肿瘤发生于肝外胆道时则较早期即出现黄疸等肝外胆道梗阻的表现。当出现这些临床表现时进一步行 B 超、CT、MRI 等检查可明确胆囊或胆管的占位病变，而准确的诊断需要手术后病理学确认。

【治疗】

手术是治疗胆道良性肿瘤的主要方法，根据肿瘤的具体情况，行肿瘤切除治疗。放射治疗可以用来减小肿瘤的体积或减轻症状，但在胆道良性肿瘤中并不常用。对于一些较小、无症状的胆道良性肿瘤，可以选择定期观察。

（董岿然　高解春）

第二节　胆囊息肉

胆囊息肉（gallbladder polyp）在以往临床诊断较为困难，多于胆囊切除术时偶然发现，亦有在术前胆囊造影术时发现胆囊黏膜上的充盈缺损。在普遍应用 B 超检查和诊断技术不断提高的情况下，胆囊息肉成为一个较常遇到的问题。本病本身通常没有任何临床症状。B 超检查常难以确定病变的确切性质，因此常使用胆囊黏膜隆起性病变这一描述，其特点是黏膜上的强回声的隆起性病变不随患者体位变化而变化，且无结石的特征性声影。

成人胆囊黏膜的多种息肉样病变已有报道（表51-1）。这些病变在儿童中很少有报道。腹部超声检查对胆囊息肉样病变的诊断灵敏度和特异度均大于 90%，鉴别诊断包括胆石症、胆固醇或药物结晶或血凝块，因此应通过至少 2 次单独的超声扫描确认病变。随着腹部超声扫描的广泛应用，未来在儿童检测到有症状和无症状的胆囊息肉的概率更高。在成人中，胆囊息肉相对常见。在通过超声筛查评估的 3 600 例患者中，男性患病率为 4.6%，女性患病率为 4.3%。大于 60% 是生物学行为良好的胆固醇息肉。良性和恶性肿瘤病变约占所有胆囊息肉的 15%。息肉大小是恶性肿瘤风险的主要影响因素。在成人中，大于 10mm 的胆囊息肉，建议进行胆囊切除术。与恶性肿瘤风险增加相关的其他因素包括年龄超过 50 岁、合并胆石症、无蒂病变或胆囊息肉快速增大。如果存在相关的胆道症状，也需要进行胆囊切除术。

表 51-1 胆道息肉样病变的常见病理诊断

性质	病理诊断
良性肿瘤	腺瘤（乳头状或非乳头状）
	良性间叶性肿瘤：血管瘤、脂肪瘤
	平滑肌瘤
恶性肿瘤	腺癌、转移性肿瘤等
其他息肉	胆固醇息肉
	炎性息肉
	增生（腺瘤或腺肌瘤）
	异位（胃、胰腺等）
错构瘤	

【分类】

儿童胆囊息肉的报道很少。可分为原发性或继发性。

1. 儿童原发性胆囊息肉　由多种病理成分组成，包括腺瘤（乳头状或非乳头状）、上皮增生、胃异位和胆固醇息肉。在成人中，腺瘤可能因原位癌的发展而变得复杂，并且有进展为腺癌的风险。胆固醇息肉由单层柱状上皮组成，覆盖含有胆固醇的泡沫状组织细胞。它们可能与胆囊胆固醇沉积有关。其病因尚不清楚，也未确定其与性别、肥胖、酒精、外源性激素或高脂血症有关。胆固醇息肉可以是单发或多发，没有恶性潜力，是成人中最常见的胆囊息肉样病变类型。

2. 儿童继发性胆囊息肉　包括以下 3 种相关情况：①异染性脑白质营养不良是一种遗传性溶酶体贮积症，由芳基硫酸酯酶 A 缺乏引起。这会导致神经系统中弥漫性髓磷脂分解和异染性硫苷脂在各种组织中积聚。胆囊受累表现为回声壁增厚和多发性息肉样肿块，由乳头状增生和含有异染物质的巨噬细胞组成。胆道症状很少见。②错构瘤性息肉累及胆囊和胆总管可能是成人黑斑息肉综合征的肠外表现。黑斑息肉综合征的胆囊息肉是错构瘤，大小通常达到几厘米，可能是单发或多发，并且彩色多普勒可显示血管供应。在成人中有发生恶变的报道。③胆囊息肉样病变与胰胆管畸形愈合（pancreatobilary maljunction，PBM）、胆总管梭状扩张有关。组织学显示上皮增生的病灶，并聚集了富含胆固醇的巨噬细胞。

【治疗】

儿童胆囊息肉的治疗不建议在所有情况下都进行胆囊切除术。超声检查对确定病变的性质和是否有恶性病变，甚为困难。因此在胆囊切除术的手术指征方面仍有不同的态度。但是，从国内所报道的手术病例来看，恶变的比例不一致，这可能与胆囊切除术手术标准的选择不同有关系。由于小儿发病极少，缺乏大宗病例报道。目前应考虑并相应地处理继发性胆囊息肉，如 PBM 和胆总管扩张的患者进行根治性切除和肝肠吻合术，黑斑息肉综合征患者无论症状表现如何均应进行胆囊切除术。其他儿童如果有胆道症状或息肉大小为 1cm，建议进行胆囊切除术。腹腔镜胆囊切除术适用于所有病例，除非是恶性肿瘤需要按照肿瘤治疗原则进行开放性手术。无症状病例应定期接受超声监测。

（董岿然　高解春）

第三节　胆道横纹肌肉瘤

胆道横纹肌肉瘤属于胚胎性横纹肌肉瘤，极罕见。Wilks 早在 1875 年报道了世界上首例胆道横纹肌肉瘤。1969 年由 Davis 等复习文献 18 例，新病例 5 例，共 23 例报道。1976 年相继报道了第 24 例和第 25 例。1972 年美国成立了横纹肌肉瘤研究组（IRSG），研究儿童和青少年的横纹肌肉瘤。该研究组总结分析了 10 年间的 1 257 例横纹肌肉瘤的病例，其中发生在胆道的仅有 10 例，占 0.8%。1985 年该研究组报道的胆道横纹肌肉瘤病例共有 49 例。在美国平均每年报道 1 例。中国小儿外科杂志 1963—2022 年共报道 20 例。

【病理】

横纹肌肉瘤来源于间叶组织，其原始组织为横纹肌母细胞，可发生在身体各个部位，以头颈部和泌尿生殖器官为最好发，胆道少见。世界卫生组织将其分为 4 型。在小儿多为胚胎性横纹肌肉瘤和腺泡状横纹肌肉瘤，两者合称为儿童型；多形性横纹肌肉瘤，为成人型；儿童型与成人型的混合称混合型。所谓葡萄状肉瘤为形态学命名，组织学上属胚胎性横纹肌肉瘤。当前临床分期普遍采用美国 IRSG 的分期。这一分期系统以原发肿瘤的切除性和区域淋巴结状况为依据，不加任何组织学标准。应用临床分期有助于制订治疗方案和估计预后。

【临床表现】

胆道横纹肌肉瘤是一种原发性肿瘤，多见于 2~6 岁的儿童，男孩多于女孩，男女之比是 1.5∶1。胚胎性横纹肌肉瘤起源于胆管壁。发生于胆道的横纹肌肉瘤多以向腔内膨胀性/息肉状生长为特点，肉眼观察为葡萄状，故又称葡萄状肉瘤。胆道横纹肌肉瘤多发生于胆总管，其次为肝管及肝内胆管，曾有报道 2 例发生在肝胰壶腹（Vater 壶腹）。因肿瘤生长迅速，恶性度很高，发展快，预后差，从发病到死亡平均 6.3 个月。小儿胆道又较细，故很快即可引起梗阻性黄疸，伴有或不伴有腹胀、发热、食欲减退等症状。缺乏特异性，极易误诊为"黄疸性肝炎"而延误治疗。早期临床表现为黄疸，部分有右上腹部包块与腹痛，极易与胆总管囊肿、肝肿瘤、神经母细胞瘤、炎性假瘤和霍奇金淋巴瘤等混淆。

【诊断】

通过 CT、MRI、超声等检查，诊断可以初步成立，但最终需要外科手术探查后病理学检查确诊。胆道肿瘤术中冷冻切片检查，甚至病理切片苏木精-伊红染色也难以确诊，常表现为一个小圆细胞恶性肿瘤特征，应辅助 MyoD1、肌细胞生成蛋白（myogenin）等检查以明确诊断。MyoD1 可以明确肿瘤性质、起源，肌细胞生成蛋白可以判断横纹肌肉瘤的预后。

【治疗】

胆道横纹肌肉瘤即使行手术治疗，放疗或化疗，复发率亦较高。肉瘤病变广泛，很难完全切除，文献报道在切除肿瘤后残端大多在镜下可见残留肿瘤细胞。因此传统的胆管癌切除需要的条件不适用于横纹肌肉瘤的治疗（如无其他部位转移和淋巴结及周围器官侵袭）。

1. 治疗原则　由于大多数患儿在就诊时肿瘤已是较晚期，难以切除全部肿瘤，主要行术中造影了解梗阻及肝内胆管扩张情况；也可行部分肿瘤切除，置入胆道引流管，使胆汁分流，减轻日益加重的胆汁淤积。IRSG 委员会提倡积极外科治疗，尽管不能完全将肿瘤切干净，术后要配合化疗和放疗，但是可以延长生存期。采用这种综合治疗有 1 例存活 14 年的报道。手术方法可根据治疗部位而定。发生在肝管的肿瘤，可行规则肝叶切除术。发生在肝胰壶腹的肿瘤，可行胰十二指肠切除术。发生在胆总管的肿瘤，可行胆总管切除术。因此小儿在临床上出现梗阻性黄疸，B 超胆总管内有实质性占位性肿块时应考虑本病的可能，早期采用综合措施是提高治愈率的关键。

2. 治疗方案　如何针对不同病理分期、组织亚型制订合理有效的治疗方案，是提高生存率、减少不必要损害的关键。

（1）Ⅰ期：任何部位、组织亚型均只需局部切除手术、术后不做放疗，给 VAC[长春新碱（vincristine，VCR）、放线菌素 D（actinomycin D，ACTD）、环磷酰胺（cyclophosphamide，CTX）]方案，疗程 2 年。

（2）Ⅱ期：无重要脏器、血管累及，临床分期Ⅱa 期及组织结构良好型治疗方案同Ⅰ期。特殊部位和重要脏器累及者，可按术前 VAC 方案化疗 6

周后延期手术;临床分期Ⅱb、Ⅱc和组织结构不良型,用VAI[VCR、ACTD、异环磷酰胺(ifosfamide,IFO)]或VIE[VCR、IFO、顺铂(cisplatin,DDP)]方案,化疗24个月,同时瘤床放疗15～30Gy。

(3)Ⅲ期:手术,瘤床放疗(40～55Gy),化疗24个月。化疗方案包括以下几种。①脉冲VAC;②CYVADTIC[CTX、VCR、多柔比星(阿霉素,adriamycin,ADM)、达卡巴嗪(dacarbazine,DTIC)];③VAI或VIE。

(4)Ⅳ期:先化疗(脉冲VAC)或局部放疗6个月左右后手术切除,术后化疗方案同Ⅲ期,疗程2年。有条件者应在强化化疗一个疗程后进行自体骨髓移植或外周血干细胞移植,以后维持化疗18个月。

3. 治疗方法

(1)手术治疗:手术行肿瘤切除仍然是治疗儿童胆道横纹肌肉瘤的主要手段。但也有一些研究显示扩大手术切除范围并无必要并且部分胆道横纹肌肉瘤并不从肿瘤切除手术中受益,41%的患者可达到R₀切除,38%的患者可达到R₁切除。另有研究提示在单变量分析中,接受治疗的患者扩大手术的5年总生存率高于接受局部切除的患者,局部切除的患者的5年总生存率远高于未进行手术的患者。因此达到切缘阴性的肉眼完整切除仍然值得推荐。未进行手术治疗是独立的死亡的危险因素。

手术指征应该在多学科团队治疗的背景下仔细评估和考虑,其中化疗仍然是重要的治疗环节。另外,也有无须任何手术即可完全缓解并长期生存的病例,但不手术的指标目前并不能明确。因此,鉴于肿瘤复发患者生存率较低,肿瘤化疗取得疗效的患者仍然推荐进行剖腹探查术和肿瘤切除术,对于影像学反应良好的患者也是如此。

对于胆道横纹肌肉瘤手术技术而言,有多方面需要考虑。第一,是明确肿瘤与肝门血管结构的关系。对于经验丰富的肝胆外科医师来说,仔细解剖这些结构,必要时为完整切除肿瘤可以部分切除门静脉或肝动脉。第二,考虑是残肝体积的问题,化疗药物的毒性,如放线菌素D、异环磷酰胺、依托泊苷或环磷酰胺会影响到肝脏代谢功能而降低大块肝切除的耐受性,但多项研究显示,儿童残肝生长迅速,对大部肝切除的耐受性仍然优于成人。第三,当代肝胆外科的技术发展,使肝

胆外科的总体并发症发生率和病死率大大降低,也使大多数急性的手术并发症仍然可以得到良好的结局。第四,在儿童胆道横纹肌肉瘤手术中常需切除肝外胆道并行胆肠吻合术,已在儿童中应用数十年并得到验证,是一项具有良好长期结果的安全手术。

(2)化学治疗:可有效控制肿瘤并诱导在许多儿童横纹肌肉瘤病例中取得了良好的反应,但应注意对儿童有相当大的短期和长期副作用。80%的儿科患者因横纹肌肉瘤接受化疗可发生严重中性粒细胞减少症和感染,其中有2%～8%的患者会死亡。化疗的长期影响,尤其是与放疗联合使用时,可导致心脏、肝脏和肺部疾病等。部分长期生存者罹患第二种恶性肿瘤的风险也增加。因此未来应侧重于儿科个体化治疗。化疗方案参照如下。

1)VAC方案:VCR每周2mg/m²,静脉注射,疗程前1天给药,连续12周(每次量不超过2mg);ACTD第1～5天每天15μg/kg,静脉注射,于第12、24、36和48周重复。CTX每天2.5mg/kg,口服第42天开始,连续24个月。

2)冲击剂量VAC方案:VCR每周2mg/m²,静脉注射,连续12周;ACTD每天15μg/kg,静脉注射,连续5天;CTX每天10mg/kg,静脉注射,连续3天。第21、42和63天给10mg/kg,静脉注射。第12周后给下列药物,每4周重复,持续2年:VCR每天2mg/m²,静脉注射,疗程前1天和第4天给药;ACTD每天15μg/kg,静脉注射,第1～5天给药;CTX每天10mg/kg,静脉注射,第1～3天给药。

3)CYVADTIC方案:CTX 500mg/m²,静脉注射,第1天;VCR 1mg/m²,静脉注射,第1、5天;多柔比星(ADM)50mg/m²,静脉注射,第1天;达卡巴嗪(DTIC)250mg/m²,第1～5天;4周重复。

(3)放射治疗:有效放疗剂量不应小于40Gy。具体根据年龄而定,3岁以下为40～45Gy,3～6岁为45～50Gy,6岁以上为50～55Gy。但全肺照射时为14～18Gy,腹部为30Gy。一般为每天0.20～0.25Gy,每周5天,4～5周完成。照射野应包括瘤床及其周围1～5cm的正常组织,应注意周围重要结构的保护。无淋巴结转移一般不做预防性照射。

(董岿然　高解春)

第四节　胆　道　癌

小儿胆道癌症可以发生在胆囊或肝外胆管,临床极为罕见。在小儿,发生者多与先天性胆管扩张症有关。由于先天性胆管扩张症伴胰胆管汇合异常的病例当接受过不恰当的手术或延迟根治性手术,会有极高的胆道癌的发生率,因此胰胆管汇合异常引起的胆道系统的癌变在小儿肝胆外科中是一个重要的问题。其癌变的病理类型 70% 为腺癌,由于早期症状不典型,直到肿瘤扩散、出现梗阻性黄疸时才就诊,通常难以根治,预后不佳。

【胆道癌症的肿瘤标志物和分子生物学】

临床上早期检出的胆囊癌、胆管癌患者不多,因此,人们一直在致力于胆道肿瘤标志物的研究。随着分子生物学技术的应用,癌基因和抑癌基因的表达水平已作为判断肿瘤分期、转移潜能和预后的指标。

血清 CA19-9 显著升高对胆管良恶性病变有一定的鉴别诊断价值,其值>100μ/ml 时,对胆管癌诊断的灵敏度为 89%,特异度为 86%。但在胆道感染时,CA19-9 亦可显著升高。血清 CA242 诊断胆管癌的特异度比 CA19-9 高,但灵敏度较 CA19-9 低。CA50 诊断胆管癌的灵敏度可达 94.5%,但特异度仅有 33.3%。

随着内镜逆行胰胆管造影(endoscopic retrograde cholangiopancreatography, ERCP)、内镜鼻胰管引流术(endoscopic naso-pancreatic drainage, ENBD)的开展,已可容易地获得患者的胆汁,对 31 例胆管癌和 13 例胆管良性病变患者进行胆汁癌胚抗原检测,如取分界值为 7μg/L,胆汁癌胚抗原诊断胆管癌的灵敏度为 80.6%,特异度为 100%。

随着分子生物学技术的发展,对胆道肿瘤癌基因和抑癌基因及其产物的检测已做了大量的研究。应用流式细胞分析技术和图像分析技术对胆囊癌研究后,发现胆囊癌的细胞异型性明显,细胞增殖活跃,细胞 DNA 含量增加,其中二倍体比率降低,而异倍体、增殖指数、DNA 指数和 S 期分数明显增高。有学者分析了 40 例胆囊癌和 42 例胆管癌标本的增殖细胞核抗原(proliferating cell nuclear antigen, PCNA)表达,高分化和组织学分级 III 级肿瘤,伴转移的胆囊癌 PCNA 阳性细胞率明显高于未转移者,提示 PCNA 阳性细胞率高的胆囊癌预后不良,PCNA 可能是反映胆囊癌生物学行为和预后的重要指标。

与胆管癌发生有关的基因包括癌基因 *RAS*、c-*ERBB2* 和 c-*MYC*,抑癌基因 *TP53*、*P16*^{INK4}、*DPC4* 等。*RAS* 基因包括 *KRAS*、*HRAS* 和 *NRAS*,与胆管癌有关的 *RAS* 基因主要是 *KRAS*,其次为 *NRAS*。*RAS* 基因点突变主要发生在第 12、13、61 位密码子,其中第 12 位密码子发生率最高。胆管癌的 *RAS* 基因突变率差异较大,为 8.3%~100%。*RAS* 基因产物 P12 蛋白具有 GTP 酶活性降低,使其信号传递系统不能有效启动而导致细胞自主性增殖。Li 等在 34 例胆管癌中发现,P21 低表达为 67.6%,中度表达为 17.7%,高表达为 14.7%,表达的高低与生存期有关。

c-*ERBB2* 编码一种相对分子质量(*Mr*)为 185 000,与人类表皮生长因子受体(epidermal growth factor receptor, EGFR)同源的蛋白,具有酪氨酸激酶活性,能促使细胞生长和分化。c-*ERBB2* 基因扩增、重排为 10%~25%,其蛋白高表达多发生在人类多种肿瘤中,Terada 等发现,健康成人、胎儿肝细胞和胆管细胞中 c-*ERBB2* 不表达,在 70%(33/47)的胆管癌中异常表达,并与预后相关。

一、先天性胆管扩张症与胆道癌

先天性胆管扩张症与胆道癌症的关系及病理改变、诊断、治疗详见本章第五节。

二、胆囊癌

胆囊是肝外胆道癌变的好发部位。胆囊癌虽然不常见,但是临床上的治疗效果很差,应引起重视。由于小儿胆道癌症的病例较少,结合成人的诊断治疗经验予以介绍。

【流行病学及病因】

可能与胆囊结石的发生率有一定的关系,胆囊癌多发生于 50 岁以上的中老年人,女性多于男性,女性与男性发病率的比例约为 3:1。而胰胆管汇合异常引起的胆囊癌患者中有 8 岁患儿的病例报道。85% 以上的成人患者合并胆囊结石。结石与胆囊癌的病因学之间的关系尚不很明确。可能由于结石的长期的刺激及胆囊黏膜的慢性炎症改变,或胆汁中的致癌物质（如胆蒽和甲基胆蒽）作用的结果。

【临床表现】

胆囊癌没有典型的、特异性的临床症状，因此早期诊断常不及时，或在因胆囊结石施行胆囊切除术时偶然发现。

合并胆囊结石的胆囊癌患者，常表现为有长时间的胆石症病史，病程通常在 5 年以上，说明结石发生在癌变之前；不合并胆囊结石的胆囊癌患者，病程多较短，常在半年左右。晚期胆囊癌的主要症状是右上腹痛、黄疸、右上腹部包块、体重减轻。黄疸主要发生于肝十二指肠韧带淋巴结转移及肝外胆管梗阻的患者。但是，有时因合并胆总管内结石梗阻，肿瘤虽在早期，也可出现黄疸。胆囊癌直接扩散侵袭胃幽门部或十二指肠时，可引起胃幽门梗阻。

胆囊癌的转移早而广泛，最常见的是引起肝外胆管梗阻、严重黄疸、进行性肝衰竭、肝肾综合征。肝脏的广泛转移是常见的。胆囊癌的早期诊断常比较困难，当临床上已能在胆囊区触及硬块时，病程多已是晚期。另一些患者只诊断为胆囊结石，对癌变未能有足够的注意，待切除胆囊后送病理检查时，才在标本上发现癌变。B 超检查可发现胆囊黏膜的隆起性病变，可以获得早期诊断。

【病理】

胆囊癌多发生于胆囊体或胆囊底部，偶亦见于胆囊颈；多为腺癌，可分为浸润癌和乳头状癌 2 类。浸润癌时胆囊壁呈弥漫性增厚，有的在胆囊腔内充满黏液。乳头状癌分局部型和弥漫型，常见于胆囊底部，肿瘤呈绒毛状或菜花样包块，可阻塞胆囊的出口。肿瘤可发生出血及坏死，胆囊腔扩大，临床上可误诊为胆囊积液。

胆囊癌的预后与病期的关系密切，1976 年 Nevin 将胆囊癌的发展分成 5 期：Ⅰ期，黏膜层内原位癌；Ⅱ期，侵入黏膜和肌层；Ⅲ期，侵袭胆囊壁全层；Ⅳ期，侵袭胆囊壁全层和胆囊淋巴结；Ⅴ期，侵袭或转移至肝及其他部位。

【治疗】

手术切除是胆囊癌的唯一有效的治疗，但结果通常令人失望，只有极少数的患者手术后能生存至 5 年以上。根据手术时的发现：①75% 的患者于手术时发现肿瘤已超出了可能切除的范围；②20% 的患者肿瘤已转移至邻近肝组织或肝十二指肠韧带的淋巴结；③10% 的患者肿瘤仍局限于胆囊，如果此时行胆囊切除术，可望延长患者的生命，或在极少数的情况下，可能有 5 年以上的治愈。文献上报道的极少数的手术后长期生存的病例多属于第三类。第二类患者，在理论上可行胆囊连同肝脏的楔形切除及肝十二指肠韧带的淋巴结清扫；以往曾有采用连同胆囊的肝右叶切除术，但术后并未有存活 5 年以上的病例。晚期患者，扩大手术切除的范围是无益的，姑息性手术是通过切开胆总管，将 T 管的一臂放置至梗阻部位之上，以解除黄疸及瘙痒。晚期患者，亦可采用经皮肝穿刺胆管引流术（percutaneous transhepatic bile duct drainage，PTCD）而不必做开腹手术。

三、胆管癌

胆管癌（cholangiocarcinoma）一般是指原发于自肝左、右管至胆总管下端的肝外胆管癌，不包括肝内的胆管细胞癌、胆囊癌和壶腹部癌。根据肿瘤生长的位置，胆管癌又可以分为上段胆管癌、中段胆管癌、下段胆管癌。三者在临床病理、手术治疗方法、预后上均有一定的差别。

胆管癌占所有胃肠道恶性肿瘤的 3%，并且是第二常见的肝脏原发性肿瘤。好发年龄通常为 70 岁左右，极少发生在 40 岁以下。有报道称 20 岁以下的儿童也有发生，通常这些儿科病例具有已知的潜在危险因素，常见的是先天性胆管扩张症。此外，儿科的胆管癌相关的其他因素包括小儿硬化性胆管炎、由 ABCB11 突变（胆汁输出泵）引起的慢性胆汁淤积和肝移植术后。成人胆管癌还有其他一些危险因素，但在儿童中尚无报道，包括年龄、原发性硬化性胆管炎、慢性胆管结石、胆管腺瘤和胆道乳头状瘤、胆管囊肿和卡罗利病（Caroli disease）、肝吸虫及慢性伤寒等。其他危险因素还包括肝硬化、肥胖、糖尿病、脂肪性肝病、酗酒、吸烟、炎性肠病和毒素暴露（二噁英、亚硝基和氯乙烯）。

【临床表现】

肝门部胆管癌多具有一些特征性的表现，可供临床诊断：①进行性加重的无痛性梗阻性黄疸；②肝内胆管扩张；③肝外胆管不扩张；④胆囊萎陷；⑤肝门部肿块。来源于肝左、右管汇合部和肝总管上端的肿瘤早期出血梗阻性黄疸及肝大，对称；但是当肿瘤来源于一侧肝管时，早期可不出现黄疸，直至肿瘤延伸至肝总管或对侧肝管时，才出现明显的阻塞性黄疸（图 51-1）。

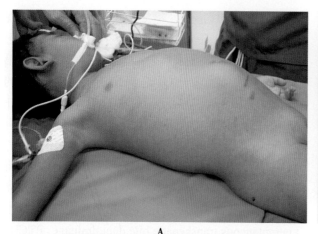

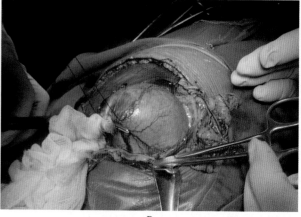

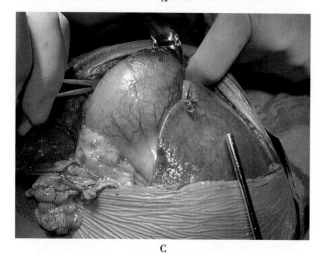

图 51-1　肝门部胆管肉瘤

A. 严重黄疸、上腹部囊性肿物；B. 上腹部囊性肿物实为明显肿大的胆囊，但内容为非胆汁性，所谓白胆汁；C. 术中做快速冷冻切片病理检查证实肝门部胆管肉瘤合并严重肝硬化。

（青岛大学附属医院董蒨教授提供图片资料）

　　一般成人上段胆管癌如乳头状癌、硬化性癌、高分化腺癌的生长比较缓慢，远处转移并不多见；而在儿童中则可以转移病灶为首发表现。当肿瘤起源于肝管分叉部时，可以早期出现黄疸。

　　少数患者原患有肝胆管结石或以往有多次的胆道手术病史。肝胆管结石合并肝胆管癌的病例，临床上多具有一些共同的特点：①胆道结石症状或反复的胆道手术病史；②肝左、右管狭窄，狭窄处上方有大量的肝内胆管结石，甚至有肝实质萎缩；③肝胆管狭窄的症状比过去更为严重，虽经手术仍难纠正。此类患者常表现为肝胆管结石频繁发作，常合并胆管积脓，甚至由胆管源性肝脓肿穿破形成膈下脓肿，以致久不愈合的胆汁外瘘等。

【诊断与鉴别诊断】

　　[99mTc]-羟基亚氨基二乙酸（hydroxy iminodiacetic acid，HIDA）放射性核素显像可以鉴别阻塞性黄疸由肝外胆管阻塞还是肝内胆汁淤积导致。最直接而可靠的诊断方法是行 PTC，此类患者的肝内胆管扩张，PTC 的成功率很高，但由于肿瘤向肝内胆管扩展，造影常只能显示一肝叶或肝段的胆管，如果穿刺后未能立即施行手术或血清总胆红素在 171μmol/L（10mg/dl）以上者，应行 PTCD 以暂时引流胆管避免发生胆汁性腹膜炎并改善黄疸。需要进一步了解胆管下端的患者，可以做 ERCP，但应注意避免诱发胆道感染。

　　B 超检查是一项有价值的非创伤性的诊断方法，可显示肝内胆管扩张、肝门部肿块，肝外胆管不扩张，胆囊不肿大；CT、MRI 检查也有相同的效果。值得注意的是当肿瘤来源于一侧的肝管，早期时尚未引起梗阻性黄疸时，B 超及 CT 检查可以发现一侧的肝内胆管扩张，应给予高度重视。

　　应注意与以下情况鉴别：①胆囊癌肝门部转移；②肝十二指肠韧带淋巴结转移癌；③肝细胞癌胆管内癌栓；④肝内胆管细胞癌。临床上最难与肝门部胆管癌区别者是发生在胆管分叉部的原发性狭窄性胆管炎，此种情况较少见，但具备肝门部胆管癌所有的临床特征，甚至在手术时若未经病理切片检查仍难以鉴别。

【病理】

肝门部胆管癌可以根据其病理学特点分为 4 种：①乳头状胆管癌，主要向胆管腔内生长，不向胆管周围组织浸润，不侵袭血管和神经周围淋巴间隙，若能早期手术切除，效果良好，较少见；②结节状胆管癌，生长缓慢，分化良好，早期手术切除效果亦较好，较少见；③硬化性胆管癌，有向胆管外侵袭和侵袭神经周围淋巴间隙的倾向，故手术切除后容易局部复发，此类型癌最常见；④弥漫性胆管癌，向胆管上、下方向广泛扩展，发展快，一般难有手术切除的机会。

炎症性肝胆管狭窄在手术时可能不易与硬化性胆管癌区别，因为梗阻、炎症、结石等关系，两者均可能出现黏膜面的充血、水肿、溃疡。但是，癌变的狭窄在胆管壁上浸润范围较广，表面不光滑，质地较硬，有时可沿肝管向肝实质深处浸润，呈硬索状。不过单纯依靠临床表现鉴别常是很困难的，必须做冷冻切片病理检查；有时，甚至冷冻切片病理检查亦难以鉴别或作出错误的诊断。

部分肝胆管癌是发生在肝胆管结石的基础上，这类患者常有 10 年以上的胆道病史。通过观察切除的肝叶标本，发现肝内胆管结石的长期的刺激及继发感染，造成胆管黏膜糜烂或溃疡，引起胆管上皮细胞的再生、增殖，少数导致化生，导致胆管上皮细胞分化功能紊乱。增生的上皮细胞可表现为 MC（von Meyenburg 复合体，即胆管错构瘤）型、乳头状或腺瘤样增生，这些不典型增生有可能为胆管癌的癌前病变；在肝内胆管结石引起胆管癌的病例中，在癌旁也可观察到此种不典型增生，有的与癌有移行现象。因此，长期的肝胆管结石有可能导致肝胆管癌。

【治疗】

早期切除肝管分叉部癌，可以获得一定的远期效果。未行手术切除治疗时，患者多死于长期的胆管梗阻及其并发症而非死于肿瘤的扩散或转移。1965 年 Klatskin 着重指出肝门部肝管分叉部癌的临床病理特征，故此处肿瘤又常称为 Klatskin 瘤。近年来由于影像学的进步和外科技术上的发展，胆管上段癌根治性手术切除治疗的问题，得到了广泛重视。

上段胆管癌的手术切除率一般较低，平均切除率约占此类患者手术探查数的 10%。近年来由于影像诊断技术和外科技术的提高，上段胆管癌的手术切除率已有明显提高，手术死亡率亦已明显降低；手术切除率一般在 50% 以上，而手术死亡率一般在 5% 以下。但是能真正达到根治性切除者仅占少数，术后复发率较高。手术切除可以明显地延长上段胆管癌患者的生存时间和提高患者的生活质量。较晚期不能切除者，可以放置 U 形管外引流，或做肝内胆管肠道吻合术，手术后可兼用放射治疗。

一些不宜做手术探查的晚期病例，可以行经皮肤肝穿刺胆管置管术，此方法包括 2 个步骤：①用细针做 PTC，以了解肝内胆管扩张的情况和选择合适的肝内胆管。随即在电视的引导下，将一外有薄塑料套管的 18 号穿刺针穿入所选择的胆管并将塑料套管留置于肝管内，通过套管，放入一导芯，将其通过狭窄部至胆总管而进入十二指肠。②再沿导芯推进一根有多个侧孔的塑料导管进入十二指肠，拔除导芯后，胆汁便可通过导管流入十二指肠，可起较好的减除症状的作用。此方法不宜用于有出血倾向、未经控制的严重感染、终末期的患者、肝门部位以上的肝内胆管阻塞、多数性狭窄、胆总管因肿瘤生长已完全闭塞等。手术前后应辅以广谱抗生素治疗。

肝动脉介入治疗是目前成人胆管癌治疗中的首选，与姑息性治疗相比有明显延长生存时间的作用（中位数 12.2 个月 vs. 3.3 个月，$P<0.001$）。化疗目前的指南用药是吉西他滨和顺铂联合治疗，其与单药吉西他滨相比，显示出适度的优势（11.7 个月 vs. 8.1 个月，$P<0.001$）。将西妥昔单抗加入吉西他滨和顺铂中，也显示出较高的抗肿瘤反应率和良好的疾病控制。此外，基于氟尿嘧啶的方案也有提高胆管癌患者总生存率的作用。

（董岿然　高解春）

第五节　先天性胆管扩张症与胰胆管汇合异常的胆道癌变

近年来研究发现胆道癌变已经成为先天性胆管扩张症最严重的并发症，癌变机制与胰胆管汇合异常密切相关。大量文献报道先天性胆管扩张症胆道癌变的发生率是正常人群的 25～40 倍，并且随年龄增加，胆道癌变率也随之大幅上升。一般人群胆道癌的高发年龄为 60～70 岁，而先天性胆管扩张症胆道癌变发生的高发年龄为 40 岁左右，且有 30% 发生于 30 岁以前（图 51-2）。笔者所见 1 例

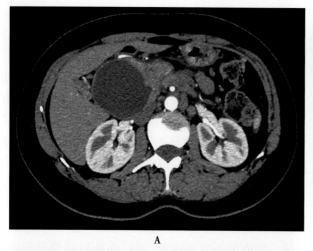

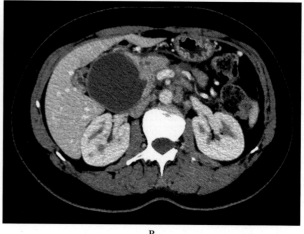

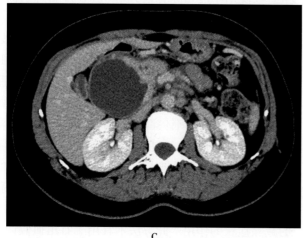

图51-2　先天性胆管扩张症囊肿癌变CT增强扫描图像
A.动脉期；B.静脉期；C.平衡期。

最年轻者仅3岁（图51-3）。另外，一个具有重要临床意义的现象应该引起外科医师的注意，即以往曾经接受过囊肿肠管吻合，特别是囊肿十二指肠吻合的病例胆道癌的发生率更高，其平均发生年龄低至35岁。

不合并胆管扩张症的胰胆管汇合异常胆道癌变病例的报道也逐渐增多，其发生部位主要以胆囊为主。笔者一组国内1 482例胰胆管汇合异常病例调查报告显示，有17例为不合并胆管扩张症的胰胆管汇合异常患者，其中3例（17.6%）发生胆道癌变。认为不合并胆管扩张症的胰胆管汇合异常同样具有较高的胆道癌变率。

【先天性胆管扩张症与胰胆管汇合异常的关系】

先天性胆管扩张症是1723年由Vater首次报道。1916年日本学者木积，1969年Babbitt都在先天性胆管扩张症的病例中发现胰管与胆管的汇合异常。尤其是20世纪70年代日本胰胆管汇合异常研究会成立以后，对先天性胆管扩张症与胰胆管汇合异常的关系进行了较全面的研究，发现并提出

先天性胆管扩张症几乎百分之百存在胰胆管汇合异常，并将其作为胰胆管汇合异常的参考诊断标准之一。

1995年古味信彦报道654例先天性胆管扩张症病例，证实伴有胰胆管汇合异常者为92.2%，而另外7.8%因为造影不清晰，无法证实是否合并。因此提出先天性胆管扩张症几乎100%合并存在胰胆管汇合异常。董蒨曾对国内162例先天性胆管扩张症小儿病例进行胰胆管汇合异常的调查，共66例行术中胆道造影，其中造影成功的44例全部存在胰胆管汇合异常，主要表现为共同通道过长，部分表现为合并存在汇合角度异常。此结果与多数学者的报道相一致，也与笔者对中国先天性胆管扩张症的胰胆管汇合异常情况进行的全国性调查结果相一致，即1 280例患者经影像学证实胰胆管汇合异常者962例，检出率为75.2%，其余患者受检查手段的限制未能成功证实。因此认为胰胆管汇合异常是先天性胆管扩张症的主要病因之一。患者的胰胆管远端主要存在2种病理改变：①胰胆管

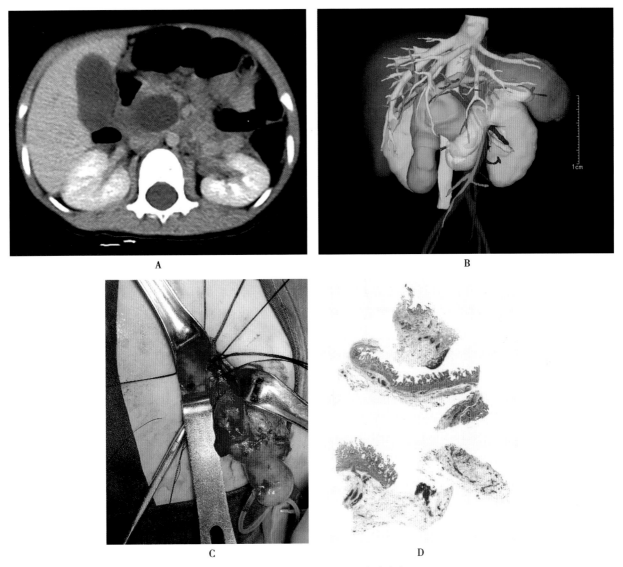

图 51-3 先天性胆管扩张症囊肿癌变

A. CT 增强扫描,显示先天性胆管扩张症并感染;B. 三维重建,显示近端肝总管变异,肝左、右管分离约 1cm;C. 术中所见,胆总管壁水肿明显,且后壁有两处穿孔,与周围组织粘连紧密,肝左、右管分离;D. 术后病理,HE 染色,100 倍,显示符合胆总管囊肿,部分上皮呈高级别胆道上皮内瘤变,部分区域腺体结构紊乱,考虑癌变,癌组织局限于黏膜层。

共同通道过长,即主胰管与胆总管合流处距肝胰壶腹距离过长,甚至达 2～3cm,而正常成人不超过 0.5cm;②主胰管与胆总管汇合角度异常,多接近甚至超过 90°。而正常此角度为锐角,并应该被包绕在 Oddi 括约肌之中。由于这种异常汇合,胰腺中相对于胆汁的高胰液分泌压使胰液大量反流入胆道,许多种胰酶在胆道内被激活,破坏胆道黏膜、管壁弹性纤维,使管壁失去张力发生胆管扩张。

先天性胆管扩张症囊肿型与梭状型的胰胆管汇合异常的形式也是不同的。囊肿型的胰胆管汇合异常表现为胆管 - 胰管型,即胆管汇入胰管形成共同通道。而梭状型的胰胆管汇合异常则为胰管 - 胆管型,即胰管汇入胆管形成共同通道。这在手术中胆总管远端处理时有重要的意义。

先天性胆管扩张症几乎均合并胰胆管汇合异常这一结论已得到大多数学者的认可,但却不能反而推之。近年来诸多学者报道部分胰胆管汇合异常并不合并胆管扩张,而以胆道癌、胰腺疾病或其他症状为表现。前述的日本胰胆管汇合异常研究会的 5 年间统计调查发现在经影像学诊断的 1 627 例胰胆管汇合异常患者中,76% 的病例为合并先天性胆管扩张症者,24% 为不合并胆管扩张者,即所谓的不合并胆管扩张的胰胆管汇合异常,而以其他胰胆并发症为主要表现。

【合并胰胆管汇合异常的先天性胆管扩张症的手术方式与癌变的发生】

20世纪80年代初以前，先天性胆管扩张症多行囊肿肠管吻合的内引流手术。但随后发现先天性胆管扩张症的癌变病例有相当一部分为接受内引流手术者，其中以囊肿十二指肠吻合为最多。一组统计报道，内引流术后癌变的平均年龄仅为35岁，比未接受手术者约早10年，而且相当一部分为30岁以前发病者。从接受内引流手术到胆道癌变发生的时间，不同内引流手术发生癌变的时间不尽相同，但有约2/3病例在10年以内发病，也有时间超过20年者。80%发生于扩张部胆道，10%发生于胆囊。据统计，先天性胆管扩张症接受囊肠吻合内引流手术者，其发生胆道癌的概率是正常人群的35～40倍。史留斌曾报道16例先天性胆总管囊肿癌变患者的临床资料，年龄为25～61岁，平均为42.6岁。7例既往未做过手术，9例为内引流术后癌变。临床表现为非特异性，其中12例表现为化脓性胆管炎，4例为上腹部包块，16例均伴乏力、消瘦。7例既往无手术史的癌变患者中5例行ERCP，其中4例证实合并胆胰管汇合异常。癌变主要位于囊壁者14例，术后病理结果腺癌占多数（13例）。术后平均生存期为12.7个月，预后极差。

值得注意的是自施行扩张胆总管、胆囊切除、胰胆管分流、胆道重建的根治性手术以来，手术后胆道癌发生的报道极少。笔者最近根据中国学者在学术会议和学术杂志发表的内容，对中国先天性胆管扩张症的癌变情况进行全国性的统计分析，发现近50年来中国报道先天性胆管扩张症4 103例中，286例发生癌变，其中内引流术癌变者69例，而根治性手术后发生胆道癌变的病例仅有9例。Todani等收集20年间报道的根治性手术后发生胆道癌变的病例共10例，均为个案报道，4例为肝内胆管发生的癌变，6例则为胆总管末端或胰内胆管发生的癌变，所有病例均为手术后2年内的近期发病。宫野曾报道200例小儿病例及40例成人病例的先天性胆管扩张症根治性手术后并发症及长期预后的情况调查。小儿病例接受根治术时的平均年龄为4.2岁，平均手术后随访时间10.9年，无1例癌变的发生。成人病例接受根治性手术时的平均年龄为35.0岁，平均手术后随访时间10.7年，有2例发生胆管壁的癌变，分别于手术后4年及6年。究其原因，认为可能初次手术时已经癌变或已有细胞内癌的分子生物学的启动性改变，因为手术切除不彻底，肝门部胆管、胆总管末端或胰腺内胆管未能彻底切除而发生癌变。

【胰胆管汇合异常与胆道癌变的临床关系】

在日本胰胆管汇合异常研究会报道的关于胰胆管汇合异常是否合并胆道癌变的统计分析的全部987例患者中，157例（15.9%）合并肝外胆道的癌症，各有2例分别为扁平上皮癌和未分化癌，其余均为腺癌。其中79.6%发生于胆囊，而20.4%为发生于胆管壁的癌变，其中3例同时存在于胆囊与胆管壁。胰胆管汇合异常总的胆道癌的发生率达15.9%。

对157例癌变病例的胰胆管汇合异常类型与胆道癌部位的关系进行分析显示，I型胰胆管合流异常共51例（32.5%），其中胆管癌占41%，胆囊癌为59%。II型共99例（63%），胆管癌占8%，而胆囊癌为92%。III型共7例（4.5%），胆管癌约占43%，而胆囊癌为57%。可见I型与III型胰胆管汇合异常病例胆道癌的发生在胆管与胆囊壁的比率基本相同。但II型病例则绝大多数的癌变发生于胆囊，这对临床上手术方式的选择具有重要的意义。对于是否合并胆管扩张与癌变部位的关系，157例癌变病例中66例（42%）合并胆管扩张，其中胆管癌占31.8%，而胆囊癌占68.2%。91例（58%）不合并胆管扩张，其中胆管癌占12%，而胆囊癌占88%。可见不合并胆管扩张的胰胆管汇合异常病例的胆道癌变部位主要在胆囊，而其胰胆管汇合异常的病理类型绝大多数为II型。

先天性胆管扩张症以女性多发，而合并胰胆管汇合异常的先天性胆管扩张症胆道癌的发生率男女之比为1：3，与整个胰胆管汇合异常的发生率一致。因此胆道癌变本身，一般不存在男女性别间的差异。癌的发生部位几乎全集中在肝外胆管或胆囊内，极个别病例发生于肝内胆管或胰头部。囊肿型扩张，70%以上为肝外胆管，即扩张部的胆管及胆总管为癌的好发部位。梭状型扩张者癌变则多发生于胆囊内。其胰胆管汇合异常的病理类型也多数为II型。

【胰胆管汇合异常胆道癌变机制】

近年来对先天性胆管扩张症患者胆道癌变机制进行了较多的研究，发现其与胰胆管汇合异常密切相关，主要包括以下几种学说。

1. 胆汁中致突变物质的致癌学说 有学者在

胰胆管汇合异常患者的胆汁中检测到有活性的致突变性物质,致突变性物质与致癌性有极强的相关性,因此这种致突变性物质可能是诱发癌变的原因。近年来,董蒨较全面地对胰胆管汇合异常与胆道癌变的关系进行了研究,通过制作动物模型,检测患者及胰胆管汇合异常动物模型胆汁的致突变性,对其致癌机制进行研究。提出了由于胰胆管汇合异常存在,胰液与胆汁合流,胆道内的胰液可以使被肝脏解毒、轭合并随胆汁排至胆道的致癌物质重新脱轭合而恢复其致癌性的新学说。即人类生活的环境里含有大量的致癌物质,如污染的空气、香烟、烤焦的肉类等都含有大量的致癌物质。正常人摄入后被吸收、经血液转运至肝脏,在肝脏多种解毒酶类的作用下,致癌物质被轭合解毒,经胆管、肠道排出体外。因此,正常人即使少量摄入致癌物质,也并不致癌。但胰胆管汇合异常患者,由于胰液向胆道反流,胆道内含有大量胰液,胰酶可以使被肝脏解毒、轭合并随胆汁排至胆道的解毒致癌物质重新脱轭合而恢复其致癌性。尤其是合并胆管扩张症的患者,胆汁淤积、滞留胆道时间长。因此,胰胆管汇合异常患者的胆道癌发生率较正常人要高得多。该假说提出后,曾在美国、日本的国际杂志发表,多次在国际学术会议专题介绍,得到较为广泛的认可。

2. 胰液反流破坏学说 由于胰液的分泌压明显高于胆汁的分泌压,胰胆管汇合异常患者经常会发生胰液向胆道的反流。胰液进入胆道,许多种胰酶在胆道会被激活,激活的胰酶对胆道黏膜产生破坏作用。水野通过病理学检查发现在胰胆管汇异常存在的情况下,胆汁与胰液混合,胰酶等损害性物质被激活,损伤胆道上皮引起各种病理变化。胆道上皮反复脱落再生,作为对损害性物质的保护性反应,上皮呈现过形成,而发生肠黏膜上皮化生、异型性等表现。认为上皮的损伤—脱落—再生的过程在致癌因子的作用下发生癌变。胆管上皮长期暴露于损伤物质可能是发生癌变的影响因素。在胆道黏膜的破坏—修复—破坏的过程中,发生化生而致癌。

3. 胆汁酸致癌学说 胆汁酸的代谢产物胆酸和脱氧胆酸的化学结构与已知的某种致癌物质的结构相似,2 种胆汁酸的代谢产物可能变性而成为这种致癌物质。在胰胆管汇合异常和胰液向胆道反流的情况下,这 2 种胆酸的含量明显增加。另

外,正常情况下含量极少的石胆酸在胰胆管汇合异常患者胆汁中明显增多,而这种胆酸已被证实对胆汁中致突变性物质的产生具有促进作用。

4. 胰胆管汇合异常胆道癌变的分子生物学研究学说 临床试验应用胆道上皮相关的模型和荧光细胞技术检测异型性,确认上皮细胞过度增殖与化生的程度高的病例其非整倍体率亦高。核异型性与细胞异型性呈现相关,其表现有时间差异,证明细胞形态表现为过度增殖与化生的过程,也是核水平癌变的过程。笔者曾应用免疫组织化学方法检测胰胆管汇合异常与胆管癌患者胆管上皮中 PCNA 与抑癌蛋白(TP53 蛋白)的表达情况,并进行相互关系分析。发现胰胆管合流异常患者的 PCNA 与 TP53 蛋白表达阳性率为(43.5 ± 25.5)% 和(28.5 ± 20.0)%。正常胆管表达阳性率为(7.4 ± 5.0)% 和(1.0 ± 2.5)%。而胆管癌患者的表达阳性率为(74.9 ± 18.9)% 和(64.5 ± 16.8)%。三者之间差别有极显著意义。而且 PCNA 与 TP53 蛋白在胰胆管汇合异常胆管上皮的表达呈正相关。PCNA 在化生部位表达率增高,提示胰胆管汇合异常胆管上皮细胞的增殖分化处于高增殖状态,有可能引发癌变。Tanno 等也证实胰胆管汇合异常环境下胆囊上皮细胞的增殖活性及 *KRAS* 基因点突变增加。

Masamune 等通过动物实验应用高效液相色谱法进行胆汁酸分析,发现胰胆管汇合异常存在时,胆酸、熊脱氧胆酸降低而脱氧胆酸明显升高,且与 DNA 条带碎片的出现相关,从而提示胆汁成分的变化会导致 DNA 损伤、修复而引发基因突变。藤井等以胰胆管汇合异常的胆囊与肝内胆管黏膜上皮细胞增殖周期为研究对象,检测 PCNA、MIB-1、BrdU 的标记率,对细胞周期进行分析,提出癌的发生是一个多阶段的过程。此外,观察到胰胆管汇合异常也存在无胆道扩张者,且胆道癌可发生于胆道的不同部位,故推测认为胆汁淤滞也可能参与致癌。

【治疗及预后】

原则上当先天性胆管扩张症或者胰胆管汇合异常的存在被确定后,应该尽早进行相应的处理。特别是一旦发生胆道癌变后治疗效果极为不佳,最好的办法应为在胆道癌发生前即行根治性手术。

1. 先天性胆管扩张症的治疗 也即针对合并胆管扩张症的胰胆管汇合异常的治疗。胆管扩张症诊断确定后应尽早施行扩张的胆总管、胆囊切

除,胆道重建的胰胆分流手术。具体可分为扩张的胆管、胆囊切除,空肠肝总管 Roux-en-Y 吻合术和扩张的胆管、胆囊切除,带蒂空肠间置肝总管十二指肠吻合手术的 2 种手术方式。国内有学者比较这 2 种手术方式,认为远期效果相似但前者手术操作更简单一些。这两者都既可以解除胆道梗阻,使胰胆管分流,又可以切除可能发生癌变的部位。上述 2 种手术可以较好地预防胆道癌变,而以往囊肿肠管吻合的内引流手术因有高胆道癌变率,应该彻底摒弃。若胆道感染严重,不能一期行根治性手术,可先行囊肿外引流手术,待感染控制后再行胰胆管分流的根治性手术。切不可因此而进行囊肿肠管吻合的内引流手术。

2. 合并胆道癌的先天性胆管扩张症与胰胆管汇合异常的治疗　不合并胆管扩张症的胰胆管汇合异常患者癌变后的治疗及预后与一般胆道系统癌类似。但胆管扩张症囊肠吻合内引流术患者癌变后的预后极差,据报道几乎没有长期存活的病例。一旦确诊,推荐行胰头、十二指肠及胆总管、胆囊切除。由于患者几乎均为进展期病例,多数已失去手术机会。有一组病例统计显示,76 例接受肿瘤根治性手术者,5 年以上存活者仅 6 例。

（修文丽　董蒨）

参 考 文 献

[1] 董蒨. 小儿肝胆外科学[M]. 2 版. 北京:人民卫生出版社,2017.

[2] 董蒨,单若冰,古味信彦. 中国の先天性胆管拡張症:膵管胆道合流異常と胆道癌[M]// 船曳孝彦. 膵・胆管合流異常そ:の Consensus と Controversy. 東京:医学図書出版株式会社,1997:283-287.

[3] MATSUMOTO Y, FUJII H, ITAKURA J, et al. Pancreaticobiliary maljunction:pathophysiological and clinical aspects and the impact on biliary carcinogenesis[J]. Langenbecks Arch Surg, 2003, 388(2):122-131.

[4] XIAO J C, CHEN M T, HONG T, et al. Surgical management and prognosis of congenital choledochal cysts in adults: a single Asian center cohort of 69 cases[J]. J Oncol, 2022: 9930710.

[5] 刘全达,周宁新,黄志强,等. 先天性胆管囊肿癌变的诊断与治疗[J]. 中华外科杂志,2005,43(13):839-841.

[6] 杨维良,闫朝岐,迟强,等. 345 例成人先天性胆总管囊肿诊治经验[J]. 中华普通外科杂志,2009,24(5):353-355.

[7] 冯继峰,陈文有,陈达丰,等. 胆总管囊肿癌变的临床特点及预后分析[J]. 肝胆外科杂志,2010,18(5):347-350.

[8] 史留斌,彭淑牖,彭承宏,等. 先天性胆总管囊肿癌变的防治经验[J]. 中华普通外科杂志,2002,17(4):230-231.

[9] 刘颖斌,马孝明 王建伟,等. 先天性胆总管囊肿癌变 20 例报告[J]. 中国实用外科杂志,2007,27(9):723-724.

[10] 郭万亮,黄顺根,盛茂,等. 磁共振胰胆管造影在先天性胆总管囊肿合并胰胆管合流异常中的作用[J]. 实用医院临床杂志,2017,14(1):32-34.

[11] 刘璐,张廷冲,陈巍. 儿童胆道扩张症与胰胆管合流异常的相关性[J]. 肝胆胰外科杂志,2021,33(5):280-284.

[12] 日本膵管胆道合流異常研究会,日本胆道学会. 膵・胆管合流異常診療ガイドライン[M]. 東京:医学図書出版株式会社,2013:1-7.

[13] 董蒨,古味信彦. 合流異常に伴う胆汁中抱合型変異原性物質の脱抱合による発癌機序[M]// 梶山梧郎. 胆道疾患研究の進歩. 東京:自然科学社,1995:284-290.

[14] 古味信彦,董蒨,黎明. 世界における先天性胆管拡張症,先天性胆道拡張症をめぐって[J]. 胆と膵,1995,16:719-722.

[15] 日本膵管胆道合流異常研究会. 膵・胆管合流異常症例登録[M]// 船曳孝彦. 膵・胆管合流異常そ:の Consensus と Controversy. 東京:医学図書出版株式会社,1997:409-425.

[16] ZHU L L, XIONG J, LV Z B, et al. Type C pancreaticobiliary maljunction is associated with perforated choledochal cyst in children[J]. Front Pediatr, 2020, 8:168.

第五十二章

小儿胰腺肿瘤

小儿胰腺肿瘤罕见，仅占小儿肿瘤的 0.6%～0.8%，发病率位于胰管畸形引起的胰腺炎和胰腺外伤之后，居小儿胰腺疾病的第三位。临床上，胰腺肿块常表现为非特异性体征和症状，且其影像学表现往往不具特异性。肿瘤多发生于学龄期或青春前期儿童，在诊断时年龄为（7.9±4.6）岁；男孩略少于女孩，男女之比为 1∶1.2。

第一节 概 述

【分类】

按照根据 2019 年世界卫生组织消化系统肿瘤分类将胰腺肿瘤分为 3 类：良性上皮性肿瘤及前驱病变、恶性上皮性肿瘤和神经内分泌肿瘤。一些胰腺肿瘤（如尤因肉瘤、卡波西型血管内皮瘤）不包括在该分类系统中。在表 52-1 中列出了小儿胰腺肿瘤及其起源组织和恶性潜能。

【临床表现】

由于儿童胰腺肿瘤的临床和影像学特征均较为隐蔽，区分各种小儿胰腺肿块可能具有一定的困难。小儿胰腺肿瘤由于多数发生于胰腺的体部或尾部，临床表现很少，常无黄疸，最常见的主诉为腹痛。家长或体格检查时发现有腹块、黄疸及消化道症状，如食欲减退、腹泻和呕吐。有的患儿还可有贫血、便血与呕血。甚至一开始即主诉发热、体重减轻。一般而言，患者年龄和性别、就诊时的体征和症状、实验室检查结果和已知的潜在肿瘤易感综合征（表 52-2）等临床数据有助于形成和排序鉴

表 52-1 常见和不常见的小儿胰腺肿瘤

肿瘤类型	起源	恶性潜能
浆液性囊腺瘤	上皮细胞	良性
黏液性囊性肿瘤	上皮细胞	癌前病变
实性假乳头状瘤	上皮细胞	常是良性的，可以表现出恶性行为
神经内分泌肿瘤（功能性或非功能性）	上皮、外胚层	常是良性的，可以表现出恶性行为
胰母细胞瘤	上皮细胞	恶性
导管腺癌	上皮细胞	恶性
腺泡细胞癌	上皮细胞	恶性
炎性肌成纤维细胞瘤	间充质	常是良性的，可以是局部侵袭性的
尤因肉瘤、原始神经外胚叶肿瘤	间充质	恶性
卡波西型血管内皮瘤	间充质	可以是局部侵袭性的，可以扩散到区域淋巴结
白血病、淋巴瘤	间充质	恶性
继发性（转移，或直接扩展或侵袭）	多样的	恶性

表 52-2　小儿胰腺肿瘤及占位和相关综合征

胰腺肿瘤及占位	相关综合征
胰母细胞瘤	Beckwith-Wiedemann 综合征
	肝母细胞瘤（遗传共性）
神经内分泌肿瘤	多发性内分泌肿瘤 1 型
	von Hippel-Lindau 病（VHL 病）
	神经纤维瘤病 1 型
	结节性硬化症
浆液性囊腺瘤	VHL 病
腺癌	林奇综合征（遗传性非息肉病性结直肠癌）
静脉畸形	蓝色橡皮疱痣综合征
囊性病变	VHL 病
	囊性纤维化

别诊断。

从广义上讲，胰腺母细胞瘤通常发生于年幼的儿童，血清甲胎蛋白 AFP 水平升高常见于胰腺母细胞瘤，而胰腺实性假乳头状瘤是大龄儿童中最常见的肿瘤，特别是女孩。在 VHL 病或结节性硬化症的情况下，实体胰腺肿块可能是神经内分泌肿瘤，而在 VHL 病患儿中也可能观察到胰腺囊肿和浆液性囊腺瘤。与激素（如胰岛素、促胃液素或胰高血糖素）分泌相关的体征和症状也提示神经内分泌肿瘤的诊断。胰腺尾部偶然发现的小卵圆形实性肿块也可能是胰腺内副脾。

囊性胰腺肿块如浆液性囊腺瘤和黏液性囊腺瘤在儿童中很少见。恶性肿瘤通常更大、更复杂且外观呈浸润性。胰腺转移性肿瘤通常发生在已知原发性肿瘤存在的情况下，可能表现为单个肿块、多个肿块或弥漫性胰腺肿大。非肿瘤性血管病变如静脉和淋巴管畸形虽然罕见，但通常有身体其他部位的类似病变。

【儿童胰腺肿块的影像学检查】

1. 超声检查　经腹超声可作为识别和评估儿童胰腺肿块的影像学检查的首选，因为它应用广泛，成本相对较低，并且不需要镇静或麻醉。然而，胰腺通常部分或完全被肠或胃中的覆盖气体遮盖。如果胰腺肿块超声可见，它们通常的表现也是非特异性。此外，一旦在胰腺中检测到肿块，通常需要额外的成像进行表征和分期。

2. CT 检查　CT 可用于进一步检查儿童的胰腺肿块，并评估肿瘤的局部浸润和胰腺外的扩散。根据具体的肿瘤类型，还可能需要对胸部和骨盆进行额外的影像学检查。显示已知或疑似胰腺肿块的最佳 CT 影像包括 2 个阶段，即晚期动脉期（胰腺期）和门静脉期。在胰腺期，正常胰腺实质强化强烈，可凸显低强化肿块的。胰腺期成像还可以通过显示早期造影后过度增强（如某些神经内分泌肿瘤和相关的肝转移）显示动脉血流量增加的肿瘤。此外，晚期动脉期图像有助于评估邻近动脉和变异解剖结构以及这些血管与肿瘤的关系。较晚的门静脉期能够进一步描绘胰腺肿块和门静脉系统，包括肠系膜上静脉、脾静脉和门静脉主干，以及其他实体器官，尤其是肝脏。CT 是血管评估的理想选择，对手术规划非常重要；然而，CT 在评估胆管和胰管方面仍然存在局限性。

3. MRI 检查　与 CT 相比，MRI 的主要优势是较高的软组织对比分辨率，可以更好地区分组织平面和胰胆管系统的最佳特征。MRI 的主要缺点是在年幼儿童检查期间需要镇静甚至全身麻醉。用于评估胰腺的常见增强 MRI 脉冲序列包括 T_1 加权像脂肪饱和梯度回忆回波、T_2 加权像单次快速自旋回波和多次快速自旋回波，以及弥散加权成像序列。与正常胰腺实质相比，胰腺肿块在 T_1 加权像上通常呈低信号，而在 T_2 加权像上呈高信号。弥散加权成像可进一步评估病变的良恶性，可帮助识别肝转移，并可做细胞级的分析，如肿瘤对新辅助化疗的反应。与 CT 类似，动态增强的 MRI 也有助于肿瘤和转移灶的识别和特征的描绘，还可评估脉管系统的累及情况。磁共振胰胆管成像或 T_2 加权像 MRI，可评估胰腺和胆管的阻塞程度并辅助制订手术计划。

4. PET/CT 检查　氟 -18（^{18}F）标记的氟代脱氧葡萄糖（fluorode-oxyglucose，FDG）PET/CT 能够对原发性胰腺病变进行代谢评估，并有助于检测远处转移病灶。FDG PET/CT 可显示患有其他恶性肿瘤的儿童出现的胰腺转移性疾病。镓 -68（^{68}Ga）标记的 1,4,7,10- 四氮杂环十二烷 -1,4,7,10- 四乙酸 -D- 苯丙氨酸 1- 酪氨酸 3- 苏氨酸 8- 奥曲肽（DOTATATE）PET/CT 在神经内分泌肿瘤（neuroendocrine tumor，NET）的分期中有重要的作用，具有较好的灵敏度和特异度，可用于确认肽受体放射性核素治疗的生长抑素受体表达。伽马闪烁显像，如碘 -123（^{123}I）间碘苄胍闪烁显像可显示神经母细胞瘤累及或转移的胰腺病灶。锝 -99m（^{99m}Tc）硫胶体或 ^{99m}Tc 标记的热损伤红细胞扫描可用于诊断类似于胰腺肿瘤的异位脾脏组织。

5. 内镜超声检查　目前也越来越多地用于儿科人群，可提供更深层的胰腺肿瘤图像，并有机会进行活检。因为超声探头几乎可以直接接触肿瘤，所以可以探测到肿瘤和周围结构的空间细节特征。最新一代的内镜超声系统还集成了用于评估血流的多普勒超声和用于组织表征的弹性成像，可提供更为丰富的信息。

【手术原则】

小儿胰腺肿瘤的手术方法与成人相似，肿瘤的位置和大小决定了不同的手术策略。与成人一样，在儿童中根治性切除术是恶性胰腺肿瘤的首选治疗方法。然而，这种治疗会导致内分泌或外分泌功能障碍。因此，一般仍然首选保留实质的手术，如良性肿块、低级别肿瘤和交界性肿瘤，常选择中央胰腺切除术和肿瘤摘除术。胰腺肿块切除术可通过开放式、腹腔镜或机器人技术进行。

胰十二指肠切除术最常用于治疗胰头、颈部或钩突中的肿块。该术式用于整体切除胰头、颈和钩突，以及十二指肠和胆总管。胰十二指肠切除术包括切除或保留幽门两种选择，不过相关研究未能证明两种技术何者更优。该术式还需通过近端空肠与近端十二指肠（或胃）、胆总管或肝总管以及残余胰腺的吻合进行重建，恢复胃肠道、胆汁流动和胰腺引流的连续性。

伴有或不伴有脾切除术的远端胰腺切除术通常用于处理胰腺体部或尾部的肿块。此术式切除门静脉左侧的胰腺（约 50% 的胰腺），避免胰头、颈部和钩突的切除。良性或低级别肿瘤，可以保留脾脏，操作过程在技术上具有挑战性。脾脏保存可保留免疫功能，某些细菌感染的易感性在脾切除后会增加。

位于胰颈和近端体部的肿块，可进行中央胰腺切除术。该手术涉及中央胰腺的节段切除，对残余的远端胰腺进行 Roux-en-Y 空肠袢支重建。胰腺的头部和钩突保持完整并可继续通过肝胰壶腹引流。不涉及胰管的良性胰腺肿块，可进行手术摘除术，此术式尤其适用于胰腺神经内分泌肿瘤。

第二节　常见小儿胰腺原发性肿瘤

一、胰母细胞瘤

胰母细胞瘤（pancreatoblastoma，PB）又称婴儿型胰腺癌，是常见的儿童胰腺肿瘤。此肿瘤于 1957 年首先由 Becker 描述，于 1977 年由 Horie 命名为胰母细胞瘤。尽管好发于小儿（平均发病年龄约 4 岁），此肿瘤的发病年龄仍可涵盖从出生后不久到成人的各个时期。该病好发于男性，男女之比约 2：1。胰母细胞瘤与 Beckwith-Wiedemann 综合征有关。Horie 提出这种肿瘤通常有胰腺主胰管缺如异常。

【病理】

胰母细胞瘤通常为较大的孤立性肿块，可达 7～10cm 以上，发生于胰腺各部。肿块可占据整个胰腺也可仅与其部分相连。肿瘤异质性较高，可呈现实性区域和囊性区域或坏死区域。可呈现簇状或周边状钙化。镜下肿瘤为软的实体瘤常有纤维包膜，但进展期病例包膜可被肿瘤浸润。

在组织学上，胰母细胞瘤是一种腺泡分化的恶性肿瘤，常伴有鳞状上皮化生的特点。腺泡或实心分布的细胞小叶和 / 或巢状肿瘤细胞团经常表达角蛋白和各种酶（胰蛋白酶、胰凝乳蛋白酶，有或没有脂肪酶）、波形蛋白和 AFP，但不表达胰岛细胞标志物和激素。核 β 联蛋白表达与无翼通路的激活相关。

胰母细胞瘤与 Beckwith-Wiedemann 综合征相关性偶有报道。在一部分患者中观察到染色体 11p 上腺瘤性大肠息肉病 -β 联蛋白通路的体细胞突变，还有报道称胰母细胞瘤与肝母细胞瘤具有遗传共性。

【临床表现】

患者通常表现为可触及的腹部包块和腹痛，并且伴有 AFP 水平升高（约 1/3）。症状一般很轻微，直至腹部包块生长快、体积增大时才被发觉。据报道约 1/3 患儿腹痛（40%）、体重减轻、食欲减退、呕吐和腹泻；仅 15% 病例有黄疸。AFP 水平的高低与肿瘤大小相关，治疗后可观察到 AFP 水平降低，甲胎蛋白水平也可随着疾病进展或复发而升高，故也是重要的随访观察指标。与其他侵袭性胰腺恶性肿瘤一样，胰母细胞瘤可能涉及动脉和门静脉的包绕，以及侵袭邻近结构，对治疗有较大影响。超过 1/3 的患儿在初诊时就有转移,转移的常见部位是肝、区域淋巴结和肺。

【治疗及预后】

胰母细胞瘤治疗的首选是完全手术切除和辅助化疗。发生于胰腺体、尾部可行部分胰腺切除(图 52-1);而位于胰腺头部则需行胰十二指肠切除(图 52-2~图 52-4)。如果肿瘤的初期评估无法切除,则应进行新辅助化疗后延期手术。在超过 50% 的患者中,联合顺铂和多柔比星的化疗方案可获得肿瘤明显缩小的效果。不完全切除的病例则需进行术后放疗。儿童的总生存率为 80%,能否获得完全切除是独立的预后影响因素。

二、胰腺实性假乳头状瘤

实性假乳头状瘤(solid pseudopapillary neoplasm, SPN)是一种较少见的惰性的低级别恶性肿瘤。1959 年 Frantz 描述的 3 例呈乳头状结构的罕见胰腺肿瘤被认为是此病的最初报道。20 世纪 80 年代以来,相关病例报道逐渐增加,至 1995 年末,总数已近 500 例。以往有多个不同的名称,如基于其病理学特征的命名:乳头状上皮肿瘤、乳头状囊性肿瘤、实质性和囊性肿瘤及 Frantz 瘤等,2010 年世界卫生组织将其统一命名为 SPN。胰腺 SPN 初诊时儿童年龄多为 13~15 岁,男女比例约为 4∶1。

【病理】

报道的多数肿瘤体积较大。肿瘤在胰腺头、体、尾部的分布大致相等。瘤体呈球形或卵圆形,具有较厚的纤维包膜,突出于胰腺表面,与正常胰腺有明确的界限。剖面瘤体中心可见明显的出血、坏死,大的坏死灶可形成假囊,其内充满血性或胶冻样物,构成囊实相间的结构;散在的小坏死灶使其呈现出海绵状外观。20%~30% 的肿瘤伴有不同程度的钙化。

在组织学上,胰腺 SPN 的肿瘤细胞通常黏附性差,因此形成假乳头(因为肿瘤细胞仍然附着在血管上),伴有假囊性改变和出血。这些肿瘤通常生长缓慢,很少有局灶性高级别恶性肿瘤的报道。核旁点状 CD99 免疫反应性阳性是其特征,胰腺 SPN 的一些标志物(波形蛋白、CD138、CD10、突触蛋白、CD56、孕激素受体和转录因子 E3)也见于其他神经内分泌肿瘤。但嗜铬粒蛋白、胰岛细胞分泌的各类激素、腺泡细胞癌的经典标志物和各种消化酶呈阴性反应。典型的核 β 联蛋白表达与无翼通路的激活相关。

【临床表现】

常见的症状包括腹痛、可触及的腹部包块和呕吐。胰腺实性假乳头状瘤也可能在为其他疾病进行检查时偶然发现。其生长缓慢导致无症状,胰腺 SPN 在诊断时可能就已经很大。报道的肿瘤直径范围常见于 5.0~6.8cm。胰腺 SPN 通常具有轻微的异质性,较大的实体成分和较大的尺寸与恶性行为的风险增加相关,包括较高的复发率。侵袭性恶性肿瘤在男性中更常见,通常具有浸润性生长模式,并可能侵入邻近结构。在 FDG PET 图像上,肿瘤摄

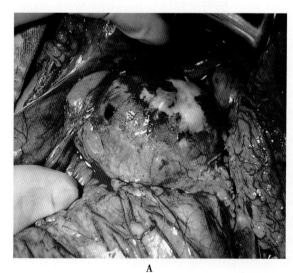
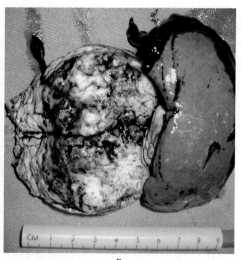

图 52-1　胰尾部胰母细胞瘤(男性,8 岁)

A. 术中所见;B. 胰尾部胰母细胞瘤的胰体、尾手术切除标本。

(图片资料由青岛大学医学院附属医院小儿外科董蓓教授提供)

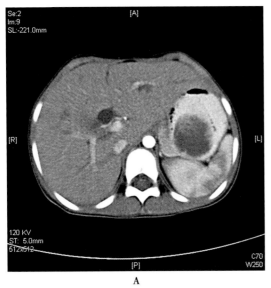

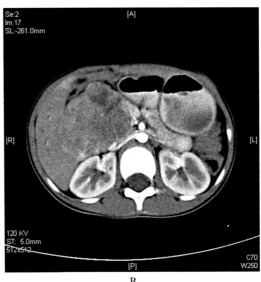

A

B

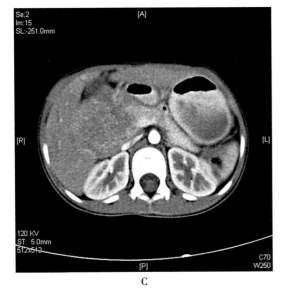

C

图52-2　胰头部胰母细胞瘤CT图像（女性,6岁）

A. CT 显示扩张的胆总管与肝内胆管；B. CT 显示瘤体位置与大小；C. CT 显示瘤体位置及与肝脏的关系。

（图片资料由青岛大学医学院附属医院小儿外科董蒨教授提供）

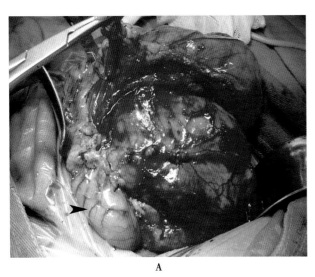

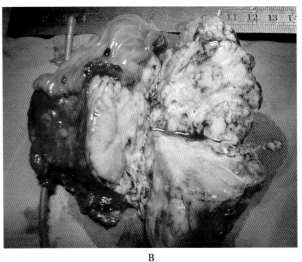

A

B

图52-3　胰头部胰母细胞瘤（女性,6岁）

A.术中所见,箭头示十二指肠；B.胰头肿瘤及十二指肠手术切除标本,尿管经胆总管进入打开的十二指肠。

（图片资料由青岛大学医学院附属医院小儿外科董蒨教授提供）

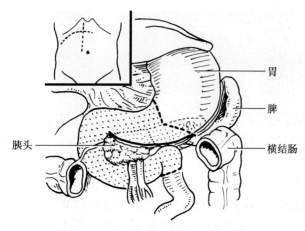

图 52-4　胰十二指肠切除范围示意

取的程度变化较大,但通常比其他胰腺肿瘤更强。

【治疗及预后】

完全手术切除是胰腺 SPN 的主要治疗方法,无论肿瘤分期或是否存在转移,在大多数患者中手术治疗是可治愈的。简单的摘除术可能导致不完全切除并伴有复发。总体上胰腺 SPN 预后极好,总生存率为 89%～98%。

三、胰腺神经内分泌肿瘤

神经内分泌肿瘤(neuroendocrine tumor,NET)通常是一种生长缓慢的肿瘤。胰腺 NET 由表达神经内分泌标志物的胰腺细胞(例如胰岛细胞)发生,分为功能性(有激素分泌)或非功能性肿瘤。儿童患者通常是青少年,性别分布男女相当。

【病理】

在病理学上,胰腺 NET 表现出多样结构和细胞形态学形式。分化良好的胰腺 NET 可呈现类器官样生长,具有相对均匀的圆形细胞核和"椒盐"染色质类型。低分化肿瘤表现出明显的异型性和增殖活性,伴或不伴坏死。2017 年世界卫生组织分类根据有丝分裂率和 Ki-67 增殖指数对胰腺 NET 进行分级,有较好的实用价值。免疫组织化学分析有助于确定肿瘤的神经内分泌性质,常见肿瘤标志物有嗜铬粒蛋白和突触素,其次是神经元特异性烯醇化酶、CD56 和 CD57。上皮标志物(CK18、CAM5.2、CK19 等)通常呈阳性,Ki-67 则是肿瘤分级的依据。

【临床表现】

非功能性胰腺 NET 通常没有症状,通常是偶然发现的并且体积较大。由于体积压迫,部分患者可能会出现腹部或背部疼痛。功能性胰腺 NET 表现为基于过度分泌激素的症状(如与胰岛素瘤相关的低血糖、与胃泌素瘤相关的消化性溃疡和腹泻)。胰岛素瘤和胃泌素瘤是 2 种最常见的功能性小儿胰腺 NET。另一些 NET 与遗传性疾病有关,例如多发性内分泌肿瘤 1 型、VHL 病、神经纤维瘤病 1 型和结节性硬化症(特别是 *TSC2* 基因突变)。与综合征相关的肿瘤可能在生命早期就发生。少数患者还会出现与远处转移相关的体征和症状。

增强 CT 和 MRI 可显示边界清楚的胰腺肿块,伴有动脉期的强化。小肿瘤的增强通常是均匀的;较大的肿瘤可能由于坏死或囊性变性而呈现异质性。MRI T_1 加权像显示低信号强度,在 T_2 加权像上则显示信号强度变异较大。较大的肿瘤可能会产生占位效应并导致胰管阻塞。核医学在小儿胰腺 NET 的评估中也有重要作用。[68]Ga DOTATATE PET/CT 已在很大程度上取代了铟-111(^{111}In)奥曲肽单光子发射计算机体层摄影(single photon emission computed tomography,SPECT)/CT,并用于识别疾病的原发灶和转移灶(通常在肝脏,较少见于骨骼)。

【治疗及预后】

治疗方案包括观察,当肿瘤很小或与综合征相关时,手术切除,完成后可治愈;以及化疗(如联合替莫唑胺-卡培他滨、依维莫司或舒尼替尼)或放射性核素治疗[即用镥-177(^{177}Lu)DOTATATE]治疗不可切除的局部晚期或转移性肿瘤。功能性肿瘤在切除前可能需要药物控制内分泌功能和相关并发症。通常可以通过基于奥曲肽的药物治疗控制症状。2009 年发表的数据显示,一组 19 例患儿的 15 年生存率为 50%。

四、胰腺炎性肌成纤维细胞瘤

炎性肌成纤维细胞瘤(inflammatory myofibro-blastic tumor,IMT)是一种良性实体病变,据报道最常影响肺部。胰腺 IMT 在儿科人群中罕见,文献中报道的病例不到 20 例。据报道,在儿童中,发病年龄从 6 个月到 15 岁,而胰腺 IMT 更常发生于女孩。

【病理】

在组织学上,胰腺 IMT 与其他部位出现的肿瘤相似,包括纺锤形肌成纤维细胞增生,伴有不同程度的嗜酸性粒细胞淋巴浆细胞炎性浸润。波形蛋白和平滑肌肌动蛋白可作为病理诊断依据,细胞质间变性淋巴瘤激酶 1 型阳性或泛原肌球蛋白相关激酶阳性也有助于病理诊断。间变性淋巴瘤激酶 1 型嵌合转录物在约 50% 的常规 IMT 中可见表达；也有与 ROS1、NTRK1 等其他基因融合的报道。

【临床表现】

胰腺 IMT 的症状包括腹部包块和胆道阻塞引起的黄疸。据报道有 2 例出现瘙痒，还可出现全身症状，如发热和体重减轻。

胰腺 IMT 超声检查显示局限性或浸润性低回声肿块，伴或不伴胰腺或胆道梗阻。CT 检查，IMT 与正常胰腺组织相比，可能呈低强化或高强化，有时会出现坏死和钙化。尽管肿瘤细胞呈纤维状，但 IMT 在 MRI T_2 加权像上仍可能呈高信号。这些肿瘤也可能在延迟增强后 MRI T_1 加权像中增强。FDG PET/CT 检查，摄取时变化较大，一些病变可表现出明显的代谢亢进。FDG 摄取可能与细胞结构有关，也可能与生物学行为有关，有助于预测肿瘤复发和罕见转移。

【治疗】

手术治疗取决于肿瘤位置和受累结构。完全切除的胰腺 IMT 的预后良好，接受过这种治疗的患者没有复发报道。有报道称 IMT 对糖皮质激素、非甾体抗炎药和最近可用的靶向间变性淋巴瘤激酶、ROS1 靶向治疗药物或神经营养性酪氨酸受体激酶（如克唑替尼和恩曲替尼）的化疗药物有反应，当在肿瘤中发现相应的突变或融合时，可选择这些靶向药物治疗。

五、胰腺囊性肿瘤

胰腺囊性肿瘤（pancreatic cystic neoplasm, PCN），包括胰腺导管内乳头状黏液性肿瘤、胰腺黏液性囊性肿瘤和胰腺浆液性囊腺瘤。这些肿瘤在成人中并不常见，在儿童中则极为罕见。SEER 21 数据库中只有一个小儿 PCN，并且在近来发表的文献中此类肿瘤中只有少数几篇报道。

【病理】

在组织学上，胰腺导管内乳头状黏液性肿瘤的特征是产生黏蛋白的柱状细胞，具有异型性并且无在典型的胰腺黏液性囊性肿瘤中常见的卵巢样间质。小儿的胰腺导管内乳头状黏液性肿瘤病例，免疫组织化学染色黏蛋白、细胞角蛋白 7 和 20 常呈强阳性。1 例儿童胰腺导管内乳头状黏液性肿瘤的全外显子组测序表明，SKIL 基因的新生种系突变

可能在 PCN 易感性中发挥作用。浆液性囊腺瘤中常见富含糖原的上皮细胞，排列在许多小囊腔内，与 VHL 病相关。

【临床表现与诊断】

PCN 通常是偶然发现的。在影像学上，胰腺导管内乳头状黏液性肿瘤、胰腺黏液性囊性肿瘤和胰腺浆液性囊性肿瘤通常可以使用 CT 和 MRI 根据形态学特征进行区分。胰腺导管内乳头状黏液性肿瘤表现为主胰管（主胰管型胰腺导管内乳头状黏液性肿瘤）或其侧支（侧支型胰腺导管内乳头状黏液性肿瘤）扩张，部分侧支病变的形态类似于葡萄串或杵状指。导管扩张是由于肿瘤阻塞和黏液的积聚，影像学上的主要鉴别诊断是结石或狭窄引起的导管阻塞。胰腺黏液性囊性肿瘤通常表现为胰体或胰尾的局限性囊性病变，中间无分隔。胰腺浆液性囊腺瘤通常具有多囊性外观，具有分叶状轮廓和许多隔膜，有时还具有中央钙化瘢痕。

【治疗及预后】

胰腺导管内乳头状黏液性肿瘤和胰腺黏液性囊性肿瘤一般被认为是癌前病变。目前缺乏有关儿科患者的预后数据，参考成人的报道，接受手术切除的成年胰腺导管内乳头状黏液性肿瘤患者的 3 年生存率为 60%～80%，但在发现浸润性癌时生存率则显著降低（至 21%）。

六、胰腺导管腺癌

胰腺导管腺癌（pancreatic ductal adenocarcinoma, PDAC）虽然在成人中很常见，但在儿童中很少见，SEER 21 数据库中报道了 7 例儿童病例。在儿童中，PDAC 最常在青少年后期被发现，常发生于男性。

【病理】

在组织学上，PDAC 表现为致密纤维间质中的恶性导管上皮细胞。通常 PDAC 表达细胞角蛋白 7、8、18 和 19，而细胞角蛋白 20 通常不表达或表达较少。淋巴血管和神经周围侵袭是 PDAC 的另一个常见特征。错配修复基因 hMLH1 和 hMSH2 可能存在突变，见于林奇综合征（遗传性非息肉病性结直肠癌）的病例中。

【临床表现】

临床表现可能包括腹痛和梗阻性黄疸。超过 50% 的小儿 PDAC 有远处转移，最常见的转移部位是肝脏。PDAC 的影像表现是非特异性的，肿瘤大小不一，可能很大且异质性很大。可能会侵袭邻近

结构,包括血管受累。由于肿瘤阻塞可能导致胆管和胰管扩张(即双管征)。

【治疗及预后】

手术切除通常仅用于局部肿瘤的姑息性治疗。使用改良的 FOLFIRINOX(亚叶酸、氟尿嘧啶、盐酸伊立替康、奥沙利铂)方案进行辅助治疗已显示可延长成年 PDAC 患者的中位无病生存期。在小儿胰腺肿瘤中,PDAC 生存率最差,在一个有 7 例儿童的队列研究中,15 年生存率仅为 23%。

七、胰腺腺泡细胞癌

胰腺腺泡细胞癌(pancreatic acinar cell carcinoma, PACC)是一种罕见的起源于外分泌的恶性上皮性肿瘤。SEER 21 数据库中报道了 7 例 PACC 儿科病例,文献中至少报道了 26 例儿科病例。就诊时患者的中位年龄差异很大,常发生于男性。

【病理】

在组织学上,PACC 具有高度富细胞性和浸润性,具有小梁、分叶结构和少量纤维间质。这些发现有助于区分 PACC 和 PDAC,后者具有丰富的纤维间质。在免疫组织化学分析中,PACC 可能对 BCL10 蛋白(因为 BCL10 蛋白的 C 端部分类似于胰腺腺泡细胞产生的羧酸酯水解酶)、胰蛋白酶和/或胰凝乳蛋白酶以及脂肪酶染色呈阳性。

【临床表现】

儿童 PACC 的临床和实验室检查结果缺乏特异性的标志。在成人中有报道脂肪酶分泌过多综合征导致的脂肪坏死和关节痛。儿童病例通常表现有大的(6~20cm)腹部包块、AFP 升高和弹性蛋白酶 1 水平升高。

CT 和 MRI 显示具有实性和囊性成分的大的不均匀肿块,以及不均匀的增强。PACC 常见转移至肝脏(>50% 的成年患者)。

【治疗及预后】

手术切除是首选治疗方法,可联合或不联合放化疗。PACC 的预后比大多数其他小儿胰腺恶性肿瘤差,但中位生存期优于 PDAC。

八、胰腺尤因肉瘤

尤因肉瘤(Ewing sarcoma)有时被称为原始神经外胚叶肿瘤,是一种侵袭性恶性肿瘤,最常影响骨骼。内脏尤因肉瘤并不常见,SEER 21 数据库中仅报道了 3 例小儿胰腺尤因肉瘤病例。在小于 25 岁的患者中,胰腺尤因肉瘤的病例报道少于 30 例。

【病理】

在组织学上,肿瘤表现为成片的小的单一形态圆形蓝色细胞,细胞核小,细胞质稀少。虽然这种肿瘤没有特定的组织学特征,但大多数尤因肉瘤患者都有染色体的特定易位,涉及染色体 22q12 上的 *EWSR1* 基因。在免疫组织化学分析中,通常 CD99 阳性。据报道,神经元特异性烯醇化酶、神经细胞黏附分子、波形蛋白、突触蛋白和 CAM5.2 也呈弱阳性。

【临床表现】

胰腺尤因肉瘤的症状是非特异性的,包括腹痛、进行性黄疸和恶心。胰腺尤因肉瘤在 CT 上可能与正常胰腺实质呈低或等衰减,在 MRI T_2 加权像上呈等信号或高信号。它通常具有不明确的边界和不均匀的造影后增强。胰腺尤因肉瘤在 FDG PET/CT 上呈现代谢亢进。

【治疗】

胰腺尤因肉瘤主要通过手术切除以及标准化疗方案(使用顺铂、多柔比星和大剂量甲氨蝶呤)进行治疗,具有一定侵袭性和高复发率和转移率。在不可能进行完全手术切除的情况下,放疗可在控制疾病进展方面发挥作用。

九、胰腺卡波西型血管内皮瘤

卡波西型血管内皮瘤(Kaposi form hemangioendothelioma, KHE)是一种侵袭性浸润性血管瘤,通常在婴儿期或幼儿期出现,最常影响皮肤。累及胰腺的 KHE 极为罕见,文献中报道的儿科病例不到 10 例,所有病例均发生在出生后 3 岁以内的幼儿。

【病理】

在组织学上,KHE 具有浸润性生长模式,由结节和带有裂隙状管腔的致密梭形细胞组成,这些特点可与其他儿童血管瘤区分开来。免疫组织化学染色显示淋巴管内皮标志物(D2~D40、ERG、CD31 和 CD34)呈阳性,而葡萄糖转运蛋白 1 呈阴性,这是另一种儿童血管瘤婴儿血管瘤的标志物。

【临床表现】

累及胰腺的 KHE 可引起梗阻性黄疸和进行性腹胀的症状。它与 Kasabach-Merritt 综合征有关,后者是血小板减少症、溶血性贫血和消耗性凝血病的综合征。超声可能显示出均匀的软组织肿块。CT 和 MRI 显示浸润性软组织病变，边缘不清。

【治疗】

由于病变的浸润性特征，手术可能无法完全切除胰腺 KHE。因此，可以考虑除手术切除外，加辅助化疗。多种药物（如长春新碱、阿司匹林、噻氯匹定、干扰素、糖皮质激素和西罗莫司）已用于治疗 KHE，并取得了不同程度的疗效。

第三节　胰腺转移性肿瘤

在儿童中，胰腺转移性肿瘤与胰腺原发性肿瘤一样罕见。通常，当存在胰腺转移时，也存在更典型部位的其他转移，如肺或肝。胰腺中病变的多样性和其他转移部位的存在可以作为诊断的线索。胰腺转移可阻塞胰管并导致胰腺炎。

有报道的转移至儿童胰腺的肿瘤包括横纹肌肉瘤尤其是肺泡横纹肌肉瘤、尤因肉瘤、骨肉瘤和神经母细胞瘤等。神经母细胞瘤累及胰腺可以是直接浸润（影像学分期所定义的危险因素）或胰腺的弥漫性转移（不太常见）。胰腺转移性肿瘤的影像学表现通常与身体其他部位的软组织或器官转移性肿瘤相似。FDG PET/CT 和 ^{123}I- 间碘苄胍 SPECT/CT 有助于肿瘤检测和显现。

第四节　胰腺淋巴管和静脉畸形

淋巴管和静脉畸形是良性先天性血管异常，在胰腺中极为罕见。症状是非特异性的，病变通常是偶然发现的。蓝色橡皮疱痣综合征与全身多灶性静脉畸形有关，包括肠道和皮肤病变。

淋巴管畸形可能形成大小不一的囊肿。MRI 可能显示 T_2 加权像的胰腺高信号病灶和增强后 T_1 加权像的非增强囊性病变。静脉畸形可以在超声图像上根据是否存在异常血管通道和缓慢的内部多普勒超声血流识别。血流敏感 MRI 也将显示病灶内有没有快速血流。静脉畸形在 MRI T_2 加权像上表现为高信号囊性或管状结构，并在对比后 MRI T_1 加权像上显示增强。

第五节　胰腺其他肿块样病变

一、胰腺囊性病变

（一）与 VHL 病相关的胰腺囊性病变

VHL 病（von Hippel-Lindau disease）是一种常染色体显性遗传病（晶状体瘤病），由 3 号染色体上 *VHL* 基因的种系突变引起。各种器官系统，包括视网膜、中枢神经系统、肾脏和肾上腺均可发生。与 VHL 病相关的胰腺囊性病变（囊肿和浆液性囊腺瘤）最常见于成人。当胰腺囊肿确实发生时，它们通常先于 VHL 病的其他表现，因此可能发生在儿童期。这些囊肿的数量、大小和复杂性可能不同，一些患者的胰腺几乎完全被替代。

（二）胰腺囊性纤维化

胰腺囊性纤维化是一种常染色体隐性遗传病，由 7 号染色体中的 *CFTR* 突变引起。胰腺囊肿是胰腺囊性纤维化的几种表现之一，其特征是整个腺体中大小不一的大囊肿。超声仍然是诊断囊性病变的有用工具，可显示各种大小的囊肿，一般单房的比多房的常见。CT 和 MRI 显示非增强的低衰减（在 CT 上）或高信号（在 MRI T_2 加权像上）囊肿具有薄而光滑的壁。

二、胰腺实体病变

（一）胰腺内副脾

胰腺内副脾（intrapancreatic accessory spleen，IPAS）是指胰腺内的脾脏组织，最常见于胰尾，通常小于 3cm。虽然 IPAS 是良性的，但由于扭转、破裂或出血也会出现症状。MRI 可用于确认 IPAS 的诊断。IPAS 在所有非对比和对比增强 MRI 序列（包括弥散加权成像）中都与脾脏一样呈等信号。它在 MRI T_1 加权像上显示正常胰腺组织低信号，在 T_2 加权像上显示正常胰腺组织高信号。闪烁显像方法（如使用 ^{99m}Tc 硫胶体或 ^{99m}Tc 热损伤红细胞）也可用于确认异位脾脏组织的存在，包括胰腺中的脾脏组织。

（二）自身免疫性胰腺炎

自身免疫性胰腺炎是复发性胰腺炎的一种独特形式。一部分受影响的患者有其他自身免疫性疾病（如克罗恩病、溃疡性结肠炎、原发性硬化性胆管炎）并且通常表现为腹痛。

腹部超声可提示自身免疫性胰腺炎，表现为低回声和肿块样病变。MRI T_2 加权像通常显示全局或局灶性（有时是多灶性）高信号胰腺肿大。在磁共振胰胆管成像中，主胰管可能显示狭窄、扩张和不规则区域，远端胆总管可能有狭窄外观。在少数自身免疫性胰腺炎的患儿中可能会观察到胶囊状边缘，表明周边有纤维化。

（董岢然　高解春）

参 考 文 献

［1］PATTERSON K N, TROUT A T, SHENOY A, et al. Solid pancreatic masses in children: a review of current evidence and clinical challenges[J]. Front Pediatr, 2022, 10: 966943.

［2］QIU L, TROUT A T, AYYALA R S, et al. Pancreatic masses in children and young adults: multimodality review with pathologic correlation[J]. Radiographics, 2021, 41 (6): 1766-1784.

［3］MANNARAPU M, DARIYA B, BANDAPALLI O R. Application of single-cell sequencing technologies in pancreatic cancer[J]. Mol Cell Biochem, 2021, 476(6): 2429-2437.

［4］MILANETTO A C, GAIS ZÜRCHER A L, MACCHI L, et al. Pancreatic solid pseudopapillary neoplasm in male patients: systematic review with three new cases[J]. Updates Surg, 2021, 73(4): 1285-1295.

［5］REGGIANI G, AFFINITA M C, DALL'IGNA P, et al. Treatment strategies for children with relapsed pancreatoblastoma: a literature review[J]. J Pediatr Hematol Oncol, 2021, 43(8): 288-293.

［6］HU F X, HU Y, WANG D, et al. Cystic neoplasms of the pancreas: differential diagnosis and radiology correlation [J]. Front Oncol, 2022, 12: 860740.

［7］DIN N U, RAHIM S, ABDUL-GHAFAR J, et al. Clinicopathological and immunohistochemical study of 29 cases of solid-pseudopapillary neoplasms of the pancreas in patients under 20 years of age along with detailed review of literature[J]. Diagn Pathol, 2020, 15(1): 139.

第五十三章

小儿脾脏肿瘤

第一节 概　述

脾脏原发性良性和恶性肿瘤在儿童中很少见到，大多数是偶然发现的。可起源于脾脏的任何组织，即淋巴结、血管或纤维组织。残留的脾胚胎组织也可能生长皮样囊肿和畸胎瘤。最常见的良性病变是囊肿，其次是血管瘤和淋巴管畸形等血管病变。恶性病变包括淋巴瘤和血管肉瘤（表53-1）。

小的肿瘤可无症状、体征，常在体检时偶然发现。巨型者表现为脾大及左上腹部不适、疼痛，或因胃肠等邻近内脏被牵引受压而出现恶心、呕吐、嗳气、腹胀、便秘等症状。X线钡剂检查可见胃、结肠等被推压的征象。MRI、CT、放射性核素显像、选择性腹腔动脉造影有助于诊断。

表 53-1　局灶性脾脏病变的类别

类别	病变类型	类别	病变类型
介于良性和恶性之间	炎性肌成纤维细胞瘤		硬化性血管瘤样结节性转化
炎症	结节病	感染性	细菌性脓肿
先天性 / 发育性	淋巴管瘤		真菌性脓肿
	原发性囊肿		结核
后天性	假性囊肿		囊型棘球蚴病
	梗死	恶性	淋巴瘤
血管性	血管瘤		血管肉瘤
	错构瘤		血管外皮细胞瘤脾转移
	沿岸细胞血管瘤		

第二节　脾良性肿瘤

脾良性肿瘤常单发，大小不一，形态各异，因其症状隐匿，临床诊断较困难，常在尸检或剖腹探查时偶然发现，少数病例因巨脾引起左上腹部包块、疼痛、食后饱胀、气急及心悸等症状，或因脾功能亢进引起贫血及出血倾向而就诊时发现，也有部分病例因肿块囊性变及钙化而被临床检查发现。有报道称，脾错构瘤可伴发自身免疫性溶血性贫血和多系统免疫性疾病，在行脾切除后可改善。

影像学诊断在脾肿瘤的诊断及鉴别诊断中具有重要价值。腹部X线片可显示脾影增大及局部压迫征象，如左膈上抬、胃底及大弯受压、结肠左曲右移等；静脉肾盂造影可显示左肾下移；B超显示脾实质不均质或结节状的低回声改变；CT可显示肝、肝圆韧带、镰状韧带、脾门及脾本身的变化；增强MRI可显示肿瘤性质，并对鉴别肿瘤良恶性有作用。选择性脾动脉造影可显示周围组织的压迫性改变，亦可显示脾实质的缺损。

脾良性肿瘤应与寄生虫性脾囊肿、脾原发性恶性肿瘤及脾转移性肿瘤鉴别。寄生虫性脾囊肿常为棘球蚴囊虫引起，X 线检查易见囊壁钙化，血常规示嗜酸性粒细胞增多及特异性血清试验阳性可确诊。脾原发性恶性肿瘤通常症状较良性肿瘤突出，肿块增长速度快，全身进行性消瘦等有助于鉴别。脾转移性肿瘤常源于肺癌、乳腺癌、恶性黑色素瘤及脾周围脏器癌等，只要详细检查，不难发现原发癌灶及多脏器损害的表现。

由于脾良恶性肿瘤临床鉴别较为困难，目前主张一旦发现，即应施行全脾切除术。肯定为良性肿瘤者，亦可考虑节段性脾切除或全脾切除后予以健康脾组织自体异位移植，尽可能保留脾的功能。也有学者认为对于脾良性肿瘤可不做任何治疗，但应密切随访，定期复查。脾良性肿瘤预后良好，但部分病例，尤其是脾血管瘤，因其动静脉交通的作用，易发生自发性脾破裂，引起致死性腹腔内出血。也有少数病例可发生恶变（如脾血管瘤恶变）。引起肿瘤播散而导致患者死亡。

一、脾囊肿

脾囊肿可以被定义为真性囊肿（原发性）和假性囊肿（继发性），前者有上皮细胞层，后者没有上皮细胞层。真性囊肿可分为先天性（表皮样囊肿）和寄生虫性（囊型棘球蚴病）。外伤、出血、梗死变性或炎症后可见假性囊肿。在影像学上，表皮样囊肿、寄生虫性囊肿和假性囊肿的外观相似，表现为壁光滑、边缘清晰、无血管的清晰液体病变。在超声检查中，由于囊肿壁钙化，可能出现薄间隔、内部回声或周围回声灶，提示成分复杂。当多个相邻囊肿或子囊肿在肺或肝中出现厚壁和伴随囊肿时，可以诊断为寄生虫性囊肿。表皮样囊肿通常有一种复杂的模式，伴随着胆固醇晶体的沉积，内部回声漂浮，没有钙化的迹象；当患者躺下时，该图像会发生变化（雪球效应）。MRI 通常显示一个大的、清晰的、单眼的、圆形的肿块，具有非常薄的壁；在 T_1 加权像上显示低强度的水的质量信号。在 T_2 加权像上，肿块具有明显高的信号强度，这是囊肿的特征。注射对比剂后，未发现边缘或内部增强。

二、脾淋巴管畸形

脾淋巴管畸形由囊性扩张的淋巴管构成，又称脾海绵状淋巴管瘤或脾囊性淋巴管瘤。其发生基础是先天性局部发育异常，阻塞的淋巴管不断扩张。脾淋巴管畸形是一种血管源性良性病变，通常在儿童时期出现。淋巴管畸形通常表现为多房性囊性肿块，显示为界限清晰的圆形多发性低回声囊肿，伴有回声性薄间隔，并可能表现为回声性碎片。彩色多普勒超声可显示隔膜中的血管流动。在 MRI 上，淋巴管畸形通常是界限明确的多房囊性病变，具有薄间隔，或者可能表现为多个毫米级囊性病变。T_1 加权像显示低强度，T_2 加权像显示高强度。然而，如果存在蛋白质或出血成分，囊肿可能在 T_1 加权像上呈高信号。化学位移 MRI 可检测囊性肿块内的脂质含量。它们通常位于颈部、腋窝和纵隔，很少位于骨骼、腹膜后和脾脏、肝脏及肾脏。

三、脾血管瘤

脾血管瘤又称脾海绵状血管畸形或脾慢流静脉畸形，虽然是罕见的病变，但被认为是最常见的脾原发性良性肿瘤。血管瘤被认为是先天性的，因为它们通常在出生时就存在。脾血管瘤可能发生的并发症是自发性破裂，伴有出血，有较大病变的风险。一些患者可能患有 Kasabach-Merritt 综合征。由于肿瘤血管供应异常，血栓形成和梗死也可能发生。它们通常是偶然发现的，其影像学表现类似于肝血管瘤。血管瘤可以有多种声像图表现，这取决于其确切的组织学组成，表现为低回声、等回声或高回声、结节状、主要为实性或复杂的囊性肿块，边缘明显。在超声上，主要模式被认为是均质高回声病变。它们通常不会在彩色多普勒超声上显示出任何固有的彩色血流。其中大多数是小的、明确的、均质的实体病变，在 MRI T_1 加权像上表现为低或等强度，T_2 加权像上表现为高强度。肝血管瘤的典型对比模式是周边增强和中心进展。脾血管瘤可能表现出具有挑战性和非典型的影像学特征，从完全均匀增强到早期周边增强。由于特殊的非典型特征（如大小、类型、出血、梗死和血栓形成），血管瘤表现出各种类型的影像学表现。异常血管瘤在 T_2 加权像上可能表现为低强度。然而，据报道，脾血管瘤的影像学表现的变异性大于肝血管瘤，这使正确的诊断变得困难。

四、脾错构瘤

脾错构瘤是罕见的儿童脾良性肿瘤。大多数脾错构瘤是低回声的实体肿块，但由于出血或囊性改变，可能是异质性的。彩色多普勒超声显示血管过多。它们通常在非增强 CT 中表现为等至低衰减;对比剂给药后,与背景实质相比,这些肿瘤表现为高度集中。典型的错构瘤通常在 T_1 加权像上呈等信号,在 T_2 加权像上为高信号。在增强 MRI 上,错构瘤给予对比剂后通常即刻在图像上表现出强烈的增强,这可能有助于与血管瘤区分开来。错构瘤可能含有钙化。脾错构瘤通常在影像学上偶然发现。然而,由于影像学发现的重叠,很难从其他脾脏血管肿瘤中明确诊断。为了区分错构瘤和血管瘤,应注意彩色多普勒超声显示的明显血流增加和 CT 和 / 或 MRI 早期动脉增强。

五、脾炎性肌成纤维细胞瘤

炎性肌成纤维细胞瘤(inflammatory myofibro-blastic tumor, IMT)主要发生在肺部,但也有很少数在胃肠道、肠系膜、肝脏、泌尿生殖道、眼眶和脾脏中出现。超声常表现为低回声或高回声肿块。CT 在非强化扫描中显示低密度肿块;与背景实质相比,给予对比剂后,IMT 表现为低衰减肿块。MRI 检查显示 T_1 和 T_2 加权图像上的低强度肿块。IMT 在使用对比剂后的典型增强模式是动脉期的低强度病变,而延迟期渐进增强。

六、脾硬化性血管瘤样结节性转化

硬化性血管瘤样结节性转化(sclerosing angiomatoid nodular transformation of spleen, SANT)是一种罕见的脾脏良性血管肿瘤,伴有硬化。它最常见于成年人群。在美国,脾 SANT 是一个界限清晰、椭圆形、通常孤立的低回声肿块。彩色多普勒图像显示肿块中的彩色血流信号。在 CT 平扫中,它通常表现为等衰减至轻度低衰减的孤立病变,但在 CT 增强扫描中,放射状血管化组织从周围向病灶中心穿透。在 MRI 上,SANT 在 T_1 加权图像上通常为等强度或低强度,在 T_2 加权图像上为低强度。SANT 通常表现为周边增强,伴有中央纤维增强不足瘢痕,称为"轮辐"模式。这种"轮辐"模式可能有助于区分 SANT 和其他脾脏血管肿瘤。

总之当由于其他原因在超声检查中发现脾脏肿块时,在没有表明恶性的临床病史的情况下,应考虑脾原发性良性血管瘤,脾血管瘤是最常见的脾脏局灶性病变。此外,还需要进一步评估以确定病变特征。然而,这些病变可能表现出非典型的"轮辐"模式,可能需要进一步做组织病理学检查。

第三节 脾原发性恶性肿瘤

脾原发性恶性肿瘤早期常无特殊症状,患者就诊时通常呈现晚期状态,具体表现如下。①脾脏自身的表现:肿大的脾脏大多在脐水平以下,有文献报道最大可达脐下 7.5cm,呈渐进性增大,质硬,表面凹凸不平,活动度差,触痛明显;②肿块所产生的局部压迫症状:如胃区饱胀、食欲减退、腹胀、心悸及气促等,甚至可引起泌尿系统的症状;③恶性肿瘤的毒性表现:如低热、乏力、贫血、消瘦等。部分病例可表现高热、白细胞减少,近 1/4 的病例可伴有肝大,也有部分病例因癌肿自发性破裂,以腹腔内出血作为就诊的首发症状。而脾脏不规则肿大,无长期发热,无脾功能亢进等,是脾原发性恶性肿瘤的特征。

影像学检查在脾肿瘤的诊断中有举足轻重的作用。X 线检查可发现脾影增大及局部压迫征象,但不具特殊性。B 超检查可确定脾脏有无肿块,实性或囊性,但不能区分良恶性。经皮穿刺活检,危险性较大,且穿刺部位难以定准。CT 及 MRI 可显示脾脏本身的病变,也可显示肿块与邻近脏器的关系、淋巴结或肝脏的侵袭情况,以及腹腔和胸腔的其他病变。选择性脾动脉造影可显示脾实质缺损等征象。

鉴于恶性病变的早期征象不明显,甚至部分晚期病例也无特异表现,鉴别诊断更为重要,常需与下列疾病鉴别。①伴有脾大的全身性疾病:如门静脉高压导致的淤血性脾大、恶性淋巴瘤和慢性白血病侵袭脾脏等;②脾本身的良性疾病:如脾脓肿、脾结核、脾囊肿及脾脏其他的良性肿瘤;③脾邻近器官的疾病:如腹膜后肿瘤、肾脏肿瘤、胰腺肿瘤等。上述这些疾病,通过病史、体格检查、实验室检查及影像学检查、淋巴结穿刺活检等可鉴别诊断。与脾良性肿瘤一样,脾原发性恶性肿瘤有相当的病例仍需手术探查及病理学检查确诊。

脾原发性恶性肿瘤的治疗应首选脾切除加放疗或化疗,以延长患者生命,其中部分病例可有较长的生存期。治疗效果取决于病期、是否有转移和肿瘤的生物学特性。早期病例手术治疗效果尚可，应行全脾切除术，术中注意脾包膜的完整及脾门淋巴结的清扫。据文献报道，全脾切除后辅以放疗及化疗，5年生存率可达30%，部分病例术后生存长达23～27年。Ahmann报道了49例脾淋巴瘤，Ⅰ期、Ⅱ期3年生存率达60%，5年生存率45%。脾恶性肿瘤诊治晚，预后较差，尤其是脾血管肉瘤，容易经血行转移，通常同时累及肝脏及其他器官，85%的患者在确诊前已有转移，也有学者认为这种现象是肉瘤多中心性发生的结果。脾恶性肿瘤较易破裂，除外伤性破裂外，尚有自发性破裂，均可形成致死性腹腔内出血，并且可引起肿瘤的迅速播散。

一、脾原发性恶性淋巴瘤

脾原发性恶性淋巴瘤是指原发于脾脏淋巴组织的恶性肿瘤，主要包括脾原发性霍奇金淋巴瘤和脾原发性非霍奇金淋巴瘤，而晚期恶性淋巴瘤的脾脏侵袭则不属此范畴。脾原发性恶性淋巴瘤的发生率相对较高，占脾恶性肿瘤的2/3以上。国外Kaumhber1931年报道了首例，国内江晴芬1944年报道了首例，目前已有大量的病例报道。脾恶性淋巴瘤的分期，一般采用Ahmann的3期分级法：

Ⅰ期，瘤组织完全局限于脾内；Ⅱ期，累及脾门淋巴结；Ⅲ期，累及肝或淋巴结。

由于恶性淋巴瘤常表现为全身性，因此在诊断脾原发性肿瘤时需要同时符合如下诊断标准：①最早的临床症状和体征表现在脾脏部位；②血生化及影像学检查有足够证据排除肾、肾上腺、结肠、腹膜、肠系膜和网膜的肿瘤；③术中肝脏活检无肿瘤生长，肠系膜和腹主动脉旁淋巴结未见淋巴瘤病变。

二、脾原发性血管肉瘤

脾原发性血管肉瘤是脾脏最常见的原发性恶性肿瘤，但在儿童中很少见到。血管肉瘤的发病率为（0.14～0.25）/100万。但截止到2020年，在已报道的文献中儿童年龄组仅大约有10个病例。儿童的年龄为14个月至15岁。血管肉瘤的预后较差，因此这些儿童的生存期在1～30个月。超声图像显示脾大时回声不均匀的肿块。彩色多普勒超声显示肿块血流增加。使用对比剂后，CT显示肿瘤增强和脾大。血管肉瘤通常在MRI T_1 加权像上呈低信号，而在 T_2 加权像上呈现不均匀的高信号。对比剂给药后，血管肉瘤通常表现为弥漫性不均匀增强。

第四节　脾转移性肿瘤

脾转移性肿瘤主要指起源于上皮系统的恶性肿瘤转移至脾，不包括起源于造血系统的恶性肿瘤。脾转移性肿瘤大多数系癌转移，主要经血行转移，仅少数经淋巴途径。Willis认为邻近器官的侵袭亦可作为转移的另一途径，而Harmann等认为肿瘤的直接侵袭不应包括在脾转移性肿瘤之内。但多数学者倾向于前者，因为恶性肿瘤的转移途径通常认为是上述3个方面。曹金铎等报道4例脾转移性肿瘤，原发灶分别为肝、胃、直肠和子宫，均有腹腔淋巴结转移，而无腹腔外远处血行转移的证据。结合上述文献复习，他们认为脾转移性肿瘤的转移途径以淋巴逆行途径为主，但对有全身广泛血行转移的患者，脾可作为转移脏器之一。转移性癌灶肉眼常表现为多数结节或单个结节，也可表现为多数微小结节和弥漫性浸润。

综合文献，脾转移性肿瘤的发生率为9%～16%，较淋巴结、肺、肝等脏器低，可能原因是癌细胞侵入脾脏的机会较少及脾脏对癌转移具有一定的免疫防御能力。通常在肿瘤转移时，只有机体的抵抗力大为降低，侵入脾脏的癌细胞才可生长形成转移灶。根据尸检报告统计，有广泛癌转移者约50%以上同时有脾转移。脾脏转移性肿瘤检出率的高低与取材的范围成正比。资料表明，在恶性肿瘤患者脾转移的发生率镜检可高达30%～50%。因此对恶性肿瘤患者的脾脏行常规检查，可提高脾脏转移性肿瘤的检出率。

脾转移性肿瘤的原发灶可以是全身各个器官，血行转移以肺癌、乳腺癌、卵巢癌及恶性黑色素瘤较为多见，淋巴转移以腹腔脏器常见，常伴腹主动脉旁或脾周淋巴结肿大。通常，肿瘤脾转移可作为全身转移的一部分，少数情况下，脾可作为乳腺癌、卵巢癌等原发病灶的唯一继发转移性器官。

脾转移性肿瘤患者，临床常无特殊症状，或仅表现为原发病症状。仅在脾明显增大时，可产生左上腹部包块、腹痛、食欲减退、消瘦等征象，以左上腹部包块为多见。少数患者还可伴有继发性脾功能亢进、溶血性贫血、胸腔积液及恶病质等，也有少数病例因自发性脾破裂呈现急性腹痛、休克征象。

病史、症状及体征，实验室和影像学检查在脾转移性肿瘤诊断中具有重要价值。B超可发现许多临床上未能诊断的脾转移，CT及MRI的诊断率达90%以上，选择性脾动脉造影可见血管强直、不规则狭窄，血管腔闭塞及不规则的新生血管形成。

脾转移性肿瘤，如果仅限于孤立性脾转移，可在全身综合治疗的基础上行全脾切除，疗效尚可。已有广泛转移者，则已失去手术治疗的时机。转移性脾肿瘤的自发性破裂，应予急症手术。

第五节　小儿脾脏肿瘤的治疗

一、脾切除术

脾部分切除术或全脾切除术是目前脾原发性肿瘤的首选治疗方法。由于术前脾脏肿瘤的良恶性不容易鉴别，脾脏肿瘤均应考虑手术治疗。由于脾脏的血流特点及免疫功能，小于5岁的儿童肿瘤推荐选用保脾手术，以降低全身暴发感染的概率。如果已确诊为良性肿瘤，可依据肿瘤的位置、大小等制订个体化治疗方案。位于脾上、下极的病变或较小病变，可进行开腹或腹腔镜脾部分切除术。恶性肿瘤也有报道可能增加切口播散的机会。如果属于脾原发性恶性肿瘤，需采用根治性全脾切除术，并且注意清扫脾门淋巴结，必要时实施胰体尾联合切除术。在手术过程中，应避免脾脏受挤压，以免造成肿瘤细胞的转移。恶性淋巴瘤是疗效最好的一种脾恶性肿瘤，其5年生存率可达20%～45%。但术后仍需辅以化疗和放疗；血管内皮肉瘤和纤维肉瘤对放疗、化疗疗效差，合并肝转移者，可行介入治疗。

二、脾脏肿瘤的介入治疗

与手术治疗相比，脾硬化剂注射疗法是一种侵入性较小的脾囊肿治疗方法，无水乙醇或聚多卡醇经皮囊肿内注射是安全有效的。非寄生虫性脾囊肿治疗已经从全脾切除术演变为保留脾脏的手术，如囊肿切除术。开窗手术有较高的复发率。

血管介入治疗是一种保守的保脾技术，选择性栓塞部分脾循环，引起局部缺血和梗死，减弱脾脏的吞噬功能，达到相当于部分脾切除术的手术效果。与脾切除术相比，介入治疗具有保留功能性脾组织并使其免疫功能发挥作用的优点。脾血管瘤，介入栓塞治疗也显示出了明显的疗效。另外，介入治疗也可是术前的一种选择。术前介入治疗可为患儿提供止血和保脾的双重益处，不仅可以减少血流量，达到快速止血的目的，还可以降低手术时大出血的风险。

需注意血管介入治疗后可能出现反复发热，白细胞增多，降钙素原、C反应蛋白等升高的情况提示脾栓塞综合征。此外，少部分患儿还可能导致多种术后并发症，如脾脓肿、无创伤性破裂和栓塞后综合征。这些并发症不仅影响脾动脉栓塞术（splenic artery embolization，SAE）的临床疗效，严重者可导致死亡。

（董岿然　高解春）

参 考 文 献

［1］GOURTSOYIANNI S，LANIADO M，ROS-MENDOZA L，et al. The spectrum of solitary benign splenic lesions-imaging clues for a noninvasive diagnosis［J］. Diagnostics（Basel），2023，13（12）：2120.

［2］HILMES M A，STROUSE P J. The pediatric spleen［J］. Semin Ultrasound CT MR，2007，28（1）：3-11.

［3］ESPOSITO C，DE LAGAUSIE P，ESCOLINO M，et al. Laparoscopic resection of pancreatic tumors in children：results of a multicentric survey［J］. J Laparoendosc Adv Surg Tech A，2017，27（5）：533-538.

第五十四章

小儿脾切除的相关恶性血液病及外科处理

小儿脾切除适应证除脾脏良、恶性肿瘤外，还有部分恶性血液病如慢性粒细胞白血病等，也具备脾切除的指征。脾脏是巨大的特殊的淋巴组织，它由淋巴组织、造血细胞及吞噬细胞共同组成。脾脏具有产生抗体，清除和吞噬病理红细胞，清除红细胞中特殊包涵体，以及参与调节骨髓造血的功能。虽然正常脾脏仅含有 20～30ml 血液，但脾脏有巨大的淤积血小板的能力，在正常情况下全身 1/3 的血小板储存于脾脏中。脾大时，它可淤积全身 30% 的红细胞及 80%～90% 的血小板。5～6 个月的胎儿的脾脏参与造血，出生后脾脏仅产生淋巴细胞，但在病态时，脾脏可以发生髓样化生，产生红细胞、粒细胞及巨核细胞。临床上不少恶性血液病患者有脾大，脾脏与部分恶性血液病密切相关。在恶性血液病的诸多中西医治疗方法中，脾切除是常见的方法之一。随着恶性血液病和脾脏病理生理学方面的进展，恶性血液病的脾切除治疗范围逐渐扩大，手术指征的选择、并发急腹症的外科处理及围手术期处理也越来越受医学界的重视。

第一节　部分恶性血液病脾切除适应证与疗效

一、恶性淋巴瘤

详见第三十一章。

二、毛细胞白血病

毛细胞白血病（hairy cell leukemia, HCL）是一种少见的慢性白血病，曾称白血病性网状内皮细胞增生症。本病自 1958 年 Bouroncle 首次报道以来，国外已有较多研究，据统计其发病率为（0.2～0.5）/10 万，占全部白血病的 2%～5%。

【临床表现】

毛细胞白血病多见于中年男性，发病的高峰年龄为 40～50 岁。偶尔见于儿童，男女之比为 4∶1，病程长短、病情轻重缓急很不一致，有报道的生存期最短 1.5 个月，最长 11 年。60% 病例有乏力和发热，50% 有黄疸和肝功能异常，以血清碱性磷酸酶异常最为常见。1/4～1/3 的病例有左腹部疼痛。70%～90% 的病例初诊时有脾大，约 1/4 病例可无症状，仅在常规体检时发现脾大而确诊，绝大多数病例均有巨脾，甚至占满全腹腔并伸入盆腔。约 1/2 患者有轻、中度肝大，引起门静脉高压和腹水者少见。轻度淋巴结肿大罕见，多数淋巴结不肿大。1/3 病例有皮肤黏膜出血和紫癜。

【诊断】

患者可有不同程度的贫血，个别患者也可表现为血红蛋白正常。白细胞可减少，也可增多，白细胞总数（1.0～57.8）×10^9/L，多数病例有不同程度血小板减少，部分病例呈典型全血细胞减少，全血细胞减少是由毛细胞浸润导致骨髓衰竭和脾功能亢进导致。75%～90% 病例有中性粒细胞减少，且常较明显，单核细胞也明显减少，因此极易并发各种感染。

此外，尚有不典型毛细胞白血病，或称为 II 型毛细胞白血病，是一种介于典型毛细胞白血病和幼淋巴细胞白血病之间的一种中间型肿瘤。

【治疗】

1. 脾切除。

2. α 干扰素　有报道采用人类淋巴母细胞干

扰素治疗 17 例毛细胞白血病,剂量为每天 3×10^7 单位,或 6×10^7 单位隔天肌内注射,疗程 4~24 周。所有病例用药后 2~14 周,血中毛细胞消失,血红蛋白和血小板升高,14 例中性粒细胞增多,2 例脾脏缩小至不能触及,因此干扰素可能成为无脾大和脾切除术后复发的首选治疗,此疗法毒性作用不明显。

3. 化学治疗　8 例毛细胞白血病患者服用苯丁酸氮芥(4mg/d)6 个月,7 例获明显改善;也有学者应用多柔比星或柔红霉素治疗本病;亦有用大剂量联合化疗获得缓解者。

4. 骨髓移植。

5. 增强机体免疫力　对减少感染有效。

【脾切除的作用】

脾脏是毛细胞的主要来源,因此脾切除是有效的治疗方法,切脾后可迅速改善血象和全身情况,故为本病首选治疗。另外,解决脾大、脾功能亢进,解除巨脾对血细胞的过度破坏也是主要治疗目的。

当毛细胞白血病伴有脾大和脾亢时,即是外科脾切除指征。术前应用糖皮质激素或并用化疗、干扰素治疗,使脾脏略有回缩后再行脾切除。毛细胞白血病行脾切除,术后可继续化疗,预后较好,提示毛细胞白血病患者脾切除术前术后坚持恶性肿瘤的综合治疗,可明显延长患者生命。

三、慢性粒细胞白血病

慢性粒细胞白血病(chronic myelocytic leukemia, CML)是一种骨髓增殖性疾病,其特点是粒系(包括已成熟的和幼稚阶段的粒细胞)产生过多。在疾病早期,这些细胞尚具有分化的能力,且骨髓功能是正常的。本病常于数年内保持稳定,最后转变为恶性程度更高的疾病。各年龄组均可发病,以中年发病最为多见,中位发病年龄为 53 岁。男性发病多于女性。

【临床表现】

起病缓慢,早期可以没有任何症状,最早出现的自觉症状通常是乏力、低热、多汗或盗汗、体重减轻等代谢亢进表现。脾大可引起左季肋部或左上腹沉重不适、食后饱胀。由于症状进展缓慢,就医时通常距离起病已有数月之久。较少见的症状有背痛或四肢痛,因脾梗死而自觉左上腹或左下胸剧痛。晚期血小板减少时可出现皮肤、牙龈易出血。白细胞过多的患者,有时可发现由于白细胞在

血管内"阻滞"或栓塞而诱发的症状,如视物模糊、呼吸窘迫及阴茎异常勃起等。在这些病例中,其白细胞计数常远高于 $500 \times 10^9/L$。

最突出的体征是脾大,一般患者初次就诊时常已达脐平面以下,坚实、无压痛,但若有新近发生的脾梗死则有明显的局部压痛,并可以闻及摩擦音。慢性粒细胞白血病有贫血和脾大时,肝脏亦常有中度肿大,但不如脾大显著。皮肤及黏膜中度苍白。浅表淋巴结多不肿大。胸骨下部常有轻至中度压痛。晚期可出现皮肤和黏膜瘀点。眼底可出现静脉充血和白心的瘀点。眼眶、头部、乳房和其他软组织可出现无痛性肿块(绿色瘤)。

【诊断】

1. 血象　外周血中白细胞数明显增多,一般在 $(30~100) \times 10^9/L$,晚期增高明显,可达 $100 \times 10^9/L$ 以上,中粒细胞显著增多,可见各阶段粒细胞,以中性中幼粒细胞、晚幼粒细胞和杆状核粒细胞居多;原始粒细胞<10%;嗜酸性粒细胞、嗜碱性粒细胞增多,后者有助于诊断。早期血小板多在正常水平,部分患者增多可达 $1\,000 \times 10^9/L$;晚期血小板逐渐减少,并出现贫血。

2. 骨髓象　骨髓增生明显至极度活跃,以粒系为主,中幼粒细胞、晚幼粒细胞及杆状核粒细胞明显增多,原始细胞<10%。嗜酸性粒细胞、嗜碱性粒细胞增多。红系增生受抑,粒/红明显增高。巨核细胞正常或增多,晚期减少。偶见戈谢细胞(Gaucher cell)。

3. 中性粒细胞碱性磷酸酶(neutrophil alkaline phosphatase, NAP)测定　减低或阴性。治疗有效时 NAP 活性可以恢复,疾病复发时又下降,合并细菌性感染时可略升高。有助于与其他疾病鉴别,也可作为预后指标。

4. 细胞遗传学检测　90% 以上的慢粒患者中出现费城染色体(Ph 染色体),可存在于所有血细胞中。约 70% 的患者为 t(9;22)(q34;q11)。进入加速期或急变期,约 75% 患者合并 Ph 染色体以外的染色体核型异常,主要有 22q-、-17、+18 及 +19 等。

5. 分子生物学检测　几乎全部慢粒患者存在 *BCR::ABL* 融合基因。部分 Ph 染色体阴性的患者亦可检测到,为确诊提供有力依据。

6. 血生化测定　血清尿酸、乳酸脱氢酶浓度均增高,化疗后因粒细胞破坏而更为显著。

【治疗】

1. 治疗原则　当前以采用细胞毒性药物作为化疗为主。因白细胞极度增生而出现的症状，如阴茎异常勃起、呼吸窘迫、视物模糊、心理变态等，则应在进行急性的白细胞除去术的基础上联用骨髓抑制剂进行治疗。

2. 化学治疗　有效的药物包括白消安、羟基脲、环磷酰胺、苯丁酸氮芥、巯嘌呤、丝裂霉素。其中以白消安为首选药物，其次为羟基脲。白消安是目前最有效的药物，缓解率在95%以上。个别患者虽用药量不大也会出现全血细胞减少，恢复较慢。长期服用此药可引起肺纤维化，皮肤色素沉着。

3. 放射治疗　深部X线，用深部X线对全身和局部的肝脾区以及浸润部位照射。

4. 脾切　切除脾脏的手术指征：①确诊为慢粒者；②对化疗反应良好；③65岁以下且无大手术禁忌证者。慢性粒细胞白血病急变是手术的禁忌证。

【脾切除的作用】

脾脏可能是慢性粒细胞白血病急变的首发部位，切除脾脏可能延缓急变和延长患者存活期。慢性粒细胞白血病伴巨脾引起机械压迫，特别是合并脾功能亢进者主张脾切除。

四、再生障碍性贫血

再生障碍性贫血(aplastic anemia，AA)是一种多能干细胞疾病。临床上常出现较重的贫血，感染和出血。患者以青壮年占绝大多数，男性多于女性。50%以上病例因找不到明显的病因，称为原发性再生障碍性贫血。部分病例与化学、物理或生物因素对骨髓的毒性作用有关，称为继发性再生障碍性贫血。最常见的原因是药用工业或生活中接触到化学物质的中毒或过敏，其次是各种形式的电离辐射，较少见的为病毒感染和免疫反应等。

【临床表现】

主要的临床表现为进行性贫血，出血及感染，其轻重与血细胞减少的程度及发展的速度有关。其他表现包括疲乏、软弱无力、皮肤黏膜苍白等贫血症状，皮肤、黏膜瘀点及瘀斑、牙龈出血、鼻出血、女性患者有月经过多。此外，还有口腔、肛门周围、皮肤和上呼吸道等的感染症状。一般无淋巴结和脾大，反复感染及长期多次输血亦可使脾脏轻度肿大。

【诊断】

1. 血象　呈全血细胞减少，贫血属正常细胞型，亦可呈轻度大红细胞。红细胞轻度大小不一，但无明显畸形及多染现象，一般无幼红细胞出现。网织红细胞显著减少。

2. 骨髓象　急性再生障碍性贫血呈多部位增生减低或重度减低，三系造血细胞明显减少，尤其是巨核细胞和幼红细胞；非造血细胞增多，尤其是淋巴细胞。慢性再生障碍性贫血不同部位穿刺所得骨髓象很不一致，可从增生不良到增生象，但至少要有一个部位增生不良；如增生良好，晚幼红细胞(炭核)比例常增多，其核为不规则分叶状，呈现脱核障碍，但巨核细胞明显减少。骨髓涂片肉眼观察油滴增多，骨髓小粒镜检非造血细胞和脂肪细胞增多，一般在60%以上。

3. 骨髓活组织检查和放射性核素骨髓显像　由于骨髓涂片易受周围血液稀释的影响，有时1或2次涂片检查是难以正确反映造血情况的，而骨髓活组织检查在对估计增生情况方面优于涂片，可提高诊断正确性，硫化锝-99m或氯化铟-111全身骨髓伽马照相可反映全身功能性骨髓的分布，再生障碍性贫血时在正常骨髓部位的放射性摄取低下甚至消失，因此可以间接反映造血组织减少的程度和部位。

4. 其他检查　造血祖细胞培养不仅有助于诊断，而且有助于检出有无抑制性淋巴细胞或血清有无抑制因子。成熟中性粒细胞碱性磷酸酶活力增高，血清溶菌酶活力减低。抗碱血红蛋白增多。染色体检查除范科尼贫血(Fanconi anemia)染色体畸变较多外，再生障碍性贫血一般染色体正常，若有核型异常应排除骨髓增生异常综合征。

【治疗】

包括病因治疗、支持疗法和促进骨髓造血功能恢复的各种措施。慢性型一般以雄激素为主，辅以其他综合治疗，经过长期不懈的努力，才能取得满意疗效，不少病例血红蛋白恢复正常，但血小板长期处于较低水平，临床无出血表现。急性型预后差，上述治疗常无效，诊断一旦确立宜及早选用骨髓移植或抗淋巴细胞球蛋白等治疗。对于部分病例可以选用脾切除手术。

【脾切除的作用】

脾切除可延长再生障碍性贫血患者血液循环中血细胞的寿命，减轻溶血和减少输血。慢性再生障碍性贫血,骨髓增生活跃,红系细胞不少,合并溶血而内科治疗无效者,特别是经 ^{51}Cr 测定红细胞或血小板以脾脏破坏为主者行脾切除治疗,可获得较好疗效。有学者报道慢性再生障碍性贫血脾切除后血红蛋白增长到 $100\sim140g/L$,白细胞及血小板也有不同程度增长,骨髓造血功能有所改善。急性再生障碍性贫血脾切除的疗效差且易发生严重并发症,一般行脾切除。

第二节　恶性血液病并发急腹症的外科处理

恶性血液病患者由于白血病细胞的浸润、免疫力低下、腹腔内易出血等自身的问题,临床上并发外科急腹症较正常小儿明显多见。另外,因其中性粒细胞减少和/或其功能减弱和/或血小板减少,以及抗肿瘤治疗造成的免疫功能低下等因素,使其临床表现不典型,术前诊断较为困难,治疗上也有其特殊性。

【外科急腹症类型】

外科急腹症包括急性阑尾炎、肠梗阻、急性胆囊炎、小肠穿孔继发性腹膜炎、急性胰腺炎、胃十二指肠溃疡穿孔、升结肠穿孔继发性腹膜炎、原发性腹膜炎等等。

恶性血液病并发外科急腹症时外周血白细胞总数、粒细胞比例以及血小板计数均显著低于非血液病者。部分急腹症如阑尾炎和胆囊炎虽然术前腹痛和体温增高明显,但术后病理标本化脓性改变并不明显。恶性血液病患者可以外科急腹症为首发症状,但是部分恶性血液病患者如非霍奇金淋巴瘤首发症状常为腹痛或腹部包块,也可为肠梗阻或肠穿孔,恶性血液病患者的免疫功能降低,中性粒细胞减少且功能低下,导致感染的发生率很高,在化疗期间更为明显。患者免疫活性细胞及特异性抗体的合成受到破坏,单核巨噬细胞的吞噬作用受到抑制,而毛细血管的通透性则有所增高。临床可表现为腹痛和呕吐、体温升高、腹膜炎体征,甚至休克。有腹部包块表现者,超声诊断有一定价值。但血白细胞总数多部增多及中性粒细胞比例多不增高,脏器炎症细胞浸润及化脓性病灶改变不明显,从而给诊断带来一定困难,导致误诊率较高。

【外科急腹症的手术指征及处理原则】

恶性血液病患者并发外科急腹症,常因中性粒细胞及血小板功能低下,术中易出血,术后易感染,使外科医师较难掌握手术适应证及手术时机的选择。是否手术主要取决于所并发的外科急腹症疾病本身,如并发急性阑尾炎,是否手术治疗及手术时机尚可以选择,但有一些急腹症则必须手术治疗,如升结肠穿孔继发性腹膜炎,应尽早手术。某些血液病并发外科急腹症,手术是可行的和安全的。粒细胞及血小板中度减少时手术是安全的,但粒细胞及血小板重度减少者,尤其是血小板低于 $20\times10^9/L$ 者,易引起颅内出血等,以非手术治疗为宜。

若非手术不可,则需同时检测血小板功能及输注血小板。在诱导化疗过程中并发腹膜炎,而之前又无明确某个脏器炎症或穿孔征象时,应考虑原发性腹膜炎的可能而采取以非手术治疗为主的措施。某些疾病的非手术治疗也能获得较理想效果。手术脏器本身肿瘤细胞浸润情况也是影响手术指征的一个因素。

恶性血液病患者一旦并发外科急腹症,治疗相当困难。手术方式以较简单且安全为原则,如胃溃疡穿孔则行修补术,而不行胃大部切除术;急诊行右半结肠切除术时,行造瘘术,而不行一期吻合术。术后送无菌层流病房,根据细菌培养结果使用抗生素。很多资料表明,内毒素在多器官功能不全及对死亡率的影响中起重要作用,肠道中大量需氧革兰氏阴性菌及其所产生的内毒素,在肠壁损伤、肠黏膜通透性增高、肠黏膜屏障破坏时,即可引起细菌移位和内毒素血症,某些患者长期使用免疫抑制剂,则更易产生一系列细胞因子和炎症介质,如肿瘤坏死因子、白介素-6等,即可导致严重感染、多器官功能障碍综合征以及颅内出血、原发病恶化等。

（郝希伟）

参 考 文 献

[1] GREVER M R, ABDEL-WAHAB O, ANDRITSOS L A, et al. Consensus guidelines for the diagnosis and management of patients with classic hairy cell leukemia[J]. Blood, 2017, 129(5): 553-560.

[2] MAITRE E, CORNET E, TROUSSARD X. Hairy cell leukemia: 2020 update on diagnosis, risk stratification,

and treatment[J]. Am J Hematol, 2019, 94(12): 1413-1422.

[3] 李占琦, 陈辉树, 刘恩彬, 等. 毛细胞白血病脾脏的临床病理学研究[J]. 中华病理学杂志, 2009, 38(11): 769-773.

[4] 王果, 李振东. 小儿外科手术学[M]. 北京: 人民卫生出版社, 2000: 690-692.

[5] 毛永忠, 阮庆兰, 郭莜兰, 等. 化疗大鼠脾切除前后免疫功能改变的实验研究[J]. 中华小儿外科杂志, 2000, 21(6): 367-368.

[6] 曹金铎. 脾脏外科[M]. 北京: 人民卫生出版社, 2002.

[7] 董蒨. 小儿肝胆外科学[M]. 2版. 北京: 人民卫生出版社, 2017.

[8] 王天有. 儿童再生障碍性贫血诊疗规范(2019年版)[J]. 全科医学临床与教育, 2019, 17(11): 965-969.

[9] 中华医学会血液学分会红细胞疾病(贫血)学组. 再生障碍性贫血诊断与治疗中国指南(2022年版)[J]. 中华血液学杂志, 2022, 43(11): 881-888.

[10] 陈辉树, 杜心垿. 我国血液病理学研究50年的回顾[J]. 中华病理学杂志, 2005 34(9): 553-555.

[11] 赵鑫, 李德春, 赵华. 血液系统恶性疾病并发急腹症手术治疗临床分析[J]. 中国医师进修杂志, 2006, 29(23): 16-17.

[12] 闵碧荷, 顾定伟, 丁小萍, 等. 恶性血液病中急腹症手术治疗的探讨[J]. 中华内科杂志, 1997, 36(2): 97-101.

[13] 张金哲. 小儿外科急腹症的诊断与治疗[J]. 中华医学杂志, 1958, 44(9): 890-895.

[14] UKKONEN M, KIVIVUORI A, RANTANEN T, et al. Emergency abdominal operations in the elderly: a multivariate regression analysis of 430 consecutive patients with acute abdomen[J]. World J Surg, 2015, 39(12): 2854-2861.

第五十五章

肾上腺肿瘤

肾上腺肿瘤（adrenal tumor）可发生于肾上腺髓质和皮质。常见的肾上腺髓质肿瘤包括嗜铬细胞瘤、神经母细胞瘤、节细胞神经瘤。前者为功能性肿瘤，可分泌激素，后两者不会出现激素紊乱，属于无功能性肿瘤。肾上腺皮质肿瘤主要为肾上腺皮质腺瘤和肾上腺皮质腺癌，按有无激素分泌又分为功能性肾上腺皮质肿瘤和无功能性肾上腺皮质肿瘤。球状带的肿瘤，表现为醛固酮增多症；束状带的肿瘤，表现为皮质醇增多症；累及网状带时表现为性特征异常。神经母细胞瘤与节细胞神经瘤详见第五十七章神经母细胞源性肿瘤，本章主要介绍嗜铬细胞瘤和肾上腺皮质肿瘤。

第一节　嗜铬细胞瘤

嗜铬细胞瘤（pheochromocytoma）因肿瘤主要由嗜铬细胞构成而得名。该肿瘤分泌肾上腺素、去甲肾上腺素及多巴胺。传统上嗜铬细胞瘤被称为"10%肿瘤"——90%来源于肾上腺髓质，10%来源于肾上腺外嗜铬组织（称为副神经节瘤），10%为家族性，10%为双侧，10%为儿童发病，10%为恶性。然而，这个规则已经多次被挑战。超过25%的嗜铬细胞瘤为肾外来源，家族性嗜铬细胞瘤约占30%。家族性嗜铬细胞瘤如果诊断比较早，通常为双侧或多发病变，并且通常为良性。嗜铬细胞瘤散发病例罕见恶性（最高为5%）。但超过1/3的肾外嗜铬细胞瘤为恶性。嗜铬细胞瘤多见于30~50岁中年人，在高血压人群的发病率为0.05%~1%。儿童少见，发病率约占发病总人口的10%。

虽然少见，儿童嗜铬细胞瘤仍是最常见的儿童内分泌肿瘤。家族发病倾向高，超过40%为家族性，双侧及多发多见，超过20%为双侧。更常见于右侧，并且更大，更容易复发，原因不明。平均发病年龄为10岁，男孩多见，约为女孩的2倍。一般为良性，恶变率低（2.4%~3.5%）。2000年Jonathan收集文献，总结了儿童与成人嗜铬细胞瘤流行病学的差异（表55-1）。

表 55-1　儿童与成人嗜铬细胞瘤流行病学比较

单位：%

特征	儿童		成人
	范围	平均	范围/平均
男性	37~87	64	50
家族性	9~50	28	10
双侧肾上腺	7~53	20	5~10
肾上腺外	8~43	32	10~30
恶性	0~60	9	3~14

家族性嗜铬细胞瘤可以合并或不合并遗传性肿瘤综合征［多发性内分泌肿瘤综合征，VHL病，神经纤维瘤病1型，Sturge-Weber综合征，家族性颈动脉体瘤］。目前发现至少5个基因与家族性嗜铬细胞瘤有关：*RET*基因，*VHL*基因，*NF1*基因，*SDHD*基因和*SDHB*基因。有一些学者认为这些基因异常可调节神经元凋亡，并且与神经生长因子（nerve growth factor，NGF）下游信号转导通路有关。然而，这些基因突变导致的表型各异。其中VHL病与嗜铬细胞瘤最相关。VHL病是一种罕见的遗传病，患者可发生多种肿瘤，包括肝母细胞瘤、囊腺瘤、嗜铬细胞瘤。儿童VHL病患者双

侧嗜铬细胞瘤和肿瘤复发的风险增加，但是恶性度低。

【遗传学】

嗜铬细胞瘤起源于弥漫性神经-内分泌细胞组织胺前体摄取和脱羧（amine precursor uptake and decarboxylation，APUD）系统。40%的嗜铬细胞瘤合并基因异常。由于基因突变，APUD细胞可发生增生、肿瘤。这种变化可造成多个内分泌腺体同时或相继发生多个肿瘤，称为多发性内分泌肿瘤（mul-tiple endocrine neoplasia，MEN）。MEN是一种常染色体显性遗传病，有遗传缺陷的基因位于第10号染色体，通常呈家族性发病。其中MEN-2A又称Sipple综合征，包括双侧肾上腺多发性嗜铬细胞瘤、甲状腺髓样癌、甲状旁腺增生或多发性腺瘤，MEN-2A患者的甲状腺髓样癌特别具有浸润性。MEN-2B（或称MEN-3），除嗜铬细胞瘤外，还包括多发性黏膜神经瘤和甲状腺髓样癌患者几乎都有马方样体态。家族性发病的嗜铬细胞瘤中有各种各样的基因缺陷，如原位基因、抑癌基因缺陷都可导致嗜铬细胞瘤；而散发者却很少有这些基因异常。

【病理】

胚胎第17周，嗜铬细胞从肾上腺髓质发生，并潜行于颈动脉、主动脉弓和腹主动脉旁的副交感神经节。因此，绝大部分嗜铬细胞瘤发生于肾上腺髓质。而肾上腺外的嗜铬细胞瘤可发生于腹膜后交感神经链从颅底到膀胱的任何位置，且相对多见于身体正中从膈肌到双肾下缘水平的大血管周围。

嗜铬细胞瘤一般为圆形或椭圆形，包膜完整，表面光滑，瘤体大小不一，2～3 600g均有报道。肿瘤切面多为粉红色、棕黄色或灰色，可有出血、坏死或囊性改变。瘤细胞呈不规则多面体，核大、胞质丰富，含有嗜铬性颗粒。电镜下可见明亮细胞和深暗细胞2种细胞，含有嗜铬粒蛋白A。去甲肾上腺素颗粒形态多样，粗大、色深、结构少。肾上腺素颗粒为椭圆形，灰色。瘤细胞所含的嗜铬粒蛋白A、去甲肾上腺素颗粒、肾上腺素颗粒的量比正常髓质细胞的含量多6～10倍（图55-1）。

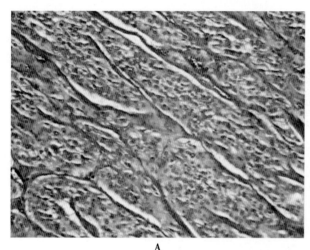
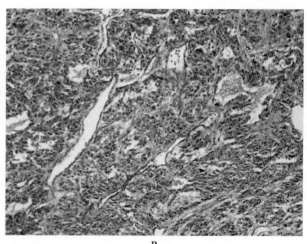

图55-1　肾上腺嗜铬细胞瘤病理所见（男性，7岁，HE染色，×200）
A.左侧肾上腺嗜铬细胞瘤镜下所见；B.右侧肾上腺嗜铬细胞瘤镜下所见。

尽管一些嗜铬细胞瘤组织的组织病理学表现出恶性特点，如核异形、核分裂象、包膜和血管浸润，但与恶性行为并无相关性。因此，仅依据病理切片的组织学表现诊断肿瘤的良恶性是很困难的。恶性嗜铬细胞瘤的诊断只有在没有胚胎残留神经节细胞的脏器出现肿瘤生长，原发瘤局部浸润至非交感神经链组织时才可确立。恶性嗜铬细胞瘤可伴随远处转移，骨、肝、肺、淋巴结是最常见转移部位。转移病变可以在就诊时即发现或切除原发肿瘤后监测到。

【临床表现】

嗜铬细胞瘤主要分泌儿茶酚胺，包括去甲肾上腺素、肾上腺素及多巴胺，还能分泌其他多种激素和生物活性物质。大部分肾上腺外嗜铬细胞瘤分泌去甲肾上腺素，位于肾上腺髓质的肿瘤分泌肾上腺素和去甲肾上腺素，单纯分泌多巴胺的肿瘤很少。儿茶酚胺直接或间接激活α及β肾上腺素受体而引发肾上腺素能相关症状，高血压是最常见的体征，儿童常为持续性，而不是阵发性高血压，其他症状还包括直立性低血压、头痛、恶心、呕吐、多汗、心悸，视力异常、便秘。也可表现出各种非特异症状，如震颤。患儿可有糖代谢紊乱，导致高血糖，会出现多尿、多饮。由于肌肉及脂肪分解代谢加速，患儿可出现消瘦、乏力。因肿瘤分泌血管活性肠肽（vasoactive intestinal peptide，VIP）还可引起腹痛、水样腹泻。儿茶酚胺促进肾素、醛固酮分泌产生低钾血症。甲状旁腺素增多引起高钙血症。较为罕见的是该肿瘤产生促肾上腺皮质激素（adrenocorticotropic hormone，ACTH）引起库欣综合征。

由于患儿不能确切陈述发病过程，血压波动不易被发现，儿童嗜铬细胞瘤常被延误诊断。少数患儿症状发作迅速，突然出现剧烈头痛、出冷汗、呼吸急促、视物模糊，甚至抽搐和昏迷等症状。临床上有上述表现并伴有高血压的患儿均应考虑嗜铬细胞瘤的可能，并做进一步检查。体格检查时可发现持续性或阵发性高血压，还可有直立性低血压，以及由高血压导致的心脏扩大及视网膜病变。腹部偶可触及包块。

家族性嗜铬细胞瘤临床特点为发病年龄小，就诊时多为双侧和/或多灶病变。MEN-2 患者几乎都为肾上腺来源嗜铬细胞瘤，12% 和 6% 的 VHL 病和神经纤维瘤病 1 型患者肿瘤位于肾上腺外。*SDHB* 和 *SDHD* 突变几乎都导致肾上腺外和多灶病变。

恶性嗜铬细胞瘤临床特点为常见于肾上腺外病变，*SDHB* 突变与转移病变密切相关。恶性病变常表现为多巴胺水平更高，肿瘤较大，常大于 5cm。

【诊断】

怀疑嗜铬细胞瘤的儿童需做生化检查、药物试验及影像学检查，以作出定性和定位诊断。

1. 生化检查 嗜铬细胞瘤分泌不同数量的儿茶酚胺、去甲肾上腺素、肾上腺素入血，因此过去主要通过检测血或尿中儿茶酚胺水平评估嗜铬细胞瘤，灵敏度和特异度都约为 85%。儿茶酚胺通常为阵发性分泌，去甲肾上腺素和肾上腺素是由交感神经元和交感髓质系统产生的，因此情绪激动、体育运动、发热等很多情况也可以使血浆中儿茶酚胺水平增高。此外，一些嗜铬细胞瘤也可以不分泌儿茶酚胺。因此这些指标对于嗜铬细胞瘤并不是特异性的。现在主要检测儿茶酚胺甲基化代谢产物：甲氧基肾上腺素（metanephrine，

MN）和甲氧基去甲肾上腺素（normetanephrine，NMN），两者合称为 MNs。儿茶酚胺被儿茶酚-O-甲基转移酶（catechol-O-methyltransferase，COMT）作用发生 O-甲基化，去甲肾上腺素 O-甲基化生成 NMN，肾上腺素甲基化生成 MN。大多数 MNs 的合成发生于肾上腺髓质和/或嗜铬细胞瘤，然后进入血液循环。嗜铬细胞瘤中儿茶酚胺转化为 MNs 是持续的过程，因此检测血 MNs 水平比检测血儿茶酚胺水平对诊断肿瘤灵敏度更高。目前建议检测血浆游离 MNs 水平，NMN 正常上限为 0.61nmol/L（112ng/L），MN 正常上限为 0.31nmol/L（61ng/L）。NMN 增高超过 2.2nmol/L（400ng/L），MN 增高超过 1.2nmol/L（236ng/L），高度提示为嗜铬细胞瘤。另外，检测尿液分馏的儿茶酚胺水平结合 24 小时尿液分馏 MNs 实验。采用串联质谱检测，如果尿中 MNs 升高，MN＞1 531nmol/d，NMN＞4 001nmol/d，总 MNs＞1 563nmol/d，考虑为阳性结果，检测嗜铬细胞瘤的灵敏度大于 97%，特异度接近 91%。搜集 24 小时的尿要弃去早晨第 1 次尿，将第 2 天早晨第 1 次尿一起收集。香草扁桃酸（vanillylmandelic acid，VMA）是肾上腺素、去甲肾上腺素的最终代谢产物，24 小时尿 VMA 测定一直被用于诊断嗜铬细胞瘤，但是合成 VMA 需要儿茶酚胺或者其代谢产物被单胺氧化酶（monoamine oxidase，MOA）脱氨基，这一反应不仅发生于肾上腺髓质，也发生于交感神经系统。另外，肾上腺髓质细胞有苯基乙醇胺-N-甲基转移酶（phenylethanolamine-N-methyltransferase，PNMT），而交感神经系统缺乏 PNMT 不能合成肾上腺素，仅能生成 NMN（来源于去甲肾上腺素），不能合成 MN（来源于肾上腺素）入血，因此，嗜铬细胞瘤 VMA 升高的水平没有 MNs 显著，尿液中 VMA 水平灵敏度低，一些病例仅达 65%，但是特异度高，特别是非家族性嗜铬细胞瘤，特异度可以达到 99%。

2. 药物试验 当高血压患儿的血浆儿茶酚胺达到嗜铬细胞瘤可疑水平，药物激发和抑制试验对诊断有帮助。前者于阵发性高血压患儿血压正常时，用胰高血糖素或组胺做激发试验；后者于高血压患儿发作期，用酚妥拉明或可乐定做抑制试验。由于药物检查的特异度及灵敏度差，假阳性及假阴性率高，加上有一定的危险性，国内外在 20 世纪 90 年代以后逐渐少用或弃用。

3. 定位诊断　确诊为嗜铬细胞瘤后，必须定位肿瘤以利于手术切除。

（1）CT 检查：97% 以上小儿嗜铬细胞瘤位于膈下至盆腔的范围。因此，最常用的检查方法是腹盆腔 CT 平扫加增强扫描，嗜铬细胞瘤为富血管低脂肪，因此 CT 平扫密度大于 10HU，平均为 35HU，可以与富含脂肪的腺瘤鉴别。通过 CT 增强扫描，可以与少脂肪腺瘤鉴别，嗜铬细胞瘤和腺瘤比较，延迟影像通常没有对比剂的快速排出。CT 增强扫描表现为低密度灌注，明显增强，小于 3cm 肿瘤表现为一致性增强。大肿瘤由于内部出血或囊性变表现为增强不一致。一小部分病例可以有钙化（图 55-2A、图 55-2B）。

（2）超声检查：可在肾上腺区探及圆形或椭圆形包块，和肝脏相比为中等回声或低回声，可见血流增加（图 55-2C、图 55-2D）。

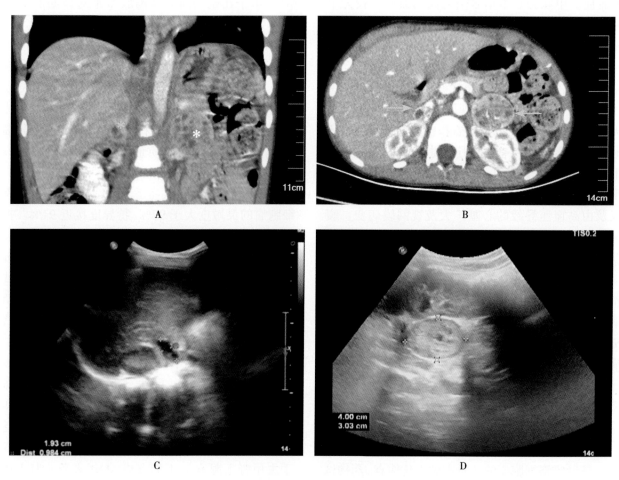

图 55-2　肾上腺嗜铬细胞瘤超声、CT 图像（男性，7 岁）

A.CT 增强扫描三维重建冠状面，显示双侧肾上腺嗜铬细胞瘤，白色"*"指示左侧肾上腺嗜铬细胞瘤，黄色"*"指示诱导肾上腺嗜铬细胞瘤；B.CT 增强扫描水平面，显示双侧肾上腺嗜铬细胞瘤（如箭头所示）；C. 右侧超声，显示右肾上腺嗜铬细胞瘤，右肾上腺区可见 1.9cm×1.0cm 大小结节，边界清，内呈低回声，CDFI 周边可检出血流信号；D. 左侧超声，显示左肾上腺嗜铬细胞瘤，左肾上腺区可见 4.0cm×3.0cm×3.6cm 大小肿物，边界清，大部分呈低回声，小部分呈液性，CDFI 周边及内部可检出血流信号。

（3）MRI 检查：MRI 的优点在于区别软组织的特异度较高，T_1 加权像与肌肉比较为等回声或低回声信号，T_2 加权像表现为特征性的高信号［"灯泡征"（light bulb sign）］，明显强化，但是该特征从灵敏度和特异度来讲不足以明确诊断嗜铬细胞瘤。超过 30% 的嗜铬细胞瘤 T_2 加权像表现为中等或低信号，或由于内出血或囊性变表现为异质性。此外，影像学检查还需要寻找是否有邻近器官浸润或远处转移，这些是诊断恶性嗜铬细胞瘤的影像学依据。

（4）间碘苄胍显像：间碘苄胍（metaiodobenzy-lguanidine，MIBG）是小分子去甲肾上腺素类似物。

用 ^{131}I 或 ^{123}I 标记 MIBG，从 20 世纪 80 年代开始用于评估嗜铬细胞瘤。灵敏度为 83%～100%，特异度为 95%～100%，常用于生化检测阳性，但是影像学检查为阴性的情况。^{131}I-MIBG 显像既能定位，又能定性，对评价双侧、多发或转移病变有帮助。但是对嗜铬细胞瘤并不是特异性检查，阳性也可见于其他肿瘤，如神经母细胞瘤、节细胞神经母细胞瘤和节细胞神经瘤。也有学者认为其形态学信息和灵敏度可能较 CT 和 MRI 有一些差距。血管造影对嗜铬细胞瘤的定位也很有帮助，通过获得一侧肾上腺静脉血样测定其儿茶酚胺的方法对小肿瘤及多发性肿瘤定位非常有价值，但安全性差。右肾上腺静脉较短，易被下腔静脉血稀释，所得血样可能为假阳性，故应测血浆皮质醇作为对照，以判断有无稀释。在操作时，有可能诱发高血压危象，应准备酚妥拉明以备急需。如果最初腹部 CT 或 MRI 为阳性，做全身 MIBG 显像检查明确诊断。如果腹部检查为阴性，需要做全身 CT 或 MRI 检查。如果最初 MIGB 为阳性，做 CT 或 MRI 可更精确定位肿物。然而，MIBG 扫描为阴性，并不能排除嗜铬细胞瘤。

（5）^{18}F-氟代脱氧葡萄糖正电子发射体层成像：最近出现的 ^{18}F-氟代脱氧葡萄糖正电子发射体层成像（^{18}F-fluorode-oxyglucosepositron emission tomography，^{18}F-FDG PET）作为确定嗜铬细胞瘤患者分期的影像学检查"金标准"。比 ^{123}I-MIBG 显像准确性更高，特别是对转移病变的识别。但是 MEN2 突变患者，其灵敏度低（小于 50%）。MIBG 显像和 ^{18}F-PDG PET 对评估大于 5cm 肿瘤术前是否有转移更有意义。

（6）基因检测：关于对家族性嗜铬细胞瘤的筛查，由于嗜铬细胞瘤中超过 1/3 有遗传模式，而 1/4 就诊时为散发非家族遗传病例在做遗传筛查时提示存在种系突变。目前有学者建议所有小于 50 岁患者应该做基因检测，检测 *RET*、*VHL*、*SDHB*、*SDHD* 是否有突变。如果临床没有神经纤维瘤病，不建议常规检测 *NF1* 突变。

【治疗】

（一）术前治疗

明确嗜铬细胞瘤诊断后，需要手术切除肿瘤。在手术切除肿瘤前，需要应用 α 受体拮抗剂阻断儿茶酚胺的效果以及儿茶酚胺的合成，并且同时要纠正外周血低血容量以避免术后低血压。在没有常规术前阻断儿茶酚胺之前，一些文献报道的病死率可高达 50%。2005 年首届国际嗜铬细胞瘤会议上建议术前评估所有嗜铬细胞瘤患者的代谢异常，包括没有表现出血压异常升高和缺乏临床典型症状的患者，都需要术前阻断儿茶酚胺分泌。目前嗜铬细胞瘤病死率小于 3%。此外，术前还需要常规评估心脏功能。

1. α 受体拮抗剂　最常用的药物为酚苄明，为不可逆 α 受体拮抗剂，术前 7～14 天开始用药，儿童 0.2mg/kg（最大量不超过 10mg），每天 4 次口服，初始可以按 0.2mg/kg 用药，逐渐加量，直至血压正常，由于阻断为不可逆，肿瘤切除后需要暂时进行升压管理。注射用药酚妥拉明，术前 1～2 小时静脉注射 1mg，亦可 0.1mg/kg 或 3mg/m^2 注射，剂量随血压变化调整。还可以给可逆的选择性 α$_1$ 受体拮抗剂特拉唑嗪、多沙唑嗪或哌唑嗪。可以单独使用，也可以与酚苄明联合使用。最近有研究表明，偶然发现或筛查出术前血压正常没有症状的患者可以不给予 α 受体拮抗剂，但是尚缺乏前瞻性病例对照研究证实。

2. β 受体拮抗剂　如果患者有心动过速可以再给 β 受体拮抗剂，但是没有充分拮抗 α 受体前，不要用 β 受体拮抗剂，由于缺乏 α 阻断，β 受体拮抗剂拮抗 β$_2$ 受体的小动脉扩张作用，导致潜在的肾上腺素对 α$_1$ 受体的作用。因此，更适合应用选择性 β$_1$ 受体拮抗剂，如阿替洛尔、美托洛尔。如果血压控制不好还可以给钙通道阻滞剂。

3. 儿茶酚胺合成抑制剂　α-甲基酪氨酸通过抑制酪氨酸羟化酶，阻断儿茶酚胺合成的限速步骤，进而阻止了酪氨酸转化为 L-多巴（L-dihydro-xyphenylalanine，L-DOPA）。获得完全的临床效果约需要 3 天。由于对儿茶酚胺合成的阻断不完全，经常需要联合应用酚苄明。由于该药对中枢神经系统的副作用，包括镇静、情绪抑郁，一些医疗中心将该药用于顽固或转移患者。

4. 钙通道阻滞剂　通过松弛平滑肌降低血压，可以用于辅助 α 受体拮抗剂治疗顽固患者。或者单独用于就诊时症状轻的患者，可以避免应用酚苄明导致术后反射性心动过速及低血压。

5. 血管内容量的处理　恢复血容量是术前准备的一个重要部分。一旦儿茶酚胺作用被阻断后可以鼓励患者进盐和液体，术前 1 天静脉扩容，晶体溶液和胶体溶液的比例约为 2∶1。在手术前

1晚最后一次口服酚苄明,术晨停药。

6. 其他 术前可给予利血平起到中枢性降压及镇静的作用。避免使用组胺、ACTH、胰高血糖素等药物,以免促使肿瘤释放儿茶酚胺导致血压升高。

(二)手术治疗

对所有手术患者需动脉和中心静脉有创测压以监测血流动力学的变化;准备快速扩血管药物如硝普钠和酚妥拉明,以处理切除肿瘤过程中可能发生的高血压危象。

根据肿瘤位置选择手术路径,传统上应用经腹腔途径(肋缘切口)。术中探查时,应触摸脊柱旁交感神经链到主动脉分叉水平及对侧肾上腺,以排除多发的未被影像学检出的肿瘤。肾上腺嗜铬细胞瘤,应尽早结扎肾上腺主静脉,尽量减少触摸肿瘤以减少肿瘤中儿茶酚胺释放导致的不良反应。许多学者提倡选择性采用腹膜外路径。近年来随着腹腔镜手术技术的成熟,据报道<11cm的嗜铬细胞瘤均能经腹腔镜切除,较开放手术减少了并发症。

儿童VHL病及儿童双侧嗜铬细胞瘤做部分肾上腺切除很关键,这样可以在复发时再次手术,保留残余肾上腺分泌儿茶酚胺。家族性嗜铬细胞瘤有 *MEN2* 和 *VHL* 突变的患者恶变风险低,但是双侧病变风险高,因此也建议行保留皮质的部分肾上腺切除术。有研究显示成人患者残余很少肾上腺时术后存在一个时间依赖的肾上腺功能的恢复。建议至少保留15%~30%的肾上腺组织。但是即使成功保留了肾上腺皮质也有需要激素替代的可能。

【术后处理及随访】

(一)术后处理

术后早期需要严密监测,切除肿瘤后可出现低血压甚至休克,常由血容量不足导致,应充分补充容量。最好在重症监护室至酚苄明作用完全消退。如果术前使用了酚苄明,术后低血压很常见。在对中心静脉压的监测下,血容量恢复正常而血压不升者,根据需要使用去甲肾上腺素。此外,由于高儿茶酚胺状态,受 α_2 肾上腺素受体的刺激抑制胰岛素释放,肿瘤切除后释放撤退,胰岛素分泌增多,可以出现低血糖,术后应常规监测血糖,并根据血糖水平决定补充葡萄糖的量。

(二)随访

手术切除后,嗜铬细胞瘤预后通常很好,手术

死亡率小于3%,高血压通常能够缓解,但不是所有病例高血压均可缓解。手术后应经常复查血压,术后血压持续不下降,或随访中又升高的患儿,应复查血、尿生化及影像学检查。一般术后血压在1周内恢复正常,术后2周血压仍升高,应考虑是否有肿瘤残留或肾损伤。肾上腺切除后2周内需要反复评估代谢指标,确定肾上腺功能是否恢复正常。如果MNs水平仍然高,可以做MIBG显像检查,以确定是否有转移病灶。术后6个月复查生化指标,以后每年复查1次,再根据生化检测结果确定是否需要复查影像学检查。双侧肾上腺嗜铬细胞瘤患者,术后要严密监测出现艾迪生病危象(Addisonian crisis)的风险。另外,嗜铬细胞瘤患者需要长期随访,终身监测复发,一些研究表明病变完全切除后10年复发率达16%,并且切除原发肿瘤后15年仍然有复发病例,50%复发为恶性。一些患者转移病变进展快,另一些患者可以20年无进展,骨转移相对预后好。肾上腺外肿瘤,双侧病变,家族性嗜铬细胞瘤和右侧肾上腺病变更容易复发。小儿异位及多发性嗜铬细胞瘤较成人常见,且青春期肿瘤复发不少见。由于约90%嗜铬细胞瘤为良性,早期诊断及切除肿瘤,只要安全度过围手术期,小儿嗜铬细胞瘤的预后良好。

【恶性嗜铬细胞瘤】

恶性嗜铬细胞瘤是一个侵袭性强危及生命的肿瘤。目前只能通过临床存在转移定义恶性嗜铬细胞瘤。病理甚至局部侵袭对于确定一个病变的转移潜能都是价值有限的。在MEN-2和VHL病患者恶性嗜铬细胞瘤很罕见。*SDHB* 突变是唯一一个与恶性相关的基因异常。小儿嗜铬细胞瘤尽管有数十年存活的报道,但恶性嗜铬细胞瘤5年生存率平均为40%。恶性嗜铬细胞瘤的治疗大多为姑息性治疗。手术切除转移病灶,并没有证据表明和药物治疗比较对延长患者生存率或改善临床症状更有效。由于嗜铬细胞瘤可以选择性摄取MIBG,也可用 ^{131}I-MIBG 治疗。2/3患者症状有改善,40%患者儿茶酚胺下降,30%患者肿瘤体积减小,但是不到5%有完全反应。药物治疗可使用α受体拮抗剂酚苄明及儿茶酚胺生物合成限速酶的抑制剂α-甲基酪氨酸。化疗方案包括联合应用环磷酰胺、长春新碱和达卡巴嗪,主要用于对MIBG治疗失败或最初检查时肿瘤对MIBG没有摄取的患者。化疗效果不确切,放疗可能对肿瘤骨转移有效。

第二节　肾上腺皮质肿瘤

小儿肾上腺皮质肿瘤较为罕见，约占儿童肿瘤的0.2%，约占儿童肾上腺肿瘤的6%，全球范围内，发病率约为3/100万。肾上腺皮质肿瘤的发生率存在地理差异。儿童肾上腺皮质肿瘤多见于女孩，男女比例为1∶（1.6～2.5），且该比例与年龄有关，有研究发现<4岁以及13～20岁的男女患儿比例分别为1∶1.7和1∶6.2，但4～12岁年龄段内男女比例则为1∶0.8。按病理分型，儿童肾上腺皮质肿瘤主要可分为肾上腺皮质腺瘤（adrenocortical adenoma）和肾上腺皮质癌（adrenocortical carcinoma，ACC）。肾上腺皮质腺瘤常来源于束状带，比肾上腺皮质癌更少见，常发生于5岁以下和10岁以上患儿，女孩多于男孩。根据有无分泌激素功能，肾上腺皮质肿瘤可分为功能性肾上腺皮质肿瘤和无功能性肾上腺皮质肿瘤2种。与成人不同，大多数儿童肾上腺皮质肿瘤具有分泌激素的功能（功能性肿瘤）。腺瘤主要分为皮质醇腺瘤及醛固酮腺瘤；皮质癌分为皮质醇腺癌、醛固酮腺癌、性激素腺癌及非功能性皮质癌。肾上腺皮质肿瘤的临床表现多种多样，取决于肿瘤分泌激素的特性。约10%的儿童肾上腺皮质肿瘤仅分泌极少肾上腺皮质激素或其代谢产物，甚至没有分泌功能，临床也没有相关的激素伴随症状，此类肾上腺肿瘤被称为无功能性肾上腺肿瘤（non-functional adrenal tumor）。大多数皮质腺瘤是没有功能的，常在尸检和腹部影像学检查时偶然发现，因此又被称为偶发瘤，总体人群发生率为2%～3%，随年龄增长，发生率增高（40岁1%，70岁7%）。儿童肾上腺肿物中神经母细胞瘤比例很高，因此偶然发现的儿童肾上腺肿物都应手术切除。例外的情况是围产期发现的小肿瘤，并且超声严密随访没有明显长大。

一、肾上腺皮质癌

发生率为（0.5～2）/100万。有2个发病高峰，其中一个在0～4岁，另一个在40～50岁。大多数ACC为散发和单侧，2%～6%为双侧，并且可能合并遗传病变。儿童ACC罕见，每年发病率为（0.3～0.4）/100万，常见于女孩，文献报道儿童ACC男女发病比例为2∶1，最近一篇文献报道小年龄ACC女孩多见（3∶1），而10岁之后为1∶1。常表现为内分泌功能障碍，常为散发，也可见于综合征。儿童ACC和成人ACC比较有几点不同，包括临床症状、分期和预后。儿童ACC就诊时分期更低，表现为有功能的肿瘤，成人ACC其侵袭性行为这一恶性特点在儿童不一定表现出来，儿童预后好于成人。尽管散发病例的病因不清楚，但是一些综合征ACC发病率增高，包括Li-Fraumeni综合征（儿童ACC患者最常见的综合征）、Beckwith-Wiedemann综合征、Lynch综合征、Carney综合征、MEN-1和McCune-Albright综合征。对这些综合征分子缺陷的研究使人们对ACC病因有了更深入的了解，治疗方案也得到改进。

【病因】

Li-Fraumeni综合征和Beckwith-Wiedemann综合征对散发ACC的病因研究提供了帮助。Li-Fraumeni综合征中*TP53*功能的丧失见于20%～33%的散发ACC病例，而仅见于0～6%肾上腺皮质腺瘤病例。Li和Fraumeni还发现在有家族性肿瘤病史的患儿中，肾上腺皮质肿瘤的发生率明显高（10%），且为常染色体显性遗传。在巴西南部，儿童ACT发生率比全球高15倍，具体原因并不很清楚，但是90%以上病例存在体细胞*TP53*突变。多篇文献报道体细胞*TP53*突变主要发生于儿童ACC，随年龄增加，突变发生率明显下降。4岁以内肾上腺皮质肿瘤患儿的*TP53*突变（R337H）发生率可高达98%。50%以上儿童ACC有体细胞*TP53*突变，而成人仅为3.8%～5.8%。因此，*TP53*的突变明显增加了儿童肾上腺皮质肿瘤的发生率。Beckwith-Wiedemann综合征也与肾上腺皮质癌相关，有11p15改变。*IGF2*位于11p15，ACC患者存在*IGF2*过表达，*IGF2*表达的增加见于高达90%的散发ACC病例，而仅见于8.5%的肾上腺皮质腺瘤病例。目前认为染色体11p15异常和*IGF2*过表达是肾上腺皮质肿瘤形成的早期事件。另一个ACC常见的改变为Wnt/β-联蛋白通路的激活，见于30%病例。还有很多其他癌基因、肽与ACC相关，但是这些改变如何影响肿瘤的发生、进展和对治疗的反应尚不清楚。一些综合征与儿童肾上腺皮质肿瘤密切相关（表55-2），提示儿童肾上腺皮质肿瘤常有特定的遗传异常。

表 55-2　与肾上腺皮质肿瘤相关的遗传性病变

病变	肿瘤类型	肾上腺皮质肿瘤所占比例
Li-Fraumeni 综合征及其他 *TP53* 突变	腺瘤，癌	约占 10%
偏侧肥大（hemihypertrophy）	腺瘤，癌	约占 20%
Beckwith-Wiedemann 综合征，与 11p15 区突变有关	腺瘤，癌	约占 15%
Carney 综合征	原发性色素结节性肾上腺皮质病	约占 25%，儿童常见
先天性肾上腺皮质增生症	腺瘤，癌（罕见）	腺瘤较常见

【病理生理】

肾上腺皮质来源于中胚层，而肾上腺髓质来源于外胚层。从妊娠第 5 周开始，介于肠系膜根部和尿生殖嵴之间的间皮细胞进入间充质，形成胎儿肾上腺皮质。在显微镜下，成熟的肾上腺皮质占整个肾上腺的 90%，由外至内分为球状带（zona glomerulosa）、束状带（zona fasciculata）和网状带（zona reticularis）3 层。这 3 层结构的形成在出生后 18 个月左右完成，但至 10～12 岁才具备成熟的形态。球状带是产生盐皮质激素（主要为醛固酮）的所在。束状带和网状带形成一个功能区，产生皮质醇（主要为糖皮质激素）、雌激素和雄激素，包括脱氢表雄酮、硫酸脱氢表雄酮和雄烯二酮。束状带代谢最为活跃，肾上腺皮质增生、腺瘤或皮质结节的形成均常见于该层，也可发生肾上腺皮质癌。

肾上腺皮质肿瘤的大小与激素的分泌水平并不平行，小肿瘤也可能引起严重的并发症。如果肾上腺皮质肿瘤主要分泌过量的皮质醇，则造成皮质醇增多症（hypercortisolism），又称库欣综合征（Cushing syndrome）。皮质醇增多症的病因除 20% 为肾上腺皮质腺瘤引起外，70%～75% 由皮质增生引起，5% 由肾上腺皮质癌引起。大量皮质醇可造成潴钠排钾、糖代谢和脂肪分布紊乱、蛋白质分解加快及合成减少等各方面的代谢紊乱，并且抑制生长激素的分泌及其作用，抑制性腺发育，严重影响患儿的生长和发育（表 55-3）。

如果肾上腺皮质肿瘤主要分泌过多的醛固酮，则会促使肾小管远端对钠离子重吸收增加，机体水、钠潴留，引起血压升高；同时醛固酮促使肾小管管腔内钠和钾交换，在增加钠重吸收的同时，增加体内钾离子的排出，尿钾增多引起低钾血症，导致原发性醛固酮增多症（primary hyperaldosteronism），又称 Conn 综合征（Conn syndrome），其病因 78% 为肾上腺皮质腺瘤，20% 为肾上腺皮质

表 55-3　糖皮质激素的作用及相关临床表现

作用	相应临床表现
引起蛋白分解	导致蛋白质分解加速，合成减少，机体负氮平衡，表现为乏力、肌肉萎缩
抑制骨生成	骨质疏松
抑制胶原合成	造成皮肤变薄，毛细血管脆性增加
增加血管收缩性，降低血管渗透性	缺乏导致难以维持血压
具有抗炎作用	外源性糖皮质激素有助于治疗炎性疾病
具有抗免疫系统作用	外源性糖皮质激素有助于治疗各种免疫病
保持正常的肾小球滤过	缺乏则肾小球滤过减少

增生，2% 为肾上腺皮质癌。醛固酮腺癌除分泌醛固酮外，同时可分泌其他肾上腺皮质激素。

如果肾上腺皮质肿瘤主要分泌大量的性激素，应考虑性激素腺癌。表现为性征的异常，即女性男性化，这主要是由于较多的雄激素前体转化为雄激素；男性女性化，是由肿瘤分泌的雌激素较正常的量多导致；由于性激素分泌过多男性化肿瘤在男性患者中及女性化肿瘤在女性患者中表现为性早熟。

【临床表现】

肿瘤可以分泌多种激素，肿瘤的功能状态和激素分泌情况也可以随着肿瘤的发展和生长发生变化，因此表现出不同的临床症状。根据 2004 年国际儿童肾上腺皮质肿瘤协会（International Pediatric Adrenocortical Tumor Registry，IPACTR）的总结，男性化（包括女性男性化及男性性早熟）是儿童肾上腺皮质肿瘤最常见的症状之一（84.2%），也常存在过度线性生长。其他研究也证实 80%～90% 的肾

上腺皮质肿瘤患儿表现为男性化，且可为单一症状（男性化肿瘤，55%），也可合并其他肾上腺皮质激素过量分泌引起的临床症状，其中主要为皮质醇增多症，男性化合并皮质醇增多症见于10%～30%的患者。肾上腺皮质肿瘤很少引起儿童原发性醛固酮增多症和单纯的女性化。另外，有些功能性肿瘤由于分泌很高浓度的类固醇前体物质，如雄烯二酮和17α-羟孕酮，也不一定出现临床症状。也有报道肾上腺皮质癌患儿单纯表现为皮质醇增多，无雄激素分泌症状。

1. 分泌雄激素导致男性化，男性化可能由 ACC 患者同时分泌 17-酮类固醇和脱氢表雄酮导致。分泌雄激素肿瘤通常是恶性的。女性男性化表现为多毛、痤疮、声音低哑、阴蒂肥大、骨骼快速增长及

体重增加（图 55-3）。男性患儿性早熟的典型特征为阴茎增大、痤疮、提前出现胡须、腋毛和阴毛，睾丸增大者并不多见。月经初潮后的女孩男性化表现为身高迅速生长，月经不规律。仅雄激素（睾酮和/或 17-酮类固醇）分泌增高主要见于女性，50%为良性。

2. 分泌雌激素的肾上腺肿瘤在儿童罕见，根据成人病例研究经验，50% 以上女性化肾上腺肿瘤为恶性。男性女性化可能由外周血中雄烯二酮转化为雌激素导致，也有学者认为可能与肿瘤细胞中芳香化酶表达增加有关。青春期前的男孩表现为双侧乳房发育，存在阴毛，睾丸为青春期前大小。女孩表现为性早熟、乳房发育、第二性征及月经提早出现。男孩和女孩都存在身高快速生长，骨龄成

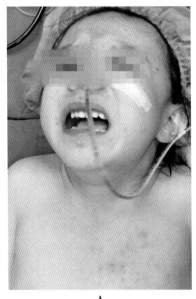

A

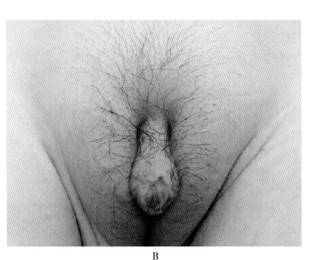

B

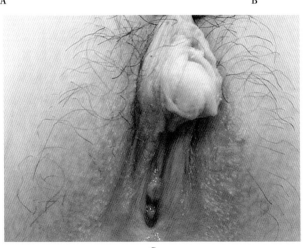

C

图 55-3　肾上腺皮质肿瘤

小儿肾上腺皮质肿瘤体征所见，女性，3 岁。面部痤疮，阴毛早发，浓密，阴蒂肥大。

熟提前。

3. 皮质醇增多症（又称库欣综合征）是指各种原因引起糖皮质激素增多导致的临床症状。不同于库欣病（垂体分泌 ACTH 导致），为 ACTH 非依赖型。儿童库欣综合征最常见原因为肾上腺皮质癌，见于 1/3～1/2 患者，1/4 内源性皮质醇增多症的患者是由原发性肾上腺疾病导致的。皮质醇增多症的婴儿表现为普遍肥胖，生长迟缓，明显肌萎缩。青少年皮质醇增多症特征性表现包括：脂肪分布异常出现满月脸、水牛背，呈向心性肥胖。蛋白质分解加快，合成减少，导致皮下血管脆性增高，容易出现紫斑；肌肉萎缩，骨质疏松，由于蛋白质消耗易造成病理性骨折，以及皮肤脆弱、皮脂分泌过多、痤疮、抵抗力低下，易感染等。糖代谢紊乱，空腹血糖升高；肾脏对钠离子的重吸收增加，钾离子的排泄增加而引起高血压、低钾血症、碱中毒；抑制生长激素的分泌及其作用，儿童生长缓慢，青春期延迟。抵抗力低下，易发生感染。值得注意的是，仅 8% 左右的肾上腺皮质肿瘤患儿表现为单纯的皮质醇增多症。除功能性肾上腺皮质肿瘤外，皮质醇增多症还可见于其他的原因，如儿童原发性色素结节性肾上腺皮质病、Carney 综合征中的一项。新生儿 McCune-Albright 综合征可表现为不依赖于 ACTH 的肾上腺结节增生或腺瘤的皮质醇增多症。

4. 原发性醛固酮增多症临床表现为高血压（不伴视网膜病变）、低钾血症、碱中毒，其他表现包括烦渴、肌无力、严重的头痛、低钾性肌麻痹、四肢感觉异常等。原发性醛固酮增多症会导致盐皮质激素增多，血浆肾素水平降低。儿童最常见的原因为肾上腺皮质增生。尽管很少见，单侧分泌醛固酮的醛固酮腺瘤（aldosterone-producing adenoma, APA）见于最小 3.5 岁儿童。女孩比男孩多见。在高血压患者中，原发性醛固酮增多症见于 0.05%～14.40% 的高血压患者。特发性双侧肾上腺皮质增生导致的原发性醛固酮增多症更常见于大龄儿童，男孩多于女孩。肾上腺皮质癌导致的原发性醛固酮增多症更罕见，通常诊断时肿瘤大于 5cm。所有有高血压病史合并自发或利尿治疗后出现严重低钾血症的患者都提示原发性醛固酮增多症。一旦确定诊断需要明确潜在的病因。

5. 约 1/3 的肾上腺皮质肿瘤患儿可出现高血压，严重者甚至引起脑病。有皮质醇增多症表现的肾上腺皮质肿瘤患儿更易出现高血压，有 27% 的男性化或无功能性肿瘤的患儿也可出现高血压症状。尽管肾上腺皮质癌罕见合并醛固酮增高，但是在醛固酮增高的情况下，可以合并高血压和低钾血症。高血压和低钾血症的症状更多是继发于肾上腺皮质癌分泌其他肾上腺类固醇，而不是醛固酮分泌增高。

6. 其他 儿童患者要考虑遗传综合征存在的可能性，特别是 Li-Fraumeni 综合征。非功能性肾上腺皮质癌可以导致肿瘤相关的其他症状，如腹胀、背部疼痛、恶心、呕吐等。

【诊断】

肾上腺皮质肿瘤的诊断取决于临床表现、实验室检查及影像学检查，尤其是肿瘤分泌的激素常用于诊断和随访的依据。虽然早期诊断，早期手术是儿童肾上腺皮质肿瘤治疗成功的关键，但是儿童肾上腺皮质肿瘤的诊断常被延误。原因是主要包括：①除内分泌症状外，这些患儿通常无其他表现，因此常先到内分泌科或内科就诊而不会被考虑为肾上腺肿瘤；②对于某些小肿瘤来说，如果有分泌功能，产生临床症状，可能在肿瘤被检出前需要进行大量的内分泌检查；③肿瘤生长可能很缓慢，甚至在数年之后才被发现。

1. 实验室检查 由于多数儿童肾上腺皮质肿瘤具有分泌激素的功能，可分泌一种或几种激素。因此，怀疑肾上腺皮质肿瘤的患儿，常规的实验室检查包括糖皮质激素、盐皮质激素、儿茶酚胺、性激素及类固醇前体物质。一方面评估肿瘤的功能状态，用于诊断肾上腺皮质癌。另一方面，还要考虑术后皮质醇替代治疗，同时应用肿瘤分泌的激素作为标志物监测肿瘤复发情况。

（1）皮质醇增多症的定性诊断

1）小剂量地塞米松抑制试验（low dose dexamethasone suppression test, LDDST）：给予小剂量地塞米松后测量血皮质醇水平，正常情况下皮质醇水平被负反馈抑制。库皮质醇增多症患者应用小剂量地塞米松后皮质醇水平不能被抑制。在晚上 11～12 点口服一次 1mg 地塞米松，在次日早晨 8～9 点间测定血浆皮质醇水平。没有高皮质醇血症者皮质醇水平被抑制低于 5ug/dl（140nmol/L），特异度 95%，有 18% 假阴性。如果阈值定在 1.8ug/dl（50nmol/L），灵敏度超过 90%，特异度 80%。目前小剂量地塞米松抑制试验主要用于 24 小时尿皮质醇分泌可疑的病例,并且对鉴别假性皮质醇增多症有意义,与夜间唾液皮质醇试验都可作为肾上腺偶发瘤的一线筛查试验,并且该检查不受肾小球滤过率的影响。

2)夜间唾液皮质醇试验(late-night salivary cortisol test):皮质醇增多症患者失去皮质醇昼夜分泌规律,唾液中皮质醇含量和血清中皮质醇含量很接近。晚上 11~12 点或入睡前收集唾液,液相色谱 - 串联质谱(LC-MS/MS)方法检测皮质醇水平不能超过 145ng/dl。灵敏度和特异度超过 90%,与 24 小时尿游离皮质醇(24-hour urinary free cortisol,24-h UFC)检测和 LDDST 类似。但是对于诊断亚临床型皮质醇增多症不够敏感。

3)24 小时尿游离皮质醇检测 对检测亚临床型皮质醇增多症灵敏度不高。尿游离皮质醇多次测定值均高于正常,常用参数 17- 酮皮质类固醇、17- 羟皮质类固醇。需要患者肾小球滤过率正常。

(2)原发性醛固酮增多症的定性诊断:有高血压的患者,应该常规检测有无高醛固酮血症。既往通过血清低钾作为筛查的手段,但是由于伴有低钾血症的高醛固酮血症患者少于 40%,现在是通过测量早晨血浆醛固酮 / 肾素浓度比值(aldosterone to renin ratio,ARR)诊断。如果 ARR 为 20(有些学者提出 30),同时血醛固酮浓度大于 15ng/ml,提示有高醛固酮血症。需要在早晨 8~10 点抽血,最好取坐位。若筛查试验呈阳性需要做确定试验,包括口服钠72 小时,然后测量 24 小时尿醛固酮的水平。此外,还包括静脉输注生理盐水试验以及氟轻松抑制试验。

(3)肾上腺皮质癌的定性诊断:肾上腺皮质癌患儿实验室检查常有明显异常:①高皮质醇分泌患儿血浆皮质醇明显升高,口服大剂量地塞米松后皮质醇分泌不受抑制;②高醛固酮分泌患儿有低钾血症表现,血浆醛固酮和尿醛固酮明显增高;③男性化患儿 24 小时尿 17- 酮皮质类固醇明显增高;④女性化患儿血浆雌二醇,24 小时尿雌激素明显增高。

2. 影像学检查 由于大多数患儿的肾上腺皮质肿瘤是有功能的,可通过临床和实验室检查明确其内分泌功能紊乱的情况,但仍需要影像学检查进行定位诊断。肿瘤的影像学检查包括 CT、MRI 和 ^{18}F-FDG PET/CT。可以明确肿瘤的大小、浸润至邻近器官的程度,血管浸润和瘤栓等情况,对手术方案的选择和了解病变分期尤为重要。此外,还需要评估是否有转移病变。常见的转移部位为肺和肝脏、骨和中枢神经系统是否有转移,当存在部位相关的特殊症状时才需要评估。超声定位诊断的正确率可达 95% 左右,可发现直径<1cm 的肿瘤,但由于肾上腺所处的部位较深,形态不规则,并且超声检查受操作技术和仪器的影响很大,特别是小的肾上腺皮质肿瘤仍容易漏诊。

CT 则具有高分辨率,不仅可测定小至 5mm 的肿块,且不受患者肥胖、肠道气体等影响,特别是螺旋 CT 和多层螺旋 CT 已被公认为是肾上腺疾患的重要检查手段。CT 可清楚显示肿瘤对邻近器官的局部侵袭情况及有无区域淋巴结转移,因此对良、恶性肿瘤的鉴别有一定意义。肝脏和肺是肾上腺皮质肿瘤最常见的转移部位,因此,所有的新病例均建议进行胸部和腹部 CT。肾上腺癌的 CT 表现包括边界不规则,不规则增强,存在钙化,囊性变的坏死区域,平扫平均 CT 值为 39HU,而腺瘤为 8HU。

与 CT 比较,MRI 对软组织分辨率高,无辐射。另外,由于 MRI 的 T_1 加权像能敏感地判断肾上腺肿物是否富含脂肪,对鉴别肾上腺瘤和非肾上腺瘤有很高的价值。肾上腺皮质癌在 T_1 加权像表现为和肝脏、脾脏等信号,T_2 加权像则呈明显增强信号。腺瘤常表现为脂肪含量增高,整个病变在 T_1 加权像表现为无信号(图 55-4)。同时,注入二乙三胺五乙酸钆络合物(gadolinium-diethylenetriamine-pentaacetic acid,Gd-DTPA)对比增强后,肾上腺皮质癌则呈明显强化,肾上腺皮质腺瘤可显示轻度强化,其他良性病变均无强化。如果怀疑静脉有瘤栓,MRI 可以用于评估是否存在瘤栓及范围。在诊断分泌醛固酮的腺瘤方面,MRI 特异度较高,可用于鉴别腺瘤与肾上腺皮质增生,若为单侧结节,而对侧肾上腺正常,则多为分泌醛固酮的腺瘤,而在肾上腺皮质增生的病例,其肾上腺,特别是肾上腺的内外侧肢普遍增大。

由于肾上腺皮质肿瘤具有代谢活性,^{18}F-FDG PET/CT 也可以用于诊断肾上腺皮质癌,其优点在于可反映 CT 和 MRI 无法发现的远处转移以及常规影像学随访检查可能遗漏的复发肿瘤,有文献报道该检查对于评估化疗反应比增强 CT 更灵敏度更高。虽然并非常规检查,NP-59[^{131}I-6β- 碘甲基 -19-去甲胆固醇(^{131}I-6β-iodomethyl-19-norcholesterol)]放射性核素显像也有助于肾上腺病变的检查。绝大多数肾上腺皮质癌在地塞米松抑制后不摄取NP-59,但肾上腺腺瘤常出现放射性核素摄取增加的现象。

此外,不建议术前常规行经皮细针穿刺术,因为有针道种植的风险。细针穿刺术可以用于不可切除、局部进展性病变或转移性病变,用于全身药物治疗前明确诊断。

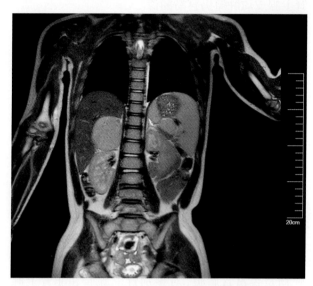

图 55-4 小儿肾上腺皮质肿瘤 MRI 图像
女性,3 岁,显示右肾上腺区的实性肿瘤。

有研究表明包含 *P57* 基因的 11p15 杂合缺失对于诊断肾上腺皮质肿瘤有帮助。50%~97% 肾上腺皮质癌儿童存在 *TP53* 突变,因此遗传咨询和体细胞 *TP53* 突变检测可能对所有肾上腺皮质癌有帮助。有多发性内分泌肿瘤 1 型、家族性腺瘤性息肉病、神经纤维瘤病 1 型的肾上腺皮质癌患者,需要做遗传咨询、体细胞突变检测或免疫组织化学检测。增殖指数 Ki67 联合胰岛素样生长因子 2(insulin-like growth factor 2,IGF2)检测被认为对诊断肾上腺皮质癌有很高的灵敏度和特异度。

【鉴别诊断】

儿童肾上腺皮质肿瘤的临床症状多种多样,但主要有男性化、皮质醇增多症、醛固酮增多症的表现。因此,需要与表现出这 3 种病征的其他相关病因相鉴别。

1. 先天性肾上腺皮质增生症(congenital adrenal hyperplasia,CAH) 某种合成酶(以 21- 羟化酶多见)先天性缺乏,导致糖皮质激素合成障碍及雄激素过量,从而引起男性化。CAH 患儿多于胎儿期已有性征发育异常,多数女婴出生时即可出现阴蒂肥大、阴唇融合及尿生殖窦畸形等女性假两性畸形症状,而以男性化为主要表现的肾上腺皮质肿瘤女婴多于 1~2 岁后才开始出现阴蒂肥大,且无尿生殖窦畸形和阴唇融合等异常;男婴则在 2~4 岁出现阴茎增大、阴毛生长等性早熟症状。CAH 与肾上腺皮质肿瘤患儿的尿 17- 酮类固醇虽然都会升高,但后者升高的程度明显高于前者,且不会被地塞米松所抑制。

2. 垂体肿瘤 当垂体出现分泌过量 ACTH 的病变(主要为微腺瘤)时,可引起双侧肾上腺增生,从而形成 ACTH 依赖性皮质醇增多症。因此,ACTH 依赖性皮质醇增多症病例的双侧肾上腺均增大或正常,而在肾上腺皮质肿瘤引起的皮质醇增多症病例中,皮质肿瘤分泌激素负反馈抑制垂体,导致对侧肾上腺萎缩,CT 或 MRI 多可发现原发肿瘤对侧的肾上腺常较小。皮质醇增多症的患者,尤其是伴有色素沉着者,应进行蝶鞍 MRI 检查,以明确是否患有垂体肿瘤。

3. 异位 ACTH 综合征 垂体以外的肿瘤可分泌过量 ACTH,刺激肾上腺皮质增生,并分泌过量的皮质醇和 / 或性激素、盐皮质激素。应筛查甲状腺髓样癌(血清降钙素升高)和嗜铬细胞瘤(尿 VMA 升高),胸、腹部 CT 检查可排除支气管、胸腺、肠道类癌等其他的 ACTH 来源。胰腺胰岛细胞癌、神经母细胞瘤、神经节母细胞瘤、血管外皮细胞瘤、肾母细胞瘤、甲状腺髓样癌、胸腺类癌及肺肿瘤都可以导致儿童 ACTH 异位分泌。

【病理评估】

组织学病理评估包括 2 个方面,一方面为确定肿瘤的来源,另一方面评估是否恶性。如果来源不明,可以做类固醇生成因子 -1(steroidogenic factor-1,SF1)表达,如果为阳性即确定为肾上腺皮质来源。皮质癌体积通常较大,直径一般超过 6cm,仅 3% 直径小于 4cm,肿瘤大小差别很大,也有小至 1cm 的报道。肿瘤多为实性,可以界限清楚或浸润性,也有罕见情况为囊性。切面呈明显分叶,组织软脆,可见广泛坏死和 / 或出血,并可见钙化。肿瘤的切面质地软且色泽不均一,从黄色到暗褐色等各种颜色均有。显微镜下,癌由中等至大的细胞构成,细胞质具有嗜酸性,呈巢状排列。高倍镜下,细胞表现为多形性、核多形、核分裂、核仁可见,以及有血管和包膜浸润。与腺瘤的区别主要根据有无转移及浸润。存在远处转移及局部侵袭可以确定为恶性。但是如果病变局限在器官内,病理诊断良恶性很困难。没有独特的组织学特点或镜下所见可以定义儿童肾上腺皮质腺瘤为恶性。另外,儿童肾上腺皮质癌患者建议做 *TP53* 突变检测。

一些肾上腺皮质肿瘤诊断困难也是由于诊断评分系统参数过多。目前常用的儿童肾上腺皮质癌预后判断标准为 /Wieneke 评分系统(Wieneke's three-tier system)(见表 55-4)。

表 55-4　儿童肾上腺皮质癌的预后判断标准
(Wieneke's three-tier system)

肉眼和显微镜标准
肿瘤重量>400g
肿瘤大小>105mm
扩散至肾上腺周围的软组织和/或邻近器官
侵入下腔静脉
瘤体内静脉浸润
包膜浸润
存在肿瘤坏死
>15个有丝分裂/20个高倍视野(400×)
存在不典型的有丝分裂

注:符合上述标准≤2 项者,有临床预后良好;3 项者,可疑恶性(中间型、不典型、有恶性倾向);≥4 项者,预后不良。

【分期】

儿童 ACC 分期系统不同于成人,详见表 55-5。

表 55-5　儿童肾上腺皮质癌的分期

分期	描述
Ⅰ期	完整切除肿瘤,肿瘤<100g 且<200cm³,且术后激素水平正常
Ⅱ期	完整切除肿瘤,肿瘤≥100g 或≥200cm³,且术后激素水平正常
Ⅲ期	存在大体或镜下残余病变,或肿瘤无法手术
Ⅳ期	远处转移

【治疗】

尽管积极采取手术切除,但是肾上腺皮质癌仍然有很高的复发率。因此常需要局部和全身辅助治疗。

1. 手术治疗　目前治疗儿童肾上腺皮质肿瘤唯一有效的方法是手术切除病变,只有这样才能治愈或获得长期生存。由于肿瘤可出现坏死、出血和纤维化,20% 首次进行原发瘤切除和 43% 因局部复发而再次手术的病例可由肿瘤质脆导致包膜破裂和肿瘤破溃。为避免这一情况,术中尤其应小心操作。也有肿瘤自发破裂和经皮穿刺活检后肿瘤破溃的报道。通过超声、CT 和 MRI 检查,在术前可了解下腔静脉或心房内有无瘤栓。若存在膈下瘤栓,应在切除肿瘤时予以清除。瘤栓已扩散至膈上或已进入右心房的病例,需要进行开胸和体外循环,需与心血管外科医师共同手术。局部进展性病变,如果可能,需要整块切除局部的器官。切除区域后腹膜淋巴结,对疾病的控制和确定诊断有帮助。但是儿童肾上腺皮质肿瘤是否需要进行局部淋巴结清扫尚无系统的研究。通常需要开放手术,如果病变小或局限于器官可以做腔镜手术,但是由于存在肿瘤溢出风险,需要谨慎对待。转移性肾上腺肿瘤,如果能够切除 90% 以上的病变,可以考虑做原发性肿瘤减瘤术。尽管不能提高生存率,但是可以减轻肿瘤相关症状,有利于进一步治疗。肿瘤切除后出现局部或远处复发,可以考虑行手术切除,如果无法手术切除也可以考虑射频消融或血管栓塞治疗。肿瘤小,最大直径≤5cm 或重量≤200g 的肿瘤,完全切除者预后良好,这些病例,无论临床或生化指标如何,都不必进一步治疗,复发可能性<10%。而对于切除后肿瘤有残留或转移的病例,则需要手术和放、化疗联合治疗。

2. 化学治疗　对于儿童肾上腺皮质癌目前并没有一个令人满意的化疗或放疗方案。化疗通常用于复发或转移的病例,以及手术不能切除或复发可能性大的病例。米托坦是最常用的治疗肾上腺皮质癌的化疗药物,由于有抗肾上腺作用,治疗期间需要皮质醇替代治疗,同时该药存在严重的神经毒性也限制了其应用,需要低剂量应用并严密监控。有文献提出对于成人肾上腺皮质癌有高复发风险(Ki-67 指数高及 Ⅲ期)患者使用米托坦可以提高总生存率。其他药物还包括链脲佐菌素(streptozocin)、依托泊苷、多柔比星和顺铂。目前单独应用米托坦,或米托坦联用依托泊苷、多柔比星、顺铂被认为可作为有转移的患者的一线全身药物治疗。针对症状的控制,还有其他一些抑制肾上腺作用的药物,如酮康唑、美替拉酮(metyrapone)、氨鲁米特和依托咪酯。

3. 放射治疗　放疗对于原发性肾上腺皮质癌作用有限,但是对于骨和中枢神经系统转移,放疗是一个选择,可以缓解疼痛症状。局部没有转移性病变,切缘阴性者可能会受益于局部放疗。

一般来讲,肿瘤完全切除后 1 周内血浆激素水平即可恢复正常,男性化和皮质醇增多症的症状和体征可在几周到几个月内缓解。如果肾上腺皮质癌患者行肿瘤切除术后，出现皮质醇分泌再次增加或术后持续有不能被抑制的皮质醇分泌，则提示肿瘤已复发或转移。一般肿瘤切除后高血压可在1周内消退。如果高血压在肿瘤切除后的1周或更长时间内仍然存在，可能是由于氢化可的松替代治疗过度，而不一定是由于肿瘤有残余。性征异常的肾上腺皮质肿瘤患儿，切除原发病灶通常可使异常的性征改善或消退。

肾上腺切除手术术前需要纠正电解质紊乱、高血糖、高皮质醇血症，围手术期需要应用应激剂量皮质醇以避免肾上腺皮质功能减退，特别是对需要切除双侧肾上腺的患者更重要。切除单侧肾上腺的患者，有可能存在对侧肾上腺萎缩，切除功能高的一侧肾上腺有可能导致暂时性或持久的肾上腺皮质功能减退。

4. 辅助治疗 类固醇合成抑制剂用于治疗手术无法切除以及手术未成功切除肿瘤的患者，可以用于所有皮质醇增高的患者，可以快速改善临床症状。目前最成功的药物是抗肾上腺皮质激素类药氨鲁米特，多用于成人，在儿童中的经验很少。该药毒性很强，可造成恶心、呕吐、食欲减退、腹泻、嗜睡、精神错乱、共济失调、视物模糊、头痛及肝肾损伤等，停药后大多可消退。该药阻碍类固醇的代谢，应在治疗期间监测皮质醇和醛固酮水平，以防止发生肾上腺功能不全。该药具有高脂肪吸收性，在停用药物后数月内仍可有残留，因此在这段时间内仍应继续监测类固醇水平。近年来有应用酮康唑治疗晚期肾上腺皮质癌，酮康唑可抑制11β-羟化酶，阻断皮质醇的合成，从而起缓解临床症状的作用。

醛固酮分泌增多者可应用螺内酯缓解症状，纠正低钾血症，但不能控制高血压。

【随访】

术后第1年是肿瘤最易复发的时期，因此建议应在术后第1年内，每个月检测1次肾上腺皮质激素，而后的第2～3年每3～4个月检测1次。即使激素水平仍在正常范围内，但是如果激素水平逐渐升高，也应高度怀疑肿瘤复发的可能，此类病例的身高、体重、阴毛或其他临床体征常会出现异常变化。

术后前2年每3个月做胸腹盆腔CT检查。2年无病生存后需要继续进行影像学监测，但是可以降低检查频率。

【预后】

肾上腺皮质癌的预后较差，总体5年生存率为54.2%。肾上腺皮质癌预后相关因素包括肿瘤功能状态、患儿年龄、肿瘤大小、重量、侵袭情况、有丝分裂、TP53和P57突变。肿瘤重量大于400g，大小大于10.5cm时，合并坏死，不典型有丝分裂，以及5岁后（5～19岁）就诊者生存率下降。年龄越小，预后越好，小于2岁的患儿长期生存率可达82%；相反，大于2岁患儿的生存率仅为29%。一些研究表明患儿年龄小于4岁，肿瘤局限，肿瘤小于10cm，5年生存率更高。大多数和肿瘤相关的死亡为较大年龄（5～19岁）以及存在远处转移。行手术切除的患者，切缘状态也和生存率有关。此外，是否完全切除肿瘤是影响预后最重要的因素。除手术完整切除病变外，具备以下几个因素者存活时间也明显延长：女性患儿、局限性肿瘤、无瘤生存时间超过12个月。肿瘤已发生局部浸润和转移的病例预后不良，无论手术与否，5年生存率均低于40%。其他影响预后的因素包括术中肿瘤破溃、累及腔静脉、被膜和/或血管受累、侵袭肾周软组织、融合状坏死、严重的核异型性（>15有丝分裂象/20个高倍视野），存在不典型有丝分裂象和转移的病例，即使这些肿瘤被完全切除，预后也较差。

肾上腺皮质癌5年存活率与分期有关，Ⅰ期66%～82%，Ⅱ期58%～63%，Ⅲ期24%～50%，Ⅳ期0～17%。最常见转移部位为肺和肝（40%～90%），其次为骨（5%～20%）。5%的患者对侧肾上腺可同时或异时存在肿瘤，很难确定是原发性还是转移性。

在无残留病变的病例中，肾上腺皮质肿瘤的大小也可影响预后。肿瘤的大小常通过重量、体积或最大直径评价，但关于临界重量值的变化很大。有研究发现在192例病例中，肿瘤大于200g者的生存率仅为39%，而小于200g者可达87%。

肿瘤分泌的激素类型也与预后有关。单纯表现为男性化的儿童肾上腺皮质肿瘤患儿的预后要比出现皮质醇增多症者好。

YAP1过表达是肾上腺皮质肿瘤预后不好的一个标志。Li-Fraumeni综合征的TP53阳性患儿复发率增高，需要多年随访。Ki-67标记指数（Ki-67 labeling index，Ki-67LI）≥15%也被认为是儿童肾上腺皮质癌预后不好的独立风险因素。

二、肾上腺腺瘤

肾上腺腺瘤是成人最常见的肾上腺肿瘤,常累及肾上腺皮质束状带,在成人通常为偶然发现,因此又称肾上腺偶发瘤(adrenal incidentaloma),是指没有症状和体征,偶然被发现的肾上腺占位性病变。随着 B 超、CT 和 MRI 技术的发展,其灵敏度足以发现直径小于 1cm 的肾上腺病变,使偶发瘤的发现增多。腺瘤被定义为良性,大多数没有代谢活性,也有报道肾上腺偶发瘤能分泌激素却不出现相关症状和体征的情况,称为亚临床性功能亢进(subclinical hyperfunction)。成人也有很小部分肾上腺腺瘤(7%)表现出代谢活性,但是与成人不同,儿童偶然发现的肾上腺腺瘤并不常见,比肾上腺皮质癌少见,多见于 5 岁以下或 10 岁以上儿童,女孩比男孩多见。

【病理生理】

皮质醇腺瘤多为单侧、单发。肉眼表现为边界清楚,表面光滑的包块,重量为 5~30g。常为椭圆形或圆形,由于富含脂肪组织,腺瘤外观呈黄色,切面色泽均一,可从黄色至褐色,肾上腺的非肿瘤部分萎缩(图 55-5)。显微镜下,腺瘤包膜完整,没有坏死,肿瘤细胞呈索状或巢状排列,由纤维血管基质分割。细胞为大的苍白空泡样,细胞核有小囊泡,类似正常的束状带,或者为小细胞,胞质嗜酸性,染色体致密,类似网状带(图 55-6)。醛固酮腺瘤为单个,圆形或椭圆形,体积小,切面呈橘黄色。电镜下显示皮质球状带细胞的特征,见大量透明细

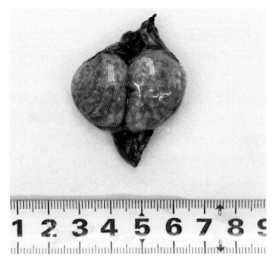

图 55-5　小儿肾上腺皮质腺瘤手术标本
女性,3 岁,标本切面金黄,质地中等,包膜完整。

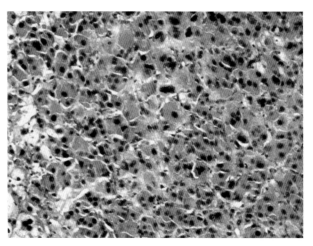

图 55-6　小儿肾上腺皮质腺瘤病理镜下表现
女性,3 岁,HE 染色,×400,胞质嗜酸性,部分呈颗粒状。细胞核大、深染,可见核仁。

胞。肾上腺皮质腺瘤从病理组织学上很难与肾上腺皮质癌鉴别。提示恶性的组织病理学表现包括包膜浸润、血管浸润、组织坏死、有丝分裂增加、存在不典型有丝分裂象等。

【临床表现】

没有功能的肾上腺肿瘤没有特异临床表现。儿童患者与成人相比具有激素活性,表现为外周性早熟、男性化、皮质醇增多症、高血压、女性化。肾上腺的小包块需要鉴别是无功能良性腺瘤还是有功能或恶性病变。儿童良性肾上腺皮质肿瘤和肾上腺皮质癌很难区分。

大多数腺瘤大小无明显变化,约 9% 的腺瘤在平均随访 3 年时直径增大 1cm。并且最初无功能的腺瘤很难再次出现功能,仅报道大概在小于 2% 腺瘤随访中再次出现分泌超生理剂量激素。

【诊断】

腺瘤的诊断评估包括 2 个方面:一方面排除恶性的可能,另一方面确定是否有代谢活性。生化检测包括血、尿雄烯二酮、硫酸脱氢表雄酮、睾酮和类固醇检测。超声检查为圆形或椭圆形边界清楚的包块,内部血管回声不一。CT 平扫对诊断肾上腺腺瘤具有价值。大多数腺瘤边缘光滑,回声一致,直径小于 4cm。富含脂肪是腺瘤的独特特点,如果 CT 平扫 CT 值小于 10HU,强烈提示为良性的肾上腺腺瘤。30% 的肾上腺腺瘤 CT 平扫 CT 值大于 10HU,可以通过增强 CT 延迟 15 分钟显像是否有对比剂快速排出确定诊断,如果对比剂排出大于 40%~60%,也可以考虑为肾上腺腺瘤(图 55-7)。

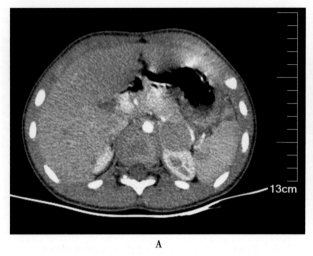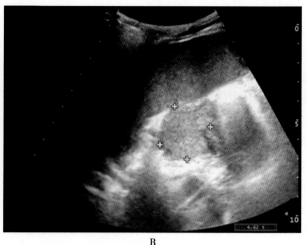

图 55-7　肾上腺皮质腺瘤 CT 及超声图像（女性，3 岁）
A. 增强 CT 水平面，显示左侧肾上腺实性肿瘤物；B. 超声，显示左肾上腺中等回声实性肿物。

但是要注意肾透明细胞癌和肝细胞癌转移病变也可以表现为对比剂快速排出。钆（gadolinium）增强 MRI 也可用于诊断肾上腺腺瘤，但是不如增强 CT 敏感。富含脂肪的腺瘤在反向化学位移成像的图像中强度下降，信号强度下降超过 20% 对诊断富含脂肪的腺瘤有很高的灵敏度和特异度。腺瘤在 T_1、T_2 加权像上有各种信号表现，罕见有出血坏死灶，但是不如增强 CT 敏感。肾上腺皮质癌和肾上腺腺瘤比较，肿瘤更大，具有异质性，更常见钙化。在 PET 上腺瘤通常不摄取 FDG，但是也有例外。

【治疗】

在成人，一般认为肾上腺腺瘤如有激素功能，无论肿瘤大小均应切除，如为无功能性肿瘤，直径在 4cm 以内的肾上腺腺瘤可仅予以观察其是否"安全"。目前尚无儿童肾上腺腺瘤治疗的标准。儿童肾上腺腺瘤会随年龄的增长而长大，因此发现时即使小于 4cm 也需要谨慎处理。另外，儿童肾上腺肿物多为神经母细胞瘤，因此一旦发现肾上腺肿瘤还是建议手术。采取观察方案的肿物需要影像学随访，确定是否生长。于 6 个月、12 个月、24 个月对患者进行随访做影像学检查。如果随访观察到肿瘤长大超过 1cm，建议手术切除。诊断后前 3～4 年需要每年对患者做代谢评估，但是没有临床症状患者是否需要再次评估代谢指标仍存争议。

第三节　小儿肾上腺肿瘤手术

肾上腺肿瘤手术入路取决于肾上腺肿瘤的类型、肾上腺肿瘤的大小、患者的体质、手术医师的经验和偏好，以及患者的意愿。

一、开放手术

随着腹腔镜技术开展越来越广泛，开放手术和腔镜手术相比，主要的优势就是可以直接控制局部肿瘤。因此，当肿瘤过大，有局部转移至邻近器官或血管受累，切除困难时，开放手术更有优势。肾上腺皮质癌，完整切除肿瘤很重要，建议开放手术，为了最大化暴露肾上腺肿物，同时切除受累的邻近结构或腔静脉瘤栓，建议选择胸腹或经腹部切口。

【背部入路】

背部入路可能是最简单且暴露最迅速的方法，优点在于并发症较少、手术时间短。而且，手术可完全在胸膜外与腹膜后间隙进行，无须进入胸腔或腹腔。缺点是需要折刀体位，可能会影响呼吸，手术视野较小，无法进一步探查腹腔。处理肾上腺静脉和大血管困难，如果术中出血过多，也不容易控制。该入路可用于醛固酮腺瘤，病变单一的肾上腺皮质腺瘤，或局限性良性病变。不适合大的肾上腺肿瘤和肾上腺皮质癌。

【经腹入路】

经腹入路可以选择肋下切口或上腹倒 V 字形切口。优点是适用于双侧肾上腺的探查，可探查腹腔内脏器及腹膜后部位,而且体位简单。适用于大的或恶性肾上腺肿瘤,腔静脉或广泛淋巴结受累病例。缺点是耗时较长,游离肾上腺较困难,术后易出现肠梗阻等并发症。

【腰部入路】

对于泌尿外科医师而言,腰部入路应更熟悉,且相对简单,通常可充分暴露肾脏及肾上腺。缺点是切口在肋骨下,不易进入肾上腺上方。若为双侧病变,需在术中改变体位。由于皮质醇增多症的患儿非常肥胖,皮下脂肪、大网膜和肠系膜脂肪均很厚,肾上腺位置又深,经腹入路操作反而困难,对腹腔内脏的干扰也很大,采用腰部胸膜外切口,一般切除第 11 肋甚至无须切除肋骨,肿瘤即位于切口下方,暴露良好,操作方便,而且不经腹,患儿术后肠功能恢复快。

【胸腹入路】

胸腹入路的优点是能够清楚地暴露后腹膜、肾上腺和大血管。缺点是手术相关并发症多,如切口疼痛、肺部病变、膈神经损伤,需要留置胸腔引流管。该方法适用于大的侵袭性肿瘤,合并腔静脉瘤栓,周围脏器或腔静脉存在广泛受累,经腹部切口不能够安全切除肿瘤的患者,因右肝和下腔静脉使其他入路暴露右肾上腺受限制,对右肾上腺肿瘤更适合。

二、腹腔镜辅助手术

1991 年 Ganger 做了第 1 例经腹腹腔镜辅助肾上腺切除手术。1995 年 Mercan 报道了第 1 例经后腹膜腔镜辅助肾上腺切除手术。腹腔镜肾上腺切除手术安全、有效、微创,患者耐受性好,术后恢复快,手术时间短,目前已经被认为是分泌型和非分泌型肾上腺肿瘤手术的"金标准"。目前腹腔镜已广泛应用于成人肾上腺肿瘤的治疗。近年来,国外也有腹腔镜治疗儿童肾上腺肿瘤的报道,切除的肾上腺肿瘤包括节细胞神经瘤、无功能性肾上腺腺瘤、嗜铬细胞瘤,甚至肾上腺皮质癌。但所有学者均认为目前的腹腔镜手术仅适用于儿童良性肾上腺肿瘤。目前建议腹腔镜辅助手术用于没有影像学风险因素的神经母细胞瘤,体积小于 100ml 的肾上腺良性肿瘤。此类手术切除率为 88%～100%,转开放手术率为 10%～15%,手术并发症发生率为 10%～30%。

与开放手术相比,腹腔镜辅助手术具有住院时间短、体表切口小、术后疼痛轻、恢复活动快等优点。

【经腹入路】

经腹入路可以采取平卧位或侧卧位。与腹膜后入路相比,经腹入路可以提供更大的工作空间和更好的手术视野,并且周围解剖结构更清晰。经侧腹入路由于肠管受重力作用远离手术术野,手术空间更大。平卧位可以同时行双侧肾上腺切除,而不需要改变患者的体位。但是平卧位常需要对周围的器官进行更多的游离和牵拉,因此最好仅于双侧肾上腺手术。侧腹入路被认为是腹腔镜肾上腺切除术的最佳入路,采取侧卧体位可牵开周围脏器,容易暴露肾上腺,操作空间大,容易定位,而且可同时检查腹腔内的情况。其缺点是当肿瘤较大时处理右肾上腺静脉较困难。经腹入路较适合普通外科腹腔镜医师,除周围脏器牵引较困难外,其余同经侧腹入路。

【经腹膜后入路】

经腹膜后入路已越来越多地为泌尿外科医师所接受,该入路不进入腹腔,避免了损伤腹腔内脏器,术后恢复快。该入路适用于小的肾上腺肿瘤,不过体重指数(body mass index, BMI)低,存在严重腹腔粘连的患者,也要根据医师的经验选择。缺点是腹膜后腔的空间较狭小,增加了器械安置和手术操作的难度,游离较大肿瘤以及过度肥胖后腹膜脂肪过多的患者操作困难;腹膜后腔在腹腔镜下的解剖学标志有限,对于缺乏相关手术经验的医师来说识别较困难。患者可以采取俯卧位或侧卧位。俯卧位可以同时做双侧肾上腺手术,而不需要重新更换患者体位。

腹腔镜手术成功的关键是选择合适的患者,医师熟练的操作技术,对解剖层次有很好的掌握,选择合适的入路,处理肿瘤精细,充分止血,合适的麻醉,以及对手术前后重要生命指标的监测。因直径大于 5～6cm 的肾上腺肿瘤有潜在恶性行为,能否通过腔镜手术安全切除还存在争议。多建议在肾上腺肿瘤侵袭周围组织,局部淋巴结扩散,肿瘤直径大于 8cm 情况下行开放手术。

三、机器人辅助手术

1999 年 Plazza 及同事,Hubens 及同事报道了第 1 例机器人辅助肾上腺切除术。皮质醇增多症行双侧机器人辅助肾上腺手术首次报道于 2014

年。机器人辅助手术被认为是腔镜手术的替代。机器人辅助手术的优点使其更适合处理位置深、质地脆、周围包绕大血管和脏器、一旦损伤则导致严重后果的肾上腺手术。目前机器人手术治疗恶性肾上腺肿瘤的预后尚缺乏相关证据。

四、腹腔镜单部位肾上腺切除术

腹腔镜单部位肾上腺切除术具有切口少，更美观，减少穿刺部位相关并发症（如出血、脏器损伤、切口疝）等优点。但是该术式更依赖于术者的技术，由于手术难度高，该术式目前常用于小的肾上腺良性肿瘤。与传统的腹腔镜手术类似，可以经腹入路或腹膜后入路。

五、围手术期治疗

儿童肾上腺皮质肿瘤多具有激素分泌功能，过量的皮质醇和/或醛固酮可导致患儿出现水、电解质紊乱以及高血压等情况，应在术前做好控制血压、纠正水、电解质失衡等准备工作，以增加手术的安全性。原发醛固酮增多症患者需要监测血电解质水平，以应对术后有持续低钾血症的可能。也有继发于对侧肾上腺功能受抑制术后长期高钾血症的可能。皮质醇增多症的患者需要监测术前高皮质醇对术后产生的不良反应，包括骨质疏松、骨折风险、高血糖、切口不易愈合、易于感染等。嗜铬细胞瘤术前应用α受体拮抗剂可以导致术后低血压，需要严密监测心肺功能及给予心肺支持。肾上腺切除、双侧肾上腺切除或意外切除孤立肾上腺都有术后肾上腺功能不全的风险。肾上腺肿瘤手术围手术期管理是一个多学科协作的过程，包括内科、放射科、内分泌科、麻醉科、泌尿外科及普通外科医师的互相协作。术前、术中及术后都需要仔细评估处理，以保证手术有效和安全。功能性肾上腺皮质肿瘤可导致对侧肾上腺皮质萎缩，肿瘤切除后会出现肾上腺皮质功能不全，甚至出现严重的肾上腺皮质危象而死亡。因此，此类病例均需要围手术期激素替代，术前、术中、术后均应监测肾上腺皮质功能，调整激素用量。

六、双侧肾上腺切除术

双侧肾上腺肿物，除见于库欣病和异位促肾上腺皮质激素综合征外，ACTH刺激导致的双侧肾上腺大结节，皮质醇增多症相关的双侧肿物也见于遗传综合征（如肾上腺色素性大结节增生症或多发性内分泌肿瘤1型），双侧产生皮质醇的肾上腺腺瘤或单侧分泌激素肾上腺肿瘤合并对侧偶然发现的肾上腺腺瘤。可以同时行腔镜手术，保留皮质，也可行机器人手术。避免行双侧肾上腺切除术，除非各种其他的手术及药物治疗方法均无效，或有禁忌证，或无法应用其他方法，并且高皮质醇状态很严重合并很高的病死率，必须控制。没有明确病因的双侧肾上腺肿瘤相关皮质醇增多症，建议切掉肿物大的一侧的肾上腺之后再次评估。

（杨屹　刘鑫）

参 考 文 献

［1］黄澄如. 实用小儿泌尿外科学［M］. 北京：人民卫生出版社，2006：637-641.

［2］KASTENBERG Z J, SCAIFE E R. Adrenocortical tumors in children［J］. Semin Pediatr Surg, 2020, 29（3）：150927.

［3］MIELE E, DI GIANNATALE A, CROCOLI A, et al. Clinical, genetic, and prognostic features of adrenocortical tumors in children：a 10-year single-center experience［J］. Front Oncol, 2020, 10：554388.

［4］LI F P, FRAUMENI J F Jr, MULVIHILL J J, et al. A cancer family syndrome in twenty-four kindreds［J］. Cancer Res, 1988, 48（18）：5358-5362.

［5］SANDRU F, PETCA R C, CARSOTE M, et al. Adreno-cortical carcinoma：pediatric aspects（Review）［J］. Exp Ther Med, 2022, 23（4）：287.

［6］MAGIAKOU M A, MASTORAKOS G, OLDFIELD E H, et al. Cushing's syndrome in children and adolescents. Presentation, diagnosis, and therapy［J］. N Engl J Med, 1994, 331（10）：629-636.

［7］BHOLAH R, BUNCHMAN T E. Review of pediatric pheochromocytoma and paraganglioma［J］. Front Pediatr, 2017, 5：155.

［8］GARCIA-MAYOR R V, PEREZ MENDEZ L F, PARAMO C, et al. Spontaneous complete remission of primary pigmented adrenocortical disease［J］. J Clin Endocrinol Metab, 1997, 82（10）：3517-3518.

［9］ZAMBAITI E, DUCI M, DE CORTI F, et al. Clinical prognostic factors in pediatric adrenocortical tumors：a meta-analysis［J/OL］. Pediatr Blood Cancer, 2021, 68（3）：e28836.

［10］MICHALKIEWICZ E L, SANDRINI R, BUGG M F, et al. Clinical characteristics of small functioning adrenocortical tumors in children［J］. Med Pediatr Oncol, 1997, 28（3）：175-178.

［11］FIGUEIREDO B C, STRATAKIS C A, SANDRINI R, et al. Comparative genomic hybridization analysis of adrenocortical tumors of childhood［J］. J Clin Endocrinol Metab, 1999, 84(3): 1116-1121.

［12］ROSS J H. Phenchromoeytoma. Special consideration in children［J］. Urol Clin North Am, 2000, 27(3): 393-402.

［13］CIFTCI A O, SENOCAK M E, TANYEL F C, et al. Adrenocortical tumors in children［J］. J Pediatr Surg, 2001, 36(4): 549-554.

［14］PATIL K K, RANSLEY P G, MCCULLAGH M, et al. Functioning adrenocortical neoplasms in children［J］. BJU Int, 2002, 89(6): 562-565.

［15］DOKUMCU Z, DIVARCI E, ERTAN Y, et al. Laparoscopic adrenalectomy in children: a 25-case series and review of the literature［J］. J Pediatr Surg, 2018, 53 (9): 1800-1805.

［16］ALAN J W, LOUIS R K, ALAN W P, et al. Campbell's urology: Vol 4［M］. 11th ed. Philadelphia: Elsevier, 2016: 2117-2175.

［17］GRUMBACH M M, BILLER B M, BRAUNSTEIN G D, et al. Management of the clinically inapparent adrenal mass("incidentaloma")［J］. Ann Intern Med, 2003, 138 (5): 424-429.

［18］WIENEKE J A, THOMPSON L D, HEFFESS C S. Adrenal cortical neoplasms in the pediatric population: a clinicopathologic and immunophenotypic analysis of 83 patients［J］. Am J Surg Pathol, 2003, 27(7): 867-881.

［19］GUPTA N, RIVERA M, NOVOTNY P, et al. Adreno-cortical carcinoma in children: a clinicopathological analysis of 41 patients at the Mayo Clinic from 1950 to 2017［J］. Horm Res Paediatr, 2018, 90(1): 8-18.

［20］MASIAKOS P T, GERSTLE J T, CHEANG T, et al. Is surgery necessary for incidentally discovered adrenal masses in children?［J］. J Pediatr Surg, 2004, 39(5): 754-758.

［21］MICHALKIEWICZ E, SANDRINI R, FIGUEIREDO B, et al. Clinical and outcome characteristics of children with adrenocortical tumors: a report from the International Pediatric Adrenocortical Tumor Registry ［J］. J Clin Oncol, 2004, 22(5): 838-845.

［22］RIBEIRO R C, FIGUEIREDO B. Childhood adreno-cortical tumours［J］. Eur J Cancer, 2004, 40(8): 1117-1126.

［23］STEWART J N, FLAGEOLE H, KAVAN P. A surgical approach to adrenocortical tumors in children: the mainstay of treatment［J］. J Pediatr Surg, 2004, 39(5): 759-763.

第五十六章

肾母细胞瘤及其他肾脏肿瘤

儿童肾脏肿瘤，以肾母细胞瘤最为常见。国外文献报道在颅外恶性实体肿瘤中，肾母细胞瘤发病率居第三位，仅次于神经母细胞瘤和软组织肉瘤。国内的儿童青少年癌症发生率统计结果显示肾母细胞瘤略低于骨肿瘤，与颅外其他恶性实体肿瘤差别不大，或许与统计方式不同有关。小儿肾母细胞瘤和其他肾脏肿瘤的病因、病理、诊断和治疗，一直因其研究深入、疗效甚好而成为小儿恶性肿瘤的重要领域，其中，肾母细胞瘤堪称儿童恶性实体肿瘤成功治疗的典范。

第一节　肾母细胞瘤

肾母细胞瘤（nephroblastoma）是儿童时期最常见的肾肿瘤。1814 年 Rance 首次描述了这种肿瘤。1899 年德国医师 Max Wilms 较为详细系统地描述了该肿瘤的特征，因此长期以来以其姓氏命名的"威廉姆斯瘤（Wilms tumor）"这一名词被广泛采用并沿用至今。近代病理学研究发现该肿瘤在组织学上由极其类似于胚胎肾母细胞的基本成分组成，因此称为肾母细胞瘤。

近年来随着手术、化疗及放疗等治疗手段的综合应用，肾母细胞瘤的预后有所显著改善，美国儿童肿瘤协作组（Children's Oncology Group，COG）数据显示，Ⅰ～Ⅱ期预后良好型肾母细胞瘤 4 年生存率可达 98%，Ⅲ～Ⅳ期预后良好型肾母细胞瘤 4 年生存率可达 86% 以上。肾母细胞瘤是肿瘤治疗取得巨大成功的实例之一，目前也是儿童恶性实体瘤中应用综合治疗效果最好，即生存率最高和生活质量最好的恶性实体肿瘤。

【发病概况】

肾母细胞瘤在美国 15 岁以下的儿童中的发病率约为 8.2/100 万，每年新发病例约 650 例，占小儿所有恶性肿瘤的 5%～6%，占实体性肿瘤的 8%，非洲裔儿童肾母细胞瘤发病率最高，约为 10/100 万，亚洲儿童发病率最低，约为 3/100 万。在白人儿童中，发病率为（6～9）/100 万。

单侧肾母细胞瘤在不同性别中的发病率相近，男女比例约为 0.92∶1，但在双侧肾母细胞瘤患儿中，男女比例差别较大，男女比例约为 0.6∶1。在所有的肾母细胞瘤患儿中，绝大多数为单侧发病，左右肾发病率相近，双侧发病患者占 5%～10%。发病年龄主要集中在出生后最初 5 年内，多见于 2～4 岁，单发病例发病年龄较迟，平均初诊年龄为 44 个月，双侧或多发病例发病年龄较早，平均初诊年龄为 31 个月。据报道，约 10% 的肾母细胞瘤伴发各种先天性畸形，如虹膜缺如、偏侧肥大、Beckwith-Wiedemann 综合征及泌尿生殖器畸形等。这些畸形甚至同时出现，组成 Denys-Drash 综合征（由肾母细胞瘤、性腺异常和肾病综合征组成的三联征）或 WAGR 综合征（Wilms 瘤、虹膜缺如、泌尿生殖器畸形及智力发育迟缓）。

【病因及分子遗传学机制】

肾母细胞瘤因发病年龄早，且常伴发泌尿生殖系畸形，因此被认为是先天性肿瘤。它在发生学上的最早时期可能发生在胚胎肾和生殖器分化之前，可能与胚胎肾发育过程中某些遗传物质分子结构的异常有关。其病因及分子遗传学机制主要包括以下几种学说。

1. 二次突变假说　Knudson 在 1971 年提出二次突变假说适用于肾母细胞瘤。这个假说认为肿瘤第一次突变可以发生在生殖细胞或体细胞。若第一次突变发生在生殖细胞,则受累细胞形成的新个体的所有细胞都有这个突变,其后任意细胞发生第二次突变即可发生肿瘤,其导致的家族性肾母细胞瘤发病年龄早,且累及双肾或多发者较多。而第一次突变发生在胚胎的体细胞者,包含一、二次的二次突变均发生在同一体细胞的概率极小,这就是散发性肾母细胞瘤多为单侧且发病年龄较迟的原因。

家族性肾母细胞瘤并不常见,患有肾母细胞瘤的儿童,其兄弟姐妹患肾母细胞瘤的概率小于1%。美国儿童肿瘤协作组(Children's Oncology Group, COG)和国际儿童肿瘤学会(International Society of Pediatric Oncology, SIOP)的家族性病例中同时或相继发生双侧肿瘤的比例比 NWTSG 的全部病例中双侧肿瘤的比例没有明显升高,但是家族性单侧或双侧病例的平均初诊年龄比相应的散发病例组明显减小。这些统计资料的结果可以用二次突变假说进行解释。

2. 肾源性残余与肾母细胞瘤的发生　肾母细胞瘤的肿瘤组织学形态与胚胎肾颇有相似之处,特别是高分化的上皮细胞优势型肾母细胞瘤组织结构酷似未成熟的肾小管和肾小球。这些流行病学和组织学特点使人们联想到肾母细胞瘤的发生可能与胚胎肾分化异常有关。Beckwith 等分析研究了 NWTSG 多年积累的资料,并总结长期以来人们在肾母细胞瘤病理学研究中的发现,于 1990 年首次提出"肾源性剩余"(nephrogenic rest, NR)的概念,认为肾源性剩余是肾母细胞瘤的前期病变。

根据 Beckwith 等对 NR 动态变化的研究,绝大多数肾源性剩余最终退化消失,而不退化的肾源性剩余则可能进展为增生期 NR 或肿瘤期 NR,并可能进一步发展为肾母细胞瘤。结合二次突变假说的观点,肾源性剩余可能是第一次突变的结果,如果肾源性剩余内部的细胞再发生第二次突变,则可导致肾母细胞瘤的发生(图 56-1)。

Beckwith 等报道 41% 的肾母细胞瘤伴发有肾源性剩余,而在同时双侧肿瘤病例中肾源性剩余的发生率几乎为 100%。复旦大学附属儿科医院研究发现有 27% 的病例,其瘤旁肾组织中有肾源性剩余存在。这些结果均明显高于无肿瘤肾脏中肾源性剩余的检出率。从组织学方面看,肾母细胞瘤的组织成分构成与伴发的肾源性剩余也非常相似。以上研究结果表明肾源性剩余与肾母细胞瘤的发生

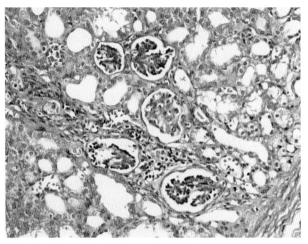

图 56-1　肾母细胞瘤旁肾中的肾源性剩余
HE 染色,×100 倍。
(图片资料由首都医科大学附属北京儿童医院肿瘤外科王焕民教授、病理科何乐建教授提供)

有关,肾源性剩余可能是肾母细胞瘤的前期病变。Park 等研究发现肾母细胞瘤与其邻近的肾源性剩余中有相同的 *WT1* 基因突变,认为肾母细胞瘤和肾源性剩余都来源于相同的干细胞,支持肾源性剩余是肾母细胞瘤前期病变的观点。

【与肾母细胞瘤有关的基因】

1. *WT1* 基因　细胞遗传学通过对 WAGR 综合征患者染色体结构缺失的分析,发现与发病有关的基因涉及 11 号染色体短臂(11p),提示该部位的基因突变与肾母细胞瘤的发生有关。随后有研究报道约 1/3 的非遗传性肾母细胞瘤患者发生了肿瘤特异性的 11p 的 DNA 杂合性丢失。1990 年,同时有 3 个研究小组在这一区域分离克隆出这个基因,并命名为 *WT1* 基因。

WT1 基因的功能就是通过调控这些基因的转录而调控细胞生长,抑制其过度增殖。如果 *WT1* 基因功能丧失,则可能导致细胞过度增殖而发生肿瘤。*WT1* 在胚胎肾中的表达水平很高,但仅限于生后肾原基细胞、肾小囊和肾小球上皮细胞中,而在成熟肾组织中的表达却很低。在原位杂交中发现,在后肾胚基细胞向上皮细胞分化的过程中有 *WT1* mRNA 的高表达,成熟上皮细胞中则不再表达 *WT1* mRNA。这些研究表明 *WT1* 基因还有促进分化的功能,在胚胎肾和性腺发育中有重要作用。可以推断,如果在肾胚胎细胞分化过程中 *WT1* 的表达发生障碍,就可能导致肾胚胎细胞分化停滞,这些分化停滞的肾胚胎细胞如果未能退化消失,则可形成肾源性剩余。

2. *WT2* 基因　有研究发现部分肾母细胞瘤仅仅在 11p15 区有杂合性丢失,表明除上述 *WT1* 基因外,还存在另一个基因与肾母细胞瘤的发生有关,该未知基因被命名为 *WT2* 基因。

虽然 *WT2* 基因尚未得到分离,但在对 11p15 区域杂合性丢失的研究中已有不少基因定位于该区域。位于 11p15.5 的 *IGF2* 基因是其中之一。在肾母细胞瘤中 *IGF2* 表达增加,是一个抑制其表达的正常基因功能丧失的结果。但 *WT2* 和 *IGF2* 是否为同一基因,目前还不清楚。此外,相邻位点的另一个印迹基因,即 *H19* 基因也被列为 *WT2* 的候选基因。

3. *AMER1* 基因　又称 *WTX* 基因,位于 X 染色体上的 Xq11.1。其改变可以出现在 15%~20% 的肾母细胞瘤病例中。*AMER1* 中的种系突变可以导致 X 连锁硬化性骨发育不良以及先天性骨病伴颅骨硬化。大多数 *AMER1* 改变的肾母细胞瘤病例伴有 11p15 表观异常。

4. 其他基因　1q 获得是肾母细胞瘤中最常见的细胞遗传学异常之一,约 30% 的肾母细胞瘤患儿伴有 1q 获得。目前研究表明 1q 的获得预后较差。1q 获得患者的 8 年无事件生存率为 77%,总生存率为 88%;1q 正常的患者 8 年无事件生存率为 90%,总生存率为 96%。

研究发现,约 11% 患儿伴有 1p 杂合性丢失,16q 杂合性丢失发生率约为 17%,在 NWTSG 研究中,这 2 例发生缺失的患儿的无复发生存率和总生存率显著降低。在近期的 COG 研究中,伴有 1p 和 16q 的杂合性丢失预后良好型肾母细胞瘤患儿,进行了更积极的治疗。

目前认为与家族易感有关的基因有 11p13 的 *WT1*、17q12~21 的 *FWT1* 和 19q13 的 *FWT2*。最近有研究表明这 3 个基因在家族性肾母细胞瘤中不存在连锁关系,而且除此之外至少还有 1 个与家族性肾母细胞瘤有关的基因有待研究发现。

除上述基因之外,文献报道的涉及肾母细胞瘤遗传和生物学的染色体区域还包括 4p、7p、14p、17p(即 *TP53* 基因部位)和 18q 等。抑癌基因 *TP53* 在多种肿瘤中有较高的突变率,但在肾母细胞瘤中的突变率较低。研究表明 *TP53* 突变与间变性肾母细胞瘤有明显相关性,提示 *TP53* 突变可能是肾母细胞瘤间变的基础。

综上所述,肾母细胞瘤的发生和发展可能涉及包括抑癌基因 *WT1* 在内的多个基因位点。这些基因的遗传学改变正在日益被揭示,这不仅使人们对肾母细胞瘤的理解越来越深入和明确,而且正为临床决定强化治疗提出新的有用的预后因素。

【病理】

1. 大体表现　肉眼观察肿瘤外观呈类球形实质性肿块,大小不一,挤压肾组织而形成一层较明显的薄而脆的假被膜,与正常肾组织边界较清楚。大多数情况下肿瘤切面呈鱼肉状,灰白或者灰红色,常伴有出血、坏死或囊性变。大范围的坏死可使肿瘤表现为巨大的假性囊肿,囊壁不规则(图 56-2~图 56-5)。

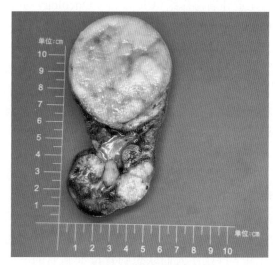

图 56-2　肾母细胞瘤

肾母细胞瘤手术切除标本(男性,1 岁,术前未化疗)。(本图片资料由首都医科大学附属北京儿童医院肿瘤外科王焕民教授、病理科何乐建教授提供)

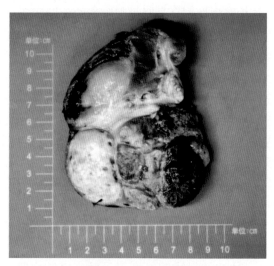

图 56-3　肾母细胞瘤

肾母细胞瘤手术切除标本(男性,1 岁 9 个月,术前化疗后)。(本图片资料由首都医科大学附属北京儿童医院肿瘤外科王焕民教授、病理科何乐建教授提供)

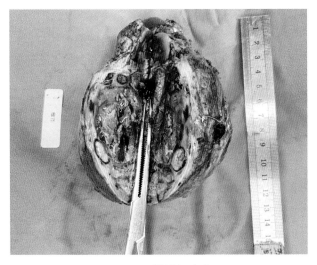

图 56-4 肾母细胞瘤

肾母细胞瘤手术切除标本,男性,2 岁 2 个月,术前化疗后肿瘤可见坏死组织。

(本图片资料由首都医科大学附属北京儿童医院肿瘤外科王焕民教授提供)

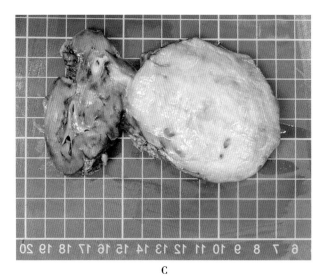

C

图 56-5 左侧巨大肾母细胞瘤

A. 左侧肾母细胞瘤发病时影像;B. 左侧肾母细胞瘤化疗后影像;C. 左侧瘤肾切除术后标本。

患儿,女性,9 个月,术前化疗后肿瘤缩小不明显,行肿瘤根治术,术后规范化疗,未见复发。

(本图片资料由首都医科大学附属北京儿童医院肿瘤外科王焕民教授、病理科何乐建教授提供)

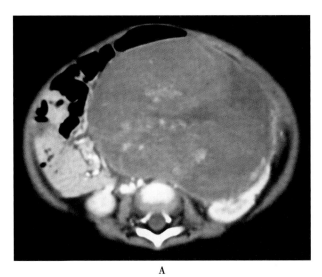

A

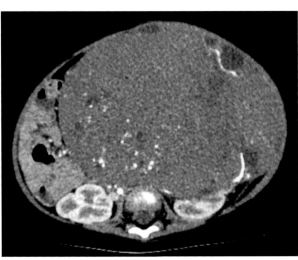

B

2. 镜下表现:肾母细胞瘤显微镜下具有 3 种不同发育阶段的肾脏组织学结构,包括间叶、上皮和胚芽成分。胚芽成分为排列紧密的较小的幼稚细胞,其核呈卵圆形、核仁不明显,胞质中等量,核分裂象常见,对周围组织有侵袭性。大多数肾母细胞有上皮成分的分化,排列成菊形团样、原始小管样或乳头样。异源性的上皮分化也可见到,最多的是黏液和鳞状上皮,纤毛上皮偶可出现。间叶成分多为幼稚间叶组织,黏液性和梭形细胞这些成分几乎在所有的标本中可见,可出现肌纤维和成纤维细胞,并呈各种程度的分化。几乎所有的间叶分化形式,可以观察到包括脂肪组织、软骨、骨、成熟神经节细胞和神经胶质组织等。有时这些异源性成分十分明显。以上 3 种组织成分所占比例的多少在不同病例及同一病例的不同部位各有不同,据此将肾母细胞瘤分为 4 种组织成分类型,如果肿瘤组织中某种组织成分占 65% 以上,即分别称为上皮型、间叶型或胚芽型;如果 3 种成分均未达到 65%,则称为混合型。

【组织学分型】

NWTSG 经过一系列研究,提出根据肾母细胞瘤的细胞分化程度进行分类更有利于反映肿瘤的预后和指导临床治疗。据此将肾母细胞瘤分为 2 种组织学类型,即预后好的组织学分型(favorable histology，FH）和预后差的组织学分型（unfavorable histology，UH）。

1. 预后好的组织学分型 除无间变的肾母细胞瘤外，还包含囊性部分分化型肾母细胞瘤。

2. 预后差的组织学分型 此型过去包括间变性肾母细胞瘤、肾透明细胞肉瘤和肾横纹肌样瘤。近年来多数学者认为肾透明细胞肉瘤与肾横纹肌样瘤不是来自生后肾原基，不属于肾母细胞瘤范畴。

间变性肾母细胞瘤，肿瘤细胞间变有严格的定义，必须具备以下表现：①间变细胞的细胞核直径比同类肿瘤细胞核大 3 倍以上；②细胞核染色质明显增多，核染色明显加深；③有多极核分裂象，根据范围可分为局灶性间变和弥漫性间变。局灶性间变是指间变肿瘤细胞在某些部位局限成簇，而弥漫性间变则是间变肿瘤细胞散在分布于肿瘤组织的各个部位。弥漫性间变多发生于年龄较大的儿童，预后尤差。

以欧洲地区为代表的国际儿科肿瘤学会（International Society of Pediatric Oncology，SIOP）推荐术前化疗，术后根据病理类型分为不同危险组。①低危组：中胚叶肾瘤、部分囊性分化型肾母细胞瘤和完全坏死型肾母细胞瘤；②中危组：间叶为主型、上皮为主型、混合型、退行性变和局灶间变型；③高危组：胚芽为主型、弥漫间变型、透明细胞肉瘤和横纹肌样瘤。

【临床表现】

1. 腹部包块 90% 的患者以发现腹部包块和腹围增加为首诊原因，且该表现常常是早期病例的唯一症状和体征。腹部包块多在家长或幼保人员给患儿更衣或洗澡时被发现。包块一般位于一侧上腹季肋部，表面光滑、实质性、中等硬度、无压痛，较固定；肿瘤巨大者可超越中线但不常见，可引起一系列压迫症状如下肢水肿、腹壁静脉怒张等。

2. 腹痛 约 40% 的患者可伴有腹痛，主要是由于肿瘤浸润或压迫邻近组织器官、出血坏死或肝脏转移。偶有患者因肿瘤破溃到腹腔表现为急腹症而就诊者。

3. 发热 发热也是肾母细胞瘤的常见症状，多为低热，是肿瘤释放致热原导致的肿瘤性发热。约 18% 的肾母细胞瘤患儿出现肉眼血尿，24% 的患者出现镜下血尿，提示肿瘤可能已经侵袭集合系统。

4. 高血压 约 25% 的儿童在就诊时患有高血压。高血压一般是肿瘤压迫造成肾组织缺血后肾素分泌增加导致的。

5. 贫血 贫血多由肿瘤内出血、肿瘤消耗导致。

6. 红细胞增多症 红细胞增多症通常是肿瘤自身分泌促红细胞生成素导致。

7. 肺栓塞 很少有患儿表现为肺栓塞。

【诊断】

1. B 超检查 B 超由于其方便和无创的特点，现已成为发现上腹部包块后的首选检查，超声检查可以判定肿块是否来自肾脏，了解肿物的部位、性质、大小及其与相邻脏器的关系。

2. 泌尿系统平片和静脉肾盂造影 仔细阅读泌尿系统平片可以见到患侧肾肿瘤的软组织影，钙化少见。静脉肾盂造影可见肾影增大，肾盂、肾盏受压而变形、拉长、移位。约 10% 的病例患侧肾脏完全不显影。静脉肾盂造影同时还能了解对侧肾脏的形态和功能状况，目前该检查临床应用已相对较少。

3. CT 检查 由于 CT 的密度分辨率高，CT 检查可以精确显示肾脏和腹膜后的解剖关系，不仅可以明确肿瘤的部位，还可以明确肿瘤的大小、内部结构及其与周围脏器的毗邻关系，同时还能明确肾静脉和下腔静脉内有无瘤栓以及腹膜后有无肿大的淋巴结，对肿瘤临床分期具有重要参考价值。CT 同样可作为肾母细胞瘤化疗的随访手段，帮助临床医师判断疗效和选择化疗后的手术时机。化疗有效者 CT 可见肿瘤缩小，常伴有囊性变（密度减低）或钙化，有时仅表现为囊性变。但在对于双侧肾母细胞瘤的诊断中，可能会有 0.25% 的患儿因肿瘤较小而被忽略（图 56-6～图 56-9）。

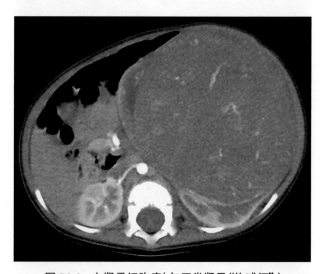

图 56-6 左肾母细胞瘤（与正常肾呈"抱球征"）
（图片资料由首都医科大学附属北京儿童医院肿瘤外科王焕民教授提供）

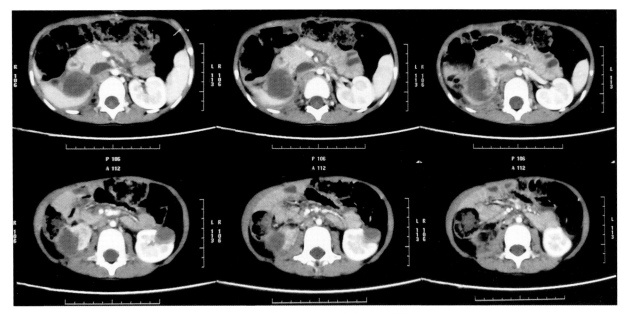

图 56-7 右肾母细胞瘤伴局部淋巴结转移
（图片资料由首都医科大学附属北京儿童医院肿瘤外科王焕民教授提供）

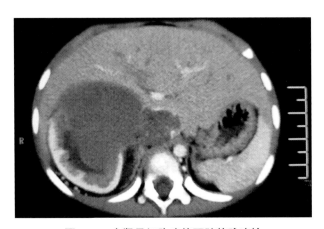

图 56-8 右肾母细胞瘤伴下腔静脉瘤栓
（图片资料由首都医科大学附属北京儿童医院肿瘤外科王焕民
教授提供）

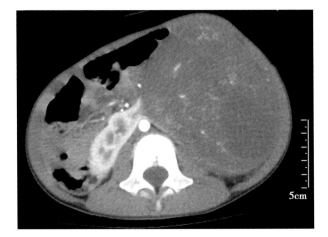

图 56-9 马蹄肾肾母细胞瘤
（图片资料由首都医科大学附属北京儿童医院肿瘤外科王焕民
教授提供）

4. MRI 检查 MRI 对肾母细胞瘤的诊断价值优于 CT，因为 MRI 除像 CT 一样可明确肿瘤大小、性质以及与周围脏器的毗邻关系外，还可以清晰地显示下腔静脉内的瘤栓，尤其是 MRI 的冠状面图像，可以清晰地显示瘤栓的范围，对评估肿瘤临床分期和手术切除的可能性及制订手术方案具有重要参考价值（图 56-10）。

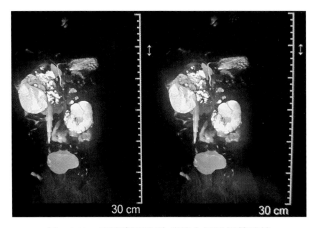

图 56-10 双侧肾母细胞瘤伴右侧输尿管瘤栓
（本图片资料由首都医科大学附属北京儿童医院肿瘤外科
王焕民教授、病理科何乐建教授提供）

5. 胸部 CT 肾母细胞瘤最常见的转移部位为肺、肝脏，约 15% 的患者会出现肺转移。CT 是检测转移性肺结节灵敏度最高的方法（图 56-11）。

6. 实验室检查 肾母细胞瘤至今尚无诊断性肿瘤标志物。一些指标如 NSE 可以用于鉴别肿瘤

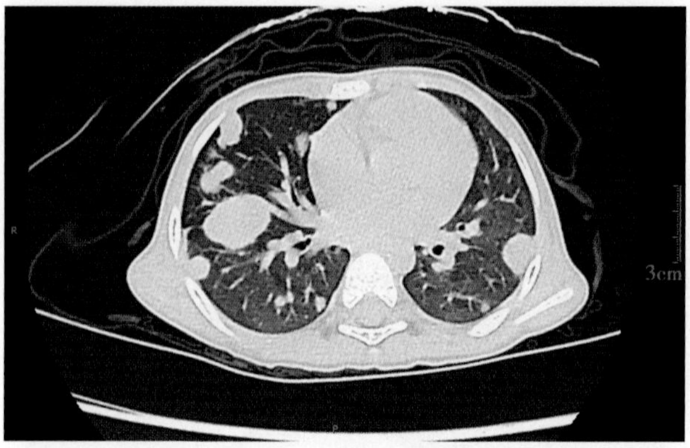

图 56-11　肾母细胞瘤双肺弥漫多发转移

（本图片资料由首都医科大学附属北京儿童医院肿瘤外科王焕民教授、病理科何乐健教授提供）

破裂/肾脏神经母细胞瘤。AFP 可予以鉴别畸胎瘤型肾母细胞瘤。肾母细胞瘤在没有影像学可见的骨转移前，极少浸润骨髓，因此一般不必常规进行骨髓穿刺检查。

常规实验室检查包括血常规、尿常规、肌酐、尿素氮和肝功能等，可帮助了解患者重要器官功能状态、有无贫血或红细胞增多症、肿瘤是否可能侵袭肾盂肾盏或输尿管，同时也为治疗后随访提供基础数据。

【临床病理分期】

临床病理分期对于评估预后及制订治疗方案至关重要，合理的分期方案应该与患者的预后一致，才能更好地指导临床治疗。目前，国际上通用的临床分期主要参照以北美地区为代表的 COG 和以欧洲为代表的 SIOP，目前国内的分期系统主要参考 COG。

1. COG 分期

（1）Ⅰ期：肿瘤局限于肾内，可完整切除，肾被膜完整，术前瘤体无破裂或活检，肾窦血管未侵袭，切缘阴性，淋巴结阴性。

（2）Ⅱ期：可完整切除，切缘阴性，肿瘤局部浸润（肾被膜、肾窦），肾窦血管侵袭，切缘阴性，如果血管瘤栓，能随瘤肾一并切除则考虑为Ⅱ期。

（3）Ⅲ期：腹盆腔淋巴结受累，肿瘤穿透腹膜表面或腹膜种植，肉眼或镜下残留，肿瘤侵袭重要脏器，肉眼无法完整切除，术前或术中肿瘤破裂，术前活检，肿瘤分块切除。

（4）Ⅳ期：血行转移（肺、肝、骨、脑），腹盆腔外淋巴结转移。

（5）Ⅴ期：双侧肾母细胞瘤。

2. SIOP 分期

（1）Ⅰ期：肿瘤局限在肾脏或肾周纤维假包膜

内，未侵袭外膜，可完整切除，切缘阴性；肿瘤组织可突入肾盂系统，但周围管壁未受累；肾窦血管未受累；肾内血管可受累；经皮穿刺活检；肾周脂肪/肾窦可出现坏死。

（2）Ⅱ期：肿瘤延伸至肾脏或肾周纤维假包膜外，侵袭肾周脂肪，可完整切除，切缘阴性；肿瘤侵袭肾窦血管、淋巴管，可完整切除；肿瘤侵袭邻近脏器或下腔静脉，但可完整切除；可穿刺活检。

（3）Ⅲ期：肿瘤无法完整切除，切缘残留（肉眼或镜下残留）；腹部淋巴结受累；术前肿瘤破裂；肿瘤侵袭腹膜组织；腹膜种植转移；血管或输尿管切缘有瘤栓残留，分块切除；术前活检手术；如果化疗后淋巴结或切缘为坏死，认定为Ⅲ期。

（4）Ⅳ期：血行转移（肺、肝、骨、脑），腹盆腔外淋巴结转移。

（5）Ⅴ期：双侧肾母细胞瘤。

【治疗】

肾母细胞瘤的治疗原则仍然是以手术、化疗和放疗结合的综合治疗，但手术切除是整体治疗的基石。按照 COG 方案治疗的优点是可以得到最原始、最准确的病理结果，但如果瘤体较大，则术中出血、瘤体破裂、手术难度增大以及血行转移风险增大。依据 SIOP 方案治疗的优点是化疗后肿瘤体积缩小，便于手术切除，术中出血少，化疗后有瘤体周围纤维假包膜形成，术中瘤体破裂概率低，但缺点是可能会出现病理类型不准确及误诊。

虽然 COG 推荐直接手术切除，但对于一些特殊类型肾母细胞瘤，推荐术前化疗，如孤立肾肾母细胞瘤，下腔静脉瘤栓位置高于肝静脉水平，肿瘤侵袭周围脏器（脾脏、胰腺、结肠），肾上腺除外，无法手术的肾母细胞瘤、弥漫性肺转移，双侧肾母细胞瘤，术后应结合分期、病理、1p/16q 杂合性丢失情况等综合考虑，参照 COG 标准进行规范化治疗，具体见表 56-1。

临床诊断为肾母细胞瘤后，可根据分期进行术前化疗（虽然穿刺活检并不会提升分期，但不作为常规检测），4 周/6 周评估，术后根据分期及病理分型，采取进一步治疗方案；双侧肾母细胞瘤治疗上以单侧最高分期为准。术后镜下所见为化疗后组织类型，故病理结果报告时应严格按照 SIOP 推荐的肾母细胞瘤亚型的组织学标准进行分类，同时结合分期，进行危险度分组，针对性地进行个体化治疗（表 56-2）。

表 56-1　COG 规范化治疗原则

分期	分型	其他临床和生物学因素	1p, 16q 杂合性丢失	化疗	放疗
I 期	预后良好型	年龄＜2 岁，瘤重＜550g	任何	—	—
		年龄≥2 岁，瘤重≥550g	无	AV×19 周	—
		年龄≥2 岁，瘤重≥550g	有	AVD×25 周	—
	局灶间变型	任何	任何	AVD×25 周	10.8Gy
	弥漫间变型	任何	任何	AVD×25 周	10.8Gy
II 期	预后良好型	任何	无	VA×19 周	—
			有	AVD×25 周	—
	局灶间变型	任何	任何	AVD×25 周	10.8Gy
	弥漫间变型	任何	任何	VDCBE×30 周	10.8Gy
III 期	预后良好型	任何	无	AVD×25 周	腹部 10.8Gy，残留灶增加 10.8Gy
			有	VDACE×31 周	腹部 10.8Gy，残留灶增加 10.8Gy
	局灶间变型	任何	任何	AVD×25 周	腹部 10.8Gy，残留灶增加 10.8Gy
	弥漫间变型	任何	任何	VDCBE×30 周	腹部 20Gy，残留灶增加 10.8Gy
IV 期	预后良好型	6 周肺结节达 CR	无	AVD×25 周	—
		6 周肺结节达 CR	有	VDACE×31 周	肺部 12Gy
		6 周肺结节未达 CR	任何	VDACE×31 周	肺部 12Gy
	局灶间变型	任何	任何	VDCBE×30 周	肺部 12Gy
	弥漫间变型	任何	任何	ADCBEI×36 周	肺部 12Gy

注：AV. 长春新碱 / 放线菌素 D；AVD. 长春新碱 / 放线菌素 D/ 多柔比星（多柔比星累积剂量 150mg/m²）；CR. 完全缓解；VDACE. 长春新碱 / 放线菌素 D/ 多柔比星 / 环磷酰胺 / 依托泊苷（多柔比星累积剂量 195mg/m²）；VDCBE. 长春新碱 / 多柔比星 / 卡铂 / 环磷酰胺 / 依托泊苷；VDCBEI. 长春新碱 / 多柔比星 / 环磷酰胺 / 依托泊苷 / 伊立替康（多柔比星累积剂量 225mg/m²）。

表 56-2　SIOP 规范化治疗原则

分期	术前化疗	组织学	其他临床或生物学因子	术后化疗	放疗
I 期	AV×4 周	低危组		—	—
		中危组	肿瘤体积大于 500ml	AV×4 周	—
		高危组		AVD×27 周	—
II 期	AV×4 周	低危组		AV×27 周	—
		中危组	肿瘤体积大于 500ml	AV/AVD×27 周	—
		高危组		DCBE×34 周	25.2Gy 局部，残留病灶加 10.8Gy
III 期	AV×4 周	低危组		AV×27 周	—
		中危组	肿瘤体积大于 500ml	AV/AVD×27 周	14.4Gy 局部，残留病灶加 10.8Gy
		高危组		DCBE×34 周	25.2Gy 局部，残留病灶加 10.8Gy
IV 期	AVD×6 周	低危组	肺转移达 CR	AVD×27 周	III 期局部放疗
			肺转移未达 CR	DCBE×34 周	肺部 15Gy，III 期局部放疗
		中危组	肺转移达 CR	AVD×27 周	III 期局部放疗
			肺转移未达 CR	DCBE×34 周	肺部 15Gy，III 期局部放疗
		高危组	肺转移达 CR	DCBE×34 周	II/III 期局部放疗
			肺转移未达 CR	DCBE×34 周	肺部 15Gy，II/III 期局部放疗

注：AV，长春新碱 / 放线菌素 D；AVD，长春新碱 / 放线菌素 D/ 多柔比星（多柔比星累积剂量 I～III 期 250mg/m²，IV 期 300mg/m²）；CR，完全缓解；DCBE，多柔比星 / 环磷酰胺 / 卡铂 / 依托泊苷。

【特殊病例的治疗】

1. 双侧和孤立肾肾母细胞瘤　目前已知病例中,双侧肾脏实性占位基本上都考虑为肾母细胞瘤,无论是 COG 还是 SIOP,均推荐常规术前化疗,两者对术前化疗方案的选择有所不同。化疗后评估双侧肾脏情况,行保留肾单位手术(nephron sparing surgery,NSS),根据瘤体大小及范围,可选择去核切除或瘤体加部分肾切除,尽可能保留有功能的肾实质,建议在 12 周内完成手术。手术入路方面,本组均采用上腹横切口,经腹腔入路,打开侧腹膜,将结肠及周围组织翻向对侧,打开肾周脂肪囊,充分游离肾脏,暴露肾蒂血管,并预置阻断带。这种方式相对于腹膜后入路可以很好地控制肾蒂血管,减少术中出血;将肿瘤周围脂肪组织剔除,视野相对开阔;可以探查血管周围淋巴结情况,便于切除及活检。术后根据单侧最高分期、结合病理分型来制订治疗计划。

2. 新生儿和婴儿肾母细胞瘤　新生儿肾母细胞瘤罕见。年龄较小的患儿,可按照体重计算化疗方案,首都医科大学附属北京儿童医院肿瘤外科收治 1 例先天性双侧肾母细胞瘤患儿,根据患儿体重,单用长春新碱化疗,仍然有很好的效果,化疗后行 NSS,双侧因淋巴结转移而诊断Ⅲ期高危组,因患儿年龄小,仅给予化疗,现在随访 2 年,未见复发转移(图 56-12～图 56-14)。

3. 肾外肾母细胞瘤的治疗　肾外肾母细胞瘤

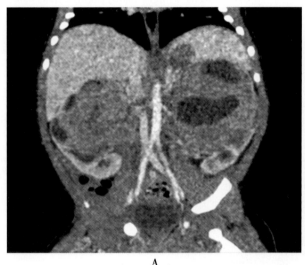
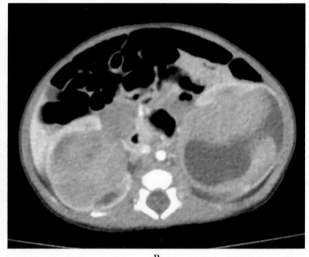

图 56-12　先天性双侧肾母细胞瘤未化疗时 CT 图像
A.冠状位;B.横断位。

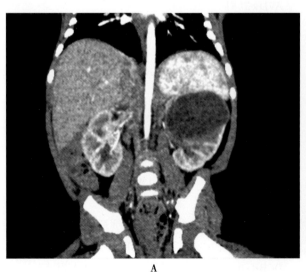
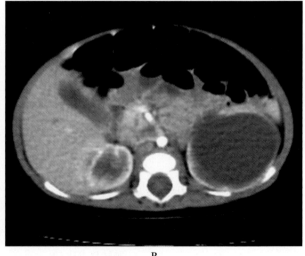

图 56-13　先天性双侧肾母细胞瘤化疗后 CT 图像
A.冠状位;B.横断位。

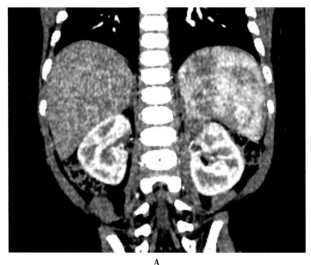 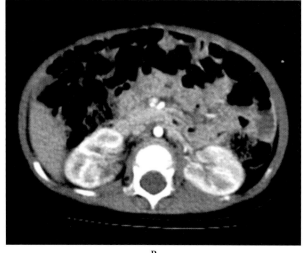

图 56-14　先天性双侧肾母细胞瘤术后一年随访 CT 图像
A.冠状位;B.横断位。

相对少见,在治疗方面可参照肾内肿瘤的治疗原则。因为没有肾被膜和肾脂肪囊的限制,肿瘤较容易侵袭周围结构,术前应根据影像学资料充分评估手术切除的可能性。如肿瘤侵袭周围组织严重,可参照Ⅲ期治疗方案进行治疗。

4. 复发病例的治疗　在以北美地区为代表的 COG 和以欧洲地区为代表的 SIOP 的努力下,肾母细胞瘤的预后已经得到了改善,总生存率可达 85% 以上。仅有 <15% 的患儿出现复发,且大都在术后 2 年内,复发患儿综合治疗后总体生存率仍然很低,约 50%。复发的预后好的组织学分型的肾母细胞瘤患者有不同的预后,取决于原来的分期、复发部位、从诊断到复发的时间以及原来的治疗情况。化疗药物的选择取决于复发前使用过哪些药物。目前有研究表明对于复发肾母细胞瘤,根据初始治疗强度,进行分层治疗,在保证预后的前提下可相应地减少化疗副作用。也有研究对复发肾母细胞瘤进行干细胞移植,但目前并无确切治疗效果。复发肾母细胞瘤是需要综合治疗的,包括手术、化疗和放疗,单纯的局部单发病灶、不伴有远处转移,手术 + 放疗对局部的控制作用可能会更有效果,而对远处转移或局部弥漫种植病灶,术前的新辅助化疗,一方面可以使肿瘤缩小,便于手术切除,另一方面,同样可以评估化疗方案的有效性,为术后治疗提供依据。首都医科大学附属北京儿童医院对局部复发肾母细胞瘤逐步开展细胞减灭术 + 体腔热灌注化疗,未见明显不良反应,随访时间较短,还需进一步观察治疗效果。

【新的治疗思路】

1. 基因治疗　肾母细胞瘤基因治疗的研究虽然起步较晚,但随着肾母细胞瘤与某些基因尤其是 *WT1* 基因的关系日益明确,基因治疗呈现出良好的前景。已有研究证实,将含有 *WT1* 的染色体片段导入 *WT1* 缺失的肾母细胞瘤细胞株,可使其对裸鼠的致瘤性消失。有学者利用"自杀基因"导入的方法在动物实验中取得较好效果,即把表达某种转化酶的基因导入肿瘤细胞,然后给予宿主相应的无活性前体药物,肿瘤细胞使之转化为有活性的细胞毒性药物而使其自身受到杀伤。这种基因导向治疗可以大大减轻化疗的毒副作用。

2. 血管生成抑制剂治疗　血管生成是肿瘤生长的必要条件,在肿瘤侵袭转移中也起重要作用。以血管生成的各个环节为靶点的血管生成抑制剂治疗,将成为肿瘤防治的另一重要途径。目前已有多种血管生成抑制剂进入临床试验。有研究表明,复发的肾母细胞瘤,化疗药物联合贝伐珠单抗共同使用可以起一定的治疗作用。

【预后与展望】

肾母细胞瘤的预后受诸多因素影响,其中内在因素有肿瘤的组织学类型、临床病理分期、发病年龄和分子生物学改变等。治疗手段是与预后密切相关的外在因素。COG 最新的数据表明,在预后好的组织学分型的肾母细胞瘤患儿中,Ⅰ、Ⅱ期 4 年总体生存率可达 98% 以上,Ⅲ期为 94% 以上,Ⅳ期为 86%以上;在预后差的组织学分型的肾母细胞瘤患儿中,

Ⅰ期4年总体生存率为100%，Ⅱ期为80%～84%，Ⅲ期为53%～100%，Ⅳ期为33%～72%。

国内对肾母细胞瘤的治疗水平也有很大提高。国内2016年《儿童肾肿瘤多中心协作方案诊治随访报告》提示，在登记的肾母细胞瘤患者中，预后差的组织学分型的有300例，5年EFS为81.2%；预后差的组织学分型32例，5年无事件生存率为71.7%。近年来肾母细胞瘤的治疗虽然取得了巨大成功，但仍然需要不断总结经验，对预后差的病例采用新的方案加强化疗，并积极寻求新的治疗手段（如基因治疗和血管生成抑制剂治疗等），以进一步提高治愈率。提高患者的生活质量是今后努力的另一个的目标，除对预后好的病例进行治疗方案的改良以尽量减少化疗和放疗的副作用以外，对特定的单侧肾母细胞瘤患儿进行NSS是一个值得考虑和研究的选择。此外，继续开展流行病学研究以查明肾母细胞瘤发病的环境因素和遗传学病因以达到肿瘤的一级预防（如异时性双侧肾母细胞瘤高危因素的识别与判断）仍然是人们不懈的追求。

第二节　其他小儿肾脏肿瘤

从理论上讲，许多肿瘤都可以原发于肾脏，如横纹肌肉瘤、平滑肌肉瘤、畸胎瘤、脂肪肉瘤、纤维瘤、淋巴管瘤等，但均罕见。除肾母细胞瘤外，较常见的包括肾癌、先天性中胚叶肾瘤，还有就是过去归属于肾母细胞瘤，现认为应该独立的肾横纹肌样瘤和肾透明细胞肉瘤。

一、肾细胞癌

肾细胞癌是成人最常见的原发性肾脏恶性肿瘤，在儿童肾脏恶性肿瘤中，占2%～6%，在年龄较大的青少年群体（15～19岁）中，约2/3的肾恶性肿瘤是肾细胞癌。

【病因及病理】

肾细胞癌被认为与VHL病（先天性家族性脑视网膜血管瘤病）有关。位于3p26染色体的*VHL*基因是一种抑癌基因，在非家族性肾细胞癌中，该基因的功能是缺失的。

家族性肾细胞癌与染色体结构移位t(3;8)(p14;q24)有关。在一些家族中发现遗传性乳头状肾细胞癌与3号染色体无遗传性联系。

易位性肾癌被认为是一种独特的肾细胞癌，在儿童肾细胞癌中占40%～50%。在一项针对120例儿童和青少年肾细胞癌患者的COG前瞻性临床试验中，约50%的患者有易位阳性肾细胞癌。此类癌症的特征在于涉及位于Xp11.2上的*TFE3*基因的易位。肉眼观察，肿物界限清无包膜，切面灰黄色，可伴有出血、坏死；在显微镜下，肾癌肿瘤组织类似于肾小管。瘤细胞排列呈乳头、假乳头、腺泡状，瘤细胞胞质丰富透明或嗜酸性，细胞界限清，核仁明显，染色质呈空泡状，砂粒体多见（图56-15）。

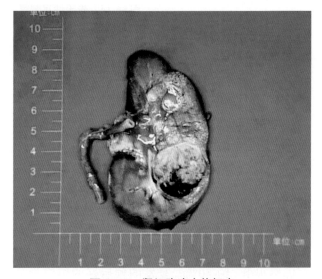

图56-15　肾细胞癌大体标本
（本图片资料由首都医科大学附属北京儿童医院肿瘤外科王焕民教授、病理科何乐建教授提供）

肾细胞癌经典的转移途径是血行转移和淋巴转移。肺、骨、肝、淋巴结和纵隔是最常见的转移部位。

【临床表现】

儿童肾癌通常表现为腹部或侧腹部疼痛和肉眼血尿。原发肿瘤常不能触及，腹部X线片和静脉尿路造影也不能发现，而必须做超声或CT检查才能发现。在成人肾癌较常见的副肿瘤综合征，如甲状旁腺素引起的高钙血症，促红细胞生成素引起的红细胞增多症，促性腺激素引起的男子乳腺发育等，在儿童肾细胞癌，其表现却不明显。

肾细胞癌儿童的发病年龄普遍比肾母细胞瘤的发病年龄大，好发于6～14岁，平均年龄为11岁。

【诊断与鉴别诊断】

儿童，尤其是10岁左右的大龄儿童表现为肾脏病变伴随腹痛或血尿时,应考虑肾细胞癌的可能。进一步检查包括血常规(了解有无贫血、红细胞增多症等),生化项目(了解有无高钙血症),肾脏超声(检查时应观察下腔静脉开放情况),胸部CT,腹部CT或MRI平扫或平扫加增强,全身骨检查(包括放射性核素骨显像)。

在与肾细胞癌鉴别的肾脏肿瘤中首先考虑肾母细胞瘤。后者是儿童最常见的肾肿瘤。Beckwith曾指出肾母细胞瘤有时很难与肾细胞癌鉴别,因为有些肿瘤的组织学特征介于肾母细胞瘤和肾细胞癌之间。但一般认为肾母细胞瘤的体积通常较肾癌大,血尿少见,好发于婴幼儿。

【临床分期】

美国癌症联合委员会(American Joint Committee on Cancer, AJCC)已通过TNM(肿瘤、淋巴结、转移)分期确定肾细胞癌的临床分期(表56-3)。

表56-3 肾细胞癌的临床分期

临床分期	分期标准
Ⅰ期	$T_1N_0M_0$,T_1=肿瘤最大尺寸≤7cm,局限于肾脏
Ⅱ期	$T_2N_0M_0$,T_2=肿瘤最大尺寸>7cm,局限于肾脏
Ⅲ期	$T_1N_1M_0/T_2N_1M_0/T_3N_0M_0/T_3N_1M_0$,$T_1$=肿瘤最大尺寸≤7cm,局限于肾脏;$T_2$=肿瘤最大尺寸>7cm,局限于肾脏;$T_3$=肿瘤延伸至主要静脉或肾周组织,但未延伸至同侧肾上腺且未超出Gerota筋膜。N_1=区域淋巴结转移
Ⅳ期	$T_4N_{(任何)}M_0/T_{(任何)}N_{(任何)}M_1$,$T_4$=肿瘤侵袭Gerota筋膜以外(包括延伸至同侧肾上腺);M_1=远处转移

【治疗】

1. 手术治疗 手术是肾癌治疗的重要方法,对于大多数患儿来讲,瘤肾的根治性切除对局灶性肾癌的治疗意义重大,切除范围包括肾脏和肿瘤、肾上腺、肾周脂肪、肾周筋膜和局部淋巴结。特殊类型的患儿,如体积较小,可以考虑行NSS+淋巴结活检对不可切除的肾细胞癌和转移性肾细胞癌进行治疗,减瘤手术可提高生存率。

2. 放射治疗 儿童肾癌对放疗反应差,一般来讲,并不推荐进行常规放疗。

3. 化学治疗 通常情况下,儿童肾癌对常规化疗有抵抗,无明显效果。但是,肾细胞癌对生物反应调节剂具一定敏感性。大量试验显示肾细胞癌对

α干扰素、白介素-2具有完全的或部分的敏感性。

4. 其他 一些靶向药物(如索拉非尼、舒尼替尼、贝伐珠单抗、西罗莫司、培唑帕尼、阿昔替尼和依维莫司)已被批准用于成人肾细胞癌;然而,这些药物尚未在肾细胞癌患儿中进行过试验。有研究表明使用卡博替尼治疗*TFE3*易位肾癌患儿可使疾病消退和症状改善。

【预后】

肾细胞癌的分期是最重要的预后因素。在美国国家癌症数据库[SEER(Surveillance, Epidemiology, and End Results)数据库]中确定的304例肾癌儿童和青少年中,中位年龄为13岁;其中Ⅰ期患儿占39%,Ⅱ期占16%,Ⅲ期占33%,Ⅳ期占12%。Ⅰ期、Ⅱ期患者的5年总生存率为100%,Ⅲ期5年总生存率为71%,Ⅳ期5年总生存率为8%。

在儿童和成人肾癌中,局部淋巴结转移预后差别较大。成人中淋巴结转移的5年总生存率约为20%,但在儿童中,局部淋巴结转移的5年总生存率约为72%。

二、先天性中胚叶肾瘤

先天性中胚叶肾瘤,又称胎儿肾错构瘤或平滑肌错构瘤,是新生儿最常见的肾脏肿瘤,在儿童肾脏肿瘤中约占5%;约15%的患儿在产检时发现的,诊断时的年龄多为1～2个月。由Bolande首次命名并描述组织形态。

【病理】

肉眼所见肿瘤包膜完整,质地较硬,切面呈灰白色或淡黄色,可见编织状或漩涡状纤维条索。组织学特点为大小一致的梭形细胞,类似于成纤维细胞和平滑肌细胞,交错排列,可有不成熟的肾小球和肾小管,部分肿瘤的组织结构呈囊性,可分为经典型、细胞型和混合型(图56-16)。

【临床表现与诊断】

先天性中胚叶肾瘤多发生于新生儿和婴儿期,偶尔发生于2岁以上的幼儿。最常见的临床表现是无症状的腹部包块,但也可出现副肿瘤综合征或血尿。此外,高血压是一个比较常见的症状,约50%的中胚叶肾瘤患儿伴有血压升高。诊断依靠B超、CT,可发现肾脏的占位,与肾母细胞瘤很难鉴别。呈囊性的间叶性错构瘤需与肾囊肿鉴别。

【治疗及预后】

先天性中胚叶肾瘤治疗主要为完整的肾脏切

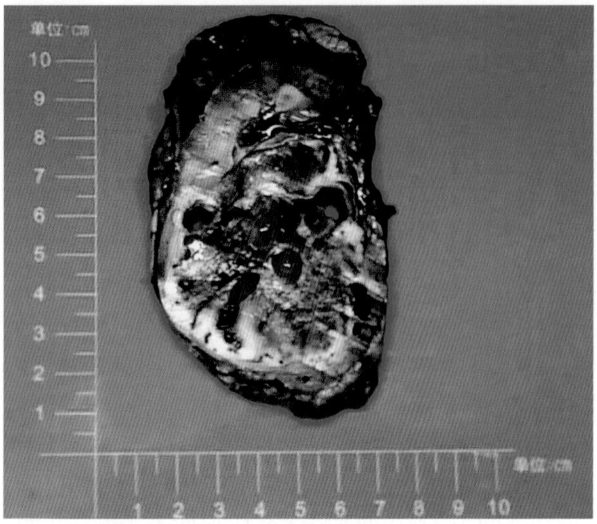

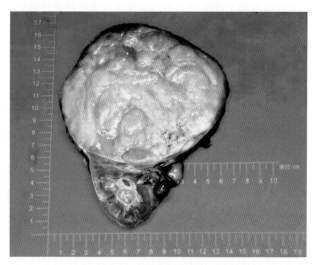

图 56-16　先天性中胚叶肾瘤大体标本

（本图片资料由首都医科大学附属北京儿童医院肿瘤外科王焕民教授、病理科何乐建教授提供）

除，大多可获得理想结果。一项 SIOP/ 德国儿科肿瘤学和血液学协会（German Paediatric Oncology and Haematology Society, GHOP）研究纳入 111 例先天性中胚叶肾瘤患儿，其中 91 例患儿单独接受手术治疗，19 例患儿在手术治疗的基础上进行化疗，5 年总生存率为 96.8%。诊断时年龄大于 3 个月的Ⅲ期细胞型中胚层肾瘤患儿，建议进行辅助化疗。未完全切除的 2 个月以下的Ⅲ期患儿可能不需要化疗。

三、肾横纹肌样瘤

肾横纹肌样瘤（rhabdoid tumor of the kidney）是一种好发于儿童的高度侵袭性肿瘤，1978 年在肾肿瘤患儿中首次被描述，曾一度被认为是肾母细胞瘤的特殊亚型，近年来明确为单独的肾原发性肿瘤，是一种较少见的婴幼儿高度恶性的肾脏肿瘤。

既往文献报道，肾横纹肌样瘤多发生于小年龄儿童（平均年龄 11 个月）、男性患儿多见，临床表现与肾母细胞瘤相似，主要表现为腹部肿物，可伴有肉眼血尿，最常见的远处转移部位为肺，且多表现为多发肺转移病灶。肾横纹肌样瘤病理大体所见与肾母细胞瘤很相似，剖面呈粉红色鱼肉样，常见出血坏死，肿瘤向周围组织浸润性生长，与正常肾实质无明显分界。显微镜下可见肿瘤细胞呈弥漫性排列，形态较为一致，呈椭圆或圆形，细胞核通常偏于一边，呈泡状，核大，胞质嗜酸性，偶可见嗜酸性玻璃体包涵体。

肾横纹肌样瘤没有标准的治疗方案。治疗上

主要采取手术、化疗结合放疗的综合性治疗模式。既往研究认为，手术切除肿瘤是肾横纹肌样瘤治疗的主要方法，但是接受诱导化疗后延期手术的患儿预后较一期手术者差。

肾横纹肌样瘤预后较差，诊断时小于 6 个月的患儿的 4 年总生存率为 9%，而 2 岁及以上患儿的总生存率为 41%。Ⅰ期和Ⅱ期患儿的总生存率为 42%；更高的分期总生存率约为 16%。

四、肾透明细胞肉瘤

肾透明细胞肉瘤（clear cell sarcoma of the kidney, CCSK）是一种罕见的肾脏肿瘤，在所有的儿童恶性肿瘤中占 2%～5%。

CCSK 的发病高峰为 2～3 岁，这些患者通常以男性为主（男女比例约为 2∶1）。临床表现与其他肾脏肿瘤患者相似，包括腹胀或腹部包块、腹痛和肉眼血尿等，部分患儿可出现骨转移。

CCSK 大体表现与肾母细胞瘤很相似，由于肿瘤细胞在肾内呈浸润性生长，因此肿瘤与肾实质的交界处界限不清，剖面可为灰红褐色、黏液样；病理显微镜下为巢状分布的肿瘤组织，肿瘤细胞圆形，核仁不清，胞质呈典型的透明空泡样或淡的嗜酸性。肿瘤组织内有较多的新生血管，肿瘤容易浸润周围组织（图 56-17）。

图 56-17　肾透明细胞肉瘤大体标本

（本图片资料由首都医科大学附属北京儿童医院肿瘤外科王焕民教授、病理科何乐建教授提供）

小儿肾透明细胞肉瘤治疗以手术、化疗、放疗的综合治疗，在 NWTS-5（COG-Q9401/NCT00002611）临床试验中，Ⅰ～Ⅳ期肾透明细胞肉瘤患儿均接受了一种结合长春新碱、多柔比星、环磷酰胺和依托泊苷的新化疗方案，且所有患儿均接受肿瘤床放射治疗。随访中 5 年无事件生存率为 79%，总生存率为 90%。其中Ⅰ期患儿的 5 年无事件生存率和总生存率均为 100%；Ⅱ期患儿的 5 年 EFS 为 88%，总生存率为 98%；Ⅲ期患儿的 5 年 EFS 为 73%，OS 为 89%；Ⅳ期患儿的 5 年 EFS 为 29%，总生存率为 36%。

第三节　肾母细胞瘤切除手术

随着治疗手段的不断改进，肾母细胞瘤的治愈率有了明显的提高，总生存率从 1900 年的 5% 上升至现在的 90% 左右，堪称现代医学中治疗最成功的案例之一。目前，目前国际上肾母细胞瘤研究比较权威的 2 个研究组织——COG 和 SIOP，两者最主要的区别是前者推荐直接手术，后者建议化疗后再行肿瘤切除，但两者均认为手术对肾母细胞瘤起非常重要的作用，是肾母细胞瘤治疗的基石。因此，肾母细胞瘤的手术切除要求具备更为规范、有计划、完善手术方法，其对肾母细胞瘤的预后有重大意义。

【术前准备】

肾母细胞瘤患者在一般情况下不需要特殊术前准备，若肿瘤巨大，术中可能发生大出血，因此术前需要准备血、血浆，同时术中可留置深静脉通路，便于补液及必要时快速补充血容量；桡动脉插管，以便准确监测血压和随时做血气分析；留置导尿管监测尿量。若患儿术前检查提示有血管内瘤栓形成，需进行多学科会诊，心房内瘤栓可借助于体外循环取出。

【手术基本原则】

肾母细胞瘤的手术切除至关重要，但应尽量在诊断明确并保证患儿安全的前提下进行；即使考虑肿瘤急症（如肿瘤破裂等），手术也并非需要立刻进行，如肿瘤破裂不严重，生命特征平稳，可先予以新辅助化疗，待肿瘤缩小后再行手术切除；若肿瘤破裂严重，生命体征无法维持，需急诊手术，可考虑在患侧肾动脉介入栓塞后再行肿瘤切除，以减少术中出血，降低手术风险，尽量保证患儿术中安全。肾母细胞瘤的外科手术，不仅是要完整地切除肿瘤，还要对肿瘤的播散范围进行准确的评估，以便为术后进行适当的综合治疗提供必要的依据。术中首先应仔细探查肿瘤的累及范围，如邻近器官的粘连情况，探查肝脏有无肿瘤转移，查看腹主动脉、下腔静脉旁和肾门周围有无肿大的淋巴结。

单侧肾母细胞瘤，目前公认的手术方式仍为根治性肾输尿管切除和淋巴结活检，除非有特殊情况，如孤立肾肾母细胞瘤或者伴有特殊综合征肾母细胞瘤；双侧肾母细胞瘤均推荐行 NSS；无论单侧还是双侧肾母细胞瘤，均建议探查淋巴结并进行活检。目前，越来越多的新技术应用于临床工作中，虽然腹部增强 CT 和增强 MRI 也可以很好地辅助辨别肿瘤和正常肾组织，但二维影像检查仍有一定的局限性，三维可视化技术可以进一步判断肿瘤的确切位置以及对相关解剖结构的评估（如动、静脉和集合系统），更好地指导手术，尤其是对于保留肾单位肿瘤切除手术。

【手术方法】

1. **单侧肾母细胞瘤**　手术目的主要包括局部病灶的完整切除和淋巴结的准确分期。首先，术前应充分评估患儿手术适应证，若不具有直接手术切除指征（如孤立肾、弥漫肺转移、下腔静脉瘤栓在肝静脉水平以上或伴有特殊综合征等），应考虑延迟手术，先行化疗。经腹部切口仍然为标准切口，手术切口应保证肿瘤的充分暴露，肿瘤巨大患儿，可考虑胸腹联合切口。开腹后，建议对肝脏表面、肠系膜、腹膜及大血管进行探查，避免细小病灶残留。首先探查并处理肾蒂血管可能是一个相对理想的过程，这种方法可能更适用于肿瘤较小的患儿；如果肿瘤体积较大，直接暴露肾蒂血管通常非常困难，常需要沿肿瘤周围分离，待肿瘤完全游离后再探查、处理肾蒂血管。术中操作应尽量轻柔，避免过度挤压瘤体，争取完整切除肿瘤。多数情况下，肿瘤与周围组织粘连，极少情况下会侵袭周围组织。术中对肾上腺的处理可依据肿瘤位置的不同选择对应的处理方式，若肿瘤位于肾脏下极，肾上腺大都可予以保留；若肿瘤位于上极，瘤体侵袭肾上腺，分离困难，为保证肿瘤完整切除，不必强求肾上腺保留。如果肿瘤侵袭膈肌或肝脏，亦应在保证肿瘤完整切除的前提下进行操作。瘤肾切除术后，淋巴结的活检至关重要，一旦侵袭局部淋巴结，则诊断为Ⅲ期，后续整体治疗方案需要加强，如果没有进行淋巴结活检或可疑病灶遗漏，术后可能会出现降期治疗，增加复发概率，影响远期预后。

2. 双侧肾母细胞瘤　在治疗原则上相对规范，COG 和 SIOP 2 个组织均认为，一旦考虑为双侧肾母细胞瘤，均建议先予化疗，手术主要采用 NSS，最大程度保留有效肾单位，术后则根据单侧最高分期确定最终治疗方案。常见 NSS 主要分为 2 种，即部分肾脏 + 肿瘤的切除、去核技术（紧邻切缘的肿瘤剥除术）。前者在肿瘤周围正常肾脏组织内切除肿瘤，可以最大程度保证瘤体切缘阴性，适用于病变部位在肾脏两极且瘤灶相对较小患儿。但如果病灶位于肾脏中部或侵袭肾脏集合系统，则一般选用后者，即紧邻切缘的肿瘤剥除，这样可以避免过度地侵扰集合系统及周围残存的肾实质，但弊端是无法保证肿瘤切缘阴性。

3. 特殊情况处理方法　肾母细胞瘤血管内瘤栓并不多见，其中肾静脉瘤栓比较常见，心脏内瘤栓发生率较低。一项研究表明，术前新辅助化疗之后，79% 的血管内瘤栓能够缩小，超过 50% 的心脏内瘤栓可以缩小，术前的化疗可以有效降低瘤栓脱落和栓塞的风险，从而使一些患儿避体外循环，但部分瘤栓化疗后与周围血管粘连紧密，可能会增加手术难度。瘤栓位置不同，术中处理方式也不相同，如果瘤栓仅仅位于肾静脉，未达下腔静脉，术中应注意随时观察瘤栓情况，可以在肾动脉结扎离断之后，在肾静脉无瘤栓处钳夹离断，完整切除肿瘤及瘤栓。如果肿瘤位于肝静脉水平下方，可在对侧肾静脉、下腔静脉远端、第一、二肝门分别预置血管阻断带，必要时可借助于术中超声，判断瘤栓的准确位置，大多数情况下，阻断上述血管后，自肾静脉切开可以将瘤栓完整取出。化疗后瘤栓与血管粘连患儿，切忌暴力牵拉，防止栓子脱落而出现肺栓塞，可沿下腔静脉走行方向劈开血管，将瘤栓自血管表面剥离，切除后予以修补血管，注意术中操作，防止空气栓塞和局部血栓形成。如果肿瘤位置位于肝静脉水平上方或者心房内，大都需借助体外循环切除瘤栓，通常需要多个团队共同协作，包括肿瘤外科、心脏外科、麻醉科、影像科等。术中食管超声可以准确判断瘤栓的位置和范围，同时可以动态监测瘤栓变化情况。一般情况下，可先行腹部肿瘤切除，控制肾蒂血管，然后建立体外循环，根据瘤栓与血管关系决定瘤栓取出的方式，但最终的目标应尽量保证瘤栓的完整取出。

肾母细胞瘤侵袭集合系统很少见，单侧患儿发生率约 1/50，如果术前患儿出现血尿、肾积水或者局部充盈缺损，提示肿瘤侵袭集合系统可能。术中应注意探查瘤栓位置，需要在输尿管远端无瘤栓处离断、切除，必要时可借助术中超声或内镜检查协助观察。

4. 微创手术　肾母细胞瘤的微创手术已经逐步开展，包括腹腔镜手术及机器人辅助下的腹腔镜肿瘤切除，甚至有一些文献报道中提到了微创 NSS，但目前还没有标准的手术方式。微创手术的前提应该是确保肿瘤完整切除，避免出现破裂，并且需要进行足够的淋巴结活检。因此，在采用这种手术方式时，应该多方权衡，除肿瘤的大小外，还需要考虑血管内有无瘤栓，肿瘤是否侵袭周围脏器等。此外，有研究提出，术前的新辅助化疗有助于降低术中肿瘤破裂的风险。

5. 单侧肾母细胞瘤 NSS　保存肾实质手术常规适用于孤立肾和双侧肾母细胞瘤患者，而对于单侧肿瘤患者，必须充分权衡其利弊，严格掌握手术指征：①肿瘤限于肾的一极且肾脏被占据的部分少于 1/3；②患肾有功能，集合系统和肾静脉无肿瘤侵袭；③肿瘤、肾脏与周围结构边界清楚。

【手术并发症】

单侧肾母细胞瘤根治性切除术后最常见的并发症是肠梗阻、出血和感染以及血管损伤，十二指肠和肠系膜血管损伤很少见。一项研究结果显示，随着术前新辅助化疗的应用，肿瘤破裂发生率有所降低。

双侧肾母细胞瘤手术并发症包括早期并发症（尿漏、肾盂肾炎、肿瘤不完全切除）和晚期并发症（肿瘤复发、肠梗阻、肾盂输尿管连接处梗阻、肾衰竭）。

（常晓峰　王焕民）

参 考 文 献

[1] 王焕民. 肾母细胞瘤手术治疗 [J]. 中国小儿血液与肿瘤杂志，2022，27（1）：1-4.

[2] 王焕民，成海燕. 儿童恶性横纹肌样瘤的治疗现状与研究前景 [J]. 中国小儿血液与肿瘤杂志，2018，23（1）：2-6.

[3] 王焕民. 肾母细胞瘤少见类型的诊断和治疗 [J]. 临床小儿外科杂志，2013，12（2）：156-158.

[4] 常晓峰，任清华，孟德光，等. 双侧肾母细胞瘤单侧根

治术后二次手术治疗[J]. 中华小儿外科杂志, 2020, 41 (5): 412-416.

[5] 成海燕, 杨深, 蔡思雨, 等. 35 例儿童肾恶性横纹肌样瘤临床及预后特征[J]. 中国小儿血液与肿瘤杂志, 2018, 23(3): 118-123.

[6] 常晓峰, 秦红, 杨维, 等. 95 例肾母细胞瘤临床病理特点及预后因素分析[J]. 中国肿瘤临床, 2012, 39(15): 1040-1042.

[7] 孟德光, 王佳荣, 常晓峰, 等. 小儿肾母细胞瘤化学治疗合并肝窦阻塞综合征 4 例临床分析[J]. 中国小儿血液与肿瘤杂志, 2022, 27(1): 49-52.

[8] CHENG H Y, YANG S, CAI S Y, et al. Clinical and prognostic characteristics of 53 cases of extracranial malignant rhabdoid tumor in children. A single-institute experience from 2007 to 2017[J]. Oncologist, 2019, 24 (7): e551-e558.

[9] MENG D G, CHANG X F, REN Q H, et al. Congenital bilateral wilms tumor: a case report[J]. Urology, 2021, 157: 242-245.

[10] TREGER T D, CHOWDHURY T, PRITCHARD-JONES K, et al. The genetic changes of Wilms tumour [J]. Nat Rev Nephrol, 2019, 15(4): 240-251.

[11] SPREAFICO F, FERNANDEZ C V, BROK J, et al. Wilms tumour[J]. Nat Rev Dis Primers, 2021, 7(1): 75.

[12] VUJANIĆ G M, GESSLER M, OOMS AHAG, et al. The UMBRELLA SIOP-RTSG 2016 Wilms tumour pathology and molecular biology protocol[J]. Nat Rev Urol, 2018, 15(11): 693-701.

[13] COX S, BÜYÜKÜNAL C, MILLAR A J W. Surgery for the complex Wilms tumour[J]. Pediatr Surg Int, 2020, 36(2): 113-127.

[14] MILLAR A J, COX S, DAVIDSON A. Management of bilateral Wilms tumours[J]. Pediatr Surg Int, 2017, 33 (4): 737-745.

[15] FAROOQ U, QAZI A Q, MALIK A A. Short term surgical outcomes of Wilms tumour from a single institute[J]. J Pak Med Assoc, 2018, 68(7): 1129-1131.

[16] VUJANIĆ G M, D'HOOGHE E, VOKUHL C, et al. Dataset for the reporting of nephrectomy specimens for Wilms' tumour treated with preoperative chemotherapy: recommendations from the International Society of Paediatric Oncology Renal Tumour Study Group[J]. Histopathology, 2021, 79(5): 678-686.

[17] MANZOOR R, YASMEEN N. Upfront nephrectomy versus preoperative chemotherapy in Wilm's tumour[J]. J Ayub Med Coll Abbottabad, 2019, 31(1): 104-107.

[18] SIOP RENAL TUMOUR STUDY GROUP. Paediatric renal tumours: perspectives from the SIOP-RTSG[J].

Nat Rev Urol, 2017, 14(1): 3-4.

[19] BOAM T D, GABRIEL M, SHUKLA R, et al. Impact of neoadjuvant chemotherapy on thrombus viability in patients with Wilms tumour and caval extension: systematic review with meta-analysis[J]. BJS Open, 2021, 5(3): zrab020.

[20] DUARTE R J, DÉNES F T, CRISTOFANI L M, et al. Further experience with laparoscopic nephrectomy for Wilms' tumour after chemotherapy[J]. BJU Int, 2006, 98(1): 155-159.

[21] VAN DEN HEUVEL-EIBRINK M M, VAN TINTEREN H, BERGERON C, et al. Outcome of localised blastemal-type Wilms tumour patients treated according to intensified treatment in the SIOP WT 2001 protocol, a report of the SIOP Renal Tumour Study Group(SIOP-RTSG)[J]. Eur J Cancer, 2015, 51(4): 498-506.

[22] NANDA R H, SHEHATA B M, KHOSHNAM N, et al. Impact of lymph node evaluation in adjuvant and neoadjuvant chemotherapy settings on survival outcomes in Wilms tumour: a review of 185 cases from a single institution[J]. Pathology, 2017, 49(1): 19-23.

[23] KUMAR S, BURNEY IA, AL-MOUNDHRI M S. Near complete resolution of refractory, relapsed, metastatic Wilms' tumour in an adolescent with bevacizumab[J]. J Coll Physicians Surg Pak, 2014, 24 Suppl 1: S71-72.

[24] GOOSKENS S L, GRAF N, FURTWÄNGLER R, et al. Position paper: Rationale for the treatment of children with CCSK in the UMBRELLA SIOP-RTSG 2016 protocol[J]. Nat Rev Urol, 2018, 15(5): 309-319.

[25] GAO H, CHENG Q Y, ZHAO Q, et al. Childhood clear cell sarcoma of kidney: incidence and survival[J]. Front Pediatr, 2021, 9: 675373.

[26] KANG C, SHIN H J, YOON H, et al. Differentiation between clear cell sarcoma of the kidney and Wilms' Tumor with CT[J]. Korean J Radiol, 2021, 22(7): 1185-1193.

[27] BROK J, TREGER T D, GOOSKENS S L, et al. Biology and treatment of renal tumours in childhood[J]. Eur J Cancer, 2016, 68: 179-195.

[28] ZHU Y P, FU W X, HUANG Y Y, et al. Imaging features and differences among the three primary malignant non-Wilms tumors in children[J]. BMC Med Imaging, 2021, 21(1): 181.

[29] ZHANG Y, CHU Q, MA Y, et al. Overall survival nomogram and relapse-related factors of clear cell sarcoma of the kidney: a study based on published patients[J]. Front Pediatr, 2022, 10: 943141.

[30] GOOSKENS S L, HOUWING M E, VUJANIC G M, et al. Congenital mesoblastic nephroma 50 years after

its recognition: a narrative review[J]. Pediatr Blood Cancer, 2017, 64(7): e26437.

[31] TONGSONG T, PALANGMONTHIP W, CHANKHUNAPHAS W, et al. Prenatal course and sonographic features of congenital mesoblastic nephroma[J]. Diagnostics(Basel), 2022, 12(8): 1951.

[32] LI Y, LIU X, DUAN C F, et al. Imaging manifestations of congenital mesoblastic nephroma[J]. Clin Imaging, 2021, 72: 91-96.

[33] RAYNER J, VINYCOMB T, WANAGURU D, et al. Congenital mesoblastic nephroma: review of current management and outcomes in a single centre[J]. ANZ J Surg, 2023, 93(4): 1008-1011.

[34] ZHANG-HUANG C H, ZHANG Z X, ZENG L, et al. Clinical and prognostic analysis of 42 children with malignant rhabdoid tumor of the kidney: a 7-year retrospective multi-center study[J]. BMC Pediatr, 2022, 22(1): 591.

[35] KERPER A L, CLARKE-BRODBER A L, GUPTA S, et al. Malignant rhabdoid tumor: Cyto-histologic correlation and immunohistochemical characterization of a rare pediatric malignancy and its differential diagnoses[J]. Ann Diagn Pathol, 2022, 60: 152014.

[36] FURTWÄNGLER R, KAGER L, MELCHIOR P, et al. High-dose treatment for malignant rhabdoid tumor of the kidney: no evidence for improved survival-The Gesellschaft für Pädiatrische Onkologie und Hämatologie (GPOH)experience[J]. Pediatr Blood Cancer, 2018, 65(1): e26746.

[37] LOPYAN N M, EHRLICH P F. Surgical Management of Wilms tumor(nephroblastoma) and renal cell carcinoma in children and young adults[J]. Surg Oncol Clin N Am, 2021, 30(2): 305-323.

[38] CRAIG K M, POPPAS D P, AKHAVAN A. Pediatric renal cell carcinoma[J]. Curr Opin Urol, 2019, 29(5): 500-504.

[39] RIALON K L, GULACK B C, ENGLUM B R, et al. Factors impacting survival in children with renal cell carcinoma[J]. J Pediatr Surg, 2015, 50(6): 1014-1018.

第五十七章

神经母细胞源性肿瘤

有文献证实于1900年左右临床医师开始关注神经母细胞瘤病例的存在，而作为正式的病名，神经母细胞瘤于1910年最早出现在Wright的学术论文中。几乎在相同的时期，Pepper与Hutchinson发表论文报道了婴儿神经母细胞瘤肝脏转移和眼窝转移的病例。但神经母细胞瘤的定义与病理范畴，目前国内外文献仍未完全统一，有学者将神经母细胞瘤、节细胞神经母细胞瘤和节细胞神经瘤均归为神经母细胞瘤的范畴，但神经母细胞瘤为典型的恶性肿瘤，而节细胞神经瘤为典型的良性肿瘤，

不论是病理学的分类还是临床的处理均存在很大的差异，如此分类易引起混乱。参考国际及国内学术界主流意见，笔者认为统称的神经母细胞瘤包括神经母细胞瘤（neuroblastoma）和节细胞神经母细胞瘤（ganglioneuroblastoma），属于恶性肿瘤。而节细胞神经瘤（ganglioneuroma）为另一种肿瘤，属于良性肿瘤。神经母细胞瘤、节细胞神经母细胞瘤和节细胞神经瘤均同属于神经母细胞源性肿瘤（neuroblastic tumor）。

第一节　神经母细胞瘤

神经母细胞瘤（neuroblastoma，NB）来源于原始神经嵴细胞，是小儿最常见的恶性实体肿瘤之一。好发于肾上腺髓质（50%），其他好发部位为主动脉旁的交感神经节（24%）、纵隔（20%）、盆腔（3%）及头颈部（3%）（图57-1）。因肿瘤发生部位、

分化程度的不同，其临床表现、生物学特征、生物学行为也存在较大的差异。

神经母细胞瘤高度恶性，发展迅速，早期转移。根据危险因素的不同，神经母细胞瘤可分为低危组、中危组和高危组。低危组病例，手术治疗通

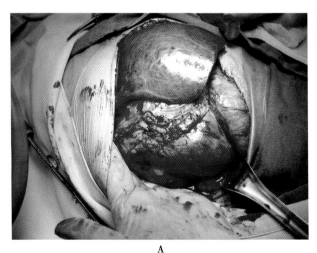 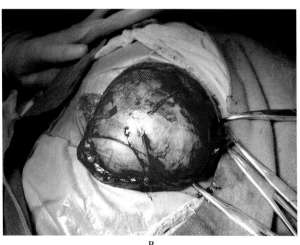

A B

图57-1　神经母细胞瘤术中所见

A.肿瘤位于腹膜后，体积巨大，推挤肝脏、脾脏等腹腔脏器；B.巨大腹膜后肿瘤被剥离周围组织后显露。

常可取得很好的效果,但是进展期病例,特别是高危组病例,即使采用手术、高强度化疗、放疗、诱导分化治疗和干细胞移植的综合治疗,也很难提高总体生存率。而且,临床上可见少数年龄<18个月的患儿在不接受化疗的情况下出现自然消退,还有属于国际神经母细胞瘤分期系统(International Neuroblastoma Staging System,INSS)的Ⅳs期患儿通常预后良好,有些甚至能发生自然消退。鉴于以上表现,使难治多变的神经母细胞瘤成为儿童最具代表性和特点的恶性肿瘤。神经母细胞瘤的治疗目前仍是临床研究的难点。随着对神经母细胞瘤分子生物学研究的深入,一些分子靶向药物已陆续开始应用于临床,为高危组病例,特别是难治性病例提供了新的治疗手段。因此,全面地了解神经母细胞瘤的组织学、分子生物学和病理学特点及有关问题,对诊断和治疗都具有十分重要的意义。

在欧美国家,8%～10%的儿童肿瘤为神经母细胞瘤。在国内,神经母细胞瘤占儿童肿瘤的7%～10%,发病率为(0.3～5.5)/10万。小于1岁时确诊>25%,2岁内确诊占50%,5岁内确诊占80%,8岁内确诊占90%。男孩高于女孩,约为1.2∶1。

【病因及发病机制】

多年来,对神经母细胞瘤的病因及发病机制进行了大量的、广泛的、深入的研究,虽然取得了大量的进展,但仍未完全阐明神经母细胞瘤的病因及发病机制。神经母细胞瘤发生和发展机制复杂多变,涉及众多因素。

(一)环境因素

有报道婴儿期的神经母细胞瘤的发生似乎与一些父母长期或妊娠期间接触某些药物或化学物质有关,如苯巴比妥、乙醇和多环芳烃。这些致癌物质在使用小剂量时即能在实验动物中引起恶性肿瘤。另有报道认为,长期服用地西泮镇静、抗精神病和抗炎镇痛类药物的父母,其孩子的神经母细胞瘤发生率较高。

环境雌激素(environmental estrogen,EE)是外源性干扰动物和人体正常内分泌功能的化学物质,主要由人类的工业或日常生活活动释放到环境中,可影响人体和动物体内的正常激素功能。这些物质来源于杀虫剂、塑料、洗涤剂、燃烧产物及农业产物。有实验证实,一定浓度的环境雌激素可以促进人神经母细胞瘤 SK-N-SH 细胞的体外增殖,进而推测环境雌激素在神经母细胞瘤的发生发展中可能起一定的作用。

(二)染色体畸变

神经母细胞瘤中,仅有 1%～2% 为家族遗传性,而多数呈散发性。染色体是基因的载体,染色体畸变是指生物细胞中染色体在数目和结构上发生的变化,包括染色体数目异常和染色体结构异常。随着染色体核型分析、全基因组测序等检测技术的发展,染色体畸变与神经母细胞瘤细胞发生、发展和转移的关系逐渐被揭示,新的神经母细胞瘤致癌和抑癌基因被发现。

1. **染色体数目异常**　正常人的生殖细胞具有 23 条染色体,组成 1 个染色体组,称为单倍体(n),体细胞有 46 条染色体,由 2 个染色体组组成,称为二倍体(2n)。染色体数目异常又分为整倍体畸变和非整倍体畸变。

(1)整倍体畸变:染色体组成倍地增加或减少称为整倍体畸变。在人类,自然流产儿中多见三倍体(3n=69)和四倍体(4n=92)畸变。目前,有关整倍体畸变和神经母细胞瘤的研究虽然较少,但是发现四倍体畸变和神经母细胞瘤的不良预后相关,整倍体畸变的患儿和非整倍体畸变患儿的生存率具有显著的差异,并且四倍体畸变多发生于 1 岁以上的神经母细胞瘤患儿。还有研究认为 DNA 含量的异质性、整倍体是独立的预后不良因素,该类神经母细胞瘤患儿肿瘤容易复发。结合 *MYCN* 扩增、1p 缺失和神经元特异性烯醇化酶升高中的任一指标,就可以指导神经母细胞瘤的最佳治疗方案。

(2)非整倍体畸变:染色体非成倍的变化,而是其中的几条发生变化,如染色体数目增加或减少几条,称为非整倍体畸变。常见的包括以下 5 种类型。①超二倍体,染色体数目多于二倍体数目;②假二倍体,染色体总数目为二倍体数目,但有某些染色体的增减;③亚二倍体,染色体数目少于二倍体数目;④同源性嵌合体,起源于同一合子发育成不同核型的细胞系所形成的个体;⑤异源嵌合体,来自不同合子的细胞系所组成的个体。形成非整倍体的原因可能是一对或多对同源染色体不分离造成的。非整倍体个体表型可能是不正常的,也可能是正常的。

研究显示,60% 以上的神经母细胞瘤为非整倍体畸变,且所有非整倍体染色体中,神经母细胞瘤患儿常出现 3 条 6～9、12、13、17、18、20 和 21 号染色体以及 1 条 3、4、9～11、15、17、19、22 号和 X 染色体。Ⅰ、Ⅱ和Ⅳs 期神经母细胞瘤以近三倍体为主，常有典型的 6、7 和 17 号染色体获得和 3、4、11 和 14 号染色体丢失，预后相对较好，其中Ⅳs 期患儿可不治疗自行缓解。在近三倍体患儿中，经常发生整条 11 号染色体丢失。而Ⅳ期神经母细胞瘤则以近二倍体或四倍体多见，预后不良。

2. 染色体结构异常及相关基因

（1）1p 缺失：1p36 是神经母细胞瘤常见的缺失片段，约 15% 的 *MYCN* 扩增的神经母细胞瘤患儿伴有 1p 的缺失，定位于 1p36.3。1p36 的缺失和 *MYCN* 的扩增与神经母细胞瘤高度密集的血管和丰富的血供相关，表明 1p36 与 *MYCN* 可参与肿瘤进展，促进神经母细胞瘤的血管生成和扩增。目前，发现 1p 缺失与神经母细胞瘤发病或预后相关的基因位于 1p36.31 的 *CAMTA1* 和位于 1p36.2 的 *PIK3CD*（图 57-2）。

检测项目：SRD（1p36）基因
检测方法：FISH（荧光原位杂交法）
样本类型：中性福尔马林固定石蜡包埋的组织样本切片
试剂信息：安必平（1p36）基因探针
病变描述：（腹膜后）符合神经母细胞瘤（未分化，高MKI）（详见病理诊断报告单）

质量控制：样本量：合适
　　　　　信号：合适
　　　　　对照：合适

分析细胞数：200个

检测结果：
　　　FISH法检测SRD基因状态
　　　　1. SRD信号状态：点状
　　　　2. SRD信号平均值：1.025
　　　　3. PBX1信号平均值：1.62
　　　　4. SRD/PBX1=0.621（小于阈值）

结论：
　　　提示SRD基因缺失

图 57-2　神经母细胞瘤 1p36 缺失

（2）11q 缺失：11q 缺失揭示了无 *MYCN* 扩增的神经母细胞瘤的生物学特征，可预示神经母细胞瘤发生浸润和转移。有研究显示，11q23 是预测不伴 *MYCN* 扩增、发生骨髓转移的神经母细胞瘤预后的重要标志物，两者的联合评估有利于预测肿瘤进展情况。染色体 3p、4p 和 14q 缺失通常与 11q 杂合缺失一同发生，并与不良预后显著相关。神经母细胞瘤常见的 11q 缺失是染色体位点 11q23.3 缺失。该等位基因缺失与 *MYCN* 扩增呈负相关。11q 缺失涉及的基因包括 *CADM1* 和 *ATM*（图 57-3）。

检测项目：11q23基因
检测方法：FISH（荧光原位杂交法）
样本类型：中性福尔马林固定石蜡包埋的组织样本切片
试剂信息：安必平11q23基因探针
病变描述：（腹膜后）符合神经母细胞瘤（未分化，高MKI）（详见病理诊断报告单）

质量控制：样本量：合适
　　　　　信号：合适
　　　　　对照：合适

分析细胞数：200个

检测结果：FISH法检测11q23基因状态
　　　　　1. 11q23信号状态：点状
　　　　　2. 11q23信号平均值：1.95
　　　　　3. CSP11信号平均值：1.75
　　　　　4. 11q23/CSP11=1.11（大于阈值0.75）

结论：未提示11q23基因缺失

图 57-3　神经母细胞瘤 11q23 缺失

（3）17q 获得：目前大量研究已经明确 17q 获得对神经母细胞瘤的影响，而且这种改变在神经母细胞瘤中比较常见。其中涉及的基因包括 *BIRC5*、*NME1* 和 *PPM1D* 等。

（4）9p 和 3p 缺失：单核苷酸多态性（single nucleotide polymorphism，SNP）芯片分析神经母细胞瘤样本时，发现染色体 9p 会发生纯合或杂合性丢失，涉及的基因包括 *CDKN2A* 和 *CDKN2B*。还可看到 3p 的纯合性缺失，涉及的基因包括 *RBMS3* 和 *LSAMP* 基因。

其他的染色体结构异常，如端粒的异常，也在神经母细胞瘤中发挥重要作用。

3. 基因突变或基因片段扩增

（1）*MYCN* 基因：位于染色体 2p24 的 *MYCN* 基因扩增已经被明确证实为神经母细胞瘤预后不良因素之一，国际神经母细胞瘤危险度分级协作组大数据统计显示，*MYCN* 扩增在神经母细胞瘤的总体发生率约有 22%，Ⅳ期高危神经母细胞瘤患儿的 *MYCN* 扩增率为 29.4%。年龄≥18 个月且同时伴有骨髓转移和 *MYCN* 扩增的神经母细胞瘤患儿 3 年生存率仅为 18%。该基因是神经母细胞瘤发生和引起治疗抵抗的重要致癌基因，其最主要的作用是缩短细胞周期、促进细胞增殖、抑制细胞分化和凋亡。*MYCN* 扩增大多与其他危险因素同时存在，通常也可伴随其他基因共同扩增，包括 *MEIS1*、*DDX1*、*NBAS* 和 *ODC1* 等。

（2）*ALK* 基因：先前遗传性神经母细胞瘤中 *ALK* 基因与神经母细胞瘤的关系已经明确。最近研究发现，*ALK* 基因活化体系突变或扩增在散发性神经母细胞瘤中也起重要作用。8%～10%的散发性神经母细胞瘤存在 *ALK* 的激活体系突变,突变簇集中在外显子 23 和 25,即编码酪氨酸激酶受体的区域。

（3）*ATRX* 基因: *ATRX* 基因位于染色体Xq13.1-q21.1,参与染色质重排、细胞分化和 DNA 修复。据报道, *ATRX* 发生的体细胞突变为外显子 5～10 丢失、错义突变及无义突变。 *ATRX* 的突变与神经母细胞瘤发病年龄密切相关,年龄小于 18 个月的Ⅳ期神经母细胞瘤患儿中未检出 *ATRX* 突变,18 个月至 12 岁突变的发生率为 17%,而大于 12 岁发病的患者中这一突变率升高至 44%,但诊断年龄与 *ATRX* 突变之间的关系和意义还需要进行大量的实验研究证实。

（4）*ARID1A* 和 *ARID1B* 基因:位于染色体1p35.3 的 *ARID1A* 基因和 6q25.1 的 *ARID1B* 基因,它们所编码的蛋白质产物均为 SWI/SNF 家族成员,作用是通过改变某些基因周围的染色质结构调控这些基因的表达,因此这 2 个基因与细胞分化、染色质重塑相关。研究发现,它们的变异可以导致神经母细胞瘤患儿早期治疗失败和生存率降低。

4. 染色体碎裂　染色体碎裂是指染色质崩解为小碎片,核膜破裂,染色质碎片分散在胞质内,是一种大规模的致病性基因重排,发生于 2%～3%的癌症中。18%的Ⅲ期、Ⅳ期神经母细胞瘤伴有染色体碎裂,其与 *MYCN* 或 *CDK4* 基因扩增以及 1p杂合性丢失有关,提示染色体碎裂可使 1p36 区域中某些可抑制细胞分化的抑癌基因缺失,从而抑制神经母细胞瘤细胞分化。染色体碎裂也可引起 *TERT* 重排,导致晚期神经母细胞瘤染色体端粒显著增加,有助于细胞永生化,使肿瘤细胞具有无限增殖的能力。

5. 染色质重塑相关因子 *BPTF*　在有丝分裂期或减数分裂期,高度螺旋化的棒状染色体未浓聚成形,呈伸展的线性复合结构,即染色质。染色质的包装状态、核小体组蛋白和 DNA 分子在上述过程中可发生改变,引起染色质重塑,从而使分裂期中缩聚的染色体出现异常。研究发现,染色质重塑相关因子 *BPTF* 基因的突变率变化与肿瘤大小变化一致。 *BPTF* 基因位于染色体 17q24.3,是核小体重构因子 NURF 的核心亚基,参与许多生物学过程的转录调控和染色质重构,与肿瘤的发生发展密切相关。

综上所述,染色体数目异常、结构异常导致的致癌或抑癌基因改变、染色体碎裂及染色体重塑相关因子均可能影响神经母细胞瘤的发生和增殖转移。近二倍体或四倍体、 *MYCN* 扩增、1p36 区缺失、11q 杂合缺失、17q 获得和端粒长度等与神经母细胞瘤的不良预后有显著关系。

（三）非编码 RNA

非编码 RNA（non-coding RNA）是指不编码蛋白质的 RNA,其中包括核糖体 RNA（ribosomal RNA, rRNA）,转移 RNA（transfer RNA, tRNA）,核小 RNA（small nuclear RNA, snRNA）,核仁小 RNA（small nucleolar RNA, snoRNA）和微 RNA（microRNA, miRNA）等多种已知功能的 RNA,还包括未知功能的 RNA。这些 RNA 的共同特点是都能从基因组上转录而来,但是不翻译成蛋白,在RNA 水平上就能行使各自的生物学功能。在神经母细胞瘤中,研究较多的包括 miRNA 和长链非编码 RNA（long noncoding RNA, lncRNA）,下面以miRNA 和 lncRNA 为例,说明非编码 RNA 和神经母细胞瘤的关系。

1. miRNA　miRNA 是一类高度保守的、由内源性发夹结构转录产物衍生而来的一种长为 19～25 个核苷酸的单链 RNA,其编码基因约占基因组的 1%。成熟的 miRNA 可以作为一种引导性分子,依据碱基配对原则与靶 mRNA 结合,在转录后水平引起靶 mRNA 的剪切或是翻译的抑制,研究发现 miRNA 对基因表达的调控作用涉及生物体生长发育的诸多过程,包括细胞的生长、发育、分化、脂肪代谢、细胞凋亡、细胞增殖及器官的形成等。

miRNA 在原发性神经母细胞瘤和发生转移的神经母细胞瘤中的表达有明显差异。研究表明,miR-144 通过靶向调控 ITGB1 调节神经母细胞瘤的侵袭转移;miR-429 靶向调控 *IKBKB* 调节神经母细胞瘤细胞增殖、侵袭和转移;miR-195 通过靶向调控 RET 调节神经母细胞瘤的侵袭;miR-93 影响神经母细胞瘤细胞侵袭和迁移;miR-7-5p 靶向调控POLE4 影响神经母细胞瘤细胞 SH-SY5Y 体外增殖和侵袭。miRNA 在神经母细胞瘤中,发挥了原癌基因或抑癌基因的作用,通过靶向调控靶基因而调控神经母细胞瘤的增殖、侵袭和转移。

2. lncRNA　lncRNA 是一类>200 个核苷酸,缺少或没有开放阅读编码框,不能编码蛋白质,却具有生物学功能的非编码 RNA。lncRNA 与肿瘤细胞的增殖、凋亡、细胞周期和侵袭迁移等生物学行为有关。

研究表明,*SNHG1* 可通过靶向负调控 miR-145 的表达,促进神经母细胞瘤细胞的增殖、侵袭和迁移能力;沉默 Linc00839 可抑制神经母细胞瘤 SH-SY5Y 细胞增殖,其调控机制可能与抑制 β- 联蛋白磷酸化、下调 MYCN、细胞周期蛋白 D1 mRNA 及蛋白表达,从而抑制 Wnt/β- 联蛋白信号通路有关;lncRNA MAGI2-AS3 在神经母细胞瘤组织和细胞中表达减少,且调控细胞凋亡通路中 Fas、FasL 的表达,其可能是通过调控 Fas/FasL 通路抑制神经母细胞瘤的生长等。深入研究 lncRNA,为神经母细胞瘤的早期诊断和预后提供了新思路,也为临床上肿瘤的治疗提供了新的方向。

非编码 RNA 与神经母细胞瘤的发生、发展密切相关,通过抑制相关非编码 RNA 或应用具有抑癌作用的非编码 RNA 作为靶向传递治疗药物是潜在的神经母细胞瘤的治疗策略。

(四)与神经母细胞瘤相关的信号通路

神经母细胞瘤的发生是一个多级过程,可同时激活多种致癌信号通路。首先,控制神经前体细胞增殖、分化及存活的相关信号通路,如 Wnt、Nortch、Hedgehog 和 NF-κB 等。以 Notch 信号为例,当抑制信号后,可以使神经母细胞向更成熟的方向分化。研究证实,神经母细胞瘤为非炎症相关肿瘤,NF-κB 信号通路在神经母细胞瘤中发挥重要作用。这些信号通路通过影响细胞的凋亡、增殖、DNA 修复及肿瘤细胞的转移、血管形成等机制致癌。

(五)蛋白信号分子

1. 与神经母细胞瘤发生发展相关的转录因子 数千种转录因子、辅助因子和染色质调节因子控制人类特定细胞状态的基因表达程序的建立和维持。这些基因表达程序的错误调节可导致广泛的疾病。基因组的不稳定是癌症的标志,对促进肿瘤进展的调节区域序列的进一步改变有作用。长期以来已知转录因子的突变有助于肿瘤发生,最近研究表明,过度表达的致癌转录因子可改变细胞的核心调节回路(表 57-1)。

表 57-1 影响神经母细胞瘤发生发展的转录因子的功能和作用机制

蛋白名称	功能	在神经母细胞瘤中作用机制
lin-28homologB(LIN-28B)	转录因子	上调 RNA 激活 AURKA
单核细胞趋化诱导蛋白 1 抗体(MCPIP1)	转录因子	尚未明确
神经分化因子(NeuroD1)	转录因子	诱导 ALK 的表达
植物同源域指蛋白 20(PHF20)	转录因子	激活 SOX2/OCT4
Yes 相关蛋白 1(YAP1)	转录因子	激活 Hippo(Hippo 通路)

注:AURKA. 人激光激酶 Aurora A;ALK. 间变性淋巴瘤激酶;SOX2. 转录因子 SOX2;OCT4. 八聚体结合转录因子 4。

2. 与神经母细胞瘤发生发展相关的激酶 激酶可通过细胞间信号调节细胞内的过程,如离子转运、激素反应和细胞增殖等。激酶功能的任何失调都可能导致肿瘤进展和其他疾病,如免疫、神经、代谢,包括传染病。癌细胞激酶组现已成为一类新型抗肿瘤药物的重要靶标(表 57-2)。

3. 与神经母细胞瘤发生发展相关的受体 受体是与细胞外部信号分子结合做出响应的蛋白质分子。受体在细胞信号转导、基因表达调控、细胞周期和增殖、细胞生长和分化、发育和代谢中发挥关键的生理作用。但持续受体的激活可能导致病理效应。受体功能障碍与肿瘤、心脏病、神经退行性疾病和炎症性疾病相关(表 57-3)。

4. 与神经母细胞瘤发生发展相关的其他蛋白信号分子 见表 57-4。

(六)伴发畸形

已有报道神经母细胞瘤患儿发生神经纤维瘤病 1 型和先天性巨结肠的概率高于正常儿童,提示可能是一种遗传学综合征,并与神经母细胞的胚胎发育异常相关。近年来已有神经母细胞瘤伴发神经纤维瘤病和巨结肠的家族性遗传报道,有待进一步验证其遗传相关性,尽管还有有关神经母细胞瘤伴发尿道下裂、肾母细胞瘤、尤因肉瘤的报道,但其发生率和遗传倾向均不明确。随着分子生物、基因克隆、胚胎发育学的研究深入和技术发展,对神经母细胞瘤伴发畸形的详情和机制也会进

表 57-2　影响神经母细胞瘤发生发展的激酶的功能和作用机制

蛋白名称	功能	在神经母细胞瘤中作用机制
间变性淋巴瘤激酶（ALK）	致癌因子	通过 ERK 上调 RET
磷脂酰肌醇 3 激酶（PI3K）	底物磷酸化	激活 AKT
母胚亮氨酸拉链激酶（MELK）	丝 / 苏氨酸激酶	尚未明确
蛋白精氨酸甲基转移酶 1（PRMT1）	蛋白甲基化	尚未明确
unc-51 样激酶	介导自噬	尚未明确
蛋白质磷酸酶 2A（PP2A）	细胞转化	内源性抑制表达
Rho 相关激酶（ROCK）	胚胎发育	调节 MYCN 表达

注：ERK. 细胞外调节蛋白激酶；RET. 转染重排原癌基因；AKT. 蛋白激酶 B；MYCN. 骨髓细胞瘤病毒相关基因。

表 57-3　影响神经母细胞瘤发生发展的受体的功能和作用机制

蛋白名称	功能	在神经母细胞瘤中作用机制
促红细胞生成素产生肝细胞受体 B1（EphB1）	癌症进展	抑制 PKCγ
甲酰基肽受体 1（FPR1）	免疫反应	激活 MAPK/Erk、PI3K/Akt、P38-MAPK 信号通路
γ- 氨基丁酸 A（GABA）受体	离子型受体	激活 AKT/MAPK 信号通路
B 类清除剂受体（SR-B1）	胆固醇转运	尚未明确
雄激素受体（AR）	核受体	尚未明确

表 57-4　影响神经母细胞瘤发生发展的其他蛋白信号分子的功能和作用机制

蛋白名称	功能	在神经母细胞瘤中作用机制
ARM 重复序列 12（ARMC12）	核蛋白	激活 PRC2
ARMS 支架蛋白（ARMS）	支架蛋白	调节细胞周期
树突状细胞因子 1（DCF1）	神经发育	Ras/Raf/MEK/ERK1/2 通路
轴突生长诱向因子（NTN4）	神经发育	形成复合物

注：PRC2. 多梳家族蛋白。

一步明确。

【生物学特性】

（一）神经母细胞瘤自然消退及其可能机制

年龄 <18 个月的患儿，大多数通过中等强度的化疗后可治愈，少数患儿在不接受化疗的情况下出现自然消退。属于 INSS 的 Ⅳs 期患儿（即原位肿瘤灶较小，转移灶局限于皮肤、肝和 / 或少量骨髓）通常预后良好，有些甚至能发生自然消退。这种神经母细胞瘤自然消退的现象，在日本、加拿大、欧洲国家及中国进行的大规模筛查中得到了证实。神经母细胞瘤自然消退的确切机制目前仍不清楚，可能的机制有以下几种。

1. 胚胎发育学因素　神经母细胞瘤可能是由于神经嵴干细胞的异常分化导致，神经嵴干细胞的迁移路径均与 Ⅳs 期神经母细胞瘤的发生位置相同，包括肾上腺、肝、皮肤及少量骨髓。在胚胎神经系统的发育过程中，躯干部神经嵴干细胞从神经管背侧迁移至腹侧，在靠近神经管处受局部微环境中不同因子的调节向不同方向分化，其中一部分神经嵴干细胞发育成交感神经节的神经元或肾上腺髓质交感神经元样嗜铬细胞，分化形成的神经元会促使毗邻的神经嵴源发细胞分化为施万细胞和卫星细胞。神经嵴干细胞具有自我更新和多向分化的能力，这种干细胞特性在神经嵴源发细胞中得到保留。MYCN 基因在神经嵴发育中起重要作用，包括维持神经母细胞的多能性与增殖能力、抑制细胞分化、在特定的微环境中促进神经母细胞凋亡等。

目前，发现恶性肿瘤中都含有具备干细胞特性的干细胞或前体样细胞（precursor-like cell），其形成与发育中/成熟细胞在基因改变、表观遗传改变等影响有关。神经母细胞瘤和神经母细胞瘤细胞系中含有施万样细胞、神经元样细胞及干细胞样细胞。神经母细胞瘤具有胚胎时期神经嵴的蛋白表达和转录后修饰特征，在维A酸作用下上调交感/肾上腺标志物（如酪氨酸羟化酶、多巴胺-β-羟化酶）的表达，可使神经母细胞瘤中的干细胞样细胞向幼稚神经元分化。

2. 人表皮生长因子受体-2　人表皮生长因子受体-2（human epidermal growth factor receptor 2，HER2）是一种185kd长的糖蛋白，具有酪氨酸激酶活性，介导机体发育、组织增生及肿瘤发生的有关信号通路，影响细胞迁移、分化及细胞间相互作用，在胚胎发育过程中通过间充质-上皮-神经外胚层诱导某些细胞系形成。

在神经母细胞瘤中，HER2的表达可使神经母细胞瘤的预后良好，并且已被证实可作为神经母细胞瘤的独立预后因素。在自主神经系统的发育过程中，HER2作用于迁移中的前体细胞，使其滞留于特定位置，促使细胞相互竞争分化相关的信号分子，对前体施万细胞的发育起不可或缺的作用。研究发现，HER2在神经母细胞瘤中的生物学作用可能与分化相关。

3. 同源异形框基因　同源异形框（homeobox，HOX）基因是一类在进化上高度保守的发育基因，对下游靶基因具有调节作用。HOX基因在中枢神经系统、中轴骨、胃肠道、泌尿生殖管道、外生殖器和肢体的发育中发挥重要作用。近年来，属于HOX基因家族的HOXC9在促进神经母细胞瘤细胞分化、肿瘤自然消退以及作为预后判断标志的临床应用中逐步引起关注，目前认为，HOXC9蛋白是神经母细胞瘤细胞分化和肿瘤自然消退的关键调控因子。

4. 神经生长因子　在神经系统的发育和维持中，神经生长因子都有不可或缺的重要作用，其中神经营养受体Trk家族包括Trk/NTRK1，TrkB/NTRK2和TrkC/NTRK3，这些受体对应的同源配体分别是神经生长因子（nerve growth factor，NGF）、脑源性神经营养因子（brain-derived neurotrophic factor，BDNF）和神经营养因子-3（neurotrophin-3，NT-3）生长因子。临床研究显示，这些受体在神经母细胞瘤的发病机制中有重要作用。

5. 端粒假说　端粒（telomere）是存在于真核细胞线状染色体末端的一小段DNA-蛋白质复合体，它与端粒结合蛋白一起构成了特殊的"帽子"结构，作用是保持染色体的完整性和控制细胞分裂周期。端粒、着丝粒和复制原点是染色体保持完整和稳定的三大要素，端粒长度由端粒酶调控。在正常细胞与肿瘤细胞中，端粒酶的表达存在显著的差异，端粒酶的高水平表达与肿瘤的不良预后相关。然而，神经母细胞瘤的发生却与此不同。在神经母细胞瘤样本中，大部分来自Ⅳs期神经母细胞瘤的样本具有较低的端粒酶活性，端粒酶长度短。还有研究表明，神经母细胞瘤的自然消退与端粒酶的失活存在一定的联系。

6. 表观遗传以及蛋白组学　与启动子甲基化、组蛋白修饰或染色质重塑有关的基因表达的改变，可能会影响神经母细胞瘤分化。研究表明基因甲基化和组蛋白修饰的改变与神经母细胞瘤患者的预后相关。作为组蛋白伴侣和表观遗传因子的CHAF1A具有调控细胞增殖、DNA修复的作用，通常认为其可能驱动多种肿瘤发生。研究表明，CHAF1A能够维持神经母细胞瘤的高去分化状态，与患儿不良的预后密切相关，而在体内和体外研究中，CHAF1A失活均可以阻断致癌信号通路，促进糖酵解代谢的正常化，并促使神经元正常分化。

目前对Ⅳs期神经母细胞瘤自然消退机制的研究大多从基因水平着手，并且已经发现自然消退受一个由许多基因构成的动力学网络调控。尽管基因组学研究为肿瘤研究做出较大贡献，但其局限性在于基因只是遗传信息的携带者，而蛋白质才是生命活动的执行者。因此，从蛋白质水平研究神经母细胞瘤对于阐明神经母细胞瘤的自然消退机制具有重大意义。研究发现，神经母细胞瘤具有明显的退行性变化特征，这说明神经母细胞瘤的自然消退可能是通过自噬性退化实现的。神经母细胞瘤的自然消退可能是由半胱氨酸蛋白酶依赖型（即凋亡）或半胱氨酸蛋白酶非依赖型（即自噬性退化）这2种细胞程序性死亡的形式介导而产生，大量蛋白质参与其中。

7. 免疫及肿瘤微环境　有研究推断宿主免疫反应可能也是神经母细胞瘤自然消退的原因之一。还有研究表明炎症反应与肿瘤微环境对神经母细胞瘤的预后具有重要影响。

（二）神经母细胞瘤骨髓/骨转移

小儿神经母细胞瘤早期骨髓转移是本病的特点。总体上神经母细胞瘤确诊时，几乎70%已经出现转移而且多数为多部位转移,最常见的转移部位是骨髓(70.5%)、骨(55.7%)、淋巴结(30.9%)、肝脏(29.6%)等。神经母细胞瘤发生骨转移也是通过激活破骨细胞活动,从而引起一系列破骨性损伤。近年来,针对神经母细胞瘤骨侵袭和转移的形成机制及骨转移相关通路方面的研究表明,骨侵袭和转移的基本过程由神经母细胞瘤与骨和骨髓特殊微环境之间的密切的相互作用而决定,这是一个高度复杂而且秩序井然的过程,研究表明 RANK/RANKL/OPG、CXCL12-CXCR4、NF-κB 通路在神经母细胞瘤骨侵袭和转移中发挥重要作用(图 57-4、图 57-5)。

【病理】

1. 大体表现　肉眼检查,位于肾上腺或后纵隔的神经母细胞瘤,多表现为界限清楚的实性肿块,而位于盆腔、腹膜后或颈部的肿瘤表现为多个连续的或融合的浸润性肿块。大多数神经母细胞瘤的直径为 1~10cm,部分存在外覆的纤维性假包膜,而假包膜内常可见肿瘤组织浸润。肿物呈多结节状,深红色、黄褐色、灰褐色,可有广泛出血,少数可见由于术前出血而形成的囊腔。可见坏死灶及钙化灶,在术前化疗的病例尤为明显。典型的钙化灶呈细小黄色颗粒状或斑点状。肾上腺发生的肿瘤其边缘通常可见残留的呈黄白色的肾上腺组织(图 57-6、图 57-7)。

2. 光镜下表现　可见大量各种分化程度的神经母细胞,包括未分化的神经母细胞,分化差的神经母细胞和分化良好的神经母细胞。瘤细胞核为圆形或椭圆形,染色质丰富,呈斑点状分布,核染色深,核仁多可见,核有一定的异型性,核分

裂象多见,胞质少。神经母细胞可由神经纤维包绕,瘤细胞由纤维组织分隔,排列成团巢状,可见菊形团形成(Homer Wright rosette)(图 57-8~图 57-10)。

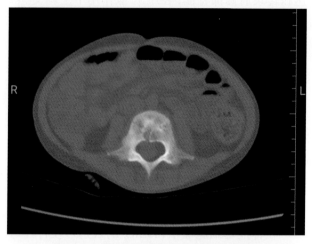

图 57-4　神经母细胞瘤椎体转移 CT 图像

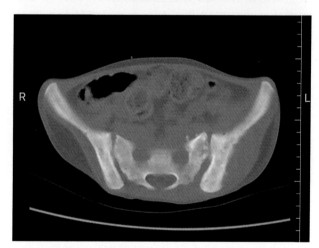

图 57-5　神经母细胞瘤髂骨转移 CT 图像

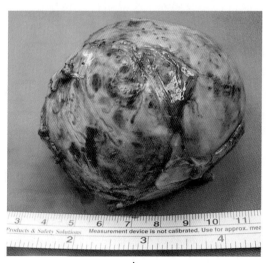

A

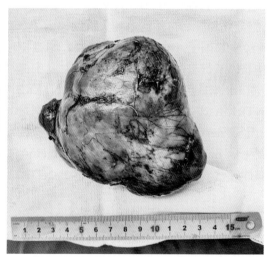

B

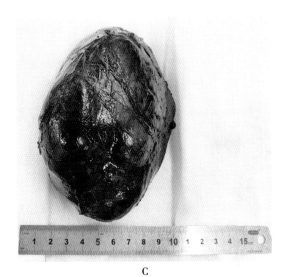

图 57-6 神经母细胞瘤大体标本
A.病例1；B.病例2；C.病例3。

C

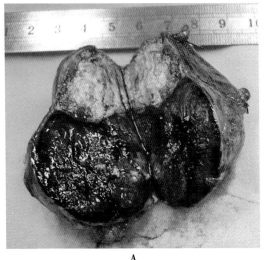

A

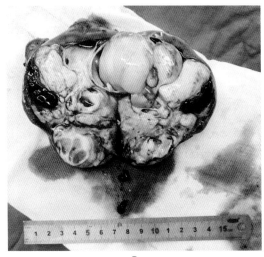

B

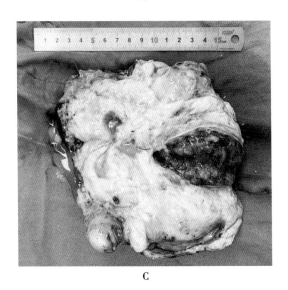

C

图 57-7 神经母细胞瘤大体标本剖面
A.病例1；B.病例2；C.病例3。

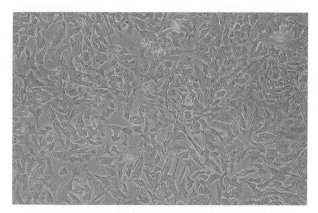

图 57-8　神经母细胞瘤细胞光镜下表现（40×）

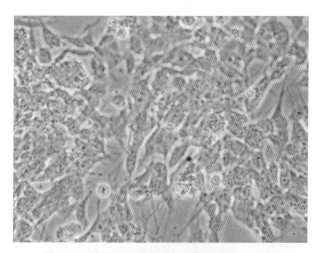

图 57-9　神经母细胞瘤细胞光镜下表现（100×）

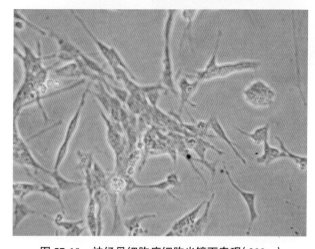

图 57-10　神经母细胞瘤细胞光镜下表现（200×）

3. 电镜下表现　在电子显微镜下，神经母细胞瘤表现为原始神经元和肿瘤细胞异型性的双重特征，可见大量的粗面内质网及多聚核糖体，并有许多无髓神经纤维及神经微丝、微管，而肿瘤细胞大小不一，形态不规则，细胞核呈锯齿状、多角形等。细胞质内可见许多小圆形的神经分泌颗粒，数量随肿瘤分化程度而递增（图 57-11、图 57-12）。

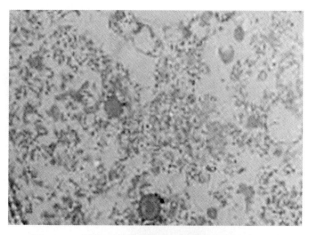

图 57-11　神经母细胞瘤细胞电镜下表现（5 000×）

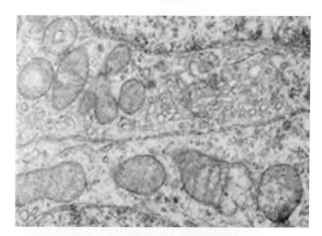

图 57-12　神经母细胞瘤细胞电镜下表现（30 000×）

4. 免疫组织化学表现　通过免疫组化染色和电镜技术，神经母细胞瘤可与儿童期的其他"小圆、蓝细胞"肿瘤鉴别。还可根据一些免疫组织化学指标，如波形蛋白、白细胞共同抗原、神经元特异性烯醇化酶和 S100（酸性钙连接的蛋白二聚体）等进行鉴别诊断（图 57-13、图 57-14）。

5. 分子病理表现　分子生物学方面，已经证实神经母细胞瘤中存在 *MYCN* 的扩增，与神经母细胞瘤预后密切相关，近年来也证实神经母细胞瘤中 *ALK* 基因以点突变和扩增 2 种形式参与神经母细胞瘤发病。目前采用荧光原位杂交（fluorescence in situ hybridization，FISH）和聚合酶链反应（polymerase chain reaction，PCR）对 *MYCN* 和 *ALK* 基因拷贝数、*ALK* 基因点突变进行检测。无论何种类型的 *MYCN* 基因异常，均提示神经母细胞瘤较差的预后。而 *ALK* 基因在神经母细胞瘤中多以增多的形式表现，检测的基因也不仅局限于这 2 种。对神经母细胞瘤进行基因检测非常有必要，可以为神经母细胞瘤的诊断、临床分期的确定、治疗方案的选择和预后提供更多依据(图57-15)。

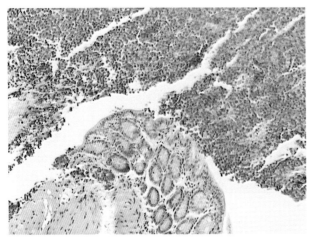

图57-13 神经母细胞瘤免疫组织化学染色表现(HE染色, 10×)

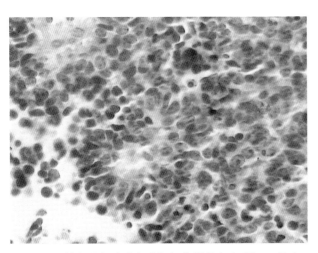

图57-14 神经母细胞瘤免疫组织化学染色表现(HE染色, 100×)

检测项目:NMYC(2p24)基因
检测方法:FISH(荧光原位杂交法)
样本类型:中性福尔马林固定石蜡包埋的组织样本切片
试剂信息:安必平NMYC(2p24)基因探针

病变描述:(腹膜后)符合神经母细胞瘤(未分化, 高MKI) (详见病理诊断报告单)

质量控制:样本量:合适
　　　　　信号:合适
　　　　　对照:合适

分析细胞数:200个

检测结果:FISH法检测NMYC基因状态
　　　　　1. NMYC信号状态:点状
　　　　　2. NMYC信号平均值:30
　　　　　3. LAF信号平均值:3
　　　　　4. 11q23/NMYC=15
结论:提示NMYC基因扩增

图57-15 神经母细胞瘤 *MYCN* 检测

【临床表现】

神经母细胞瘤的临床表现取决于原发部位、转移器官和肿瘤负荷量[肿瘤负荷量(tumor burden)是指体内肿瘤细胞的数量, 肿瘤的大小和肿块的数量]。神经母细胞瘤患儿临床表现各有不同。

(一)一般症状

神经母细胞瘤患儿的一般症状有肿块、发热、食欲减退、乏力、呕吐、恶心、消瘦、贫血、骨骼疼痛、头痛、腹泻等。

(二)肿瘤压迫症状

1. 腹部、腹膜后神经母细胞瘤　神经母细胞瘤逐渐增大, 肿块越来越明显, 腹部疼痛、腹胀, 甚至肠梗阻、便秘、排尿困难等。

2. 胸部、纵隔神经母细胞瘤　胸部、纵隔神经母细胞瘤逐渐增大, 出现咳嗽、喘憋、呼吸困难等。

3. 颈部神经母细胞瘤　颈部交感神经节受到神经母细胞瘤压迫或侵袭会出现Horner综合征, 表现为单侧面部无汗、眼睑下垂、瞳孔缩小、眼球内陷和虹膜异色症(图57-16)。

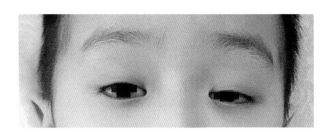

图57-16 神经母细胞瘤伴 Horner 综合征眼睑下垂

4. 椎旁神经母细胞瘤　椎旁神经母细胞瘤生长迅速, 会通过椎间孔和神经孔侵入椎管内, 引起硬膜外脊髓压迫, 产生相应的症状, 包括疼痛、运动或感觉障碍、大便失禁、尿潴留、截瘫等。肿瘤多为哑铃状(图57-17)。

(三)肿瘤浸润和转移引起的症状

神经母细胞瘤常见的转移部位为骨髓、骨骼、肝、皮肤和淋巴结。肿瘤转移至骨和骨髓可表现为肢体疼痛、跛行。肿瘤浸润眶周骨可引起特征性的眶周瘀斑(熊猫眼、浣熊眼)、眼球突出。肿瘤侵袭颅骨, 颅骨出现"乒乓球"样隆起。肿瘤侵袭皮肤表现为可触及的无痛性皮下结节(皮肤蓝莓样结节), 可遍及全身。

(四)其他表现

1. 眼阵挛-肌阵挛综合征　又称眼阵挛-共济

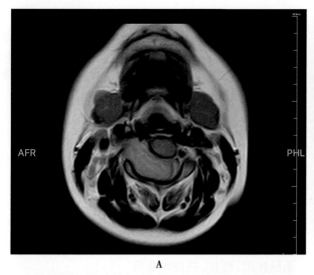

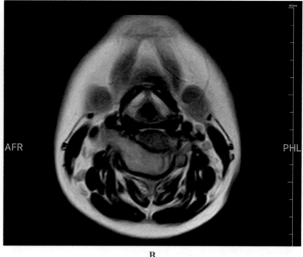

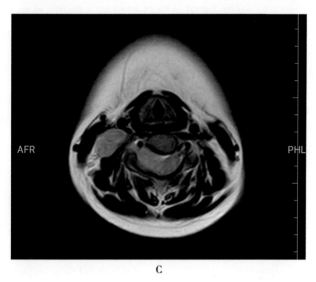

图 57-17　不同层面颈椎哑铃状神经母细胞瘤 MRI 图像

失调综合征。表现为舞蹈眼、舞蹈手和舞蹈足,常伴认知、运动、行为和语言发育延迟。目前认为发病机制为肿瘤细胞与中枢神经元存在共同抗原,进而发生抗体介导的交叉免疫损害,其依据为此类患者的瘤巢中存在弥漫淋巴细胞浸润。

2. 抵抗性腹泻　约 4% 的患儿存在治疗抵抗性腹泻,表现为低钾血症和脱水。原因为趋向成熟的神经母细胞瘤或成熟的节细胞神经瘤过度分泌血管活性肠肽,切除原发病灶症状可缓解。

3. 高血压　部分患儿存在高血压,主要原因为肿瘤压迫肾动脉,继而出现肾缺血,激活肾素 - 血管紧张素系统;其次为肿瘤细胞分泌血管活性物质儿茶酚胺(多巴胺、肾上腺素和去甲肾上腺素),儿茶酚胺代谢率增高症状还有发作性多汗、兴奋、心悸、面部潮红、苍白、头痛、心动过速等。

由于临床表现涉及各个器官和系统,患儿可能

就诊于各个学科,所以掌握神经母细胞瘤临床线索有利于早期诊断。

北京儿童医院血液肿瘤中心对 2007 年 3 月 31 日至 2015 年 3 月 31 日的 330 例神经母细胞瘤患儿的多样化临床表现进行总结和比较,期望增加对神经母细胞瘤的早期识别,提高早期诊断水平。①<1 岁神经母细胞瘤患儿症状分布情况见表 57-5。临床最常见的症状为咳嗽、发热,分别占 39.5%。罕见的神经母细胞瘤临床表现包括非常见原发部位肿瘤的占位效应(1 例左侧后纵隔占位患儿仅以哭声嘶哑起病,经影像学检查发现纵隔占位;1 例骶髂前部占位神经母细胞瘤患儿,存在直肠受压,病初仅表现为排便费力、粪便呈扁平状);另外,可有如长期腹泻、阵挛和共济失调等罕见副肿瘤综合征表现;1 例以皮疹起病,为同时发病的朗格汉斯细胞组织细胞增生症和神经母细胞瘤。②≥1 岁组神经

母细胞瘤患儿临床表现分布见表 57-6。发热为最常见的临床表现，占 61.7%；其次为淋巴结肿大，占 37.3%。有贫血表现的患儿 48 例，占 16.7%，该比例较 <1 岁组明显增多。乏力、消瘦、免疫力下降、食欲减退、多汗等肿瘤相关的非特异性症状在本组患儿中所占比例明显高于 1 岁以内组。在出现频

表 57-5　<1 岁神经母细胞瘤 43 例患儿临床表现分布

临床表现	例数/例（占比/%）	临床表现	例数/例（占比/%）
发热	17（39.5）	呛奶	2（4.7）
咳嗽	17（39.5）	皮疹	2（4.7）
肿物	8（18.6）	眶周异常（瘀斑、眼球突出）	2（4.7）
腹胀、腹泻	7（16.3）	贫血	2（4.7）
肢体活动异常	4（9.3）	声音嘶哑	1（2.3）
进食减少	4（9.3）	排便困难	1（2.3）
盗汗	3（7.0）	眼睑下垂	1（2.3）
淋巴结大	3（7.0）		

表 57-6　≥1 岁神经母细胞瘤 287 例患儿临床表现分布

临床表现	例数/例（占比/%）	临床表现	例数/例（占比/%）
发热	177（61.7）	排便困难	13（4.5）
淋巴结大	107（37.3）	其他部位疼痛	
肢体疼痛	97（33.8）	背痛	7（2.4）
乏力、消瘦、食欲减退	96（33.4）	头痛	4（1.4）
腹痛、腹泻	81（28.2）	颈痛	3（1.0）
咳嗽	79（27.5）	胸痛	3（1.0）
贫血	48（16.7）	Horner 综合征	7（2.4）
多汗	37（12.9）	皮肤出血点	6（2.1）
肢体活动障碍	28（9.8）	水肿	5（1.7）
肿物		呕吐	3（1.0）
腹部	43（15.0）	大小便失禁	2（0.7）
颈部	22（7.7）	肢体皮温不对称	2（0.7）
额部	5（1.7）	发作性高血压	2（0.7）
头皮	4（1.4）	皮疹	1（0.3）
颞部	3（1.0）	瘙痒	1（0.3）
锁骨上	1（0.3）	血尿	1（0.3）
下肢皮下	1（0.3）	尿少	1（0.3）
眼部表现		发育迟缓	1（0.3）
眼球突出	23（8.0）	睾丸肿胀	1（0.3）
眶周瘀斑	13（4.5）	抽搐	1（0.3）
斜视	2（0.7）	少语	1（0.3）
眼球震颤	2（0.7）		

数较少的症状中,7 例患儿存在 Horner 综合征,2 例患儿表现为眼球震颤,临床诊断为眼阵挛 - 肌阵挛综合征。

【诊断】

(一)体格检查

腹膜后常见肿块体格检查鉴别要点,见表57-7。

表57-7 腹膜后常见肿块查体鉴别要点

项目	鉴别要点		
	神经母细胞瘤	肾胚胎瘤	畸胎瘤
病史特点	发热、贫血、疼痛	无症状上腹部包块	无痛性包块
肿瘤部位	肾上腺或脊柱前方	肾区	身体中线部位
形状质地	多结节状、质硬	球状、实质	囊性或实性
转移部位	肺、骨、肝、皮下	无	恶性者可肺转移
血尿	-	+	-

(二)实验室检查

1. 血常规检查 神经母细胞瘤常通过血液或淋巴系统发生转移,神经母细胞瘤患儿均有不同程度的贫血,表现为外周血全血细胞减少,多数伴有发热、淋巴结肿大、骨痛等临床症状。血小板计数正常或减少。

2. 生化检查

(1)患儿血清乳酸脱氢酶均有不同程度的升高。乳酸脱氢酶作为判断全身肿瘤细胞负荷的一项指标,广泛分布于肝、肾、心肌、骨骼肌、肺等多种组织、器官中,当这些组织发生病变时血清乳酸脱氢酶水平升高,但其特异度不高。血清乳酸脱氢酶可反映神经母细胞瘤的疾病进程,与肿瘤体积呈正相关,可用于神经母细胞瘤的诊断和随访。

(2)血清铁蛋白是一种急性时相反应蛋白,与铁的代谢和储存密切相关。血清铁蛋白水平升高不仅见于铁负荷增加,也常见于感染、风湿或恶性肿瘤。神经母细胞瘤细胞快速生长与增殖,其合成铁蛋白的能力增强,故血清铁蛋白水平明显升高。

(3)C 反应蛋白是由肝细胞产生的一种急性时相反应蛋白,有文献报道,C 反应蛋白在肿瘤的良恶性鉴别、早期诊断、组织学特点、转移及治疗评估等方面均有重要作用,可作为神经母细胞瘤的诊断和监测指标,但特异度较差,联合检测多种肿瘤标志物,可以提高神经母细胞瘤的诊断率。

3. 凝血功能检查 包括凝血酶原时间(prothrombin time,PT)、活化部分凝血活酶时间(activated partial thromboplastin time,APTT)、纤维蛋白原(fibrinogen,FIB)、D- 二聚体等,部分神经母细胞瘤患儿出现 FIB 的降低及 D- 二聚体升高。

4. 儿茶酚胺及其代谢物检查

(1)神经母细胞瘤具有合成、分泌儿茶酚胺的特点,香草扁桃酸(vanillylmandelic acid,VMA)、高香草酸(homovanillic acid,HVA)是儿茶酚胺的终末代谢物,故神经母细胞瘤患儿早期尿中 VMA、HVA 排出较多,其诊断特异度分别为 95.1% 和 95.8%。年龄较小的神经母细胞瘤患儿留取 24 小时尿液比较困难,可取某一段时间的尿测定 VMA 或 HVA 与尿肌酐的比值作为评价指标。肌酐是肌酸的代谢终产物,由肾脏排泄,人体内源性肌酐每天生成量几乎恒定,24 小时尿肌酐排泄量也是恒定的。总之,神经母细胞瘤最常见的是 VMA 增高,少数病例 HVA 增高,或两者均增高,尿 VMA 可协助诊断神经母细胞瘤,并用以检测对治疗的反应。

(2)3- 甲氧酪胺是多巴胺的甲基化产物,神经母细胞瘤患儿尿中 3- 甲氧酪胺的水平明显升高。3- 甲氧酪胺的诊断效果与多巴胺和高香草酸相似,其水平与疾病的活动度有良好的相关性,可作为肿瘤标志物用于神经母细胞瘤的诊断和监测。

(3)甲氧基肾上腺素和甲氧基去甲肾上腺素分别是肾上腺素和去甲肾上腺素的中间代谢产物,它们在血浆中的半衰期较长,血浆浓度波动较小,特异度和灵敏度均优于儿茶酚胺测定。

有学者对301 例神经母细胞瘤患儿的8 种尿儿茶酚胺代谢物(香草扁桃酸、高香草酸、3- 甲氧酪胺、多巴胺、肾上腺素、去甲肾上腺素、甲氧基肾上腺素和甲氧基去甲肾上腺素)进行研究发现,儿茶酚胺代谢产物水平升高,其中 3- 甲氧酪胺与神经母细胞瘤的分期、年龄、*MYCN* 扩增、1p 杂合性丢失和骨髓侵袭等特征相关,甲氧基去甲肾上腺素是最敏感的单一代谢物,其诊断灵敏度达 95%。除尿儿茶酚胺代谢产物检测外,也有学者研究了血浆中甲氧基肾上腺素、甲氧基去甲肾上腺素和 3- 甲氧酪胺在神经母细胞瘤诊断中的作用,结果发现 3- 甲氧酪胺和甲氧基去甲肾上腺素表现出良好的诊断性能,其特异度分别为 100% 和 95.8%,灵敏度分别为 88.2% 和 80.4%,而且该研究还发现,血浆甲氧基去甲肾上腺素与尿甲氧基去甲肾上腺素水平呈正相关。

5. 神经元特异性烯醇化酶 神经元特异性烯醇化酶是神经元和神经内分泌细胞所特有的一种酸性蛋白酶,由神经母细胞合成,是免疫组织化学染色的重要指标。血清神经元特异性烯醇化酶是神经母细胞瘤的特异性负荷指标,其水平高提示预后较差,与诊断时肿瘤的最大直径呈线性相关,可间接反映患儿体内肿瘤的代谢活跃度。但其特异性相对较差,在胰岛细胞瘤、甲状腺髓样癌、黑色素瘤、视网膜母细胞瘤、小细胞肺癌、嗜铬细胞瘤等其他肿瘤中神经元特异性烯醇化酶也存在高表达。

6. 嗜铬粒蛋白 A 嗜铬粒蛋白 A 广泛存在于神经内分泌细胞,是一种酸性单体蛋白,在高分期和转移性神经母细胞瘤中表达水平升高,其作用为肿瘤标志物特异度为 72%,灵敏度为 96%。另有学者在神经母细胞瘤细胞中使用敲除的方法减少嗜铬粒蛋白 A 的表达研究神经母细胞瘤细胞增殖和形态学的变化,结果表明嗜铬粒蛋白 A 可以维持胰岛素样生长因子分泌和细胞内的信号转导,从而促进神经母细胞瘤细胞的增殖和分化。因此,血浆嗜铬粒蛋白 A 可作为肿瘤发展进程的动态监测和预后指标。

7. 尿细胞形态学检测 尿液涂片分析技术具有无风险、无创伤等优点,仅利用患儿的尿液就可作出诊断,有广阔的应用前景。Nishikawa 等首次通过尿细胞学诊断神经母细胞瘤,取尿液标本送达病理科诊断,采用液基细胞学方法并进行巴氏染色,其余标本进行吉姆萨染色。巴氏染色标本显示大小不同,高度聚集的小圆细胞,核染色深,胞质稀少,未见明显菊花状结构或纤维基质;而吉姆萨染色标本表现出高核质比的细胞黏附成团簇状。免疫组织化学染色显示,嗜铬粒蛋白 A、神经元特异性烯醇化酶呈弥漫性强阳性,而 CD45、肌红蛋白呈阴性,最后组织学诊断为分化不良的神经母细胞瘤。儿童尿液细胞学检查是一种少见的恶性肿瘤检测方法,该技术可用于病例的快速诊断。

（三）骨髓检查

1. 骨髓细胞形态 当神经母细胞瘤发生骨髓转移时,患儿骨髓增生程度降低,活跃或明显活跃。神经母细胞瘤细胞形态及大小在不同病例中差异明显,其胞质丰富,胞质内可见粉红色细小颗粒,核圆形或椭圆形,多为单核,也有双核或多核,片尾可见许多瘤细胞成团聚集在一起,胞质融合,呈"菊花形团状结构",显微镜下可见瘤细胞间有紫红色的条索状纤维丝状物质,这一形态特点可作为神经母细胞瘤与其他类型白血病的鉴别诊断依据。细胞化学染色显示,糖原染色试验（PAS）表达多呈阳性,过氧化物酶染色多呈阴性,因此骨髓细胞形态学观察联合细胞化学染色可提高神经母细胞瘤的诊断率。

2. 骨髓穿刺 一般在髂前上棘或髂后上棘进行,明确骨髓是否受累,建议选择 2 个不同的位置穿刺,以最大限度获得骨髓是否受累的依据。

（四）细胞遗传学检测

神经母细胞瘤是一种异质性肿瘤,可表现出多种不同的染色体异常,如癌基因 *MYCN* 扩增、1p 缺失、DNA 倍体分析和杂合性丢失。其中,第 1 号染色体短臂 1p36 缺失、第 17 号染色体长臂末端（17q23-qter）获得、11q23 缺失、14q23-ter 缺失、7q 基因获得等是比较常见的遗传学畸变。*MYCN* 癌基因定位于染色体 2p24,约 30% 的神经母细胞瘤中可发现 *MYCN* 扩增或 MYCN 蛋白的表达,*MYCN* 基因扩增与不良预后有关,其表达特征可以作为高危神经母细胞瘤的生物标志物。有学者利用荧光原位杂交检测 154 例神经母细胞瘤患儿 *MYCN* 基因的扩增发现,MYCN 的表达与年龄、神经母细胞瘤的临床分期及分型、核分裂 - 核碎裂指数高低和组织学预后分组等显著相关,而与性别无关。在患儿危险因素分期中,染色体倍数分析对预后有重要的提示意义,超二倍体或三倍体预后良好,多见于婴儿和早期神经母细胞瘤,而近二倍体或四倍体预后欠佳。

（五）流式细胞免疫分型

流式细胞术（flow cytometry,FCM）是一种生物学技术,可以对异质细胞群的细胞逐个进行快速、定量、多参数分析,目前已运用于肿瘤学、细胞生物学、免疫学、基础医学及临床检验等领域。其中,免疫分型是使用抗体对异质细胞群表达的抗原,即标志物进行分析,以鉴定目标细胞群的存在及比例。流式细胞免疫分型能够及早发现免疫学标志物,对神经母细胞瘤的诊断有重要意义。神经母细胞瘤细胞来源于分化差的神经节细胞,其表面有 CD13、CD15、CD56 和 CD117 表达,而不表达 CD45。CD45 是白细胞的共同抗原,所有造血细胞均表达,但神经母细胞瘤细胞株不表达,说明其为非造血系统来源。CD81 分布于大多数淋巴细胞、单核细胞和粒细胞表面,血小板不表达,但人类神经母细胞瘤细胞株表达。GD2 是神经母细胞瘤的特异性标记,其特异性高于 CD45、CD56、CD81,现阶段应用较多。有文献报道,靶向 GD2 的嵌合抗原受体转染人恶性非霍奇金淋巴瘤患儿的自然杀伤细胞后,对 GD2 阳性的神经母细胞具有杀伤作用。因此 GD2 可作为神经母细胞瘤治疗的一个靶点。CD44 与 *MYCN* 的扩增呈负相关,CD44 表达且无 *MYCN* 扩增提示预后良好,而 CD44 失去表达提示预后差。

(六)分子生物学检测

肿瘤细胞在发生发展的各个阶段均可以产生一些具有生物活性的小分子物质,这些物质可以被用于神经母细胞瘤诊断和预后的判断。

1. 非编码 RNA 近年来,随着生物信息学的蓬勃发展,基因芯片、二代测序及各种分子生物学实验技术的应用,大量具有生物学功能的非编码 RNA 被发现,具有代表性的是 miRNA 和 lncRNA。miRNA 广泛存在于真核生物体内,其通过参与肿瘤细胞的生长、增殖、侵袭和转移等过程而调控神经母细胞瘤的进程,血中循环的 miRNA 对神经母细胞瘤的诊断具有重要的提示作用,如 miR-483-3p、miR-497、miR-124 和 let-7。其中,miR-497 成为神经母细胞瘤诊疗的一个候选分子,let-7 缺失在神经母细胞瘤中很常见,与 *MYCN* 扩增呈负相关,可作为不良预后的独立预测因子。lncRNA 的长度超过 200 个核苷酸,其可通过基因表达的调控和表观遗传学等调控影响肿瘤的发生发展。有研究表明,SNGH7 在神经母细胞瘤细胞中高表达,可以促进神经母细胞瘤细胞增殖、侵袭转移及上皮-间充质转化。Mazar 等发现,*MYCN* 扩增和非扩增的神经母细胞瘤细胞系中 GAS5 的表达水平均较高。研究证明,GAS5 以长链非编码 RNA 剪接变异体的形式对神经母细胞瘤增殖和凋亡进行调控,从而

为神经母细胞瘤的诊断提供新靶点。

2. 酪氨酸激酶受体(Trks)家族 Trks(tropomyosin-related kinases,原肌球蛋白相关激酶)家族,是细胞表面受体酪氨酸激酶(RTK)家族成员,包括 Trk A/B/C 三种蛋白,与特定的神经营养因子结合。研究表明,Trks 家族对神经母细胞瘤的预后有诊断作用。Trk A 可促进神经元分化,其高表达与神经母细胞瘤良好的生物学行为相关,Trk A 受体与 *MYCN* 基因扩增呈负相关;而 Trk B 与配体结合促进神经母细胞瘤细胞的恶性增殖,其多表达于 *MYCN* 基因扩增的侵袭性神经母细胞瘤中,是预后不良的指标。

3. *ALK* 和 *PHOX2B* 基因 目前,在遗传性神经母细胞瘤中研究比较成熟的为 *ALK* 和 *PHOX2B* 基因。*ALK* 被认为是神经母细胞瘤的易感基因,其异常主要表现为点突变、基因扩增及蛋白表达增加,*ALK* 在进展期神经母细胞瘤中有过表达现象,特别是伴 *MYCN* 扩增时,提示预后差。有文献报道,*ALK* 直接靶定 *MYCN* 基因促进神经母细胞瘤的侵袭和转移,且活化的 ALK 受体可以作为 *ALK* 基因的抑制剂,应用于临床对肿瘤的靶向治疗。进展期神经母细胞瘤中易检测到 *PHOX2B* 突变,并提示骨髓受累及预后不良。

4. HuC/D Hu 家族蛋白是一种 RNA 结合蛋白,又称类胚胎致死异常视觉家族。HuC/D 在神经元中特异性表达,参与神经元分化和神经系统的维持。作为一种高度敏感的诊断标志物,HuC/D 可以将神经母细胞瘤与其他小圆细胞瘤区分。此外,HuC/D 结合 PHOX2B 染色对神经母细胞瘤具有诊断价值。

(七)影像学检查

1. 彩色多普勒超声 小儿神经母细胞瘤起病隐匿,且无特异性症状体征,超声表现具有一定的特异性,早期超声检查是提高患儿生存率的关键,因此,彩色多普勒超声诊断小儿神经母细胞瘤具有很好的临床应用价值,是神经母细胞瘤诊断、复诊及随访的首选检查方法。超声检查发现的神经母细胞瘤原发部位以肾上腺最常见,其次是腹膜后交感神经链、盆腔、颈部等。小儿神经母细胞瘤超声图像特征多样,主要为实性、囊实性、囊性,回声可以低回声为主,部分伴有沙砾样钙化或团块样钙化。肿物形状为类圆形,较大者表现为形态不规则肿物,常见肿物包绕大血管及侵袭周围脏器。但

是,有时颈部肿物,回声减低,无淋巴结形态及结构,超声容易误诊为淋巴瘤;有时肿物较大,侵袭肝脏,与肝脏界限不清,且随呼吸与肝脏运动同步,超声易误诊为肝母细胞瘤。另外,有时因肿物内大部分呈囊性,且钙化较多,超声容易误诊为畸胎瘤。因此,必要时应借助其他影像学检查进一步予以鉴别。神经母细胞瘤Ⅳs期的患儿,肝内多发转移结节,肝脏体积增大。超声表现为肝内多发大小不等结节或弥漫性小结节,结节为中等回声或低回声,高频探头显示更清楚。后续超声随访中发现肾上腺原发灶和肝转移灶自发消退。Ⅳs期患儿肿瘤可以自发消退,预后相对较好,因此临床上应尤其注意Ⅳs期患儿的诊断及随访。

2. CT 检查　CT 目前是诊断儿童腹部肿瘤最有价值的检查方法之一,其优点是扫描时间短,检查比较方便,且 CT 对肿瘤内钙化显示极为敏感。此外,还可以利用多平面重建(multi-plane reformation, MPR)、最大密度投影(maximum intensity projection, MIP)等图像后处理技术对肿瘤及周围血管进行三维重建,可为肿瘤的分期和临床手术提供重要信息。有研究表明 CT 能较准确地对腹膜后原发肿瘤进行定位、定性诊断。因此,CT 常作为神经母细胞性肿瘤诊断、鉴别诊断的首选检查方法(图 57-18)。

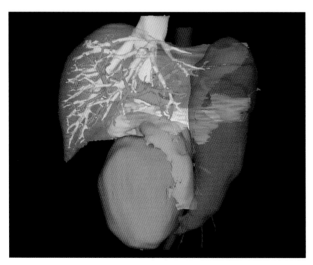

图 57-18　神经母细胞瘤 CT 三维重建图像

神经母细胞瘤在 CT 中常表现为跨越中线生长,肿瘤体积较大,多数形态不规则,呈分叶状,边界不清。钙化是儿童腹部神经源性肿瘤的特点之一,文献报道 85% 的神经母细胞瘤在 CT 中可见钙化,且钙化形态多呈斑片及团块状。神经母细胞瘤内的钙化形态为不定型、粗大状。相关研究表明

神经母细胞瘤常伴有出血、囊变和坏死。神经母细胞瘤 CT 平扫时肿瘤内密度常不均匀,CT 增强扫描发现大多神经母细胞瘤瘤内出现坏死、囊变区,呈明显不均匀强化。基于影像学定义的危险因子制订的分期系统中,肿瘤包绕血管是一个重要的危险因子,血管包埋不仅对肿瘤的分期至关重要,同时有研究表明血管包埋的存在会增加发生术后并发症的可能,因此,此征象能为临床外科手术提供重要信息。神经母细胞瘤的肿块主要包埋腹主动脉、腹腔干、下腔静脉、肾动脉、肾静脉等血管,虽然神经母细胞瘤恶性程度高,呈侵袭性生长,但其并未浸润周围血管,而是包埋、推移邻近血管。

神经母细胞瘤和节细胞神经瘤的 CT 表现差异,腹部神经母细胞瘤多呈分叶状、边界不清肿块,肿瘤内常伴粗大、斑片状钙化,恶性程度较高,常呈跨越中线的浸润性生长,周围组织器官容易受累,囊变、坏死多见,故增强扫描多呈不均匀强化,肿瘤常包绕周围血管生长是其特征性的影像学表现;腹部节细胞神经瘤常为边界清楚、形态规则的肿块,肿瘤内钙化多为斑点状,与周围血管的关系以推压为主,恶性程度较低,不易出现远处转移。

3. MRI 检查　神经母细胞瘤的影像学表现主要包括肿瘤的发生部位、形态大小、生长方式、是否越过中线、钙化、淋巴结肿大、邻近器官及血管是否受累情况、远处转移等。

神经母细胞瘤的 MRI 常表现为圆形、类圆形或不规则形,呈分叶状。肿块内信号不均匀,T_1 加权像多为低信号,T_2 加权像多表现为等、高信号,增强扫描肿块不均匀强化。包膜显示清晰,强化明显。按照 INSS 分期,神经母细胞瘤可分为 5 期,其中Ⅰ期、Ⅱa 期、Ⅱb 期病例有完整包膜,Ⅲ期、Ⅳ期肿瘤突出包膜,向邻近器官和淋巴结转移,MRI 可见Ⅰ期、Ⅱ期瘤体形态规则,瘤体内出血坏死灶不明显,Ⅲ期、Ⅳ期可见瘤体呈现出分叶状,由于瘤体较大,瘤体中部逐渐缺血坏死。MRI 表现为一大片不均信号中数个圆形低信号影,有时可见数个阴影融合成片。包膜呈现高信号,有时可见包膜连续性缺失。

MRI 对软组织高度敏感,除能够展现瘤体大小外,对周围血管、淋巴结、周围组织器官的显示也同样能够清晰显示,因此早期神经母细胞瘤患儿进行 MRI 检查,能够初步对患儿进行肿瘤的分期,判

断是否发生了肿瘤的远处转移,而这些对临床医师制订手术方式和判断预后至关重要。

神经母细胞瘤需要与节细胞神经瘤、肾母细胞瘤、畸胎瘤、脂肪肉瘤等实体瘤相鉴别。节细胞神经瘤的 MRI 特点是瘤体一般比神经母细胞瘤小,呈圆形或椭圆形,信号均匀,很少囊性坏死,但可钙化,增强呈轻、中度强化,边界更清楚。肾母细胞瘤则主要破坏肾脏皮质,出现"残肾征",且肾母细胞瘤较少发生钙化(10%~15%),而神经母细胞瘤钙化占比为 70%~80%,有助于鉴别神经母细胞瘤和肾母细胞瘤。畸胎瘤一般大小不等,形态不规则,内含脂肪、钙化、骨化及囊性改变,增强扫描呈轻度不均匀强化,一般与神经母细胞瘤鉴别不难。脂肪肉瘤呈巨块状不规则肿块,边缘清或不清,周围脏器组织被不同程度挤压或侵袭,肿块内含有脂肪组织、增强扫描未见强化。

4. 放射性核素骨显像　检查有无神经母细胞瘤转移至骨。

5. ^{123}I-MIBG 显像　^{123}I-MIBG 显像在骨骼评估方面优于锝显像,其检测骨转移和淋巴转移性病灶的灵敏度(可达 100%)和特异度更高。MIBG 显像可以评估肿瘤活性和治疗后改变。但是,MIBG 显像难以检出细小病灶,且难以对病灶进行定位和确定其范围,部分病灶可能不摄取 MIBG。

6. ^{18}F-FDG PET/CT　^{18}F-FDG 是正电子发射标记葡萄糖的类似物,在许多肿瘤组织中被大量摄取,通常肿瘤的恶性程度越高,高代谢的糖酵解越多,FDG 的聚集越多,这是细胞膜上葡萄糖转运蛋白和细胞内己糖激酶表达增加的结果,相反,低代谢良性疾病则 FDG 的浓集少或不浓集。因此,^{18}F-FDG PET 不但用于肿瘤的诊断,还可用于良恶性疾病的鉴别诊断。PET 在神经母细胞瘤原发灶和多数转移灶上均有较高的 FDG 摄取率及阳性率,在淋巴结、骨及骨髓转移等转移灶上具有较高的检出率,并能显示转移灶在全身的分布情况。PET 在神经母细胞瘤患儿的随访中对评估治疗效果及确定术后残留或复发具有潜在价值,但其具体的效果仍需要大量临床病理的验证。不足之处:①尽管可以通过自动曝光控制(automatic exposure control, AEC)技术降低患儿受到的辐射剂量,但其产生的辐射危害仍然不能忽视;②骨髓、胸腺、肠道、棕色脂肪、肾上腺的生理性摄取均可能导致假阳性或假阴性结果。

【分期】

(一)临床分期

国际神经母细胞瘤分期系统(international neuroblastoma staging system, INSS)将术前病情和手术标准以及淋巴结病理结果进行综合评估,近年来,又结合神经母细胞瘤的生物学特性来进行分组,主要依据是 *MYCN* 基因扩增、DNA 指数、临床分期和患者年龄,依据患儿的预后将肿瘤分为低度危险、中危险度和高危险度 3 组。血清和细胞学标志物的测定可用来修订治疗方案,并成为治疗新策略的依据。Shimada 病理分型系统建立了病理形态标准,对预后判断有重要价值(表 57-8)。

表 57-8　国际神经母细胞瘤分期系统

分期	临床表现
Ⅰ期	肿瘤局限于原发器官,肉眼完全切除肿瘤,淋巴结镜下阴性
Ⅱ期	
Ⅱa 期	肿瘤肉眼切除不完全,同侧淋巴结阴性
Ⅱb 期	肿瘤肉眼切除完全或不完全,同侧淋巴结阳性
Ⅲ期	肿瘤超越中线,同侧淋巴结镜下阴性或阳性;肿瘤未超越中线,对侧淋巴结镜下阳性;中线部位肿瘤,双侧淋巴结镜下阳性
Ⅳ期	远处淋巴结、骨、骨髓、肝或其他脏器转移
Ⅳs 期	原发肿瘤Ⅰ期、Ⅱ期,仅有肝、皮肤或骨髓转移(婴儿年龄小于 1 岁)

(二)危险度分组

在 INSS 的基础上,运用各种独立的预后评估因子,将神经母细胞瘤分成 3 个危险度组,即低危组、中危组和高危组。一般说来,在Ⅰ期、Ⅱ期和Ⅳs期的神经母细胞瘤中,年龄<1 岁、DNA 指数为高倍体、良性组织学类型、*MYCN* 扩增<1 倍、Trk A 表达增高和无 1p 染色体缺失的患儿预后较好。相反,患儿年龄>1 岁、肿瘤为进展期(Ⅲ期、Ⅳ期)、*MYCN* 基因拷贝>10 倍、Trk A 表达减低、1p 染色体缺失以及不良组织类型则预后不良(表 57-9)。

(三)神经母细胞瘤治疗前风险分期系统

近年国际上对于治疗的分期逐渐从术后的国际神经母细胞瘤临床分期(INSS)模式改进为国际神经母细胞瘤危险度分级协作组(interna-tional neuroblastoma risk group, INRG)分期,即以影像学危险因素(image danger risk factor, IDRF)为标准对

表 57-9　神经母细胞瘤的风险分度

INSS 分期	年龄	MYCN 状态	Shimada 组织学	DNA 倍数	风险组
Ⅰ期	0～21 岁	任何	任何	任何	低
Ⅱa/Ⅱb 期	<365 天	任何	任何	任何	低
	365 天～21 岁	不扩增	任何	—	低
	365 天～21 岁	扩增	良好	—	低
	365 天～21 岁	扩增	不良	—	高
Ⅲ期	<365 天	不扩增	任何	任何	中
	<365 天	扩增	任何	任何	高
	365 天～21 岁	不扩增	良好	—	中
	365 天～21 岁	不扩增	不良	—	高
	365 天～21 岁	扩增	任何	—	高
Ⅳ期	<365 天	不扩增	任何	任何	中
	<365 天	扩增	任何	任何	高
	365 天～21 岁	任何	任何	—	高
Ⅳs 期	<365 天	不扩增	良好	>1	低
	<365 天	不扩增	任何	=1	中
	<365 天	不扩增	不良	任何	中
	<365 天	扩增	任何	任何	高

肿瘤的手术风险进行判断,以达到提高手术肉眼完整切除率、降低手术并发症的目的。其优势在于不过分依赖外科医师的主观判断(技术水平高低,态度是否激进),而是基于诊断时影像学判断(更强调重要器官受侵袭、大血管被包裹程度),使手术风险判断更为客观、精准(表 57-10)。

表 57-10　国际神经母细胞瘤危险度分级协作组分期

分期	描述
L1	肿瘤局限于身体一侧局部,无影像学定义上的重要结构侵袭
L2	肿瘤局限,侵袭一项或多项影像学危险因素
M	肿瘤有远处转移(除外 MS 期)
MS	患儿小于 18 个月,肿瘤远处转移但限于皮肤、肝脏和/或骨髓

　　影像学危险因素如下所述。具有多灶性的患儿分期以最大病变的分期为准。影像学危险因素包括:①肿瘤累及一个体间隔以上的部位,如颈胸部、胸腹部、腹盆部。②肿瘤完全包绕大血管,如主动脉及其大分支、下腔静脉、累及肝门部、一侧或两侧肾蒂为 IDRF(＋)。仅与肿瘤接触,动脉周边与肿瘤接触<50%,静脉受压变扁,属于 IDRF(－)。部分包绕,动脉与肿瘤接触 50%;静脉受压闭塞,属于 IDRF(＋)。③肿瘤包绕主要的神经丛或主要的神经根。④侵入椎管大于 1/3,脊髓旁、脊膜间隙被占据导致脊髓移位,或脊髓 CT 密度/MRI 信号异常。⑤肿瘤压迫气管或主支气管。⑥肿瘤浸润邻近脏器或结构,如心包、膈肌、肾脏、肝脏。

【鉴别诊断】

　　神经母细胞瘤由于肿瘤部位隐匿,肿块不易发现,临床上经常遇到由于全身症状或转移症状而被误诊为内科疾病的情况,因此应该对此病有警惕,并应做鉴别诊断。

　　1. 白血病　尤其是急性粒细胞白血病,也有发热、贫血、眼球突出或皮下结节,B 超或 CT 发现原发肿瘤,骨髓涂片及皮下结节活检可鉴别。

　　2. 恶性组织细胞增生症　恶性组织细胞增生症可表现为皮下结节、淋巴结肿大及贫血、颅骨缺损等，易与神经母细胞瘤混淆，但肝脾大、皮疹及尿崩症等为恶性组织细胞增生症所特有，而 VMA，HVA 检测及组织活检常有鉴别价值。本病 B 超或 CT 不会发现胸腹部具体的原发性肿瘤。

3. 骨髓炎及骨肿瘤　神经母细胞瘤患儿骨转移主诉骨骼疼痛，甚至表现为局部肿胀，易与骨髓炎及骨肿瘤混淆，X 线片和骨髓穿刺或骨组织活检可鉴别。

4. 其他腹膜后或腹腔肿瘤　以腹部包块为主要症状的，临床常需要与肾母细胞瘤、肾积水、横纹肌肉瘤、肝细胞癌及畸胎瘤鉴别。临床上选用静脉肾盂造影或静脉泌尿系统造影、CT 三维成像检查，可以提供很好的辅助参考。神经母细胞瘤的肿瘤分叶征、钙化、腹膜后和膈脚后淋巴结转移、腹主动脉和下腔静脉包埋均较肾母细胞瘤常见。其中膈脚淋巴结转移和腹膜后血管包埋对于诊断神经母细胞瘤具有较高价值。以发热、腹痛、右上腹部包块就诊的，应与肝脓肿、肝癌鉴别（表 57-11）。

表 57-11　腹膜后主要肿瘤的鉴别诊断要点

纤毛	鉴别诊断要点		
	肾胚胎瘤	神经母细胞瘤	畸胎瘤
病史特点	无症状上腹部包块、血尿、贫血	发热、贫血、疼痛	无痛性包块
肿瘤部位	肾区	肾上腺或脊柱前	身体中线部位
形状、质地	球状、实质	多结节、硬	囊性或实质性
常见转移部位	无	肺、骨、肝、皮下	恶性者可肺转移
血尿	+	−	−
尿香草扁桃酸	−	+	−
血甲胎蛋白	−	−	+
腹部 X 线片钙化影	−	+	++
静脉肾盂造影肾盂变形	+	±	

【治疗】

神经母细胞瘤虽经影像学和肿瘤标志物等检查可获得较为明确的临床诊断，但神经母细胞瘤的肿瘤评估尚需获得肿瘤病理 Shimada 分类、MYCN 基因扩增及 DNA 指数等信息，对肿瘤危险度分组和治疗方案选择有决定意义，故仍然需肿瘤活检，可行穿刺活检或手术活检。

（一）肿瘤活检

1. 一般采取开腹方式，以取得足够量肿瘤活体组织，或通过微创技术，如超声或 CT 引导下穿刺，进行操作。

2. 活检切口要考虑化疗后择期手术和可能二次探查手术，如选用开腹手术，术中操作注意轻柔，减轻术后粘连，可向腹腔内、腹膜后注入防粘连药物，减轻下次手术粘连程度，手术缝合层次清楚。

3. 打开肿瘤假被膜，用垂体咬钳取肿瘤组织比较便利，可取到足够量肿瘤组织，也可避免损伤血管和挤压肿瘤组织。如果行穿刺活检，应取至少 3 条活检组织。

4. 活检处用明胶海绵或止血纱布等可吸收止血材料填塞，并利用切开的肿瘤假被膜做包裹加压缝合，可有效止血，有时还可用明胶海绵、止血绒和止血水等加强止血效果。术中要确切止血，避免术后肿瘤穿刺部位出血，肿瘤细胞种植。

5. 取得足够的符合病理检查要求的肿瘤组织对诊断和预后评估至关重要，肿瘤组织一般不少于 1cm^3。

6. 活检手术的同时还可置入化疗用管道，如经外周静脉穿刺的中心静脉导管（peripherally inserted central venous catheter，PICC）或完全植入式静脉输液港（implantable venous access port，PORT）。

（二）按危险度分组选择治疗方案

1. 低危组的病例，可仅行肿瘤切除。Ⅳs 期可行观察和支持疗法，以期待肿瘤的自然凋亡和分化成熟。Ⅳs 期的患儿已有肝、皮肤和骨髓转移，仅做肾上腺原发灶的切除并不能提高生存率。如果Ⅳs 期病例存在 MYCN 扩增、Shimada 组织学不良型和二倍体性等预后不良因素，可给予化疗。出生后 3 个月内确诊的小婴儿，如肝脏因肿瘤转移而快速增大，可用化疗或肝脏放疗控制。

2. 中危组的病例均需接受4种药物联合化疗，一般在4个疗程后评估肿瘤的切除可能性。若此时的肿瘤有完全切除的可能，则安排手术治疗，切除肉眼可见的所有肿瘤组织和清扫淋巴结。若估计肿瘤无法完全切除，则再给予4个疗程的化疗（共8个疗程），之后再评估切除肿瘤的可能性。

3. 高危组的病例须在活检明确诊断后接受大剂量、高强度化疗，在5个疗程后评估并安排手术。无论是否达到肉眼下完整切除，患儿均应在骨髓灭活后接受自体骨髓或造血干细胞移植。之后给予放疗和异维A酸。

4. 中、高危组的病例伴有硬膜外肿瘤侵袭、出现脊髓压迫症状时，一般采用化疗。虽然化疗、放疗和椎板切除术这3种方法都能有效地去除对脊髓的压迫，但后两者有导致脊柱侧凸等并发症的缺点。如果病情进展迅速，压迫症状加重，也需行手术治疗，解除压迫。

（三）手术时机和切除范围

1. 手术的时机　中、高危组的病例，术前化疗是重要的治疗措施，也为根治性肿瘤切除术创造了尽可能好的条件。化疗后体积缩小呈下降曲线，一般在第3个疗程后达到平台期。此时的肿瘤组织学表现为大量基质，其间散在分布岛状的恶性神经母细胞及神经节细胞，该特征对手术时机的选择有指导意义。因此，肿瘤切除术一般安排在第4个疗程结束之后。

2. 肉眼完整切除的概念　神经母细胞瘤常与椎骨、大血管粘连，可包裹主动脉、腔静脉及其分支，切缘镜下无瘤的根治性手术实际上是达不到的。因此"完全切除"的概念应为切除肉眼可见和可以触及的所有肿瘤组织，称为"肉眼完全切除"。同时，要重视淋巴结的彻底清扫。

3. 手术切除范围　神经母细胞瘤是一种特殊的需要综合治疗的肿瘤，手术不是唯一的治疗手段，追求肿瘤切除而不顾手术风险和可能带来的并发症并不值得提倡。尤其是高危组的神经母细胞瘤，切除肾脏和脾脏带来的肾功能代偿不全和感染风险会使患儿根本无法接受高强度的化疗和放疗，最终影响治疗效果，无益于提高生存率。低危组的患儿，目前认为这类肿瘤生物学活性不高，残留的肿瘤并不会向远处转移，如果一味地追求根治而损伤重要脏器或脊髓，破坏椎管，反而会影响患儿的生活质量。

（四）进展期神经母细胞瘤治疗的新进展

1. 放射治疗　研究表明，放疗对Ⅳ期高危神经母细胞瘤患儿局部控制疗效较确切，缩短放疗距肿瘤切除术时间、术后尽早放疗及对病初转移灶进行放疗可能有助于提高高危组神经母细胞瘤患儿的无事件生存率；短期观察安全性方面未见重要脏器损害，但远期并发症尚待随访观察。

2. 免疫治疗　神经母细胞瘤细胞大量表达二唾液酸神经节苷脂（GD2），由于GD2在神经母细胞瘤细胞表面高表达，而在正常组织中的表达受到了严格限制，同时干扰GD2表达后具有明显的抗肿瘤作用，使这种表面糖脂抗原成为免疫治疗的理想靶点。目前应用的有鼠单克隆抗体3F8、人鼠嵌合的抗体ch14.18及chCE7。3F8对骨髓转移灶有较好的活性。ch14.18的抗肿瘤活性，需联合运用粒细胞-巨噬细胞集落刺激因子（granulocyte-macrophage colony stimulating factor，GM-CSF）或白介素2（IL-2）可增强抗体依赖细胞介导的细胞毒作用（antibody-dependent cell-mediated cytotoxicity，ADCC）。COG的Ⅲ期临床试验已证实，患儿的2年无事件生存率（event-free survival，EFS）明显高于单独使用异维A酸。其他免疫疗法还有细胞因子疗法、主动免疫疗法和过继细胞疗法。

3. 间碘苄胍治疗　间碘苄胍（metaiodobenzyl-guanidine，MIBG）是去甲肾上腺素的类似物，最早作为放射性示踪剂，用于肾上腺髓质的显像。约90%的神经母细胞瘤表达去甲肾上腺素转运体，它对去甲肾上腺素具有高度的亲和力和特异性。^{131}I-MIBG治疗即利用间碘苄胍与去甲肾上腺素的相似性，使其被肿瘤细胞所摄取，从而起杀伤/杀灭肿瘤细胞的作用。COG的临床试验也证实其对原发难治性患儿有较好的效果。

4. 抗肿瘤血管生成治疗　神经母细胞瘤的生长和转移也依赖于血管，且神经母细胞瘤为胚源性，血管分布较许多成人实体瘤更为丰富。研究发现，肿瘤血管生成与神经母细胞瘤转移、*MYCN*基因扩增及预后密切相关，多种血管生成因子及血管生成抑制因子被证实参与神经母细胞瘤血管生成的调控。目前，血管内皮生长因子（vascular endothelial growth factor，VEGF）的特异性中和抗体已经运用于成人实体瘤的临床治疗，但其抗神经母细胞瘤的临床疗效尚待进一步证实。

5. 基因靶向治疗　间变性淋巴瘤激酶（anaplastic lymphoma kinase，ALK），是一种受体酪氨酸激酶，*ALK*被认为是一种促癌基因，在神经母细瘤发病过程中的作用也被重视,8%的神经母细胞瘤的 ALK 表达阳性,故 ALK 抑制剂克唑替尼也被用来治疗神经母细胞瘤,目前证实存在短期疗效。

6. 其他可能的分子生物学治疗的靶点　针对各类受体酪氨酸激酶(receptor tyrosine kinase, RTK)基因突变的分子靶向治疗,如 FOXO 家族分子、神经生长因子受体 Trk B(Trk B)和胰岛素样生长因子受体(insulin-like growth factor receptor, IGFR);针对细胞周期的靶向治疗,如 B 细胞淋巴因子-2(Bcl-2)家族、微管相关蛋白(MAPs)、双肾上腺皮质激素样激酶(doublecortin like kinase, DCLK)和极光激酶 A(aurora kinase A, AURKA);针对其他 DNA 及 RNA 异常的分子靶向治疗,如 *MYCN* 扩增、miRNA 表达异常、DNA 甲基化和组蛋白异常修饰等;还有针对肿瘤血管异常增生的分子靶向治疗等。

7. 自身外周血造血干细胞移植　目前骨髓移植或自体外周血干细胞移植(autologous peripheral blood stem cell transplantation, APBSCT)对治疗儿童Ⅳ期神经母细胞瘤具有一定的临床疗效。APBSCT 是经大剂量放化疗预处理,清除受体体内的肿瘤细胞及异常克隆细胞,阻断发病机制,然后移植入自体造血干细胞,使其重建正常造血免疫,从而达到治疗目的的一种治疗手段。研究表明,大剂量化疗结合 APBSCT 治疗儿童神经母细胞瘤可在一定程度上缓解晚期患儿的病情和延长生存期。

(五)神经母细胞瘤血管骨骼化手术

神经母细胞瘤手术彻底切除,是进一步治疗的基础,也能提高医患双方的治疗信心,并且与预后相关。由于肿瘤恶性程度高,发现时常已到Ⅲ期、Ⅳ期,包裹浸润腹膜后大血管,切除困难,临床处理非常棘手。虽经化疗,仍然有相当多的病例仅单纯活检或部分切除。1994 年,Kiely 教授提出神经母细胞瘤根治性切除的方法,即解剖、分离受侵袭的血管,将肿瘤连同受侵袭的血管外膜一并切除,并将该术式称为血管型外科。结合国内专家的实践,认为称为"血管骨骼化"更合理、更贴切。应用血管骨骼化方法,大大提高了外科手术的切除率。

神经母细胞瘤血管骨骼化手术的方法。

1. 从远离肿瘤的血管开始游离　一般从远离肿瘤的髂血管开始,因为正常髂血管远离肿瘤,未被肿瘤包裹,表浅易于解剖游离。从肿瘤原发灶远端向近端依次处理切除肿瘤组织,不易损伤血管分支,避免遗漏肿瘤组织。

2. 紧贴血管外膜解剖　研究证实,神经母细胞瘤很少累及血管中膜,只侵袭血管外膜,这是血管骨骼化的基础。手术时一定要紧贴血管外膜,才能更好地解剖血管。

3. 保护主要血管　腹膜后血管几乎都会被神经母细胞瘤侵袭。术中有些血管是必须要保护的,腹主动脉、肠系膜上动静脉、肾动脉、髂动脉是必须要保护的,部分血管则有可能被代偿,如左肾静脉。

4. 网格化切除肿瘤　网格化即以主要血管为经纬线,在血管骨骼化的基础上,分块切除肿瘤。下腔静脉、腹主动脉、肾血管、髂血管可视为一个网格,位于此血管网格内的肿瘤组织块可以在该部位血管骨骼化后予以成块切除。按照血管网络依次使该网格内的血管骨骼化,并依次切除各个网格内可能存在的肿瘤及肿大的淋巴结、结缔组织等,化整为零,最终达到完全切除肿瘤的目的。

神经母细胞瘤手术治疗的关键是腹膜后重要血管的解剖。术前系统规范化疗,使肿瘤缩小,增加肿瘤与血管间的缝隙。一般化疗 4 个疗程后,进行评估,采用血管骨骼化的方法,术中仔细解剖、保护血管,一期彻底切除Ⅲ期、Ⅳ期神经母细胞瘤是可能的。

近年来,CT 三维重建和三维打印技术在临床应用越来越广泛,CT 三维重建和三维打印神经母细胞瘤模型可清晰显示儿童腹膜后神经母细胞瘤复杂的解剖关系,有利于外科医师进行术前规划,缩短手术时间,并可提高患儿家属对手术方式的认知及认可程度,有利于增进患儿家属对医师工作的理解和配合(图 57-19)。

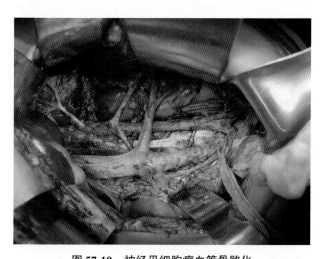

图 57-19　神经母细胞瘤血管骨骼化

(图片资料由浙江大学医学院附属儿童医院肿瘤外科王金湖主任提供)

【手术并发症及预防】

神经母细胞瘤的3项主要术后并发症为血管损伤、肾脏损伤和乳糜漏。

（一）血管损伤

术中发生重要血管损伤比较常见，预防血管损伤的重要步骤是将这些血管从主动脉或腔静脉发出部位起将其辨识，但即便有如此精细操作，大量失血甚至需要输血的情况仍然时有发生。研究表明，术前影像学检查提示瘤体包绕重要血管的患儿在全切或次全切的过程中，不少病例需要术中血管重建，部分病例经局部一期缝合和血管吻合可保持灌注，但术后血管栓塞及肾动脉狭窄的情况仍有出现。除基本的血管缝合吻合术外，人工血管在神经母细胞瘤手术中的应用也初见端倪，有报道，术中血管破裂患者，均采用聚四氟乙烯材质的人工血管或补片对主动脉进行修补，还有病例使用涤纶材料对肾动脉进行修补，灌注效果较为满意。

（二）肾脏损伤

神经母细胞瘤对肾脏的影响不可忽视，多达45%的腹部神经母细胞瘤有侵袭肾蒂的现象。甚至有时由于过度侵袭肾脏，其与肾母细胞瘤的术前鉴别诊断也成为难题。为在术中达到全切（gross total resection，GTR）的目的，肿瘤同侧肾脏同时切除或部分切除的情况并不少见，尽管采取精细操作，文献报道仍有约7%的患儿需要在术中行肾脏全切或部分切除，同时研究发现，诊断时高血压和术前高血压与术中肾脏切除的概率显著相关，而且有*MYCN*扩增的患者肾脏切除的概率也较无扩增者高。除术中肾脏切除外，术后肾血管损伤导致肾灌注不良及肾功能不全同样值得关注。术中无意结扎、血管游离导致的动静脉受损等都可能造成"肾脏丢失（kidney loss）"。因此除术前精准评估手术风险以外，术者的经验及术中的精细程度同样影响术后肾脏受影响的程度。目前，中心静脉压（central venous pressure，CVP）的术中监测，甘露醇、电解质、呋塞米等药物的应用及利多卡因在肾脏血管局部的使用都已被证实有利于保护肾脏避免术中损伤。但由于该并发症通常起病隐匿，术后住院期间难以确诊，容易错过最佳的治疗时机。

（三）乳糜漏

神经母细胞瘤术后乳糜漏是较为常见的并发症。有学者总结，约80%的患者可经非手术治疗（严格无脂或低脂饮食、完全肠外营养、胸部或腹部引流）达到好转或痊愈，少数因非手术治疗无效及一般状况不良而行乳糜漏修补术。此外，还有学者为预防乳糜漏的发生采取持续高脂饮食的方法，使术中可见乳糜管显影为乳白色，以造成"乳糜淋巴管造影"效应，继而术中预防性结扎可疑淋巴管。非手术治疗仍然在神经母细胞瘤术后乳糜漏的初步治疗中起主导作用，其主要目的在于减少淋巴系统中的淋巴流动，促使乳糜管愈合，临床上通常辅以腹腔引流以减轻乳糜造成的腹胀症状，但必要时仍要手术治疗，手术采取乳糜漏修补术，手术以封闭乳糜漏出路径为主，达到减少乳糜漏出和瘘管逐渐闭合的目的。

【疗效评价体系】

（一）神经母细胞瘤的疗效评价体系

1993年国际上制订了国际神经母细胞瘤疗效评价体系（International Neuroblastoma Response Criteria，INRC），通过监测原发病灶、转移灶及肿瘤标志物的变化情况，将疗效反应分为完全缓解（complete response，CR）、非常好的部分缓解（very good partial response，VGPR）、部分缓解（partial response，PR）、混合型缓解（mixed response，MR）、无缓解（no response，NR）和疾病进展（progressive disease，PD）。2017年，美国国家癌症研究所（National Cancer Institute，NCI）组织专家制订了新一版的INRC，最主要的更新在于：①增加了功能影像学（MIBG及^{18}F-FDG PET/CT）的应用，以及MIBG半定量评分系统；②原发灶及转移灶软组织病灶采取实体肿瘤疗效评价标准（Response Evaluation Criteria in Solid Tumors，RECIST）进行评估（即采用肿瘤单一径线，而非肿瘤体积）；③细化了骨髓转移灶评估，增加了骨髓微小病灶（minimal disease，MD）的概念（骨髓肿瘤细胞浸润≤5%）；④分别依据原发病灶、软组织及骨转移灶、骨髓转移灶三部分评价结果，最终得出总体的疗效评价结果，并取消了原NR的定义，新增了疾病稳定（stable disease，SD）的概念（表57-12～表57-16）。

（二）儿童神经母细胞瘤术前、术后化疗疗效评价体系

实体肿瘤患儿在术前诱导化疗阶段，通常是两个疗程化疗结束后要进行1次全面评估，主要包括原发灶及转移灶的传统影像学检查、骨髓转移灶检测、肿瘤标志物检测等。

表 57-12　2017 年版 INRC 疗效评价标准对评估病灶的定义

项目	定义
目标病灶	可测量病灶(≥10mm 的非淋巴结软组织病灶以最大径计算或≥15mm 的淋巴结以短轴计算);同时伴有 MIBG/FDG PET 摄取,或病理组织证实为 NB 或 GNB
非目标病灶	病灶考虑为有活性的肿瘤组织,但不符合目标病灶的定义(如软脑膜病灶、脑脊液、胸腔积液、腹水肿瘤细胞阳性)
孤立淋巴结	孤立淋巴结(如颈淋巴结)以短轴计算
径线总和	多发孤立淋巴结(如颈淋巴结、腋淋巴结),将短轴求和,并标记为非淋巴结软组织病灶的最大径;融合淋巴结(如腹膜后融合淋巴结)以最大径计算

注:NB. 神经母细胞瘤;GNB. 节细胞神经母细胞瘤;MIBG. 间碘苄胍;FDG PET. 氟代脱氧葡萄糖正电子发射体层成像。

表 57-13　2017 年版 INRC 疗效评价标准对原发病灶的评估

评价结果	传统影像学 +MIBG/FDG PET
CR	原发灶<10mm 残留 + 原发灶 MIBG/FDG PET 阴性
PR	原发灶最大径缩小≥30%,不论 MIBG/FDG PET 为何种变化
PD	原发灶最大径增加>20%+ 原发灶最大径增加至少≥5mm
SD	介于 PR 与 PD 之间的情况

注:CR. 完全缓解;PR. 部分缓解;PD. 疾病进展;SD. 疾病稳定;MIBG. 间碘苄胍;FDG PET. 氟代脱氧葡萄糖正电子发射体层成像。

表 57-14　2017 年版 INRC 疗效评价标准对软组织转移灶及骨转移灶的评估

评价结果	传统影像学 +MIBG/FDG PET
CR	所有病灶均消失,包括除原发灶以外的目标病灶及非目标病灶均<10mm+ 目标淋巴结短轴<10mm+ 除原发灶以外的所有病灶 MIBG/FDG-PET 转阴
PR	原发灶以外的目标病灶径线求和(多发孤立淋巴结及融合淋巴结)缩小≥30%+ 非目标病灶稳定或缩小 + 无新发病灶 +MIGB 骨转移绝对值评分减少≥50%(相对值评分≥0.1,≤0.5),或 FDG PET 骨转移病灶数量减少≥50%
PD	出现以下任意情况均为 PD:CT/MRI 显示任意新发软组织病灶,并且 MIBG/FDG PET 阳性或病理组织证实为 NB 或 GNB;任意新发骨转移,并且 MIGB 阳性;任意新发骨转移,MIGB 阴性但 FDG PET 阳性,并且与 CT/MRI 表现相符或病理组织证实为 NB 或 GNB;目标软组织病灶最大径增加>20%,并且最大径总和增加至少≥5mm;MIGB 相对值评分≥1.2
SD	介于 PR 与 PD 之间的情况

注:CR. 完全缓解;PR. 部分缓解;PD. 疾病进展;SD. 疾病稳定;MIBG. 间碘苄胍;FDG PET. 氟代脱氧葡萄糖正电子发射断层显像;MIBG 相对值评分=疗效评价时的 MIBG 骨转移绝对值 / 治疗初期的 MIGB 骨转移绝对值。

表 57-15　2017 年版 INRC 疗效评价标准对骨髓转移灶的评估

评价结果	细胞学 / 组织学
CR	骨髓阴性
PD	出现以下任意情况均为 PD:骨髓无肿瘤细胞变为肿瘤细胞浸润>5%;或骨髓肿瘤细胞浸润增加 2 倍,并且达到大于 20%
MD	骨髓肿瘤细胞浸润≤5%,且再次评估时肿瘤浸润仍为>0 且≤5%;或骨髓阴转阳,且肿瘤细胞浸润≤5%;或骨髓肿瘤细胞浸润>20%,且再次评估时肿瘤浸润为>0 且≤5%
SD	骨髓肿瘤细胞浸润仍>5%,但不符合 CR、MD、PD 的标准

注:CR. 完全缓解;PR. 部分缓解;PD. 疾病进展;SD. 疾病稳定;MD. 骨髓微小病灶。

表 57-16　2017 年版 INRC 总体疗效评价标准

评价结果	定义
CR	所有评估指标均为 CR
PR	至少一项指标为 PR，其他所有指标为 CR、MD（骨髓）、PR（软组织或骨）或不存在病灶；并且无 PD
MR	至少一项指标为 PR 或 CR，同时至少一项指标为 SD；并且无 PD
SD	一项指标为 SD，同时其他所有指标均不好于 SD 或不存在病灶；并且无 PD
PD	任意评估指标为 PD

注：CR. 完全缓解；PR. 部分缓解；MR. 混合型缓解；PD. 疾病进展；SD. 疾病稳定；MD. 骨髓微小病灶。

儿童恶性肿瘤术前诱导化疗阶段，可以通过多维度指标建立定性、定量、客观、全面而准确的疗效评价体系，不仅可以帮助判断预后，还可指导修订术后辅助化疗方案。

【预后】

研究表明，LDH≥1 500U/L［1U/L=16.67nmol/（s·L）］是 *MYCN* 扩增患儿预后不良因素，骨髓转移及 LDH≥1 500U/L 是 *MYCN* 未扩增神经母细胞瘤患儿预后不良因素；造血干细胞移植（hematopoietic stem cell transplantation，HSCT）可以提高骨髓或骨骼转移神经母细胞瘤患儿预后，可以延缓 *MYCN* 扩增患儿肿瘤复发或进展时间。

伴骨髓转移高危神经母细胞瘤患儿预后较差，放疗联合移植可进一步提高患儿的预后，诊断时 *MYCN* 扩增及胸膜转移是影响伴骨髓转移高危神经母细胞瘤患儿预后不良的因素。

神经母细胞Ⅳ期患儿总体预后较差，年龄＞18 个月、多体腔占位、血 LDH 水平高、停药后未达 VGPR 者预后差。不同化疗方案间预后无明显差别。

【计算机辅助手术系统在神经母细胞瘤中的应用】

数字医学技术在临床医学应用领域的延伸以及 CT、MRI 和 PET/CT 等医学图像获取设备的应用，催生了一个全新的手术模式——外科精准手术。在外科精准手术模式下，通过现代计算机技术的虚拟现实技术，可建立个体化的人体病理结构模型和用于术式及具体手术方式评估的虚拟手术模型。主刀医师先将其构思的手术方案输入计算机，结合采集到的术前医学影像信息，经计算机系统等处理后形成三维图像，利用医学图像数据和虚拟手术系统合理定量地制订个体化、精密的手术方案，这对选择最佳手术入路、减少手术损伤、避免邻近组织损害、提高病灶定位精度、执行复杂外科手术和提高手术成功率等十分有益。外科精准手术具有精细的术前决策、精密的手术方案、精准的手术模拟、精准的手术操作等特点，可安全、准确、彻底地完成手术，达到完美的手术效果。实施外科精准手术，除需要相关医学影像设备和能进行虚拟现实人机交互的计算机系统外，还需配备术中导航与术中监护等设备，以便将计算机处理的三维模型与实际手术进行定位匹配。如果手术使用了其他成像手段（如内镜、B 超或床边 CT 等），则需将实时观测的图像与术前的医学图像进行匹配融合定位，引导术者进行手术。立体定位系统就是确定目标空间位置的系统，可以实时获得目标在其测量范围内的三维坐标，连接图像信息和手术目标，是虚拟到现实的桥梁，直接关系到计算机辅助手术系统的精度和手术的成败。

小儿神经母细胞瘤于后腹膜及后纵隔发病率较高，肿瘤周围多毗邻重要器官和血管，术前判断肿瘤及其与周围组织情况多依靠 CT 及 MRI 等影像学检查，由于其二维成像的特点，很难直观地表现肿瘤与周围血管及组织的关系，计算机辅助手术系统的出现解决了这一难题。研究显示，运用计算机辅助手术系统在增强 CT 的基础上行三维重建，制订手术计划，术前模拟肿瘤切除，术中指导。手术患儿均实现肿瘤精准完整切除，术中出血量中位数为 20ml，术后患儿恢复良好。随访 6 个月，未见复发。

还有研究表明，13 例肾上腺区巨大肿瘤患儿术前和术中在计算机辅助手术系统三维重建结果的指导下均顺利完成腹腔镜手术。术后病理检查显示，神经母细胞瘤 7 例，节细胞神经母细胞瘤 2 例，节细胞神经瘤 1 例，嗜铬细胞瘤 2 例，肾上腺皮质癌 1 例。计算机辅助手术系统能够清晰显示肿瘤位置及其与周围重要脏器结构的毗邻关系，可用于指导手术治疗儿童肾上腺区巨大肿瘤（图 57-20）。

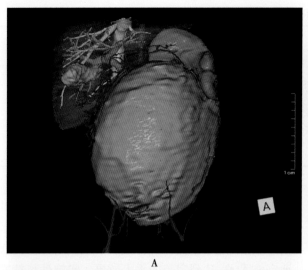

A

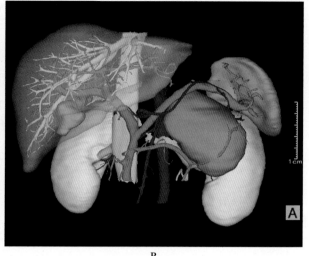

B

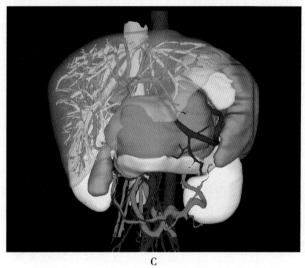

C

图 57-20　神经母细胞瘤三维重建
A. 体积巨大神经母细胞瘤; B. 左肾上腺区神经母细胞瘤;
C. 腹膜后神经母细胞瘤。

【QDDQ-NM 细胞系和裸鼠荷瘤模型】

（一）神经母细胞瘤 QDDQ-NM 细胞系

取青岛大学附属医院住院神经母细胞瘤患儿手术标本,采用消化法进行原代细胞培养,通过分离纯化而建立的细胞系,并且从细胞形态学、免疫组织化学染色、软琼脂单克隆形成实验对所培养细胞进行了检测,证实所培养细胞为神经母细胞瘤细胞,细胞系目前已传至 280 余代,细胞特征稳定。将细胞系命名为 QDDQ-NM 细胞系。QDDQ-NM 细胞系广泛用于神经母细胞瘤的基础研究,发表大量论文,得到了专家的认可（图 57-21）。

（二）神经母细胞瘤裸鼠荷瘤模型

采用神经母细胞瘤 QDDQ-NM 细胞系,在无菌条件下抽取制备好的细胞悬液,接种于裸鼠后肢前下方的皮下疏松结缔组织处,建立神经母细胞瘤的动物模型,裸鼠荷瘤组织病理学检查,符合神经母细胞瘤特征;裸鼠荷瘤组织的神经元特异性烯醇化酶呈强阳性表达。对研究神经母细胞瘤增殖和转移的体内机制具有重要意义（图 57-22）。

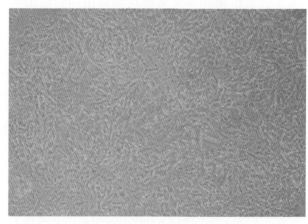

图 57-21　神经母细胞瘤 QDDQ-NM 细胞系（10×）

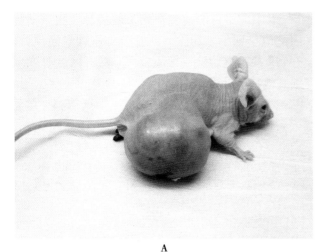
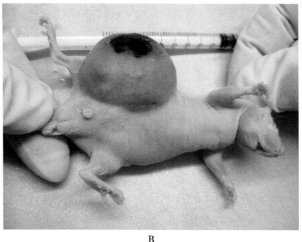

A　　　　　　　　　　　　　　　　　B

图 57-22　神经母细胞瘤裸鼠荷瘤模型

第二节　节细胞神经瘤

节细胞神经瘤(ganglioneuroma，GN)，是一种少见的神经源性肿瘤，与神经母细胞瘤一样同属于外周性神经母细胞性肿瘤，又称神经节细胞纤维瘤。它主要好发于腹膜后、后纵隔及肾上腺，占肾上腺肿瘤的 5% 以下。多发生于儿童，20 岁以上成年人少见。

【病理】

1. 大体表现　节细胞神经瘤均呈大小不等的结节状，肿瘤界限清楚，包膜完整，实性，切面呈灰白色，10%～25% 可伴有钙化，可有脂肪变及囊性变，出血、坏死少见。质地较软，张力不高，可沿器官周围间隙生长，并可包绕血管，虽然血管包绕其中，但一般不侵袭血管，血管走行自然、平直，少有闭塞或狭窄。

2. 光镜下表现　表现为大量施万细胞背景上，散在数量不等的神经节细胞，且大部分为分化成熟的神经节细胞，未见核分裂象。

3. 免疫组织化学表现　免疫组织化学染色，节细胞神经瘤中神经节细胞 Syn(+)、NSE(+)、Leu(+)、CD99(-)、波形蛋白(+)、GFAP(-)、CD56(-)、PHH3(0～3%)，背景细胞 S100(+)、NF(+)。

【临床表现】

节细胞神经瘤可发生在身体的任何部位，通常发生于脊柱旁交感神经丛，以腹部尤其是腹膜后最多见，其次是后纵隔。腹膜后节细胞神经瘤与神经母细胞瘤有类似的临床症状和体征，术前诊断困难，临床上容易漏诊或误诊。腹膜后节细胞神经瘤

早期无明显临床症状，瘤体生长缓慢，后期瘤体逐渐增大可压迫周围组织，发现时一般瘤体较大。少数具有内分泌功能，表现为高血压、腹泻、出汗及第二性征。发生于纵隔的肿瘤较小，紧贴脊柱旁，呈扁平状，密度均匀，少数引起椎间孔的扩大，并向椎管内生长。

【诊断】

儿童节细胞神经瘤的特点：①发病年龄相对较大，有研究显示，研究组患儿平均 6 岁；②患儿一般发育好，无消瘦及贫血表现；③临床症状轻，多数是在无意中发现；④实验室检查多为阴性表现；⑤影像学检查常具有以下特点，B 超表现为低回声包块，部分伴有强回声斑点，边界清楚；CT 常表现为卵圆形或轻度分叶状，一般平扫为均匀低密度包块，强化后早期强化不明显，晚期持续强化，部分包膜可清晰显示，可见散在的、小点状钙化，病灶与周围组织界限清；⑥肿瘤为良性，包膜完整，生长缓慢，很少发生转移但可侵袭锥体及周围脏器。

（一）实验室检查

患儿血清甲胎蛋白、癌胚抗原、神经元特异性烯醇化酶及尿香草扁桃酸无明显异常。骨髓穿刺、尿便常规等无异常。

（二）影像学检查

1. 超声检查　超声提示实质性占位，可见散在点状回声，边界欠清。超声可显示瘤体与周围组织关系，肾脏和输尿管受压、肿瘤包绕腹主动脉及下腔静脉情况。

2. CT检查 可观察到椭圆形或类圆形，部分呈现不规则形，嵌入式生长，包膜边界清楚，间隙完整，增强后未见周围侵蚀，不均匀低密度，密度范围15~42HU，平均（23±3）HU。CT值增幅：动脉期（3.1±0.5）HU，门脉期（6.9±0.6）HU，平衡期（10.3±0.8）HU，延迟期（27.2±3.1）HU，呈不同程度强化。

3. MRI检查 MRI显示肿块多为椭圆形或类圆形，部分呈现不规则形，其中T_1加权像信号可稍低或稍高，T_2加权像为稍高或较高信号，且信号不均匀，可均匀强化，也可不均匀强化，不均匀强化呈现云雾状、条絮状强化或不均匀条状、斑片状强化。

【鉴别诊断】

临床需与起源于外周神经系统的其他肿瘤，主要是神经母细胞瘤和节细胞神经母细胞瘤鉴别。

1. 起源于外周神经系统的常见肿瘤还包括神经纤维瘤和神经鞘瘤，后者易囊变坏死，密度不均，增强后明显不均匀强化，鉴别应不困难。神经纤维瘤密度均匀且较低，但纤维瘤形态较规则，张力比节细胞神经瘤高。另外，MRI检查对鉴别诊断有一定的帮助。

2. 发生于腹膜后的节细胞神经瘤，除与其他腹膜后肿瘤鉴别外，最重要的是与淋巴瘤鉴别，多个淋巴结融合成肿块时，它也可包绕血管，且密度也不高，增强后仅轻度强化或不强化，但淋巴瘤通常有浅表及其他部位淋巴结肿大，而节细胞神经瘤虽然病灶较大，但是它没有后腹膜及浅表淋巴结肿大，也没有远处转移。

3. 发生于肾上腺的节细胞神经瘤主要与肾上腺淋巴瘤及富含纤维成分的肾上腺瘤鉴别，肾上腺淋巴瘤通常双侧发病，形态不规则，张力不高，增强后强化不明显，但它没有中央条片状强化这一特点，单侧发病则鉴别困难，要靠穿刺活检。富含纤维成分的肾上腺瘤一般病灶较小，张力较高，通常为类圆形病灶，且大多为功能性的，有临床症状，节细胞神经瘤通常较大，形态不规则，张力较低，鉴别应不困难。

【治疗】

手术完整切除肿瘤是治疗的最佳方法，术后无须放疗及化疗。尽管儿童节细胞神经瘤是良性病变，但是肿瘤巨大浸润周围组织器官时，增加手术难度与风险。肿瘤与下腔静脉、腹主动脉关系密切，术中应尽可能避免损伤下腔静脉及腹主动脉，因此应早期手术切除。儿童节细胞神经瘤预后良好，手术完整切除一般不复发，临床观察随访，无须其他特殊处理。

（陈鑫 董蒨）

参 考 文 献

［1］董蒨. 小儿肿瘤外科学［M］. 北京：人民卫生出版社，2009.

［2］冯杰雄，郑珊. 小儿外科学［M］. 北京：人民卫生出版社，2014.

［3］中国抗癌协会小儿肿瘤专业委员会，中华医学会小儿外科学分会肿瘤学组. 儿童神经母细胞瘤诊疗专家共识CCCG-NB-2021方案［J］. 中华小儿外科杂志，2022，43（7）：588-598.

［4］中国抗癌协会小儿肿瘤专业委员会，中华医学会小儿外科学分会肿瘤外科学组. 儿童神经母细胞瘤诊疗专家共识［J］. 中华小儿外科杂志，2015，36（1）：3-7.

［5］蒋持怡. 神经母细胞瘤染色体异常相关遗传学的研究进展［J］. 国际儿科学杂志，2020，47（8）：517-521.

［6］PARODI S, PISTORIO A, ERMINIO G, et al. Loss of whole chromosome X predicts prognosis of neuroblastoma patients with numerical genomic profile［J］. Pediatr Blood Cancer, 2019, 66（5）: e27635.

［7］ALPTEKIN A, YE B, YU Y, et al. Glycine decarboxylase is a transcriptional target of MYCN required for neuroblastoma cell proliferation and tumorigenicity［J］. Oncogene, 2019, 38（50）: 7504-7520.

［8］MEMARZADEH K, SAVAGE D J, BEAN A J. Low UBE4B expression increases sensitivity of chemoresistant neuroblastoma cell to EGFR and STAT5 inhibition［J］. Cancer Biol Ther, 2019, 20（12）: 1416-1429.

［9］鲁洁，王焕民，韩炜，等. 神经母细胞瘤分子遗传学研究进展［J］. 中国小儿血液与肿瘤杂志，2014，19（2）：65-68.

［10］葛治娟，陈淑珍. 蛋白信号分子在神经母细胞瘤发生发展中的作用及机制［J］. 国际药学研究杂志，2019，46（8）：576-581.

［11］CHLENSKI A, PARK C, DOBRATIC M, et al. Maternal embryonic leucine zipper kinase（MELK）, a potential therapeutic target for neuroblastoma［J］. Mol Cancer Ther, 2019, 18（3）: 507-516.

［12］VILLANUEVA A A, PUVOGEL S, LOIS P, et al. The netrin-4/Laminin γ1-neogenin-1 complex mediates migration in SK-N-SH neuroblastoma cells［J］. Cell Adhes Migr, 2019, 13（1）: 33-40.

［13］靳燕，赵强. 神经母细胞瘤候选致病基因的研究进展［J］. 中华小儿外科杂志，201940（1）：80-84.

［14］黄思齐，顾松. 神经母细胞瘤的自噬研究进展［J］. 中

华小儿外科杂志, 2018, 39(5): 393-396.

[15] 施诚仁. 儿童神经母细胞瘤病理学分类及其早期诊断[J]. 中国肿瘤临床, 2012, 39(15): 1008-1009.

[16] 苏雁, 马晓莉, 王焕民, 等. 单中心 458 例高危神经母细胞瘤患儿临床特征及预后分析[J]. 中华儿科杂志, 2020, 58(10): 796-801.

[17] 孙钰浚, 李钊琪, 石荣辉, 等. 神经母细胞瘤的自然消退机制研究进展[J]. 中国小儿血液与肿瘤杂志, 2019, 24(1): 41-45.

[18] WONGWARANGKANA C, WANLAPAKORN N, CHANSAENROJ J. Retinoic acid receptor beta promoter methylation and risk of cervical cancer[J]. World J Virol, 2018, 7(1): 1-9.

[19] 王欣迪, 段超, 张大伟, 等. 神经母细胞瘤患儿首发症状及其诊断意义分析[J]. 中华实用儿科临床杂志, 2019, 34(5): 359-363.

[20] 胡申申, 肖慧娟, 梁盼, 等. 节细胞神经母细胞瘤的 CT 表现[J]. 实用放射学杂志, 2019, 35(7): 1116-1118.

[21] 杜彪, 刘保平, 韩星敏, 等. 治疗前 ^{18}F-FDG PET/CT 显像对小儿神经母细胞瘤预后的预测价值[J]. 中华核医学与分子影像杂志, 2018, 38(1): 33-36.

[22] 姚伟, 李凯, 郑珊. 神经母细胞瘤靶向治疗的应用现状和展望[J]. 中华小儿外科杂志, 2018, 39(10): 792-796.

[23] 陈吉, 黄磊, 易军. 神经母细胞瘤分子治疗研究进展[J]. 中华小儿外科杂志, 2018, 39(5): 397-400.

[24] 胡嘉健, 王焕民. 神经母细胞瘤手术后并发症及预防[J]. 临床小儿外科杂志, 2017, 16(5): 422-425.

[25] 范煦, 鹿洪亭, 周显军, 等. Hisense 计算机辅助系统辅助腹腔镜精准手术治疗儿童肾上腺区巨大肿瘤[J]. 临床小儿外科杂志, 2020, 19(1): 50-53.

[26] ZHOU X J, LU H T, LI F J, et al. MicroRNA-429 inhibits neuroblastoma cell proliferation, migration and invasion via the NF-κB pathway[J].Cell Mol Biol Lett, 2020, 25(1): 5.

[27] ZHOU X J, LU H T, LI F J, et al. LncRNA cancer susceptibility candidate(CASC7) upregulates phosphatase and tensin homolog by downregulating miR-10a to inhibit neuroblastoma cell proliferation[J]. NeuroReport, 2020, 31(5): 381-386.

第五十八章

睾丸肿瘤

睾丸肿瘤（testicular tumor），占儿童实体肿瘤1%～2%。15岁以下男童年发病率为（0.5～2）/10万，发病年龄有2个高峰期，即3岁前和青春期前期，60%患儿见于2岁前。60%～70%小儿睾丸肿瘤是生殖细胞瘤，与成人不同（95%为生殖细胞瘤），婴幼儿生殖细胞瘤侵袭性较少，因此儿童睾丸肿瘤的处理与成人不同。

【病因】

睾丸肿瘤病因迄今尚未完全明确，发病机制可能与生殖细胞发育变异有关。当生殖细胞受致癌因素作用发生病变时，若该细胞只向原有形态变化，则形成精原细胞瘤；若向多能性方向分化并产生一系列如胚胎发育的变化则形成胚胎性癌；若继续沿胚胎外组织或滋养层发展，则形成卵黄囊瘤和绒毛膜上皮癌；若沿胚胎内组织发展，向三胚叶方向分化，即形成畸胎瘤。如果致癌因素不仅促使生殖细胞向全能方向，而且向性细胞方向发展，则在一个睾丸肿瘤中同时出现2种以上成分的混合瘤。可能相关的致病因素包括以下几种。

1. 隐睾　隐睾是发生睾丸肿瘤最常见的危险因素。隐睾导致恶变的原因可能与生殖细胞形态异常、性腺发育不良、血供障碍、内分泌失调及温度升高有关。隐睾患儿在成年后发生肿瘤的机会是正常人的20～50倍，肿瘤随着随访时间的延长而增加，每年的递增约0.3%。隐睾内生殖细胞、支持细胞及间质细胞都呈萎缩表现，易发生恶变。腹腔型隐睾转变成肿瘤的概率高于腹股沟型隐睾。在青春期前进行睾丸下降固定术可能会预防睾丸肿瘤的发生。

2. 遗传因素及染色体异常　有文献报道睾丸肿瘤患儿的父亲、兄弟睾丸肿瘤发病率明显上升，在睾丸肿瘤患儿中，其近亲中16%有肿瘤家庭史。Galani报道一个家庭中三姐弟均发生恶性生殖细胞瘤，其中两个姐姐为卵巢恶性畸胎瘤，弟弟为睾丸胚胎性癌及精原细胞瘤。Klinefelter综合征是一种较常见的性染色体畸变的遗传病，本病特点为患儿有类无睾身材、男性乳房发育、小睾丸、无精及尿中促性腺激素增高等，染色体为（47，XXY），与睾丸癌风险增加相关。婴幼儿及儿童期的患儿约44%含有12号染色体短臂的同工染色体（i12p），1p、4q、6q染色体的缺失和1q和20q染色体的获得与肿瘤复发有关。青少年及青壮年（年龄≥11岁）人群的睾丸生殖细胞肿瘤中几乎都具有i12p。

3. 人种与雌激素水平　白人人种男性患睾丸癌的风险约是黑人和亚裔美国男性的4～5倍，儿童肿瘤也有人种发病的不同，白色人种多见，其次是黄色人种，最后是黑色人种。造成这些差异的原因尚不清楚，内分泌因素可能是其中原因之一，在妊娠期非洲的黑人妇女比欧洲的白人妇女的雌激素水平略低一些，可能导致黑人男性的生殖细胞肿瘤发生率低一些。孕妇在妊娠早期服用外源性雌激素，能显著地增加儿童睾丸生殖细胞瘤的危险性。儿童性腺的发育会受到妊娠早期雌激素过量的影响，尤其是随着雌激素的分解，一些原始的生殖细胞可能失去正常的生长途径，这些未能正常发育的细胞，最后成为癌前细胞。

4. 其他　感染、损伤、营养及环境等因素也可能诱发睾丸组织瘤变。某些病毒或细菌感染如麻疹、天花、流行性腮腺炎、猩红热、肠伤寒等可并发睾丸炎，使睾丸萎缩、细胞变性，进而可能发生癌变。化学物品如氧化锌、硫酸镉可以导致家禽睾丸畸胎瘤。兔的睾丸反复物理损伤，可能导致精原细胞瘤，这一情况在人类尚未证实。出生后早期给婴幼儿摄入高热量食物可能会进一步促使致癌基因的转化，睾丸肿瘤也是其中之一。Aschim等调查了 1931—1955 年孕妇分娩前体重与睾丸肿瘤发病的关系,结果发现母亲妊娠时体重的增加程度与睾丸肿瘤的发病具有明显的相关性。1,1-双(对氯苯基)-2,2-二氯乙烯(dichloro-diphenyl-dichloro-ethylene,DDE)、氯丹等有机氯杀虫剂与睾丸肿瘤的发生关系密切。塑化剂主要成分的邻苯二甲酸酯类化合物(phthalic acid esters,PAEs)被发现具有雄性生殖毒性,雄性子代会出现睾丸发育不良综合征。近年来还有报道睾丸肿瘤与低出生体重、睾丸微小结石等因素有关。

【病理和组织学分类】

小儿睾丸肿瘤分为原发性肿瘤和继发性肿瘤,其中原发性肿瘤包括生殖细胞肿瘤和性腺间质瘤。生殖细胞肿瘤包括卵黄囊瘤、畸胎瘤、表皮样囊肿、精原细胞瘤、绒毛膜癌和胚胎癌。表皮样囊肿通常是畸胎瘤的一种单皮形式。性腺基质细胞瘤包括间质细胞瘤、支持细胞瘤、幼粒细胞瘤和成性腺细胞瘤。睾丸肿瘤也可根据其临床表现分为良性或恶性。卵黄囊肿瘤、精原细胞瘤、绒毛膜癌和胚胎癌是恶性的。畸胎瘤在青春期前的儿童中普遍是良性的,但在青少年和成人中可能是恶性的。良性畸胎瘤是儿童最常见的生殖细胞肿瘤。儿童最常见的恶性肿瘤是卵黄囊瘤,大多数性腺间质肿瘤是良性的,偶尔也可能是恶性的,尤其是在年龄较大的儿童中(表 58-1)。

表 58-1　睾丸肿瘤组织学分类

原发性肿瘤	继发性肿瘤
生殖细胞肿瘤	睾丸恶性淋巴瘤
卵黄囊肿瘤	白血病性睾丸瘤
畸胎瘤	睾丸转移性肿瘤
精原细胞瘤	
绒毛膜癌	
胚胎性癌	
性腺基质细胞瘤	
间质细胞瘤	
支持细胞瘤	
幼粒细胞瘤	
成性腺细胞瘤	

1. 卵黄囊瘤　又称内胚窦瘤,为最常见的小儿恶性睾丸肿瘤,占小儿睾丸肿瘤 30%～50%,多发生于 3 岁以前。小儿睾丸卵黄囊瘤组织成分、自然病程与成人截然不同。小儿组织成分较单纯,多为早期肿瘤,Ⅰ期占 85% 以上,治愈率高达 90%,小于 2 岁婴儿预后较好,且发生血行转移的概率明显比成人低。组织学结构与预后关系不大。肿瘤细胞能分泌 AFP,AFP 是卵黄囊瘤的重要标志物。肉眼下,睾丸体积增大,常为正常的 2～3 倍,肿瘤部分或全部取代睾丸组织,有完整包膜,表面较光滑,有的可有结节,呈卵圆形或分叶状,时有浸润阴囊皮肤,表面有血管走行。切面为实质性、淡灰黄色,可有黏液样灶、出血坏死灶和小囊形成。镜下见瘤体主要是由星形内皮中胚层细胞形成团块和疏松网状结构中可见肾小球样小体(Schiller-Dural 小体,S-D 小体)形成,在 PAS 阳性的细胞内外,有透明小滴;在固体部分可见大量的透明细胞。肿瘤细胞呈扁平或立方形细胞,由未分化的胚胎细胞包绕血管周围,其切面很像不成熟肾小球。本类型偶有发生于性腺外组织的报道。

2. 畸胎瘤　睾丸畸胎瘤　多见于 5 岁以前的儿童,占睾丸肿瘤的 35%～40%。肿瘤包括 3 个胚层组织,但以外胚层为主,主要是鳞状上皮及皮肤附件和神经胶质,中胚层包括骨、软骨、肌肉和淋巴组织,内胚层可见胃肠和呼吸系统疾病与内皮。大体肉眼观,睾丸中度肿大,一般为椭圆形,大小为 3～4cm,切面常结合有囊性和实性部分,偶尔仅为单一囊肿,显微镜下肿瘤由分化程度不同的多个胚层组织成分构成。病理形态可表现为成熟、未成熟畸胎瘤,未成熟畸胎瘤通常是恶性的。儿童睾丸恶性畸胎瘤约占总发病率的 15%,其生物学特性与成人不同,多呈良性过程。可以完整切除无转移的未成熟畸胎瘤,建议术后临床观察随访。

3. 绒毛膜上皮癌　为高度恶性的生殖细胞肿瘤,好发于卵巢、纵隔和松果体,在小儿睾丸肿瘤中极少见。在儿童期多数是与其他组织类型混合存在的胚胎性癌,起源于多能原始生殖细胞。肉眼见睾丸正常大小或稍增大,伴小结节,常有出血灶,出血灶外围可有灰白色瘤组织。镜下由合体滋养层细胞和细胞滋养层细胞组成,肿瘤标志物为 hCG。

4. 胚胎性癌　肿瘤为原始多能性未分化的生殖细胞,高度恶性,小儿少见,好发年龄为 20～40 岁。婴儿型胚胎性癌与卵黄囊瘤相似,细胞量小,形态不规则,胞质含丰富的粉红色空泡,核不规则,核仁突出,细胞分裂活跃。

5. 精原细胞瘤 儿童少见,文献报道年龄最小的为 2 岁。该肿瘤好发于未降睾丸,有统计表明精原细胞瘤病例中隐睾占到总数的 4%～12%。右侧发病略多于左侧。

6. 间质细胞瘤 最常见的性索肿瘤,4～5 岁发病率达到峰值,由睾丸间质细胞(Leydig 细胞)产生睾酮导致性早熟。

7. 幼年颗粒细胞瘤 多发生于 6 个月以内,类似于卵巢幼年颗粒细胞肿瘤的光学颗粒外观,常合并染色体、Y 染色体结构异常,睾丸切除或肿瘤剥除术无须辅助治疗。

8. 性腺母细胞瘤 通常是良性的无症状的肿瘤,在合并性腺发育不良患儿中约 25% 为恶性。手术切除肿瘤及未出生或未下降的同侧睾丸。恶性成分对放疗敏感。

【临床表现】

小儿睾丸肿瘤的典型症状是无痛性阴囊肿物,呈渐进性发展,少数患儿表现为原先萎缩的小睾丸突然增大。青春期隐睾恶变者可以发现患儿腹股沟部或腹部出现进行性增大的无痛性肿块,肿块引起的疼痛或压痛现象很少见,但在肿瘤发生内出血、扭转、坏死或血管栓塞时,可出现阴囊急症的临床表现。在青春期前的睾丸肿瘤中,最常见的症状是可触及的阴囊肿块(79.9%),其余包括阴囊肿胀(7.2%),鞘膜积液(5.3%),阴囊疼痛(1.4%),外伤(0.5%)和其他(5.7%)。右睾丸占 51.7%,左睾丸占 46.9%,双侧占 1.4%。

体格检查对小儿睾丸肿瘤的诊断非常重要,约有 1/4 的患儿从症状出现到接受治疗,通常已经耽误了数月之久,一般生殖细胞肿瘤从发病到就诊平均为 6 个月,而非生殖细胞肿瘤可达 18～24 个月,因此在儿童体格检查时应注意外生殖器的检查。检查阴囊时应以双手触诊,从健侧睾丸开始,将其作为正常对照并与患侧睾丸的大小、质地、形状进行比较。阴囊皮肤皱褶减少,可有表面静脉显露,用手托起时睾丸有沉重下坠感,捏挤时缺乏正常睾丸挤压时的不适感,有时睾丸肿瘤并不明显,唯一重要特征就是睾丸重量大于对侧。15%～20% 的睾丸肿瘤同时伴有鞘膜积液,因此透光试验阳性者也不能排除睾丸肿瘤的可能。10%～15% 的睾丸肿瘤可侵袭附睾、精索或阴囊,睾丸可与软组织发生粘连,阴囊皮肤充血、潮红,并可出现结节,严重者阴囊皮肤可感染坏死,精索增粗。儿童中少见有腹膜后淋巴结转移,但

若发现有腹部包块或锁骨上淋巴结肿大,应怀疑肿瘤转移的可能。若发生肺、肝、骨等部位转移,可出现相应部位受侵症状,此时患儿一般情况恶化。一些内分泌性的肿瘤还会产生 hCG,刺激睾丸间质细胞产生性激素,造成性早熟现象。

【诊断】

根据病史、临床表现实验室检查及影像学检查可以诊断,关键是早期发现和早期治疗,并且排除其他疾病,包括睾丸炎、附睾炎、鞘膜积液、疝和精索扭转。

1. 实验室检查 临床应用的睾丸生殖细胞肿瘤标主要包括 2 类:①与胚胎发育相关的癌性物质,如甲胎蛋白(alpha-fetoprotein,AFP)、人绒毛膜促性腺激素(human chorionic gonadotropin,hCG);②细胞酶类,如乳酸脱氢酶(lactate dehydrogenase,LDH),胎盘碱性磷酸酶(placental alkaline phosphatase,PALP),神经元特异性烯醇化酶(neuron specific enolase,NSE)。睾丸卵黄囊瘤和胚胎癌中有 75%～90% 的患儿 AFP 升高,而绒癌和精原细胞瘤的血清 AFP 正常。AFP 的半衰期为 5 天,在肿瘤切除后,升高的 AFP 应在 25 天内降至正常,否则预示肿瘤残留、预后不佳。hCG 升高主要见于成人型胚胎性癌、绒毛膜上皮癌及多胚瘤等,在儿童睾丸肿瘤中很少升高。单纯畸胎瘤 2 种标志物均为阴性,如果畸胎瘤含有恶性生殖细胞瘤成分则 AFP 和 hCG 均为阳性,故 2 种标志物检测有助于评估畸胎瘤成分。LDH 广泛存在于不同组织、器官的细胞中,特异度较低,易出现假阳性,故临床检测仅作为分期或疾病评估的参考。PALP 和 NSE 则因灵敏度和特异度不高临床应用较少。因此 AFP 对恶性睾丸肿瘤分期、预后判断及随访监测具有重要作用。AFP 合成在出生后仍在继续,因此正常的成人 AFP 参考值不应用于幼儿。8 个月婴儿 AFP 才能降到正常的成人水平(10ng/ml)(表 58-2)。

2. B 超检查 B 超检查对阴囊疾病的诊断正确率高达 97%。如果儿童体检时出现睾丸肿物或鞘膜积液,应行睾丸超声检查以评估睾丸肿块。B 超还可了解肿瘤有无腹腔脏器及腹膜后淋巴结的转移,其灵敏度约 80%。睾丸肿瘤的 B 超表现,共同点是睾丸增大或出现圆形、椭圆形结节状肿块,伴有血流;卵黄囊瘤的声像图多表现为实质不均质型,内可有少许液性成分,血供较丰富;良性肿瘤通常边界清晰,血流减少。超声检查可将睾丸肿块与睾丸外

表 58-2 婴幼儿正常血清甲胎蛋白参考数值

年龄/天	平均值	95% 可信区间值/ng·ml^{-1}
0	41 687	9 120～190 546
1	36 391	7 943～165 959
2	31 769	6 950～144 544
3	27 733	6 026～125 893
4	24 210	5 297～109 648
5	21 135	4 624～96 605
6	18 450	4 037～84 334
7	16 107	3 524～73 621
8～14	9 333	1 480～58 887
15～21	3 631	575～22 910
22～28	1 396	316～6 310
29～45	417	30～5 754
46～60	178	16～1 995
61～90	80	6～1 045
91～120	36	3～417
121～150	20	2～216
151～180	13	1～129
181～720	8	1～87

肿块区分开来。彩色多普勒超声在儿童睾丸肿瘤的检测中比黑白超声更有效。无回声囊性病变可能提示良性病变,如表皮样囊肿或畸胎瘤。

3. CT 或 MRI 检查　CT 或 MRI 检查不仅可以发现原发病灶,也是检查腹膜后淋巴结有无转移的最佳方法,诊断正确率约为 85%,已成为睾丸肿瘤临床分期的常规检查方法。其可发现直径 1.5cm 的淋巴结转移灶和淋巴造影不能发现的膈脚上方后脚间隙主动脉旁区淋巴结转移灶(重要转移部位之一),明显优于淋巴造影。在区分肿瘤和炎症方面,超声不如 CT 准确。儿童疑似睾丸肿瘤的影像学评估非常有限。许多青春期前的睾丸肿瘤良性居多,因此转移性评估一般推迟到组织确认为恶性后进行。当临床表现和超声图像均提示为良性肿瘤时,无须进一步评估。若怀疑恶性肿瘤,必须通过腹部和胸部 CT 寻找腹膜后和肺转移。腹膜后 CT 可以鉴别大多数有淋巴结转移的患者,但有 15%～20% 的假阴性率。

4. 淋巴造影　目的是通过分析显影淋巴结的部位、大小、数目、形态等有无变异,推断睾丸肿瘤是否已转移至腹膜后淋巴结及转移的严重程度,以便早期准确判断睾丸肿瘤的临床分期。淋巴造影属于有创检查,X 线透视及多点穿刺增加了对患儿的损伤,已被更为准确的微创影像学检查 CT 及 MRI 替代。

5. 其他检查　血行转移在儿童肿瘤中更为常见,PET-CT 对远处转移病灶诊断有重要作用。胸部和骨骼 X 线检查及放射性核素骨显像有助于发现转移灶;尿路造影可了解有无肿瘤压迫造成的输尿管移位或是肾盂积水。

【鉴别诊断】

1. 急性睾丸炎或附睾炎　发病较急,有发热、睾丸和/或附睾肿大、明显疼痛,可伴有睾丸鞘膜积液,抗炎治疗后可明显好转,彩色多普勒检查可见患侧睾丸血流明显增加。

2. 睾丸鞘膜积液　多数发病缓慢,阴囊坠胀不适,大的积液常触不清睾丸。值得注意的是有部分睾丸肿瘤可合并鞘膜积液,B 超检查可鉴别。

3. 附睾及睾丸结核　病变开始局限于附睾尾部,进一步发展可累及整个附睾及睾丸。患儿多有结核病史,表现多为无痛性结节状肿块。继发感染时,可出现肿块增大、疼痛和发热。采取抗炎、抗结核治疗后症状明显好转。检查时可见附睾无痛性结节、输精管串珠样改变、睾丸肿块甚至与阴囊粘连。有时可触及脓疡的波动,或观察到脓性窦道形成。B 超检查可见附睾尾部肿大,呈中等回声,形成脓肿则为低回声,合并钙化则钙化后方出现声影。

4. 睾丸扭转　常见于青少年,多于睡眠中突然发病,出现阴囊内剧烈疼痛伴恶心、呕吐等症状。上托阴囊则疼痛加剧。睾丸肿大疼痛,睾丸位置上移或呈横位,精索呈扭曲状,提睾肌反射消失。B 超检查显示睾丸肿大,呈中等回声。彩色多普勒检查可见患侧睾丸血流明显减少或消失。

5. 睾丸血肿　睾丸可出现肿大、坚硬、沉重、触痛,严重者阴囊肿胀、皮肤淤血。追问病史患儿常有外伤史,且外伤初期肿块较大,后能随着治疗或休息逐渐缩小,最终相对固定。B 超检查可见睾丸回声内出现低回声血肿区。

6. 睾丸梅毒　睾丸肿大如球,手感轻飘飘,挤捏睾丸无感觉。睾丸的硬结小而光滑、坚硬。血清康氏反应阳性。

【临床分期】

恶性睾丸肿瘤尚无公认的分期系统。分期通

常取决于局部局限疾病的程度、是否有转移性病灶和术后肿瘤标志物的水平。根据COG2017年分期标准(表58-3)制订治疗方案。

【治疗】

睾丸肿瘤的治疗有以下几个方案:①手术切除后密切监测有无复发;②先进行手术,再根据病理

表58-3　睾丸肿瘤临床分期

分期	判定标准
Ⅰ期	①肿瘤完全局限于睾丸,切缘阴性
	②肿瘤未侵袭包膜,无穿刺活检、手术活检或肿瘤破裂。在阴囊行睾丸切除术及精索切除达到内环水平且肿瘤未侵袭包膜。经过术中快速冷冻切片分析并完整切除睾丸及精索
	③无临床、影像学或组织学检查睾丸以外疾病的证据
	④CT显示淋巴结短轴直径均小于1cm。淋巴结直径1~2cm,需随访4~6周,如果没有改变,可以考虑活检或化疗;如果生长,则化疗
Ⅱ期	①完全切除睾丸并在原位侵袭肿瘤包膜(包括术前穿刺活检、切口活检或术中肿瘤包膜破裂)
	②阴囊或精索高(距精索<5cm)的微小病变。肿瘤标志物不能恢复正常或减少量低于半衰期
	③淋巴结阴性
Ⅲ期	①累及腹膜后淋巴结,但无内脏及腹腔外淋巴结转移
	②CT显示淋巴结≥2cm或>1cm,但短轴<2cm的淋巴结,4~6周未处理者
Ⅳ期	远处转移,包括肝、肺、骨和脑

分期进行化疗;③先行肿瘤活检,给予术前辅助化疗,肿瘤缩小后再进行切除。若AFP水平明显高于同龄儿正常水平时,提示可能为卵黄囊瘤,进行根治性睾丸切除术,治疗原则是获得最长生存期且最小化疗副作用;若AFP正常,表明良性肿瘤可能性大,如畸胎瘤和表皮样囊肿,应考虑保留睾丸的肿瘤剔除手术而不是根治性睾丸切除术,术前影像学检查和术中冷冻可以辅助判断。

在原发性肿瘤切除后,良性肿瘤通常不需要进一步的评估或治疗。潜在恶性肿瘤的治疗包括监测、化疗、腹膜后淋巴结清扫术(retroperitoneal lymph node dissection,RPLND)和放疗。在Ⅰ期睾丸恶性肿瘤的病例中,仅通过手术就可获得极好的生存率,15.5%的患儿复发,Ⅱ期病例的复发率为75%,复发后仍可以铂类为基础的多药化疗方案治疗。即使是Ⅲ期、Ⅳ期病例,通过化疗和放疗以及手术也有良好的预后。具体方法根据肿瘤类型而定。

(一)良性睾丸肿瘤的治疗

小儿睾丸的良性肿瘤少见,临床以成熟性畸胎瘤为主。如果手术中病理学检查证实为良性肿瘤,可以进行肿瘤的剔除手术,但需要定期的手术后随访。

1. 成熟畸胎瘤　青春期前成熟畸胎瘤的临床病程与成人畸胎瘤的临床病程不同。这些肿瘤不需要进行肿瘤评估或随访。治疗目前采用保留睾丸的方法,而不是根治性睾丸切除术。睾丸畸胎瘤很少复发。术中获得的冷冻切片可以区分良恶性病变。然而,患有畸胎瘤的青少年应该像成人一样接受睾丸切除术,评估有无转移病灶后密切监测。

2. 表皮样囊肿　表皮样囊肿是畸胎瘤的一种单皮变异。由于囊肿具有类似于洋葱样同心层的特殊特征,因此很容易识别。术中冷冻切片可以获得可靠的诊断。在儿童和成人中,都是进行保留睾丸的肿瘤剔除术。

3. 睾丸间质细胞瘤　在4~5岁时发病率最高。因为间质细胞产生睾酮,肿瘤细胞产生的睾酮会导致性早熟。腹股沟根治性睾丸切除术是最常用的方法。保留睾丸的肿瘤剜除术现在已用于许多儿童。

4. 幼年型颗粒细胞瘤　大部分发生在生后6个月。显示了与卵巢幼年型颗粒细胞瘤相似的光显微镜外观。染色体嵌合现象、Y染色体的结构异常和不明确的生殖器常见于患有幼年型颗粒细胞瘤的男孩。因此,对这些儿童应该进行染色体分析。肿瘤本身可通过睾丸切除术或肿瘤摘除进行治疗,无须转移性评估或辅助治疗。

(二)恶性睾丸肿瘤的治疗

1. 手术治疗　小儿恶性睾丸肿瘤应以手术治疗为主,不论其病理类型和临床分期有何不同,首先应尽早进行根治性睾丸切除术。经病理确诊后,

根据病理类型及临床分期确定下一步治疗方案。手术方法是根治性睾丸切除术,采用腹股沟切口,游离精索至内环上方离断,然后沿精索向阴囊方向剥离,并切除睾丸。如果阴囊壁有浸润,则应连同浸润的部分阴囊一并切除。术时应先结扎精索及输精管,切断精索的位置越高越好,同时应避免挤压睾丸以免引起肿瘤扩散。

RPLND 对于睾丸肿瘤患儿是否有必要是有争议的。不推荐在根治性睾丸切除术同时行RPLND,尤其是小于 10 岁且无淋巴结转移者。有学者认为Ⅱ期患儿行有效联合化疗可代替常规RPLND。传统的根治性 RPLND 手术范围广、创伤大、时间长、并发症多,特别是术后射精功能障碍发生率接近 100%。临床多采用改良或保留神经的RPLND,术后保留射精功能分别可达 51%~88%或 95% 以上,与传统术式相比,其术后 5 年复发率并不增加。腹腔镜 RPLND 与开放 RPLND 一样,具有分期诊断的作用,而且其具有微创及并发症少的特点,逐渐成为一种有效的治疗手段。

肿瘤原发灶切除后,若在化疗期间出现血清肿瘤标志物持续性升高,表明可能存在肿瘤的残留。若再经影像学或其他方法证实存在肿瘤残留或转移灶时,应行补救性化疗,或再行 RPLND。远处转移灶也可酌情化疗,或者观察一段时间,在无新生病灶出现的情况下,可考虑再次手术切除。

(1)卵黄囊瘤:大多数病例表现为局限性疾病,初步治疗是经腹股沟根治性睾丸切除术,这对大多数儿童卵黄囊肿瘤是有效的。Ⅰ期和Ⅱ期患儿不推荐 RPLND。Ⅰ期患儿在根治性睾丸切除术后不需要额外的辅助治疗,仅需要频繁检测肿瘤标志物和做体格检查,建议在治疗 36 个月后再进行胸部 X 线、腹膜后 CT 或 MRI 的随访监测。AFP 水平持续升高或确诊转移的病例,必须进行 BEP(顺铂、依托泊苷、博来霉素)方案化疗,其 6 年生存率接近 100%。

(2)未成熟畸胎瘤:通常是恶性的。大部分复发肿瘤患儿可以用铂类药物化疗。完全切除的未

成熟畸胎瘤,建议单独观察。

(3)支持细胞瘤:是继间质细胞瘤之后的第二常见的儿童性腺间质瘤,多发生于 4 个月至 10 岁的患儿,通常表现为无痛的睾丸肿块。尽管这些肿瘤激素活性不高,但偶尔会导致男性生殖系统疾病或青春期提前。患有支持细胞肿瘤的患儿数量有限。因为术后极少复发转移,所以手术后推荐密切观察。也有保留睾丸的肿瘤剔除术报道,仅有少数较大年龄为恶性病例的报道,因此也需要检测腹膜后有无转移病灶。

(4)性腺母细胞瘤:与性别分化障碍有关,发生于发育异常的性腺。混合性腺发育不良的儿童有 25% 的形成恶性肿瘤的风险,发病率随年龄增加。若为恶性,无性细胞瘤是最常见的组织学类型,对放疗非常敏感,预后良好。

(5)其他病变:白血病和淋巴瘤是最常见的恶性肿瘤。急性淋巴细胞白血病型睾丸肿瘤复发率高达 20%。滤泡性淋巴瘤可作为睾丸的原发性肿瘤发生。患有伯基特淋巴瘤(Burkitt 淋巴瘤)的患儿有 4% 存在睾丸受累。睾丸囊性发育不良是一种罕见的儿童良性病变,其发生率不断增加,可以选择保留睾丸的手术方式。睾丸微结石已被报道与睾丸肿瘤有关,儿童睾丸微结石的发生率较低,建议对睾丸微结石患儿进行超声随访直至成年。

2. 化学治疗 小儿睾丸卵黄囊瘤,为化疗可治愈的肿瘤,特别是以顺铂为中心的联合化疗已使睾丸肿瘤患儿的生存率不断提高。Ⅰ期恶性生殖细胞肿瘤不必进行化疗。Ⅱ期以上患儿则都应接受联合化疗。常用药物有顺铂、长春新碱、博来霉素、依托泊苷、环磷酰胺等。BEP[博来霉素(bleomycin,BLM)、依托泊(etoposide,VP-16)、顺铂(cisplatin,CDDP)]方案被推崇为一线化疗方案,同时也是儿童肿瘤协作组(Pediatric Oncology Group,POG)和儿童癌症协作组(Children's Cancer Group,CCG)使用的标准方案(表58-4)。

3. 放射治疗 在睾丸肿瘤中应用较少。睾丸

表58-4 儿童恶性生殖细胞肿瘤 BEP 化疗方案

药物	途径	剂量	天数	备注
博来霉素	静脉滴注>10min	30U/m^2	d1、d8、d15	最大剂量 30U
依托泊苷	静脉滴注 4h	100mg/m^2	d1~d5	
顺铂	静脉滴注>1h	20mg/m^2	d1~d5	甘露醇治疗

注:每 3 周 1 个疗程,静脉滴注顺序为博来霉素、依托泊苷、顺铂。

卵黄囊瘤对放疗敏感性较低，如肿瘤有转移且对化疗不敏感才考虑放疗。精原细胞瘤对放疗高度敏感，手术后应常规进行治疗性或辅助性放疗，照射剂量和照射范围取决于肿瘤分期。睾丸肿瘤一般不做预防性放疗，因放疗可引起小儿生长发育迟缓，抑制骨髓生长，影响对侧睾丸发育而失去生育能力，以及导致放射性肾炎和小肠结肠炎等。

【预后】

儿童睾丸肿瘤的发病率通常很低。在良恶性和细胞类型上与成人有很大的不同。因此，这些患儿管理也应该不同于成人。儿童恶性睾丸肿瘤大多是可以治疗和治愈的，患儿术后随访要细致。此外，良性肿瘤保留睾丸手术应得到重视。

（杨体泉　董昆　刘强）

参 考 文 献

[1] 谢家伦，赖炳耀，刘文旭，等. 小儿原发性睾丸肿瘤[J]. 中华小儿外科杂志，1991，12(1)：29-30.

[2] 吴阶平. 泌尿外科学[M]. 济南：山东科学技术出版社，2011：506-524.

[3] 华积德. 肿瘤外科学[M]. 北京：人民军医出版社，1995：2237-2249.

[4] 那彦群，叶章群，孙颖浩，等. 中国泌尿外科疾病诊断治疗指南（2019）[M]. 北京：人民卫生出版社，2019.

[5] 陈尔成. 小儿睾丸恶性生殖细胞瘤的回顾性分析[J]. 中华小儿外科杂志，2001，22(4)：208-209.

[6] 徐苗，成泽民，何俊，等. 小儿睾丸内胚窦瘤16例报告[J]. 四川医学，2003，24(3)：241.

[7] 阮双岁，陆毅群，葛琳娟，等. 治疗小儿睾丸卵黄囊瘤25年的临床回顾[J]. 中华小儿外科杂志，2000，21(6)：336-338.

[8] 高解春，王耀平. 现代小儿肿瘤学[M]. 上海：复旦大学出版社，2003：611-619.

[9] 李鸣，那彦群. 泌尿生殖系肿瘤外科学[M]. 北京：人民卫生出版社，2011：329.

[10] 孙则禹，孙光，孙颖浩. 睾丸肿瘤外科及手术学[M]. 上海：第二军医大学出版社，2006.

[11] 张金哲，杨启政，刘贵麟. 中华小儿外科学[M]. 郑州：郑州大学出版社，2006：272-277.

[12] FLAMANT F, NIHOUL-FEKETE C, PATTE C, et al. Optimal treatment of clinical stage I yolk sac tumor of the testis in children[J]. J Pediatr Surg, 1986, 21(2): 108-111.

[13] CONNOLLY J A, GEARHART J P. Management of yolk sar tumors in children[J]. Urol Clin Morth Am, 1993, 20(1): 7-14.

[14] LEVY D A, KAY R, ELDER J S. Neonatal testis tumors: a review of the Prepubertal Testis Tumor Registry[J]. J Urol, 1994, 151(3): 715-717.

[15] HOFFNER L, DEKA R, CHAKRAVARTI A, er al. Cytogenetics and origins of pediatric germ cell tumors[J]. Cancer Genet Cytogenet, 1994, 74(1): 54-58.

[16] GRADY R W, ROSS J H, KAY R. Patterns of metastatic spread in prepubertal yolk sac tumor of the testis[J]. J Urol, 1995, 153(4): 1259-1261.

[17] WESTERGAARD T, OLSEN J H, FRISCH M, et al. Cancer risk in fathers and brothers of testicular cancer patients in Denmark. A population-based study[J]. Int J Cancer, 1996, 66(5): 627-631.

[18] DONOHUE J P, FOSTER R S. Retroperitoneal lymphadenectomy in staging and treatment: the development of nerve-sparing techniques[J]. Urol Clin North Am, 1998, 25(3): 461-468.

[19] LIU H C, LIANG D C, CHEN S H, et al. The stage I yolk sac tumor of testis in children younger than 2 years, chemotherapy or not? [J]. Pediatr Hematol Oncol, 1998, 15(3): 223-228.

[20] SONNEVELD D J, KOOPS H S, SLEIJFER D T, et al. Surgery versus surveillance in stage I non-seminoma testicular cancer[J]. Semin Surg Oncol, 1999, 17(4): 230-239.

[21] FOSTER R S, HERMANS B, BIHRLE R, et al. Clinical stage I pure yolk sac tumor of the testis in adults has different clinical behavior than juvenile yolk sac tumor[J]. J Urol, 2000, 164(6): 1943-1944.

[22] SPERMON J R, WITJES A, NAP M, et al. Cancer incidence in relatives of patients with testicular cancer in the eastern part of the Netherlands[J]. Urology, 2001, 57(4): 747-752.

[23] CIFTCI A O, KOLOGLU M B, SENOCAK M E, et al. Testicular tumors in children[J]. J Pediatr Surg, 2001, 36(12): 1796-1801.

[24] TERENZIANI M, PIVA L, SPREAFICO F, et al. Clinical stage I nonseminomatous germ cell tumors of the testis in childhood and adolescence: an analysis of 31 cases[J]. J Pediatr Hematol Oncol, 2002, 24(6): 454-458.

[25] DRUT R. Yolk sac tumor and testicular microlithiasis[J]. Pediatr Pathol Mol Med, 2003, 22(4): 343-347.

[26] MOSHARAFA A A, FOSTER R S, LEIBOVICH B C, et al. Histology in mixed germ cell tumors. Is there a favorite pairing? [J]. J Urol, 2004, 171(4): 1471-1473.

[27] BHAYANI S B, ALLAF M E, KAVOUSSI L R. Laparoscopic RPLND for clinica stage I nonseminomatous germ cell testicular cancer: current status[J]. Urol Oncol, 2004, 22(2): 145-148.

[28] CUSHING B, GILLER R, CULLEN J W, et al. Randomized comparison of combination chemotherapy with etoposide, bleomycin, and either high-dose or

standard-dose cisplatin in children and adolescents with high-risk malignant germ cell tumors: a pediatric intergroup study: Pediatric Oncology Group 9049 and Children's Cancer Group 8882[J]. J Clin Oncol, 2004, 22(13): 2691-2700.

[29] GALANI E, ALAMANIS C, DIMOPOULOS M A. Familial female and male germ cell cancer. A new syndrome? [J]. Gynecol Oncol, 2005, 96(1): 254-255.

[30] KATO N, SHIBUYA H, FUKASE M, et al. Involvement of adenomatous polyposis coli(APC) gene in testicular yolk sac tumor of infants[J]. Hum Pathol, 2006, 37(1): 48-53.

[31] DADA R, KUMAR R, KUCHERIA K. A 2-year-old baby with Downs syndrome, cryptorchidism and testicular tumour[J]. Eur J Med Genet, 2006, 49(3): 265-268.

[32] ASCHIM E L, GROTMOL T, TRETLI S, et al. Is there an association between maternal weight and the risk of testicular cancer? An epidemiologic study of Norwegian data with emphasis on World War II[J]. Int J Cancer, 2005, 116(2): 327-330.

[33] MAIN K M, JENSEN R B, ASKLUND C, et al. Low birth weight and male reproductive function[J]. Horm Res, 2006, 65 Suppl 3: 116-122.

[34] ARRIGO T, MESSINA M F, VALENZISE M, et al. Testicular microlithiasis heralding mixed germ cell tumor of the testis in a boy[J]. J Endocrinol Invest, 2006, 29(1): 82-85.

[35] LAW H, MUSHTAQ I, WILLIAMS S, et al. Risk of germ cell malignancy in children with XY intersex versus isolated cryptorchidism by immunohistochemistry[J]. Fetal Pediatr Pathol, 2006, 25(2): 95-105.

[36] WALSH T J, DALL'ERA M A, CROUGHAN M S, et al. Prepubertal orchiopexy for cryptorchidism may be associated with lower risk of testicular cancer[J]. J Urol, 2007, 178(4 Pt 1): 1440-1446.

[37] KUMAR Y, BHATIA A, KUMAR V, et al. Intrarenal pure yolk sac tumor: an extremely rare entity[J]. Int J Surg Pathol, 2007, 15(2): 204-206.

[38] MCINTYRE A, GILBERT D, GODDARD N, et al. Genes, chromosomes and the development of testicular germ cell tumors of adolescents and adults[J]. Genes Chromosomes Cancer, 2008, 47(7): 547-557.

[39] POYNTER J N, AMATRUDA J F, ROSS J A. Trends in incidence and survival of pediatric and adolescent patients with germ cell tumors in the United States, 1975 to 2006[J]. Cancer, 2010, 116(20): 4882-4891.

[40] KAATSCH P, HÄFNER C, CALAMINUS G, et al. Pediatric germ cell tumors from 1987 to 2011: incidence rates, time trends, and survival[J]. Pediatrics, 2015, 135(1): e136-e143.

[41] DHARMARAJAN H, ROUILLARD-BAZINET N, CHANDY B M. Mature and immature pediatric head and neck teratomas: a 15-year review at a large tertiary center [J]. Int J Pediatr Otorhinolaryngol, 2018, 105: 43-47.

[42] ALEXANDER V R, MANJALY J G, PEPPER C M, et al. Head and neck teratomas in children: a series of 23 cases at Great Ormond Street Hospital[J]. Int J Pediatr Otorhinolaryngol, 2015, 79(12): 2008-2014.

[43] THORUP J, MCLACHLAN R, CORTES D, et al. What is new in cryptorchidism and hypospadias: a critical review on the testicular dysgenesis hypothesis[J]. J Pediatr Surg, 2010, 45(10): 2074-2086.

[44] HUANG H, WANG C Q, TIAN Q J. Gonadal tumour risk in 292 phenotypic female patients with disorders of sex development containing Y chromosome or Y-derived sequence [J]. Clin Endocrinol(Oxf), 2017, 86(4): 621-627.

[45] DICKEN B J, BILLMIRE D F, KRAILO M, et al. Gonadal dysgenesis is associated with worse outcomes in patients with ovarian nondysgerminomatous tumors: a report of the Children's Oncology Group AGCT 0132 study[J]. Pediatr Blood Cancer, 2018, 65(4): 10.

[46] BOSL G J, ILSON D H, RODRIGUEZ E, et al. Clinical relevance of the i(12p) marker chromosome in germ cell tumors[J]. J Natl Cancer Inst, 1994, 86(5): 349-355.

[47] WILLIAMS L A, PANKRATZ N, LANE J, et al. Klinefelter syndrome in males with germ cell tumors: a report from the Children's Oncology Group[J]. Cancer, 2018, 124(19): 3900-3908.

[48] COUTIN A S, HAMY A, FONDEVILLA M, et al. Pure 46XY gonadal dysgenesis[J]. J Gynecol Obstet Biol Reprod(Paris), 1996, 25(8): 792-796.

[49] AMICE V, AMICE J, BERCOVICI J P, et al. Gonadal tumor and H-Y antigen in 46, XY pure gonadal dysgenesis[J]. Cancer, 1986, 57(7): 1313-1317.

[50] O'NEILL A F, XIA C, KRAILO M D, et al. α-Fetoprotein as a predictor of outcome for children with germ cell tumors: a report from the Malignant Germ Cell International Consortium[J]. Cancer, 2019, 125(20): 3649-3656.

[51] FRAZIER A L, HALE J P, RODRIGUEZ-GALINDO C, et al. Revised risk classification for pediatric extracranial germ cell tumors based on 25 years of clinical trial data from the United Kingdom and United States[J]. J Clin Oncol, 2015, 33(2): 195-201.

[52] DUHIL DE BÉNAZÉ G, PACQUEMENT H, FAURE-CONTER C, et al. Paediatric dysgerminoma: results of three consecutive French germ cell tumours clinical studies(TGM-85/90/95) with late effects study[J]. Eur J Cancer, 2018, 91: 30-37.

[53] FIZAZI K, PAGLIARO L, LAPLANCHE A, et al. Personalised chemotherapy based on tumour marker decline in poor prognosis germ-cell tumours(GETUG 13): a phase 3, multicentre, randomised trial[J]. Lancet

Oncol, 2014, 15(13): 1442-1450.

[54] FONSECA A, XIA C, LORENZO A J, et al. Detection of relapse by tumor markers versusimaging in children and adolescents with nongerminomatous malignant germ cell tumors: a report from the Children's Oncology Group[J]. J Clin Oncol, 2019, 37(5): 396-402.

[55] CHUNG J M, LEE S D. Overview of pediatric testicular tumors in Korea[J]. Korean J Urol, 2014, 55(12): 789-796.

第五十九章

卵巢肿瘤

卵巢肿瘤（ovarian tumor）是女性生殖系统常见肿瘤，成人卵巢肿瘤以良性多见。小儿卵巢肿瘤占小儿实体肿瘤 1%~2.3%，相对于成人有其自身特点：①20% 的病例发生于初次月经之前，以大龄儿童居多，婴儿及新生儿相对少见；②2/3 以上起源于生殖细胞，少数起源于上皮或间质细胞。大多数为良性成熟畸胎瘤，少数为恶性肿瘤，如无性细胞瘤、卵黄囊瘤、胚胎癌、未成熟畸胎瘤等；③单侧卵巢病变为主，双侧病变罕见；④合并出现某些先天性畸形，如阴蒂增大、子宫发育不良或缺如、脊柱侧凸、雌雄间体等。

【病因及发病机制】

1 岁以内发病与母体内激素有关，月经初潮前发病与此时内分泌活动有关。但目前小儿卵巢肿瘤病因及发病机制尚不明确，有关成人卵巢癌发病机制的持续排卵学说与高促性腺激素学说无法解释小儿卵巢肿瘤。

【病理及组织学分类】

卵巢肿瘤组织学类型多，有良性、交界性、恶性之分。由于卵巢组织具有潜在的多向分化能力，不同细胞起源的卵巢肿瘤，其组织学类型及生物学特性均不同。世界卫生组织（World Health Organization，WHO）将小儿卵巢肿瘤按照组织学分为 4 类，即上皮性肿瘤、生殖细胞肿瘤、性索间质肿瘤和转移性肿瘤。

卵巢上皮性肿瘤为成人最常见的卵巢肿瘤，与之显著区别的是，小儿卵巢肿瘤最常见的组织学类型是生殖细胞肿瘤，约占 60% 以上，包括畸胎瘤、无性细胞瘤、卵黄囊瘤、胚胎性癌、原发性绒毛膜上皮癌，而上皮性卵巢肿瘤仅占 17%。

【临床表现】

小儿卵巢肿瘤常无明显症状，偶有下腹沉坠和牵扯痛并伴有恶心、胃部不适等胃肠道症状，多以下腹部无痛性包块就诊。若发生蒂扭转则会有急腹症表现。恶性肿瘤生长迅速，会出现恶病质表现、泌尿道及消化道的压迫症状。功能性恶性肿瘤可能出现相应的内分泌症状。

1. 腹部包块 小儿骨盆腔狭小，卵巢肿瘤可迅速生长上移至腹腔，因此大多数小儿卵巢肿瘤以腹部包块就诊。包块一般可清楚触及，能上下左右推移，较易活动，与周围组织多无粘连，移动度较大，常可自下腹推移至上腹。包块一般无压痛，表面光滑，可有囊性感。包块若为恶性或有并发症时，则比较固定，同时有压痛，表面不规则，甚至有腹水，出现移动性浊音或腹膜刺激征。包块继续增大可引起压迫症状，如压迫横膈引起呼吸困难及心悸，压迫膀胱出现尿频、排尿困难、尿潴留，压迫直肠导致排便不畅，压迫下腔静脉可导致腹壁及双侧下肢水肿。

2. 腹痛 良性卵巢肿瘤如无并发症，极少有腹痛，偶有下腹坠胀感或牵拉痛。肿瘤较大时多出现轻中度的慢性腹痛。早期反复腹痛并伴腹胀需警惕是否为恶性肿瘤。如果腹痛突然发生并逐渐加重，多由肿瘤血管蒂扭转，也可能是肿瘤破裂、出血或感染导致。肿瘤血管蒂扭转轻者可自行回复，血供不受影响，但蒂扭转可反复发作。严重者不能回复时即发生缺血坏死，患儿多伴有发热、恶心、呕吐及腹股沟和下肢剧痛，或出现腹膜刺激征，甚至引起休克。卵巢恶性肿瘤由于呈浸润性生长，早期即出现粘连，反而较少出现扭转。

3. 内分泌症状 功能性卵巢肿瘤如颗粒细胞瘤或性索间质细胞瘤可产生大量雌激素。卵巢生殖细胞肿瘤如胚胎癌或混合性生殖细胞瘤可产生 hCG。以上 2 种情况均可引起性早熟，如不规则的阴道出血,甚至被家长误认为月经初潮;女性第二性征发育,如腋毛及阴毛生长、乳房早发育、大阴唇肥厚,小阴唇着色,阴蒂肥大,子宫增大等;体格增长加速,骨骼发育超过正常范围;尿中雌激素、hCG 增高可达成人水平。

4. 全身症状 卵巢良性肿瘤多无明显的全身症状。卵巢恶性肿瘤生长迅速,常伴有全身恶病质,如食欲减退、贫血、消瘦、发热及发育障碍等,部分患儿还会出现血性腹水。肿瘤可向周围组织直接浸润,也可经腹水播散或经淋巴、血行转移。腹膜、膀胱、子宫、输卵管及乙状结肠是最常见的转移部位。

【诊断】

小儿卵巢肿瘤早期缺乏特异性症状,难以及时诊断。当患儿出现上述症状时应考虑卵巢肿瘤的可能。特别是反复腹痛、腹部包块、急腹症表现或出现内分泌症状时,必须考虑卵巢肿瘤的可能。

1. 详细询问病史 有腹部包块、腹胀、腹痛等主要症状者,应详细询问病史。需注意小儿是否用过雌激素类药物,胎儿期母亲是否有激素治疗史。

2. 体格检查 腹部触诊及直肠指检是诊断小儿卵巢肿瘤的重要方法。正常的小儿卵巢无法触及,如能触及即提示异常。卵巢良性肿瘤表面光滑,活动度大。恶性肿瘤质地偏硬,表面高低不平,呈结节状且较固定。直肠指检可以了解肿瘤下极及后方的压迫和粘连情况。小儿只有必要时才行阴道检查。

3. 影像学检查

(1)超声检查:是卵巢肿瘤定位及定性诊断的首选方法。可明确肿瘤位置、质地,以及有无腹水和腹腔内转移。彩色多普勒血流成像(color Doppler flow imaging,CDFI)可以通过了解卵巢肿瘤内部及周边的血流情况,判断肿瘤的良恶性或有无血管蒂扭转的发生。

(2)CT 检查:能够进一步明确卵巢肿瘤的来源及范围,显示其大小、形态、内部结构、毗邻关系、转移情况。根据肿瘤特征性的 CT 表现,结合临床资料不仅可以对多数患儿作出定性诊断,而且可以进行术前分期,如囊性畸胎瘤 CT 表现为囊性卵巢肿瘤中含有钙化或脂肪的成分。卵巢恶性肿瘤通常表现为以软组织成分为主,内部伴有边缘模糊的坏死囊变区,囊变区表现为厚而不规则的间隔及囊壁。卵巢恶性肿瘤中的脂肪组织密度不同于分化良好的正常脂肪组织,通常与液化坏死组织、钙化组织形成密度极不均匀的混杂肿块影像表现。

(3)MRI 检查:不仅能够在任意方位成像,而且具有良好的软组织对比分辨率,因此对于明确卵巢肿瘤的病变性质和范围以及术前指导手术方案都优于 CT。特别是在判断卵巢恶性肿瘤临床分期时,MRI 的准确率要高于 CT。

(4)X 线检查/消化道及泌尿道造影:有助于鉴别腹腔内或腹膜后包块。静脉肾盂造影可排除来自泌尿系统的肿瘤。术前常规胸部 X 线片可发现肺部及纵隔淋巴结有无转移。

(5)PET/CT 检查:临床研究表明,PET 对卵巢原发性肿瘤的定性诊断、卵巢上皮癌的复发和转移的定性诊断及疗效评价都有重要意义,但对确定卵巢交界性肿瘤和早期分化好的上皮性癌存在一定的局限性。

4. 血清学检查

(1)甲胎蛋白(AFP):血清 AFP 测定在卵巢恶性畸胎瘤、胚胎性癌,特别是卵黄囊瘤,阳性率可达 80%,并可作为术后肿瘤有无残留和复发的监测指标。但应注意新生儿血浆 AFP 浓度变化较大,年龄<8 个月的婴儿,血浆 AFP 的变化不能确诊是否存在肿瘤残留或复发。另外,有些疾病也可导致 AFP 升高,如肝母细胞瘤、肝功能不全或肝硬化等。

(2)人绒毛膜促性腺激素 β 亚基(β-hCG):β-hCG 是诊断上皮来源的卵巢肿瘤灵敏度最高的指标,如绒毛膜上皮癌、胚胎癌、混合性生殖细胞瘤等。但须注意 β-hCG 升高还见于下列情况:化疗后肿瘤细胞坏死溶解;双侧睾丸或卵巢切除术后的免疫交叉反应;多发性骨髓瘤,肝脏、消化道恶性肿瘤等。

(3)乳酸脱氢酶(LDH):LDH 可用于生殖细胞及上皮细胞起源的卵巢肿瘤鉴定,而且 LDH 检测结果无假阴性,如无性细胞瘤治疗前后,LDH 的波动能够敏感反映病情的变化。手术切除彻底,术后 LDH 很快降至正常。LDH 复升,预示肿瘤复发。

(4)性激素:性激素测定对具有内分泌功能的卵巢肿瘤有诊断价值,如颗粒细胞瘤尿检雌激素增加,性腺母细胞瘤血浆睾酮上升。

(5)糖类抗原 125(carbohydrate antigen 125,

CA125)：CA125 是第一个普遍应用的上皮性卵巢癌诊断标志物，对筛查和诊断盆腔包块、判断预后及监测病程发展均有重要意义。

5. 腹腔镜探查　可鉴别不同的腹部及盆腔包块。术中取标本行病理学检查或腹水的细胞学检查，有助于明确肿块来源、性质及腹水的病因。腹腔镜对卵巢恶性肿瘤患儿早期诊断、明确分期、指导治疗及判断预后意义重大。

6. 细针穿刺活检　超声引导下穿刺路径的患儿，临床根据影像学、AFP 水平预计难以一期手术切除的恶性肿瘤，细针穿刺活检可明确病理类型拟定术前新辅助化疗方案。

7. 腹水脱落细胞学检查　可通过寻找肿瘤细胞帮助明确诊断，还可以进一步明确卵巢恶性肿瘤的临床分期，有利于制订治疗方案。

8. 淋巴管造影　可显示髂动脉和腹主动脉旁淋巴结的转移征象，并评价临床分期。

【鉴别诊断】

1. 以腹部包块为主要临床表现的患儿，要与腹腔其他性质的肿块如肠系膜囊肿、输尿管囊肿、淋巴瘤、腹膜后畸胎瘤、神经母细胞瘤、肾母细胞瘤、肾盂积水及多囊肾等鉴别。

2. 以急腹症为主要临床表现的患儿，要与阑尾炎、阑尾包块、腹膜炎、盆腔脓肿等鉴别。对于卵巢肿瘤而言，最常见的急腹症是肿瘤血管蒂扭转，其次是肿瘤破裂出血。

3. 以不明原因腹水为主要临床表现的患儿，要与腹腔结核、其他消化道肿瘤性腹水鉴别。

卵巢肿瘤的早期诊断仍然比较困难，应结合病史、体征、影像学检查、肿瘤标志物、腹水脱落细胞学检查等综合判断。

【临床分期】

参照国际妇产科协会（International Federation of Gynecology and Obstetrics，FIGO）的成人卵巢癌分期标准，1985 年儿童肿瘤协作组（Pediatric Oncology Group，POG）与儿童癌症协作组（Children Cancer Group，CCG），根据临床表现、手术及脱落细胞学检查，进行小儿卵巢肿瘤的临床分期（表 59-1）。

表 59-1　POG/CCG 小儿卵巢肿瘤临床分期

分期	临床表现
Ⅰ期	病变局限于卵巢，腹腔脱落细胞学检查或腹水检查无恶性肿瘤细胞，大网膜肉眼观或病理检查正常，临床、影像学学及组织学检查未发现卵巢以外病变，肿瘤血清学指标术后以半衰期衰减迅速降至正常
Ⅰa 期	肿瘤局限于一侧卵巢
Ⅰb 期	肿瘤局限于两侧卵巢
Ⅱ期	镜下残留病灶，腹腔脱落细胞无恶性肿瘤细胞，肿瘤血清学指标升高，术前或术中肿瘤破裂
Ⅲ期	术后病理检查，淋巴结受累，肉眼病变残留，或仅行活检术，邻近器官（网膜、小肠、膀胱）受累
Ⅳ期	远处转移，包括肝脏
Ⅴ期	双侧卵巢肿瘤（每侧又可有Ⅰ期或Ⅱ期）

注：1. 腹腔脱落细胞学检查恶性肿瘤细胞阳性患儿属肿瘤复发高危人群。

2. 可根据肿瘤血清学指标判断预后。

3. 腹膜神经胶质瘤病仅限于成熟神经胶质组织，无恶性肿瘤成分。

【治疗】

小儿卵巢肿瘤的治疗以手术为主，是否辅助化疗和 / 或放疗根据肿瘤病理类型、临床分期等因素选择。

1. 手术治疗　女性卵巢不仅提供成熟卵细胞以维持生育，而且分泌多种激素调节月经周期，同时还影响机体胆固醇代谢。因此小儿卵巢肿瘤的手术有其特殊性，即肿瘤切除必须考虑卵巢组织的保留。要根据肿瘤病理类型、浸润范围、术中临床分期等因素合理设计手术方式、切除范围，否则一旦完全切除卵巢，不仅影响患儿第二性征的发育，甚至导致卵巢早衰或丧失生育能力。

（1）手术原则：小儿卵巢肿瘤的手术原则与成人不同，必须考虑卵巢保留的问题。

良性肿瘤单侧病变者应保留一侧卵巢，即使为双侧病变也应力争行肿瘤摘除术，即便仅保留很少的卵巢组织，若能保留血液供应，仍有排卵、激素分泌和维持生育的功能。

恶性肿瘤的根治范围，过去强调包括双侧卵巢、输卵管、子宫、大网膜和腹膜后淋巴结清扫。

近年来随着化疗药物的更新和微小残存病灶化疗理论的提出，主张对未累及对侧附件和子宫的恶性肿瘤，可以保留对侧附件或子宫，但必须切除大网膜。盆腔淋巴结清扫、盆腔内脏切除等扩大根治术，目前认为是过度和无益的。

对初次探查未能切除肿瘤以及手术后经化疗或放疗使肿瘤体积缩小者、根治术后 CT 或肿瘤标志物检测提示有残存肿瘤者，应进行二次手术，以达到根治目的。

晚期患儿，只要一般情况能承受手术，建议争取施行肿瘤细胞减灭术（cytoreductive surgery），尽可能切除肿块，减少肿瘤负荷，解除肿瘤对泌尿道、胃肠道的压迫，以提高术后化疗或放疗的效果。

复发患儿主张再次手术，恶性畸胎瘤术后易复发，但复发瘤组织分级可能下降，且复发越晚，预后越好。因此对复发灶和转移灶应尽可能手术切除，即使有肝、肺转移也不应放弃治疗。

（2）手术要点：施行小儿卵巢肿瘤根治术的医师必须具备小儿普通外科和小儿泌尿外科的相关知识，能够对术中肿瘤侵犯周围组织器官的病变做出相应处理。术中应做快速冷冻切片检查。若快速病理不能明确诊断，建议行姑息性手术，不可贸然施行根治性手术，可等待最终病理检查确定为恶性后再二期行根治性手术。必须注意患侧附件根治性切除时，应连同该侧子宫角一并切除，以避免日后可能发生的输卵管残端妊娠。

（3）手术适应证：新生儿期和月经初潮期的 <5cm 的卵巢单房性囊肿随访观察 1~2 周后，若无消退可行囊肿穿刺抽液，若复发则行囊肿开窗术或肿瘤切除术。

月经初潮前卵巢囊肿或任何卵巢赘生物性肿块，都应及早手术。

卵巢肿瘤蒂扭转或破裂发生急腹症，确诊后应急诊手术。

（4）手术方式的选择及腹腔镜手术的优势：小儿卵巢肿瘤的手术方式主要包括开腹手术和腹腔镜微创手术，需要根据肿瘤的部位、性质、分期等进行选择。随着微创理念的逐渐成熟、腹腔镜技术和设备的不断进步，腹腔镜手术的适应证也不断扩大，同时也成为广大患儿家长重要需求之一。

小儿卵巢肿瘤，腹腔镜手术有其不可替代的优点：①切口小、美观、感染率低；②不受患儿体形、腹壁脂肪厚薄的影响，可全方位探查腹腔，明确病

变情况；③特别巨大的卵巢囊性畸胎瘤，可在腹腔镜监视下穿刺抽液，瘤体减容后可提至脐部，行小切口剔除术。

腹腔镜手术注意事项：①寻找到病变一侧卵巢后仍需探查对侧卵巢及腹腔其他脏器，若有阳性发现须一并处理；②术中无论切除肿瘤良恶性都要遵循无瘤原则，装取物袋后提出体外，以降低肿瘤种植转移的概率；③术中切除肿瘤后尽量缝合切缘使之浆膜化，减少出血及粘连。

恶性肿瘤者或者肿瘤特别巨大影响手术视野者首选开腹手术，这样不仅可以降低或避免腹腔镜手术中肿瘤破溃和播散的风险，而且可以确保肿瘤切除的完整性和淋巴结清扫彻底性。

2. 化学治疗 在恶性实体肿瘤治疗中手术是最基本的手段，化疗是最有效的辅助手段。未能达到满意的肿瘤根治性手术，术后化疗难以达到预期效果；同样如果不坚持术后规范化疗，那么艰难的肿瘤根治性手术将毫无意义。小儿卵巢恶性肿瘤的化疗，目前学术界的观点主要有以下几点：发育前期卵巢间质、卵泡和卵细胞相对处于静默状态，因此受化疗药物的毒性作用较少，小儿对化疗的耐受力较成人强，多数学者主张小儿卵巢恶性肿瘤术后均应辅助化疗。

（1）新辅助化疗：Ⅱ~Ⅳ期的卵巢肿瘤患儿主张术前新辅助化疗，病灶局限或缩小后延期手术，可以使肿瘤的术前分期下降，明显提高完整切除率，降低手术并发症的发生率。推荐方案：BEP（顺铂 + 依托泊苷 + 博来霉素）、BVP（顺铂 + 长春新碱 + 博来霉素）方案和其他备选药物，如环磷酰胺、多柔比星等，每 3 周重复，通过联合化疗均有较好疗效。

（2）辅助化疗：根据患儿的体质、内脏功能、肿瘤分期和对化疗的不同反应，术后给予 6~12 个疗程的辅助化疗。

1）生殖细胞肿瘤：过去采用 VAC（长春新碱 + 放线菌素 D+ 环磷酰胺）方案，其播散型可用 BVP 方案，较 VAC 方案有效，但毒性较高。目前首选 BEP 方案，其完全缓解率可达 96% 或 97%。

2）性索间质细胞肿瘤：可采用 BEP 方案。

3. 放射治疗 尽管大部分小儿卵巢肿瘤如无性细胞瘤、颗粒细胞瘤等对放射线极度敏感，但放疗容易导致卵巢功能损伤，因此不推荐术后常规放射治疗，除非行广泛根治性手术后的病例为提高生

存率。

4. 介入治疗 近年来随着介入放射学的发展,选择性动脉灌注化疗已在临床上逐渐应用。此法经位于肿瘤供血动脉内的导管直接向肿瘤组织灌注化疗药物,由于局部血药浓度较高,对肿瘤的杀伤作用远超全身化疗,全身反应也较轻。

5. 免疫治疗 原理为一定数量的免疫活细胞能杀灭一定数量的肿瘤细胞。免疫治疗前应进行其他治疗,如手术、放化疗等,待肿瘤体积缩小至一定程度,仅剩少量残留肿瘤细胞时,再进行免疫治疗。一般免疫治疗时机为从其他治疗后的1~2周开始。

【预后】

小儿卵巢肿瘤预后与肿瘤类型、肿瘤分期、病理组织分化及治疗效果密切相关。良性肿瘤手术完整切除者一般不复发、预后好,恶性肿瘤中分化差者如胚胎性癌、卵黄囊瘤,发展迅速,转移广泛,预后较差,以卵黄囊瘤的预后最差。无性细胞瘤、颗粒细胞瘤预后相对较好。一般认为临床分期Ⅲ、Ⅳ期以上者预后不佳。

【常见的小儿卵巢肿瘤】

1. 良性肿瘤 小儿卵巢肿瘤约75%为良性肿瘤,常见以下几种。

(1)囊性畸胎瘤(cystic teratoma):囊性畸胎瘤是最常见的小儿生殖细胞肿瘤,占小儿卵巢肿瘤的38.6%~55.2%,多为单侧,通常是单个囊腔。瘤体由2个或3个胚层的多种成熟组织组成,以外胚层来源的皮肤组织或皮样结构为主,故又称皮样囊肿。肿瘤X线片可显示牙齿、骨组织或钙化点、充满囊腔的透明阴影、囊壁密度增加的特征。治疗以肿瘤剥除术为主,尽可能保留卵巢组织。如果肿瘤蒂扭转,术中卵巢复位后无明显血供恢复,卵巢坏死明确,可切除患侧卵巢及附件。

(2)良性卵巢上皮性肿瘤(benign ovarian epithelial tumor):如浆液性或黏液性囊腺瘤,来源于卵巢生发上皮,占小儿卵巢肿瘤的15.4%~25.0%,多为单侧,可为单房或多房,有潜在恶变的可能。治疗以肿瘤剥除术为主。术前和术中禁忌囊肿穿刺检查,以免肿瘤组织逸出引起腹水、粘连、种植。

2. 恶性肿瘤 小儿卵巢肿瘤约25%为恶性肿瘤,常见以下几种。

(1)无性细胞瘤(dysgerminoma):无性细胞瘤是最常见的小儿卵巢恶性肿瘤,低度恶性。来源于胚胎发育期未定性的生殖细胞,故称为无性细胞瘤。肿瘤呈大结节状,直径多为20cm,包膜完整,瘤体呈圆形或卵圆形,表面光滑或呈结节状,切面实质均匀可伴有出血坏死,右侧多见,10%~15%为双侧发病。肿瘤本身无内分泌功能,但如合并未成熟畸胎瘤、卵黄囊瘤、胚胎性癌、绒毛膜上皮瘤等,可伴性早熟现象,血清β-hCG或AFP可为阳性。

1)治疗原则:Ⅰa期肿瘤,直径<10cm者,腹腔脱落细胞学检查及对侧卵巢组织活检快速冷冻切片阴性者,可单纯切除患侧肿瘤及附件。Ⅱ期以上或累及双侧卵巢患者,行全子宫及双侧附件切除术。术后化疗可行BVP或BEP方案。无性细胞瘤对放射治疗敏感,且主要经淋巴转移,故术后可辅助盆腔及腹主动脉旁淋巴结照射治疗。

2)预后:早期单纯型无性细胞瘤预后良好,5年生存率可达80%~90%,混合型无性细胞瘤预后不良。

(2)卵黄囊瘤(yolk sac tumor):又称内胚窦瘤(endodermal sinus tumor),来源于生殖细胞,发生率在小儿卵巢恶性肿瘤中仅次于无性细胞瘤。肿瘤体积一般较大,可有包膜但常破裂或出血,切面呈豆腐脑样,有大小不等的囊腔或海绵状区,常伴有广泛出血坏死。镜下结构有特殊的Schiller-Duval小体,即类似鼠胎盘内胚窦的血管周围套状结构。卵黄囊瘤恶性度高,生长迅速,病情发展快,病程短,约50%的患儿手术时已有转移病灶和癌性腹水。血清AFP测定是诊断本病和术后随访监测的肿瘤标志物。

1)治疗原则:由于肿瘤恶性度高、转移早,因此一般主张彻底手术治疗,包括切除全部子宫、双侧附件及大网膜。但是如果分期早、肿瘤局限于单侧,为保留生育能力,可以仅切除患侧附件。卵黄囊瘤对放射治疗不敏感,术后必须辅助化疗,多采用VAC方案。

2)预后:术后复发率较高,且多在半年内复发。肿瘤局限于卵巢或直径<10mm者预后较好,5年生存率>50%。

(3)未成熟畸胎瘤(immature teratoma):未成熟畸胎瘤发生率居小儿卵巢恶性肿瘤第三位,由内、中、外3个胚层分化的未成熟组织构成,多为外胚层神经组织。未成熟组织与成熟组织的组织量比例决定肿瘤的恶性程度。目前的病理分级是按照 1976 年 Noris 提出的以神经上皮含量多少确定的。0 级全部为高度分化的成熟组织;1 级有少量未成熟组织和核分裂象,无神经上皮或每张切片中神经上皮不超过 1 个(40 倍视野);2 级有较多未成熟组织,每张切片中所含神经上皮不超过 3 个(40 倍视野);3 级未成熟组织量多,每张切片中神经上皮超过 4 个(40 倍视野)。

1)治疗原则:要根据肿瘤临床分期和病理分级分类处理。若临床分期Ⅱ期以下、病理分级 2 级以下,可以仅做患侧肿瘤加附件切除。若对侧卵巢冷冻切片显示恶性,则行全子宫加双侧附件切除。未成熟畸胎瘤对放射治疗不敏感,术后必须辅助化疗,多采用 VAC 方案。

2)预后:术后复发率较高,最短可在数周内复发。早期患儿 5 年治愈率可达 85% 以上,肿瘤分期越晚、病理分化程度越低、预后越差。

(4)混合性生殖细胞肿瘤(mixed germ cell tumor):因肿瘤组织中包含卵黄囊瘤或胚胎癌等 1 种以上的恶性成分,故称为混合性生殖细胞肿瘤。发生率约占小儿及青春期卵巢恶性肿瘤的 8%,平均发病年龄为 16 岁,40% 的病例发生在初次月经之前。临床表现可出现性早熟,检测 AFP 和 hCG 可为阳性。

1)治疗原则:由于双侧病变率高达 20%,因此术中应常规探查对侧卵巢。治疗方法以肿瘤组织中最恶性成分而定。

2)预后:与肿瘤组织成分有关。

(5)胚胎性癌(embryonal carcinoma):胚胎性癌是恶性度最高的卵巢肿瘤,来源于原始生殖细胞,好发于青少年及小儿,约 50% 发生于青春期前期。肿瘤细胞极为幼稚,具有潜在多向分化能力,镜下为髓样未分化肿瘤,常见细胞分裂象,缺乏卵黄囊瘤的典型 Schiller-Duval 小体。临床表现常出现内分泌紊乱症状,如性早熟、闭经、不规则阴道出血或女性男性化。肿瘤生长迅速,转移早,常出现血性腹水。检测腹水及血清中 AFP 和 hCG 均升高。

1)治疗原则:Ⅰ期病变可单纯切除患侧肿瘤及附件。其余各期病变建议行全子宫加双侧附件及大网膜切除术。术后化疗可行 PVB 或 VAC 方案。胚胎性癌对放射治疗不敏感。

2)预后:预后差。胚胎性癌生长迅速,早期即向局部器官及腹膜广泛浸润,或经淋巴转移至腹膜后及腹主动脉旁淋巴结。多数患者治疗后半年内死亡。

(王健 李爱武 李晓)

参 考 文 献

[1] 董蒨. 小儿肿瘤外科学[M]. 北京:人民卫生出版社,2009.

[2] 王果,冯杰雄. 小儿腹部外科学[M]. 2 版. 北京:人民卫生出版社,2011:572-578.

[3] 金先庆,施诚仁. 儿童实体肿瘤诊疗指南[M]. 北京:人民卫生出版社,2011:103-105.

[4] 陈辉. 小儿实体肿瘤分子诊断学[M]. 北京:科学技术出版社,2017:266-267.

[5] 张金哲,潘少川,黄澄如. 实用小儿外科学[M]. 杭州:浙江科学技术出版社,2003:111-114.

[6] 佘亚雄,应大明. 小儿肿瘤学[M]. 2 版. 上海:上海科学技术出版社,1997:360-366.

[7] 曹泽毅. 妇科肿瘤学[M]. 北京:北京出版社,1998:1144-1156.

[8] 高解春,王耀平. 现代小儿肿瘤学[M]. 上海:复旦大学出版社,2003:610-622.

[9] 袁涛,潘溯,欧阳荻妹,等. 499 例妇科小儿疾病情况临床分析[J]. 实用妇科内分泌电子杂志,2019,6(20):56.

[10] 侯培民,王东明,张强业,等. 腔镜技术在小儿肿瘤切除手术中的应用及技巧探讨[J]. 临床小儿外科杂志,2019,18(4):277-281.

[11] 王斌. 小儿实体肿瘤介入治疗进展[J]. 中华介入放射学电子杂志,2019,7(2):168-171.

[12] 胡嘉健,王焕民. 儿童实体瘤的外科治疗[J]. 中国实用儿科杂志,2018,33(10):784-787.

[13] 梁丹,孙业武,李文婷,等. 310 例儿童及青少年卵巢肿瘤临床分析[J]. 现代妇产科进展,2016,25(2):131-134.

[14] 刘金炜,杜炜杰,胡京辉,等. 腹腔镜手术在儿童卵巢肿瘤治疗中的应用[J]. 中国内镜杂志,2015,21(9):974-977.

[15] 安永玉,范华,王婷婷,等. 婴儿卵巢囊肿及其并发症的 CT、MRI 表现[J]. 临床放射学杂志,2018,37(8):1358-1362.

[16] 贺宇凡,涂艳萍,欧阳春艳,等. 卵巢无性细胞瘤的超声表现[J]. 中国医学计算机成像杂志,2022,28(1):82-85.

[17] 陶琦,吴梦琦,杨芳,等. 小儿卵巢肿瘤的超声诊断价值[J]. 中国超声医学杂志,2021,37(7):802-805.

[18] 张生,郭朝,金先庆. 不同手术方式治疗小儿卵巢肿瘤的疗效对比研究[J]. 临床小儿外科杂志,2018,17(12):939-942.

[19] LOCKLEY M, STONEHAM S J, OLSON T A. Ovarian

cancer in adolescents and young adults[J]. Pediatr Blood Cancer, 2019, 66(3): e27512.

[20] BERNOT J M, HAEUSLER K A, LISANTI C J, et al. Mature cystic teratoma: AIRP best cases in radiologic-pathologic correlation[J]. Radiographics, 2017, 37(5): 1401-1407.

[21] TARCA E, TRANDAFIR L M, COJOCARU E, et al. Diagnosis difficulties and minimally invasive treatment for ovarian masses in adolescents[J]. Int J Womens Health, 2022, 14: 1047-1057.

[22] HEREMANS R, VALENTIN L, SLADKEVICIUS P, et al. Imaging in gynecological disease(24): clinical and ultrasound characteristics of ovarian mature cystic teratomas[J]. Ultrasound Obstet Gynecol, 2022, 60(4): 549-558.

[23] ŁUCZAK J, BAGŁAJ M, DRYJAŃSKI P. What recent primary studies tell us about ovarian teratomas in children: a scoping review[J]. Cancer Metastasis Rev, 2020, 39(1): 321-329.

[24] SALEH M, BHOSALE P, MENIAS C O, et al. Ovarian teratomas: clinical features, imaging findings and management[J]. Abdom Radiol(NY), 2021, 46(6): 2293-2307.

[25] ZHAO S H, SUN F, BAO L, et al. Pure dysgerminoma of the ovary: CT and MRI features with pathological correlation in 13 tumors[J]. J Ovarian Res, 2020, 13(1): 71.

[26] ŁUCZAK J, BAGŁAJ M. Selecting treatment method for ovarian masses in children-24 years of experience[J]. J Ovarian Res, 2017, 10(1): 59.

[27] ŁUCZAK J, BAGŁAJ M. Ovarian teratoma in children: a plea for collaborative clinical study[J]. J Ovarian Res, 2018, 11(1): 75.

[28] LOW J J, ILANCHERAN A, NG J S. Malignant ovarian germ-cell tumours[J]. Best Pract Res Clin Obstet Gynaecol, 2012, 26(3): 347-355.

[29] POYNTER J N, RICHARDSON M, ROESLER M, et al. Family history of cancer in children and adolescents with germ cell tumours: a report from the Children's Oncology Group[J]. Br J Cancer, 2018, 118(1): 121-126.

[30] NEWTON C, MURALI K, AHMAD A, et al. A multicentre retrospective cohort study of ovarian germ cell tumours: evidence for chemotherapy de-escalation and alignment of paediatric and adult practice[J]. Eur J Cancer, 2019, 113: 19-27.

[31] PASHANKAR F, HANLEY K, LOCKLEY M, et al. Addressing the diagnostic and therapeutic dilemmas of ovarian immature teratoma: report from a clinicopathologic consensus conference[J]. Eur J Cancer, 2022, 173: 59-70.

[32] KAATSCH P, HÄFNER C, CALAMINUS G, et al. Pediatric germ cell tumors from 1987 to 2011: incidence rates, time trends, and survival[J]. Pediatrics, 2015, 135(1): e136-e143.

[33] TRIMBOS J B. Surgical treatment of early-stage ovarian cancer[J]. Best Pract Res Clin Obstet Gynaecol, 2017, 41: 60-70.

[34] VENERIS J T, MAHAJAN P, FRAZIER A L. Contemporary management of ovarian germ cell tumors and remaining controversies[J]. Gynecol Oncol, 2020, 158(2): 467-475.

[35] WHO CLASSIFICATION OF TUMOURS EDITORIAL BOARD. Female genital tumours[M]. 5th ed. Lyon(France): International Agency for Research on Cancer, 2020.

第六十章

小儿输尿管膀胱肿瘤

输尿管、膀胱肿瘤多见于成人，儿童少见，其病理类型和生物学行为与成人有显著性差异。儿童输尿管膀胱肿瘤发病率低，临床资料少，更需持续总结其生物学特性，探索最佳治疗方案，以提高患儿的无瘤生存率和生活质量。

第一节 概 述

儿童输尿管肿瘤不同于成人输尿管尿路上皮癌，罕见，病理类型与成人有明显不同。目前国内外文献已报道儿童输尿管肿瘤包括炎性肌成纤维细胞瘤、恶性横纹肌样瘤、尤因肉瘤/原始神经外胚叶肿瘤和横纹肌肉瘤等病理类型。临床表现以腹痛、血尿为主，肿瘤多位于输尿管下段，由于肿瘤起源于输尿管壁，易造成患侧输尿管梗阻，继发性肿瘤近端输尿管及肾积水，因此患儿会出现侧腹痛、腰胀等表现，年幼者表现为哭闹、食欲减退、喂养困难等。当肿瘤侵袭输尿管或者膀胱黏膜时，可表现为肉眼血尿。术前B超、增强CT及MRI检查诊断输尿管肿瘤较容易，但是术前很难明确肿物的良恶性，确诊需依靠病理、免疫组织化学及分子生物学。治疗以手术切除重建输尿管连续性为主，术后根据病理类型确定是否化疗、放疗。在儿童输尿管占位中，输尿管息肉较输尿管肿瘤相对更常见，本章重点讨论输尿管息肉。

膀胱肿瘤主要来源于上皮和间叶组织，分为上皮性肿瘤和非上皮性肿瘤，可发生在膀胱任何部位，多见于成人。上皮性肿瘤主要是膀胱癌、乳头状瘤、内翻性乳头状瘤，起源于正常膀胱黏膜。间叶组织主要来源于肌肉、血管、淋巴、神经、胎生组织等，包括横纹肌肉瘤、血管瘤、炎性肌成纤维细胞瘤等。儿童膀胱肿瘤较少见，以横纹肌肉瘤为主，好发于三角区，常累及前列腺，膀胱良性肿瘤更少见，可发生在三角区以外的部位，文献报道以乳头状瘤、内翻性乳头状瘤、血管瘤、副神经节瘤等多见。乳头状瘤大体呈菜花样或乳头样，带蒂，实性，灰白色、灰粉色或灰黄色，质软，表面被覆尿路上皮，发生于黏膜层，限于固有膜内，单发，带蒂，非浸润性生长。内翻性乳头状瘤呈乳头状或息肉状，单发，表面光滑，有蒂或无蒂，表面被覆薄层尿路上皮，向固有层内生性生长，不侵及肌层。炎性肌成纤维细胞瘤外观局限，柔软，切面光滑呈乳白色，无出血坏死，镜下观察主要由梭形细胞组成，伴浆细胞、淋巴细胞、嗜酸性粒细胞浸润，细胞局灶丛生，伴周围黏液基质包绕。膀胱血管瘤由一层完整的尿路上皮覆盖增厚或变薄的血管壁混合而成，病理组织学类型主要包括毛细血管瘤、海绵状血管瘤和蔓状血管瘤，其中海绵状血管瘤最常见，肿瘤一般较小，单发，无蒂，宽基底，紫红色分叶状团块。良性肿瘤多以血尿为主要表现，排尿困难较少见，好发于非三角区，治疗以切除为主，预后良好。本章节重点介绍膀胱横纹肌肉瘤和肌成纤维细胞瘤。

第二节　输尿管息肉

小儿输尿管息肉又称输尿管纤维息肉或上皮息肉，为输尿管原发性良性病变，多发生在输尿管上段及肾盂输尿管连接部，其主要病理结果为肾积水。临床表现与其他原因引起的肾积水基本相似，但输尿管息肉引起的肾积水腹痛较剧烈，有时伴有血尿，多发生在学龄儿童，以男孩、左侧为主，积水程度较轻。

【病因及病理】

小儿输尿管息肉的原因不明，可能与炎症、损伤的慢性刺激，致癌物质及内分泌失调等后天因素有关，也有学者主张输尿管息肉为先天性疾病。

输尿管息肉呈章鱼头状，悬垂在输尿管腔内，分支长短不一。息肉表面被覆正常的变移上皮，间质为纤维结缔组织、毛细血管及少量肌束，间质中均有不同程度的炎症细胞浸润。

【临床表现与诊断】

输尿管息肉尽管可发生于肾盂至输尿管的任何部位，但更多发生于输尿管上段，特别是肾盂输尿管连接部，中下段相对较少。就诊年龄以学龄儿童为主，男孩多于女孩，左侧多见，可见双侧。多以肾积水就诊，临床表现以腹痛为主，且腹痛较剧烈，有时伴血尿，表现为间歇性无痛肉眼血尿，肾积水程度一般较轻，腹痛缓解后肾积水有时甚至不明显。学龄儿童，肾积水程度不重，但间歇发作腹痛较明显，尤其出现血尿，应考虑输尿管息肉。

B超结合静脉肾盂造影(intravenous pyelography，IVP)是诊断输尿管息肉肾积水简单、有效、可靠的检查方法，输尿管息肉典型的表现，在B超为输尿管近端形态不规则的低回声，随尿液冲刷而晃动，向近端可漂入肾盂，向远端有报道可沿输尿管漂入膀胱；IVP为输尿管内边界清楚、边缘光滑的条状充盈缺损，有时对比剂突然终止于肾盂输尿管交界部时呈凹凸不平的锯齿状为IVP另一特点。近年来，因为超声医师对本病的重视，输尿管息肉的阳性诊断率有了逐年的提高。有些输尿管息肉影像表现不典型时，可行输尿管镜检查，或行逆行输尿管造影显示输尿管内有充盈缺损。

【治疗及预后】

输尿管息肉系良性病变，治疗应根据息肉大小、数量、部位及肾脏受累程度选择不同的术式。基底部较宽者可行息肉段输尿管切除、输尿管端端吻合术；肾盂输尿管连接处息肉致肾盂扩张明显者，可行息肉切除、肾盂成形术；输尿管下段息肉者，可行下段输尿管切除、输尿管膀胱再植术；多发性息肉累及大部分输尿管者，可行回肠代输尿管术，但极少。术前未诊断输尿管息肉的肾积水，术中发现息肉，应尽量全部切除，尤其是非同一基底多发者。成人输尿管镜下切除息肉具有住院时间短、创伤小，恢复快等优点，儿童应用较少，目前以腹腔镜行输尿管端端吻合或肾盂输尿管吻合为主，手术尽量做到无张力吻合，如息肉段较长切除范围多，可通过向下游离肾脏减少吻合口张力。

输尿管息肉预后良好，只要切除彻底，极少复发，文献报道之中少见有恶变者。

第三节　膀胱横纹肌肉瘤

横纹肌肉瘤(rhabdomyosarcoma，RMS)是儿童最常见的恶性软组织肿瘤。15%～20%的RMS发生于泌尿生殖系统，如膀胱/前列腺、睾丸旁、阴道、子宫及宫颈等部位，其中膀胱/前列腺RMS约占横纹肌肉瘤的5%。RMS对放化疗均敏感，其治疗需要小儿外科、肿瘤内科及放疗科多学科联合治疗。

【病因】

本病病因尚不明确，大多数病例为散发性，但当合并某些特定的基因突变表现为综合征时则具有遗传性，如Li-Fraumeni综合征(*TP53*基因突变)、神经纤维瘤病(*NF1*基因突变)及Gorlin综合征(*PTCH*基因突变)等。目前尚缺少国内RMS发病率数据，国外文献报道儿童RMS的年发病率约为4.5/100万，在美国每年约有350例患儿确诊此病，其中男孩多发，男女比例为(1.3～1.5)∶1。该病的好发年龄具有2个高峰，分别位于2～4岁及青春期。

【病理】

膀胱RMS是源于向横纹肌分化的原始间叶

细胞,并由不同分化程度的横纹肌细胞组成的软组织恶性肿瘤,根据 WHO 病理分型将 RMS 的组织学类型分为以下 3 种亚型:①胚胎性 RMS,可进一步细分为葡萄状 RMS 和梭形细胞 RMS,约占所有泌尿生殖系统 RMS 的 2/3,好发于膀胱的多为葡萄状 RMS,梭形细胞 RMS 则好发于睾丸旁;②腺泡状 RMS,多见于青少年,以四肢和躯干部位多发;③未分化型 RMS,儿童罕见,预后不佳。RMS 不同的病理类型可作为影响预后的独立危险因素,其预后由良至差的病理类型依次为无染色体易位的腺泡状型 RMS、胚胎性 RMS、含 *PAX7∷FOXO1* 融合基因的腺泡状 RMS 及含 *PAX3∷FOXO1* 融合基因的腺泡状 RMS、未分化型 RMS。

【临床表现】

膀胱 RMS 多见于膀胱颈部及膀胱三角,起源于黏膜下层或浅肌层,沿壁内生长,外观上常呈葡萄状,好发于男性,男女比例为 2.5∶1,多见于幼儿,70% 发生于 5 岁以内,临床表现包括尿路梗阻、尿潴留、尿急、尿频和尿失禁等。当肿瘤突破黏膜层时,会出现肉眼或镜下血尿。当年龄较小的男性患儿出现尿潴留症状时,应常规除外此病。本病特异性体征较少,当肿瘤引起膀胱出口梗阻时可触及充盈的膀胱。

【诊断】

1. 影像学检查　可使用腹盆腔 B 超评估原发性病变,腹盆腔增强 CT 或 MRI 可评估原发性病变及淋巴结受累情况,胸部 CT、头部 MRI 及骨显像等可评估远处转移情况,有条件的单位可选用 PET/CT 评估全身情况,其对 TNM 分期及分级的准确性更高。

2. 组织病理学检查　受限于儿童电切镜和内镜器材规格,经内镜下取活检可能导致标本取材质量较差,影响病理诊断的准确性,因此目前常采取开放手术活检并同时取盆腔及腹主动脉旁淋巴结送检。

【分期及危险度分组】

膀胱 / 前列腺 RMS 的分期系统较为复杂,根据 COG 的分期标准,治疗前应先对膀胱 / 前列腺 RMS 的患儿进行 TNM 分期(表 60-1),再根据手术或活检情况行术后 - 病理临床分组(表 60-2),最后根据 TNM 分期、病理分期及病理类型进行危险度分组以指导治疗。

【治疗】

1. 手术治疗　强调尽量保留膀胱,避免一期行根治性器官摘除手术。可通过膀胱部分切除术治疗的膀胱 / 前列腺 RMS(如肿瘤位于膀胱顶壁等)需行肿瘤完整切除,避免镜下残留。而对于大多数膀胱 / 前列腺 RMS 而言,初次手术很难在保留膀胱的前提下完整切除肿瘤,此时应仅行活检取病理,同时需注意行区域淋巴结活检,术后辅以化疗及放疗 3～6 个月(4～8 个疗程),使肿瘤体积缩小再行二次手术探查尝试切除,不常规行盆腔淋巴结清扫术。需强调的是,并非所有经放化疗后的残留肿物都具有肿瘤活性成分,其可仅为残留的基质成分或转变为横纹肌母细胞。最终因行根治性膀胱全切术而需行膀胱重建手术的病例,目前术中冷冻切片病理检查对于膀胱 / 前列腺 RMS 切缘的判断准确性较低,即使术中冷冻切片病理回报切缘阴性,仍不能排除最终病理结果回报切缘阳性而需进一步行放化疗的可能,因此不推荐一期重建,可暂行尿流改道,延期重建膀胱。

2. 化学治疗　膀胱 / 前列腺 RMS 对化疗敏感,需根据不同的危险度分组采用不同强度及时间的化疗(表 60-3)。既往一般采用长春新碱、放线菌素 D 及环磷酰胺的化疗方案,即 VAC 方案,最新

表 60-1　泌尿生殖道 RMS 治疗前 TNM 分期

临床分期	泌尿生殖道肿瘤部位	T	N	M	肿瘤最大径
Ⅰ期	女性生殖道、睾旁	任何	任何	M_0	任何
Ⅱ期	膀胱 / 前列腺	任何	N_0 或 N_X	M_0	≤5cm
Ⅲ期	膀胱 / 前列腺	任何	N_1	M_0	≤5cm
		任何	任何	M_0	>5cm
Ⅳ期	所有部位	任何	任何	M_1	任何

注:T_1. 肿瘤局限于原发部位;T_2. 肿瘤侵袭周围组织;N_0. 无区域淋巴结转移;N_1. 有区域淋巴结转移;N_X. 区域淋巴结转移情况不详;M_0. 无远处转移;M_1. 有远处转移,膀胱 / 前列腺 RMS 至少为Ⅱ期。

表 60-2　膀胱 / 前列腺 RMS 的术后病理分期

分期	临床特点
I 期	局限性病变,肿物完全切除,局部无区域淋巴结转移
I a 期	肿瘤局限于原发器官
I b 期	肿瘤侵袭邻近组织
II 期	肉眼所见肿瘤完全切除,但镜下有残留或区域淋巴结转移
II a 期	肉眼所见肿瘤完全切除,但镜下有残留,区域淋巴结无转移
II b 期	肉眼所见肿瘤完全切除,镜下无残留,但有区域淋巴结转移
II c 期	肉眼所见肿瘤完全切除,镜下有残留,区域淋巴结转移
III 期	肿瘤未完全切除或仅行活检,肉眼有肿瘤残留
III a 期	仅行活检
III b 期	肿瘤大部分切除,但仍有明显肿瘤残留
IV 期	有远处转移,如肺、肝、骨、骨髓、脑、远处肌肉或淋巴结等

表 60-3　膀胱 / 前列腺横纹肌肉瘤的危险度分组及治疗

危险度分组	TNM 分期	术后 - 病理分组	组织病理类型	3 年无事件生存率	治疗
低危组	II 期	I 期	胚胎性	88%	VA 方案
	II 期	II 期	胚胎性		VA 方案 + 放疗方案
	III 期	I 期	胚胎性		VAC 方案
	III 期	II 期	胚胎性		VAC 方案 + 放疗
中危组	I ～ III 期	I ～ III 期	腺泡状	55%～76%	VAC/VI 方案 + 放疗
	II 期, III 期	III 期	胚胎性		
高危组	IV 期	IV 期	胚胎性	<30%	VAC/VI 方案 + 放疗
	IV 期	IV 期	腺泡状		

注：VA 方案.长春新碱 + 放线菌素 D；VAC 方案.长春新碱 + 放线菌素 D+ 环磷酰胺；VI 方案.长春新碱 + 伊立替康。

研究显示对于中危组 RMS 在部分化疗疗程中使用伊立替康替代放线菌素 D 及环磷酰胺并联合长春新碱化疗,即 VI 方案,可在保证疗效的同时,降低 VAC 方案的化疗毒性。

化疗剂量及化疗前要求:年龄＜1 岁龄化疗剂量减半或体重≤2kg 按体重计算,剂量 = 体表面积剂量 /30× 体重(kg),每疗程间隔 21 天。化疗前应行血常规检查,确保中性粒细胞＞0.75×10⁹/L,血小板＞100×10⁹/L。化疗结束 24～48 小时,开始注射粒细胞集落刺激因子或粒单核细胞集落刺激因子。骨髓恢复超过 28 天者,下一疗程剂量减量 25%。

3. 放射治疗　术后病理分期 I 期的胚胎性 RMS 不做放疗,II～IV 期的胚胎性 RMS 需行放疗,腺泡状 RMS 侵袭性较高易复发,故即使术后病理分期为 I 期亦需放疗。建议放疗时间为原发性瘤灶化疗第 13 周,转移性瘤灶可延迟到化疗第 25 周。

在放疗期间应尽量避免使用放线菌素 D 及多柔比星,化疗剂量减半。放疗可能损伤膀胱功能,因此放疗剂量和次数应在权衡肿瘤控制和功能保留的基础上与放疗科医师共同决定。

【预后】

年龄是影响预后的因素之一,小于 12 个月的膀胱 / 前列腺 RMS 患儿预后较差,文献报道该年龄段与 1～9 岁龄患儿的 5 年无病生存率分别为 67% 及 81%,这可能与该年龄段对放化疗的耐受差,放化疗剂量较小有关。局限性 RMS 患者的 5 年无病生存率约为 75%,5 年总生存率为 84%。88% 的复发发生在治疗结束后的 3 年以内,其中原位复发占 60%,区域淋巴结复发占 9%,远处转移占 25%。膀胱 / 前列腺 RMS 的 6 年无病生存率为 77%,总生存率为 82%,70% 以上患儿经综合治疗可实现保留膀胱,但由于局部放疗,膀胱功能正常者不足 40%。

第四节 膀胱炎性肌成纤维细胞瘤

炎性肌成纤维细胞瘤（inflammatory myofibroblastic tumor, IMT）表现为占位性病变，一般为良性肿瘤，但存在转移、复发可能，因此 WHO 定义为中间性肿瘤，IMT 曾称浆细胞肉芽肿、肌成纤维细胞炎性增生、炎性假瘤等，其发病年龄跨度较大，7 天至 88 岁均可出现，但好发于 20 岁以内，男女比例 4：3。IMT 可发生于身体任何部位，好发于肺、头颈部、四肢、腹腔及腹膜后软组织。泌尿系统 IMT 较少见，常见于膀胱，其次是肾脏、输尿管、前列腺、尿道等。

【病因】

IMT 的病因学存在争议。自 1980 年 Roth 首次报道膀胱 IMT 开始，许多学者认为 IMT 是炎性反应增生物，并以此命名，如炎性假瘤。随着研究不断进展，逐渐认为 IMT 是一种肿瘤，并且发现某些病毒、细菌感染可能为发病原因之一，通过染色体研究发现 2p23 改变，即 *ALK* 基因突变，可导致 IMT。文献报道 50%～60% 的患者 ALK 免疫组化阳性，其中 30%～67% 的 ALK 阳性患者存在 *ALK* 基因突变。

【病理】

IMT 肿瘤外观局限，柔软，切面光滑呈乳白色，无出血坏死；苏木精 - 伊红染色主要由梭形细胞组成，伴浆细胞、淋巴细胞、嗜酸性粒细胞浸润，细胞局灶丛生伴周围黏液基质包绕；免疫组织化学可表现为间变性淋巴瘤激酶（50%～60%）、波形蛋白（95%～100%）、结蛋白（5%～80%）、平滑肌肌动蛋白（48%～100%）、肌动蛋白（62%）、细胞角蛋白（10%～89%）阳性，上皮膜抗原、成肌蛋白、TP53 等阴性。Coffin 等根据病理学表现把 IMT 分为黏液样型或血管型、梭形细胞紧密型和细胞减少纤维增生型 3 种类型。

【临床表现与诊断】

泌尿系统 IMT 无典型临床表现，可表现为发热、无痛性血尿、渐进性排尿困难，膀胱 IMT 偶可触及腹部包块。膀胱 IMT 可发生于除膀胱三角外的任何部位，且好发于膀胱顶部，与膀胱横纹肌肉瘤好发于膀胱三角不同。北京儿童医院曾报道 8 例膀胱 IMT，4 例发生于膀胱后壁，3 例发生于膀胱前壁或顶部，1 例发生于输尿管膀胱入口部，均未发生于膀胱三角。IMT 影像学表现亦不典型，形态各异，超声及 CT 可表现为实性、边界清楚的肿物，增强 CT 可表现为高密度或低密度占位性病变，炎性改变可致肿物周围血管影增粗、增多。MRI 平扫表现为 T_1、T_2 加权像低密度影，增强扫描表现为高密度影。确诊影像学检查只是作为参考，缺乏特异性，最终还需进行病理检查，针刺活检因取材组织细胞少，诊断困难，需手术切除组织行病理检查确诊。

【治疗】

IMT 的治疗方法目前不统一，首选完整手术切除，膀胱 IMT 可行保留膀胱的肿瘤切除术。化疗、放疗、非甾体抗炎药、糖皮质激素以及 ALK 抑制剂等可作为独立或辅助手术的治疗方法。药物治疗的主要目的是消除肿瘤或缩小肿瘤体积以便手术治疗。研究认为恶性 IMT 主要采取手术及化疗，良性改变可不应用放疗、化疗。

【预后】

IMT 预后与肿瘤大小、组织学表达、肿瘤是否切除干净有关，Montgomery 等报道肿瘤囊实性改变、ALK 阴性的 IMT 易发生转移，细胞核轻微非典型改变、核仁突出、有丝分裂象增多、DNA 非整倍体者易发生转移，肿瘤大或未切净者易复发。Li 等认为组织学表现为上皮样梭形细胞排列于疏松黏液基质中者容易复发、转移。

（宋宏程 张潍平）

参 考 文 献

［1］宋宏程, 孙宁, 张潍平, 等. 原发输尿管尤因肉瘤 / 神经外胚层肿瘤 1 例报告［J］. 中华泌尿外科杂志, 2015, 36（10）: 791-792.

［2］林德富, 韩文文, 孙宁, 等. 儿童输尿管肿瘤诊治分析［J］. 中华小儿外科杂志, 2017, 38（4）: 292-295.

［3］张英, 宋宏程, 孙宁, 等. 儿童膀胱良性肿瘤的诊治分析［J］. 中华泌尿外科杂志, 2017, 38（8）: 600-603.

［4］SALTZMAN A F, COST N G. Current treatment of pediatric bladder and prostate rhabdomyosarcoma［J］. Current Urology Reports, 2018, 19（1）: 1-9.

［5］MALEMPATI S, RODEBERG D A, DONALDSON S S, et al. Rhabdomyosarcoma in infants younger than 1 year: a report from the Children's Oncology Group［J］. Cancer,

2011,117(15):3493-3501.

[6] DASGUPTA R, RODEBERG D A. Update on rhabdomyosarcoma[J]. Semin Pediatr Surg, 2012, 21(1):68-78.

[7] RUDZINSKI E R, ANDERSON J R, HAWKINS D S, et al. The World Health Organization Classification of skeletal muscle tumors in pediatric rhabdomyosarcoma: a report from the Children's Oncology Group[J]. Arch Pathol Lab Med, 2015, 139(10):1281-1287.

[8] DOBROSZ Z, RYŚ J, PALEŃ P, et al. Inflammatory myofibroblastic tumor of the bladder-an unexpected case coexisting with an ovarian teratoma[J]. Diagn Pathol, 2014, 9:138.

[9] TEOH J Y, CHAN N H, CHEUNG H Y, et al. Inflammatory myofibroblastic tumors of the urinary bladder: a systematic review[J]. Urology, 2014, 84(3):503-508.

[10] 韩文文,宋宏程,孙宁,等. 小儿泌尿系统炎性肌纤维母细胞瘤诊治探讨[J]. 中华泌尿外科杂志, 2016, 37(4):292-295.

[11] 方一圩,宋宏程. 儿童膀胱非横纹肌肉瘤的诊治进展[J]. 中华小儿外科杂志, 2024, 45(1):86-91.

第六十一章

畸胎瘤和寄生胎

第一节　畸胎瘤概述

畸胎瘤（teratoma）一词来源于希腊语意思是"畸形生长"，是指来源于全能细胞的生殖细胞肿瘤，最早由 Rudolph Virchow 在 1869 年提出。畸胎瘤由 3 个生殖细胞层即外胚层、中胚层和内胚层相关的组织组成肿瘤。在妊娠第 3 周左右，原始生殖细胞在胎儿卵黄囊中发育，然后沿后肠的肠系膜背侧迁移到生殖嵴，在妊娠第 6 周时到达性腺。多数生殖细胞肿瘤可能发生在性腺，如果这些全能细胞发生异常迁移，则肿瘤既可能发生在与迁移路径相对应的部位如腹膜后、骶尾部、前纵隔、颈部或松果体等中线结构的位置；也可能起源于任何器官，如胃、肝脏、肾脏和肾上腺等器官。有统计显示发生在骶尾部的畸胎瘤占身体和器官总数量约为 40.12%，其次是性腺的畸胎瘤占 36.78%，在性腺的畸胎瘤中卵巢畸胎瘤约是睾丸畸胎瘤的 2 倍，发生在包括腹膜后和腹部器官的畸胎瘤占 6.69%，纵隔畸胎瘤占 2.74%。亦有报道在 219 例畸胎瘤中，性腺畸胎瘤为 118 例占 53.9%，而在性腺外畸胎瘤为 101 例占 46.1%。

【病因】

畸胎瘤的形成原因，有不同的学说和观点。有的学说认为其在胚胎形成和发育中，起源于卵黄囊的原始生殖细胞，在出生后的第 4~5 周开始迁移。这些全能细胞分化形成中胚层、外胚层和内胚层的组织成分。生殖细胞迁移的观点解释了这些肿瘤在解剖方面的多样性，以及为什么畸胎瘤大多数发生在性腺和身体的中线附近。胚胎（母细胞）细胞理论认为，畸胎瘤起源于多潜能胚胎组织，在胚胎早期发育过程中，它避开了原发组织的影响。而胚胎外细胞理论认为畸胎瘤的起源是来自内脏卵黄囊的

移位，卵黄囊含有发育早期的原始生殖细胞。统一假说，则结合了生殖细胞和胚胎细胞理论。畸胎瘤中存在器官样结构，被认为是胚胎异常发育的结果。分子生物学和核型分析的最新进展表明性腺畸胎瘤和性腺外畸胎瘤的起源不同，性腺外畸胎瘤被认为起源于原始生殖细胞或早期胚胎细胞，而性腺畸胎瘤则起源于发生单性生殖的生殖细胞。

【病理】

畸胎瘤由 3 层胚胎生殖层发育而来，其特征是几乎存在于任何组织类型。如果畸胎瘤只有 1 个或 2 个胚层成分，分别被认为分别是单胚层或双胚层。

1. 肉眼改变　畸胎瘤有囊性和实性 2 种不同的形式。囊性畸胎瘤由完全成熟的成分组成，通常是良性的。它们含有皮脂腺物质和毛发。实性畸胎瘤恶性可能性大，由未成熟胚胎组织、纤维组织、脂肪、软骨和骨组织形成。也有对未成熟畸胎瘤的研究中发现，仍有 25% 含有实性成分的畸胎瘤是良性。而出现肿瘤内坏死和出血则通常提示有恶性变的可能。

2. 镜下改变　成熟畸胎瘤由完全分化的组织组成，镜下可见囊肿内有多种上皮（鳞状、纤毛状、腺样）、钙化和骨化。良性成熟囊性畸胎瘤包括表皮、脑和胶质组织、牙齿、骨骼、软骨、毛发、周围神经、平滑肌、呼吸上皮、结缔组织和肠上皮。来源于中胚层、内胚层及外胚层胶质组织的组织病灶是常见的。

未成熟畸胎瘤既有来自所有 3 个胚层的成熟成分，又混合有未成熟组织，可有胚胎成分或未完全分化的组织结构，其中未成熟的神经外胚层组织常见，常有原始神经外胚层特征，如原始神经

管和未成熟的菊形团。未成熟畸胎瘤中至少有一小部分细胞构成胚胎成分或未完全分化的组织结构。恶性畸胎瘤含有恶性成分,且多伴有肿瘤标志物升高。卵黄囊成分是最常见的恶性成分,可生成 AFP、β-hCG。

3. 性腺畸胎瘤 睾丸和卵巢的畸胎瘤,虽同为性腺的畸胎瘤,但发生在睾丸与卵巢的畸胎瘤,却有不同的病理。睾丸畸胎瘤可根据年龄不同分为青春期前(儿童期)和青春期后,这 2 个年龄组的预后有很大差别。单纯的睾丸畸胎瘤在儿童期常见,但在成年人中少见。而混合性肿瘤在青春期后成年人中常见。青春期前(儿童期)特别是 4 岁前,通常表现为单纯性畸胎瘤的形式。儿童期睾丸成熟畸胎瘤是良性的,约占儿童睾丸生殖细胞肿瘤的 30%。青春期后成年人的睾丸畸胎瘤不管成熟还是未成熟畸胎瘤均为恶性。睾丸恶性畸胎瘤的转移率比卵巢恶性畸胎瘤高 20%。睾丸中的单纯畸胎瘤罕见,仅占该器官性腺的生殖细胞肿瘤的 4%,而卵巢中 95% 的性腺的生殖细胞肿瘤为单纯畸胎瘤。成熟囊性畸胎瘤含来自外胚层的成熟组织(如皮肤、毛囊、皮脂腺),中胚层的成熟组织(如肌肉组织、泌尿系统组织)和内胚层的成熟组织(如肺组织、胃肠组织)。这种囊性畸胎瘤形成的机制可能是因为第 2 次减数分裂失败或减数分裂前细胞第 1 次减数分裂失败造成的。卵巢畸胎瘤,只有含有未成熟的畸胎瘤成分才被认为是恶性的。

4. 病理与临床关系 畸胎瘤病理可分为成熟畸胎瘤和未成熟畸胎瘤。成熟畸胎瘤是指所有成分组织均分化良好。未成熟畸胎瘤根据含有未成熟组织的占比分为 3 个级别:1 级是显微病灶含有未成熟组织不足 10%;2 级则未成熟组织占 10%~50%;3 级未成熟组织超过 50%。恶性畸胎瘤,由于恶性成分可分泌 AFP,因此恶性畸胎瘤的患儿血液 AFP 可升高,临床上有时与新生儿和 6 个月内婴儿的生理性 AFP 升高较难鉴别,需结合临床表现和影像学检查结果进行鉴别。同时由于畸胎瘤是由多种成分组成的,因此临床上进行病理切片时,需多处取材和大量切片,以免漏诊未成熟畸胎瘤和恶性畸胎瘤。同时,对临床上血 AFP 升高的畸胎瘤患儿,手术后应密切注意血 AFP 变化,术后仍然升高或不下降至正常范围的 6 个月以上患儿,需注意是否有肿瘤残留或肿瘤复发转移。病理结果为成熟畸胎瘤但 AFP 高于正常值的 6 个月内的婴儿,术后应定期复查血 AFP,直至正常,甚至正常后 6 个月。

伴有血 AFP 升高的畸胎瘤患儿,排除了生理因素后,需考虑恶性畸胎瘤的可能。如果肿瘤巨大,可在先行化疗 2 个疗程后,进行评价能否手术和有无远处转移。转移的部位除肿瘤附近区域外,还需注意有无肺转移。恶性畸胎瘤手术加化疗是必要的。

尽管成熟畸胎瘤是良性的肿瘤,但在临床上还可见与未成熟畸胎瘤一样有复发的情况。复发的主要因素是未能完全干净切除肿瘤,如骶尾部畸胎瘤,尽管是成熟畸胎瘤,但肿瘤多没有包膜或假包膜,这使完全切除病变很困难,也使术后容易出现复发。另外,术后复发还可能是骶尾部畸胎瘤手术时尾骨未能在同时切除造成的。术中肿瘤在分离过程中溃破导致污染术野,这也是复发的常见原因。

第二节 骶尾部畸胎瘤

骶尾部畸胎瘤(sacrococcygeal teratoma,SCT)是最常见的畸胎瘤,女性多于男性,可有染色体的异常,还可见伴发消化道畸形、骶脊膜膨出等先天性畸形。虽然 SCT 通常是良性的。但成熟畸胎瘤仍具有恶性变的生物学能力。与其他部位的畸胎瘤不同,SCT 常没有包膜或假包膜,这使完全切除病变很困难。与腹膜后畸胎瘤相比,SCT 具有较高的恶变、复发和转移风险。有研究表明,出生后的 SCT 有 11%~35% 为恶性。11% 的 SCT 在手术后 3 年内出现复发、转移。复发和转移的危险因素是肿瘤成分为未成熟和恶性组织,手术中切除肿瘤不完全、尾骨未能切除也是复发的原因。转移通常累及肺、肝、脑和骨骼。SCT 多发于新生儿和婴儿,在胎儿期表现为超出胎儿尾端的肿块。随着产前检查的普及、产前诊断技术和出生后影像学检查水平的提高,以及规范化治疗的推广,出生前和新生儿期就能早期发现肿瘤,及时治疗,降低了治疗难度,获得了满意的疗效。

SCT 可根据肿瘤在盆腔内外的位置关系,根据 Altman 法分为 4 型。尽管分型对预后无相关性,但不同的分型,有不同的临床表现,对诊断和制订手术治疗方案很有帮助。

1. Ⅰ型(显露型)　最多见,肿物由尾骨尖向臀部生长,出生前在胎儿期骶尾部就有肿物,肿物大小不一。可表现为囊性、实性或囊性实性混合的肿物(图61-1)。

2. Ⅱ型(内外混合型)　肿物不但长在骶尾部和臀部的外部,外观明显,且向盆腔内延伸。

3. Ⅲ型(哑铃状内外混合型)　肿物不但外观明显,而且主要肿块呈哑铃状从盆腔并伸入腹部,可压迫消化道和泌尿道,而出现消化道和泌尿道梗阻症状。

4. Ⅳ型(隐匿型)　肿物只位于骶前,向盆腔生长,骶尾部和臀部外部不显现肿块。

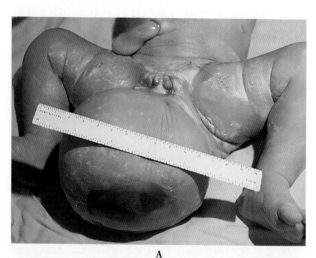

A

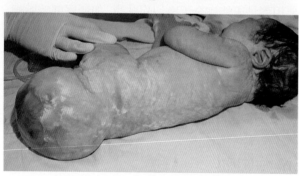

B

图61-1　Ⅰ型骶尾部畸胎瘤(Altman 法)

【临床表现】

1. 骶尾部和臀部无痛性肿块　Ⅰ～Ⅲ型的患儿,可在出生前后发现骶尾部和臀部肿块向外凸出的肿块。肿块不但表现为骶尾部和臀部有肿物突出,而且可使会阴外观出现改变。出现恶变时,肿块可在短时间内迅速长大。随着产前超声检查技术的发展和仪器精准度的提高,越来越多的胎儿可在产检时发现,在骶尾部及附近有肿块,可随着胎龄的增长,肿块渐增大。

2. 出现消化道和泌尿道受压和梗阻症状　Ⅱ～Ⅳ型的患儿,出现腹胀、便秘,甚至出现消化道梗阻的情况,也有耻骨上方出现囊状肿物(膀胱),或者出现滴尿,甚至尿潴留情况。在出现恶变时,这些症状会在短时间内迅速出现和加重。

3. 体表肿物短期内红、肿、痛、热和溃烂等症状　骶尾部和臀部的肿物可在短时间内,出现增大,肿物表面会出现红肿、温度升高,年龄稍大的患儿会诉局部疼痛。有时会出现肿物表面溃烂,流出肿瘤内容物。这可能与肿物内出血、感染,或出现恶性变有关。

4. 恶变和转移等相关症状　患儿可出现恶变相关的情况,如消瘦,腹部可触及肿物,在腹股沟部,甚至锁骨上窝可触及肿大的病变的淋巴结。血AFP 和 hCG 升高等肿瘤标志物可异常升高。

5. 体格检查　Ⅰ～Ⅲ型的患儿在骶尾部和臀部可发现大小不一,软硬程度不同的肿物。肿物巨大者可使邻近的会阴部也受影响。Ⅱ～Ⅳ型在腹部检查时可能会发现腹部和盆腔肿物。行直肠指检时,可感觉直肠上方有较多硬大粪块,或者触及直肠前方肿大的膀胱,也可在直肠外触及肿物,巨大肿物可使直肠指检时无法进入直肠内。

【诊断】

通过临床表现和影像学检查,诊断并不难。恶性变时,血液 AFP 可异常升高。骶尾部肿物表面可见血管增粗,皮肤温度明显升高。同时出现排尿及排便困难。

骶尾部畸胎瘤影像学检查目前包括超声检查、MRI 和 CT。超声检查可对骶尾部的肿物进行检查,发现肿物内的成分。MRI 和 CT 则根据骶尾部畸胎瘤为原始多方向分化的生殖细胞沿胚胎方向发展而形成的肿瘤,肿瘤内常含有脂肪、钙化或骨化及软组织如平滑肌等来自 3 个胚层的组织成分,在影像学检查中发现肿物内有脂肪组织和牙齿等的钙化组织。不仅如此,由于肿瘤同时可向肛门区的臀部和腹腔方向发展,通过 MRI 和 CT 检查还可准确确定肿瘤的范围和与周围结构的关系。MRI 和 CT 检查对判断肿瘤的预后有积极意义,可判断肿物的成分和血供情况,对医师判断肿瘤是否恶变有帮助,并可指导手术。

【鉴别诊断】

需鉴别诊断的常见和困难的疾病是骶脊膜膨出。后者同样在出生后就可以出现,发生的部位通常靠近中线，触摸时可随着哭闹有冲击感。骶脊膜膨出还可伴发有神经系统的症状。如果骶脊膜膨出物为实性物时，多为脂肪。目前的影像学检查，特别是MRI多可作出诊断。

同时还有少数患儿同时伴有肛门闭锁、继发性巨结肠等情况。这些情况在进行鉴别诊断时也需注意。

在肛门闭锁的患儿，要注意库拉里诺综合征（Currarino综合征）的存在。Currarino综合征是指骶骨发育不良、直肠肛门畸形、骶前肿物（肿物可为囊肿、脊膜膨出或畸胎瘤）三者的总称，称为Currarino三联征。

【治疗】

1. 治疗原则　由于骶尾部畸胎瘤会出现恶变，同时Ⅰ型、Ⅱ型、Ⅲ型的骶尾部处可出现皮肤破损、感染等危及生命的情况。一经诊断，须考虑手术切除肿瘤。术前确定分型，是制订手术方案所必需的。因此应行详细的体格检查和影像学检查。为了解有无恶性变，还需进行AFP测定。如果患儿短期内出现明显的消化道或泌尿道梗阻，更需考虑有恶变的可能。

经病理证实出现恶性变后，可考虑进行2个或2个以上疗程的化疗，然后进行手术。手术后仍需进行化疗。

如果是Ⅱ～Ⅳ型，术前要了解盆腔内肿物与消化道和泌尿道的关系。如果肿瘤已侵袭直肠壁，需同时考虑行结肠造瘘。如果泌尿道受侵袭，也需准备行膀胱造瘘，并需了解双肾和输尿管有无出现梗阻情况，是否出现肾积液和输尿管积液。

2. 手术治疗方法　不同分型的手术患者体位有所不同。Ⅰ型患儿可采用俯卧位进行手术，以便在手术过程中了解肿瘤与周围组织的关系。患儿手术部位消毒时，消毒范围可越过膝关节平面，双小腿以下用无菌巾和绷带包绕。有利于在手术过程中变换下肢的伸屈等各种姿势，而在手术中自如改变下肢的伸屈状态，便于在切除肿瘤时了解肿物与周围组织的关系。Ⅱ型、Ⅲ型除按Ⅰ型方法消毒和包扎双小腿外，还可同时消毒腹部和盆腔等位置，这样更方便手术时，变换体位。使骶尾部的肿瘤和腹腔、盆腔的肿瘤可一次手术切除干净。Ⅳ型则可按盆腔的手术进行消毒和铺巾。

Ⅰ型可采用倒V形切口，也可根据肿瘤的大小，选择直切口和其他切口，以手术中暴露清晰，方便切除肿瘤和术后恢复瘢痕较小为原则。切口顶端向上直达肿瘤上极，可向两侧牵拉至肿瘤外侧。使术中显露良好，便于分离和完整切除肿瘤及尾骨。

Ⅱ型、Ⅲ型骶尾部除可按Ⅰ型选用切口外，在腹盆腔处还可选用横切口。在手术过程中，如果骶前肿瘤，无论是骶尾部的切口还是盆腔切口，单独的切口难以清晰暴露术野，可同时采用骶尾部和腹部或盆部的前后两个切口，并使身体斜卧，这样2个切口都可兼顾到，很方便暴露肿瘤，清楚了解整个肿物与周围组织的关系，然后在手术过程可随意变换体位使肿瘤在2个切口的协助下，清楚暴露肿瘤与周围组织和基底，这样能安全、完整切除肿瘤及尾骨。与成人不同，小儿骶前静脉丛发育不如成人，手术中只要注意，骶前部位的处理比成人容易和安全。切除盆腔内肿瘤时，如果肿瘤与直肠关系密切，在切除过程中行直肠指检，可帮助了解肿瘤与直肠的关系，在手术中可清楚了解直肠有无受侵袭和损伤。因此此类患儿术前必须做好肠道准备，否则术中可能损伤直肠，并引起术野的污染，使手术后发生感染。

Ⅳ型可选用盆腔的切口。在盆腔手术时，同时应注意肿瘤与直肠和输尿管的关系。必要时可在术前先行输尿管的逆行插管，这样术中易辨认输尿管，可防止手术中损伤输尿管。

【胎儿期骶尾部畸胎瘤】

随着产前影像技术的提高，SCT在妊娠中晚期就能通过产前超声诊断。大多数宫内诊断的SCT是Altman Ⅰ型或Ⅱ型。超声通常显示脊柱远端附近的肿块（图61-2）。大多数产前诊断的SCT是实性或囊实混合性的，常伴有钙化。超声检查还可发现合并膀胱出口梗阻和肾积水、直肠狭窄或闭锁、继发血管分流和高输出量性心力衰竭的心脏扩大等问题。与超声相比，MRI能更准确地显示肿瘤在盆腔和腹腔内的范围，以及对邻近器官的压迫情况。这些信息有助于进行产前咨询和制订手术切除的术前计划。胎儿骶尾部外生性囊性肿块，最重要的鉴别诊断是脊髓脊膜膨出或脊髓囊状膨出（图61-3）。SCT通常会有一部分肿瘤贴近尾骨，也可能累及骶骨，但通常为骶骨前占位效应，而脊膜膨出或脊膜脊髓膨出常为骶骨后占位效应。这2种情况都会引起母体和羊水中的AFP水平升高。当超声难以做出诊断时，行MRI会有所帮助。通过影像学检查可了解肿物大小、增长的速度和血液供应情况。方便出生前制订出生分娩的方式、时

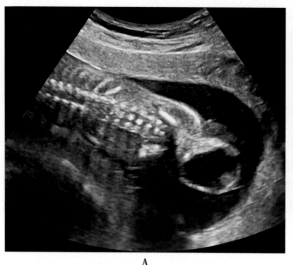
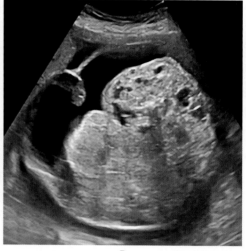

图 61-2　胎儿骶尾部畸胎瘤产前超声图像

A、B. 骶尾部囊实性包块。

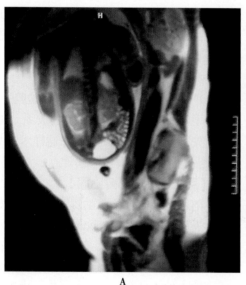
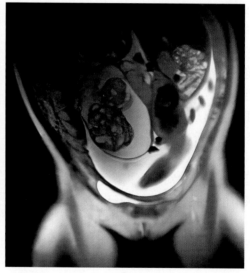

图 61-3　胎儿骶尾部畸胎瘤产前 MRI 图像

A. 矢状位 MRI；B. 冠状位 MRI。

间，以及是否在出生后马上进行手术。如果肿瘤巨大，按计划行剖宫产是有必要的。胎儿的肿瘤大于5cm 时，应考虑行剖宫产，以避免难产和肿瘤破裂。如果肿瘤出血伴贫血和水肿、肿瘤内动静脉瘘可引起高输出量性心力衰竭，也需考虑行剖宫产。笔者多年前曾遇到 1 例胎儿畸胎瘤在妊娠中期骶尾部肿瘤是囊性，但妊娠晚期胎儿畸胎瘤内部出现实性成分，血流增加，且肿瘤迅速增大。行剖宫产的过程中肿瘤挤破少许并流出少量囊液。在出生后几个小时内，全身的血流均流向肿瘤，肿瘤迅速增大，全身贫血、血管扁瘪，出现的肿瘤盗血现象，虽然行快速输液和输血，但是仍无法逆转（图 61-4）。

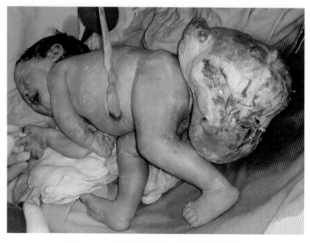

图 61-4　骶尾部畸胎瘤出生时所见

第三节　腹部畸胎瘤

　　腹部畸胎瘤（abdominal teratoma）包括腹膜后畸胎瘤，以及发生于肝、胃、肾和肾上腺等器官的畸胎瘤。

　　腹膜后畸胎瘤占畸胎瘤的2%～5%，是继神经母细胞瘤和肾母细胞瘤之后第三常见腹膜后肿瘤，占腹膜后肿瘤的1%～11%。出生后6个月内和青春期是这一疾病的2个高峰期，43%～55%的腹膜后畸胎瘤在生后的第1年内被诊断。腹膜后肿瘤大小变化相差很大。体积较小的良性肿瘤，可偶然发现肿瘤缓慢增大。

　　良性畸胎瘤通常无症状，常为偶然发现。随着肿瘤体积的增加，梗阻症状也会发展。常见症状包括背痛或腹痛，泌尿生殖系统症状，恶心、呕吐和便秘等胃肠道症状，以及淋巴管阻塞引起的下肢或生殖器水肿。与畸胎瘤一致的征象包括明显的腹部包块、腹部压痛和进行性腹胀。体格检查可发现固定的中线附近肿块。在婴儿中，症状通常是腹部包块或腹围增加。恶性畸胎瘤通常发展迅速，在症状发展到晚期才被诊断。

　　由于腹膜后的畸胎瘤从胎儿期就开始形成，对其毗邻的器官和血管、胆管、输尿管影响较大。可能造成器官的位置移位、方向旋转，包绕动脉、静脉、胆道、输尿管等各种管道。可使肾脏受压下移或上移，肾门方向改变，从而引起肾门的血管和输尿管受包绕、受压。甚至还有在第一肝门部的胆道、动脉与门静脉中间长出，这些原来毗邻的结构被肿瘤分隔开。腹主动脉也因被肿瘤推移和紧紧压迫，术中极易造成损伤。也有的下腔静脉在胎儿期就受压，导致出生后下腔静脉已经出现闭塞，下肢回流需要经腹膜后的侧支循环。也有供应器官的血管受到肿瘤压迫牵拉，在手术时，初看是进入肿瘤的血管，易误认为是穿过肿瘤或者供应肿瘤的血管，其实是血管受肿瘤的影响，紧贴肿瘤处为一迂回形式，如果不了解此特点，手术中选择直接切断，可使器官的血管受损。因此，手术时必须时刻注意畸胎瘤的这一特点，不要损伤各种管状的结构组织。临床上，常可见由于对畸胎瘤这一特点认识不足，导致损伤或结扎这些管状的结构，从而引起各种并发症，甚至危及生命的情况。同时，手术后这些管状结构失去了肿瘤的支撑，易发生弯折、扭

曲梗阻，如血管血流不顺畅，供血器官缺血，或静脉曲张；如胆道内胆汁不能顺利排出，出现胆汁淤积；泌尿道引流不畅通，肾脏出现积液。

　　腹部畸胎瘤还可发生在腹部的各器官。可发生胃、肝脏、肾脏和肾上腺等器官。发生在各个器官有其特点，需针对这些特点进行诊治。

　　胃畸胎瘤，大多数胃畸胎瘤是发生在胃外的（＞60%），30%的病例为胃内生长，胃外和胃内混合性生长罕见。患儿出现消化道出血（呕血、黑便）和腹部疼痛，体格检查可触及腹部包块。腹部X线、超声、CT或MRI检查，胃镜检查是重要的诊断手段。在大多数情况下，胃畸胎瘤的术前诊断是困难的，但是CT值是非常重要的指标，这是由于大多数囊性畸胎瘤含有脂肪物质，因此CT值可低于水的密度。术中对长在胃壁外的肿瘤，在切除时可通过对胃的触诊，发现胃腔肿物，避免遗漏胃腔内的肿瘤。术后长期随访很重要。完全切除的成熟胃畸胎瘤很少有复发的报道（图61-5）。

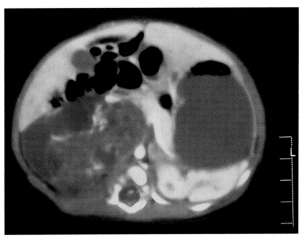

图61-5　肾上腺部畸胎瘤CT图像

　　肾上腺畸胎瘤是一种罕见的肿瘤，约占全部畸胎瘤的5%，发生在左侧远多于右侧，多表现为囊性和钙化。由于多为良性，一般可行腹腔镜手术，切除肾上腺畸胎瘤，其预后也很好。肾上腺畸胎瘤通常在生长相当巨大时，才会出现压迫症状和疼痛。50%以上的患者出现腹部疼痛，或在其他的影像学检查中偶然发现的。手术切除后，病理检查才能最后确诊。发生在肾上腺的畸胎瘤，与发生在其他腹

膜后、肾上腺外畸胎瘤不同,手术时从正常的肾上腺组织中分离出来相当困难。如果肿瘤体积不太大,可以用腹腔镜进行切除。肾上腺畸胎瘤为恶性

的可能性很小,成熟的肾上腺畸胎瘤上皮来自至少两个胚层(图61-6、图61-7)。

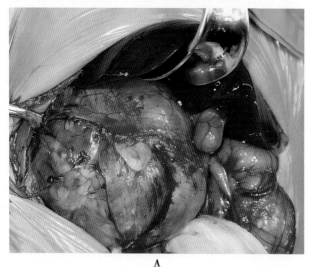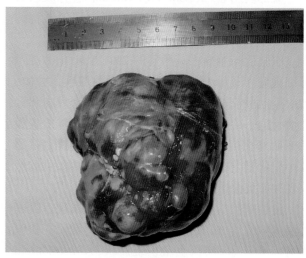

图61-6　右肾上腺畸胎瘤
A.右肾上腺畸胎瘤术中;B.术后标本。

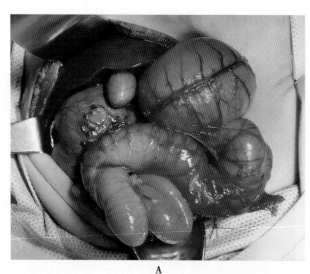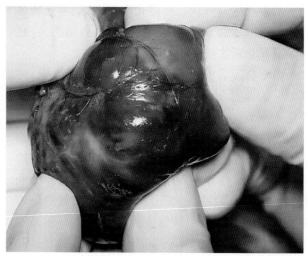

图61-7　肾上腺畸胎瘤
A.肾上腺畸胎瘤术中;B.术后标本,肾上腺寄生胎可见肢体。

第四节　纵隔畸胎瘤

纵隔畸胎瘤(mediastinal teratoma),与神经源性肿瘤多发生在后纵隔不同,纵隔畸胎瘤通常发生在儿童的前纵隔,最常见的是纵隔生殖细胞瘤。发生在前纵隔肿块的鉴别诊断有胸腺瘤、淋巴瘤、胸腺囊肿、脉管瘤和间充质肿瘤。60%的纵隔畸胎瘤患者无症状,在常规胸部X线检查中偶然发

现。位于前纵隔的畸胎瘤对气管有压迫作用,患儿主要表现为呼吸系统的反复炎症和受压迫症状。纵隔畸胎瘤是由多能的胚胎细胞分化为3层生殖细胞的组织。可分为成熟实性畸胎瘤或囊性畸胎瘤、未成熟畸胎瘤和恶性畸胎瘤。良性成熟畸胎瘤较多见,分化良好,主要由外胚层成分组

成,临床上通常呈良性表现。未成熟畸胎瘤的特征是出现未成熟的生殖细胞衍生物。有恶性生殖肿瘤成分的畸胎瘤已有文献报道。畸胎瘤恶性变是罕见的。与成人纵隔未成熟畸胎瘤预后较差不同,青春期前的儿童,畸胎瘤中的未成熟成分并不表现出恶性行为。

CT是确诊纵隔肿瘤和了解肿瘤大小、范围的首选方法。纵隔良性畸胎瘤是典型的边界清楚的肿块,可具有多房囊性、实性和脂肪成分钙化的影像学特征。这些影像学特征并非所有病例都存在,仅有20%～40%的病例显示钙化。

纵隔成熟畸胎瘤的首选治疗方法是完全手术切除。手术可采用胸骨正中切口、前外侧切口、后外侧切口的纵隔肿瘤切除方法。较小的纵隔肿瘤,采用胸腔镜手术。巨大的前纵隔肿块,可选择胸骨正中切口。纵隔畸胎瘤的切除在肿瘤与纵隔结构紧密粘连时需小心谨慎,稍有不慎可能导致严重的并发症。

治疗成熟畸胎瘤是完全手术切除,并不需要进行辅助治疗。未成熟畸胎瘤的治疗以铂类为主的新辅助化疗,化疗后切除或直接手术再行辅助化疗。未成熟畸胎瘤是否对肿瘤进行了根治性切除,决定了患者的长期生存率和复发率。恶性转化的畸胎瘤具有侵袭性,进展快或转移快。

第五节　性腺畸胎瘤

卵巢畸胎瘤(ovarian teratoma)和睾丸畸胎瘤(testicular teratoma)是性腺畸胎瘤,性腺畸胎瘤所占比例比较全身各部位的畸胎瘤多,而性腺畸胎瘤中卵巢畸胎瘤又比睾丸畸胎瘤约多1倍。两者的病理和临床处理上有不同。

卵巢畸胎瘤和睾丸畸胎瘤虽然同是性腺方面的畸胎瘤,但两者有着很大的差别。青春期前睾丸成熟畸胎瘤是良性的,青春期后的睾丸畸胎瘤是恶性的。恶性睾丸畸胎瘤的转移率比卵巢畸胎瘤高20%。睾丸中的单纯畸胎瘤罕见,占睾丸生殖细胞瘤的4%。成熟囊性畸胎瘤占所有卵巢畸胎瘤的95%以上,几乎均为良性。其恶变的发生率仅为0.2%～2.0%。成熟囊性畸胎瘤的任何成分均可能发生恶变,但最常见的继发性肿瘤是来自外胚层的鳞状细胞癌。

一、卵巢畸胎瘤

卵巢畸胎瘤多为成熟畸胎瘤,又称皮样囊肿,是儿童最常见的卵巢肿瘤。10%～17%累及双侧,可同时或延时发生。恶性变是罕见并发症,占1%～2%。通常缓慢增大,可没有任何症状或症状表现很轻微,但生长达到相当巨大时,可表现为盆腔或下腹部包块。它可能导致出现肿物的压迫症状,如腹部下坠感,腹部出现隐痛,当发生扭转、破裂、出血或感染等并发症时,可表现为腹膜炎等的症状。恶性成分可能是来自3个胚层任何1个胚层,并因发生在不同的胚层,导致不同的组织学肿瘤类型,最常见的恶变类型是鳞状细胞癌,起源于外胚层,占80%。普遍认为,所有卵巢肿瘤都应被视为潜在恶性肿瘤。99%的卵巢畸胎瘤是成熟囊性畸胎瘤,又称皮样囊肿。未成熟畸胎瘤约占1%,常发生于青春期,通常为实性,几乎不会发生在双侧。成熟畸胎瘤也可能表现为实体状,完全由来自3个胚层的成熟组织组成。其中多达75%含有骨组织。

未成熟畸胎瘤由3个胚层的组织构成,大部分为成熟组织,但也包含未成熟或胚胎结构。

卵巢畸胎瘤的治疗,应考虑保留卵巢的生殖功能。如果行卵巢切除术,可损害日后的生育能力,有研究表明,单侧卵巢女性卵巢储备减少可能缩短生殖寿命。同时或延时累及双侧卵巢,日后有较高的不孕或卵巢早衰风险,因此,卵巢良性肿瘤提倡行保留卵巢的手术。近年来推荐用腹腔镜手术用于卵巢良性肿瘤的治疗。当然,要将肿瘤溢出引起复发的风险降至最低,需熟练掌握腹腔镜手术的经验,术中操作时动作应轻柔,肿物剥除的过程,包括从腹腔取出的过程,要防止肿物被穿破溢出污染腹腔。

若有以下一种或多种情况的患者不进行保留卵巢的手术检查:术前超声或CT检查,或者手术探查发现淋巴结病变或腹膜转移,血AFP和/或hCG升高,术前腹部X线片无钙化。

卵巢剥除术后,为防止复发需要进行长期的复查,尽管切除术后多年,仍应每年进行超声监测。

如果卵巢畸胎瘤恶性变,并累及邻近组织结构,就需切除侵袭性组织和累及结构。

二、睾丸畸胎瘤

睾丸畸胎瘤约占儿童睾丸生殖细胞肿瘤的30%。成人睾丸的单纯畸胎瘤是罕见的,约1/3是混合生殖细胞瘤。

青春期后成熟畸胎瘤表现为实体瘤,显微镜下成熟畸胎瘤排列紊乱,细胞学表现不典型。

儿童成熟睾丸畸胎瘤临床表现为良性,青春期后的成熟畸胎瘤和未成熟畸胎瘤的13%~60%发生转移。这也是发现睾丸的畸胎瘤后,要早期进行手术切除的依据。

超声检查,睾丸畸胎瘤典型的表现呈囊性表现,中间有分隔和实性表现。另一个超声表现是肿瘤中可见钙化的存在。由于高达10%出现胸膜下结节,而常规胸部X线片无法观察到这些结节,为了确定是否出现转移,建议对所有睾丸癌病例进行定期胸腹部CT检查(图61-8)。

在成人中混合性畸胎瘤较单纯性畸胎瘤更常见。成熟和未成熟畸胎瘤在青春期后的环境,通常表现出恶性行为。成熟畸胎瘤和未成熟畸胎瘤在组织学上是有区别的,后者与胎儿或胚胎组织非常相似。未成熟畸胎瘤的生物学行为与成熟畸胎瘤相同。腹膜后淋巴结清扫对临床I期单纯性畸胎瘤的治疗仍有争议。转移性睾丸畸胎瘤的治疗是复杂的,但通常是一期化疗,然后是腹膜后淋巴结清扫或追踪随访,并指导临床。畸胎瘤是耐药的,因此常对化疗的反应很差。成熟畸胎瘤和未成熟畸胎瘤的长期肿瘤预后都是模棱两可的。

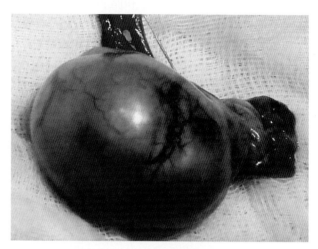

图61-8 睾丸畸胎瘤术中标本

第六节 寄 生 胎

寄生胎(parasitus)是指在胎儿的身体中发现畸形胎儿。是一种罕见的情况。1个受精卵,在受精后不久分裂成2个,最终成为2个独立的胎儿,出生后就是正常的双胎。但如果受精卵子不能完全分离,则是连体双胎,又称对称双胎,连体双胎都具有发育了的大脑,他们共享一些身体部位,但他们是2个功能个体。但如果畸形的单卵双胎生长在其中另一个同伴的腹内,称为寄生胎或称寄生双胎,是一种罕见的胎儿情况,寄生双胎永远不会完成发育。每50万~100万活产婴发生1例。宿主和寄生胎儿是同一血型。染色体研究显示两者都是正常的染色体,寄生胎与寄主的染色体相同。这与腹膜后畸胎瘤在结构上有一些相似之处,但寄生胎不应被视为真正的肿瘤,因为它显示出明显的"胎儿样"外观,具有典型的胎儿轴心化和分节组织。寄生胎是一种位于宿主体内呈包裹状的、带蒂的、带有脊椎的畸形胎儿状肿块。而没有脊柱的寄生胎病例,通常也可以有四肢和形态良好的长骨为特征。呈包裹状是将寄生胎封闭在含有液体或皮脂腺物质的囊内。而带蒂是脐带状结构,起连接胎儿和宿主的作用。寄生胎通常是无心脏和无脑的。它代表了单卵双羊膜囊双胎的一种畸变,发育中的囊胚的全能内细胞团不均等分裂,使小份的细胞团包裹在成熟的胚胎中。即囊胚中将来发育为胎儿的内细胞团分成一大一小两份,大的形成胎儿,小的被包裹在胎儿体内,形成寄生胎。寄生胎是一独特的实体,还是一高度组织性畸胎瘤,目前仍有争议。Du Plessis等报道了1例有趣的患者,不但有1个发育良好的寄生胎,还有1个恶性畸胎瘤。Willis认为畸胎瘤起源于生长胚胎中多潜能组织的早期分离,在宿主体内以混乱的方式发育。根据Willis的说法,中轴骨的存在将畸胎瘤与胎儿区别开来。

寄生胎通常是发生在腹内的,位于腹膜后间隙的上部。寄生胎发生在其他部位的例子不太常见,其他部位可出现在颅腔、骨盆、阴囊、骶尾椎、肠系膜和髂窝。也有在新生儿阴囊中发现1个寄生胎。寄生胎的数量通常为1个,也有为数不多的文献报道同时在 1 例婴儿发现了多个寄生胎。报道显示寄生胎的体重在 13～2 000g，胎儿的大小可能与其血液供应有关。与宿主有明显血管连接的胎儿相对较大，具有更好的发育特征。

文献的分析表明，寄生胎的术前诊断取决于影像学表现。腹部 X 线片可能有助于诊断，约 50% 的病例显示有脊柱和中轴骨。然而，直到 20 世纪 90 年代中期，仅有不到 25% 的病例在术前被诊断。20 世纪 80 年代前，最常用的确诊方法是腹部 X 线片和静脉尿路造影，直至最近才被 CT 和产前或产后超声所取代。产前超声检查也可发现少量的在胎儿腹内囊性肿块生长的寄生胎。近年来，MRI 也被用于诊断寄生胎。

寄生胎几乎都是良性的，寄生胎的治疗基本上是外科手术，以保证完全切除肿块。但也有学者认为残留的胎儿结构有可能变成恶性的。完整切除寄生胎及其周围组织，才能确保最终治愈。有报道胎儿切除后恶性复发，这可能是由残留在手术部位的附着膜的转化引起。因此术后仍应定期复查，特别是当不能完全切除时，除定期测血清的 AFP 或 β-hCG 外，还需要定期进行影像学检查。

（刘钧澄 蒋宏）

参 考 文 献

［1］GOBEL U，CALAMINUS G，ENGERT J，et al. Teratomas in infancy and childhood［J］. Med Pediatr Oncol，1998，31（1）：8-15.

［2］TERENZIANI M，D'ANGELO P，INSERRA A，et al. Mature and immature teratoma：a report from the second Italian pediatric study［J］. Pediatr Blood Cancer，2015，62（7）：1202-1208.

［3］HARMS D，ZAHN S，GÖBE U，et al. Pathology and molecular biology of teratomas in childhood and adolescence［J］. Klin Pädiatr，2006，218（6）：296-302.

［4］CURTO M L，D'ANGELO P，CECCHETTO G，et al. Mature and immature teratomas：results of the first paediatric Italian study［J］. Pediatr Surg Int，2007，23（4）：315-322.

［5］GATCOMBE H G，ASSIKIS V，KOOBY D，et al. Primary retroperitoneal teratomas：a review of the literature［J］. J Surg Oncol，2004，86（2）：107-113.

［6］吕孟兴，高燕，周军，等. 377 例儿童畸胎瘤临床特征及病理结果分析［J］. 检验医学与临床，2018，15（19）：2943-2946.

［7］WETHERELL D，WEERAKOON M，WILLIAMS D，et al. Mature and immature teratoma：a review of

pathological characteristics and treatment options［J］. Med Surg Urol，2014，3（1）：124.

［8］ALTMAN R P，RANDOLPH J G，LILLY J R. Sacro-coccygeal teratoma：American Academy of Pediatrics Surgical Section Survey-1973［J］. J Pediatr Surg，1974，9（3）：389-398.

［9］RESCORLA F J，SAWIN R S，CORAN A G，et al. Long-termoutcome for infants and children with sacrococcygeal teratoma：a report from the Childrens Cancer Group［J］. J Pediatr surg，1998，33（2）：171-176.

［10］姚伟，李凯，董岿然，等. 骶尾部畸胎瘤术后复发高危因素分析［J］. 小儿外科杂志，2016，37（9）：662-666.

［11］SCHROPP K P，LOBE T E，RAO B，et al. Sacrococcygeal teratoma：the experience of four decades［J］. J Pediatr Surg，1992，27（8）：1075-1078.

［12］王珊. 新生儿骶尾部畸胎瘤诊治进展［J］. 中国小儿血液与肿瘤杂志，2011，16（1）：3-6.

［13］CHIRDAN L B，UBA A F，PAM S D，et al. Sacrococcygeal teratoma：clinical characteristics and long-term outcome in Nigerian children［J］. Ann Afr Med，2009，8（2）：105-109.

［14］刘登辉，肖雅玲，李勇，等. 小儿骶尾部畸胎瘤预后不良的影响因素分析［J］. 临床小儿外科杂志，2018，17（12）：935-938.

［15］马闯卓，邱敏，何为，等. 原发性腹膜后畸胎瘤 10 例诊治分析并文献复习［J］. 北京大学学报（医学版），2019，51（2）：369-371.

［16］MASHUD P，RAHMAN M T，MOHIUDDIN A S，et al. A childhood gastric teratoma：a case report and review of the literature［J］. Birdem Medl J，2012，2（2）：121-123.

［17］KUO E J，SISK A E，YANG Z M，et al. Adrenal teratoma：a case series and review of the literature［J］. Endocr Pathol，2017，28（2）：125-158.

［18］LIEW W X，LAM H Y，NARASIMMAN S，et al. Media-stinal mature teratoma in a child-a case report［J］. Med J Malaysia，2016，71（1）：32-34.

［19］KHANNA S，SANJAI V，PRAKASHMISHRA S，et al. An unusual presentation of ovarian teratoma：a case report［J］. Case Rep Emerg Med，2012，2012：845198.

［20］SAIT K，SIMPSON C. Ovarian teratoma diagnosis and management：case presentations［J］. J Obstet Gynaecol Can，2004，26（2）：137-142.

［21］CHABAUD-WILLIAMSON M，NETCHINE I，FASOLA S，et al. Ovarian-sparing surgery for ovarian teratoma in children［J］. Pediatr Blood Cancer，2011，57（3）：429-434.

［22］GOUDELI C，VARYTIMIADI A，KOUFOPOULOS N，et al. An ovarian mature cystic teratoma evolving in squamous cell carcinoma: a case report and review of the literature[J]. Gynecol Oncol Rep, 2016, 19: 27-30.

[23] ENG H L, CHUANG J H, LEE T Y, et al. Fetus in fetu: a case report and review of the literature[J]. J Pediatr Surg, 1989, 24(3): 296-299.

[24] SILVANA F, PIER L C, MONALISA F, et al. Fetus in fetu: report of three cases and review of the literature[J]. Pediatr Surg Int, 1991, 6: 60-65.

第六十二章

小儿骨肿瘤与瘤样病变

第一节 概　　述

小儿骨肿瘤种类繁多,在儿科肿瘤临床中占有重要位置。儿科年龄界定不是很明确,因此儿童期骨肿瘤的发病率难以准确统计。骨骼来源于胚胎发育期的中胚层,因此骨肿瘤可由从中胚层发育来的各种细胞构成。2020 年 WHO 公布了新的世界卫生组织骨肿瘤分类。该分类除依据肿瘤组织学起源、瘤细胞产物、影像学检查结果和临床表现外,还依据细胞遗传学、分子基因改变及靶向测序等最新研究资料进行分类(表 62-1)。

本着与国际接轨的精神,本章将按照 WHO 骨肿瘤分类的原则,对临床上较为常见的主要发生于儿童期的骨肿瘤及其他病损分别描述。

表 62-1　2020 版世界卫生组织骨肿瘤分类

骨肿瘤分类	国际疾病分类编号
软骨源性肿瘤(chondrogenic tumor)	
良性(benign)	
甲下骨疣(subungual exostosis)	9213/0
奇异性骨旁骨软骨瘤样增生(bizarre parosteal osteochondromatous proliferation)	9212/0
骨膜软骨瘤(periosteal chondroma)	9221/0
内生软骨瘤(enchondroma)	9220/0
骨软骨瘤(osteochondroma)	9210/0
软骨母细胞瘤(chondroblastoma)NOS	9230/0
软骨黏液样纤维瘤(chondromyxiod fibroma)	9241/0
骨软骨黏液瘤(osteochondromyxoma)	9211/0
中间型(局部侵袭性)(intermediate-locally aggressive)	
软骨瘤病(chondromatosis)NOS	9220/1
非典型软骨肿瘤(atypical cartilaginous tumour)	9222/1
恶性(malignant)	
软骨肉瘤 I 级(chondrosarcoma, grade1)	9222/3
软骨肉瘤 II 级(chondrosarcoma, grade 2)	9220/3
软骨肉瘤 III 级(chondrosarcoma, grade 3)	9220/3
骨膜软骨肉瘤(periosteal chondrosarcoma)	9221/3
透明细胞软骨肉瘤(clear cell chondrosarcoma)	9242/3

骨肿瘤分类	国际疾病分类编号
间叶性软骨肉瘤（mesenchymal chondrosarcoma）	9240/3
去分化软骨肉瘤（dedifferantiated chondrosarcoma）	9243/3
骨源性肿瘤（osteogenic tumour）	
良性（benign）	
骨瘤（osteoma）NOS	9180/0
骨样骨瘤（osteoid osteoma）NOS	9191/0
中间型（局部侵袭性）（intermediate-locally aggressive）	
骨母细胞瘤（osteoblastoma）NOS	9200/1
恶性（malignant）	
低级别中心性骨肉瘤（low-grade central osteosarcoma）	9187/3
骨肉瘤（osteosarcoma）NOS	9180/3
普通型骨肉瘤（conventional osteosarcoma）	
血管扩张型骨肉瘤（telangiectatic osteosarcoma）	9192/3
小细胞骨肉瘤（small cell osteosarcoma）	9193/3
骨旁骨肉瘤（parosteal osteosarcoma）	9194/3
骨膜骨肉瘤（periosteal osteosarcoma）	9184/3
高级别表面骨肉瘤（high-grade surface osteosarcoma）	
继发性骨肉瘤（secondary osteosarcoma）	
纤维源性肿瘤（fibrogenic tumor）	
中间型（局部侵袭性）（intermediate-locally aggressive）	
促结缔组织增生性纤维瘤 / 韧带样纤维瘤（desmoplastic fibroma）	8823/1
恶性（malignant）	
纤维肉瘤（fibrosarcoma）NOS	8810/3
骨血管肿瘤（vascular tumor of bone）	
良性（benign）	
血管瘤（hemangioma）NOS	9120/0
中间型（局部侵袭性）（intermediate-locally aggressive）	
上皮样血管瘤（epithelioid haemangioma）	9125/0
恶性（malignant）	9133/3
上皮样血管内皮瘤（epithelioid hemangioendothelioma）	9120/3
血管肉瘤（angiosarcoma）	
富含破骨性巨细胞的肿瘤（osteoclastic giant cell-rich tumor）	
良性（benign）	
动脉瘤样骨囊肿（aneurysmal bone cyst）	9260/0
非骨化性纤维瘤（non-ossifying fibroma）	8830/0
中间型（局部侵袭性，偶见转移型）（intermediate-locally aggressive, rarely metastasizing）	
骨巨细胞瘤（giant cell tumour of bone）NOS	9250/1

骨肿瘤分类	国际疾病分类编号
恶性（malignant）	
恶性骨巨细胞瘤（giant cell tumour of bone, malignant）	9250/3
脊索源性肿瘤（notochordal tumor）	
良性（benign）	
良性脊索样肿瘤（benign notochordal tumour）	9370/0
恶性（malignant）	
脊索瘤（chordoma）NOS	9370/3
软骨样脊索瘤（chondroid chordoma）	
分化差的脊索瘤（poorly differentiated chordoma）	9370/3
退分化脊索瘤（dedifferentiated chordoma）	9372/3
骨的其他间叶性肿瘤（other mesenchymal tumor of bone）	
良性（benign）	
胸壁软骨间叶性错构瘤（chondromesenchymal hamartoma of chest wall）	
单纯性骨囊肿（simple bone cyst）	
纤维结构不良（fibrous dysplasia）	
骨性纤维结构不良（osteofibrous dysplasia）	8818/0
脂肪瘤（lipoma）	
冬眠瘤（hibernoma）	8850/0
中间型（局部侵袭性）（intermediate-locally aggressive）	8880/0
骨性纤维结构不良样釉质瘤（OFD 样釉质瘤）（osteofibrous dysplasia-like adamantinoma）	9261/1
间质瘤（mesenchymoma）NOS	
恶性（malignant）	8990/1
长骨的釉质瘤（adamantinoma of long bone）	
退分化釉质瘤（dedifferentiated adamantinoma）	9261/3
平滑肌肉瘤（leiomyosarcoma）NOS	
未分化多形性肉瘤（pleomorphic sarcoma, undifferentiated）	8890/3
骨转移性肿瘤（bone metastatic tumor）	8802/3
骨的造血系统肿瘤（haematopoietic neoplasm of bone）	
骨的浆细胞瘤（plasmacytoma of bone）	9731/3
恶性非霍奇金淋巴瘤（malignant lymphoma, non-Hodgkin）NOS	9591/3
霍奇金淋巴瘤（Hodgkin lymphoma）NOS	
弥漫大 B 细胞淋巴瘤（diffuse large B-cell lymphoma）	9650/3
滤泡性淋巴瘤（follicular lymphoma）NOS	9680/3
边缘带 B 细胞淋巴瘤（marginal zone B-cell lymphoma）	9690/3
T 细胞淋巴瘤（T-cell lymphoma）NOS	9699/3
间变性大细胞淋巴瘤（anaplastic large cell lymphoma）NOS	9702/3
恶性淋巴瘤，淋巴母细胞性（malignant lymphoma, lymphoblastic）NOS	9714/3

续表

骨肿瘤分类	国际疾病分类编号
Burkitt 淋巴瘤（Burkitt lymphoma）NOS	9727/3
朗格汉斯细胞组织细胞增生症（Langerhans cell histiocytosis）NOS	9687/3
弥漫性朗格汉斯细胞组织细胞增生症（Langerhans cell histiocytosis, disseminated）	9751/1
Erdheim-Chester 病（Erdheim-Chester disease）	9751/3
罗道病（Rosai-Dorfman disease）	9749/3

注：1. 肿瘤名称后的编码是肿瘤学国际疾病分类编码（International Classification of Diseases for Oncology, ICD-O）。

2. 编码的末位表示肿瘤的生物学行为：/0 为良性；/1 为交界性或不确定性；/2 为原位癌；/3 为恶性。

3. 肿瘤名称后的 NOS（not otherwise specified）的定义为：该肿瘤没有足够的信息来分配更具体的代码，是指不能分类到任何更精确定义的病变。通过这个描述，NOS 指以下情况：①未进行分子检测；②进行了分子检测但无检测结果；③分子检测结果不符合已知的 WHO 分型特征。

第二节　软骨源性肿瘤

这是一组能产生软骨样基质（chondroid matrix）的肿瘤，其生物学特性涵盖了从完全良性的病变到高度致死性的肿瘤。其中良性病变有骨软骨瘤（osteochondroma）、软骨瘤（chondroma）、内生软骨瘤（enchondroma）、骨膜软骨瘤（periosteal chondroma）、多发性软骨瘤病（multiple chondromatosis）、软骨母细胞瘤（chondroblastoma）、软骨黏液样纤维瘤（chondromyxoid fibroma）等。恶性肿瘤是软骨肉瘤（chondrosarcoma），根据病灶部位分为原发性或中心性病变、继发性或外周性病变。在 2021 版美国 NCCN《骨肿瘤临床实践指南》中分为传统型和特殊亚型，特殊型包括透明细胞型、皮质旁型、去分化型、黏液型和间叶型等亚型。软骨肉瘤仅发生于成年后，本节不做赘述。

一、骨软骨瘤

骨软骨瘤（osteochondroma）是儿童期最多见的骨肿瘤，其同义词有外生性骨疣、骨干性续连症、干骺续连症等。可分为孤立性骨软骨瘤与多发性骨软骨瘤 2 类。孤立性骨软骨瘤一般发生于软骨化骨的部位，常见的累及部位是股骨远端、肱骨近端、胫骨近端及腓骨近端的干骺部。累及扁骨的情况不常见，多为髂骨和肩胛骨。多发性骨软骨瘤可累及全身所有骨骼，甚至累及颅骨和脊柱。位于骨骺的骨软骨瘤较为罕见，被认为是另外一种病变——半肢骨骺发育异常或 Trevor 病。

【病因与病理】

孤立性骨软骨瘤病因不明，而多发性骨软骨瘤现已明确为常染色体显性遗传，现已知位于 8 号染色体长臂上的 EXT1 基因（8q23-q24.1），位于 11 号染色体短臂的 EXT2（11p11-p13）以及 19 号短臂的 EXT3 与肿瘤形成有关。两者病理形态相同，有软骨帽的骨性突起，发生在骨的外表面，有髓腔，与基底部骨的髓腔相延续。病变分为软骨膜、软骨和骨 3 层。最外层是纤维性的软骨膜，与基底骨的骨膜相延续。其下为软骨帽，厚度常 <2cm（随年龄增加而变薄），软骨帽内表浅的软骨细胞呈簇状分布；邻近骨移行区的软骨细胞排列成条索状，与骺板相似，并有软骨内骨化。出现软骨结构消失、纤维带增宽、黏液样变、软骨细胞密度增加、分裂活性增强、显著的软骨细胞异型和坏死等特征均提示恶变可能。若伴发骨折，局部可显示成纤维细胞反应。

【临床表现】

大部分本病病例无症状，多数被偶然发现。在有症状的病例中，症状通常与病变的大小和部位有关。最常见的表现是长期存在的硬肿块，一些病例的症状与其相应的并发症有关，若压迫神经可出现麻木、肌肉无力。若骨软骨瘤有滑囊形成，局部可以出现酸痛与压痛，临床上最常见的是胫骨近端内侧骨软骨瘤引起的鹅足综合征。偶尔有骨软骨瘤茎部骨折的患者则会出现较为明显的疼痛。患者一旦出现持续性的疼痛以及增大的肿块要高度怀疑肿瘤恶变的可能，但这种情况在儿童期罕见。

【诊断】

骨软骨瘤的诊断不难，普通 X 线片即可确定诊断（图 62-1）。其特征性的结构是与基底骨相延续的骨皮质突出物，常可见到不规则的钙化。多发性

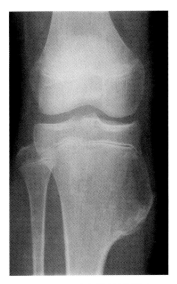

图 62-1　孤立性骨软骨瘤

胫骨上段正位 X 线片显示胫骨近侧干骺端见一半球状骨性突起，以宽基底与胫骨内侧相连，骨皮质和骨松质均与母骨相连。

骨软骨瘤的 X 线征象与孤立性骨软骨瘤基本相同，唯其病变广泛（图 62-2）。CT 或 MRI 的典型表现是病变侵入基底骨的髓腔。

【治疗】

外科手术切除是治疗骨软骨瘤的唯一有效方法。但孤立性骨软骨瘤，一般认为如肿瘤不大（小于 2cm）、没有临床症状，不必手术切除。手术时按部位做纵行切口，注意避开重要血管、神经，将肿瘤表面骨膜、软骨帽及基底骨质一并切除。

多发性骨软骨瘤继发肢体畸形者，更应积极手术治疗。除切除肿瘤外，还要根据不同情况对畸形进行同时或分期矫形治疗。

骨软骨瘤经手术切除一般可治愈，复发者少见，可能见于切除不完全时。1%～5% 的多发性骨软骨瘤会恶变成周围型软骨肉瘤，多见于成年患者，男性较多，以骨盆和股骨多见，肿瘤恶变的年龄为 31～34 岁。

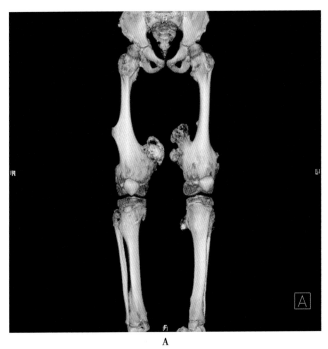

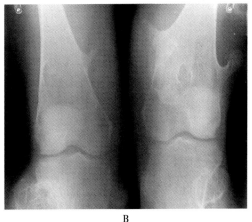

图 62-2　多发性骨软骨瘤

A. 多发性骨软骨瘤三维成像；B. 双膝关节正位 X 线片显示双侧股骨远侧端多发带蒂状、宽基底骨性突出，骨皮质和骨松质均与母骨相连续。

二、软骨瘤

软骨瘤（chondroma）可分为内生软骨瘤（enchondroma）、骨膜软骨瘤（periosteal chondroma）和内生软骨瘤病（enchondromatosis）3 类。这 3 类病变为具有许多相同组织学特征的透明软骨肿瘤，然而发病部位和临床特征各有不同。内生软骨瘤和骨膜软骨瘤为散发病例，而内生软骨瘤病通常出现在先天性肿瘤综合征中。内生软骨瘤约 50% 发生于手足等部位，是手部最为常见的骨肿瘤，最常累及短管状骨。长管状骨，特别是肱骨近端，股骨近端和远端的发病率次之。发生在骨盆、肋骨、肩胛骨、胸骨、脊柱等扁骨的情况并不多见，颅面骨则更为罕见。

【病因及病理】

与多数肿瘤一样，软骨瘤的确切病因尚不清楚。内生软骨瘤为发生于髓质骨的良性透明软骨瘤。大部分为孤立性，偶尔可以累及1个以上骨或同一骨的多个部位。骨膜软骨瘤是发生于骨膜的骨表面良性透明软骨肿瘤。而内生软骨瘤病则是正常软骨内化骨障碍导致的一种发育异常，包括 Ollier 病和 Maffucci 综合征。Ollier 病是指长骨干骺部及邻近骨干区域和扁骨的内生软骨瘤，并伴有不同程度的骨畸形，大多累及单侧，目前认为其发病和 *PTH1R* 基因突变相关。Maffucci 综合征是指多发性内生软骨瘤合并皮肤与其他软组织血管瘤和静脉石的临床综合征。目前有学者发现 Ollier 病、Maffucci 综合征与 *IDH1* 和 *IDH2* 基因突变有关。软骨瘤在组织病理学上一般表现为软骨瘤细胞成分少、缺乏血管，有大量透明软骨基质。

【临床表现】

软骨瘤患者年龄分布广，5～80岁均可发病。但大部分患者的发病年龄为10～40岁，男女发病率无差别。手、足部短骨内生软骨瘤的典型表现是可触及的隆起，有些有疼痛。病变使小骨膨胀，皮质变薄，因此常因病理骨折初诊。长骨的肿瘤常无症状，许多病例是 X 线检查或骨显像时被偶然发现。Ollier 病（图 62-3）为多发性，可表现为病理骨折、肢体长度不一致或弯曲畸形等。

【诊断】

除临床征象以外，影像学资料对诊断也十分重要。方法包括 X 线片、CT 及 MRI 检查等。内生软骨瘤的影像学表现为境界清楚的透亮区，变异是从透亮到重度钙化。在初诊时其钙化极具特征性，可表现为点状、絮状、环状和弧状等。长骨的肿瘤常位于干骺部的中央，发生在骨干的不常见，发生在骺部的罕见。短管状骨的内生软骨瘤为中心性或偏心性，较大的肿瘤可完全占据骨髓腔（图 62-4）。在短或中等长度的管状骨和在薄的扁骨发生的内生软骨瘤通常呈膨胀性生长。相对而言，在长管状骨，如股骨、肱骨等可以有很轻的骨膨胀和骨内侵蚀。

【治疗】

大部分内生软骨瘤刮除可彻底治疗，局部复发不常见。较小的软骨瘤也可以不必手术，可以定期

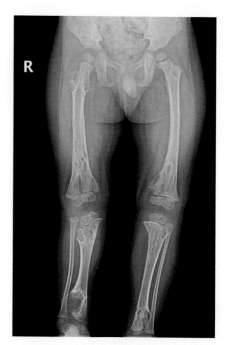

图 62-3　Ollier 病

患儿，男性，28 个月，双下肢全长正位 X 线片，可见双侧股骨、胫骨近端及远端干骺端病变，病变呈透亮影，在干骺端形成典型的"蜡滴样"改变，局部骨皮质变薄甚至缺失。肢体出现不同程度的短缩及偏斜畸形。

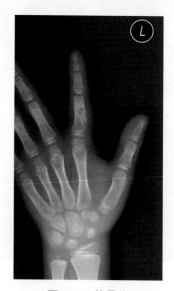

图 62-4　软骨瘤

左手正位 X 线片显示左示指近节指骨骨体内见多发类圆形膨胀性骨质破坏区，边缘光整，半硬化边，邻近骨皮质不同程度变薄。

观察。恶变者甚少。但 Ollier 病恶变较多，文献报道可高达 25%～30%。

三、软骨母细胞瘤

软骨母细胞瘤（chondroblastoma）少见，是一种

良性、成软骨性的肿瘤,常发生在骨骼未成熟患者的骺部。其同义词有钙化巨细胞瘤、骨骺软骨瘤性巨细胞瘤等。大多数(>75%)软骨母细胞瘤累及长骨,最常见的部位是骺部和干骺偏骺部,如股骨远端和近端、胫骨近端和肱骨近端。而相应位置的扁骨(如髋臼、髂骨)较少见。其他不常见的经典部位包括距骨、跟骨和髌骨(图62-5)。

【病因及病理】

软骨母细胞瘤的确切病因尚未明确。其组织病理学特征为软骨母细胞有显著的单一性,圆形或多边形,细胞边界清楚,胞质透明或轻度嗜酸性,核圆形或卵圆形。胞核常有一纵向核沟,核内含有1个或数个小的或不明显的核仁。软骨母细胞密集排列成类似小叶的片状,呈"铺路石样"。

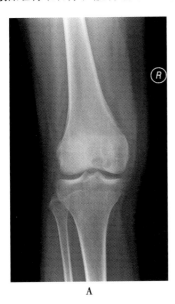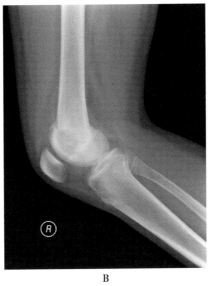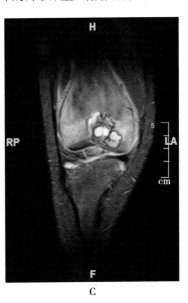

图 62-5　软骨母细胞瘤

患儿,男性,14岁,可见右股骨远端干骺端内病变,病变居中,类圆形,呈溶骨样改变。

A、B. 右膝关节正侧位 X 线片;C. 右膝关节 MRI T$_2$ 加权像。

【临床表现】

大部分患者就诊时年龄为10~25岁,男性多发。绝大多数患者主诉局部疼痛,一般较轻,但可持续数年。也有以软组织肿胀、关节僵硬及活动受限、跛行等为主诉者,但相对较少见。少数肿瘤位于膝关节周围的患者可有关节积液。肿瘤具有局部侵袭性,发生远处转移少见,但有报道部分患者发生肺转移。

【诊断与鉴别诊断】

与大多数骨肿瘤一样,软骨母细胞瘤的诊断有赖于临床表现、X线片和CT等影像学检查。其影像学特征一般为典型的溶骨性病变,居于骨骺中央或偏位。常比较小,小于骨骺的50%围。边界清楚,有些有一条薄的硬化缘,一般没有骨膨胀或骨膜反应。软骨母细胞瘤需要与骨的巨细胞瘤鉴别,后者发病年龄在成年以后,影像学上没有硬化性边缘。

【治疗】

软骨母细胞瘤可以用单纯刮除加植骨术进行治疗。由于病变区可有囊性变,手术时进入肿瘤空腔,组织常不多,但要将周围的硬化层一并刮除。局部复发多在2年内,文献报道复发率为15%~18%。小的病灶,射频消融也是一种可替代的治疗方法。

四、软骨黏液样纤维瘤

软骨黏液样纤维瘤(chondromyxoid fibroma)是一种很少见的良性骨肿瘤,占所有骨肿瘤不到1%,占良性骨肿瘤不到2%。发病年龄多为10~30岁,男女性发病一致或男性多见。以梭形或星芒状细胞构成的小叶状结构为特征,细胞间含有丰富的黏液样或软骨样物质。软骨黏液样纤维瘤可以发生在全身任何骨骼上,但以累及长骨最多见,多见于邻近骨骺的干骺部,特别是胫骨近端(最常见的部位)和股骨远端。约25%的病例发生于扁骨,主要发生于髂骨。足部的骨也可受累,特别是跖骨。其他可累及的部位包括肋骨、椎骨、颅面骨和手部的管状骨等。

【临床表现】

常见的症状是疼痛,一般是轻度,有的可持续数年,但触诊并无压痛。除手部和足部的肿瘤外,肿胀不常见。有些病例是做影像学检查时偶然发现的。

【诊断】

软骨黏液样纤维瘤的临床诊断有赖于影像学检查。累及长管状骨的病变多位于干骺部,为偏心的边界锐利的卵圆形透亮区,皮质膨胀变薄(图62-6)。透亮区的纵轴与所累及骨平行,1～10cm,平均3cm。小骨的病变可见到整个骨呈典型的纺锤状膨胀。小梁状骨骼、扇贝状边界及硬化缘都很常见。大多数病例为完全透亮区域,约10%可显示局灶化的钙化基质,这在CT中更多见。病变可致骨皮质破坏,并扩展至周围软组织,但相邻的骨膜保持完整。需要与软骨母细胞瘤、软骨肉瘤等鉴别。

【治疗】

软骨黏液样纤维瘤的治疗方式按发病部位不同可选择病灶整块切除或病灶刮除加植骨,15%～25%的病例复发,复发常见于年轻患者,大多发生于2年内。即使包括软组织内复发,经再次治疗预后也很好。

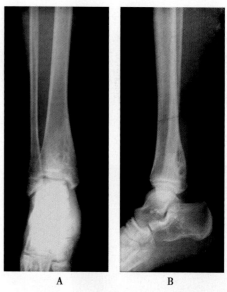

图62-6 软骨黏液样纤维瘤

A.胫腓骨下段正位X线片;B.胫腓骨下段侧位X线片,显示胫骨远侧干骺端偏心性膨胀性多囊状透光区,边缘较清,伴硬化边,邻近骨皮质变薄。

第三节 骨源性肿瘤

成骨性肿瘤(osteogenic tumor)是指产生骨质或骨样基质(bony matrix)的一组肿瘤。根据其生物学行为可分为良性与恶性2类,前者包括骨样骨瘤和骨母细胞瘤,后者是骨肉瘤。

一、骨样骨瘤

骨样骨瘤(osteoid osteoma)好发于儿童和青春期,偶尔发生于年长者。男性多见,为女性的2倍。是一种良性成骨性肿瘤,约占所有良性骨肿瘤的10%。特点是体积小、有自限性生长倾向和不相称的疼痛。骨样骨瘤最好发于长骨,尤其是股骨近端和胫骨。腓骨、肱骨、椎体、跟骨等均可累及,偶见于肋骨、髂骨、髌骨、跗骨及指骨等。

【病理】

骨样骨瘤是位于皮质骨内小的圆形病变,红色,沙砾状或肉芽状,被称为瘤巢,周围有白色硬化骨包围。肿瘤的中央区域是富含血管的结缔组织,内含分化的骨母细胞,产生骨样基质,有时产生骨。在骨和骨样组织周边衬覆了分化成熟、增生活跃的骨母细胞。骨样组织在镜下有时表现为沉积成片状融合结构。

【临床表现】

疼痛是患者常见主诉,早期轻微,呈间歇性,夜间加重。日后发展至重度疼痛,影响睡眠。非甾体抗炎药(nonsteroidal anti-inflammatory drug,NSAID)可完全缓解疼痛数小时,是本病的一大临床特点。

体格检查可发现敏感区域,与病变相关的很局限的压痛。有时由于病变发生于特殊部位,可引起少见的临床征象:若病变邻近关节会引起相邻关节肿胀、积液;若病变发生于脊柱,常累及神经弓,由于脊柱肌肉痉挛,可以出现疼痛性脊柱侧凸;当病变发生于指/趾部时,可出现持续性软组织肿胀和局部骨膜反应,造成功能丧失;若病变发生于关节内,可以引起反应性和炎症性关节炎,还会继发骨关节炎,导致异位骨化。累及股骨和胫骨的骨样骨瘤可导致下肢不等长,有学者认为是邻近生长板的病灶为生长板提供了更多的血供导致的。

【诊断】

本病在X线片上也很有特点,可见致密的皮质硬化,包绕穿透射线的瘤巢(图62-7)。皮质硬化可以非常明显,以致掩盖了病灶的显示,此时CT可成为诊断骨样骨瘤最有效的影像学手段。CT检查时必须应用骨窗,并且是薄层扫描(平面间隔为1mm,而不是普通的5mm或1cm)。因为常规CT的扫描间隔大,很容易遗漏小病灶。MRI检查可能

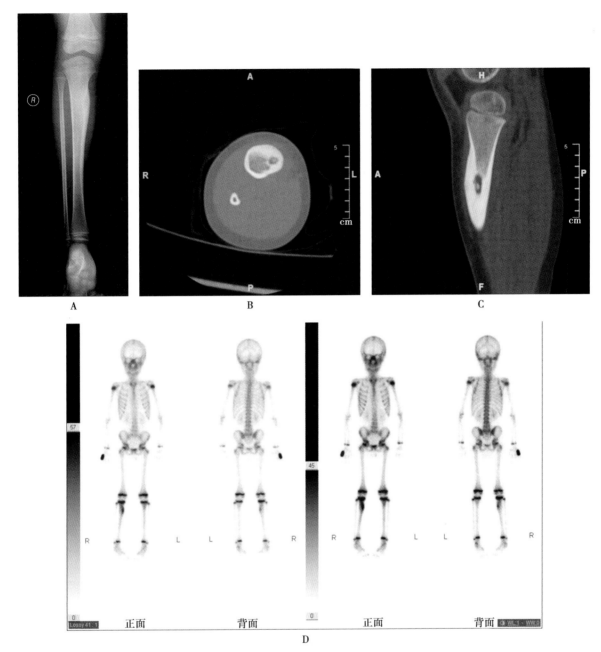

图 62-7　骨样骨瘤

A. 胫骨上段正位 X 线片显示胫骨上端内侧局部骨皮质呈梭形增厚, 内可疑卵圆形透亮影, 边缘欠清, 髓腔略变窄; B、C. CT 骨窗显示胫骨内侧骨皮质不均匀增厚, 内见类圆形低密度瘤巢影, 边界较清; D. ECT 骨显像见右胫骨浓聚。

对发现髓内或关节周围的病变和病变周围水肿有价值。MRI 检查可能会被误导, 因为软组织和骨髓水肿的增强的高信号使病灶显得模糊, 从而呈现大范围的肿物影, 有时可能被误认为恶性肿瘤或感染。一些在 X 线片不能显现的肿瘤, 用 ⁹⁹ᵐTc 骨显像可能有助于诊断。表现为典型的"双密度征", 表现为中心局部摄取增加, 周围摄取降低。

【治疗】

采用 NSAID 治疗被认为是治疗骨样骨瘤一种可行选择。非手术治疗至症状缓解常需要 33 个月。该病疼痛已被证明是由环氧合酶表达增高从而造成前列腺素合成增加导致的。NSAID 抑制前列腺素合成, 是治疗的一线用药。患者在开始治疗前必须筛查排除肾功能不全、消化道出血及胃溃疡。建议伴随使用抑制胃酸分泌的药物, 并且周期性进行实验室检查以评估贫血和肾功能。

NSAID 使用有禁忌的患者, 或因出现进行性加重的畸形、生长异常、关节炎、僵硬性脊柱侧凸而不愿使用药物治疗的患者，可实施经皮或切开手术治疗。

传统的手术方式为切开病灶清除术，手术的要点是彻底清除瘤巢，而不是周围的硬化骨。CT引导下切除术和射频消融术都是有效的经皮治疗技术。切除术可获得足够的病理组织，以得到更为可靠的病理诊断，但是造成了更大的骨缺损，增加了术后骨折的风险。射频消融术已变得很受欢迎，1次治疗可以消除80%的病灶，2次可消除96%。同时也可以获得病理，但可靠性稍差。射频消融术更经济，并允许患者早期负重，仅需避免剧烈活动3月。为降低神经血管损伤或皮肤损伤的风险，建议距神经血管束大于1.5cm，距皮肤大于1.0cm的病灶才可行射频消融术。

二、骨母细胞瘤

骨母细胞瘤（osteoblastoma）罕见，约占所有骨肿瘤的1%。男性多见（男女之比约为2.5∶1），发病年龄10～30岁。其同义词有骨化性巨细胞瘤、巨大骨样骨瘤等。骨母细胞瘤好发于脊柱，特别是其后侧的附件和骶骨（占病例的40%～55%）。股骨近端、股骨远端和胫骨近端也较为常见。再次是跗骨（距骨和跟骨）。绝大部分骨母细胞瘤在骨内（髓内），但有一小部分病变发生于骨表面骨膜的部位（外周）。

【病理】

骨母细胞瘤的脉管血供极丰富，大体上呈红色或棕红色。因含瘤骨、质地呈沙砾状或砂纸状。大小为3～3.5cm，最大直径可达15cm。肿瘤通常为圆形或卵圆形，伴皮质变薄，皮质破坏时可见周边有薄层骨膜反应性骨壳。组织学特点与骨样骨瘤相似，肿瘤由编织骨针或小梁构成。这些骨针杂乱排列，衬覆单层骨母细胞。血管丰富并常见血管外红细胞。骨母细胞可有核分裂象，但没有不典型核分裂。

【临床表现】

临床主要症状为局部疼痛，发生于脊柱的骨母细胞瘤主诉为背部疼痛，可以出现脊柱侧凸和神经根受压的相应症状、体征。发生于胫骨等浅表部位者，可能摸到肿物并有局部压痛。发病初期服用阿司匹林有镇痛效果，但治疗时间过长，就不再能缓解疼痛。

【诊断】

X线片上，骨母细胞瘤一般是圆形或椭圆形溶骨性缺损，边界清楚，多有反应骨的骨包壳（图62-8）。病变区体积变化范围较大，小者直径2～3cm，大者可达15cm或更大。大多数为3～10cm。CT可以发现侵袭性骨母细胞瘤的骨皮质破坏。CT能更好地显示病灶以及基质和骨小梁。骨母细胞瘤在MRI上T$_1$像为低信号至等信号，T$_2$像为等信号至高信号，在增强MRI中强化。

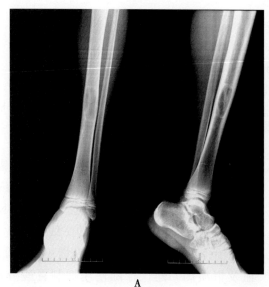
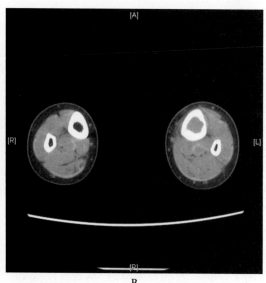

图62-8　骨母细胞瘤

A. 胫腓骨正侧位X线片显示病变位于胫骨中下段，呈椭圆形溶骨性缺损，边界清楚，有反应骨的骨包壳；B. CT显示病变位于骨干中央，呈磨玻璃样改变，骨皮质变薄（右侧为正常对照）。

【治疗】

骨母细胞瘤治疗最常用的治疗方式为囊内病灶刮除植骨术,根据稳定性决定是否采用内固定。由于瘤体血管丰富,手术中要注意止血。预后良好,复发少见,复发者通常是病灶刮除不彻底导致的。复发或侵袭性病灶,可考虑进行段切。

三、骨肉瘤

骨肉瘤(osteosarcoma)有 11 种不同的病理类型,即普通型骨肉瘤(conventional osteosarcoma)、血管扩张型骨肉瘤(telangiectatic osteosarcoma)、小细胞骨肉瘤(small cell osteosarcoma)、低级别中央性骨肉瘤(low grade central osteosarcoma)、继发性骨肉瘤(secondary osteosarcoma)、骨旁骨肉瘤(parosteal osteosarcoma)、骨膜骨肉瘤(periosteal osteosarcoma)、高级别表面骨肉瘤(high-grade surface osteosarcoma)等。该肿瘤是一种原发于髓内间质细胞系的高度恶性病变,也是最常见的骨的恶性肿瘤。全球年发病率约为 3.4/100 万人,主要发生于年轻人,10～20 岁是发病的一个高峰年龄段。本文以最常见的普通型骨肉瘤为代表作以描述。曾使用过的名词如普通骨肉瘤、经典骨肉瘤、成骨肉瘤、成骨型肉瘤、成纤维型肉瘤、骨纤维肉瘤、中心型成骨肉瘤、硬化性骨肉瘤等都属于骨肉瘤的范畴。骨肉瘤好发于长管状骨的干骺端,特别是股骨远端、胫骨近端和肱骨近端。发生于骨干者少见,原发在骺的病变很罕见。非长骨(如颌骨、骨盆、脊柱和颅骨等)偶见发病,且发病率随着年龄的增长而增加。发生于腕关节、踝关节以远的骨肉瘤极为罕见。

【病因及病理】

骨肉瘤的确切病因尚未明确。虽然患者常有外伤史,但创伤似乎只是促使人注意到肿瘤存在的原因,而不是引起肿瘤的病因。骨肉瘤发病可能与暴露于辐射和病毒感染使细胞基因突变相关。慢性骨髓炎、金属假体植入等也可能诱发骨肉瘤,但罕见。

骨肉瘤一般是以干骺为中心、肉质或硬质的肿瘤,体积较大(常超过 5cm)。切面呈鱼肉样或有黏性物质,可有不同程度的钙化。虽然典型的骨肉瘤被称为“梭形细胞”肿瘤,但它一般是高度间变、多形性的肿瘤。它的瘤细胞形态可以是上皮样、浆细胞样、纺锤形、椭圆形、小圆细胞、透明细胞、单核或多核巨细胞或梭形细胞。在大多数病例中复杂地混有 2 种或 2 种以上这些细胞类型。普通型骨肉瘤可以产生不等量的软骨和纤维组织。很多学者依据基质主要成分的占比,将普通骨肉瘤进一步区分为成骨型、成软骨型和成纤维型 3 种主要亚型。成骨型骨肉瘤的病理特征是肿瘤的主要基质是骨或骨样基质;成软骨型骨肉瘤的主要基质则是有明显的软骨样基质;而成纤维型骨肉瘤的标志是高级别的梭形细胞恶性肿瘤,含有很少量的骨样基质,组织学形态与纤维肉瘤或恶性纤维组织细胞瘤相似。此外,骨肉瘤还有很多其他少见的形态学类型。

【临床表现】

突出的症状是疼痛,早期常时隐时现,可存在数周至几个月。以后疼痛变为持续性,夜间尤重,且不能被一般的镇痛药缓解。少部分患者也可能疼痛不重,甚至在病理骨折后才就诊。受累肢体可有活动受限、功能障碍,下肢发病者可有跛行。体格检查可发现局部肿胀、表面血管扩张、皮肤温度增高及听诊可闻及杂音等。若病变突然明显增大,常是病损内出血等继发性变化导致。

全身状况早期一般较好,晚期可有发热、体重减轻、面色苍白甚至器官衰竭的征象。

【诊断】

骨肉瘤的诊断除临床征象外主要依赖于影像学检查。

1. X 线检查　X 线检查是最常用的,典型病例多数可明确诊断。X 线表现变异很大,有成骨型(图 62-9)、溶骨型(图 62-10),但大部分病例是溶骨/成骨混合型(图 62-11)。病变倾向于偏心性,髓腔内病变的中线往骨外软组织一侧偏移。偶尔,可见病灶在髓腔内不连续生长,或跨过邻近关节,即跳跃性转移(skip metastases)。肿瘤与骨膜间相互作用,继发骨膜抬起和反应性骨形成,导致 Codman 三角的出现。病变侵袭软组织形成软组织包块,其可以有不同程度的钙化,周边处钙化最少。钙化影呈放射状分布,形成“日光放射”征象。但早期在病变进一步发展之前,X 线经常可见软组织包块位于骨膜下。

2. CT 和 MRI 检查　CT 可以帮助明确病理性骨折,软组织内钙化以及确定肿瘤对血管神经的侵袭情况。MRI 有助于确定肿瘤在髓腔特别是软组织内的侵袭范围,对术前确定切除平面和是否可以选择保肢手术至关重要(图 62-12)。建议做 MRI 时至少包含整个受累骨,甚至两端关节,以明确肿瘤有无跳跃性转移。这对于确定肿瘤切除的范围以及分期和预后都有重要作用。尽管肺部 CT 对微小转移灶的阳性检测率并不高,而某些 CT 所显示的肺部结节也并不一定都是肿瘤转移灶,但其仍是目前明确肺部转移灶的最好检查手段。

此外,ECT 锝 -99 骨显像可对跳跃性转移、多中心病灶以及全身性转移提供信息。动脉造影虽然不是普遍使用,但有助于判定肿瘤对术前治疗是否有反应。普通骨肉瘤是血供丰富的病变,术前化疗可致肿瘤新生血管减少或消失。实验室检查阳性结果不多,有些血清学指标(如碱性磷酸酶和乳酸脱氢酶)升高,可作为监控疾病状态的标志。

【治疗】

目前骨肉瘤的规范性治疗一般包括活检、化疗、手术三大措施。新辅助化疗方案的出现,极大地提高了患者的生存率,但有远处转移病灶或复发

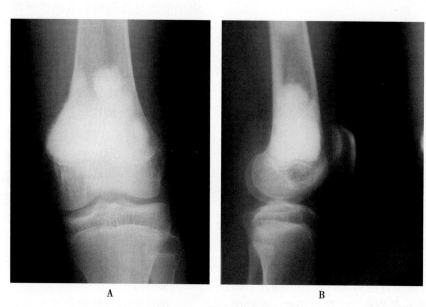

图 62-9　成骨型骨肉瘤
A.股骨下段正位 X 线片;B.股骨下段侧位 X 线片。
显示股骨下端象牙质样高密度硬化影,边缘较清;病变邻近股骨内侧骨皮质见日光放射状瘤骨影。

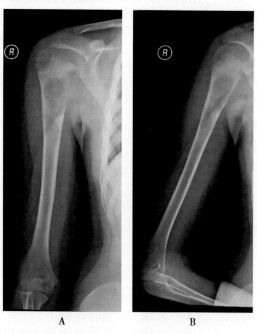

图 62-10　溶骨型骨肉瘤
A.肱骨正位 X 线片;B.肱骨侧位 X 线片。
显示肱骨上端透亮影,边缘不清;局部骨皮质连续性中断伴层状骨膜反应。

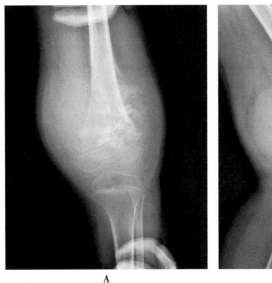
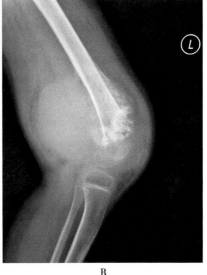

图 62-11　混合型骨肉瘤

A. 股骨下段正位 X 线片；B. 股骨下段侧位 X 线片。

显示股骨下端骨干、骨骺及干骺端多发斑片状透亮影及条片状密度增高影，边缘不清，伴层
状骨膜反应及骨膜三角和软组织肿块。

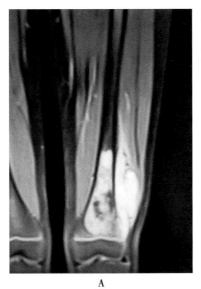
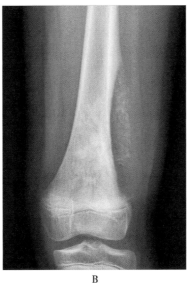
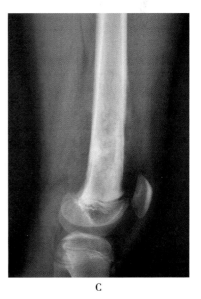

图 62-12　骨肉瘤

A. MRI 平扫；B. 股骨下段正位 X 线片；C. 股骨下段侧位 X 线片。

比较示 MRI 可以更清楚地显示病变范围及软组织侵袭情况。

的病例，其远期生存率仍不理想。目前免疫治疗和靶向治疗为这类患者的治疗提供了新的希望。

1. 活体组织检查　所有临床诊断的骨肉瘤病例，在进行治疗前必须取得病理诊断。穿刺活检由于取材少、标本不完整，常难以确定诊断，不宜采用。手术活检要求取材准确，一定要取得真正的病变组织而不是反应性增生的骨膜等外围组织。另外，活检手术切口也要认真选择，以便将来行根治

性手术时能够一并彻底切除。

2. 化学治疗　化学治疗是现代骨肉瘤治疗上的一大进步。化疗的基本药物有甲氨蝶呤、博来霉素、环磷酰胺、放线菌素 D、多柔比星、长春新碱等。目前国际上已有多套不同的化疗方案，并且各方案还在不断地更新中。本文仅举 1 例以供参考，见表 62-2。一般主张术前化疗 2～3 个疗程、4～6 周。手术治疗后，不论是截肢还是保肢手术，术

表 62-2　骨肉瘤化疗方案（美国纪念斯隆 - 凯特琳癌症中心 T 方案）

药物	剂量	用法	时间
首选方案—T10			
甲氨蝶呤	$8\sim12g/m^2$	静脉滴注维持 4 小时	第 1, 8, 15, 22, 64, 71, 99, 106 天
CF 解救	$10\sim15mg/$ 次	口服	于甲氨蝶呤后 20 小时, 每 6 小时 1 次, 直至化疗结束
博来霉素	$15mg/m^2$	静脉滴注	第 43, 44 天
环磷酰胺	$600mg/m^2$	静脉滴注	第 43, 44 天
放线菌素 D	$600\mu g/m^2$	静脉滴注	第 43, 44 天
多柔比星	$30mg/m^2$	静脉滴注	第 78~80 天
复发——I 方案			
异环磷酰胺	$2.5g/m^2$	静脉滴注维持 24 小时	第 1~3 天
美司钠	$2.5g/m^2$	静脉滴注维持 24 小时	第 1~3 天
依托泊苷	$150mg/m^2$	静脉滴注维持 4 小时	第 1~4 天
甲氨蝶呤	$8g/m^2$	静脉滴注维持 24 小时	第 10~14 天
CF 解救	$10\sim15mg/$ 次	口服	于甲氨蝶呤后 6 小时, 每 6 小时 1 次, 直至化疗结束
复发——II 方案（二线用药）			
异环磷酰胺	$2g/m^2$	静脉滴注维持 24 小时	第 1~5 天
美司钠	$2g/m^2$	静脉滴注维持 24 小时	第 1~5 天
依托泊苷	$100mg/m^2$	静脉滴注维持 4 小时	第 1~5 天

注：CF. 亚叶酸钙。

后化疗仍需要 1 年以上。

3. **手术治疗**　要根据肿瘤组织学分级、病变范围、有无远隔转移及对化疗的反应等因素, 为每 1 例骨肉瘤患者制订个性化的手术方案。由 Wolf 和 Enneking 在 1996 年提出的恶性骨肿瘤外科分期与治疗方案选择到目前仍被广泛应用（表 62-3）。按照这一原则, 广泛性病灶切除主要适用于 I 期恶性肿瘤。广泛切除的范围应包括肿瘤的实体、包膜、反应区及其周围正常组织, 也就是在正常组织中完整切除肿瘤。但儿童期骨肉瘤多为高度恶性, 属于 II 或

III 期病变, 原则上需要行根治性切除。要求截骨平面应在肿瘤边缘 6cm 以上, 软组织切除范围为反应区 2~3cm 以上。有肌肉转移者应将受累肌肉从起点至止点整块切除。骨肉瘤的肺、骨转移均主张尽可能手术切除。为达到根治性切除的目的, 绝大部分患者需要截肢或关节离断, 甚至半盆或半肩切除。截肢虽然丧失了肢体, 但可以保存生命或获得较长的生命年限。随着现代假肢技术不断改进和发展, 相当部分截肢后的肢体功能可得到不同程度的恢复和改善, 缓解了疼痛, 提高了生活质量。因此, 截肢

表 62-3　恶性骨肿瘤外科分期与治疗方案

分期	分级	部位	转移	内容	治疗措施
I_A 期	G_1	T_1	M_0	低度恶性, 间室内、无转移	广泛局部切除
I_B 期	G_1	T_2	M_0	低度恶性, 间室外、无转移	广泛局部切除或截肢
II_A 期	G_2	T_1	M_0	高度恶性, 间室内、无转移	根治性手术（根治性局部切除加辅助治疗）
II_B 期	G_2	T_2	M_0	高度恶性, 间室外、无转移	根治性截肢加辅助治疗
III_A 期	G_{1-2}	T_1	M_1	低 / 高度恶性, 间室内, 有转移	转移灶切除, 根治性切除或姑息性治疗加辅助治疗
III_B 期	G_{1-2}	T_2	M_1	低 / 高度恶性, 间室外, 有转移	转移灶切除, 根治性截肢或姑息性治疗加辅助治疗

注：G. 组织学分级；G_1. 低度恶性；G_2. 高度恶性；T. 病变累及范围；T_1. 间室内；T_2. 间室外；M. 有无远处转移；M_0. 无转移；M_1. 有转移。

术仍是儿童期骨肉瘤的治疗方法之一。

4. 免疫治疗和靶向治疗　米伐木肽是一种针对单核细胞、巨噬细胞的免疫调节剂，可用于分级较高，能手术切除的非转移性骨肉瘤在手术切除后的治疗。2009 年被欧洲药品管理局批准使用。有文献报道将米伐木肽与传统化疗药联合使用能将患者术后 6 年生存率从 70% 提高至 78%，无事件生存率有改善趋势。索拉非尼是一种酪氨酸酶抑制剂，有研究认为其对骨肉瘤患者的治疗有一定积极作用。但在何时间节点使用，与传统化疗药物联合使用到底能带来什么潜在的好处等，仍是目前讨论的热点。国内学者报道阿帕替尼用于治疗在标准化治疗失败后的患者有较好的疗效。

随着早期诊断、正确分期和外科技术的不断进步，特别是术前化疗等辅助治疗的开展，恶性骨肿瘤局部切除率在远期生存率改善的基础上不断提高。实践证明，合适的病例行正确的保肢治疗并未降低生存率，局部复发率仅为 5%～10%。保肢治疗逐渐成为外科治疗的主流。一般认为儿童和青少年患者的保肢手术应具有以下适应证：①患者骨骼的生长发育已基本趋于成熟，年龄最好超过 15 岁；②以 Enneking 外科分期Ⅰ期和ⅡA 期最为理想；ⅡB 患者，若化疗反应良好，也可适当考虑，但应从严掌握；③无主要的血管和神经受累、病理性骨折、局部感染和弥漫性皮肤浸润；④能在肿瘤外将肿瘤完整切除，有足够的皮肤和软组织覆盖；⑤保留的肢体经重建后，功能预期要比假肢好；⑥保肢手术的局部复发率不会高于截肢术，预期生存率不会低于截肢术；⑦患者及其家属均有保存肢体的强烈愿望。但上述的适应证并不是绝对的，已有许多学者报道了在年龄小于 10 岁的骨肿瘤患者中，进行保肢治疗的成功经验，说明保肢手术同样可以适用于幼儿骨肿瘤患者。目前，年龄已不再是保肢术的禁忌证。但与成年人相比，在儿童期进行保肢手术需要解决的问题更加困难和复杂：①肿瘤切除范围相对较大，骨缺损再建的长度相应增加；②患者年龄越小发育中出现肢体不等长的情况越严重；③对填补材料的功能性、耐久性等方面的要求更高。目前保肢重建常采用的方法包括人工假体、自体骨移植、带血管蒂骨移植、异体单关节移植、异体骨植入及自体肿瘤骨灭活再植等。为了解决儿童发育中出现肢体不等长的情况，采用的可延长假体仍在试验应用阶段。

【预后】

随着有效的多学科综合治疗，特别是新辅助化疗的发展，骨肉瘤的预后显著改善。据报道经过术前化疗，在肿瘤坏死＞90% 的患者中，长期生存率通常可达到 80%～90%。而在肿瘤坏死＜90% 的患者中，若术后治疗也无明显疗效，则生存率极低，通常＜15%。此外，恶性程度低、肿瘤切除后切缘肿瘤阴性也是有利的预后因素。而远处转移、跳跃性转移、肿瘤局部复发、病理性骨折则是不利的预后因素。已证实将术后治疗方案适当调整后，大量的无反应者仍可获救，此类患者的长期存活率也会有大幅提高。

骨肉瘤的转移可累及许多部位，但肺转移是临床上最常见的，也是最重要的转移部位。骨是第二常见的转移部位，但大部分见于临终前。尽管在诊断时 X 线显示肺部正常，但骨肉瘤死亡患者的 80%～90% 仍死于肺转移。这表明绝大多数患者在就诊时就存在亚临床的肺部微小转移灶。因此，在最初诊断时，骨肉瘤就应被当作全身性的疾病对待。

第四节　尤因肉瘤/原始神经外胚叶肿瘤

尤因肉瘤（Ewing sarcoma）/原始神经外胚叶肿瘤（primitive neuroectodermal tumor, PNET）是原发于骨的恶性肿瘤，因显示不同程度的神经内胚层分化而被区分。尤因肉瘤指缺乏神经内胚层分化证据的肿瘤；PNET 则是指具有神经内胚层分化特点的肿瘤。曾使用过的同义词有 Ewing 瘤、外周神经上皮瘤（peripheral neuroepithelioma）、外周神经母细胞瘤（peripheral neuroblastoma）、Askin 瘤等。尤因肉瘤 /PNET 相对少见，在儿童恶性骨肿瘤发病率中仅次于骨肉瘤居第二位。男性稍多见，男女比例为 1.4：1。约 80% 的患者小于 20 岁，发病高峰年龄为 10～20 岁。大于 30 岁的患者较少见。尤因肉瘤 /PNET 多发生在长骨的骨干和干骺偏干部，这与骨肉瘤的干骺端不同。股骨、肱骨、腓骨和胫骨是其好发部位。骨盆和肋骨也常被累及。颅骨、椎骨、肩胛骨和手足短管状骨十分少见。

【病理】

肉眼观察肿瘤标本，骨和软组织中呈灰白色或棕灰色,常有出血和坏死、液化等表现。切开肿瘤活检时这种坏死液化的组织,有可能被外科医师误认为是脓液。组织学检查显示肿瘤形态多样,大部分病例由单一的小圆细胞构成,核圆形,染色质细腻,有少量透亮或嗜酸性胞质,胞膜不清楚。有些肿瘤的瘤细胞较大,有明显的核仁,轮廓不规则。瘤细胞的胞质常含有 PAS 阳性的糖原。软组织肿瘤的细胞偶尔呈梭形。有的病例有菊形团形成。是否显示有不同程度的神经内胚层分化,需要通过免疫组化或电镜来评估。

【分子生物学】

分子生物学的进展为诊断尤因肉瘤提供了新的思路,目前可用荧光原位杂交或反转录聚合酶链反应(reverse transcription PCR,RT-PC)R 实现融合基因的检测,尤因肉瘤最常见的突变位点是 t(11;22),该突变造成 *EWS::FLI1* 融合基因,此型突变约占 85%。缺乏 *EWS::FLI1* 基因融合的尤因肉瘤患者可能存在其他类型的基因突变,如 *EWS::ERG*、*EWS::ETV1*、*EWS::E1AF* 等。

【临床表现】

患病儿童最常见的临床症状是病变部位疼痛和出现包块。常有不规则发热、贫血、白细胞增多和血沉加快等情况的出现。病变部位不同也会有相应不同的临床征象,如下肢长管状骨受累会出现一定程度的跛行、累及肋骨会有胸腔积液的表现、骨盆病变向盆腔内侵袭时可表现出大小便障碍。病理性骨折是不常见的并发症。

【诊断】

常用的影像学诊断方法包括 X 线片、CT、MRI 等检查。X 线片显示为累及长管状骨的骨干或扁骨的溶骨性病变,边界不清(图 62-13A)。特征性的表现是有渗透性或虫蚀样的骨质破坏,常伴有葱皮样的多层骨膜反应。瘤体表面的骨皮质不规则地变薄或增厚,或表现为肥皂泡样的膨胀性骨破坏。尤因肉瘤常显示有界限不清的软组织包块,这表明肿瘤已突破骨皮质侵入软组织中。

MRI 和 CT(图 62-13B)有助于明确肿瘤在骨和软组织中的侵袭范围。

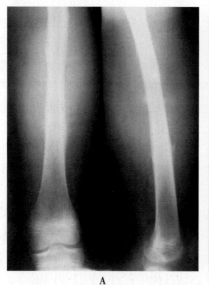 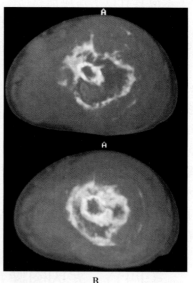

图 62-13　尤因肉瘤

A. 股骨 X 线正侧位片显示股骨中段髓腔斑片状透亮影,边缘欠清,伴葱皮样骨膜反应、骨膜三角和周围软组织肿块;B. CT 示股骨中段髓腔内见虫蚀状骨皮质破坏,伴花边状骨外膜增生。

【治疗】

与骨肉瘤相似,怀疑尤因肉瘤的患者,治疗前一定要经过活体组织检查确诊。目前的治疗方案主要采用放疗或手术治疗达到局部控制的目的,同时采用全身化疗及靶向治疗防止肿瘤复发。尤因肉瘤对放射治疗非常敏感,作为局部控制肿瘤的方法,在早期的方案中放疗具有重要的意义,但单纯放疗者易发生转移或复发。化疗治疗尤因肉瘤也取得了良好的治疗效果,方案选择经历了从单药治疗至多药联合的过程,化疗使局部尤因肉瘤的治愈率从原来的 10% 提高至 70%。目前研究的热点仍是复发或远处转移的患者化疗方案的选择。近年来,靶向治疗也逐渐用于治疗尤因肉瘤,靶向治疗通过针对肿瘤发生及发展过程中的特异性靶点治疗肿瘤,其对正常组织的影响较小,已逐渐成为肿瘤治疗研究的新热点,目前尤因肉瘤靶向治疗研究的内容主要集中在胰岛素样生长因子受体(insulin-like growth factor receptor, IGFR)、*EWS*∷*ETS* 融合基因、哺乳动物雷帕霉素靶蛋白(mammalian target of rapamycin, mTOR)等方面。

【预后】

现代治疗手段使尤因肉瘤 /PNET 的预后不断改善,患者生存率极大提高。目前局部肿瘤的 5 年生存率为 65%~75%,单纯肺部转移者生存率约为 50%,而其余部位转移患者的生存率则小于 30%。重要的预后因素包括分期、解剖位置和肿瘤的大小。肿瘤体积大、发生在骨盆或在诊断时已发生转移的患者预后更差。

第五节 骨的肿瘤样病变

本节所涉及的病变并非真正的肿瘤,在 WHO 第 3 版骨肿瘤分类中被归类为其他病变(miscellaneous lesion)。此类病变主要发生于儿童期,在临床上并不少见。其重要性不仅在于病变本身,更在于此类病变与各种骨肿瘤的鉴别。

一、动脉瘤性骨囊肿

动脉瘤样骨囊肿(aneurysmal bone cyst)是骨的良性囊性病变,可发生于所有年龄组,但最常见于 20 岁以前(年龄中位数约为 13 岁)。没有性别倾向,男性略多于女性,比例为(1~1.8)∶1。估计每年的发病率为(0.14~0.32)/10 万。病因不明,有血管学说、创伤学说、遗传学说等。动脉瘤样骨囊肿可累及任何骨,多见于股骨、胫骨、腓骨、肱骨、颅骨等。脊椎也是常见的发病部位,多累及椎体后部。青少年好发于长骨干骺端,多见于股骨、胫骨。

【病理】

动脉瘤样骨囊肿为境界清楚的充盈血液的多房性囊性包块,切开时有大量血液溢出,囊内有黄棕色 - 灰白色沙砾样间隔。动脉瘤样骨囊肿可为原发性,也可为其他良、恶性骨肿瘤的继发性改变。原发性动脉瘤样骨囊肿约占 70%,继发性动脉瘤样骨囊肿占 30%。

原发性动脉瘤样骨囊肿境界清楚,由充盈血液的囊腔构成,有纤维性间隔。间隔由中等细胞密度成分构成,包括温和的成纤维细胞、散在的破骨细胞型多核巨细胞及围绕骨母细胞的编织骨等成分。编织骨通常沿纤维间隔分布。在约 1/3 的病例中,骨组织为嗜碱性,被称为"蓝骨"。这在其他疾病病变中亦可见到,因此不具有诊断意义。核分裂常见,但没有病理性核分裂象。除非有病理骨折,否则坏死少见。

大部分继发性动脉瘤样骨囊肿与骨的良性肿瘤有关,最常见的有骨巨细胞瘤、骨母细胞瘤、软骨母细胞瘤和骨纤维结构不良。但动脉瘤样骨囊肿样改变也可伴发在肉瘤特别是骨肉瘤中。

【临床表现】

最常见的症状是疼痛,患者常主诉为隐痛。发生在长骨的病变可出现局部肿胀与压痛、膨胀性包块。椎骨的病变可压迫神经和脊髓,导致神经性症状的出现。当继发病理骨折时,则会有骨折相应的临床表现。

【分型】

Enneking 认为本病应分成 3 期,即静止期、活跃期、进展期。进展期会迅速膨胀,破坏周围组织,这种类型通常伴有局部肿胀、膨胀性包块、压痛等临床表现。

【诊断】

动脉瘤样骨囊肿的诊断有赖于 X 线片、CT 以及 MRI 等影像学检查。影像学显示动脉瘤样骨囊肿为多囊性、溶骨性、偏心性和膨胀性的肿块影(图 62-14)。大部分病变有一个由骨膜下反应骨构成的薄壳。CT 和 MRI 可显示囊内部的间隔和特征性的多液平面,这些液面差异是不同囊腔内液体密度不同(红细胞含量不同)形成的。在继发性动脉瘤样骨囊肿,CT 和 MRI 有可能发现原发病变的证据。确诊需要手术活检和病理切片检查。

【治疗】

动脉瘤样骨囊肿的治疗方法多样,包括栓塞疗法、冷冻疗法、硬化疗法、放射性核素消融术、全体切除术等。目前被广泛接受的是病灶刮除植骨术。

临床上怀疑动脉瘤样骨囊肿的病例,进行手术具有确定诊断与实施治疗双重目的。术前要做好应对大量出血的准备,如备好止血带、配血备用等。

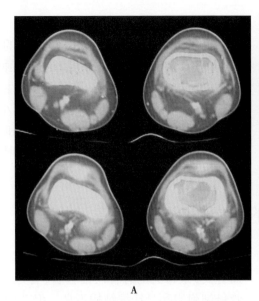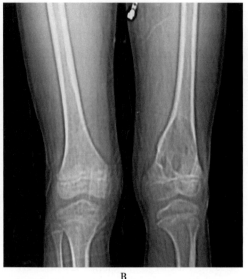

图 62-14　动脉瘤样骨囊肿

A. CT 检查显示左侧股骨下段干骺端见不规则形骨质缺损影,其内呈液性密度影,并可见条带状骨性间隔影。病变邻近骨皮质不均匀变薄。B. 股骨下段正位 X 线片显示左侧股骨下段干骺端融骨性膨胀性肿块影,呈中心性生长,边界清晰,邻近骨皮质变薄,其内见条带状骨嵴影。

在手术切开以前可以试行穿刺,若有大量血液涌出,则诊断更加明确,当然确诊仍需要病理切片检查证实。手术切开后,要尽快吸出血液、刮除囊壁,当病变周围囊壁纤维层组织被彻底刮除后,出血会显著减少。囊腔经浓碘酊或苯酚处理后再行植骨,植骨材料可选择自体骨、同种异体骨或人工合成骨等。

　　动脉瘤样骨囊肿为具有局部复发潜能的良性病变,刮除并进行植骨治疗后的复发率文献报道差异较大,20%~70%。不完全切除而自行消退的情况非常少见。也有动脉瘤样骨囊肿发生恶变的报道。

二、单纯性骨囊肿

　　单纯性骨囊肿(simple bone cyst)是发生于髓内的、常是单房的骨囊肿。文献中曾使用过的名称有孤立性骨囊肿、单房性骨囊肿、幼年性骨囊肿、自发性骨囊肿等。多于儿童期发病,约 85% 的患者小于20 岁。多见于 8~14 岁。男女比例为(2~4):1。10 岁以上患者预后明显好于 10 岁以下患者。好发于四肢长骨的干骺端,90% 发生于肱骨近端、股骨近端和胫骨近端,骨盆和跟骨是大年龄者的好发部位。

【病因及病理】

　　发病机制不明,存在多种假说。其中静脉阻塞假说被广泛接受,该假说认为单纯性骨囊肿是由静脉血流阻塞造成的,干骺端塑造过程中骨质吸收过快导致窦状血管阻塞,囊内液体增多引起囊内压力增加侵蚀囊壁周围骨质,进而使病灶变大。手术大体标本显示骨囊肿为一圆形或椭圆形囊腔,其中充以透明或半透明的血清或血清 - 血性液体,囊肿内表面衬覆有一层纤维性薄膜,可见凹陷的区域及嵴状隆起分隔。囊内有时可见不完整的隔断。组织病理学显示骨囊肿的内衬和间隔由结缔组织构成,有时见灶性反应性新生骨、含铁血黄素和散在的巨细胞。纤维蛋白沉积常见,部分可发生矿化,形态类似于牙骨质。有时骨折后形成的骨痂可成为突出的组织学特征。

【临床表现与诊断】

　　骨囊肿起病隐匿,大多数患者无任何症状。通常因为病理性骨折造成局部肿胀、疼痛就诊行 X 线片被发现,或在体检时偶然发现。X 线片一般可以确定诊断。其 X 线征象为长骨干骺端的边界清晰、密度均匀的圆形或卵圆形透亮区,可扩展至骺板。略有骨膨胀或无膨胀,没有硬化缘或有非常薄的硬化缘。皮质多被侵蚀变薄,但仍保持连续性,一般无骨膜反应。发生病理性骨折时则有皮质连续性的破坏。囊腔内可有部分或完全的间隔,从而形成多房性影像(图 62-15)。MRI 可证实其中有液体成分,发生骨折后可显示为血性液体。

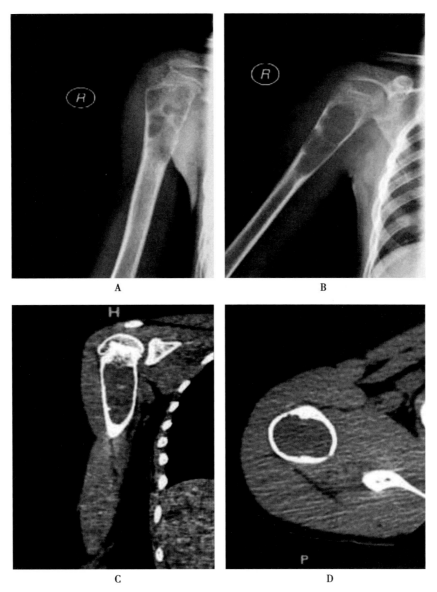

图 62-15　骨囊肿

A、B.右肱骨近端 X 线片侧位右肱骨近端骨囊肿,右肱骨近端骨干膨大,其内密度不均,可见多发囊状低密度灶,中间可见分隔影,相邻骨皮质薄,局部可见骨折线;C、D. CT 检查显示右肱骨近端骨干膨大,其内密度不均,填充骨髓腔,内见分隔及小片状高密度影,相邻骨皮质薄。

【治疗】

单纯性骨囊肿的治疗方法有多种,有非手术治疗、囊腔穿刺注射治疗、自体红骨髓注射治疗、切开病灶清除植骨治疗、囊内减压内固定治疗、切开病灶清除植骨结合囊内减压内固定治疗、内镜下病灶清除治疗等。

根据 Neer 标准,骨囊肿分为活动期和静止期。手术治疗最好选择在病变静止期,即囊肿已经远离骨骺板时进行,否则容易复发。手术时应尽可能刮除囊壁的纤维层,以自体或异体骨、合成骨等填充囊腔。手术后通常需要髓内钉内固定以防止病理骨折。

囊肿穿刺注射适用于囊肿较小、易于穿刺的患者,使用粗针头经皮直接穿入囊腔、抽出囊液、注入肾上腺皮质激素或自身骨髓。1～2 个月后行 X 线片或 CT 复查,若无好转可再重复进行。

已经发生病理性骨折的患者,应先行局部外固定保护,待骨折愈合后再观察一段时间,部分病例可以自愈。如果观察 3 个月至半年仍无愈合趋势则应积极治疗,治疗方法同上。如骨折移位明显,则可以考虑骨折复位髓内钉内固定既可以囊内减压引流也可以复位维持骨折。

手术治疗后部分患者可以复发，复发率为0～50%。特别是在儿童复发率更高。非手术治疗的成功率可能更低。复发病例仍可以再行非手术或手术治疗。

三、纤维结构不良（纤维异样增殖症）

纤维结构不良（fibrous dysplasia）是原发于髓腔内的良性的纤维性-骨性病变。文献中曾使用过的同义词有纤维软骨结构不良（fibrocartilaginous dysplasia）、骨泛化性纤维囊性病（generalized fibrocystic disease of bone）等。儿童与成人均有发病，无种族和性别差异。纤维结构不良可累及单骨或多骨，发病率前者是后者的6倍。在儿童期单骨型病例中以股骨最为常见，其他好发部位有颌骨、胫骨、肋骨等。在多骨型中，股骨、骨盆、胫骨和颅骨是主要的部位。若多骨型病变合并皮肤色素沉积、性早熟等内分泌异常，则被称为Albright综合征。Gsα信号通路广泛存在于人体内，因此其突变导致的疾病可能远不止骨骼、内分泌系统。

【病因及病理】

纤维结构不良的致病原因是胚胎早期活化GNAS基因[GNAS基因编码的Gsα在G蛋白偶联受体信号转导途径中，激活腺苷酸环化酶，导致环腺苷酸（cyclic adenylic acid, cAMP）水平升高，参与调控细胞生长和细胞分裂]的病理性突变。大体标本显示受累骨膨胀，质地从韧实到沙砾样，可有囊腔，内含淡黄色液体。组织病理学显示病变一般界限清楚，由纤维性和骨性成分构成，不同的病变甚至同一病变的不同区域两者的比例均有所不同。纤维性成分由温和的梭形细胞构成，核分裂像少；骨性成分由不规则的弯曲编织骨骨小梁构成。其他如泡沫细胞、多核巨细胞，以及继发性动脉瘤样骨囊肿或黏液样变等继发性改变亦可出现。

【临床表现】

纤维结构不良多在儿童期发病，早期一般无症状，Albright综合征等皮肤上的咖啡牛奶斑通常是该疾病早期的主要临床表现（图62-16）。通常因外伤或其他问题行X线检查时发现。严重时可出现疼痛、跛行和病理骨折等临床表现。病变累及颅骨时，多以发现局部畸形为就诊时的主诉。

【诊断】

纤维结构不良在临床上的诊断主要依靠影像学检查和基因诊断。

X线片显示受累骨骼膨胀变粗、皮质变薄，病

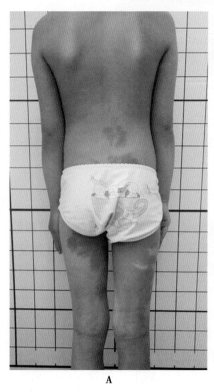
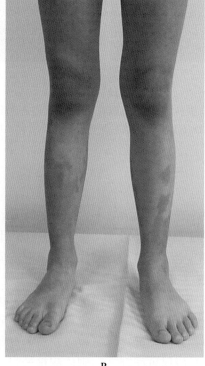
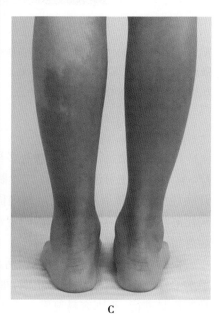

图 62-16　Albright 综合征
咖啡牛奶斑常集中于躯干中轴线附近（A），可见于四肢（B、C），呈现不规则地图状瘢痕。

灶呈毛玻璃样、非侵袭性的地图影,边界可有硬化骨。一般没有软组织浸润。除非并发骨折,一般没有骨膜反应。股骨上端病变可使股骨颈弯曲,呈现"牧羊人手杖"样畸形。CT 可以用以评估颅面部、脊柱、骨盆等解剖复杂部位的纤维结构不良,有时还能帮助医师发现一些隐匿性的病灶。纤维结构不良在 MRI 上无特征性的表现,但 MRI 可以用于纤维结构不良与其他软组织肿瘤的鉴别。纤维结构不良可累及单骨,也可多处累及。除长骨外,颅骨和副骨也可累及。此外,如 SPECT、PET/CT 等核医学检查能够为医师提供很好的全身骨质改变的影像学证据(图 62-17)。

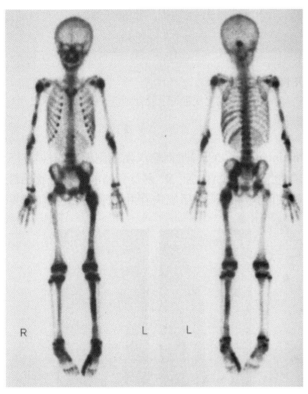

图 62-17 纤维结构不良

纤维结构不良普遍多发,核医学检查可见该患者四肢长骨、脊柱、骨盆均有累及。

已排除其他骨骼系统相关疾病和骨外症状(皮肤、内分泌相关症状),但对纤维结构不良的诊断仍然存在疑问时,基因检测能够识别激活的体细胞 *GNAS* 的致病突变,从而帮助医师明确纤维结构不良的诊断。

【治疗】

纤维结构不良是一种全身性疾病,需要多学科协作治疗。骨骼系统的评估,需要结合病史(病程、

骨折、疼痛),体格检查(畸形程度、关节活动度等),实验室和影像学检查。但纤维结构不良患者的预后良好,一般不发生恶变。偶然发现的早期病变,若没有下肢畸形的征象,可以定期观察,不必急于手术治疗,即使是脊柱病变也可以定期随访,评估脊柱侧凸进展和神经压迫症状。

手术方法依病变部位及程度而定,局部病变可行刮除植骨术;非承重长骨如肋骨、腓骨等可作节段性切除;大范围病变无法进行手术切除,治疗原则为矫正畸形,预防骨折畸形的发生。下肢畸形则需要早期评估,预防性的手术并辅以内固定可以防止畸形、疼痛和骨折的发生;发生病理骨折时则应先行骨折固定、待骨折愈合以后再做病灶处理,待成人后,最终需要更换坚强的髓内固定(图 62-18)。

四、骨纤维结构不良

骨纤维结构不良(osteofibrous dysplasia)是骨的良性自限性纤维 - 骨性病变,该病的特征是累及婴儿和儿童的胫骨中段前面的骨皮质。骨纤维结构不良较为罕见,在所有的原发性骨肿瘤中仅占0.2%。有报道称新生儿期就可以发生本病。骨骼成熟后极罕见,通常在出生后 20 年内发病。病变以胫骨近端和中 1/3 段最常见。也可以双侧发病,甚至累及同侧或对侧腓骨。其他部位如尺骨和桡骨等处的病变较为少见。沿皮质纵轴排列的多灶性或巨大融合性病变亦有报道。

【病因及病理】

骨纤维结构不良与前述的纤维结构不良有本质的不同,本病病变开始于骨皮质,而纤维结构不良则是开始于骨髓腔。骨纤维结构不良的大体标本为骨皮质的实性病变,呈灰白色或微红色、软或沙砾样质地。病变与髓质之间有硬化性边缘分界,骨膜一般保持完整。组织切片镜下可见有不规则的编织骨碎片,其边缘常衬覆板层骨。纤维成分由温和的梭形细胞及其产生的胶原纤维构成,基质从黏液样至中度纤维化不等。核分裂极罕见。虽然这种组织结构与纤维结构不良十分相似,但纤维结构不良缺乏典型的边缘板层骨内的成骨细胞。

【临床表现与诊断】

骨纤维结构不良发病于婴幼儿期,常见的症状为病变部位的肿胀或受累骨段的变形弯曲。一般

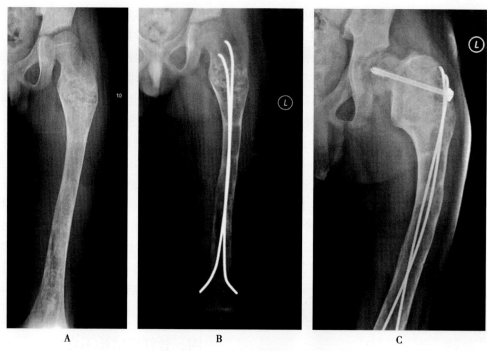

图 62-18　纤维结构不良治疗过程

A. 一例患儿纤维结构不良；B. 弹性髓内钉预防畸形；C. 出现"牧羊人手杖"畸形后再次进行了股骨颈空心螺钉固定术以预防畸形的进一步加重，该患儿待成人后仍需更换髓内的中心性固定装置矫正畸形。

无疼痛及压痛，也不影响正常活动。本病的诊断有赖于影像学检查。最常见的发病部位是胫骨骨干，X 线片显示病灶特征性的位于骨皮质，亦可扩展累及髓腔，病变境界清楚，呈多囊或肥皂泡样溶骨性改变。病灶内部的组织密度高于周围软组织。严重病变可使胫骨向前弯曲变形（图 62-19）。^{99m}Tc骨显像是典型的热区。CT 检查可显示出经典的病变是位于皮质内，没有突破进入软组织，与髓质骨之间有硬化带分界。MRI T_2 加权像为高信号，而用 T_1 加权像和脂肪抑制像时显示为混合性信号。骨纤维不良的进展较为缓慢，一般在骨骼成熟后停止。

【治疗】

骨纤维结构不良的自然病程是在 10 岁以前逐渐生长，至 15 岁左右逐渐自行消退并康复。因此，诊断明确的患者无须手术治疗，定期随访、观察即可。诊断有怀疑的病例，可在手术活检的同时行刮除植骨，但手术后复发率很高；胫骨弯曲变形严重者，可行截骨矫形术；病理性骨折者，手术复位内固定术依然是治疗的首选（图 62-20）。

五、朗格汉斯细胞组织细胞增生症

朗格汉斯细胞组织细胞增生症（langerhans cell histiocytosis，LCH）是朗格汉斯细胞的肿瘤性增生，曾称组织细胞增生症 X，累及骨骼的病变曾称嗜酸性细胞肉芽肿或嗜伊红肉芽肿、朗格汉斯细胞肉芽

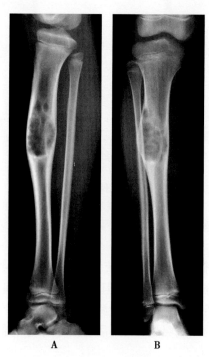

图 62-19　骨性纤维结构不良

胫腓骨正侧位 X 线片显示胫骨中上段轻度增粗并弯曲，髓腔和前侧皮质内磨玻璃样密度增高影及多发斑片状透亮影，边缘模糊。

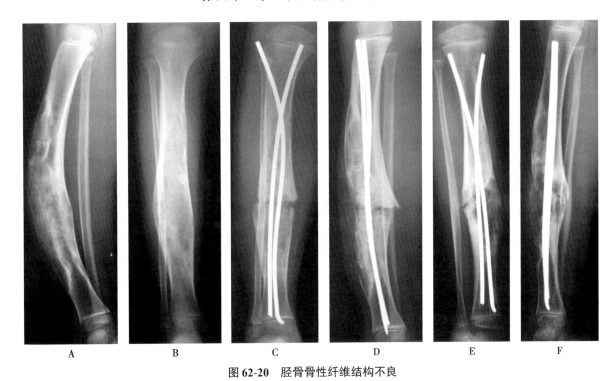

图 62-20 胫骨骨性纤维结构不良

A、B.胫骨骨纤维不良导致胫骨前弓畸形；C、D.术者予以截骨矫形并髓内针内固定；E、F 术后截骨处愈合，畸形矫正。

肿。1985 年由国际组织细胞学将该疾病正式统一为 LCH。

LCH 是一种起源于骨髓单核巨噬细胞系统的罕见异常增生性疾病，由于持续免疫刺激导致 CD1α+/CD207+ 树突状细胞增殖失控。因 RAS/RAF/MEK/ERK 信号通路中重现性体细胞 *BRAF-V640E* 点突变的发现，故将其归为肿瘤性疾病。

发病年龄范围广，从 1 个月到近 80 岁都有报道，但大多数为儿童期发病。男性发病率是女性的 2 倍。婴幼儿期发病者广泛累及内脏及皮肤等软组织，称为 Letterer-Siwe 病。多发性颅骨累及，并且有突眼、尿崩等主要表现者又称 Hand-Schuller-Christian 病。Hand-Schuller-Christian 病和 Letterer-Siwe 病属于儿童血液病，此处不做赘述。任何骨均可受累，但更倾向于发生在颅骨，特别是颅盖骨。其他常见的部位包括股骨、骨盆骨、肋骨和脊椎骨等。亦可累及多骨，但单骨的病变远比多骨型病变常见。

【组织病理学】

病理诊断取决于对朗格汉斯细胞的识别。这种细胞中等大小，界限不清，胞质透明或嗜酸性，卵圆形核的外形不规则，常有切迹，可见特征性核沟。染色质或散在分布，或沿核膜聚集。在骨的朗格汉斯细胞组织细胞增生症中，该细胞呈巢状或簇状分布，常与其他炎性细胞如嗜酸性粒细胞、淋巴细胞、中性粒细胞和浆细胞等混合存在。坏死常见，但不代表临床侵袭性。可见破骨细胞样多核巨细胞，偶见吞噬脂质的组织细胞。本病中朗格汉斯细胞可有比较活跃的核分裂象。

【临床表现】

朗格汉斯细胞组织细胞增生症最常见的症状是在病变区域出现疼痛和肿胀。其他的症状取决于受累的部位及其程度，股骨病变时可以有疼痛与跛行；脊椎骨受累时会出现双下肢无力、腰椎强直、弯腰活动受限；累及颞骨时可出现类似中耳炎或乳突炎的表现；累及颌骨时可导致牙齿松动或脱落；椎体的病变可致压缩性骨折、并可出现神经损害。

【诊断】

本病早期病变的影像学可以表现出侵袭性。X 线片一般表现为纯溶骨性改变，透亮的区域呈磨砂玻璃样，境界清楚，常有厚的骨膜新生骨形成，但无葱皮样改变，也没有软组织侵袭（图 62-21、图 62-22）。颅骨病变有时由于两层骨板受累的程度不同，会表现为"洞中洞"（hole in a hole）征象。病变导致椎体坍塌时可产生扁平椎（vertebra-plana）。

【治疗及预后】

手术活检是诊断 LCH 的必要条件。LCH 病情

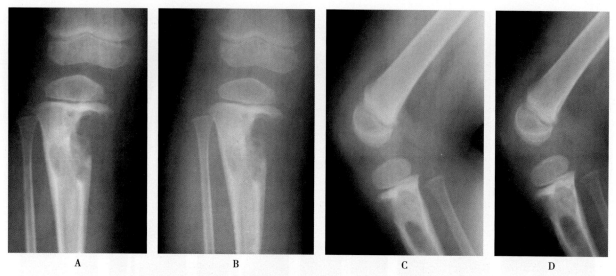

图 62-21　朗格汉斯细胞组织细胞增生症胫骨病变

A、B. 胫骨上段正位 X 线片显示胫骨近侧干骺端见多发大小不等囊状透光区, 内侧骨皮质局部缺损, 边界较清; C、D. 胫骨上段侧位 X 线片显示胫骨近侧干骺端见部分伴模糊硬化边, 骨干侧伴骨膜增生。

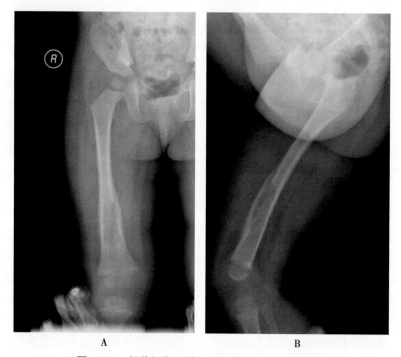

图 62-22　朗格汉斯细胞组织细胞增生症股骨病变

A. 股骨正位 X 线片显示右股骨骨皮质增厚, 周围见骨膜反应, 右股骨上段髓腔内见小圆形透亮影, 周围似见硬化边; B. 股骨侧位 X 线片显示右股骨中下段见片状低密度影, 边界欠清, 密度欠均, 其内见虫蚀样改变, 其旁骨皮质内见条片状低密度影。

轻重悬殊, 预后差异很大, 目前对于 LCH 尚无标准治疗方法。有化疗、靶向治疗、造血干细胞移植等。但诊断明确的单骨型 LCH 病变预后良好, 有不经治疗自愈的报道。2009 年国际组织协会《朗格汉斯细胞组织细胞增生症评估治疗指南》认为对于危险部位病灶即使是单发病灶, 依然建议全身系统化疗。一般来说儿童化疗较成人敏感。

椎体病变导致产生扁平椎时应嘱患者卧床休息, 当症状减轻或消失后可以用支具保护下床, 等待椎体恢复。当病变与炎症, 甚至恶性肿瘤难以区分时, 手术活检是最佳选择。多骨型病变, 特别是出现新病灶者, 可以考虑应用温和的化疗。

第六节　转移性骨肿瘤

近年来转移性肿瘤的外科治疗发展迅速。以前外科治疗一直局限于对原发性肿瘤的治疗，而转移或扩散一直被认为应该采用姑息性治疗，甚至成为肿瘤治疗的禁忌证。但是随着肿瘤转移的基础和临床研究的进展，治疗的观念已发生了实质性的变化。随着医学影像设备的升级和发展，转移性肿瘤早期发现的概率已大大提高，从而使转移性肿瘤的治疗，甚至治愈成为可能。儿童骨骼生长旺盛，长骨干骺端血供丰富，较易受肿瘤细胞侵袭，故长骨的骨转移发生率较高。早期发现对后续的诊治和恢复，提高患儿生存率和生活治疗均有重要意义。儿童骨转移瘤的治疗除抑制肿瘤生长、减轻肢体疼痛外，应注意防止病理性骨折的预防。

儿童转移性骨肿瘤临床表现为局部疼痛，患儿常有腹部或者腰部疼痛的主诉，多为间歇性疼痛、日益加剧，与活动关系不密切，休息和制动不能减轻疼痛。也有个别患儿以病理性骨折为首发症状，此前并无其他症状。晚期转移性骨肿瘤患儿可有消瘦、乏力、贫血和发热等表现。

X线片简单易行，是儿童转移性骨肿瘤的主要初筛方法。但灵敏度较差，不能发现早期转移灶。X线片上可表现为溶骨性、成骨性和混合性。临床上以溶骨性最多见。常表现为弥漫浸润性虫蚀样改变。瘤骨区内可见有残留的骨小梁、残留骨皮质，但多无骨膜反应。而成骨性转移性骨肿瘤表现为皮质膨胀、片状密度增高。

放射性核素骨显像是最常用的转移性骨肿瘤诊断方法，以 ^{99m}Tc 骨显像最常用。骨显像原理是以骨组织摄取标记的 Tc- 亚甲基二膦酸盐（Tc-MDP）富集进而经信号采集而显像，血流丰富处浓度高。骨转移灶代谢活跃，血供丰富，阳性率较高，有利于早期诊断。

病理活检是病理性质确定的最可靠手段，对骨转移灶的出现，尤其是原发病灶尚不清楚或怀疑继发性恶性肿瘤的患儿，更为必要。

骨髓穿刺组织活检有利于鉴别血液系统疾病及骨转移瘤。有时骨髓穿刺活检可为阴性。因此骨髓活检样本应足量，镜检时应注意片尾及边缘部位，若影像学及症状提示骨转移瘤，可行多次骨髓穿刺或多部位骨髓穿刺，有利于确诊。

转移性骨肿瘤的治疗仍然以化疗为主，化疗方案与原发性肿瘤的治疗方案相同，但要考虑化疗药物的耐药性，此时应给予二线药物或其他方案滚动治疗。骨皮质缺损削弱了骨负重能力可能导致骨折，因此需要支具或石膏外固定以防止病理性骨折。孤立的骨转移灶，可考虑手术切除。放疗被认为对转移性骨肿瘤有良好疗效。但应注意放射线对处于生长发育期的儿童的骨损害。

在儿童实体恶性肿瘤中，神经母细胞瘤是最容易出现骨转移的。神经母细胞瘤发生骨转移多见于 18 个月以上的患儿，临床以发热、骨痛和贫血为常见表现，对患儿的生活质量造成严重影响。80%以上原发性肿瘤灶位于腹膜后及肾上腺区后。伴有骨转移的患儿整体预后差，3 年及 5 年总生存率分别为 49.5% 和 41.3%。一般晚期肿瘤出现远处骨转移，但也有报道首发症状为四肢骨破坏，表现与骨髓炎相似，经验性治疗无好转，病理诊断可以明确。治疗仍然以化疗为主，辅以肿瘤切除或防止病理性骨折的治疗。

肾母细胞瘤极少出现骨转移。肾透明细胞肉瘤相对容易出现骨转移。

肝母细胞瘤较少出现骨转移，诊断多依赖于全身骨显像判断。有文献报道，反复高频射频消融对治疗肝母细胞瘤转移至肺、肝和骨的转移灶治疗效果较好。

（杨传民　宁波　马瑞雪）

参 考 文 献

[1] RYCKX A, SOMERS J F, ALLAERT L. Hereditary multiple exostosis[J]. Acta Orthop Belg, 2013, 79(6): 597-607.

[2] 任秀智，杨建平，戴祥麒，等. 儿童胫骨近端骨软骨瘤与鹅足综合征[C]// 天津市医学会. 新世纪天津骨科第二届学术会论文集. [出版地不详: 出版者不详], 2004: 17-20.

[3] SCHMALE G A, CONRAD E U 3rd, RASKIND W H. The natural history of hereditary multiple exostoses[J]. J Bone Joint Surg Am, 1994, 76(7): 986-992.

[4] STIEBER J R, DORMANS J P. Manifestations of hereditary multiple exostoses[J]. J Am Acad Orthop

Surg, 2005, 13(2): 110-120.

[5] SCHMALE G A, HAWKINS D S, RUTLEDGE J, et al. Malignant progression in two children with multiple osteochondromas[J]. Sarcoma, 2010, 2010: 417105.

[6] COUVINEAU A, WOUTERS V, BERTRAND G, et al. PTHR1 mutations associated with Ollier disease result in receptor loss of function[J]. Hum Mol Genet, 2008, 17 (18): 2766-2775.

[7] PANSURIYA T C, VAN EIJK R, D'ADAMO P, et al. Somatic mosaic IDH1 and IDH2 mutations are associated with enchondroma and spindle cell hemangioma in Ollier disease and Maffucci syndrome[J]. Nat Gene, 2011, 43 (12): 1256-1261.

[8] SOHN S H, KOH S A, KIM D G, et al. A case of spine origin chondroblastoma metastasis to lung[J]. Cancer Res Treat, 2009, 41(4): 241-244.

[9] WU C T, INWARDS C Y, O'LAUGHLIN S, et al. Chondromyxoid fibroma of bone: a clinicopathologic review of 278 cases[J]. Hum Pathol, 1998, 29(5): 438-446.

[10] WHITE P G, SAUNDERS L, ORR W, et al. Chondromyxoid fibroma[J]. Skeletal Radiol, 1996, 25 (1): 79-81.

[11] HRISTOV B, SHOKEK O, FRASSICA D A. The role of radiation treatment in the contemporary management of bone tumors[J]. J Natl Compr Canc Netw, 2007, 5(4): 456-466.

[12] PEYSER A, APPLBAUM Y, SIMANOVSKY N, et al. CT-guided radiofrequency ablation of pediatric osteoid osteoma utilizing a water-cooled tip[J]. Ann Surg Oncol, 2009, 16(10): 2856-2861.

[13] DAVIES M, CASSAR-PULLICINO V N, DAVIES A M, et al. The diagnostic accuracy of MR imaging in osteoid osteoma[J]. Skeletal Radiol, 2002, 31(10): 559-569.

[14] KNEISL J S, SIMON M A. Medical management compared with operative treatment for osteoid-osteoma [J]. J Bone Joint Surg Am, 1992, 74(2): 179-185.

[15] DE FILIPPO M, RUSSO U, PAPAPIETRO V R, et al. Radiofrequency ablation of osteoid osteoma[J]. Acta Biomed, 2018, 89(1/S): 175-185.

[16] HOUDEK M T, WENGER D E, SHERMAN C E, et al. Osteoid osteomas of the foot and ankle: a study of patients over a 20-year period[J]. Am J Orthop, 2014, 43(12): 552-556.

[17] ATESOK K I, ALMAN B A, SCHEMITSCH E H, et al. Osteoid osteoma and osteoblastoma[J]. J Am Acad Orthop Surg, 2011, 19(11): 678-689.

[18] MIRABELLO L, TROISI R J, SAVAGE S A. International osteosarcoma incidence patterns in children and adolescents, middle ages and elderly persons[J]. Int J Cancer, 2009, 125(1): 229-234.

[19] CHO W H, SONG W S, JEON D G, et al. Differential presentations, clinical courses, and survivals of osteosarcomas of the proximal humerus over other extremity locations[J]. Ann Surg Oncol, 2010, 17(3): 702-708.

[20] KASTE S C, LIU T, BILLUPS C A, et al. Tumor size as a predictor of outcome in pediatric non-metastatic osteosarcoma of the extremity[J]. Pediatr Blood Cancer, 2004, 43(7): 723-728.

[21] LUETKE A, MEYERS P A, LEWIS L, et al. Osteosarcoma treatment: where do we stand? A state of the art review[J]. Cancer Treat Rev, 2014, 40(4): 523-532.

[22] BIELACK S S, KEMPF-BIELACK B, DELLING G, et al. Prognostic factors in high-grade osteosarcoma of the extremities or trunk: an analysis of 1702 patients treated on neoadjuvant cooperative osteosarcoma study group protocols[J]. J Clin Oncol, 2002, 20(3): 776-790.

[23] MEYERS P A, SCHWARTZ C L, KRAILO M D, et al. Osteosarcoma: the addition of muramyl tripeptide to chemotherapy improves overall survival-a report from the Children's Oncology Group[J]. J Clin Oncol, 2008, 26(4): 633-638.

[24] HARRISON D J, GELLER D S, GILL J D, et al. Current and future therapeutic approaches for osteosarcoma[J]. Expert Rev Anticancer Ther, 2018, 18(1): 39-50.

[25] TIAN Z C, GU Z Y, WANG X, et al. Efficacy and safety of apatinib in treatment of osteosarcoma after failed standard multimodal therapy: an observational study[J]. Medicine(Baltimore), 2019, 98(19): e15650.

[26] ALLEGRETTI M, CASINI B, MANDOJ C, et al. Precision diagnostics of Ewing's sarcoma by liquid biopsy: circulating EWS-FLI1 fusion transcripts[J]. Ther Adv Med Oncol, 2018, 10: 1758835918774337.

[27] FOULON S, BRENNAN B, GASPAR N, et al. Can postoperative radiotherapy be omitted in localized standard risk Ewing sarcoma? An observation study of the Euro EWING group[J]. Eur J Cancer, 2016, 61: 128-136.

[28] WOMER R B, WEST D C, KRAILO M D, et al. Randomized controlled trial of interval-compressed chemotherapy for the treatment of localized Ewing

sarcoma; a report from the Children's Oncology Group [J]. J Clin Oncol, 2012, 30(33): 4148-4154.

[29] ENGERT F, SCHNEIDER C, WEIBETA L M, et al. PARP inhibitsors sensitize Ewing sarcoma cells to temozolomide-induced apoptosis via the mitochondrial pathway[J]. Mol Cancer Ther, 2015, 14(12): 2818-2830.

[30] FIDALEO M, PAOLA E, PARONETTO M P. The RNA helicase A in malignangt transformation[J]. Oncotarget, 2016, 7(19): 28711-28723.

[31] THEISEN E R, PISHAS K I, SAUND R S, et al. Therapeutic opportunities in Ewing sarcoma: EWS-FLI inhibition via LSD1 targeting[J]. Oncotarget, 2016, 7(14): 17616-17630.

[32] RAPP T B, WARD J P, ALAIA M J. Aneurysmal bone cyst [J]. J Am Acad Orthop Surg, 2012, 20(4): 233-241.

[33] OLIVEIRA A M, PEREZ-ATAYDE A R, INWARDS C Y, et al. USP6 and CDH11 oncogenes identify the neoplastic cell in primary aneurysmal bone cysts and are absent in so-called secondary aneurysmal bone cysts[J]. Am J Pathol, 2004, 165(5): 1773-1780.

[34] ZEHETGRUBER H, BITTNER B, GRUBER D, et al. Prevalence of aneurysmal and solitary bone cysts in young patients[J]. Clin Orthop Relat Res, 2005, 439: 136-143.

[35] LEITHNER A, WINDHAGER R, LANG S, et al. Aneurysmal bone cyst: a population based epidemiologic study and literature review[J]. Clin Orthop Relat Res, 1999(363): 176-179.

[36] 孙扬, 牛晓辉, 王涛, 等. 原发动脉瘤样骨囊肿 117 临床回顾分析[J]. 中国骨与关节外科, 2013, 6(3): 204-208.

[37] EROL B, ONAY T, TOPKAR O M, et al. A comparative study for the treatment of simple bone cysts of the humerus: open curettage and bone grafting either without instrumentation of with intramedullary nailing[J]. J Pediatr Orthop B, 2017, 26(1): 5-13.

[38] SOLOOKI S, KEIKHA Y, VOSOUGHI A R. Can ethanol be used as an adjuvant to extened curettage in order to reduce the recurrence rate of aneurysmal bone cyst? [J]. Rev Bras Ortop, 2016, 52(3): 349-353.

[39] LI W C, XU R J, DU M H, et al. Comparison of titanium elastic intramedullary nailing versus injection of bone marrow in treatment of simple bone cysts in children: a retropective study[J]. BMC Musculoskelet Disord, 2016, 17(1): 343.

[40] SHIRAI T, TSUCHIYA H, TERAUCHI R, et al. Treatment of a simple bone cyst using a cannulated hydroxyapatite pin[J]. Medicine, 2015, 94(25): e1027.

[41] OPPENHEIM W L, GALLENO H. Operative treatment versus steroid injection in the management of unicameral bone cysts[J]. J Pediatr Orthop, 1984, 4(1): 1-7.

[42] TRAUB F, EBERHARDT O, FERNANDZE F F, et al. Solitary bone cyst: a comparison of theatment options with special reference to their long-term outcome[J]. BMC Musculoskelet Disord, 2016, 17: 162.

[43] AIBA H, KOBAYASHI M, WAGURI-NAGAYA Y, et al. Treatment of simple bone cysts using endoscopic curettage: a case series analysis[J]. J OrthopSurg Res, 2018, 13(1): 168.

[44] NEER C N, FRANCIS K C, MARCOVE R C, et al. Treatment of unicameral bone cyst. A follow-up study of one hundred seventy-five cases[J]. J Bone Joint Surg Am, 1966, 48(4): 731-745.

[45] HIGUCHI T, YAMAMOTO N, SHIRAI T, et al. Treatment outcomes of the simple bone cyst: a comparative study of 2 surgical techniques using artificial bone substitutes[J]. Medicine(Baltimore), 2018, 97(18): e572.

[46] 范枝俏, 潘耀柱, 刘萍, 等. 朗格汉斯细胞组织细胞增生症的研究进展[J]. 中国实验血液学杂志, 2020, 28(1): 354-358.

[47] EMILE J F, ABLA O, FRAITAG S, et al. Revised classification of histiocytoses and neoplasms of the macrophage-dendritic cell lineages[J]. Blood, 2016, 127(22): 2672-2681.

[48] TRAN G, HUYNH T N, PALLER A S. Langerhans cell histiocytosis: a neoplastic disorder driven by RAS-ERK pathway mutations[J]. J Am Acad Dermatol, 2018, 78(3): 579-590.

[49] 马银娟, 王璇, 潘耀柱. 朗格汉斯细胞组织细胞增生症诊治疗进展[J]. 重庆医学, 2020, 49(3): 489-498.

[50] KOBAYASHI M, TOJO A. Langerhans cell histiocytosis in adults: advances in pathophysiology and treatment[J]. Cancer SCI, 2018, 109(12): 3707-3713.

[51] 郝腾, 李斯慧, 李兴军 等. 伴骨转移神经母细胞瘤患儿的临床特征、治疗效果及预后[J]. 中华实用儿科临床杂志, 2017, 23(3): 182-186.

[52] HIRANO N, GOTO H, SUENOBU S, et al. Bone marrow metastasis of neuroblastoma mimicking purulent osteomyelitis[J]. Jpn J Clin Oncol, 2020, 50(10):, 1227-1228.

[53] YEVICH S, CALANDRI M, GRAVEL G, et al. Reiterative radiofrequency ablation in the management of pediatric patients with hepatoblastoma metastases to the lung, liver, or bone[J]. Cardiovasc Intervent Radiol,

2019, 42（1）: 41-47.

［54］栗向东, 王臻, 郭征, 等. 儿童恶性骨肿瘤保肢手术临床研究进展［J］. 中国骨肿瘤骨病, 2007, 6（5）: 297-306.

［55］余楠生. 恶性骨肿瘤临床诊治要点［J］. 国外医学骨科

学分册, 2005, 26（3）: 131-132.

［56］李慎江, 蔺大伟, 刘德斌, 等. CR、CT、MRI 在骨肿瘤诊断中的临床价值［J］. 中国矫形外科杂志, 2006, 14（9）: 677-679.

第六十三章

罕见小儿实体肿瘤

有研究表明，肿瘤是美国1岁以上儿童的主要死亡原因，但是如果仅从发病率来看，小儿肿瘤仍然属于少见或罕见疾病。为了提高小儿肿瘤的治疗效果，国际和各国均成立了相应的肿瘤研究机构、组织。一些相对常见的小儿肿瘤例如肾母细胞瘤、神经母细胞瘤、骶尾部畸胎瘤等，制订了规范的诊治方案，使其治愈率明显提高。然而，一些罕见的肿瘤，仍缺乏系统的诊治方案。

本章所提及的罕见小儿实体肿瘤包括不同的含义，一方面，是指此类实体肿瘤可能很少发生于小儿，但是在成人期却是常见的肿瘤；另一方面，是指罕见但确实发生于小儿的肿瘤或指发生于非典型部位的小儿肿瘤。

这些罕见的肿瘤由于缺乏典型的表现，诊断也没有统一的标准，治疗上或者引入成人肿瘤的治疗原则，或者根据病理检验结果做相应的化疗。

第一节 假 瘤

一、炎性假瘤

炎性假瘤（inflammatory pseudotumor，IPT）最早由 Umiker 和 Iverson 描述，起初被认为是一种发生于软组织的良性肌成纤维细胞肿瘤。该肿瘤几乎可发生在所有组织，最常见的部位是肺。

目前病理学上，广义的炎性假瘤是指具有不同性质和病原学的病变家族，其中主要有4大类，即下生殖-泌尿系特发性术后修复性病变、分枝杆菌感染继发病变、EB 病毒感染相关的滤泡树突状细胞肿瘤（肝、脾）和肌成纤维细胞肿瘤。炎性假瘤病因不清，有学者认为与创伤或感染后炎症反应过度有关，伴有细胞因子（如 IL-6，IL-1β）分泌增多、非特异性炎症表现。实验室检查呈炎症反应。有学者则认为其与 EB 病毒和疱疹病毒感染有关。需要通过免疫组织化学染色明确排除的鉴别诊断包括淋巴瘤、软组织肿瘤和癌。镜下可见梭形的成肌纤维细胞组成的基质中有炎性浆细胞、巨噬细胞和淋巴细胞浸润。炎性假瘤由于局部呈浸润生长，容易误诊为肉瘤，与肉瘤不同的是观察不到核分裂象和核异型性。

患者有疲劳、体重减轻、不明原因发热、夜间出汗、腹痛和淋巴结病等表现。一般认为是良性肿瘤，抗炎治疗多无效，手术切除可治愈，极个别情况有再发和恶变的报道。

二、Kimura 病和 Castleman 病

Kimura 病和 Castleman 病也属于假瘤。发生于儿童颈部的 Kimura 病和 Castleman 病不容易与颈部淋巴结肿炎、原发或继发性淋巴瘤、肉芽肿瘤、转移性肿瘤等鉴别。文献资料表明，在有关儿童的颈部淋巴结活检的报道中，假瘤极少。

Kimura 病，又称淋巴结嗜酸性淋巴肉芽肿、血管淋巴样增生伴嗜酸细胞增多（angiolymphoid hyperplasia with eosinophilia，AHE）。是一种少见的、良性的、不明原因的、慢性炎症性的皮下软组织疾病，1948 年日本学者 Kimura 等以"不寻常性淋巴组织增生性肉芽肿"报道此病。Iizuka 等于 1959年建议使用"Kimura 病"。目前，关于该病的报道主要集中于个案报道。Kimura 病的发病有明显的地域性，多见于亚洲人、偶见于白种人、罕见于非

洲人。该病多发生于青年男性,高发年龄为20～40岁。Xu等总结国内1988—2009年报道的Kimura病儿童病例29例,男女发病比例为28:1。该病好发于头颈部,也有发病部位在纵隔、会阴、大动脉周围的文献报道。一般临床上伴发症状少见,主要表现为局部肿物、生长缓慢,无转移报道,切除后偶有复发。Kimura病的其基本病理特点为肿块组织内小血管增生扩张和淋巴样细胞增生浸润;在有些报道中还提到有外周血嗜酸性粒细胞增多(正常<5%)。治疗方案的选择因人而异,包括手术切除、局部放疗、药物治疗(局部或全身的甾体激素治疗、非甾体抗炎药、细胞毒性药物、维A酸、环孢素、硫唑嘌呤、伊马替尼、己酮可可碱、奥马珠单抗、免疫球蛋白等),但所有治疗方案都不能避免复发。

Castleman病,又称血管滤泡性淋巴增生或称淋巴结错构瘤、巨大淋巴结增生,于1954年由Castleman首次报道。此病根据侵袭部位分为单中心型Castleman病(unicentric Castleman disease,UCD)和多中心型Castleman病(muhicentric Castleman disease,MCD)。主要病理类型包括透明血管型、浆细胞型和混合型。此病约10%发生在颈部,其他发病部位如大网膜、心包腔、肌肉等也有个案报道。临床常表现为发热、贫血、盗汗等。主要依靠病理检查明确诊断。Castleman病除外科手术切除外,特别对系统型应考虑用化疗和抗疱疹病毒治疗,以减少Kaposi肉瘤疱疹病毒(KSHV)的负荷量,增强抗病毒能力。

三、炎性肌成纤维细胞瘤

炎性肌成纤维细胞瘤(inflammatory myofibroblastic tumor,IMT)是一种少见的间充质肿瘤,病因不明,恶性潜能不确定,1905年由Birch-Hirschfield首次报道。IMT多曾称炎性假瘤,也曾称浆细胞肉芽肿、纤维黄色肉芽肿、肌纤维母细胞瘤。WHO将其定义为"由分化的肌成纤维细胞性梭形细胞组成的,常伴大量浆细胞和/或淋巴细胞的一种肿瘤"。在新的WHO软组织肿瘤分类中将其归为成纤维细胞/肌成纤维细胞肿瘤、中间性、少数可转移类。即现在认为IMT是一种真瘤性病变,其病理表现为梭形分化的肌成纤维细胞,伴大量浆细胞或淋巴细胞组成的瘤性病变。据报道美国每年有150～200例新病例被确诊为IMT。尽管缺乏确切的流行病学数据,IMT主要影响儿童、青少年和年轻人。它最初出现在肺部,但也可能出现在身体的任何部位,有时伴有炎症综合征,伴有发热及其他症状、体征。在50%～60%的病例中,IMT具有特定的体细胞特征,即位于2p23号染色体上的ALK基因和编码受体酪氨酸激酶的基因被不同的基因配体重新排列。

IMT多为局部浸润性的,约5%以下的病例可出现远处转移或多灶性发病。对于大多数病例来说,手术仍是主要的治疗手段,切除局部肿瘤后预后良好。针对不可切除/晚期疾病和多灶/转移性疾病,则应采取系统性治疗。尽管已经使用过从糖皮质激素到化疗的各种方法,但尚无标准的全身性治疗方案。

第二节　性腺外生殖细胞肿瘤

一、性腺外精原细胞瘤

精原细胞瘤(seminoma)起源于睾丸原始生殖细胞,是睾丸最常见的肿瘤。原发于性腺外的精原细胞瘤则较为罕见,占所有生殖细胞瘤的1%～2%,多发生于青中年男性。可发生于纵隔、腹膜后,垂体及松果体区。诊断中常用肿瘤标志物为AFP和hCG,但特异度较低,不过肿瘤标志物可作为观察疗效的指标,对肿瘤组织学也有参考价值,肿瘤病理分为4型:①典型精原细胞瘤;②间变性精原细胞瘤;③精母细胞性精原细胞瘤;④滋养叶型巨细胞性精原细胞瘤。本病属恶性,对放疗很敏感。

二、性腺外卵黄囊瘤

性腺外卵黄囊瘤(extragonadal yolk sac tumor)又称性腺外内胚窦瘤瘤(extragonadal endodermal sinus tumor),极少见,可发生在生殖细胞由卵黄囊迁移至生殖嵴的中线路径上的任何部位。目前报道有腹膜后、骶尾部、阴道、脑内、口底、眼窝、鼻腔、肺及纵隔等,亦有1例新生儿肠系膜卵黄囊瘤的报道。性腺外卵黄囊瘤早期均无特异症状,但是病程短,进展快,发展到一定时期,则根据肿瘤发生的部位出现不同的症状,易发生早期血行转移,预后差。其特点是AFP水平升高。治疗采用手术、化疗相结合的个体化治疗能提高治疗效果。

第三节 恶性黑色素瘤

一、皮肤恶性黑色素瘤

详见第三十三章。

二、中枢神经系统黑色素瘤

中枢神经系统恶性黑色素瘤的发病率约为0.001 8%，其中原发性黑色素瘤占颅内肿瘤的0.07%～0.17%。一般认为中枢神经系统原发性黑色素瘤组织起源于脑和脊髓的软脑（脊）膜上的黑色素细胞，主要包括4种类型：①脑膜黑色素细胞增生症，为正常脑膜黑色素细胞增生出现局限或弥漫性的软膜黑变区，其患者可长期生存；②脑膜黑色素瘤，可发生于中枢神经系统有软脑膜存在的任何部位可单发或多发，肿瘤边界清晰光滑，无邻近组织浸润，病程可长达数年，术后有复发的可能；③脑膜黑色素瘤病，表现有脑膜炎症状，肿瘤有反复自发出血倾向；④原发性恶性脑膜黑色素瘤，为脑膜黑色素瘤的恶性转变。

脑膜黑色素瘤有良性、恶性2种生长方式。良性者生长缓慢，边界清、光滑，呈膨胀性生长，病理镜检见肿瘤细胞丰富，非典型增生，核分裂、坏死少；恶性者呈浸润性生长，肿瘤血供丰富，边界欠清楚，镜下见肿瘤细胞有大量黑色素颗粒，细胞核大，核分裂多，出血倾向明显。

颅内原发性黑色素瘤无特征性临床表现，易被误诊为脑膜瘤，临床及影像诊断特异度差，术后组织病理学检查仍是目前唯一确诊方法。有学者提出确诊颅内原发性黑色素瘤的3个基本因素：①皮肤及眼球未发现有黑色素瘤；②上述部位以前未做黑色素瘤切除术；③内脏无黑色素瘤转移。

颅内黑色素瘤的治疗以手术切除为主，恶性肿瘤生长速度快，浸润范围广，全切困难，应采取综合治疗的方法。恶性黑色素瘤有一定的放射敏感性，尤其是定向放射治疗效果明显。福莫司汀、替莫唑胺化疗对黑色素瘤有效率为25%。有资料显示，颅内原发性黑色素瘤较继发性黑色素瘤预后好，患者的生存期可长达5～10年。

第四节 皮肤软组织罕见肿瘤

一、小儿基底细胞癌

基底细胞癌（basal cell carcinoma）最常见于成年人暴露于紫外线照射下。文献报道小儿基底细胞癌共107例。除紫外线因素外，小儿发病原因还可能与染色体9q22上的某一基因失活有关。

在小儿病例，男女发病无差异，发病年龄为2.25～18岁。发病部位，头部占90.4%，躯干占6%，胸部占2%，颈部占1.2%。临床表现包括皮肤病损、出血、触痛、颜色改变等；肿瘤表现为结节样或丘疹样，可光滑或有溃疡形成。组织学表现为20%为侵袭性（硬化、浸润、角质化），80%为非侵袭性。治疗方法包括手术切除、刮除、放疗。复发率18%。

二、成纤维细胞/肌成纤维细胞肿瘤

由Fletcher等4位教授主编的第4版WHO软组织和骨肿瘤分类于2013年出版，增加了"巨细胞成纤维细胞瘤（giant cell fibroblastoma, GCF）和隆突性皮纤维肉瘤（dermatofibrosarcoma protuberans, DFSP）"。这2种肿瘤传统上被认为是皮肤纤维组织细胞性肿瘤，但近年来的研究显示，瘤细胞显示成纤维细胞分化（CD34+树突状成纤维细胞），故在新的分类中将其归入成纤维细胞/肌成纤维细胞性肿瘤中。GCF和DFSP关系密切，属于同一瘤谱，均为中间性肿瘤，前者属局部侵袭性，后者属偶有转移性。

DFSP最早于1890年由Taylor描述为一种与瘢痕疙瘩相似的肉瘤。Derier和Ferrand在1924年称其为进行性复发性皮肤纤维瘤或肉瘤，后证实为DFSP。

GCF由Drs Enzinger和Shmookler在1982年首先报道，GCF和DFSP有相似性。在其报告的20例中，有17例是儿童，其中85%小于10岁，男孩略多。GCF的好发于躯干、大腿后部、腹股沟区、头面部，偶见于阴囊、会阴等部位，背部和大腿是最

常见的发病部位。

临床表现为无痛性生长缓慢的皮下结节。肿瘤通常较小，肿瘤直径一般为1~5cm。瘤周边界不清，呈灰白色或黄色，质实或软。镜下显示侵及真皮和皮下的梭形肿瘤细胞呈波浪形的、平行束样排列，并有丝样的胶原纤维和致密的硬化区域，间有散在的多形性巨细胞。在间质广泛胶原化和局灶性黏液变的背景下，增生的梭形细胞（即瘤细胞）具有中度的核多形性，瘤细胞分布不均。GCF组织中出现独特的假血管腔，大小、形态不规则，内衬多核巨细胞，这些巨细胞核深染。免疫组织化学显示，瘤细胞对波形蛋白和CD34呈阳性；平滑肌肌动蛋白、结蛋白、黑色素瘤抗体HMB-45、角蛋白和S100阴性。电镜显示梭形细胞和多核细胞粗面内质网有结晶状包涵体；同时在瘤细胞胞质内发现独特的具有横纹的粗原纤维。GCF易误诊为肉瘤，误诊率高达40%。

根据GCF好发于儿童，肿块位于浅表部位，瘤组织具有独特的假血管腔内衬深染的异形细胞，瘤细胞为梭形，可出现车辐状结构等特点，诊断GCF并不难。治疗采用局部完整切除肿瘤。因GCF为交界性肿瘤，呈良性表现，但是50%在6.8年内复发。复发率高达47%~50%，但尚未发现转移，故预后良好。

三、癌肉瘤

癌肉瘤（carcinosarcoma）是指癌和肉瘤成分相混合的一种恶性肿瘤。1864年由Virchow首先命名，多见于子宫、乳腺、鼻咽、食管。国内曾有学者报道1例小儿肺发生癌肉瘤。癌肉瘤是一种罕见的两相恶性肿瘤，其特征是癌区和肉瘤区的混合组成。癌肉瘤可发生于各种器官，但最常见于头颈部、肺和女性生殖道。

组织学分类包括3种：①混合瘤，星形细胞块并具有腺样结构；②胚胎性癌肉瘤，疏松的间质中有多边形细胞或星形细胞团块，可有腺泡状组织或鳞状细胞团块；③其他癌肉瘤，含有软组织特点的低分化细胞和任何另一种癌细胞。

其组织发生学说有多种：①未分化癌的化生向梭形细胞过渡形态；②上皮癌伴有基质肉瘤样变；③癌与肉瘤各自独立发展而混合组成；④2种组织不同的肿瘤相互碰撞或浸润；⑤来源于同一胚层的多潜能细胞的恶性母细胞；⑥鳞癌中的结缔组织反

应性增生成肉瘤；⑦肉瘤局部长期受刺激或其他因素而癌变。多数人同意共同起源于同一干细胞分别向癌和肉瘤分化的观点。在癌肉瘤的组织成分中，以鳞癌为多见，腺癌及未分化癌也有发生；肉瘤以纤维肉瘤为多见，横纹肌肉瘤、骨肉瘤也有报道。

四、肌纤维肉瘤

肌纤维肉瘤（myofibrosarcoma）是一种低度恶性的软组织肿瘤，由Eyden等在1992年首先报道其本质。这种肿瘤主要发生于成年人，最常发生在口腔深部组织（尤其是舌）、四肢、躯干和盆腔。发生于儿童的肌纤维肉瘤不超过10例，而且主要发生在头颈部。肿瘤表现为有痛或无痛的结节，大体标本肿瘤呈灰色或黄褐色。组织学上，肿瘤由胶原样基质和平滑肌细胞样的多形性、星形或梭形细胞组成，这些细胞具有嗜酸性细胞质和变细的细胞核。

治疗以手术切除为主，也有采用放化疗者，但疗效不确定。10例患者中有4例在手术后2年内死亡。低分化者预后差。

五、罕见型横纹肌肉瘤

横纹肌肉瘤（rhabdomyosarcoma，RMS）是儿童软组织肿瘤中最常见的一种恶性肿瘤，约占儿童所有恶性肿瘤的3%。2013年WHO制订的软组织与骨肿瘤分类中将RMS分为胚胎性横纹肌肉瘤（embryonal rhabdomyosarcoma，ERMS），腺泡状横纹肌肉瘤（alveolar rhabdomyosarcoma，ARMS），多形性横纹肌肉瘤（pleomorphic rhabdomyosarcoma，PRMS）及梭形细胞/硬化性横纹肌肉瘤（spindle cell/sclerosing rhabdomyosarcoma，SRMS）。在诊断为RMS的病例中，ERMS约占60%，ARMS约占20%，其余分型占20%。

ERMS的发病年龄常<10岁，较易发生在缺少骨骼肌的部位，如头颈部、泌尿生殖道和后腹膜等，若能完整切除，5年生存率可达95%。ARMS可发生于青少年和青年人，多发生在骨骼肌的区域、四肢和躯干。该肿瘤易早期转移至淋巴结及骨髓，局部浸润常见，预后较差。COG软组织肉瘤的治疗指南依据组织学亚型及是否存在融合基因，给予不同治疗方案。近年来，随着多种治疗联合应用，局灶型RMS的5年无病生存率已明显提高，约71%，

但 ARMS 因体积较大，难以完整切除，且早期远处转移，预后仍然很差。70%～80% 的 AMRS 中发生染色体易位，而 ERMS 中一般不发生染色体易位。

PRMS 由 Stout 首先描述。有报道认为，在小儿中 PRMS 的发病率为 1%。Furlong 报道了 4 例小儿 PRMS，其中 2 例发生于胸壁，另 2 例分别发生于上肢和下肢。大体上肿瘤局限分成小叶状，镜下特征是可见大的多形性、多核细胞，呈深嗜伊红色或蜘蛛状横纹肌母细胞。细胞核从浓染到空泡样均有，有非典型有丝分裂象。免疫组织化学显示，结蛋白、肌红蛋白、MyoD1、Myf4、MSA 阳性。

SRMS 多为个案报道；各年龄段均有发生；好发于头颈部，其次为四肢、泌尿生殖道和腹膜；镜下显示为梭形、圆形及多角形细胞存在于玻璃样变的基质背景中，肿瘤细胞可呈假血管样、束状、巢状、索状以及腺泡状排列方式。这些圆形或多形性肿瘤细胞小，含有少量胞质，核浓染，核仁不明显。此外，SRMS 肿瘤内含有类似骨样组织或软骨样基质。

六、脂肪母细胞瘤和脂肪母细胞瘤病

脂肪母细胞瘤（lipoblastoma）和脂肪母细胞瘤病（lipoblastomatosis）是发生于胎儿白色脂肪的良性肿瘤，但是有复发和侵袭性生长趋势，组织学上有时与黏液样脂肪肉瘤不易鉴别，有研究认为 8q11-q13 区域染色体重新排列可作为与黏液样脂肪肉瘤鉴别的标记。

第五节　头颈部罕见肿瘤

一、头颈部黏液样软骨肉瘤

黏液样软骨肉瘤（myxoid chondrosarcoma）是一种少见的可发生于身体各部位的恶性肿瘤。最常见于长管状骨和骨盆部位。多见于 40～60 岁成人。发生于头颈部的黏液样软骨肉瘤罕见。文献报道仅 50 余例发生于 18 岁以下患者，症状依肿瘤部位不同而异。Sabine 报道 1 例 8 岁男孩患有上颌骨黏液样软骨肉瘤，表现为鼻塞。该肿瘤低度恶性、生长缓慢，因此不容易早期发现。文献报道从发病到治疗平均 9.4 个月。CT 对判断肿瘤部位和性质有帮助。治疗应结合手术和术后放化疗，小儿病例预后良好。

二、带有胸腺样分化的纺锤状上皮肿瘤

伴有胸腺样分化的纺锤状上皮肿瘤（spindle epithelial tumor with thymus-like differentiation，SETTLE）是一种非常少见的甲状腺肿瘤，是一种起源于异位胸腺或鳃囊残迹的肿瘤，保存有分化为胸腺的潜能。有报道 2 岁女孩患此疾病。其肿瘤的组织学表现为肿瘤中有梭形细胞、腺状上皮、黏蛋白状的囊性损害，免疫组织化学显示细胞角蛋白 AE1/AE3 和弹性蛋白广泛分布于梭形细胞区域，α 平滑肌肌动蛋白部分阳性，含有柱状细胞和囊泡的腺样结构中细胞角蛋白 AE1/AE3 也呈阳性。甲状腺球蛋白、甲状腺转移因子Ⅰ、S100、癌胚抗原、生长抑素、突触素和嗜铬粒蛋白 A 均呈阴性。

三、儿童颈部恶性蝾螈瘤

儿童颈部恶性蝾螈瘤又称 Triton 瘤，是指含有横纹肌肉瘤成分的恶性神经鞘瘤，是一种恶性程度高、极易复发和转移、预后极差的、较罕见的肿瘤。赵爱玲等统计 1938—2018 年文献，总共发现儿童恶性蝾螈瘤 42 例。肿瘤的发生部位较广泛，常见于四肢、躯干，且多与主要的大神经干相联系。发生于颈部极少见。Woodruff 等认为其诊断应符合以下 3 点：①起源于周围神经并沿神经干分布或伴有神经纤维瘤病；②施万细胞具有显著的生长特征；③可见横纹肌肉瘤成分。蝾螈瘤组织复杂、多样，组织学没有明确的特征，有时与间胚叶发生的恶性肿瘤如平滑肌肉瘤、纤维肉瘤等不易鉴别，因此临床病理多通过免疫组织化学的方法包括波形蛋白、神经元特异性烯醇化酶、S100、结蛋白、肌红蛋白等确诊。目前尚无根治性方法，治疗以手术切除为主。肿瘤对放疗不敏感，术后可辅以化疗，但效果不确切。

四、唾液腺肿瘤

唾液腺肿瘤（salivary gland tumour）不论良恶性在儿童均少见，发病率为 1/100 万。恶性唾液腺肿瘤可以发生在腮腺、下颌下腺、舌根部等，在儿童恶性唾液腺肿瘤的侵袭性比成年人弱。美国癌症研究所统计 2002—2013 年共确诊 245 例儿童原发性唾液腺恶性肿瘤。大多数患者为女性（59%）。

平均诊断年龄为 14.5 岁,大多数患者诊断年龄大于 10 岁(92%)。共有 220 例腮腺原发性肿瘤和 25 例下颌下腺原发性肿瘤被确诊。大多数(85.9%)被确诊的肿瘤为高分化或中分化,有 2.5% 的患者肿瘤发生了远处转移。在腮腺原发性肿瘤患者中,最常见的组织学亚型是黏液表皮样癌(50%),其次是腺样细胞癌(39%)和腺样囊性癌(3%)。肿瘤平均大小为 2.3cm,大多数患者肿瘤分化良好或中分化(87%),未扩散至淋巴结(78.6%),诊断时未转移(97.8%),诊断为Ⅰ期或Ⅱ期(70%)。治疗以手术切除为主,腮腺恶性肿瘤,最常见的手术是腮腺全切除术,保留不同程度的面神经(38%)。

第六节 胸部罕见肿瘤

一、胸膜肺母细胞瘤

胸膜肺母细胞瘤(pleuropulmonary blastoma,PPB)在儿童中非常少见,主要发生在 12 岁以下的儿童,多于婴幼儿期发病。该肿瘤可以起源于胸腔内肺部组织、胸膜或两者均有。组织学上不同于成年型的肺母细胞瘤,即不含有上皮成分,而是含有恶性间充质成分的原始培基。确切的病因尚不清楚,但是多数学者相信其与先天性肺囊肿有关。该肿瘤分为 3 型:①Ⅰ型,病变全部为囊性;②Ⅱ型,病变为囊实混合性;③Ⅲ型,病变全部为实性。25% 的患者伴有其他胚胎性肿瘤。临床表现包括呼吸窘迫、发热、胸痛、咳嗽、食欲减退、体重减轻和自发性气胸等。该肿瘤主要转移至中枢神经系统。该肿瘤预后极差,5 年生存率仅为 45%,手术切除为主要治疗方法。Ⅰ型 PPB 一般预后较好,长期生存率约 83%,而Ⅱ型和Ⅲ型 PPB 预后差,长期生存率约 42%。另外,Ⅰ型 PPB 儿童罕有肿瘤转移的情况,而Ⅱ型和Ⅲ型 PPB 可高达 30%,多数转移至脑、骨、肝。过去对Ⅰ型 PPB 的治疗是完整切除,Ⅱ型和Ⅲ型 PPB 需要辅助化疗,而近年来有资料表明,化疗有助于降低Ⅰ型 PPB 的复发风险和提高患者的生存率。

二、食管黏液性肉瘤

临床表现为吞咽食物困难,体重减轻。食管钡剂检查显示食管狭窄,内镜检查见食管腔内有息肉样肿块。手术切除为首选,同时手术后接受化疗和放疗。

三、胸腔内韧带样纤维瘤

胸腔内韧带样纤维瘤(intrathoracic desmoid tumor)极为罕见,Krause 等报道过 1 例呼吸窘迫并伴有胸腔内肿块的 2.5 岁男孩,手术及病理检查证实肿瘤为胸腔内韧带样纤维瘤。

第七节 腹部罕见肿瘤

一、腹膜或肠系膜罕见肿瘤

1. 结缔组织增生性小圆细胞肿瘤(desmoplastic small round cell tumor,DSRCT) 属于小圆蓝细胞肿瘤家族,该家族包括有神经母细胞瘤、恶性淋巴瘤、横纹肌肉瘤、尤因肉瘤、肾母细胞瘤和原始神经外胚叶肿瘤等。以往将此类肿瘤归为小圆细胞肿瘤的非典型形式或归为恶性间皮瘤、腺癌、类癌、生殖细胞肿瘤等的非典型类型。直到 1991 年 Gerald 等建议将此类肿瘤作为一种独特的肿瘤看待,其最显著的组织学特点是促结缔组织生成的基质包围肿瘤细胞。肿瘤的起源并不十分清楚,可能起源于间皮,在腹部可能来源于腹膜本身。男性多发,男女之比约为 3∶1。该肿瘤具有较强的侵袭性。肿瘤通常巨大,可早期有淋巴结、肝和肺转移。常不能完全手术切除,积极的多种药物联合化疗可抑制肿瘤生长,使其体积缩小,但常有肿瘤残留。预后差,仅有 50% 病例对化疗有作用,平均生存时间仅为 17 个月。

2. 肠系膜脂肪母细胞瘤(mesenteric lipoblastoma) 脂肪母细胞瘤是一种罕见的良性肿瘤,由胎儿脂肪组织组成。大多数病例见于婴儿和幼儿,80%~90% 的病例发生在 3 岁以下。男孩的患病概率是女孩的 2~3 倍。脂肪母细胞瘤常见于四肢、躯干、头颈、纵隔、腹股沟、阴囊、臀部、直肠周围、腹膜后,很少见于肠系膜,截至 2015 年文献仅报道

12 例。腹部脂肪母细胞瘤约占所有脂肪母细胞瘤的 7%，大多数脂肪母细胞瘤发生在腹膜后。主要表现为腹痛、腹胀、腹部包块。超声和 CT 可以诊断。治疗以手术切除为主，合并肠扭转时可行肿瘤及部分肠管切除，偶见复发病例（图 63-1）。

3. 小肠系膜节神经细胞瘤（paraganglioma）

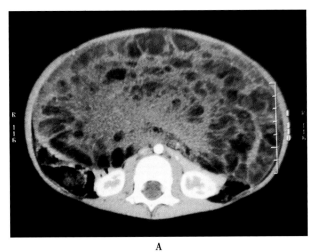

A

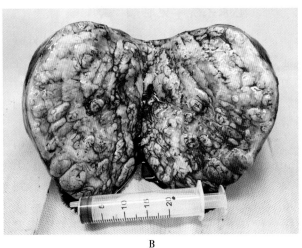

B

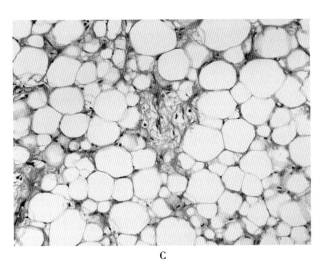

C

图 63-1　小肠系膜脂肪母细胞瘤
A. CT 图像；B. 切除肿瘤标本；C. 病理学，HE 染色。

该肿瘤罕见，文献中仅见数例报道。绝大多数颅外节细胞神经瘤位于后纵隔或腹膜后，其起源于交感神经节的神经上皮细胞，是良性肿瘤。肿瘤切面呈灰白色，有出血灶。组织学上可见梭形细胞稀疏排列成束状，细胞核呈波浪形。广泛分散的、巨大的神经节样细胞在神经纤维间质中，细胞含有 1～3 个核仁。稀疏的梭形细胞 S100 免疫组化染色阳性。超声和 CT 检查有助于发现肿瘤，治疗应手术切除。

二、胃肠道罕见肿瘤

在成年人中常见的胃肠道肿瘤，如胃癌、结肠癌等在小儿中发病率极低，治疗也多参照成年人的治疗方案。详见第四十八章。

三、肝脏罕见肿瘤

1. 原发性肝脏非霍奇金淋巴瘤（primary non-Hodgkin lymphoma of the liver）　位于肝脏的非霍奇金淋巴瘤在儿童中罕见，在成人中的报道也仅有 100 余例。移植后的肝脏也可发生非霍奇金淋巴瘤。有报道 1 例 6 岁男孩临床表现为黄疸、腹痛、体重减轻，针刺活检确诊为非霍奇金淋巴瘤而行化疗，效果满意，结节型预后较弥漫型好。

2. 原发性肝内横纹肌肉瘤（primary intrahepatic rhabdomyosarcoma）　在小儿中罕见。Huang 报道 1 例 8 岁男孩患此病，各种检查无特异性。

第八节　泌尿生殖系统罕见肿瘤

一、泌尿系统罕见肿瘤

1. 伴有结节性硬化症的肾细胞癌　结节性硬化症是常染色体异常，不完全外显和表型变异。在结节性硬化症患者中可见血管肌脂瘤和多发性肾囊肿。而在结节性硬化症患者中发生肾细胞癌则通常为多灶性或者双侧发病。

2. 膀胱嗜铬细胞瘤（pheochromocytoma of bladder）　嗜铬细胞瘤中仅有少于 1% 发生于膀胱，而在膀胱肿瘤中，嗜铬细胞瘤仅占不到0.06%。膀胱嗜铬细胞瘤很少发生于小儿，至今文献报道仅有 7 例，患者年龄 7～14 岁。主要临床表现有排尿后头痛、心悸、晕厥、出汗和高血压。早期不容易想到此病而作出正确的诊断，文献报道平均病史为 2 年，但是一旦想到此病则很容易诊断。血和尿儿茶酚胺代谢产物检查有助于诊断，超声、CT 或 MRI 等影像学检查有助于判定肿瘤的大小和部位，对手术有帮助。术前、术中和术后一定要有效控制血压，术中轻柔操作，以免引起血压过度波动导致大出血。需要注意小儿嗜铬细胞瘤有时是多病灶的。

3. 膀胱平滑肌瘤（leiomyoma of bladder）　是膀胱非上皮性肿瘤中最常见的类型，发生率为0.04%～0.50%，该病多发于年轻女性，其发病率是男性的 4 倍。儿童少见。该病临床上多以膀胱刺激征、排尿障碍、下腹痛及腹部包块为主要表现，肉眼血尿仅占 30%，而有血尿症状者易被误诊为膀胱癌。绝大多数为单发，偶见多发报道。瘤体多位于膀胱顶部、颈部及底部，且多为广基无蒂的半球形肿物向膀胱内突出。尿细胞学检查均为阴性。手术是治疗膀胱平滑肌瘤的主要手段，预后良好。

二、性腺肿瘤

1. 卵巢颗粒细胞瘤（ovarian granulosa cell tumor）　小儿罕见，Koksal 曾报道 1 例 11 岁女孩患有此病，其表现为盆腔肿块伴有溢乳，实验室检查结果显示雌二醇水平升高、黄体生成素和卵泡刺激素水平下降。笔者所在医院曾收治 1 例患有此病的 5 岁女孩，表现为阴道流血。

2. 睾丸横纹肌肉瘤（intratesticular rhabdomyosarcoma，ITRMS）　睾丸横纹肌肉瘤极罕见，具有侵袭性生长模式，预后多不良。睾丸横纹肌肉瘤多见于青少年及儿童，有 2 个发病高峰年龄，分别为 4 岁和 18 岁，约 70% 的病例在 10 岁前发病。近 10 年国内报道了睾丸横纹肌肉瘤 8 例，其中胚胎性横纹肌肉瘤 5 例，多形性横纹肌肉瘤 2 例，腺泡性横纹肌肉瘤 1 例。主要临床表现为无痛性逐渐增大的阴囊内肿物（图 63-2），患儿多有坠胀感，血 AFP、hCG、CEA 多为阴性，超声检查可见睾丸弥漫性增大，不均质回声，有淋巴结转移者 CT 可见腹膜后或腹主动脉旁软组织影，明确诊断尚需病理结果。目前最佳治疗方法为根治性切除（腹股沟切口）并辅以化疗，如果肿瘤固定在阴囊壁上，应进行根治性切除术和半阴囊切除术，包括阴囊皮肤的根治性切除。Abhijith 等报道，年龄＞10 岁的患者，无论是否有腹膜后疾病的影像学证据，都应进行腹膜后淋巴结解剖分期，如果淋巴结是阳性的，除化疗外，还应接受放射治疗。

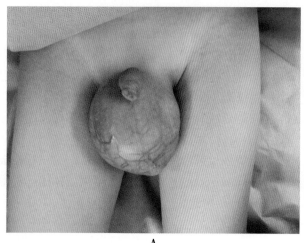

A

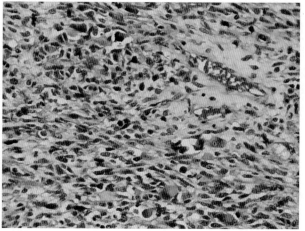

B

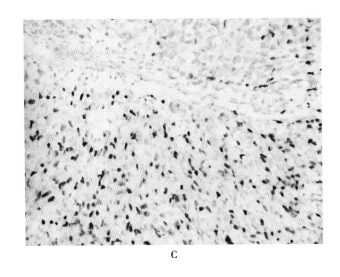

C

图63-2 右侧睾丸横纹肌肉瘤

A. 外观；B. 病理学，HE染色，100×；C.病理学，免疫组织化学染色，100×。

第九节 其他罕见肿瘤

1. 痣样基底细胞癌综合征(nevoid basal cell carcinoma syndrome) 痣样基底细胞癌综合征是遗传性的多系统障碍，属于常染色体显性遗传。它包括基底细胞癌、手掌和足底深凹、下颌囊肿、骨骼畸形和卵巢纤维瘤。1986年Springate报道了1例8岁女孩患此病症。

2. 粒细胞肉瘤(granulocytic sarcoma，GS) 又称原粒细胞瘤(myeloblastoma)，是急性粒细胞白血病肿瘤样增生的一种特殊类型，临床上极为罕见。文献仅见个案报道。根据肿瘤切面有无特征性的绿色而分为2类，有绿色的称为绿色瘤，缺乏绿色的称为GS。实际上两者在本质上并无差别。故目前倾向于将其统一命名为GS，这样看来更确切一些。

本病罕见，几乎均见于急性粒细胞白血病患者。根据国外统计，其发病率约占的3.1%，发病年龄分布较广，以青年及40岁以上成人较为多见，无明显性别差异。其临床表现与急性白血病相似，患者常有明显的贫血、出血、发热及骨痛，同时常伴口腔溃疡，消瘦，肝、脾、淋巴结明显肿大。其突出的表现为骨髓外肿瘤形成，最常累及骨膜下骨质，最好发部位为眶周骨膜，其次为鼻窦、胸骨、肋骨、脊椎及骨盆，而皮肤、皮下组织及局部淋巴结则相对较少。文献上还有GS呈多中心性的报道。眶骨受累导致的突眼症和椎管病变导致的神经症状是此病最常合并的两大临床表现。

因GS发病年龄分布较广，肿瘤可发生于身体的各个部位，临床上较罕见，且常缺乏特征性的表现，病理学检查苏木精-伊红染色不易发现其细胞特征性的病理改变，早期诊断常困难。因此，白血病患者，若出现孤立性肿块或局部淋巴结肿大，应考虑GS的可能，必须进行肿块和淋巴结活检确诊。GS对X线敏感，治疗可采用手术、放疗及化疗等综合治疗，根据患者的不同情况采取个体化应用。GS早期孤立病灶者可采用手术切除加局部放疗；若不易切除，则用局部放疗或化疗；病灶为多发性者或有明确白血病病史者则以化疗为主，手术价值仅限于活检以明确诊断。一般而言，预后较差。

（徐波 李昭铸）

参 考 文 献

[1]纪小龙，马亚敏.炎性假瘤的病理学进展[J].诊断病理学杂志，2003,10(4)：239-241.

[2]施诚仁.儿童肿瘤外科学[M].北京：科学技术文献出版社，2006.

[3]汤钊猷.现代肿瘤学[M].3版.上海：复旦大学出版社，2011.

[4]朱梅刚.淋巴结反应性增生与恶性淋巴瘤的鉴别诊断问题[J].诊断病理学杂志，1994,1(2)：102-103.

[5]AMBROSINI-SPALTRO A, VAIRA V, BRAIDOTTI P, et al. Carcinosarcoma of the colon: report of a case with morphological, ultrastructural and molecular analysis[J]. BMC Cancer, 2006, 6: 185-193.

[6]ARDA I S, TUZUN M, DEMIRHAN B, et al. Lumbo-sacral extrarenal Wilms' tumour: a case report and literature review[J]. Eur J Pediatr, 2001, 160(10): 617-619.

[7]BELLAH R, SUZUKI-BORDALO L, BRECHER E, et

al. Desmoplastic small round cell tumor in the abdomen and pelvis: report of ct findings in 11 affected children and young adults[J]. Am. J Roentgenol, 2005, 184(6): 1910-1914.

[8] BULL P D. Salivary gland neoplasia in childhood[J]. Int J Pediatr Otorhinolaryngol, 1999, 49(Suppl 1): S235-S238.

[9] CAMPBELL L B, KREICHER K L, GITTLEMAN H R, et al. Melanoma incidence in children and adolescent: decreasing trends in the United States[J]. J Pediatr, 2015, 166(6): 1505-1513.

[10] CHIARUGI M, GALATIOTO C, LIPPOLIS P, et al. Gastrointestinal stromal tumour of the duodenum in childhood: a rare case report[J]. BMC Cancer, 2007, 7: 79.

[11] CHOI J A, LEE G K, KONG K Y, et al. Imaging findings of Kimuras disease in the soft tissue of the upper extremity[J]. Am J Roentgenol, 2005, 184 (1): 193-199.

[12] COFFIN C M, DEHNER L P, MEIS-KINDBLOM J M. Inflammatory myoblastic tumor, inflammatory fibrosarcoma, and related lesions: an historical review with differential diagnostic considerations[J]. Semin Diagn Pathol, 1998, 15(2): 102-110.

[13] EYDEN B P, CHRISTENSEN L, TAGORE V, et al. Myofibrosarcoma of subcutaneous soft tissue of the cheek [J]. J Submicrosc Cytol Pathol, 1992, 24(3): 307-313.

[14] FLETCHER C D, BRIDGE J A, HOGENDOORN P C, et al. World Health Organization classification of soft tissue and bone tumours[M]. 4th ed. Lyon: IARC Press, 2013: 15-18.

[15] FURLONG M A, FANBURG-SMITH J C. Pleomorphic rhabdomyosarcoma in children: four cases in the pediatric age group[J]. Ann Diagn Pathol, 2001, 5(4): 199-206.

[16] GERALD W L, MILLER H K, BATTIFORA H, et al. Intra-abdominal desmoplastic small round-cell tumor: report of 19 cases of a distinctive type of high-grade polyphenotypic malignancy affecting young individuals [J]. Am J Surg Pathol, 1991, 15(6): 499-513.

[17] GRECO CRASTO S, SOFFIETTI R, BRADAC G B, et al. Primitive cerebral melanoma: case report and review of the literature[J]. Surg Neurol, 2001, 55(3): 163-168.

[18] GRIFFIN J R, COHEN P R, TSCHEN J A, et al. Basal cell carcinoma in childhood: case report and literature review[J]. J Am Acad Dermatol, 2007, 57(5 Suppl): S97-S102.

[19] HARPERA L, MICHELA J L, RIVIERE J P, et al. Inflammatory pseudotumor of the ureter[J]. J Pediatr Surg, 2005, 40(3): 597-599.

[20] HERMAN T E, SIEGEL M J. Neonatal pleuropulmonary blastoma, type 1[J]. J Perinatol, 2008, 28(1): 82-84.

[21] HSU J T, UENG S H, HWANG T L, et al. Primary angiosarcoma of the spleen in a child with long-term survival[J]. Pediatr Surg Int, 2007, 23(8): 807-810.

[22] HUANG F C, ENG H L, CHEN C L, et al. Primary pleomorphic rhabdomyosarcoma of the liver: a case report[J]. Hepatogastroenterology, 2003, 50(49): 73-76.

[23] INDOLFI P, TERENZIANI M, CASALE F, et al. Renal cell carcinoma in children: a clinicopathologic study[J]. J Clin Oncol, 2003, 21(3): 530-535.

[24] JHA P, MOOSAVI C, JULIE C, et al. Giant cell fibroblastoma: an update and addition of 86 new cases from the Armed Forces Institute of Pathology, in honor of Dr. Franz M. Enzinger[J]. Ann Diagn Pathol, 2007, 11(2): 81-88.

[25] KANIKLIDES C, FRYKBERG T, LUNDKVIST K. Paediatric mesenteric lipoma, an unusual cause of repeated abdominal pain-a case report[J]. Acta Radiol, 1998, 39(6): 695-697.

[26] KOKSAL Y, REISLI I, GUNEL E, et al. Galactorrhea-associated granulosa cell tumor in a child[J]. Pediatr Hematol Oncol, 2004, 21(2): 101-106.

[27] LONGO O A, MOSTO A, MORAN J C, et al. Breast carcinoma in childhood and adolescence: case report and review of the literature[J]. Breast J, 1999, 5(1): 65-69.

[28] MCLEOD A J, ZORNOZA J, SHIRKHODA A. Leiomyosarcoma: computed tomographic findings[J]. Radiology, 1984, 152(1): 133-136.

[29] MENTZEL T. Myofibroblastic sarcomas: a brief review of sarcoma showing a myofibroblastic line of differentiation and discussion of the differential diagnosis [J]. Curr Diagn Pathol, 2001, 7(1): 17-24.

[30] MINERA T, FRANZA R, PANICO S, et al. Castleman's disease with diffuse cervical localization: case report[J]. Acta Otorhinolaryngol Ital, 2004, 24(4): 234-238.

[31] MIYANO G, HAYASHI T, ARAKAWA A, et al. Giant omental lipoblastoma and CD56 expression[J]. Afr J Paediatr Surg, 2013, 10(1): 32-34.

[32] MOU J W, LEE K H, TAM Y H, et al. Urinary bladder pheochromocytoma, an extremely rare tumor in children: case report and review of the literature[J]. Pediatr Surg Int, 2008, 24(4): 479-480.

[33] MURAT A, KANSIZ F, KABAKUS N, et al. Neurofibroma of the breast in a boy with neurofibromatosis type

1［J］. Clin Imaging, 2004, 28（6）: 415-417.

［34］OYSU C, ASLAN I, BILGIC B, et al. Malignant triton tumor of the parapharyngeal space［J］. J Laryngol Otol, 2001, 115（7）: 573-575.

［35］PATNANA M, SEVRUKOV A B, ELSAYES K M, et al. Inflammatory pseudotumor: the great mimicker［J］. AJR Am J Roentgenol, 2012, 198（3）: W217-227.

［36］PRATAPA A, TIWARIB A, PANDEYC S, et al. Ganglioneuroma of small bowel mesentery presenting as acute abdomen［J］. J Pediatr Surg, 2007, 42（3）: 573-575

［37］JUMANNE S, SHOO A, MUMBURI L, et al. McDermott, gastric inflammatory myofibroblastic tumor presenting as fever of unknown origin in a 9-year-old girl［J］. Eur. J. Gastroenterol Hepatol, 2017, 29（1）: 68-72.

［38］SANDERS B M, WEST K W, GINGALEWSKI C, et al. Inflammatory pseudotumor of the alimentary tract: clinical and surgical experience［J］. J Pediatr Surg, 2001, 36（1）: 169-173.

［39］SATOH S, TODA S, NARIKAWA K, et al. Spindle epithelial tumor with thymus-like differentiation（SETTLE）: youngest reported patient［J］. Pathol Int, 2006, 56（9）: 563-567.

［40］SHMOOKLER B M, ENZINGER F M, WEISS S W. Giant cell fibroblastoma. A juvenile form of dermatofibrosarcoma protuberans［J］. Cancer, 1989, 64

（10）: 2154-2161.

［41］STAFFORD JOHNSON D B, FRANCIS I R, ECKHAUSER F E, et al. Dual-phase helical CT of nonfunctioning islet cell tumors［J］. J comput assist Tomogr, 1998, 22（1）: 59-63.

［42］STOUT A P. Rhabdomyosarcoma of the skeletal muscles［J］. Ann Surg, 1946, 123: 447-472.

［43］TSEKOURAS D K, KATSARAGAKIS S, THEODOROU D, et al. Rectal carcinosarcoma: a case report and review of literature［J］. World J Gastroenterol, 2006, 12（9）: 1481-1484.

［44］XINGHUI Y, JING H, MINGJU L, et al. Endodermal sinus tumour of the omentum in a child［J］. Pediatr Radiol, 2004, 34（12）: 985-987.

［45］XU B, FRASER R S, RENAUD C, et al. Inflammatory myofibroblastic tumor of the aortic valves causing sudden cardiac death: a case report and review of the literature［J］. Pediatr Dev Pathol, 2014, 17（3）: 231-239.

［46］XU X J, FU J F, FANG Y L, et al. Kimura disease in children: a case report and a summary of the literature in Chinese［J］. J Pediatr Hematol Oncol, 2011, 33（4）: 306-311.

［47］YI J, ZHOU D A, HUO J R, et al. Primary intratesticular rhabdomyosarcoma: a case report and literature review［J］. Oncol Lett, 2016, 11（2）: 1016-1020.

第六十四章

新生儿肿瘤与胎儿肿瘤及其产前诊断

第一节 概 述

新生儿是儿童期的一个特殊群体，介于胎儿分娩至生后 28 天内，其生理解剖结构仍处于快速生长发育状态。新生儿肿瘤（tumor of the newborn）又称围产生期肿瘤，是指胎儿出生后 28 天内获得诊断的各种肿瘤。新生儿肿瘤约占儿童期肿瘤的 2%，以良性肿瘤为主，如血管瘤、淋巴管瘤等，恶性肿瘤相对少见，如新生儿白血病、肝母细胞瘤、神经母细胞瘤、肾肿瘤、软组织肿瘤、生殖细胞瘤、脑肿瘤、视网膜母细胞瘤等。据文献报道，新生儿肿瘤的发生率在美国约为 1/12 500 活产婴儿，英国约为 1/27 500 活产婴儿，中国目前尚无大规模调查资料统计报道。小儿其他年龄阶段发生的各种肿瘤在新生儿期多数可见到，由于肿瘤的形成和生长需要一定时间，因此新生儿肿瘤大多

属于先天性肿瘤，即在出生前已经有胎儿肿瘤的存在，并会持续生长至出生以后。随着围产医学发展、围产期保健体系完善和产前诊断水平的进步，新生儿肿瘤的产前及出生后 28 天内的诊断率不断提高。2017 年施成仁教授统计上海儿童肿瘤发生率约为 124/100 万，其中新生儿肿瘤发生率为 53/100 万，约占儿童期肿瘤的 50%，说明医疗技术的进步为先天性肿瘤的生后早期诊断和治疗赢得了时机。由于新生儿所处阶段的特殊性，其肿瘤的种类、特性、临床表现、治疗与儿童不尽相同，需要个体化处理。胎儿是新生儿的前期阶段，2 个阶段的肿瘤应该整体、系统地对待，有助于认识先天性肿瘤的发生、发展，设计治疗方案，提高治疗效果。

第二节 胎儿肿瘤及其产前诊断

随着产前诊断技术的普及和水平的提高，众多新生儿肿瘤产前即可获得诊断，尤其是骶尾部畸胎瘤及肾脏、肝脏等实体器官来源的肿瘤。根据近年来文献报道，胎儿肿瘤的发生率为（1.7～13.5）/10 万活产儿。各种胎儿期肿瘤的性质、发展、转归、治疗、预后不尽相同，因此需制订合理的肿瘤筛查流程，在胎儿期尽早发现并采取合适干预措施显得尤为重要。日本提出的神经母细胞瘤筛查流程，虽然在诊断正确率和提示预后方面仍有待提高，但为新生儿实体肿瘤早期发现带来启发，可为中国胎儿期肿瘤的筛查提供研究方向。

【病因及发病机制】

胎儿与新生儿肿瘤的病因是多方面的，包括

遗传因素、环境因素和发育异常等，可能是一种因素造成，也有可能是多种因素综合作用的结果，具体机制尚不完全明确。有观点认为是某种因素导致某一器官或组织形成过程中细胞增生过多，超过这种器官和组织的正常需要量，使过多的胚胎细胞异常增长成为胚胎性肿瘤。也有观点认为是遗传物质发生二次突变导致胎儿发生肿瘤。一般认为，胎儿肿瘤在很大程度上与遗传相关即遗传性肿瘤家族连续传递时，已经携带了一个生殖细胞系的突变，此时若细胞再发生一次突变，即产生肿瘤，这种事件较易发生，因此发病年龄较早，这种假说特别适合解释胎儿期或新生儿期发生肿瘤的机制。而散发性肿瘤发生时先需要有一个细胞内发生突

变产生杂合体,继而再次突变形成纯合体,即由两次体细胞突变而来,这种情况发生概率较低或不易发生,因此发病年龄一般较晚。

1. 遗传因素　研究已经证实部分恶性肿瘤与遗传因素有关,因为染色体、基因是遗传的物质基础,其质与量的改变均会导致某些系统细胞增殖与成熟的调节缺陷。白血病是一种典型的与遗传因素相关的肿瘤性疾病,目前认为胎儿发育过程中染色体异位是白血病发生的起始因素,如单卵双胎患有完全一致的急性淋巴细胞白血病,并通过特定设计的融合基因 PCR 探针检测白血病血细胞,进一步证实白血病是在出生前就发生了。婴儿白血病多为胎儿起源,与 *MLL* 融合基因相关,儿童急性淋巴细胞白血病最常见的融合基因为 *TEL::AML1*,50% 的儿童急性粒细胞白血病与 8 号和 21 号染色体异位有关等。白血病也见于双卵双胎,能在几代人中找到同样患者或同胞中有同样疾病患者,称为家族性白血病。另外,白血病合并第 21、7、9 对染色体异常已有报道,白血病在唐氏综合征中的发病率是正常人群的 20～30 倍。其他先天性肿瘤同时伴染色体异常临床也可见到。

除上述家族或遗传性易感恶性肿瘤外,DNA 脆性疾病如范科尼贫血、共济失调-毛细血管扩张症等和免疫缺陷综合征如无丙种球蛋白血症、Duncan 综合征等也可伴肿瘤,特别是伴白血病和淋巴瘤。此外,各种遗传性皮肤和神经皮肤综合征、遗传性或获得性胃肠道疾病、神经纤维瘤病 1 型和 2 型、结节性脑硬化、糖原贮积症 I 型和多发性内分泌肿瘤综合征等多种疾病与恶性肿瘤有关。

2. 环境因素　生物、物理、化学等环境因素均可作用于人体,与肿瘤发生密切相关。同时基因突变更容易增加人体对环境因素的敏感性和发生肿瘤的危险。

(1) 生物因素:妊娠期母亲病毒感染与胎儿恶性肿瘤的关系已引起人们关注,病毒感染可能造成胎盘的屏障和免疫功能异常,除最常见的 EB 病毒感染外,其他重要的病毒有水痘-带状疱疹病毒、巨细胞病毒、流行性感冒病毒和风疹病毒。

(2) 物理因素:辐射是众多儿童肿瘤的发病原因,包括离子照射和 X 线照射等。胚胎期及出生后的辐射暴露都有引发肿瘤的可能,年龄越小对辐射越敏感,辐射量通常与肿瘤发生呈正相关。

(3) 化学因素:现已明确妊娠期服用激素导致胎儿内分泌紊乱,可引起胎儿畸形、代谢性疾病及肿瘤发生,如孕妇大量使用己烯雌酚可能导致其本人和其女儿多年后发生阴道腺癌,也有报道孕妇使用己烯雌酚后,导致后代睾丸发育不良、隐睾、附睾囊肿、小阴茎等。有报道孕妇服用抗癫痫药,导致胎儿面部发育不良、神经母细胞瘤和肾母细胞瘤等。

3. 发育异常　某些新生儿的真性肿瘤实际上是胚胎性肿瘤,即脏器原基内的不成熟组织、细胞重现于原来的发生地,如肾母细胞瘤、神经母细胞瘤、肝母细胞瘤和髓母细胞瘤等,它们有的在胚胎期发生癌变,有的则在生后某个时期细胞生长和繁殖紊乱变为肿瘤。在这些胚胎性肿瘤内包含成熟度不同的组织块。这种肿瘤可同时视为畸形和肿瘤。新生儿视网膜母细胞瘤就属于发育中的胚胎视网膜自身构成了肿瘤。同样,新生儿神经母细胞瘤并非继发于正常的交感神经组织,而是可能来自神经脊的增殖和移行过程。

畸形伴发肿瘤也较常见。目前发现约 15% 的新生儿期肿瘤均可发生或伴有畸形,主要原因是基因突变不但可以诱发肿瘤,同时可以引起畸形。如神经母细胞瘤、肾母细胞瘤、Denys-Drash 综合征、Beckwith-Wiedemann 综合征、唐氏综合征和神经纤维瘤病之间的关系也有报道。各种研究表明,基因错位对肿瘤和畸形均有作用,均可发生 DNA 转录与复制缺陷,许多畸形伴有特异性的肿瘤。

【胎儿肿瘤的常见胎儿肿瘤】

目前尚无胎儿肿瘤的具体分类方法。多数学者倾向于根据肿瘤所在的解剖部位进行分类,主要分为胎儿颅内肿瘤,面部及颈部肿瘤,胸部(包括心脏、纵隔)肿瘤,腹部肿瘤,肢体肿瘤,泌尿生殖道肿瘤等。

1. 颅内肿瘤　胎儿颅内肿瘤罕见,发生率约为 0.34/100 万活产儿。根据肿瘤生长部位分为幕上型、幕下型或幕上幕下型,在胎儿中最常见者为幕上型。根据肿瘤病理分为生殖细胞来源的肿瘤、少突胶质细胞瘤、神经母细胞瘤、胶质母细胞瘤、脑膜瘤、纤维瘤、胼胝体脂肪瘤、脉络丛乳头状瘤等。其中生殖细胞来源的肿瘤以畸胎瘤最为常见,多数起源于颅内中线结构,主要的部位是松果体和蝶鞍区。组织学上,胎儿畸胎瘤一般包含来源于 3

个胚层的组织,根据是否含有原始神经组织,可分为成熟性畸胎瘤和未成熟畸胎瘤,国外文献目前将胎儿颅内畸胎瘤分为4种类型:Ⅰ型表现为颅内组织几乎被巨大的肿瘤组织代替;Ⅱ型表现为局限性小病灶,常合并脑积水;Ⅲ型指病灶突破颅底、侵袭眼眶和颈部;Ⅳ型指针对死胎产后尸检偶然发现的颅内肿瘤。

2. 面颈部肿瘤　面颈部常见的肿瘤包括血管瘤、淋巴管瘤、畸胎瘤、甲状腺肿瘤、视网膜母细胞瘤、水囊状淋巴管瘤、成肌细胞瘤、脂肪瘤、先天性牙龈瘤、转移性肿瘤、舌囊肿、面部囊肿等较常见。如果颈部肿瘤巨大,会压迫气管引起先天性气道阻塞,多数需要剖宫产,同时需要子宫外产时处理的干预提高存活率。

3. 胸部肿瘤(包括心脏肿瘤)　胸部常见占位性病变主要为肺发育异常,如先天性囊性腺瘤样畸形、肺隔离症等。文献报道胎儿心脏肿瘤的发病率为0.14%~1.90%,胎儿期和新生儿期最常见的心脏肿瘤是横纹肌瘤(60%),其次为畸胎瘤(25%)及纤维瘤(12%),其他还有血管瘤、神经母细胞瘤等。

4. 腹盆部肿瘤　胎儿腹部肿瘤并不少见,多种多样,病种分布各家报道不一,常见的肿瘤包括肝血管瘤、肝囊肿、肝间叶性错构瘤、肝母细胞瘤、肝细胞肝癌等;脾脏来源的脾囊肿;腹膜后肿瘤包括肾囊肿、肾母细胞瘤、肾错构瘤、肾上腺畸胎瘤、神经母细胞瘤,以及腹腔内各类囊肿如胰腺囊肿、肠系膜囊肿、大网膜囊肿等。盆腔内包括卵巢来源的肿瘤、横纹肌肉瘤等。

5. 肢体肿瘤　常见的包括畸胎瘤、血管瘤、淋巴瘤、横纹肌肉瘤等,黑色素瘤罕见。

6. 骶尾骨畸胎瘤　骶尾部畸胎瘤是最常见的胎儿期肿瘤,起源于多胚层组织,在出生活婴中发病率是1/40 000~1/35 000,男女比例1:(3~4)。组织病理学上根据未成熟及成熟组织的含量进行分级:0级,仅有成熟组织可见,无未成熟组织;Ⅰ级,主要是成熟组织,未成熟性组织很少,每张切片仅在1个低倍视野中见到;Ⅱ级,未成熟性组织每张切片在1~3个低倍视野中观察到;Ⅲ级,未成熟组织每张切片内4个以上的低倍视野中见到。根据肿瘤发生的部位和凸向盆腔内的深度可分为4型:Ⅰ型,肿瘤主要突出于体腔外,仅小部分位于骶骨前方;Ⅱ型,肿瘤瘤体显著突出于体腔外,但也明显向盆腔内生长;Ⅲ型,肿瘤瘤体突出于体腔

外,肿瘤的主体位于盆腔和腹腔内;Ⅳ型,肿瘤仅位于骶骨前方,不向体腔外突出。近年来,多项研究注重肿瘤囊实性评估,如Usui等在一项包含日本全国97例骶尾部畸胎瘤胎儿的大型多中心研究中,将其按囊实性比例大致分成4型:囊性型(囊性>90%)、囊性为主型(囊性占50%~90%)、实性为主型(实性占50%~90%)和实性型(实性>90%)。他们分析发现,实性成分比例是一个有意义的预后评估指标。前两型骶尾部畸胎瘤患儿1周岁前的病死率为2%,后两型的病死率为33%(包括宫内死亡)。Shue等建议,当肿瘤囊实性混杂不清,难以划分到上述4型中时,可采取肿瘤囊实性评分:1分,囊性>90%;2分,囊性占60%~90%;3分,囊实性混杂;4分,实性占60%~90%;5分,实性>90%。该团队发现肿瘤囊实性评分≥4分者预后明显比<4分者差,肿瘤囊实性评分是一个有意义的预后评估指标。

7. 生殖系统肿瘤　常见有畸胎瘤、卵黄囊瘤、精原细胞瘤等。

【胎儿肿瘤的产前诊断】

近年来,产前检查对胎儿先天性肿瘤的诊断率不断提高。这不仅与超声仪器性能的提高有关,更与产科、超声科医师对先天性肿瘤认识的提高有关。与国家围产期保健制度的推广、国民产前检查的意识普遍提高也有重要的关系。

1. 孕妇的全身症状及综合评估　需要全面询问和评估母体情况。包括详细询问家族史、既往史,特别是自身免疫病、恶性肿瘤病史,及妊娠前、妊娠期毒物接触史,协助排除母体来源的转移性肿瘤。某些胎儿肿瘤会导致母体某些病理改变,如胎儿骶尾部畸胎瘤可引起母体围产期严重并发症包括早产、溶血肝功能异常血小板减少综合征(HELLP综合征)、子痫前期等。胎儿并发严重水肿导致母体水肿的情况,称为镜像综合征(mirror syndrome),常发生于重度子痫前期的妊娠期妇女。因此应仔细检查母体病理生理状态。

2. 超声检查　随着超声诊断技术的不断提高,胎儿肿瘤的产前诊断率逐渐升高。利用产前超声检查诊断胎儿肿瘤,已逐渐得到普及,为提高胎儿肿瘤诊断的准确性及临床围产期治疗或终止妊娠提供了可靠的依据,也为改善胎儿预后及产后新生儿的监护和处理等创造了有利条件,具有重要的临床价值。胎儿肿瘤的超声影像特点与出生

后先天性肿瘤大致相同,越临近分娩,两者的差距越小。最早在什么时间能够发现胎儿肿瘤尚无定论。

胎儿体内肿瘤可显示特殊的超声图像,包括钙化、液化、器官水肿、内出血、新血管的形成。某些器官的特殊图像与肿瘤高度相关。若发现胎儿脑组织有占位,大脑中线偏移,或合并脑积水、脑室扩张时,应考虑脑肿瘤。颈部肿块可以在超声中发现局部肿块影和周围组织被压迫致变形、移位,如颈部淋巴瘤或血管瘤可压迫气管、食管,常伴羊水过多。颈背部皮下软组织积液从妊娠第 9 周开始就可以观察到,在颈部淋巴管囊肿中容易诊断。胎儿心脏异常时的发现,缺乏正常的解剖结构或在正常的解剖结构基础上出现混乱的声像外形,质地或大小出现不正常的结构,血流梗阻,房室瓣狭窄,在心内膜肿瘤可出现胸腔积液、心压塞、羊水过多、胎儿水肿。肝脏肿瘤可呈现肝脏占位,动静脉分流,胎儿水肿。肾母细胞瘤发生于肾内,肾脏部分结构被肿瘤破坏,肾脏回声残缺或消失,部分胎儿出现肾盂扩张、肾积水等征象。而肾上腺神经母细胞瘤生长在肾外,与肾脏分界明显,可见到被挤压的肾脏。骶尾部畸胎瘤超声显示骶尾部实质性、囊实混合性及以囊性为主的肿块图像,彩色多普勒超声可在实性成分中见到血流信号。

3. 其他影像学检查 MRI 和 X 射线计算机断层成像(X-CT)都可以用于胎儿肿瘤诊断。但 MRI 对人体无辐射,分辨率高,对比度好,信息量大,对于胎儿实体肿瘤定位,尤其是颅内肿瘤,能更早地检测出病变,已经成为对胎儿肿瘤诊断的重要补充评估手段,同时 MRI 检查对肿瘤的良恶性判断和区分周围组织结构较 B 超检查更具有准确性。

4. 血液检查 母体血清 AFP 水平升高可协助诊断胎儿骶尾部畸胎瘤。此外,母亲血清 AFP 增高亦可见于胎儿的肝母细胞瘤、颅内肿瘤、胎儿血管瘤。有报道,含滋养层细胞成分的胎儿附属物肿瘤母体血清中 β-hCG 异常升高,而胎盘异铁蛋白(placental isoferritin, PLF)含量却显著低于正常妊娠水平。

5. 胎儿染色体核型分析及相关检查 胎儿肿瘤常伴有染色体改变,可以羊膜腔穿刺取羊水细胞培养,或脐静脉穿刺取脐血做淋巴细胞培养,进行染色体核型分析。

6. 病理活检 在其他检查不能确诊且肿瘤已

影响胎儿生长或生命时,可行胎儿镜或穿刺针活检进行病理学检查进行诊断。

【胎儿肿瘤的治疗原则】

胎儿肿瘤的治疗不同于出生后的新生儿,面临更为复杂的医学、伦理学和家庭、社会的问题,也取决于不同国家的经济和社会发展水平和科技水平。在制订治疗原则时应考虑国情、社情、传统观念和医疗技术水平。胎儿期肿瘤的治疗要坚持以下原则。①首先必须符合医学伦理学基础。胎儿是一个患者,治疗要有利于胎儿生长发育,预防和避免严重的不可逆转的疾病、损伤或胎儿发育障碍。②尊重孕妇和家属知情权和选择。③充分认知胎儿相关的生理和病理改变。④诊断准确,治疗局限于如不采取干预措施则胎儿预后差的病例,并充分考虑治疗的安全性、母胎的条件、当地医疗水平等。⑤治疗前要进行多学科和伦理委员会的讨论和同意。

【胎儿肿瘤治疗举例】

胎儿肿瘤若无明显影响胎儿生长发育,则进行常规产前检查和监测,实现早期宫内诊断,生后早期治疗。大部分胎儿良性囊肿(<5cm),不易引起胎儿重要脏器功能改变,生后可以被吸收,转归良好。如胎儿卵巢囊肿、皮肤血管瘤在出生后 2~3 个月可自行吸收、消退。若胎儿囊肿>5cm 影响胎儿发育时,可以在 B 超监视下行宫内囊液抽吸治疗,避免肿瘤过大导致分娩时出现梗阻性难产或肿瘤破裂。

胎儿镜或宫内手术易引起胎膜早破、早产、绒毛膜羊膜分离等并发症,目前国内还未普遍开展。胎儿肿瘤宫内手术报道较多的为骶尾部畸胎瘤。骶尾部畸胎瘤胎儿干预包括囊肿减压、胎儿期手术减体积、胎儿镜激光消融或射频消融阻断肿瘤血供和分娩后手术切除。因巨大囊性骶尾部畸胎瘤造成孕妇不适的,可采取囊肿减压;或通过囊肿-羊膜腔分流可缓解盆腔内骶尾部畸胎瘤造成的膀胱出口梗阻;开放性胎儿骶尾部畸胎瘤减体积手术需要考虑孕妇麻醉及胎儿手术相关风险,仅适用于<26 周、外生型为主的胎儿水肿高风险骶尾部畸胎瘤,且胎儿染色体核型及基因芯片正常。目前高风险骶尾部畸胎瘤胎儿采用更多的是激光、射频消融阻断肿瘤滋养血管,减少肿瘤盗血,改善胎儿血液循环,降低胎儿水肿发生率和死亡率。颈部和纵隔肿瘤引起的呼吸道或食管梗阻也可宫内

干预。近期子宫外产时处理（ex-utero intrapartum treatment，EXIT）越来越多地用于胎儿期干预。该程序基于通过抑制子宫收缩、保持子宫胎盘气体交换，在此期间，胎儿受到子宫胎盘的支持，在胎盘循环中断之前，为切除肿瘤提供时间，EXIT 已用于颈部和纵隔、胸腔肿瘤的治疗。

第三节　新生儿肿瘤

新生儿肿瘤分为良性和恶性，可以发生在全身各个组织和器官。50% 的儿童期肿瘤发生在 5 岁以下，其中相当一部分发生在新生儿期，如血管瘤、淋巴管瘤等，恶性肿瘤在围产期少见，但处理更复杂。有些新生儿先天性肿瘤因症状不明显而延迟到婴儿期诊断。

【流行病学】

总的来说，新生儿肿瘤，尤其是恶性肿瘤的发生率低，良性肿瘤多见。国外统计血管痣和血管瘤发生率为 3%～8%，占小儿肿瘤的 6%～25%，其中大多数见于新生儿期，而且早产儿发生率明显高于足月儿，体重越低，发生率越高，小于 1kg 的早产儿发生率可高达 22.9%。高解春等认为新生儿期实体肿瘤发生率为 0.6%，占小儿肿瘤 1%～1.5% 或 2.0%，在他们所调查 30 年新生儿肿瘤中，良性肿瘤占 74.4%，其中以畸胎瘤居多。李穗生等报道 20 年 25 例新生儿腹部实体肿瘤发现恶性肿瘤占 52.0%，以肝母细胞瘤居多，总的来说大多数新生儿肿瘤是胚胎性肿瘤，常作为一种母细胞瘤，罕见为上皮癌，病史与对治疗的反应常与年龄有关，新生儿大多数预后较满意。新生儿期腹部包块的发病率约为 1/1 000 活产婴儿。起源的系统或器官 55% 为肾脏，15% 为胃肠道，15% 为生殖系统，10% 为腹膜后和 5% 为肝、脾和胆道。

新生儿肿瘤在类型、发病率、病史上与较大年龄儿童有区别，虽然组织学上恶性不少见，但病程上大多趋于良性，如神经母细胞瘤可以伴自发性退变。大多数新生儿实体肿瘤可在 28 天内作出诊断，其中 20%～29% 在出生后 1 周内即可作出诊断。

【常见新生儿实体肿瘤】

新生儿肿瘤种类繁多，性质各异，有良性、恶性，有的本质上就是一种畸形。新生儿的肿瘤发生过程与胚胎发生密切相关，这个特殊年龄段罹患肿瘤的原因有多种可能，包括遗传易感性、宫内和产后环境暴露。肾母细胞瘤和视网膜母细胞瘤的家族病例发生较早，一些遗传综合征如唐氏综合征，

与罹患癌症的风险增加。新生儿期的恶性肿瘤的分布与幼儿期的分布明显不同，美国婴儿中常见的肿瘤包括神经母细胞瘤、白血病、脑肿瘤、视网膜母细胞瘤等。

（一）腹腔囊性占位

腹腔囊性占位多见于妊娠中晚期，组织器官来源广泛，主要来自消化系统、泌尿生殖系统。女性胎儿发生率显著高于男性，50% 以上的胎儿腹腔囊性肿物为卵巢囊肿，若将其排除，则男女发病生率基本相同。胎儿腹腔囊性肿物在组织器官快速发育过程中形成，具有很高的消退率。单纯胎儿腹腔囊性占位，若不合并其他畸形，多不影响胎儿生存和发育，预后良好。

超声是首选检查手段，可了解囊肿的大小、张力、囊壁厚度、囊液成分、是否分层、分隔、是否钙化、主要部位和可能的来源等信息。有时需要和肠闭锁引起的扩张肠袢、胎粪性腹膜炎形成的腹腔包裹性积液、肾上腺血肿、囊性神经母细胞瘤等鉴别。MRI 可帮助理解肿瘤的来源、与周围组织器官的关系。囊性占位较少合并染色体/基因异常。

常见的腹腔囊肿包括卵巢囊肿、胆总管囊肿、肠重复畸形、大网膜及肠系膜囊肿（淋巴管瘤）和较少见的肝、脾或胰腺囊肿等。腹腔囊肿绝大多数为良性病变。卵巢囊肿是妊娠晚期最常见胎儿腹腔囊肿，发生率约为 1/2 500，其特征性改变为囊腔内含有 1～2 个子囊肿，部分在出生后随激素水平下降可自然消退。但由于胎儿及新生儿卵巢韧带松弛、盆腔较浅、位置不固定等原因，囊肿可能带动卵巢及输卵管发生扭转、坏死、出血等并发症。根据超声影像卵巢囊肿分为单纯型和复杂型，其治疗方案及预后不同。单纯型囊肿表现为女性胎儿下腹部或中腹部、膀胱一侧的薄壁、均匀无回声、光滑、类圆形囊肿，直径超过 20mm。复杂型囊肿壁厚、回声增强，可伴有钙化，囊肿内部可有以下 4 种改变：①回声不均匀，无回声区内伴有强回声点、出现沉积物平面；②部分无回声伴有收缩凝块；③囊肿内部出现分隔；④血肿机化后形成实体肿瘤

样改变。复杂囊肿前后两次检查如有缩小或位置改变等提示扭转坏死及自截。产前超声诊断不确切的,可行胎儿 MRI 检查。妊娠晚期的单纯型卵巢囊肿,应动态随访、密切观察囊肿大小及内部回声变化,单侧病变可每个月复查 1 次超声,双侧病变每 2 周复查 1 次超声。一旦囊肿壁及内部回声发生变化,通常提示囊肿发生扭转、坏死、囊内出血等并发症,扭转坏死导致的局部炎症及粘连可产生肠梗阻、泌尿系梗阻等并发症。胎儿卵巢囊肿需与其他盆腔肿物鉴别,尤其是卵巢来源的其他真性肿瘤,如卵巢畸胎瘤等,后者多为囊实混合性肿物,产前发生率极低。双侧卵巢囊肿,且一侧已经转变为复杂囊肿的患儿是否提前结束妊娠目前尚无统一意见。肠系膜、大网膜囊肿是肠系膜或大网膜淋巴管异常扩张、囊性变产生的囊肿,这 2 种囊肿应属于淋巴管瘤。肠系膜囊肿多位于中腹部,由于来源肠系膜不同,可以略偏一侧,多为单发囊肿,椭圆形或不规则形,囊肿壁薄,囊腔内可有分隔,多发生于小肠肠系膜边缘。大网膜囊肿多位于上腹部。肠系膜、大网膜囊肿很少影响胎儿生长发育。多数肝囊肿超声即可诊断,少数位于肝下缘的较大囊肿不易判断其组织来源,有时可与肠系膜囊肿、大网膜囊肿或卵巢囊肿混淆,超声表现为不规则形状的薄壁囊肿。肝囊肿如不压迫胆管多无临床症状,不影响胎儿生长发育。脾囊肿及胰腺囊肿非常少见,产前根据超声提供的囊肿部位多可诊断,绝大多数也不影响胎儿生长发育。肝、脾、肾、胰腺多发囊肿,需要与囊性纤维化鉴别。肾上腺区、脊柱中线旁、膈下后腹膜的囊性肿块有时还需要与肾上腺血肿、囊性神经母细胞瘤、后腹膜畸胎瘤、腹腔内肺隔离症等鉴别,胎儿 MRI 可能提供鉴别信息,但有时产前仍鉴别困难,需要出生后进一步鉴别诊断。除囊性神经母细胞瘤外,其余均为良性病变。总体预后良好。目前不主张对腹腔囊肿进行胎儿期干预。

卵巢囊肿是一种自限性疾病,若不发生相关并发症,可密切随访,多数囊肿在 1 岁内消失,但较大的囊肿自行消退率低,且并发症风险升高,因此直径在 40mm 以上的囊肿建议积极处理,直径 30~40mm 的囊肿应密切观察,直径 20~30mm 的囊肿则很少发生并发症。卵巢囊肿的手术原则为尽量保留卵巢组织、尽量保留卵巢的激素分泌及排卵功能。其他腹腔囊性占位如出现压迫症状则可手术。

出生后肿瘤指标检查不能完全排除囊性神经母细胞瘤则应积极手术探查,早期规范治疗可明显改善预后。

（二）新生儿肝肿瘤

新生儿肝肿瘤是罕见的异质性肿瘤,由良性、恶性和转移性肿瘤组成。这些肿瘤与年龄较大的儿童不同。最常见的良性肿瘤包括血管瘤和错构瘤。肝母细胞瘤和神经母细胞瘤分别是最常见的原发性和继发性恶性肿瘤。新生儿肝肿瘤约占所有新生儿肿瘤的 5%。在整个儿童期肝肿瘤中,新生儿肝肿瘤不到 10%。

1. 良性新生儿肝肿瘤　婴幼儿肝血管瘤(infantile hepatic hemangioma, IHH)是新生儿中最常见的良性肿瘤,其次是间叶性错构瘤(mesenchymal hamartoma, MH),局灶性结节增生(focal nodular hyperplasia, FNH)很少见。IHH 占新生儿肝肿瘤的 60%。波士顿儿童医院根据临床表现、影像学和病理特征、生理行为、自然病史和治疗方法,将 IHH 分为局灶性 IHH、多发性 IHH 和弥漫性 IHH3 个亚型。大多数局灶性病变无症状,在常规产前超声检查中可发现,为界限清楚的高流量血管肿块,某些局灶性 IHH 可能存在高流量分流血管,这可能导致高输出量心力衰竭。局灶性 IHH 不会对葡萄糖转运蛋白 1 染色。局灶性 IHH 在 MRI T_1 加权像表现为明确的孤立的病灶低信号,在 T_2 加权像表现为高信号。CT 则特征性地显示由于坏死、血栓形成或内出血引起的中心水肿和低密度。无症状的局灶性 IHH 需要超声随访观察转归。有症状的患者需要药物治疗或高流量分流栓塞以改善心力衰竭,很少需要进行肿瘤切除。多发性 IHH 出生时不一定检测到,但可能会在生后 1 周内出现。多发性病变表现出对葡萄糖转运蛋白 1 免疫反应性。多发性 IHH 的亚群也有高分流血管导致高输出量心力衰竭。甲状腺功能减退也发生在一些多发性 IHH。无分流或无甲状腺功能减退的患儿不一定需要治疗,可以长期随访观察其消退的情况。普萘洛尔是有症状患者的一线治疗药物,对阻止病变生长或缩小病灶以及诱导更快恢复均有效,耐受性、安全性良好。初始剂量 1~3mg/(kg·d),维持治疗数月,然后逐渐减量。对复杂病例,可能由于糖皮质激素和普萘洛尔的协同作用而联合使用。弥漫性新生儿肝血管瘤与局灶性 IHH、多发性 IHH 不同,临床症状更为严重。影像学检查显示肝实质被广泛侵袭，伴有向心性增强。弥漫性 IHH 的治疗包括普萘洛尔、糖皮质激素和低剂量长春新碱组成的多药联用疗法。

MH 是第二常见的良性肿瘤，占全部新生儿肝肿瘤的 23%。MH 由实质和囊性成分组成，在显微镜下可见间质和上皮成分，通常在产后表现为无症状的可触及的肿块，也可在产前发现。MH 的标准治疗是切缘阴性的手术切除。

2. 恶性新生儿肝肿瘤　肝母细胞瘤是新生儿最常见的肝恶性肿瘤，罕有其他肿瘤如胚胎性肉瘤、横纹肌样瘤的报道。先天性肝母细胞瘤很少在生后第 1 个月被诊断，一旦发现说明肿瘤具有侵袭性、预后较差。肝母细胞瘤可合并多种综合征，如肝母细胞瘤与 Beckwith-Wiedemann 综合征相关。低体重儿与肝母细胞瘤有关，但不增加肝母细胞瘤的可能性。肝母细胞瘤来源于未分化的胚胎组织。纯胎儿肝母细胞瘤预后良好，小细胞未分化型预后很差。常规超声对肝母细胞瘤的产前诊断很少，但已经有报道产前和产后死亡的这些患儿出现羊水过少和胎儿水肿。分娩时机械性压迫可导致肿瘤破裂并引起致命性腹腔内出血。产后常见的表现是腹部包块，独特而异常的实验室发现是 AFP 升高，但这必须与新生儿生理标准区分。先天性肝母细胞瘤的治疗方法与儿童肝母细胞瘤的治疗方法类似，手术完全切除肿瘤是治疗的主要手段，根据危险度分组，如果需要化疗，则进行包括以顺铂为基础的初始化疗，然后进行手术。化疗的优势包括肿瘤体积缩小和 PRETEXT 分期靠前，从而使切除变得更容易，并且最初不可切除的肿瘤可能会被切除。COG 方案建议如果可行的话，可以对 PRETEXT Ⅰ期和Ⅱ期肿瘤进行前期切除。如果切除切缘阴性并且组织学是纯胎儿型，则不需要化疗。肝移植是不可切除疾病的一种选择。

3. 肝脏转移性肿瘤　肝脏转移性肿瘤最常见的原发性肿瘤是神经母细胞瘤。神经母细胞瘤是小儿最常见的颅外实体肿瘤，占所有儿童期癌症的 6%~10%，约 60% 的患儿呈转移性疾病，转移的常见部位是骨髓、骨骼和肝脏。Ⅳs 期或 MS 期神经母细胞瘤是一个独特的实体，占所有神经母细胞瘤的 7%~10%。尽管肿瘤具有自发消退的可能性，但其中一些新生儿可表现为广泛而弥漫的肝脏受累，可导致呼吸系统损害和肝硬化症状，需要积极治疗。

（三）神经母细胞瘤

神经母细胞瘤是新生儿和婴儿最常见的恶性肿瘤（30%~50%），是一种起源于原始神经嵴细胞的发育性肿瘤。神经母细胞瘤具有广泛的生物学异质性，从自然消退到对标准治疗或研究型抗癌治疗无反应的高度侵袭性转移性疾病，形式多样。

神经母细胞瘤的生物学异质性可通过其遗传异质性解释。现在遗传和分子标志物是常规纳入治疗决策的重要工具。最重要的遗传缺陷如下：①肿瘤细胞 DNA 含量异常，根据 DNA 指数，神经母细胞瘤可大致分为，近二倍体或四倍体和近三倍体 2 类；②MYCN 癌基因位于 2p24 号染色体上，MYCN 扩增发生在约 22% 的原发性神经母细胞瘤中，它与转移性肿瘤、肿瘤快速进展和不良预后相关，也与其他不利的预后因素有关；③其他遗传特点包括染色体 1p36 缺失、不平衡染色体 17q 的获得、染色体 11q 缺失等。在家族性病例中鉴定出 ALK 和 PHOX2B 基因中的种系突变。神经母细胞瘤属于"小圆蓝细胞瘤"的类别。神经母细胞瘤的基本组织学类型包括神经母细胞瘤（neuroblastoma，NB）、节细胞性神经母细胞瘤（ganglioneuroblastoma，GNB）、神经节细胞瘤（ganglioneuroma，GN）三种。国际神经母细胞瘤病理学分类（International Neuroblastoma Pathology Classification，INPC）将神经母细胞瘤分为 4 类：NB（施万基质贫乏型）、GNB 混杂型（施万基质丰富型）、GN 成熟型（施万基质为主型）、GNB 结节型（包括施万基质贫乏型和施万基质丰富型）。前三型代表神经母细胞瘤的成熟过程，GNB 结节型为多克隆型。

肿瘤常见的临床表现是腹胀、腹部包块，也可由于其他原因检查身体时偶然发现、产前超声检查发现或肺炎进行胸部 X 线片检查时发现。胎儿神经母细胞瘤最早在妊娠第 19 周时就可以检查出，平均查出年龄为 36 周。肾上腺来源为主（90%），通常是Ⅰ期、Ⅱ期或Ⅳs 期。尽管多达 40% 的神经母细胞瘤婴儿可能未经任何积极治疗就可以康复，但在新生儿中，由于呼吸、肾脏、胃肠道损伤或继发于大面积肝大的凝血功能障碍可能会危及生命。大多数原发肿瘤发生在腹部（60%），其次是胸部和颈椎域。椎旁肿瘤可能延伸至神经孔，导致神经根受压，引起截瘫和膀胱结肠功能障碍。颈部肿瘤可能会出现 Horner 综合征表现。

Ⅳs 期神经母细胞瘤占所有神经母细胞瘤病例的 7%～10%：年龄＜1 岁，转移仅限于肝、皮肤和/或骨髓（＜骨髓的 10%），其中原发灶位于在原发部位（INSS Ⅰ期或Ⅱ期）。

Ⅳs 期/MS 期的肿瘤，无危及生命或器官症状或不良遗传特征的患者，可以观察肿瘤是否自发消退，但要密切随访，告知风险。大于 1 个月的婴儿肿瘤局限时，最基本的治疗是手术切除原发肿瘤。除手术外，化疗是中危或高危疾病的主要治疗方式，也可用于症状较轻或重要器官受累的低危患者。

（四）新生儿肾脏肿瘤

肾肿瘤占新生儿恶性肿瘤的 5%～7%。中胚叶肾瘤和肾母细胞瘤（Wilms 瘤）是新生儿期最常见的肾肿瘤，其他肾脏肿瘤包括肾横纹肌样瘤、肾透明细胞肉瘤、婴儿骨化性肾肿瘤、囊性肾瘤和囊性部分分化性肾母细胞瘤（cystic partially differentiated nephroblastoma，CPDN）等。新生儿肾脏占位要与非恶性肾病如肾积水、多囊肾、肾上腺出血等鉴别。15% 的新生儿肾肿瘤可在产前检出，50% 在产后常规检查中发现，临床表现包括腹部包块、高血压、高肾素血症、胎儿水肿、呕吐、嗜睡、苍白、血尿等症状。

腹部超声检查是识别肾脏肿块的初步手段，CT 或 MRI 有助于确定病变，并确定转移情况、制订治疗计划。在特定情况下，如肾母细胞瘤，肺是常见转移的部位，初始评估中包括胸部 X 线片或胸部 CT。在肾横纹肌样瘤中，进行脑成像以排除原发性中枢神经系统病变。在透明细胞肉瘤中，建议使用 PET/CT 或骨显像识别骨转移。

1. 中胚叶肾瘤　中胚叶肾瘤是一种具有低度恶性潜能的间充质肿瘤，是最常见的肾肿瘤，占新生儿期和生命前 3 个月发现肾肿瘤的 54%～66%。腹部触及包块是最常见的表现。中胚叶肾瘤在组织学上分为经典型、混合型和细胞型 3 种类型。根治性肾切除是主要的治疗方法。中胚叶肾瘤的浸润性生长方式，侵袭实质、肾囊和肾周组织，因此不建议进行局部或部分切除，并且阳性切缘的局部复发率较高。术后化疗用于侵袭性肿瘤。总体而言，预后良好，即使为侵袭性类型，手术和辅助化疗也效果良好。

2. 肾母细胞瘤　肾母细胞瘤是第二常见的肾肿瘤，20%～50% 可触及腹部包块，16% 可产前诊断。已发现 10% 的肾母细胞瘤与先天性综合征相关，如散发性无虹膜、Denys-Drash 综合征、Beckwith-Wiedemann 综合征、11p 部分单体综合征等。大多数新生儿肾母细胞瘤为Ⅰ期或Ⅱ期的肿瘤。11p、16q 和 1p 杂合性丢失被发现与复发风险有相关性。原发性肾肿瘤切除术是低危病例的首选治疗方法。在新生儿期很少需要对单侧肾母细胞瘤进行术后化疗。在某些综合征中发现的相关性肾肿瘤，保留肾单位的手术成为此类儿童的理想选择。在出现同步性双侧肿瘤或表现为高危的转移性肿瘤的综合征的情况下，在术前化疗一段时间后尝试进行保留肾单位的手术以尽可能保留肾功能。对双侧肾母细胞瘤，建议在 6 周内用长春新碱、放线菌素 D、多柔比星减少 50% 剂量进行化疗，然后根据组织学和分期进行手术和进一步化疗。新生儿肾母细胞瘤预后良好，无事件生存率为 86%，总生存率为 93%。

（五）新生儿软组织肉瘤

软组织肉瘤（soft tissue sarcoma，STS）是一组异质性恶性疾病，由间质组织入肌肉、脂肪、纤维组织、周围神经和皮肤导致。新生儿 STS 的真实发病率尚不清楚。美国监测、流行病学和最终研究数据库的数据表明，STS 占小于 1 岁儿童所有肿瘤的 8%，在婴儿常见癌症中排名居第五位。新生儿 STS 的治疗由于如外科手术、放疗、化疗等治疗方式的耐受性和毒性的限制而具有挑战性。

新生儿软组织肿胀多是良性的，因此在新生儿期诊断 STS 具有很高的临床怀疑度。病史分析，重要的是要确定在产前超声检查是否检测到肿胀，以及母亲在妊娠期间是否接触过任何致癌物质，肿胀的发生时间和发展情况、生长速度需要确定。应询问出生创伤史以排除血肿。接种卡介苗或乙肝疫苗后出现肿胀可能表示炎性淋巴结肿大。肿胀的身体检查应包括压痛、一致性、活动性、肿胀平面、神经和血管损伤以及其他任何肿胀部位。需要对肿瘤进行 MRI 或 CT 以确定肿瘤的大小、位置、手术切除可能性及其与周围结构（包括血管和神经）的关系。应当获取胸部 X 线片、腹部和盆腔超声检查以评估有无转移性疾病。需要对肿瘤进行活检以确定 STS。较大的肿瘤可以采用穿刺针或手术活检或切除活检，较小的肿瘤可以采用切除活检。需要使用免疫组织化学染色区分常见的软组织肿瘤和其他新生儿恶性肿瘤,还需要免疫组织化学区分各种形式的 STS。

COG 报道常见软组织肿瘤的组织学类型包括横纹肌肉瘤、纤维肉瘤、非横纹肌肉瘤。肿瘤常见于头颈部,四肢,躯干。

新生儿横纹肌肉瘤最常见于头颈部、泌尿生殖系统或四肢区域。症状取决于肿瘤的起源部位。患者评估应包括肿块的活检或切除、骨髓穿刺或活检,胸部、腹部和盆腔及相关部位的 CT。横纹肌肉瘤需要通过化疗、手术和放疗进行多模式管理。新生儿横纹肌肉瘤的预后较差,50% 以上出现转移性肿瘤,完全手术且切缘阴性的患者预后较好。新生儿纤维肉瘤在组织学上与成人纤维肉瘤相似,然而与成人纤维肉瘤不同的是新生儿预后良好。多数肿瘤表现为肢体肿胀。手术切除是纤维肉瘤最终的治疗方法,这些肿瘤的局部复发率高达 50%,可以通过重复手术切除控制局部复发。脂肪母细胞瘤和脂肪肉瘤来自脂肪组织,脂肪母细胞瘤是良性肿瘤,在 3 岁以下的儿童比成人更常见。平滑肌肉瘤是来源于平滑肌的 STS,在儿童中很少见,多数发生在新生儿中,最常见的部位是小肠,表现为肠梗阻或穿孔。手术切除是治疗的选择,化疗、放疗没有作用。

新生儿 STS 的主要治疗方法是外科手术切除,化疗和放疗因其在新生儿中的强毒性而受到限制。

(六)新生儿生殖细胞肿瘤

生殖细胞肿瘤(germ cell tumor, GCT)是新生儿和围产期最常见的肿瘤。在生命的第 1 个月中,GCT 占所有肿瘤的 35%～40%,这些肿瘤中约 95% 是良性畸胎瘤,并发生在性腺外,如骶尾部、腹膜后、纵隔和颈部。这些肿瘤中的一小部分可能含有卵黄囊成分,可以单独存在或与畸胎瘤成分混合。

新生儿 GCT 的临床表现取决于肿瘤的部位。在围产期,GCT 最常见的部位是骶尾部畸胎瘤(sacrococcygeal teratoma, SCT),占 30%～40%。新生儿 GCT 的其他常见部位包括头颈部、颅内、口咽和鼻咽部、眼眶、纵隔、胃和腹膜后。

1. 骶尾部畸胎瘤 骶尾部畸胎瘤是围产期 GCT 最常见部位,女性多见,男女之比约为 4:1,典型的 SCT 表现为骶尾部凸出的肿块,肿瘤可向骶前延伸。骶尾部畸胎瘤通常表现为孤立的病变,也可与其他先天性异常有关,这些相关的畸形包括泌尿生殖道畸形(尿道下裂和膀胱输尿管反流),先

天性心脏病,中枢神经系统畸形(无脑、脊柱裂等),先天性髋关节脱位等。骶尾部畸胎瘤是具有高度血管性的肿瘤,当快速生长时,可导致高输出量心力衰竭和胎儿水肿。如果不加以治疗,将增加病死率。即使在产前接受干预的胎儿水肿病例,病死率也接近 50%。

2. 纵隔生殖细胞肿瘤 纵隔是经诊断的 GCT 的第二常见部位,其中最常见的是前纵隔。胸腔内其他不常见的区域包括后纵隔、心内膜和心包腔。由该病变引起的症状通常与肿瘤的大小有关。大的肿瘤和心包或心包内肿瘤可伴有胎儿水肿或气道受压,需要进行产前干预。

3. 头颈部生殖细胞肿瘤 该组包括一系列由颈部区域引起的病变,包括鼻咽、口咽、喉咽、喉和其他头颈部位。某些颅面和颈部病变可危及生命,并经常在胎儿或围产期出现。颈部和腭部较大的肿瘤可能在常规检查中发现,可能是肿块本身或吞咽障碍造成羊水过多导致的。这些肿瘤中的一些可能引起呼吸道阻塞,并且可能需要胎儿期治疗或生后立即进行气道管理。除产前超声检查外,可能还需要 CT 或 MRI 描述肿瘤的准确范围。

4. 腹部生殖细胞肿瘤 主要是胃外,腹膜后、盆腔多见,超声和 MRI 有助于诊断。腹部 X 线、超声、CT 有助于诊断和确定范围,表现为腹部包块。胃畸胎瘤罕见,胃内病变长入管腔引起胃出口梗阻。

5. 颅内生殖细胞肿瘤 脑是 GCT 的罕见部位,然而颅内生殖细胞肿瘤是幼儿中最常见的颅内肿瘤,在该年龄段占 50%,并且常见于松果体。大型肿瘤可能出现不同程度的脑积水。患者通常在产后出现颅内压升高的症状。

新生儿 GCT 临床检查可发现可见的突出肿块,如 SCT 和腹部生殖细胞肿瘤。一些新生儿可能没有症状,而在婴儿早期出现腹胀、便秘、尿路梗阻(盆腔肿瘤)、呼吸窘迫和咳嗽(纵隔肿瘤)或颅内张力增高、头围增大和脑积水(颅内肿瘤)的迹象。所有可疑病例均应进行局部成像以了解疾病的程度,对周围结构的影响并计划进一步的治疗。影像学检查,纵隔和骶尾部肿块应包括脊柱 MRI,以确定有无向椎管内延伸。

与较大的儿童一样,血清标志物如 AFP 和 β-hCG 的水平可用于诊断和监测新生儿 GCT。高水平的 AFP 通常与卵黄囊组织学和某些胚胎性癌

相关。AFP 的连续监测可能在少数接受化疗的新生儿未成熟畸胎瘤或卵黄囊瘤中有用，也可以监测术后复发或残留肿瘤。但在新生儿和婴儿早期应谨慎解释 AFP 的水平，这是因为 AFP 通常由胎肝和卵黄囊合成，并且通常在出生时就较高。AFP 的水平在生后第 1 年逐渐下降，建议在 2 岁以下儿童中使用年龄相关列线图。婴儿中 AFP 升高的其他原因包括肝肿瘤，例如肝母细胞瘤、食管上皮囊肿和神经管缺陷。β-hCG 在婴儿绒毛膜癌中显著升高，并且像其他肿瘤标志物一样，可用于临床可疑病例的初始诊断，以及检测对治疗的反应性并检测残留或复发性肿瘤。

在大多数新生儿 GCT 中，手术切除是首选方法。由于大多数是成熟的或未成熟的畸胎瘤，因此仅在极少数情况下需要辅助化疗。在患有 SCT 的新生儿中，选择完全切除是可行的。大多数新生儿 SCT 为 Altman Ⅰ型或Ⅱ型，可以在会阴部或联合腹部切除。罕见的是在新生儿有转移性疾病时，建议先进行活检然后进行化疗，再进行延迟手术切除，这被发现比前期切除术有更好的预后。手术后应密切随访，每 3 个月进行血清 AFP 监测和直肠指检以评估复发情况，还可能需要超声或 CT 等影像学检查。复发性肿瘤在最初的良性肿瘤中占 10%～20%，其中 50% 是恶性肿瘤。胸部或纵隔肿瘤选择的方法是完全切除，根据肿瘤的位置和大小，选择开胸手术还是胸腔镜手术，由于这些肿瘤的生长位置，识别和保留主要的神经、血管结构至关重要。腹部和纵隔肿瘤也需要术后监测血清 AFP。大多数新生儿 GCT 都是成熟的或未成熟的畸胎瘤，不需要进一步治疗，只有 5% 含有恶性成分，大部分是卵黄囊。因此在新生儿期很少需要化疗。新生儿 GCT 化疗的适应证包括晚期恶性肿瘤和 SCT 切除后的恶性肿瘤复发（通常超过新生儿期）。

（七）中枢神经系统肿瘤

中枢神经系统肿瘤占婴儿肿瘤的 13%，发生率约为 30/100 万。星形细胞瘤和其他神经胶质瘤约占中枢神经系统恶性肿瘤的 50%，其次是原始神经外胚叶肿瘤、髓母细胞瘤、无性细胞瘤。主要表现

为脑积水。随着神经影像学、神经外科、放疗技术和更好的支持治疗的进步，脑肿瘤的治疗发生了显著的变化。

1. 低等级胶质瘤　是婴儿最常见的中枢神经系统肿瘤，这些肿瘤大多数发生在上中线位置，通常在下丘脑区和视神经通路，它们可能会出现眼球衰弱和异常运动。由于无法手术切除肿瘤，该亚组的预后较差。

2. 室管膜瘤　婴儿的临床特征与年龄较大的人群相似，手术治疗是主要手段，已尝试进行术后化疗，目的是将放疗推迟到 3 岁，术后化疗的效果不理想。

3. 髓母细胞瘤　是颅后窝的胚胎性肿瘤，由于髓母细胞瘤最常出现在小脑中线的第四脑室水平，因此在生后 2～6 个月经常出现梗阻性脑积水和小脑功能障碍的症状和体征。该肿瘤在蛛网膜下腔扩散的可能性高。髓母细胞瘤的治疗包括手术治疗，然后进行辅助颅脑脊柱放疗和化疗。部分患儿由于早期复发而预后不佳。为了避免辐射，已开发出新的治疗方案，以通过在有或没有使用自体骨髓移植的情况下加强化学疗法。

4. 非典型畸胎瘤和横纹肌样瘤　是恶性胚胎性肿瘤，其中含有横纹肌样细胞，通常还含有其他不同成分，包括胚胎间质上皮细胞。大多数病例发生在生后头 2 年，诊断时的平均年龄为 7 个月，治疗效果不理想，已经尝试了许多治疗策略，如术后进行密集化疗，甚至自体干细胞移植，效果不确切。

（八）视网膜母细胞瘤

视网膜母细胞瘤是一种罕见的眼部恶性肿瘤，发生在婴儿期和儿童早期。视网膜母细胞瘤约占婴儿恶性肿瘤的 12%。最常见的表现是白斑和斜视，视网膜母细胞瘤可以是非遗传性的（60%）或遗传性的（40%），后者通过常染色体显性遗传而具有较高的渗透性（90%）。早期发现和及时治疗可以使眼内肿瘤治愈率高达 95%，但眼外疾病病死率高。婴儿常规就诊时，通过检眼镜检查或定期筛查新生儿，就可以尽早发现肿瘤，并增加挽救视力的机会。

第四节 胎儿和新生儿肿瘤的挑战和展望

胎儿和新生儿肿瘤报道的数量少，肿瘤的起源部位和病理性质的异质性高，多数研究以医院为数据作为基础，病死率报道差距也很大，不能反映全貌，因此胎儿和新生儿肿瘤的实际发生率难以确定。

有易感综合征家族史或肿瘤家族史的父母，应转诊至产前诊断中心或遗传中心进行咨询，并应在产前检查期间进行良好的超声检查或=MRI 评估。大多数胎儿肿瘤可以通过常规超声检查进行产前诊断，产前检测到的肿块需要进行连续的影像学随访。

所有先天性肿瘤都属于高危妊娠，需要与大型综合学科团队进行科学规划，包括胎儿母亲、专家、妇产科医师、影像学医师、新生儿科医师、儿外科医师和肿瘤科医师。产前治疗的选择应慎重，需要经过多学科评估，方法上包括治疗性羊膜减少术、开放性胎儿手术。有难产风险的大肿瘤应避免阴道分娩，防止分娩困难或肿瘤破裂。较大的头、颈部和胸部肿瘤在分娩时有时需要子宫外产时处理。

胎儿和新生儿肿瘤的治疗应该个体化，肿瘤的性质并不总是指导新生儿的治疗策略。在良性肿瘤中进行观察可能会危及生命。而在恶性肿瘤（如 IVs 期神经母细胞瘤）进行有毒化疗可能会导致过度损伤。一些良性肿瘤因其位置、大小（如颈部、心脏肿瘤）特殊而需要紧急治疗。对肿瘤及其生物学行为的透彻了解是制订诊疗计划的前提。新生儿肿瘤治疗需要多学科合作。新生儿对药物的吸收、分布、代谢和排泄独特，变化迅速，差异性大，使化疗变得复杂。现在几乎没有针对大多数新生儿化疗药物的药代动力学或药效学数据库，经常遵循的治疗指南都是从大龄儿童数据库中推断出来的，有时是从成人数据库推断出来的，因此化疗毒副作用需要重视。治疗过程中还要关注护理和营养问题。肿瘤和肿瘤的治疗可能对食物的摄入、吸收和代谢产生不利影响，所有这些都会导致营养不良，而营养不良会影响治疗的耐受性。需要制订营养保健计划，如果无法口服，要给予鼻胃管喂养，对不能通过胃肠道吸收营养的患儿，要给予全肠外营养。

随着约 3/4 的肿瘤儿童存活下来，幸存者的长期生活质量和治疗后期并发症成为一个重要研究领域。新生儿是一个敏感的年龄段，因为在治疗中，神经认知和神经心理后遗症对发育中的大脑有影响。这些儿童不仅要对他们因肿瘤治疗引起的器官功能障碍进行筛查，还要对他们的神经心理后遗症进行筛查并给予指导。建议设立专门门诊对这些患儿进行随访，以尽早发现晚期副作用并及时干预。

（唐维兵　单若冰）

参 考 文 献

[1] 施诚仁, 蔡威, 吴晔明, 等. 新生儿外科学[M]. 2版. 上海: 上海世界图书出版公司, 2019.

[2] YUAN S M. Fetal cardiac tumors: clinical features, management and prognosis[J]. J Perinat Med, 2018, 46(2): 115-12l.

[3] USUI N, KITANO Y, SAGO H, et al. Outcomes of prenatally diagnosed sacrococcygeal teratomas: the results of a Japanese nationwide survey[J]. J Pediatr Surg, 2012, 47(3): 441-447.

[4] SHUE E, BOLOURI M, JELIN E B, et al. Tumor metrics and morphology predict poor prognosis in prenatally diagnosed sacrococcygeal teratoma: a 25-year experience at a single institution[J]. J Pediatr Surg, 2013, 48(6): 1225-1231.

[5] LOKESHWAR M R, SACHDEVA A. Fetal and neonatal hematology, oncology and immunology[M]. New Delhi: Jaypee Brothers Medical Publishers, 2017.

[6] SOLANKI S, MENON P, SAMUJH R, et al. clinical presentation and surgical management of neonatal tumors: retrospective analysis[J]. J Indian Assoc Pediatr Surg, 2020, 25(2): 85-90.

[7] INTERIANO R B, DAVIDOFF A M. Current management of neonatal neuroblastoma[J]. Curr Pediatr Rev, 2015, 11(3): 179-187.

[8] MOORE S W. Neonatal tumours[J]. Pediatr Surg Int, 2013, 29(12): 1217-1229.

[9] ORBACH D, SARNACKI S, BRISSE H J, et al. Neonatal cancer[J]. Lancet Oncol, 2013, 14(13): e609-e620.

[10] MAKIN E, DAVENPORT M. Fetal and neonatal liver tumours[J]. Early Hum Dev, 2010, 86(10): 637-642.

[11] FISHER J P H, TWEDDLE D A. Neonatal neuroblastoma[J]. Semin Fetal Neonatal Med, 2012, 17(4): 207-215.

[12] LOUIS C U, SHOHET J M. Neuroblastoma: molecular

pathogenesis and therapy[J]. Annu Rev Med, 2015, 66: 49-63.

[13] BERGER M, VON SCHWEINITZ D. Current management of fetal and neonatal renal tumors[J]. Curr Pediatr Rev, 2015, 11(3): 188-194.

[14] THOMPSON P A, CHINTAGUMPALA M. Renal and hepatic tumors in the neonatal period[J]. Semin Fetal Neonatal Med, 2012, 17(4): 216-221.

[15] ISAACS H Jr. Fetal and neonatal renal tumors[J]. J Pediatr Surg, 2008, 43(9): 1587-1595.

[16] FERNANDEZ-PINEDA I, NEEL M D, RAO B N. Current management of neonatal soft-tissue sarcomas and benign tumors with local aggressiveness[J]. Curr Pediatr Rev, 2015, 11(3): 216-225.

[17] FERRARI A, ORBACH D, SULTAN I, et al. Neonatal soft tissue sarcomas[J]. Semin Fetal Neonatal Med,
2012, 17(4): 231-238.

[18] SANDOVAL J A, WILLIAMS R F. Neonatal germ cell tumors[J]. Curr Pediatr Rev, 2015, 11(3): 205-215.

[19] BELSON P J, EASTWOOD J A, BRECHT M L, et al. A review of literature on health-related quatlity of life of reinoblastoma survivors[J]. J Pediatr Oncol Nurs, 2020, 37(2): 116-127.

[20] BENCE C M, WAGNER A J. Ex-utero intrapartum treatment(EXIT) procedures[J]. Semin Pediatr Surg, 2019, 28(4): 150820.

[21] PHILIP A. PIZZO, DAVID G. Principles and practice of pediatric oncology[M]. 7th ed. Philadelphia: Wolters Kluwer/Lippincott Williams & Wilkins Health, 2015.

[22] 董蒨. 小儿肿瘤外科学[M]. 北京: 人民卫生出版社, 2009.

附 录

附录 1 小儿常用抗肿瘤药物

附表 1-1 小儿常用抗肿瘤药物

分类	药品名	作用机制	规格	用药途径	儿童剂量及用法	适应证	注意事项	副作用
烷化剂类	环磷酰胺(cyclophosphamide, CTX)	最常用的烷化剂药,抗肿瘤谱广,细胞周期非特异性细胞毒性药物,但对 G_2 期作用更为强烈。作用机制与 DNA 发生交叉联结,抑制 DNA 的合成,也可干扰 RNA 的功能	片剂 50mg 粉针剂 0.2g 0.5g	口服 静脉滴注	$75mg/(m^2 \cdot d)$, q.d. 或 b.i.d 间歇口服 $200mg/(m^2 \cdot d)$, q.d.×5d(连用),每个月1次 10~15mg/kg,每周1次,$450mg/(m^2 \cdot d)$,每7~10天1次,$900 \sim 1200mg/(m^2 \cdot d)$,q.d. 每3~4周1次	白血病、恶性淋巴瘤、神经母细胞瘤、视网膜母细胞瘤、横纹肌肉瘤、其他软组织肉瘤、尤因肉瘤等	配成的溶液必须在3小时内应用。为了预防出血性膀胱炎,在使用本药时宜多喝水,使尿量增加;大剂量使用时宜大量补液,静脉滴注碳酸氢钠,并同应用美司钠,可预防出血性膀胱炎。别嘌醇可增加本药骨髓毒性;与多柔比星合用后者增加心脏毒性;有致癌,致突变作用	骨髓抑制、恶心、呕吐、厌食、脱发、膀胱炎、性腺损害、神经毒性(大剂量使用时)
	异环磷酰胺(ifosfamide, IFO)	环磷酰胺的同分异构体,作用同环磷酰胺但无完全交叉抗药性	粉针剂 0.5g 1.0g	静脉滴注	$1.2 \sim 1.8g/(m^2 \cdot d)$, q.d.×4~5d,每3~4周1次	软组织肉瘤、睾丸肿瘤、恶性淋巴瘤、骨肉瘤及非霍奇金淋巴瘤、白血病及复发难治性实体瘤等	为了预防出血性膀胱炎或血尿等泌尿系统毒性发生,必须同时静脉注射尿路保护剂美司钠,用法用量:每次按异环磷酰胺剂量的1/5于用药同时,用药后4小时,用药后8小时静脉注射,15~30分钟内注射;高危泌尿系统毒性患者保护剂每3小时用1次共4次,剂量加倍。与顺铂、甲氨蝶呤、阿糖胞苷及氟尿嘧啶有协同作用。余同环磷酰胺	同环磷酰胺,出血性膀胱炎概率更高,可有神经毒性和肾毒性
	顺铂(cisplatin, DDP)	与 DNA 交叉连接,破坏 DNA,抑制 DNA 合成,可能增加肿瘤的免疫性	粉针剂 10mg 20mg	静脉滴注 腹腔内注射	$20 \sim 30mg^2/(m^2 \cdot d)$, 4~6小时以上 q.d.×4~5d(连用),每3~4周1次 $50 \sim 120mg/(m^2 \cdot d)$, q.d.,每3~4周1次 每次 30~50mg,每7~10天1次	睾丸恶性肿瘤(对胚胎瘤和精原细胞瘤均有较好效果)、卵巢癌、宫颈癌、非小细胞肺癌和肺癌胸腔积液、头颈部鳞状细胞癌、软组织肉瘤、肝癌、恶性淋巴瘤、甲状腺癌、黑色素瘤、肝母细胞瘤等	肾功能不全及对铂类药物过敏者忌用;有肾脏及中耳炎病史者慎用。为防治肾毒性,可溶于大量 NS 或 GNS 中,并加用甘露醇以加速排泄或用药前用呋塞米,使尿量不少于150ml/h,用药前须测测血原素氮及肌酐,治疗中给予镇吐药。神经毒性及耳毒性与累积剂量有关。与博来霉素合用可导致其毒性增加。与抗组胺药异丙嗪合用,可掩盖其耳毒性症状	肾功能损害(尿素氮与肌酐升高,第2周出现,多为可逆性),听神经损害导致听力异常(5%)、低钾血症、低镁血症反应(严重恶心、呕吐)、骨髓抑制

续表

分类	药品名	作用机制	规格	用药途径	儿童剂量及用法	适应证	注意事项	副作用
烷化剂类	卡铂(carboplatin, CBP)	与DNA交叉连接,破坏DNA分子,抑制其复制,有效率高于顺铂,毒性低于顺铂,是第二代铂类抗肿瘤药	冻干粉 100mg	静脉滴注	每次300~500mg/m², q.d., 每4周1次	肝母细胞瘤,肾母细胞瘤,睾丸肿瘤,卵巢癌,恶性淋巴瘤,肺癌	静脉滴注不宜直晒,宜用布或纸遮光,临用前5%GS溶解,配制后8小时内用完;药液避免外渗,不宜与其他肾毒性药物合用。与顺铂有交叉耐药性。余同顺铂	骨髓抑制(白细胞减少、血小板减少),胃肠道反应(轻度呕吐),肝功损害(轻度)
	丙卡巴肼(procarbazine, PCB)	单胺氧化酶抑制剂,细胞周期非特异性药物,体内可通过烷化作用而破坏DNA,有丝分裂减少;由于干扰间期延长而抑制细胞分裂,也干扰DNA、RNA及蛋白质合成	片剂 25mg 50mg	口服	用于诱导缓解时,用药起始量25~50mg/(m²·d),逐渐增至100mg/(m²·d),分2~3次口服,连用10~14天	淋巴瘤,实体瘤,恶性网状细胞增多症,多发性骨髓瘤,肺癌	糖尿病,感染者慎用。切忌与拟交感神经药(如麻黄碱)及丙米嗪同用。与抗组胺药、麻醉性镇静药、抗高血压药同用时,不宜用大剂量同抑制作用,以免对中枢神经产生协同抑制作用。避免食用富含酪氨酸食物(奶酪、香蕉、腌鱼等),以防中枢兴奋及血压升高。与其他抗肿瘤药和放射线有交叉耐药性。有致癌性。致突变作用	骨髓抑制,过敏性皮肤反应和脱发(罕见),部分患者可出现中枢神经系统毒性(眩晕嗜睡、精神错乱、脑电图不正常等),恶心、呕吐、厌食
	达卡巴嗪(dacarbazine, DTIC)	与DNA交叉连接,破坏DNA,抑制DNA合成,可能增加肿瘤的免疫性	粉针剂 0.1g 0.2g	静脉滴注	200mg/(m²·d), q.d.×5d, 每3~6周1个疗程	霍奇金淋巴瘤,恶性黑色素瘤,软组织肉瘤,神经母细胞瘤,肺鳞癌和未分化癌	溶液在3小时内应用。用药期不宜接种病毒活疫苗。与长春新碱同用。芥子合用可增加疗效,有致突变性,可能有致癌作用	骨髓抑制,白细胞减少、血小板减少(用药2~4周后发生)、流感样综合征(不常见,如发热、头痛、肌痛等)
	白消安(busulfan, BUS)	为一种烷化剂,与细胞核蛋白起白起反应而杀伤细胞	片剂 0.5mg 2.0mg	口服	1.6mg/(m²·d),逐渐加量至4mg/(m²·d),清晨空腹或分3次服	慢性粒细胞白血病(成人和青少年),亚急性粒细胞白血病、真性红细胞增多症	骨髓抑制,出血性疾病,肾上腺皮质功能低下者慎用。白细胞快速减少时宜每天用大剂量2000~3000/m²,碱化尿液并服用别嘌醇。根据血常规,白细胞减至病情及疗效调整剂量。白细胞减少或改维持剂量(10~20)×10⁹/L时,宜停药或大幅减少剂量,白细胞大幅减少时,应立即停药。有致突变作用	骨髓抑制、恶心、呕吐、厌食,神经毒性,在青春期后给药可影响生殖腺的功能。偶可引起肺间质纤维化、舌炎、白内障或脱发

续表

分类	药品名	作用机制	规格	用药途径	儿童剂量及用法	适应证	注意事项	副作用
烷化剂类	氮芥（chlormethine, HN₂）	为双功能烷化剂，主要抑制 DNA 合成，同时对 RNA 和蛋白质合成也有抑制作用。对肿瘤细胞的 G₁ 期和 M 期杀伤作用最强，大剂量时对各期细胞均有杀伤作用，属细胞周期非特异性药物	注射剂 5mg 10mg	静脉注射	每次 4～6mg/m²，每周 1 次，连用 2 次，疗程间隔 2 周	主要用于恶性淋巴瘤，尤其是霍奇金淋巴瘤的治疗	加生理盐水稀释成 1mg/ml。配制后应在 10 分钟内注射完毕。药液外渗时应在局部皮下组织注射入 1/12mol/L 的硫代硫酸钠或置冰袋 6～12 小时。局部剌激性强，不慎接触皮肤黏膜应立即用水反复冲洗。有致癌变及致癌作用	骨髓抑制、胃肠道反应（恶心、呕吐常出现于注射后 3～6 小时，可持续 24 小时），生殖功能影响（睾丸萎缩、精子减少、月经紊乱、闭经，不育），头晕、脱发、乏力，注射于血管外时可引起溃疡
	苯丁酸氮芥（chlorambucil, CB-1348）	生物的一种烷化剂，作用与环磷酰胺相似	片剂 2mg	口服	2.5～7.5mg/(m²·d)，或 0.1～0.2mg/(kg·d)，q.d.	用于慢性淋巴细胞白血病、淋巴肉瘤、霍奇金淋巴瘤、卵巢癌、乳腺癌、多发性骨髓瘤等	长期用药有蓄积作用。有致癌性	骨髓抑制、中性粒细胞减少、血小板减少、淋巴细胞减少，影响生殖腺功能
	卡莫司汀（carmustine, BCNU）	可通过烷化作用与核酸交链，亦有可能因改变蛋白而产生抗癌作用。在体内能与 DNA 聚合酶作用，对增殖期细胞各期都有作用	注射剂 0.125g	静脉滴注	每次 90～100mg/m²，q.d.×2～3d，每 6～8 周 1 次	高度脂溶性，能通过血脑屏障，对脑瘤（恶性胶质细胞瘤、脑干胶质瘤、星形细胞瘤、髓母细胞瘤、脑转移性肿瘤等）有效，对恶性淋巴瘤和多发性骨髓瘤、与其他药物合用有效	与皮肤接触可致色素沉着或皮炎。用药期间及停药后 4～6 周每周检查白细胞及血小板，定期检查肺功能和肝部 X 线片。有免疫抑制作用，用药期及结束后 3 个月内不宜接种减毒活疫苗。有致突变，可能有致癌作用	迟发性骨髓抑制（用药后 4～6 周），静脉注射处血栓性静脉炎，脑脊髓病（大剂量使用时），肺间质纤维化（长期）、肝脏损害（常可恢复）、肾毒性（功能减退、肾脏缩小），抑制睾丸或卵子功能。有继发性肺白血病的报道

续表

分类	药品名	作用机制	规格	用药途径	儿童剂量及用法	适应证	注意事项	副作用
烷化剂类	尼莫司汀 (nimustine, ACNU)	新亚硝脲类药物，具有烷化作用，能使DNA低分子化，抑制DNA和RNA的合成，而发挥抗肿瘤作用，并可透过血脑屏障	注射剂 25mg 50mg	静脉注射 静脉滴注	每次2～3mg/kg，q.d.，每4～8周1次	脑肿瘤、消化道癌（胃癌、肝癌、结直肠癌）、肺癌、恶性淋巴瘤、慢性白血病	药液外渗可致硬结、坏死。溶解后应快使用。用药期间及停药后6周内每周检查白细胞及血小板，定期检查肝肾功能和肺部X线片	迟发性骨髓抑制、恶心、呕吐、腹泻、肝肾损害，偶见间质性肺炎。可见乏力、眩晕、发热、痉挛、脱发、低蛋白血症
抗代谢类	巯嘌呤 (mercaptopurine, MP)	属于抑制嘌呤合成速径的细胞周期特异性药物，化学结构与次黄嘌呤相似，因此能竞争性地抑制次黄嘌呤的转变过程	片剂 50mg 25mg	口服	65～75mg/(m²·d)，q.d./q.n.	急性淋巴细胞白血病、急性粒细胞白血病、亚急性淋巴细胞白血病和慢性粒细胞白血病、自身免疫病	易产生耐药性。常与其他抗肿瘤药合用。与别嘌醇合用时提高疗效，同时本品减少1/4～1/2。用药期间监测血常规，定期复查肝肾功能	骨髓抑制（主要为白细胞减少、有时血小板减少）肝损害、黏膜炎
	硫鸟嘌呤 (tioguanine, TG)	为与硫嘌呤密切相关的嘌呤衍生物，在硫嘌呤代谢药，为阻断嘌呤代谢的一种药，抑制鸟嘌呤与硫嘌呤之间存在交叉抗药性	片剂 25mg	口服	65～75mg/(m²·d)，q.n.	急性淋巴细胞白血病、急性粒细胞白血病、慢性粒细胞白血病	同硫嘌呤	口腔炎、骨髓抑制（中性粒细胞减少、偶有血小板减少）、中毒性肝炎
	甲氨蝶呤 (methotrexate, MTX)	细胞周期特异性药物，主要作用于S期。通过抑制二氢叶酸还原酶而影响四氢叶酸的生成，进而阻止嘌呤核苷酸、氧胸腺嘧啶核苷酸的合成，抑制RNA和DNA的生成	片剂 2.5mg 粉针剂 5mg 10mg 500mg 1g	口服 肌内注射 静脉滴注 鞘内注射	20～30mg/(m²·d)，q.w. 100mg～5.0g/m²，维持4～24小时，方案不同差异大。白血病的中枢预防时1/10～1/6量（最大<0.5g/次）于0.5～1小时滴入，余量维持12～24小时 年龄<12个月，5mg/次；12～23个月，7.5mg/次；24～35个月，10mg/次；≥36个月，12.5mg/次	急性淋巴细胞白血病、各种淋巴瘤、实体瘤、各种肉瘤、恶性畸胎瘤、神经母细胞瘤、中枢神经系统白血病的防治、朗格汉斯细胞组织细胞增生症	肝肾功能不全者忌用，白细胞或血小板减少者慎用。大剂量前1天，当天及用后3天充水分和碳酸氢钠，使尿液保持碱性。用药后开始用亚叶酸钙解救。与弱有机酸和水杨酸盐、磺胺类药物、氨苯蝶啶、乙胺嘧啶等药物同用后，毒性增加	腹痛、腹泻、口腔溃疡、全消化道溃疡、胃肠道出血、骨髓抑制、骨髓巨幼变及贫血、肝损害、脱发、皮炎、大剂量应用可导致高尿酸血症性肾病（蛋白尿、少尿至尿毒症）、长期应用可有咳嗽、肺炎或肺纤维化、鞘内注射可出现视物模糊、眩晕、头痛，甚至嗜睡或抽搐

续表

分类	药品名	作用机制	规格	用药途径	儿童剂量及用法	适应证	注意事项	副作用
抗代谢类	阿糖胞苷（cytarabine，Ara-C）	细胞周期特异性药物，为主要作用于细胞S增殖期的嘧啶类抗代谢药物，通过抑制细胞DNA的合成，干扰细胞的增殖。对抑制RNA及蛋白质合成的作用较弱	粉针剂 100mg 500mg	皮下注射 静脉滴注 鞘内注射	$100\sim200mg/(m^2\cdot d)$，q.12h.×5~7d；$100\sim250mg/m^2$，维持24h× 5~7d；每次$1\sim2g/m^2$，q.12h.，维持2~3小时×6~8次 年龄<12个月，12mg/次；12~23个月，15mg/次；24~35个月，25mg/次；≥36个月，30mg/次	急性白血病的诱导缓解期及维持巩固期，急性非淋巴细胞白血病疗效果较好、慢性粒细胞白血病的急变期、恶性淋巴瘤、中枢神经系统白血病防治（鞘内注射）	静脉滴注后能通过血脑屏障，浓度可达到血浆浓度的40%。鞘内注射时同时注入地塞米松可减少不良反应。中大剂量时配制的溶液必须3天内应用。剂量可出现急性小脑综合征（眼球震颤、步态不稳、口吃、辨距障碍及轮替运动障碍，尚可有抽搐、神志改变等，须立即停药）。鞘内注射后6~48小时可减效，反之可增效。解毒剂为脱氧胞苷	骨髓抑制、巨幼红细胞贫血、口腔炎和皮肤损害（大剂量时）、肝损害、腹泻、发热、乏力、骨关节痛、结膜炎等
	氟尿嘧啶（fluorouracil，FU）	细胞周期特异性药，主要抑制S期细胞。是一种可抑制胸腺嘧啶核苷酸合成酶，阻断脱氧尿嘧啶核苷酸转变为脱氧胸腺嘧啶核苷酸，而抑制DNA的合成。并通过阻止尿嘧啶和乳清酸掺入人RNA，达到抑制RNA合成的作用	粉针剂 250mg	静脉注射 静脉滴注	$400mg/(m^2\cdot d)$，q.d.×5d	某些实体瘤、消化道肿瘤、肝母细胞瘤、肾癌、结肠癌、肾癌等，较大剂量氟尿嘧啶治疗纹级毛膜上皮癌	药品放置阴凉处，勿置冰箱，如在温度>35℃或置入或置于阳光下将会变质	骨髓抑制、黏膜炎、恶心呕吐、腹泻、皮肤损害、神经毒性、口腔损害
	羟基脲（hydroxycarbamide，HU）	周期特异性药，S期细胞敏感。是一种核苷二磷酸还原酶抑制剂，可阻止核苷酸还原为脱氧核苷酸，干扰嘌呤及嘧啶碱基生物合成，选择性地阻碍DNA合成，对RNA及蛋白质合成无阻断作用	胶囊 400mg 片剂 500mg	口服	$20\sim40mg/(kg\cdot d)$	主要用于黑色素瘤和慢性粒细胞白血病，与放射线合并应用治疗脑瘤也有一定疗效	疱疹病毒感染、严重感染者忌用。白细胞减至$(10\sim20)\times10^9/L$时，宜停药或改维持剂量，有致突变作用。服用初期适当增加液体摄入量。与皮肤接触可致色素沉着或皮炎。用药期及结束后3个月内不宜接种减毒活疫苗。有致突变及致癌可能	骨髓抑制（为剂量限制性毒性）、胃肠道反应、有致睾丸萎缩和致畸胎的报道、偶有中枢神经系统症状和脱发、药物性发热（少见）

续表

分类	药品名	作用机制	规格	用药途径	儿童剂量及用法	适应证	注意事项	副作用
抗肿瘤生素类	多柔比星（doxorubicin，DOX，ADM）	为蒽环类药物，可抑制有丝分裂和抑制DNA与RNA合成，对RNA的抑制作用最强，抗瘤谱较广，属周期非特异性药物，对各种生长周期的肿瘤细胞都有杀灭作用	注射剂 10mg 20mg	静脉注射 静脉滴注	$20\sim30mg/(m^2\cdot d)$，q.d.$\times2\sim3d$，每3周1次，累积总量<0.3g/m²，大于2岁者累积剂量需小于300mg/m²，小于等于2岁累积剂量小于10mg/kg	急性淋巴细胞白血病、急性粒细胞白血病、实体瘤，如神经母细胞瘤、横纹肌肉瘤、尤因肉瘤、软组织肉瘤、骨肉瘤、腺癌、原发性肝癌等	用药前必须先做心电图，如心功能正常才可用本药。与环磷酰胺、甲氨蝶呤、顺铂滴注类药物同用有良好的协同作用	脱发（重度）、口腔溃疡、腹泻、骨髓抑制，心电图可出现T波和ST波改变，如全剂量超过500mg/m²，或心脏在放疗范围内，虽较低剂量亦常发生心力衰竭。肝功能不全时毒性加剧
	表柔比星（epirubicin，EPI）	多柔比星的同类异构体，细胞周期非特异性药物，其主要作用部位是细胞核。本品的作用机制与其可结合DNA有关。具有广谱的抗实验性肿瘤的作用，对拓扑异构酶也有抑制作用，疗效与多柔比星相等或略高，而毒性尤其是心脏毒性低于多柔比星	注射剂 10mg 50mg	静脉注射	$50\sim75mg/(m^2\cdot d)$，q.d.，每$3\sim4$周1次；30mg/(m²·d)，q.d.$\times3d$；最大累积总量550mg/m²	急性淋巴细胞白血病、急性粒细胞白血病、恶性淋巴瘤、肾母细胞瘤、软组织肿瘤、乳胞瘤、肝癌、头颈部癌等	用前必须先做心电图，心功能正常才可用本药；避免药物外渗或漏于皮下，引起严重组织损伤及坏死。静脉滴注时应避免阳光直接照射。与柔红霉素及多柔比星有交叉耐药性。与环磷酰胺、甲氨蝶呤、顺铂类药物同用有协同作用	胃肠道反应、骨髓抑制较多柔比星轻25%，心脏毒性轻50%
	博来霉素（bleomycin，BLM）	能抑制DNA合成，能使DNA单链变性断裂，从而干扰RNA的生物合成	粉针剂 10mg	深部肌内注射 静脉注射	每次10mg/m²，q.d.或每周$2\sim3$次，静脉注射应缓慢，不少于10分钟，累积总量成人<0.4g	恶性淋巴瘤、内胚窦瘤、皮肤癌、头颈部癌、食管癌等	第1天用药先给予1/10量，无反应再将全部剂量注射。用药前先给予糖皮质激素以减轻反应，并做好急救准备，防治严重过敏反应。定期随访肝、肾功能、肺功能和肺部X线片，出现肺病变应停药，并给予糖皮质激素。不能与其他肺毒性药物合用，慎与肾毒性药物混合注射	发热、消化道反应、脱发、口腔炎、肺纤维性变、偶有过敏反应，甚至休克；对骨髓几乎无抑制作用

续表

分类	药品名	作用机制	规格	用药途径	儿童剂量及用法	适应证	注意事项	副作用
抗肿瘤抗生素类	柔红霉素（daunomycin, DNR）	抑制DNA和RNA合成而与DNA结合，抑制RNA的合成，为周期非特异性药物，对细胞异S G_2期作用明显	注射剂20mg	静脉注射	每次20～30mg/m²，q.d.×2～3d；累积总量：儿童<0.3g/m²，2岁以下<10mg/kg	急性粒细胞白血病，急性淋巴细胞白血病，神经母细胞瘤、横纹肌肉瘤等实体瘤	应用时最好新鲜配制，静脉滴注速度<0.5mg/ml时应避光。避免药液外漏。因药物存在心脏毒性和肝毒性，心脏病患者、肝损害者，以及以往用过蒽环类药物达累积总量者忌用。与蒽环类酸性或碱性药物混用。用药后宜与酸性或碱性药物混用。用药后比星有交叉耐药性。用药后减毒活疫苗。3～6个月总剂量活性红色。48小时内尿液呈红色。有潜在致癌，致突变作用	骨髓抑制，心脏毒性（急性心脏毒性，常为心电图改变，多呈可逆性；延迟性严重心脏毒性（可有心心律失常、心力衰竭，与药物剂量有关，为不可逆性），口腔溃疡（罕见）、脱发（偶然发生，轻度），静脉炎
	伊达比星（idarubicin）	为蒽环类抗生素，有抗有丝分裂和细胞毒性作用。其作用机制为作用于DNA拓扑异构酶Ⅱ型，抑制核酸合成。蒽环结构4位的改变使该化合物具有亲脂性，提高了细胞对药物的摄入	粉针剂10mg	静脉注射	每次10mg/m²，q.d×3d；累积剂量93mg/m²	急性非淋巴细胞白血病的诱导缓解、复发、难治患者的诱导缓解；急性淋巴细胞白血病的二线治疗，还可用于综合化疗方案	治疗过程中或使用药儿周内，可能发生心脏毒性反应，即潜在性、致死性的心毒性反应，表现为持续性的QRS低电压，收缩期延长，左心室射血分数降低。出现这些反应时可用洋地黄、利尿药，限制钠盐及卧床休息等措施。若配制过程中应注意监测心脏功能。若配制的药物有漏出或渗溢出，应用稀释的次氯酸钠溶液或清水冲洗，或用肥皂水或清水冲洗	严重骨髓抑制，心脏毒性、致死性的感染，胃肠道反应如恶心、呕吐、黏膜炎，尤其是口腔黏膜炎，出现于治疗后3～10天，腹泻、腹痛、皮疹，皮疹等。有酶红素增高
	米托蒽醌（mitoxantrone）	为细胞周期非特异性药物，通过与DNA分子结合，抑制核酸合成而导致细胞死亡	注射剂10mg	静脉注射	每次10mg/m，q.d×3d	恶性淋巴瘤，急性白血病、黑色素瘤，软组织肉瘤、多发性骨髓瘤，睾丸肿瘤，头颈部肿瘤等	漏出血管外可引起局部红肿、坏死。多柔比星累积总量达0.3g/m²，骨髓抑制者忌用。使用过多柔比星或原有心脏病患者，本药累积总量仅不应>0.1g/m²。与蒽环类药物分交又耐药性，与大多数抗肿瘤药物无交又耐药性	骨髓抑制，少数患者可能有心悸、期前收缩及心电图异常；可有恶心、呕吐、食欲减退、腹泻等消化道反应，偶见乏力、脱发、皮疹、口腔损害等，肝、肾损害（罕见）

续表

分类	药品名	作用机制	规格	用药途径	儿童剂量及用法	适应证	注意事项	副作用
抗肿瘤抗生素类	吡柔比星（pirarubicin, THP）	为半合成的蒽环类抗肿瘤药，进入细胞核内迅速嵌入 DNA 核酸碱基对间，干扰转录过程，阻止 mRNA 合成。同时干扰 DNA、mRNA 合成，具有较强的抗癌活性	粉针剂 10mg 20mg	静脉注射	每次 $7\sim20$ mg/m²，q.d.×5d	恶性淋巴瘤、急性白血病、头颈部癌、泌尿系统恶性肿瘤等	严格避免注射时渗漏至血管外，密切监测心脏、血常规、肝肾功能及继发感染等情况。合并感染、水痘等症状的患者应慎用本药。溶解后药液，至室温下放置不得超过 6 小时	骨髓抑制（剂量限制性毒性）、心脏毒性低于多柔比星、慢性心脏毒性呈累积量反应。肝肾功能异常、脱发、皮肤色素沉着等，偶有皮疹
	放线菌素 D（dactinomycin, ACTD）	本品为细胞周期非特异性药，能抑制 RNA 的合成，作用于 mRNA，干扰细胞的转录过程	注射剂 0.2mg	静脉注射 静脉滴注	$15\mu g/(kg\cdot d)$，q.d.×5d	肾母细胞瘤、横纹肌肉瘤、肝母细胞瘤、神经母细胞瘤及霍奇金淋巴瘤；对绒毛上皮癌及睾丸肿瘤有一定疗效。与放射治疗并用可提高肿瘤对放射的敏感性	1 岁以下小儿慎用；溶液需新鲜配制，切勿漏出血管外。否则可发生局部疼痛和形成硬结。可降低维生素 K 的疗效，致突变作用。有致癌性	恶心、呕吐、口腔炎和静脉炎、腹痛、腹泻、骨髓抑制、脱发、金属味觉（注射 12 小时后），长期应用可引起闭经及精子缺乏
植物碱类	长春碱（vinblastine, VLB）	为细胞周期特异性抗肿瘤药，作用于 G_1、S 及 M 期，并对 M 期有延缓作用。能干扰增殖细胞纺锤体的形成，使有丝分裂停止于中期，并有免疫抑制作用	注射剂 10mg	静脉注射	每次 $3.5\sim6.0$ mg/m² 或每次 $0.1\sim0.2$ mg/kg，每周 1 次	霍奇金淋巴瘤、神经母细胞瘤、其他淋巴瘤、朗格汉斯细胞组织细胞增生症	以 $10\sim20$ ml NS 稀释配成溶液，渗出血管外可引起局部坏死	骨髓抑制、脱发、神经毒性（大剂量时），伴发感觉异常、腹部、绞痛、便秘等
	长春新碱（vincristine, VCR）	为细胞周期特异性药物，主要作用于干细胞增殖的 M 期。靶点是微管，主要抑制微管蛋白的聚合而影响纺锤体微管的形成。使有丝分裂停止于中期。还可干扰蛋白质代谢及抑制 RNA 多聚酶的活力，并抑制细胞膜类脂质的合成和氨基酸在细胞膜上的转运	注射剂 1mg	静脉注射 / 静脉滴注	每次 $1.5\sim2.0$ mg/m² 或每次 $0.050\sim0.075$ mg/kg，每周 1 次；每次 <2mg / 慢性特发性血小板减少性紫癜：每次 $0.015\sim0.030$ mg/kg，每周一次，缓慢滴注至少 $6\sim8$h	急性淋巴细胞白血病、实体瘤（肾母细胞瘤、神经母细胞瘤、尤因肉瘤、横纹肌肉瘤、肝母细胞瘤、生殖细胞肿瘤等）、脑肿瘤	长春新碱作用比长春碱强 10 倍，用量约为后者 1/10，无交叉耐药性。若出现深部腱反射消失，应即停药。与环磷酰胺或甲氨蝶呤合用时应先使用本品，否则疗效降低。与门冬酰胺酶合用可加重神经毒性，故常与其他 2 种以上抗肿瘤药合用	神经毒性，发生率与总剂量与单次剂量成正比。如神经炎性疼痛、感觉异常、四肢麻木、运动功能减弱，尤其手消瘦、脑神经麻痹（Ⅱ、Ⅳ、Ⅵ脑神经）；脱发（轻度至中度），对骨髓抑制比较轻、便秘和长春碱绞痛（在 $2\sim4$ 天）

续表

分类	药品名	作用机制	规格	用药途径	儿童剂量及用法	适应证	注意事项	副作用
植物碱类	长春地辛（vindesine, VDS）	细胞周期特异性药物，抑制细胞内微管蛋白的聚合，阻止增殖细胞中纺锤体的形成，使细胞分裂停于有丝分裂中期	注射剂 1mg	静脉注射	每次 3 mg/m²，每周 1 次	恶性淋巴瘤、急性淋巴细胞白血病、神经母细胞瘤及恶性黑色素瘤等	与长春新碱和长春新碱无完全的交叉耐药性，毒性介于两者之间。注射时谨防药物外溢	骨髓抑制低于长春新碱但高于长春新碱，神经毒性低于长春新碱，有生殖毒性
	依托泊苷（etoposide, VP-16）	有丝分裂抑制剂，通过抑制核苷转换而抑制细胞有丝分裂前期 DNA、RNA 及蛋白质的合成，是细胞周期特异性药，主要作用于 S 期和 G₂ 期	胶囊 0.1g 注射剂 0.1g	口服 静脉滴注	每次 0.1~0.2 g/m²，q.d./b.i.d×5d，每 3~4 周可重复 1 次 每次 0.1~0.15g/m²，q.d.× 3~5d（<0.25mg/ml），静脉滴注时间不少于 30 分钟	急性白血病、恶性淋巴瘤、霍奇金淋巴瘤、神经母细胞瘤、睾丸癌、脑肿瘤等	静脉滴注至少 0.5 小时，如滴注过快可导致血压下降；肝肾功能不全慎用；静脉滴注时药液不可外漏；不能做胸腔、腹腔和鞘内注射。不能与葡萄糖液混合	恶心、呕吐、腹泻，皮疹，静脉炎、脱发、血小板减少、白细胞减少
	替尼泊苷（teniposide, VM-26）	为鬼臼毒素的半合成衍生物，主要抑制 S 期细胞的胸腺嘧啶核苷合成，也能抑制 G₂ 前期细胞，所以有丝分裂明显受阻。此外，它能有效地抑制线粒体的呼吸作用；还能与 DNA 拓扑异构酶 II 型作用，从而引起双链断裂	注射剂 5ml 50mg	静脉滴注	每次 0.07~0.18g/m²，q.d.×3d(0.1mg/ml)滴注时间不少于 30 分钟	急性白血病、淋巴瘤、神经母细胞瘤、卵巢癌、睾丸癌、脑肿瘤	快速静脉注入时会发生血压骤降，可通血脑屏障，脑肿瘤或转移性脑肿瘤中浓度较高。与阿糖胞苷及顺铂等可能有协同作用	恶心、呕吐、腹泻，皮疹，发热、局部静脉炎、脱发、血小板减少、白细胞减少
其他类	门冬酰胺酶（asparaginase., ASP）	此酶能使血液中的左旋门冬酰胺分解成门冬氨酸，使依赖门冬酰胺外供应细胞外供应门冬酰胺自身不能合成门	注射剂 5 000U 10 000U	肌内注射 静脉注射 静脉滴注	每次 6 000U/m²，每天或隔天 1 次，1 个疗程 8~10 次	急性淋巴细胞白血病、急性粒细胞白血病、淋巴肉瘤、恶性黑色素瘤等	胰腺炎或有胰腺炎病史，对本品过敏或皮试阳性、疱疹病毒等严重感染者忌用。可导致过敏性甚至过敏性休克，需备肾上腺素，氢化可的松等急救药物品。用本药前口服抗组胺药	发热、过敏反应，抑制蛋白合成（如白蛋白、纤维蛋白原、凝血因子 V、脂蛋白等），肝功

续表

分类	药品名	作用机制	规格	用药途径	儿童剂量及用法	适应证	注意事项	副作用
其他类	门冬酰胺酶（asparaginase, ASP）	冬酰胺的某些瘤细胞的瘤细胞株，因缺乏门冬酰胺，导致蛋白质合成障碍。是一种对瘤细胞具有选择性抑制作用的药物。亦能干扰细胞 DNA、RNA 的合成，可能作用于细胞 G₁ 增殖期中，为抑制该期细胞分裂的细胞周期特异性药			肌内注射时 10 000U 以 NS 2ml 稀释，静脉滴注时以 5ml NS 稀释后再以 NS 或 5%GS 稀释，静脉滴注时间不少于 30 分钟，静脉滴注时以 NS 或 5%GS 稀释，剂量、总量和给药途径根据不同产品生物活性及不同性，不同病种及不同治疗方案而定		如异丙嗪 25mg，可能减少过敏反应。定期监测血常规、血浆凝血因子、血糖、血尿淀粉酶、肝功能和血钙。治疗期及治疗后 3 个月内不宜接种减毒活疫苗或密切接触脊髓灰质炎疫苗用服者	能障碍，骨髓抑制，血钙降低等
	泼尼松（prednisone）	为细胞周期非特异性药物，参与受体介导的淋巴细胞溶解作用	片剂 5mg	口服	40～60mg/（m²·d），分 2～4 次	急性白血病、恶性淋巴瘤、朗格汉斯细胞组织细胞增生症及脑肿瘤等	本品需经肝脏代谢活化才有效。故肝功能不全者效差。长期服药后，停药时应逐渐减量	较大剂量易引起糖尿病、消化道溃疡和皮质醇增多症状，对下丘脑-垂体-肾上腺轴抑制作用较强，并发感染为主要的不良反应
	地塞米松（dexamethasone）	同泼尼松	片剂 0.75mg；针剂 5mg	口服；肌内注射 静脉注射 静脉滴注	6～9mg/（m²·d），分 2～4 次；6～9mg/（m²·d），分 4 次	同泼尼松	脑水肿或缓解肿瘤压迫气道时首剂可用 0.5mg/kg，后静脉注射或静脉滴注，静脉注射 0.4～0.6mg/kg，分 2 次，症状缓解后减量	同泼尼松

注：BUN. 尿素氮；NS. 生理盐水注射液；GNS. 葡萄糖氯化钠注射液；GS. 葡萄糖注射液。

对于儿童实体肿瘤，目前国际上已开始尝试靶向药物治疗。实体瘤靶向治疗，是利用药物或其他物质（如抗体、放射性物质），以肿瘤组织中参与肿瘤发生发展的特异性基因或蛋白分子为靶点，进行肿瘤治疗的一种方法。靶向治疗中靶点的选择通常是通过与正常组织比较，寻找存在于肿瘤组织中且与其发生发展密切相关的生物学异常，以肿瘤细胞内生物学异常出现的部位可以分为细胞膜、细胞质内、细胞核内、肿瘤微环境等几类。其中体液免疫治疗中的单克隆抗体（monoclonal antibody，mAb）主要靶向细胞表面抗原。单靶点单克隆抗体通过包括补体依赖的细胞毒性（complement dependent cytotoxicity，CDC），抗体依赖细胞介导的细胞毒性作用（antibody-dependent cell-mediated cytotoxicity，ADCC）和直接诱导凋亡的机制起作用。多价单克隆抗体靶向两种或多种不同的表面抗原，可以增强 ADCC 活性。此外，与毒素、化疗药物或放射性核素偶联的抗体可形成免疫毒素，抗体药物偶联物（antibody-drug conjugate，ADC）或放射性免疫偶联物（radioimmuno conjugate，RIC），从而可将细胞毒性药物或放射物质靶向至淋巴瘤细胞。目前大部分药物在儿童中适应证尚未被批准，或者未在中国上市，但是已经获得美国 FDA 批准（附表 1-2、附表 1-3）。

附表 1-2　经批准或正在研究中的单克隆抗体药物

靶抗原	疾病	抗体	类型	研究阶段
CD19	B-NHL	SGN-CD19A	ADC	I/II期
		SAR3419	ADC	II期
CD20	B-NHL	利妥昔单抗（rituximab）	单靶点	批准用于一线联合化疗治疗 B-NHL 和复发的 B-NHL（中国获批）
		奥法妥木单抗（ofatumumab）	单靶点	批准用于 CLL；B-NHL 的 II/III 期
		奥妥珠单抗（obinutuzumab）	单靶点	批准用于 CLL；B-NHL 的第 II/III 期
		131I- 托西莫单抗（131I-tositumomab）	RIC	批准用于 r/r B-NHL；停产
		90Y- 替伊莫单抗（90Y-ibritumomab tiuxetan）	RIC	批准在 r/r B-NHL 中应用，并在 FL 中巩固联合化疗
CD22	B-NHL	依帕妥珠单抗（epratuzumab）	单靶点	II/III 期
		奥加伊妥珠单抗（inotuzumab ozogamicin）	ADC	I/II 期
		90Y- 依帕妥珠单抗（90Y-epratuzumab）	RIC	I/II 期
		维汀 - 匹那妥珠单抗（pinatuzumab vedotin）	ADC	II 期
CD30	HL B-NHL	维布妥昔单抗（brentuximab vedotin）	ADC	新诊断III期或IV期 cHL 的成年患者联合化疗；成年患者在 SCT 失败后或至少 2 次联合化疗失败且不能选择 SCT 的 cHL；新诊断系统性 sALCL 或其他表达 CD30 的 PTCL 的成年患者；复发性 sALCL
CD79b	B-NHL	维泊妥珠单抗（polatuzumab vedotin）	ADC	II 期
CD33	AML	吉妥珠单抗（gemtuzumab ozogamicin）	ADC	2017 年 9 月获 FDA 批准，用于治疗新确诊的 CD33 阳性成人 AML，以及对初始治疗无应答的 2 岁以上儿童的难治性 CD33 阳性 AML 患者

靶抗原	疾病	抗体	类型	研究阶段
PD-1	HL	替雷利珠单抗 （tislelizumab）	单靶点	经过二线化疗的 r/r HL （中国获批）
		信迪利单抗 （sintilimab）	单靶点	经过二线化疗的 r/r HL （中国获批）
		卡瑞利珠单抗 （camrelizumab）	单靶点	经过二线化疗的 r/r HL （中国获批）
		纳武利尤单抗 （nivolumab）	单靶点	经过二线化疗的 r/r HL
PD-1	HL	帕博利珠单抗 （pembrolizumab）	单靶点	经过二线化疗的 r/r HL
GD2	NB	那西妥单抗（naxitamab）	单靶点	复发/难治性高危神经母细胞瘤患者罕用药资格

注：B-NHL.B 细胞非霍奇金淋巴瘤；CLL. 慢性淋巴细胞白血病；sALCL. 系统性间变性大细胞淋巴瘤；PTCL. 外周 T 细胞淋巴瘤；HL. 霍奇金淋巴瘤；cHL. 经典型霍奇金淋巴瘤；FL. 滤泡性淋巴瘤；AML. 急性髓系白血病；ADC. 抗体药物偶联物；RIC. 放射性免疫偶联物；r/r. 复发/难治；SCT. 干细胞移植；NB. 神经母细胞瘤。

附表 1-3　经批准或正在研究中的小分子靶向药物

作用位点	疾病	药物名称	研发阶段
ALK	ALCL NB	克唑替尼（crizotinib）	复发的 sALCL； I 期临床试验 NB
TrkB	NB	来他替尼（lestaurtinib）	I 期临床试验 NB
mTOR	OS	地磷莫司（ridaforolimus）	II 期临床试验
VEGFR	OS	索拉非尼（sorafenib）	II 期临床试验

注：ALK. 间变性淋巴瘤激酶；mTOR. 哺乳动物雷帕霉素靶蛋白；VEGFR. 血管内皮细胞生长因子受体；ALCL. 间变性大细胞淋巴瘤；sALCL. 系统性间变性大细胞淋巴瘤；NB. 神经母细胞瘤；OS. 骨肉瘤。

（姜健　赵艳霞）

参 考 文 献

[1] 李志杰. 儿童实体瘤靶向治疗的研究进展[J]. 中国小儿血液与肿瘤杂志, 2019, 24（2）: 57-61.

[2] BARTH M J, CHU Y, HANLEY P J, et al. Immunotherapeutic approaches for the treatment of childhood, adolescent and young adult non-Hodgkin lymphoma[J]. Br J Haematol, 2016, 173（4）: 597-616.

[3] GOLDMAN S, SMITH L, ANDERSON J R, et al. Rituximab and FAB/LMB 96 chemotherapy in children with Stage III/IV B-cell non-Hodgkin lymphoma: a Children's Oncology Group report[J]. Leukemia, 2013, 27（5）: 1174-1177.

[4] MEINHARDT A, BURKHARDT B, ZIMMERMANN M, et al. Phase II window study on rituximab in newly diagnosed pediatric mature B-cell non-Hodgkin's lymphoma and Burkitt leukemia[J]. J Clin Oncol, 2010, 28（19）: 3115-3121.

[5] JAIN N, O'BRIEN S. Initial treatment of CLL: integrating biology and functional status[J]. Blood, 2015, 126（4）: 463-470.

[6] LEE H Z, MILLER B W, KWITKOWSKI V E, et al. U.S. Food and drug administration approval: obinutuzumab in combination with chlorambucil for the treatment of previously untreated chronic lymphocytic leukemia[J]. Clin Cancer Res, 2014, 20（15）: 3902-3907.

[7] RAETZ E A, CAIRO M S, BOROWITZ M J, et al. Chemoimmunotherapy reinduction with epratuzumab in children with acute lymphoblastic leukemia in marrow relapse: a Children's Oncology Group Pilot Study[J]. J Clin Oncol, 2008, 26（22）: 3756-3762.

[8] WITZIG T E, GORDON L I, CABANILLAS F, et al. Randomized controlled trial of yttrium-90-labeled ibritumomab tiuxetan radioimmunotherapy versus rituximab immunotherapy for patients with relapsed or refractory low-grade, follicular, or transformed B-cell non-Hodgkin's lymphoma[J]. J Clin Oncol, 2002, 20（10）: 2453-2463.

[9] FANALE M A, HORWITZ S M, FORERO-TORRES A, et al. Brentuximab vedotin in the front-line treatment of patients with CD30+peripheral T-cell lymphomas: results

of a phase Ⅰ study[J]. J Clin Oncol, 2014, 32(28): 3137-3143.

[10] MORSCHHAUSER F, FLINN I, ADVANI R H. Updated results of a phase Ⅱ randomized study(ROMULUS) of polatuzumab vedotin or pinatuzumab vedotin plus rituximab in patients with relapsed/refractory non-Hodgkin lymphoma[J]. Blood, 2014, 124(21): 4457.

[11] TEACHEY D T, RHEINGOLD S R, MAUDE S L, et al. Cytokine release syndrome after blinatumomab treatment related to abnormal macrophage activation and ameliorated with cytokine-directed therapy[J]. Blood, 2013, 121(26): 5154-5157.

[12] ANSELL S M. Non-Hodgkin lymphoma: diagnosis and treatment[J]. Mayo Clin Proc, 2015, 90(8): 1152-1163.

[13] MATSUMOTO K, SHICHINO H, KAWAMOTO H, et al. Phase Ⅰ study of perifosine monotherapy in patients with recurrent or refractory neuroblastoma[J]. Pediatr Blood Cancer, 2017, 64(11): e26576.

[14] YU A L, GILMAN A L, OZKAYNAK M F. Anti-GD2 antibody with GM-CSF, interleukin-2, and isotretinoin for neuroblastoma[J]. N Engl J Med, 2010, 363(14): 1324-1334.

[15] MOSSÉ Y P, LIM M S, VOSS S D, et al. Safety and activity of crizotinib for paediatric patients with refractory solid tumours or anaplastic large-cell lymphoma: a Children's Oncology Group phase 1 consortium study[J]. Lancet Oncol, 2013, 14(6): 472-480.

[16] MOSSÉ Y P, VOSS S D, LIM M S, et al. Targeting ALK with crizotinib in pediatric anaplastic large cell lymphoma and inflammatory myofibroblastic tumor: a Children's Oncology Group Study[J]. J Clin Oncol, 2017, 35(28): 3215-3221.

附录2　小儿常用恶性肿瘤化疗方案

一、霍奇金淋巴瘤

针对霍奇金淋巴瘤(Hodgkin lymphoma, HL)目前国际上广泛在 MOPP(氮芥、长春新碱、甲基苄肼、泼尼松)及 ABVD(多柔比星、博来霉素、长春碱、达卡巴嗪)方案为骨架的基础上,演化出很多化疗方案。目前,采用 Ann Arbor 分期和治疗反应等预后因素进行危险度分组治疗,经过规范治疗,大部分5年无事件生存率可以达85%以上。目前普遍根据不同危险度应用2~6个疗程化疗伴或不伴受累野的放疗。

1. 低危组　ⅠA 期、ⅡA 期。ABVE/PC—COPP/ABV 交替共4个疗程(附表2-1)。2个疗程结束后评估治疗反应。4个疗程最终评估有残留局部放疗,无残留停药。

2. 中危组　ⅠB 期、ⅢA 期。Cycle A—COPP/ABV—Cycle C—Cycle A—COPP/ABV—Cycle C 共6个疗程(附表2-2)。第2、4个疗程结束后(第3、5个疗程前)评估治疗反应。

附表 2-1　霍奇金淋巴瘤化疗方案(低危组)

化疗方案	化疗药物	剂量	用药方法
ABVE/PC	环磷酰胺	600mg/(m²·d)	静脉滴注,d1,水化碱化 2d
	长春新碱	1.4mg/(m²·d),最大 2mg	静脉注射,d1、d8
	多柔比星	25mg/(m²·d)	静脉滴注,d1、d2
	博来霉素	5~10IU/(m²·d)	5IU/(m²·d),静脉滴注,d1;10IU/(m²·d),静脉滴注,d8
	依托泊苷	75mg/(m²·d)	静脉滴注,d1~d5,大于1小时输入
	泼尼松	40mg/(m²·d)	口服,d1~d8
	粒细胞集落刺激因子	5μg/(kg·d)	皮下注射,q.d,d6 开始直至中性粒细胞绝对值>1×10⁹/L
COPP/ABV	环磷酰胺	600mg/(m²·d)	静脉滴注,d1,水化碱化2天
	长春新碱	1.4mg/(m²·d),最大 2mg	静脉注射,d1
	丙卡巴肼	100mg/(m²·d)	口服,d1~d7
	泼尼松	40mg/(m²·d)	分2次口服,d1~d14
	多柔比星	35mg/(m²·d)	静脉滴注,d8
	博来霉素	10IU/(m²·d)	静脉注射,大于5分钟,d8
	长春碱	6mg/(m²·d)	静脉注射,d8

附表 2-2　霍奇金淋巴瘤化疗方案（中危组）

化疗方案	化疗药物	剂量	用药方法
Cycle A	阿糖胞苷	2g/(m²·d)	静脉滴注 3 小时, q.12h., 共 4 次, d1、d2
	依托泊苷	150mg/(m²·d)	静脉滴注, 大于 1 小时, q.12h., 共 4 次, d1、d2（依托泊苷在静脉滴注完阿糖胞苷后给予）
	粒细胞集落刺激因子	5μg/(kg·d)	皮下注射, q.d., d3 开始直至中性粒细胞绝对值>1×10⁹/L
COPP/ABV	同低危组, 21 天 1 个疗程		
Cycle C	环磷酰胺	1 000mg/(m²·d)	静脉滴注, 20 分钟, d1、d2
	美司钠	400mg/(m²·d)	于环磷酰胺用药同时、用药后 4 小时、用药后 8 小时应用, 水化碱化 4 天
	长春新碱	1.4mg/(m²·d)	静脉注射（没有最大量）, d1
	多柔比星	25mg/(m²·d)	静脉滴注, d1、d2、d3
	甲泼尼龙	250mg/(m²·d)	静脉滴注, q.6h.×4 次, d1
	泼尼松	60mg/(m²·d)	口服, t.i.d., d2～d4
	粒细胞集落刺激因子	5μg/(kg·d)	皮下注射, q.d., d4 开始直至中性粒细胞绝对值>1×10⁹/L

3. 高危组　ⅡB 期、ⅢB 期、Ⅳ期或伴纵隔巨大瘤灶者, 大于 4 个淋巴结区受累者。Cycle A—COPP/ABV—小评估—Cycle C—Cycle A—中期评估—COPP/ABV—Cycle C（附表 2-3）。

备注: B 组症状（主要是发热）突出者可以先用 Cycle C 方案, 调整化疗顺序为 Cycle C—Cycle A—COPP/ABV—Cycle C—Cycle A—COPP/ABV。

附表 2-3　霍奇金淋巴瘤化疗方案（高危组）

化疗方案	化疗药物	剂量	用药方法
Cycle A	阿糖胞苷	3g/(m²·d)	静脉滴注 3 小时, q.12h., 共 4 次, d1、d2
	依托泊苷	200mg/(m²·d)	静脉滴注 1 小时, q.12h., 共 4 次, d1、d2（依托泊苷在静脉滴注完阿糖胞苷后给予）
	粒细胞集落刺激因子	5μg/(kg·d)	皮下注射, q.d., d3 开始直至中性粒细胞绝对值>1×10⁹/L
COPP/ABV	剂量同前, 每 21 天 1 个疗程, 无严重感染, 肝肾功及心脏功能正常, 中性粒细胞绝对值>0.75×10⁹/L, 继续予下一个疗程化疗		
Cycle C	环磷酰胺	1 200mg/(m²·d)	静脉滴注, 20 分钟, d1、d2, 水化碱化 4 天
	美司钠	400mg/(m²·d)	于环磷酰胺用药同时、用药后 4 小时、用药后 8 小时应用
	长春新碱	1.4mg/(m²·d)	静脉注射（没有最大量）, d1
	多柔比星	25mg/(m²·d)	静脉滴注, q.d., d1、d2、d3
	甲泼尼龙	250mg/(m²·d)	静脉滴注, q.6h., 共 4 次, d1
	泼尼松	60mg/(m²·d)	口服, t.i.d., d2～d4
	粒细胞集落刺激因子	5μg/(kg·d)	皮下注射, q.d., d4 开始直至中性粒细胞绝对值>1×10⁹/L

二、非霍奇金淋巴瘤

（一）成熟 B 细胞非霍奇金淋巴瘤

成熟 B 细胞淋巴瘤是儿童非霍奇金淋巴瘤（non-Hodgkin lymphoma, NHL）中最常见的病理类型, 其中主要包括伯基特淋巴瘤（Burkitt lymphoma, BL）、弥漫大 B 细胞淋巴瘤（diffuse large B-cell lymphoma, DLBCL）、原发纵隔大 B 细胞淋巴瘤（primary mediastinal large B-cell lymphoma, PMBCL）、滤泡性淋巴瘤（follicular lymphoma, FL）等亚型。目前国际上儿童成熟 B 细胞淋巴瘤多采用 BFM95、LMB89、LMB96 等方案化疗, 方案的特点是高强度、短疗程。

1. FAB/LMB96 方案　适用于 BL、DLBCL、EB 病毒阳性 DLBCL、高级别 B 细胞淋巴瘤、FL。

（1）A 组方案: COPAD—COPAD（附表 2-4）。

附表 2-4　B 细胞非霍奇金淋巴瘤化疗方案（A 组）

方案名称	化疗用药	用药剂量	用药方法
COPAD	长春新碱	2mg/m²（最大 2mg）	静脉注射，d1、d6
	泼尼松	60mg/（m²·d）	分 2 次给药，d1～d5，以后 3 天内减停
	环磷酰胺	每次 250mg/m²	q.12h.×3d，15 分钟输入，d1～d3（首剂应在柔红霉素前给药）；同时水化 3 000ml/（m²·d）[125ml/（m²·h）]，持续水化至最后 1 次环磷酰胺给药后 12 小时
	柔红霉素	30mg/m²×2d	d1～d2，6 小时输入，在首剂环磷酰胺后给药

（2）B 组方案：适用于未切除的 I～II 期 BL、DLBCL 患者；III～IV 期的 FL 患者；所有 III～IV 期但无中枢神经系统侵犯（CNS-1）及无骨髓浸润患者；以及 A 组早期治疗效果不佳的患者，具体方案见附表 2-5～附表 2-11。B 组患者化疗期间可联合 4 剂利妥昔单抗治疗，均在化疗前 1～2 天，剂量每次 375mg/m²。其中中枢神经系统（central nervous system，CNS）1～3 状态分级的判断标准为①CNS-1，影像学及脑脊液均正常；②CNS-2，脑脊液白细胞计数 >5 个，见到个别可疑肿瘤细胞；脑脊液阴性但流氏细胞检测弱阳性；有骨髓侵犯且首次穿刺有损伤出血；头面部、鼻咽部、颅骨、眼眶等中枢系统邻近部位瘤灶；③CNS-3，脑脊液白细胞计数高，见到明确肿瘤细胞；影像学显示有肿瘤侵犯；有明确的脊髓占位表现。

1）B1 组方案：COP—COPADM3（1）—利妥昔单抗 +COPADM3（2）—利妥昔单抗 +CYM1—利妥昔单抗 +CYM2—利妥昔单抗 +COPADM3。

2）B2 组方案：COP—COPADM3（1）—利妥昔单抗 +COPADM3（2）—利妥昔单抗 +CYM1—利妥昔单抗 +CYM2—利妥昔单抗 +COPADM3（3）—M2—M3。

附表 2-5　B 细胞非霍奇金淋巴瘤化疗方案（B 组 COP 方案）

方案名称	化疗药物	用药剂量	用药方法
COP	长春新碱	1mg/m²（最大 2mg）	d1
	环磷酰胺	300mg/m²	15 分钟内滴入，d1
	泼尼松	60mg/m²	分 2 次口服，d1～d7
	二联鞘内注射甲氨蝶呤 + 地塞米松		d1

附表 2-6　B 细胞非霍奇金淋巴瘤化疗方案（B 组鞘内注射方案）

年龄/岁	甲氨蝶呤/mg	地塞米松/mg
<1	8	2
1～2	10	2
2～3	12	2
≥3	15	4

附表 2-7　B 细胞非霍奇金淋巴瘤化疗方案[COPADM3（1）方案]

方案名称	化疗药物	用药剂量	用药方法
COPADM3（1）	长春新碱	2mg/m²（最大 2mg）	静脉注射，d1
	泼尼松	60mg/（m²·d）	分 2 次服，d1～d5，以后 3 天内减停
	甲氨蝶呤	3g/m²	置于 500ml 液体（含钾 5% 葡萄糖氯化钠溶液）中静脉滴注 3 小时，d1
	亚叶酸钙	15mg/m²	甲氨蝶呤后 24 小时开始口服，每 6 小时 1 次，共 12 次（先服 8 次，以后依据甲氨蝶呤浓度定）
	环磷酰胺	每次 250mg/m²	q.12h.×3 天，静脉滴注 15 分钟入，d2～d4，首剂应在第 2 天的柔红霉素前输入，同时水化 3 000ml/（m²·d）[125ml/（m²·h）]，直至环磷酰胺用完后 12 小时
	柔红霉素	30mg/m²×2d	6 小时输入，d2～d3，在首剂环磷酰胺后给药
	甲氨蝶呤 + 地塞米松	见附表 2-6	二联鞘内注射，d2，d6

附表 2-8　B 细胞非霍奇金淋巴瘤化疗方案 [COPADM3(2)方案]

方案名称	化疗药物	用药剂量	用药方法
COPADM3(2)	长春新碱	2mg/(m²·d)（最大 2mg）	静脉注射, d1; 泼尼松 60mg/(m²·d)（分 2 次服）, d1~d5, 以后 3 天内减停
	环磷酰胺	每次 500mg/m²	q.12h., 静脉滴注 15 分钟入, d2~d4（即每天 1 000mg/m²）, 首剂应在第 2 天的 DN 前输入同时水化 3 000ml/(m²·d)[125ml/(m²·h)]持续输液至最后 1 次用药后 12 小时
	美司钠	200mg/(m²·d)	于环磷酰胺用药同时、用药后 4 小时、用药后 8 小时应用
	柔红霉素	30mg/m²	6 小时输入, d2~d3, 在首剂环磷酰胺后给药
	甲氨蝶呤	3g/m²	置于 500ml 液体（含钾 5% 葡萄糖氯化钠溶液）中静脉滴注 3 小时进入, d1, 同时水化 3 000~4 000ml/(m²·d)[125ml/(m²·h)], 直至甲氨蝶呤浓度低于 0.15μmol/L
	亚叶酸钙	15mg/m²	口服, 甲氨蝶呤静脉滴注开始后 24 小时开始, 每 6 小时 1 次, 共 12 次（先服 8 次, 以后依据甲氨蝶呤浓度定, 解救至浓度小于 0.15μmol/L 停止解救）
	甲氨蝶呤 + 地塞米松	见附表 2-6	二联鞘内注射, d2, d6

附表 2-9　B 细胞非霍奇金淋巴瘤化疗方案（CYM1/CYM2 方案）

方案名称	化疗药物	用药剂量	用药方法
CYM1/CYM2	阿糖胞苷	100mg/m²	溶入 500~1 000ml/m² 溶液, 持续输注 24 小时, d2~d6（共 5 天）
	甲氨蝶呤	3g/m²	置于 500ml 液体（含钾 5% 葡萄糖氯化钠溶液）中静脉滴注, >3h 入。同时水化 3 000ml/(m²·d)[碱化 125ml/(m²·h)]。持续输液至浓度小于 0.15μmol/L
	亚叶酸钙	15mg/m²	
	甲氨蝶呤 + 地塞米松	见附表 2-6	二联鞘内注射, d2
	阿糖胞苷 + 地塞米松		二联鞘内注射, d7

注: CYM1 开始条件: 在 COPADM3(2)后中性粒细胞绝对值>1.0×10⁹/L, 血小板>100×10⁹/L。CYM2 用药同 CYM1, 应在 CYM1 后中性粒细胞绝对值>1.0×10⁹/L, 血小板>100×10⁹/L 开始使用。

附表 2-10　B 细胞非霍奇金淋巴瘤化疗方案 [COPADM3(3)方案]

方案名称	化疗药物	用药剂量	用药方法
COPADM3(3)	长春新碱	2mg/m²（最大 2mg）	静脉滴注, d1
	泼尼松	60mg/(m²·d)	分 2 次服, d1~d5, 以后 3 天内减停
	环磷酰胺	每次 500mg/m²	q.12h., 静脉滴注 30 分钟输入, d2~d4（即每天 1 000mg/m²，美司钠 200mg/m²，于环磷酰胺用药同时、用药后 4 小时、用药后 8 小时应用）, 首剂应在柔红霉素前输入, 同时水化 3 000ml/(m²·d)[125ml/(m²·h)]持续输液至最后 1 次用药后 12 小时
	表柔比星	30mg/m²×2d	6 小时输入, d2~d3, 在环磷酰胺后给药
	甲氨蝶呤	3g/m²	置于 500ml 液体（含钾 5% 葡萄糖氯化钠溶液）中静脉滴注大于 3 小时输入, d1
	亚叶酸钙	15mg/m²	24 小时后开始, 口服, 每 6 小时 1 次, 共 12 次（先服 8 次, 以后依据甲氨蝶呤浓度而定）
	甲氨蝶呤 + 地塞米松	见附表 2-6	二联鞘内注射, d2

注: B 组在 COP 方案第 8 天瘤灶缩小>25% 但<75%, 中期可疑残留的成熟 B 细胞淋巴瘤, 可继续完成维持治疗 M2—M3。

附表 2-11　B 细胞非霍奇金淋巴瘤化疗方案（B 组 M2、M3 方案）

方案名称	化疗药物	用药剂量	用药方法
M2	阿糖胞苷	50mg/m²	静脉滴注，q.12h.，d1～d5
	依托泊苷	150mg/m²	静脉滴注 90 分钟，d1～d3
M3	长春新碱	2mg/m²（最大 2mg）	d1
	泼尼松	60mg/（m²·d）	分 2 次口服，d1～d5，3 天内减停
	环磷酰胺	500mg/m²	30 分钟内输入，q.d.，d1～d2，首剂在柔红霉素前给药，维持液量在 3 000ml/m² 至环磷酰胺后 12 小时
	表柔比星	30mg/m²	d1，d2，静脉滴注 6 小时入（在环磷酰胺后给药）

注：B 组成熟 B 细胞淋巴瘤在化疗期间可联合 4 剂利妥昔单抗治疗，均在化疗前 1 天，剂量每次 375mg/m²。

（3）C 组方案：适用患者包括①未切除的 Ⅲ～Ⅳ 期伴有巨大瘤块（直径大于 10cm 或侵犯器官多于 4 个）；②Ⅲ～Ⅳ 期伴有 CNS-2、CNS-3、睾丸或卵巢浸润、骨髓中肿瘤细胞大于 25% 的伯基特淋巴瘤；③B 组方案治疗反应不好的患者（肿瘤第 8 天缩小不足 25%，中期评估有明确残留）。

化疗前的准备工作及注意事项：本组患者危重，进展快，应尽快完善检查，尽早用药（尽量于入院 3 天之内）；务必于用药前先行鞘内注射和脑脊液检查，并尽量避免腰椎穿刺出血。本组有大瘤块的患儿有发生肿瘤溶解综合征的危险，入院即需进行水化碱化治疗，注意出入量平衡，水化碱化液体量及时间视合并症而定。有大瘤块且尿酸＞500μmol/L、血乳酸脱氢酶＞1 000U/L 的患儿建议先给予泼尼松及长春新碱，间隔 24 小时后给予环磷酰胺。已经有肿瘤溶解综合征及肾衰竭的患儿建议给药前先用 1～3 剂尿酸氧化酶及血液滤过治疗后，再视情况用药。

1）C1 组方案：用于符合上文中①②条，治疗反应好且无 CNS-3 患者，方案如下。

COP—COPADM5（1）—利妥昔单抗+COPADM5（2）—利妥昔单抗+CYVE1—MTX₅（甲氨蝶呤剂量为 5g/m²）—利妥昔单抗 +CYVE2—利妥昔单抗 +M₅1—M2—M3—M4（方案见附表 2-12～附表 2-17）。

C1 组—CNS 阴性的巩固治疗：CYVE1—MTX₅ 和 CYVE2，CYVE2 剂量同 CYVE1。

C1 组维持治疗：M₅1—M2—M3—M4。

2）C2 组方案：COP—COPADM5（1）—利妥昔单抗 +COPADM8（2）—利妥昔单抗 +CYVE1—MTX₈（甲氨蝶呤剂量为 8g/m²）—利妥昔单抗 +CYVE2—利妥昔单抗 +M₈1—M2—M3—M4。

C2 组 COP 方案同 C1 组；COPADM5（1）方案同 C1 组；COPADM8（2）方案同 C1 组（甲氨蝶呤改为 8g/m²）。

C2 组—CNS 阳性的巩固治疗：CYVE1—MTX₈ 和 CYVE2（本组用药除甲氨蝶呤剂量有变化外，其他用药剂量同 C1 组，甲氨蝶呤为 8g/m²）。

C2 组维持治疗：M₈1—M2—M3—M4（除 M1 中甲氨蝶呤改为 8g/m²，余均同 C1 组）。

C 组成熟 B 细胞淋巴瘤在化疗期间可联 6 剂利妥昔单抗治疗，均在化疗前 1～2 天用药，剂量为每次 375mg/m²。

C 组鞘内注射方案见附表 2-18。

附表 2-12　B 细胞非霍奇金淋巴瘤化疗方案（C 组 COP 方案）

方案名称	化疗药物	用药剂量	用药方法
COP	长春新碱	1mg/m²（最大 2mg）	d1
	环磷酰胺	300mg/m²	15 分钟内滴入，d1
	泼尼松	60mg/m²	分 2 次口服，d1～d7
	甲氨蝶呤 + 地塞米松 + 阿糖胞苷	见附表 2-18	三联鞘内注射，d1，d3，d5
	亚叶酸钙	5mg/m²	口服，q.6h.×2 次，鞘内注射后 24 小时开始

附表 2-13　B 细胞非霍奇金淋巴瘤化疗方案［COPADM5（1）方案］

方案名称	化疗药物	用药剂量	用药方法
COPADM5（1）	长春新碱	2mg/m²（最大 2mg）	静脉注射，d1
	泼尼松	60mg/（m²·d）	分 2 次服，d1～d5，以后 3 天内减停
	环磷酰胺	每次 250mg/m²	q.12h.，静脉滴注 15 分钟输入，d2～d4；首剂应在第 2 天的柔红霉素前输入，同时水化 3 000ml/（m²·d）［125ml/（m²·h）］，直至环磷酰胺用完后 12 小时
	柔红霉素	30mg/m²×2d	6 小时输入，d2～d3。在首剂环磷酰胺后给药
	甲氨蝶呤	5g/m²	置于 500ml 液体（含钾 5% 葡萄糖氯化钠溶液）中静脉滴注 4 小时进入 d1，同时水化 3 000～4 000ml/（m²·d）首剂应在第 2 天的柔红霉素前输入，同时水化 3 000ml/（m²·d）［125ml/（m²·h）］，直至环磷酰胺用完后 12 小时
	柔红霉素	30mg/m²×2d	6 小时输入，d2～d3。在首剂环磷酰胺后给药
	甲氨蝶呤	5g/m²	置于 500ml 液体（含钾 5% 葡萄糖氯化钠溶液）中静脉滴注 4 小时进入，d1，同时水化 3 000～4 000ml/（m²·d）［125ml/（m²·h）］，直至甲氨蝶呤浓度低于 0.15μmol/L；125ml/（m²·h），直至甲氨蝶呤浓度低于 0.15μmol/L
COPADM5（1）	亚叶酸钙	15mg/m²	24 小时后开始，口服，每 6 小时 1 次，共 12 次（先服 8 次，以后依据甲氨蝶呤浓度定）
	甲氨蝶呤＋地塞米松＋阿糖胞苷	见附表 2-18	三联鞘内注射，d2，d4，d6

附表 2-14　B 细胞非霍奇金淋巴瘤化疗方案［COPADM5（2）方案］

方案名称	化疗药物	用药剂量	用药方法
COPADM5（2）	长春新碱	2mg/m²（最大剂量 2mg）	静脉注射，d1
	泼尼松	60mg/（m²·d）	分 2 次服，d1～d5，以后 3 天内减停
	环磷酰胺	每次 500mg/m²	q.12h.，静脉滴注，15 分钟内入，d2～d4（即每天 1 000mg/m²，美司钠 200mg/m²，于环磷酰胺用药同时、用药后 4 小时、用药后 8 小时应用），首剂应在第 2 天的柔红霉素前输入，同时水化 3 000ml/（m²·d）［125ml/（m²·h）］持续输液至最后 1 次用药后 12 小时
	柔红霉素	30mg/m²×2d	6 小时输入，d2～d3 在首剂环磷酰胺后给
	甲氨蝶呤	5g/m²	置于 500ml 液体（含钾 5% 葡萄糖氯化钠溶液）中静脉滴注 4 小时入，d1，同时水化 3 000～4 000ml/（m²·d）［125ml/（m²·h）］，直至甲氨蝶呤浓度低于 0.15μmol/L
	亚叶酸钙	15mg/m²	甲氨蝶呤静脉滴注开始后 24 小时，开始口服，q.6h. 共 12 次（先服 8 次，以后依据甲氨蝶呤浓度而定）
	甲氨蝶呤＋地塞米松＋阿糖胞苷	见附表 2-18	三联鞘内注射，d2，d4，d6

附表 2-15　B 细胞非霍奇金淋巴瘤化疗方案（CYVE1）

方案名称	化疗药物	用药剂量	用药方法
CYVE1	小剂量阿糖胞苷	50mg/m²	持续静脉滴注 12 小时（从前 1 天晚上 8 点至次日早晨 8 点）共用 5 天
	大剂量阿糖胞苷	3 000mg/m²	加入 375ml/m² 液体静脉滴注 3 小时，在小剂量开始后 12 小时给，共 4 次，d2～d5（8 点至 11 点）

方案名称	化疗药物	用药剂量	用药方法
	可的松滴眼液		共5天,每2小时1次
	依托泊苷	200mg/m²	加入500ml/m²液体中静脉滴注4小时,q.d.,d2~d5(14点至18点)
	甲氨蝶呤	5g/m²	置于500ml液体(含钾5%葡萄糖氯化钠溶液)中静脉滴注4小时入,同时水化3 000~4 000ml/(m²·d)[125ml/(m²·h)],直至甲氨蝶呤浓度低于0.15μmol/L;本疗程甲氨蝶呤必须在CYVE1后第18~25天,当中性粒细胞绝对值>0.5×10⁹/L和血小板>50×10⁹/L;粒细胞集落刺激因子(如果用)结束后第48小时给药;转氨酶<10倍正常值,才能使用
	亚叶酸钙	15mg/m²	甲氨蝶呤静脉滴注开始后24小时,开始口服,每6小时1次,共12次(先服8次,以后依据甲氨蝶呤浓度定)
	甲氨蝶呤+地塞米松+阿糖胞苷	见附表2-18	三联鞘内注射,d19,在亚叶酸钙解救前给药

附表2-16　B细胞非霍奇金淋巴瘤化疗方案(M51)

方案名称	化疗药物	用药剂量	用药方法
M51	长春新碱	2mg/m²(最大剂量2mg)	静脉注射,d1
	泼尼松	60mg/(m²·d)	分2次服,d1~d5,以后3天内减停
	甲氨蝶呤	5g/m²	置于500ml液体(5%糖盐钾)中静脉滴注4小时,d1,同时水化3 000~4 000ml/(m²·d)[125ml/(m²·h)],直至甲氨蝶呤浓度低于0.15μmol/L
	亚叶酸钙	15mg/m²	在甲氨蝶呤后24小时开始口服,q.6h.×12(按血药浓度定次数)
	环磷酰胺	每次500mg/m²	每天1次,静脉滴注15分钟入,d2~d3;首剂应在第2天的表柔比星前输入,同时水化3 000ml/(m²·d)[125ml/(m²·h)],直至环磷酰胺用完后12小时
	表柔比星	30mg/m²	q.d.×2天静脉滴注6小时,在首剂环磷酰胺后给药,d2~d3
	阿糖胞苷+甲氨蝶呤+地塞米松	见附表2-18	三联鞘内注射,d2

附表2-17　B细胞非霍奇金淋巴瘤化疗方案(M2~M4)

方案名称	化疗药物	用药剂量	用药方法
M2	阿糖胞苷	50mg/m²	静脉滴注,q.12h.,d1~d5
	依托泊苷	150mg/m²	静脉滴注,90分钟,d1~d3
M3	长春新碱	2mg/m²(最大剂量2mg)	d1
	泼尼松	60mg/(m²·d)	分2次口服,d1~d5,3天内减停
	环磷酰胺	500mg/m²	30分钟内输入,d1~d2首剂在柔红霉素前给药,维持液量在3 000ml/m²至环磷酰胺后12小时
	表柔比星	30mg/m²	d1,d2静脉滴注6小时(在环磷酰胺后给药)
M4	阿糖胞苷	50mg/m²	静脉滴注,q.12h.,d1~d5
	依托泊苷	150mg/m²	静脉滴注90分钟,d1~d3

附表 2-18　C 组鞘内注射方案

年龄 / 岁	甲氨蝶呤 /mg	地塞米松 /mg	阿糖胞苷 /mg
<1	8	2	15
1～2	10	2	20
>2～3	12	4	25
≥3	15	4	30

2. NHL-BFM-95 方案　适用于 BL、DLBCL、EB 病毒阳性 DLBCL、高级别 B 细胞淋巴瘤、FL。治疗分组如下。

（1）R1：肿瘤完全切除。

预治疗 V—A—B（附表 2-19）。

（2）R2：肿瘤未完全切除，LDH<500U/L 或者肿瘤病灶不侵袭腹部。

预治疗 V—AA—BB—评估完全缓解—AA—BB（附表 2-20）。

预治疗 V—AA—BB—评估未完全缓解—处理同 R3 组。

（3）R3：腹腔瘤灶且 LDH>500U/L，或骨髓侵袭，或中枢神经系统侵袭，或多发骨骼侵袭。

R3 方案预治疗：①V—AA—BB—评估完全缓解—AA—BB—AA—BB；②V—AA—BB—评估未完全缓解—CC—再评估完全缓解—AA—BB—CC；③V—AA—BB—评估未完全缓解—CC—再评估有残留病灶—二次活检，若阴性—AA—BB—CC；④V—AA—BB—评估未完全缓解—CC—再评估有残留病灶—二次活检，若阳性—自体造血干细胞移植（附表 2-21）。

3. 原发性纵隔大 B 细胞淋巴瘤化疗方案　国际上公认的方案为 DA—EPOCH—R，3 年总生存率达 90% 以上，而采用 FAB/LMB96 及 NHL-BFM-95 方案生存率仅 60% 左右（附表 2-22）。

注意：本方案静脉滴注利妥昔单抗后开始持续 3 个药物（依托泊苷 + 多柔比星 + 长春新碱）混合静脉滴注，每个疗程化疗顺序利妥昔单抗—依托泊苷 + 多柔比星 + 长春新碱混合—环磷酰胺，每 3 周 1 个循环，共 6 个循环，每一循环根据前一循环血常规情况：①最低中性粒细胞绝对值 $>0.5×10^9/L$，则剂量增加 20%（依托泊苷，多柔比星，环磷酰胺）；②若前 1 个疗程最低中性粒细胞绝对值 $<0.5×10^9/L$，则剂量不变；③若血小板 $<25×10^9/L$，则降低 20%。

附表 2-19　B 细胞非霍奇金淋巴瘤化疗方案（BFM-R1 组）

方案名称	化疗药物	用药剂量	用药时间
预治疗	泼尼松	30mg/m²	d1～d5
	环磷酰胺	200mg/m²	d1～d5
	甲氨蝶呤 + 地塞米松 + 阿糖胞苷	见附表 2-18	三联鞘内注射，d1
A	地塞米松	10mg/m²	d1～d5
	异环磷酰胺	800mg/m²	d1～d5
	甲氨蝶呤	500mg/m²	d1（24 小时输注）
	阿糖胞苷	每次 150mg/m²	q.12h.，d4～d5
	依托泊苷	每次 100mg/m²	d4～d5
	甲氨蝶呤 + 地塞米松 + 阿糖胞苷	见附表 2-18	三联鞘内注射，d1
B	地塞米松	10mg/m²	d1～d5
	环磷酰胺	200mg/m²	d1～d5
	甲氨蝶呤	1 000mg/m²	d1（24 小时输注）
	阿糖胞苷	每次 150mg/m²	q.12h.，d4～d5
	多柔比星	每次 25mg/m²	d4～d5
	甲氨蝶呤 + 地塞米松 + 阿糖胞苷	见附表 2-18	三联鞘内注射，d1

附表 2-20　B细胞非霍奇金淋巴瘤化疗方案（BFM-R2 组）

方案名称	化疗药物	用药剂量	用药时间
AA	地塞米松	10mg/m²	d1～d5
	异环磷酰胺	800mg/m²	d1～d5
	甲氨蝶呤	5 000mg/m²	d1（24 小时输注）
	长春新碱	1.5mg/m²	d1
	阿糖胞苷	每次 150mg/m²	q.12h., d4～d5
	依托泊苷	每次 100mg/m²	d4～d5
	甲氨蝶呤＋地塞米松＋阿糖胞苷	见附表 2-18	三联鞘内注射, d1
BB	地塞米松	10mg/m²	d1～d5
	环磷酰胺	200mg/m²	d1～d5
	甲氨蝶呤	5 000mg/m²	d1（24 小时输注）
	阿糖胞苷	每次 150mg/m²	q.12h., d4～d5
	多柔比星	每次 25mg/m²	d4～d5
	甲氨蝶呤＋地塞米松＋阿糖胞苷	见附表 2-18	三联鞘内注射, d1

附表 2-21　B细胞非霍奇金淋巴瘤化疗方案（BFM-R3 组）

方案名称	化疗药物	用药剂量	用药时间
AA	地塞米松	10mg/m²	d1～d5
	异环磷酰胺	800mg/m²	d1～d5
	甲氨蝶呤	5 000mg/m²	d1（24 小时输注）
	长春新碱	1.5mg/m²	d1
	阿糖胞苷	每次 150mg/m²	q.12h., d4～d5
	依托泊苷	每次 100mg/m²	d4～d5
	甲氨蝶呤＋地塞米松＋阿糖胞苷	见附表 2-18	三联鞘内注射, d1
BB	地塞米松	10mg/m²	d1～d5
	环磷酰胺	200mg/m²	d1～d5
	甲氨蝶呤	5 000mg/m²	d1（24 小时输注）
	阿糖胞苷	每次 150mg/m²	q.12h., d4～d5
	多柔比星	每次 25mg/m²	d4～d5
	甲氨蝶呤＋地塞米松＋阿糖胞苷	见附表 2-18	三联鞘内注射, d1
CC	地塞米松	10mg/m²	d1～d5
	长春地辛	3mg/m²	d1
	环磷酰胺	200mg/m²	d1～d5
	阿糖胞苷	每次 2 000mg/m²	q.12h., d1～d2
	依托泊苷	每次 150mg/m²	d3～d5
	甲氨蝶呤＋地塞米松＋阿糖胞苷	见附表 2-18	三联鞘内注射, d1

附表 2-22　原发性纵隔大 B 细胞淋巴瘤化疗方案

方案名称	化疗药物	用药剂量	用药时间
DA—EPOCH—R	依托泊苷	50mg/(m²·d)	d1～d4
	长春新碱	0.4mg/(m²·d)	d1～d4
	多柔比星	10mg/(m²·d)	d1～d4
	泼尼松	120mg/(m²·d)	d1～d5
	环磷酰胺	750mg/(m²·d)	d5
	利妥昔单抗	每次 375mg/m²	d1

鞘内注射：甲氨蝶呤 12mg，第 1～2 个循环，第 5～6 个循环各 1 次，d1，第 3～4 个循环各 2 次，d1，d5。

（二）淋巴母细胞性淋巴瘤

淋巴母细胞性淋巴瘤（lymphoblastic lymphoma，LBL）是一组起源于不成熟前体 T 或 B 细胞的恶性肿瘤，占儿童 NHL 的 35%～40%，是儿童 NHL 最常见的病理类型之一。常规化疗：以 BFM90 为基础的治疗方案包括 VDLP+CAM 诱导缓解治疗、4 个疗程大剂量甲氨蝶呤（HD-MTX）或 6 个疗程高危方案的缓解后巩固治疗、VDLD+CAM 延迟强化治疗、巯嘌呤 + 甲氨蝶呤的维持治疗等环节。

1. 初始诱导化疗方案　VDLP 方案 +2 个疗程 CAM 方案（附表 2-23）。

CAM 方案：若患儿无发热、无严重感染；中性粒细胞绝对值 ≥0.5×10⁹/L，血小板 ≥50×10⁹/L 时，可于第 36 天开始第 1 轮 CAM 方案。休疗 1～2 周；中性粒细胞绝对值 ≥0.5×10⁹/L，血小板 ≥50×10⁹/L；无发热及严重感染，开始第 2 轮 CAM

附表 2-23　淋巴母细胞性淋巴瘤化疗方案（VDLP+CAM）

方案名称	化疗药物	剂量	用药方法
VDLP	长春新碱	1.5mg/(m²·d)（最大 2mg）	d8、d15、d22、d29
	柔红霉素	25mg/m²·d	静脉滴注 6 小时输入，d8、d15、d22、d29
	门冬酰胺酶	5 000U/(m²·d)	d8、d11、d14、d17、d20、d23、d26、d29，q.2d.，共 8 次，肌内注射
	培门冬酶（若门冬酰胺酶过敏，培门冬酶替代）	2 500IU/m²	肌内注射，d9、d23
	泼尼松	60mg/(m²·d)	d1～d28，口服，d29～d35 递减至停
	甲氨蝶呤		鞘内注射，d1
	甲氨蝶呤 + 地塞米松 + 阿糖胞苷	见附表 2-27	三联鞘内注射，CNS-1 ★：d15、d33；CNS-2 ★、CNS-3 ★：d8、d15、d22、d33
CAM	环磷酰胺	1 000mg/m²·d	d1，水化碱化 3 天
	美司钠	每次 400mg/m²	于环磷酰胺用药同时、用药后 4 小时、用药后 8 小时应用
	阿糖胞苷	75mg/m²·d	d3～d6，d10～d13
	巯嘌呤	60mg/(m²·d)	共 14 天
	甲氨蝶呤 + 地塞米松 + 阿糖胞苷	见附表 2-27	三联鞘内注射，d10

注：★代表中枢神经系统所受侵犯按脑脊液状态的分级。

（隔2天1次，共2次）。

2. 缓解后巩固治疗

（1）低危组和中危组巩固治疗M方案：CAM2结束后1~2周，无发热、无严重感染；肌酐清除率值正常；肝功能谷丙转氨酶或谷草转氨酶≤10倍正常上限值；胆红素≤3倍正常上限值，中性粒细胞绝对值≥0.5×10⁹/L，血小板≥50×10⁹/L时可以开始巩固治疗方案M。CAM2后血常规恢复即复查骨髓穿刺，并行瘤灶评估，未见明确残留病灶，可以开始M方案化疗（附表2-24）。

附表2-24　淋巴母细胞性淋巴瘤化疗方案（巩固M）

方案名称	化疗药物	剂量	用药方法
M	甲氨蝶呤	B-LBL：每次3g/m²	d8、d22、d36、d50
		T-LBL：每次5g/m²	
	亚叶酸钙	15mg/m²	6小时1次，3~8次，根据甲氨蝶呤血药浓度给予调整
	巯嘌呤	25mg/（m²·d）	不超过56天，根据白细胞调整剂量
	甲氨蝶呤＋地塞米松＋阿糖胞苷	见附表2-27	三联鞘内注射，d8、d22、d36、d50

应用大剂量甲氨蝶呤期间需要进行水化、碱化，并监测甲氨蝶呤血药浓度。45小时查甲氨蝶呤浓度小于0.25μmol/L为正常。若甲氨蝶呤高于正常，根据浓度调整亚叶酸钙用量和次数。

亚叶酸钙（CF）解救：自甲氨蝶呤用药42小时开始监测甲氨蝶呤血药浓度，根据血药浓度予以CF解救（附表2-25），同时予以水化碱化，根据甲氨蝶呤血药浓度调整CF解救方案，每6小时解救1次，待浓度低于0.25μmol时停止解救。如果单次的CF解救量超过20mg/kg，或是600mg/m²，为预防高钙副作用，则单次CF需要静脉滴注1小时给予。

附表2-25　淋巴母细胞性淋巴瘤化疗方案（CF解救）

甲氨蝶呤浓度/（μmol·L⁻¹）	CF解救量	甲氨蝶呤浓度/（μmol·L⁻¹）	CF解救量
<0.25	无须解救	>3~4	60mg/m²
0.25~1	15mg/m²	>4~5	75mg/m²
>1~2	30mg/m²	≥5	甲氨蝶呤浓度×体重/kg
>2~3	45mg/m²		

（2）高危组巩固治疗方案：CAM2后血常规恢复即复查骨髓穿刺，并行瘤灶评估，按照危险度分组进入高危组的患者可以进入巩固治疗高危（HR）方案化疗。该方案顺次包括HR-1、HR-2、HR-3方案（附表2-26、附表2-27）。按疗程给予HR方案治疗后行骨髓和瘤灶评估，完全缓解CR的患者之后再重复HR-1、HR-2、HR-3方案。如果有瘤灶进展或出现新发瘤灶，改用二线方案治疗。

3. 延迟强化Ⅰ治疗

（1）VDLD方案：当巩固方案结束后约2周，无发热、无严重感染，中性粒细胞绝对值≥1×10⁹/L，血小板≥100×10⁹/L时可开始此方案化疗。本疗程化疗前复查骨髓，并行瘤灶评估（附表2-28）。

（2）CAM方案：休疗1~2周；中性粒细胞绝对值≥1×10⁹/L，血小板≥100×10⁹/L；无发热及严重感染；肌酐值正常；开始CAM方案化疗（附表2-29）。

4. 中间维持治疗　中危组患者完成延迟强化Ⅰ后进入8周中间维持治疗（附表2-30）［即用8周巯嘌呤＋甲氨蝶呤/（长春新碱＋地塞米松）方案］。

5. 延迟强化Ⅱ治疗

（1）VDLD方案：中危组患者完成中间维持治疗后复查骨髓，并行瘤灶评估，如果处于完全缓解状态，则进入延迟强化Ⅱ治疗。当患儿无发热、无严重感染，中性粒细胞绝对值≥1×10⁹/L，血小板≥100×10⁹/L时可开始此方案化疗（附表2-31）。

附表 2-26　淋巴母细胞性淋巴瘤化疗方案（HR 方案）

方案名称	化疗药物	剂量	用药方法
HR-1	地塞米松	20mg/（m²·d），口服或静脉注射	d1～d5
	长春新碱	每次 1.5mg/m²（最大 2mg），静脉注射	d1、d6
	甲氨蝶呤	每次 5g/m²，静脉滴注	d1
	亚叶酸钙	每次 15mg/m²	每 6 小时 1 次，3～8 次，根据甲氨蝶呤血药浓度调整
		每次 200mg/m²	每 12 小时 1 次，静脉滴注，d2～d4，共 5 次，大剂量甲氨蝶呤结束后 7 小时开始给予
	美司钠	每次 70mg/m²	于异环磷酰胺用药同时、用药 4 小时、用药 8 小时应用
	阿糖胞苷	每次 2 000mg/m²	每 12 小时 1 次，d5，共 2 次
	门冬酰胺酶	25 000U/（m²·d）	静脉滴注 2 小时以上，d6、d11
	培门冬酶（门冬酰胺酶过敏）	每次 2 500IU/m²	肌内注射，d6
	甲氨蝶呤＋阿糖胞苷＋地塞米松		三联鞘内注射，d1
HR-2	地塞米松	20mg/（m²·d），口服或静脉注射	d1～d5
	长春地辛	每次 3mg/m²	静脉注射，d1、d6
	大剂量甲氨蝶呤	每次 5g/m²	静脉滴注，d1
	亚叶酸钙	每次 15mg/m²	6 小时 1 次，3～8 次，根据甲氨蝶呤血药浓度调整
	异环磷酰胺	每次 800mg/m²	静脉滴注，每 12 小时 1 次，d2～d4，共 5 次，大剂量甲氨蝶呤结束后 7 小时开始给予
	美司钠	每次 300mg/m²	静脉滴注，于异环磷酰胺用药同时、用药 4 小时、用药 8 小时应用
	柔红霉素	每次 30mg/m²	静脉滴注，d5
	门冬酰胺酶	每次 25 000U/m²	静脉滴注 2 小时以上，d6、d11
	培门冬酶（门冬酰胺酶过敏）	每次 2 500IU/m²	肌内注射，d6
	甲氨喋呤＋阿糖胞苷＋地塞米松		三联鞘内注射，d1
HR-3	地塞米松	20mg/（m²·d）	口服或静脉注射，d1～d5
	阿糖胞苷	每次 2 000mg/m²	静脉滴注，每 12 小时 1 次，d1～d2
	依托泊苷	每次 100mg/m²	静脉滴注，每 12 小时 1 次，共 5 次，d3～d5
	门冬酰胺酶	每次 25 000U/m²	静脉滴注 2 小时以上，d6、d11
	培门冬酶（门冬酰胺酶过敏）	每次 2 500IU/m²	肌内注射，d6
	甲氨喋呤＋阿糖胞苷＋地塞米松		三联鞘内注射，d5

附表 2-27　淋巴母细胞性淋巴瘤化疗方案（按年龄三联鞘内注射剂量）

年龄 / 岁	甲氨蝶呤 /mg	阿糖胞苷 /mg	地塞米松 /mg
＜1	6	18	2
＞1～2	8	24	2.5
＞2～3	10	30	3
≥3	12	36	4

附表 2-28　淋巴母细胞性淋巴瘤化疗方案（延迟强化 Ⅰ VDLD 方案）

方案名称	化疗药物	剂量	用药方法
VDLD	长春新碱	1.5mg/（m²·d）	每周 1 次，低危组和中危组共 3 次，d1、d8、d15；高危组共 4 次，d1、d8、d15、d22，每次最大绝对量不超过 2mg
	柔红霉素或多柔比星	25mg/（m²·d）	每周 1 次，低危组和中危组共 3 次，d1、d8、d15；高危组共 4 次，d1、d8、d15、d22
	门冬酰胺酶	10 000U/（m²·d）	肌内注射，q.2d.，d1、d4、d7、d10，共 4 次
	培门冬酶（门冬酰胺酶过敏）	每次 2 500IU/m²	肌内注射，d4，共 1 剂
	地塞米松	8～10mg/（m²·d）	d1～d7，d15～d21
	地塞米松＋甲氨蝶呤＋阿糖胞苷	见附表 2-27	三联鞘内注射，d1、d15（仅 CNS-3★者增加 2 次鞘内注射）

注：★代表中枢神经系统所受侵犯按脑脊液状态的分级。同成熟 B 细胞淋巴瘤 CNS 1～3 诊断。

附表 2-29　淋巴母细胞性淋巴瘤化疗方案（延迟强化 Ⅰ CAM 方案）

方案名称	化疗药物	用药剂量	用药方法
CAM	环磷酰胺	1 000mg/（m²·d）	d1，水化碱化 3 天
	美司钠	每次 400mg/m²	d1，于环磷酰胺用药同时，用药 4 小时、用药 8 小时应用
	阿糖胞苷	75mg/（m²·d）	d3～d6，d10～d13，共 8 天
	巯嘌呤	60mg/（m²·d）	共 14 天
	地塞米松＋甲氨蝶呤＋阿糖胞苷	见附表 2-27	三联鞘内注射，d3

附表 2-30　淋巴母细胞性淋巴瘤化疗方案（中间维持治疗）

方案名称	化疗药物	用药剂量	用药方法
中间维持治疗	巯嘌呤	50mg/（m²·d）	持续睡前空腹口服共 8 周，根据白细胞调整方案中巯嘌呤的剂量
	甲氨蝶呤	20mg/m²	每周 1 次，共 8 次，口服或肌内注射
	长春新碱	1.5mg/（m²·d），最大 2mg	d1
	地塞米松	6mg/（m²·d）	d1～d5
	地塞米松＋甲氨蝶呤＋阿糖胞苷	见附表 2-27	三联鞘内注射，d1

附表 2-31　淋巴母细胞性淋巴瘤化疗方案（延迟强化 Ⅱ VDLD 方案）

方案名称	化疗药物	用药剂量	用药时间
VDLD	长春新碱	1.5mg/（m²·d），最大 2mg	d1、d8、d15
	柔红霉素或多柔比星	25mg/（m²·d）	d1、d8、d15
	门冬酰胺酶	10 000U/（m²·d），肌内注射	d1、d4、d7、d10
	培门冬酶（门冬酰胺酶过敏）	2 500IU/m²，肌内注射	d4
	地塞米松	8～10mg/（m²·d）	d1～d7，d15～d21
	甲氨蝶呤＋地塞米松＋阿糖胞苷	见附表 2-27	三联鞘内注射，d1

（2）CAM 方案：休疗 1～2 周；中性粒细胞绝对值≥1×10⁹/L，血小板≥100×10⁹/L；无发热及严重感染；肌酐值正常；开始 CAM 方案化疗（同延迟强化Ⅰ的 CAM 方案）。

（3）维持治疗方案：低危组和高危组患者完成延迟强化Ⅰ后进入维持治疗阶段，即巯嘌呤＋甲氨蝶呤方案期间每 4 周插入 VD 方案 1 次（附表 2-32）。

附表 2-32　淋巴母细胞性淋巴瘤化疗方案（维持治疗）

方案名称	化疗用药	用药剂量	用药方法
MP+MTX 方案	巯嘌呤	50mg/（m²·d）	持续睡前空腹口服
	甲氨蝶呤	20mg/m²	每周 1 次，口服或肌内注射，根据白细胞调整方案中的药物剂量
VD 方案	长春新碱	1.5mg/（m²·d），最大 2mg	1 次
	地塞米松	6～8mg/（m²·d）	d1～d5

（三）ALK 阳性的间变性大细胞淋巴瘤

目前国际上儿童 ALK 阳性的间变性大细胞淋巴瘤（ALK-positive anaplastic large cell lymphoma，ALK⁺ALCL）的治疗原则并不统一，如下提供的治疗方案参考欧洲儿童非霍奇金淋巴瘤国际协作组（European Inter-Group for Childhood Non-Hodgkin lymphoma，EICNHL）方案 EICNHL-ALCL99。按照预后因素分为 4 个组。

A 组：按照 P—AV1—BV1—AV2 方案顺序进行。

B 组：按照 P—AV1—BV1—AV2—BV2—AV3—BV3 方案顺序进行。于 P 方案治疗第 5 天评估治疗反应。AV2 方案化疗后评估缓解情况。BV3 方案化疗后再评估，若持续完全缓解，维持方案应用长春碱，每周 1 次，共 12 个月；若有残留病灶，更换方案。

C 组：按照 P—AV1—BV1—AV2—BV2—AV3—BV3 方案顺序进行。于 P 方案治疗第 5 天评估治疗反应。AV2 方案化疗后评估缓解情况。BV3 方案化疗后再评估，若持续完全缓解，维持方案应用长春碱，每周 1 次，共 24 个月；若有残留病灶，更换方案。

D 组：有中枢神经系统受累的患者可参阅成熟 B 细胞淋巴瘤 C 组有中枢神经系统受累的方案化疗。化疗结束后应用长春碱，每周 1 次，维持 24 个月（附表 2-33～附表 2-35）。

长春碱维持治疗：长春碱 6mg/m²（最大量不超过 10mg）静脉注射，每周 1 次，B 组维持 12 个月；C 组维持 24 个月。中期评估或维持前评估仍有残留病灶和/或中期评估及以后 NPM-ALK 为（＋），长春碱维持至少 2 年。

注意：第 1 次维持用药与 BV3 间隔 21 天。应用长春碱时，注意神经系统症状及血常规，应保证中性粒细胞绝对值＞0.5×10⁹/L，血小板＞50×10⁹/L。用药过程中如出现骨髓抑制（中性粒细胞绝对值＜0.5×10⁹/L），可适当减少长春碱剂量 1/3～1/2，合并感染可暂时停用长春碱。感染控制、血常规恢复后尽早恢复用药。

三、肾母细胞瘤

肾母细胞瘤的治疗原则仍然是手术、化疗和放疗相结合的综合治疗，其中手术切除是整体治疗的

附表 2-33　ALK 阳性的间变性大细胞淋巴瘤化疗方案（P 方案）

方案名称	化疗药物	用药剂量	用药方法
P	地塞米松	5mg/（m²·d）	每天 1 次，静脉滴注或者口服，d1～d2
	地塞米松	10mg/（m²·d）	每天 2 次，静脉滴注或者口服，d3～d5
	环磷酰胺	200mg/（m²·d）	15 分钟静脉滴注，d1～d2
	地塞米松＋甲氨蝶呤＋阿糖胞苷	见附表 2-27	三联鞘内注射，d1

注：化疗同时水化、碱化，并可口服别嘌醇降低尿酸水平，第 5 天做瘤灶评估。

方案名称	化疗药物	用药剂量	用药方法
AV	地塞米松	10mg/（m²·d）	每天 2 次，静脉滴注或口服，d1～d5
	甲氨蝶呤	3g/m²	静脉滴注 3 小时，d1
	亚叶酸钙	15mg/m²	静脉滴注，用甲氨蝶呤后 24 小时开始，48 小时测甲氨蝶呤血浓度，每 6 小时解救 1 次，直至甲氨蝶呤浓度＜0.15μmol/L，则不再解救
	地塞米松 + 甲氨蝶呤 + 阿糖胞苷	见附表 2-27	三联鞘内注射，d2，用甲氨蝶呤后 24 小时
	异环磷酰胺	800mg/m²	静脉滴注 1 小时，d1～d5；第 1 天给药于甲氨蝶呤前静脉滴注，同时予美司钠，每次 330mg/m²，分别于异环磷酰胺用药同时、用药 4 小时、用药 8 小时应用
	阿糖胞苷	每次 150mg/m²	静脉滴注 1 小时，q.12h.，第 4～5 天
	依托泊苷	100mg/m²	静脉滴注 2 小时，d4～d5（在使用阿糖胞苷后给予），依托泊苷最高稀释倍数为 0.4mg/ml，0.9% 氯化钠注射液：依托泊苷 =2.5ml：1mg
	长春碱	6mg/m²（最大量不超过 10mg）	静脉滴注，d1

注：甲氨蝶呤、环磷酰胺应用时要水化、碱化；AV1 方案地塞米松需 5 天内减停。

方案名称	化疗药物	用药剂量	用药方法
BV	地塞米松	10mg/（m²·d）	每天 2 次，口服或静脉滴注，d1～d5
	甲氨蝶呤	3g/m²	静脉滴注 3 小时，d1
	亚叶酸钙	15mg/m²	静脉滴注，用甲氨蝶呤后 24 小时开始，每 6 小时解救 1 次，48 小时测甲氨蝶呤血浓度，直至甲氨蝶呤浓度＜0.15μmol/L，则不再解救
	甲氨蝶呤 + 地塞米松 + 阿糖胞苷	见附表 2-27	三联鞘内注射，d2，用甲氨蝶呤后 24 小时
	环磷酰胺	200mg/m²	静脉滴注 60 分钟，d1～d5，第 1 天给药于甲氨蝶呤前
	柔红霉素	25mg/m²	静脉滴注 6 小时输入，d4～d5；长春碱 6mg/m²（最大量不超过 10mg）静脉注射，d1

注：长春碱维持治疗长春碱 6mg/m²（最大量不超过 10mg）静脉注射，每周 1 次，B 组维持 12 个月；C 组维持 24 个月。中期评估或维持前评估仍有残留病灶和 / 或中期评估及以后 NPM-ALK 为（+），长春碱维持至少 2 年。

第 1 次维持用药与 BV3 间隔 21 天。应用长春碱时，注意神经系统症状及血常规，应保证中性粒细胞绝对值＞0.5×10⁹/L，血小板＞50×10⁹/L。用药过程中如出现骨髓抑制（中性粒细胞绝对值＜0.5×10⁹/L），可适当减少长春碱剂量 1/3～1/2，合并感染可暂时停用长春碱。感染控制、血常规恢复后尽早恢复用药。

基石。根据 COG 方案治疗的优点是可以得到最原始、最准确的病理结果，但如果瘤体较大，则存在术中出血、瘤体破裂、手术难度增大及血行转移风险增大的情况；依据 SIOP 方案治疗的优点是化疗后肿瘤体积缩小，有利于手术切除，术中出血少，化疗后有瘤体周围纤维假包膜形成，术中瘤体破裂概率低，但缺点是可能会出现病理类型不准确及误诊。

1. 儿童肿瘤协作组（Children's Oncology Group，COG）和中国抗癌协会小儿肿瘤专业委员会（Chinese Children's Cancer Group，CCCG）化疗原则（附表 2-36）及化疗方案（附表 2-37～附表 2-40）如下。

附表 2-36　肾母细胞瘤 COG 化疗原则

分期	组织学分型	其他临床和生物学因素	治疗方案
I	预后良好型	年龄＜2 岁,瘤重＜550g	手术,包括淋巴结采集,不化疗与放疗
		年龄≥2 岁,瘤重≥550g	肾切除＋淋巴结采集,术后 EE4A 方案化疗
	局灶间变型	任何	肾切除＋淋巴结采集,术后 EE4A 方案化疗,放疗
	弥漫间变型	任何	肾切除＋淋巴结采集,术后 EE4A 方案化疗,放疗
II	预后良好型	任何	肾切除＋淋巴结采集,术后 EE4A 方案化疗
	局灶间变型	任何	肾切除＋淋巴结采集,术后 DD4A 方案化疗,放疗
	弥漫间变型	任何	肾切除＋淋巴结采集,术后 I 方案化疗,放疗
III	预后良好型	任何	肾切除＋淋巴结采集,术后 DD4A 方案化疗,放疗
	局灶间变型	任何	肾切除＋淋巴结采集,术后 DD4A 方案化疗,放疗
		术前化疗	术前 DD4A 化疗,后行肾切除＋淋巴结采集,术后腹部放疗
	弥漫间变型	任何	肾切除＋淋巴结采集,术后 I 方案化疗,腹部放疗
		术前化疗	术前 I 方案化疗,后行肾切除＋淋巴结采集,术后腹部放疗
IV	预后良好型	任何	肾切除＋淋巴结采集,术后腹部放疗,转移部位放疗,双肺放疗,DD4A 方案化疗
		孤立肺结节	肾切除＋淋巴结采集,术后腹部放疗 ± 双肺病灶放疗,DD4A 或 M 方案化疗
	局灶间变型	任何	肾切除＋淋巴结采集,术后腹部放疗,转移部位放疗,双肺病灶放疗,DD4A 方案化疗
	弥漫间变型	任何	肾切除＋淋巴结采集,术后腹部放疗,转移部位放疗,全肺放疗,I 方案化疗
		术前化疗	术前 I 方案化疗,后行肾切除＋淋巴结采集,术后腹部放疗,转移部位放疗,全肺放疗

注:放疗.放射治疗,于术后 10 天内开始。年龄小于 6 个月者不宜放疗,6~12 月龄者减小放疗剂量。

附表 2-37　肾母细胞瘤化疗 EE4A 方案

评估						↓								↓						↓
周数	1	2	3	4	5	6	7	8	9	10	11	12	13	14	15	16	17	18	19
方案	A			A			A			A			A			A			A
	V	V	V	V	V	V	V	V	V	V			V^x			V^x			V^x

注:↓.基本评估 B 超及胸片,术前及停药时胸部 CT 平扫及腹部 CT 增强扫描的时间;周数 1 为术后第 8 天,化疗第 1 周第 1 天;A.放线菌素 D 0.023mg/kg(＜1 岁),0.045mg/kg(≥1 岁),最大 2.3mg),第 1 天,静脉滴注;V.长春新碱 0.025mg/kg(＜1 岁),0.05mg/kg(1~3 岁),1.5mg/m²(＞3 岁,最大 2mg),第 1 天,静脉注射;V^x.长春新碱 0.033mg/kg(＜1 岁),0.067mg/kg(1~3 岁),2mg/m²(＞3 岁,最大 2mg),第 1 天,静脉注射;全程无放疗。

附表 2-38　肾母细胞瘤化疗 DD4A 方案

评估						↓							↓						↓						↓
周数	1	2	3	4	5	6	7	8	9	10	11	12	13	14	15	16	17	18	19	20	21	22	23	24	25
方案	A			D+			A			D+			A			D×			A			D×			A
	V	V	V	V	V	V	V	V	V	V			V			V			V			V			V
XRT 放疗																									

注：↓.基本评估 B 超及胸片，术前及停药时胸部 CT 平扫及腹部 CT 增强扫描的时间；周数 1 为术后第 8 天，化疗第 1 周第 1 天；A.放线菌素 D 0.023mg/kg(<1 岁)，0.045mg/kg(≥1 岁，最大 2.3mg)，第 1 天，静脉滴注；D+.多柔比星 1.5mg/kg(≤1 岁)，45mg/m²(>1 岁)，第 1 天，静脉滴注；D×.多柔比星 1mg/kg(≤1 岁)，30mg/m²(>1 岁)，第 1 天，静脉滴注。V.长春新碱 0.025mg/kg(<1 岁)，0.05mg/kg(1~3 岁)，1.5mg/m²(>3 岁，最大 2mg)，第 1 天，静脉注射。

XRT.光子放疗；腹部放疗，在术后 10 天内开始；如执行放疗，V 推迟一周使用；有放疗指征但因边远地区无法执行者第 7 周转入 M 方案第 7 周；Ⅱ期良好组织(favorable histology，FH)型、Ⅰ期局灶间变型不放疗；Ⅳ期及初诊不能切除的Ⅲ期在活检后先化疗，第 6 周再次评估，转移灶消失并可手术完全切除原发肿瘤，定义为治疗反应良好，手术后完成原方案，否则为反应不良，进入 M 方案 6 周后再次评估手术。

附表 2-39　肾母细胞瘤化疗 M 方案

评估						↓			↓		↓	↓	↓
周数	1	2	3	4	5	6	7	10	13	16	19	22	25
方案		V	V		V	V	V	V	V		V	V	V
	C				C		A	A	C	A	C	A	A
	E				E		D	D	E	D	E	D	D
XRT 放疗													

注：↓.基本评估 B 超及胸片，术前及停药时胸部 CT 平扫及腹部 CT 增强扫描的时间；周数 1 为术后第 8 天，化疗第 1 周第 1 天；V.长春新碱 0.025mg/kg(<1 岁)，0.05mg/kg(1~3 岁)，1.5mg/m²(>3 岁，最大 2mg)，第 1 天，静脉注射；C.环磷酰胺 14.7mg/kg(≤1 岁)，440mg/(m²·d)(>1 岁)，第 1~5 天，静脉滴注；A.放线菌素 D 0.023mg/kg(<1 岁)，0.045mg/kg(≥1 岁，最大 2.3mg)，第 1 天，静脉滴注；(放疗后)0.01mg/kg(<1 岁)，0.02mg/kg(≥1 岁，最大 2.3mg)，第 1 天，静脉滴注；E：VP-16 3.3mg/kg(≤1 岁)，100mg/(m²·d)(>1 岁)，第 1~5 天，静脉滴注。D：多柔比星 1mg/kg(≤1 岁)，30mg/m²(>1 岁)，第 1 天，静脉滴注；XRT.放疗在术后 10 天内开始，Ⅴ期、单肾Ⅰ/Ⅱ期不放疗，单肾Ⅲ期选择性放疗。

附表 2-40　肾母细胞瘤化疗 I 方案

评估						↓									↓				↓
周数	1	2	3	4	5	6	7	8	9	10	11	12	13	14	16	19	22	25	27
方案	D			C		D		C		D		C	D	C	D				
	V	V	V	E	V	V	V	E	V	V	V		V×	V×	E	V×	E	V×	
XRT 放疗						C×							C×			C×		C×	

注：↓.基本评估 B 超及胸片，术前及停药时胸部 CT 平扫及腹部 CT 增强扫描的时间；周数 1 为术后第 8 天，化疗第 1 周第 1 天；D.多柔比星 1.5mg/kg(≤1 岁)，45mg/m²(>1 岁)，第 1 天，静脉滴注。C.环磷酰胺 14.7mg/kg(≤1 岁)，440mg/(m²·d)(>1 岁)，第 1~5 天，静脉滴注；V.长春新碱 0.025mg/kg(<1 岁)，0.05mg/kg(1~3 岁)，1.5mg/m²(>3 岁，最大 2mg)，第 1 天，静脉推注；E.依托泊苷 3.3mg/kg(≤1 岁)，100mg/(m²·d)(>1 岁)，第 1~5 天，静脉滴注；V×.长春新碱 0.033mg/kg(<1 岁)，0.067mg/kg(1~3 岁)，2mg/m²(>3 岁，最大 2mg)，第 1 天，静脉推注；XRT.放疗在术后 10 天内开始。第 1 周如无手术或放疗加 C×；C×.环磷酰胺 14.7mg/kg(≤1 岁)，440mg/(m²·d)(>1 岁)，第 1~3 天，静脉滴注。

四、肝母细胞瘤

目前国际上儿童肝母细胞瘤(hepatoblastoma，HB)的治疗原则相似，以下化疗方案重点参考 COG、欧洲国际儿童肝肿瘤协作组和 CCCG-HB 方案(附表 2-41～附表 2-43)。

附表 2-41　肝母细胞瘤化疗方案（低危组）

方案名称	化疗药物	用药剂量	用药方法	注意事项
C5V	顺铂	90mg/m²	避光持续静滴≥6 小时，d1	每 21 天为 1 个化疗周期，总疗程为 4～6 个周期
	氟尿嘧啶	600mg/m²	静脉滴注 4 小时，d2	
	长春新碱	1.5mg/m²	静脉推注（单次最大剂量≤2mg），d2	

附表 2-42　肝母细胞瘤化疗方案（中危组）

方案名称	化疗药物	用药剂量	用药方法	注意事项
C5VD	顺铂	90mg/m²	避光持续静脉滴注≥6 小时，d1	每 21 天为 1 个化疗周期，化疗 2～4 个周期后择期手术，总疗程为 6～8 个周期
	氟尿嘧啶	600mg/m²	静脉滴注 4 小时，d2	
	长春新碱	1.5mg/m²	静脉注射（单次最大剂量≤2mg），d2	
	多柔比星	25mg/m²	静脉滴注 6 小时，d2、d3	

附表 2-43　肝母细胞瘤化疗方案（高危组）

方案名称	化疗药物	用药剂量	用药方法	注意事项
顺铂＋多柔比星	顺铂	80mg/m²	避光、持续静滴≥6 小时，d1	每 21 天为 1 个化疗周期，顺铂＋多柔比星化疗 3 个周期后评估，可行手术切除者，术后应用卡铂＋多柔比星方案继续化疗，总疗程为 6～10 个周期。顺铂＋多柔比星方案化疗 3 个周期后评估，未能手术切除者，改为异环磷酰胺＋卡铂＋依托泊苷方案，化疗 2 个周期后继续评估手术，总疗程为 8～10 个周期
	多柔比星	30mg/m²	静脉滴注 6 小时，d2、d3	
卡铂＋多柔比星	卡铂	500mg/m²	静脉滴注 2 小时，d1	
	多柔比星	20mg/m²	静脉滴注 6 小时，d1、d2	
异环磷酰胺＋卡铂＋依托泊苷	异环磷酰胺	1.5g/m²	静滴 2～3 小时，d1～d5	
	卡铂	450mg/m²	静脉滴注 2～4 小时，d1	
	依托泊苷	100mg/m²	静脉滴注 2～4 小时，d1～d3	

五、神经母细胞瘤

神经母细胞瘤（neuroblastoma，NB）未行肿瘤切除的患者，术前化疗 2～3 个疗程，可行手术切除，术后根据残留病灶情况酌情给予 2～3 个疗程化疗。已经于病初行肿瘤完全切除的患者，低危组给予 2～4 个疗程化疗，中危组给予 4～6 个疗程化疗。注意：中低危组的小婴儿（年龄≤6 个月）化疗剂量酌情减为总剂量的 50%～75%（附表 2-44、附表 2-45）。

附表 2-44　神经母细胞瘤化疗方案（低中危组）

方案名称	化疗药物	用药剂量	用药方法
CBVP 方案	卡铂	200mg/（m²·d）［年龄≤12 月，6.6mg/（kg·d）］	静脉滴注，d1～d3
	依托泊苷	150mg/（m²·d）［年龄≤12 月，5mg/（kg·d）］	静脉滴注，d1～d3
CADO 方案	长春新碱	每次 1.5mg/m²［年龄≤12 月，每次 0.5mg/kg］	静脉注射，d1、d15
	多柔比星	25mg/（m²·d）［年龄≤12 月，1mg/（kg·d）］	静脉滴注 6 小时，d1～d2
	环磷酰胺	750mg/（m²·d）［年龄≤12 月，30mg/（kg·d）］	静脉滴注 1 小时，d1～d2
	美司钠	300mg/m²	静脉滴注环磷酰胺用药同时、用药 4 小时、用药 8 小时应用，d1～d2

附表 2-45　神经母细胞瘤化疗方案（高危组）

方案名称	化疗药物	用药剂量	用药方法
CAV 方案	长春新碱	1.5mg/（m²·d）（最大剂量每天 2mg）	静脉滴注半小时，d1
	多柔比星	25mg/（m²·d）	静脉滴注 12 小时，d1～d2
	环磷酰胺	1.5g/（m²·d）	静脉滴注 6 小时，d1～d2
	美司钠	400mg/（m²·d）	静脉滴注环磷酰胺用药同时、用药 3 小时、用药 6 小时、用药 9 小时应用，d1～d2
CVP 方案	顺铂	50mg/（m²·d）	静脉滴注，d1～d4
	依托泊苷	200mg/（m²·d）	静脉滴注，d1～d3

注：高危组体重小于 12kg 的患儿，化疗剂量减为总剂量的 66%～75%。

六、横纹肌肉瘤

横纹肌肉瘤（rhabdomyosarcoma, RMS）根据影像学及其他检查，估计肿瘤能基本完全切除者先手术，完全切除困难者仅活检，明确诊断后先化疗再手术。如选择手术，则化疗在术后 7 天内开始。第 1 次化疗时注意病理会诊结果，如果为腺泡型建议做融合基因 PAX3∷FKHR 和 PAX7∷FKHR 的检测，如有融合基因表达需修正危险度。放疗期间避免应用放线菌素 D 和多柔比星，化疗剂量减为半量。各期均有必要化疗。根据危险度分组，采用不同强度的化疗（附表 2-46～附表 2-48）。

七、儿童非横纹肌肉瘤类软组织肉瘤

非横纹肌肉瘤类软组织肉瘤（non-rhabdo-myosarcoma soft tissue sarcoma, NRST）是除横纹肌

附表 2-46　横纹肌肉瘤化疗方案（低危组）

方案名称	化疗药物	用药剂量	用药方法
VAC	长春新碱	1.5mg/m²	静脉滴注，d1, d8, d15
	放线菌素 D	每次 0.045mg/kg+ 生理盐水	静脉滴注 5 分钟，d1
	环磷酰胺	1.2g/m²	静脉滴注 1 小时，d1
	美司钠	每次 360mg/m²+ 生理盐水	于使用环磷酰胺 0、3、6、9 小时给予，静脉注射，d1

注：年龄小于 12 个月，放线菌素 D 剂量减半或体重≤12kg 按体重计算，剂量 = 体表面积剂量 /30× 体重（kg）。化疗 4 个疗程后全面评估，如果完全缓解，4 个疗程后可考虑停药，总疗程不超过 10 个疗程。

附表 2-47　横纹肌肉瘤化疗方案（中危组）

方案名称	化疗药物	用药剂量	用药方法
VI	长春新碱	同低危	
	伊立替康	50mg/m²	d1
	环磷酰胺	1.2g/m²，1h	d1～d5，长春新碱后静脉滴注 90min；单次最大量≤100mg/d

注：1. VAC 方案同低危组，≤12kg 按体重计算，剂量 = 体表面积剂量 /30× 体重（kg）。

2. VAC 和 VI 方案可交替进行。全部化疗在完全缓解后 4～6 个疗程可考虑停药，总疗程数最多为 13 个疗程（42 周），超过 12 个疗程时考虑个体化调整方案。化疗 12 周瘤灶评估处于 PD（肿瘤增大或出现新病灶）则出组，可考虑造血干细胞移植。

3. VI 方案［长春新碱（V）+ 伊立替康（I）］中伊立替康有严重粒细胞减少和腹泻等不良反应，有条件者在化疗前条件者可做 UGT1A1 基因检测。

附表 2-48 横纹肌肉瘤化疗方案（高危组）

方案名称	化疗药物	用药剂量	用药时间
VDC	长春新碱	同低危组	
	多柔比星	30mg/m²	d1～d2
	环磷酰胺	1.2g/m²，1小时	d1
IE	异环磷酰胺	1.8g/m²	d1～d5
	依托泊苷	100mg/m²	d1～d5
	美司钠	每次360mg/m²＋生理盐水静脉推注	于使用环磷酰胺/异环磷酰胺用药同时、用药3小时、用药6小时、用药9小时给予，d1

注：VAC、VI 方案同中危组，体重≤12kg 按体重计算，剂量 = 体表面积剂量 /30× 体重（kg）。

以上化疗方案建议术前以 VAC 和 VI 交替为主。术后以 VDC 和 IE 交替为主。放疗期间建议应用 VI 方案。全部化疗在 54 周内完成，总疗程数超过 12 个疗程时可考虑个体化调整方案。

肉瘤外所有软组织肉瘤的统称，肿瘤可发生于头颈部、四肢、胸壁、内脏等全身任何解剖部位，组织起源于肌肉、肌腱、脂肪、淋巴管、血管、滑膜以及纤维组织等，有很强的异质性。其病理类型多样，生物学特性差异大，主要包括滑膜肉瘤（synovial sarcoma）、血管肉瘤（hemangiosarcoma）、恶性外周神经鞘瘤（malignant peripheral nerve sheath tumor）、上皮样肉瘤（epithelioid sarcoma）、婴儿型纤维肉瘤（infantile fibrosarcoma，IFS）、纤维肉瘤（fibrosarcoma）、炎性肌纤维母细胞瘤（inflammatory myofibroblastic tumor，IMT）、隆突性皮肤纤维肉瘤（dermatofibrosarcoma protuberans，DFSP）、腺泡状软组织肉瘤（alveolar soft-part sarcoma，ASPS)、韧带样纤维瘤病（desmoid fibromatosis）、恶性纤维组织细胞瘤（malignant fibrous histiocytoma）以及未归类肉瘤等。

目前为止没有大宗的研究报告证实化疗在 NRST 的作用。治疗方案不如横纹肌肉瘤的明确（附表 2-49）。

附表 2-49 非横纹肌肉瘤类软组织肉瘤化疗方案

方案名称	化疗药物	用药剂量	用药时间
VAC	长春新碱	1.5mg/m²	d1、d8、d15
	ACTD	1.5mg/m²（最大剂量 2.5mg）	d1
	环磷酰胺	1.2g/m²，1h	d1（给予美司钠解救，每次 360mg/m²，于使用环磷酰胺用药同时、用药 3 小时、用药 6 小时、用药 9 小时给予）
VDC	长春新碱	1.5mg/m²	d1、d8、d15
	多柔比星	30mg/（m²·d）	d1～d2
	环磷酰胺	1.2g/m²，1h	d1
IE	异环磷酰胺	1.8g/（m²·d）	d1～d5（给予美司钠解救，每次 360mg/m²，于使用异环磷酰胺 0、3、6、9 小时给予）
	依托泊苷	100mg/（m²·d）	d1～d5

注：体重≤12kg 按体重计算，剂量 = 体表面积剂量 /30× 体重（kg）。

八、视网膜母细胞瘤

视网膜母细胞瘤（retinoblastoma，RB）系统

化疗可以用于眼内期和低转移风险的疾病，可以预防松果体母细胞瘤和第二肿瘤，包括化学减容和辅助系统化疗。化学减容又称辅助化疗，眼内

期 RB 采用化学减容治疗的目的是缩小肿瘤以便于应用局部治疗。仅 10% 的患者单用化学减容治疗有效，90% 的患者仍需联合局部治疗。单眼、双眼患者均可以使用化学减容治疗。眼球摘除后患者如伴有病理高危因素，需给予辅助系统化疗（附表 2-50）。

附表 2-50　视网膜母细胞瘤系统化疗方案

方案名称	化疗药物	用药剂量	用药方法
VEC	长春新碱	<3 岁，0.05mg/kg ≥3 岁，1.5mg/m² 最大 2mg	静脉滴注，d1
	卡铂	<3 岁，每次 18.6mg/kg ≥3 岁，每次 560mg/m²	静脉滴注，d1
	依托泊苷	<3 岁，每次 5mg/kg ≥3 岁，每次 150mg/m²	静脉滴注，d1，d2

九、骨肉瘤

1. 诱导化疗　包括 2 个疗程 MAP 方案，共持续 10 周。如果在第 11 周时无法手术，患者可继续接受 2 轮 HD-MTX（术前最多 6 轮甲氨蝶呤）。另外，如果患者发展为严重黏膜炎或转氨酶升高无法继续甲氨蝶呤治疗，则患者术前可以只接受 2 个疗程 HD-MTX（而非 4 个疗程）（附表 2-51）。

附表 2-51　骨肉瘤诱导化疗方案（MAP 方案）

方案名称	药物	途径	用药方法
MAP	多柔比星	静脉滴注，维持 48 小时	37.5mg/(m²·d)×2d（总 75mg/m²），第 1，6 周第 2 天用
	顺铂	静脉滴注，维持 4 小时	60mg/(m²·d)×2d（总 120mg/m²），第 1，6 周第 1～2 天用
	甲氨蝶呤	静脉滴注，维持 4 小时	8～12g/m²，第 4，5，9，10 周第 1 天用

注：甲氨蝶呤用药后需给予亚叶酸钙解救，监测甲氨蝶呤血药浓度，根据血药浓度予以亚叶酸钙解救，同时予以水化碱化，根据甲氨蝶呤血药浓度调整亚叶酸钙解救方案。如果 24 小时的甲氨蝶呤浓度<10µmol/L，给予亚叶酸钙 15mg/m² q.6h.，静脉 / 口服给药解救；如果 24 小时的甲氨蝶呤浓度>10µmol/L，建议增加水化碱化剂量，利尿促进液体排出，给予激素抑制黏膜反应，3 小时后复查血药浓度。根据 48 小时甲氨蝶呤血药浓度调整亚叶酸钙解救方案，每 3～6 小时解救 1 次，待浓度低于 0.1µmol/L 停止解救。如果单次的亚叶酸钙解救量超过 20mg/kg，或是 600mg/m²，为预防高钙血症副作用，单次亚叶酸钙需要静脉滴注 1 小时给予。

2. 组织学反应良好类型（good responder）化疗　MAP 方案治疗组：MAP→MAP→MA→MA。第 3～4 疗程 MAP 治疗：同诱导化疗 MAP 治疗方案（附表 2-52）。

附表 2-52　骨肉瘤组织反应好类型 MA 化疗方案（第 5～6 疗程治疗）

方案名称	药物	途径	剂量	周	天
MA	多柔比星	静脉滴注，48 小时	37.5mg/(m²·d)×2d（总 75mg/m²）	22，26	1～2
	甲氨蝶呤	静脉滴注，4 小时	8～12g/m²	24，25，28，29	1

注：甲氨蝶呤用药后需给予亚叶酸钙解救，解救方法同附表 2-51。

3. 组织学反应不良类型（poor responder）化疗　MAPIE 方案治疗组：顺序为"MAP"→MIE→MAI → MIE →"MAP"→ MIE → MMAI（附表 2-53 ~ 附表 2-56）。

附表 2-53　骨肉瘤组织反应不良类型 MAP 化疗方案（第 3 和第 7 疗程）

方案名称	药物	途径	剂量	周	天
MAP	多柔比星	静脉滴注，48 小时	37.5mg/（m²·d）×2d（总 75mg/m²）	12，28	2
	顺铂	静脉滴注，4 小时	60mg/（m²·d）×2d（总 120mg/m²）	12，28	1～2
	甲氨蝶呤	静脉滴注，4 小时	8～12g/m²	15，31	1

注：MAP 方案甲氨蝶呤为每周 1 次，共 2 次，"MAP"方案甲氨蝶呤为每周 1 次，共 1 次；甲氨蝶呤用药后给予亚叶酸钙解救，解救方法同附表 2-51。

附表 2-54　骨肉瘤组织反应不良类型 MIE 化疗方案（第 4、6、8 疗程）

方案名称	药物	途径	剂量	周	天
MIE	异环磷酰胺	静脉滴注，1 小时	2.5g/（m²·d）×5d（总 12.5g/m²）	16，24，32	1～5
	依托泊苷	静脉滴注，4 小时	100mg/（m²·d）×5d（总 500mg/m²）	16，24，32	1～5
	美司钠	静脉滴注，分为 3～4 次	2.5g/（m²·d）×5d（总 12.5g/m²）	16，24，32	1～5
	甲氨蝶呤	静脉滴注，4 小时	8～12g/m²	19，27，35	1

注：甲氨蝶呤用药后给予亚叶酸钙解救，解救方法同附表 2-51。

附表 2-55　骨肉瘤组织反应不良类型 MAI 化疗方案（第 5 疗程）

方案名称	药物	途径	剂量	周	天
MAI	多柔比星	静脉滴注，48 小时	37.5mg/（m²·d）×2d（总 75mg/m²）	20	连续 2 天
	异环磷酰胺	静脉滴注，1 小时	3g/（m²·d）×3d（总 9g/m²）	20	1～3
	美司钠	静脉滴注，分为 3～4 次	3g/（m²·d）×3d（总 9g/m²）	20	1～3
	甲氨蝶呤	静脉滴注，4 小时	8～12g/m²	23	1

注：甲氨蝶呤用药后需给予亚叶酸钙解救，解救方法同附表 2-51。

附表 2-56　骨肉瘤组织反应不良类型 MMAI 化疗方案（第 9 疗程）

方案名称	药物	途径	剂量	周	天
MMAI	多柔比星	静脉滴注，48 小时	37.5mg/（m²·d）×2d（总 75mg/m²）	36	连续 2 天
	异环磷酰胺	静脉滴注，1 小时	3g/（m²·d）×3d（总 9g/m²）	36	1～3
	美司钠	静脉滴注，分为 3～4 次	3g/（m²·d）×3d（总 9g/m²）	36	1～3
	甲氨蝶呤	静脉滴注，4 小时	8～12g/m²	39，40	1

注：甲氨蝶呤用药后需给予亚叶酸钙解救，解救方法同附表 2-51。

十、尤因肉瘤

尤因肉瘤（Ewing sarcoma，ES）的标准化治疗方案为 VDC 与 IE 两者交替。化疗间隔 2～3 周（病初未予手术切除的患儿，若骨髓抑制恢复，无明显化疗禁忌证，可适当缩减化疗间隔时间），总疗程 48 周左右。通常，在无疾病进展的情况下，先给予 4～6 个疗程的化疗，然后进行局部治疗，并再给予相同的化疗方案（附表 2-57）。

附表 2-57　尤因肉瘤化疗方案

方案名称	化疗药物	用药剂量	用药方法	注意事项
VDC	长春新碱	1.5mg/m²（最大剂量2mg）	静脉注射，d1、d8、d15	化疗期间充分水化碱化至少 3 天。当多柔比星累积剂量大于 360mg/m² 时，可将化疗方案替换为 VTC/VAC。VTC 即托泊替康 1.5～2mg/m²，静脉滴注 3 小时以上，q.d.，d1～d2；长春新碱及环磷酰胺同前。VAC 即放线菌素 D 0.045mg/kg，静脉滴注，大于 5 分钟，d1；长春新碱及环磷酰胺同前
	多柔比星	30～37.5mg/m²	静脉滴注 6 小时以上，q.d.，d1～d2	
	环磷酰胺	1.2g/m²	静脉滴注 1 小时以上，d1	
	美司钠	每次 360mg/m²	于环磷酰胺用药同时、用药后 3 小时、用药后 6 小时、用药后 9 小时，静脉注射	
IE	异环磷酰胺	1.8g/m²	静脉滴注 1 小时以上，q.d.，d1～d5	化疗期间充分水化碱化至少 6 天
	美司钠	每次 360mg/m²	于异环磷酰胺用药同时、用药后 3 小时、用药后 6 小时、用药后 9 小时，静脉注射	
	依托泊苷	100mg/m²	静脉滴注 4 小时以上，q.d.，d1～d5	

（步晓洁　姜健　赵艳霞）

参 考 文 献

［1］国家卫生健康委办公厅关于印发儿童血液病、恶性肿瘤相关 10 个病种诊疗规范（2019 年版）的通知［EB/OL］.（2019-09-05）［2024-4-20］.http://www.nhc.gov.cn/yzygj/s3593/201909/5f1d3329606e4cd2aa6e501603703ee4.shtml.

［2］中国抗癌协会小儿肿瘤专业委员会.儿童肾母细胞瘤诊断治疗建议（CCCG-WT-2016）［J］.中华儿科杂志，2017，55（2）：90-94.

附录 3　常用小儿恶性肿瘤临床检验标志物及正常值

　　肿瘤标志物是肿瘤细胞在癌变过程中由于癌基因的表达而生成的抗原和其他生物活性物质。可在肿瘤患者的体液及排泄物中检出，而在正常组织或良性疾病中不产生或产生极微。肿瘤标志物的意义：①辅助诊断；②监测肿瘤的复发和转移；③观察疗效；④判断预后；⑤肿瘤的鉴别诊断。肿瘤标志物经过 100 多年的发展，至今为止，尽管具有明确诊断作用的标志物不是很多，但有不少标志物经过临床实践已被熟悉和应用（附表 3-1）。

表3-1　常用小儿恶性肿瘤临床检验标志物及正常值

分类	肿瘤标志物名称	英文缩写	检测样本	检测方法	参考值	意义
癌胚蛋白	甲胎蛋白（α-fetoprotein）	AFP	血清	放射免疫测定	正常值/μg·L⁻¹ 年龄 3周~2.5个月　405.0±600.0 >2.5~6个月　39.0±50.0 >6~24个月　18.5±30.0 >24个月~5岁　4.8±3.0 >5~<16岁　1.6±2.5 ≥16岁及成人　<10	升高见于： ①原发性肝脏肿瘤，包括肝母细胞瘤，肝细胞癌等，肝细胞癌多发于5岁以上，阳性率80%；②恶性畸胎瘤，可作为治疗效果一项判断指标；③转移性肝癌，可有升高，尤其是胃癌肝转移；④卵黄囊肿瘤，约50%升高，治疗后下降；⑤胰腺母细胞瘤；⑥胚胎癌，如胃癌、胰腺癌，结肠癌等 降低见于： ①肝肿瘤手术彻底切除后，血清中甲胎蛋白浓度将迅速下降，若增高则可能复发，比肝功能异常出现得更早；②与胃肠道肿瘤联合检测用于肿瘤治疗疗效、复发及预后判断
	癌胚抗原（carcinoembryonic antigen）	CEA	血清	酶联免疫吸附试验	≤5μg/L	升高见于： ①结肠癌，若结肠癌发生转移，癌胚抗原升高更明显；②肾母细胞瘤；③肝母细胞瘤；④生殖细胞瘤；⑤肺母细胞瘤；⑥胃肠道肿瘤，如结肠癌、胃癌、胆道癌等；⑦胃肉瘤；⑧霍奇金淋巴瘤 临床意义： ①主要用于监测术后肿瘤有无复发和治疗的效果；②判断复发与转移
激素类	人绒毛膜促性腺激素（human chorionic gonadotropin）	hCG	血清	酶联免疫吸附试验	hCG小于10μg/L，β-hCG小于3.0μg/L	升高见于： ①绒毛膜癌；②肝母细胞瘤；③乳腺癌；④睾丸癌；⑤卵巢癌 临床意义： 在线毛膜上皮癌以及生殖系统的恶性肿瘤时，可见升高，可作为临床治疗的监测指标
			尿液		尿中的hCG的总量小于30μg/L	
	睾酮（testosterone）	T	血液	放射免疫测定	儿童 男：<8.8nmol/L 女：<0.7nmol/L	升高见于： ①肾上腺皮质肿瘤，腺癌显著增高，腺瘤也常增高；②睾丸肿瘤；③卵巢男性化肿瘤；④松果体瘤；⑤其他，包括特发性男性性早熟，家族性男性性早熟，肾上腺皮质增生 降低见于： ①女性含睾丸间质细胞恶性肿瘤及男性化肾上腺肿瘤等
			尿液		男：175~472nmol/24h （50~135μg/24h） 女：7~42nmol/24h （2~12μg/24h）	升高见于： ①男性睾丸间质细胞瘤；②女性含睾丸间质恶性肿瘤；③卵巢 降低见于： ①男性的雌激素产生肿瘤（肾上腺）；②女性肾上腺功能低下

续表

分类	肿瘤标志物名称	英文缩写	检测样本	检测方法	参考值	意义
激素类	雌激素（estrogen）	E	血清	放射免疫测定	男：40~115ng/L 女：周期1~10天，61~394ng/L；周期11~20天，122~437ng/L；周期21~30天，156~350ng/L；青春期前，绝经期，≤40ng/L	升高见于： ①卵巢颗粒膜细胞瘤；②肾上腺皮质增生（男性）；③其他，卵巢过度刺激综合征、肝病等 降低见于： ①卵巢功能低下；②神经性厌食，胎儿-胎盘功能不全等
			尿液		男：5~25μg/24h 女：青春期前，0~5μg/24h；排卵前，4~25μg/24h；排卵期，28~100μg/24h；黄体期，22~80μg/24h；妊娠期，<45 000μg/24h；绝经期，<10μg/24h	
	降钙素（calcitonin）	CT	血清	放射免疫测定	男：0~14ng/L（0~14pg/ml） 女：0~28ng/L（0~28pg/ml）	升高见于： ①甲状腺髓样癌；②异位内分泌综合征，如肺癌、乳腺癌、胃泌素瘤、恶性贫血、慢性肾衰竭等 临床意义： 约75%的甲状腺髓样癌的患者，即使未触及甲状腺肿块，也会出现血清降钙素升高。肿瘤切除后，降钙素检测可提示有无转移和复发，亦可判断癌体是否完全切除
	总三碘甲状腺原氨酸（total triiodothyronine）	TT$_3$	血清	放射免疫测定	儿童：1.4~4.0nmol/L 成人：1.8~2.9nmol/L	升高见于： ①甲状腺功能亢进；②甲状腺瘤；③甲状腺腺癌 降低见于： 甲状腺功能减退，甲状腺次全切除术及地方性甲状腺肿等
	甲状腺素（total thyroxine）	TT$_4$			儿童：83~194nmol/L 成人：65~155nmol/L	
	甲状旁腺素（parathyroid hormone）	PTH	血清	放射免疫测定	正常值 C端 430~1 860ng/L，N端 230~630ng/L	升高见于： ①原发性甲状旁腺功能亢进，如甲状旁腺腺瘤或腺癌；②多发性内分泌肿瘤Ⅰ型；③其他，包括三发性甲状旁腺功能亢进、假性甲状旁腺功能亢进、异位甲状旁腺激素分泌、维生素D缺乏、氟中毒、假性痛风等 降低见于： ①甲状旁腺功能减退；②甲状腺功能亢进；③其他，包括非甲状旁腺激素依赖性高钙血症、结节病等

续表

分类	肿瘤标志物名称	英文缩写	检测样本	检测方法	参考值	意义
激素类	促红细胞生成素（erythropoietin）	EPO	血清	红细胞凝集试验	25～75U/L	升高见于：①红细胞生成素瘤；②肾母细胞瘤；③嗜铬细胞瘤；④肾上腺癌、肾癌；⑤急性白血病，如肝癌、贫血、红细胞增多症、肾移植排斥反应、肾癌等；⑥其他，低氧血症、妊娠等。降低见于：慢性肾衰竭
	皮质醇（cortisol）	COR	血浆	放射免疫测定	早上8点：220～660nmol/L（8～24μg/dl）下午4点：56～414nmol/L（2～15μg/dl）	升高见于：①肾上腺皮质癌；②异位促肾上腺皮质激素肿瘤，如燕麦细胞型肺癌、胰腺癌、甲状腺癌、卵巢癌、睾丸癌、大肠癌、胆囊癌、乳腺癌、纵隔瘤等；③其他，如皮质醇增多症、肥胖等。降低见于：①垂体功能不全；②其他，如艾迪生病、促肾上腺皮质激素缺乏症等
			尿液		3个月～10岁：5～220nmol/24h 成人：27～276nmol/24h	
	醛固酮（aldosterone）	ALD	血浆	放射免疫测定	正常值/ng·dl⁻¹：年龄/岁 <1：5～130；1～4：5～60；4～8：4～75；8～12：20～28	升高见于：①原发性，如肾上腺皮质瘤、肾上腺皮质癌；②继发性，包括分泌肾素的肿瘤（如肾母细胞瘤）、脑肿瘤；③其他，如肾上腺皮质增生症、肾血管性高血压症、充血性心力衰竭、肝硬化腹水、肾病综合征、肾素瘤等。降低见于：①下丘脑肿瘤；②垂体瘤；③朗格汉斯细胞组织细胞增生症；④其他，如肾上腺皮质功能减退、中枢性尿崩症
			尿液		儿童：1～5μg/24h（一般饮食下）	
儿茶酚胺类	儿茶酚胺类物质（catecholamines）	CAs	血清	放射免疫测定	多巴胺：<888pmol/L 去甲肾上腺素：615～3 240pmol/L 肾上腺素：<480pmol/L	升高见于：①嗜铬细胞瘤；②交感神经节母细胞瘤；③神经节细胞瘤；④其他：包括心肌梗死，原发性高血压，慢性肾功能不全等

续表

分类	肿瘤标志物名称	英文缩写	检测样本	检测方法	参考值	意义
儿茶酚胺类	儿茶酚胺类物质（catecholamines）		尿液	高效液相色谱　荧光分析	总量 <650nmol/24h（<110μg/24h） 多巴胺　总量 <1 665nmol/24h（<280μg/24h） 　1~4岁：261~1 697nmol/L； 　4岁~成人：424~2 612nmol/L 去甲肾上腺素 　1~4岁：0~170nmol/24h； 　4~10岁：47~384nmol/24h； 　10~15岁：89~470nmol/24h； 　成人：0~590nmol/24h 肾上腺素 　1~4岁：0~33nmol/24h； 　4~10岁：0~55nmol/24h； 　10~15岁：2.7~109nmol/24h； 　>15岁：0~82nmol/24h	升高见于： ①嗜铬细胞瘤，其值常达正常人的10~100倍；②神经母细胞源性肿瘤（神经母细胞瘤、节细胞神经母细胞瘤、神经节细胞瘤）；③其他，如心肌梗死，进行性肌营养不良，重症肌无力，剧烈运动之后 降低见于： ①艾迪生病；②直立性低血压，甲状腺功能亢进等
	香草扁桃酸（vanillylmandelic acid）	VMA	尿液	比色法　层析法	定性 正常为阴性；阳性：紫色反应（VMA>20μg/L） 定量 年龄　正常值/μmol·24h⁻¹ 1~12月　7.07~75.75 1~2岁　6.30~40.40 2~12岁　1.26~37.80	升高见于： ①嗜铬细胞瘤；②成神经细胞瘤；③神经母细胞瘤；④其他，如原发性高血压，甲状腺功能减退等 降低见于： ①脑肿瘤；②其他，慢性肝炎 临床意义： ①神经母细胞瘤、神经节瘤和嗜铬细胞瘤的标志物。约有70%神经母细胞瘤的患者有香草扁桃酸增高；②可作为儿童的神经母细胞瘤重要的临床治疗监测指标

续表

分类	肿瘤标志物名称	英文缩写	检测样本	检测方法	参考值	意义
儿茶酚胺类	高香草酸（homovanillic acid）	HVA	尿液		<15mg/24h（<82.4μmol/24h）	升高见于：①神经母细胞瘤，约>65%的患者，尿香草扁桃酸升高，其中同时伴有高香草酸升高者占90%以上；②儿童交感神经肿瘤。临床意义：可作为神经母细胞瘤诊断和随访的一种主要的标志物
非特异性酶类	碱性磷酸酶（alkaline phosphatase）	AKP ALP	血清	酶速率法（37℃） 磷酸苯二钠法 对硝基酚法	成人：25~100U/L 儿童：<350U/L 成人：3~13Kat 儿童：5~30Kat 0.7~2.8U/L	升高见于：无黄疸 ①肝细胞癌；②骨肉瘤；③多发性骨髓瘤；④转移性骨肿瘤；⑤恶性肿瘤骨转移；⑥其他，肝损害（转移性肝癌、肝腺瘤、肉芽肿性肝损伤），肝硬化，胆管疾病（胆管癌），其他肝疾病（慢性肝炎，脂肪肝），甲状旁腺功能亢进，慢性肾功能不全，佝偻病骨软化症 伴有黄疸 ①胆管癌；②胆管细胞癌；③胰头癌；④其他，病毒性肝炎，酒精性肝炎，药物性肝损伤，肝炎病毒以外的病毒引起的肝损伤，原发性胆汁性肝硬化，其他肝内胆汁淤滞，胆总管结石，硬化性胆管炎 降低见于：①恶性贫血；②恶病质；③其他：维生素C缺乏症，维生素D摄入过多，重症慢性肾炎，呆小病，甲状腺功能减退等
	肌酸激酶（creatine kinase）	CK	血清	酶速率法（37℃） 显色法 酶偶联法	男：25~200U/L 女：25~170U/L 0~3.2U 157~170U/L	升高见于：轻、中等增高 ①进行性肌营养不良；②糖尿病性肌病；③其他，伴有肌红蛋白尿的其他肌的遗传性变异，高热，骨骼肌外伤，血管闭塞性脉管炎，大面积心肌梗死伴循环衰竭等 显著增高 ①多发性肌炎；②恶性肿瘤；③其他，周期性肌麻痹，肌无力，甲状腺功能减退，外科术后，肠梗阻，剧烈运动后，癫痫持续状态等 降低见于：甲状腺功能亢进

续表

分类	肿瘤标志物名称	英文缩写	检测样本	检测方法	参考值	意义
非特异性酶类	乳酸脱氢酶（lactatedehy drogenase）	LDH	血清	酶速率法（37℃） 比色法 乳酸底物法（37℃） 丙酮酸法（37℃）	218~458U/L 225~540U/L LDH-L：109~245U/L LDH-P：240~460U/L	升高见于： ①急性白血病；②淋巴肉瘤；③神经母细胞瘤；④卵黄囊肿瘤；⑤恶性贫血；⑥恶性肿瘤肝转移；⑦其他，肝癌、急性肝炎、急性心肌梗死、充血性心功能不全、肌营养不良、肝硬化、阻塞性黄疸、肠梗阻等 降低见于： X线照射
	神经元特异性烯醇化酶（neuron specific enolase）	NSE	血清	酶联免疫吸附试验 放射免疫测定法	<12.5ng/ml 3.0μg/L±2.4μg/L	升高见于： ①神经母细胞瘤，早期诊断具有较高的临床应用价值；②小细胞肺癌，为其高特异度、高灵敏度的肿瘤标志物；③原始神经外胚叶肿瘤；④髓母细胞瘤；⑤黑色素瘤；⑥嗜铬细胞瘤 临床意义： ①血清NSE水平的测定对于监测神经母细胞瘤疗效和预报复发均具有重要参考价值，比测定尿液中儿茶酚胺的代谢物更有意义。在肾母细胞瘤中则升高不明显，可作为神经母细胞瘤和肾母细胞瘤的鉴别诊断；②NSE主要是小细胞肺癌的检测指标，70%左右的小细胞肺癌患者血中NSE升高，而其他组织型肺癌NSE升高的患者仅为10%～20%，故临床上常用NSE来进行小细胞肺癌和非小细胞肺癌的鉴别诊断。NSE还可用于病情监测，肿瘤患者在病情恶化时NSE升高要比临床检出的复发早4～12周
蛋白类	前列腺特异性抗原（prostate-specific antigen）	PSA	血清	酶联免疫吸附试验	<4.0μg/L	升高见于： 前列腺癌

续表

分类	肿瘤标志物名称	英文缩写	检测样本	检测方法	参考值	意义
蛋白质类	β2微球蛋白（β2-microglobulin）	β2MG	血清	放射免疫测定法	0.6~2.4mg/L	升高见于： ①多发性骨髓瘤；②非霍奇金淋巴瘤；③原发性肝癌；④慢性淋巴细胞白血病；⑤Waldenstrom巨球蛋白血症；⑥其他，肺癌、乳腺癌、胃肠道癌及宫颈癌、肾脏疾病、肝硬化、冠心病、甲状腺疾病和慢性炎症等；⑦脑脊液中升高，脑膜白血病 临床意义： 由于在肿瘤早期，血清β2-MG可明显高于正常值，故有助于鉴别良性和恶性口腔肿瘤
	铁蛋白（ferritin）	Ferr	血清	放射免疫测定 化学发光免疫分析法	新生儿：25~200μg/L（25~200ng/ml） 6个月~15岁：7~140μg/L（7~140ng/ml） 成年男子：15~200μg/L（150~200ng/ml） 成年女子：12~150μg/L（12~150ng/ml）	升高见于： ①急性白血病；②霍奇金淋巴瘤；③恶性肿瘤，如原发性肝癌；④其他，非缺铁性贫血、输血后、血色素病、炎症、肝炎等 降低见于： ①缺铁性贫血，②出血，③其他，阵发性睡眠性血红蛋白尿、真性红细胞增多症等
	免疫球蛋白（immune globulin）	Ig	脑脊液	酶联免疫吸附试验 免疫电泳法 单向免疫扩散法	1.7mg/L	IgA升高见于： ①IgA骨髓瘤；②乳腺癌；③其他，慢性肝病、亚急性或慢性感染性疾病（如结核、真菌感染等）、自身免疫病、家族性中性粒细胞减少症、IgA肾病等 IgA降低见于： ①遗传性或获得性抗体缺乏症；②免疫缺陷病，选择性IgA缺陷；③其他，无γ球蛋白血症、蛋白丢失性肠病、烧伤等 IgG升高见于： ①IgG骨髓瘤；②类肉瘤；③传染性单核细胞增多症；④其他，慢性肝病、亚急性或慢性感染性疾病、结缔组织病、无症状性单克隆免疫球蛋白病、IgG型等 IgG降低见于： ①遗传性或获得性抗体缺乏症；②选择性IgG缺陷；③其他，蛋白丢失性肠病、肾病综合征、免疫抑制剂治疗 IgM升高见于： ①传染性单核细胞增多症；②无症状性单克隆免疫球蛋白病IgM型；③其他，胎儿宫内感染、新生儿TORCH综合征、慢性或亚急性感染、结缔组织病、肝病、支原体肺炎、巨球蛋白血症等

续表

分类	肿瘤标志物名称	英文缩写	检测样本	检测方法	参考值	意义
蛋白类	结合珠蛋白（haptoglobin）	Hp	血清	免疫比浊法、电泳法	0.5~2.2g/L（50~220mg/dl）平均160mg/dl	IgM降低见于：①遗传性或获得性抗体缺乏症；②选择性IgM缺陷；③其他，蛋白丢失性肠病、烧伤、混合型冷球蛋白血症、免疫抑制剂治疗等。全部升高见于：①单核吞噬细胞系统肿瘤；②单核细胞白血病；③恶性肿瘤，如霍奇金淋巴瘤等；④其他如，结缔组织病、肝硬化、肾小管酸中毒等
						升高见于：①急性白血病；②霍奇金淋巴瘤；③其他，急慢性感染、阻塞性黄疸、结缔组织病等。降低见于：①原发性肝癌；②溶血性疾病；③其他：肝硬化、先天无性无结合珠蛋白症、巨幼细胞贫血等
	血管活性肠肽（vasoactive intestinal polypeptide）	VIP	血清	放射免疫测定	20~53ng/L（20~53pg/ml）	升高见于：①WDHA综合征（水样腹泻、低钾血症伴胰岛细胞腺瘤综合征）；②胰岛素瘤；③神经母细胞瘤；④神经节细胞瘤；⑤神经节母细胞瘤；⑥其他：短肠综合征、尿毒症等
	本周蛋白（Bence-Jones protein）	BJP	尿液	免疫固定电泳法	正常：阴性	阳性见于：①多发性骨髓瘤；②慢性淋巴细胞白血病；③绿色瘤；④恶性淋巴瘤；⑤急性粒细胞或单核细胞白血病（伴巨球蛋白血症）；⑥骨肉瘤）；⑦骨转移性肿瘤；⑧其他，肾脏病变、肾小管酸中毒等
糖类抗原	糖类抗原12-5（carbohydrate antigen 12-5）	CA12-5	血清	放射免疫测定 酶联免疫吸附试验	<35U/ml	升高见于：①卵巢癌（>100U/ml）；②乳腺癌；③胰腺癌；④其他，如胃癌、肺癌、结直肠癌、子宫内膜异位症、卵巢囊肿、肝癌、胰腺炎、肝炎、肝硬化、良性和恶性胸腔积液和腹水等。
	糖类抗原19-9（carbohydrate antigen 19-9）	CA19-9	血清	放射免疫测定 酶联免疫吸附试验	<37U/ml	显著升高见于：①胰腺癌；②胆囊癌；③壶腹癌。升高见于：①胃癌；②结肠癌；③其他，肝癌、胆囊炎、急性胰腺炎、胆囊炎、肝硬化、肝炎等

（赵艳霞）

参 考 文 献

［1］万学红,卢雪峰.诊断学.北京:人民卫生出版社,2018:625.

［2］王鸿利.实验诊断学.北京:人民卫生出版社,2010:438.

组织细胞病。有关遗传学特征与该综合征之间的关联性尚不清楚。但回顾已发表的与纵隔生殖细胞肿瘤相关的血液恶性肿瘤病例和相关的实验研究，提示卵黄囊分化可能在该综合征发病机制中发挥了一定的作用，有学者认为对病例进行前瞻性的核型分析可能为该病的发病机制和治疗提供线索。

国内学者曾报道同胞三兄弟分别在生后 2 岁、14 个月、8 个月发病。3 例患儿的发病症状及体征相同，前 2 例分别于发病后的第 8 天和第 12 天死亡，未做尸解。第 3 胎初始的临床诊断为病毒性肝炎、半乳糖血症，给予相应治疗 2 天后死亡，尸体解剖镜下可见肝、脾、颅骨、胸骨、骨髓、淋巴结内充斥不典型组织细胞，可见明显的吞噬红细胞及碎片现象，脑、心肌小血管壁单核细胞浸润，符合恶性组织细胞病。因此类家族性病例极为罕见，目前尚未发现与遗传因素有关的确凿证据。

【临床表现】

恶性组织细胞病是一种急性、进行性、消耗性的疾病。任何年龄均可起病，虽好发于青壮年，但儿科病例并不少见。本病按照病程可分为急性型和慢性型。儿童时期发病均为急性型，起病急，进展快，预后凶险。虽然大多数患者主要表现为发热，肝、脾、淋巴结肿大，全血细胞减少和进行性衰竭，但因受累器官不同，临床表现多种多样。

1. **症状** 发热是最突出的表现，90% 以上患者以发热为首发症状。体温以高热为主，热型多为不规则热，少数病例用抗生素治疗可暂时使体温下降，但大多数患者对抗生素治疗无反应。贫血也是较常见的症状之一，约 80% 患者可出现轻重不等的贫血。急性起病者早期即出现中至重度贫血，并呈进行性加重。晚期病例，面色苍白和全身衰竭非常显著，严重者血红蛋白可以降至 20～30g/L。约 50% 的恶性组织细胞病患者伴有出血倾向，以皮肤瘀点或瘀斑为多见，其次表现为鼻出血、齿龈出血、黏膜血疱、血尿、呕血或血便。此外，疲乏无力、食欲减退、黄疸、消瘦衰弱等全身症状也随病情进展而逐渐加重。

2. **体征** 肝、脾、淋巴结肿大是恶性组织细胞病患者最常见的体征。通常脾大更明显，约 90% 患者可出现脾大，晚期病例脾大可超过脐水平而达盆腔。肝大一般为轻至中度，可有压痛，需与肝脓肿鉴别。淋巴结以颈部、腋下和腹股沟的浅表淋巴结肿大为多见，也可有肠系膜、腹膜后和纵隔等深部淋巴结受累，淋巴结肿大的体征通常较肝脾大出现晚。

需要注意的是部分不典型病例早期病变可先孤立地发生于身体某一组织或器官，使局部征象突出，从而掩盖了贫血、出血、脾大等典型表现而导致误诊。例如，有些病例首发症状为皮肤结节或肿块，或表现为胸腔积液、腹水、腹痛、或肠穿孔，甚至以肢体麻木、瘫痪、癫痫等神经系统症状就诊，有学者将这些病例分别称为皮肤型、多浆膜型、胃肠型、神经型恶性组织细胞病等。

【诊断】

由于本病进展迅速，临床表现变化多端，症状缺乏特异性，临床误诊率为 63.9%～97.3%。当出现以下情况时需警惕恶性组织细胞病的可能：临床出现急性起病的难治性高热，肝、脾、淋巴结进行性肿大，全血细胞减少，黄疸及肝功能异常等。应进一步通过骨髓穿刺、淋巴结活检或其他可疑病变的组织活检，找到形态学依据。若发现有较多异型组织细胞和 / 或多核巨组织细胞，则可确诊，但疾病早期及特殊病例的诊断难度较大。

1. **血常规检查** 全血细胞减少为本病突出表现之一。早期以贫血最为多见，严重者血红蛋白可降至 20～30g/L，其后依次为血小板减少、全血细胞减少，白细胞早期可正常或增多，晚期常显著减少。部分患者在血涂片尾部可找到异型的组织细胞，用离心浓缩白细胞层涂片检查可提高阳性率，对诊断有一定的帮助。

2. **骨髓检查** 恶性组织细胞病的诊断仍以骨髓涂片及骨髓活检为首要的实验检查方法，但由于骨髓病变可呈灶性浸润，一次检查阴性不能否定诊断，应多部位重复穿刺检查。骨髓增生高低不一，晚期多数增生减低、三系血细胞均减少。骨髓中出现异常组织细胞是诊断本病的重要依据，异常组织细胞的形态特点可归纳为下列 5 种。①异型组织细胞（恶性组织细胞）：胞体较大，呈圆形，胞质较丰富，呈深蓝或浅蓝色，可有细小颗粒和多少不等的空泡；胞核形状不一，核染色质细致或呈网状，核仁多少不等；这种细胞通常在骨髓涂片的末端或边缘处最为多见；②多核巨组织细胞：胞体直径可达 50μm 以上，外形不规则，胞质浅蓝，无颗粒或少数细小颗粒，通常有 2～5 个胞核，核仁或隐或显；③淋巴样组织细胞：胞体大小及外形似淋